埃德勒眼科生理学

Adler's Physiology of the Eye

（第 11 版）

埃德勒眼科生理学

Adler's Physiology of the Eye

（第 11 版）

原　　著　Leonard A. Levin　　Siv F.E. Nilsson

James Ver Hoeve　　Samuel M.Wu

Paul L. Kaufman　　Albert Alm

主　　译　黄振平

北京大学医学出版社

AIDELE YANKE SHENGLIXUE

图书在版编目（CIP）数据

埃德勒眼科生理学 / （美）莱文（Levin，L. A.）等原
著；黄振平等译. —北京：北京大学医学出版社，
2013.9
　　书名原文：Adler's physiology of the eye，11th edition
　　ISBN 978-7-5659-0629-9

　　Ⅰ．①埃…　Ⅱ．①莱…②黄…　Ⅲ．①眼 - 人体生理学
Ⅳ．　① R339.14

中国版本图书馆 CIP 数据核字（2013）第 193716 号

北京市版权局著作权合同登记号：图字：01-2013-5480

Adler's Physiology of the Eye，11th edition
Leonard A. Levin，Siv F. E. Nilsson，James Ver Hoeve，Samuel M. Wu，Paul L. Kaufman，Albert Alm
ISBN-13：978-0-323-05714-1
ISBN-10：0-323-05714-4

埃德勒眼科生理学（第 11 版）

主　　译：黄振平
出版发行：北京大学医学出版社（电话：010-82802230）
地　　址：（100191）北京市海淀区学院路 38 号　北京大学医学部院内
网　　址：http://www.pumpress.com.cn
E-mail：booksale@bjmu.edu.cn
印　　刷：北京圣彩虹制版印刷技术有限公司
经　　销：新华书店
责任编辑：宋 忻　　责任校对：金彤文　　责任印制：张京生
开　　本：889mm×1194mm　1/16　　印张：51　　字数：1633 千字
版　　次：2013 年 9 月第 1 版　2013 年 9 月第 1 次印刷
书　　号：ISBN 978-7-5659-0629-9
定　　价：498.00 元
版权所有，违者必究
（凡属质量问题请与本社发行部联系退换）

译校者名单

主 译：黄振平

译 者：（按姓氏拼音排序）

南京军区南京总医院

曹 谦	陈祥菲	陈月芹	段娴艺	葛轶睿	侯培莉
胡钦瑞	黄振平	蒋 峰	兰 文	陆成伟	陆 燕
孟 虎	潘海涛	施宇华	石 尧	田 农	吴 艳
吴 勇	夏 元	徐欢欢	薛春燕	闫 峰	叶 芬
尹 婕	余 婷	赵长霖	朱小敏		

统 筹：王云亭

策 划：黄大海

主译简介

黄振平，男，江苏海门籍。1963 年 9 月生。1979 年于南通医学院医疗系学习，1984 年毕业获学士学位，因学习成绩优秀留校工作，在南通大学附属医院眼科任住院医师，1986 年 9 月考入北京医科大学（现为北京大学医学部）研究生院攻读临床医学硕士学位，1988 年攻读博士学位，师从我国著名眼科专家吴静安教授、李美玉教授、刘家琦教授。1989 年 12 月毕业获临床医学博士学位。1989 年底到南京军区南京总医院眼科工作，先后任主治医师、副主任医师、科副主任、主任医师、主任等职，于 1995 年起主持科室全面工作。

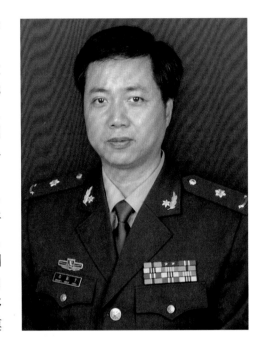

黄振平教授秉承北京医科大学和北大医院的传统，理论扎实，学术严谨。在眼科临床工作中以优良的技术和服务深得患者的好评。技术特长鲜明，以角膜病诊治、角膜屈光手术、白内障手术、玻璃体视网膜手术为重点，不断创新技术。将眼科手术不断向微创化发展，如微切口白内障手术、微创玻璃体视网膜手术、微切口角膜层间透镜取出治疗近视。在国内率先开展飞秒激光辅助的角膜移植术，不仅目前手术量在全国领先，而且开展的飞秒辅助成分角膜移植手术种类最齐全。

任中华医学会眼科分会委员，中国医师协会眼科分会常委，江苏省医学会眼科分会主任委员，全军眼科学会常委，全军眼科白内障专业组副组长。全军激光医学会常委，南京军区医学科学技术委员会委员，江苏省医学会理事会常务理事。南京军区眼科学会主任委员、顾问，南京市医学会眼科分会副主任委员等职。2012 年荣获"中国眼科医师奖"。荣立"三等功"1 次。

发表论文 100 余篇，其中 SCI 论文 11 篇。参编专著 10 部。获军队科技进步二等奖 1 项，三等奖 3 项，四等奖 1 项，江苏省医学科技进步三等奖 1 项，江苏省卫生厅新技术引进项目一等奖 1 项，二等奖 2 项。获国家自然科学基金面上项目 1 项，江苏省自然科学基金面上项目 1 项，南京军区重点科研项目等基金项目，共 10 余项。

现为南京大学、第二军医大学研究生导师，已培养南京大学医学院、第二军医大学硕士研究生近 20 名。

序 言

我很高兴应邀为黄振平教授等翻译的《埃德勒眼科生理学》一书作序。

Adler's Physiology of the Eye 是一本著名的眼科学著作。在20世纪90年代初期，我有幸拥有这样一本名作，阅读后收获颇丰，许多临床和研究中遇到的问题在这本书中找到了答案。同时，阅读本书后深感眼的结构精细、功能完美，使我对许多临床问题加深了理解。本书的内容丰富，涉及眼屈光介质各部分的生理学、视网膜成像过程、脑的成像过程、视力、对比敏感度、视野、双眼视、对比敏感度、眼的血液循环、眼的神经支配等，而且叙述得相当细致、深入，确实是一本值得反复细读的好书。黄振平教授等翻译的本书已经是第11版了，可见其受欢迎的程度。在这一版中，作者根据眼的细胞、组织和器官的功能以及功能与结构的关系进行了组织编排。从本书的第10版出版后的8年中，眼的基础研究、转化医学和临床实践都有了很大的进展，新的知识和信息呈指数级大量增长。作者们搜集了这些信息，加以组织、综合和归纳，形成了本书，因此本书反映了眼科生理学的最新进展。对于我国眼科界来说，尚没有一本类似的眼科生理学专著出现，因此在某种程度上来说，本书的翻译出版填补了我国眼科学的空白。本书值得我国眼科医师，特别是准备从事眼科临床和研究工作的年轻眼科医师认真阅读。

黄振平教授是一位勤奋的眼科专家，他在繁忙的临床、教学工作之余，组织了一批眼科同道，精心地翻译了这本专著。译稿能忠实于原著，译文通畅易读。在此，我谨对本书中文版的出版表示热烈的祝贺，并向全国的眼科医师推荐。

赵家良

2013年8月

译者前言

《埃德勒眼科生理学》第11版的中文译本经过全体译者近8个月的艰苦努力终于和读者见面了。作为本书的主译，首先要感谢的是 Leonard A. Levin 教授精心组织编写了第11版 *Adler's Physiology of the Eye*，以及版权方同意我们翻译当前最新的版本。我还要感谢为翻译本书而付出巨大心血和汗水的南京军区南京总医院眼科全体译校者，是他们的辛勤劳动和付出，为我们奉献了眼前的这部专著。

《埃德勒眼科生理学》是一部全面介绍眼科生理学的专著，全书从图像在视网膜的聚焦、屈光间质生理学、视觉发育、光感受及信号传递到视觉感知；从眼球运动、眼的营养到眼的保护等方面；从基础理论、基础研究、最新进展到转化医学的最新成果，展示了所有的重要眼科生理学。全书从11个部分阐明了复杂的人眼生理功能。每个章节均全面细致、深入浅出地描述了一个生理现象的发现、发生过程、对生理现象的全部"假说"及最新研究成果。

当我第一眼看到本书的原著时，就被这部巨著丰富的内容、最新的理论、新颖的编排、精美的图片所深深吸引。我国眼科领域至今尚无一本关于眼科生理学的专著。把本书译成中文，推荐给广大年轻的中国眼科医生、研究生和在校大学生、眼科科研工作者，希望对大家系统学习眼科基本理论知识，了解基础生理研究的最新成果，增加对眼科疾病的发病机制的了解有所帮助，也是我翻译本书真诚的初衷。

在本书的翻译过程中，得到了中华医学会眼科分会原主任委员、中国医师协会眼科医师分会前会长、北京协和医院赵家良教授的关心和指导。赵教授还欣然同意为本书作序，在此我表示深深的感谢。北京大学医学出版社和中华国际医学交流基金会《海外优秀医学专著引进项目》编辑部为本书的翻译出版做了大量细致的组织工作，为本书顺利出版做出了巨大的贡献，我在此表示衷心的感谢。

由于我们的水平有限，翻译的时间较紧，错误在所难免，欢迎读者批评指正。

最后，祝愿我国的眼科事业欣欣向荣，蓬勃发展。

黄振平

2013 年 8 月

原著前言

第 11 版《埃德勒眼科生理学》以眼科细胞、组织和器官间功能、功能 - 结构间相互关系为基础进行了大幅度重新编排。本书之前的多个版本主要按解剖结构进行编纂，但在第 10 版出版后的 8 年时间中，相关的基础、转化医学以及临床信息已经成倍增长。在第 11 版的编纂过程中，我们启用了一种全新的组织策略，在这一背景下，本书获取、综合、组织和传递了大量新信息，富有挑战性，且令人兴奋。我们希望广大读者，特别是代表本领域未来的年轻一代科研工作者和临床医生，通过阅读本书所呈现的方法、材料和观点，对他们学习、记忆和转化知识能有帮助。

原著者名单

Albert Alm MD
Professor
Department of Neuroscience &
 Ophthalmology
University Hospital
Uppsala Sweden

David C Beebe PhD FARVO
Janet and Bernard Becker Professor of
 Ophthalmology and Visual Science
Professor of Cell Biology and
 Physiology
Department of Ophthalmology and
 Vision Sciences
Washington University
Saint Louis MO USA

Carlos Belmonte MD PhD
Professor of Human Physiology
Medical School
Instituto de Neurociencias de Alicante
Universidad Miguel Hernandez
San Juan Alicante Spain

David M Berson PhD
Professor of Neuroscience
Department of Neuroscience
Brown University
Providence RI USA

Sai H S Boddu BPharm MS
PhD Candidate and Doctoral Fellow
School of Pharmacy
University of Missouri-Kansas City
Kansas City MO USA

Jamie D Boyd PhD
Research Assistant
Psychiatry, Faculty of Medicine
University of British Columbia
Vancouver BC Canada

Vivien Casagrande PhD
Professor, Cell & Developmental
 Biology, Psychology, and
 Ophthalmology & Visual Sciences
Departments of Cell & Developmental
 Biology
Vanderbilt Medical School
Nashville TN USA

Yuzo M Chino PhD
Benedict-McFadden Professor
Professor of Vision Sciences
College of Optometry
University of Houston
Houston TX USA

Darlene A Dartt PhD
Senior Scientist
Harold F Johnson Research Scholar
Schepens Eye Research Institute
Associate Professor
Harvard Medical School
Boston MA USA

Chanukya R Dasari MS
MD Candidate
School of Medicine
University of Missouri-Kansas City
Kansas City MO USA

Daniel G Dawson MD
Ophthalmic Researcher
Emory University Eye Center
Atlanta GA USA

Henry F Edelhauser PhD
Professor of Ophthalmology
Department of Ophthalmology
Emory University Eye Center
Atlanta GA USA

Erika D Eggers PhD
Assistant Professor
Department of Physiology
University of Arizona
Tucson AZ USA

Ione Fine PhD
Assistant Professor of Psychology
Department of Psychology
University of Washington
Seattle WA USA

Laura J Frishman PhD
Professor of Vision Science, Optometry
 and Biology
College of Optometry
University of Houston
Houston TX USA

B'Ann True Gabelt MS
Distinguished Scientist
Department of Ophthalmology and
 Vision Sciences
University of Wisconsin
Madison WI USA

Juana Gallar MD PhD
Professor of Human Physiology
Instituto de Neurociencias and
 Facultad de Medicina
Universidad Miguel Hernández-CSIC
San Juan de Alicante Spain

Adrian Glasser PhD
Professor of Optometry and Vision
 Sciences and Biomedical Engineering
Benedict/Pitts Professor
College of Optometry
University of Houston
Houston TX USA

Jeffrey L Goldberg MD PhD
Assistant Professor of Ophthalmology,
 and of Neurosciences
Bascom Palmer Eye Institute
University of Miami
Miami FL USA

Gregory J Griepentrog MD
Clinical Instructor
Department of Ophthalmology and
 Visual Sciences
University of Wisconsin-Madison
Madison WI USA

Alecia K Gross PhD
Assistant Professor
Department of Vision Sciences,
 Biochemistry and Molecular
 Genetics, Cell Biology and
 Neurobiology
The University of Alabama at
 Birmingham
Birmingham AL USA

Ronald S Harwerth OD PhD
John and Rebecca Moores Professor of
 Optometry
College of Optometry
University of Houston
Houston TX USA

Horst Helbig MD
Professor of Ophthalmology
Director of the University Eye Hospital
Klinik und Poliklinik fur
Augenheilkunde
Klinikum der Universitats Regensburg
Regensburg Germany

Robert F Hess PhD DSc
Professor of Ophthalmology
McGill Vision Research
McGill University
Montréal QC Canada

Jennifer Ichida PhD
Postdoctoral Fellow
Department of Ophthalmology &
Visual Science
Moran Eye Center
University of Utah
Salt Lake City UT USA

Chris A Johnson PhD DSc FARVO
Professor
Department of Ophthalmology
University of Iowa
Iowa City IA USA

Randy Kardon MD PhD
Professor and Director of
Neuro-ophthalmology
Pomerantz Family Chair of
Ophthalmology
Department of Ophthalmology and
Visual Sciences
University of Iowa and Veterans
Administration Hospitals
Iowa City IA USA

Pradeep K Karla PhD
Assistant Professor of Pharmaceutical
Sciences
Department of Pharmaceutical Sciences
School of Pharmacy
Howard University
Washington DC USA

Paul L Kaufman MD
Peter A Duehr Professor and
Chairman
Department of Ophthalmology &
Visual Science
University Wisconsin Madison
Madison WI USA

SM Koch MS
Graduate Student
Neuroscience Graduate Program
University of California, San Francisco
San Francisco CA USA

Ron Krueger MD MSE
Professor of Ophthalmology
Cleveland Clinic Lerner College of
Medicine
Medical Director
Department of Refractive Surgery
Cole Eye Institute
Cleveland Clinic Foundation
Cleveland OH USA

James A Kuchenbecker PhD
Senior Fellow
Department of Ophthalmology
University of Washington
WA USA

Trevor D Lamb BE ScD FRS FAA
Distinguished Professor, John Curtin
School of Medical Research
and Research Director, ARC Centre of
Excellence in Vision Science
The Australian National University
Canberra City ACT Australia

Dennis M Levi OD PhD
Professor of Optometry and Vision
Science
Professor, Helen Wills Neuroscience
Institute
Dean, School of Optometry
University of California, Berkeley
Berkeley CA USA

Lindsay B Lewis PhD
Postdoctoral Fellow
Department of Ophthalmology
McGill Vision Research
Montreal QC Canada

Mark J Lucarelli MD FACS
Professor
Director of Oculoplastics Service
Department of Ophthalmology and
Visual Sciences
University of Wisconsin at Madison
Madison WI USA

Peter D Lukasiewicz PhD
Professor of Ophthalmology &
Neurobiology
Department of Ophthalmology &
Visual Sciences
Washington University School of
Medicine
St Louis MO USA

Henrik Lund-Anderson MD DMSc
Professor of Ophthalmology
Department of Ophthalmology
University of Copenhagen
Glostrup Hospital
Copenhagen Denmark

Peter R MacLeish PhD
Professor of Neurobiology
Director
Neuroscience Institute
Morehouse School of Medicine
Atlanta GA USA

Clint L Makino PhD
Associate Professor of Ophthalmology
(Neuroscience)
Department of Ophthalmology
Massachusetts Eye and Ear Infirmary
& Harvard Medical School
Boston MA USA

Katherine Mancuso PhD
Postdoctoral Fellow
Department of Ophthalmology
University of Washington
Seattle WA USA

Robert E Marc PhD
Professor of Ophthalmology
John A Moran Eye Center
University of Utah
Salt Lake City UT USA

Roan Marion BS
Graduate Student
Neuroscience PhD Program
Casagrande Vision Research Lab
Vanderbilt University Medical School
Nashville TN USA

Joanne A Matsubara BA PhD
Professor and Director of Research
(Basic Sciences)
Eye Care Centre Department of
Ophthalmology and Visual Sciences
University of British Columbia
Vancouver BC Canada

Allison M McKendrick PhD
Senior Lecturer
Department of Optometry and Vision
Sciences
The University of Melbourne
Melbourne VIC Australia

Linda McLoon PhD
Professor of Ophthalmology and
Neuroscience
Departments of Ophthalmology and
Neuroscience
University of Minnesota
Minneapolis MN USA

David Miller MD
Associate Clinical Professor of
Ophthalmology
Department of Ophthalmology
Harvard Medical School
Boston MA USA

Ashim K Mitra PhD
Curators' Professor of Pharmacy
Vice-Provost for Interdisciplinary
  Research
Chairman, Division of Pharmaceutical
  Sciences
University of Missouri-Kansas City
Kansas City MO USA

Jay Neitz PhD
Bishop Professor
Department of Ophthalmology
University of Washington Medical
  School
Seattle WA USA

Maureen Neitz PhD
Ray H Hill Professor
Department of Ophthalmology
University of Washington Medical
  School
Seattle WA USA

Anthony M Norcia PhD
Professor
Department of Psychology
450 Serra Mall
Stanford University
Stanford, CA USA

Lance M Optican PhD
Chief, Section on Neural Modelling
Laboratory of Sensorimotor Research
National Eye Institute
National Institutes of Health
Bethesda MD USA

Carole Poitry-Yamate PhD
Senior physicist, Institute of Physics for
  Complex Matter, Centre d'Imagerie
  Biomédicale (CIBM), Laboratory for
  Functional and Metabolic Imaging,
  Ecole Polytechnique Fédérale de
  Lausanne
Lausanne Switzerland

Constantin J Pournaras MD
Professor in Ophthalmology
Department of Ophthalmology
Vitreo-Retinal Unit
Faculty of Medicine
University Hospitals of Geneva
Geneva Switzerland

Christian Quaia MSc PhD
Staff Scientist
Laboratory of Sensorimotor Research
National Eye Institute
National Institutes of Health
Bethesda MD USA

Charles E Riva DSc
Professor Emeritus, University of
  Lausanne
Professor a contratto
University of Bologna
Grimisuat Switzerland

Birgit Sander MSc PhD
Head of Laboratory
Department of Ophthalmology
Glostrup Hospital
Copenhagen Denmark

Clifton M Schor OD PhD
Professor of Optometry, Vision Science,
  Bioengineering
School of Optometry
University of California at Berkeley
Berkeley, CA, USA

Paulo Schor MD
Affiliated Professor of Ophthalmology
Department of Ophthalmology and
  Medical Informatics
Bioengineering Laboratory and
  Refractive Surgery Clinic
Federal University of Sao Paulo
São Paulo SP Brazil

Ricardo N Sepulveda MD
Refractive Surgery Fellow
Cole Eye Institute
The Cleveland Clinic Foundation
Cleveland OH USA

Olaf Strauss Prof. PhD
Professor of Experimental
  Ophthalmology
Research Director
Klinik und Poliklinik fur
  Augenheilkunde
Klinikum der Universität Regensburg
Regensburg Germany

Timo T Tervo MD PhD
Professor of Applied Clinical
  Ophthalmology
Division of Ophthalmology
Helsinki University Eye Hospital
Helsinki Finland

John L Ubels PhD FARVO
Professor of Biology, Calvin College,
  Grand Rapids MI
Adjunct Professor
Department of Ophthalmology
Wayne State University School of
  Medicine
Detroit MI USA

EM Ullian PhD
Assistant Professor
Department of Ophthalmology
University of California
San Francisco CA USA

Michael Wall MD
Professor of Neurology and
  Ophthalmology
Department of Ophthalmology and
  Visual Sciences
University of Iowa
Iowa City IA USA

Minhua H Wang BMed MS PhD
Research Associate
Department of Vision Science
College of Optometry
University of Houston
Houston TX USA

Theodore G Wensel PhD
Welch Professor
Departments of Biochemistry and
  Molecular Biology, Ophthalmology,
  and Neuroscience
Baylor College of Medicine
Houston TX USA

Kwoon Y Wong PhD
Assistant Professor
Department of Ophthalmology &
  Vision Sciences and
Department of Molecular, Cellular and
  Developmental Biology
University of Michigan
Ann Arbor MI USA

Samuel M Wu PhD
Camille and Raymond Hankamer
  Chair in Ophthalmology
Professor of Ophthalmology,
  Neuroscience and Physiology
Baylor College of Medicine
Houston TX USA

目　录

第 1 部分
图像在视网膜的聚焦

第 1 章

光 学

Paulo Schor · David Miller

陆 燕 译 施宇华 黄振平 校

年轻的眼睛

灵长类动物和人类的婴儿在生产时通常必须是头部先通过其母亲的骨盆。骨盆的开放受限于骨骼的构型，因此母亲骨盆的大小限制了婴儿头部和大脑的大小。具体而言，婴猿的大脑是其全尺寸的55%，而当代人类婴儿的大脑只有成年人尺寸的23%[1]。因此人类婴儿的神经系统发育并不成熟[2]。值得注意的是，婴猴出生后可以立即紧紧抓住其母亲肚子上的皮毛，而人类婴儿的肌肉力量差，自我控制能力弱，几乎要完全依赖母亲才能生存。由于人类婴儿的不成熟性，其最初接触的主要是母亲，并且只能生活在一个相对受限制的环境中，与外界的联系很少。

这种早期的不成熟性和受限制的外界接触可能会带来益处。如婴儿将注意力集中在一些生存必需的问题上。因为不会言语，婴儿必须能够表达他或她的所有需求，才能得到母亲的充分响应。与母亲沟通时，婴儿必须能够读懂其母亲的面部表情和其他非语言的表达。如果这些推断是正确的，那么婴儿需要具备什么样的视觉器官去完成这些任务呢？

相关解剖

轴向长度

Larsen[3] 指出，新生儿的眼睛的轴向长度为 17 mm，并以每年 25% 速度增长直至青春期。正常婴儿眼睛的大小约是成人的 3/4。几何光学告诉我们，正常的婴幼儿眼睛的视网膜图像约为成人成像大小的 3/4[*]。

---

[*] 视网膜成像的大小取决于节点的长度，在正视眼的原理图上，新生儿的节点平均 11.7 mm，成年人平均 16.7 mm，成人与婴儿视网膜成像大小比值为 1.43[4]。

较小的成像也意味着被记录的细节较少。较小的视网膜图像可能是婴儿的视力较成人视力差的原因之一。事实上，已有实验表明，新生儿对细节的视觉能力在出生时是成人的 1/30，约 3%[*]，但新生儿辨认大的物体（例如靠近的鼻子、嘴巴、眼睛）和成人相同。

图 1.1 显示视力迅速提高，到 12 个月时，婴儿的视力水平是最佳成人视力的 25%（20/80）。视力的增长似乎与眼球的生长平行，到 5 岁，孩子通常有 20/20 的视力[1,5-8]。除了眼球的大小，还有什么其他因素导致幼儿的低视力？随着眼球的增长，晶状体和角膜的屈光力必须削弱，以便能紧密配合使光线聚焦在视网膜上。为了保持视网膜的清晰成像，近视患者主要用眼球的增长来平衡。多数情况下，近视患者有一个被拉长的眼球。拉伸和削弱巩膜取决于 2 个主要因素：首先，加压于巩膜上的眼内压力恒定；其次，巩膜的结构成分（Ⅰ型胶原纤维和细胞外基质）被金属蛋白酶消化[9]。实验证实巩膜加固可以防止近视患者眼球扩张。在一个系列的实验中，7- 甲基黄嘌呤（咖啡因的代谢物）可以增加动物后部巩膜的胶原纤维的密集度和厚度。在人类，巩膜胶原纤维通过被紫外线激活的核黄素交联。

但是，我们不知道是什么激活了近视患者的巩膜减弱和拉伸的过程。有些研究表明，儿童使用阿托品滴眼液可以部分抑制近视的发展，其原因尚不清楚。有些人认为，睫状肌对巩膜的拉力可使巩膜拉长，而阿托品降低了睫状肌的拉力。另一种理论认为，阿托品减少了玻璃体压力，从而减少了拉伸力。然而，阿托品在鸡的眼睛中具有相同的效果，而鸡的睫状肌对阿托品是无应答的。另一个学派的观点是，

---

[*] 婴儿的视力大约为 20/600，成人的视力为 20/20。

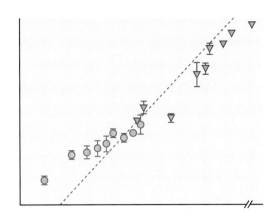

图 1.1 不同年龄婴幼儿的视力改善情况。通过优先观看的方法得到这些结果。(From Teller DG：The development of visual function in **infants. In**：Cohen B，Bodis-Wollner I，eds. Vision and brain. New York：Raven Press，1990.)

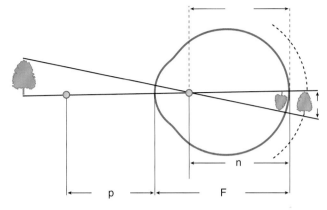

图 1.2 简化眼示意图。F：焦点；n：鼻侧焦点；p：主要点。虚线表示放大的眼睛的视网膜。

视网膜受体以某种方式激活了削弱巩膜力量的进程，如存在于视网膜视神经而不是肌肉中的 M1 毒蕈碱受体。动物实验中使用特定的 M1 受体阻断剂，如哌仑西平，显示了和阿托品相似的效应，并没有阻断其调节功能。哌仑西平可以阻断脉络膜和视网膜内的受体也同样可以解释为什么哌仑西平可以阻止眼内横断的视神经的延伸。有 2 项研究显示，人类局部使用哌仑西平可以减少近视和缩短眼轴长度，虽然数量较小，但具有统计学意义[10]。这些数据表明，在童年时期，视网膜能记录有关视网膜图像清晰度的信息，然后使用这些信息通过巩膜拉伸来控制眼轴长度。

如果这种眼球生长的密切协调作用丧失，婴儿可能会成为近视或远视。由于眼球长度增长的协调性和角膜、晶状体的聚焦能力可能是不完美的，是否能在生命的早期提供一些补偿，来保证每一个孩子可以在视网膜上获得外界的清晰图像？调节是一种安全的机制，即使所有的眼组件不是完美匹配，也可以帮助形成一个清晰的图像。年幼的孩子调节的范围大于 20 D。除去几乎所有婴儿具有的远视，这样大的调节范围，意味着使用这个巨大的调节能力的部分或全部，大岁数幼儿的眼睛可以聚焦于几乎任何物体。

由于婴幼儿的瞳孔较小，另外一个可以帮助幼儿获得清晰视网膜图像的方法是增加焦点的深度[5]。摄影师使用具有较大 F 值（F32、F64）的装置，以使在不同距离的物体都在焦点上。

图 1.2 显示节点在一个标准眼的视网膜成像大小中起重要作用。为了帮助我们了解人眼基本的光学原理，避免被其他的许多细节（如许多不同的曲率半径，不同的折射率）所迷惑，研究者发明了一个通用的、简化的眼模型。这个模型眼有很多的名称（例如简略眼、示意眼、简易眼），并且随着生理光学的进步得以发展。

图 1.2 描述了眼的基本点（主要点、焦点、节点）。知道了透镜系统的基本点的位置，光学设计者可以计算所有的物体与成像之间的关系。例如，要确定简化眼上的成像大小，一束射线从物体的顶部直接经过节点，在视网膜上成倒置的图像。一旦节点和视网膜之间的距离增加，图像的大小也增加。在眼睛前加上凸透镜，使节点前移（增加了节点到视网膜的距离），从而放大了视网膜图像。加上凹透镜则情况正好相反。因此，一个以往戴框架眼镜的近视患者若戴角膜接触镜或行角膜屈光手术可以使成像变大。在对角膜屈光手术后的视力进行评估时，应考虑视网膜图像大小的变化。从光学角度来看，具有 +8D 的远视眼，在行角膜屈光手术后，成像变小。因此，理论上术后视力会下降一行，但是实际上视力往往会提高一行。一个可能的原因是，眼镜镜片的高像差取消了视网膜图像变大的效应，但是这个领域还需要更深入的研究[11]。

正视化

通过角膜屈光力、晶状体和眼轴的协调作用使远处物体在视网膜上清晰成像称为正视化。在美国，70% 以上的人口是正视或轻度远视（很易于矫正）。

---

* 部分创造简化眼或示意眼的生理光学巨人罗列如下：Helmholtz、Wüllner、Tserning、Matthiessen、Gullstrand、Legrand、Ivanoff 和 Emsley。

随着年龄的增长，角膜、晶状体、眼轴会发生协调性变化。随着眼轴的增长，屈光系统（角膜和晶状体）的屈光力必须降低，才能在视网膜上获得一个清晰的图像。

出生时平均屈光度为 48 D 的角膜，2 岁的时候，弹性增加，屈光度大约降低 4 D[12,13]。推测在此期间，眼球的矢状径突发增长以致角膜被拉伸，曲率变扁平。事实上，角膜平均直径在妊娠 34 周为 8.5 mm，36 周为 9 mm，怀孕末期为 9.5 mm，在成人的眼睛，约 11 mm，支持"拉伸、扁平化"的假设[14]。

另一方面，眼球生长还有其他一些协调性的生长。比如晶状体屈光力和眼球大小（主要是轴向长度的增加）的协调性变化。在婴儿期晶状体屈光度平均为 45 D，到 6 岁时，屈光度减少 20 D[15,16]。为了弥补这个屈光度的变化，眼球的轴向长度同时增加了 5 ～ 6 mm（一般来说，眼轴长度 1 mm 的变化对应于晶状体屈光度的变化为 3 D）[3]。

现在，让我们来看看可以解释大多数数据[15,17] 的一个可能机制。随着眼球横断面的扩大，晶状体悬韧带的拉力变大，相应的，晶状体变扁平（对晶状体前表面影响略大，而后表面影响较小），从而使整个晶状体屈光度降低。同时还有一个可能是晶状体的屈光指数也降低，这也有助于降低晶状体的屈光度。因为近视的快速发展是在 10 岁左右[15]，可能有人会提出是否是前面所述的晶状体屈光力下降和眼轴增加之间的协调性分离所致？长时间近距离工作（如写作业）和近视发生率有较高相关性[18]。众所周知，遗传易感性是影响近视的原因，例如亚裔儿童比高加索儿童的近视发病率高[18]。因此，人们可能会猜测，写作业长时间应用调节（睫状体收缩）可能会拉伸和削弱巩膜壳和睫状体之间的连接，一旦这种情况发生，晶状体在眼球生长过程中变扁平的程度减少。对这个现象的另一个理论解释是随着连接减弱，与眼球生长相关的晶状体悬韧带的抑制作用也减弱，导致近视学生的眼轴变长。许多研究表明，近视眼比正视眼的眼轴长[19]。

视网膜光感受器

视网膜的视锥细胞负责在日光条件下敏锐的明视觉。视锥细胞越密集，视力越敏锐[1,7]。拿照相机来比喻，有高分辨率胶片的光敏颗粒更小、排列更紧密，而具有大颗粒的卤化银的胶片则产生粗糙的图片。

视网膜最敏感的部分是黄斑中心凹[*]。黄斑中心凹视锥细胞排列得更细密。婴儿黄斑中心凹密度较成人的小 1/4；同时，视网膜神经元突触的密度，作为视觉的中枢，在出生时较低。这 2 个解剖结构的组合意味着被发送到大脑的视网膜图像的信息较少。

神经处理

最后能将视觉信息传输到大脑以及大脑的各级神经纤维的视神经，在婴儿时期还很少髓鞘化。髓磷脂是每一个神经纤维周围的绝缘包裹。一个正常有髓神经传递神经冲动迅速，没有静态或从相邻的神经"串话"。用一台计算机来比喻，认为婴儿的大脑间的连接为绝缘不良的电线，因此会有火花、短路、静态以及慢速或传输中断，只有最强的讯息才能通过。图 1.3 做出了相似的分析，显示在电脑屏幕上的爱因斯坦的脸的像素越来越大。婴儿的早期视觉可比作最大块像素的图片。随着大脑处理单元的成熟，等效的神经系统的像素尺寸变小，可以关注到更多的细节。因此，在视网膜相当于胶卷颗粒以及在大脑中相当于像素的感受器的大小随着孩子的成长都变得越来越小。Lakshiminarayanan 绘制了图 1.3，推测婴儿记忆力的不成熟可能是导致视觉图像的细节较少的原因之一，换句话说，婴儿粗糙的视觉系统尚不会使未成熟的记忆系统负担过重。

相关的早期生理

实验表明，大约 3 个月大小的婴儿还没有正常的色觉。婴儿也需要花更长的时间才能认识到视网膜图像的"意义"。具体来说，婴儿必须看相对较长的时间（1 ～ 3 分钟），并且在此期间几乎不会眨眼[1,7]。

面部识别

最值得注意的事情是虽然婴儿视力相对较差，但仍然能认识到不同的面孔和表情。我们知道的一个事实是，新出生的婴儿可以准确的模仿大人的表情（图 1.4），婴儿好像可以用他或她的脸，几乎像画画一样，重现旁观者的表情。

实验表明，相对于其他物体，婴儿更喜欢看脸或人脸的照片。6 周时，婴儿可以辨别脸部的具体特

---

[*]E W. Campbell[20] 引用了 Stuart Ansti 的关于黄斑功能的分析："视网膜是由周围敏锐度较低区域包绕着黄斑区，就好比先用低倍大视野的望远镜发现所有感兴趣的目标，然后用高倍镜小视野来观察目标的细节。"

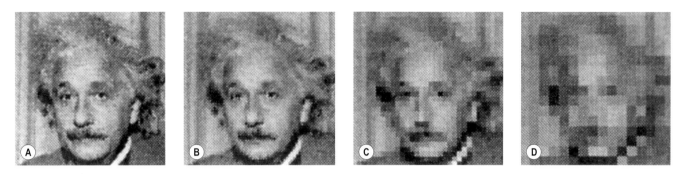

图 1.3 电脑显示屏上不同像素大小的阿尔伯特·爱因斯坦头像。(From Lakshiminarayanan V et al. Human face recognition using wavelengths. In：Vision science and its application. Santa Fe：Optical Society of America，1995.)

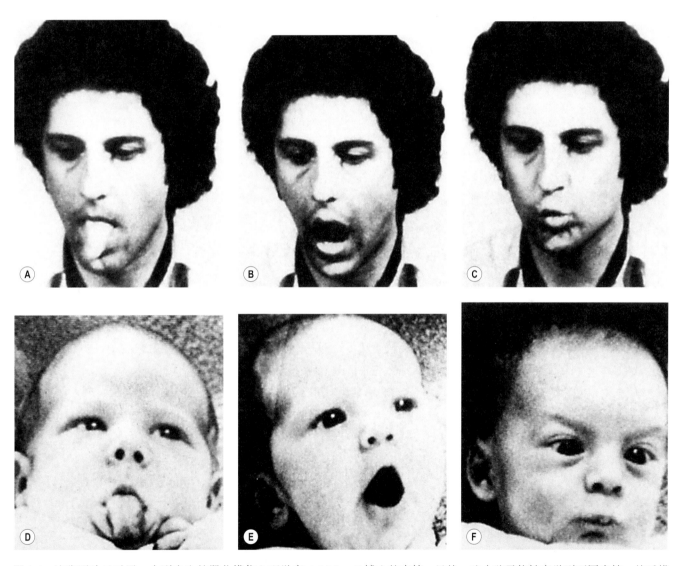

图 1.4 这张照片显示了一个刚出生的婴儿模仿心理学家 A Meltzoff 博士的表情。显然，这个孩子能够察觉到不同表情，然后模仿它们。(From Klaus MH，Klaus PH. The amazing newborn. Reading，Mass：Addison Wesley，1985.)

征。例如，他们的目光可以锁定在母亲的注视上。6个月时，他们还可以识别不同表情的同一张脸。事实上，在 6 岁之前，他们在识别人脸方面是专家，无论人脸是否上下左右颠倒他们都能辨别。6 岁之后，婴幼儿失去迅速认识倒置面孔的技能[7]。

对 6 个月大小婴儿的眼睛进行详细检查是有价

值的，因为在这个时期，关于眼睛屈光方面的不同寻常的变化已经开始发生。Gwiazda 等人[21] 研究发现，散光存在于 56% 的婴儿，而这种情况仅持续 1～2 年 [18,19,21,22]。

暂时的散光把视网膜小点状图像拉成线状。实质上，这些变化相当于把视网膜的图像变为线形图。例如，想象一个小丑（即会在脸上涂一些暗线，在眼部和鼻部涂上斑点），就像是在脸上画上不同线形的脸谱。令人惊讶的是，虽然只有极少数的暗线，小丑却可以重现几乎所有的人类表情。因此可以想象小丑所呈现的脸部与婴幼儿所看到的脸相似，并且与儿童所画的也相似。这种脸部没有质感，没有阴影，没有折痕，只有一条线代表的嘴、圆形的眼睛、偶尔用一个点代表的鼻子。婴儿的散光帮助视觉系统将面孔变成线形图，这种可行性是否存在？线形图有助于节省记忆贮存空间，这对婴儿较小的大脑有利[*]。图 1.5 以不同的方式说明了这一点，左侧的阿尔伯特·爱因斯坦的脸显示了完整的灰度，而右侧的图则像一线形图（只有黑色和白色）。线形图比精细构成的脸所需要的分辨力要小很多，这更符合孩子的不成熟的大脑处理系统。

线性定向感受器

正如前面提到的，在第一年，许多婴儿的散光度可以上升超过 2 D。最初变形的方向通常是水平方向（180°）。在随后的 2 年，变形方向转变到垂直方向，同时散光度减少。这种缓慢的散光轴的旋转改变可以帮助激活不同群体的脑细胞，这些脑细胞以后将对不同轴向的视网膜图像敏感。事实上，这些有定向选择的脑细胞的发现，对更高的大脑的功能体系结构的认识有新的突破。1958 年，在哈佛医学院的实验室，Torsten Wiesel 和 David Hubel 将电极植入一只被麻醉的猫的视觉皮质，并将光投影到猫前面的屏幕上，记录皮质细胞对不同模式光的反应。经过 4 个小时的紧张工作，这两位科学家用暗点状滑盖关上投影机，当玻璃的边缘变成一个角度的阴影投在视网膜上时，视觉皮质内的细胞发射出一阵动作电位。Torsten Wiesel 把这一刻描述为"所有秘密之门"。这两位继续进行的研究证明，皮质细胞只对某特定方向的刺激有反应，相同反应的细胞位于相同部分的皮质。这项工作开辟了大脑如何编码视网膜图像特性的新领域。因此，Hubel 和 Wiesel 博士于 1981 年获得诺贝尔生理学或医学奖[23]。

追随他人眼球的运动

婴儿的具有重要生存意义的另一项功能是追随其照顾者的眼球运动的能力。这项任务涉及的对比度是一个 12 mm 的深色的虹膜和与之呈对比的白色巩膜，视力达 20/200 时可以完成这样的任务。

英国心理学家 Simon Baron-Cohen 在他的《精神性盲》（*Mindblindness*）一书[*] 中表明，人类能力的一个重要的进化首先是理解，然后是在一个社会群体（如玩社交棋）与他人互动的能力。他进一步指出，我们完成这个社会能力最初是通过跟随他人眼球运动，这个能力在很小的时候就显现了。例如，2 个月的婴儿开始集中注意大人的活动。已证明婴儿在观察

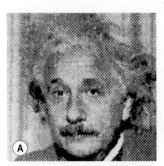 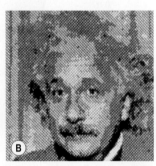 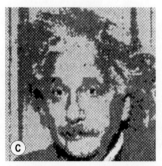 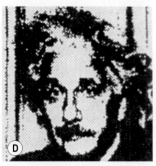

图 1.5　爱因斯坦面部的计算机模拟图。左图具有广泛的灰度（16 灰阶），右图只有 2 灰阶，最后一张图与线形图相似。(From Lakshiminarayanan V et al. Human face recognition using wavelength. In：Vision science and its applications. Santa Fe：Optical Society of America，1995.)

---

[*] 这个想法由 David Marr 在"视觉信息的早期处理"中提出，发表在 Transactions of the Royal Society of London，Series B 1976；275：483。

[*] 在《精神性盲》一书中，有 1 章阐述了由 MIT Press 在 1995 年提出的关于孤独和意识的理论，Baron-Cohen 得出结论，正常儿童与患有孤独症的儿童的关键特征的区别是"眼球的跟随运动"。

照看人的眼球运动上会比他观察脸部其他特征花更多的时间。

6 个月的婴儿观察成年人的脸所花的时间是成年人看他们所花时间的 2 ~ 3 倍。我们也知道，当与婴儿目光接触时，会有积极的情绪（如微笑）。14 个月的婴儿开始看懂一个成年人正在寻找的方向。婴幼儿会继续回头看成人所看的方向，检查是否正在观察同样的东西。2 岁时，婴儿通常可以读懂眼睛和面部表达的恐惧和喜悦等表情。

认识运动

婴儿能够用他们的上臂来阻止一个具有威胁性的运动。这种行为告诉我们，婴幼儿理解这种特殊的运动和隐含的威胁[24,5]。无可否认，如果这个威胁动作移动得太快，婴幼儿是无法应对的，这个可能是因为有髓神经纤维尚不成熟，减慢了神经回路的速度。然而，仍可明确感觉运动和威胁的存在。

为了移动能被准确记录，婴儿可能先将目标记录在视网膜的 A 点，然后该图像被生理擦除 [在脑和（或）视网膜]，在 B 点再次看到目标。生理擦除是很重要的，因为没有它，运动将产生一个模糊的视网膜成像。研究人员认为，婴儿看移动物体，就好像看到一系列平滑的、清晰的图像，而不是模糊的图像[25]。这一假说被一些实验支持，婴儿在早期可以感觉到快速闪烁的灯光开关。它似乎是合乎逻辑的，在视网膜上的移动的图像（伴有固有的擦除）与快速记录一个闪烁光的开 / 关的生理过程相仿。

与此相关的反射——黄斑中心凹反射，由周边的视网膜刺激所激活，同时激活眼球运动系统，使黄斑中心凹直对视觉刺激方向。

总结——社会视力

虽然婴幼儿的视觉系统是不成熟的，但一些婴儿在第一天就可以识别和响应大人的表情，并且在 6 周时，可以跟随母亲的眼神。显然，婴儿的首要任务是维持与他或她的母亲或其照看者的社会关系。"语言专家"Pinker 简明扼要地说明了这个想法[26]："宝宝发展的方式是喜欢闲聊。"随着婴儿的成长，他们按他们的文化需求和沟通的方式来看人与物体，也就是说"我们没有看到他们看到的东西"。有没有可能尚未发育完全的眼睛和视觉系统实际上更容易看到社会偏见呢？或许更小更简单的视网膜图像，与相对不复杂的大脑处理，避免了关键信息混淆于许多其他的生活细节，也就是说，社会交往是首要任务。

甚至在成年期，视觉系统也是可塑的，如：经过植入多焦点人工晶体。这些人工晶体叠加较近的模糊的图像，形成一清晰的较远的图像。因此，患者的大脑必须过滤和抑制其他模糊的影像。这是一个随时间变化的现象，可能需要数天至数月才能完成[27]。

成人眼的图像

成人眼的图像质量远远优于婴儿，尽管可能不如某些捕食鸟类。其广泛的对焦范围不如一些潜水鸟；其对弱光的灵敏度弱于蜘蛛或具有透明反光色素层的动物。人眼的自我修复能力，可能不如一些动物（如蝾螈，如果它们原来的晶状体被损坏，可再形成一个新的）。最后，人眼还具有传递情感信息的能力[28]（例如，当他们兴奋时瞳孔扩大，悲伤时会流泪），但人类的眼睛不如一些鱼类的眼睛坚固[29]。当有些鱼类受到攻击时，会在眼旁出现色素样条纹；而角蜥蜴受到威胁时，会从它的眼睛喷射出血液[30]。阅读本章，会让我们理解眼睛对可见光的作用。

调谐为可见光波

当我们的视网膜接收了一个在房间里的小斑点狗的图像时，到底发生了什么样的信息传递？天花板光波投射到小狗，小狗的身体反射和散射光波映入我们的眼帘。从某种意义上说，小狗的信息已经被编码成可见光波。眼睛的光学元件将可见光波编码在我们的视网膜上，形成明暗不同有色的地图，被称为视网膜的图像。神经信号将视网膜图像报告给大脑。在大脑，这些神经信号被重新创建成一个真正的小狗在房间里的印象。

有人可能会把眼睛的功能比喻为收音机，它能接收带有贝多芬交响乐的特定波长的无线电。特定波长的无线电播出特定的交响乐，然后，收音机接收无线电波，扬声器将电波转化为音乐。当眼睛接收和处理可见光时，它必须调谐可见光的波长。物理学家用"调谐"这个词取代"共鸣"。从字面上看，共鸣是指声音在另一时间产生的回响。用一个简单的例子来说，共鸣是一个歌剧演员在歌唱时，当乐曲的频率（或波长）与葡萄酒杯的固有频率一致时，可以使葡萄酒杯发出嗡嗡的响声。固有频率是什么？答案是与其组成和大小有关的。管腔长度的不同，可以在不同的频率和波长产生共鸣。更改汽车收音机上的天线的长度能接收不同频率的电台。一个特定的波长的最佳接收器（频率是波长的倒数）是具有与之相同的波长、或波长的整倍数、或波长的分数（1/4、1/2）倍。因此，光学理论要求眼睛的关键组成部分的大小必须是可见光波长的整（n）倍数，或者是可见光波长的几分之一倍；同时，这些关键部件必需由可调谐材料组成。

角膜的作用

人的角膜是一个独特的组织。首先，它是眼睛最强大的聚焦元件，大约是晶状体聚焦力的 2 倍。角膜是坚韧透明的。它的力量来自于它的胶原纤维层。角膜由纵横交错的 200 层纤维层构成。这些纤维间有很厚的、水合胶样、被称为糖胺多糖的物质，使角膜具有柔韧性。很长一段时间，没有人能令人信服地解释角膜保持透明度的机制。没有人能够了解大自然如何把坚韧、透明的胶原纤维（具有独特的折射率）与具有不同折射指数的透明的糖胺多糖结合，并且仍然保持透明。也许我们的日常生活中的例子将有助于解释这种现象。当玻璃杯装着热水时，液体看起来浑浊。仔细看，可以看到许多清晰的膨胀的气泡（具有一个独特的折射率）在水（具有不同的折射特性）中间。相反，冷水看起来比较清晰，因为其中的气泡很微小。正常角膜结构与冷水结构类似（例如含有不同折射率的微小组成成分）。

Miller 和 Benedek[31] 最终证明如果糖胺多糖的间隙和胶原纤维的大小，能比可见光波长的一半还小的话，即使纤维被随机排列，角膜仍然是透明的。有序排列的纤维有助于维持角膜的透明度。

解释它的另一种方式是，角膜对可见光基本上是透明的，因为它的内部结构被调谐到可见光波长的一小部分的大小。图 1.6 显示的是人的角膜纤维的电子显微照片。黑点是嵌入在糖胺多糖基质的胶原纤维的截面。在此样本中（图 1.6A），纤维隔开距离接近于 1/2 个可见光波长，各主要层的纤维有秩序地排列。在水肿混浊的角膜，胶原纤维（图 1.6B）之间有很大的间隙。

角膜纤维的这种排列保证了一些重要的功能。首先，这种排列方式可以提供最大的强度和抵抗从任何方向损伤的能力。其次，可以保证形成一个透明、稳定的屈光介质。第三，如果发生任何损伤或感染，层间的空隙作为潜在的白细胞迁移的高速公路。水平排列的角膜各层，在眼部摩擦力的作用下，能互相滑

行，促进病理条件下如圆锥角膜的临床进展。缺少层间附着力和变薄的角膜在眼内压和重力的作用下容易形成角膜大疱。酶消化可能是角膜变薄的原因，最终导致角膜前表面的变形。圆锥角膜的不规则散光，会在视网膜上产生多个模糊影像。而胶原蛋白交联，有助于连接相邻的板层，使角膜变得坚固，抵制层间的滑行，从而减缓圆锥角膜的发展[32]（框 1.1）。

晶状体的作用

用护目镜更容易看到水下吗[*]？如果没有护目镜，水几乎使角膜的聚焦能力消失[†]，所看到的物体模糊不清。护目镜确保角膜前的空气被包围，恢复其屈光率。如果水能取消屈光率，那么晶状体位于眼内且被称为房水的液体所包围，我们如何能够解释晶状体的聚焦能力？答案是晶状体内含有特别的高蛋白物质。在某些晶状体蛋白质浓度可达到 50% 以上[*]。这么高的浓度增加了折射率，使之高于水的折射率，并允许光的聚焦。现在，我们已经明白晶状体真正的秘密[31,34]。

框 1.1

举例，牛角膜免疫荧光染色的共聚焦显微镜（40×）照片，核黄素（0.01%）溶液浸泡。染色之前，样本暴露于 UV 光（365 nm）30 分钟。注意比较前、后基质间的连接，后基质的连接相对松弛。（Courtesy Bottos, Schor, Chamon, Regatieri, Dreyfuss and Nader.）

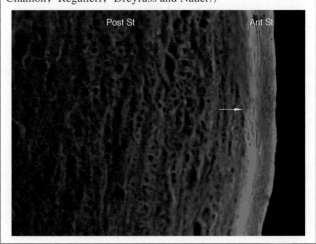

---

[*] 由于水的折射指数大于空气，物体在水下显示起来会近大约 1/3，比在空气中看起来大 1/3（即倍率 = 1.33×）[33]

[†] 角膜作为一个聚焦元件有 2 个原因。首先，它有一个凸面。其次，它具有大于空气的折射率。事实上，它的折射率接近水。因此，当一个人在水下时，其周围的水和眼内的房水中和了角膜的聚焦能力。

[*] 晶状体的聚焦元件的化学组成决定其折射率。水的折射率为 1.33。晶体蛋白浓度上升，折射率接近 1.42。

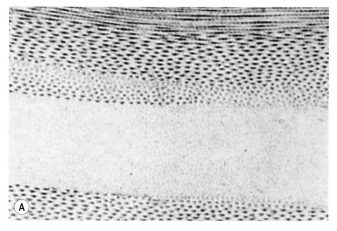

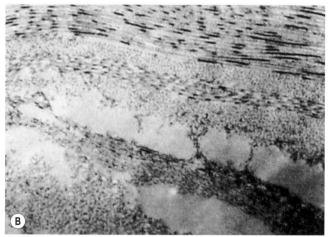

图 1.6 （A）电子显微镜照片显示排列整齐的角膜胶原纤维。黑点是被切割的纤维束断端。在这张照片中，各纤维之间的间距小于光的波长。（B）水肿混浊的角膜，胶原纤维之间有巨大空隙。（From Miller D，Benedek G. Intraocular light scattering，Springfield，Ill：Charles C Thomas，1973.）

通常情况下，50% 浓度的蛋白质溶液是混浊的，有沉淀物漂浮，就像是一杯咖啡里有凝结的未融化的奶块。然而，正常晶状体的蛋白质分子不会沉淀。称为晶状体蛋白的大分子蛋白质（分子大小不等，45 ～ 2000 kD）以一种尚未完全清楚的方式，相互排斥，或者至少是防止聚集，以保持彼此之间的间距。蛋白质和它们之间的间隙的大小相当于光的波长的几分之一。这样的间距，可以调谐可见光，并允许光线顺利通过。另一方面，如果发生了些病理过程，蛋白质分子则聚集在一起，晶体就失去其清晰度。当发生这种情况时，光通过晶状体时被散射，其结果是导致白内障。

调节

如果正视眼的焦点是无限远，那么看到近处的物体必须重新聚焦（调节）[†]。如前所述，儿童的调节范围很大，对焦距离可以从无限远到鼻尖。调节是快速的，只有约 1/3 秒。45 岁以后，我们调节的范围逐年减小，我们大多数人都留下了约 20% 的调节幅度。

随着年龄的增长，晶状体变大，密度增高，变硬，逐渐失去调解能力。顺便说下，许多鸟类，从鸽子到鹰，可以改变角膜的形状来调节[35]。鸟类的角膜的弹性不会随着年龄的增长而改变，因此这些鸟不会发生老视。然而，世上没有"免费的午餐"，人类的晶状体位于眼内，并由液体包绕保护，比角膜更不易受到伤害。

视网膜的作用

光通过角膜、房水、晶状体、玻璃体后，聚焦到视网膜的光感受器。光聚焦到光感受器之前，必须通过视网膜的神经纤维层、神经细胞和血管层。这些视网膜层（除了血管）由于结构小且排列紧密，故而是透明的。

鸟的视网膜没有血管。人的视网膜上有视网膜血管并覆盖了视网膜的光感受器。鸟视网膜从一团状血管中来获得氧气和营养，这个团状血管被黑色素覆盖，位于视网膜前黄斑上方的玻璃体内。这样的血管系统是很脆弱的，钝挫伤或穿透伤，可导致玻璃体出血、突然失明。显然，由于鸟类的生活习性，这些情况不太可能发生。

视紫红质

视杆细胞和视锥细胞内有一种能吸收可见光并能将其转变成电神经信号的生物分子。视紫红质分子是爱因斯坦的光电效应的一个例子[*]。事实上，只要一个量子（可能是最小量的光）的可见光[†]，就可触

<font size="small">

[†]问题是调节如何"知道"它已经实现了最清晰的对焦？大脑中的感觉系统能最好地回答这个问题。然而，有人认为该系统利用灵长类动物眼睛的天然色像差来微调聚焦[36]。

[*]某些波长的光是强大的，足以让某些分子离开它们的轨道，并产生电流。爱因斯坦因为解释"光电效应"被授予诺贝尔奖。

[†]1942 年，Hecht 和他的同事，在纽约首次证明了只需要一个量子的可见光就可以激发视紫红质，开始一连串的生化活动。

[‡]视紫红质一个分子的光活化是令人印象深刻的启动生物放大效应的例子，数百个视紫红质分子的蛋白质传感器激活很多磷酸二酯酶分子，磷酸二酯酶又反过来水解相同数量的环状鸟嘌呤苷（cGMP），然后可触发一个神经信号传到大脑[42]。
</font>

发分子，使之转变成另外一个新形式‡。

分子的内部结构允许可见光波长在 20 万亿分之一秒的时间内在电子云进行调谐，来诱导开始反应的分子变化。

视紫红质最早的化学变化可能是在被称为"Holobacterium 杆菌"的原始紫色细菌中发现的。哥伦比亚大学的生物化学家 Koji Nakanishi，在一篇题为"Why 11-cis-Retinal？"[37]（一种视紫红质）的文章中指出，这种细菌已经在这个星球上存在了 1.3 亿年[38,39]。其偏好低氧和偏咸环境的性质，起源于当时几乎没有氧气和存在高浓度的盐海的地理环境。虽然在原始的细菌，视紫红质是一个相当复杂的分子，含有 248 个氨基酸，但是这种细菌的视紫红质只能进行光合作用，而不能进行光感应。时间分辨光谱测量已经确定这种分子可以在光刺激后的一万亿分之一秒内改变形状[40]。这种早期视紫红质虽然对所有颜色均有反应，但是它对光谱中蓝绿色部分的吸收最为有效[41]。

作为视觉的传感器，感光色素必须捕捉光线，并将其传送到大脑。正如前文所述，一个分子只需要一个量子的光刺激就可以开始反应。更惊人的是分子的稳定性，尽管只要一个量子的可见光就可触发，该分子却不会被意外触发。事实上，据估计视网膜的自发异构化反应（视紫红质感光的载色体部分）1 千年才发生一次[40]。若非如此，每次体温升高（发热），我们就会有闪光感。为了更好地了解视紫红质的机制，我们可以想象一个一触即发的手枪，只需要轻微的振动（但只能是一种特殊类型的振动）即可被激发。正如所指出的，活化的量子必须以适当的能量水平去"触发"反应，也就是说，光的量子必须由可见光的波长组成。

感受器的大小和间距

影响视力光学极限的视网膜感受器主要位于黄斑中心凹。中心凹自身存在约 0.3°的弧，它是一水平直径为 100 μm 的椭圆区域，此区域有 2000 多个紧凑的视锥细胞，这些紧凑的视锥细胞的中心距离约为 2 μm，直径约 1.5 μm（相当于 3 个绿色光的波长），相距约 0.5 μm[43-46]。因此最精准的视网膜图像在视网膜上也最多占据 0.1 mm 的宽度。

讨论人眼分辨率的衍射极限，对于屈光正常的眼来说，必须涉及光感受器和瞳孔的大小。一个点或一个物体，通过衍射被聚焦于视网膜上而形成"Airy

斑"。Airy 斑的角度大小由以下公式决定：

角大小（弧度）= 1.22× 波长（mm）/ 瞳孔直径（mm）

如果波长是 560 nm（0.000 56 mm，黄绿色 / 光），那么

角 = 0.000 68 弧度 / 瞳孔直径（mm）

如果瞳孔在 2.4 mm（人眼衍射和球面像差之间的最佳平衡）：

角 = 0.000 28 弧度或 1 分弧*

鉴于 1 分弧这个角度，如果已知节点到视网膜之间的距离，可以计算出 Airy 斑的实际大小。最佳距离取决于光感受器的直径。因为光感受器是光的引导者，所以理论极限距离是 1～2 μm。为了获得最大可用的视觉信息，Kirschfield 计算出需要 5 个以上的光感受器才能扫描出 Airy 斑[31]。假定每个中心凹视锥细胞直径为 1.5 μm，视锥细胞的间距为 0.5 μm，下面的公式描述了 3 个视锥细胞及 2 个视锥细胞间隙（5.5 μm）的情况。

5.5 μm/Tan1 分弧 = 节点到视网膜的距离

方程（2）用 0.0003 代入方程（3），得出了方程（4）：

5.5 μm/0.0003 = 节点到视网膜的距离

从等式（4）得出，节点到视网膜的距离可以四舍五入为 18.00 μm，在示意眼模型中接近于第二节点和视网膜之间的距离。

光学理论与实际情况很接近吗？年龄小于 50 岁的健康眼睛的平均视力大于 20/16。在年龄低于 40 岁分布组内，有 5% 的人视力接近 20/10[47]。

另一个相关的因素必须牢记在心。眼睛不是一个三脚架固定的相机，而是在不断运动的。据推测，这些运动可以防止单个感光细胞漂白或褪色。这些细小的运动，被称为是震颤、漂移或微爆发，幅度范围从几秒到几分角度弧。这种运动像是一种涂抹，而不是像我们传统观念所认为的能提高视觉分辨率。只能推测，为了在这种生理性眼球震颤范围内保持较高的分辨率，视觉系统必须从视网膜图像提取快速、短暂的标本，然后重新创建一个更高分辨率的图像[48-50]。

脊椎动物视网膜的独特性结构在于：透明的光学元件、视紫红质分子、中心凹视锥细胞的大小都调整到与可见光波长达到最佳的相互作用状态[51,52]。地球

---

*1 分弧是 20/20 符号之间的间距。有趣的是，符号的大小最初是凭经验确定的。

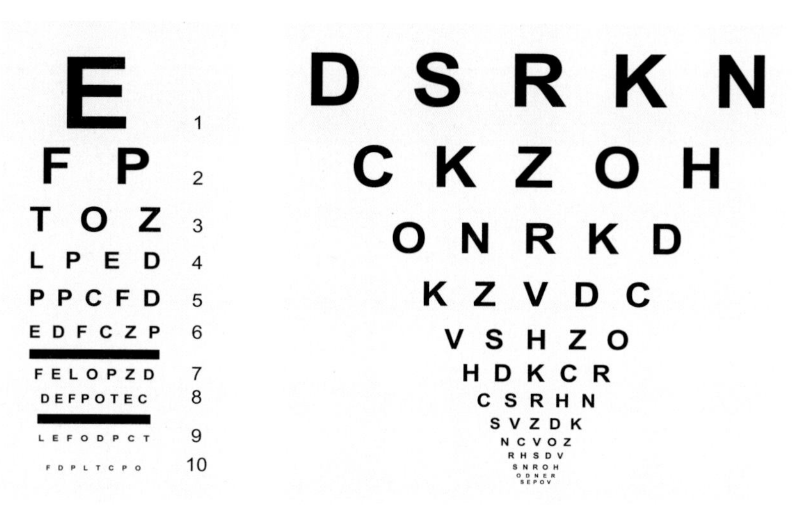

图 1.7 标准 Snellen 视力表和 Bailey Lovie 视力表。

的独特的大气层以及与太阳独特的关系，使太阳巨大的电磁频谱中的一个小带，即最基本的可见光，在一个安全能量范围内降临给我们。我们的眼睛，作为在进化过程中的产物，能与这个强度水平的波长相调谐[53,54]。

有了这个基本的科学背景，我们可以讨论在临床上，如何监控视觉功能，比如视力和对比敏感度。

视力测试

2 个点光源之间的最小间隔来衡量视力的想法可以追溯到 1679 年，当时 Hooke 提出："任何动物区分小于一分的角几乎是不可能的：2 个明亮的物体距离小于一分时，他们会融合，看起来就像一个"[55]。在 19 世纪初，Purkinje 和 Young 用不同大小的字母来判断分辨物体的能力。最后，在 1863 年，乌得勒支教授 Hermann Snellen 发展了他的经典测试字母。他通过比较患者和他的正常视力的助手的视力来定量分析。因此，20/200（6/60）的视力的意思是，患者在 20 英尺（6 m）的距离可以看到，而他的助手可以在 200 英尺（60 m）看到[55]。

正确识别 Snellen 图上的字母本质是看清黑色字母之间的空隙。20/20（6/6）字符"E"横线间距应为 1 分。整个字母的高度是 5 分。要计算一个字母高度"x"（比如 20/20 或 6/6 的字母），使用下面的公式：

$$\text{Tan5 分} = x \text{ 英寸 }/20$$
$$0.0015 = x/20 \text{ 英尺}$$
$$x = 0.36 \text{ 英寸（9.14 mm）}^*$$

---

*20/200（6/60）的字母要大 10 倍，或是 3.6 英寸（9.14 cm）。

图亮度

临床视力测试，图表亮度应该是：（1）典型的实际工作中的明视条件；（2）投影系统的灰尘堆积、灯泡衰减或正常电流变化对设备的影响而产生的视觉影响最小。图亮度在 80 ~ 320 cd/m^2 满足了这些标准（160 cd/m^2 是一个最佳的照明水平）。

Log MAR 视力

看标准视力图表（图 1.7），各行逐级变化如下：20/400、20/200、20/150、20/120、20/100、20/80、20/70、20/60、20/50、20/40、20/30、20/25、20/20、20/15 及 20/10。因此，行与行之间字符大小减少程度各不相同，分别减少了 25%（20/200 ~ 20/150）、20%（20/120 ~ 20/100）和 16.7%（20/30 ~ 20/25）。

创建一个均匀递减的图表岂不是更合乎逻辑？也就是图表中行与行之间分辨角以 0.1 度来递减。要创建这样一个图表，首先必须用"弧分"（MAR）这个概念描述 20 英尺（6 m）处字符内的间隙（比如在字符"E"间的间隙）。因此，20/20 这行代表了分辨率为 1 MAR。如果我们用 10 为基数的 log 来表示视力，那么 1（分）视力表示为 0。间距为 1.25 MAR（相当于 20/30）的 log 视力值为 0.2，而间距为 1.99 MAR（相当于 20/40），视力值为 0.3。完整的列表，请参阅表 1.1（由 Wallace Chamon 博士、教授提供）[56,57]。

Bailey-Lovie 视力表（图 1.7）使用 log MAR 系统。图 1.8 所示为标准化市售的 EDTRS 协议视力表。log MAR 视力测试增加了视力检查的精密度，因此

表 1.1

	十进制	以 20 为分子 (20 / x)	角度 (分角)	特别频率	Log（以 20 为分子取值）	LogMAR	Jaeger	美国人点类型
手动 60cm	0.001	20000	1000.00	0.03	4.30	3.00		
指数 60cm	0.01	2000	100.00	0.30	3.30	2.00		
	0.03	800	40.00	0.75	2.90	1.60		
	0.05	400	20.00	1.50	2.60	1.30		
	0.06	320	16.00	1.88	2.51	1.20		
	0.08	250	12.50	2.40	2.40	1.10		
	0.10	200	10.00	3.00	2.30	1.00	14	23
	0.13	160	8.00	3.75	2.20	0.90	13	21
	0.16	125	6.25	4.80	2.10	0.80	12	14
	0.18	114	5.70	5.26	2.06	0.76	11	13
	0.20	100	5.00	6.00	2.00	0.70	10	12
	0.25	80	4.00	7.50	1.90	0.60	9	11
	0.30	67	3.33	9.00	1.82	0.52		
	0.32	63	3.15	9.51	1.80	0.50	8	10
	0.33	60	3.00	10.00	1.78	0.48	7	9
	0.40	50	2.50	12.00	1.70	0.40	6	8
	0.50	40	2.00	15.00	1.60	0.30	5	7
	0.60	33	1.67	18.00	1.52	0.22		
	0.63	32	1.59	18.9	1.50	0.20	4	6
	0.67	30	1.50	20.00	1.48	0.18	3	5
	0.70	29	1.43	21.00	1.46	0.15		
	0.80	25	1.25	24.00	1.40	0.10	2	4
	0.90	22	1.11	27.00	1.35	0.05		
	1.00	20	1.00	30.00	1.30	0.00	1	3
	1.10	18	0.91	33.00	1.26	−0.04		
	1.20	17	0.83	36.00	1.22	−0.08		
	1.25	16	0.80	37.50	1.20	−0.10		
	1.33	15	0.75	40.00	1.18	−0.12		
	1.50	13	0.67	45.00	1.12	−0.18		
	1.60	13	0.63	48.00	1.10	−0.20		
	2.00	10	0.50	60.00	1.00	−0.30		

阴影单元 = logMAR 标准视力。

CF = 指数；HM = 手动。

Courtesy of Prof. Dr. Wallace Chamon.

即使是在高对比度的环境下，通过正确识别字符的数目，也可以辨别细微的个体变化[58]。

视力表对比

用白色作背景，清楚印刷上黑色字符的视力表，通常其字符 / 背景间的亮度对比度在 1/33 ~ 1/20。而投影的视力表，对比度下降到 1/10 ~ 1/5 的范围内。这种对比度降低可能是因为投影和环境光使屏幕上的光散射的结果。因此，测试应在一个黑暗的房间进行或者使用如图 1.8 所示的视力表。

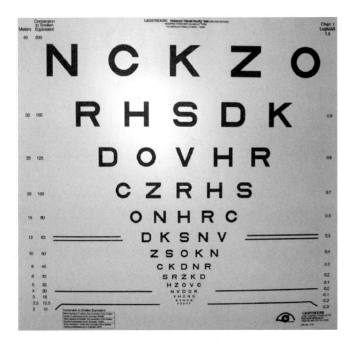

图 1.8 用于评估视力的反向照明的标准 EDTRS 视力表。（Produced by the Lighthouse Low Vision Products，Long Island City，NY）

对比敏感度测试

视力测试相对价廉，完成只需要很少的时间，可以用一些符号来表述视觉功能，例如：20/40（6/12 或 0.5）。最重要的是，150 多年来，它为屈光不正患者的矫正提供了一个标准。然而，对比敏感度测试，是用图表而非一个简单的符号来描述的、并且必须由视觉生理学家在实验室花费较多的时间才能完成的一项测试，最近已经成为流行的临床测试。它能描述视力表测试不能达到的一些精细层次的视觉功能，因此能更准确地量化对于白内障、角膜水肿、神经眼科疾病以及某些视网膜疾病的视功能下降。虽然这项评估已经产生了有一段时间，但近年才在白内障患者中得到普遍应用。随着寿命的延长，越来越多的白内障患者来寻求医生的帮助。通常情况下，他们主诉出现物体颜色变淡或在明亮的光线下看不清楚物体，而 Snellen 视力表不能准确地描述他们的视力。对比敏感度测试和眩光敏感度测试可以定量分析这些主诉。几个被验证的生活质量评估问卷也可用来分析[59]，它们通过比较的方式，比如比较一定的时间（术前和术后），或者比较经过不同干预的患者（老视眼行 LASIK 与植入多焦点人工晶体），来提供视觉与相关症状的评估。一个视力比 20/20 差的患者对他或她的

视力感到满意，视力被描述为 "20/happy"。仅通过体格检查，可能不会有这样的 "幸福" 诊断，但生活质量问卷调查这种主观测试有助于确诊。当评估高度不规则散光或高度异常的光学系统（如当圆锥角膜患者做角膜基质环植入）时，这个是非常重要的。

对比敏感度测试与视力测试有关。对比敏感度相当于在 6 或更多个灰色阴影中测试 4 ～ 8 个不同大小的 Snellen 字母。

定义和单位

对比

白色背景上的黑色字母显示的是高对比度，而在黄昏时过马路的孩子和在雾中若隐若现的汽车都是低对比度的场景。因此，对比度被认为是目标的亮度和其背景之间的差异：

对比度 =（目标亮度 − 背景亮度）/（目标亮度 + 背景亮度）

为了计算对比度，使用光度计测量目标相对于背景的亮度。例如，光亮度为 100 单位的背景和 50 单位光亮度的目标，可以按以下公式计算：

对比度 =（50 − 100）/（50 + 100）
= 50/150 = 33%

对比敏感度

假设一个场景的对比度是 33%，或 1/3，这也正好是患者的阈值（即患者不能识别更低对比度的目标），患者的对比敏感度就是分数的倒数（即 3）。一位年轻的健康人的对比度阈值可能为 1% 或 1/100（即对比敏感度为 100）。有时可能还会有更好的对比度阈值，可以达到 0.003（0.03% 或 1/1000），转换成对比灵敏度为 3000。在视觉心理学文献中，对比度阈值用对数来表述。因此，10 的对比度的灵敏度值为 1，100 的对比度灵敏度值是 2，1000 的对比灵敏度值是 3。

然而，视频工程师通过包含 100 多个不同程度的灰色标尺来描述对比度。报纸打印机用术语称作 "半色调" 的来代替灰色标尺，可能需要超过 100 种不同的半色调（黑点的密度）来描绘景象的对比。

目标

视觉科学家和光学工程师都使用了一系列的黑白交替的杆作为目标。光学工程师用每毫米线对

（一个线对就是一个黑杆以及和它相邻的白色间隙）数来描述物体的精细度。每毫米线对的数目越多，目标越精细。例如，每毫米 100 线对大约相当于 2 条黑线之间有 1 分的间隙，与 20/20（6/6）的字母的间距的空间几乎是相等的。在实验测试中，每毫米 109 线对相当于 20/15（6/4.5）。

视觉科学家介绍了在空间交替的条形图案，单位是每度周数（cpd）。一个周数是一个黑线和一个白色的间隙。将 Snellen 表视力转换成每度周数，如果使用米，必须以 600 为分子，除以 Snellen 分母，或是以 180 作分子，例如，20/20（6/6）转换至 30 cpd（600/20 或 180/6），20/200（6/60）转换成 3 cpd（600/200 或 180/60）。

正弦波

到目前为止，目标已被描述为白色背景上不同空间频率的暗条，这些也被称为方波或 Foucault 光栅。然而，在光学中，几乎没有图片可以被描述为边缘完全清晰的完美方波。因为衍射往往使大多数边缘发生细微的模糊，就像球面像差和斜向散光。如果在明亮背景下的边缘模糊的光的强度用一黑线来描绘，结果产生一个正弦波模式。正弦波模式有很大的吸引力，因为它可以是任何模式构造的基本要素。数学家可以分解任何交互模式（心电图或小号的声波）成为一组独特的正弦波，这被称为 Fourier 转换。法国数学家 Joseph Fourier 最初用波形语言描述了热浪。Fourier 定理指出一个波是具有不同空间频率、振幅和相位的正弦波的总和。

大脑的视觉系统的活动也被认为是将观察到的模式场景分解成不同频率的正弦波，然后大脑将它们再次叠加产生一个完整的画面。Fourier 转换可能是视觉系统进行编码和记录视网膜图像的方法。事实上，已证明在视网膜、外侧膝状体和皮质上存在不同的细胞或"通道"，选择性地携带不同的空间频率。到目前为止，6 ~ 8 个通道已被证实，同时也已经表明，对比度能引起所有通道的反应。有趣的是，神经元放电的振幅与光栅对比度的对数值之间，在皮质显示为线性关系[60]。由于前述的理由，大多数对比敏感度试验不是基于不同频率的方波模式，而是基于正弦波的模式。

记录对比敏感度

图 1.9 显示了一些函数，包括对正常受试者的对比敏感度测试函数。人类的对比度函数的形状不同于几乎所有的光学系统，这些系统因为低空间频率而具有高对比敏感度。随着空间频率增高，对比敏感度逐渐下降，衍射和其他像差使细节分辨变得更加困难。视觉系统中的单个光学部分（角膜和晶状体）的对比敏感度函数是调制传递函数。人类的对比敏感度函数与其组成部分的总和不相同，是因为视网膜脑处理系统可以提高 2 ~ 6 Hz 的空间频率。感受野、开 / 关系统和侧方抑制是众所周知的影响不同空间频率通道的生理机制，同时负责上述的处理系统的功能提高。

在图 1.9 中，标记为"RTF"的波代表的是视网膜神经系统的性能[60-62]。在对比敏感度函数中可见正常的变异，例如，对比敏感度随着年龄的增长而降低。有 2 个因素可说明这个情况：首先，正常晶状体随着年龄的增加，光线的散射增加，从而使物体的边缘变模糊，对比度下降。其次，随着年龄的增加，视网膜 - 大脑处理系统失去增加对比度的一些能力。

随着亮度降低，对比敏感度也下降。因此当视网膜的亮度从 9 降至 0.09 再至 0.0009 特罗兰得（特罗兰得是一种心理物理学的单位，1 特罗兰得是一个亮度为 1 Lux 的物体，经过 1 mm^2 面积的瞳孔入射到视网膜上的图像所产生的视网膜亮度）时，空间频率为 3 cpd 的对比敏感度从 300 下降至 150 再至 10。

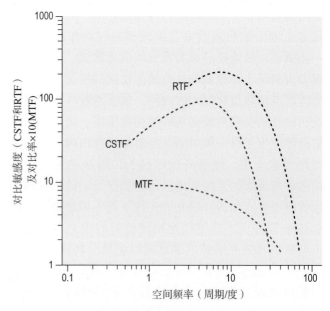

图 1.9　正常人的对比敏感度函数（CSTF）是单纯光学系统（MTF）与神经视网膜增强系统（RTF）的对比敏感度总和。（Modified from Mainster M. Surv Ophthalmol 1978；23：135.）

对比敏感度测试也是一个能准确反映某些疾病状态的方法。例如，白内障患者的对比敏感度降低，而在角膜水肿则是另一种光散射的障碍。因为对比敏感度依赖于神经系统的处理，因此视神经炎或垂体瘤导致对比敏感度下降则不足为奇。

眩光、组织光散射与对比敏感度

当透明组织失去清晰度，物理学家将之描述为光散射，而不是光发射。这个概念对临床医生来说是陌生的，他们的教科书上只谈到了不透明的晶体和角膜。"不透明"这个词让人联想起能阻断光线的水泥墙的一个画面。在所有的实验中，最生动的是全息学，揭示了绝大多数白内障散射光线而不是阻断光线。如果白内障确实能散射进入的光线，那么视网膜上将不能聚焦清晰图像，理论上应该可以用一个特殊的光学元件收集所有的散射光，并创造出一个清晰的图像。这样的光学元件能够吸收白内障散射光并能再散射，能形成正确的图像，本质上是白内障本身的一个特殊的相反的全息图。图1.10显示了这样一个过滤器是如何工作的。Miller等[63]演示摘除白内障（患者的视力低于20/200）前通过一个记录相反全息图的白内障，则原来的白内障变得相对透明。

为了跟踪白内障、角膜水肿等病变的进展，衡量组织的透明度或组织后向散射是有用的。虽然光电设置可用于测量各种眼组织的散射光的量，但仍需一种主观的判别系统来评估患者的主诉。Snellen视力测试是传统的方法，但它不够敏感。图1.11显示的是用数码相机在雾天拍摄的场景，近处的物体是清晰的（云层越少，清晰度越高），越远处的物体，对比度和分辨率越低，就好像通过一个非常混浊的介质（比如白内障）。

LeClaire等[64]研究发现，许多白内障患者有良好的视力，但在面对眩目光源时对比敏感度很低。其实，这不应该令人感到惊讶，因为视觉的本质是区分一个物体相对于另一个物体的光强度，而另一个物体常带有自然的眩目光源。因此，天空中有飞机能被看到，是因为飞机与天空对视网膜光感受器刺激的程度不同。术语"辉度对比"、"强度辨别"就是用来描述目标和其背景之间的亮度差异。

眼散射光、眩光、对比敏感度如何联系起来，提供给临床医生一个有用的指标？一个企业科学家Holliday解决了这一难题[65]。1926年，Holliday描述了眩光的概念以及用眩光测试来测量杂散光降解效果。在20世纪60年代，波士顿视觉生理学家Wolfe，认识到眩光测试是一种有用的方式，可以用来描述不同的临床条件下散射光的增加[66,67]。在眩目光源的存在下，散射光的增加是如何导致视网膜图像的对比度降低的呢？图1.12显示了水肿的角膜，将无罩灯泡的光源散射后到达黄斑中心凹形成一个对比度降低的图像。图1.13显示了白内障或角膜水肿的患者在有眩目光源存在时会看到的场景。在20世纪70年代中期，Nadler观察到，他的许多白内障患者

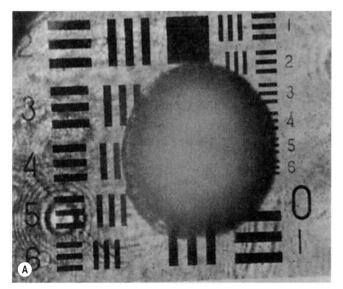

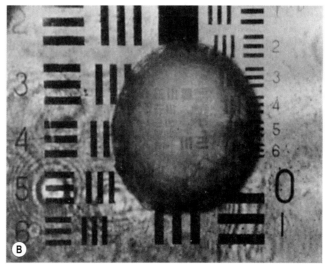

图1.10 白内障增加相反共轭的全息图可以让你看到视力表。(From Miller D，Benedek G. Intraocular light scattering，Springfield，Ill：Charles C Thomas，1973.)

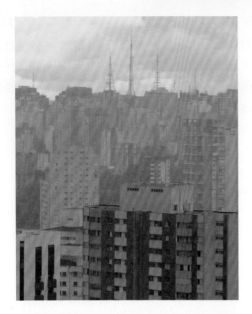

图 1.11 在雾天用数码相机拍摄的场景，近处的物体是清晰的（云层越少，清晰度越高），越远处的物体，对比度和分辨率越低，就好像通过一个非常混浊的介质（比如白内障）。

抱怨有恼人的眩光。他的观察重新燃起了对眩光测试的兴趣，并产生了第一个临床眩光测试仪——Miller-Nadler 眩光测试仪[63]。

影响眩光和对比敏感度的临床疾病

光学相关疾病

本节介绍接触镜、白内障、混浊的后囊膜、移位的人工晶状体和多焦点人工晶状体如何对眩光敏感度和对比度造成影响，除了人工晶状体，其他的主要是因为光散射的增加降低了对比敏感度。

角膜疾病

角膜水肿

关于角膜失代偿进展的研究表明，角膜基质的厚度增加早于上皮细胞的变化[68]。在上皮层水肿前，基质层的厚度就可增加 30% 以上。有研究表明，如果没有上皮水肿，基质厚度增加 30% 以上也不会影响 Snellen 视力[69]。与 Snellen 视力不同，基质层增

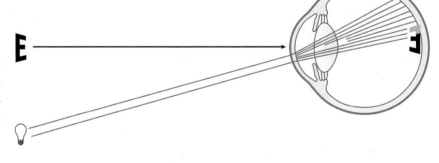

图 1.12 水肿的角膜将周边来源的光散射后至黄斑中心凹，降低了黄斑中心凹图像的对比度。（From Miller D，Benedek G. Intraocular light scattering，Springfield，Ill：Charles C Thomas，1973.）

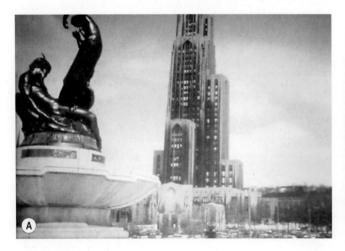

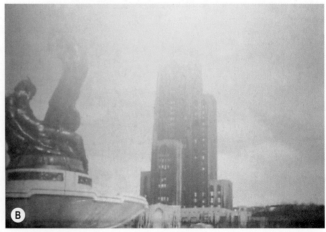

图 1.13 面对眩光时呈现的图像。（A）正常人；（B）角膜水肿患者。（From Miller D,Benedek G. Intraocular light scattering，Springfield，Ill；Charles C Thomas，1973.）

厚，会立即影响到对比敏感度和眩光敏感度。轻度角膜水肿只影响中、高频率的对比敏感度，而不影响低频对比敏感度。随着进一步的水肿，低频对比敏感度也下降，整个空间频谱的对比敏感度均降低[63]。眩光敏感度测量也能检测到早期上皮水肿。轻度的角膜上皮水肿大致相当于基质厚度增加了 10%，而中度至重度上皮水肿对眩光及对比敏感度都有重大影响。

接触镜的佩戴

佩戴接触镜以一些微妙的方式降低了对比敏感度。角膜散光患者，戴软性接触镜成像模糊，影响对比敏感度。接触镜自身的塑料老化或表面沉积会影响软镜的水化，并最终影响视力、眩光及对比敏感度。最重要的是，接触镜引起的角膜上皮水肿，会导致眩光失能增加和对比敏感度降低[63]。

圆锥角膜

圆锥角膜患者尽管拥有正常的 Snellen 视力，但表现为相对低空间频率的对比敏感度衰减。而且一旦角膜上有瘢痕形成，所有的频率都会衰减，同时伴有眩光敏感度急剧增加。因此，在有或无眩目光源下，测试一些空间频率的对比敏感度，可能是判断圆锥角膜发展的一个很好的方法[63]。

胱氨酸肾病

一项婴幼儿胱氨酸肾病发病的研究表明，所有频率对比敏感性降低，而在高频率的下降是最大的。在 12 名受试者中，与对照组相比，有 10 个人表现为眩光失能[70]。

穿透性角膜移植术

对比敏感度或眩光测试也可能用来检测早期角膜排斥反应，在这种状况下最早发生的角膜损伤是角膜水肿。虽然视力仍能保持正常，但对比度和眩光性能已经开始下降。当水肿的进展涉及上皮层时，视觉功能退化加剧。同样，移植排斥反应的逆转也伴随着对比敏感度的提高[63]。

屈光手术

据报道，有些曾接受放射状角膜切开或屈光性角膜移植手术的患者，术后角膜雾状混浊，其眩光敏感度也增加[71,72]。主诉眩光敏感度提高的患者数目以及程度在各研究不尽相同，取决于术后的时间以及评估方法。现代屈光手术可以通过应用 LASIK（使用机械或激光微型角膜刀）或使用丝裂霉素 -C 联合 PRK 来减少角膜上皮下雾状浑浊形成的强度，这两种技术都是有效的，都有自己的适应证。现在由角膜上皮下雾状浑浊导致的眩光已经少于由球面像差导致的眩光。

Harper 和 Halliday[73] 报道了 4 例行表面角膜镜片术的无晶状体眼患者，发现与正常对照眼相比，其对比敏感度显著降低。

白内障和后囊膜浑浊

图 1.12 显示的是角膜水肿或白内障会散射杂散的光到黄斑中心凹，使对比敏感度下降，进而加剧眩光失能。因此，对比敏感度的测量比视力测量通常能更好地解释患者的主诉。做对比敏感度测试时，添加眩目光源可以导致对比度的显著降低。在不同类型的白内障中，后囊下混浊的白内障降低眩光和对比度更为明显。值得注意的是，白内障患者眩光的减少与视力、对比敏感度降低同时存在。由于眩光的存在，对比敏感度逐渐减退，白内障的严重程度被掩盖，视力能保持稳定，直到白内障程度加重，视力急剧下降。

白内障囊外摘除术后随着后囊膜混浊的加重，眩光失能也逐步增加[74]。这种情况下，Nd ： YAG 激光后囊膜切开可改善视觉功能。Nd ： YAG 激光治疗后的对比度、眩光敏感度的改善程度取决于激光孔与不透明囊膜的面积的比率。那么，在白天，瞳孔直径 4 mm，需要 4 mm 的后囊激光孔以达到最好的视觉效果。但是在夜晚，瞳孔直径扩大到 6 mm，迎面而来的前照灯会诱发一个恼人的眩光，除非后囊的激光孔直径放大到 6 mm。因此，从光学的角度来看，最小的后囊激光孔不一定是最好的。

调制传递函数

光学工程师一般通过调制传递函数（MTF）来评价光学系统，它类似于对比敏感度。MTF 是图像 / 目标间的比率，是空间频率的函数，其中目标可以是条形图或一个正弦光栅。它比分辨能力的参数提供了更多的信息。例如，2 个系统可能具有相同的分辨能力，但其中一个可能无法对低对比度的目标形成有用的图像，另外一个则可容易地形成。一个较小的瞳孔由于衍射干涉，使得它难以分辨微小的细节（较高的空间频率）。因此，小孔径系统较早发生空间频率截止。在 MTF 曲线中，垂直轴类似于对比敏感度（图 1.9），因为它代表了目标对比度与图像对比度的比值，它的值为 0 ~ 1.0。MTF 概念上类似于电子工程师评估放大器的方法。用输入 / 输出比率或者增益来描述不同声音频率的放大器的性能。MTF 的概念也可用来比较眼睛与光学和电子仪器的性能。Campbell 和 Green[75] 绘制不同瞳孔直径人眼的 MTF 发现，较小的瞳孔系统比大瞳孔具有更大的比值。这可能反映了大瞳孔时，2 个相互抗争的因素，一方面有更好的亮度，另一方面球面像差会带来降解效应。如前所述，2.0 ～ 2.8 mm 瞳孔在高空间频率有最大的 MTF 值。

焦点深度

昆虫或小动物怎么样才能像老鼠一样能不通过调节清楚地看到 10 m 到 10 cm 的物体呢？针孔是如何让一个未经矫正的老视患者看清报纸呢？答案是，这两种情况下都依赖于光学系统焦点深度的增加。

回想一下，所有的图像可以认为是由一排点构成的。因此，像素、图像颗粒或光感受器的大小最终决定了所记录的图像的精细程度。这意味着，如果一个聚焦点的尺寸小于光感受器的大小，图像则是模糊的。一个光点聚焦在视网膜上形成一 Airy 斑，小簇或 2 ～ 5 个视锥细胞被认为是"限制颗粒尺寸"。让我们回顾两个重要的定义：

焦点深度：允许屈光度或与视网膜间距的变化范围。

视野深度：是指一个物体可以朝向或远离一个固定的聚焦光学系统，但仍能聚焦的物体移动的范围。

图 1.14 为示意眼。为简单起见，我们使用了一个简化眼，用双凸透镜，代表角膜和晶状体。

- （ ）= 物体可以从无穷远移到近点 N
- ρ = 瞳孔直径
- f = 模型眼焦距
- x = 与视网膜的距离，此时目标仍能聚焦于近点
- c = 限制感光簇的大小（即颗粒或像素大小限制）
- N = 模型眼睛的折射率
- $D_1 = n / f$（即看一限定物体时的屈光度）
- $D_2 = n / (f + x)$（即看位于 N 点的近处物体时眼的屈光度）

（在这种情况下，眼睛理论上可视为被拉长了，长度为 x）。

焦点深度如下：
$$D_1 - D_2 = n / f - n / f + x$$
$$= nx \ (f + x) - nf / f \ (f + x)$$
$$= nx / f \ (f + x)$$

（因为相似三角形）得出：
$$D_1 - D_2 = nc / f\rho$$

这个方程告诉我们，聚焦深度（$D_1 - D_2$）与折射率（n）和限制感光受体尺寸 c 成正比。焦点深度与瞳孔大小（ρ）、焦距成反比。

例如，根据以下条件从简化眼得出焦点深度，若：

- 瞳孔（ρ）= 3 mm 或 0.003 m
- 焦距（f）= 22.2 mm 或 0.0222 m
- 视锥细胞数量限制（c）= 5 个锥体（假设每个锥体直径为 1.5 μm，锥体之间的间距为 0.5 μm，5 个锥体 + 4 个间距 = 9.5 μm 或 0.0000095 m）
- 折光率（n）= 1.333

焦点深度 $D_1 - D_2$ = 1.33 × 0.0000095/0.0222 × 0.003
= 0.189

对于瞳孔直径为 3 mm 的简化眼来说，我们计算出的 0.189 这个值大约是 0.40 D 的一半（图 1.15A），这是从 4 个相关人类研究得出的平均值[75-78]。因而我们可以得出这样的结论：正常的眼睛有一个大小适中的聚焦深度。

有趣的是，图 1.15B 代表了使用直径为 1 mm 和 2 mm 人工瞳孔（放置在角膜的前面）的一个研究，

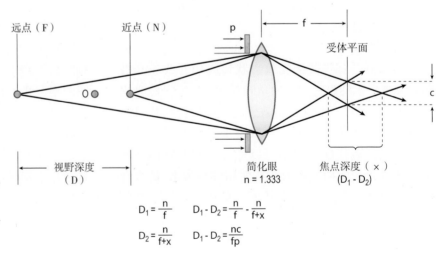

图 1.14 示意图表示一个单折射表面的模型眼，其中 ρ = 瞳孔直径，f = 视网膜成像的焦距，c = 限制感光簇的大小（即类似于颗粒或像素大小），n = 折射率，$D_1 = n / f$，即看一限定物体时的屈光度，$D_2 = n / (f + x)$，即看位于近处物体时眼的屈光度。因此，焦点深度 = $D_1 - D_2 = n / f - n / (f + x)$。最终，我们得出 $D_1 - D_2 = nc / f\rho$。

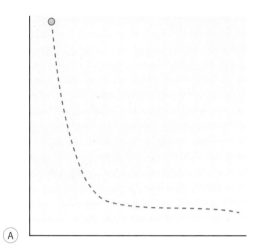

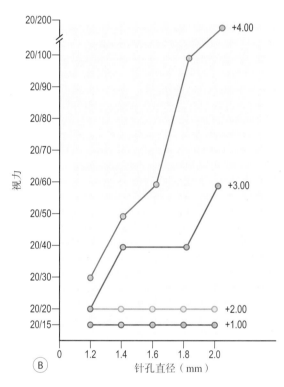

图 1.15 （A）4 个不同的研究得出的焦点深度与瞳孔大小平均值的函数图[24,62,80,81]。（B）使用不同透镜（即 1 D、2 D、3 D、4 D），比较视力与瞳孔直径（1 ～ 2 mm）的曲线。例如，可以通过一个 1.8 mm 的针孔达到 20/40 的视力，但 3 D 的透镜会使视力模糊。（Modified from Miller D. Optics and refraction：a user friendly guide. St Louis：Gower Medical，1991.）

在此大小的孔径内，得出焦点深度为 2 ～ 4 D[31]。

我们是否曾经看到过瞳孔直径介于 1 ～ 2 mm 的患者？是的，看到过，比如眼部创伤、疾病或使用强缩瞳剂的患者。图 1.16 显示的是 4 个角膜混浊的患者，中央有 1 ～ 2 mm 的透明区域。事实上，左上角所示的患者视力为 20/20。图 1.17 的 4 个例子显示

霍拉迪诊断概要图（Holladay JT. J Cataract Refract Surg 1997；23（2）：209-21）。LASIK 治疗前 4 个月，患者的屈光不正为 -4.00 D。目前，明亮的光线下视力是 20/15（3 mm 瞳孔），在昏暗的灯光下视力是 20/25（5 mm 瞳孔）。上图包括标准和自动标尺上的屈光度图。左下角显示一个配置差异图，显示患者与正常人的角膜形状的差异。右下角显示角膜光学质量的失真图。

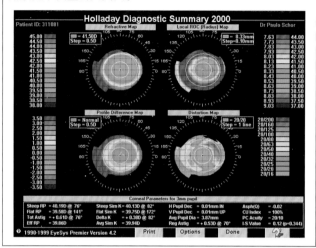

框 1.3

图片显示一位 51 岁女性患者的角膜。45 天前植入一 Acufocus Presbyopic。手术后近视力从 J9 变为 J2，远视从 20/20 变为 20/25。（Courtesy of the Refractive Surgery Section-Department of Ophthalmology- Paulista School of Medicine，Sao Paulo，Brazil.）

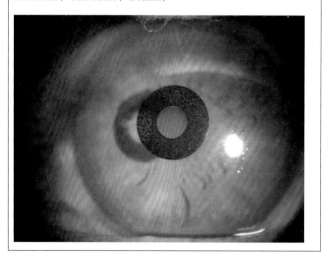

外伤性白内障有 1 ～ 2 mm 透明区域或外伤性白内障和虹膜断裂之间有 1 ～ 2 mm 的透明区域。在图 1.18 中，我们可以看到相当于由上睑下垂或睑裂缩小导致的瞳孔直径减少。令人欣慰的是，在外伤、疾病或明

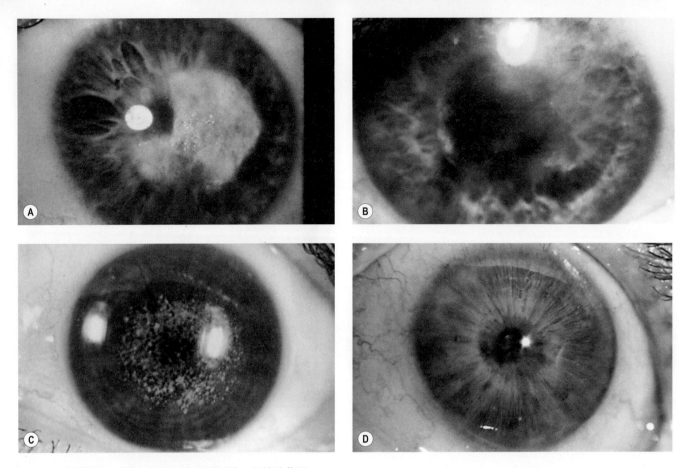

图 1.16　角膜混浊 4 例，内有小片透明区域，起针孔作用。

显的屈光不正的情况下，人的眼睛可以调用 2 ~ 3 D 的焦点深度。

在临床上已提出"角膜视力"，如在 *Holladay Diagnostic Summary* 一书中首次出现的 EyeSys 角膜地形图系统。假设角膜上皮下是透明的，可以预测视力下降的区域，其角膜表面不规则。

光学像差

19 世纪德国著名的生理学家 Herman von Helmholtz，在他的生理光学论文[79]第 1 卷中写到，人眼的光学像差是"在一种构建良好的设备中所不允许存在的。"其含义是：如果由眼镜行业的人来评价，人眼的光学设计获得的评分都很低。如果我们在普通的静态日光条件下简单地比较人眼的光学质量与最好的相机和望远镜，那么 Helmholtz 是正确的。Helmholtz 所指出的光学缺陷，将在下面的章节中讨论。

光散射

眼镜镜片上留下指纹会使光散射，使小字母阅读困难。雨水或者汽车挡风玻璃上的污迹导致很难看

清路标。同样，玻璃杯中开水升起的小气泡导致杯子里的水看起来混浊，并使我们难以看清玻璃杯底部的细节。这是所有光散射的例子，它可以掩盖任何物体的细节。

正如前面提到的，角膜是透明的，但是严格讲，它不是完全透明的。角膜由胶原纤维组成，胶原纤维镶嵌在含有糖胺聚糖的水样基质层中，散射一小部分光（10% 的入射光），导致了轻微的混浊。相对于照相机和望远镜这些光学系统，这无疑是一个缺陷。然而，"不完美"的角膜结构对愈合有利。因此，我们可以理解为 10% 的光散射是为了弥补角膜自愈系统。

眼睛的晶状体是由数以万计的细小纤维（每个都是一蛋白溶液小囊）紧密结合起来的。随着年龄不断增加，晶体外纤维和老化的细胞包绕晶体核，最终使老化的晶体体积增加了 3 倍。纤维与纤维间细小间隙的折射率不同。在年轻人的晶体，约 20% 的入射光发生了散射。晶体纤维结构是否有实际的优势？有很多方式可能导致晶体损伤，包括眼内疾病、拳头或岩石造成的钝击伤、营养不良、中毒、全身渗透性

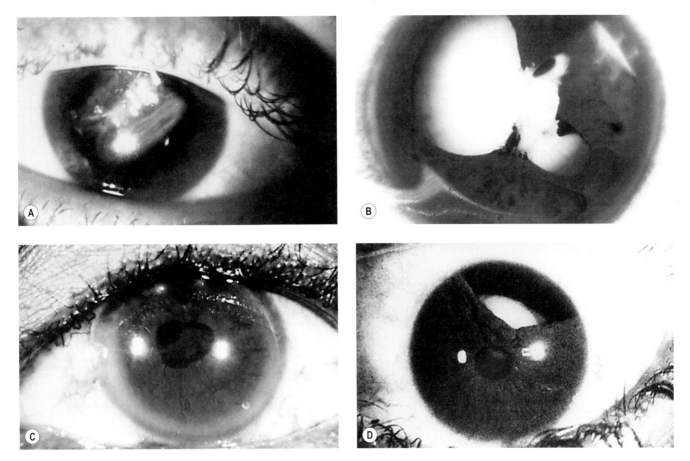

图 1.17　4 个例子显示了外伤性白内障有 1 ～ 2 mm 的透明区域,或者是外伤性白内障与虹膜根部离断之间有 1 ～ 2 mm 透明区域。

疾病。在所有这些情况下，晶体的一部分会失去透明度，混浊也可以是块状的一片。然而，短期内，新的透明层覆盖和压缩混浊的部分，使损伤导致的模糊减少和平滑。同样，我们现在明白了，一小部分光散射用来修复晶状体是有价值的。

光散射的自然防御

读者可能已经在想，眼睛对正常的光散射没有防御。事实上是有的。例如，角膜的胶原纤维的双折射能力，与中心凹双折射结合，通过称为"相消干扰"的过程可以抵消一些由光散射引起的恼人的眩光，这有点类似于太阳镜抵消恼人的眩光。

视网膜对散光引起的图像质量降低有 3 个防御。要理解这些防御，首先必须认识到，并非所有的颜色（波长）都是被均匀地分散。眼组织散射蓝光比红光多 16 倍。在体外实验中，蓝光产生脂褐质诱导的细胞毒性。这也被认为是白内障形成和视网膜损伤的病理机制[82]。黄色滤光镜通过减少撞击视网膜的波长的次数，来减少色差和锐化视网膜图像。然而，黄光过滤会使天空看起来呈灰色，而不是蓝色。这种效果虽

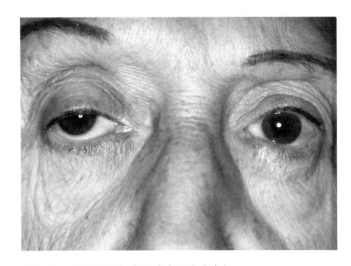

图 1.18　眼睑下垂相当于减小了瞳孔直径。

然不自然，但增强了物体与天空的对比度。目前没有足够的证据来证明或反驳黄色人工晶体可防止或减缓黄斑变性。

因此，可以降低蓝色散射光的防御是没有帮助的。遍布超灵敏的黄斑中心凹区及其周围的是黄色色

素。黄色色素能有效吸收蓝色光散射，从而防止视网膜图像的衰减 [31]。

第二个防御是视网膜上视杆和视锥细胞的定位。每个视杆或视锥体细胞起光的引导作用。要被引导，光必须以一个特定的角度进入。有趣的是，通常聚焦的光进入光感受器与散射光相比，具有不同的角度 [83]。视网膜的感光细胞是定向的，首先接受聚焦光，而不是散射光（图 1.19）。Stiles 和 Crawford 发现，人的视觉系统对从瞳孔边缘进入的光线的敏感性比从瞳孔中央进入的光线的敏感性要低。这种效应被称为心理物理学 Stiles Crawford 效应，是光感受器优先定向引导中央光线到视网膜的结果 [84]。

视网膜色素上皮细胞和脉络膜内的深棕色的色素上皮细胞通过吸收视网膜一切散射的光，防止其向后散射而对周围的光感受器造成影响。这些防御不是完美的，但所有的目的均是减少恼人的散射光。

眉毛和眼睑也可阻止恼人的眩光源，如头顶的太阳。有趣的是，亚洲人的双眼皮，可以比白种人作为一个更有效的较厚遮阳板，从而更有效地阻挡刺眼的太阳。

色差

彩虹是数以百万的小圆形水蒸气滴在雨后围绕在地球上的一个现象。每一个小水滴可看作一个微小的、功能强大的圆形镜片。这样强大的镜片使每个不同颜色的波折向不同方向。彩虹就是由水滴的色像差形成的。因此，像牛顿的棱镜，微小的水滴将白光分解成彩虹的颜色。强大的透镜在聚焦图像周围产生彩色条纹的现象被称为色差 [85,86]。眼睛的光学元件（角膜和晶状体）类似小水滴，也会产生色差。明适应人眼的总色差约为 3 个屈光度。然而，我们看不到物体周围的彩色条纹，因为视锥细胞对位于光谱最末的颜色不太敏感，因此明显的红色和蓝色条纹不太容易被视锥细胞看到。另外视网膜和脑的视觉处理可以锐化视网膜图像并且"擦除"着色模糊的边缘。虽然我们很少有意识地感知眼睛的色差，但一些研究人员认为，视网膜可以利用图像边缘淡色的条纹来帮助达到精确调节 [36,87]。

球面像差

由高屈光力的角膜或晶状体产生的失真被称为球面像差。图 1.19 说明了此像差。在晶体边缘的光线比直接通过晶体中心的光线屈折度大，造成了模糊焦点。角膜（强大的光学元件）也造成球面像差。图 1.20 表明角膜位于眼睛的前面，像一个小小的高度弯曲的圆顶。圆顶越陡（其曲率半径越短），球差越大。自法国数学家笛卡儿那时起，我们就知道可以通过平坦透镜边缘的曲率来控制球面像差，从而削弱透镜周边部的聚焦能力。笛卡儿描述这样的表面为非球面。今天，大多数相机用的是非球面镜片。

角膜某种程度上也是非球面的。它在周围变得稍微平坦，使其能够更平滑地与巩膜融合。然而，保持角膜陡峭弯曲也有现实的意义。如眼球在钝物直接打击的情况下，陡峭的突出角膜可以像弹簧一样承受冲击。角膜越陡峭，在其他眼组织前拱得越明显，则具有越大的弹簧效应（图 1.21）。这样的弹簧缓冲作用，可以保护更深层的眼内结构。那么眼睛如何满足这两种需求？在日光下，瞳孔收缩，虹膜组织阻止许多通过角膜周边部的光线，并有效地抵消了大部分的球面像差。而只有照明昏暗、瞳孔扩大时，角膜的球面像差有重要的衰减效果。这种情况下夜近视程度会加剧，尤其当角膜非球面性增大时。角膜屈光手术后常常会有更大的球面特性。

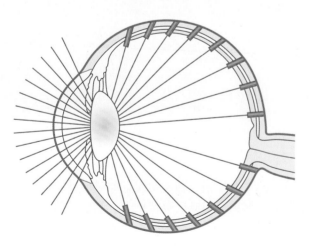

图 1.19 正常人眼的视网膜光感受器的朝向。请注意，它们都朝着眼睛的第二节点。

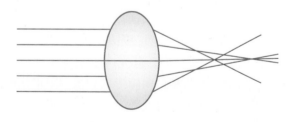

图 1.20 说明球面像差使聚焦模糊。需要注意的是周边光线比近轴光线屈折度大。

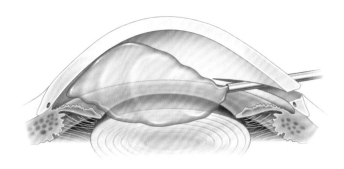

图 1.21 三维绘制的角膜作为眼睛前面的小圆顶，挡住内部结构。黏弹性材料注入前房，提醒读者在眼部钝挫伤时玻璃体（相似特性）是眼睛的第二道防线。

框 1.4

一个实例是比较验光用的 +20 D 镜片和非球面双目间接检眼镜（IBO）+ 20 D 镜片的光学性能。两个镜片都将光线从无限远聚焦到晶体后 5 cm。然而，当分析整个图像的质量时，可以观察到验光用的不具备非球面特性的镜片所形成的图像周边是变形的。镜片的屈光度越大，球面像差所产生的变形越大。左图显示了一个典型的 +20 D 眼镜镜片的球面像差（即周边变形），右图显示的是用间接检眼镜 +20 D 非球面镜片减少了球面像差。

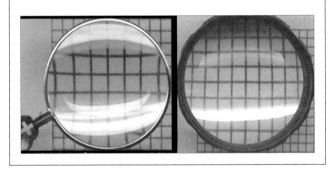

令人高兴的是，在昏暗的灯光下，人的眼睛可转换到视网膜的视杆系统中，仅优先看到大致的形状，而不是精致的细节。

晶状体也是一个强大的光学元件，因此也有球面像差这个弱点。照相机和望远镜有非球表面校正像差，然而大自然让晶状体选择了一种不同的方法。回想一下，光线的折射或曲折，可以通过晶体弯曲的表面或晶体折射指数来控制。晶体的高折射指数，是因为晶体内蛋白质浓度高。晶体靠近边缘部分较其中心折射指数低，因此，晶体的周边聚焦作用较弱，与非球表面相似，自我校正了球面像差[29]。

然而，即使有了上述的校正因素，人眼总的球面像差仍为 0.25 ~ 2.00 D。角膜形状是诱导球面相差的最重要因素[88]。

消除球面像差不仅可以锐化焦点，也可以被认为是把光集中在焦点处。集中光源的能量在焦点处可以更容易地看到昏暗灯光下的物体。因此相机，或有最小球面像差的光学元件，在暗处的效果更好。

一些人工晶体是属于非球面的。然而人工晶体非球面的程度必须补偿患者个体的角膜非球面性，以使远处物体产生最清晰的视网膜图像。另一方面，一些球面像差的存在可能会使远处的物体模糊，但允许中等距离（1 ~ 2 m）的物体在焦点成像。到目前为止，还没有人工晶体能同时对远距离和中距离物体都产生完全清晰的图像。

光的吸收

一个典型的 20 岁的人晶体可吸收约 30% 的入射蓝光。在 60 岁时，吸收约 60%[89]。晶体吸收蓝色光的增加导致 2 个结果：微细颜色辨别力下降和色差减少。

总结 - 眼睛妥协的功能

人类的眼睛（类似猴眼），是一个相当不错的光学装置[20,90,91]。诚然，一些鸟类眼睛更好，甚至超出自然界法则的限制。但我们必须明白进化必须平衡越来越好的视觉与其他一些有用的功能，比如预防眩光、预防损伤、修复损伤以及使用眼睛进行非语言沟通等。

眼睛老化

人眼的构成一生中是不变的。这个概念笔者印象深刻，是因为几年前我的团队做了一项关于老年人视力筛查的研究。多数居民年龄平均是 80 岁以上。超过 90% 的居民至少有一个眼的视力是 20/40[92]。这一发现没有减少患有白内障的患者数（影响美国 940 万 65 岁以上的人）[93]。然而，重要的是要认识到，相当高比例的人在他们一生中都有良好的视觉，这是由于一些积极的补偿帮助了老化的眼睛。例如，人眼黄斑特别容易受到紫外线和蓝光带来的损害，幸运的是，黄色色素能有效地吸收或散射这些有害波长，从而减少潜在的黄斑部损害[94]。

较为显著的一个方面是，老化眼睛的晶状体不断获得新的纤维层，使之逐渐增厚和陡峭。这些变化通常会导致晶体的聚焦力增加，使老化眼睛有近视倾向。事实上，这种情况并没有普遍发生，晶体皮质折射指数的降低是一个完美的代偿[95]，因此晶体的屈光力保持不变。

眼睛结构的演变

人类眼睛的结构沿着进化的足迹演变是个有趣的例子。事实上，人的眼睛所有的部件以前是用于其他用途的。例如，我们视网膜的视紫红质可能来自一个古老的细菌，这个细菌使用视紫红质进行光合作用。我们的圆形弯曲的角膜来自原始鱼类。正如前面提到的，当一个人在水中时，角膜屈光力将被周围的水抵消。然而，圆的造型使角膜呈现出更佳的流线形，有助于减少水的阻力。最后，也是最难以解释的，在动物晶体中已确认的许多特殊的晶体蛋白质与身体其他部位的代谢酶相似，例如，乳酸脱氢酶-β与晶体的 E 结晶类似，精氨酸琥珀酸酯裂解酶与晶体的 γ 结晶类似[96]。非晶体酶也被发现充当特殊的晶状体蛋白，这一个过程被称为基因共享。基因共享只是命名了这个现象，但没有说明哪个功能是第一位的，或者什么样的进化压力迫使这个分子产生新的用途。总之，人们可能会认为大自然产生新用途的整个进程，是对旧的作品的有效再利用。

增强视网膜图像的非光学机制

有这样一组光学现象，视网膜图像的增强或产生完全由大脑完成[97]。这代表以非光学方式改善视网膜图像的方法。有人可能会认为，大脑处理带给我们的视觉信息，超越了光学定律的限制[98]。

对比度增强

大脑有增强视网膜图像对比度的能力。图 1.22 显示了具有相同灰度的两张脸。右图中的脸，以黑色为背景，而左图则以白色为背景。在黑色背景上的灰脸看起来更亮（对比度增强），而在白色背景上灰色的脸看起来更暗。当脸部的边缘模糊时，这种效果会减弱，可能有人会推测边缘清晰的物体会导致更强的对比度。

计算机图形专业人士（联合图像专家组）已利用人的视觉生理的知识压缩和释放图像数据格式，如 JPEG。JPEG 压缩过程中首先分离图像成亮度和彩色信号。此步骤不会降低图像固有的质量。JPEG 处理中会执行多种算术过程，分离不会被人类视觉系统注意到的相邻像素之间的细小的差异（在亮度和颜

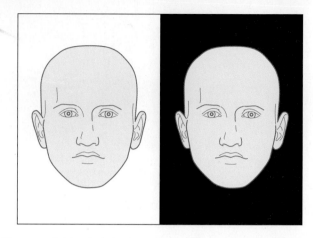

图 1.22　右图：灰色的脸以黑色为背景。左图：同样灰色的脸以白色为背景。对比度的升高，在黑色背景上的灰脸比在白色背景上的看起来更亮。（Illusion created by R.Miller and D. Miller.）

色上）。这个过程涉及将画面分割成 8×8 的像素块，然后分析包含在每个块中的细节，弃除高频（精致细节）信息。这样的过程，去除了大量的数据，最后会得到一个非常高的压缩比（即通常减少 95% 的文件大小）。正如预期的那样，这样的结果导致高频信息的丢失（锋利的转换变得模糊不清）。幸运的是，我们的视觉系统可接受对比度略有降低的图像[99]。

边缘锐化

如果一个屈光不正的人看远处一幅带边框的画，画内的细节是模糊的，但是会看到边框，就像是墙上一个特定的边界。视觉系统会优先锐化视网膜图像的边缘部分，即使中间的细节仍是模糊的。有人可能认为，在墙上有画存在的情况下，认出边框可以让一个人认为墙上一团斑点是一幅画，而不是一群昆虫。

大脑处理视网膜图像的边缘还有一个方法。如果两个相似亮度的物体相邻放在一起，会看起来像融合为一个物体。如果其中一个物体相邻的边缘比另一个物体边缘暗，那么暗边缘的物体整体看起来要比另一个暗。边缘更高的对比度会影响到整个画面。

这个现象被称为 Craik-Cornsweet-O'Brien 错觉，见图 1.23。如果铅笔被放置在两个垂直的矩形的中间（盖住边界），可以清楚地看到两边实际上具有相同的亮度。

游标视力

在本章的前面，已经指出一个正常视力的人

框 1.5

图 A 是"完成画面"错觉的一个例子。因为以我们的视觉经验，我们认为部分遮盖的字代表"EYE"。错了！

（A）因为以我们的视觉经验，我们认为被覆盖的字拼为"EYE"。去除遮盖，我们知道错了。如果有一个物体不连续，我们几乎总是假定物体被部分覆盖，我们简单地在我们的脑海中创建一个物体被覆盖的印象。

在图 B 中，虽然艺术家只是简单地画了相邻的几个三角形，我们会认为一种形式覆盖了另一种。

（B）一组三角形看起来遮盖了其他的三角形。事实上，只是边缘彼此连接。这些错觉说明我们的视觉处理系统有填补空白和协调图像的能力。

假设物体没有被覆盖，但观察者由于脑部损伤在视野中出现了小的暗点。这样的患者面前有一圆形或方形，部分图形在他的暗点内，但过了一个短暂的时间，患者会说这个暗点已经被填补，图形看起来是完整的。同样的现象发生在部分落在生理盲点的图形上。这表明视觉系统处理有缺损的信息，会假设（打赌）暗点周围需要补充数据，放入数据以产生一个完整的场景[100]。另外一类的错觉被称为图形间隙[101]。

图 C 显示了一个间隙错觉的例子，辐射线中的缺损（间隙）被突出强调，会作为一个脚印显示出来。

（C）一张间隙图（modified from an Ehrenstein illusion）。需要注意的是辐射线似乎创建了一个脚的轮廓。相关的现象呈现在柯南道尔的小说《Silver Blaze 的冒险》里，故事中，Sherlock Holmes 在辨认凶手，他的结论是因为案发当晚没有狗的叫声，所以看门狗肯定认识凶手。正如图中的间隙，狗的预期行为需要高度重视。Hearst 称这种现象为"不劳而获"[102]。

视觉抑制出现在斜视的儿童患者，是为了避免复视的产生。玻璃体漂浮物（主要是在明亮的环境中）是神经系统抑制恼人的视觉效果的另一个例子。漂浮物是与玻璃体折射率不同的结构，因此可以在视网膜上蒙上一层阴影。飞蚊症可以称为时域现象。他们往往出现在屈光手术后的患者，通常在 3 ～ 6 个月消失。

最后，值得一提的是关于视觉暂时中断，那就是，我们没法注意到在眨眼、抽搐、闪烁或扫视时一闪而过的图像。

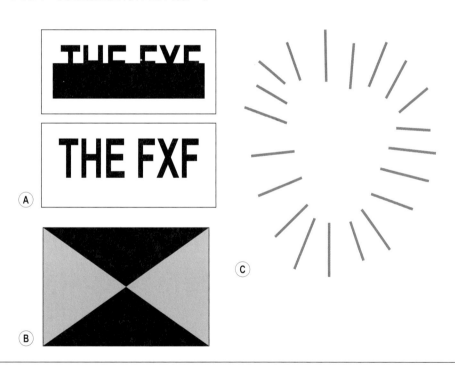

（视力为 20/20）可以观测到相距为 1 分角的 2 个物体之间的距离。有趣的是，有人说伟大的波士顿红袜队外场手 Ted Williams 的视力为 20/10（能辨别半分角的距离）。然而，视觉任务（游标视力）的阈值大约为 5 秒弧（1 分角的 1/12）。事实上，图 1.24 中，多数正常视力的人可以看到排成线的点之间 5 秒或更少的差异。我们知道大脑在处理过程中所涉及的实验因为重新设计，使一只眼睛看见上面和下面的点（在一直线上），而另一只眼睛仅被允许看中间的点。类似的阈值还出现在单眼的实验中。显然，大脑必须最终处理这些实验。因为小于 5 秒的阈值远远超出了眼睛的光学衍射极限，游标视力是复杂的大脑处理的一个特殊例子。具有挑战的概念是我们的祖先需要这样的精确度来执行生存所需的重要的任务。我们也

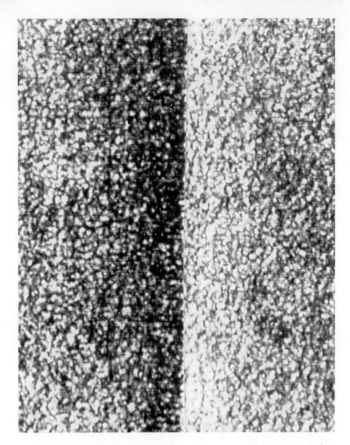

图 1.23　Craik-Cornsweet-O'Brien 错觉。如果用铅笔或手指放在画面中间的边界线上，则感知两边明暗度的差异就会消失。即使面板的细节是模糊的，这种影响仍然存在。

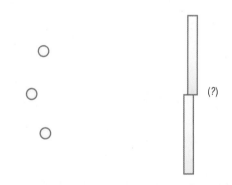

图 1.24　2 种典型的测量游标视力的目标。注意垂直线的错位或 3 个点的错位。

知道，猕猴有一个高层次的游标视力。事实上，成年猴平均阈值约为 13 弧秒[103]。因此猴和早期人类有可能使用游标视力，以观测动物或敌人是否躲在杆或树后。如果这情况是真实的，正常的游标视力可能挽救一个生命。再次，大脑对视网膜图像的增强，精致的细节远远超出了最佳的光学分辨率极限。

消除干扰

在图 1.25 中，一只鹿隐藏在深草丛中，在几乎完全闭上眼睛时可使上面的小草变模糊，可以更清楚地看到动物。类似的效应可以通过一场大雨达到。再一次，几乎闭上眼睛可以在雨中看得更清楚。这是一个消除干扰、获得高空间频率的例子。

屈光不正

到目前为止，本章涵盖了正视眼相关的生理光学。然而，在人群中有一定比例的人有屈光问题，而不是正视眼。例如，亚洲人群中，近视的发病率可能在 80%～90%。

因此，对于一个更广泛的生理光学，最后这部分讨论了非正视眼的一些重要的流行病学方面的内容。

患病率

屈光不正分布的研究统计数据通常取自年轻的新兵[81,104]，显示近视的发病率约为 10%。然而，这群健康的年轻男性不代表一般人群。Stenstrom 在瑞典乌普萨拉的研究，包括诊所患者、同事、护士和实习人员，可以反映普通人群的情况[81]。他的研究表明，大约 20% 的人口有低度近视（小于 2 D），7% 有中度近视（2～6 D），另有 2.5% 高度近视（大于 6 D）。绝大多数的人口（不到 70%）集中在正视和 2 D 的远视之间，其余的是高度远视和无晶体眼。

西方佩戴眼镜的人口调查提供了一个不同的关

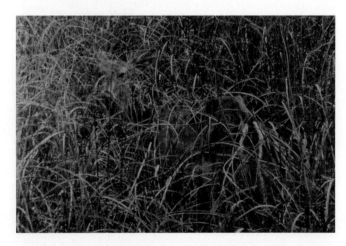

图 1.25　注意鹿隐藏在树丛中。通过几乎闭合眼睛，取消高草的干扰，更容易看到动物。（From：Osborne C, Tanner O, eds. Animal defenses. New York：Time-Life Films, 1978.）

注点。Bennet[105] 调查了在英格兰眼镜的分布。他的研究发现约有 20% 是近视，75% 屈光度为 -0.5 D 到 +8.00 D。去除 Stenstrom 研究中估计的高度远视者，约有 65% 是老视。有趣的是，亚马逊雨林的印度人近视发病率极低。总体样本 486 人，259 个印地安人和 78 个巴西人，年龄为 12 ~ 59 岁，只有 2.7% 眼别近视屈光度在 -1.00 D 或以上，1.6% 人群有大于等于 -1.00 D 的双眼近视 [106]。

近视

病理性近视

Curtin[107] 估计，2% ~ 3% 的人口具有病理性近视（眼球显著变大伴有眼球后部拉长的症状）。这组患者，在 Stenstom 的患者分组中归入近视大于 6 D 的一组。使用病理性这个术语，是因为这些患者的视网膜脉络膜有严重的退行性变化，视网膜脱离、青光眼、巩膜葡萄肿的发病率高。目前，高度近视（大于 6 D）被认为是有遗传性的：常染色体显性遗传、常染色体隐性遗传或者 X 连锁隐性遗传。一些高度近视的遗传有复杂的因素。到目前为止，高度近视的 8 个基因位点被报道，包括 MYP1（Xq28）、MYP2（18p11.31）、MYP3（12q21-q23）、MYP4（7q36）、MYP5（17q21-q22）、MYP11（4q22-q27）、MYP12（2q37.1）和 MYP13（Xq23-q25）。不同的人群编码不同的基因位点，但还没有一个代表性的基因被确认 [108-110]。

生理性 / 学校近视

Stenstom 提到 [111]，大多数近视患者屈光度小于 2 D，这种类型的近视叫做生理性或学校近视。生理性这个词表明这种形式的近视是正常的生理上应对压力的反应。事实上，重要的证据表明在十几岁到二十几岁，读书的时间增加就是这方面的压力 [4,108]。

然而，近距离工作不是生理性近视的唯一原因。种族和人种的研究表明，近视在亚洲和犹太人中更普遍，在非裔美国人中相对较少 [50]。台湾的一项研究结果显示 6 岁或以下孩子近视发病率约为 12%，12 岁及以下的孩子为 55%，15 岁及以下孩子为 75%，超过 18 岁为 84%[112]。因此这样看来，大多数情况下的生理性近视源于一种遗传易感性与学生时代过度的近距离工作的组合。

散光

大约 50% 的足月婴儿在他们生命最初几年显示有超过 2 D 的散光 [113-115]。这可能由于眼睛的直肌对婴儿脆弱的巩膜牵拉所致，因为这种散光会随注视方向而改变。Howland 等 [114] 认为高度散光可帮助婴儿在学习适应的过程中寻找最佳焦点。成人这种高度的散光已经消失了。研究表明，大约 15% 的成年人有大于 1 D 的散光，只有 2% 的有大于 3 D 的散光。最后这些高散光大部分与某些眼内手术（例如角膜移植、白内障手术、角膜裂伤口缝合）有关。

老视

尽管老视是年龄相关的，其发病年龄世界各地各不相同。例如，那些生活在赤道附近的居民，老视发生较早 [80,116]。具体来说，老视发病的年龄在印度是 37 岁，在波多黎各是 39 岁，在以色列是 41 岁，在日本是 42 岁，在英格兰是 45 岁，在挪威是 46 岁。进一步的研究显示重要的变量是环境温度而不是纬度。因此环境温度越高，老视发生越早。

另一方面，环境温度通常较高的发展中国家人口寿命较短，因此，尽管老视在发展中国家发生早，但在整个人群中老视人数较少。例如，在海地老视患病率是 16%，而在美国是 31%[117]。海地老视发病率低是反常的，可能的原因是海地的平均寿命比西方国家短得多。西方国家大约 65% 的老视患者配戴老花镜，这不足为奇，因为早在 14 世纪，第一副眼镜的发明就是为了老视患者。

屈光不正的组成

整个眼球的屈光状态是由眼睛的 4 个部分构成：

- 角膜屈光度（平均 43 D）
- 前房深度（平均 3.4 mm）
- 晶状体屈光度（平均 21 D）
- 眼轴长度（平均 24 mm）

图 1.26 显示了 194 只眼总的屈光及上述提及的 4 个组件上的屈光分布 [118]。来自图 1.26 最引人注目的结论是，尽管每一个单独的光学组件是随机分布的，整体的屈光状态不呈正态分布，但是倾向于正视眼。不同组件配合可以达到高于预期比率的，介于 0 和 +2 D 间的屈光状态。

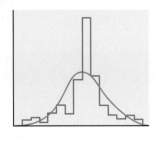
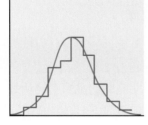
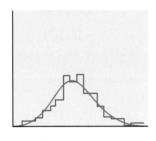
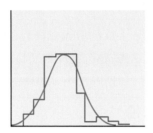
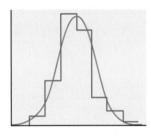

图 1.26 在 194 个眼睛中各组成部分及其屈光的分布曲线。（Adapted from Sorsby A，Sheridan M，Leary GA：BMJ 1960；1394；and Sorsby A et al：Med Res Counc Special Rep Serv Rep 1959；293.）

这种组件合作产生高于预期的正视眼比率及较低的远视比率曾被称为正视化[118]。正视化的过程在婴儿眼睛成长期间充分起效。正如之前提到的，眼睛的平均矢状直径在出生时大约是 18 mm，到 3 岁时，轴向长度增加到 23 mm。眼轴这样的增长理论上可达到大约 15 D 的近视。然而，在此期间，数据显示几乎 75% 的眼睛是远视[119]。在 3～14 岁，眼轴平均增长 1 mm，同样，这理论上应该产生一个 3 D 的近视。然而在 14 岁时，平均屈光状态显示了一个强大正视眼的状态。因为角膜和前房深度在眼睛生长的这些时期变化不大，看起来必须改变晶状体的屈光力来维持正视化。这个过程可能通过视网膜大脑来进行复杂协调，协调每个组件以确保清晰的影像。然而，研究在黑暗中成长的婴儿猴子，或将其视神经切断，则显示正视在很大程度上是由遗传基础决定的[120]。实验结果进一步表明，眼睑缝合、早期混浊

的角膜会影响眼轴生长过程，导致严重的视网膜图像退化。令人惊讶的是，这些类型的不透光能显著提高眼轴长度，产生大于 12 D 的近视。这种过度的图像退化似乎超越了正视化过程，导致高度的轴向近视。

总之，似乎是遗传倾向决定眼睛的屈光状态。然而，这种遗传因素可被环境和内在（即眼内）因素调节。Koretz 等[121]、Laties 和 Stone[122] 以及 Stone 等[8,111,121,123-126] 提供了进一步的有关生物物理和生物化学方面控制正视化及控制失败的研究。

参考文献

1. Boothe RG, Dobson V, Teller DY. Post natal development of vision in human and non-human primates. Ann Rev Neurosci 1985; 8:495.
2. Collins D. The human revolution: from ape to artist. London: Phaidon, 1976.
3. Larsen JS. The sagittal growth of the eye: ultrasonic measurements of axial length of the eye from birth to puberty. Acta Ophthalmol 1971; 49:872.
4. Baldwin WR. Some relationships between ocular, anthropometric and refractive variables in myopia. Doctoral thesis. . Indianapolis: University of Indiana, 1964.
5. Frantz RL. Visual perception from birth as shown by pattern selectivity. Ann NY Acad Sci 1965; 118:793.
6. Green DG, Powers MK, Banks MS. Depth of focus, eye size, visual acuity. Vis Res 1980: 20:827.
7. Reynolds CR, Fletcher F, Janzen E. Handbook of clinical child neurophysiology. New York: Plenum Press, 1989.
8. Teller DY. First glances: the vision of infants. Invest Ophthalmol Vis Sci 1997; 38:2183.
9. Rada JAS, Shelton S, Norton TT. the sclera and myopia. Exp Eye Res 2006; 82: 185–200.
10. Siatkowski RM et al and U.S. Pirenzepine Study Group. Two-year multicenter, randomized, double-masked, placebo-controlled, parallel safety and efficacy study of 2% pirenzepine ophthalmic gel in children with myopia. J Am Assoc Pediatr Ophthalmol Strabismus. 2008; 4:332–339.
11. Applegate RA, Howland HC. Magnification and visual acuity in refractive surgery. Arch Ophthalmol 1993; 111:1335–1342.
12. Inagaki Y. The rapid change of corneal curvature in the neonatal period and infancy. Arch Ophthalmol 1986; 104:1026.
13. Insler MS et al. Analysis of corneal thickness and corneal curvature in infants. CLAO J 1987; 3:192.
14. Tucker SM et al. Corneal diameter, axial length and intraocular pressure in premature infants. Ophthalmology 1992; 99:1296.
15. Mutti DO et al. Optical and structural development of the crystalline lens in childhood. Invest Ophthalmol Vis Sci 1997; 39:120.
16. Wood ICJ, Mutti DO, Zadnik K. Crystalline lens parameters in infancy. Ophthalmol Physiol Opt 1996; 6:310.
17. Hofstetter HW. Emmetropization - biological process or mathematical artifact? Am J Optom Arch Am Acad Optom 1969; 46:447.
18. Zadnik K, Mutti DO. Development of ametropias. In: Benjamin WJ, ed. Borish's clinical refraction. Philadelphia: WB Saunders, 1998.
19. Goss DA. Development of the ametropias. In: Benjamin WJ, ed. Borish's clinical refraction. Philadelphia: WB Saunders, 1998.
20. Campbell FW, Gubisch RW. Optical quality of the human eye. J Physiol 1966; 186:558.
21. Gwiazda J et al. Astigmatism in children: changes in axis and amount from birth to six years. Invest Ophthalmol Vis Sci 1984; 25:99.
22. Mohindra I, Held R, Gwiazda J. Astigmatism in infants. Science 1978; 202:329.
23. Strickland C. Torsten Wiesel, winner of 1981 Nobel Prize for Vision Research. San Francisco: American Academy of Ophthalmology, 1995.
24. Bower TG. The perceptual world of the child. Cambridge, MA: Harvard University Press, 1977.
25. Tronick E. Simultaneous control and growth of the infant's effective visual field. Percep Psychophys 1972; 11:373.
26. Pinker S. The language instinct. New York: Penguin Books, 1994.
27. Wilson SE. Wave-front analysis: are we missing something? Am J Ophthalmol 2003; 136:340–342.
28. Kohda Y, Watanabe M. The aggression releasing effect of the eye-like spot of the Oyanirami Coreopera Kawamebari, a fresh water serranid fish. Ethology 1990; 84:162.
29. Fernald RD. Vision and behavior in an African cichlid fish. Am Sci 1984; 72:58.
30. Sherbrooke W. Personal communication, 1995.
31. Miller D, Benedek G. Intraocular light scattering. Springfield, IL: Charles C Thomas, 1973.
32. Wollensak G, Wilsch M, Spoerl E, Seiler T. Collagen fiber diameter in the rabbit cornea after collagen crosslinking by riboflavin/UVA. Cornea 2004; 23:503–507.
33. Mainster MD. Contemporary optics and ocular pathology. Surv Ophthalmol 1978; 23:135.

34. Miles S. Underwater medicine. Philadelphia: Heppesen Sandreson, 1966.

35. Pardue MT, Anderson ME, Sivak J. Accommodation in raptors. Invest Ophthalmol Vis Sci 1996; 37:725.

36. Aggurwala KR, Nowbotsing S, Kruger PB. Accommodation to monochromatic and white-light targets. Invest Ophthalmol Vis Sci 1995; 36:2695.

37. Nakanishi K. Why 11-cis-retinal? Am Zool 1991; 31:479.

38. Oesterhelt D, Stoekenius W. Rhodopsin-like protein from the membrane of Holobacterium halobium. Nature New Biol 1971; 233:149.

39. Spudich JL, Bogomolni RD. Sensory rhodopsins of Halobacteria. Annu Rev Biophys Chem 1988; 17:183.

40. Atkins GH et al. Picosecond time resoled fluorescence spectroscopy of K-590 in the bacteriorhodopsin photocycle. Biophys J 1989; 55:263.

41. Yokoyama S, Yokoyama R. Molecular evolution of human visual pigment genes. Mol Biol Evol 1989; 6:186.

42. Stryer L. Mini review: visual excitation and recovery. J Biol Chem 1991; 266:1071.

43. Campbell FW. The depth of field of the human eye. Optica Acta 1957; 4:157.

44. Fein A, Szutz EZ. Photoreceptors: their role in vision, Cambridge: Cambridge University Press, 1982.

45. Snyder AW, Bossomaier JR, Hughes A. Optical image quality and the cone mosaic. Science 1986; 231:499.

46. Snyder AW, Menzal R. Photoreceptor optics. Berlin: Springer-Verlag, 1975.

47. Elliott DB, Yang KGH, Whitaker D. Visual acuity changes throughout adulthood in normal healthy eyes seeing beyond 6/6. Optom Vis Sci 1995; 72:186.

48. Ratliff F. The role of physiologic nystagmus in monocular acuity. J Exp Psychol 1952; 43:163.

49. Riggs LA et al. The disappearance of steadily fixated visual test objects. J Opt Soc Am 1953; 43:495.

50. Riggs LA. Visual acuity. In: Graham CH, ed. Vision and visual perception. New York: John Wiley & Sons, 1965.

51. Eakin RM. Evolution of photoreceptors. In: Robzhansky T, Hetch MK, Steere WC, eds. Evolutionary biology, vol 2. New York: Appleton-Century-Crofts, 1968.

52. Williams DR. Topography of the foveal cone mosaic in the living human eye. Vis Res 1988; 28:433.

53. Von Ditfurther H. Children of the universe. New York: Athenaeum Press, 1976.

54. Zeilik M. Astronomy: the evolving universe, 3rd edn. New York: Harper & Row, 1982.

55. Levene JR. Clinical refraction and visual science. London: Butterworths, 1977.

56. Bailey H, Lovie JE. New design principles for visual acuity letter charts. Am J Optom Physiol Opt 1976; 53:740.

57. Ferris FL et al. New visual acuity charts for clinical research. Am J Ophthalmol 1982; 94:91.

58. Carkeet AD. Modeling logMAR visual acuity scores: effects of termination rules and alternative forced-choice options. Optom Vis Sci 2001; 78:529–538.

59. Nunes LM, Schor P. Evaluation of the impact of refractive surgery on quality of life using the NEI-RQL (National Eye Institute Refractive Error Quality of Life) instrument. Arq Bras Oftalmol 2005: 68(6):789–796.

60. Maffei L, Fiorentin A. The visual cortex as a spatial frequency analyzer. Vis Res 1973; 3:1255.

61. Campbell FW, Robson JG. Application of Fourier analysis to the visibility of gratings. J Physiol 1968; 197:551.

62. Campbell FW. The physics of visual perception. Phil Trans R Soc Lond B Biol Sci 1980; 290:5.

63. Miller D, Sanghvi S. Contrast sensitivity and glare testing in corneal disease. In: Nadler M, Miller D, Nadler DJ, eds. Glare and contrast sensitivity for clinicians. New York: Springer-Verlag, 1990.

64. LeClaire J et al. A new glare tester for clinical testing. Arch Ophthalmol 1982; 100:153.

65. Holliday LL. The fundamentals of glare and visibility. J Opt Soc Am 1926; 12A:492.

66. Wolfe E, Gardiner JS. Studies on the scatter of light in the dioptric median of the eye as a basis for visual glare. Arch Ophthalmol 1963; 37:450.

67. Wolfe E. Glare and age. Arch Ophthalmol 1960; 64:502.

68. Miller D, Dohlman CH. The effect of cataract surgery on the cornea. Trans Am Acad Ophthalmol Otolaryngol 1970; 74:369.

69. Lancon M, Miller D. Corneal hydration, visual acuity and glare sensitivity. Arch Ophthalmol 1973; 90:227.

70. Katz B, Melles RB, Schneider JA. Glare disability in nephrotic cystinosis. Arch Ophthalmol 1987; 105:1670.

71. Rowsey JJ, Balyeat HD. Preliminary results and complications of radial keratotomy. Am J Ophthalmol 1983; 93:347.

72. Waring GO et al. Results of the progressive evaluation of radial keratotomy (PERK) study one year after surgery. Ophthalmology 1985; 92:177.

73. Harper RA, Halliday BL. Glare and contrast sensitivity in contact lens corrected aphakia, epikeratophakia and pseudophakia. Eye 1989; 3:562.

74. Koch D et al. Glare following posterior chamber lens implantation. J Cataract Refract Surg 1986; 12:480.

75. Campbell FW, Green DG. Optical and retinal factors affecting visual resolution. J Physiol 1965; 181:576.

76. Charman WN, Whitefoot H. Pupil diameter and the depth of field of the human eye as measured by laser speckle. Optica Acta 1977; 24:1211.

77. Ogle KN, Schwartz JT. Depth of focus of the human eye. J Opt Soc Am 1959; 49:273.

78. Tucker J, Charman WN. The depth of focus of the human eye for Snellen letters. Am J Optom Physiol Opt 1975; 52:3.

79. Helmholtz H. Handbuch der Physiologische Optik. Leipzig: Hamburg University, 1909.

80. Miranda MH. The environmental factor in the onset of presbyopia. In: Stark L, Obrecht G, eds. Presbyopia. New York: Professional Press, 1987.

81. Sorsby A, Sheridan M, Leary GA. Vision, visual acuity and ocular refraction in young men. Br Med J 1960; 1394.

82. Fernandes BF, Marshall JCA, Burnier Jr MN. Blue light exposure and uveal melanoma. Ophthalmology 2006; 113:1062.

83. Enoch JM. Retinal receptor orientation and the role of fiber optics in vision. Am J Optometry 1972; 49:455.

84. Thisbos LN, Pask C. The Stiles-Crawford effect explanation and consequences. Vision Res 1973; 13:1115–1137.

85. Thisbos LN, Zhang X, Ming Y. The chromatic eye: a new model of ocular chromatic aberration. Appl Opt 1992; 31:3594.

86. Wald G, Griffin DR. The change in refractive power of the human eye in dim and bright light. J Opt Soc Am 1947; 37:321.

87. Troelsta Z et al. Accommodative tracking: a trial and error function. Vis Res 1964; 4:585.

88. Bennett AG, Rabbetts RB. Clinical visual optics. London: Butterworths, 1984.

89. Said FS, Weale RA. The variation with age of the human spectral transmissivity of the living human crystalline lens. Gerontologia 1959; 3:213.

90. Barlow HB. Critical limiting factors in the design of the eye and visual cortex: the Ferrier lecture, 1980. Proc R Soc Lond 1981; 212B:1.

91. Katz M. The human eye as an optical system. In: Duane TD, ed. Clinical ophthalmology. New York: Harper & Row, 1990.

92. Miller D. Optics and refraction: a user friendly guide. St Louis: Gower Medical, 1991.

93. Pizzarellio LD. The dimensions of the problems of eye disease among the elderly. Ophthalmology 1987; 94:1191.

94. Weiter JJ. Phototoxic changes in the retina. In: Miller D, ed. Clinical light damage to the eye. New York: Springer-Verlag, 1987.

95. Hemenger RP, Garner LF, Ooi CS. Change with age of the refractive index gradient of the human ocular lens. Invest Ophthalmol Vis Sci 1995; 36:703.

96. Wistow GJ, Piatigorsky J. Recruitment of enzymes as lens structural proteins. Science 1987; 236:1554.

97. Frisby JP. Illusion, brain and mind. Oxford: Oxford University Press, 1980.

98. Lee DN. The optic flow field: the foundation of vision. Phil Trans R Soc London B Biol Sci 1980; 290:169.

99. Zeng W, Daly S, Lei S. An overview of the visual optimization tools in JPEG 2000. Signal Proc Image Commun 2002; 17:85–104.

100. Ramachandran VS. 2-D or not 2-D, that is the question. In: Gregory R et al, eds. The artful eye. Oxford: Oxford University Press, 1995.

101. Kanizsa G. Subjective contours. Sci Am 1976; 234:48.

102. Hearst E. Psychology of nothing. Am Sci 1991; 79:432.

103. Tang C, Kiorpes L, Morshon JA. Stereo acuity and vernier acuity in Macaque monkeys. Invest Ophthal 1995; 36:5365.

104. Stromberg E. Uber refraktion und Achsenlange des menchlicken Auges. Acta Ophthalmol 1936; 14:281.

105. Bennett AG, Rabbetts RB. Clinical visual optics, 2nd edn. London: Butterworths, 1989.

106. Thorn F, Cruz AA, Machado AJ, Carvalho RA. Refractive status of indigenous people in the northwestern Amazon region of Brazil. Optom Vis Sci 2005; 82:267–272.

107. Curtin BJ. The myopias: basic science and clinical management. Philadelphia: Harper & Row, 1985.

108. Angle J, Wissman DA. The epidemiology of myopia. Am J Epidemiol 1980; 111:220.

109. Wold KC. Hereditary myopia. Arch Ophthalmol 1949; 42:225.

110. Zhang Q, Li S, Xiao X, Jia X, Guo X. Confirmation of a genetic locus for X-linked recessive high myopia outside MYP1. J Hum Genet 2007; 52:469–472.

111. Stenstom S. Untersuchungen uber die variation fon kovariation des optishen elements des menschlichen auges. Acta Ophthalmol 1948; 26(suppl).

112. Luke LK et al. Epidemiological study of ocular refraction amount school children in Taiwan. Invest Ophthalmol Vis Sci 1996; 6:1002.

113. Bennett AG. Lens usage in the supplementary ophthalmic service. Optician 1965; 149:131.

114. Howland HC et al. Astigmatism measured by photorefraction. Science 1978; 202:331.

115. Mohundra I et al. Astigmatism in infants. Science 1978; 202:329.

116. Klemstein RN. Epidemiology of presbyopia. In: Start L, Obrecht G, eds. Presbyopia. New York: Professional Press, 1987.

117. Stark L, Obrecht G. Presbyopia: recent research and reviews from the Third International symposium. New York: Professional Press, 1987.

118. Sorsby A et al. Emmetropia and its aberrations. MRC Special Rep Serv Rep 293. London: Medical Research Council, 1959.

119. Cook RC, Glasscock RE. Refractive and ocular findings in the newborn. Am J Ophthalmol 1951; 34:1407.

120. Raviola E, Wiesel TN. Animal model for myopia. N Engl J Med 1985; 312:1609.

121. Koretz JF, Rogot A, Kaufman PL. Physiological strategies for emmetropia. Trans Am Ophthalmol Soc 1995; 93:105.

122. Laties AM, Stone RA. Some visual and neurochemical correlates of refractive development. Vis Neurosci 1991; 7:125.

123. Iuvone PM et al. Effects of apomorphine, a dopamine receptor agonist, on ocular refraction and axial elongation in a primate model of myopia. Invest Ophthalmol Vis Sci 1991; 32:1674.

124. Papastergiou GI et al. Induction of axial eye elongation and myopic refractive shift in one-year old chickens. Vis Res 1998; 38:1883.

125. Stark L, Obrecht G. Presbyopia: recent research and reviews from the Third International symposium. New York: Professional Press, 1987.

126. Stone RA et al. Postnatal control of ocular growth: dopaminergic mechanisms. Ciba Foundation Symposium 1990; 155:45.

第 2 章

光学像差和波前探测

Ricardo N. Sepulveda・Ron Krueger

赵长霖 译　施宇华　黄振平 校

概述

近视、远视和散光被称为二阶像差，这些像差导致眼睛无法在视网膜上适当地聚焦成像。对于近视，光线进入眼内聚焦在视网膜前，常见于前后轴偏长的眼睛。相反，前后轴偏短的眼睛光线则聚焦在视网膜后。光线经过形态不规则的角膜或早期白内障，在视网膜上产生多个焦点，从而引起散光。对于规则性散光，光线沿着柱面的同一个轴向聚焦在一条线上，同时在其垂直方向形成另一条焦线。过去的200年里，我们利用眼镜、接触镜甚至屈光手术来矫正这些相关的基本光学误差（图 2.1）。

随着波前技术的面世，我们可以用新的理念来说明光线进入眼内的行为。这项技术可以让我们在二维图像上对光线通过角膜和晶状体的复杂折射面形象化。现在，我们能够检测高阶像差，如彗差、三叶草和球面像差。近年来，针对屈光手术的激光技术进展引人注目。波前像差引导的角膜"个体化"切削可以矫正高阶像差，明显改善术后视觉质量。并且令人兴奋的是，波前技术或许可以应用于定制角膜接触镜甚至人工晶体。

本章旨在让读者了解人眼的基本光学像差特性、波前探测技术和矫正高阶像差的益处。

光学像差

对于一个理想的光学系统，如无像差时，形成图像的光线是平面的，并汇聚到单个点上。然而，在现实中，我们知道，对于人眼，我们的光学系统事实并非如此。在本节中，我们将回顾波前像差光学的基本概念，并解释不同类型的光学像差。

波前光学

在几何光学中，我们研究的是屈光不正和瞳孔大小的关系，其对成像的模糊程度有影响。一定度数屈光不正的眼睛，通过减小其瞳孔的大小，增加了焦点深度，因而图像的模糊度得到改善。这可以借助小孔镜原理理解，通过小孔视物，图像显得更清晰，但同时因为诱导了衍射让我们对光和图像的分辨力降低。

在物理光学中，我们将光描述成能量，以波的形式传输。波的属性包括波长、频率和速度。在空气中，光的速度保持相对恒定。当光线穿过一个较高折射率介质时，其属性改变并形成偏差。这可以用下面的公式解释[1]：

$$F = Vn / \lambda$$

其中 F = 频率，V = 速度，n = 折射率，λ = 波长。

光波实时汇成一个点形成所谓的波前，并且始终垂直于它传播。当光波从一个点光源发出，波前表现为一个球形。当光波移动，波前逐渐变得扁平或平面化。当光波通过一个无像差的光学系统，它们垂直于波前出现，形成球形，要么会聚要么发散，仿佛来自于单个点。当波前被具有不规则表面的光学介质干扰，新形成的波前是不平的，光波不规则且不平行于波前。来自于不规则光学介质的波前扭曲变形，称为波前像差（图 2.2）[1]。

光对视觉的限制

如不引入点扩展函数（PSF）和调制传递函数（MTF）的概念，我们就无法讨论人眼光学系统对图像处理的限度。为了进一步理解这个问题，我们必须把眼睛作为一架照相机。角膜、晶状体和玻璃体是照

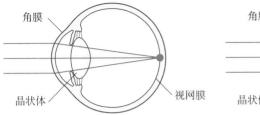

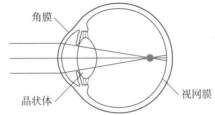

(A) 正视眼

正视眼，光线聚焦在视网膜上

(B) 近视

近视时，光线聚焦在视网膜前

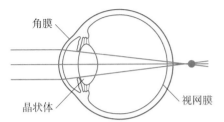

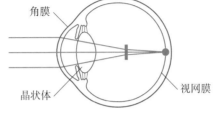

(C) 远视

远视时，光线聚焦在视网膜后

(D) 散光

散光时，光线聚焦在 2 个不同的平面

图 2.1　屈光状态。（A）正视眼，光线聚焦在视网膜上。（B）近视，光线聚焦在视网膜前。(C)远视，光线聚焦在视网膜后。（D）散光，角膜和晶状体表面的变化导致光线聚焦在 2 个不同的点上。当一条焦线位于视网膜前，另一条在视网膜上，称为近视散光。当一条焦线位于视网膜上，另一条位于视网膜后，称为远视散光。

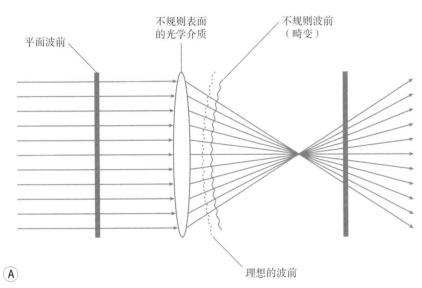

(A)

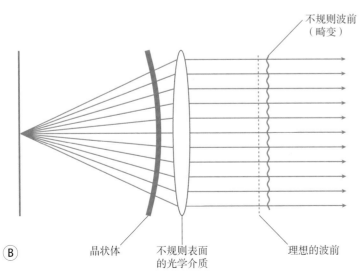

(B)

图 2.2　波前像差。（A）来自于远处目标光的波前畸变。光线不会聚到单个点，而是多个不同的点。（B）从单个点源发出的光形成一个畸变的波前，因为它通过一个不规则的屈光介质不能形成平行光束。

相机的光学镜头，瞳孔是光圈，而视网膜是照相机胶片，图像将被印在胶片上（框 2.1）。

PSF 是光学系统将点源图像分配到视网膜上的强度。点源受瞳孔大小的影响。越大的瞳孔，点源在视网膜上成像的不规则形态越多（图 2.3）[2-4]。

MTF 是眼屈光系统将清晰的图像以高对比度聚焦到视网膜上的能力。当光线通过眼屈光结构，经历了一个"递降"的过程，可以用 MTF 检测。如果我们用明暗条纹模式刺激光学系统并检测它们的亮度，我们可以测量"调幅"或光的对比度[5-7]。

$$M = \frac{最大亮度 - 最小亮度}{最大亮度 + 最小亮度}$$

MTF 涉及空间频率，并用每度周期数（c/deg）测量光源的正弦波（傅立叶变换），这类似于用 Hz（每秒周期数）衡量声波的频率。MTF 定义为图像的调幅，Mi 除以刺激物（目标）的调幅 Mo，从而产生下面的公式[5-7]：

$$MTF\,(v) = Mi/Mo$$

低空间频率对应于大角度白条之间的间距（宽光栅），高空间频率对应于细光栅（图 2.4）。进入眼内图像的空间频率可以为瞳孔大小所影响，瞳孔越大，眼睛所感知的物像空间频率越高。然而，视觉系统可检测到的最高空间频率也被中心凹密集堆积的光感受器数量所限制，也称作 Nyquist 采样限制。Nyquist 采样限制规定只检测不到采样频率一半的空间频率。人眼无法察觉高于 60 c/deg 的采样频率，因为中心凹的视锥提供的采样率约为 120 c/deg（图 2.5）[8-11]。我们的大脑可以补偿许多视网膜的采样不足，我们解释为锐化图像[11]。

衍射是一种现象，当光波进入孔被屈折时发生，这种情况在人眼就是瞳孔。1896 年，德国物理学家 Arnold Sommerfeld 定义衍射为"任何直线路径的光线偏斜，而不是反射或折射"[12]。衍射对于图像质量非常重要，因为它对图像分辨率设置了限制[13]。当波前无中断传播，点源阵列结合和干扰以形成一个新的类似先前形状的波阵面。当相同的波前被一个孔中断，点源的波阵列结合并形成不同的形状。当孔的直

框 2.1　光对视觉的限制
• 瞳孔大小
• Nyquist 采样限制
• 衍射
• Crawford 模式效应

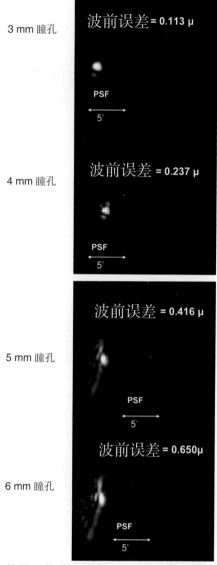

图 2.3　点扩展函数和瞳孔大小。点扩展函数是光学系统将点源图像分配到视网膜上的强度。请注意，随着瞳孔大小的增加点源的模糊程度如何增加。（Modified from Azar D. Refractive surgery, 2nd edn. New York：Mosby. Copyright Elsevier 2006）

径增加，光的衍射减少[14,15]。Huygens 和 Fresnel 描述了这一规则[16]。

Stiles-Crawford 效应[17] 是另一个影响图像质量的因素。这是一种光线从瞳孔边缘进入视锥的效应，这种情形下认为被视锥感受的光亮度只有从瞳孔中央进入光的亮度的一半。简单来说，相对于从瞳孔中央进入，光线从瞳孔边缘进入时减弱了图像质量[17]。

像差

像差由光学系统的性能决定。当来自目标一个

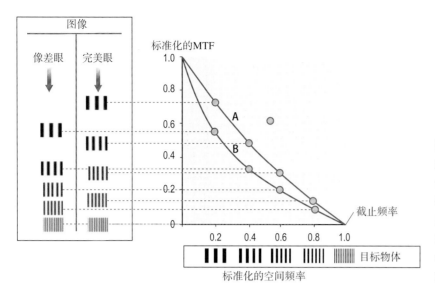

图 2.4　调制传递函数。MTF 是图像与目标的对比度，由正弦光栅的空间频率决定。曲线 A(蓝色)代表无像差视觉系统的 MTF，曲线 B(紫色)表示一个像差视觉系统。注意与像差视觉系统比较，无像差视觉系统所有空间频率的图像对比度是如何减少的。(From Azar D. Refractive surgery，2nd edn. New York：Mosby. Copyright Elsevier 2006)

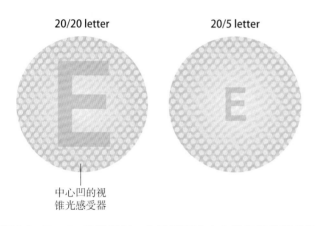

图 2.5　Nyquist 采样限制。空间频率受中心凹密集堆积的视锥光感受器的数量所限制。一个 20/20 字母与一个图像采样不足且未矫正的 20/5 字母（＞ 60 c/deg）相比，由更多的光感受器来采样。

点的光通过光学系统传播后没有会聚（或没有偏离）成单个点，会发生像差，引起图像模糊。像差有两类：彩色像差和单色像差。理论上，矫正彩色和单色像差都会增加聚焦到视网膜上的图像对比度（对比敏感度）。

色像差

色像差也被称作"色差"。它的定义是镜头无法聚焦所有颜色的光到单个点上。彩虹是由水滴形成的，它朝不同方向折射不同颜色的波，产生色像差。色像差的产生是因为介质的屈光指数对所有波长是不一样的。它可以是纵向也可以是横向的。纵向色差，光波聚焦在晶状体后不同的距离处[18]。对于较短波长

的波，介质的折光指数更高。这就解释了为什么在绿光（492 ～ 577 nm）时，角膜聚焦蓝光（455 ～ 492 nm）于视网膜前。横向色差由于波长集中在焦平面的不同位置，如瞳孔偏心视物时。

单色像差

单色像差是由透镜的性质造成的图像缺陷。不规则形态的角膜或老化的晶状体（如白内障）产生单色像差（框 2.2）。

活塞和倾斜不被认为是真正的光学像差，因为它们不表示波前曲率。活塞和倾斜的单色像差在视觉上不明显。离焦和散光是最低阶的真正光学像差。

Helmholtz[19] 亲自观察点光源建立了这些像差理论。他提出，人眼感知像差而不是通过传统的镜头去看。Liang 和 Williams[20] 后来开发了一种技术可以客观地检测眼的波前像差，利用 Shack-Hartmann 装置一直可检测到 10 个放射状阶[21]。该装置捕获到波前像差然后传输给计算机，用 Zernike 多项式计算并用二维图像表示。用眼镜、接触镜、人工晶体和屈光手术矫正单色像差，已被证明可以改善视觉质量[22]。

框 2.2　单色像差
• 活塞
• 倾斜
• 离焦
• 球面像差
• 彗差
• 散光

测量光学像差

过去的 20 年中由于屈光手术变得越来越流行，眼科测量波前像差的兴趣日益增长。彗差和球面像差是标准激光角膜切削术的不良反应。在正常眼，波前像差不是图像质量退化的主要来源。屈光手术后，瞳孔变大时，诱导和加重预先存在的高阶像差。"星爆"和"刺眼"效应是诱导高阶像差的产物，在光线不好的环境下，这种情况更严重。该领域现代技术的进步使我们能够检测到这些像差，并建立"个体化"角膜切削以减少它。

像差测量和波前检测设备

"像差测量"这个术语用在描述检测和分析波前像差的学科。为了解释光学像差，我们必须熟悉光学路径长度（OPL）的概念。在本章的前面，我们学习了当光波通过相同长度、相比于空气拥有更高折光指数的眼介质时，它们如何慢下来，这会导致波在眼内有较高的振荡。因此，OPL 定义为点光源通过任何给定长度的折光指数为 x 的介质时，其光波的振荡次数 [23,24]。要测量光学系统的像差，我们比较了光线通过瞳孔平面任意一点 (x, y) 的 OPL，其主光线通过瞳孔中心 $(0, 0)$，然后引出所谓的光程差（OPD）[25]，它穿过瞳孔的变化用二维映射图表示。因此，光学像差表示不同的 OPL，它受整个屈光介质的影响 [例如泪膜的质量 [26]、角膜缺陷和不规则性（如圆锥角膜）[27]、晶状体的混浊 [28]、玻璃体异常、任何眼内成分的偏心或倾斜]。

17 世纪德国天文学家 Christopher Scheiner 发明了 Scheiner 盘，从而建立近代像差仪和波前传感装置的平台。他的理由是，光学不完善的眼睛通过一个有 2 个针孔的盘看远处光源时，将在视网膜上形成 2 个单独的图像（图 2.6）。

1895 年，Tscherning[29] 开发了一个上面有 1 mm 正方形网格 +5 D 的透镜来检测像差。他把这个仪器叫做"像差镜"，看光源时，将它放在眼前，受检者描述阴影并画下来（图 2.7）。当然，这提供的是一个主观测量像差的方式，但仍然是一个好方法。1900 年，Hartmann 根据 Scheiner 盘的原理，开发出一种装置，基于光线追踪的波前像差仪 [30]。Howland 等在 20 世纪 70 年代末开发了不同的像差镜，发现在正常眼不同大小的瞳孔都存在高阶像差，特别是彗差。他们第一个引入 Zernike 多项式来衡量波前像差 [30,31]。

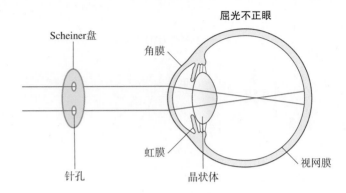

图 2.6　Scheiner 盘。屈光不正的眼睛通过一个有 2 个针孔的盘看远处光源时，将在视网膜上形成 2 个单独的图像。

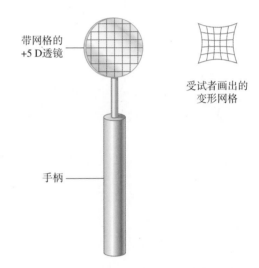

图 2.7　Tscherning 像差镜。像差镜使用带有 1 mm 方格构成网格的 +5 D 镜片。实验者通过网格看远处光源并在纸上画出变形图像。

在天体物理学领域，因需要理想的望远镜设备观察遥远的恒星、行星和星系，出现了波前像差技术。哈勃望远镜使用 Shack-Hartmann 波前传感器和调制光学，以可变形镜的形式补偿当光进入地球导致大气圈产生的单色像差，来提高图像分辨率。1978 年，德国海德堡大学的 Josef Bille 第一个开发出这种用于眼睛的波前像差技术。通过微小镜片（小透镜）阵列上的一个 Shack-Hartmnann 传感器装置，检测眼睛视网膜反射出的畸变光波（图 2.8）。罗切斯特大学的科学家们也采用这种技术实时观察中心凹视锥光感受器的图像。

在眼睛，角膜和晶状体诱导单色像差的作用非常类似于地球的大气层。由于这些结构呈圆形，像差可以用一系列根据 Frits Zernike 命名的 Zernike 多项式来做数学描述。Zernike 多项式是各种原因所致波

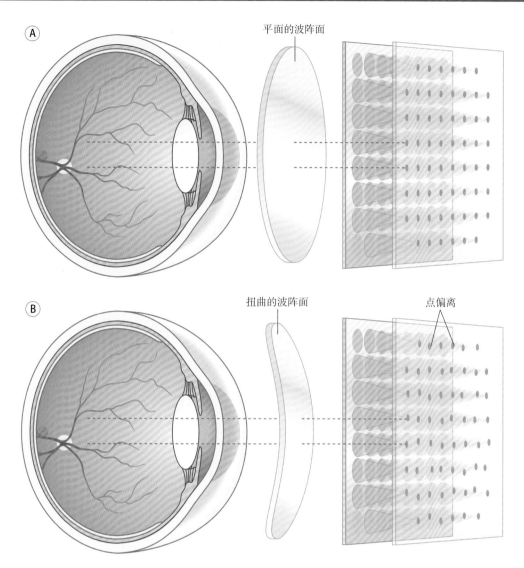

图 2.8 Shack-Hartmann 波前传感器。来自于点光源的光反射到视网膜上，眼睛新产生的波通过小透镜阵列传输，将波阵面聚集到一个 CCD 设备，经计算机处理形成一个二维图像。在无像差的眼（A）形成一个平面波，经小透镜阵列聚焦无失真。在像差眼（B），从眼睛形成的波阵面被扭曲，聚焦点偏离。(From Azar D. Refractive surgery，2nd edn. New York：Mosby. Copyright Elsevier 2006)

前像差的首选表示方法[33-36]。它们以圆形为基础，数学上是稳定的，不断地在一个单位圆正交[33,37,38]。它们作为一单向或双向的引导线，或作为一个系统的坐标[39]。图 2.9 显示用 Zernike 金字塔的第一个五径向秩序来描述眼睛的波像差。

低阶像差是简单的散焦和散光等屈光不正，可以被常规的折射矫正。三阶像差和更高的被称为高阶像差。每个 Zernike 模式用均方根（RMS）值表示，或者用整个瞳孔的标准差表示[40]，作为定量眼像差的严重程度的均值。

有多种波前检测设备面世，得益于过去几年个体化激光屈光手术需求的增加。多个公司，如 Alcon、

Visx、Bausch & Lomb、Meditec、Schwind 和 Topcon 公司，使用 Shack-Hartmann 设备作为波前像差分析的基础。只有 WaveLight 在其系统中用以 Tscherning 命名的设备（Tscherning 像差计）。Tscherning 设备检测波前的模式，是通过格网将激光照射入眼内，分析其映在视网膜上的图案（图 2.10）。Tracey 用迅速放置、连续模式的射线改进了这种方法。这 2 种方法是"光线追踪"的形式之一，前者由 Theo Seiler 提出（图 2.11）[41,42]。埃默里大学已研制出一种像差仪（迁入可调像差仪）来测量通过手动聚焦到视网膜上的光线。Nidek（Nided 门诊）使用一种叫做裂隙视网膜镜检查的机制来衡量像差[43]，用裂隙光沿着不同

的轴向扫描，光电检测器确定反映波前组成的光的时间和扫描率。

波前探测设备不仅检测像差，还具有屈光计的功能，帮助我们了解患者球柱镜的屈光误差。这些设备所提供的屈光度不是完全精确的，在将这些数据传输到激光设备前，应辅以适当的散瞳验光[44]数据。

波前探测设备

见框 2.3。

框 2.3　波前探测设备	
设备类型	公司
Shack-Hartmann	Alcon
	VisX
	Bausch & Lomb
	Meditec
	Schwingd
	Topcon
Tscherning 像差计	WaveLight
激光追踪	Tracey Technologies
裂隙视网膜镜检查	Nidek OPD

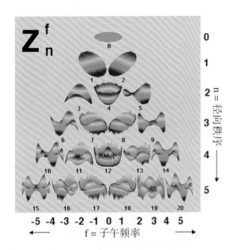

图 2.9　Zernike 金字塔。描绘了直到第五径向秩序的 Zernike 函数。n 表示径向秩序，f 表示子午频率。低阶像差是第二个径向秩序（散光和散焦）。第三个径向秩序及以上的被认为是高阶像差。临床显著性高阶像差如彗差和三叶草是第三径向秩序，球差是第四径向秩序。

矫正高阶像差

当今激光角膜屈光手术的主要焦点不仅要矫正离焦和散光等屈光不正，还要进行个体化消融以补偿所诱导的高阶像差（HOA），如球面像差（优化切削），并同时矫正先前存在的像差（个性化切削）。现已证明，通过实验性矫正适当光学的眼像差，图像质量因对比敏感度增加而得到提高[45]。

HOA 与视觉障碍

由于像差眼一般有多种像差存在，很难确定到底是哪种像差导致某一特定的症状。我们知道，一般来说，患者有显著的高阶像差，与常规屈光手术的不良反应相似，抱怨眩光、星爆、光晕、幻影、对比度差和夜间视力不佳（框 2.4）。幸运的是，这些症状

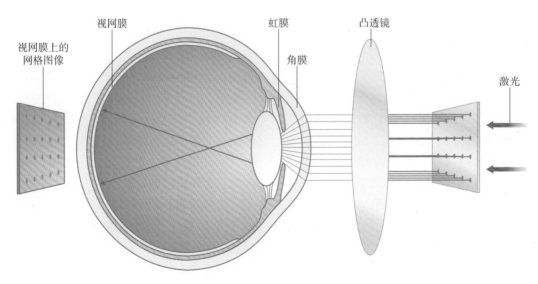

图 2.10　Tscherning 像差计。激光通过网格照射入眼内。畸变波聚焦到视网膜上，然后被获取和分析。

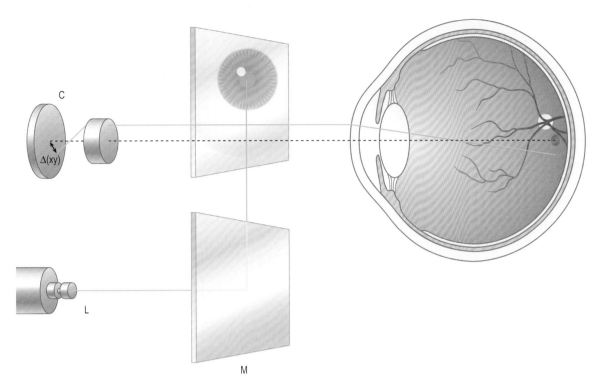

图 2.11 用光线追踪方法分析波前。利用激光追踪的方法，激光束由一面小镜子反射进眼睛，一架照相机（C）快速扫描并记录视网膜产生的偏离光。（From Azar D. Refractive surgery，2nd edn. New York：Mosby. Copyright Elsevier 2006）

框 2.4 像差的视觉效应
• 眩光 • 星爆 • 光晕 • 幻影 • 影像对比度差 • 夜间视力差

并不经常发生，它们往往发生在昏暗的照明条件下，因为瞳孔直径变大所致。这些症状限制人的正常功能，程度轻重不一。

矫正 HOA 后的视觉功效

我们打算制订一个理想的系统，以对接受屈光手术的患者在手术前和手术后进行视觉效果评估。Snellen 视力表是标准的临床评估视敏度的形式，但是远远不够完善。昏暗的照度和"拥挤"现象限制了准确评估视敏度的测试能力[46]。此外，研究显示其可靠性差，高达 13% 的受试者有 2 行以上的误差[47]。视力测试的理想方法将是明确定义视觉质量和视网膜成像的质量。评估视觉质量的任务是具有挑战性的，因为有复杂的神经和认知过程参与。视网膜成像质量

可用像差仪评估。

使用 Snellen 视力表、均方根（RMS）波阵面的值和对比敏感度，大多数结果突出个体化角膜消融术的益处。对校正 HOA 获益的数据，因个体化角膜消融术所使用准分子激光平台的不同而不同。有研究表明，个体化 LASIK 与传统的 LASIK 比较，中间视觉条件下对比敏感度较稳定且较少诱导 HOA[48,49]。但是，波前像差引导的治疗需要比传统 LASIK 更多的角膜组织消融，从而使角膜处于生物力学不稳定的风险中（即角膜扩张）[50]。但是研究表明，个体化治疗中球面像差降低了近 50%，而传统治疗只减少了 12%。因此，可以安全地下结论，在正确条件下使用激光矫正视力时，个体化治疗方法优于传统治疗方法。在本章的后面，HOA 校正的临床应用将有更详细的讨论。

限制 HOA 校正获益的因素

个体化角膜消融的目的是校正眼的整体像差。治疗不仅降低了角膜诱导的像差，也被设计成塑形角膜以补偿其他因素诱导的像差，如泪膜质量、瞳孔或晶状体。70% 以上的角膜屈光力是由于泪膜的作用[51]。例如，干眼相比于无干眼的眼睛，有更大的彗差和球差[52]。

瞳孔引起的衍射对视网膜成像质量有很大影响，并且与瞳孔大小成正比。图像质量中的这些变化可通过测量 PSF 和光学传递函数（OTF）进行评估。如图 2.12 所示，标准眼与衍射限制眼（无像差）相比，瞳孔大小如何影响不同瞳孔直径的 PSF。我们可以观察到在较小瞳孔，衍射是图像质量差的主要来源。但随着瞳孔直径的增大，像差降低图像质量要比衍射多。正如本章前面所讨论的，瞳孔直径也影响 MTF。图 2.13 显示图像对比度与物体对比度的比值，作为正弦光栅空间频率的函数。

调节在校正高阶像差中也发挥作用。年轻受试者在看近处目标时 MTF 下降，因为调节过程中瞳孔缩小[53-57]，像差增加。当患者年老时，像差的校正效率变低，因为初始校正计划是基于患者检查时的调节状态。

众所周知，并且有文献记载，随着眼老化，眼像差发生改变。年龄相关的角膜和晶状体的变化会改变眼的像差状态。年轻的受试者，角膜通常为"顺规性"散光，垂直子午线是陡峭的。在年长者，角膜陡峭处轴向转换，形成"逆规性"散光。随着年龄增长，晶状体形成白内障，它的曲率半径发生变化，也会产生眼像差，最主要的是彗差[28,59]。在图 2.14 中，

无像差光学系统

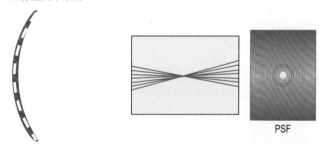

高阶像差光学系统

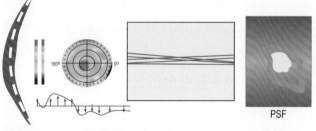

高阶像差：超前或滞后阶段

图 2.12　（A）无像差光学系统的点扩散函数。（B）高阶像差光学系统的点扩散函数。（From Azar D. Refractive surgery, 2nd edn. New York：Mosby. Copyright Elsevier 2006）

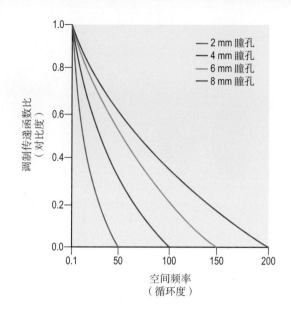

图 2.13　瞳孔直径和 MTF。此图表示无像差光学系统中瞳孔直径和 MTF 的重要性。作为空间频率的函数，随着瞳孔直径的增加，MTF 的比（对比度）增加。

我们可以看到不同类型白内障所造成的像差。该小组得出的结论是，彗差主要集中在皮质性白内障，球差主要集中在核性白内障[28]。有趣的是，Lee 等[59]研究发现，球差的量与核硬化的程度成反比。这种不一致性可能是由于使用不同的像差仪和收集数据时瞳孔大小不一致引起。因此，这个话题仍然是有争议的。这有助于我们谨记，即使在一定年龄纠正患者的高阶像差，随着时间的推移，随着眼内部光学元件的变化，高阶像差将会变化。

波前像差校正的临床应用

在本章前面的章节中，我们为读者提供了波前像差光学的基本科学知识与高阶像差的校正如何提高整体成像质量。随着对超敏视觉（即"超视力"）的市场和需求的增加，科学家们一直在努力使这项技术在临床上能以不同的形式应用。我们将回顾不同类型波前像差引导的角膜消融和用眼镜、隐形眼镜和人工晶体校正 HOA 的前景。

角膜消融

有几种用于角膜切削的激光平台。从简单的常规处理到更复杂的地形图引导和波前像差个体化切削。这些治疗方式的差异在于光束传输、光斑大小、治疗区及矫正每一屈光度的组织消融量。本章我们

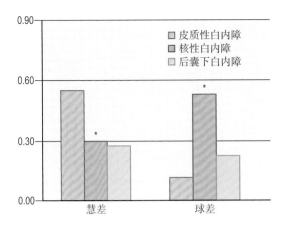

图 2.14 晶状体老化的高阶像差。瞳孔直径为 6.0 mm 时，皮质性、核性和后囊下白内障患者波前像差分析（Data from Rocha KM，Nose W，Bottos K，et al.，Higher-order aberrations of age-related cataract. J Cataract Refract Surg 2007. 33（8）：1442-6.[28]）。

将只讨论波前定制的角膜消融。

有 2 种类型波前定制的消融：波前像差引导的消融（WGA）和波前像差优化切削（WOA）。让我们先来讨论这两者之间的差异。

这 2 种类型治疗的目的都是校正眼的高阶像差。WGA 旨在纠正术前的高阶像差；而 WOA 试图减少在手术过程中产生的高阶像差。WOA 配置文件按照眼的均值及预计的手术结果，校正预期的高阶像差。这意味着，比正常高阶像差高的眼，治疗后将以几乎一样高的高阶像差终止[60,61]。波前像差引导的消融在矫正高的术前高阶像差可能会更好，因为处理后的高阶像差较手术前存在的高阶像差少。比较这 2 种配置的研究结论是，在 RMS 误差 > 0.3 μm 的眼睛，WGA 可能是首选方法。Padmanabhan 等[61]发现 WGA 引起较少的高阶像差，手术后有较好的对比敏感度。另一项研究发现，WOA 后患者总 RMS 误差比 WGA 更高[62]。然而，经过统计分析，这些差异没有统计学意义。随着新程序开发，结合两者的算法以获得更好的消融模式成为可能（鹰视激光，WaveLight Laser Technologie AG）[60]。这种程序目前正在接受 FDA 的临床试验并等待批准。

准分子激光用于治疗波前像差定制的消融通常使用小直径、圆形飞点扫描激光。角膜被多个脉冲烧蚀，为了获得光滑的表面，各点所使用的能量是普遍高斯。因为这些消融程序可用于治疗非常不规则的角膜，许多技术方面的问题必须解决。为了达到足够的效果，手术医生应该得到可靠的波前分析，弥补治疗

过程中的旋转，确保眼球追踪系统的正常功能，并计算出足够的剩余角膜基质床，以防止扩张症。

眼镜、隐形眼镜和人工晶体校正 HOA

对于不太适合个体化屈光手术的人怎么办？这些患者不得不通过眼镜或隐形眼镜或接受角膜交联核黄素和紫外线矫正屈光不正，而优于行角膜屈光手术。由于有这些设备如何充分对准并同步到眼睛的固有问题，具有挑战性的波前像差技术已被应用。人工晶体矫正 HOA 将在本节的后半部分讨论。

波前像差定制的眼镜，需有足够稳定性使之不会随着头部运动而偏心，必须设计成在不同大小的瞳孔和所有视野范围注视时，像差都会得到矫正。Ophthonix 公司（Vista，加利福尼亚州），设计了一可用于商业用途的透镜，其中包括了一个 3 层结构折射率为 1.6 的透镜，中间层是夹在两镀膜镜片之间的获得专利的光聚合物。利用波前像差引导技术，该镜头校正第二到六阶的高阶像差。该公司的像差计使用"Talbot"效应测量低阶和高阶像差[63]。印第安纳大学的 Thibos 和 Miller 致力于开发一种电子眼镜，使用透明液晶嵌在眼镜上，使它具备改变折射率的能力[64]，有可能会弥补高阶像差。这将有可能让患者根据自己的视觉需求调节电子眼镜。

有人提出使用定制的隐形眼镜校正高阶像差[25]。我们知道，隐形眼镜有硬性透气性（RGP）和软性。在临床上，RGP 镜片对矫正高度不规则角膜的屈光不正是有帮助的。其前部和后部曲率光滑的等高线，与泪膜耦合形成界面，提供眼的一个新的折射表面。这些镜子是可以自由移动的，每一次瞬目时偏心眼视轴达 1 mm[65]。不用说，波前定制 RGP 必须以一个稳定的方式放置在眼睛里，其相对于视轴的运动要减到最少。这种特性使 RGP 镜片难以矫正高阶像差，如彗差和三叶草等。而这些像差以较高的幅度存在于一般人群中[66]，也是对转动失准最为敏感的。软质隐形眼镜，更为稳定，而且相对于眼轴的偏移较少。目前可用于球面和柱形屈光误差的矫正的镜片（即复曲面透镜）是底部加重的镜片。这些镜片每一次眨眼时旋转小于 5°，这是校正高阶像差的理想选择，因为彗差、三叶草和散光能耐受高达 60° 旋转误差[67]。

60 岁以上的患者眼科最常见的手术是白内障，手术去除固有的晶状体并在剩下的囊袋内植入一个人工晶体（IOL）。由于美国每年开展近 300 万例白内障手术，因此有大量研究正致力于设计个体化的

人工晶体。研究表明，植入单焦点球面人工晶体诱导明显的球面像差[68,69]。为了弥补正球面像差，非球面人工晶体已被设计并商业化，如 Tecnis-Z9000（Pfizer，纽约）和 SN60WF（Alcon，德克萨斯州沃思堡）。这些透镜被设计成一个扁长的前表面，因此称为非球面，并且在表面每一个点处曲率半径相同。临床研究表明，相比于单焦点球面人工晶体，植入非球面人工晶体显著增加 MTF，改善了图像对比度。同样也有市售的环面人工晶体，如 STAAR toric 人工晶体（STAAR Surgical，Monrovia，CA）和 AcrySof SA60TT（Alcon，德克萨斯州沃思堡），可以矫正角膜散光。不管是非球面还是环面人工晶体，必须依赖其在囊袋内的居中性和稳定性才能发挥作用。将来，我们可能会有光调式人工晶体，一旦植入眼内，可能会通过蓝光照射聚合单体，并设置扩散梯度改变透镜形状，来弥补残留屈光不正甚至高阶像差（Calhoun Vision，Pasadena，CA）。

　　总之，关于"寻求超视觉"，如波前像差技术领域倡导者们所描述，我们拥有一个充满希望的和令人兴奋的未来。过去的 10 年中，该领域已经取得了很大成就，并继续蓬勃发展。临床医生必须了解这些快速的变化，为患者提供最先进的技术，以改善他们的视力和生活质量。目前还没有完美的方式来处理高阶像差。但是，个性化的角膜消融术提供了最稳定的矫正高阶像差的形式，制造商正努力完善个性化的软性隐形眼镜和人工晶体。

参考文献

1. Roorda A. Wavefront customized visual correction. In: Krueger RR, Applegate RA, MacRae SM, eds The quest for supervision II, Vol. 2. 2004, Thorofare, NJ: SLACK Incorporated, 2004 9–17.
2. Ligabue EA, Giordano C. Assessing visual quality with the point spread function using the NIDEK OPD-Scan II. J Refract Surg, 2009; 25(1 Suppl):S104–S109.
3. Logean E, Dalimier E, Dainty C. Measured double-pass intensity point-spread function after adaptive optics correction of ocular aberrations. Opt Express 2008; 16(22): 17348–17357.
4. Ijspeert JK, Van Den Berg TJTP, Spekreijse H. An improved mathematical description of the foveal visual point-spread function with parameters for age, pupil size and pigmentation. Vision Res 1993; 33(1):15–20.
5. Deeley RJ, Drasdo N, Charman WN. A simple parametric model of the human ocular modulation transfer function. Ophthalmic Physiol Opt 1991; 11(1):91–93.
6. Charman WN. Wavefront aberration of the eye: a review. Optom Vis Sci 1991; 68(8):574–583.
7. Walsh G, Charman WN. Variation in ocular modulation and phase transfer functions with grating orientation. Ophthalmic Physiol Opt 1992; 12(3):365–369.
8. Anderson SJ, Mullen KT, Hess RF. Human peripheral spatial resolution for achromatic and chromatic stimuli: limits imposed by optical and retinal factors. J Physiol 1991; 442:47–64.
9. Williams DR, Coletta NJ. Cone spacing and the visual resolution limit. J Opt Soc Am A 1987; 4(8):1514–1523.
10. Hirsch J, Miller WH. Does cone positional disorder limit resolution? J Opt Soc Am A 1987; 4(8):1481–1492.
11. Artal P, Chen L, Fernandez EJ et al. Adaptive optics for vision: the eye's adaptation to point spread function. J Refract Surg 2003; 19(5):S585–S587.
12. Sommerfeld A. Mathematische Theorie der Diffraction. Mathematische Annalen 1896; 47(2–3):317–374.
13. McLellan JS, Prieto PM, Marcos S et al. Effects of interactions among wave aberrations on optical image quality. Vision Res 2006; 46(18):3009–3016.
14. Schwiegerling J. Theoretical limits to visual performance. Surv Ophthalmol 2000; 45(2):139–146.
15. Strang NC, Atchison DA, Woods RL. Effects of defocus and pupil size on human contrast sensitivity. Ophthalmic Physiol Opt 1999; 19(5):415–426.
16. Longhurst R. Geometrical and physical optics, 2nd edn. London: Longmans, 1968.
17. Stiles WS, Crawford B. The luminous efficiency of rays entering the pupil at different points. Proc R Soc Lond B Biol Sci 1933; 112:428–450.
18. Seong K, Greivenkamp JE. Chromatic aberration measurement for transmission interferometric testing. Appl Opt 2008; 47(35):6508–6511.
19. Hemlholtz H. Popular scientific lectures. New York: Dover Publications, Inc., 1962.
20. Liang J, Grimm B, Goelz S et al. Objective measurement of wave aberrations of the human eye with the use of a Hartmann-Shack wave-front sensor. J Opt Soc Am A Opt Image Sci Vis 1994; 11(7):1949–1957.
21. Platt B, Shack R. Lenticular Hartmann screen. Opt Sci Center Newsl 1971; 5:15–16.
22. Artal P, Guirao A, Berrio E et al. Compensation of corneal aberrations by the internal optics in the human eye. J Vis 2001; 1(1):1–8.
23. Preussner PR. The practicality of wavefront correction in ophthalmology. Klin Monatsbl Augenheilkd 2004; 221(6):661–663.
24. Hitzenberger C, Mengedoht K, Fercher AF. Laser optic measurements of the axial length of the eye. Fortschr Ophthalmol 1989; 86(2):159–161.
25. Thibos LN, Cheng X, Bradley A. Design principles and limitations of wave-front guided contact lenses. Eye Contact Lens 2003 29(1 Suppl):S167–S170; discussion S190–1, S192–4.
26. Koh S, Maeda N. Wavefront sensing and the dynamics of tear film. Cornea 2007; 26(9 Suppl 1):S41–S45.
27. Maeda N, Fujikado T, Kuroda T et al. Wavefront aberrations measured with Hartmann-Shack sensor in patients with keratoconus. Ophthalmology 2002; 109(11):1996–2003.
28. Rocha KM, Nose W, Bottos K et al. Higher-order aberrations of age-related cataract. J Cataract Refract Surg 2007; 33(8):1442–1446.
29. Tscherning M. Die monochromatischen aberrationen des menschlichen. Auges Z Psychol Physiol Sinn 1894; 6:456–471.
30. Howland B. Use of crossed cylinder lens in photographic lens evaluation. Appl Op 1960; 7:1587–1588.
31. Howland HC, Howland B. A subjective method for the measurement of monochromatic aberrations of the eye. J Opt Soc Am 1977; 67(11): 1508–1518.
32. Mirshahi A, Buhren J, Gerhardt D et al. In vivo and in vitro repeatability of Hartmann-Shack aberrometry. J Cataract Refract Surg 2003; 29(12):2295–2301.
33. Born M, Wolf E. Principles of optics, 7th edn. Cambridge, UK: Cambridge University Press, 1999.
34. Rocha KM, Vabre L, Harms F et al. Effects of Zernike wavefront aberrations on visual acuity measured using electromagnetic adaptive optics technology. J Refract Surg 2007; 23(9):953–959.
35. Dai GM. Comparison of wavefront reconstructions with Zernike polynomials and Fourier transforms. J Refract Surg 2006; 22(9):943–948.
36. Yoon G, Pantanelli S, MacRae S. Comparison of Zernike and Fourier wavefront reconstruction algorithms in representing corneal aberration of normal and abnormal eyes. J Refract Surg 2008; 24(6):582–590.
37. Dai GM, Mahajan VN. Zernike annular polynomials and atmospheric turbulence. J Opt Soc Am A Opt Image Sci Vis 2007; 24(1):139–155.
38. Dai GM. Wavefront expansion basis functions and their relationships. J Opt Soc Am A Opt Image Sci Vis 2006; 23(7):1657–1668.
39. Thibos LN, Applegate RA, Schwiegerling JT et al. Standards for reporting the optical aberrations of eyes. J Refract Surg 2002; 18(5):S652–S660.
40. Williams D, ed. How far can we extend the limits of vision? Vol. 2. Thorofare, NJ: SLACK Incorporated, 2004:19–38.
41. Sanchez MJ, Mannsfeld A, Borkenstein AF et al. Wavefront analysis in ophthalmologic diagnostics]. Ophthalmologe 2008; 105(9):818–824.
42. Mrochen M, Bueeler M, Donitzky C et al. Optical ray tracing for the calculation of optimized corneal ablation profiles in refractive treatment planning. J Refract Surg 2008; 24(4):S446–S451.
43. MacRae S, Fujieda M. Slit skiascopic-guided ablation using the Nidek laser. J Refract Surg 2000; 16(5):S576–S580.
44. Perez-Straziota CE, Randleman JB, Stulting RD. Objective and subjective preoperative refraction techniques for wavefront-optimized and wavefront-guided laser in situ keratomileusis. J Cataract Refract Surg 2009; 35(2):256–259.
45. Yoon GY, Williams DR. Visual performance after correcting the monochromatic and chromatic aberrations of the eye. J Opt Soc Am A Opt Image Sci Vis 2002; 19(2):266–275.
46. McGraw P, Winn B, Whitaker D. Reliability of the Snellen chart. Br Med J 1995; 310(6993):1481–1482.
47. Gibson RA, Sanderson HF. Observer variation in ophthalmology. Br J Ophthalmol 1980; 64(6):457–460.
48. Netto MV, Dupps W, Jr., Wilson SE. Wavefront-guided ablation: evidence for efficacy compared to traditional ablation. Am J Ophthalmol 2006; 141(2):360–368.
49. Randleman JB, Perez-Straziota CE, Hu MH et al. Higher-order aberrations after wavefront-optimized photorefractive keratectomy and laser in situ keratomileusis. J Cataract Refract Surg 2009; 35(2):260–264.
50. Castanera J, Serra A, Rios C. Wavefront-guided ablation with Bausch and Lomb Zyoptix for retreatments after laser in situ keratomileusis for myopia. J Refract Surg 2004; 20(5):439–443.
51. Courville CB, Smolek MK, Klyce SD. Contribution of the ocular surface to visual optics. Exp Eye Res 2004; 78(3):417–425.
52. Montes-Mico R, Caliz A, Alio JL. Wavefront analysis of higher order aberrations in dry eye patients. J Refract Surg 2004; 20(3):243–247.
53. He JC, Burns SA, Marcos S. Monochromatic aberrations in the accommodated human eye. Vision Res 2000; 40(1):41–48.
54. Artal P, Fernandez EJ, Manzanera S. Are optical aberrations during accommodation a significant problem for refractive surgery? J Refract Surg 2002; 18(5):S563–S566.
55. Lopez-Gil N, Iglesias I, Artal P. Retinal image quality in the human eye as a function of the accommodation. Vision Res 1998; 38(19):2897–2907.

56. Atchison DA, Collins MJ, Wildsoet CF et al. Measurement of monochromatic ocular aberrations of human eyes as a function of accommodation by the Howland aberroscope technique. Vision Res 1995; 35(3):313–323.

57. Iida Y, Shimizu K, Ito M et al. Influence of age on ocular wavefront aberration changes with accommodation. J Refract Surg 2008; 24(7):696–701.

58. Radhakrishnan H, Charman WN. Age-related changes in ocular aberrations with accommodation. J Vis 2007; 7(7):111–121.

59. Lee J, Kim MJ, Tchah H. Higher-order aberrations induced by nuclear cataract. J Cataract Refract Surg 2008; 34(12):2104–2109.

60. Cheng AC. Wavefront-guided versus wavefront-optimized treatment. J Cataract Refract Surg 2008; 34(8):1229–1230.

61. Padmanabhan P, Mrochen M, Basuthkar S et al. Wavefront-guided versus wavefront-optimized laser in situ keratomileusis: contralateral comparative study. J Cataract Refract Surg 2008; 34(3):389–397.

62. Brint SF. Higher order aberrations after LASIK for myopia with alcon and wavelight lasers: a prospective randomized trial. J Refract Surg 2005; 21(6): S799–S803.

63. Seiple W, Szlyk JP. Clinical Investigation into the Visual performance provided by the i-Zon Spectacle Lens System. Rev Optom 2008; 2(Suppl):1–16.

64. Thibos LN, Bradley A. Use of liquid-crystal adaptive-optics to alter the refractive state of the eye. Optom Vis Sci 1997; 74(7):581–587.

65. Knoll HA, Conway HD. Analysis of blink-induced vertical motion of contact lenses. Am J Optom Physiol Opt 1987; 64(2):153–155.

66. Porter J, Guirao A, Cox IG et al. Monochromatic aberrations of the human eye in a large population. J Opt Soc Am A Opt Image Sci Vis 2001; 18(8):1793–1803.

67. Guirao A, Williams DR, Cox IG. Effect of rotation and translation on the expected benefit of an ideal method to correct the eye's higher-order aberrations. J Opt Soc Am A Opt Image Sci Vis 2001; 18(5):1003–1015.

68. Barbero S, Marcos S, Jimenez-Alfaro I. Optical aberrations of intraocular lenses measured in vivo and in vitro. J Opt Soc Am A Opt Image Sci Vis 2003; 20(10):1841–1851.

69. Atchison DA. Optical design of poly(methyl methacrylate) intraocular lenses. J Cataract Refract Surg 1990; 16(2):178–187.

70. Mester U, Dillinger P, Anterist N. Impact of a modified optic design on visual function: clinical comparative study. J Cataract Refract Surg 2003; 29(4):652–660.

第3章

调　节

Adrain Glasser

夏　元　译　黄振平　校

概述

"在视光生理学中，再没有哪一部分像眼调节一样其观点充满着分歧和矛盾，直到近期，我们才真正观察到一些以往是假说的现象。"

H Von Helmholtz（1909）

由 Helmholtz[1] 最先提出眼调节机制后，我们才有了现在对人眼调节机制（图 3.1）的理解，他的洞察力源于他自己和前人们的工作。Thomas Yong[2] 用仪器证明调节是通过改变晶状体弧度产生，而不是之前人们认为的通过改变角膜弧度和轴长来实现。Yong 对解剖结构的细微观察不足以排除透明晶状体直接接受睫状神经分支的调节、从而像肌肉一样进行收缩的可能性。直到有了 Crampton[4] 的工作成果，他通过对鸟眼的观察第一个描述了睫状肌。Müller[5] 阐明了睫状肌怎样改变晶状体弧度的机制。大量对鸟和其他脊椎动物眼睛调节的研究反而使对人眼的研究陷入困境，就目前所知，这些物种的调节机制和人类的大相径庭[6-8]，所以需要更广泛的深度对比研究以获得人类眼部的调节机制（框 3.1）。现代对调节的理解源于许多早期的研究工作，包括 Brücke[9]、Cramer[10]、Hess[11]、Müller[5]、Helmholtz 和 Gullstrand[1] 的研究。对各种脊椎动物调节机制多样性的研究反而混淆了这一概念。也许最古老的调节机制就是蜥形纲动物（蜥蜴、鸟和乌龟）。尽管这些动物的眼睛和灵长类动物不同，但这些物种共享了许多自身不寻常的眼部特征，包括眼内横纹肌、骨板、巩膜小骨、附着于晶状体赤道部的睫状突、缺乏晶状体周间隙、晶状体环形垫，在某些物种至少还存在角膜调节和虹膜介导的晶状体调节。

框 3.1　调节机制

- 调节是通过睫状肌收缩使屈光度数改变而引起光学度数变化的过程
- Helmholtz 提出调节的产生很大程度起源于机械作用
- 睫状肌收缩使睫状体突移向眼轴，晶状体赤道部悬韧带松弛
- 当晶状体悬韧带松弛，有弹性的晶状体囊膜使年轻的晶状体变为偏球形，形成调节状态
- 调节过程中，晶状体直径缩小，厚度增加，晶状体前表面前移，后表面后移，晶状体前后表面弧度增加，晶状体核厚度增加，但皮质厚度不变
- 晶状体前后表面弧度增加使晶状体的屈光度数增加
- 晶状体和眼的物理学改变使眼的屈光度数增加，能让眼睛聚焦看清近处的物体

鸟类眼部的调节从各方面满足广泛而多样的鸟类视觉习惯（空中、水中、陆地上）、眼睛形状（管状的、球形的和扁平的）和摄食行为的要求。角膜调节对于陆地鸟类来说至关重要，但对水鸟来说却毫无价值，因为在水下角膜的屈光度数被完全抵消了。经过合理的推测，调节机制演化的分歧或者在其他脊椎类动物中调节研究的空白是由摄食行为所决定。食草类动物（羊、马、牛等），寻找草料挖找食物主要通过嗅觉的动物（猪），或者那些夜间用眼，相对视力较差的动物（小鼠、大鼠、兔）都很少需要用到调节。食肉动物的睫状肌比其他物种进化得更完善，但也只有相对有限的调节能力；浣熊是唯一有着充分调节力的非灵长类陆地哺乳类动物[12]。我们推测猫[13-15]、浣熊[12]和鱼表现出晶状体前移，但晶状体没有变厚[16-18]。晶状体、虹膜或视网膜的一些调节能满足其他一些低等脊椎动物视远、视近的功能，因为它们依靠的是静态的视觉适应，所以不能归类为真正的

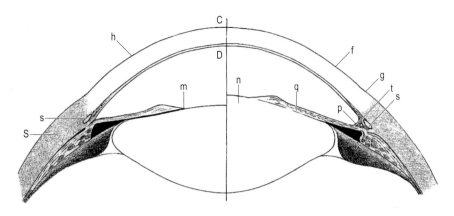

图3.1 图示为 Helmholtz 所描述的人眼的调节机制，图示的左半边为非调节状态，右半边为调节状态。Helmholtz 描述在调节状态下有晶状体厚度、前表面曲率的增加以及晶状体前表面的移动，但没有晶状体后表面的向后移动（S：巩膜；s：Schlemm 管；h：角膜；F：远视力侧；m：未调节晶状体；n：调节晶状体；q：虹膜；p：小梁网；f：透明角膜；g：边缘；N：近视力侧；C-D：视轴）。(From Helmholtz von HH. Helmholtz's Treatise on Physiological Optics. Translation edited by Southall JPC in 1924 (original German in 1909). New York：Dover，1962：vol. 1，ch. 12.)

调节。

　　脊椎动物的调节幅度差别很大。潜水的鸟类调节幅度最大，如鸬鹚有 50 D[11]，潜水的鸭子有 70 ～ 80 D[19]。哺乳动物中，绿色猴和短尾猴有近 20 D[20-22]，年轻的恒河猴有近 40 D[23]，浣熊有 20 D[12]。人类只有在儿童时期很短的一段时间内调节幅度最大，主观测量为 10 ～ 15 D[24]，客观测量为 7 ～ 8 D[25]，但只要很少的调节就已经能满足绝大多数视觉任务。尽管调节幅度逐年减少，直至 50 岁左右完全消失，但对于大部分个体来说，当调节幅度降到很低形成老视时，调节功能的丢失是忽然发生的。尽管老视需要在中等距离才能阅读，但这基本是由于瞳孔收缩导致的视野深度变化（见下），而不是有效的调节。"老视"一词（希腊语中"presbys"意思是一位老年人，"opsis"是视力的意思）可能源于亚里士多德使用术语"presbytas"来描述"那些看远很清楚，但看近很糟糕的人"[26]。历史上这个术语用来描述由于调节范围的缩小而使近点后退至眼很远处的情况[27]。在对脊椎动物调节的广泛研究中发现，只有灵长类动物表现出随年纪的增长调节能力逐步减退。虽然人类和猴子生活范围完全不同，也许没有一致性，但两者在年纪增长和老视进展的相关性上却是十分相似（图3.2）。

调节

　　调节是一种动态的，视光学上眼屈光度数的改变，使眼睛在看从远到近的物体时，聚焦点发生变

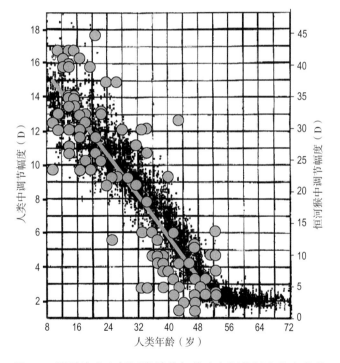

图3.2 图示为人和恒河猴随着年龄改变调节幅度的变化情况。人类使用主观的移近试验诱发调节进行调节幅度测定（Duane，1912，黑色小点标记），而恒河猴则用局部点毛果芸香碱后的客观法进行测定（Bito et al，1982 灰色大点标记和灰色实线）。纵轴分别为人和恒河猴的调节幅度，横轴为年龄，恒河猴的年龄和调节幅度按一定的比例换算（恒河猴 25 岁相当于人类的 52 岁；恒河猴 37 D 的调节幅度相当于人类 14 D 的调节幅度）。在人类和恒河猴，相对于每个物种的绝对年龄跨度，老视以同样的速度发展。(From Bito LZ et al. Invest Ophthalmol Vis Sci 1982；23：23；and Duane A. J Am Med Assoc 1912；59：1010. Reproduced with permission from Association for Research in Vision and Ophthalmology.)

化。在灵长类动物，这种调节是通过睫状肌的收缩，释放晶状体赤道部一周的悬韧带的张力，减小晶状体直径，通过晶状体囊膜释放"环形向上"的外力于透明晶状体上。晶状体屈光度的增加通过增加其前后表面弧度和厚度来达到。正视眼（眼睛没有屈光不正的情况）不使用调节时看远或超过远点物体（6 m 或 20 ft），图像聚焦在视网膜上。当物体被拿到靠近眼前的位置，眼必须进行调节来保证物体在视网膜上有清晰的成像。近视眼，因眼轴太长超过了晶状体和角膜联合屈光度数，远点的物体无法在视网膜上获得清晰的图像，除非加用负度数的眼镜。近视的眼睛不用调节可以看清靠近眼睛的物体，但看不清远处的物体（如在远点的物体）。年轻的远视者只能通过调节增加眼屈光度数，使其提供的调节幅度超过远视程度来看清远处的物体。

眼视光

环境光线从角膜进入眼内，在正视眼，经过角膜和晶状体（见第 1 章）联合折射后聚焦在视网膜上。当从物体发出的光线聚焦在视网膜上时，可以看到一个边缘锐利、清晰的图像。这样可以保证视近活动的完成，比如阅读。如果图像不聚焦在视网膜上，不通过视光学的弥补将图像重新聚焦在视网膜，视近者的活动会很难或者不可能实现。

眼的光学元件，角膜、房水、透明晶状体和玻璃体都构成了角膜的屈光间质（见第 1 章和第 2 章）。Bennett 和 Rabbetts[28] 给出了概念眼的详细参数。在成年眼，一个正常角膜的平均曲率半径约是 +7.8 mm，靠近视轴的厚度约为 0.25 mm，角膜提供了眼约 70% 的屈光度数。环境空气总的光线经过近乎于 1 的折射系数通过泪膜进入角膜。角膜大部分由水和蛋白质组成，所以折射系数比空气要高很多，约 1.376。角膜的屈光度是由角膜的后曲率半径和角膜的折射系数比周围空气高决定的。光线穿过角膜到达房水，因为房水的折射系数和角膜相近（约 1.336），光线在角膜后表面和房水的交界面上几乎没有变化。然后光线到达透明晶状体的前表面，透明晶状体前表面的折射系数比房水略高（约 1.386）。晶状体前表面的曲率半径约为 +11.0 mm，是增加眼屈光度的一部分。透明晶状体的折光系数是阶梯样递增的，从表面皮质的约 1.362 到中央核的约为 1.406。晶状体阶梯样折光系数增加了晶状体额外的屈光度数，因为

阶梯样递增使光线通过晶状体时发生折射，这样使得光线呈弧形而不是笔直通过晶状体。在简化光学计算时，很复杂的晶状体阶梯样折光系数常被一个等效的折光系数所替代。

在光线经过时，阶梯折光系数增加的晶状体额外屈光度范围更明显，等效折光系数的晶状体和阶梯状折光系数的晶状体有相同的形状和屈光度，等效折光系数值高于阶梯折光系数在中心部的最高折光系数。透明晶状体后表面的曲率半径约为 -6.50 mm。尽管晶状体后表面是负的曲率半径，但凸出的表面仍然可增加晶状体的屈光度，因为晶状体后表面弧度比前表面更陡直，所以增加的屈光度数更多。晶状体前后表面的弧度（同阶梯状折光系数一样）对眼的屈光度数非常重要，因为只有前后表面弧度变的更陡直，调节才能增加眼的屈光度数。以往观点认为调节状态下晶状体后表面没有移动[1]，后表面弧度也不会改变[1,29,30]。现在我们都知道调节时晶状体后表面弧度增加、后移，晶状体厚度增加[31-38]。Gullstrand 认为调节过程中，晶状体等效折光系数应该改变[39]。因为调节过程中晶状体的形状、轴区厚度和赤道部直径都发生变化，这说明调节过程中晶状体阶梯折光系数的模式也会发生变化[40,41]。尽管调节过程中，晶状体形状改变使晶状体阶梯折光系数方式改变，但这并不要求调节过程中晶状体的等效折光系数也需要变化，至少在当今技术能达到的分辨率限制范围内可见。

调节的眼部要求

调节过程中透明晶状体的屈光度数增加（如晶状体焦点长度下降）。眼从远到近改变焦点，近处物体的图像聚焦在视网膜上。眼屈光度的改变定义为调节，计量单位为屈光度（D）。1 屈光度为 1/m（1m 的倒数），通过光线聚散度测量。从一个物体射出的光线发生偏离通常被命名为负聚散度，光线朝向图案的一点称为正聚散度（见第 1 章）。无穷远处的物体对角膜来说是零辐辏。眼的视觉界面（角膜和晶状体）加正聚散度使光线聚焦在视网膜（图 3.3）。当物体从远点向眼前移动时，近处物体散射的光线对向角膜。为了聚焦在近处物体上，眼屈光度必须增加正聚焦度使分散的光线经过折射聚焦在视网膜上的一点。当正视眼看远处的物体时是不调节的。如果眼调节从远点到眼前 1.0 m 的物体，这代表 1 D 的调节。如果眼调节从远点到眼前 0.5 m，这代表 2 D 的调节。

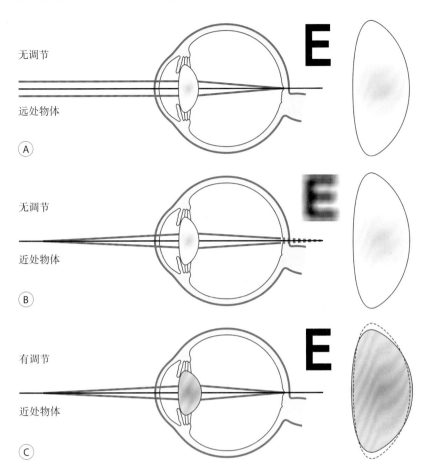

图 3.3 图示为调节的眼内变化：眼内的调节性光学变化是通过晶状体前表面的屈光力增加来实现的。（A）无调节的正视眼注视远处物体时晶状体处于未调节状态；（B）视近处物体时未调节状态下成像在视网膜后，即晶状体未调节状态下出现离焦；（C）在调节眼，通过晶状体的调节使近处的物体成像在视网膜上。

从远点到眼前 0.1 m 是 10 D，并依此类推。所以物体从远点移到近处增加屈光度改变焦点称为调节反应。

视野深度

临床上讲，经过矫正的眼睛能看清的最近的点是通过主观测量得到的，将近距离阅读图标朝向受试者眼睛移动，当受试者无法看清图标或当图标第一次变得模糊时报告。近处阅读距离的单位是米的倒数，临床上称为调节幅度，实际上这是不准确的。"移近"测试法是一种主观的测量方法，远近点间的距离差别为屈光单位。然而，因为眼有视野深度的缘故，这样测量的并不是真正的眼屈光度数的改变。视野深度定义为眼能看清的状态下，物体在眼前远近移动的范围。一只眼的视野深度范围受很多因素影响，如瞳孔的大小。大瞳孔下，宽底高顶的圆锥形光线聚为视网膜上一点，图像在网膜上聚焦有一个小的误差，会引起图像的模糊，大瞳孔导致相对小的视野深度。小瞳孔下，窄底低顶的圆锥形光线聚焦成视网膜上一点，图像在视网膜上聚焦的小误差对图像清晰度影响

小，小瞳孔导致相对大的视野深度。

眼视野深度受照明度的影响，因为照明度会影响瞳孔的直径。对一个高照度的物体，瞳孔会缩小导致视野深度增加。眼各种屈光不正的表现如散光、慧差和球差也会增加眼的视野深度。眼屈光不正的表现导致物体不能在视网膜上呈现清晰的图像。所以物体小范围移动时，有屈光不正的眼不会感觉到图像在视网膜成像的改变。调节状态下，随着年龄增长，瞳孔尺寸变小。近距离聚焦导致瞳孔收缩，所以增加眼的视野深度。使用主观方法评估清晰视觉的最近点，如"移近"法或"推后"法，因为眼视野深度的作用而过度估计了屈光度数改变。当使用主观的"移近"法测量清晰视觉下的近点时，客观测量调节反应测出这种过度评估的幅度一般在 1 ~ 2 D[43-46]。主观测量自然状态下的完全老视眼会有 1 D 的调节，但这并不是真地改变了眼的屈光度数，所以称为假性调节。

视敏度

除了眼的视野深度，对比敏感度对主观测量清

晰的近点也会有影响。主观"移近"测量法在很大程度上依赖于主观感觉到视标边缘是否清晰。当近处的视标靠近眼睛，主观上必须决定哪一点不再是可接受的焦点。正如我们所提到的，照明水平可能会影响眼睛的视野深度，但照明也同时影响图像的对比度和亮度。低照度下更难觉察出视标何时是最清晰，明亮照明会使视标看起来更清楚。增加照明提高了视标的对比度和缩小了焦点的变化，这使物体更容易被发现。提高照明水平将有助于改善对比敏感度和视力，缩小瞳孔，从而增加眼的视野深度和使眼近点更清晰。另外，在白内障或其他眼屈光介质浑浊的状态下，近点的图像是看不清楚的，所以聚焦的图像很小的变化是不易察觉的。随着年龄的增加，晶状体透明度下降和白内障患病率增加，视网膜疾病也会影响视力。虽然不是视觉效果下降的唯一原因，但老年患者的视力和

（或）对比敏感度是降低的 [47]。如果远视、白内障或视网膜疾病患者采用主观移近法测量近点，会超过客观测量出的调节幅度 [44,46,48]。

调节附器的解剖

　　眼睛的调节器官包括睫状体、睫状肌、脉络膜、前后悬韧带、晶状体囊膜和晶状体（图 3.4）。理论上认为玻璃体也具有一定的调节作用 [49-52]，并已被证实 [53-55]。睫状体内的睫状肌位于前巩膜下方，由 3 个肌纤维组组成，纵向、放射状（斜向）和环形。前悬韧带纤维跨过环形空间，从睫状突插入晶状体赤道一周。这些悬韧带纤维构成晶状体牵引条带。后悬韧带纤维在睫状突顶端和靠近睫状体冠部的后睫状体平坦部之间延伸。晶状体由一个中心核和四周皮质构成，

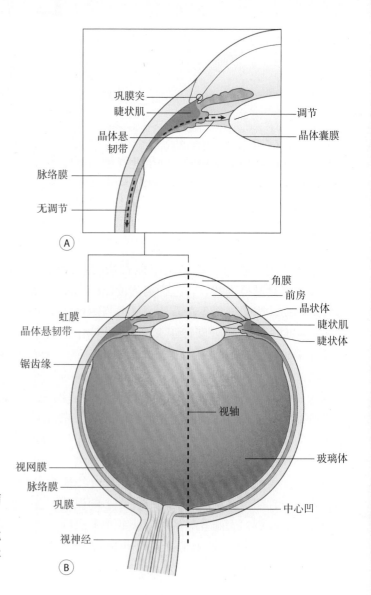

图 3.4　图示为眼睫状体区域调节结构解剖的矢状切面（A）以及眼球整体的中线矢状切面图（B）。可以看到晶状体囊膜、悬韧带、睫状肌以及脉络膜形成了一个具有弹性的吊环状结构锚定在视神经离开眼球的后巩膜处，前部锚定在巩膜突处。调节活动导致了睫状体的向前运动和朝向视轴的运动来对抗睫状肌和后极部带状纤维的回弹力。当调节终止时，睫状体通过脉络膜和带状纤维的回弹回到无调节状态。

外围是有弹性的胶原囊膜。

睫状体

　　睫状体是一个三角形区域，它与巩膜前部的外表面和色素上皮细胞的内表面相邻。它介于巩膜突之前和视网膜之后。前睫状体始于巩膜突在前房角的位置。虹膜基底部插入前睫状体。接着虹膜后面是睫状体最前最内的部位睫状体突，然后是波纹状的睫状体冠部，睫状体冠部之后是表面平滑的睫状体扁平部。睫状体扁平部位有纵向跨越玻璃体表面的后部晶状体悬韧带纤维[56-58]。睫状体最后的部分和视网膜锯齿缘相连。前巩膜下面的睫状体表面是脉络膜上腔层或睫状体上腔，是由一层薄薄的胶原纤维，成纤维细胞和黑色素细胞组成[59]。位于睫状突尖端和凹陷处的睫状体非色素上皮细胞在超微结构上存在差异，前者主要是分泌房水的功能，而后者有机械固定悬韧带的作用[60]。睫状体从睫状突到锯齿缘的长度在颞侧最长鼻侧最短[61]。

睫状肌

　　睫状肌是前巩膜下方的睫状体内一个三角形区域（图 3.5）。它前部在巩膜突靠近 Schlemm 管的位置[61,62]。前睫状肌韧带插入巩膜突和小梁网，拮抗睫状肌收缩[59]。巩膜突后部，睫状肌外表面仅松散地贴附在前巩膜的内表面上。睫状肌的后部附着在脉络膜基质部。睫状肌的前表面和内表面的前方是睫状体冠部基质，后方是睫状体平坦部基质。巩膜下方睫状肌的纤维束同向排列，使睫状肌收缩时向前和向内牵引睫状体组织，睫状环直径变窄，睫状肌沿内表面滑动，导致脉络膜被拉向前方。睫状肌是平滑肌，受副交感神经支配时，产生 M3 毒蕈碱受体介导的收缩；受交感神经支配时，引起 β2- 肾上腺素能受体介导的松弛。睫状肌是非典型平滑肌，在其快速收缩时，运动神经元中个头较大，肌肉和运动神经元之间的距离和睫状肌细胞特殊的超微结构，在某些方面都类似于骨骼肌的超微结构（在鸟类中它是一个横纹肌骨骼肌）。

　　灵长类动物睫状肌也有超微结构和组织化学的区域差异，如纵向部分就像快速的骨骼肌那样迅速"套"或"括住"全系统，而内部收缩是最有效的[63]，睫状肌根据毗邻关系和方向分成 3 部分，形成形态和功能的三维结构[59]。主要组的肌肉纤维是周边的径向或纵向纤维或 Brücke 肌[9]。它们从巩膜突纵向延伸至

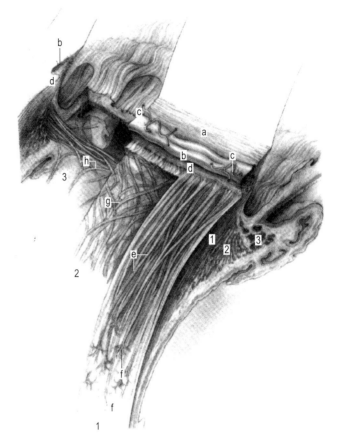

图 3.5　图示显示的是在去除眼球外层结构后的睫状肌的剖面结构，可以清楚地揭示睫状肌纤维的走向。在去除外层巩膜后，可以看到睫状肌的外纵、中环、内放射状的纤维排列。（Reproduced with permission from Hogan MJ，Alvarado JA，Weddell JE. Histology of the human eye. An atlas and textbook. Philadelphia：WB Saunders，1971.）

靠近巩膜的脉络膜。纵向纤维向内是网状或放射状纤维，这些构成了睫状肌相对较小的部分。放射状纤维分支出 V 形或 Y 形的纤维，这些放射状纤维连接前方巩膜突和在插入虹膜时连接睫状体前部的周壁，它们贴附于脉络膜弹性韧带的后方。在放射状纤维的下方和睫状体更前方，最接近晶状体的是赤道或环形纤维或 Müller 肌肉。这些构成了睫状肌最小的部分。

　　睫状肌的肌纤维被人为分为 3 组，而现实中，从最外面的纵行肌纤维到放射状纤维到最内的环形纤维有一个过渡。睫状肌收缩导致 3 组纤维同时收缩。随着睫状肌收缩，肌肉束有一个重排的过程，环形部分增厚，放射状和纵向部分厚度降低[59]。睫状肌整体收缩一起推动前脉络膜前移，睫状突顶点朝向晶状体赤道移动，其主要功能是使晶状体赤道部的悬韧带松弛，产生调节。

悬韧带

悬韧带是一种复杂的网状纤维，直径在 4 ~ 6 μm 至 40 ~ 50 μm[64,65]，是由直径为 70 ~ 80 nm[64] 的原始纤维形成的纤维束。悬韧带是由睫状上皮分泌的非胶原糖蛋白黏多糖和糖蛋白复合物组成。悬韧带是一种以弹性蛋白为主的弹性纤维，并且被认为比晶状体囊膜更有弹性。它们的主要功能是固定晶状体，产生调节作用。由于小带由纤维组成，是一个不连续的组织，所以允许液体从虹膜后面的后房到达玻璃体腔内（参见第 11 章）。

悬韧带通过部分纤维表浅的插入晶状体囊膜内形成一个机械的（可能类似维可牢尼龙搭扣状）或化学的接合[68]。扫描电子显微镜显示前部小带交叉到环形空间，并延伸至晶状体交互替换，分为：

（ⅰ）3 束纤维直接进入晶状体的前后表面和赤道部[66]。

（ⅱ）纤维沿环形线路插入晶状体前后表面，直接插入赤道部位[64,65,67]。

（ⅲ）悬韧带呈叉样分 2 股延伸至晶状体的前后表面，晶状体赤道部相对次要[57]。

（ⅳ）纤维连续从矢状面插入晶状体前后表面，2 条冠状线从晶状体前后表面插入，一条环绕晶状体前囊膜一周，另一条环绕晶状体后囊膜一周[69]。

虽然 McCulloch 没有观察到前悬韧带纤维的交叉[69]，但在其他文献内观察到了前悬韧带纤维的交叉[54,64,5]并被记录在早期的组织学图谱中（图 3.6）。组织学上，选取一个合适的横截面能看到一条连续悬韧带插入整个晶状体赤道部[69]。解剖人眼标本显示出连续的网状结构的纤维均匀地覆盖整个晶状体赤道部，并显示悬韧带有交叉[54]。

调节时观察睫状体区域，后睫状体向前滑动对抗前巩膜的弧度，使从后方插入的后悬韧带纤维向前移动。然而，由于睫状肌前端和睫状突向前和向内运动，睫状肌收缩拉伸后部睫状肌。这表明，后悬韧带纤维可相应协助睫状肌回到放松状态，停止调节。

晶状体囊膜

晶状体由一层囊膜包裹（图 3.6），囊膜是由晶状体上皮细胞分泌的薄的、透明的弹性膜，主要由 Ⅳ 型胶原组成[70]。Fincham 是第一个发现调节时晶状体囊膜对晶状体施压改变年轻晶状体形状的[71]。Fincham 在研究囊膜组织切片时发现没有调节能力的哺乳动物的囊膜厚度相对均匀。然而在灵长类动物，Fincham 发现囊膜在前表面中周部最厚，朝向晶状体赤道区域逐渐变薄至后囊膜周边再逐渐增厚，最薄处在晶状体后极[31]（图 3.7）。Fincham 对囊膜理想描述的很多方面在最近的研究中已得到证实，除了一些与年龄有关的厚度变化[70]。囊膜在前极厚 11 ~ 15 μm，前、中、周边的囊膜厚 13.5 ~ 16 μm。这部分囊膜位于靠近悬韧带插入到晶状体赤道周围的中央区域。囊膜的赤道区域，前悬韧带纤维插入的部分厚约 7 μm，并且不随年龄的增长而改变。后囊膜厚度逐步减小到后极部约 4 μm，后部中周部没有增厚[70]（图 3.8）。

晶状体

晶状体主要由晶状体纤维细胞组成核及皮质。晶状体前表面的囊膜下是一层晶状体上皮细胞。胚胎核位于晶状体中心，并伴随人的一生，皮质通过增加晶状体纤维细胞的层数环绕胚胎核不断增加。晶状体前表面深部上皮细胞分化成为晶状体纤维细胞，晶状体上皮细胞的增生及其分化成晶状体纤维细胞会持续

图 3.6　由于悬韧带纤维结构较精细复杂且难以观察，因此对悬韧带前部纤维附着于晶状体赤道部的描述有所差异。早期的解剖学家用最原始的方法对悬韧带前部纤维的结构形态做了非常准确的描述和图示，可以看到纤维的交错、纤维束厚度随位置的变化以及纤维在晶状体赤道部附着处的增厚。在一些样本中纤维束的聚集非常明显，而在一些样本则没有被观察到。（From Helmholtz von HH. Treatise on Physiological Optics. Translation edited by Southall JPC in 1924（original German in 1909）. New York：Dover, 1962：vol. 1, ch. 12.）

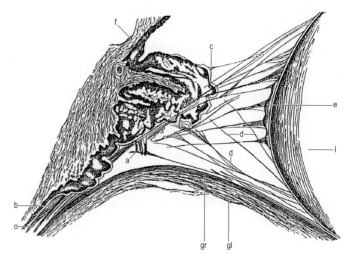

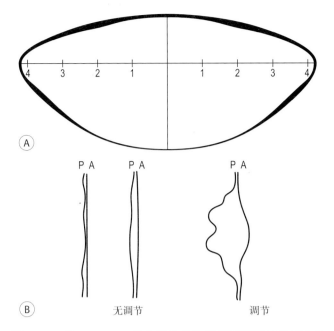

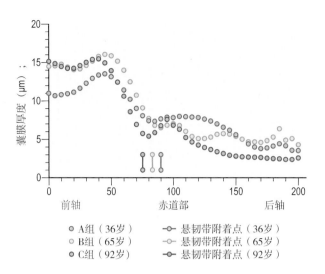

图 3.8　图示为 3 个不同年龄组的人晶状体囊膜不同部位厚度的变化情况。垂直线的标志显示了最多的晶状体悬韧带纤维插入晶状体前部的位置。晶状体后极部囊膜的增厚在老龄组更为显著，而前部中周部的囊膜增厚则可见于各个年龄组。(From Barraquer RI，Michael R，Abreu R，et al. Invest Ophthalmol Vis Sci 2006；47：2053-60. Reproduced with permission from The Association for Research in Vision and Ophthalmology.)

图 3.7　A 图：Fincham 对人类晶状体囊膜厚度区域性变化的理想描述显示在晶状体囊膜的中周部较厚。晶状体悬韧带纤维插入晶状体赤道部处可以观察到囊膜的局部增厚。尽管有一些年龄相关性的晶状体囊膜厚度的区域性变化，近年来的许多研究还是很好地证实了这个想法描述的正确性。B 图显示的是晶状体因为外伤丢失或取出后残留囊膜前后表面的情况。当患者用对侧眼观察远处物体时，晶状体囊膜是相对绷紧的（左）；而当患者注视近处物体时，晶状体囊膜是相对松弛的（中）；当使用缩瞳剂使睫状肌收缩时，晶状体囊膜变得完全松弛（右）。Graves 对无晶状体患者晶状体囊膜的状态观察成为了 Fincham 认识晶状体囊膜的张力和调节关系的基础。当睫状肌放松时晶状体囊膜使晶状体变得更扁平即处于非调节状态，而当睫状肌收缩时，晶状体囊膜使晶状体变得相对更圆，处于调节状态。(From Fincham EF. The mechanism of accommodation. Br J Ophthalmol 1937；Monograph VIII：7-80.)

人一生。由于晶状体被囊膜所包裹，所以晶状体上皮细胞不蜕去，不同于其他器官如皮肤和内脏的上皮细胞，因此，晶状体在整个生命过程中持续增长。进入青春期后，人眼晶状体质量的增加和年龄呈线性关系[72]。在活体中，晶状体厚度随年龄的增加而增加[73,74]，导致晶状体前、后表面曲率的增加[75]。虽然晶状体厚度和表面曲率随着年龄的增加而改变，但晶状体直径不会随年龄的变化而变化[74,76,77]。

晶状体具有梯度折射率，极点附近的折射率为 1.385，核周边折射率较高为 1.406。晶状体透光性并不均匀一致，通过裂隙灯观察，光带的不连续性可以让晶状体核和周边的皮质区别开（图 3.9）。无调节的年轻成人晶状体直径大约为 9.0 mm，厚度为 3.6 mm，

产生 8 D 的调节时晶状体厚度增加约 0.5 mm[33]。

调节的机制

现在对调节机制的理解主要依赖于 Helmholtz 在 1855 年提出的概念[1,78]（图 3.10）。虽然 Fincham[71] 和更现代的一些研究进一步描述了调节机制，但是基本原则仍是 Helmholtz 最初所描述的。当年轻人的眼睛不使用调节注视远方时，睫状肌放松，无张力的悬韧带纤维跨越环形空间插入晶状体赤道周围（统称前悬韧带纤维[57]）产生朝外的力量，通过晶状体囊膜使晶状体处于扁平的不调节状态。眼集中看近物时，睫状肌收缩，睫状体的内顶点朝向眼轴向前移动[79]（图 3.11），睫状肌的顶点向内运动，牵拉后部睫状肌，松弛晶状体赤道部的所有悬韧带纤维，晶状体囊膜将晶状体塑造成最佳调节状态[54,71]，囊膜给予晶状体调节的力量[54,71,72]。Graves 在一只无晶状体但囊膜存留的健康眼观察到能明显说明晶状体囊膜具有调节作用的现象[80,81]，当注视远处物体时，可以观察到前后囊膜被拉平；当注视近处物体时，囊膜变得中度松弛，表面平整；毒扁豆碱刺激睫状肌引起收缩，使囊膜完全松弛（图 3.7）。Fincham 得出结论，在透镜赤道部无张力悬韧带向外拉囊膜，保持透镜处于不调节的位

无调节　　　　　　　　　　7.5 D调节

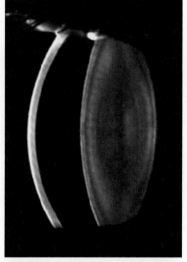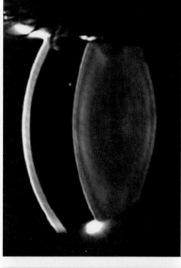

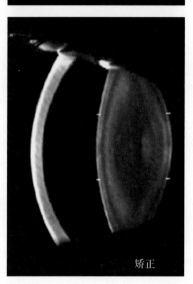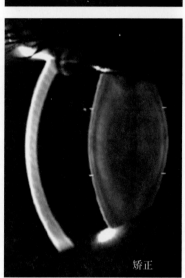

矫正　　　　　　　　　　　　　矫正

图 3.9　图示为裂隙灯照相下的晶状体及囊膜形态，左上图为视远处的未调节状态，右上图为诱发7.5 D调节下的情况。角膜前表面后的每一个光学面都会对光线产生越来越多的折射。左下图为未调节眼的光线矫正，而右下图为调节状态下的光线矫正，这 2 图显示了在调节时前方深度、晶状体厚度以及晶状体表面曲率的变化情况。(From Dubbelman M，van der Heijde GL，Weeber HA. Vision Res 2005；45；117-32. Reproduced with permission from Elsevier Science Ltd.)

置，在调节状态时，悬韧带纤维松弛使囊膜控制晶状体至调节状态[71]。

囊膜调节功能的进一步证据来自体外实验。在解剖一个年轻人或恒河猴的眼睛时，切断晶状体赤道附近的悬韧带纤维，囊膜完整的独立晶状体有最大的调节能力，而去除囊膜的晶状体物质则处于不能调节的状态[71,72,82]。此外，通过解剖年轻人和恒河猴眼睛的研究表明通过囊膜和前悬韧带纤维运用向外的力量机械拉伸晶状体变为扁平，使之处于不调节状态，并通过松弛悬韧带张力，使囊膜对晶状体施力，处于调节状态（图 3.12）。这种在体外可靠地和可重复地机械拉伸表明晶状体产生光学调节和活体眼的光学调节改变是一致的[54,55,83-85]。

在刺激大脑或药物引发调节的过程中，晶状体直径自动缩小以适应体积的调节[77,86-89]（图 3.13、图

3.14 和图 3.15）。晶状体厚度增加[33-35,38,90]，使其中央前表面曲率小范围拉伸，从而晶状体中央后表面曲率增加[36-38]，晶状体的这些物理变化和眼的屈光改变呈相对线性关系（图 3.16）。晶状体表面曲率增加导致透明晶状体的屈光度增加，晶状体表面的向前运动使前房深度减小，后表面向后运动使玻璃体腔深度减小[33,34,38]（图 3.16）。晶状体增加的厚度大约75%是由其前表面向前运动，约25%是由其后表面向后运动产生的[33,34]。

当调节结束，睫状肌松弛和脉络膜后附着部位的弹性使睫状肌恢复扁平，处于不调节的状态。睫状体尖部向外的运动再次增加晶状体一周的前悬韧带纤维的张力，使晶状体经囊膜呈扁平不调节状态。

有人已经提出 Helmholtz 关于调节机制的不同观点，包括一个至关重要的方面即玻璃体和眼压的

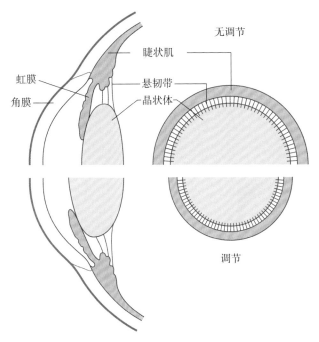

图 3.10 图示为 Helmholtz 提出的调节机制。上半图为眼的无调节状态，下半图为调节状态。左边为眼前节的矢状切面，右边为额状切面。在无调节状态下，晶状体赤道部悬韧带纤维的张力使晶状体变得相对扁平。当睫状肌收缩时，悬韧带纤维放松，晶状体囊膜对囊内晶状体施加的力量使晶状体相对变得更圆。调节状态下，晶状体轴长增加，晶状体赤道部直径降低，前房深度下降，晶状体前后表面曲率增加以增加屈光力。（Redrawn from Koretz JF, Handelman GH. Sci Am 1988；July：92-99.）

变化[51,52,91]，但是，在玻璃体切除术后，调节仍然存在[53]。在无玻璃体和无压力差的解剖眼的机械拉伸研究中，仍然发现有晶状体的正常调节，产生光学变化[54,83,85]，从而可排除玻璃体或眼睛压力差变化的调节作用。Tscherning 最初提出的经过修正的调节理论得到拥护[92]，这个理论同 Helmholtz 提出的理论相反，矛盾在于它强调调节过程中需要晶状体赤道部直径增厚，晶状体周边部变扁平和晶状体中央表面曲率增加。但是，没有实验证据支持所谓的晶状体直径增加。事实上，许多研究表明调节过程中晶状体直径逐步下降[76,77,79,86,87,89]。

晶状体和眼调节屈光度的改变

未调节的正视眼视近时需要增加屈光度，这可通过增加晶状体的屈光度来实现，而晶状体屈光度的增加靠其前表面和后表面（程度较轻）曲率的增

加。调节过程中，晶状体和眼还可以通过其他的物理变化来改变屈光状态：晶状体变厚，晶状体前表面前移，前房深度减少；晶状体后表面后移，眼前段长度增加；瞳孔收缩使晶状体发生非球面性变化。此外，晶状体具有梯度折射率，但受到晶状体形状和大小的约束，当晶状体形状改变时，其梯度折射率也发生变化。所有晶状体和眼的物理调节改变在增加屈光度的同时也改变了眼的像差。

简单的旁轴辐辏计算表明，当平行光线照入一个单纯凸透镜时，如透镜厚度增加则其屈光度降低。然而在眼睛，晶状体厚度增加的同时一定伴有前房变浅或眼前段变长。远处物体发出的入射光并未平行进入眼内晶状体，而是经过角膜折射后汇聚进入晶状体。简单的旁轴模型眼计算表明，如仅晶状体厚度增加而没有晶状体曲率的变化，会有前房变浅，但眼整体的屈光度增加。调节主要通过增加晶状体表面曲率来增加晶状体的屈光度。

由于晶状体前表面比后表面平坦，对于一个给定的曲率变化，前表面将比后表面增加更多屈光度，因此增加眼屈光度最终是通过综合眼和晶状体的光学及物理变化来实现的，增加眼屈光度的同时像差也发生变化，调节的同时眼和晶状体负球面像差增加[83,84,96-98]（图 3.17 和图 3.18）。此外，调节过程中虹膜收缩，以减少进入的光线，这也是一种光学效应，单纯缩小瞳孔直径，减少光线进入可在总体上减少光学像差[84]。另外，当眼睛存在负球面像差时，近轴光线比周围光线更接近晶状体，瞳孔收缩，虹膜阻断了周边微弱的光线，可使眼睛整体屈光度增加[84]。当调节发生时，在年轻的眼睛所有这些不同的光学改变会同时起效。

调节的激发

休息时，眼睛有一些剩余调节力为 0.5 ～ 1.5 D，这就是所谓的补充调节。一个年轻人的眼睛，努力视近时会产生 3 个生理反应：眼的调节、瞳孔收缩和眼的辐辏（图 3.19），这 3 种生理功能被称为调节三联合或近反射。这 3 个动作的神经元一起经过源于大脑 Edinger-Westphal（EW）核的前副交感神经，眼内肌（虹膜和睫状体肌）受进入巩膜的后睫状神经支配；眼外肌受动眼神经（Ⅲ），滑车神经（Ⅳ），展神经（Ⅵ）支配，其轴突起源于脑干的运动神经核，从 EW 核接受信号。双眼的调节、辐辏和伴随的瞳孔收

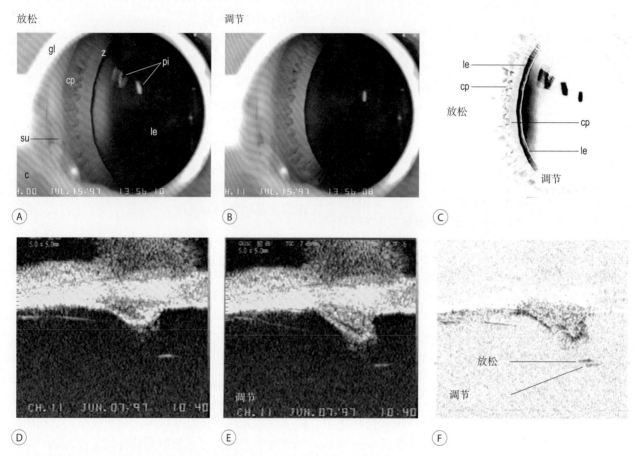

图 3.11　图示为切除虹膜后的恒河猴的前房角镜检查情况。A 为无调节状态，B 为调节状态，C 显示的为两幅图像比较后的差异，说明在眼球相对稳定的前提下，晶状体赤道部及睫状突的调节运动情况。晶状体赤道部和睫状突调节时远离巩膜运动且大致幅度相同。c：角膜；gl：前房角镜；su：缝合处；cp：睫状突；le：透镜；z：小带；pi：浦肯野透镜像。D、E 图显示为恒河猴切除虹膜后在超声生物显微镜（UBM）检查下的表现。D 为无调节状态，E 为调节状态。同样 F 图显示的是比较两幅图后的差异，说明睫状肌和晶状体赤道部的调节运动。睫状肌尖端和晶状体赤道部（短横线和箭头所示处）在调节状态下向远离巩膜方向运动。（Reprinted from Glasser A，Kaufman PL. Ophthalmology 1999：106：863-72，with permission from Elsevier Science Ltd.）

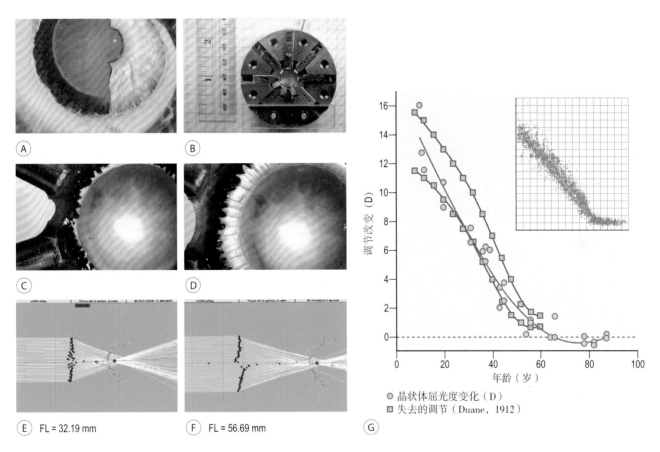

图 3.12 A 图为 54 岁捐献眼球的部分剖面图。B 图为一个机械拉伸装置的臂,悬韧带可完全放松。C 图显示悬韧带可以完全放松使晶状体达到最大调节。D 图显示悬韧带收紧使晶体完全不调节。E 图显示的是扫描激光测量的 10 岁的晶状体在未拉伸、调节状态下的焦距(34.39 mm)。F 图显示的是悬韧带最大拉伸、无调节状态下的焦距(57.69 mm)。平行激光束进入晶状体(左侧红色标志)被晶状体折射,在所标示位置(右侧黄色标志)穿过视轴(深色水平线),光线的平均焦点(蓝色标志)到晶状体(左侧红色标志)的距离代表了晶状体的焦距。(G)焦距的变化转化成屈光度(红线和圆圈)显示年轻人的晶状体可以拉伸并产生 12～16 D 的屈光力的变化。而 60 岁的老年人悬韧带同等程度的拉伸却不能改变晶状体屈光力。人类晶状体的数据绘制在插图 G 中,同时还用(蓝线,蓝色菱形)描绘了 Duane(1912)运用移近法诱发调节测定 1500 名受试者得出的调节范围数据。(Reprinted from Glasser A,Campbell MCW. Vision Res 1998;38:209-29,with permission from Elsevier Science Ltd;and from Duane A. J Am Med Assoc 1912;59:1010.)

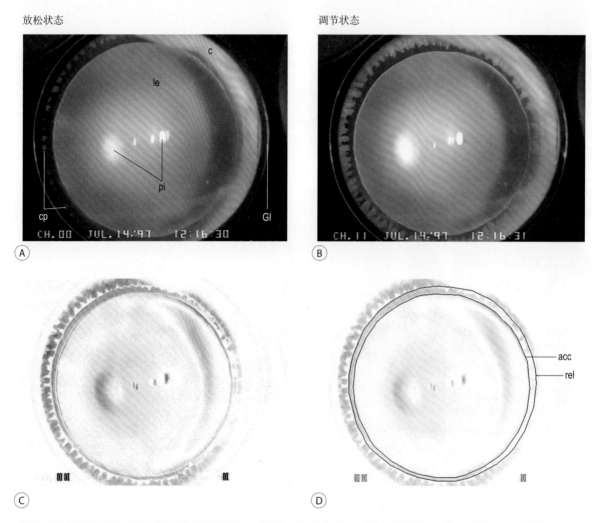

图 3.13 图示为切除虹膜后的恒河猴眼睛的镜下表现，A 图为未调节状态，B 图为调节状态（c：结膜；cp：睫状突；le：晶状体；pi：晶状体内锐性图像；Gl：前房角镜）。（C）差异图像相减（减影）显示的是晶状体的调节性运动。晶状体直径同心性降低，睫状突同心性向内移动。（D）图像的叠加可以显示出调节状态下晶状体直径变小（acc：调节；rel：放松）。（From Glasser A, Kaufman PL. Ophthalmology 1999；106：863-72，with permission from Elsevier Science Ltd.）

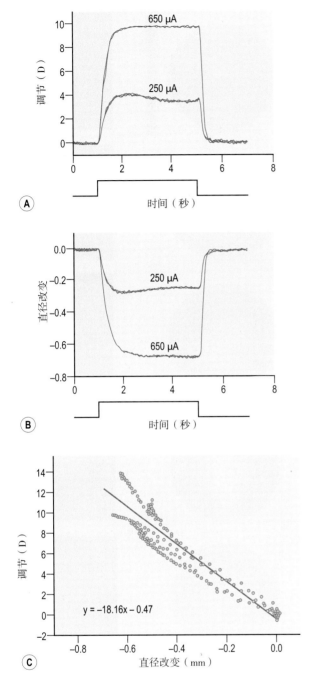

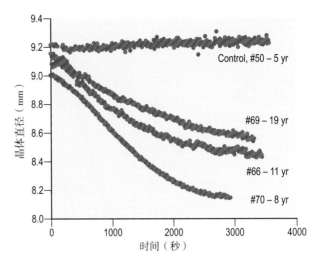

图 3.15 图示为切除虹膜后麻醉状态下的恒河猴局部点用毛果芸香碱后诱发的调节性晶状体直径随时间的变化情况，对照组点 0.9% 氯化钠溶液。可以看出，毛果芸香碱所诱发的调节引起了晶状体直径的全面的、进行性的变化，年幼的恒河猴变化更大，有着更高的调节性反应幅度。（From Wendt M，Croft MA，McDonald J，et al. Exp Eye Res 2008；86：746-52. Reproduced with permission from Elsevier Science Ltd.）

图 3.14 A 图显示的是对麻醉恒河猴大脑 EW 核施加 2 个不同电流幅度的刺激之后动态记录到的调节性屈光变化情况。B 图显示的是与 A 图相同的电流强度刺激引发的晶状体直径的调节性减小。C 图显示的是在调节过程中屈光力变化和晶状体直径减小的相关性。在这一过程中晶状体直径呈线性降低，大约 12 D 的调节会引起的晶状体直径减小约 600 mm。（From Glasser A，Wendt M，Ostrin L. Invest Ophthalmol Vis Sci 2006；47：278-86. Reproduced with permission from The Association for Research in Vision and Ophthalmology.）

缩的 3 个神经元一同在大脑融合。单独的调节刺激，如凹透镜诱导视物模糊或近端刺激单眼，可以引起双眼的调节、辐辏和瞳孔收缩；相同的，单眼的辐辏刺激呈现出双眼瞳孔收缩、辐辏和调节。

很多方式可诱发调节，可以仅因为视物模糊而诱发，如单眼或双眼眼前放一个负度数的凹透镜引起近视模糊，双眼将通过调节来尝试克服被施加的离焦现象（图 3.20）。如果对年轻的眼睛进行辐辏刺激，如先让眼睛固视远处的目标，再在眼前放置一个底部朝外的棱镜，就会发生瞳孔收缩和调节。在正视眼，近端刺激可同时诱导模糊和辐辏驱动的调节。视近处物体时调节和辐辏会同时发生，当增加调节刺激的强度，客观测量到的调节反应的大小一般小于刺激的程度，这就是所谓的滞后调节。

使用波前像差测量调节反应的研究表明，考虑到调节滞后，此时计算出的视近物时视网膜成像质量会有所提高[99]，因此，尽管眼整体屈光力会滞后调节刺激，但这种滞后可能由于眼像差的原因会最大限度地提高视网膜成像质量。当刺激幅度增加时，由于调节滞后的斜率小于 1，调节反应呈相应的线性增加。当刺激幅度继续增加，调节反应已达最大幅度，而滞后仍在增加，因此调节的刺激功能曲线呈现 S 形，即初始呈抬升，中间线性变化区有所迟滞，最终达到

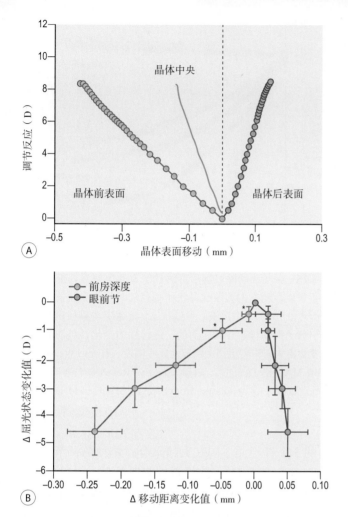

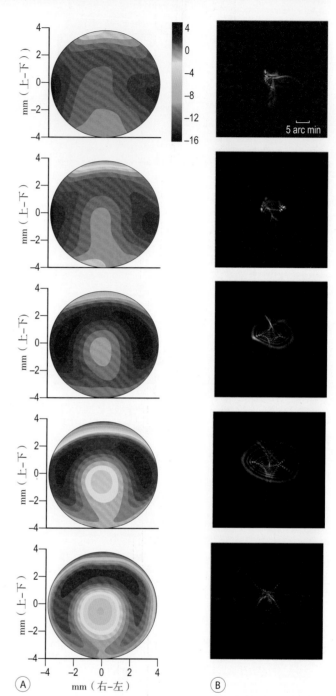

图 3.16　A 图显示的是刺激 EW 核诱发调节后用 A 超记录到的持续恒河猴眼前节调节性屈光变化的情况。当眼调节时，晶状体前表面（实线所示）朝前向角膜方向移动，后表面（虚线所示）朝后向视网膜方向移动。计算出的晶状体几何中心（细线所示的前极部中点和后极部中点的连线）有轻微幅度地向视网膜方向移动。（From Vilupuru AS, Glasser A. Exp Eye Res 2005；80：349-60. Reproduced with permission from Elsevier Science Ltd.）B 图显示当人眼受到视觉刺激诱发调节时，可使用红外光折射客观测量屈光调节的改变，使用部分相干干涉客观测量眼前节生物学改变，研究记录表明人眼的变化和在恒河猴的变化相似。这种情况下，屈光调节图形为负数，调节过程中晶状体前表面前移而后表面后移。（From Bolz M，Prinz A，Drexler W，Findl O. Br J Ophthalmol 2007；91：360-5. Reproduced with permission from the BMJ Group.）

图 3.17　图示为运用波前像差比较活体人眼和切除虹膜后的恒河猴眼的调节性变化。A 图为瞳孔直径 8mm 时通过离焦去除法测量出的波前图像。B 图显示的是相应的视网膜点扩散函数。随着调节的逐渐增加（顶部到底部：0 D，1.41 D，3.88 D，5.93 D，和 10.91 D），眼内波前像差逐渐增加，视网膜点扩散函数增大。随调节增加引起负球差显著增加，对应地引起全眼屈光力向中心比向周边更大的变化。眼周边部通常被虹膜阻滞，其屈光力变化相对较小。

平台区。探究眼睛如何监测到离焦的研究表明，眼的纵向色差在其中起到重要作用。眼睛在光学特性上的不完美特质导致了纵向像差的产生，而这一像差使短波长光线比长波长光线的成像焦点离晶状体更近。通过使用单色光、光学中和来消除纵向像差或者反转纵

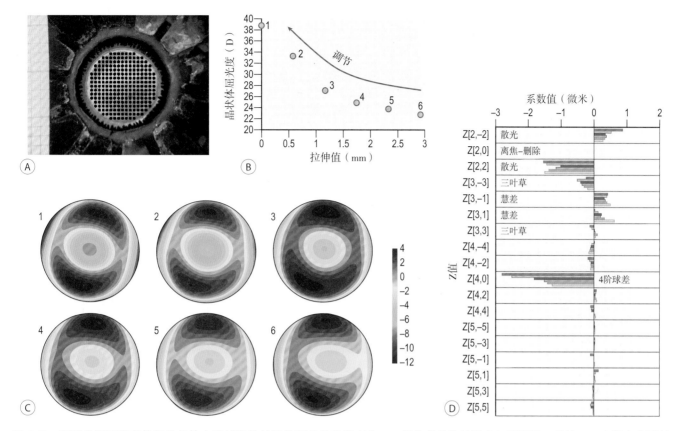

图 3.18　图示为恒河猴离体眼晶状体在机械性拉伸后的调节性光学变化。A 图为晶状体的激光扫描测量。总计 241 个激光束平行于光轴顺序通过晶状体。激光扫描重建可以计算波前像差。B 图为拉伸晶状体后调节性屈光力变化。位置 1 为晶状体未拉伸的最大调节状态。位置 6 为最大拉伸后的无调节状态。C 图为波前像差的等高线图，显示从最大调节到无调节状态下的变化情况。D 图显示的是当晶状体被拉伸时波前泽尼特系数的变化情况。特别的是泽尼特 Z[4,0] 显示的是晶状体从无调节到最大调节过程中，四阶负球面像差（SA）的逐步增加。

向像差会打破正常的调节反射[100-103]。

　　药物也可刺激调节。局部使用毒蕈碱样胆碱能受体激动剂，如毛果芸香碱，可以引起睫状肌的直接药物作用[46,48,104]。恒河猴实验可以看到药物引起的调节刺激幅度比中枢引起的要高[105,107]，这归因于药物可以引起睫状肌和虹膜更大幅度地收缩，这种程度要大于中枢副交感所驱使的相应收缩[108]。除此之外，药物所诱发的调节还使晶状体向前运动，而这在实验动物中枢所驱使的调节[109]或者人类自发调节中是不会出现的[110]。药物刺激的同时可以引起瞳孔快速而有力的收缩，但集合不会出现。当局部使用胆碱酯酶抑制剂时，则可以产生静息状态下的调节痉挛[22]。这是由于乙酰胆碱在神经肌肉接头处的自发性释放被胆碱酯酶所阻断，从而引发调节痉挛。调节性内斜视通常出现在未经矫正的远视患儿，因为这些患者在视远时需要动用调节，这种内斜视可以用胆碱酯酶抑制剂来治疗，胆碱酯酶抑制剂可使调节痉挛增加，神经输

入不变，集合刺激减少，从而集合 / 调节比例降低，有助于缓解调节性内斜视[111]。胆碱酯酶抑制剂单次使用作用持续时间较长，因此在治疗上比短效药物的使用更加广泛，也更为有效。

调节的药理学

　　当支配睫状肌的副交感节后纤维在神经肌肉接头处释放神经递质乙酰胆碱时产生调节。乙酰胆碱为毒蕈碱样受体激动剂，它和睫状肌上毒蕈碱样受体结合引发睫状肌收缩。局部点用毒蕈碱样（M 受体）的激动剂，如毛果芸香碱，也可以和睫状肌上的受体结合引发睫状肌的收缩。因此，调节可以被局部应用毛果芸香碱而诱发[46,48,104,110]，这是一种非自发的单眼调节反应，这种调节反应在一些个体可能比自发的调节反应幅度更大，而且这种调节反应在虹膜颜色较浅的人种比虹膜颜色深的人种幅度更大[48]。虹膜色深

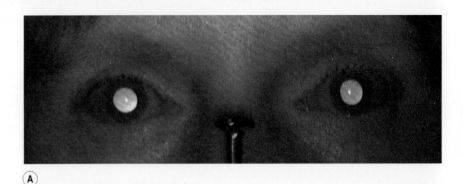

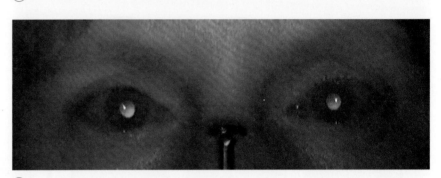

图 3.19 红外光显示双眼从视远（A）到视离鼻数厘米近物（B）时的三联动现象（调节、瞳孔缩小、辐辏）。当双眼聚焦近物时，眼调节的光学改变可通过瞳孔下部明亮的新月形图像明显呈现。

（棕色）的人群对用药诱发调节反应的灵敏程度不如虹膜色浅的人群，这是因为虹膜和睫状肌中色素层较厚，降低了药物的生物利用率。毛果芸香碱作用于睫状肌降低眼压，会产生色素沉积的结果众所周知[112]。调节同样可以被药物所阻断，药物通过使睫状肌一过性麻痹而阻断调节，称之为睫状肌麻痹。局部应用 M 受体阻滞剂如阿托品、环戊通或托品酰胺可使睫状肌麻痹，这些药物竞争性地结合或阻断 M 受体，从而阻止 M 受体激动后引发的调节。

调节的测量

　　尽管已经有调节的客观测量方法（框 3.2），但临床上视近物时主观测定调节的方法应用更加广泛。调节的主观测量法过高地估计了眼睛真实的调节屈光力（图 3.21）。主观的移近法需要不断向患者眼前移近字母表，当移动到字母表无法被认读时停止，这时字母表距眼睛距离的倒数就被用来作为调节幅度的值。主观测量法有着很多的局限性，例如，移近时的终点需要患者的主观判断，而这种判断的个体差异较大；对聚焦最佳点的评估受到焦深、视敏度、对比敏感度以及图像对比度等因素的影响；环境照明昏暗可能引发调节下降，或者造成对离焦的错误判断；不同程度的照明改变瞳孔的直径及眼睛的焦深，从而影响

> **框 3.2　调节的测量**
>
> - 调节的主观测量法基于当目标向受试者眼睛移近时，受试者对目标清晰聚焦的主观感知
> - 视近阅读的主观判定可能会对调节反应的幅度估计过高，这很大程度上取决于眼睛的视野深度
> - 眼睛的视野深度会随着瞳孔的收缩而变大，而当调节发生时，瞳孔的收缩会进一步增加眼睛的视野深度
> - 眼睛调节的客观测量可以通过测量眼睛屈光力改变的测量仪器来完成，例如使用自动屈光计或像差仪测量眼睛由视远处目标变为视近物时改变的聚焦

对近点的判定；物体角距的增加也影响主观移近法的测量，当字母表向眼睛靠近时，视网膜成像变大，因此字母更加容易认读，尽管可以通过改变字母大小比例来控制图像的角放大率，但对改善主观移近法的测量没有帮助。

　　调节幅度的主观测量也可以通过受试者注视远处字母表时，单眼或双眼前放置负的球镜片诱发调节来进行。当图像模糊时，调节可以使眼睛尝试使图像重新聚焦在视网膜上，逐渐增加负球镜片的度数直至字母表上最小字母不能被辨认为止[113]，调节幅度是通过字母表上最小字母被辨识时的最大负球镜度数，这种方法仍然是一种主观测量法，也会有主观移近法所固有的误差。主观移近法因为调节滞后的原因同样

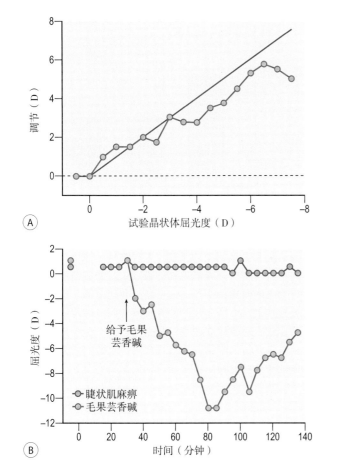

图 3.20 图示为人类调节的两种客观测定方法。A 图示一名 35 岁的受试者注视远处字母表，在其左眼前放置实验性负镜片并不断增加度数，会诱发右眼的调节反应，该反应由海丁格折射计测得。不断增加负镜片的度数，调节反应会增至最大幅度约 6 个 D，此时即使再增加镜片的度数，调节反应也不会再增加。B 图示右眼点一滴苯肾上腺素散大瞳孔后，测得静息状态下屈光力基线，双眼各测 4 次。左眼（蓝色所示）用 1% 的环戊通麻痹睫状肌，右眼（红色标记）点一滴 6% 的毛果芸香碱诱发调节，每 5 分钟测量一次屈光力，共三次。同一 35 岁受试者（A）毛果芸香碱点右眼所诱发的调节反应在用药后约 30 分钟时，达到 11 个 D 的最大值。对本受试者，毛果芸香碱所诱发的调节反应幅度要大于眼前放置负球镜片所致光学离焦而诱发的调节。

是一种不太准确的测量调节幅度的方法。众所周知，调节反应滞后于调节刺激，而且这种滞后会随着刺激的幅度增加而增加，因此刺激随屈光度的变化趋势可能要小于调节反应随屈光度的变化。通常用主观测量法评估调节幅度从根本上来说是不精确的，它过高地判断了真实的调节幅度，近视力可以被非调节性的光学方式来改善，比如老视患者可以通过多焦点人工晶状体或者多焦点角膜接触镜以静态的、非调节的方式

来提高部分的功能性近视力。同样，散光和像差也为眼睛提供了某种程度的多焦点特性。可以近距离阅读并不一定意味着出现了调节，而主观测量法无法区分真实的调节和视野深度以及通过多焦点光学工具所带来的光学补偿。

既然调节引起了眼睛光学屈光力的变化，那么调节也理所当然的可以被客观测量。客观测量法为眼睛的调节幅度提供了真实的评判。调节准确、客观的测量可以在静态[44,113,114]或者动态下[115-119]完成，自动屈光计、像差仪等都是可以对调节进行客观测量的仪器，这些仪器在眼睛视远、视近改变焦点时测量眼睛屈光力的变化。调节幅度的值则由视远、视近时的屈光力的差值来决定。老视的主观测量提示，一定程度的调节是存在的，但使用客观测量法后证明最终老视的主动调节是完全消失的[45,46]。客观测量最大调节有赖于仪器的准确性以及引发受试者最大调节反应的能力，如果受试者并不发生调节反应，那么调节将无法被测量。

调节的客观测量仪器区别在于测量是在静态还是在动态下完成的。如果是一个单纯的静态测量仪器，那么它可能会错过最大调节点，而动态测量仪器可以显示调节反应随时间的变化情况。动态视力计为调节反应提供了一个实时的图形描计，同时能准确测量真实的调节幅度，它记录的数据可以用来计算。这些仪器测量最大调节反应的成功与否同时还取决于如何将视标很好地从远到近地呈现在受试者眼前并被单眼或双眼识别。为诱发调节，必须给受试者一个强力的调节刺激从而可以诱发调节。

调节可以通过多种方式被激发。当受试者注视远处字母表时，将一个负球镜放在受试者单眼前，可在对侧眼测出诱发出的调节[46,48]。这种调节反应的测量方法的缺点是当眼睛注视远处字母表时，负球镜置于眼前产生离焦，集合反应会同时伴随发生，除非测量仪器按照集合眼的视轴重新排列，否则离轴的测量将会导致误差的产生。调节同样可以通过局部点 M 受体激动剂如毛果芸香碱来激发，所产生的调节反应可以通过折射计或自动屈光计每隔 30～45 分钟进行测量，直至测出最大调节反应[46,48]（图 3.20B）。这是一个缓慢的时间过程，但是如果屈光力的测量频次足够的话，仍然可以测出最大调节幅度，这种方法测量的调节幅度不依赖于视觉调节刺激和患者的主观性。然而，调节反应的大小也取决于药物浓度、眼内的药物动力学、虹膜色素以及其他可以影响药物到达睫状

肌快慢和多少的非调节因素。

老视

老视（框 3.3）是调节随着年龄增大逐渐丢失的过程，它在生命早期出现并最终在 50 岁左右以调节的完全丧失作为终点[45,46,120]。调节的主观测量表明 50 岁之后依然保留约 1 个 D 的调节[24,45,46]，然而，这个仅存的表面上的调节实际上源于视野深度。客观测量法显示调节每 10 年左右降低约 2.5 D，在 50 ～ 55 岁降至 0[45,46,120]。

老视导致了人生中大约 2/3 的正常生理调节功能彻底丧失，少数其他的正常生理功能在很多人也经历了系统、复杂而快速的下降。老视是一种年龄相关的调节装置的变化，这种变化在生命早期出现，在调节几乎完全丧失时达到高点，甚至直至生命的终结。约 2/3 的人的调节在 15 ～ 45 岁丧失，因此通常选取这个年龄组老视的进展进行研究。然而既然 45 ～ 50 岁发生的变化可能与老视的成因并没有特殊的关联，那么这些年龄相关性的变化可能是早期导致老视发生原因的延续。因此我们研究老视成因的最好办法并不是研究调节如何和为何消失，而是去研究在 50 岁之后调节所发生的与年龄相关的变化，这样反而会为我们提供更多的线索。

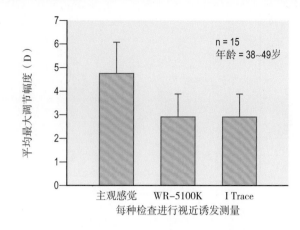

图 3.21　为年龄跨度在 38 ～ 49 岁的 15 名受试者调节幅度的主观测量和客观测量的比较。主观测量是使用移近法，受试者向检查者报告能看清近物的最近点。调节幅度的值是眼睛和近物之间距离的倒数，这个结果和使用 WR-5100K 型自动屈光计和 iTrace 像差仪两种客观测量调节幅度仪器的测量结果相比较。对于客观测量，首先测得第一次距离下的屈光力，然后将目标向眼睛移近后再次测量眼睛的屈光力。客观法测得的调节幅度取决于眼睛球镜屈光力的最大变化值。主观移近法测量的调节幅度明显高过客观测量值。（From Win-Hall DM，Glasser A. J Cataract Refract Surg 2008；34；774-84. Reproduced with permission from Elsevier Science Ltd.）

引起老视的因素

调节装置由许多不同的部件和系统共同组成，而调节是这些部件相互作用的结果，因此调节丧失的原因也有很多种。年龄影响了这些部件中的大多数，因而在调节下降的因素中，年龄起了非常重要而复杂的作用。尽管随着年龄的增大，很多基本的变化如晶状体硬化等因素都会对眼睛的调节能力有很大的影响，但眼内其他组织老化的因素也影响调节幅度。此外，很多研究表明，当调节几乎消失后，调节装置的年龄相关性变化仍在进展。最终，在变化的终点，老视导致了平衡年轻眼的晶状体屈光力变化的调节装置的作用消失，进而在睫状肌、晶状体、晶状体囊袋、悬韧带等部位发生的年龄相关性变化共同在老视形成中起到了相应的作用。

恒河猴睫状肌和年龄相关的改变

调节是随着年龄的增长而逐渐下降的，而调节也有睫状肌介入，由此便有了这样的问题：老视是否导致了睫状肌收缩能力的丧失？视近反射中的瞳孔缩小和集合并不随着年龄的增长而降低，因此提示肌肉

框 3.3　老视
• 老视是调节幅度随年龄相关性的丢失
• 眼睛视近时试图聚焦的调节性光学变化在 55 岁左右完全消失
• 眼调节装置的许多方面随着年龄的增长而变化
• 晶状体的厚度增加，晶状体的前表面曲率增加，眼前段长度增加，未调节状态下的睫状肌顶端朝着眼轴的方向而向内移动，晶状体囊膜的弹性系数增加
• 晶状体的硬度随着年龄呈指数级增加
• 人类晶状体的硬度随年龄增大而增加。在年轻眼的晶状体，核比皮质软，但是随着年龄的增长，晶状体核的硬度相比皮质有了更加明显的变化，因此在老年人的晶状体，核比皮质硬度大
• 人类晶状体最终丧失了产生调节性屈光力的能力
• 老视状态下，眼的睫状肌仍然保留了收缩的能力，可以产生调节性移动
• 老视的终点就是彻底失去了晶状体的调节能力

收缩能力的丧失并不是造成老视的原因的组成部分[121]。就像睫状肌可以在光线刺激时收缩，即使在老视中也可以有部分的调节效果一样，虹膜亦有眼内的肌肉组织，可能起到相同的作用。有研究报道称无论在手术去除虹膜后通过电极置于 EW 核[122] 来诱发调节的直接观察，还是在使用毛果芸香碱或阿托品后对眼内睫状肌的组织形态学观察，都可以发现老视的恒河猴中睫状肌的调节偏移现象[123]（图 3.22）。可以观察到恒河猴睫状肌后方包括与 Bruch 膜相连的弹性肌腱在内的附件都有与年龄相关的结构变化[124]。在年幼猴，可以看到眼内睫状肌弹性肌腱内的肌动蛋白和肌间线蛋白的染色；而在老年猴眼内的这个区域可以看到与弹性肌腱相附着的胶原纤维增多、弹性肌腱增厚和微纤维的增多[124]，这种解剖上的变化可能就是使睫状肌和脉络膜后极部附着处依从性下降的原因。老年猴睫状肌后方的附着点可以优先被毛果芸香碱所阻断，

这时发生形态学改变，反之则不出现[125]。然而，去除毛果芸香碱刺激分离猴睫状肌的收缩力则并不随年龄增长而下降[126]（图 3.23）。尽管有一些睫状肌组织的减少，但 M 受体的数量或亲和力以及乙酰胆碱酯酶、胆碱转移酶的活性都没有降低[127]。

这些组织学、组织化学以及超微结构的研究表明老视恒河猴睫状肌的调节运动降低是由于睫状肌后部与脉络膜附着处组织的弹性丧失而导致的。在年轻眼内，这个部位的组织有正常的弹性，且在调节时处于拉伸状态，当这部分组织随着年龄的增长而不再可以被拉伸时，睫状肌就需要更加努力地向前移动来实现调节。在手术切除虹膜的恒河猴眼中比较睫状突和晶状体赤道部的调节性活动可以发现，随着年龄的增长，睫状突和晶状体边缘的移动均出现了下降，睫状突的调节性移动比晶状体边缘的要大，且与年龄无关[128,129]（图 3.24），这种移动度的区别甚至在年幼

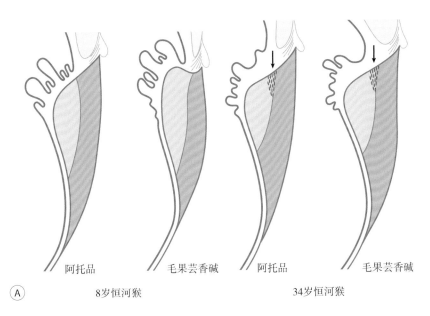

图 3.22　A 图左边显示的是 8 岁恒河猴（左两图像）和 34 岁恒河猴（右两图像）的睫状肌在分别置入毛果芸香碱和阿托品后产生的形态学变化，可以看到，在年幼猴用毛果芸香碱处理过的睫状肌可以观察到调节性形态改变，而在年长猴则没有看到同样的变化。而年老猴睫状肌没有发生调节性的形态变化的原因可能就在于睫状肌后部与脉络膜附着处弹性的丧失。8 岁龄猴肌肉内并没有出现结缔组织，而 34 岁龄猴在睫状肌的纵形走行和网状走行区的前部可以看到结缔组织（箭头处）。B 图显示的是恒河猴的睫状肌（CM）后极与脉络膜相附着处的形态。经线方向上的肌纤维束（箭头处）经由弹性肌腱附着于 Bruch 膜的弹性层。较小的弹性纤维（箭头处）在睫状体平坦部的血管周围与不同肌纤维束的肌腱连接形成弹性网络结构。

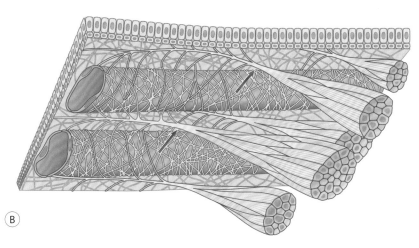

（A）阿托品　毛果芸香碱　阿托品　毛果芸香碱
8岁恒河猴　　　　　34岁恒河猴

（B）

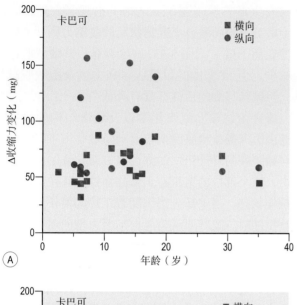

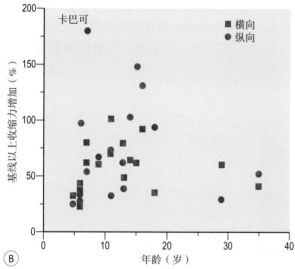

图 3.23 两图分别显示了睫状肌在使用醋克利定（50 μm）或卡巴胆碱（1 μm）M 受体激动剂后猴睫状肌在纵向（圆形）和横向（方形）的独立收缩力的数值（A）和变化比例（B）。显示肌肉收缩力没有年龄相关性变化。

的恒河猴眼中也可观察到[128]。所有这些都说明了是晶状体的移动而不是睫状体的运动，在各个年龄段限制了调节幅度。在老视的终点，当晶状体的调节性移动消失时，依然可以观察到睫状突的移动[129]，因此，尽管恒河猴眼的睫状体或者说睫状肌的调节性运动随着年龄的增长而下降，但限制恒河猴的调节幅度的并不是睫状体运动度的下降。

人睫状肌随年龄的改变

随着年龄的增大，人睫状肌出现了肌纤维丢失和结缔组织增多[125,130,131]。尽管如此，对人睫状肌收

缩力的一些间接测量[132,133,134]表明睫状肌的收缩力并没有随着年龄的增大而降低，反而可能当老视比较明显时变得更强而达到最大值。这个结果与一些对老视眼或人工晶状体眼[76,135,136]的睫状体调节性的研究结果是一致的。阿托品化的睫状肌组织学研究显示，纵向和网状部分以及肌肉的长度都随着年龄的增长而下降。除此之外，在年老眼中还观察到睫状环直径的下降[76]，未调节状态下的睫状肌内侧尖端沿着前后轴向前向内移动，因此年老眼未调节状态下的形态更像是年轻眼调节状态下的形态[125]（图 3.25），而前悬韧带逐渐拉着睫状肌向内移动是起因还是结果尚未可知。基于这个结论，我们推断在静息状态下，年老眼睫状肌可能无法保持或牵拉晶状体使之变成扁平的、无调节的状态[121]。

悬韧带随年龄相关的改变

晶状体赤道部周围附着的前部悬韧带在调节过程中起着基本作用。这种通过悬韧带纤维向外的力量所产生的张力可以使晶状体维持在无调节的扁平状态，调节时这种张力放松使晶状体更趋向于球形的调节状态[71]，因此，任何可以影响晶状体悬韧带附着的年龄相关性变化都可以影响调节，进而产生老视。这是一个纤维间非常精细的连接过程，很难进行研究，目前关于这方面的相关研究很少。由人类组织拉伸所间接决定的悬韧带弹性系数跟年龄没有相关性变化[137]。对不同年龄人眼的扫描电镜研究发现，随着年龄的增长，前部悬韧带和晶状体囊袋的关系有着相应的变化[138]，悬韧带插入囊袋处距离晶状体赤道部的距离增大，而该处距离睫状突的距离不变，周边的空间随年龄增大而降低（见下文）。悬韧带插入晶状体囊袋的部位与晶状体赤道部间的距离随年龄增长的比例在 50 岁之前是稳定一致的，之后比例出现大幅提高[138]。而基于悬韧带插入晶状体囊带的部位与睫状体之间距离的稳定性，提示倘若悬韧带的弹性不变的话，那么悬韧带的长度和张力随年龄的增长也没有变化。

因此，上述周边空间的缩小可能是由于晶状体厚度增加使得悬韧带/囊袋交替作用牵引睫状体向中央部移动，或者是睫状肌向内扩张引起的[125]。由于晶状体的整体直径并不随年龄的增长而增加，所以这种周围空间的缩小并不是由于晶状体赤道部直径的年龄相关性增加而引起的（见下文）。Farnsworth 和 Shyne[138]认为前部悬韧带转换的出现是由于晶状

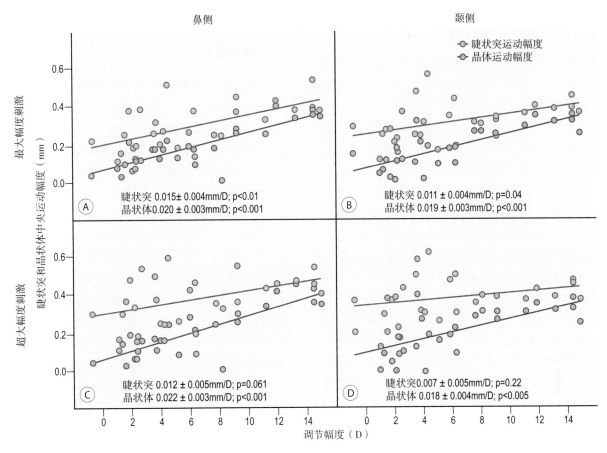

鼻侧

颞侧

○ 睫状突运动幅度
○ 晶体运动幅度

睫状突 0.015± 0.004mm/D; p<0.01
晶状体0.020 ± 0.003mm/D; p<0.001

睫状突 0.011 ± 0.004mm/D; p=0.04
晶状体 0.019 ± 0.003mm/D; p<0.001

睫状突 0.012 ± 0.005mm/D; p=0.061
晶状体 0.022 ± 0.003mm/D; p<0.001

睫状突0.007 ± 0.005mm/D; p=0.22
晶状体 0.018 ± 0.004mm/D; p<0.005

调节幅度（D）

最大幅度刺激

超大幅度刺激

睫状突和晶状体中央运动幅度（mm）

图 3.24 图示为手术切除虹膜后恒河猴眼睫状突（实心标记）和晶状体边缘（空心标记）的调节变化情况。从恒河猴眼鼻侧（左）或颞侧（右）对房角的定量的影像学分析可以观察 E-W 核所激发的调节反应的幅度情况。晶状体和睫状突的调节性移动均随着调节幅度的年龄相关性下降而下降，但在所有眼中，睫状突的移动幅度均大于晶状体边缘的移动幅度。在年老眼中尤为明显的是，超大幅度的刺激可以诱发出比产生最大调节所需更大的睫状突移动，这说明即使是在老视眼，晶状体运动的幅度可以被提高，而晶状体的运动则无法被提升。

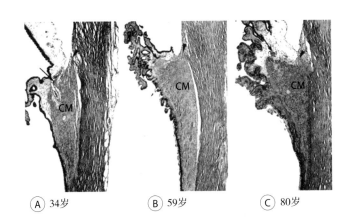

Ⓐ 34岁　　Ⓑ 59岁　　Ⓒ 80岁

图 3.25 图示为阿托品化的人眼睫状肌与年龄相关性的变化。A、B、C 分别为 34 岁、59 岁、80 岁。随着年龄增大，阿托品化的睫状肌看上去更像年轻眼调节状态下的内侧尖端沿眼轴向前移动的睫状肌形态。

体囊袋在后表面更薄，而且当晶状体在囊袋内生长时，后表面被拉伸的程度更大。因为晶状体囊袋后部更薄[70,71]，所以会出现悬韧带 / 囊袋交替作用，而囊袋后表面会比前表面拉伸程度更大以致晶状体厚度增加。正因如此，在年老眼中可以观察到前部悬韧带在晶状体的附着处位于赤道部之前，悬韧带纤维也在赤道部之前，赤道部很少[138]；而在年轻眼，悬韧带纤维是位于晶状体赤道部的。这就导致了前部悬韧带纤维作为一个整体对于晶状体赤道部向外方向力量的减弱，而这可能就是调节随年龄变化逐渐失去的一个影响因素[138]。对超声乳化手术取出晶状体实质后的人眼进行测量，同样可以观察到与年龄相关的前部悬韧带插入囊袋部位与赤道部边缘的距离的增加，以及周围空间的减小和距离睫状体距离增加[139]。然而，晶状体实质的阙如使得对实验结果的解释变得更加复杂。

年龄相关的晶状体囊膜改变

有报道晶状体前囊膜的厚度在出生时大约为 11 μm，而到 60 岁左右大约增加到 20 μm，然后慢慢地有所下降[140]。Krag[141] 发现这个厚度可以从 11 μm 增加到 75 岁时的 33 μm，之后出现轻微的下降。越来越多的研究结果表明晶状体囊膜前中周部的厚度随年龄增长而增加，而后中周部的厚度逐渐变薄[70]。Fisher[140] 通过在晶状体前囊膜中部的后方施加液压，并用两个环加紧的方式来测量囊袋的延展性，发现延展的比例约为 29% 且与年龄无关。除了晶状体囊膜厚度随年龄变化，Fisher[140] 还发现晶状体囊膜的弹性系数从初期的 6×10^7 dyn/cm^2 降至老年时的 2×10^7 dyn/cm^2，他认为，60 岁时晶状体囊膜每个单位厚度所能传递的力量下降一半左右，但是厚度增加的部分补偿了弹性的下降。晶状体体积的年龄相关性变化可能是由于晶状体囊膜厚度在不同区域的不同变化所引起。Krag 等[141] 对晶状体囊袋延展性的测量表明，年轻人的囊袋可以被拉伸到自身初始长度的 108%，这种能力随着年龄的增长呈直线下降，到 98 岁时仅可以拉伸至 40% 左右。破坏晶状体囊袋需要的力量在 35 岁之前是不变的，而在这之后呈直线下降。在 0～10% 的拉伸范围内，拉伸程度与调节相关，晶状体前囊膜的弹性系数在 35 岁之前呈线性增高，在 35 岁之后出现小幅度的下降（图 3.26）。随着年龄的增大，晶状体囊袋变厚，弹性和延展性下降，变得更加脆弱易碎[141,142]。

透明晶状体的生长

晶状体一生都在生长。在人眼，这种生长使得晶状体的质量在 5～96 岁呈线性增加[27]（图 3.27）。同时晶状体纤维细胞的增加使得晶状体的轴性厚度也呈增加趋势[45,143-145]。然而，未调节状态下的晶状体赤道部直径并不随着年龄的增长而增加[74,76,77,145]（图 3.28，图 3.29）。裂隙灯及 MRI 的检查发现晶状体前表面的曲率随着年龄的增长而增加，但是晶状体后表面的曲率在一些研究中被发现是有增加趋势的，而在另一些研究中则没有相应的变化[38,145,146]。晶状体轴性厚度的增加造成了前房深度的下降和眼前节长度的增加[145]（图 3.30）。晶状体中心与角膜之间的距离并没有年龄相关性变化[147]。恒河猴眼中也发现了相似的变化[148]。因为晶状体厚度和前后表面曲率都随年龄的增长而增加，而晶状体赤道部的直径没有相应变化，所以晶状体的最终形态看上去更像是调节状态下的形态。然而，晶状体轴性厚度随年龄增长而增加是由于晶状体前后皮质厚度的增加，而年轻晶状体的调节则是由于晶状体核的厚度增加[29,146,147]。此外，随着年龄的增长，晶状体皮质的层数增加很多，远远超过晶状体核[147]，尽管晶状体表面曲率随着年龄的变化越来越像是调节状态下的晶状体，但是老视眼却由于很难对近处的物体准确聚焦，从而导致了近视力的丧失。

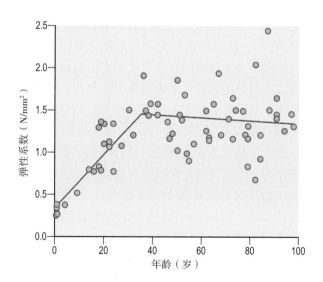

图 3.26　图示为人晶状体前囊膜在 0～10% 拉伸范围内，晶状体囊袋弹性系数的年龄相关性变化与调节相关。单独拉伸前囊膜表面环获得的数据。

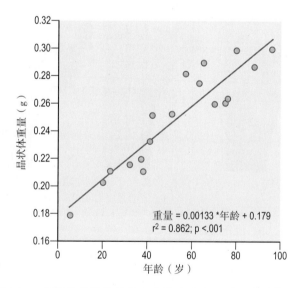

图 3.27　人眼的晶状体终其一生都在生长，因此晶状体相对单独的质量随年龄增长而增加。图示显示了从 5～96 岁的 18 例人眼晶状体湿重的变化情况。

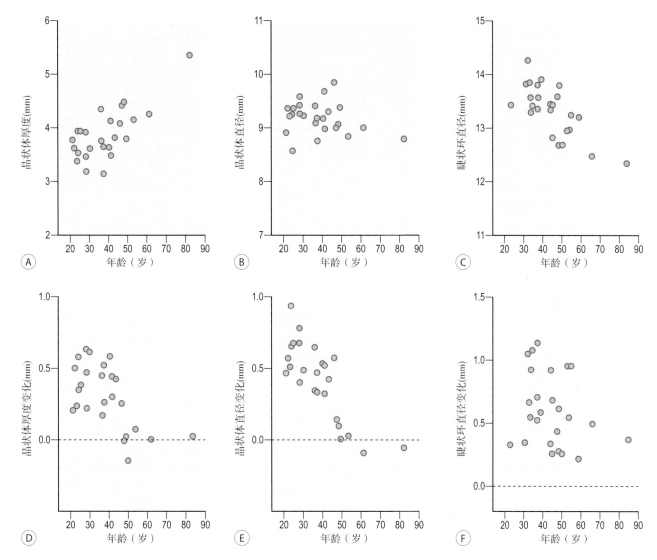

图 3.28 图示为 MRI 检测到的人眼静息未调节状态下晶状体的厚度（A）、晶状体直径（B）、睫状环直径（C）随年龄的变化情况。D 图为受试者注视近处的物体（大约需要 8 D 的调节），重复检测 MRI 来获得晶状体厚度的变化情况。同理 E 图和 F 图分别为调节状态下晶状体直径和睫状环直径的变化情况。晶状体厚度和晶状体直径的调节性变化到大约 50 岁左右变为 0，而睫状环直径的调节性变化则没有相应的变化。

晶状体前表面曲率的增加和近视力逐渐丧失之间的不一致性通常被称之为"晶状体矛盾"[149]。老视眼近视力差的原因除了前表面曲率的变化之外，主要是由于晶状体等效折光指数随年龄增长而逐渐下降[75,145,150]。晶状体在调节和老化两种情况下的不同光学变化表现在很多方面。调节可以引起年轻眼的晶状体向负球镜的偏移增加，而老视则可以引起晶状体的正球镜偏移增加[54,72]。晶状体轴性厚度的增加在晶状体没有其他变化的情况下可以降低晶状体的屈光力。尽管晶状体中央的屈光指数不随年龄而变化，晶状体其他部位屈光指数的变化却和年龄有关，这种情况导致了屈光指数在晶状体中央区域有一个大的平台期，

而在晶状体周边皮质区域变化趋势则较为陡峭[41]（图3.31）。

我们曾经认为晶状体赤道部直径随年龄增长而增加[94,151,152]是老视的主要原因之一[153]，支持这一论断的唯一证据是 Priestly Smith 在 1883 年所进行的人眼晶状体的测量[154]。他和其他学者[54,71,72]意识到，当晶状体悬韧带纤维被切断，晶状体被独立地从眼中取出，失去了悬韧带的牵拉，年轻眼的晶状体变得更像调节状态，赤道部直径减小，而老视眼的晶状体在被取出时没有任何形态上的变化[54,71,72]。对晶状体赤道部直径进行测量，比较调节状态下的年轻眼和未调节状态下的老视眼，发现单纯晶状体的直径在年轻眼中

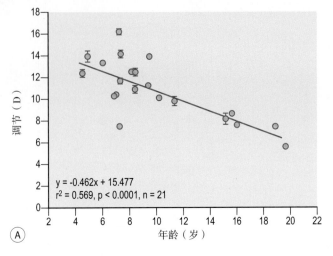

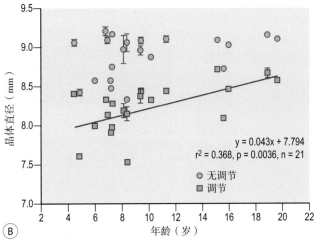

图 3.29　图示为恒河猴眼调节幅度随年龄增长而下降，未调节状态下晶状体赤道部直径没有年龄相关性变化（圆形图示），而晶状体直径随年龄增大出现调节性的降低（方形图示）。

比在老视眼中要小。尽管这些研究表明了晶状体直径的年龄相关性变化，但这个趋势却不是因为年龄的关系，而是由于独立晶状体的不同调节状态造成的[154]。成人单纯晶状体的相关测量并不能反映活体晶状体赤道部直径的变化，最近的研究已经对人[74,76,145]和恒河猴[77]活体晶状体厚度和赤道部直径进行了测量。这些研究表明，尽管晶状体的生长和晶状体轴性厚度的增加都是显而易见的，然而老视的进展却和晶状体赤道部直径的增加没有关系。

人晶状体调节能力的丧失

体外研究已经证实人眼晶状体逐渐失去了提供调节变化的能力。Fisher 将取出的人眼晶状体进行高速旋转来模拟在活体人眼中处于未调节状态下晶状体[155]，研究结果显示人眼晶状体可变形性随年龄的

增长而出现下降。对于给定的旋转压力，晶状体赤道部、两极处承受的压力（晶状体直径和厚度的变化）在 15 ~ 65 岁下降了约 1/3，Fisher 计算出的两极和赤道部的弹性系数在这个年龄段增加了 3 倍以上[155]。经过这些研究，Fisher 推测晶状体囊袋弹性系数的下降和晶状体实质弹性系数的增加以及晶状体变得扁平足够解释在 61 岁左右调节能力的丧失[156]。然而，Fisher 关于晶状体形状以及悬韧带进入晶状体无年龄相关性变化的假设是不准确的[138,146]，相关计算的理论假设也存在疑问[157]。尽管 Fisher 计算出的系数值可能是不准确的，然而他的实验确实展示了人眼晶状体在旋转力的作用下，随年龄老化出现的晶状体可变形性的下降。

机械拉伸实验显示年轻眼晶状体承受由完整的悬韧带装置施加的拉伸力后，产生 12 ~ 16 D 屈光力的变化[54]，这些机械拉伸所诱发的晶状体屈光力的变化与活体年轻眼晶状体在调节时产生的调节性变化是一致的。机械牵拉引起的人眼晶状体屈光力的变化随着年龄的增长逐渐下降[54,134]（图 3.12）。在 55 岁左右，人眼晶状体将不能在同等程度的牵拉下产生任何屈光力的变化，而在年轻眼晶状体则可以产生 12 ~ 16 D 的屈光力变化[54]。晶状体乳化和老视眼经手术置入软性硅凝胶材料重新充填囊袋后可以恢复晶状体在机械牵拉的情况下产生调节屈光力的能力[85]。这些实验说明了如果不考虑人眼调节装置其他年龄相关性的变化，那么人眼晶状体最终彻底失去调节性光学变化能力的原因是由于晶状体的硬度逐渐增加造成的。老视眼晶状体在通过悬韧带牵拉或旋转力施加在晶状体上均不能产生任何屈光力的变化[54,155]。

当切断悬韧带，从眼中取出年轻眼晶状体，独立的晶状体由于此时囊袋对其施加的力量而处于最大程度的调节状态[71,72,154]。当晶状体去除囊袋后，晶状体实质处于无调节状态[71,72]（图 3.32），摘除晶状体囊袋导致了屈光力的下降。然而 50 岁以上的人眼摘除晶状体囊袋对屈光力没有任何影响[72]。这些结果和机械牵拉实验[54]都证明了，老年眼晶状体实质最终无法产生原本由晶状体囊袋所引发的调节或去调节。

活体人眼的高分辨率 MRI 研究对人眼调节装置的老化现象做了深入的分析[76]。当给予受试者 8 D 的调节刺激时，年轻受试者的晶状体厚度有调节性的增加和晶状体赤道部直径的下降。但随着年龄的增长，这种晶状体的调节性变化在 50 岁左右下降到 0（图

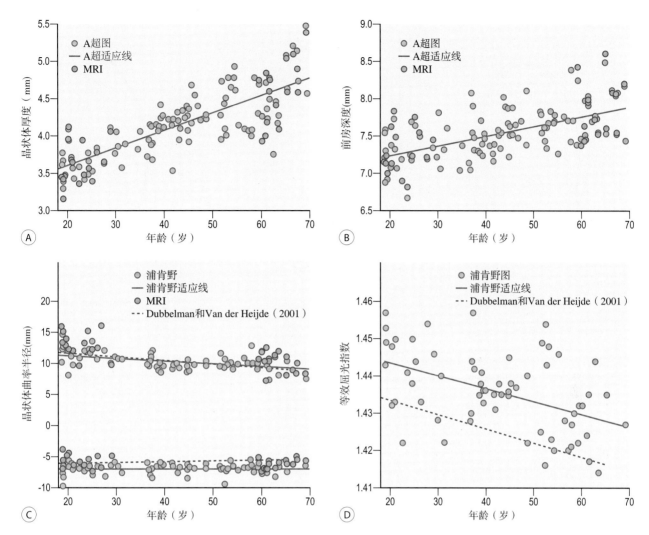

图 3.30　图示为人眼晶状体的年龄相关性变化。A 图为 A 超（红色）和 MRI（蓝色）检测的晶状体轴性厚度随年龄的变化情况。B 图为眼前节长度的变化情况。C 图为包括 MRI 在内的两种方法测得的晶状体前表面曲率随年龄增长的变化情况。D 图为计算出晶状体等效屈光指数随年龄的降低情况。

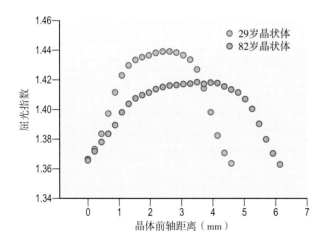

图 3.31　晶状体厚度随年龄增长而增加，而晶状体中央区的屈光指数却不随年龄变化而变化，晶状体屈光指数的整体变化趋势是随年龄变化而变化。这种变化趋势在接近晶状体表面时比较陡峭，而在晶状体中央部则变得平缓。

3.28）。然而，在老年受试者中，还可以观察到睫状环直径的调节性降低，这表明在老视眼，可以通过睫状肌的收缩和睫状体的调节性移动来努力聚焦近处的物体，而没有原本需要晶状体参与的调节变化，老视使晶状体无法承担调节性的变化。

与年龄相关的人晶状体硬度增加

人眼晶状体的硬度经历了一个指数级、年龄相关性的增加[72,158,159]。在年轻眼晶状体中，核比皮质要软，然而随着年龄的增长，皮质的硬度有着更大程度的增加[158,159]（图 3.33）。在年轻眼，调节通过晶状体核的厚度增加来实现，而不是通过皮质。相对硬度更大的晶状体皮质层环绕在晶状体核的外围使晶状体在调节时产生形状的变化。随着年龄的增长，晶状体核

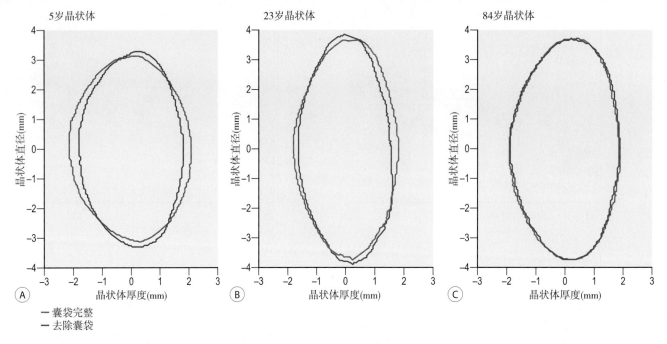

5岁晶状体

23岁晶状体

84岁晶状体

— 囊袋完整
— 去除囊袋

图 3.32　图示为 3 个不同年龄人眼晶状体摘除囊袋后的晶状体变化情况。在最年轻（5 岁）眼晶状体中，囊袋可以使独立晶状体产生最大幅度的调节。摘除囊袋后，独立晶状体实质更加趋向于非调节的状态。这种效果在 B 图（23 岁）中减弱，而在老年眼（C 图，84 岁）则对晶状体的形状没有任何的影响。

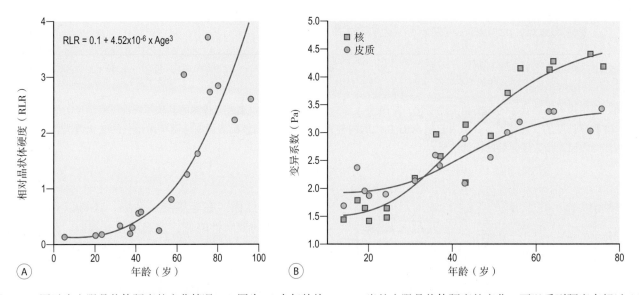

$RLR = 0.1 + 4.52 \times 10^{-6} \times Age^3$

图 3.33　图示为人眼晶状体硬度的变化情况。A 图为 19 个年龄从 5 ~ 96 岁的人眼晶状体硬度的变化，可以看到硬度有超过 4 倍的增加，且在调节完全丧失后硬度仍有增加。B 图为晶状体核与皮质硬度的变化情况，年轻眼晶状体的核性区比皮质区有较低的变异系数，而随着年龄的增加，核与皮质硬度都有显著的提高，且核的增加趋势更为明显。

变硬的速率大于皮质，在 35 岁左右晶状体皮质的硬度超过核的硬度[158]，这里有一个晶状体硬度的变化趋势图（图 3.34）。在年轻眼晶状体，硬度从晶状体表面皮质向中心核递减，而在老年眼晶状体，硬度从表面皮质向中心核递增，可能这种不同部位硬度的变化产生了精细的平衡力量的变化，从而最终导致了调节的丧失[159,160]。如果要实现调节，那么晶状体实质对于囊袋的张力和悬韧带的牵引力来说必须是足够柔软的，这样才能使晶状体变得扁平而处于未调节状态，或者增加表面曲率来使晶状体处于调节状态。既

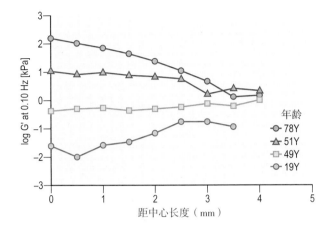

图 3.34　在年轻眼晶状体，核中心附近的硬度最低，向周边部皮质越来越高。随着年龄的增长，晶状体硬度的分布有了显著变化，在年龄最大眼的晶状体中，硬度的分布已经变成了核中心的硬度要大于周边皮质的硬度。

然调节依赖于晶状体囊袋施加于晶状体的力量，那么晶状体囊袋与晶状体核和皮质之间精细的弹力平衡有微小变化都可能改变晶状体的调节能力。尽管在 50 岁左右人眼晶状体基本完全丧失了调节能力，然而晶状体的硬度在 50 岁之后依然在增加并终其一生，因此晶状体硬度的年龄相关性变化可能仅仅是变化的延续，而这种变化最终导致白内障的产生。

晶状体顺应性的进行性下降在早期和调节幅度的下降相平行，如果没有眼调节装置的其他年龄相关性变化，那么晶状体硬度的增加和硬度的梯度变化可能可以完全解释调节随年龄增长而丢失的情况。老视曾被认为就是晶状体的变硬或"硬化"，一些关于"晶状体硬化"这一术语意义的理解还存在疑惑。有证据表明，人眼晶状体在一生中，其核硬度的增加要大于皮质硬度的增加，这种情况最终导致晶状体无法产生调节所需屈光力的变化。

参考文献

1. Helmholtz von HH. Handbuch der Physiologishen Optik, 3rd edn. Vol. 1. Menasha, Wisconsin: The Optical Society of America, 1909.
2. Young T. On the mechanism of the eye. Phil Trans R Soc Lond 1801; 91:23.
3. Home E. The Croonian lecture on muscular motion. Phil Trans R Soc Lond 1795; 85:1.
4. Crampton P. The description of an organ by which the eyes of birds are accommodated to the different distances of objects. Thompson's Annals of Philosophy 1813; 1:170.
5. Müller H. Ueber den accommodations-apparat im auge der vogel, besonders der falken. Archiv fur Ophthalmologie 1857; 3:25.
6. Glasser A, Troilo D, Howland HC. The mechanism of corneal accommodation in chicks. Vision Res 1994; 34:1549.
7. Glasser A, Murphy CJ, Troilo D et al. The mechanism of lenticular accommodation in the chick eye. Vision Res 1995; 35:1525.
8. Glasser A, Howland HC. A history of studies of visual accommodation in birds. Q Rev Biol 1996; 71:475.
9. Brücke E. Ueber den musculus Cramptonianus und den spannmuskel der choroidea. Archiv für Anatomie, Physiologie und Wissenschaftliche Medicine 1846; 1:370.
10. Cramer A. Het accommodatievermogen der oogen, physiologisch toegelicht. Hollandsche Maatschappij der Wetenschappen te Haarlem 1:139. Haarlem: De Erven Loosjes, 1853.
11. Hess C. Vergleichende Untersuchungen über den Einfluss der Accommodation auf den Augendruck in der Wirbelthierreihe. Archiv fur Augenheilkunde 1909; 63:88.
12. Rohen JW, Kaufman PL, Eichhorn M et al. Functional morphology of accommodation in raccoon. Exp Eye Res 1989; 48:523.
13. Armaly MF. Studies on intraocular effects of the orbital parasympathetic pathway. I. Techniques and effects on morphology. AMA Arch Ophthalmol 1959; 61:14.
14. Vakkur GJ, Bishop PO. The schematic eye in the cat. Vision Res 1963; 3:357.
15. O'Neill WD, Brodkey JS. A nonlinear analysis of the mechanics of accommodation. Vision Res 1970; 10:375.
16. Sivak J, Howland HC. Accommodation in the northern rock bass (Ambloplites rupestris rupestris) in response to natural stimuli. Vision Res 1973; 13:2059.
17. Andison ME, Sivak JG. The naturally occurring accommodative response of the oscar, Astronotus ocellatus, to visual stimuli. Vision Res 1996; 36:3021.
18. Beer T. Die Accommodation des Fischauges. Pfluegers Archiv fuer die Gesamte Physiologie des Menschen und der Tiere 1894; 58:523.
19. Sivak JG, Hildebrand T, Lebert C. Magnitude and rate of accommodation in diving and nondiving birds. Vision Res 1985; 25:925.
20. Tornqvist G. Effect on refraction of intramuscular pilocarpine in two species of monkey (Cercopithecus aethiops and Macaca irus). Invest Ophthalmol Vis Sci 1965; 4(2):211.
21. Tornqvist G. Effect of topical carbachol on the pupil and refraction in young and presbyopic monkeys. Invest Ophthalmol Vis Sci 1966; 5(2):186.
22. Kaufman PL, Bárány EH. Subsensitivity to pilocarpine in primate ciliary muscle following topical anticholinesterase treatment. Invest Ophthalmol Vis Sci 1975; 14(4):302.
23. Bito LZ, DeRousseau CJ, Kaufman PL et al. Age-dependent loss of accommodative amplitude in rhesus monkeys: an animal model for presbyopia. Invest Ophthalmol Vis Sci 1982; 23:23.
24. Duane A. Normal values of the accommodation at all ages. J Am Med Assoc 1912; 59:1010.
25. Anderson HA, Hentz G, Glasser A et al. Minus-lens-stimulated accommodative amplitude decreases sigmoidally with age: a study of objectively measured accommodative amplitudes from age 3. Invest Ophthalmol Vis Sci 2008; 49:2919.
26. Hirschberg J. The history of ophthalmology, Ostend, Belgium: Wayenborgh Publishing, 1982.
27. Donders FC. On the anomalies of accommodation and refraction of the eye with a preliminary essay on physiological dioptrics. London: The New Sydenham Society, 1864.
28. Rabbetts RB. Bennett & Rabbetts' Clinical visual optics, 3rd edn. Boston: Butterworth Heinemann, 1998.
29. Koretz JF, Handelman GH, Brown NP. Analysis of human crystalline lens curvature as a function of accommodative state and age. Vision Res 1984; 24(10):1141.
30. Strenk SA, Strenk LM, Koretz JF. The mechanism of presbyopia. Prog Retin Eye Res 2005; 24:379.
31. Fincham EF. The changes in the form of the crystalline lens in accommodation. Trans Optical Soc 1825; 26:240.
32. Garner LF, Yap MKH. Changes in ocular dimensions and refraction with accommodation. Ophthalmic Physiol Opt 1997; 17:12.
33. Bolz M, Prinz A, Drexler W et al. Linear relationship of refractive and biometric lenticular changes during accommodation in emmetropic and myopic eyes. Br J Ophthalmol 2007; 91:360.
34. Vilupuru AS, Glasser A. The relationship between refractive and biometric changes during Edinger-Westphal stimulated accommodation in rhesus monkeys. Exp Eye Res 2005; 80:349.
35. Drexler W, Baumgartner A, Findl O et al. Biometric investigation of changes in the anterior eye segment during accommodation. Vision Res 1997; 37:2789.
36. Rosales P, Wendt M, Marcos S et al. Changes in crystalline lens radii of curvature and lens tilt and decentration during dynamic accommodation in rhesus monkeys. J Vis 2008; 8:18.
37. Rosales P, Dubbelman M, Marcos S et al. Crystalline lens radii of curvature from Purkinje and Scheimpflug imaging. J Vis 2006; 6:1057.
38. Dubbelman M, van der Heijde GL, Weeber HA. Change in shape of the aging human crystalline lens with accommodation. Vision Res 2005; 45:117.
39. Gullstrand A. Helmholtz's Treatise on physiological optics. New York: Dover, 1909.
40. Garner LF, Smith G. Changes in equivalent and gradient refractive index of the crystalline lens with accommodation. Optom Vis Sci 1997; 74:114.
41. Kasthurirangan S, Markwell EL, Atchison DA et al. In vivo study of changes in refractive index distribution in the human crystalline lens with age and accommodation. Invest Ophthalmol Vis Sci 2008; 49:2531.
42. Hermans EA, Dubbelman M, van der Heijde R et al. Equivalent refractive index of the human lens upon accommodative response. Optom Vis Sci 2008; 85:1179.
43. Duane A. Studies in monocular and binocular accommodation with their clinical applications. Am J Ophthalmol 1922; 5:865.
44. Win-Hall DM, Glasser A. Objective accommodation measurements in prepresbyopic eyes using an autorefractor and an aberrometer. J Cataract Refract Surg 2008; 34:774.
45. Koretz JF, Kaufman PL, Neider MW et al. Accommodation and presbyopia in the human eye – aging of the anterior segment. Vision Res 1989; 29:1685.
46. Ostrin LA, Glasser A. Accommodation measurements in a prepresbyopic and presbyopic population. J Cataract Refract Surg 2004; 30:1435.
47. Calver RI, Cox MJ, Elliott DB. Effect of aging on the monochromatic aberrations of the human eye. J Opt Soc Am A Opt Image Sci Vis 1999; 16:2069.
48. Wold JE, Hu A, Chen S et al. Subjective and objective measurement of human accommodative amplitude. J Cataract Refract Surg 2003; 29:1878.
49. Koretz JF, Handelman GH. A model for accommodation in the young human eye: the effects of lens elastic anisotropy on the mechanism. Vision Res 1983; 23:1679.
50. Coleman DJ, Rondeau MJ. Current aspects of human accommodation II. Heidelberg: Kaden Verlag, 2003.
51. Coleman DJ, Fish SK. Presbyopia, accommodation, and the mature catenary. Ophthalmology 2001; 108:1544.

52. Coleman DJ. On the hydrolic suspension theory of accommodation. Trans Am Ophthalmol Soc 1986; 84:846.

53. Fisher RF. Is the vitreous necessary for accommodation in man? Br J Ophthalmol 1983; 67:206.

54. Glasser A, Campbell MCW. Presbyopia and the optical changes in the human crystalline lens with age. Vision Res 1998; 38:209.

55. Manns F, Parel JM, Denham D et al. Optomechanical response of human and monkey lenses in a lens stretcher. Invest Ophthalmol Vis Sci 2007; 48:3260.

56. Glasser A, Croft MA, Brumback L et al. Ultrasound biomicroscopy of the aging rhesus monkey ciliary region. Optom Vis Sci 2001; 78:417.

57. Rohen JW. Scanning electron microscopic studies of the zonular apparatus in human and monkey eyes. Invest Ophthalmol Vis Sci 1979; 18:133.

58. Ludwig K, Wegscheider E, Hoops JP et al. In vivo imaging of the human zonular apparatus with high-resolution ultrasound biomicroscopy. Albrecht Von Graefes Arch Klin Exp Ophthalmol 1999; 237:361.

59. Tamm ER, Lütjen-Drecoll E. Ciliary body. Microsc Res Tech 1996; 33:390.

60. Hara K, Lutjen-Drecoll E, Prestele H et al. Structural differences between regions of the ciliary body in primates. Invest Ophthalmol Vis Sci 1977; 16:912.

61. Hogan MJ, Alvarado JA, Weddell JE. Histology of the human eye; an atlas and a textbook. Philadelphia: WB Saunders, 1971.

62. Lütjen-Drecoll E. Functional morphology of the trabecular meshwork in primate eyes. Prog Retin Eye Res 1998; 18:91.

63. Flügel C, Bárány EH, Lütjen-Drecoll E. Histochemical differences within the ciliary muscle and its function in accommodation. Exp Eye Res 1990; 50:219.

64. Farnsworth PN, Burke P. Three-dimensional architecture of the suspensory apparatus of the lens of the rhesus monkey. Exp Eye Res 1977; 25:563.

65. Davanger M. The suspensory apparatus of the lens. The surface of the ciliary body. A scanning electron microscopic study. Acta Ophthalmol 1975; 53:19.

66. Marshall J, Beaconsfield M, Rothery S. The anatomy and development of the human lens and zonules. Trans Opthal Soc UK 1982; 102(3):423.

67. Bernal A, Parel JM, Manns F. Evidence for posterior zonular fiber attachment on the anterior hyaloid membrane. Invest Ophthalmol Vis Sci 2006; 47:4708.

68. Farnsworth PN, Mauriello JA, Burke-Gadomski P et al. Surface ultrastructure of the human lens capsule and zonular attachments. Invest Ophthalmol Vis Sci 1976; 15(1):36.

69. McCulloch C. The zonule of Zinn: its origin, course, and insertion, and its relation to neighboring structures. Trans Am Ophthalmol Soc 1954; 52:525.

70. Barraquer RI, Michael R, Abreu R et al. Human lens capsule thickness as a function of age and location along the sagittal lens perimeter. Invest Ophthalmol Vis Sci 2006; 47:2053.

71. Fincham EF. The mechanism of accommodation. Br J Ophthalmol 1937; Monograph VIII:7.

72. Glasser A, Campbell MCW. Biometric, optical and physical changes in the isolated human crystalline lens with age in relation to presbyopia. Vision Res 1999; 39:1991.

73. Dubbelman M, van der Heijde GL, Weeber HA. The thickness of the aging human lens obtained from corrected Scheimpflug images. Optom Vis Sci 2001; 78:411.

74. Jones CE, Atchison DA, Pope JM. Changes in lens dimensions and refractive index with age and accommodation. Optom Vis Sci 2007; 84:990.

75. Dubbelman M, van der Heijde GL. The shape of the aging human lens: curvature, equivalent refractive index and the lens paradox. Vision Res 2001; 41:1867.

76. Strenk SA, Semmlow JL, Strenk LM et al. Age-related changes in human ciliary muscle and lens: A magnetic resonance imaging study. Invest Ophthalmol Vis Sci 1999; 40:1162.

77. Wendt M, Croft MA, McDonald J et al. Lens diameter and thickness as a function of age and pharmacologically stimulated accommodation in rhesus monkeys. Exp Eye Res 2008; 86:746.

78. Helmholtz von HH. Ueber die Accommodation des Auges. Archiv für Ophthalmologie 1855; 1:1.

79. Glasser A, Kaufman PL. The mechanism of accommodation in primates. Ophthalmology 1999; 106:863.

80. Graves B. Change of tension on the lens capsules during accommodation and under the influence of various drugs. Br Med J 1926; 1:46.

81. Graves B. The response of the lens capsules in the act of accommodation. Trans Am Ophthalmol Soc 1925; 23:184.

82. Glasser A, Croft MA, Kaufman PL. International ophthalmology clinics. Philadelphia, PA: Lippincott Williams & Wilkins, 2001.

83. Roorda A, Glasser A. Wave aberrations of the isolated crystalline lens. J Vis 2004; 4:250.

84. Vilupuru AS, Roorda A, Glasser A. Spatially variant changes in lens power during ocular accommodation in a rhesus monkey eye. J Vis 2004; 4:299.

85. Koopmans SA, Terwee T, Barkhof J et al. Polymer refilling of presbyopic human lenses in vitro restores the ability to undergo accommodative changes. Invest Ophthalmol Vis Sci 2003; 44:250.

86. Glasser A, Wendt M, Ostrin L. Accommodative changes in lens diameter in rhesus monkeys. Invest Ophthalmol Vis Sci 2006; 47:278.

87. Wilson RS. Does the lens diameter increase or decrease during accommodation? Human accommodation studies: a new technique using infrared retro-illumination video photography and pixel unit measurements. Trans Am Ophthalmol Soc 1997; 95:261.

88. Grossmann K. The mechanism of accommodation in man. Br Med J 1903; 2:726.

89. Grossmann K. The mechanism of accommodation in man. Ophthal Rev 1904; 23:1.

90. Beauchamp R, Mitchell B. Ultrasound measures of vitreous chamber depth during ocular accommodation. Am J Optom Physiol Opt 1985; 62:523.

91. Coleman DJ. Unified model for accommodative mechanism. Am J Ophthalmol 1970; 69:1063.

92. Tscherning M. Physiologic optics. Philadelphia: The Keystone, 1904.

93. Tscherning M. Physiologic optics. Philadelphia: The Keystone, 1920.

94. Schachar RA. Cause and treatment of presbyopia with a method for increasing the amplitude of accommodation. Ann Ophthalmol 1992; 24:445.

95. Schachar RA, Black TD, Kash RL et al. The mechanism of accommodation and presbyopia in the primate. Ann Ophthalmol 1995; 27:58.

96. Cheng H, Barnett JK, Vilupuru AS et al. A population study on changes in wave aberrations with accommodation. J Vis 2004; 4:272.

97. He JC, Burns SA, Marcos S. Monochromatic aberrations in the accommodated human eye. Vision Res 2000; 40:41.

98. Lopez-Gil N, Fernandez-Sanchez V, Legras R et al. Accommodation-related changes in monochromatic aberrations of the human eye as a function of age. Invest Ophthalmol Vis Sci 2008; 49:1736.

99. Buehren T, Collins MJ. Accommodation stimulus-response function and retinal image quality. Vision Res 2006; 46:1633.

100. Kruger PB, Nowbotsing S, Aggarwala KR et al. Small amounts of chromatic aberration influence dynamic accommodation. Optom Vis Sci 1995; 72:656.

101. Aggarwala KR, Nowbotsing S, Kruger PB. Accommodation to monochromatic and white-light targets. Invest Ophthalmol Vis Sci 1995; 36:2695.

102. Aggarwala KR, Kruger ES, Mathews S et al. Spectral bandwidth and ocular accommodation. J Opt Soc Am A 1995; 12:450.

103. Kruger PB, Mathews S, Aggarwala KR et al. Accommodation responds to changing contrast of long, middle and short spectral-waveband components of the retinal image. Vision Res 1995; 35:2415.

104. Croft MA, Oyen MJ, Gange SJ et al. Aging effects on accommodation and outflow facility responses to pilocarpine in humans. Arch Ophthalmol 1996; 114:586.

105. Koretz JF, Bertasso AM, Neider MW et al. Slit-lamp studies of the rhesus monkey eye. II Changes in crystalline lens shape, thickness and position during accommodation and aging. Exp Eye Res 1987; 45:317.

106. Vilupuru AS, Glasser A. Dynamic accommodation in rhesus monkeys. Vision Res 2002; 42:125.

107. Crawford K, Terasawa E, Kaufman PL. Reproducible stimulation of ciliary muscle contraction in the cynomolgus monkey via a permanent indwelling midbrain electrode. Brain Res 1989; 503:265.

108. Crawford KS, Kaufman PL, Bito LZ. The role of the iris in accommodation of rhesus monkeys. Invest Ophthalmol Vis Sci 1990; 31:2185.

109. Ostrin LA, Glasser A. Comparisons between pharmacologically and Edinger–Westphal-stimulated accommodation in rhesus monkeys. Invest Ophthalmol Vis Sci 2005; 46:609.

110. Koeppl C, Findl O, Kriechbaum K et al. Comparison of pilocarpine-induced and stimulus-driven accommodation in phakic eyes. Exp Eye Res 2005; 80:795.

111. Owens PL, Amos DM. Clinical ocular pharmacology. Boston: Butterworth-Heinemann, 1995.

112. Harris LS, Galin MA. Effect of ocular pigmentation on hypotensive response to pilocarpine. Am J Ophthalmol 1971; 72:923.

113. Win-Hall DM, Glasser A. Objective accommodation measurements in pseudophakic subjects using an autorefractor and an aberrometer. J Cataract Refract Surg 2009; 35:282.

114. Win-Hall DM, Ostrin LA, Kasthurirangan S et al. Objective accommodation measurement with the Grand Seiko and Hartinger coincidence refractometer. Optom Vis Sci 2007; 84:879.

115. Kasthurirangan S, Vilupuru AS, Glasser A. Amplitude dependent accommodative dynamics in humans. Vision Res 2003; 43:2945.

116. Seidemann A, Schaeffel F. An evaluation of the lag of accommodation using photorefraction. Vision Res 2003; 43:419.

117. Schaeffel F, Wilhelm H, Zrenner E. Inter-individual variability in the dynamics of natural accommodation in humans: relation to age and refractive errors. J Physiol 1993; 461:301.

118. Mathews S. Scleral expansion surgery does not restore accommodation in human presbyopia. Ophthalmology 1999; 106:873.

119. Bharadwaj SR, Schor CM. Acceleration characteristics of human ocular accommodation. Vision Res 2005; 45:17.

120. Hamasaki D, Ong J, Marg E. The amplitude of accommodation in presbyopia. Am J Optom Arch Am Acad Optom 1956; 33:3.

121. Bito LZ, Miranda OC. Accommodation and presbyopia. Ophthalmol Annu 1989; 103.

122. Neider MW, Crawford K, Kaufman PL et al. In vivo videography of the rhesus monkey accommodative apparatus: age-related loss of ciliary muscle response to central stimulation. Arch Ophthalmol 1990; 108:69.

123. Lütjen-Drecoll E, Tamm E, Kaufman PL. Age-related loss of morphologic responses to pilocarpine in rhesus monkey ciliary muscle. Arch Ophthalmol 1988; 106:1591.

124. Tamm E, Lütjen-Drecoll E, Jungkunz W et al. Posterior attachment of ciliary muscle in young, accommodating old, presbyopic monkeys. Invest Ophthalmol Vis Sci 1991; 32:1678.

125. Tamm S, Tamm E, Rohen JW. Age-related changes of the human ciliary muscle. A quantitative morphometric study. Mech Ageing Dev 1992; 62:209.

126. Poyer JF, Kaufman PL, Flügel C. Age does not affect contractile responses of the isolated rhesus monkey ciliary muscle to muscarinic agonists. Curr Eye Res 1993; 12:413.

127. Gabelt BT, Kaufman PL, Polansky JR. Ciliary muscle muscarinic binding sites, choline acetyltransferase, and acetylcholinesterase in aging rhesus monkeys. Invest Ophthalmol Vis Sci 1990; 31:2431.

128. Ostrin LA, Glasser A. Edinger–Westphal and pharmacologically stimulated accommodative refractive changes and lens and ciliary process movements in rhesus monkeys. Exp Eye Res 2007; 84:302.

129. Croft MA, Glasser A, Heatley G et al. Accommodative ciliary body and lens function in rhesus monkeys, I. normal lens, zonule and ciliary process configuration in the iridectomized eye. Invest Ophthalmol Vis Sci 2006; 47:1076.

130. Nishida S, Mizutani S. Quantitative and morphometric studies of age-related changes in human ciliary muscle. Jpn J Ophthalmol 1992; 36:380.

131. Pardue MT, Sivak JG. Age-related changes in human ciliary muscle. Optom Vis Sci 2000; 77:204.

132. Swegmark G. Studies with impedance cyclography on human ocular accommodation at different ages. Acta Ophthalmol 1969; 47:1186.

133. Saladin JJ, Stark L. Presbyopia: new evidence from impedance cyclography supporting the Hess–Gullstrand theory. Vision Res 1975; 15:537.

134. Fisher RF. The force of contraction of the human ciliary muscle during accommodation. J Physiol 1977; 270:51.

135. Strenk SA, Strenk LM, Guo S. Magnetic resonance imaging of aging, accommodating, phakic, and pseudophakic ciliary muscle diameters. J Cataract Refract Surg 2006; 32:1792.

136. Stachs O, Martin H, Kirchhoff A et al. Monitoring accommodative ciliary muscle function using three-dimensional ultrasound. Graefe's Arch Clin Exp Ophthalmol 2002; 240:906.

137. van Alphen GW, Graebel WP. Elasticity of tissues involved in accommodation. Vision Res 1991; 31:1417.

138. Farnsworth PN, Shyne SE. Anterior zonular shifts with age. Exp Eye Res 1979; 28:291.

139. Sakabe I, Oshika T, Lim SJ et al. Anterior shift of zonular insertion onto the anterior surface of human crystalline lens with age. Ophthalmology 1998; 105:295.

140. Fisher RF. Elastic constants of the human lens capsule. J Physiol 1969; 201:1.

141. Krag S, Olsen T, Andreassen TT. Biomechanical characteristics of the human anterior lens capsule in relation to age. Invest Ophthalmol Vis Sci 1997; 38:357.

142. Krag S, Andreassen TT. Mechanical properties of the human lens capsule. Prog Retin Eye Res 2003; 22:749.

143. Sorsby A, Leary GA, Richards M et al. Ultrasonographic measurements of the components of ocular refraction in life. Vision Res 1963; 3:499.

144. Weekers R, Delmarcelle Y, Luyckx-Bacus J, Collignon J. Morphological changes of the lens with age and cataract. Ciba Foundation Symposium 19 (new series). Elsevier, Excerpta Medica, North-Holland; Associated Scientific Publishers Amsterdam: London, New York. 1973; 25–43.

145. Atchison DA, Markwell EL, Kasthurirangan S et al. Age-related changes in optical and biometric characteristics of emmetropic eyes. J Vis 2008; 8:29.

146. Brown N. The change in lens curvature with age. Exp Eye Res 1974; 19:175.

147. Dubbelman M, van der Heijde GL, Weeber HA et al. Changes in the internal structure of the human crystalline lens with age and accommodation. Vision Res 2003; 43:2363.

148. Koretz JF, Neider MW, Kaufman PL et al. Slit-lamp studies of the rhesus monkey eye. I. Survey of the anterior segment. Exp Eye Res 1987; 44:307.

149. Koretz JF, Handelman GH. The "lens paradox" and image formation in accommodating human eyes. Topics Aging Res Europe 1986; 6:57.

150. Moffat BA, Atchison DA, Pope JM. Explanation of the lens paradox. Optom Vis Sci 2002; 79:148.

151. Weale RA. A biography of the eye: development, growth, age. London: H K Lewis, 1982.

152. Rafferty NS. The ocular lens: structure, function, and pathology. New York: Marcel Dekker, 1985.

153. Schachar RA. Presbyopia: a surgical textbook. Thorofare, NJ: SLACK Inc., 2002.

154. Smith P. Diseases of the crystalline lens and capsule: on the growth of the crystalline lens. Trans Opthal Soc UK 1883; 79.

155. Fisher RF. The elastic constants of the human lens. J Physiol 1971; 212:147.

156. Fisher RF. Presbyopia and the changes with age in the human crystalline lens. J Physiol 1973; 228:765.

157. Burd HJ, Wilde GS, Judge SJ. Can reliable values of Young's modulus be deduced from Fisher's (1971) spinning lens measurements? Vision Res 2006; 46:1346.

158. Heys KR, Cram SL, Truscott RJ. Massive increase in the stiffness of the human lens nucleus with age: the basis for presbyopia? Mol Vis 2004; 10:956.

159. Weeber HA, Eckert G, Pechhold W et al. Stiffness gradient in the crystalline lens. Graefe's Arch Clin Exp Ophthalmol 2007; 245:1357.

160. Weeber HA, van der Heijde RG. On the relationship between lens stiffness and accommodative amplitude. Exp Eye Res 2007; 85:602.

第 2 部分
屈光间质生理学

第4章

角膜和巩膜

Daniel G. Dawson · John L. Ubels · Henry F. Edelhauser

薛春燕　陈月芹 译　施宇华 黄振平 校

概述

人眼最外层的纤维膜包括角膜和巩膜[1-5]（图4.1A、B）。它们由软的结缔组织按照特定的结构排列，保持眼球结构的完整性和保护眼内组织免受物理性损伤。透明的角膜（图4.1A、C）覆盖了眼球前部1/6，白色不透明的巩膜（图4.1A）覆盖了剩余的5/6。角膜和晶状体是眼球主要的屈光结构，它们具有两个光学特性，即屈光力（光的折射）和透明性（光的传导）。由于角膜是眼球的窗口，健康的角膜对获得良好的视力至关重要。角膜就类似于一个复合镜头相机的最外层镜头，巩膜所发挥的生物力学功能就相当于相机和镜头的外壳。

角膜厚度为540～700 μm，由5层构成，上皮层、Bowman层、基质层、Descemet层以及内皮层（图4.1D），每一层都有特定的结构和功能[6]。角膜有3种主要的细胞，即上皮细胞、基质细胞和内皮细胞。上皮层和内皮层构成了角膜基质的细胞屏障。它们对各种液体弥散的抵御功能对保持角膜的正常结构至关重要（对液体弥散的抵抗力：上皮[2000]＞＞内皮[10]＞基质[1]）。3种细胞都可以通过有丝分裂复制，但是在体内增殖的能力不同，角膜上皮细胞的分裂能力最强，而角膜内皮再生的能力最弱。所以，外伤后，角膜上皮可以完全再生（如角膜擦伤）。而由于内皮细胞的增殖能力有限，所以常会发生一些年龄相关的（如Fuchs内皮营养不良）以及损伤相关的（如人工晶状体眼的大疱性角膜病变）疾病，最终导致角膜水肿和大疱性角膜病变。角膜基质细胞再生的功能介于两者之间。角膜上皮细胞高度再生能力的缺点是有时会发生增殖失控，而导致肿瘤（如角膜鳞状细胞癌），而角膜基质细胞和角膜内皮细胞则没有这种风险。

巩膜厚度为0.3～1.35 mm，由3层组成——表层巩膜、巩膜固有基质、巩膜棕黑层，每层都有特定的结构和功能。巩膜只有一种主要的细胞，巩膜纤维细胞，它有中等的增殖能力，与角膜基质细胞相当。由于巩膜没有细胞屏障，它的渗透功能类似于角膜基质。巩膜坚硬、牢固和强韧使它成为组织生物力学稳定的优秀代表。正因为如此，巩膜疾病常常导致眼球失去支撑结构，比如由于类似关节炎的炎症导致巩膜生长的失调。很多动物具有由骨或软骨支撑的非常坚硬的巩膜。人类的巩膜由相对较软的纤维结缔组织构成，也许是为了更好地保持在眼球运动中脉络膜和视网膜的血流。

这一章概括和解释了角膜、巩膜的结构和功能，为理解正常和病理情况下这两种组织的功能提供了框架。

角膜

胚胎、发育、生长、老化

当代角膜胚胎学的研究起始于鸡胚的研究。由于对于灵长类及其他哺乳动物的此类研究很少，所以以下的一些研究可能存在种属的差异。妊娠4～5周（27～36天），晶状体泡形成，外胚层表层细胞覆盖晶状体泡内陷的缺损，成为原始的未分化的角膜上皮，含有最初的两层细胞[7]。与鸟类的角膜相似，灵长类和高级哺乳动物的原始角膜很快制造出一些无细胞结构的角膜基质或者说是上皮下层[8,9]。在灵长类，原始的纤维结构在上皮下先斜行然后随机方向沉积，最终成为前弹力层的胶原纤维，直径比基质胶原纤维

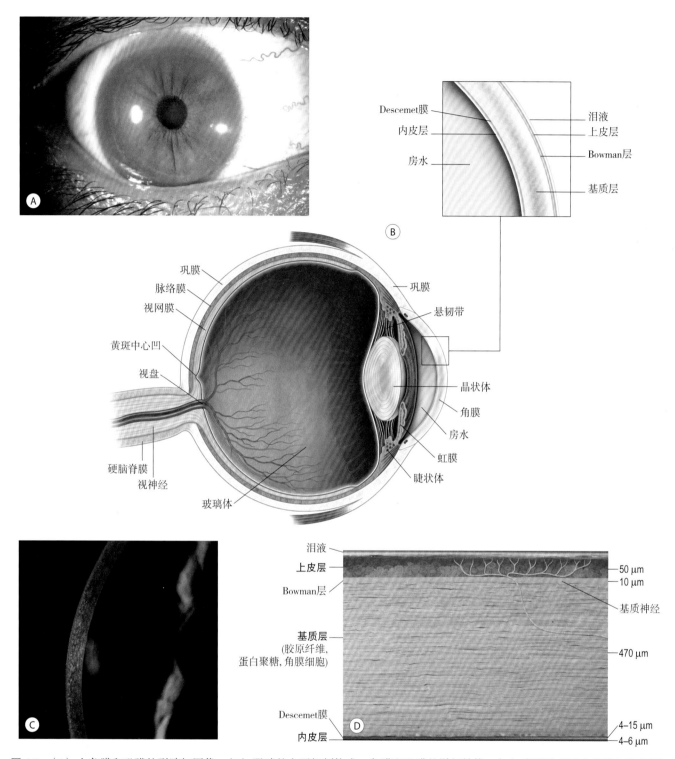

图 4.1　（A）人角膜和巩膜的裂隙灯图像。（B）眼球的主要解剖构成，角膜和巩膜的详细结构。（C）窄裂隙光下人角膜组织的图像。请注意，光在组织中发生轻微的散射，主要是在角膜的细胞成分。（D）人角膜 5 层的主要细胞和细胞外基质的组织切片（甲苯胺蓝 ×25）。

稍细[9]。Bowman 层是这个胚胎层遗留的特殊和致密一层，最早在妊娠 20 周时在光镜下可以看到[9-11]。而与人类不同，低等的哺乳动物，比如说兔和老鼠，原始的无细胞的角膜基质以及 Bowman 层不易区分且

很薄[12]。怀孕 12 周左右（怀孕 8 周眼睑融合与怀孕 26 周眼睑开放间的这一阶段）上皮细胞分化为 4 层细胞厚度的复层鳞状上皮，然后产生上皮基底膜。它保持 4 层细胞，直到出生后约 6 个月时达到成人水平

的 4 ~ 6 层细胞。在妊娠早期，缺乏上皮基底表面的基底膜和锚固复合体。在妊娠 17 周可以检测到基本的上皮基底膜和锚固复合物。随着在子宫内的进一步发展，这些结构的厚度和数量逐渐增加。

在怀孕 5 周（33 天）左右，第一批神经嵴来源的间充质细胞在角膜上皮细胞下从角膜缘开始扩张，这些细胞形成原始内皮细胞。原始内皮最初由两层细胞组成。怀孕 8 周，原始内皮细胞变成单层，开始产生后弹力膜，在妊娠 3 ~ 4 个月能够在光镜下识别。到怀孕 7 周（49 天）时，上皮细胞和内皮细胞仍紧挨在一起，直到第二次间充质细胞开始从角膜缘向中央迁移，它在上皮细胞和血管内皮细胞间入侵，并迁移进入无细胞的基质层。该细胞不进入最前方 10μm 的基质内，因为这些前部基质缺乏一种细胞侵袭所必需的信使蛋白，即细胞角膜蛋白多糖抗体[10]。第二批细胞形成固有基质或者细胞角膜基质，细胞角膜基质是板层胶原蛋白在几天内以从后向前的方式产生的产物。入侵的间充质细胞，在基质的前 1/3 使用无细胞的基质为支架，成为角膜基质细胞。出生后的人角膜基质的前 1/3 有明显的层状交织，即每个连续的层间顺时针旋转 1° ~ 2°，右眼和左眼的旋转方向是相同的。后 2/3 的角膜基质，基本上成正交结构。怀孕 3 个月，角膜神经侵入基质，并最终穿透 Bowman 层，在上皮层终止。研究还表明，怀孕 5 个月时所有角膜内皮细胞间的紧密连接形成。怀孕 5 ~ 7 个月，角膜变透明，内皮细胞的 Na^+/K^+-ATP 酶增加到成人水平[13,14]。怀孕 7 个月，除了尺寸，角膜已有类似于成人的结构特点。足月婴儿在出生时，角膜水平直径约 9.8 mm，表面积大约是 102 mm^2。新生婴儿的角膜大小为成年人角膜的 75% ~ 80%（图 4.2A、B、C），而眼后段不足成人的 50%[15]（图 4.2D）。在出生时，上皮细胞有 4 层，厚度平均值为 50μm，Bowman 层平均厚度为 10 μm，中央基质层厚度的平均值为 500μm，Descemet 膜平均值为 4μm，内皮厚度平均值 6μm（角膜中央平均总厚度 570μm）[16-18]。

在婴儿阶段，角膜继续增长，在 2 岁左右达到成人的大小，直径为 11.7 mm，表面积为 138 mm^2，前表面曲率为 44.1 D（图 4.2A），中央角膜厚度平均为 544 μm（图 4.2C）[15,17,18]。此后，角膜尺寸、形状、透明度或曲率的变化非常小，散光随年龄增长由顺规变为逆规[19-22]（图 4.2B）。出生后随着年龄的变化，角膜结构出现的变化包括：（1）上皮基底膜增厚 100 ~ 300 nm，或以大约 30 nm/10 年的速率生长；

（2）角膜细胞、基底下神经纤维和角膜内皮细胞密度减少，这可能是由压力引起的过早衰老；（3）角膜硬度、强度和基质的韧性增加，这与酶的成熟和年龄相关的非酶促糖基化引起的胶原纤维交联有关；（4）Descemet 膜增厚 6 ~ 11 μm，或以约 1μm/10 年的速率增长；（5）细胞外基质结构可能发生变性[19,20,23]。然而，这些结构和细胞的变化很少影响角膜的光学和屏障功能，但可能会提高其机械功能。比如说，自然原因的角膜扩张，如圆锥角膜，就很少发生在 40 岁以后。老化后的角膜只有 3 种不利的功能改变——角膜伤口愈合减慢、角膜知觉减退、组织的可扩展性降低[19-31]。在老年个体或血脂异常的年轻个体，角膜往往变得微黄，在角膜的外周出现脂质沉积，这种情况被称为老年环。

角膜的主要参考点以及测量值

从前面看，成人角膜呈椭圆形（图 4.3A），水平子午线直径最大（平均 11.7 mm），垂直子午线直径最小（平均 10.6 mm）[1]。这种椭圆形的外观是由巩膜向上下两极延伸造成的。从后面看，角膜呈圆形（图 4.3A），水平径和垂直径的均值为 11.7 mm。角膜的前后曲率半径分别为 7.8 mm、6.5 mm，明显小于巩膜的曲率半径（11.5 mm）。角巩膜曲率半径的差异形成了宽约 1.5 ~ 2 mm 移行区，此移行区形成了内外面的沟槽，即巩膜突，较为陡的角膜与较为平坦的巩膜相接于巩膜突（图 4.3A）。巩膜突临床上并不明显，因为其被表层巩膜以及结膜完全覆盖。移行区的组织称为角膜缘（图 4.3B），于水平线、垂直线宽平均分别为 1.5 mm 和 2 mm。此区域非常重要，因为此区域含有角膜干细胞以及作为房水常规流出通道的小梁网，并且此区域为一些免疫性疾病的始发点[32]。角巩膜缘也是手术进入前房的一个参照，因为临床上角巩膜缘呈蓝色的移行区。因此，切口位于蓝色区域前方即位于周边角膜，而不会损伤小梁网以及干细胞。角膜中央较薄，平均 544±34 μm（440 ~ 650 μm），向周边厚度逐渐增加，至角膜缘厚度大约为 700 μm[1-4,6]。一项历经 30 年的对角膜厚度的横向、纵向研究的 meta 分析显示，中央角膜厚度与年龄无明显的相关性[18]。

覆盖瞳孔的中央角膜是瞳孔的虚像，比实际瞳孔前移 0.5 mm 并且大 14%，它包含角膜的有效光学区（图 4.3C）。角膜中央光学区是指能将来自远近目标锥形光束直接折射至黄斑中心凹的部分。中央光学区的定位以及大小受注视目标相对于角膜位置（例如更遥远的固定目标＝较大直径的中央光学区，偏离中心的固定目标＝偏离中心的中央光学区）以及在不同光照条件下瞳孔直径的影响。不同的光束有与瞳孔形状相同的横截面（例如椭圆形的瞳孔决定了椭圆形的中央光带），而且光束的直径与瞳孔直径以及注视目标的位置相关。中央光学区的直径在亮光下平均为 3.6 ± 0.8 mm，暗光下为 5.8 ± 0.9 mm，根据照明条件的不同介于 $1.5 \sim 9.0$ mm[33-36]。剩余的周边角膜为周边光学区，能够折射进入瞳孔的光线，但是是以锐角折射的，这就决定了它只能影响包括黄斑区较周边的网膜（图 4.3C），很少直接影响中心凹视力。

由于角膜中央光学区的 3 大参考点（图 4.3D）是静态固定的[37]，因此在决定角膜形状、屈光力以及生物力学性能等方面具有极其重要的作用。首先即所谓角膜顶点，定义为角膜最陡的区域，通常使用角膜曲率计、角膜地形图或者断层扫描进行测量，它在角膜上的确切位置被作为摄像装置视轴的参考点[38]（图 4.3E）。摄像装置的视轴称为设备的轴点（DAP）。平均来说，角膜顶点位于 DAP 颞侧 0.8 mm、上方 0.2 mm，或者说位于视线与角膜交点的颞侧 0.5 mm、上方 0.5 mm（图 4.3D），但是与平均值相比也有相当大的个体差异[39]。角膜顶点在临床上应用于角膜接触镜的选择及配戴，也用于确定角膜的非球面形状[37]。角膜顶点偏离 DAP 可以造成虚假的角膜形状（例如非对称的形状）。区别真假最简单的方法是直接在角膜顶点上确定摄像设备的光轴，这种方法比标准直线位置稍烦琐、困难。

第二个角膜主要参考点是视线在角膜上的交点，称为角膜视线中心（CSC）[37,40]。视线是真眼的实际轴线，称为主轴，它参与形成远注视点与中心凹的连线，而不是示意眼理论上的构造（例如视轴）。它理论上被认为穿过瞳孔的中央，但在真眼这点是不正确的，因为瞳孔中央是根据瞳孔直径的变化而处于动态变化中，相差 0.7 mm，而视线是静态固定的。因此，最好认为它是连接注视目标以及角膜前表面 CSC 的一根直线，然后通过非线性通路在角膜上折射，接着经晶状体折射聚焦至中心凹。临床某些情况视线以及 CSC 的位置是相当重要的，例如屈光手术后的视力情况（特别是再次治疗以及常规的角膜磨镶术）、白内障摘除（CE）手术后房人工晶状体（PCIOL）度数的计算（特别是屈光手术后且前表面不规则的患者），因为亚临床偏中心 ≥ 0.5 mm 或者偏轴 ≥ 15° 会导致意料外的视觉症状（例如慧差等高阶像差 [HOAs]）[37,40-43]。平均来说，CSC 位于瞳孔轴线鼻侧 0.4 mm、上方 0.3 mm，或者说位于角膜顶点下方 0.5 mm、鼻侧 0.5 mm（图 4.3D），但是总的来说其位置个体差异很大[40]。在非标准线性位置使用曲率计、地形图、断层扫描仪，可以直接确定 CSC：患者直接注视成像仪器圆环的发光点，CSC 会显示在操作者屏幕的中心。但是该方法实际操作困难，因此一些医生使用同轴角膜反射来测定近似 CSC 的位置：患者直接注视摄像仪器圆环的发光点，角膜前表面第一个浦肯野图像即近似为 CSC 的位置[40]。这个近似法与实际 CSC 相差 0.02 ± 0.17 mm（−0.43 mm 至 +0.68 mm），但是对于患病或者手术后的角膜情况可能不是如此[40]。

第三个以及最新的角膜参考点称为角膜最薄点（TCP），为角膜最薄的地方。可以运用不同角膜地形图测量角膜厚度，并可以在活体进行数字化三维重建，从而使得能够评估整个角膜厚度的空间变化。在正常角膜，TCP 位于 CSC 下方 0.4 mm、颞侧 0.4 mm，比 CSC 中央角膜薄 5 μm。TCP 的位置以及厚度在区分正常角膜与圆锥角膜这方面是相当重要的，因为正常角膜 TCP 位于 CSC 1 mm 以内并且厚度不低于 500 μm。

如果角膜前表面中央光学区正常，但是在各子午线上不是球面的，这就导致了散光。在散光的情况下，远处目标光线被角膜、晶状体折射成两个焦线而不会形成一个清晰的点。另一方面，如果中央光学区不规则，那就会造成不规则散光。在成人，结膜表面积大约为 17.65 cm^2，角膜表面积大约为 1.38 cm^2，两者比为 12.8，这对计算药物供给是很重要的[1]。

光学特性

光线折射

决定眼部屈光力的测量指标主要包括中央角膜和晶状体的前后表面曲率、前房深度以及眼轴长度[35]（图 4.4A）。虽然这章节包括角膜和巩膜，我们主要介绍角膜的光学特性。角膜产生的折射力、像差分别由角膜曲率以及外形引起。这两项均是用来描述角膜形状的。角膜前表面为非球面，顶点曲率最大，往周边逐渐变平[44]。100 多年前人们就已经知道了角膜的非球面性，并用许多数学公式进行模拟想得到定量的估计[45,46]。使用以下公式，角膜前表面中央光学区非球面特性对应于该公式的圆锥部分，需要知道两个圆

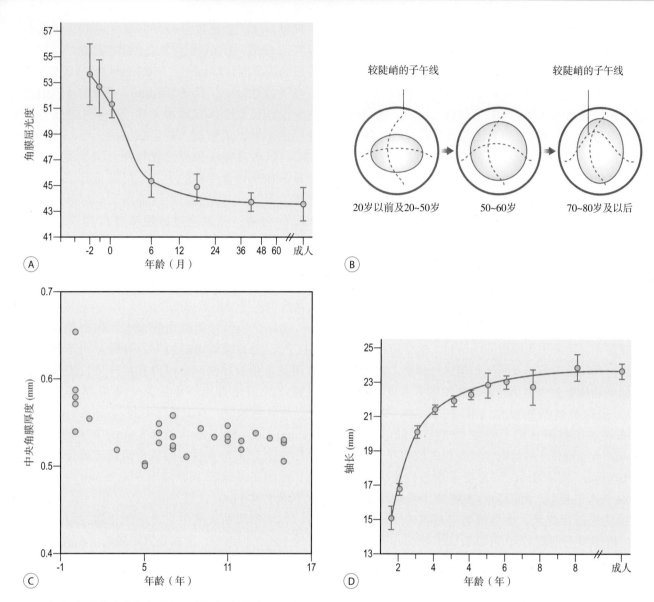

图 4.2　（A）角膜曲率值与年龄的对数图。负数表示早产儿的月份；点＝各年龄组的平均值，柱状线＝标准差。（From Gordon RA，Donzis PB. Arch Ophthalmol 1985；103：785-9.）（B）老龄化的转变，角膜形状从顺规性散光向逆规性散光变化。（From Hayashi K，Hayashi H，Hayashi F. Cornea 1995；14：527-32.）（C）已发表文献中显示年龄和角膜中央厚度关系的散点图。（From Doughty MJ，Laiquzzaman M，Muller A，et al. Ophthalm Physiol Optics 2002；22：491-504.）（D）眼轴长度与年龄的曲线图。点＝各年龄组的平均值，柱状线＝标准差。（From Gordon RA，Donzis PB. Arch Ophthalmol 1985；103：785-9.）。

图 4.3　（A）在冠状位，右眼角膜从前方看起来呈椭圆形（左上图），从后方看起来呈圆形（左下图）。在矢状位（右图），显示了真正的眼球和一完美球体的偏差。虚线＝理论上的球形；实线＝眼球实际的轮廓；ES＝外部沟；TB＝颞侧隆起。（Modified from Bron AJ，Tripathi R，Tripathi B. In：Wolff's anatomy of the eye and orbit, 8th edn. London, UK：Chapman & Hall，1997.）（B）周边角膜、角膜缘、巩膜、巩膜外层和结膜的定位（PAS ×20）。（C）中央区角膜，作为中央或有效的光学区，直接影响视网膜中央凹视力；周边部的角膜，被称为周边光学区，主要影响周边视力。（Modified from Uozato H，Guyton D. Am J Ophthalmol 1987；103：264-75.）（D）临床上实用的眼主要的轴心（左图），视线和瞳孔的轴线，角膜的主要参考点（右图 [右眼角膜]），理论上的角膜视线中心（CSC）、角膜顶点、角膜最薄点（TCP），但并不是实际有用的视轴。视线从固定目标到角膜视线中心（CSC），通过角膜继续前进，在瞳孔的中心或附近进入眼内，经过角膜和晶状体的折射到达黄斑中心凹。从固定目标发出的光线（由阴影区域所示）通常在入瞳的中心或附近聚集，即点 E，被视线几乎对称性包绕。视线经常与视轴——简化眼理论上的主要轴相混

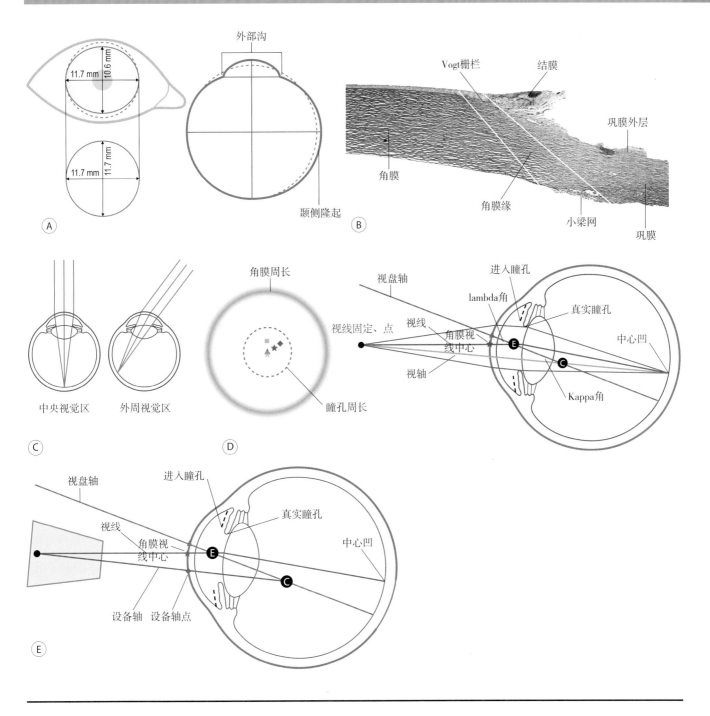

淆。从技术上讲，真正的人眼不存在视轴，因为真正人眼不会让单束直线状光线不发生偏离，从固定目标通过眼睛的结点，并最终到达黄斑中心凹。视轴是在应用高斯光学和 Gullstrand 模型眼时，用于计算目标和图像尺寸之间关系的，但它对实际的眼睛并没有什么意义或实用性。瞳孔轴是从瞳孔真正的中心到正常角膜表面的垂线，它与角膜的曲率中心 C1 对准。Kappa 角是真正的瞳孔轴和理论的视轴之间的夹角，Lambda 角是真正的瞳孔轴和真正的视线之间的夹角。在临床上，Lambda 角通过观察注视眼瞳孔中心与角膜反光的位移来测量，尽管它错误地被称为 Kappa 角。通常 Lambda 角在 3° ～ 6°。视轴与视线经常假设为是平行的，但只有当目标接近无穷远时才是正确的。粉红色点 = 瞳孔轴与角膜的交点；蓝色点 = 视线与角膜的交点或 CSC；黄色点 = 角膜顶点；紫色点 = 成像设备的轴点（DAP）；灰色点 = TCP。（E）所有的成像设备标准的对准位置是当患者直接看成像设备的圆环形上的固定发光点时，其反射图像对准了检查者，以便它的中心在操作者的屏幕上。当在标准的对准位置时，成像装置的光学轴垂直于角膜表面并朝向角膜曲率中心 C，它距瞳孔轴的距离大约两倍于距视线的距离。设备轴与角膜前表面的交点是设备轴点（DAP）。在标准的对准位置，摄像装置操作员的屏幕的圆环中心和发光的固定目标所反射的第一浦肯野图像完全对齐。只有 Lambda 角是 0° 时，标准对齐位置与视线、角膜光学中心重叠。E = 入瞳孔的中心。（Modified from Mandell R，Horner D. In：Gills J，Sanders D，Thornton S，et al，eds. Corneal topography. The state of the art. Thorofare，New Jersey：Slack，1995.）

锥拟合参数：Q 值和 R 值[47]：

$$Q = p - 1 = \left(\frac{b}{a}\right)^2 - 1 = \frac{R}{a} - 1 = (1 - e^2) - 1$$

Q 值是描述从角膜顶点到周边曲率变化的参数（图 4.4B）；p 为几何因子；a、b 为水平、垂直子午线轴；R 为顶点曲率半径；e 为偏心率。Q 值儿童为 -0.4，随着年龄逐渐增大，成年为 -0.2（-0.81 ～ 0.47）[47-49]。Q < 0：角膜外形从顶点至外周为扁长形，从顶点曲率变化值小于球形（图 4.4C）；大部分角膜呈扁长形，这能够弥补大瞳孔下周边光线不能聚焦至中心凹。Q = 0：角膜外形为球形。Q > 0：角膜外形为扁圆形，从顶点曲率变化值大于球形（图 4.4C）。扁圆形角膜占小于 20% 人口。然而，手术（特别是准分子角膜屈光术）能够导致角膜非球面的改变，通常导致扁圆形。虽然中央角膜前表面直接影响中心视力以及近轴像差（球差、慧差等高阶像差），最近研究显示周边光学区影响离轴像差（眩光、光晕）。周边光学区不符合圆锥部分，但符合 9 阶多项式，成年中央角膜 10 mm 时 Q 值为 -0.4[50]。少数报道显示角膜后表面亦为长扁圆形，Q 值为 -0.4，但是对整个角膜像差的影响了解不是很透彻[46,48]。

中央 4 mm 角膜屈光力平均 42.4±1.5 D（38.4 ～ 46.3 D），眼部总屈光力 60 D[35,45,51]。角膜顶点相对于 CSC 的位置、角膜前表面非球面度以及前后表面比值个体差异大，并且随着年龄增长亦不同[48,52-54]。因此，很难将平均值作为经验值。角膜总屈光力最好用 Gausian 光学公式计算：

$$p_{totalcornea} = \frac{n_c - n_{air}}{r_{ant}} + \frac{n_a - n_c}{r_{post}} - \left(\frac{d}{n_c} \times \left(\frac{n_c - n_{air}}{r_{ant}}\right) \times \left(\frac{n_a - n_c}{r_{post}}\right)\right)$$

$P_{totalcornea}$：屈光度数；n_{air}：空气屈光指数（1.000）；n_c：角膜屈光指数（1.376）；n_a：房水屈光指数（1.336）；r_{ant}、r_{post}：前后表面曲率半径（0.0078、0.0065）；d：中央角膜厚度（0.000 54）。

$$42.18 D = \frac{1.376 - 1}{0.0078} + \frac{1.336 - 1.376}{0.0065} - \left(\frac{0.00054}{1.376} \times \left(\frac{1.376 - 1}{0.0078}\right) \times \left(\frac{1.336 - 1.376}{0.0065}\right)\right)$$

因此，文献中角膜总屈光力平均 48.21-6.15 = 0.12 = 42.18 D，与实际值 42.4 D 相近。

因为角膜中央较薄周边较厚作用类似凹透镜，但由于房水中和大部分角膜后表面凹透镜的作用，因

此角膜扮演凸透镜作用。如果在空气中模拟角膜后表面，可以得到以下公式：

$$p_{postcornea} = \frac{n_a - n_c}{r_{post}} = \frac{1 - 1.376}{0.0065} = -57.85$$

该公式计算角膜屈光力的结果 48.21-57.85 + 1.12 = -8.52D，结果为凹透镜。

从上面的公式可以看出角膜前表面是最重要的屈光平面。然而，如果前房有大气泡，气泡接触角膜内皮，或者如果角膜前表面浸润于水中，眼部屈光力会发生很大变化。例如，在水下，当眼睁开时物像模糊；水的屈光指数为 1.333，与泪膜和角膜相似（1.376）。因此，角膜前表面屈光力明显降低。如果空气泪膜面使用护目镜保护，那水下成像就像正常陆地上成像一样清晰。

光线传递

角膜同时具有保持透明和充当机械支撑的双重作用。组织透明性在动物的眼部以外很少见[2-3]。事实上，人类只有眼部结构才会有这样的特性（如角膜、晶状体、玻璃体）。科学家们曾花费了半个多世纪的时间研究角膜的透明性，最初透明理论着重在细胞外的基质，而忽略了基质本身的细胞[66]。如今，角膜的透明性被认为是由于角膜基质中网格状排列的胶原纤维和角膜中透明的细胞的共同作用[66-71]。总的来说，现有的透明性理论主要有以下几个观点：

1. 每个角膜的胶原纤维都是无效的光线散射体。尽管无效，但是基于人类角膜间质里的大量纤维，分散光仍会因为间质里的小范围胶原纤维遭到干扰性的破坏。

2. 每个角膜细胞核会温和地散射部分光，但是由于细胞质内透明的水溶性晶体蛋白，因而细胞体是无效的光散射体；而且角膜细胞很细小，并且顺时针环状均匀地分布在角膜间质里，因而光线传导很难被影响到。

3. 散射光很微弱，因而在角膜中显得很微小。

4. 如果在纤维、角膜细胞或者基质发生折光指数失衡，角膜间质里的轻微的散射便能大幅提高，使得透光性消失。

要想理解这些理论和基本原理，我们需要从角膜基质的结构说起。

角膜基质的厚度占角膜总厚的 90%。它主要由水（3.5gH_2O/g 干重）组成，这些水被细胞和细胞外的可溶或不可溶解物质的有机网状结构稳定[72]（表

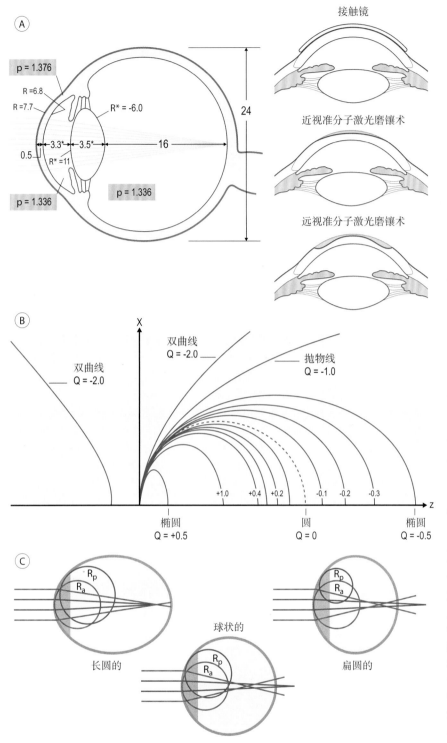

图 4.4 （A）放松无调节状态下平均大小的示意眼以及折射指数，星号标记表示该值在调节状态下可变。这些眼球大小值是用于构建一个示意眼，在现实生活中，眼睛大小个人之间的差别很大，偏离这些平均值。右上图显示，配戴隐形眼镜的原理是使角膜前表面失去效力，因为它浸浴在水液性泪液中，新的前折射表面是空气-接触镜前界面。右边中间的图显示准分子激光矫正近视的原理是去除角膜中央前部的组织，降低中央角膜前表面的曲率，类似于去除一个中央厚于周边的生物接触镜。右下图显示，准分子激光矫正远视的原理是基于去除周边和旁中心的凹透镜，增加中央角膜前表面的曲率（即一个环形槽），类似于去除一个周边厚，中央很薄甚至没有的生物接触镜。（B）相同的曲率半径，不同的非球面参数或 Q 值下的二次曲面形状变化图。（C）示意图显示了从远处经过 3 种可能的角膜前表面形状折射到视网膜的光线图。左上图为一扁长的角膜（Q ＜ 0），其曲率半径周边大于顶点（Rp ＞ Ra）。中下图为一球形角膜（Q = 0），其周边与顶点的曲率半径相等（Ra = Rp）。右上图为扁圆形角膜，曲率半径周边小于顶点（Ra ＞ Rp）。扁长的角膜能减少球面像差，图像聚焦比球形或扁圆形的角膜更紧密精确。正常健康成人的角膜 Q 值平均为 -0.2，能消除一半的天然球面像差，当 Q 值为 -0.5 时则消除了所有的球面像差。因而，人的角膜球面像差不是 0。事实上，人晶状体与角膜在光学上耦合，在童年和青少年时期晶状体具有负的球面像差，在青年时球面像差减少接近于零。晶状体非球面性随年龄发生动态变化，通常在 40 岁左右 Q 值为零，40 岁后为正值。人眼的光学性能的整体效果是随着年龄的增长，其球面性及其他光学像差逐渐增加，这也许最好地解释了视觉性能与质量的衰退和年龄的直接关系。大部分图像质量的下降与年龄相关性的晶状体改变有关。（Modified from Gatinel D，Haouat M，Hoang-Xuan T. J Fr Ophthalmol 2002；25：81-90.）。

4.1）。成人的角膜基质干重由胶原、角膜细胞成分、蛋白多糖、角膜神经成分、糖蛋白和淋巴样组织组成[72,73]（表 4.1）。总之，这些角膜成分共同作用以构成和维持一个透明的角膜。尽管角膜吸收大多数紫外光（UV），但它能传播几乎所有的可见光（400 ~ 700 nm）以及甚至波长达 2500 nm 的红外光（IR），传播率最高可达可见光谱的 85% ~ 99%[74,75]（图 4.5A）。剩下的部分（1% ~ 15%）则被角膜以一种波长依赖方式散射到各个方向，其中以紫色光受影响最大[76]。临床的裂隙灯检查法和活体共聚焦显微镜发现大多数光散射是取决于角膜内细胞组分而不是细胞外基质。相关的基质成分的光散射量比较如下：内皮细胞＞上皮细胞＞神经细胞＞角膜细胞＞＞胶原纤维或胞外基质[77,78]（图 4.5B）。事实上，体内共聚

框 4.1　角膜曲率仪、角膜地形图、角膜成像术

最近，角膜总屈光力是由角膜曲率仪、角膜地形图测量角膜前表面曲率半径得来[35,51]。因为没有仪器能够准确测量角膜后表面曲率半径，角膜被认为是单一折射表面，折射指数也可以认为是角膜曲率指数为 1.3375。虽然该近似值没有具体到个人，但临床应用比较方便。随着 Scheimpflug 摄像仪（如 Pentacam, Oculus Inc, Lynnwood, WA, USA）以及其他新仪器的引进，角膜后表面以及角膜厚度的测量难题已逐渐解决，虽然定位比较困难特别是对于屈光术后的患者[55]。采用旧仪器仍能够估计角膜总屈光力，但是自从得出角膜屈光指数为 1.328，新仪器可以更加准确地测量角膜屈光力[51]。

框 4.2　角膜接触镜

矫正屈光不正使用角膜接触镜的原理是将角膜前表面的屈光面替换成接触镜表面（图 4.4A 右上图）。使用接触镜时，角膜前表面因其浸入泪液而屈光无效，接触镜与空气表面变成眼部的屈光面[56,57]。软性角膜接触镜主要是用来矫正球镜以及规则散光，几乎不会产生永久的病理变化，除非产生并发症，例如角膜感染、穿孔或中毒性结膜炎。

戴角膜接触镜患者出现并发症比例大约为 5%[56,57]。有报道软性角膜接触镜会产生角膜急性生理变化，包括上皮变薄、知觉减退、表层点状角膜炎、上皮剥脱、基质水肿、内皮大疱。它们也能产生慢性病变，包括角膜新生血管、基质变薄、角膜形状改变以及内皮细胞多形性[58]。这些并发症被认为是由于角膜缺氧或二氧化碳过多造成的。

随着日抛型高透氧接触镜（例如硅凝胶）的引进，这些大部分生理改变，特别是慢性病变明显变少。相反，硬性角膜接触镜矫正球镜、规则散光、甚至不规则散光。硬性角膜接触镜像软性角膜接触镜也引起角膜急慢性生理改变，然而更多地会引起角膜形状的改变，因为它们会造成角膜表面的机械压力[57]。事实上，OK 镜就是基于这个原理压平中央角膜来降低近视度数[59]。选角膜接触镜的经验是很重要的。要经过多次试戴，才能在接触镜材料、大小、曲率以及其他多种因素方面选择正确并使佩戴者舒适。

焦显微镜显示发生光散射最强的区域的折光指数明显要高，就如同上皮细胞表面的空气 - 泪液层界面[71,77]。在角膜间质里，光散射主要源自神经细胞的细胞膜 - 质膜界面和角膜细胞的胞浆 - 核界面。当角膜水肿或有瘢痕时，其透明性消失，主要是由于角膜细胞光散射性质的变化而不是胞外基质的变化[71,77]。在这些情况下，角膜细胞的细胞体比正常角膜（尤其是它们的细胞体以及树枝状突起）散射更多的光。

框 4.3　屈光手术

许多屈光手术能够改变角膜前表面曲率从而减轻屈光不正[60,61]。现在使用较多的是 193 nm 氟化氩（ArF）准分子激光，包括 LASIK、SBK、PRK、LASEK 以及 EpiLASIK[60]。激光通过切削部分角膜基质从而改变角膜曲率以及前表面形状。该方法能够精确导致 C-C 共价键非热性、光化学断裂。激光手术是一种非常精确、安全的改变角膜前表面曲率的手术。事实上，自从激光手术 1995 年被 FDA 批准后，该方法目前是在美国使用最多的屈光手术方法。

光切削角膜基质有效的原因是在切削后角膜基质不会再生。仅仅会有 5% ~ 20% 切削基质产生修复性瘢痕再生[62]。激光辅助的角膜屈光手术目前已成功用于治疗远视、近视、低中度散光，并且术后长期稳定性好（至少 12 年）。但是，该方法也会导致离焦像差从而降低视觉质量[63]。该现象发生主要是由于：

(1) 实际切削部位与原定切削部位有所偏差；
(2) 激光消融是基于球面的切削，而角膜前表面为非球面；
(3) 近视切削使角膜变成中央平周边陡的扁椭圆形；
(4) 术后视力发生亚临床偏心或扭转；
(5) 切削区域有时比瞳孔直径小，特别是暗光条件下[64,65]。

矫正近视的基本原理是使用激光削平或者增加角膜前表面曲率半径[65]（图 4.4A，右中图）。相反，治疗远视是切削周边或旁中央组织使角膜前表面曲率半径降低、中央变陡[65]（图 4.4A，右下图）。治疗散光切削的主要目标是改变角膜前表面形状使 2 个焦点处于同一平面，最终聚焦于视网膜[65]。第一个步骤需要选择性地使角膜陡轴变平或者使平轴变陡，通常根据用何种方式切除最少量的组织来使用正度数或负度数柱镜。

表 4.1　角膜和巩膜的组成成分

成分	湿重（%）	干重（%）
角膜		
水	78	–
基质	66	
细胞	12	
胶原	15	71
蛋白聚糖	1	9
角膜细胞	1	10
其他	5	10
巩膜		
水	68	–
胶原	27	77
弹性蛋白	1	2
蛋白聚糖	1	3
纤维细胞	1	3
其他	2	6

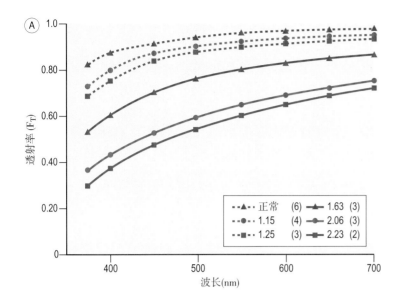

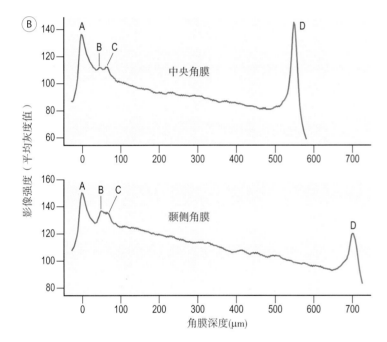

图 4.5 （A）通过正常及水肿的兔角膜的光波传递的百分比值，每一曲线中水肿角膜与正常角膜厚度比值及实验角膜数目在黑框中标出。(From Farrell RA，McCally RL，Tatham PE. J Physiol 1973；233：589-612) （B）共聚焦显微镜显示 25 岁的正常健康人的角膜中央和周边反向散射光强度。强度峰对应于（A）上皮细胞、（B）基底膜下神经丛、（C）最前的角膜细胞层和（D）内皮细胞。(From Patel S，McLaren J，Hodge D，Bourne W. Invest Ophthalmol Vis Sci 2001；42：333-9.)

胶原

　　胶原是由结构蛋白组成的一个相对不可延伸的不溶于水的纤维支架，此支架构成结缔组织的基本骨架。角膜胶原在功能上很重要，它能维持组织透明性和抵抗拉力，并最终决定了组织的大小和形状。胶原分子宽 1.5 nm，长 300 nm，由 3 条 α 链缠绕成 3 股螺旋[79]。在已知 28 种不同的胶原中，人体角膜中目前发现含有 13 种已知的胶原[80,81]。胶原分子的前肽在细胞的分泌物上裂开，胶原分子的单体在角膜细胞表面，有时在细膜内组装成纤维形状、非纤维形状或者三螺旋区不连续的纤维相关性胶原（FACIT）。

　　角膜内最常见的胶原分子是 I 型（58%），它们

常常聚集成带条纹的纤维状结构（图 4.6B），正如在透射电子显微镜所看到的，它们本身的 1/4 交错平行排列，这个排列进一步通过翻译后酶阶段的赖氨酸氧化酶在分子内共价和分子间头尾未成熟二价交联来稳定[82]（图 4.6A、C，上图）。随着角膜逐渐发育成熟，一个自发的向成熟转换的交联发生了，其中分子内、分子间、原纤维间成熟的三价交联替换不成熟的双链，促使角膜胶原纤维拥有更卓越的机械特性（图 4.6C，中图）。赖氨酸和羟赖氨酸侧链之间不成熟、成熟的交联都有发生[82]。成熟以后，胶原蛋白分子和纤维的循环或半衰期变得很短，成熟的交联聚集保持稳定，而分子内、分子间、原纤维间随机的非酶

糖基化交联积累在较高的水平，主要是在赖氨酸和精氨酸残基之间[81,82]（图 4.6C，下图）。这些非酶性的年龄或糖尿病相关的糖基化交联能增强原纤维的力学性能，形成比正常纤维更硬、更强、更结实的纤维，但有时这些作用可能会过度，使得组织太脆，不能伸展而失去正常功能。I 型纤维一般是异型的（I 型和 V 型 [15%] 胶原蛋白分子），因为它们是由两个或更多类型的胶原蛋白分子组成的（图 4.6B）。这可以作为一个微调机制控制原纤维的结构特点，例如纤维的尺寸和原纤维间的连接性。

I 型纤维通常生长到一定的直径大小，这是由于它的组成和异型胶原分子类型的比率限制了进一步的侧方堆积或生长。通过其外部表面与小亮氨酸丰富的蛋白多糖共价结合的相互作用，以及通过表面的相互作用连接到其他各种纤维形式或非纤维形式，或整体连接不同组织结构的 FACIT 胶原蛋白，允许轴

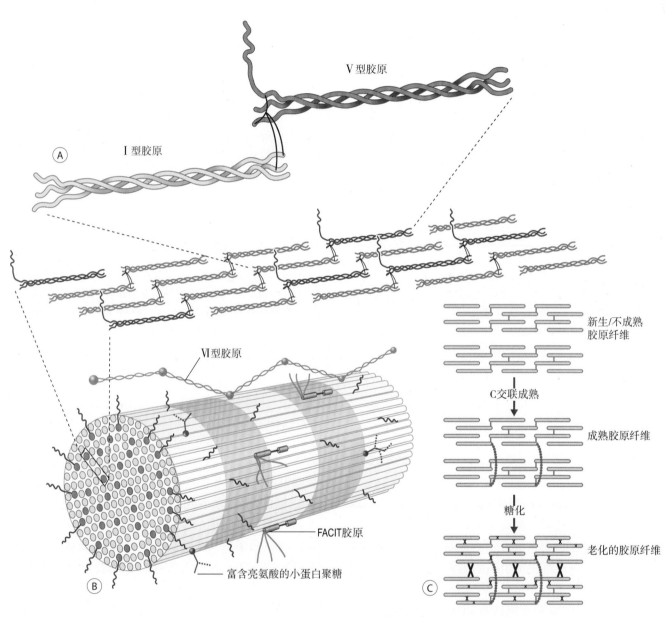

图 4.6 （A、B）横截面斜视图显示直径为 25 nm，异型的条带状（周期 = 65 nm）的角膜基质胶原纤维由 I 型（白色）和 V 型（蓝色）胶原蛋白分子组成（下图）。V 型胶原分子的氨基末端对调节胶原纤维直径很重要，因为它们突出到纤维的表面，推测能通过空间位阻和（或）静电的阻碍效果阻止胶原分子进一步增生。胶原分子在纵向上相互平行，1/4 交错排列（68 nm），分子间隙为 40 nm（中图）。纵向视图还清楚地显示，每个胶原分子的 α 链的末端形成相邻胶原分子间的交联，就如同分子内的交联一样（上图）。（C）不成熟的二价交联变为成熟的三价交联，增加了原纤维间的交联分支。最后，随着老化，分子内、分子间和原纤维间的非酶糖基化交联形成。

向融合和生长 [83]（图 4.6）。因此，Ⅰ型原纤维的表面性质是决定组织细胞内和细胞间纤维的生物力学性能的一个重要的因素。另外一个重要因素是原纤维和超纤维的组织架构的方向，它整体定义了组织的结构层次。它们通常形成均匀的直径为 25 nm 的基质纤维，仅有很少的变化（注：本章中所使用的直径都是基于透射电子显微镜 [TEM]，而 X- 射线散射体外未加工的人体组织，表明因为固定和处理用于 TEM 研究的组织收缩了 24% ~ 36%）[84-86]。Bowman 层是个例外，它有均匀的直径（22 nm），起源于上皮细胞，而不是起源于角膜细胞的Ⅰ型原纤维。Ⅰ型纤维的直径在角膜中央大多数保持不变（平均：25±2 nm，范围：18 ~ 32 nm），然后逐渐变大，距角膜的中心 5.5 mm，增大约 4 nm，最终在角膜缘增加到高达 50 nm[86,87]。同样，在角膜中央，相邻的Ⅰ型原纤维的间距保持不变（平均：20±5 nm，范围：5 ~ 35 nm），然后逐渐增大，距角膜缘 4.5 ~ 5 mm 增加了 5 nm[86]，周边部增长更快。角膜厚度的增加使Ⅰ型纤维的直径和原纤维间的间隙在角膜上似乎没有显著的变化[86]。虽然Ⅰ型原纤维的折射率（1.47）和原纤维外基质的（1.35）不同，但高均匀性的小纤维和原纤维间的极小的间隙以及这些纤维的平行排列形成了高度有序的、格子状排列。但这样的排列不是一个真正的晶格状结构，而更多的是小范围的有序排列，由于相消干扰，使角膜保持透明 [66]（图 4.7）。

Ⅵ型胶原蛋白（24%）是第二常见的角膜基质的胶原蛋白类型。和体内大多数其他结缔组织相比，它在角膜内的数量很多，同时它也是独特的，只能够聚集成重复的Ⅵ型分子聚合物，由二硫化交联起稳定作用 [88,89]（图 4.8A）。它直径为 10 ~ 15 nm，非缠绕的长丝状，每隔 100 nm 有一直径 20 ~ 30 nm 的椭圆形串珠。在功能上，Ⅵ型胶原细丝在角膜层间起到桥梁的作用，因为它遍布整个角膜基质层，将各层结合在一起 [89]（图 4.8B、C）。它也可能和Ⅻ型和ⅩⅣ型 FACIT 胶原蛋白一起，在原纤维间起桥梁作用 [89]（图 4.8D）。总之，这种超纤维的结构构成了一维有序的 Bowman 层和三维有序的基质层 [6,90-92]。

虽然很难精确计算，但据报道，角膜中央基质有约 300 个角膜片层，而角膜周边部有约 500 个片层 [90]。大多数角膜基质片层在角膜缘间扩展，并以不同的角度穿过相邻片层，在基质的前 1/3 随机分布，后 2/3 近似正交，不同部位的片层在大小、方向以及相互交织数量上都有不同（图 4.9 和图 4.10）。基质

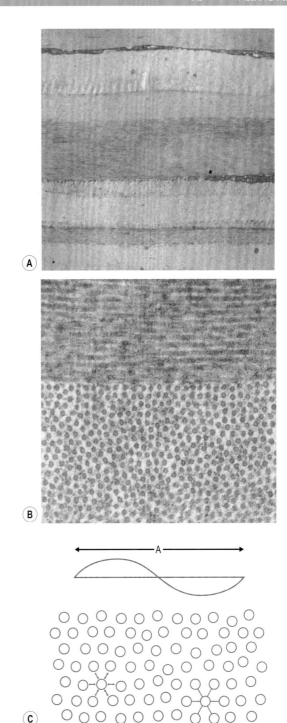

图 4.7 （A）TEM 的低倍图像（×4750），在中 1/3 角膜基质层中主要是垂直层叠的薄层。（B）TEM 的高倍图像（×72 500），在中 1/3 角膜基质层中的两个薄层。一个薄层是纵向视图（上半部分），另一个是切面视图（下半部分）。注意直径为 25 nm 的均匀的Ⅰ型胶原纤维和直径为 20 nm 的均匀的纤维间间隙，这表明是一个短距离的有序排列，而不是一个真正的晶格状排列。（C）真正的晶格状排列的胶原纤维截面图。与上面显示的光波长的大小比较。（Modified from Maurice DM. J Physiol 1957；136（2）：263-86）。

的前 1/3 较薄（0.2 ～ 1.2 μm）、较窄（0.5 ～ 30 μm），而且大多是斜向的薄片（平均 18°±11°[0° ～ 36°]），垂直和水平方向广泛交织（图 4.9A、B）。而后 2/3 较厚（1 ～ 2.5 μm），较宽（100 ～ 200 μm），且多为平行薄片（1°±2°[0° ～ 5°]），仅少量的水平交织在一起[90,93]（图 4.9C、图 4.10B、C）。在大部分浅层的基质，相互交织的片层连接似乎源于 Bowman 层后表面的多角形式样，产生出前部角膜的镶嵌样图像（图 4.9A 插图），在特定情况下，从角膜前表面上可以看到（与 Bowman 层相连的纤维似乎与鲨鱼角膜的缝间纤维是同源的，胚胎发育中，在无细胞的基质中可能会残存。）[1]。这些相连的或原始的纤维束通常是向 Bowman 层倾斜，但有时会几乎与 Bowman 层垂直[94]。最后，除了最前部分的与Bowman 层相连的纤维和片层，其余的Ⅰ型纤维和角膜片层拉伸呈带状横跨在角膜缘与角膜缘间，转向形成一个 1.0 ～ 2.5 mm 宽的圆周环围绕在角膜周围。此环形带被认为和角膜缘胶原蛋白纤维混合以维持角膜的曲率[95,96]。

角膜细胞

角膜基质细胞是角膜基质干重的第二个重要组成部分。它们夹在胶原片层间形成一个封闭的、高度组织化的合体细胞。它们在新生儿期的作用类似于修饰的成纤维母细胞，形成大部分的细胞外基质。随后，在整个一生中，它们一直是基质的细胞成分，类似于修饰的纤维细胞，维持角膜的细胞外基质。如果角膜基质受伤，角膜基质细胞可以重新代谢活跃或成为纤维母细胞。成人角膜基质拥有约 240 万角膜基质细胞，彼此通过其长树枝状突起上的缝隙连接相互联系[97,98]（图 4.11A 和图 4.12A、B）。成年期，角膜基质细胞占据了基质总量的 10%，相比婴儿期的 20% 有所下降。它的二维剖视图呈现出稀疏的、平坦的、休眠的（胞浆内细胞器很少）细胞夹在角膜片层之间[73,99]（图 4.11B）。实际上，角膜细胞是三维的星芒状的细胞，由一个直径 15 ～ 20 μm 的细胞体加上众多从细胞体上延伸的超过 50 μm 长的树枝状突起形成。正常的角膜弦切面上可以看出这些细胞在基质中比原先想象的更密集，静息状态下比最初推测的代谢更活跃，因为在切面方向上常看到丰富的细胞器[100]（图 4.11C、D）。

弦切面显示，前部基质角膜细胞所包含线粒体的数量是后 2/3 基质的两倍，这与前基质更高的氧分压有关。已证实，前部基质的细胞密度比中、后部

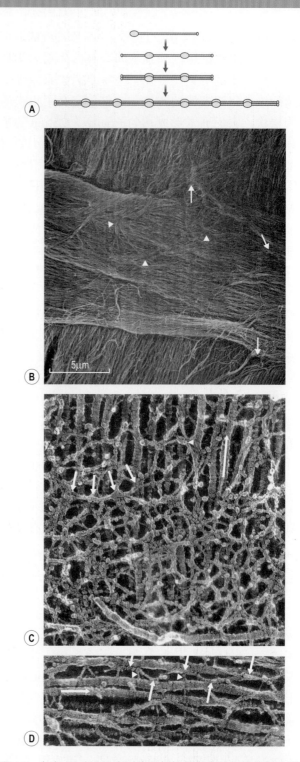

图 4.8　（A）图示Ⅵ型胶原分子如何聚集成丝状的重复的Ⅵ型分子的四聚体，重复周期为 100 nm。（B）扫描电镜低倍图像（×6200）显示束状（Ⅵ型）胶原蛋白细丝在角膜片层间延伸（箭头），角膜片层后表面上的疏松网状胶原细丝，有一相邻的角膜片层从其上跨越（箭头顶端）。标尺 = 5 μm。（From Komai Y, et al. Invest Ophthalmol Vis Sci 1991；32：2244-58.）（C）速冻、深蚀刻的高倍电子显微镜照片（×115 000），显示角膜片层间疏松网状的串珠状细丝（Ⅵ型），其周期为 100 nm（粗箭头），通过串珠（箭头顶端）与胶原纤维（长箭头）绑定，将独立的角膜片层桥接到一起。（D）速冻、深蚀刻的超高倍电子显微镜照片（×185 000），角膜片层内胶原纤维（长箭头）有带串珠的细丝状胶原纤维（粗箭头）纵横交错于其间，并和 FACIT 胶原（箭头顶端）共同将相邻纤维连接在一起。（C and D are from Hirsch M et al. Exp Eye Res 2001；72：123-35.）

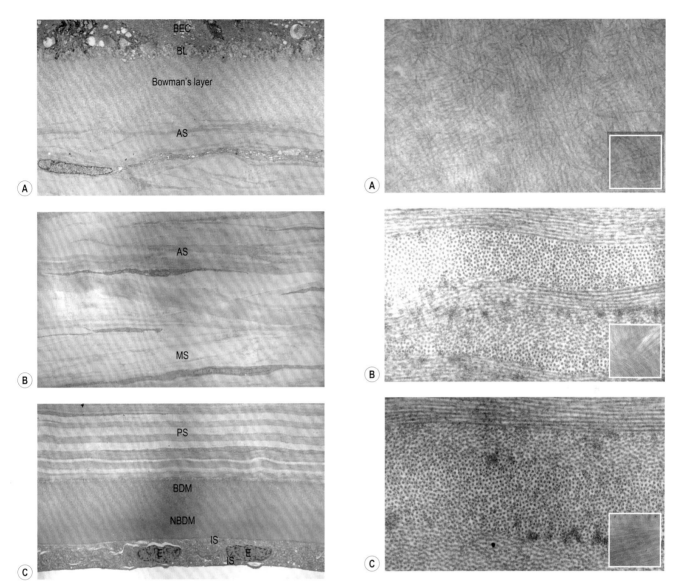

图 4.9 （A）图示无细胞的 Bowman 层和最前部分的角膜基质结构。Ⅰ型纤维和在此区域的相互交织的片层分支广泛，一些从 Bowman 层的后表面嵌入。这样的排列会使角膜在受到经眼睑的指压后，在荧光素下使前部角膜显示为镶嵌样图案。（B）前 1/3 角膜基质的板层主要是斜向的，垂直的板层发出分支相互交叉。（C）图示与 Descemet 膜和内皮细胞相伴的后 1/3 角膜基质结构。这一层主要是平行、正交排列的片层。虽然一些胶原纤维随机插入 Descemet 膜，但无相互交织及明显的附着。BEC：上皮细胞基底部；BL：基底层；AS：前部基质；MS：中部基质；PS：后部基质；BDM：Descemet 膜的带状部分；NBDM：Descemet 膜的非带状部分；E：内皮细胞；IS：内皮细胞间隙。（TEM ×4750）。

图 4.10 （A）无细胞的 Bowman 层的横截面图（主图）、切向截面图（小图）。请注意 Bowman 层直径为 22 nm 的胶原纤维排列方向随机。（B）角膜基质的前 1/3 与中 1/3 的过渡区结构的横截面图（主图）、切向截面图（小图）。显示这些区域的角膜基质的片层更薄、更倾斜，25 nm 的Ⅰ型胶原纤维排列为晶格状。（C）角膜基质后 1/3 结构的横截面图（主图）、切向截面图（小图）。这个区域的角膜基质片层较厚，平行排列，25 nm 的Ⅰ型胶原纤维排列为晶格状。与插图 B 的胶原交织性状进行比较。（TEM ×72 500）。

基质的细胞密度要高（图 4.12A）；然而后部基质的细胞体积与胞基质的比例比前、中部基质的高 [19,26,99]。这些观点也表明，当角膜细胞像螺旋拔塞器按顺时针

方向转动时，它们在各层间呈高度有序排列。活体共聚焦显微镜下正常的人角膜显示，基质细胞的平均密度大约为 20 000 个 /mm³，在 Bowman 层下方局部区域密度增加，在最前部的 60 ～ 100 μm 角膜基质中，角膜细胞由 35 000 个 /mm³ 逐渐下降至 20 000 个 /mm³（图 4.12C）[19,26]。共聚焦显微镜观察还表明，基质细

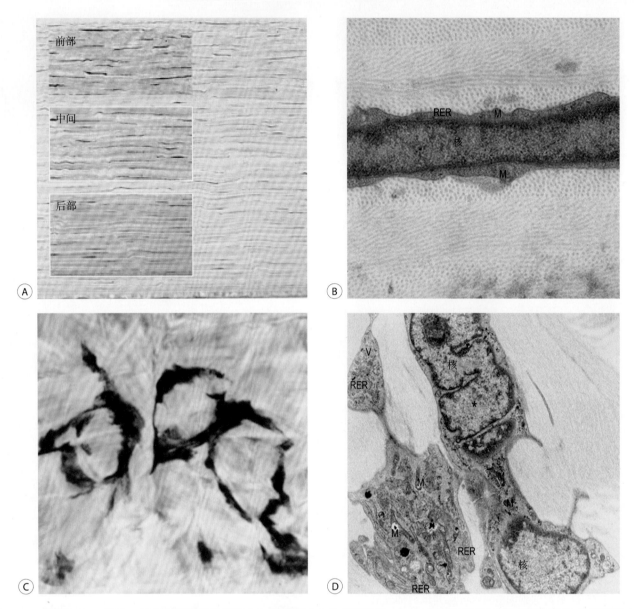

图 4.11　光镜和 TEM 照片，显示在横截面和切面方向角膜基质中的角膜细胞。（A）光镜下横截面图显示在前 1/3 角膜基质中，角膜细胞主要是与角膜表面斜向排列，在后 2/3 角膜基质中，角膜细胞与角膜表面平行。（B）TEM 横截面图显示，角膜细胞的细胞核占据了绝大部分的面积，周围仅有很窄一点细胞质围绕，其内细胞器的数目很少。（C）光镜弦切面图显示，角膜细胞排列成一环形。（D）TEM 弦切面图显示，所谓的在基线状态的静态的角膜细胞实际上可能比最初认为的更为活跃，因为在本图中可见到大量的细胞器。M：线粒体；RER：粗面内质网；V：空泡；*：包含核仁的核的主要部分。（Modified from Muller LJ et al. Invest Ophthalmol Vis Sci 1995；36：2557-67.）

胞密度随着年龄的增长而降低，每年以约 0.5% 的速率下降，每年下降速率前部基质为 0.9%，中间基质为 0.3%，后部基质为 0.3%。

　　免疫组化或电子显微镜的研究显示，并非所有的角膜基质细胞都是真正的角膜细胞，有些是以下 3 种类型的骨髓衍生的免疫细胞之一：树突状"专业"细胞、"非专业"的树突状细胞、组织细胞[100-102]（图

4.13）。最近的研究也发现，成人基质干细胞的小的固有亚群，也被认作是角膜细胞的母细胞，主要分布在近角膜缘的角膜基质边缘处[103,104]。免疫细胞在诱导免疫耐受与细胞介导的免疫引发上发挥了举足轻重的作用，基质组织细胞有类似吞噬效应细胞的先天免疫系统的作用。成人基质干细胞的存在有助于解释角膜基质在外伤、手术（如表层角膜镜片术或穿透性角

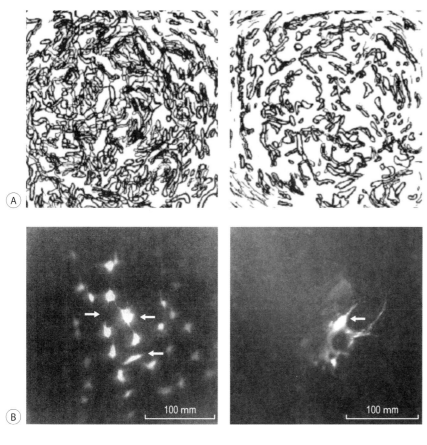

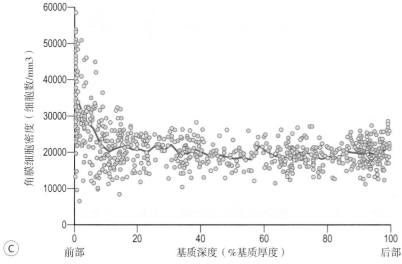

图 4.12 （A）弦切面显示在前 1/3、后 1/3 角膜基质中重构的角膜细胞的轮廓。（Modified from Muller LJ et al. Invest Ophthalmol Vis Sci 1995；36：2557-67.）（B）荧光染料在兔（中间偏左图）和人（中间偏右图）角膜的许多相邻细胞间扩散，这表明缝隙连接在角膜细胞间相互联系的重要性。（From Watsky MA. Invest Ophthalmol Vis Sci 1995；36：S22.）（C）显示基质细胞密度与其在角膜基质层深度的关系。密度最高的区域最接近 Bowman 层，这也许是由于基线、正常上皮 - 基质层间的相互作用。（From Patel SV et al. Invest Ophthalmol Vis Sci 2001；42：333-9.）

膜移植术［PK］）或中央角膜基质中毒（例如丝裂霉素 C）后缓慢的替代和更新。

蛋白聚糖

蛋白聚糖是角膜基质干重的第三个主要组成部分。它们是水溶性糖蛋白，由一个核心蛋白与称为糖胺聚糖（GAG）的阴离子多糖侧链共价连接。核心蛋白是整个组织中均匀分布的胶原纤维非共价连接，GAG 侧链延伸到纤维间隙中，作为一个施加压力的

聚电解质凝胶[105-107]。如果在角膜基质的蛋白多糖被西吡氯铵沉淀出来，角膜体积缩减至原来的 20% 左右[105]。显然，蛋白多糖的主要功能是提供组织容积，维持胶原蛋白纤维的空间秩序，抵抗压缩力，赋予组织黏弹特性，并在调节胶原纤维组合上起到一些作用[105]。蛋白聚糖的水溶性物质使得它很难通过光学和电子显微镜充分界定，因此以往称它为纤维外的无定形基质（图 4.14A）。但直到应用了一种电子致密

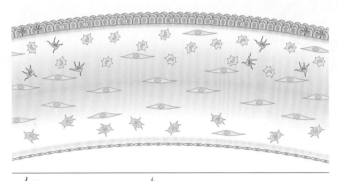

成熟的树突状细胞　　巨噬细胞　　角膜上皮干细胞

未成熟的树　　角膜基质干细胞　　角膜内皮干样细胞
突状细胞

图 4.13 小鼠角膜表明，5% ~ 10% 的角膜基质细胞实际上是 3 种类型的骨髓来源的免疫细胞。前 1/3 角膜基质中的细胞有专业的（MHC- 阳性）树突状的抗原呈递细胞，位于角膜的外周，而非专业（MHC- 阴性）的树突状细胞则前部角膜的外周和中心都有。最靠后的区域的角膜基质中有巨噬细胞，位于角膜的外周和中心。（Modified from Hamrah P et al. Invest Ophthalmol Vis Sci 2003；44：581-9.）

阳离子染料——cupromeronic blue 和浓度为 0.1 mol/L 的氯化镁，对角膜蛋白聚糖上的硫酸酯基团特殊染色，才可以通过光镜和电子显微镜观察蛋白聚糖的形状、大小、排列和位置[108]（图 4.14B）。

这一发现表明：角膜蛋白聚糖显然不是无定形的，而是蝌蚪形的分子，由一个直径为 10 ~ 15 nm 的球形蛋白质核团与 7 nm 宽 × 45 ~ 70 nm 长的尾巴共价连接成。后者就是 GAG 侧链连接处。它们以恒定的约 65 nm 间距沿着胶原纤维排列，并垂直于胶原纤维。核心蛋白以特定的距离非共价结合到胶原纤维区的周缘。含有硫酸皮肤素的核心蛋白侧链与"d"和"e"间断带相连，含有硫酸角质素的核心蛋白侧链绑定到"a"和"c"间断带[109]。糖胺聚糖是带高度负电的坚硬的聚合物，扩展到纤维间隙与相邻 GAG 侧链形成反向平行双链（图 4.14C），从而将相邻最近的不同胶原纤维结合形成哑铃状的结构。形成核心蛋白的基因已被克隆，4 种角膜蛋白聚糖的核心蛋白类型已经确定：核蛋白聚糖、光蛋白聚糖、角（膜蛋白）聚糖和亮氨酸蛋白聚糖[110]。核蛋白聚糖包含一个单一的硫酸皮肤素 GAG 侧链（图 4.14D），而光蛋白聚糖和亮氨酸蛋白聚糖有一个单一的硫酸角质素的 GAG 侧链，角（膜蛋白）聚糖有 3 个硫酸角质

素的 GAG 侧链（图 4.14D）。因此，在人类角膜基质发现有 4 个已知类型的蛋白聚糖核心蛋白，只有两种类型的 GAG——硫酸角质素（60%）和硫酸皮肤素（40%）。GAGs 是半乳糖的重复二糖单位和 N- 乙酰葡糖胺的聚合物，或艾杜糖醛酸和 N- 乙酰基半乳糖胺的聚合物[109]。

由于核蛋白的尾部和其相关联的 GAG 侧链在高尔基体里翻译后被添加到核心蛋白，时间长短或硫酸化程度取决于制备它们的结缔组织的功能，这似乎有一定的灵活性。人的角膜是独特的，核蛋白尾部，GAG 侧链是纤维相关的，长度较短（KS 约 45 nm，DS 约 70 nm），比其他结缔组织过硫酸化数量更多。比较 12 种哺乳动物的角膜后表明，硫酸皮肤素是富含氧气的环境中蛋白聚糖的优先选择，比如小鼠的薄角膜，或主要见于哺乳动物较厚角膜的前部，如人或兔。硫酸角质素是在较厚的角膜中备用的代谢途径产生的一种功能性替代物，特别是在氧气含量会急剧下降的后半部分[111]。功能上，这种二元性非常有用，因为硫酸皮肤素似乎在储水方面更有效，它比硫酸角质素吸收水分少，但可保持其中大部分水分在紧密结合的不冻结状态[112]。事实上，人类前半部分角膜基质中硫酸皮肤素更丰富，这里有最高氧分压，受蒸发影响最严重。相反，后半部分角膜基质的硫酸角质素更丰富（图 4.15），这里血氧分压最低，受蒸发影响最小，需要通过跨内皮细胞的物质交换泵来运输松散结合的水。

角膜神经

角膜的上皮细胞是身体里神经支配最丰富的组织，有约 16 000 神经末端 /mm^2（约 220 万神经末梢），密度约是皮肤的 300 ~ 400 倍以上[113-115]。角膜上大多数的神经纤维是感觉神经，能够对机械、化学、温度的刺激做出反应，衍生自眼部三叉神经的分支（CN V$_1$）[116]（图 4.16A）。参阅第 16 章（眼感觉神经）角膜神经支配通路的细节。所有哺乳动物物种的角膜中自主神经系统的交感、副交感神经纤维的比例都有变异，人类角膜作为这个变异频谱的末端，来自自主神经系统的神经纤维比例非常小[116]。

电生理学研究表明，角膜的感觉神经主要由多形伤害性感受器（70%）、机械性疼痛感受器（20%）、冷敏感感受器（10%）组成[117]。在体激光共聚焦显微镜中，仅可观察到角膜神经的主干向上至 SBP 的形态，而不能分辨和区分角膜上皮内的末梢神经分支和神经末梢[118]。

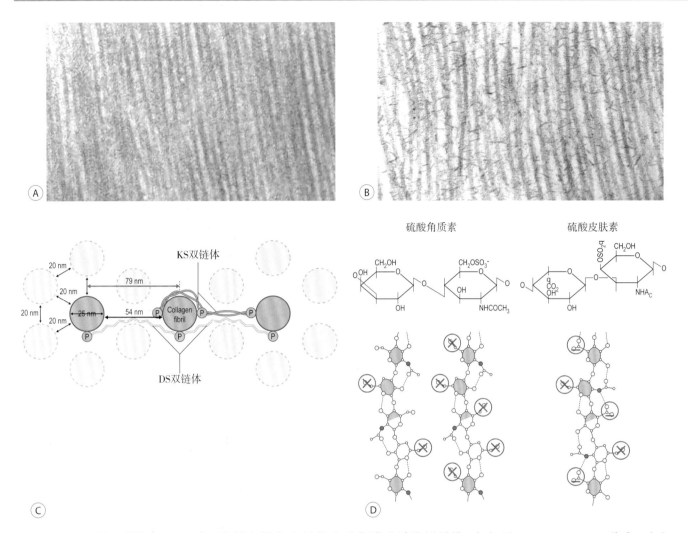

图 4.14　TEM 弦切面图（×90 000）。片层中纵向走行的 I 型角膜基质胶原纤维，（A）无 cupromeronic blue 染色，（B）cupromeronic blue 染色。请注意在图（A）中的散在的"无定形物质"，在图（B）中可清楚地看到，蛋白多糖的双链与紧邻的胶原纤维桥接。（C）图示蛋白聚糖如何通过核心蛋白（P）沿着 I 型胶原纤维外围与其结合，以及核心蛋白的尾部 /GAGs 在最邻近的两个胶原纤维的间隙如何成反向双链走行。（D）图示硫酸角质素及硫酸皮肤素的聚合物骨架。上半图显示了重复二糖单元的硫酸角质素（左上图）和硫酸皮肤素（右上图）的一级结构。下半图显示了每个蛋白聚糖的二级结构。在人的角膜，大约 50% 的硫酸角质素是在正常的硫酸化的状态（左图），而其他的大约 50% 为过硫酸化的状态（中图）。这 3 个图显示了所有的蛋白聚糖具有类似的骨架，因此，形成类似的双倍螺旋（右图）结构。阴离子：硫酸酯（X）和羧酸（-）。（C and D are modified from Scott JE. Biochem Soc Trans 1991；19：877-81.）

由于角膜神经纤维最终终止于脑干，似乎必须由中间神经元传递信息到大脑的感觉区。此外，还必须存在中间过渡转换体将信息传递到传出神经系统，传出神经系统通过第Ⅶ对颅神经支配的眼轮匝肌触发不自主的眨眼运动以及通过泪腺的副交感神经支配流泪反射。复杂的中枢神经系统（CNS）的具体途径，其细节目前还不得而知。

角膜知觉对角膜的健康非常重要，因为角膜神经通过直接的营养因子、警告可能的危险因素入侵，以及保持足够的基础泪液分泌速度来保持角膜上皮细胞的健康[116,119]。通常用一细的（直径 0.12 mm）、柔软的、长度可变的（0 ~ 6 cm）尼龙长丝[119-121]，也就是 Cochet 和 Bonnet 触觉测量器进行半定量临床试验。当纤丝较长时，因为它很容易弯曲，它在角膜表面的压力非常小。当纤丝较短时，在变弯曲前它的压力按比例增高。应用一转换表，长度相应被转换成压力，触摸压力范围为 11 ~ 200 mg/mm^2。角膜敏感性被定义作角膜触觉阈值的倒数，主观上可以通过询问患者感知角膜的触摸，客观通过触摸角膜后的自发眨眼来进行评估。详情请参阅第 16 章正常健康角膜和

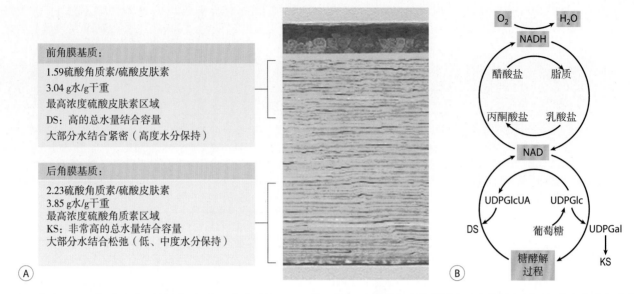

图 4.15　（A）显示了角膜基质不同部位，角膜两种类型的 GAGs 的比例以及在这些区域中的水吸收特性的差异。（B）硫酸皮肤素、硫酸角质素的代谢途径。氧供是主要因素，硫酸皮肤素通过有氧途径，硫酸角质素通过厌氧的替代途径。（Modified from Scott JE. TIBS 1992；17：340-3.）

疾病或手术后的主客观阈值。

角膜知觉随角膜疾病不同程度下降（如单纯疱疹病毒性角膜炎、糖尿病、角膜营养不良、圆锥角膜），前段或某些后段（如全视网膜光凝）手术、应用某些药物（如麻醉剂、非甾体消炎药），甚至由于佩戴隐形眼镜也可引起角膜知觉减退[119,122]。由于神经再生速率每月大约为 1 mm，可能需要 3 ~ 12 个月或更长的时间，角膜神经的再支配和感知才会最大限度地恢复，这取决于手术的程度和类型[119]。在最大限度恢复后，所涉及部分的角膜的灵敏度低于手术前，这意味着除短期外还存在潜在的长期的神经营养性角膜炎。

最近发现，角膜神经损伤后，微神经瘤在再生过程中长大[117,123]。微神经瘤以及受伤的角膜神经，表现出功能特性的改变，正常刺激反应减弱，但矛盾的是显示的电兴奋异常（即自发的冲动，或者对通常最少刺激的异常反应）[117]。整体而言，这可能会产生痛觉过敏和感觉迟钝，可能会在手术后持续较长时间，也会有一些衰减。这些神经性疼痛的冲动往往被视为干涩、异物感，并刺激手术后的患者，但实际上并不是由于真正的干燥或刺激了角膜。这些不希望有的、不愉快的感觉，可能对离子通道拮抗物敏感，而不是干眼润滑类的药品[123]。

目前几个实验室正在积极研究角膜神经在眼部受伤后如何保护眼表及促进愈合的机制。角膜神经分泌的神经肽（如 P 物质和降钙素基因相关的蛋白质）、神经递质（如乙酰胆碱）、血管活性肠多肽、神经降压素，被认为在角膜上皮功能和增殖中有重要作用[116,117]。

角膜基质损伤愈合

1958 年，首次公布了角膜基质损伤后细胞反应的报告[124]。该报告描述了不同类型的创伤后，基质细胞的形态变化，发现基质细胞间不再互连，伤后立即出现树枝状突起与许多细胞，随后出现变性的迹象。该报告中还描述了独特的形态，纺锤状的角膜成纤维细胞在基质愈合联合阶段侵入伤口区域。自那时起，许多角膜损伤愈合的动物模型研究，开始深入关注基质损伤后细胞外基质、基质细胞的变化[125-133]。他们提出角膜基质损伤后立即会伴有角膜基质细胞凋亡，在此区域附近有一个短暂的急性和慢性炎症细胞浸润，生存的角膜基质细胞的增殖和迁移，最后角膜基质细胞分化成具有短暂的代谢活性的细胞类型，称为活化的角膜细胞。这种细胞有重要的功能，因为它能合成和沉积基质瘢痕的细胞外间质，同时也能降解和重塑伤口周围受损细胞和细胞外组织。仅上皮损伤也可以造成其下的短暂的基质细胞损伤，推断基质暴露于泪水相关因子，导致迁徙的角膜基质细胞凋亡、增殖和分化，导致前部基质水肿[134-136]。然而，没有出现活化的角膜细胞、细胞过多、分化成肌成纤维细胞或刺激细胞外基质产生，所有这些都会出现在角膜基质切口或切除性损伤中[134-136]。肌成纤维细胞的特

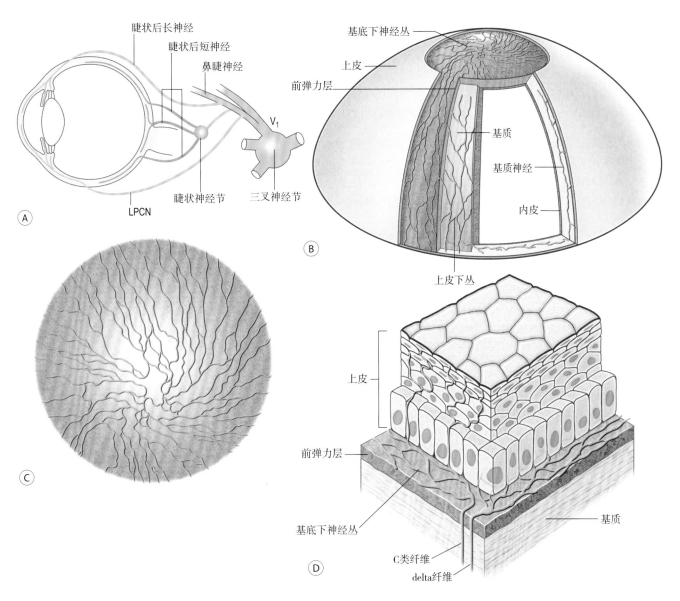

图 4.16 （A）角膜和巩膜的神经相混合（运动、感觉和自主神经），来自第 5 对颅神经第 1 支的鼻睫分支，形成 2 条后长睫状神经（LPCN）和几条后短睫状神经（SPCN）。SPCN 支配后部巩膜，LPCN 支配角膜及赤道、前部巩膜。角膜是人体内神经最丰富的组织，巩膜内也有许多神经，大部分巩膜上皮的血管部位发现有许多神经末梢，推断可能是为了调节眼前段的血液流量，影响房水的流出。(Modified from Watson PG，Hazelman B，Pavesio C，Green WR. The sclera and systemic disorders，2nd edn. Edinburgh，UK：Butterworth Heinemann，2004.)（B）和（C）角膜基质中的神经分布，包括上皮下神经丛（SEP）和基底下神经丛（SBP）。(Modified from Muller LJ et al. Exp Eye Res 2003；76：521-42；Patel DV，McGhee CN，Patel DV，McGhee CNJ)（D）SBP 神经束的结构（箭头）包含直链状和珠状的纤维。直链状 C 纤维发出分支，并向上延伸到上皮细胞。(Modified from Guthoff RF，Wienss H，Hahnel C et al. Cornea 2005；24（5）：608-13.)

点是细胞浆内出现 α- 平滑肌肌动蛋白，有助于赋予细胞收缩的性能[131]。

有大量正常、受伤角膜中细胞因子和生长因子表达的相关研究[137,138]。这些研究试图评估角膜伤口愈合的每一个具体因素的相对重要性。已知的临床和实验研究表明，较浅的基质损伤由于上皮 - 基质交互作用可以增加角膜细胞增殖和迁徙的数量，而相对深部的基质损伤，其中一些可以越过角膜细胞的活化阶段，而进入肌纤维母细胞类型[133,139-142]。一些研究甚至更直接集中在上皮细胞或泪水相关的细胞因子或生长因子，因为上皮细胞和泪水被认为是细胞因子和生长因子的主要来源[143-147]。迄今研究过的主要细胞因子和生长因子包括表皮生长因子（EGF）、成纤维细胞生长因子（FGF）、白细胞介素 -1、神经生长因子（NGF）、转化生长因子 -β（TGF-β）、胰岛素、视黄醇和 LPA。TGF-β 目前被认为是该组中刺激纤维化修复基质瘢痕的最重要生长因子[130,139,142,147,148]。但是最近的一项研究已经表明，正常的角膜基质损伤局部细胞因子和生长因子的相关影响主要是在修复早期，细胞外基质的相互作用似乎接替了后期阶段的伤口愈合[147]。例如，因为其减少了从上皮细胞进入基质的 TGF-β[147] 的产生，更重要的是减少了 TGF-β 的释放，基质损伤后完整的或恢复完全的上皮细胞基底膜似乎能够调节上皮 - 基质间长期的相互作用。这方面的研究有一个难关是动力传导途径（机械的负载引起的细胞内的信号）如何拟合到这个计划，特别是在维持肌纤维母细胞长期分化和角膜混浊。该组的其他细胞因子和生长因子也会起辅助作用或甚至起与 TGF-β 的竞争作用，而在其他情况下，它们并没有参与角膜伤口愈合。例如，NGF 是对 TGF-β 的补充，因为它也能不依赖 TGF-β 刺激肌纤维母细胞的细胞转化，但它并没有提高角膜细胞增殖或细胞外基质沉积[146]。另外一个例子，全反式视黄醇（维生素 A），可以从它的存储部位——泪腺反射性地分泌，在伤口愈合中扮演完全不同的角色。因为它通过基因转录调控来维持湿润、黏膜眼表表型，最终控制眼表细胞增殖和分化（即防止角化鳞状上皮化生）的速率[149,150]。一旦被激活，角膜发生广泛的细胞反应，包括增加氚化胸苷吸收（增加扩散），激发蛋白酶和胶原酶活性，吞噬作用，干扰素、前列腺素和补体因子 1 的产生，纤维连接蛋白、胶原蛋白、蛋白多糖的分泌[130,141,151-159]。

人类基质伤口愈合的研究与动物研究有以下显著差异：成人角膜愈合与动物相比侵袭性小，速度比较慢，愈合不完整[62,133,160-163]。但是，动物和人类的研究都表明，角膜基质伤口愈合分为两个阶段：（1）活跃阶段，在人体损伤后的前 6 个月产生基质瘢痕；（2）重塑阶段，改善角膜的透明度，并增加伤口强度。第二阶段发生到伤后的 3 ～ 4 年以上。总体而言，人类的角膜愈合是个长期的过程，在受伤区域由上皮基质相互作用形成多细胞的纤维化基质瘢痕，以及由角膜基质细胞损伤途径形成少细胞原始的基质瘢痕。这两个组织学的伤口类型有功能上的差异，多细胞的纤维化基质瘢痕力量强，但在这型瘢痕中广泛存在的肌纤维母细胞使之看起来混浊[69,131]。相比之下，少细胞的原始基质瘢痕是透明的，但它的抗拉力、内

框 4.4　眼部手术后伤口愈合多样性

参阅有关角膜的组织病理学文献可以发现瘢痕部位的类型与人类角膜不同程度的伤口愈合相伴行，这些文献描述了行白内障摘除术（CE）、PK、放射状角膜切开（RK）、散光性角膜切开术（AK、PRK、LASIK）等眼部手术后角膜组织病理改变相似（图 4.17）。然而这些情况也有不同，无细胞的屏障层 Bowman 层损伤后是不可再生的，但上皮细胞基底膜以及 Descemet 膜是可再生的[168]。缝合和未经缝合的 CE 透明角膜切口的基质切口与角膜表面呈斜角，可以自闭。通常边缘对合整齐，切口愈合良好，仅有一很小的（50 ～ 75 μm 深）上皮下多细胞纤维基质瘢痕带和较深的少细胞原始瘢痕带[62]（图 4.17A）。

非缝合白内障透明角膜切口表面有时会有小的上皮植入，有时会发生后弹力层局部脱离或对合不良，这些情况都会导致基质长入。而角巩缘和巩膜隧道切口 15 天后表层巩膜纤维血管肉芽组织增生使伤口愈合，组织重构可达 2.5 年（有血管的组织早期伤口愈合是由伤口部位血小板释放的生物活性物质控制的，例如：血小板源性生长子、TGF-β，而上皮源性的因子，比如 TGF-β，可见于无血管的角膜）[147,169-171]。PK 手术伤口愈合方式与缝合的白内障透明角膜切口相似，不同在于 PK 伤口因为植片比植床直径偏大（通常 0.25 ～ 0.5 mm），伤口有明显的挤压力；以及由于环钻的不规则、不对称造成供体和受体切口边缘对合不齐。另外，相当比例的 PK 病例由于 Bowman 层或 Descemet 膜的嵌顿，使里外切口重叠，导致多细胞的纤维瘢痕或者再生的 Descemet 膜有些部位薄弱[166,167,172,173]。

RK 或者 AK 手术伤口虽然只是部分厚度（全厚的 70% ～ 95%），且与角膜表面是垂直的，但是愈合方式与不缝合的白内障透明角膜切口相似[174-178]。与角膜透明切口明显不同的是伤口表面不平从而导致上皮植入或上皮栓的形成[178]（图 4.17B）。PRK 通过上皮基质相互作用使伤口愈合。因此，形成盘状纤维基质瘢痕（图 4.17），厚度是原来切削厚度的 12% ～ 20%[179,180]。LASIK 手术伤口愈合与不缝合的白内障透明角膜切口相似（图 4.17D）。在角膜瓣边缘会形成上皮下多细胞纤维瘢痕，其余伤口愈合通过少细胞的原始基质瘢痕愈合，厚度占切削厚度的 5% ～ 10%[181-183]。然而，明显不同于不缝合的白内障透明角膜切口的是，大约 50%LASIK 角膜会发生微小的上皮植入。

聚力都比较弱，同时是液体、炎症细胞、微生物等的一个潜在空间[164]。另外须注意的一个可变因素是，相对于对合差的伤口，如伤口裂开较大，有上皮细胞堵塞，或者有 Bowman 层、Descemet 膜、葡萄膜嵌顿的伤口，更精确对合的伤口，比如缝合过的或伤口

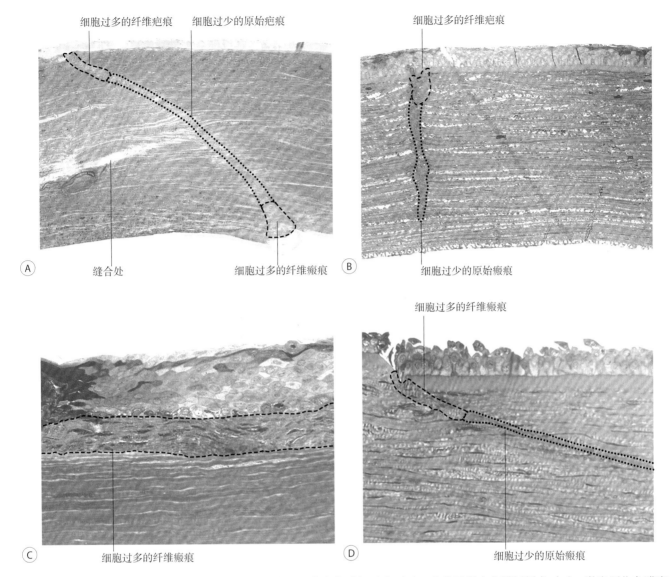

图 4.17　经过短时缝合的透明角膜白内障摘除手术（A）、散光角膜切开术（B）、准分子激光角膜切削术（C）、激光原位角膜磨镶术和（D）角膜伤口愈合的长期观察。所有角膜均在术后 4 年以上。（甲苯胺蓝，A ×15，B ×25，C 和 D ×100）（Modified from reference 62.）

裂开较小且没有上皮细胞堵塞的伤口会愈合更好 [164-167]。

屏障性能

低渗透屏障：角膜上皮细胞

人类角膜的外表面由一个复层的鳞状上皮覆盖 [1,2]（图 4.1D）。不同于其他上皮细胞，角膜上皮细胞的特殊性在于它具有湿润、透明、有折射力、无血管的表面，它是光滑的、非角化的。角膜上皮细胞在整个角膜前表面由 4 ～ 6 个细胞层组成，总厚度约 50 μm（图 4.18）。它与角膜缘的上皮细胞相连续（图 4.3B）。基底部上皮细胞主动分泌基底膜，出生时大约 90 nm 厚，包含Ⅳ型胶原纤维、层粘连蛋白、硫酸肝素、纤维连接蛋白。角膜上皮的基底膜，或基底层会随着年龄慢慢变厚，到老年时约 300 nm 厚 [23]。通过电子显微镜观察，基底层有两个不同的层：20 ～ 30 nm 厚的前部透明层和 30 ～ 60 nm 厚的后部致密层。它的功能和其他基底膜相似，作为上皮细胞运动和附着的支架。

上皮细胞的细胞质中主要含有细胞骨架中间丝和稀疏的细胞器，这有助于保持透明度。占主导地位的细胞质蛋白是角蛋白，肌动蛋白丝和微管占次要地位。基底细胞层存储大量糖原颗粒是缺氧或伤口愈合过程中能量代谢的来源。上皮细胞由桥粒连在一起，而上皮细胞膜基底面与基底层、Bowman 层则是通过一个由半桥粒、Ⅶ型胶原锚状纤维、锚定斑块组成的锚定复合体附着（图 4.19）。上皮细胞分化从基底层开始，形成 1～3 层中间翼状上皮细胞层，最后形成 1～2 层表层的鳞状上皮细胞层（图 4.18）。最表面的鳞状上皮细胞的细胞间都围绕有连续的紧密连接，所以在其外表面形成高电阻（8～16 kΩcm²），是对外部环境的一个屏障[184,185]（图 4.20）。

紧密连接的特点是融合相邻的细胞膜，去除细胞中间的间隙，它由紧密连接蛋白 ZO-1、JAM-A、闭锁蛋白、claudin-1 以及一些其他的 claudin 亚型组成[186]。该屏障能防止离子从泪液中进入基质，减少蒸发，并且保护角膜免受传染性病原体侵入。临床测试可以用荧光素染料来判断这个屏障是否被破坏，在角膜上皮紧密连接破坏的地方会有荧光素染色。角膜上皮细胞的顶端，具有微皱褶和微绒毛（图 4.18），表面覆盖了由膜相关黏蛋白（图 4.20）、MUC 1、MUC 4 和 MUC 16 组成的潮湿的、光滑的多糖[187-189]。这些黏蛋白是由表层上皮细胞和结膜杯状细胞产生，形成一厚 1.0 μm 的泪液膜的黏液层[2,190]。健康的泪膜通常厚 7 μm，包含 3 层：黏液层、水质层和脂质层（图 4.20B）。最近，泪膜的水质层，被发现也含有其他跨膜、凝胶形成的黏蛋白、MUC 5AC 和 MUC 2 以

及溶菌酶、免疫球蛋白 A、转铁蛋白、防御素和三叶因子[189]。总的来说，泪膜能够保持眼表健康的这一功能主要是通过防止蒸发、眨眼时的摩擦以及眼部感染来实现的。另外形成角膜的湿润、光滑的光学表面对于获得清晰的视觉是重要的。泪膜组成的缺陷可能会导致眼表疾病。例如，由睑板腺产生的脂质层的减少，使从角膜前表面的蒸发损失增加 [从正常基线 3 μl/（hr·cm²）到最大 40 μl/（hr·cm²）]，导致蒸发过强型眼干燥症[191]。在另一个例子中，泪腺产生的水质层减少，导致了水质缺乏型眼干燥症。关于眼干燥症的病理生理、分类、诊断和治疗的更多信息，请参阅参考资料，或参阅第 15 章[192-194]。

角膜上皮细胞是不断更新的，最表面的鳞状上皮细胞不断脱落进入泪膜。据估计，每 7～10 天角膜上皮细胞层完全更新。表层上皮细胞由基底部上皮细胞而来，基底上皮细胞通过一次有丝分裂产生两个子细胞，进入基底细胞层的前方，分化形成两个翼状细胞，最终成为两个鳞状细胞[195-197]（图 4.21）。增殖与脱落之间微妙的平衡，使角膜上皮表面保持光滑、均匀。脱落过程主要由自主或不自主眨眼摩擦所致，眨眼频率平均 7 秒一次或 6～15 次/min。基底上皮细胞增殖的信号，可能来自间隙连接，尤其是

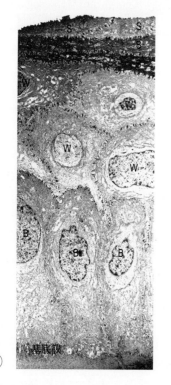

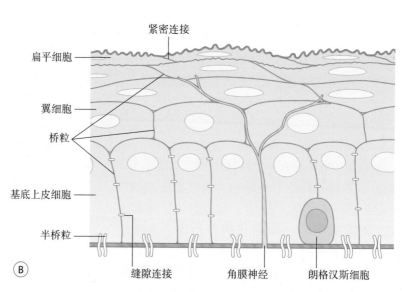

图 4.18　(A)透射电子显微镜照片(×3500)，显示中央部角膜上皮细胞。(B)从角膜前表面伸到泪膜中的微绒毛。S：鳞状细胞；W：翼状细胞；B：基底上皮细胞。(B modified from Hogan MJ et al. Histology of the human eye. Philadelphia：WB Saunders, 1971.)

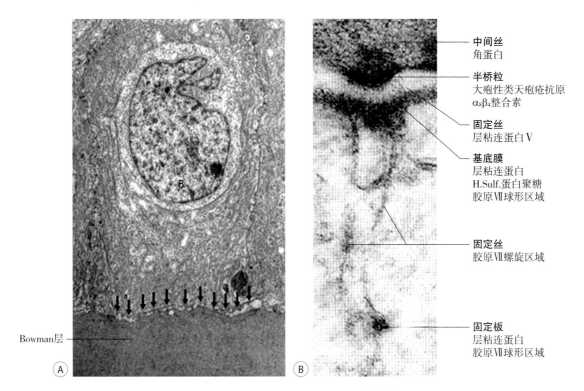

图 4.19 （A）基底上皮细胞的透射电子显微镜照片（×10 000），显示了锚定复合体（箭头）锚定 Bowman 层。（B）锚定复合体概略图。B：基底上皮细胞。标尺 = 1μm。（B from Gipson I，Joyce N. In：Albert D，Miller J，eds. Principles and practice of ophthalmology，3rd edn. Philadelphia：WB Saunders，2008）

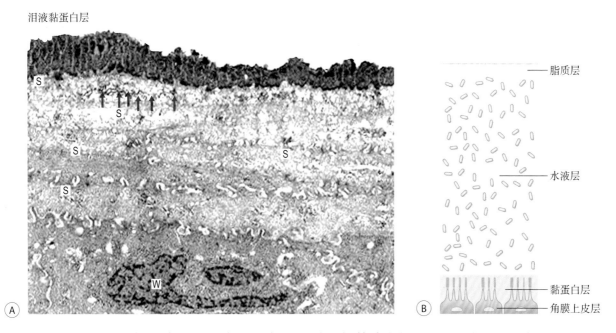

图 4.20 （A）表层角膜上皮标本的透射电子显微镜照片（×10 000），特别保存在戊二醛和十六烷基吡啶嗡氯化物中，经单宁酸特殊染色，以显示泪膜的黏液层(多糖包被 + 膜结合黏蛋白)。（B）显示泪膜如何与鳞状上皮细胞表面的微绒毛及黏液层交互联系。S：鳞状细胞；W：翼状细胞。箭头示紧密连接。

在基底细胞层，因为它们表达间隙连接蛋白 connexin 43[187,198]。除了基底上皮细胞的有丝分裂（纵向扩散），角膜上皮细胞通过新基底细胞移行到角膜中央（横向扩散）而得到补充维持。细胞向心迁移的速率大约为 120 μm/ 周，源于一个增生的角膜缘上皮细胞的祖细胞亚群[199-201]（图 4.21）。角膜上皮在角膜缘细胞横向增殖和迁移、基底角膜上皮横行迁移和垂直增殖及表层鳞状角膜上皮细胞脱落进程之间保持平衡[201,202]。这一概念由 Thoft 命名为 X、Y、Z 假设：X（基层角膜上皮细胞的增殖）＋ Y（角膜缘细胞增殖）＝ Z（眨眼时从前表面脱落的上皮细胞）[203]。当这种平衡被打乱，角膜上皮细胞的伤口开始愈合。损伤后，这些过程通常回复到平衡状态，并有一定的适应性。例如，上皮和基质损伤后，如果基质缺损存在（如愈合中的角膜溃疡），在轻度的缺损时通过基底上皮细胞拉长肥大，在中度至重度的缺损时通过上皮细胞的增生（＞ 6 层细胞），使角膜上皮仍然可以保持一个光滑的前表面[204]。

　　角膜缘基底上皮细胞的祖细胞亚群被称为成人角膜上皮干细胞[201,205]。上皮干细胞具有未分化、慢循环、高增殖潜力、长寿命等特性，是角膜上皮细胞重建的一个极好来源。干细胞定位于一个明确定义的，具有保护性微环境的 Vogt 栅栏（图 4.3B），通

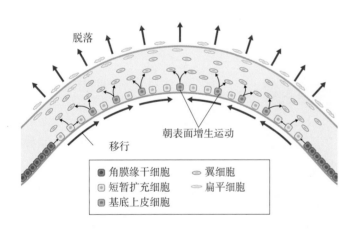

图 4.21　纵向扩散的角膜基底上皮细胞（两个子细胞移动到上皮的中间层）由位于角膜缘基底层的干细胞不断补充。上皮基层的短暂扩充（TA）细胞，是从干细胞来源的两个水平的子细胞，从角膜缘向前迁移到角膜的外周，通常到达角膜的中心。TA 进行混合性（一个子细胞保留在基底细胞层，另一个子细胞移动到上皮的中间层）增殖。有丝分裂的最终或终末细胞周期是纵向扩散阶段，两个子细胞不断地向表面移动，最终脱落到泪膜中。（Modified from Thoft RA et al. Invest Ophthalmol Vis Sci 1983；24：1442）

过精细的调控机制来控制[206-208]。这些上皮干细胞的后代被称为短暂扩充（TA）细胞，是角膜缘或周边角膜的基底层上皮细胞，能向心性迁移（图 4.21）。TA 细胞分裂比干细胞更频繁，并进行混合（水平或垂直）性增殖。然而，它们增殖潜力有限，通常至少复制 2 次，这与衍生它们的干细胞有显著区别。TA 细胞的增殖能力到了最后，通常是在角膜中心附近，它们成为基底上皮细胞，终末分化为两个翼状子细胞（纵向扩散）。角膜缘干细胞理论是一些外科手术应用移植或培养的角膜缘干细胞，来治疗角膜缘干细胞缺乏，恢复视力的基础[209,210]。

　　最后，已证实在动物和人类的角膜上皮细胞缺乏黑色素细胞，但包含有免疫细胞（图 4.13）。沿着角膜缘的周边角膜的基底上皮细胞层和结膜有一个骨髓起源的免疫监控细胞亚群，高度表达主要组织相容性复合体（MHC）Ⅱ 型抗原和共刺激分子[211]。这种类型的免疫细胞先前被称为朗格汉斯细胞，其功能是作为一个"专业"抗原递呈细胞，具有非凡的启动 T 淋巴细胞依赖性反应的能力[212,213]。这种细胞类型发挥功能包括摄取和处理抗原和淋巴结，迁移出角膜，到达淋巴结，通过抗原递呈和过表达共刺激分子来刺激幼稚 T 淋巴细胞的免疫反应。最近，中央角膜上皮也发现有相似的免疫细胞亚群，表型上如同"不成熟"朗格汉斯细胞，因为它们表达的 MHC Ⅱ 型抗原和共刺激分子较低[214]。这些"不成熟"朗格汉斯细胞或"非专业"抗原递呈细胞在某些情况下，如炎症或创伤，可能开发启动 T 细胞所需的信号[214]。

高渗透率屏障：角膜内皮细胞

　　角膜内皮细胞的首要功能是通过一个"有漏隙"的屏障来控制角膜的水化和营养，保持角膜的透明性，代谢泵功能最早由 David Maurice 提出[72]。所述"泵漏"假说主要表明，被动进入角膜量和需耗能泵出的过多的液体量之间必须达到一个平衡，才能维持角膜的透明度以及角膜基质的相对脱水。其次，它能分泌物质产生位于前部称为 Descemet 膜的基底膜和位于后部的多糖包被层[1]。

　　婴儿角膜的内皮细胞是由神经嵴来源的约 500 000 个单层细胞组成，每个约 6 μm 厚，直径 20 μm，表面积为 250 μm² （图 4.22A 和图 4.23A）[6,215]。细胞位于角膜的后表面上，并形成一个不规则的多边形镶嵌体。每个角膜内皮细胞的切面顶点或内表面都是独特的不规则的，通常在大小上一致，并且都是六边形。六边形是能够完全覆盖表面，不留间隙的最高

效的节能几何形状；因此，最大限度地减少细胞间的边界接触到房水[215,216]。细胞相互间有一宽 20 nm 的波浪形指状的间隙，其作用是增加横向细胞膜的内表面面积，使得细胞间隙的长度可达细胞本身的宽度的至少 10 倍[44,217]（图 4.22A、B）。从内皮的切面或外表面可以清楚地看到内皮细胞形成一个极其复杂的锯状相互交错形，相当于在内表面上六边形的六条边[218]。细胞间隙包含了顶端斑样闭合的紧密连接和横向缝隙连接（图 4.22C、D），从而形成一个小分子优先扩散的不完整屏障（图 4.23B、C）。角膜内皮细胞有许多细胞器，特别是线粒体，因而推断角膜内皮细胞是眼部视网膜光感受器以外有氧代谢率第二高的细胞[6]（图 4.22B）。

出生时，中央角膜内皮细胞密度（ECD）大约是 5000 个 /mm²[215]。后来，灵长类动物和高等哺乳动物，包括人类在内的角膜内皮细胞，成熟化并失去其增殖能力，而低级哺乳动物不丧失增殖能力，从而可以在受损伤或疾病后再生一个正常的内皮细胞单层，而人类没有这项能力。由于接触抑制、房水中高浓度的 TGF-β、与年龄有关的细胞逐步衰老、角膜中央区域通过周期蛋白依赖性激酶抑制剂 p21 活性，这些因素导致人角膜内皮体内固有的增殖能力非常有限，因而随着年龄的增长，中央 ECD 下降，通常包括两个阶段：快相和慢相[24,25,219-221]。事实上，最近有研究表明，成人角膜内皮细胞干细胞群存在于角膜缘的 Schwalbe 线附近，也就是位于小梁网和角膜周边内皮的过渡区，可以有限地增殖，特别是在受伤后[222,223]。由于角膜的生长和选择性细胞死亡，在快相区，中央 ECD 以指数级减少，到 5 岁时约 3500 个 /mm²，到 14 ～ 20 岁时 3000 个 /mm²（图

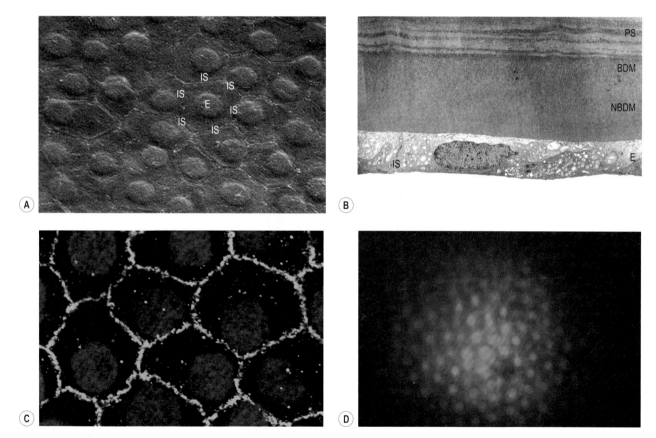

图 4.22 （A）扫描电子显微照片（×1000），显示一位 65 岁患者健康的角膜后表面的内皮细胞。注意六边形的内皮细胞形成一均匀的单层，相邻内皮细胞之间的间隙为 20 nm。E：内皮细胞；IS：细胞间间隙。（B）透射电子显微镜照片（×4750），显示一位 65 岁患者健康的角膜后部角膜基质层、Descemet 膜、内皮层。PS：后部基质；BDM：带状 Descemet 膜；NBDM：非带状 Descemet 膜；E：内皮细胞；IS：细胞间隙。（C）免疫荧光激光共聚焦的微观显微照片（×2000），用标记免疫单克隆抗体染色人角膜内皮的斑状紧密连接复合体中的连接黏附分子 -A（绿色）。核被 TO-PRO 复染（蓝色）。（Courtesy of Kenneth J. Mandell，MD，PhD.）（D）显微照片（×400）显示荧光染料在许多相邻的人内皮细胞间扩散，这表明缝隙连接对内皮细胞间信息传递的重要性。（Courtesy of Mitchell A. Watsky，PhD.）

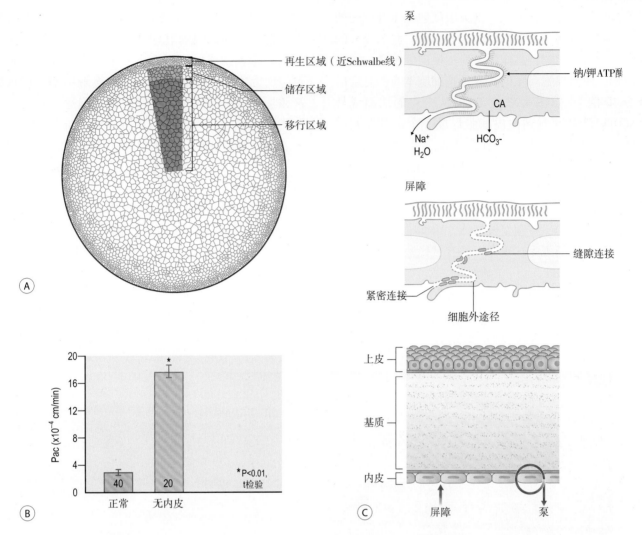

图 4.23 （A）正常的角膜内皮细胞的屏障功能归功于内皮细胞能无间隙地覆盖整个角膜后表面，并在细胞间隙的顶部有局部不连续的紧密连接。（B）显示出的正常人类内皮细胞单层对羧基荧光素的渗透率（2.26×10^{-4} cm/min）与无内皮（12.85×10^{-4} cm/min）相比，提高了 6 倍。（Modified from Watsky MA et al. Exp Eye Res 1989；49：751-67.）（C）显示了反方向作用的渗漏的角膜屏障与代谢泵。当渗漏率等于代谢泵速率时，角膜基质 78% 为水合的，能保持角膜的厚度和透明度。（Modified from Waring GO et al. Ophthalmol 1982；89：531）

4.24A）[25,221]。此后的慢相，中央 ECD 以线性稳定的速率（0.3% ~ 0.6%/ 年）下降，老年时中央的 ECD 大约为 2500 个 /mm²（图 4.24A）[24,25,221]。由于通过存活内皮细胞的迁移、扩展或变薄，保持内皮的连续性以覆盖更大的表面积，不难想象，随着年龄的增长，六边形细胞的百分数下降（多形性），细胞的变异系数增加[221]。

当回顾角膜内皮细胞的正常生理变化时，研究发现这些中央角膜内皮细胞密度（ECD）的平均值主要是取自美国的高加索人口。一些研究显示：角膜中央 ECD 存在种族间差异，日本人、菲律宾人、中国人眼角膜的中央 ECD 比白种人高，而印度人的中

央 ECD 则较低[224-227]（表 4.2）。据推测，这种中央 ECD 的种族差异可能主要是因为人群的平均角膜直径，即内皮表面积的差异（日本人、高加索人和印度人的水平角膜直径分别平均为 11.2 mm、11.7 mm 和 12.0 mm），但遗传和环境因素不能排除，仍需进一步的研究。此外，这些数据仅适用于中央 ECD，因为最近的一项研究表明，周边部角膜通常有更高的 ECD[228]（图 4.23A 和图 4.24B）。这一发现先前已报道，但最近的研究是唯一一个充分详细描述该差异如何影响整个角膜后表面研究[229-232]。因而，正常人群从出生到死亡，总角膜内皮细胞数量和 ECD 平均下降 50%，但这并不会引起角膜疾病或病变。角膜失代偿一般不

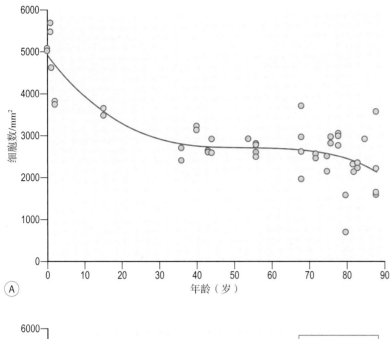

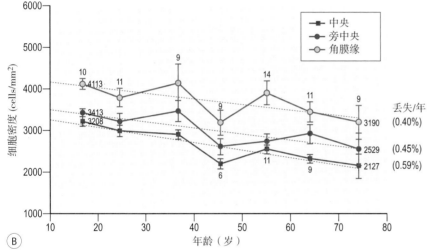

图 4.24　（A）最佳拟合曲线散点图显示了不同年龄的正常健康眼的平均中央角膜内皮细胞密度（ECD）。(From Williams KK et al. Arch Ophthalmol 1992；110：1146-9.)（B）显示了不同年龄的正常健康眼的角膜中央、旁中央、周边 ECD。(From Edelhauser HF. Cornea 2000；19：263-73；and Edelhauser HF. Invest Ophthalmol Vis Sci 2006；47：1755-67.)

会发生，除非当中央角膜 ECD 为 500 个 /mm² 时（图 4.25A、B），这相当于中央角膜 ECD 减少了初生时的 90%，或者是减少了正常健康成人水平的 80%，因此当人类年龄大于平均寿命（75 ～ 80 岁）时似乎仍剩有大量的细胞[25,221]。估算一下，正常健康的人角膜内皮可以最少保持 224 ～ 277 年的角膜透明性，如果人类能活那么久的话[25]。

屏障渗漏功能

角膜内皮屏障功能是依靠足够的角膜内皮细胞数覆盖角膜后表面（图 4.23A）以及内皮细胞间紧密连接（图 4.23B、C）形成的阻止房水的低电阻（25 Ω cm²）屏障。斑状闭合的紧密连接的特征是细胞间的间隙部分闭合，部分保留 10 nm 宽的间隙[217]。临床上角膜的屏障功能可以通过共聚焦显微镜测量 ECD，也可通过荧光光度仪测量渗透率[233]。健康成人角膜，屏障能阻止房水进入角膜基质，但是仍然允许少量营养物质、水以及其他代谢物质经过 10 nm 的间隙进入角膜基质[44]。

起初认为角膜内皮屏障渗漏是无用的、起反作用的，然而角膜每层的营养物质大部分来自房水。因此，角膜内皮单细胞层的渗漏对角膜健康是相当重要的，因为角膜没有血管以及淋巴管等通道供应营养。虽然角膜内皮随着年龄的增长逐渐减少，但是角膜的渗透无明显增加[234,235]。只有当角膜内皮紧密连接破坏时，渗透率增加，可增加到原基数值的 6 倍[234]（图 4.23B）。当中央角膜内皮低于 2000 个 /mm² 时，角膜内皮渗透率会逐渐增加，但是泵的代偿作用仍然可以保持角膜处于脱水状态，除非角膜内皮低于

表 4.2　印度人、美国人、中国人、菲律宾人、日本人角膜内皮细胞密度比较

年龄段（岁）	印度人[A]		美国人[B]		中国人[C]		菲律宾人[D]		日本人[E]	
	眼的数目	细胞密度（个/mm²）	眼的数目	细胞密度（个/mm²）	眼的数目	细胞密度（个/mm²）	眼的数目	细胞密度（个/mm²）	眼的数目	细胞密度（个/mm²）
20-30	104	2782±50	11	2977±4	100	2988±43	114	2949±70	18	3893±59
31-40	96	2634±88	6	2739±08	100	2920±5	112	2946±96	10	3688±45
41-50	97	2408±74	11	2619±1	97	2935±85	112	2761±3	10	3749±07
51-60	98	2438±9	13	2625±72	97	2810±1	102	2555±78	10	3386±55
61-70	88	2431±7	8	2684±4	90	2739±6	114	2731±99	6	3307±0
>70	54	2360±7	15	2431±9	83	2778±5	86	2846±67	15	3289±3

[A]Rao SK et al. Corneal endothelial cell density and morphology in normal Indian eyes. Cornea 2000; 19; 820-3.

[B]M atsuda M et al. Comparison of the corneal endothelium in an American and a Japanese Population. Arch Ophthalmol 1985; 103: 68-70.

[C]Y unliang S et al. Corneal endothelial cell density and morphology in healthy Chinese eyes. Cornea 2007; 26: 130-2.

[D]P adilla MDB et al. Corneal endothelial cell density and morphology in normal Filipino eyes. Cornea 2004; 23: 129-35.

500 个 /mm²。

许多因素能够影响角膜内皮屏障功能，包括无钙灌洗液或谷胱甘肽限定溶液对细胞连接可逆性损伤、眼内手术的机械损伤、非生理性以及有毒溶液进入前房对角膜内皮的化学损伤。幸运的是，存活的细胞能够迁移，通过扩张、覆盖角膜后表面而重建细胞间连接。因此，角膜内皮的屏障功能能够有效地恢复。

代谢泵的功能

角膜移植早期发现，当供体角膜冰冻后，角膜厚度增加，透明度降低[236]。当角膜回复到正常温度35℃时，角膜恢复原来厚度，并且变透明。体外灌注研究显示，温度复苏可以发生在角膜上皮缺失的情况下，因此可以得出角膜内皮存在活性代谢过程而使角膜处于脱水状态[236]。随后的研究显示转运体位于角膜内皮细胞底外侧细胞膜，转运离子，主要是将 Na^+ 以及 HCO_3^- 由基质转运至房水[236,237]（图 4.23C）。渗透梯度使水从基质转运至房水。渗透梯度的维持是依靠角膜内皮细胞屏障的完好。对角膜内皮代谢泵起相当重要作用的转运蛋白是 Na^+/K^+-ATP 酶[238,239]。Na^+/K^+-ATP 酶的数量以及浓度可以用 [3H] 哇巴因来计量，[3H] 哇巴因以 1 比 1 的比率与 Na^+/K^+-ATP 酶相结合[240]。研究发现一个角膜内皮细胞基底膜含有 300 万 Na^+/K^+-ATP 泵。这与每平方毫米角膜内皮细胞基底膜有 4.4 万亿泵的数量是一致的[240]。临床上角膜内皮细胞代谢泵的功能是可以通过测厚仪测量佩戴不透氧的接触镜后角膜水肿恢复程度，或者测量角膜昼夜厚度的变化获得[233,241]。

许多因素能够改变角膜内皮泵的功能，包括药物抑制 Na^+/K^+-ATP 酶、降低温度、缺少碳酸氢盐、碳酸酐酶抑制剂，以及由于机械、化学、疾病导致的角膜内皮减少。幸运的是，关于后者，在角膜内皮数为 750～2000/mm² 时可以通过泵的代偿机制来防止角膜发生水肿（图 4.25A、B）。代偿机制通过增加细胞内 ATP，提高现存泵的活性，或者通过增加内皮侧膜泵的总量和密度来实现[240]。肾远曲小管也是通过同样的机制来处理盐负荷的增加。例如 Fuch 角膜内皮营养不良，尽管局部角膜内皮数减少、角膜内皮细胞对荧光素的通透性增高，但角膜仍可保持透明且厚度正常[242]。很明显，产生该种现象的原因是邻近的健康角膜内皮通过增加泵的活性以及密度从而发生代偿弥补局部的角膜内皮通透性增高[242]。当角膜内皮低于 500 个 /mm² 时代偿机制失效

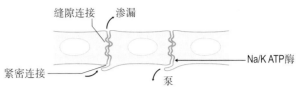

5000~2000个/mm²
稳定渗漏　　稳定、非最大限度泵　　渗漏＝代谢泵

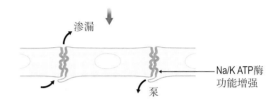

2000~750个/mm²
渗漏逐渐呈指数增加　内皮细胞调整增加现有泵或新泵的活动
渗漏～=代谢泵

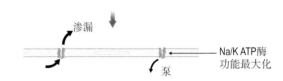

750~0个/mm²
渗漏快速呈指数增加　内皮细胞功能最大化（最小侧膜）
渗漏＞代谢泵（代偿～500/mm²）

(A)

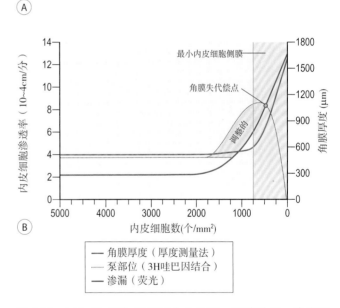

(B)

角膜厚度（厚度测量法）
泵部位（3H哇巴因结合）
渗漏（荧光）

图 4.25 （A）和（B）显示了中央 ECD、屏障功能、代谢泵位点、角膜厚度之间的关系。注意在正常状况（5000～2000 个 /mm²）下泵的位点不是最大利用。随着渗透率增加（2000～750 个 /mm²），有一自适应的相位，内皮细胞可以最大限度地使用所有的泵位点或可以使更多的泵位点抵消渗漏。当该角膜内皮细胞的后表面面积变得太小（0～750 个 /mm²），这些适应最终下降，当内皮泵的最大适应与渗漏相等时，通常发生角膜内皮失代偿（500 个 /mm²）。（Modified from Dawson DG et al. In：Duane's Foundation of Clinical Ophthalmology on CD-ROM. 2006；v. 2 c. 4；1-76.）

215,243。当角膜内皮处于这个低值时，角膜内皮细胞扩张，变得很薄，在侧细胞膜上没有足够的空间容纳代谢泵，且代谢泵的活性已处于最高，因此不再能够代偿（图 4.25A、B）。由于这些原因，代谢泵不能够平衡渗漏从而发生角膜水肿。

最近 Bonanno 对角膜内皮细胞转运系统进行了综述[244]。当角膜内皮屏障以及代谢泵功能正常时，角膜基质总的 Na^+ 浓度为 179 mmol/L（134.4 mmol/L 游离，44.6 mmol/L 与基质中 PGs 结合），而房水 Na^+ 浓度为 142.9 mmol/L（均为游离）[245]。因此，加上氯离子以及基质吸张压后，+ 30.4 mmHg 的渗透梯度就可使水从基质弥散至房水。

角膜水肿

角膜水肿是临床医生经常使用的一个名词，但是确切的是指角膜水化加重，超过正常角膜 78% 的含水量。Donnan 作用是指带电凝胶，就像角膜基质，其肿胀压力来源于离子失平衡。角膜基质黏蛋白 GAG 侧链的固定负电荷在这方面有重要的作用。GAG 反平行双螺旋结构（三级结构）产生长范围的静电排斥力，这种排斥力产生了膨胀压（SP）。因为角膜基质有黏合力以及弹性力抵抗膨胀，SP 正常在 +55 mmHg 左右[246,247]。如果基质受压，比如眼压升高、机械压力或者角膜水肿，SP 也会相应地降低或升高。反过来，GAG 侧链负电荷在水溶液中形成双螺旋（二级结构），吸引结合 Na^+，产生渗透作用，从而导致水的弥散和吸收。因此，中央角膜厚度保持在 544 μm，因为黏蛋白固定负电荷，通过阴离子的

排斥力产生固定的膨胀力，然而它也能通过阳离子的引力吸收更多的水分[105]。

正常情况下，吸引液体进入角膜的负压称为角膜基质的吸张压（IP），大约 –40 mmHg[248]。这意味着角膜黏蛋白 GAG 侧链的负电荷只有 1/4 与 Na^+ 结合，其余没有结合的蛋白只要条件允许仍可结合更多的 Na^+，吸收更多的水分。正常情况下，上皮的高度不通透性以及内皮细胞轻度不通透性使基质电解质以及液体保持在一个低的水平，以致维持基质 78% 的水和状态的内皮细胞代谢泵基本处于休息状态。虽然在体外 IP = SP，但在活体 IP 低于 SP，因为活体状态下存在由眼内压产生的流体静力压。这可以用公式 IP = IOP － SP 表达，这就解释了患者角膜水化的水平不仅需要正常的屏障功能也需要正常的 IOP[248]。因此，角膜屏障功能丧失、IOP > 55 mmHg 或者两者同时发生，均会导致临床上角膜水肿的发生[23,249,250]（图 4.26）。

了解角膜水肿对临床医生很重要，因为它影响角膜基质以及上皮的功能。角膜含水量的轻度改变（< 5%），角膜厚度轻度改变，对屈光度、透明度以及机械功能影响很轻甚至无影响。例如，睡觉时由于眼睑闭合以及蒸发量减少 [从 3μl/（hr·cm²）降为 0μl/（hr·cm²）]，角膜含氧量减少（从 155 mmHg 降为 55 mmHg），含水量增加，导致角膜厚度增加 6%±3%（2% ~ 13%，基质 6%，上皮 8%）[191,251,252]。当睡醒眼睛开 1 ~ 2 小时，角膜含水量以及厚度恢复至正常。

正常	急性青光眼	大疱性角膜病变	结核
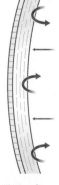	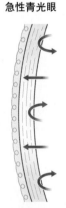	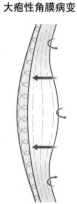	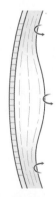
眼压正常 上皮正常 基质正常 内皮正常	眼压高 上皮水肿 基质正常 内皮正常	眼压正常 上皮水肿 基质水肿 内皮异常	眼压0 上皮正常 基质水肿 内皮异常

图 4.26　说明基质水肿压力、内皮屏障、代谢泵功能和眼压之间的微妙平衡。通常，如果内皮细胞泵功能失调，眼压维持在正常的生理水平，发生基质和上皮水肿（中右图）。只有当 IOP 高于基质水肿压力，内皮细胞功能正常时，发生上皮细胞性水肿（中左图）。只有当 IOP 大约是零，内皮细胞功能异常时，发生间质性水肿（右图）。（Modified from Hatton MP et al. Exp Eye Res 2004；78；549-52.）。

当角膜水合超过 5% 或大于其正常值 78% 以上时，角膜散射大量光线、变得不透明。特别是当角膜上皮变得不规则时，其折射功能也有所降低。轻中度上皮水肿临床上会引起浑浊微囊样外观，导致视力明显下降并产生眩光。在严重病例，也会引起疼痛以及上皮下大疱。这些变化与水肿的上皮基底膜细胞变性有关，而上皮基底膜细胞变性是由于上皮内液体积聚、上皮细胞间隙有液体积聚引起的，即囊肿以及大疱。如果大疱发生较慢，上皮下会出现纤维胶原变性的血管翳而导致视力下降加重，但会减轻疼痛。然而，角膜基质水肿临床上表现为无痛的、浑浊的、角膜厚度增加，导致视力轻中度下降以及眩光。同时，角膜后表面会发生后弹力层皱褶。组织病理学上，这些变化与光学显微镜观察到的结果相对应，横断面上角膜基质增厚伴随正常层间基质缝隙的消失[253]。超微结构以及生化研究进一步显示角膜基质水肿会导致原纤维距离的增加、胶原纤维空间结构的破坏、细胞外基质屈光指数的下降、蛋白聚糖的减少以及最重要的是角膜细胞水肿变性或者细胞溶解[250,254-256]。

虽然两种带负电荷蛋白聚糖浓度的不同可能与角膜后基质含水量比前基质多有关，但相较于水肿相关的肿胀、胶原纤维的走向以及层间交织的程度对基质变厚的量影响最大[106,257]。因为角膜胶原纤维走向为角膜缘至角膜缘，角膜基质能有效抵抗向周围膨胀，然而角膜能够向前方膨胀，特别是在后极部。不同深度板层交织的不同可以解释前 1/3 角膜轻度的水肿仍能维持角膜前曲率，即使当后 2/3 角膜水肿至原厚度的 3 倍时[250]。纤维化的角膜瘢痕胶原纤维走向紊乱，然而也能够抵抗水肿[258]。因此，虽然说角膜厚度以及胶原间空间随着角膜基质水肿而增加，但这种关系主要应用于角膜基质后 2/3[247,250]。

虽然上皮水肿与基质水肿常常同时存在，但有两个例外情况。当角膜上皮的黏附力以及弹性比基质弱时，它的水化状态主要受 IOP 的影响[259]。因为角膜基质的胶原纤维在角膜缘呈 360° 分布，随着眼压的升高、降低，胶原纤维对角膜基质增加、降低黏附力。这就导致，当 IOP 高时，基质水肿蔓延至角膜上皮，当 IOP 低时，基质水肿蔓延至角膜基质。因此，当 IOP ≥ 55 mmHg 且角膜内皮细胞以及代谢泵功能正常时，上皮自身发生水肿。如果角膜内皮功能不良且眼压较低时，角膜基质发生水肿（图 4.26）。

基底膜以及多糖

角膜内皮细胞的另一功能是它能够沿着后弹力层分泌基底膜，可终身存在[1,6]（图 4.22B）。虽然来

框 4.5　内皮细胞损伤

损伤角膜内皮细胞的外在因素有很多（图 4.27）。虽然外伤以及感染是最常见的原因，但是它们通常是可预防的或难以预料的，因此要考虑许多可变因素。几种较常见、可预知的对角膜内皮的损伤包括佩戴角膜接触镜、角膜准分子激光手术以及内眼手术。

接触镜

佩戴接触镜不会导致内皮细胞的丢失，但是会引起急性、可逆转的角膜水肿，长时间会导致细胞形态变化[215,260]。角膜内皮细胞像上皮细胞一样以同样方式利用糖类。但是，内皮细胞转运功能比上皮细胞强，因为内皮细胞基础代谢率高，内皮细胞需氧量为上皮细胞的 5 ～ 6 倍[261]。内皮细胞的氧主要来自大气。低透氧的接触镜或者环境含氧量下降（如眼睑闭合）阻断氧的供应，这会导致无氧代谢而使基质乳酸、CO_2 增加以及 pH 下降[262]。低氧也能刺激上皮产生 12 (R) HETE，一种内皮细胞 Na^+/K^+-ATP 酶的抑制剂[263,264]。低氧造成的急性可逆转的内皮细胞的变化包括基质水肿、内皮功能低下以及内皮大疱。慢性低氧能最终导致内皮细胞不可逆的多形性变异。Polse 和他的同事证明了由于人角膜慢性低氧造成的内皮不可逆性变化[265]。

手术损伤

准分子激光手术中，当残留基质厚度 ≤ 200 μm 的角膜受到激光的冲击波作用后，可以引起屏障功能下降以及可逆的内皮细胞应激（多形性变异率增加，多形性降低）。因为考虑到角膜膨隆的风险，准分子激光手术正常不会切削至此深度，因此目前临床上没有发现该手术对角膜内皮短期或者长期的影响[215]。

相比较而言，所有眼内手术对角膜内皮引起不同程度急性损伤，更重要的是慢性损伤。美国、欧洲各国以及其他发达国家开展现代小切口白内障手术（≤ 1.5 mm 微切口白内障手术 [MICS]；Kelman 超声乳化约 3.5 mm 切口 [KPE]），因为许多研究显示小切口白内障术后效果比大切口（白内障囊外摘除手术 7 ～ 12 mm 的切口 [ECCE]）好[266]。KPE 会明显损伤角膜内皮，原因有很多：角膜变形、核碎片对角膜的损伤、人工晶状体或器械的机械损伤以及自由基的释放[267]。最近一项随机对照研究显示 KPE 术后导致中央 ECD 呈指数下降，术后 1 年下降 10.5%[267]。然而，细胞多形性以及异型性无明显变化[267]。术后细胞丢失快的时间段与 ECCE 是相似的，ECCE 是发展中国家使用较多的另一种手

框 4.5 内皮细胞损伤—续

术方式，ECCE 术后 1 年内皮细胞丢失 9.1%[267]。由于术后 1 年未对 KPE 进行长期随访，因此术后长期内皮细胞缓慢减少量不是很清楚，ECCE 术后 1 ～ 10 年每年内皮细胞丢失 2.5%（比生理减少量高 4 倍）[25,260,267,268]。基于内皮细胞丢失方面，目前没有明显证据支持 MICS 优于 KPE 或一种白内障技术优于另一种技术（比如 divede-and-conquer 与 phaco-chop），因为术后内皮细胞减少量是相似的[269,270]。

目前 2 种在美国使用的有晶体眼屈光性人工晶状体为 verisyse 以及 visianICL。数据表明这 2 种人工晶状体比标准白内障手术对眼部急性损伤小（手术后 1 年 ECD 丢失，verisyse 约为 7%，visianICL 约为 3%）[271,272]。然而，就像 ECCE 一样，术后 1 ～ 5 年，这 2 种人工晶体也会导致角膜内皮细胞缓慢丢失，比生理性减少高 4 ～ 5 倍（术后 1 ～ 5 年 ECD 丢失，verisyse 约为 2.7%/ 年，visianICL 约为 2.5%/ 年）。

角膜移植手术（比如 PK）是目前眼内前节手术中导致中央角膜内皮长期下降最严重的手术，可能是由于周边干细胞丢失或者周边储存区域的减少[223,228]（图 4.23A）。PK 术后长达 20 年的纵向研究显示角膜内皮主要在 2 个阶段丢失：快速期以及缓慢期[273]。在快速期，术后 1 年中央角膜内皮呈指数下降，减少 36.7%，术后 5 年丢失 8.4%/ 年[266]。以后，缓慢期开始，中央角膜内皮呈线性丢失，以 4.2%/ 年减少[273]。纵向随访期间细胞多形性变异率增加，多形性减少。

近 10 年，角膜移植手术方法有很大改变，例如：后板层移植术（PLK）、深板层内皮移植术（DLEK）、后弹力层剥除内皮移植术（DSEK）、后弹力层剥除自动角膜内皮移植术（DSAEK）、后弹力层角膜内皮移植术（DMEK）等，这些手术已经取代了穿透性角膜移植治疗内皮异常[276]。目前，最有效、最简单的方法是 DSAEK，相较于传统的 PK 术更受医生、患者的欢迎[276]。然而，DSAEK 不久将会被 DMEK 代替[277,278]。DSAEK 担心的首要问题是高的内皮细胞脱落率，第二问题是移植物如何长期存活。术者常常使用不同的植入钳通过小切口（3.5 ～ 5 mm）将直径约 8 mm 的 DSAEK 移植物植入眼内，然后在前房内填充气体将植入物固定 1 小时至 2 天。长期研究显示术后短期中央角膜内皮细胞丢失率（术后 1 年中央 ECD 丢失率为 35% ～ 39%）与 PK 术后相似[279,280]。

最后，也有其他手术辅助药物以及操作影响角膜内皮。目前手术使用最多的辅助用药为表面 MMC，用于预防以及治疗准分子激光术后由于上皮下瘢痕形成的混浊。目前，没有证据表明表面使用 0.002% ～ 0.02% 的 MMC 持续 12 sec 至 2 min 会导致角膜内皮的下降或者会对角膜细胞产生毒性[281-285]。目前，比较新兴的方法是用核黄素 / 紫外线角膜胶原交联（CXL）治疗角膜扩张[286,287]，目前尚没有证据表明内皮细胞损伤，因为研究数据比较初步、时间短、数量少并且是在严格控制的条件下进行的[23,288,289]。

药物毒性

除了手术损伤，角膜内皮也可耐受药物毒性的影响[215,290,291]。以前关于眼内灌注液的研究表明，最好的灌注液是成分与房水相似的灌注液。BBS Plus（Alcon Laboratories,Ft Worth, TX,USA）是目前最符合生理的眼内灌注液（表 4.3）；BBS 可能是第二选择（表 4.3）。与角膜内皮相兼容的灌注液成分要求：电解质水平与房水相似、葡萄糖作为能量来源、碳酸氢盐作为缓冲液、谷胱甘肽作为抗氧化剂。眼内组织特别是角膜内皮需要的 pH 为 6.7 ～ 8.1，渗透压为 270 ～ 350 mOsm。更重要的是眼内使用的药物无毒性且不含防腐剂。通过对眼前节毒性综合征（TASS）的理解，现在能够更好地理解药物对眼前节组织（包括角膜内皮）的毒性[290]。TASS 是由于无感染物质进入前房引起的术后无菌性炎症反应，从而对眼内组织造成毒性损伤。大部分病情严重，导致 50% 角膜内皮细胞丢失。损伤大概开始于白内障或者眼前节术后 12 ～ 48 小时，并局限于眼前节。正常革兰染色、细菌培养阴性，使用激素后病情明显好转。鉴别诊断主要是感染性眼内炎。

引起 TASS 的可能原因为眼内灌注液的化学成分、药物浓度、pH、渗透压不合适。TASS 也可由其他原因引起：防腐剂、酶拮抗剂、细菌内毒素、金属氧化沉积或者抛光、消毒晶状体等人工晶状体处理过程中的残留物等因素（表 4.4）[290]。因为 TASS 的发生可以控制、与环境有关，因此手术医生已经逐渐意识到正确使用术中眼内药物以及液体来保护角膜内皮。另外由于 TASS 大部分病例是由残留的污物或者污染的水引起，因此合理地清洁、消毒眼内手术器械是很重要的。

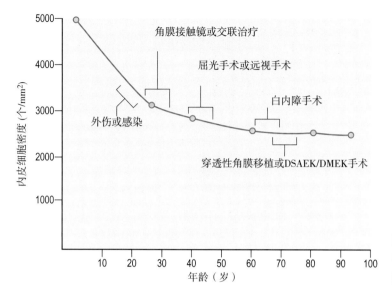

图 4.27 随着年龄的增长，中央 ECD 正常下降。沿线标记的是在人的一生中可能发生的内皮细胞的主要应激，这可能会使中央 ECD 下降量大于正常。

表 4.3 房水与各种眼内灌注液的比较

成分	房水	BSS Plus	BSS
钠	162.9	160.0	155.7
钾	2.2 ~ 3.9	5.0	10.1
钙	1.8	1.0	3.3
镁	1.1	1.0	1.5
氯化物	131.6	130.0	128.9
碳酸氢盐	20.15	25.0	—
磷酸盐	0.62	3.0	—
乳酸盐	2.5 ~ 4.5	—	—
葡萄糖	2.7 ~ 3.7	5.0	—
抗坏血酸	1.06	—	—
谷胱甘肽	0.002 ~ 0.010	0.3	—
柠檬酸盐	—	—	5.8
醋酸盐	—	—	28.6
pH	7.38	7.6	7.4
渗透压（mOsm）	304	305	298
蛋白	0.135 ~ 0.237	—	—

所有的浓度单位为 mmol/L 或 m 当量 /L。

表 4.4 TASS 的原因

1. 灌注液或黏弹物质
   - 不合适的化学成分
   - pH 异常（< 6.7 或 > 8.1）
   - 渗透压异常（< 270 mOsm 或 > 350 mOsm）
   - 防腐剂或添加剂（如抗生素、附加药物）
2. 手术器械污染
   - 洗洁剂残留（肥皂、酶清洗剂）
   - 细菌 LPS 或其他内毒素残留
   - 金属离子残留（铜或铁）
   - 变性的黏弹剂
3. 眼内用药
   - 不正确的药物浓度
   - pH 异常（< 6.7 或 > 8.1）
   - 渗透压异常（< 270 mOsm 或 > 350 mOsm）
   - 媒介的 pH、渗透压异常
   - 药物中的防腐剂
4. 水源污染
   - 水浴
   - 高压贮液器
   - 非消毒或非无致热源的水源
5. 眼内人工晶状体
   - 抛光物质
   - 清洁和消毒物质

自后基质的胶原纤维嵌入后弹力层，但只是一层 0.5 μm 厚的纤维蛋白，而不是与后基质黏附、连接的复合物[1]。后弹力层扩张性以及硬度高，但是不及后基质层，因为主要由 IV、VIII 型胶原纤维、粘连蛋白、糖蛋白以及血小板反应素组成。出生时，后弹力层厚约

4 μm[6]。电镜下，胎儿后弹力层由 110 nm 宽条状胶原纤维组成[292]（图 4.22B）。出生后，胶原逐渐增加于原始胎儿层，形成非带状、含有小直径的胶原纤维并排列成六边形，与原始胎儿层形状明显不同[292]（图 4.22B）。在生命的最后阶段，后弹力层厚 10 ~ 15 μm

（带状层 4 μm 厚，非带状层 6 ~ 11 μm 厚）。眼部疾病（如 Fuch 角膜营养不良）或者眼部损伤（外伤或手术）时，后弹力层会由于异常胶原沉积而导致局部（角膜小滴）或者弥漫增厚。这种异常沉积的基底膜称为后弹力层的后胶原层，分 3 种：带状、丝状、纤维细胞状[293]。细胞通过基底膜沉积进行损伤修复，而继续附着于组织支架。最后，内皮细胞分泌厚约 0.7 μm 的多糖层覆盖于顶端或者后表面[215]。多糖层能够保护内皮细胞的内（或后）表面基底膜。

机械性能

因为角膜是一个受压的、厚墙状、部分交叉、单向的纤维板层结构，它体现硬度以及弹性之间的平衡，因此能够抵抗使之变形、破坏其完整性的内外压力[1,90,294,295]。像角膜一样的纤维结缔组织在胶原的走行方向的力量强于周边，这些纤维集中形成不同的层次结构，从而形成了不均匀的机械特性[296-298]。成熟的胶原相互交联使这种有层次的结构变得坚硬、牢固、有强度，但这并不会影响弹性（图 4.6C）。因为角膜的生物力学特性是由基质决定的，在宏观、微观、超微结构上角膜的生物力学行为主要受前弹力层、前 1/3 基质、后 2/3 基质、后弹力层的层状结构影响[93,299-306]（图 4.28）。像其他复合物一样，角膜生物力学非常强大，重量轻（脱水时），由于水样基质凝胶结构而具有非常强大的吸收能力；然而，也有缺点：很难定量其动态三维的应力状态以及由于表现为极微观的功能障碍，导致生物力学破坏过程复杂。

当组织受力（或受压）时，会朝受压方向变形（拉长、压缩或扭曲）。单位面积所受的压力（N/m²）称为应力，而受压方向产生的变形程度则称为应变。应力与应变的比值（即应力-应变曲线的斜率）称为组织的弹性模量或 Young 模量，是用来描述组织僵硬度的指标。坚硬的组织能够传递力量，对抵抗受压变形非常重要。物质的强度指在它破坏之前所承受的最大应力量。承受压力必须有一坚实的材质。组织的弹性指该组织破裂前承受的最大应变力。弹性物质须即时改变外形并且在无损伤情况下恢复到原来的形状。韧度是指组织能够分散使之变形的能量而不碎裂的能力。韧度是组织通过变形消散能量的特性（即不易碎），或者说有阻止组织产生裂缝的自然属性。实质上，韧度就是指组织耐久性以及不易碎的能力。应力-应变曲线下的区域或延长已经存在的裂缝所需的能量都与物质的韧度有关，前者描述裂缝的开始，后者描述使裂缝变大。强度以及韧度均受组织结构或成分内部缺陷的影响，而劲度以及伸展性不受此影响。

角膜压力

拱形角膜受 3 种类型的压力：跨壁压、穿孔压以及挤压。静态作用于角膜所受的持续向外的内部压力为眼内压 IOP（16±3 [S.D] mmHg，高于外部的大气压 [760 mmHg] 及外部眼睑的压力）[307-309]。其他动态压力为正常眼压波动以及外部环境压力，包括：不同原因导致的眼内压升高，例如：调节（4 mmHg）、转眼（10 mmHg）、动脉搏动（1 ~ 2 mmHg）、昼夜变化（5 mmHg）、呼吸（5 mmHg）、Valsalva 运动（8 mmHg）、体位改变、眨眼（正常眨眼 = 5 ~ 10 mmHg，用力挤眼 = 50 ~ 100 mmHg）、揉眼（增加眼压 [轻微指揉 = 5 ~ 20 mmHg，用力揉眼 = 25 ~ 135 mmHg]，导致角膜基质扭曲和横向受压）以及突然眼部受压等[307-311]。内部压力升高引起的角膜应力行为主要由纵向的跨壁压决定，垂直方向跨壁压的压力与大部分胶原纤维走向是平行的，因此耐受性较好。然而，外部的压力比如来自揉眼（前后或环行的压力和摩擦力）、夜间眼外部压力、钝挫伤，可引起放射状压力、圆形张力或者变形。这些方向的压力对于角膜大部分胶原纤维是倾斜的，相较于内部压力，外部的压力更易于启动角膜基质疲劳相关的损伤。另外，揉眼会使 ECM 反复扭曲以及带来随后的细胞损伤，同时有跨壁压以及挤压相关的损伤。

运用生物力学原理，角膜理论上遵守 Pascal 原理，除了由流体静压引起的压力，密闭系统或者管腔内各处压力均相等。虽然 IOP 恒定，根据 LaPlace 原理，存在管壁张力的不同，密闭管腔的管壁张力是由系统的压力、半径决定的，与管壁厚度成反比。例如，在均质、薄壁（管壁厚度与管腔直径比 ≤ 0.1）、有弹性的管腔，Laplace 原理可表示为以下公式：

$$T = PR/2t$$

T：管壁张力；P：管腔内压（IOP）；R：管壁半径（角膜后表面曲率）；t：管壁厚度（角膜厚度）。但是，Laplace 法则运用到角膜不是很完美，因为角膜的非均质、不均匀、不对称、厚壁（图 4.28）。因此，可以看出虽然可以估计静态压力（图 4.29A），但作用于角膜壁的动态压力很复杂，很难确切形容，特别是当它们同时存在时[312,313]。

角膜硬度、可扩展性以及韧度

维持角膜硬度、力量、扩展性、韧性的两个主要结构特征是角膜厚度以及内在的生物力学特征

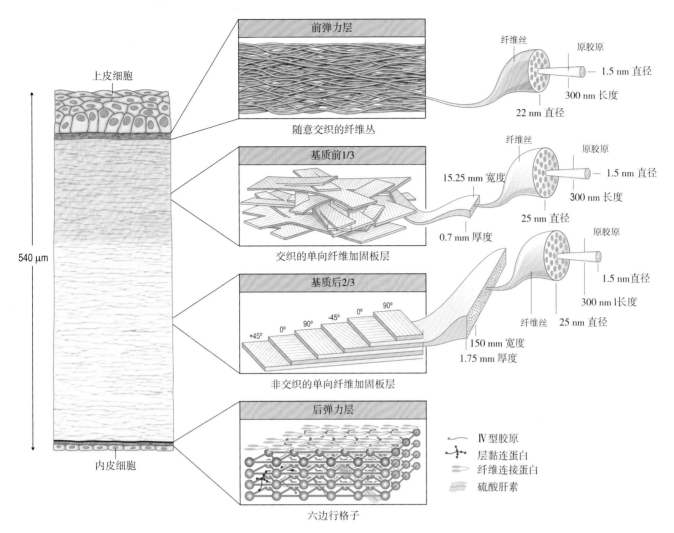

上皮细胞

540 μm

内皮细胞

前弹力层

随意交织的纤维丛

纤维丝

原胶原

1.5 nm 直径

300 nm 长度

22 nm 直径

基质前1/3

交织的单向纤维加固板层

15.25 mm 宽度

0.7 mm 厚度

纤维丝

原胶原

1.5 nm 直径

300 nm 长度

25 nm 直径

基质后2/3

非交织的单向纤维加固板层

+45°　0°　90°　-45°　0°　90°

原胶原

1.5 nm直径

300 nm l长度

纤维丝　25 nm 直径

150 mm 宽度

1.75 mm 厚度

后弹力层

六边行格子

IV 型胶原

层黏连蛋白

纤维连接蛋白

硫酸肝素

图 4.28　角膜层次结构基本上是由 3 层复合体样区域组成。第四层复合体样区——Descemet 膜包含在内是为了完善结构。强调从宏观到微观的纳米级特征（从左至右），以帮助说明各种组织成分之间的相互作用。Bowman 本质上是一个随机纤维交织在一起的复合体，从而达到最大程度的多轴向的韧度和强度。其下的前 1/3 的基质是由单向（UD）的加固纤维相互交织成板层状。这种结构与 UD 非交织的相比，在 z- 轴上更加坚固。在人体中，它与心包结构最相似，可以机械性地防止心脏动脉瘤形成。后 2/3基质基本上是非交织的、UD 加固纤维组成的板层，在 x- 和 y- 轴有最大程度的刚度和强度，但在 z- 轴则较弱。在人体内，它与椎间盘的纤维环最相似，它的功能是有效地作为脊椎的缓冲机制，但容易发生慢性生物力学损伤。UD 在每个片层的胶原纤维的取向是很重要的，因为这种布置可防止纤维起伏，从而使每个单独的原纤维的初始轴向拉伸强度最大化。Descemet 膜形成一个六边形格子。整体上，这些复合体样区赋予角膜整体的刚度、强度、可扩展性、韧性。它们还帮助解释角膜在手术、疾病或损伤后如何正常化。

（分层结构和胶原交联程度）。虽然角膜厚度在活体上能够准确测量，但是角膜生物力学特性很难直接测量甚至很难准确估计[314]。目前对角膜生物力学特征的理解主要是依靠体外实验，主要是扩张测试[315]。

　　由于角膜的黏弹性（即固体具有一些液体的特性），角膜是压力的一个重要的生物力传导者，通过能量消散防止过早的生物力学损伤。黏弹性的特性加大了我们对角膜生物力学理解的难度，因为它包含弹性以及黏性，在应力 - 应变曲线中共同起作用。弹性

是与时间无关的能量积累，拉伸可变形的胶原分子区域（势能），将能量传递至巩膜以及其他部分（动能）。实质上，弹性这种与时间无关的固体物质的物理特性，使角膜受压后能恢复原来形状，或者当受损严重时，形状发生永久改变。黏性是与时间有关的能量消散，归因于纤维内的胶原纤维、纤丝、薄层在水化的黏蛋白基质内滑动（机械力学的能量转导）。实质上，黏性是液体物质的与时间有关的物理特性，使角膜折射部分弹性成分的能量，发生随时间变化的可

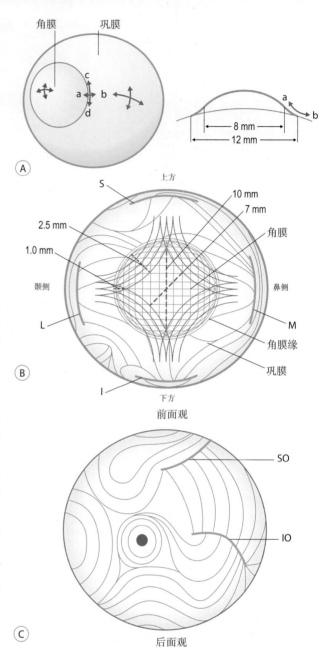

图 4.29 眼球壁外部的应力 [(A) 图中带双箭头红色线所示] 和 (B) 和 (C) 图所示胶原纤维的最佳取向 (灰色和蓝色实线)。(A) 最小的径向应力是在角膜,因为其曲率半径较小;最大的径向压力是在直肌附着点或在眼球赤道部,因为曲率半径大,并且是巩膜最薄的区域。最大的圆周应力在角巩缘,因为从角膜到巩膜,曲率突然变化,使圆周应力较径向应力加倍。(B) 角膜中央 4 ~ 5 mm 的胶原纤维的方向相对均匀,不管是在上方、下方还是在鼻侧、颞侧。这些纤维在角膜周边弯曲、聚结并形成周环。中央菱形外观的正交胶原纤维来自巩膜和角膜缘的一个径向 (下方、鼻侧等) 的附加锚固胶原纤维,在角膜周边部的曲线子午线相邻 90°。总体而言,这样的排列有助于维持角膜的周边扁平,该区域的角膜可以抵抗更高的应力。其次不会干扰中央光学区的角膜。(C) 巩膜胶原纤维的优先方向是在前部巩膜的径向,特别是在肌肉的附着点,而那些在赤道部的是周环状,后部巩膜形成圆形回旋。深层巩膜,在图中未显示出,形成网状或类似菱形层分布于巩膜所有区域。(Modified from Meek KM. In: Frazl P, ed. Collagen: structure and mechanics. New York: Springer, 2008: 359-96; Aghamohammadzadeh H, Newton RH, Meek KM et al. Structure 2004; 12 (2): 249-56; and Watson PG, Hazelman B, Pavesio C, Green WR. The sclera and systemic disorders, 2nd edn. Edinburgh, UK: Butterworth Heinemann, 2004.)

逆的或者永久的形状改变。

体外实验表明角膜有 J 形、非线形、应力 - 应变加载以及卸载曲线。角膜的应力 - 应变曲线在 J 形的较低部分,有一即时弹性反应,该反应最初由非胶原基质的低应变行为和胶原纤维的去角膜松弛效应控制,使胶原纤维向压力的方向重新定位 (胶原募集)。然后在 J 的较高部分,由胶原的高应变的行为来进行控制[316]。最后,发生较慢的、时间依靠的黏性反应,与即时的 J 形反应一起归功于层间、纤维间的时间依赖性的应变 (位移) 或压力弯曲[316]。位移被定义为时间依赖性的拉长,存在 3 个阶段:(1) 与减速应变速率相关的原始位移;(2) 与恒定应变速率相关的继发位移;(3) 与加速应变速率相关的第三期位移[317]。

原始以及继发位移是不伴随损伤的可恢复的黏性反应,而第三期位移组织发生滑移和裂伤,结构强度、韧性发生不可逆的损伤。角膜卸载应力 - 应变曲线与加载曲线不重叠,因为它较少依靠负载或应变速率。这两种曲线之间区域的差别反映了单个机械循环中通过黏性摩擦力 (即滞后效应) 进行能量消散。相较于其他结缔组织,比如肌腱和骨等,角膜胶原纤维的直径和长度很小,其生物力学特性介于皮肤和韧带之间。据报道角膜将约 35% 的总输入能量转化为耗散能量，而其他 65% 能量用于存储、传输或变形。然而，当评估材料或结构动态生物力学特性时，单一的应力 - 应变曲线具有的意义有限，因为每个生物力学性能曲线在特定时间内都是负载依赖或应变率依赖的，并且各自只表示几种不同材料组分和结构方向中的一种。

基于角膜基质的层次结构（图 4.28），推测前部分角膜更硬，强于后面。事实上，这一推断已被临床和实验研究证实。研究表明，后 2/3 的角膜基质层比前 1/3 角膜基质的板层结构更容易被直接剖析，在不同的生理 IOP 和基质水化水平情况下，前部角膜的曲率比后部角膜能保持相对的恒定[318-322]。关于体外诱导角膜水肿，Muller 等的超微结构研究表明，在 10 μm 厚的 Bowman 层和其下的前 $100 \sim 120$ μm 的基质是最硬的区域，因为即使当基质水肿导致总中央基质厚度高达 1200 μm 时，它们也不会显著地膨胀[255]。定量体外测量人角膜硬度与这些最初的意见和推论完全一致。Seiler 等表明，采用单轴弹性测量仪，准分子激光术后去除了 Bowman 层，减少了约 4.75%Young 模量的长度（x- 和 y- 轴尺寸）[302]。这与在 1989 年由美国国家眼科研究所主办的角膜生物物理学研讨会讨论的结果相似，纵向杨氏模量在 Bowman 层约 50 MPa/mm^2，基质层介于 $2 \sim 10$ MPa/mm^2[323]。

单轴条状弹性测量仪进一步表明，在前 1/3 角膜基质的硬度和韧度比后 2/3 基质高 $2 \sim 3$ 倍[303,324,325]。使用膨胀测试，后弹力层测定的纵向的杨氏模量值为 $0.5 \sim 2.6$ MPa/mm^2，这取决于实验中使用的生理应力大小，整体上的值小于角膜基质[304,326]。最近的单轴条状弹性测量仪测量显示在角膜纵断面上，相当大的区域和各径向上垂直和水平的板层的韧性（分别为 53% 和 40%）和强度（分别为 25% 和 13%）都要比对角线上强[327]。使用修改弹性测量仪技术进行黏性或横向（z- 轴沿厚度方向尺寸）强度的测量，显示 Bowman 层平均为 50 g/mm，前 1/3 的基质平均为 34 g/mm，后 2/3 的基质平均为 20 g/mm，Descemet 膜平均为 7 g/mm[28,93]。这个研究重要的是记录了角膜基质的内聚强度是深度依赖性的，最大值在前弹力层，然后呈指数性下降，直到到达基质 40% ~ 80% 的厚度时，有一平稳期，在最靠后的 20% 深度时再次减少。周边角膜较中央角膜内聚强度高大约两倍。有趣的是，在 z- 轴方向的内聚强度的测量值要比纵向的 x- 和 y- 方向上的抗张强度小

$5 \sim 50$ 倍。

膨胀研究已进一步显示，切割或消融直至 Bowman 层下约 150 μm 深度的前部角膜基质层，结果会导致前角膜扁平化和周边角膜增厚；相反，更深地切削或消融角膜基质，前部角膜会越来越陡峭，而不是变扁平[328-330]。根据 Hjortdal 所述，考虑负荷引起的体积变化，较浅消融导致角膜前表面变平，是因为角膜向内和向外的应力相似[331]。相反，更深的消融使前部角膜变陡，是因为角膜向外应力是向内应力的两倍[331]。他们的结论是，外侧和内侧的角膜应力的差异是由于在角膜后 2/3 基质的剪切阻力小。最后，使用膨胀测试，年龄的增长和眼压增加都与人类角膜刚度增加相关，这大概是由于胶原纤维的交联与年龄有关，纤维层间黏弹性特质的变化与眼压升高有关[330]。显然，还需要进一步了解人角膜固有的生物力学特性，因为目前关于这方面的信息还远远不够。

慢性角膜生物力学失调——角膜膨隆

在经典力学中，急性损伤和破裂发生在应力达到临界值时，被称为极限拉伸应力（UTS）。除了过载引起的急性破裂，如果剖析肌腱并悬挂一较小的负荷（低于 UTS），同时保持湿润，肌腱将会以一种慢性的、随时间变化的方式损坏或疲劳，并最终破裂。这是因为第三种位移和与此相关的微纳米结构的层间裂纹的产生和扩展（被称为生物组织的滑移）病变。事实上，容易疲劳在生物组织中是一种普遍现象，通常因为恒定静态的负荷而损伤（时间依赖性损伤取决于负荷的量和负荷所用的时间）。相比之下，人造结构材料通常因为动态振荡的负载而损伤（周期依赖性损伤取决于负荷的量和循环时间的频率）。负荷的频率也可能加速生物组织的破裂时间。

人类角膜的与生俱来的生物力学性能取决于胶原组织的连续板层和纤维层胶原之间的起传递作用的矩阵和胶原纤维的组成和排列。这个框架基本上是由直径为 25 nm，异型的 I 型胶原纤维组成。个体角膜的胶原纤维的力学性能尚未被确切计算或测量。然而，大鼠肌腱的研究发现，每个直径为 50 nm，异型的 I 型胶原纤维的硬度、强度、韧性是适度的，可扩展性很小（大约 10%），通常只能加载极限生理压力以下的负荷[332]。因此，可以推测角膜 I 型胶原纤维实际上在正常的生理条件下或压力下不能过多拉伸。这似乎暗示，在正常生理情况下，至少从理论的角度讲，板层和纤维层之间的数据传输（类似于用来砌

砖的砂浆）所涉及的矩阵结构，是角膜基质的主要结构，很容易疲劳（第三阶段的位移或不可逆的滑移）[333]。人类角膜的自然扩张症，如圆锥角膜或医源性角膜扩张，如 LASIK 术后或 PRK 术后的角膜膨隆，在超微结构和 X 射线散射研究中显示，角膜基质的两相生物力学矩阵损伤过程可能启动和加速病理生理变化，导致不可逆的层间滑动和随后的不可逆的纤维间滑移，而胶原纤维被破坏[334-341]（图 4.30）。

在复合科学技术领域中，人造的层压聚合物结构与人类角膜最为相似（例如，交织和非交织的 UD 纤维增强板层制成的复合材料），会经历 2 次类似的慢性生物力学矩阵（或树脂的破坏过程），称为分层和纤维间断裂（IFF），由此分别发生薄层或纤维之间的矩阵断裂，使板层结构内的应力再分配[294,342-345]。导致损伤的应力量是作用在结构上的应力的循环速率、暴露于该应力的持续时间、结构的温度、结构的曲率和厚度、各层片的板层叠放序列、纤维和结合矩阵的固有的生物力学特性的总和。因此，纳米和微小机械损伤，通常会导致横向压缩或横向剪切应力，而不是横向张力或纵向剪切，可以进一步损害其他的层片，最终在宏观上导致层间分层和全层断裂。从本质上讲，分层和 IFF 引起整个板层内部应力聚集过多导致损伤，在一定程度上可以大大降低材料的强度和韧性，从而防止可观察到的变薄或膨隆[339]。

最后，一旦生物力学破坏过程进展到一个平缓的阶段，该结构通常变薄到可测量或可检测的水平。它通常在最终末期结构破坏之前，因为在中晚期或严重阶段的显著的刚性减少或伸展性的增加，导致开始发生膨隆或进行性病理性形状的变化。此外，由于在应激期的再分配，即使没有显著的外部或内部压力增加，进一步损害相邻近板层的情况也可能发生。因此，从科学的角度来说，角膜扩张症本质上是在基质中分层和 IFF 生物等效的，是一个刻板、非特异性慢性生物力学的破坏，有多个不同的具体的刺激，如揉眼睛、LASIK 手术、家族病史（遗传条件与环境或揉眼行为相关）或可能的夜间眼外部压力[334,342]。分层或 IFF 造成的不可逆转的滑移，对于整个角膜既可以有益，也可以有害，后者造成一个逐步的、渐进性生物力学破坏过程，通过损失形状或折射功能，最终导致结构的破坏。虽然分层和 IFF 通常在非交织的后 2/3 基质中常见，但在交织的前 1/3 基质中也可发生。但是，交织的前 1/3 基质由于其内部自然的高度交织的片层结构，因而具有自然破裂终止机制。这或许也

框 4.6　临床生物力学测试

由于可靠的体内的生物力学测试尚未被开发，目前临床上依赖于 placido 盘进行地形和断层扫描（厚度分布的二维和三维重建）的研究来间接推断先天角膜的生物力学特性的基础上形状和厚度的变化信息[55,346]。这是眼科临床的不幸现实，大概解释了为什么我们无法预测屈光性角膜手术后的膨隆风险或易感性，也无法预测圆锥角膜患者的进展（即在从中期到晚期慢性生物力学破坏过程中，随着时间的变化，厚度和形状的改变）。只有正确了解角膜的与生俱来的生物力学性能，才可以准确地预测组织的行为，这将有助于预测扩张症的风险和（或）发展、优化屈光手术、提高眼压计测量的准确性或提高隐形眼镜的设计。最近，Reichert 介绍了一种仪器，Ocluar Response Analyzer（ORA；Reichert Corporation；Depew，USA），即测量角膜对于空气脉冲的响应（类似于空气脉冲的非接触式眼压测量）[347,348]。这是直接测量活体角膜生物力学性能的第一台仪器。目前测量角膜的 2 个生物力学性能有角膜滞后（CH）和角膜阻力因子（CRF）。CH 是 IOP 依赖性的，主要反映角膜的黏性性能，而 CRF 与角膜的弹性相关。然而，测量值和预期值有差异（例如随着年龄老化，这些特性会降低，而用 CXL 测量这些特性则没有变化），这说明需要进一步的研究，以精确确定这 2 个特性测量值，并明确其及代表什么，使之对临床医生有临床意义[349-351]。

解释了为什么圆锥角膜很少导致自发的眼球破裂。

其他功能

给药方式

虽然到眼前节有几种药物输送路线（图 4.31A），对于眼部疾病，通常局部用眼药是最常用的方法。事实证明，90% 的眼科药物制剂适合局部使用。文献中说明了外用药物吸收进入前房的障碍，穿透这些障碍的两个主要途径是经角膜和经结膜途径。小的、亲脂性药物的主要吸收途径是经角膜途径，而大的、亲水性药物的吸收途径是经结膜途径（结膜 - 巩膜 - 睫状体）。为了了解这些途径，预测该药物针对眼前段组织的生物效应，药物的理化性质和药物在组织的药代动力学知识是必不可少的。通过理化性质可描述药物的化学结构和其生物学效应之间的关系。药物的各种理化性质——如它的分子大小（半径、重量、形状）、亲脂性或亲水性、离子化程度，可能优化其在目标组织中的生物效应和（或）改善其药动学特征。药代动力学描述的是药物在组织、器官或身体中的吸收、分布、代谢和排泄的过程，取决于药物的传递路

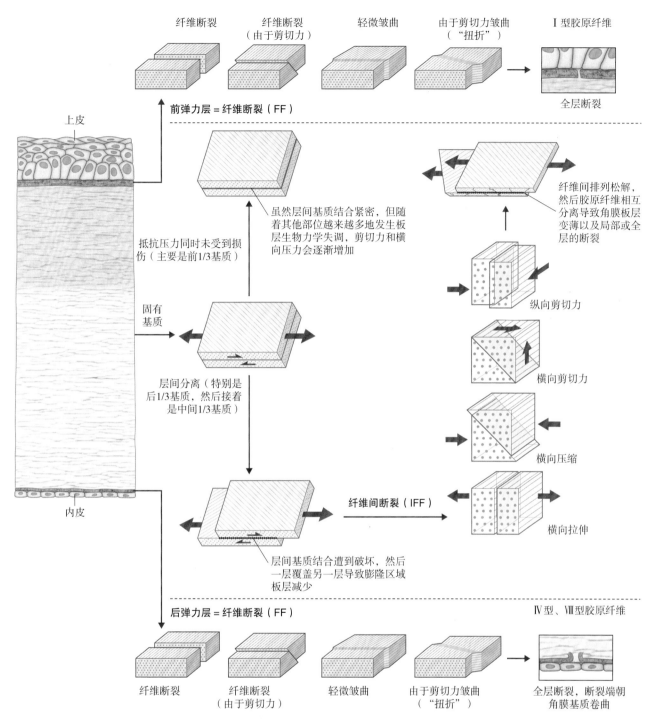

图 4.30　该图显示扩张症时角膜 4 个复合体样区域的生物力学如何被破坏。在本质上，扩张症似乎是对多种不同刺激产生的慢性生物力学损伤的反应。根据 Alfred Puck 的理论，纤维层叠聚合性复合材料（比如角膜基质）的生物力学破坏通过 3 种途径：纤维断裂（FF）、纤维层间断裂（IFF）和（或）分层。虽然在扩张症的后期，Bowman 层和 Descemet 膜中可见 FF，但这都不是扩张症的原因，而是基质层生物力学破坏后的继发事件。启动和不断发展扩张症的病理变化是分层和随后的 IFF，可见于角膜基质层，特别在靠后部的角膜区域。这两个步骤的生物力学破坏过程会通过逐渐累积损伤导致扩张症，而不是一个急性事件。有趣的是，分层和随后的 IFF，也可能发生在良性的方式，取决于压力的不同程度。虽然超微结构研究中显示，分层和 IFF 发生在角膜后 2/3 基质，但也可见于前 1/3 角膜基质病变进展中。在角膜前 1/3 基质，超微结构中 IFF 占主导地位，因为由分层阶段而来的层间滑动被破裂停止机制最大限度地减少，而这是由于在这一区域的基质具有相互层状交织在一起的特性。FF 通常与复合体样的各层急性损伤相关，这会导致在该特定层中的生物力学和屏障功能的急性破坏。例如，Bowman 层的 FF 在临床表现为上皮下纤维化的瘢痕，此瘢痕组织病理学上被认为是 Bowman 层全层断裂并伴随基质瘢痕组织纤维化的产物。另外，Descemet 膜的 FF 表现为临床急性角膜水肿，是由于内皮屏障功能的障碍所致，在组织病理上为表现 Descemet 膜全层断裂，可见卷曲向外的断裂边缘和内皮细胞不连续。分层，在临床中用裂隙灯可见有 Vogt 的条纹，这往往可见于角膜扩张症的早中期，位于靠后部的角膜基质层。（Adapted from Knops M. Analysis of failure in fiber polymer laminates：the theory of Alfred Puck. Heidelberg，Germany：Springer，2008；and Reifsnider K. In：McNicol L，Strahlman E，eds. Corneal biophysics workshop. Corneal biomechanics and wound healing. Bethesda，MD：NEI，1989.）

径和其吸收途径。所施加药物的固有理化性质可用函数来表述，例如：所施加药物的频率、浓度和剂量，组织静态渗透性能，动态代谢和渗透入组织的药物的排泄，以及在其目标组织部位药物的生物利用度。生物利用度描述了真正到达靶组织的药物浓度。

局部给药的优点是其方便性和非侵入性，避免肝首过代谢，并保证角膜和眼前段组织的高药物浓度。这种给药途径的主要缺点是药物清除率高，以及其固有解剖和生理渗透性阻碍药物的吸收，两者都导致了其生物利用度低。平均而言，通常小于5% ~ 10% 的局部眼液能到达房水或角膜基质（图4.31B），而其主要部分（50% ~ 99%）则进入全身血液循环，主要通过在结膜的血管和淋巴管和（或）鼻泪管引流，通过鼻腔黏膜血管吸收。此外，药物驻留在结膜囊的时间平均只有 5 ~ 6 min，被角膜前泪液清除机制去除（泪液周转率 0.5 ~ 2.2 μl/min）。即使经过角膜途径或结膜途径，由于房水（房水周转率2 ~ 3 μl/min）通过小梁网或者通过多孔的葡萄膜清除药物，主要进入前房或后房的药物通常停留的时间也很短，除非它在其外表面以贮存形式被保留或结合它经过的组织中的蛋白。

外用药物滴眼后，在房水，甚至在角膜基质的峰值浓度，通常是在用药后 30 分钟至 3 小时，但与最初的眼液浓度相比，在角膜基质或房水的药物生物利用度或浓度降低，亲脂性药物降为约 1/1500，亲水性药物降为约 1/150 000[352,353]。药物很容易从房水进入葡萄膜（虹膜和睫状体），在这里的药物可能与黑色素结合，可形成逐渐释放到周围细胞的药物，从而延长药物活性（如 β- 受体阻断剂）[353-355]。药物在晶状体的扩散要比在葡萄膜中慢很多，因为晶状体由紧密的晶状体蛋白组成，不含有黑色素。然而，在晶状体细胞膜上停留的亲脂性药物可能作为另一个潜在的存贮源[353]。也有报道称，外用药物有时可以到达玻璃体腔，最可能是经过结膜 - 巩膜 - 脉络膜 -RPE-视网膜或可能是结膜 - 眼眶 - 视乳头途径，其生物利用度约为滴眼剂原始浓度的百万分之一[353]（图4.31B）。对药物的各种修饰，是为了增加其角膜的吸收和生物利用度，主要有两大类：（1）药物配方，以增加在结膜囊的停留时间（例如凝胶、悬浮液、软膏、植入物）；或（2）在外用药物中添加化合物以增加角膜渗透性（如苯扎氯铵 [BAK]、防腐剂、上皮刮除 [用抗真菌药物治疗真菌性溃疡时]）。

除了动态的清除机制，局部用药的运送被各种

解剖和生理屏障所阻拦，影响组织的静态渗透性能[354,356]。经角膜途径运送药物（图 4.31A）是具有挑战性的，因为药物必须很小（< 5 kDa），且是亲脂性（如醋酸泼尼松龙的），才能穿过角膜上皮大部分鳞状上皮细胞的细胞间紧密连接。事实上，对于亲水性药物的渗透性，角膜屏障平均有 90% 是由于细胞旁（细胞间）途径的阻抗。相反，对于亲脂性药物的渗透性，角膜上皮的阻抗平均只有 10%，因为这些药物很容易通过跨细胞（细胞内）途径渗透角膜上皮。与上皮细胞相比，尽管主要的速率限制标准是较小的分子直径（大小），有 20 nm 宽的纤维间隙用于药物扩散，但是角膜基质对大多数亲水性和亲脂性药物的渗透性都很高[30,357]。随着年龄的增长，角膜基质纤维间隙减少 15%，但没有渗透率显著变化的报道[30]。此外，角膜基质的纤维间隙随组织水化和眼压水平而发生动态变化。与角膜上皮相似，角膜内皮显示对亲脂性药物更易渗透，但角膜内皮对亲水性药物的静态渗透特性仅略低于亲脂性药物，表现为 10 nm 宽的细胞间隙或不连续的斑状紧密连接。角膜内皮和基质的静态渗透特性非常相似。因此，角膜上皮细胞是经角膜途径吸收药物的主要解剖和生理的静态渗透屏障。然而，如果药物较小或是亲脂性的，也很容易渗透。有趣的是，低分子直径的眼局部药物与脂溶性相关。

与经角膜途径相比较，经结膜途径（图 4.31A）允许更大（< 20 ~ 40 kDa）或更加亲水性分子（如β- 受体阻断剂、碳酸酐酶抑制剂）渗透，因为它的扩散是通过杯状细胞，其内的紧密连接有渗漏性，且其表面积比角膜大 18 倍[357,358]。结膜上皮的静态渗透性能比角膜上皮大 50 ~ 100 倍[353]。

其他可能的眼前段药物运送部位包括基质内、前房、结膜下注射（图 4.31A）。虽然所有这些路径能在角膜或眼前段产生药物的最高峰浓度，其主要缺点是在角膜或眼前段，高峰期常跟随着一个低而持续的谷浓度，除非反复频繁给药[357]。因此，相比于局部用药，使用这些途径给药虽然总的生物学效率低一些，但能够在靶组织内维持中等而持久的药物浓度。例如，持续的药物浓度对于充分抵抗角膜或眼前段的感染是绝对必要的。关于这一主题内容，请参阅下面的文献[354,356,357]。

紫外线滤过

人的体表暴露于太阳光，包含 UV（295 ~400 nm）、可见光（400 ~ 800 nm）和红外光（IR,

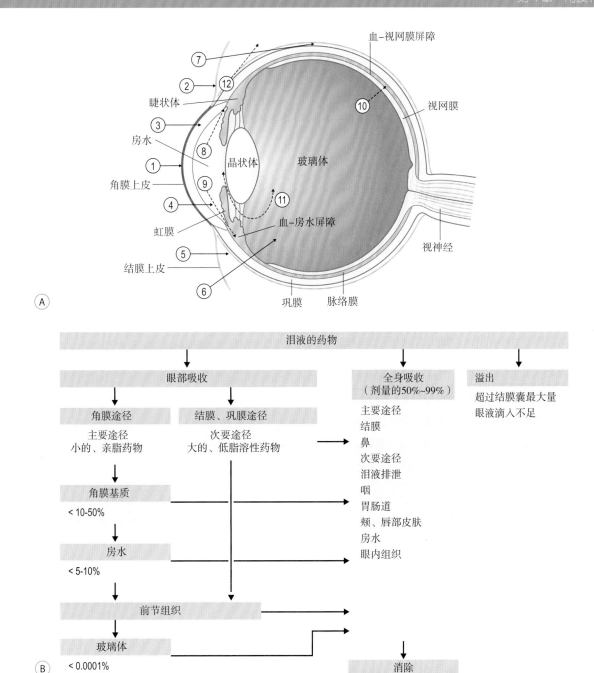

图 4.31　（A）图示眼球的常见的药物传送途径（实线箭头）和清除途径（虚线箭头）。数字是指下列程序：（1）经角膜途径是指从泪膜穿过角膜进入前房，（2）经结膜途径是指穿过结膜、巩膜、前部葡萄膜进入后房，（3）基质途径是指直接到达角膜基质，（4）前房途经是直接进入前房，（5）结膜下途径是指从前部结膜下间隙穿过巩膜和前部葡萄膜进入后房，或者穿过巩膜、脉络膜、RPE、视网膜进入前部玻璃体，（6）玻璃体内注射给药直接进入玻璃体，（7）Tenon 下途径是从后部 Tenon 囊下间隙穿过巩膜、脉络膜、RPE、视网膜进入后部玻璃体，（8）房水中药物的清除，通过小梁网和 Schlemm 管，进入血液循环系统，（9）房水中药物的清除，通过葡萄膜，进入血液循环系统，（10）玻璃体中药物的清除，通过血 - 视网膜屏障，进入血液循环系统，（11）玻璃体中药物的清除，穿过玻璃体前界面，进入后房，反之亦然，（12）结膜下和（或）巩膜上间隙的药物进入淋巴系统或血液循环。（Modified from Urtti A，Urtti A. Advanced Drug Deliv Rev 2006；58（11）：1131-5.）（B）外用滴眼液运输的药代动力学。（Modified from Cruysberg L. Novel methods of ocular drug delivery. Ph.D thesis. University of Maastricht，2008.）。

800 ~ 1200 nm)[359]。由于太阳紫外光在地球大气层经过大量的散射和吸收，大多数有害的、最短波长的光（< 290 nm），或所有的 UVC 射线（100 ~ 280 nm）和 70% ~ 90%UVB 射线（280 ~ 315 nm）不会到达地球表面。UV 光线比可见光或红外光含有更多的能量，因此有可能造成更大的光化学损伤或破坏。当这种辐射到达眼睛时，不同组织结构吸收的比例依赖于波长和入射角，当光线与瞳孔轴平行时吸收值最大[75]。角膜没有黑色素，因而对 UV 光损伤比皮肤更为敏感，但是除非直接大量接触，一般很少会出现急性紫外线损伤。这种损伤常发生于"雪盲"（这是在白天滑雪时常见的损伤，在没有护目镜时，雪会反射 85% 的 UV 光，而草地只反射 1% ~ 2%）或焊接时，在眼部无 UV 防护时，焊接电弧排放有害的 UVC 和 UVB 射线。

暴露于眼睛的 UV 光也有相当大的可变性，因为随着天空中太阳的高度和其他一些暴露相关因素，如地面的反射率（UV 光的反射百分比）、眉毛和眼睑的解剖可以遮挡进入眼内的 UV 光量，UVB 辐射光谱差别很大[360]。由于人类感光细胞和角膜神经不能分辨 UV 光，因此人们可能在不知道的情况下受到阈上值 UV 光损伤，更重要的是受到阈下值 UV 光的损伤。这可能会导致急性角膜上皮光损伤或慢性不可逆性角膜上皮和前部角膜基质的病变。角膜吸收入射的 100%UVC，90%UVB，60%UVA[359]（图 4.32）。因此，重要的是必须滤过波长 200 ~ 300 nm 的 UV 射线，保护晶状体和视网膜免受损伤[361]。所有 UVC 辐射被角膜上皮细胞吸收，因为角膜上皮含有高浓度的抗坏血酸。UVB 的吸收主要是在人角膜的前部 100 μm，尤其是在上皮细胞和 Bowman 层，因为 Bowman 层和前部基质的蛋白含有大量的色氨酸残基以及在前面提到的上皮细胞含有大量抗坏血酸[362-366]。UVA（315 ~ 400 nm）在角膜仅有部分衰减（图 4.32），但是所传递部分几乎全部被晶状体吸收，因而只有很小比例（< 3%）到达视网膜。短的可见光波长，如紫色（约 400 nm）和蓝色（约 475 nm）的光，经过角膜和晶状体大部分无衰减（透过率为 85% ~ 90%），由视网膜和 RPE 吸收。相比 UV 光，这些波长的光对生物组织的损伤较小，但仍然能够产生光化学损伤和破坏，特别是如果暴露的时间很长或经过累积。有证据表明 UV 光对眼部健康的损伤会继续扩散[367,368]。在表 4.5 中列出了 UV 光作为病因导致急性和慢性眼部病变，包括了结膜、角膜、虹膜、晶状体和视网膜

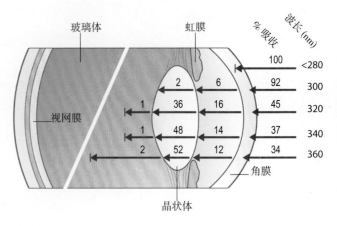

图 4.32　眼部不同结构对紫外线的吸收光谱。（From Johnson GJ. Eye 2004；18：1235-50.）

表 4.5　紫外线辐射可能造成的眼部疾病

	证据的强度
外眼：	
光角膜炎	高
气候性小滴状角膜病变	中
翼状胬肉	中
睑裂斑	低
原位癌 / 结膜鳞状细胞癌	低
虹膜：	
黑色素瘤	低
晶状体：	
白内障	中
囊膜剥脱（与红外线关系更大）	无
晶状体前囊膜改变	中
脉络膜 / 视网膜：	
光视网膜病变	高
黄斑部光损伤（与蓝色和紫色可见光关系大）	无
葡萄膜黑色素瘤	低
年龄相关性黄斑变性（ARMD）	低

的可能异常[359]。

急性过度暴露于 UVB 和 UVC 的角膜上皮损害是由于引起细胞凋亡或程序性细胞死亡而产生的[369-371]。UVB 和 UVC 暴露后，直接激活角膜上皮内的分子信号和酶系统，包括 JNK、SEK、p53、caspase9 和

caspase3，所有这些都位于经典的凋亡路径中，如DNA 断裂和形成细胞凋亡小体[372-374]。在暴露后数小时内就可形成大量脱落的角膜上皮细胞。研究表明，UV 导致培养的角膜上皮细胞在极早期凋亡是通过激活了 K^+ 通道。在暴露数分钟内就可发生这种通道的激活，K^+ 通道阻断剂可以阻止凋亡。相比之下，慢性过度暴露于 UVB 和 UVA 最好地解释了正常成年人角膜细胞中发生的高频率和获得性、程度各异的细胞遗传学 DNA 损伤[373]。

　　第二个关于 UV、紫色光、蓝色光的损伤机制是通过生成的活性氧家族（ROS），比如过氧化氢、单态氧、氧自由基（超氧阴离子自由基和羟基自由基），经由脂质、蛋白质和 DNA 反应导致细胞和细胞外的损伤。在正常的生理情况下，角膜和眼前段能产生和维持足量的抗氧化剂水平来保护自身免受 ROS 的损伤，包括一些低分子量（抗坏血酸、谷胱甘肽和 α- 生育酚）和高分子量 [过氧化氢酶、超氧化物歧化酶（SOD）、谷胱甘肽过氧化物酶和还原酶] 的抗氧化剂[361]。抗坏血酸被认为是在人角膜和眼前段最主要的抗氧化剂，因为它在房水中的浓度很高[376]。ROS 对角膜损伤的产生似乎源于过度 UVB 辐射，而不是 UVA 或 UVC 暴露，因为实验表明，只有 UVB 过量能导致角膜抗氧化剂大幅度减少。因此，在角膜前部 100 μm 中氧化剂和抗氧化剂的不平衡，使角膜组织成分变为 UV 的主要吸收者和解毒者，非常有可能导致眼部的氧化损伤和炎症反应[361,366,377]。

巩膜

　　人的巩膜是一个近似球形、相对无血管的、白色的、硬性的、致密的结缔组织，覆盖了角膜后面的眼球[6,32,378-380]（图 4.1A、B，图 4.3A，图 4.33A）。以往对巩膜的研究兴趣不大，主要是因为炎症和肿瘤不易穿透巩膜，而且对异物的相容性良好，因而赋予了巩膜惰性的这个不客观的看法。现有证据表明巩膜虽然基础代谢需求低，但它在整个一生中不断地重塑，以维持其功能，因而它远非惰性[381]。与角膜相比，巩膜的主要差异在于它有可变的较大的胶原纤维直径和纤维间隙（比较图 4.34B 和 图 4.10A、B、C），更加不透明、相互交织（图 4.34D）和刚性，具有巩膜外层的血管区域（图 4.35D），没有相邻的细胞内和细胞外屏障层。巩膜散射了所有频率的可见光，它是不透明的白色，这是由于组织中的

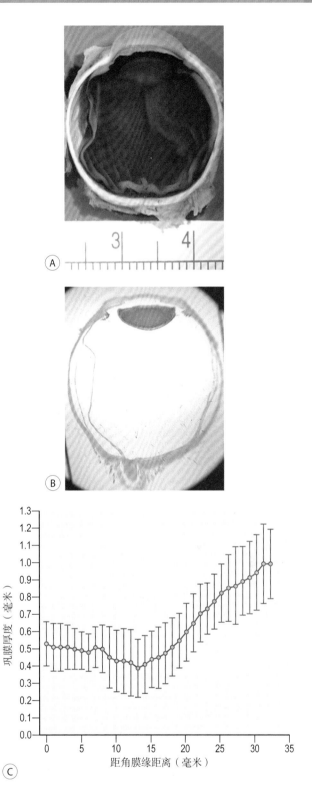

图 4.33　（A）肉眼所见正常眼球水平切面的上方，显示了巩膜、角膜缘和角膜的横截面。（B）显微照片显示了巩膜、角膜缘和角膜的横截面（PAS，×2）。（C）线形图总结了距角膜缘不同距离的正常眼球的巩膜平均厚度（±SD）（n = 55）。（From Olsen TW et al. Am J Ophthalmol 1998；125：237-41.）

折射率的空间波动，它的尺寸大于可见光波长的一半（图 4.34B、C）[382,383]。巩膜的不透明性减少了内部的光散射，但实际上确实有一些光能够穿过巩膜，透照眼球进行眼内肿瘤定位能够证明这一点。坚固的相互交织，有助于维持一个稳定的形状，因为巩膜变形可能导致视力不佳或者内部结构损伤（图 4.34D）。还应注意的是巩膜有相当丰富的神经分布（图 4.16A），主要围绕在巩膜外的血管，而无淋巴管，虽然其上覆

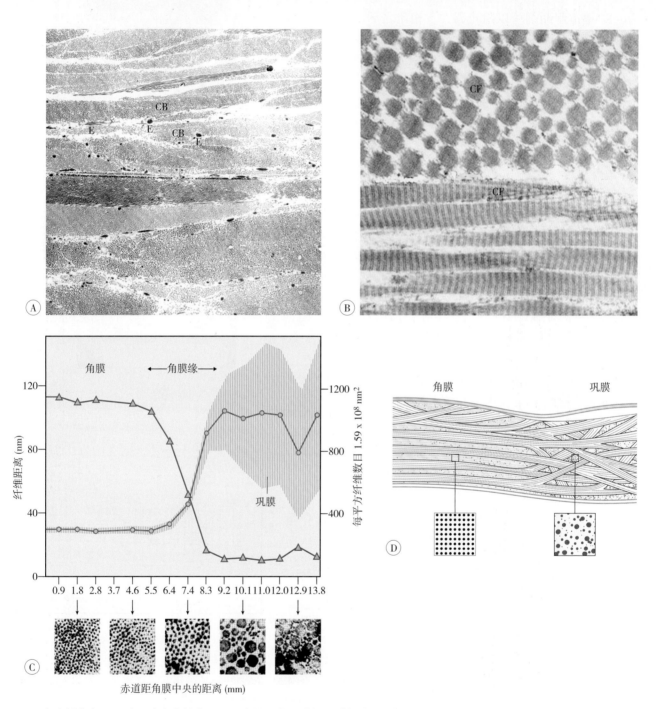

图 4.34　（A）低倍（×4750）和（B）高倍（×72 500）的人类巩膜的基质部分的透射电子显微照片。与图 4.9 和图 4.10A、B、C 比较，巩膜基质中的胶原纤维直径、纤维间隙和纤维束比角膜基质中的更大，更不规则。CB：胶原束；E：弹性纤维；CF：胶原纤维。（C）比较在角膜、角膜缘和巩膜中的胶原纤维直径（○）和密度（△）。（Modified from Borcherding MS et al. Exp Eye Res 1975；21：59-70）（D）图示巩膜的胶原束交织程度比角膜基质胶原板层中更高。此外，巩膜胶原蛋白的纤维直径和纤维间隙更大、更多样化。（Modified from Bron AJ，Tripathi R，Tripathi B. In：Wolff's anatomy of the eye and orbit，8th edn. London，UK：Chapman & Hall，1997.）

盖的结膜有两个形成良好的淋巴管层（图 4.35C、D）。巩膜的主要职能是提供一个强大的、坚固的外部框架，以保护脆弱的眼内结构，并保持眼球的形状，使视网膜成像不受干扰。其次，它是对眼压起稳定的对抗扩张的半球形结构，有利于适当的房水流出，为眼外肌提供稳定的附着点以使眼球旋转，使睫状肌调节晶状体，为血管和神经通路提供了从眼内到眼外的管道，反之亦然，在确定整个眼球的大小和眼球的屈光不正上发挥了关键作用。对于后者这个功能，巩膜壁必定有一个机制，用于控制其增长。

胚胎学、生长、发育和老化

巩膜主要是神经嵴衍生的，除了颞侧一小部分来自中胚层[6]。巩膜作为前部眼周间充质，发育开始于孕 6.5 周，以从前到后、从里向外的方式生长，起源于第 2 波的神经嵴细胞的侵袭，在视杯上向前凝聚。此前间充质细胞随后分化发育成葡萄膜（虹膜、睫状体和脉络膜）的内部血管层以及发育成巩膜的外部纤维层。视网膜色素上皮细胞（RPE）和（或）脉络膜直接负责胚胎巩膜的发育，因为如果 RPE 或脉络膜阙如或不与巩膜相接触，巩膜将不会发育（例如脉络膜视网膜缺损）或不再生长[32]。前部巩膜到妊娠 7 周时完全分化，赤道部在孕 8 周，后部巩膜在孕 11 周。在余下的妊娠期间，巩膜逐渐增加厚度和细胞外基质的密度。它最初主要是由巩膜成纤维细胞、胶原纤维和蛋白聚糖组成，弹性蛋白纤维主要是在出生后获得，也许是 IOP 的反应[32]。在出生时，巩膜是相对比较薄、高度扩张（出生时，巩膜的硬性只有成年人的 1/4）、半透明的（解释了其下的葡萄膜常常透过婴儿的巩膜而显示为蓝色）[384]。

在出生后，巩膜继续以相似的从前向后的方式生长和成熟。在生命的最初 3 年，巩膜的直径和厚度增长迅速，逐渐失去一部分高扩张性（可能是由于厚度的增加，细胞构成降低，细胞外基质密度增加，或者是 I 型胶原纤维的沉积按比例的增加），但它仍然是相对透明的。早期的扩张性降低解释了为什么眼压的增加能使巩膜扩张（如婴幼儿青光眼），只有在出生到 3 岁左右时，可以导致"牛眼"。随后，巩膜随 IOP 增加仅略有扩张，主要是在板层。3 岁以后，巩膜进一步增厚，变得更加不透明，直径的增长较前 3 年呈指数性减慢，直到 13～16 岁达到成人的大小[15,385]。在此期间，前部巩膜的生长发育（2 岁时到达成人大小）比赤道部（13 岁时达到成人大小）、后部巩膜（13～16 岁时达到成人大小）要快。随着年龄的增长，巩膜的弹性更低，更加坚硬，主要是由于成熟和年龄相关性糖基化诱导的胶原纤维的交联引起的（巩膜的坚硬度在 3～20 岁增长了 2～3 倍，在 20～78 岁增长了两倍），通常 16 岁后，眼球或巩膜不再进一步生长[32,386-388]。

眼睛正常生长被认为部分是由视网膜图像质量决定的一种视觉反馈机制所控制。这种反馈在童年眼球生长阶段影响巩膜纤维细胞和细胞外基质接受恒定重塑，继续在一定程度延续到成人阶段——虽然程度更小[381]。这种视觉反馈机制引导儿童眼球向正视化和达到成人眼睛的大小方向发育，从而在大多数成年人没有明显的屈光不正。有趣的是，这种视觉反馈机制是不依赖于中枢神经系统的。在动物实验中，横切视神经或阻断神经节细胞动作电位并不能阻止发展或恢复实验所诱导近视[381]。相反，它直接依赖起源于视网膜和（或）RPE[381]细胞旁分泌和生长因子信号通路（如多巴胺、乙酰胆碱）[381]。动物实验中，药理损害视网膜感光细胞或 RPE 防止视觉剥夺性近视[32]。流行病学研究表明，环境的视觉刺激（如长时间的近距离工作或调节，视觉剥夺——尤其是在生命的早期），后部巩膜的成熟迟缓，或者基因因素可能会改变这种视觉反馈机制，导致生理或病理性近视。相比之下，遗传或发育迟缓在整个眼球的生长中可能会导致远视[32]。

少数人可能真正在正视化引导过程中有重大缺陷，导致严重的屈光不正，甚至是在超出眼球正常生长阶段以外发生屈光不正的发展，如青少年（16～20 岁）或成年（20～40 岁）发生的近视，是由于眼轴长度增加和后部巩膜延长[389,390]。近视的确切发病机制目前还不能完全理解，但是使用不同的视觉剥夺刺激诱导哺乳动物近视的模型表明，最早的生化和结构变化是巩膜成纤维细胞增殖降低和代谢改变导致的 I 型胶原纤维合成减少、胶原降解的增加（基质金属蛋白酶 -2 表达增加）、蛋白聚糖的合成降低、巩膜组织体积减少（巩膜的湿重和干重均降低）、后巩膜变薄[381,391]。晚期的或者慢性生物化学和结构重塑变化包括 I 型胶原纤维的平均直径减小，特别是在巩膜外层，并在进展的终末阶段，局部区域的后部巩膜扩张或形成葡萄肿，尤其是在视神经或黄斑区[381,391]。

所有这些生化和结构变化似乎受到视网膜 -RPE-巩膜视觉信号通路所引导，这个通路可以在正常眼压

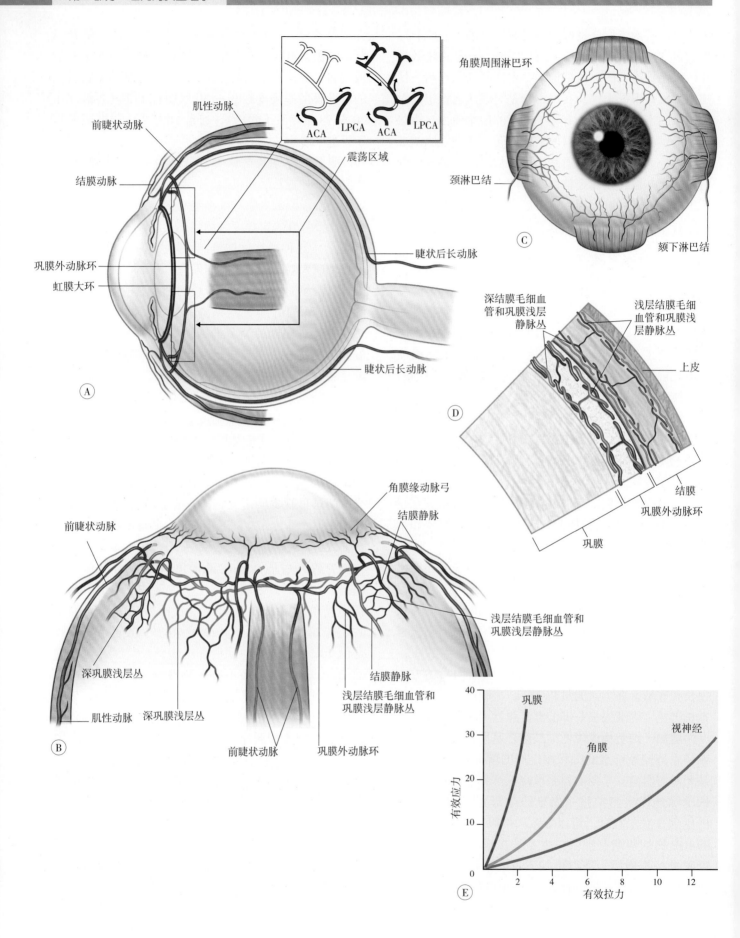

肌性动脉

前睫状动脉

结膜动脉

巩膜外动脉环

虹膜大环

睫状后长动脉

睫状后长动脉

震荡区域

ACA　LPCA　ACA　LPCA

角膜周围淋巴环

颈淋巴结

颏下淋巴结

深结膜毛细血管和巩膜浅层静脉丛

浅层结膜毛细血管和巩膜浅层静脉丛

上皮

结膜

巩膜外动脉环

巩膜

角膜缘动脉弓

结膜静脉

前睫状动脉

深巩膜浅层丛

深巩膜浅层丛

肌性动脉

前睫状动脉

巩膜外动脉环

结膜静脉

浅层结膜毛细血管和巩膜浅层静脉丛

浅层结膜毛细血管和巩膜浅层静脉丛

巩膜

角膜

视神经

有效应力

有效拉力

图 4.35 （A）眼前段的动脉供应来自前睫状动脉（ACA）和睫状后长动脉（LPCA）的末端分支。这些血管形成两个矢状的动脉环（在上方或下方 ACA 和 LPCA 之间），在表面和深部也吻合在一起，形成两个冠状动脉环，称为浅层的巩膜外动脉环（EAC）和深层的虹膜大环（GCI）。在前部的巩膜外层（插图），LPCA 的深穿支与 ACA 吻合，一起形成 EAC。EAC 的血流通常来自 LPCA（内部向外），而不是 ACA。ECA 同时供应浅巩膜丛和深巩膜丛（深巩膜丛未显示）。结膜血供来自 EAC，向后方穿行，同时也向前发出直接的分支，称为角膜缘动脉，随后形成角膜缘拱形血管网。ECA 的血流（插图）在直肌附着点附近是连续的，但在直肌附着点间血流是振荡，而不是流动。（Modified from Watson PG，Hazelman B，Pavesio C，Green WR. The sclera and systemic disorders，2nd edn. Edinburgh，UK：Butterworth Heinemann，2004.）。（B）示意图显示巩膜上和结膜的动脉循环都有浅层和深部组成的供应毛细血管丛。（Modified from Meyer PAR et al. 1987；71：2-10.）（C）示意图显示在结膜中的淋巴管（绿色）的分布及其和结膜血管的关系。向心的分支汇集到一个较大的圆形淋巴环，叫做角膜周围淋巴环，然后流入内侧或外侧区域的淋巴结。（D）表示结膜、巩膜外层和巩膜的横截面图，巩膜外层和巩膜是没有淋巴管网络的，而结膜有两个淋巴丛，一个浅丛（上皮细胞下面）和一个深丛（在眼球筋膜内，但正好在巩膜外层的上面）。血管丛在结膜和巩膜外层的浅表和深部。（Modified from Robinson M，Lee S，Kim H，et al. Exp Eye Res 2006；82：479-87.）（E）三线性应力的指数近似值，近似为巩膜、角膜（基质）、筛板（视神经）的应变曲线。（From Woo SL，Kobayashi AS，Schlegel WA，Lawrence C. Exp Eye Res 1972；14（1）：29-39.）

下动态控制巩膜的伸展性，从而控制巩膜固有的生物力学特性。Avetisov 等对近视眼巩膜生物力学的研究支持这个理论，因为较薄的后部巩膜的拉伸强度比正常眼低 30% ～ 40%[386]。McBrien 等的动物研究也表明在近视诱导的急性期，后巩膜变陡的速率明显比正常眼高[381]。有趣的是，在动物模型中，去除诱发近视的视觉剥夺刺激，能快速恢复到正常眼球的大小，这被认为是由于巩膜角膜细胞分化为收缩肌纤维母细胞，以及可能由于恢复了正常的蛋白多糖合成[381]。不同于动物的自然恢复，一些近视眼动物用其光学装置来矫正近视（类似于人类的眼镜）。近视生物力学巩膜的表型持续存在，而引起近视状态的恢复被中止——虽然眼睛已经恢复到一个比较正常的稳定增长速率[381]。这一发现可能对矫正人类近视具有重要意义，因为从异常重塑过程恢复似乎是药物或者光学治疗近视的关键。另一种可供选择的有前途的治疗是一定方式的巩膜交联，可能有助于稳定或暂停近视发展[392]。

巩膜主要参照点以及测量方法

巩膜是一个不完整的球体（图 4.33A、B），其平均外表面面积为 16.3 cm²，平均外径为 24 mm，平均内径为 23 mm（平均曲率半径 = 11.5 mm）[6]。巩膜的地形曲率对于配戴巩膜接触镜很重要，巩膜接触镜比角膜接触镜有一定的优势（包括能够在光学上中和任何形状的角膜），因为透镜仅由巩膜承担，而非角膜；其次它比一些角膜接触镜更舒适，因为其镜片边缘不接触眼睑；另外它对于水液缺乏型的干眼比较有利，因为在整个角膜表面和接触镜之间有一很大的角膜前泪膜储层。平均来说，巩膜最厚的在后部，视神经附近（1.0 ～ 1.35 mm），随着接近眼球赤道部厚度逐渐减少（0.4 ～ 0.6 mm），通常在直肌附着点前的直肌下面部分最薄（0.3 mm）[378,393]（图 4.33C）。然后，厚度逐渐增加直到直肌附着点处（0.6 mm），并继续越来越厚直达角膜缘（0.8 mm），与角膜相融合[378,393]（图 4.33C）。这些平均巩膜厚度测量值可变性很大。例如，有时发现赤道部巩膜厚度 < 0.1 mm。

在巩膜上有两个主要的开口：前巩膜孔（直径 13.7 mm，环绕角膜和角膜缘的区域），鼻后部窗孔样巩膜后孔或巩膜管（内径为 1.5 ～ 2.0 mm，外径为 3.5 mm）。在巩膜管的巩膜内 1/3 形成一窗孔样支架称为筛板，支撑视神经轴突，而后 2/3 则融入视神经硬脊膜，实际上巩膜管的后 2/3 基本上没有任何巩膜支持。由于筛板对于扩张性力量、导致慢性高眼压的疾病（如青光眼）是眼球上最薄弱的点，最先会导致筛板扩张以及随后的青光眼性视杯和视神经病变。巩膜上也有其他许多较小的开口，其中包括 30 ～ 40 条睫状动脉、静脉和神经的通道，4 ～ 7 个涡静脉通道。巩膜的外表面是光滑的，除了眼外肌肌腱附着处（Tillaux 螺旋和斜肌附着处）和眼球筋膜囊附着处（角膜缘 1 mm 内，直肌附着点上面，视神经周围）。浅层巩膜称为巩膜外层，是一薄的、高度血管化的致密结缔组织。在角膜缘附近 15 ～ 20 μm 厚，延伸向眼球后部时逐步变薄。巩膜基质是白色的、无血管的致密结缔组织，占 95% 以上的巩膜厚度。最后，巩膜的内表面是一棕色的、无血管的、5 μm 厚的层，称为棕黑层，其中包含了大量的弹性纤维和黑色素细胞。事实上，这些黑色素细胞有时穿过神经回路的通道，在巩膜表面形成暗斑，这可能会被误认为是黑色素瘤。

机械性能

巩膜的力学行为最主要依赖于它的厚度和其固有的生物力学性能（胶原的分层结构及其相关的交叉链接）。由于其韧性、凝聚力和紧密交织结构，巩膜不容易被钝力裂开。巩膜主要成分，水（68%），被稳定在一个无序的结构网中，这个结构网含有不溶性和可溶性的细胞外蛋白以及比角膜更少的成纤维细胞（表 4.1）[378]。后部巩膜比赤道部和前部巩膜水合更多（71% 比 62%）[394]。成人巩膜的干重（表 4.1）由胶原蛋白、蛋白聚糖、纤维细胞成分、弹性蛋白、血管成分和其他物质（脂质、盐、糖蛋白等）组成[379]。巩膜的生物力学特性主要取决于巩膜的基质特性，它与前 1/3 的角膜基质有相似的复合样结构，但它更加杂乱无章与高度不规则[6]（图 4.34D）。

胶原蛋白是巩膜基质的主要细胞外非水溶性蛋白（80% 为 Ⅰ 型，5% Ⅲ 型，少量 Ⅴ、Ⅵ 型胶原），弹性蛋白含量较少[378]。与角膜相比，巩膜的异型 Ⅰ 型胶原纤维由 Ⅰ、Ⅲ 和 Ⅴ 型胶原分子组成，有更大和更易变的直径（平均直径：100±30 nm；范围：25 ~ 300 nm），更不规则的间隔（平均中心与中心纤维间距离：150±40 nm；范围：30 ~ 375 nm），排列成不同的大小（厚 0.5 ~ 6 μm，宽 1 ~ 50 μm），高度交织，胶原纤维素方向不规则[6,87,378]。在各自纤维束中胶原纤维排列更加随机，它们以比角膜中更加起伏的方式互相混合。此外，就像后 2/3 角膜基质中一样，纤维束不形成胶合板状堆积序列。在地形上，巩膜的变化不仅在厚度，而且在大小、紧凑性、胶原蛋白束交织的角度也各不相同[395]。前部巩膜由中小尺寸、适度紧密性的胶原纤维束以宽角度交织而成；赤道部巩膜由小的、非常紧密的胶原纤维束以窄角度编织构成[395]；而后极部巩膜则由大的、松散的胶原纤维束以宽角度编织而成[395]。

文献报道这 3 个区域中的胶原纤维束或弹性纤维的数量无显著差异。在巩膜基质中也有一些深度相关性的变化，即在巩膜基质的浅表的胶原纤维彼此之间进一步分离，较直径小排列更紧凑的深层有更大的直径。此外，胶原纤维束更薄、更窄，并在表面形成

螺纹状图案；而在深层则更厚、更宽，并形成网状或菱形图案[32]。巩膜蛋白多糖和它共价键链接的 GAG 侧链与角膜基质的明显不同，因为它只有角膜基质的约 1/4 浓度，由核心蛋白 - 核心蛋白聚糖、二聚糖和蛋白聚糖组成；含有糖胺聚糖 - 硫酸皮肤素（36%）、硫酸软骨素（35%）、透明质酸（23%）、硫酸乙酰肝素（6%）[378,379]。巩膜基质也含有和角膜基质一样的合胞体的成纤维细胞，尽管其细胞质含量非常低。虽然睫状血管和神经穿过巩质基质，但它自身没有直接的血液、淋巴或神经供应[378]。它的营养完全来源于其表面的巩膜外层及其下面的脉络膜血管网络。

巩膜最表面的一层，称为巩膜外层，与巩膜基质不同，其胶原纤维束排列更为松散，它包含了黑素细胞和一些组织细胞。它也有许多无髓鞘和有髓鞘的神经末梢（图 4.16A），密度最高的是在巩膜外层丰富的直接血供附近（图 4.35A）和其上结膜的淋巴管附近（图 4.35D），这大概是为了帮助调节血液供应，影响房水外流[6]。巩膜外层血管排出传统流出路径的房水，与房水收集管相融合，汇入表层巩膜静脉系统。房水流出和 IOP 依赖于 IOP 和表层巩膜静脉压（EVP）之间的压力梯度。最后，棕黑层仅是从巩膜到脉络膜的一个过渡区[6]。

虽然巩膜受到持续的眼内压力，如本章前面所述，有一定的动态变化，它的作用方式类似于人体的肌肉动脉系统。成年后，它通常还显示一个有限的扩张能力（范围：0.58% ~ 6.68%），称为巩膜扩张性。考虑到眼球厚度形态和内部曲率可能有个体局部差异，巩膜壁的应力也会发生明显的局部差异（请参阅本章前面所述的 LaPlace 定律）。因此，准确计算局部巩膜壁的压力是非常复杂的，甚至比角膜更困难。在一般情况下，在直肌附着点下面和赤道部的巩膜应具有最高的内部的径向应力，因为它们与其他巩膜曲率半径相当，但局部最薄；而角膜缘应具有最高的圆周壁的应力，因为必须要有两倍的应力来维持从角膜到巩膜的曲率变化[86]（图 4.29A）。因此，急性过度压力下，比如对眼球的直接钝力，在这些区域就有破裂的倾向。然而，这些区域也有最高的天生的生物力学性能，采用体外的板条扩张测量仪或膨胀测试，也许可以解释近视眼的后部巩膜的慢性延长或青光眼筛板慢性扩张症，而在上面这些区域则没有变化。事实上，近视或青光眼所造成的巩膜结构的变化可能大大改变巩膜壁上的预期的正常应力分布（例如严重高度近视眼球增长的患者后部巩膜压力可能会增加

4 倍）。

使用膨胀测试和有限的元素建模，成人巩膜的纵向杨氏模量平均值为 1.7×10^7 dyne/cm² （图 4.35E）[396]。硬度约是角膜的 3.7 倍，是筛板的 5.3 倍[396]（图 4.35E）。使用单轴条扩张测试仪，前部巩膜的内聚强度平均为 55 g/mm，约为角膜的两倍[93]。人类单轴条扩张的测试也显示出巩膜纵向的杨氏模量的区域差异，赤道部巩膜是最硬的，为 23 ± 8 g/mm²，后部巩膜硬度最低为 3 ± 1 g/mm²，前部巩膜在两者之间，为 4 ± 1 g/mm²[395]。后部巩膜更大的扩展性产生了"双功能"理论，前部巩膜和赤道部巩膜被认为是刚性支撑和维持眼球稳定必不可少的部分，而后极部巩膜则作为对急性增高的眼压的机械缓冲或缓冲垫，眼压急性增高对精细的眼球可能会产生损害[395]。

像大多数生物系统一样，巩膜弹性的应力 - 应变曲线随着眼压或类似压力的增加，呈指数性或非线性增加，因为黏滞性，显示出了随时间变化的逐渐降低。巩膜的 J 形的应力 - 应变曲线包括一个最初由弹性蛋白、非胶原基质、胶原纤维主导的即刻的弹性反应，形成 J 形曲线的较低的部分，然后由胶原纤维形成 J 形曲线的较高部分。总体上，随着抗压的逐渐增高直至最大承受范围，非线性最初从可高度扩展的弹性纤维和反应缓慢的波浪状胶原纤维逐步升高；最后，由于蠕变，随着时间变化，抗压力逐渐下降，产生较慢的、依赖于时间的黏性反应结果。巩膜的黏弹特性也意味着负载或非负载的应力 - 应变曲线不会重叠，非负载的曲线低于负载曲线——取决于负载速率。这允许通过机械周期中的黏性摩擦来进行能量消散，并最终以一个缓慢的、时间依赖的方式回复到物质的原始形状。因此，巩膜膨胀的量是不固定的，取决于压力的变化、在巩膜上作用时间的长短以及巩膜的先天的生物力学特性及厚度[397]。

用压陷法测量 IOP 是个很好的例子。最初的压力测量记录了眼角膜向内压陷时，IOP 最初是增高的（即时弹性反应），但几秒钟后，IOP 通常回复到正常水平（慢黏性反应）。然而，在一些人（如高度近视或巩膜软化穿孔导致的巩膜严重变薄），因为先天的较低的生物力学特性以及巩膜较薄，巩膜的膨胀远远超过正常眼球——导致错误的低读数。与此相反，较硬的巩膜会导致读数偏高（如巩膜扣带）。因此，大多数人选择使用压平眼压计（如 Goldman 压平眼压计），而不是压陷眼压计（如 Schiotz 眼压计）

来测量眼压，因为它更准确（它消除了巩膜造成的误差）。

巩膜脱水和水肿

巩膜水化与巩膜的胞外蛋白多糖浓度是最密切相关的。由于正常健康的巩膜胶原中的蛋白多糖浓度是角膜的 1/4（巩膜膨胀压力为 20 ～ 30 g/cm），因此，不足为奇的是，巩膜含有的水（68%）比角膜（78%）少[379]。如果巩膜正常的含水量低于 40% 时，它会变得有点半透明。在一较长时间的巩膜手术中经常可以观察到的是，当制作的巩膜瓣不经意间在空气中暴露较长时间后，通过蒸发减少了巩膜的水化程度。同样，如果含水量增加到超过 80%，由于巩膜蛋白多糖的水合使巩膜再次变得有点半透明。

表层巩膜血管

表层巩膜的血液供应主要是沿直肌附着位点前部 4 mm 的区域，而在后部血管显著减少。前部区域被称为表层巩膜动脉环（EAC）（图 4.35A），这是由 7 条睫状前动脉（ACA）和一些（每一经向 ≤ 12%）睫状后长动脉（LPCA）的末端分支吻合组成的，上方、下方比中间、旁边多[378]。这种不寻常的双向动脉 - 动脉吻合的血流通常是由内向外，但如果需要时它可以改变方向，来确保眼球的前段始终有足够的血流量。EAC 同时有浅表和深部的分支（图 4.35B、D），通过其相应的浅表或深部巩膜的毛细血管直接滋养表层巩膜。ECA 也有独立的结膜或角膜缘动脉的分支，有自己的毛细血管丛（图 4.35B、D）。例如，在眼内感染 / 炎症或严重的角膜感染 / 炎症时，角膜缘血管丛显著扩张，裂隙灯检查可见围绕角膜的睫状充血，通常表明这是更严重的疾病而不仅仅是一个简单的结膜炎。

损伤愈合

虽然损伤使巩膜成纤维细胞转换为代谢活跃的成纤维细胞，与角膜类似，但浅表巩膜裂伤比角膜损伤的愈合更积极、更完全，因为表层巩膜的纤维血管肉芽组织会迁移并填充伤口[6]。同样，裂伤涉及的内部巩膜的愈合也主要是通过从脉络膜向外生长的纤维血管肉芽组织[6]。穿透性巩膜裂伤可因为从以上这些部位生长的纤维血管肉芽组织而典型愈合。这种愈合通常是非常强大的，因为它会导致纤维血管瘢痕。随着时间的推移，瘢痕会逐步改造或重组。但是，在组织学上可以发现巩膜胶原纤维方向的裂状改变、持续的血管或周围组织架构的破坏。

药物传递

虽然大部分的液体从眼内流出是通过的眼前段的小梁网 /Schlemm 管或通过葡萄膜巩膜外流，也有相当一部分水穿过视网膜到脉络膜，在那通过扩散进入脉络膜血管或穿过巩膜在眼外进入循环系统（图4.31A）。穿过巩膜途径引起研究人员和临床医生的兴趣，因为它可以作为一个向眼内运送药物的潜在的非侵袭性的路线[399]。目前眼后段疾病的药物治疗的困难在很大程度上受限于药物在眼后段（玻璃体、视网膜）的有效治疗剂量。不幸的是，局部给药途径在眼后段不会保持持续及有效的药物治疗水平。尽管全身给药（口服或静脉给药）可以使脉络膜血管达到药物治疗水平，但脉络膜药物输送的持续时间很短（通常不超过 30 分钟），以至不能达到有意义的眼内药物浓度，而且全身大剂量用药往往伴有显著的全身不良反应或毒性。

玻璃体内注射使药物直接进入玻璃体，随后到达视网膜（图 4.31A）。因此，它具有实现最高的眼内药物浓度峰值的优点，同时最大限度地减少全身用药。然而，它的缺点是最具侵袭性或有创性的技术，并且由于药物经常被眼前段和（或）眼后段的液体流动而迅速消除，只有反复、多次注射，才可能保持药物浓度的持久。事实上，玻璃体内注射通常耐受性很差，患者有高眼压、飞蚊症、短暂的视力模糊、眼底出血、视网膜裂孔、视网膜脱离、眼内炎和白内障等风险。接受这样一种侵袭性方法，可能更多的是基于疾病所致视力不良和改变预后的干预治疗（如眼内炎和玻璃体内注射抗生素，湿性年龄相关性黄斑变性［AMD］和玻璃体内注射抗新生血管的药物）。

球周给药是一种可将药物输送到眼后段的微创性的替代方法，通常能提供适度持续的药物浓度[357]。球周给药包括结膜下、球后、球周、Tenon 囊下注射（图 4.31A）。相较玻璃体内注射创伤性要小很多，但也有明显的不足之处，主要是必须渗透更多的静态解剖障碍且遇到增强的动态清除机制。在一般情况下，眼周的药物传递包括药物的放置，通常是通过针注射进入眼后节组织周围或相邻部位。皮质类固醇类是最常见的运用这种途径的药物（例如 Tenon 囊下曲安奈德注射）。使用这些技术的可行性，在很大程度上，取决于上巩膜对药物的渗透性和临床医生注射药物到所需的位置的准确性。事实上，各种眼周药物传

送的技术虽然存在 3 种可能的吸收途径（穿过巩膜、全身血液循环、前部的路径），但穿过巩膜的通路已被证明是提供足够的药物浓度到达脉络膜、RPE、视网膜和玻璃体的主要途径[400]。最近 Ghate 等在用兔进行体内的动态眼周药物传递研究（清除机制全部活化状态时组织的静态渗透性能）中发现，Tenon 囊注射在各种眼周注射中，可以达到最高和最持久的玻璃体药物浓度而全身影响最小。结膜下注射会达到最高和最持久的眼前段药物浓度，和 Tenon 囊注射相比，药物的玻璃体浓度略低，同时有较高的全身影响[400]。

虽然几十年前的初步研究就表明，利用巩膜途径有可能为眼后段的眼内组织传送药物，但只是在最近才重新引起兴趣以及关注其细节，可能更多的是基于用抗血管内皮生长因子（VEGF）成功治疗湿性 AMD，以及控制病变所需反复多次玻璃体腔注射带来的风险[401]。在这些初步的研究中，Barza 第一个明确表明药物通过结膜下或球后注射，可以通过各种眼组织，包括巩膜而渗透[402,403]。Andes Biil 进一步表明，清蛋白或右旋糖酐注射入兔眼脉络膜上腔，能够穿过巩膜扩散，并积聚在眼外的组织[404]。Olsen 等在人类巩膜渗透性研究中进一步表明，该组织可渗透的药物的分子量最大为 70 kDa[405]。巩膜渗透率通过药代动力学中传递容积系数——K^{trans}（cm/sec）体现，反

框 4.7　免疫性疾病和巩膜

值得注意的是浅层和深层巩膜的前睫状动脉和后睫状静脉、角膜缘和结膜的毛细血管丛的内皮细胞是连续无窗孔的，没有细胞间的紧密连接（细胞间隙 20 nm）[398]。因此，这些血管具有渗漏性，对小分子有高渗透性，但至少能阻挡大量流体的流动。由于眼前节的毛细血管不含有平滑肌，在血流湍急的区域，这些血管往往会扭曲褶皱。当你把这个与动脉 - 动脉吻合这个显著缺点相结合，各直肌间的区域可能没有持续的高动脉灌注压力，而只有来源于较远的 ACA 和 LPCA 血管的振荡的血流量，那么在这些区域发生液体外渗或细胞停滞就不会令人惊讶了。如果患有全身感染或自身免疫性疾病（如肝炎病毒感染、系统性红斑狼疮、类风湿关节炎或韦格纳肉芽肿病），抗原或免疫复合物会在这个区域沉积，导致炎症性微血管病变（例如周边溃疡性角膜炎、表层巩膜炎、巩膜炎、蚕蚀性角膜溃疡）[378]。此外，因为这些区域中的一些部位（巩膜和角膜周边部）远离淋巴引流区，这对于去除不需要的抗原或免疫复合物以及伴随的慢性疾病是有效的作用机制[378]。

映组织的表面区域对特定药物灌注的渗透性[405]。许多渗透性研究应用比较的方法，表明巩膜对许多药物有相当大的渗透性（表 4.6）[352,399,406]。总体结果表明，巩膜渗透率比角膜基质高 5 ~ 15 倍，这取决于所研究药物的分子半径。巩膜超微结构和组成与角膜基质类似，但巩膜纤维层间隙变化较大（50 nm，

表 4.6　已知巩膜对不同药物和介质的渗透性

药物	分子量	K_{trans}（cm/sec）	来源
多黏菌素 B	1800	$3.90 \pm 0.59 \pm 10^{-7}$	2
多柔比星	580	$4.74 \pm 0.73 \pm 10^{-7}$	8
万古霉素 BODIPY	1723	$6.66 \pm 1.46 \pm 10^{-7}$	2
SS 荧光标记的寡聚核苷酸	7998.3	$7.67 \pm 1.8 \pm 10^{-7}$	3
地塞米松 - 荧光素	841	$1.64 \pm 0.17 \pm 10^{-6}$	4
若丹明类	479	$1.86 \pm 0.39 \pm 10^{-6}$	4
青霉素 G	661.46	$1.89 \pm 0.21 \pm 10^{-6}$	2
甲氨蝶呤 - 荧光素	979	$3.36 \pm 0.62 \pm 10^{-6}$	4
盐酸多柔比星	580	$3.50 \pm 0.31 \pm 10^{-6}$	8
纳米粒子多柔比星	580	$4.97 \pm 0.19 \pm 10^{-6}$	8
荧光素	332	$5.21 \pm 0.71 \pm 10^{-6}$	4
长春碱 BODIPY FL	1043	$5.88 \pm 1.2 \pm 10^{-6}$	-
胶原基质内的顺铂	300.05	$8.3 \pm 1.2 \pm 10^{-6}$	5
羧基二乙酸荧光素	317	$9.93 \pm 3.5 \pm 10^{-6}$	6
纤维蛋白组织黏着剂内的卡铂	371.25	$13.7 \pm 2.3 \pm 10^{-6}$	7
BSS 内的顺铂	300.05	$20.1 \pm 1.8 \pm 10^{-6}$	5
BSS 内的卡铂	371.25	$27.0 \pm 1.7 \pm 10^{-6}$	7
水	18	$51.8 \pm 18 \pm 10^{-6}$	6

Sources:

1．Zhang L, Gu FX, Chan JM, et al. Nanoparticles in medicine: therapeutic applications and developments. Clin Pharmacol Ther Advance online publication 24 October 2007; doi: 10.1038/sj.clpt.6100400.

2．Kao JC, Geroski DH, and Edelhauser HF. Trans-scleral permeability of fl uorescent-labeled antibiotics. J Ocul Pharmacol Ther 2005; 21:1-10.

3．Shuler RK Jr., Dioguardi PK, Henjy C, et al. Scleral permeability of a small single-stranded oligonucleotide. J Ocul Pharmacol Ther 2004; 20:159-68.

4．Cruysberg LPJ, Nuijts RMMA, Geroski DH, et al. In vitro human scleral permeability of fl uorescein, dexamethasone-fl uorescein, methotrexate-fl uorescein, and rhodamine 6G and the use of a coated coil as a new drug delivery system. J Ocul Pharmacol Ther 2002; 18:559-69.

5．Gilbert JA, Simpson AE, Rudnick DE, et al. Transscleral permeability and intraocular concentrations of cisplatin from a collagen matrix. J Control Release 2003; 89:409-17.

6．Rudnick DE, Noonan JS, Geroski DH, et al. The effect of intraocular pressure on human and rabbit scleral permeability. Invest Ophthalmol Vis Sci 1999; 40:3054 -8.

7．Simpson AE, Gilbert BS, Rudnick DE, et al. Transscleral diffusion of carboplatin: an in vitro and in vivo study. Arch Ophthalmol 2002; 120:1069-74.

8．Kim ES, Lee SJ, Zaffos JA et al. Transscleral delivery of doxorubicin: a comparison of hydrophilic and lipophilic nanoparticles. ARVO E-Abstract A590.

[范围：5 ~ 120 nm]；角膜为 20 nm，[范围：5 ~ 35 nm]），1/4 基质结构，1/5 细胞结构，减少了 10% 的水化程度，厚度变异大[352]。

就像角膜基质层，穿过巩膜的主要运输途径是通过纤维间隙的被动扩散。同样就如在角膜基质一样，药物在巩膜渗透率也是主要依赖于药物的分子半径（随着分子半径的增加，巩膜渗透率呈指数下降；分子半径为 8 nm 或以下的药物可以成功地渗透巩膜），其次依赖于药物的形状和分子量[405,407]。巩膜基质的特性是细胞很少、基本上没有黑色素、没有细胞间屏障、蛋白水解酶含量低、阻碍药物渗透的蛋白质结合位点少，因此，没有显示出偏爱亲水性或亲脂性药物。虽然几个研究表明，巩膜对小分子的渗透性随着老化、组织水化、IOP 变化没有发生显著变化，但发现巩膜基质的水化程度和层间隙随着年龄的增长分别降低 35% 和 20%，这是由于与年龄有关的胶原纤维的交联，而不是与年龄有关的蛋白聚糖的浓度变化。层间隙也可以随着 IOP 而发生动态变化（即高眼压压缩巩膜和缩小层间隙，反之亦然）[30,394,405,406,408,409]。因此，老化、组织水化或 IOP 对高分子药物的大小范围的影响更重要（如单克隆抗体，基于基因疗法的载体）[394]。

使用经巩膜扩散途径的眼周药物传递被证实是可连续传递药物到脉络膜的有效途径，因为这个途径对大多数眼科用药都具有高度渗透性。然而，由于近角膜缘的结膜下间隙的清除机制非常强大，上述的途径被中断（图 4.31A），这会影响药物经巩膜吸收的量和保留时间——特别是当通过结膜下注射时。药物如何直接通过眼内部各组织层，到相邻的巩膜，最终到达视网膜或玻璃体的靶组织最近才得到检测[407,410]。事实上，现在已可以知道一个特定的药物的巩膜渗透性能的足够的信息，来准确地预测药物到达视网膜或玻璃体的传递速率，特别是对于大的、亲水性药物。最近也有对于脉络膜和 Bruch 膜的渗透性能的研究，由于更加多孔，所以它们的渗透性能优于巩膜[411]。尽管如此，Bruch 膜的渗透性能随着年龄的增长、脂质的蓄积而逐渐下降。最近确定通过眼周路径传送药物到视网膜和玻璃体的主要限速步骤是 RPE（对于大的、亲水性药物，其渗透性比巩膜低 10 ~ 100 倍，比脉络膜或 Bruch 膜低 14 ~ 16 倍；对于亲脂性药物，其渗透性类似于巩膜、脉络膜、或 Bruch 膜），在其顶端小带的紧密连接形成的血 - 视网膜屏障的外侧部分

（与角膜上皮相似）[358,410]。

眼后段药物的代谢并非显示为药物的重要清除机制，眼眶血管、淋巴管、结膜血管和淋巴管、巩膜表层血管和脉络膜血管是另一个成功阻挡眼周药物传递的因素[412]。目前，动物研究表明，眼眶（大约 25% 的药物清除率，因为球后注射时，药物扩散到整个眼眶）和结膜（5% ~ 80% 的药物清除率，Tenon 囊注射，药物扩散到眼部周围的球周，但不进入眼眶；曲安奈德的清除率估计为 8 ~ 13 μl/hr）的清除机制比脉络膜（Tenon 囊下注射时 2% ~ 20% 的药物清除率）更重要[400,412,413]。因此，对于大的亲水性药物，药物进入视网膜或玻璃体的主要障碍是 RPE，而小的亲脂性药物则相对不受影响，因为它可以相当容易地经细胞内（跨细胞）途径横穿 RPE。总体而言，应用该药物传递路径对后段药物传递速率的限制因素主要是：回避或消除动态生理清除机制和药物本身的理化性质——主要是分子半径（分子半径 ≤ 8 nm 的药物）以及药物的亲脂性，其次是药物的形状、分子量、蛋白质结合特性、离子电荷。关于不同眼周药物的传递路径上的其他问题仍需进一步研究，关于这一主题的信息远未完成。

总之，现在有明确的体外和体内证据表明，眼周给药是治疗脉络膜和 RPE 病变的最有效的方法，且没有明显的全身或眼内的风险，因为它很容易通过巩膜和脉络膜的静态渗透性屏障。然而，需要注意的是，药物在特定部位的贮留的释放速率必须超过上述的动态组织清除率。治疗视网膜或玻璃体疾病的确定性相对较低，但仍是有希望的，可能更多地依赖于药物的分子大小和亲脂性。最近公布的关于巩膜、脉络膜、Bruch 膜和 RPE 的静态渗透性能的数据，使我们现在可以至少明白如何对后段进行药物干预，与直接的玻璃体内注射相比较，眼周的治疗方式更加引人关注，可能可以改变视网膜或后段疾病治疗的方法，因为它本质上是纳米医学和眼科学的一个交叉。一个有前途的眼周途径的药物传递技术是，用微创的微针（直径小于 1 mm）运送药物，将药物输送到角膜、巩膜或脉络膜上腔[414-416]。初步动物实验研究表明，通过规避结膜 / 巩膜清除机制，以微针为基础的药物传递能显著地提高（80 倍）药物在眼内的生物利用度，中度提高（3 倍）眼周药物传递技术的耐受度。由于我们已经更好地了解了眼周注药的药代动力学，我们应该把更多的精力转移至优化现有

药物的理化性质上来，从而延长眼周用药途径的药物停留时间，加强这些药物在视网膜以及玻璃体的穿透能力[417]。

致谢

感谢 NIH Grants P30 EY06360（Core Grant 部门）、T32EY07092（DGD）、R01EY00933（HFE）、R01EY018100（JLU）以及纽约防盲研究的大力支持。

参考文献

1. Dawson DG, Watsky MA, Geroski DH, Edelhauser HF. Duane's Foundation of clinical ophthalmology on CD-ROM Vol. 2c. Philadelphia: Lippincott Williams & Wilkins, 2006:1–76.

2. Gipson I, Joyce N, Zieske J. The anatomy and cell biology of the human cornea, limbus, conjunctiva, and adnexa. In: Foster CS AD, Dohlman CH, eds. Smolin and Thoft's the cornea scientific foundations and clinical practice, 4th edn. Philadelphia: Lippincott Williams & Wilkins, 2005.

3. Klyce S. Corneal Physiology. In: Foster CS AD, Dohlman CH, eds. Smolin and Thoft's the cornea scientific foundations and clinical practice, 4th edn. Philadelphia: Lippincott Williams & Wilkins, 2005.

4. Nishida T. Cornea. In: Krachmer JH, Holland EJ, eds. Cornea. Fundamental, diagnosis, and management, 2nd edn. Philadelphia: Elsevier Mosby, 2005.

5. Rada J, Johnson J. Sclera. In: Krachmer JH, Holland EJ, eds. Cornea. Fundamental, diagnosis, and management, 2nd edn. Philadelphia: Elsevier Mosby, 2005.

6. Hogan M, Alvarado J, Wedell J. Histology of the human eye. Philadelphia: WB Saunders, 1971.

7. Barishak Y. Embryology of the eye and its adnexa. Switzerland: Karger, 2001.

8. Ozanics V, Rayborn M, Sagun D. Some aspects of corneal and scleral differentiation in the primate. Exp Eye Res 1976; 22:305–327.

9. Ozanics V, Rayborn M, Sagun D. Observations on the morphology of the developing primate cornea: epithelium, its innervation and anterior stroma. J Morphol 1977; 153:263–297.

10. Quantock AJ YR. Development of the corneal stroma, and the collagen–proteoglycan associations that help define its structure and function. Dev Dyn 2008:Epub ahead of print.

11. Hay ED. Development of the vertebrate cornea. Int Rev Cytol 1979; 63:263–322.

12. Hayashi S, Osawa T, Tohyama K. Comparative observations on corneas, with special reference to Bowman's layer and Descemet's membrane in mammals and amphibians. J Morphol 2002; 254:247–258.

13. Stiemke MM, McCartney MD, Cantu-Crouch D, Edelhauser HF. Maturation of the corneal endothelial tight junction. Invest Ophthalmol Vis Sci 1991; 32(10):2757–2765.

14. Stiemke MM, Edelhauser HF, Geroski DH. The developing corneal endothelium: correlation of morphology, hydration and Na/K ATPase pump site density. Curr Eye Res 1991; 10(2):145–156.

15. Gordon RA, Donzis PB. Refractive development of the human eye. Arch Ophthalmol 1985; 103(6):785–789.

16. Ehlers N, Sorensen T, Bramsen T, Poulsen EH. Central corneal thickness in newborns and children. Acta Ophthalmol 1976; 54:285–290.

17. Doughty MJ, Laiquzzaman M, Muller A et al. Central corneal thickness in European (white) individuals, especially children and the elderly, and assessment of its possible importance in clinical measures of intra-ocular pressure. Ophthal Physiol Optics 2002; 22(6):491–504.

18. Doughty MJ, Zaman ML. Human corneal thickness and its impact on intraocular pressure measures: a review and meta-analysis approach. Surv Ophthalmol 2000; 44(5):367–408.

19. Niederer RL, Perumal D, Sherwin T et al. Age-related differences in the normal human cornea: a laser scanning in vivo confocal microscopy study. Br J Ophthalmol 2007; 91(9):1165–1169.

20. Faragher RG, Mulholland B, Tuft SJ et al. Aging and the cornea. Br J Ophthalmol 1997; 81(10):814–817.

21. Hayashi K, Hayashi H, Hayashi F. Topographic analysis of the changes in corneal shape due to aging. Cornea 1995; 14(5):527–532.

22. Hayashi K, Masumoto M, Fujino S, Hayashi F. Changes in corneal astigmatism with aging. Nippon Ganka Gakkai Zasshi–Acta Societatis Ophthalmologicae Japonicae 1993; 97(10):1193–1196.

23. Alvarado J, Murphy C, Juster R. Age-related changes in the basement membrane of the human corneal epithelium. Invest Ophthalmol Vis Sci 1983; 24(8):1015–1028.

24. Edelhauser HF. The balance between corneal transparency and edema: the Proctor Lecture. Invest Ophthalmol Vis Sci 2006; 47(5):1754–1767.

25. Armitage WJ, Dick AD, Bourne WM et al. Predicting endothelial cell loss and long-term corneal graft survival. Invest Ophthalmol Vis Sci 2003; 44(8):3326–3331.

26. Patel S, McLaren J, Hodge D, Bourne W. Normal human keratocyte density and corneal thickness measurement by using confocal microscopy in vivo. Invest Ophthalmol Vis Sci 2001; 42(2):333–339.

27. Moller-Pedersen T. A comparative study of human corneal keratocyte and endothelial cell density during aging. Cornea 1997; 16(3):333–338.

28. Randleman JB, Dawson DG, Grossniklaus HE et al. Depth-dependent cohesive tensile strength in human donor corneas: implications for refractive surgery. J Refract Surg 2008; 24(1):S85–S89.

29. Daxer A, Misof K, Grabner B et al. Collagen fibrils in the human corneal stroma: structure and aging. Invest Ophthalmol Vis Sci 1998; 39(3):644–648.

30. Malik NS, Moss SJ, Ahmed N et al. Ageing of the human corneal stroma: structural and biochemical changes. Biochim Biophys Acta 1992; 1138(3):222–228.

31. Kanai A, Kaufman HE. Electron microscopic studies of corneal stroma: aging changes of collagen fibers. Ann Ophthalmol 1973; 5(3):285–287.

32. Watson PG, Hazelman B, Pavesio C, Green WR. The sclera and systemic disorders, 2nd edn. Edinburgh, UK: Butterworth Heinemann, 2004.

33. Cheng A, Rao S, Cheng L, Lam D. Assessment of pupil size under different light intensities using the Procyon pupillometer. J Cataract Refract Surg 2006; 32:1015–1017.

34. Kjesbu S, Moksnes K, Klepstad P et al. Application of pupillometry and pupillary reactions in medical research. Tidsskr Nor Laegeforen 2005; 125:29–32.

35. Atchison D SG. Optics of the human eye. Oxford: Butterworth-Heinemann, 2000.

36. Winn B, Whitaker D, Elliot D, Phillips N. Factors affecting light-adapted pupil size in normal human subjects. Invest Ophthalmol Vis Sci 1994; 35:1132–1137.

37. Mandell R, Chiang C, Klein S. Location of major corneal reference points. Optom Vis Sci 1995; 11:776–784.

38. Mandell R, Horner D. Alignment of videokeratographs. In: Gills J, Sanders D, Thornton S et al, eds. Corneal topography. The state of the art. Thorofare, New Jersey: Slack, 1995.

39. Edmund C. Location of the corneal apex and its influence on the stability of the central corneal curvature. A photokeratoscopy study. Am J Optom Physiol Optics 1987; 64:846–852.

40. Pande M, Hillman J. Optical zone centration in keratorefractive surgery. Entrance pupil center, visual axis, coaxially sighted corneal reflex, or geometric corneal center? Ophthalmology 1993; 100:1230–1237.

41. Uozato H, Guyton D. Centering corneal surgical procedures. Am J Ophthalmol 1987; 103:264–275.

42. Bueeler M, Mrochen M, Seiler T. Maximum permissible lateral decentration in aberration-sensing and wavefront-guided ablation. J Cataract Refract Surg 2003; 29:257–263.

43. Bueeler M, Mrochen M, Seiler T. Maximum permissible torsional misalignment in aberration-sensing and wavefront-guided corneal ablation. J Cataract Refract Surg 2004; 30:17–25.

44. Bron AJ, Tripathi R, Tripathi B. The cornea and sclera. In: Wolff's anatomy of the eye and orbit, 8th edn. London, UK: Chapman & Hall, 1997.

45. Klyce S, Martinez C. Cornea topography. In: Albert DM, ed. Principles and practice of ophthalmology, 2nd edn. Philadelphia: WB Saunders, 2000.

46. Gatinel D, Haouat M, Hoang-Xuan T. A review of mathematical descriptors of cornea asphericity. J Fr Ophthalmol 2002; 25:81–90.

47. Kiely P, Smith G, Carney L. The mean shape of the human cornea. Optica Acta 1982; 29:1027–1040.

48. Dubbelman M, Sicam VA, Van der Heijde GL, Sicam VADP. The shape of the anterior and posterior surface of the aging human cornea. Vision Res 2006; 46(6–7):993–1001.

49. Davis W, Raasch T, Mitchell G et al. Corneal asphericity and apical curvature in children: a cross-sectional and longitudinal evaluation. Invest Ophthalmol Vis Sci 2005; 46:1899–1906.

50. Read S, Collins M, Carney LG, Franklin R. The topography of the central and peripheral cornea. Invest Ophthalmol Vis Sci 2006; 47:1404–1415.

51. Ho JD, Tsai CY, Tsai RJ et al. Validity of the keratometric index: evaluation by the Pentacam rotating Scheimpflug camera. J Cataract Refract Surg 2008; 34(1):137–145.

52. Khoramnia R, Rabsilber TM, Auffarth GU et al. Central and peripheral pachymetry measurements according to age using the Pentacam rotating Scheimpflug camera. J Cataract Refract Surg 2007; 33(5):830–836.

53. Dingeldein SA, Klyce SD. The topography of normal corneas [erratum appears in Arch Ophthalmol 1989; 107(5):644]. Arch Ophthalmol 1989; 107(4):512–518.

54. Navarro R, Gonzalez L, Hernandez JL et al. Optics of the average normal cornea from general and canonical representations of its surface topography. J Optical Soc Am A, Optics, Image Sci Vis 2006; 23(2):219–232.

55. Konstantopoulos A, Hossain P, Anderson DF et al. Recent advances in ophthalmic anterior segment imaging: a new era for ophthalmic diagnosis? Br J Ophthalmol 2007; 91(4):551–557.

56. Bennett ES, Weissman BA. Clinical contact lens practice. Philadelphia: Lippincott Williams & Wilkins, 2004.

57. U.S. Food and Drug Administration, Department of health and human services, health Cfdar. Contact Lenses. Available at: http://www.fda.gov/cdrh/contactlenses/, 2008.

58. Liesegang TJ, Liesegang TJ. Physiologic changes of the cornea with contact lens wear. CLAO Journal 2002; 28(1):12–27.

59. Swarbrick HA, Swarbrick HA. Orthokeratology (corneal refractive therapy): what is it and how does it work? Eye Contact Lens Sci Clin Pract 2004; 30(4):181–185; discussion 205–6.

60. U.S. Food and Drug Administration, Department of health and human services, health Cfdar. LASIK. Available at: http://www.fda.gov/cdrh/lasik/, 2008.

61. Weiss JS. Basic and Clinical Science Course (BCSC): Refractive Surgery. San Francisco: American Academy of Ophthalmology, 2006.

62. Dawson DG, Edelhauser HF, Grossniklaus HE et al. Long-term histopathologic findings in human corneal wounds after refractive surgical procedures. Am J Ophthalmol 2005; 139(1):168–178.

63. Kohnen T, Buhren J, Cichocki M et al. Optical quality after refractive corneal surgery. Ophthalmologe 2006; 103(3):184–191.

64. Mrochen M, Bueler M. Aspheric optics: physical fundamentals. Ophthalmologe 2008; 105(3):224–233.

65. Mrochen M, Hafezi F, Jankov M, Seiler T. Ablation profiles in corneal laser surgery. Current and future concepts. Ophthalmologe 2006; 103(3):175–183.

66. Farrell R, McCally R. Corneal transparency. In: Albert DM, ed. Principles and practice of ophthalmology, 2nd edn. Philadelphia: WB Saunders, 2000.

67. Meek KM, Leonard DW, Connon CJ et al. Transparency, swelling and scarring in the corneal stroma. Eye 2003; 17(8):927–936.

68. Maurice DM. The structure and transparency of the cornea. J Physiol 1957; 136(2):263–286.

69. Jester JV, Moller-Pedersen T, Huang J et al. The cellular basis of corneal transparency: evidence for "corneal crystallins". J Cell Sci 1999; 112(Pt 5):613–622.

70. Piatigorsky J. Enigma of the abundant water-soluble cytoplasmic proteins of the cornea: the "refraction" hypothesis. Cornea 2001; 20(8):853–858.

71. Jester JV, Jester JV. Corneal crystallins and the development of cellular transparency. Semin Cell Dev Biol 2008; 19(2):82–93.

72. Maurice DM. The cornea and sclera. In: Davson H, ed. The Eye, 3rd edn. New York: Academic Press, 1984.

73. Kaye GI. Stereologic measurement of cell volume fraction of rabbit corneal stroma. Arch Ophthalmol 1969; 82(6):792–794.

74. Lerman S. Biophysical aspects of corneal and lenticular transparency. Curr Eye Res 1984; 3(1):3–14.

75. Boettner E, Wolter J. Transmission of the ocular media. Invest Ophthalmol Vis Sci 1962; 6:776–783.

76. Farrell RA, McCally RL, Tatham PE. Wave-length dependencies of light scattering in normal and cold swollen rabbit corneas and their structural implications. J Physiol 1973; 233(3):589–612.

77. Moller-Pedersen T, Moller-Pedersen T. Keratocyte reflectivity and corneal haze. Exp Eye Res 2004; 78(3):553–560.

78. van den Berg TJ, Tan KE. Light transmittance of the human cornea from 320 to 700 nm for different ages. Vision Res 1994; 34(11):1453–1456.

79. Ihanamaki T, Pelliniemi LJ, Vuorio E et al. Collagens and collagen-related matrix components in the human and mouse eye. Progr Retin Eye Res 2004; 23(4):403–434.

80. Robert L, Legeais JM, Robert AM, Renard G. Corneal collagens. Pathologie Biologie 2001; 49(4):353–363.

81. Meek KM, Fullwood NJ. Corneal and scleral collagens–a microscopist's perspective. Micron 2001; 32(3):261–272.

82. Avery N, Bailey A. Restraining cross-links responsible for the mechanical properties of collagen fiber: natural and artificial. In: Fratzl P, ed. Collagen: structure and mechanics. New York: Springer, 2008.

83. Hulmes D. Collagen diversity, synthesis, and assembly. In: Fratzl P, ed. Collagen: structure and mechanics. New York: Springer, 2008.

84. Birk DE. Type V collagen: heterotypic type I/V collagen interactions in the regulation of fibril assembly. Micron 2001; 32(3):223–237.

85. White J, Werkmeister JA, Ramshaw JA, Birk DE. Organization of fibrillar collagen in the human and bovine cornea: collagen types V and III. Connect Tiss Res 1997; 36(3):165–174.

86. Meek KM. The cornea and sclera. In: Fratzl P, ed. Collagen: structure and mechanics. New York: Springer, 2008.

87. Borcherding MS, Blacik LJ, Sittig RA et al. Proteoglycans and collagen fibre organization in human corneoscleral tissue. Exp Eye Res 1975; 21(1):59–70.

88. Cho HI, Covington HI, Cintron C. Immunolocalization of type VI collagen in developing and healing rabbit cornea. Invest Ophthalmol Vis Sci 1990; 31(6):1096–1102.

89. Hirsch M, Prenant G, Renard G. Three-dimensional supramolecular organization of the extracellular matrix in human and rabbit corneal stroma, as revealed by ultrarapid-freezing and deep-etching methods. Exp Eye Res 2001; 72(2):123–135.

90. Komai Y, Ushiki T. The three-dimensional organization of collagen fibrils in the human cornea and sclera. Invest Ophthalmol Vis Sci 1991; 32(8):2244–2258.

91. Meek KM, Boote C, Meek KM, Boote C. The organization of collagen in the corneal stroma. Exp Eye Res 2004; 78(3):503–512.

92. Ojeda JL, Ventosa JA, Piedra S. The three-dimensional microanatomy of the rabbit and human cornea. A chemical and mechanical microdissection-SEM approach. J Anat 2001; 199(Pt 5):567–576.

93. Dawson DG, Grossniklaus HE, McCarey BE et al. Biomechanical and wound healing characteristics of corneas after excimer laser keratorefractive surgery: is there a difference between advanced surface ablation and sub-Bowman's keratomileusis? J Refract Surg 2008; 24(1):S90–S96.

94. Mathew J, Bergmanson J, Doughty MJ. Fine structure of the interface between the anterior limiting lamina and the anterior stromal fibrils of the human cornea. Invest Ophthalmol Vis Sci 2008; 49:3914–3918.

95. Newton RH, Meek KM. Circumcorneal annulus of collagen fibrils in the human limbus. Invest Ophthalmol Vis Sci 1998; 39(7):1125–1134.

96. Newton RH, Meek KM. The integration of the corneal and limbal fibrils in the human eye. Biophys J 1998; 75(5):2508–2512.

97. Moller-Pedersen T, Ledet T, Ehlers N. The keratocyte density of human donor corneas. Curr Eye Res 1994; 13(2):163–169.

98. Watsky MA. Keratocyte gap junctional communication in normal and wounded rabbit corneas and human corneas. Invest Ophthalmol Vis Sci 1995; 36(13):2568–2576.

99. Hahnel C, Somodi S, Weiss D, Guthoff R. The keratocyte network of the human cornea: a three-dimensional study using confocal laser scanning fluorescence microscopy. Cornea 2000; 19:185–193.

100. Muller LJ, Pels L, Vrensen GF. Novel aspects of the ultrastructural organization of human corneal keratocytes. Invest Ophthalmol Vis Sci 1995; 36(13):2557–2567.

101. Hamrah P, Liu Y, Zhang Q et al. The corneal stroma is endowed with a significant number of resident dendritic cells. Invest Ophthalmol Vis Sci 2003; 44(2):581–589.

102. Poole CA, Brookes NH, Clover GM. Keratocyte networks visualised in the living cornea using vital dyes. J Cell Sci 1993; 106(Pt 2):685–691.

103. Du Y, Funderburgh ML, Mann MM et al. Multipotent stem cells in human corneal stroma. Stem Cells 2005; 23(9):1266–1275.

104. Du Y, Sundarraj N, Funderburgh ML et al. Secretion and organization of a cornea-like tissue in vitro by stem cells from human corneal stroma. Invest Ophthalmol Vis Sci 2007; 48(11):5038–5045.

105. Hedbys BO. The role of polysaccharides in corneal swelling. Exp Eye Res 1961; 1:81–91.

106. Bettelheim FA, Plessy B. The hydration of proteoglycans of bovine cornea. Biochim Biophys Acta 1975; 381(1):203–214.

107. Scott JE. Proteoglycan: collagen interactions and corneal ultrastructure. Biochem Soc Trans 1991; 19(4):877–881.

108. Scott JE. Proteoglycan histochemistry–a valuable tool for connective tissue biochemists. Collagen Rel Res 1985; 5(6):541–575.

109. Scott JE. Extracellular matrix, supramolecular organisation and shape. J Anat 1995; 187(Pt 2):259–269.

110. Hassell J, Blochberger T, Rada J et al. Proteoglycan gene families. Adv Mol Cell Biol 1993; 6:69–113.

111. Scott JE, Bosworth TR. The comparative chemical morphology of the mammalian cornea. Basic Appl Histochemi 1990; 34(1):35–42.

112. Castoro JA, Bettelheim AA, Bettelheim FA. Water gradients across bovine cornea. Invest Ophthalmol Vis Sci 1988; 29(6):963–968.

113. Guthoff RF, Wienss H, Hahnel C et al. Epithelial innervation of human cornea: a three-dimensional study using confocal laser scanning fluorescence microscopy. Cornea 2005; 24(5):608–613.

114. Rozsa AJ, Beuerman RW. Density and organization of free nerve endings in the corneal epithelium of the rabbit. Pain 1982; 14(2):105–120.

115. Schimmelpfennig B. Nerve structures in human central corneal epithelium. Graefes Arch Clin Exp Ophthalmol 1982; 218(1):14–20.

116. Muller LJ, Marfurt CF, Kruse F et al. Corneal nerves: structure, contents and function. [erratum appears in Exp Eye Res 2003; 77(2):253]. Exp Eye Res 2003; 76(5):521–542.

117. Belmonte C, Acosta MC, Gallar J et al. Neural basis of sensation in intact and injured cornea. Exp Eye Res 2004; 78(3):513–525.

118. Stachs O, Zhivov A, Kraak R et al. In vivo three-dimensional confocal laser scanning microscopy of the epithelial nerve structure in the human cornea. Graefes Arch Clin Exp Ophthalmol 2007; 245(4):569–575.

119. Lawrenson JG. Corneal sensitivity in health and disease. Ophthal Physiol Optics 1997; 17(Suppl 1):S17–S22.

120. Cochet P, Bonnet R. Corneal esthesiometry. Performance and practical importance. Bulletin des Societes d'Ophtalmologie de France 1961; 6:541–550.

121. Brennan NA, Bruce AS. Esthesiometry as an indicator of corneal health. Optom Vis Sci 1991; 68(9):699–702.

122. Kohlhaas M. Corneal sensation after cataract and refractive surgery. J Cataract Refract Surg 1998; 24(10):1399–1409.

123. Belmonte C, Belmonte C. Eye dryness sensations after refractive surgery: impaired tear secretion or "phantom" cornea? J Refract Surg 2007; 23(6):598–602.

124. Wolter JR. Reactions of the cellular elements of the corneal stroma; a report of experimental studies in the rabbit eye. AMA Arch Ophthalmol 1958; 59(6):873–881.

125. Cintron C, Hassinger LC, Kublin CL, Cannon DJ. Biochemical and ultrastructural changes in collagen during corneal wound healing. J Ultrastruct Res 1978; 65(1):13–22.

126. Hassell JR, Cintron C, Kublin C, Newsome DA. Proteoglycan changes during restoration of transparency in corneal scars. Arch Biochem Biophys 1983; 222(2):362–369.

127. Cintron C, Covington HI, Kublin CL. Morphologic analyses of proteoglycans in rabbit corneal scars. Invest Ophthalmol Vis Sci 1990; 31(9):1789–1798.

128. Funderburgh JL, Cintron C, Covington HI, Conrad GW. Immunoanalysis of keratan sulfate proteoglycan from corneal scars. Invest Ophthalmol Vis Sci 1988; 29(7):1116–1124.

129. Binder P, Wickham M, Zavala E, Akers P. Symposium on Medical and Surgical Diseases of the Cornea: Corneal anatomy and wound healing. New Orleans: American Academy of Ophthalmology, 1980.

130. Mohan RR, Hutcheon AE, Choi R et al. Apoptosis, necrosis, proliferation, and myofibroblast generation in the stroma following LASIK and PRK. Exp Eye Res 2003; 76(1):71–87.

131. Jester JV, Petroll WM, Cavanagh HD. Corneal stromal wound healing in refractive surgery: the role of myofibroblasts. Progr Retin Eye Res 1999; 18(3):311–356.

132. Wilson SE, Mohan RR, Ambrosio R, Jr. et al. The corneal wound healing response: cytokine-mediated interaction of the epithelium, stroma, and inflammatory cells. Progr Retin Eye Res 2001; 20(5):625–637.

133. Netto MV, Mohan RR, Ambrosio R, Jr. et al. Wound healing in the cornea: a review of refractive surgery complications and new prospects for therapy. Cornea 2005; 24(5):509–522.

134. Zhao J, Nagasaki T, Maurice DM. Role of tears in keratocyte loss after epithelial removal in mouse cornea. Invest Ophthalmol Vis Sci 2001; 42(8):1743–1749.

135. Wilson SE, Mohan RR, Hong J et al. Apoptosis in the cornea in response to epithelial injury: significance to wound healing and dry eye. Adv Exp Med Biol 2002; 506(Pt B):821–826.

136. Zieske JD, Guimaraes SR, Hutcheon AE. Kinetics of keratocyte proliferation in response to epithelial debridement. Exp Eye Res 2001; 72(1):33–39.

137. Fini ME. Keratocyte and fibroblast phenotypes in the repairing cornea. Progr Retin Eye Res 1999; 18(4):529–551.

138. Fini ME, Stramer BM, Fini ME, Stramer BM. How the cornea heals: cornea-specific repair mechanisms affecting surgical outcomes. Cornea 2005; 24(8 Suppl):S2–S11.

139. Jester JV, Barry-Lane PA, Cavanagh HD, Petroll WM. Induction of alpha-smooth muscle actin expression and myofibroblast transformation in cultured corneal keratocytes. Cornea 1996; 15(5):505–516.

140. Wilson SE, Liu JJ, Mohan RR. Stromal–epithelial interactions in the cornea. Progr Retin Eye Res 1999; 18(3):293–309.

141. Meltendorf C, Burbach GJ, Buhren J et al. Corneal femtosecond laser keratotomy results in isolated stromal injury and favorable wound-healing response. Invest Ophthalmol Vis Sci 2007; 48(5):2068–2075.

142. Meltendorf C, Burbach G, Ohrloff C et al. Intrastromal Keratotomy with Femtosecond Laser avoids profibrotic TGF-β1 Induction. Invest Ophthalmol Vis Sci 2009; 50(8):3688–3695.

143. Lim M, Goldstein M, Tuli S, Schultz G. Growth factor, cytokine, and protease interactions during corneal wound healing. The Ocular Surface 2003; 1:53–65.

144. Klenkler B, Sheardown H, Klenkler B, Sheardown H. Growth factors in the anterior segment: role in tissue maintenance, wound healing and ocular pathology. Exp Eye Res 2004; 79(5):677–688.

145. Klenkler B, Sheardown H, Jones L et al. Growth factors in the tear film: role in tissue maintenance, wound healing, and ocular pathology. The Ocular Surface 2007; 5(3):228–239.

146. Micera A, Lambiase A, Puxeddu I et al. Nerve growth factor effect on human primary fibroblastic-keratocytes: possible mechanism during corneal healing. Exp Eye Res 2006; 83(4):747–757.
147. Stramer BM, Zieske JD, Jung JC et al. Molecular mechanisms controlling the fibrotic repair phenotype in cornea: implications for surgical outcomes. Invest Ophthalmol Vis Sci 2003; 44(10):4237–4246.
148. Girard MT, Matsubara M, Fini ME. Transforming growth factor-beta and interleukin-1 modulate metalloproteinase expression by corneal stromal cells. Invest Ophthalmol Vis Sci 1991; 32(9):2441–2454.
149. Ubels J, Foley K, Rismando V. Retinol secretion by the lacrimal gland. Invest Ophthalmol Vis Sci 1986; 27:1261–1268.
150. Tsubota K. Tear dynamics and dry eye. Progr Retin Eye Res 1998; 17:565–596.
151. Woost PG, Brightwell J, Eiferman RA, Schultz GS. Effect of growth factors with dexamethasone on healing of rabbit corneal stromal incisions. Exp Eye Res 1985; 40(1):47–60.
152. Kirschner SE, Ciaccia A, Ubels JL. The effect of retinoic acid on thymidine incorporation and morphology of corneal stromal fibroblasts. Curr Eye Res 1990; 9(11):1121–1125.
153. Johnson MK, Gebhardt BM, Berman MB. Appearance of collagenase in pneumolysin-treated corneal fibroblast cultures. Curr Eye Res 1988; 7(9):951–953.
154. Kenney MC, Chwa M, Escobar M, Brown D. Altered gelatinolytic activity by keratoconus corneal cells. Biochem Biophys Res Commun 1989; 161(1):353–357.
155. Fujita H, Ueda A, Nishida T, Otori T. Uptake of india ink particles and latex beads by corneal fibroblasts. Cell Tissue Res 1987; 250(2):251–255.
156. Mishima H, Yasumoto K, Nishida T, Otori T. Fibronectin enhances the phagocytic activity of cultured rabbit keratocytes. Invest Ophthalmol Vis Sci 1987; 28(9):1521–1526.
157. Mondino BJ, Sundar-Raj CV, Brady KJ. Production of first component of complement by corneal fibroblasts in tissue culture. Arch Ophthalmol 1982; 100(3):478–480.
158. Taylor JL, O'Brien WJ. Interferon production and sensitivity of rabbit corneal epithelial and stromal cells. Invest Ophthalmol Vis Sci 1985; 26(11):1502–1508.
159. Taylor L, Menconi M, Leibowitz MH, Polgar P. The effect of ascorbate, hydroperoxides, and bradykinin on prostaglandin production by corneal and lens cells. Invest Ophthalmol Vis Sci 1982; 23(3):378–382.
160. Lemp MA. Cornea and sclera. Arch Ophthalmol 1976; 94(3):473–490.
161. Maurice DM. The biology of wound healing in the corneal stroma. Castroviejo lecture. Cornea 1987; 6(3):162–168.
162. Binder PS. Barraquer lecture. What we have learned about corneal wound healing from refractive surgery. Refract Corneal Surg 1989; 5(2):98–120.
163. Assil KK, Quantock AJ. Wound healing in response to keratorefractive surgery. Surv Ophthalmol 1993; 38(3):289–302.
164. Schmack I, Dawson DG, McCarey BE et al. Cohesive tensile strength of human LASIK wounds with histologic, ultrastructural, and clinical correlations. J Refract Surg 2005; 21(5):433–445.
165. Fournie PR, Gordon GM, Dawson DG et al. Correlations of long-term matrix metalloproteinase localization in human corneas after successful laser-assisted in situ keratomileusis with minor complications at the flap margin. Arch Ophthalmol 2008; 126(2):162–170.
166. Morrison JC, Swan KC. Bowman's layer in penetrating keratoplasties of the human eye. Arch Ophthalmol 1982; 100(11):1835–1838.
167. Morrison JC, Swan KC. Full-thickness lamellar keratoplasty. A histologic study in human eyes. Ophthalmology 1982; 89(6):715–719.
168. Obata H, Tsuru T, Obata H, Tsuru T. Corneal wound healing from the perspective of keratoplasty specimens with special reference to the function of the Bowman layer and Descemet membrane. Cornea 2007; 26(9 Suppl 1):S82–S89.
169. Christensen L. Cataract-wound closure and healing. Symposium on cataracts. St. Louis, MO: CV Mosby, 1965.
170. Flaxel JT, Swan KC. Limbal wound healing after cataract extraction. A histologic study. Arch Ophthalmol 1969; 81(5):653–659.
171. Flaxel JT. Histology of cataract extractions. Arch Ophthalmol 1970; 83(4):436–444.
172. Lang GK, Green WR, Maumenee AE. Clinicopathologic studies of keratoplasty eyes obtained post mortem. Am J Ophthalmol 1986; 101(1):28–40.
173. Morrison JC, Swan KC. Descemet's membrane in penetrating keratoplasties of the human eye. Arch Ophthalmol 1983; 101(12):1927–1929.
174. Deg JK, Binder PS. Wound healing after astigmatic keratotomy in human eyes. Ophthalmology 1987; 94(10):1290–1298.
175. Melles GR, Binder PS. A comparison of wound healing in sutured and unsutured corneal wounds. Arch Ophthalmol 1990; 108(10):1460–1469.
176. Melles GR, Binder PS, Anderson JA. Variation in healing throughout the depth of long-term, unsutured, corneal wounds in human autopsy specimens and monkeys. Arch Ophthalmol 1994; 112(1):100–109.
177. Melles GR, Binder PS, Moore MN, Anderson JA. Epithelial-stromal interactions in human keratotomy wound healing. Arch Ophthalmol 1995; 113(9):1124–1130.
178. Jester JV, Villasenor RA, Schanzlin DJ, Cavanagh HD. Variations in corneal wound healing after radial keratotomy: possible insights into mechanisms of clinical complications and refractive effects. Cornea 1992; 11(3):191–199.
179. Wu WC, Stark WJ, Green WR. Corneal wound healing after 193-nm excimer laser keratectomy. Arch Ophthalmol 1991; 109(10):1426–1432.
180. Taylor DM, L'Esperance FA, Jr., Del Pero RA et al. Human excimer laser lamellar keratectomy. A clinical study. Ophthalmology 1989; 96(5):654–664.
181. Anderson NJ, Edelhauser HF, Sharara N et al. Histologic and ultrastructural findings in human corneas after successful laser in situ keratomileusis. Arch Ophthalmol 2002; 120(3):288–293.
182. Kramer TR, Chuckpaiwong V, Dawson DG et al. Pathologic findings in postmortem corneas after successful laser in situ keratomileusis. Cornea 2005; 24(1):92–102.
183. Dawson DG, Kramer TR, Grossniklaus HE et al. Histologic, ultrastructural, and immunofluorescent evaluation of human laser-assisted in situ keratomileusis corneal wounds. [erratum appears in Arch Ophthalmol. 2005; 123(8):1087]. Arch Ophthalmol 2005; 123(6):741–756.
184. Klyce SD, Crosson CE. Transport processes across the rabbit corneal epithelium: a review. Curr Eye Res 1985; 4(4):323–331.
185. McLaughlin BJ, Caldwell RB, Sasaki Y, Wood TO. Freeze-fracture quantitative comparison of rabbit corneal epithelial and endothelial membranes. Curr Eye Res 1985; 4(9):951–961.
186. Ban Y, Dota A, Cooper LJ et al. Tight junction-related protein expression and distribution in human corneal epithelium. Exp Eye Res 2003; 76(6):663–669.
187. Gipson IK, Yankauckas M, Spurr-Michaud SJ et al. Characteristics of a glycoprotein in the ocular surface glycocalyx. Invest Ophthalmol Vis Sci 1992; 33(1):218–227.
188. Nichols BA, Chiappino ML, Dawson CR. Demonstration of the mucous layer of the tear film by electron microscopy. Invest Ophthalmol Vis Sci 1985; 26(4):464–473.
189. Argueso P, Gipson IK. Epithelial mucins of the ocular surface: structure, biosynthesis and function. Exp Eye Res 2001; 73(3):281–289.
190. Gipson I, Joyce N. Anatomy and cell biology of the cornea, superficial limbus, and conjunctiva. In: Albert D, Miller J, eds. Principles and practice of ophthalmology, 3rd edn. Philadelphia: WB Saunders, 2008.
191. Mishima S. Some physiological aspects of the precorneal tear film. Arch Ophthalmol 1965; 73:233–241.
192. Anonymous. The definition and classification of dry eye disease: report of the Definition and Classification Subcommittee of the International Dry Eye WorkShop (2007). The Ocular Surface 2007; 5(2):75–92.
193. Behrens A, Doyle JJ, Stern L et al. Dysfunctional tear syndrome: a Delphi approach to treatment recommendations [see comment]. Cornea 2006; 25(8):900–907.
194. Perry HD, Perry HD. Dry eye disease: pathophysiology, classification, and diagnosis. Am J Managed Care 2008; 14(3 Suppl):S79–S87.
195. Friedenwald J, Buscke W. Some factors concerned in the mitotic and wound healing activities of the corneal epithelium. Trans Am Ophthalmol Soc 1944; 42:371–383.
196. Hanna C, Bicknell DS, O'Brien JE. Cell turnover in the adult human eye. Arch Ophthalmol 1961; 65:695–698.
197. Hanna C, O'Brien JE. Cell production and migration in the epithelial layer of the cornea. Arch Ophthalmol 1960; 64:536–539.
198. Williams K, Watsky M, Williams K, Watsky M. Gap junctional communication in the human corneal endothelium and epithelium. Curr Eye Res 2002; 25(1):29–36.
199. Buck RC. Measurement of centripetal migration of normal corneal epithelial cells in the mouse. Invest Ophthalmol Vis Sci 1985; 26(9):1296–1299.
200. Kinoshita S, Friend J, Thoft RA. Sex chromatin of donor corneal epithelium in rabbits. Invest Ophthalmol Vis Sci 1981; 21(3):434–441.
201. Schermer A, Galvin S, Sun TT. Differentiation-related expression of a major 64K corneal keratin in vivo and in culture suggests limbal location of corneal epithelial stem cells. J Cell Biol 1986; 103(1):49–62.
202. Sharma A, Coles WH. Kinetics of corneal epithelial maintenance and graft loss. A population balance model. Invest Ophthalmol Vis Sci 1989; 30(9):1962–1971.
203. Thoft RA, Friend J. The X, Y, Z hypothesis of corneal epithelial maintenance. Invest Ophthalmol Vis Sci 1983; 24(10):1442–1443.
204. Dillon EC, Eagle RC, Jr., Laibson PR. Compensatory epithelial hyperplasia in human corneal disease. Ophthalm Surg 1992; 23(11):729–732.
205. Cotsarelis G, Cheng SZ, Dong G et al. Existence of slow-cycling limbal epithelial basal cells that can be preferentially stimulated to proliferate: implications on epithelial stem cells. Cell 1989; 57(2):201–209.
206. Tseng SC. Concept and application of limbal stem cells. Eye 1989; 3(Pt 2): 141–157.
207. Lavker RM, Tseng SC, Sun TT et al. Corneal epithelial stem cells at the limbus: looking at some old problems from a new angle. Exp Eye Res 2004; 78(3):433–446.
208. Boulton M, Albon J, Boulton M, Albon J. Stem cells in the eye. Int J Biochem Cell Biol 2004; 36(4):643–657.
209. Nakamura T, Kinoshita S, Nakamura T, Kinoshita S. Current regenerative therapy for the cornea. Nippon Rinsho – Jpn J Clin Med 2008; 66(5):955–960.
210. Koizumi N, Nishida K, Amano S et al. Progress in the development of tissue engineering of the cornea in Japan. Nippon Ganka Gakkai Zasshi – Acta Societatis Ophthalmologicae Japonicae 2007; 111(7):493–503.
211. Gillette TE, Chandler JW, Greiner JV. Langerhans cells of the ocular surface. Ophthalmology 1982; 89(6):700–711.
212. Langerhans P. Uber die: nerven der meschllichen haut. Virchows Arch Path Anat Physiol 1868; 44:325–337.
213. Steinman RM. The dendritic cell system and its role in immunogenicity. Ann Rev Immunol 1991; 9:271–296.
214. Hamrah P, Zhang Q, Liu Y et al. Novel characterization of MHC class II-negative population of resident corneal Langerhans cell-type dendritic cells. Invest Ophthalmol Vis Sci 2002; 43(3):639–646.
215. Edelhauser HF. The resiliency of the corneal endothelium to refractive and intraocular surgery. Cornea 2000; 19(3):263–273.
216. Hales T. The honeycomb conjecture. Discrete Comput Geom 2001; 25:1–22.
217. Iwanmoto T, Smelser G. Electron microscopy of the human corneal endothelium with reference to transport mechanisms. Invest Ophthalmol Vis Sci 1965; 4:270–284.
218. Hirsch M, Renard G, Faure J, Pouliquen Y. Study of the ultrastructure of the rabbit corneal endothelium by the freeze-fracture technique: apical and laterial junctions. Exp Eye Res 1977; 25:277–288.
219. Joyce NC, Joyce NC. Cell cycle status in human corneal endothelium. Exp Eye Res 2005; 81(6):629–638.
220. Mimura T, Joyce NC, Mimura T, Joyce NC. Replication competence and senescence in central and peripheral human corneal endothelium. Invest Ophthalmol Vis Sci 2006; 47(4):1387–1396.
221. Yee RW, Matsuda M, Schultz RO, Edelhauser HF. Changes in the normal corneal endothelial cellular pattern as a function of age. Curr Eye Res 1985; 4(6):671–678.
222. McGowan SL, Edelhauser HF, Pfister RR et al. Stem cell markers in the human posterior limbus and corneal endothelium of unwounded and wounded corneas. Molec Vis 2007; 13:1984–2000.
223. Whikehart DR, Parikh CH, Vaughn AV et al. Evidence suggesting the existence of stem cells for the human corneal endothelium. Molec Vis 2005; 11:816–824.
224. Matsuda M, Yee RW, Edelhauser HF. Comparison of the corneal endothelium in an American and a Japanese population. Arch Ophthalmol 1985; 103(1):68–70.
225. Rao SK, Ranjan Sen P, Fogla R et al. Corneal endothelial cell density and morphology in normal Indian eyes. Cornea 2000; 19(6):820–823.

226. Padilla MD, Sibayan SA, Gonzales CS et al. Corneal endothelial cell density and morphology in normal Filipino eyes. Cornea 2004; 23(2):129–135.
227. Yunliang S, Yuqiang H, Ying-Peng L et al. Corneal endothelial cell density and morphology in healthy Chinese eyes. Cornea 2007; 26(2):130–132.
228. Amann J, Holley GP, Lee SB et al. Increased endothelial cell density in the paracentral and peripheral regions of the human cornea [see comment]. Am J Ophthalmol 2003; 135(5):584–590.
229. Irvine AR, Irvine AR, Jr. Variations in normal human corneal endothelium; a preliminary report of pathologic human corneal endothelium. Am J Ophthalmol 1953; 36(9):1279–1285.
230. Schimmelpfennig BH. Direct and indirect determination of nonuniform cell density distribution in human corneal endothelium. Invest Ophthalmol Vis Sci 1984; 25(2):223–229.
231. Daus W, Volcker HE, Meysen H, Bundschuh W. Vital staining of the corneal endothelium – increased possibilities of diagnosis. Fortschritte der Ophthalmologie 1989; 86(4):259–264.
232. Daus W, Volcker HE, Meysen H. Clinical significance of age-related regional differences in distribution of human corneal endothelium. Klinische Monatsblatter fur Augenheilkunde 1990; 196(6):449–455.
233. Bourne WM, McLaren JW, Bourne WM, McLaren JW. Clinical responses of the corneal endothelium. Exp Eye Res 2004; 78(3):561–572.
234. Watsky MA, McDermott ML, Edelhauser HF. In vitro corneal endothelial permeability in rabbit and human: the effects of age, cataract surgery and diabetes. Exp Eye Res 1989; 49(5):751–767.
235. Carlson KH, Bourne WM, McLaren JW, Brubaker RF. Variations in human corneal endothelial cell morphology and permeability to fluorescein with age. Exp Eye Res 1988; 47(1):27–41.
236. Harris JE. Symposium on the cornea. Introduction: factors influencing corneal hydration. Investigative Ophthalmology 1962; 1:151–157.
237. Kaye G, Tice L. Studies on the cornea. V. Electron microscope localization of adenosine triphosphatase activity in the rabbit cornea in relation of transport. Invest Ophthalmol Vis Sci 1966; 5:22–32.
238. Lim JJ. Na^+ transport across the rabbit corneal endothelium. Curr Eye Res 1981; 1(4):255–258.
239. Lim JJ, Ussing HH. Analysis of presteady-state Na^+ fluxes across the rabbit corneal endothelium. J Membr Biol 1982; 65(3):197–204.
240. Geroski DH, Matsuda M, Yee RW, Edelhauser HF. Pump function of the human corneal endothelium. Effects of age and cornea guttata. Ophthalmology 1985; 92(6):759–763.
241. Bourne WM. Clinical estimation of corneal endothelial pump function. Trans Am Ophthalmol Soc 1998; 96:229–239; discussion 239–242.
242. Burns RR, Bourne WM, Brubaker RF. Endothelial function in patients with cornea guttata. Invest Ophthalmol Vis Sci 1981; 20(1):77–85.
243. Mishima S. Clinical investigations on the corneal endothelium – XXXVIII Edward Jackson Memorial Lecture. Am J Ophthalmol 1982; 93(1):1–29.
244. Bonanno JA, Bonanno JA. Identity and regulation of ion transport mechanisms in the corneal endothelium. Progr Retin Eye Res 2003; 22(1):69–94.
245. Stiemke MM, Roman RJ, Palmer ML, Edelhauser HF. Sodium activity in the aqueous humor and corneal stroma of the rabbit. Exp Eye Res 1992; 55(3):425–433.
246. Hedbys BO, Dohlman CH. A new method for the determination of the swelling pressure of the corneal stroma in vitro. Exp Eye Res 1963; 2:122–129.
247. Klyce SD, Dohlman CH, Tolpin DW. In vivo determination of corneal swelling pressure. Exp Eye Res 1971; 11(2):220–229.
248. Hedbys BO, Mishima S, Maurice DM. The inbibition pressure of the corneal stroma. Exp Eye Res 1963; 2:99–111.
249. Ytteborg J, Dohlman C. Corneal edema and intraocular pressure. 1. Animal experiments. Arch Ophthalmol 1965; 74:375–381.
250. Ytteborg J, Dohlman CH. Corneal edema and intraocular pressure. II. Clinical results. Arch Ophthalmol 1965; 74(4):477–484.
251. Harper CL, Boulton ME, Bennett D et al. Diurnal variations in human corneal thickness [erratum appears in Br J Ophthalmol 1997; 81(2):1175]. Br J Ophthalmol 1996; 80(12):1068–1072.
252. Feng Y, Varikooty J, Simpson TL. Diurnal variation of corneal and corneal epithelial thickness measured using optical coherence tomography. Cornea 2001; 20(5):480–483.
253. Van Horn DL, Doughman DJ, Harris JE et al. Ultrastructure of human organ-cultured cornea. II. Stroma and epithelium. Arch Ophthalmol 1975; 93(4):275–277.
254. Meek KM, Dennis S, Khan S et al. Changes in the refractive index of the stroma and its extrafibrillar matrix when the cornea swells. Biophys J 2003; 85(4):2205–2212.
255. Muller LJ, Pels E, Vrensen GF. The specific architecture of the anterior stroma accounts for maintenance of corneal curvature [see comment]. Br J Ophthalmol 2001; 85(4):437–443.
256. Kangas TA, Edelhauser HF, Twining SS, O'Brien WJ. Loss of stromal glycosaminoglycans during corneal edema. Invest Ophthalmol Vis Sci 1990; 31(10):1994–2002.
257. Cristol SM, Edelhauser HF, Lynn MJ. A comparison of corneal stromal edema induced from the anterior or the posterior surface. Refract Corneal Surg 1992; 8(3):224–229.
258. Connon CJ, Meek KM, Connon CJ, Meek KM. The structure and swelling of corneal scar tissue in penetrating full-thickness wounds. Cornea 2004; 23(2):165–171.
259. Hatton MP, Perez VL, Dohlman CH et al. Corneal oedema in ocular hypotony. Exp Eye Res 2004; 78(3):549–552.
260. Bourne WM. Biology of the corneal endothelium in health and disease. Eye 2003; 17(8):912–918.
261. Riley M. Transport of ions and metabolites across the corneal endothelium. In: Cell biology of the eye. New York: Academic Press, 1982.
262. Klyce SD. Stromal lactate accumulation can account for corneal oedema osmotically following epithelial hypoxia in the rabbit. J Physiol 1981; 321:49–64.
263. Edelhauser HF, Geroski DH, Woods WD et al. Swelling in the isolated perfused cornea induced by 12(R)hydroxyeicosatetraenoic acid. Invest Ophthalmol Vis Sci 1993; 34(10):2953–2961.
264. Davis KL, Conners MS, Dunn MW, Schwartzman ML. Induction of corneal epithelial cytochrome P-450 arachidonate metabolism by contact lens wear. Invest Ophthalmol Vis Sci 1992; 33(2):291–297.
265. Polse KA, Brand RJ, Cohen SR, Guillon M. Hypoxic effects on corneal morphology and function. Invest Ophthalmol Vis Sci 1990; 31(8):1542–1554.
266. Minassian DC, Rosen P, Dart JK et al. Extracapsular cataract extraction compared with small incision surgery by phacoemulsification: a randomised trial [see comment] [erratum appears in Br J Ophthalmol 2001; 85(12):1498]. Br J Ophthalmol 2001; 85(7):822–829.
267. Bourne RR, Minassian DC, Dart JK et al. Effect of cataract surgery on the corneal endothelium: modern phacoemulsification compared with extracapsular cataract surgery. Ophthalmology 2004; 111(4):679–685.
268. Bourne WM, Nelson LR, Hodge DO. Continued endothelial cell loss ten years after lens implantation. Ophthalmology 1994; 101(6):1014–1022; discussion 1022–1023.
269. Crema AS, Walsh A, Yamane Y et al. Comparative study of coaxial phacoemulsification and microincision cataract surgery. One-year follow-up. J Cataract Refract Surg 2007; 33(6):1014–1018.
270. Storr-Paulsen A, Norregaard JC, Ahmed S et al. Endothelial cell damage after cataract surgery: divide-and-conquer versus phaco-chop technique. J Cataract Refract Surg 2008; 34(6):996–1000.
271. Espandar L, Meyer JJ, Moshirfar M et al. Phakic intraocular lenses. Curr Opin Ophthalmol 2008; 19(4):349–356.
272. Lovisolo CF, Reinstein DZ, Lovisolo CF, Reinstein DZ. Phakic intraocular lenses. Sur Ophthalmol 2005; 50(6):549–587.
273. Bourne WM. Cellular changes in transplanted human corneas. Cornea 2001; 20(6):560–569.
274. Melles GR, Melles GRJ. Posterior lamellar keratoplasty: DLEK to DSEK to DMEK [comment]. Cornea 2006; 25(8):879–881.
275. Terry MA, Terry MA. Endothelial keratoplasty: history, current state, and future directions. Cornea 2006; 25(8):873–878.
276. Price MO, Price FW, Price MO, Price FW. Descemet's stripping endothelial keratoplasty. Curr Opin Ophthalmol 2007; 18(4):290–294.
277. Melles GR, Ong TS, Ververs B et al. Preliminary clinical results of Descemet membrane endothelial keratoplasty. Am J Ophthalmol 2008; 145(2):222–227.
278. Melles GR, Ong TS, Ververs B et al. Descemet membrane endothelial keratoplasty (DMEK). Cornea 2006; 25(8):987–990.
279. Price MO, Price FW, Jr., Price MO, Price FW, Jr. Endothelial cell loss after descemet stripping with endothelial keratoplasty influencing factors and 2-year trend. Ophthalmology 2008; 115(5):857–865.
280. Terry MA, Chen ES, Shamie N et al. Endothelial cell loss after Descemet's stripping endothelial keratoplasty in a large prospective series. Ophthalmology 2008; 115(3):488–496.e3.
281. Lacayo GO, 3rd, Majmudar PA, Lacayo GO, 3rd, Majmudar PA. How and when to use mitomycin-C in refractive surgery. Curr Opin Ophthalmol 2005; 16(4):256–259.
282. Mearza AA, Aslanides IM, Mearza AA, Aslanides IM. Uses and complications of mitomycin C in ophthalmology. Expert Opinion Drug Safety 2007; 6(1):27–32.
283. Diakonis VF, Pallikaris A, Kymionis GD et al. Alterations in endothelial cell density after photorefractive keratectomy with adjuvant mitomycin. Am J Ophthalmol 2007; 144(1):99–103.
284. Midena E, Gambato C, Miotto S et al. Long-term effects on corneal keratocytes of mitomycin C during photorefractive keratectomy: a randomized contralateral eye confocal microscopy study. J Refract Surg 2007; 23(9 Suppl):S1011–S1014.
285. Rajan MS, O'Brart DP, Patmore A et al. Cellular effects of mitomycin-C on human corneas after photorefractive keratectomy. J Cataract Refract Surg 2006; 32(10):1741–1747.
286. Kohlhaas M. Collagen crosslinking with riboflavin and UVA-light in keratoconus. Ophthalmologe 2008; 105:785–796.
287. Raiskup-Wolf F, Hoyer A, Spoerl E et al. Collagen crosslinking with riboflavin and ultraviolet-A light in keratoconus: long-term results. J Cataract Refract Surg 2008; 34(5):796–801.
288. Spoerl E, Mrochen M, Sliney D et al. Safety of UVA-riboflavin cross-linking of the cornea. Cornea 2007; 26(4):385–389.
289. Spoerl E, Raiskup-Wolf F, Pillunat LE. Biophysical principles of collagen cross-linking. Klinische Monatsblatter fur Augenheilkunde 2008; 225(2):131–137.
290. Mamalis N, Edelhauser HF, Dawson DG et al. Toxic anterior segment syndrome. J Cataract Refract Surg 2006; 32(2):324–333.
291. Holland SP, Morck DW, Lee TL et al. Update on toxic anterior segment syndrome. Curr Opin Ophthalmol 2007; 18(1):4–8.
292. Johnson DH, Bourne WM, Campbell RJ. The ultrastructure of Descemet's membrane. I. Changes with age in normal corneas. Arch Ophthalmol 1982; 100(12):1942–1947.
293. Waring GO, 3rd. Posterior collagenous layer of the cornea. Ultrastructural classification of abnormal collagenous tissue posterior to Descemet's membrane in 30 cases. Arch Ophthalmol 1982; 100(1):122–134.
294. U.S. Department of Defense. Polymer matrix composites. Volume 3. Materials usage, design, and analysis. In: Defense USDo, ed., 1997; v. 3.
295. Hayes S, Boote C, Lewis J et al. Comparative study of fibrillar collagen arrangement in the corneas of primates and other mammals. Anat Rec (Hoboken, NJ) 2007; 290(12):1542–1550.
296. Fung Y. Biomechanics. Mechanical properties of living tissues. New York: Springer-Verlag, 1981.
297. Baer E. Basic Properites and Responses. In: MicNicol L, Strahlman E, eds. Corneal biophysics workshop. Corneal biomechanics and wound healing. Bethesda, MD: NEI, 1989.
298. Silver FH, Kato YP, Ohno M, Wasserman AJ. Analysis of mammalian connective tissue: relationship between hierarchical structures and mechanical properties. J Long-Term Effects Med Implants 1992; 2(2–3):165–198.
299. Maurice D. Mechanics of the cornea. In: Cavanagh H, ed. The cornea: transactions of the world congress on the cornea. New York: Raven Press, 1988.
300. Boyce B, Grazier J, Jones R, Nguyen T. The mechanics of soft biological composites. Alburquerque, NM: Sandia National Laboratories, 2007.
301. Elsheikh A, Alhasso D, Rama P et al. Assessment of the epithelium's contribution to corneal biomechanics. Exp Eye Res 2008; 86(2):445–451.
302. Seiler T, Matallana M, Sendler S, Bende T. Does Bowman's layer determine the biomechanical properties of the cornea? Refract Corneal Surg 1992; 8(2):139–142.

303. Avetisov SE, Mamikonian VR, Zavalishin NN, Neniukov AK. Experimental study of mechanical characteristics of the cornea and the adjacent parts of the sclera. Oftalmologicheskii Zhurnal 1988(4):233–237.

304. Jue B, Maurice DM. The mechanical properties of the rabbit and human cornea [see comment]. J Biomech 1986; 19(10):847–853.

305. Meek KM, Newton RH. Organization of collagen fibrils in the corneal stroma in relation to mechanical properties and surgical practice. J Refract Surg 1999; 15(6):695–699.

306. Bron AJ. The architecture of the corneal stroma [comment]. Br J Ophthalmol 2001; 85(4):379–381.

307. Alward W. Glaucoma: the requisites. St. Louis: Mosby, 1999.

308. Chihara E, Chihara E. Assessment of true intraocular pressure: the gap between theory and practical data. Surv Ophthalmol 2008; 53(3):203–218.

309. Miller D. Pressure of the lid on the eye. Arch Ophthalmol 1967; 78(3):328–330.

310. Coleman DJ, Trokel S. Direct-recorded intraocular pressure variations in a human subject. Arch Ophthalmol 1969; 82(5):637–640.

311. McMonnies CW, Boneham GC, McMonnies CW, Boneham GC. Experimentally increased intraocular pressure using digital forces. Eye Contact Lens: Sci Clini Pract 2007; 33(3):124–129.

312. Reifsnider K. Assumptions and stress measurement. In: McNicol L, Strahlman E, eds. Corneal biophysics workshop. Corneal biomechanics and wound healing. Bethesda, MD: NEI, 1989.

313. McPhee TJ, Bourne WM, Brubaker RF. Location of the stress-bearing layers of the cornea. Invest Ophthalmol Vis Sci 1985; 26(6):869–872.

314. Ethier CR, Johnson M, Ruberti J et al. Ocular biomechanics and biotransport. Annu Rev Biomed Eng 2004; 6:249–273.

315. Elsheikh A, Anderson K, Elsheikh A, Anderson K. Comparative study of corneal strip extensometry and inflation tests. J Roy Soc Interface 2005; 2(3):177–185.

316. Wess T. Collagen fibrillar structure and hierachies. In: Fratzl P, ed. Collagen: structure and mechanics. New York: Springer, 2008.

317. Ker R. Damage and failure. In: Fratzl P, ed. Collagen: structure and mechanics. New York: Springer, 2008.

318. MacRae S, Rich L, Phillips D, Bedrossian R. Diurnal variation in vision after radial keratotomy. Am J Ophthalmol 1989; 107(3):262–267.

319. Maloney RK. Effect of corneal hydration and intraocular pressure on keratometric power after experimental radial keratotomy. Ophthalmology 1990; 97(7):927–933.

320. Simon G, Small RH, Ren Q, Parel JM. Effect of corneal hydration on Goldmann applanation tonometry and corneal topography. Refract Corneal Surg 1993; 9(2):110–117.

321. Simon G, Ren Q. Biomechanical behavior of the cornea and its response to radial keratotomy. Refract Corneal Surg 1994; 10(3):343–351; discussion 51–6.

322. Ousley PJ, Terry MA. Hydration effects on corneal topography. Arch Ophthalmol 1996; 114(2):181–185.

323. Maurice DM. Model Systems. In: McNicol L, Strahlman E, eds. Corneal biophysics workshop. Corneal biomechanics and wound healing. Bethesda, MD: NEI, 1989.

324. Mamikonian V, Krasnov M. Clinical effects of corneal surgery. In: McNicol L, Strahlman E, eds. Corneal biophysics workshop. Corneal biomechanics and wound healing. Bethesda, MD: NEI, 1989.

325. Kohlhaas M, Spoerl E, Schilde T et al. Biomechanical evidence of the distribution of cross-links in corneas treated with riboflavin and ultraviolet A light. J Cataract Refract Surg 2006; 32(2):279–283.

326. Danielsen CC. Tensile mechanical and creep properties of Descemet's membrane and lens capsule. Exp Eye Res 2004; 79(3):343–350.

327. Elsheikh A, Brown M, Alhasso D et al. Experimental assessment of corneal anisotropy. J Refract Surg 2008; 24(2):178–187.

328. Gilbert ML, Roth AS, Friedlander MH. Corneal flattening by shallow circular trephination in human eye bank eyes. Refract Corneal Surg 1990; 6(2):113–116.

329. Litwin KL, Moreira H, Ohadi C, McDonnell PJ. Changes in corneal curvature at different excimer laser ablative depths. Am J Ophthalmol 1991; 111(3):382–384.

330. Elsheikh A, Wang D, Brown M et al. Assessment of corneal biomechanical properties and their variation with age. Curr Eye Res 2007; 32(1):11–19.

331. Hjortdal JO, Ehlers N. Effect of excimer laser keratectomy on the mechanical performance of the human cornea. Acta Ophthalmol Scand 1995; 73(1):18–24.

332. Hiltner A, Cassidy J, Baer E. Mechanical properties of biological polymers. Annu Rev Mater Sci 1985; 15:455–482.

333. Provenzano PP, Vanderby R, Jr., Provenzano PP, Vanderby R, Jr. Collagen fibril morphology and organization: implications for force transmission in ligament and tendon. Matrix Biology 2006; 25(2):71–84.

334. Bron AJ. Keratoconus. Cornea 1988; 7(3):163–169.

335. Patey A, Savoldelli M, Pouliquen Y. Keratoconus and normal cornea: a comparative study of the collagenous fibers of the corneal stroma by image analysis. Cornea 1984; 3(2):119–124.

336. Pouliquen Y. 1984 Castroviejo Lecture. Fine structure of the corneal stroma. Cornea 1985; 3:168–176.

337. Pouliquen Y. Doyne lecture keratoconus. Eye 1987; 1(Pt 1):1–14.

338. Meek KM, Tuft SJ, Huang Y et al. Changes in collagen orientation and distribution in keratoconus corneas. Invest Ophthalmol Vis Sci 2005; 46(6):1948–1956.

339. Dawson D, Randleman J, Grossniklaus H et al. Corneal ectasia after excimer laser keratorefractive surgery: histopathology, ultrastructure, and pathophysiology. Ophthalmology 2008; 115(12): 2181–2191.

340. Andreassen TT, Simonsen AH, Oxlund H. Biomechanical properties of keratoconus and normal corneas. Exp Eye Res 1980; 31(4):435–441.

341. Edmund C. Corneal topography and elasticity in normal and keratoconic eyes. A methodological study concerning the pathogenesis of keratoconus. Acta Ophthalmol Suppl 1989; 193:1–36.

342. Knops M. Analysis of failure in fiber polymer laminates: the theory of Alfred Puck. Heidelberg: Springer, 2008.

343. Garg A. Delamination – a damage mode in composite structures. Eng Fract Mech 1988; 29:557–584.

344. Hinton M, Soden P, Kaddour A. Failure criteria in fibre reinforced polymer composites: the world-wide failure exercise. Manchester, UK: Elsevier, 2004.

345. Knops M, Bogle C. Gradual failure of fibre/polymer laminates. Composites Sci Technol 2006; 66:616–625.

346. Swartz T, Marten L, Wang M et al. Measuring the cornea: the latest developments in corneal topography. Curr Opin Ophthalmol 2007; 18(4):325–333.

347. Luce DA, Luce DA. Determining in vivo biomechanical properties of the cornea with an ocular response analyzer. J Cataract Refract Surg 2005; 31(1):156–162.

348. Kotecha A, Kotecha A. What biomechanical properties of the cornea are relevant for the clinician? Surv Ophthalmol 2007; 52(Suppl 2):S109–S114.

349. Moreno-Montanes J, Maldonado MJ, Garcia N et al. Reproducibility and clinical relevance of the ocular response analyzer in nonoperated eyes: corneal biomechanical and tonometric implications. Invest Ophthalmol Vis Sci 2008; 49(3):968–974.

350. Ortiz D, Pinero D, Shabayek MH et al. Corneal biomechanical properties in normal, post-laser in situ keratomileusis, and keratoconic eyes. J Cataract Refract Surg 2007; 33(8):1371–1375.

351. Kotecha A, Elsheikh A, Roberts CR et al. Corneal thickness- and age-related biomechanical properties of the cornea measured with the ocular response analyzer. Invest Ophthalmol Vis Sci 2006; 47(12):5337–5347.

352. Prausnitz MR, Noonan JS. Permeability of cornea, sclera, and conjunctiva: a literature analysis for drug delivery to the eye. J Pharmaceut Sci 1998; 87(12):1479–1488.

353. Maurice DM. Drug delivery to the posterior segment from drops. Surv Ophthalmol 2002; 47(Suppl 1):S41–S52.

354. Urtti A, Urtti A. Challenges and obstacles of ocular pharmacokinetics and drug delivery. Adv Drug Deliv Rev 2006; 58(11):1131–1135.

355. Salazar-Bookaman MM, Wainer I, Patil PN. Relevance of drug-melanin interactions to ocular pharmacology and toxicology. J Ocular Pharmacol 1994; 10(1):217–239.

356. Barar J, Javadzadeh AR, Omidi Y et al. Ocular novel drug delivery: impacts of membranes and barriers. Expert Opin Drug Deliv 2008; 5(5):567–581.

357. Ghate D, Edelhauser HF, Ghate D, Edelhauser HF. Ocular drug delivery. Expert Opin Drug Deliv 2006; 3(2):275–287.

358. Maurice DM, Mishima S. Ocular pharmacokinetics. In: Sear ML, ed. Handbook of experimental pharmacology. Berlin & Heidelberg: Springer Verlag, 1984:69.

359. Johnson GJ. The environment and the eye. Eye 2004; 18(12):1235–1250.

360. Sliney DH, Sliney DH. Exposure geometry and spectral environment determine photobiological effects on the human eye. Photochem Photobiol 2005; 81(3):483–489.

361. Cejkova J, Stipek S, Crkovska J et al. UV Rays, the prooxidant/antioxidant imbalance in the cornea and oxidative eye damage. Physiol Res 2004; 53(1):1–10.

362. Ringvold A. Corneal epithelium and UV-protection of the eye. Acta Ophthalmol Scandinavica 1998; 76(2):149–153.

363. Ringvold A, Anderssen E, Kjonniksen I. Distribution of ascorbate in the anterior bovine eye. Invest Ophthalmol Vis Sci 2000; 41(1):20–23.

364. Brubaker RF, Bourne WM, Bachman LA, McLaren JW. Ascorbic acid content of human corneal epithelium. Invest Ophthalmol Vis Sci 2000; 41(7):1681–1683.

365. Mitchell J, Cenedella RJ. Quantitation of ultraviolet light-absorbing fractions of the cornea. Cornea 1995; 14(3):266–272.

366. Kolozsvari L, Nogradi A, Hopp B et al. UV absorbance of the human cornea in the 240- to 400-nm range. Invest Ophthalmol Vis Sci 2002; 43(7):2165–2168.

367. Report of an advisory group on non-ionizing radiation. Health effects from ultraviolet radiation. Documents of the NRPB. Chilton, UK: National Radiological Protection Board, 2002; v. 13.

368. Environmental Health Criteria 160. Ultraviolet radiation. Geneva: World Health Organization, 1994.

369. Doughty M, Cullen A. Long-term effects of a single dose of ultraviolet-B on albino rabbit cornea – I. in vivo analyses. Photochem Photobiol 1989; 49:185–196.

370. Ren H, Wilson G. The effect of ultraviolet-B irradiation on the cell shedding rate of the corneal epithelium. Acta Ophthalmol (Copenh) 1994; 72:447–452.

371. Podskochy A, Gan L, Fagerholm P. Apoptosis in UV-exposed rabbit corneas. Cornea 2000; 19:99–103.

372. Shimmura S, Tadano K, Tsubota K. UV dose-dependent caspase activation in a corneal epithelial cell line. Curr Eye Res 2004; 28:85–92.

373. Wang L, Li T, Lu L. UV-induced corneal epithelial cell death by activation of potassium channels. Invest Ophthalmol Vis Sci 2003; 44:5095–5101.

374. Lu L, Wang L, Shell B. UV-induced signaling pathways associated with corneal epithelial cell apoptosis. Invest Ophthalmol Vis Sci 2003; 44:5102–5109.

375. Pettenati M, Sweatt A, Lantz P et al. The human cornea has a high incidence of acquired chromosome abnormalities. Hum Genet 1997; 101:26–29.

376. Rose RC, Richer SP, Bode AM. Ocular oxidants and antioxidant protection. Proc Soc Exp Biol Med 1998; 217(4):397–407.

377. Kennedy M, Kim KH, Harten B et al. Ultraviolet irradiation induces the production of multiple cytokines by human corneal cells. Invest Ophthalmol Vis Sci 1997; 38(12):2483–2491.

378. Watson PG, Young RD, Watson PG, Young RD. Scleral structure, organisation and disease. A review. Exp Eye Res 2004; 78(3):609–623.

379. Foster C, de la Maza M. The sclera. New York, NY: Springer-Verlag, 1994.

380. Hogan M, Zimmerman L. Ophthalmic pathology. An atlas and textbook. Philadelphia: WB Saunders, 1962.

381. McBrien NA, Gentle A, McBrien NA, Gentle A. Role of the sclera in the development and pathological complications of myopia. Progr Retin Eye Res 2003; 22(3):307–338.

382. Vaezy S, Clark J. A quantitative analysis of transparency in the human sclera and cornea using Fourier methods. J Microsc 1991; 163:85–94.

383. Vaezy S, Clark J. Quantitative analysis of the microstructure of the human cornea and sclera using 2-D Fourier methods. J Microsc 1994; 175:93–99.

384. Girard LJ, Neely W, Sampson WG. The use of alpha chymotrypsin in infants and children. Am J Ophthalmol 1962; 54:95–101.

385. Jones LA, Mitchell GL, Mutti DO et al. Comparison of ocular component growth curves among refractive error groups in children. Invest Ophthalmol Vis Sci 2005; 46(7):2317–2327.

386. Avetisov S, Savitskaya N, Vinetskaya M, Imodina E. A study of biochemical and biomechanical qualities of normal and myopic eye sclera in humans of different age groups. Metab Pediatr Syst Ophthalmol 1983; 7(4):183–188.

387. Pallikaris IG, Kymionis GD, Ginis HS et al. Ocular rigidity in living human eyes. Invest Ophthalmol Vis Sci 2005; 46(2):409–414.

388. Schultz D, Lotz J, Lee S et al. Structural factors that mediate scleral stiffness. Invest Ophthalmol Vis Sci 2008; 49:4232–4236.

389. McBrien NA, Millodot M. A biometric investigation of late onset myopic eyes. Acta Ophthalmol 1987; 65(4):461–468.

390. McBrien NA, Adams DW. A longitudinal investigation of adult-onset and adult-progression of myopia in an occupational group. Refractive and biometric findings. Invest Ophthalmol Vis Sci 1997; 38(2):321–333.

391. Rada JA, Shelton S, Norton TT et al. The sclera and myopia. Exp Eye Res 2006; 82(2):185–200.

392. Wollensak G, Spoerl E. Collagen crosslinking of human and porcine sclera. J Cataract Refract Surg 2004; 30:689–695.

393. Olsen TW, Aaberg SY, Geroski DH, Edelhauser HF. Human sclera: thickness and surface area. Am J Ophthalmol 1998; 125(2):237–241.

394. Boubriak O, Urban J, Bron A. Differential effects of aging on transport properties of anterior and posterior human sclera. Exp Eye Res 2003; 76:701–713.

395. Curtin B. Physiopathologic aspects of scleral stress-strain. Trans Am Ophthalmol Soc 1969; 67:417–461.

396. Woo SL, Kobayashi AS, Schlegel WA, Lawrence C. Nonlinear material properties of intact cornea and sclera. Exp Eye Res 1972; 14(1):29–39.

397. St Helen R, Mc EW, McEwen WK. Rheology of the human sclera. 1. Anelastic behavior. Am J Ophthalmol 1961; 52:539–548.

398. Meyer PA, Watson PG. Low dose fluorescein angiography of the conjunctiva and episclera. Br J Ophthalmol 1987; 71(1):2–10.

399. Ambati J. Transscleral drug delivery to the retina and choroid. In: Jaffe G, Ashton P, Pearson P, eds. Intraocular drug delivery. New York: Taylor & Francis, 2006.

400. Ghate D, Brooks W, McCarey BE et al. Pharmacokinetics of intraocular drug delivery by periocular injections using ocular fluorophotometry. Invest Ophthalmol Vis Sci 2007; 48(5):2230–2237.

401. Ahmed I, Patton TF. Importance of the noncorneal absorption route in topical ophthalmic drug delivery. Invest Ophthalmol Vis Sci 1985; 26(4):584–587.

402. Barza M, Kane A, Baum JL. Regional differences in ocular concentration of gentamicin after subconjunctival and retrobulbar injection in the rabbit. Am J Ophthalmol 1977; 83(3):407–413.

403. Barza M, Kane A, Baum J. Intraocular penetration of gentamicin after subconjunctibal and retrobulbar injection. Am J Ophthalmol 1978; 85(4):541–547.

404. Bill A. Movement of albumin and dextran through the sclera. Arch Ophthalmol 1965; 74:248–252.

405. Olsen TW, Edelhauser HF, Lim JI, Geroski DH. Human scleral permeability. Effects of age, cryotherapy, transscleral diode laser, and surgical thinning. Invest Ophthalmol Vis Sci 1995; 36(9):1893–1903.

406. Ambati J, Canakis CS, Miller JW et al. Diffusion of high molecular weight compounds through sclera. Invest Ophthalmol Vis Sci 2000; 41(5):1181–1185.

407. Lawrence MS, Miller JW, Lawrence MS, Miller JW. Ocular tissue permeabilities. Intl Ophthalmol Clin 2004; 44(3):53–61.

408. Rudnick DE, Noonan JS, Geroski DH et al. The effect of intraocular pressure on human and rabbit scleral permeability. Invest Ophthalmol Vis Sci 1999; 40(12):3054–3058.

409. Anderson O, Jackson T, Singh J et al. Human transscleral albumin permeability and the effect of topographical location and donor age. Invest Ophthalmol Vis Sci 2008; 49:4041–4045.

410. Pitkanen L, Ranta VP, Moilanen H et al. Permeability of retinal pigment epithelium: effects of permeant molecular weight and lipophilicity. Invest Ophthalmol Vis Sci 2005; 46(2):641–646.

411. Moore DJ, Clover GM. The effect of age on the macromolecular permeability of human Bruch's membrane. Invest Ophthalmol Vis Sci 2001; 42(12):2970–2975.

412. Robinson M, Lee S, Kim H et al. A rabbit model for assessing the ocular barriers to the transscleral delivery of triamcinolone acetonide. Exp Eye Res 2006; 82: 479–487.

413. Kim SH, Lutz RJ, Wang NS, Robinson MR. Transport barriers in transscleral drug delivery for retinal diseases. Ophthalmic Res 2007; 39:244–254.

414. McAllister DV, Allen MG, Prausnitz MR. Microfabricated microneedles for gene and drug delivery. Annu Rev Biomed Eng 2000; 2:289–313.

415. Jiang J, Gill HS, Ghate D et al. Coated microneedles for drug delivery to the eye. Invest Ophthalmol Vis Sci 2007; 48:4038–4043.

416. Jiang J, Moore JS, Edelhauser HF, Prausnitz MR. Instrsclera drug delivery to the eye using hollow microneedles. Pharm Res 2009; 26:395–403

417. Simpson AE, Gilbert JA, Rudnick DE et al. Transscleral diffusion of carboplatin: an in vitro and in vivo study. Arch Ophthalmol 2002; 120(8):1069–1074.

第 5 章

晶 状 体

David C. Beebe

胡钦瑞 译　叶 芬　施宇华 校

晶状体是典型的特殊上皮组织，其功能是对视网膜上投影的图像进行微调，这就要求晶状体必须是透明的，比其所在的介质具有更高的折射率，在折射面上有适当的曲率。由于晶状体的屈光力是可以变化的，使得屈光装置可在一定的远近范围内进行调节。

为了保持晶状体的透明度和高折射率，晶状体纤维细胞与周围细胞结构有序而紧凑地排列，细胞间隙极小，并且细胞内积聚了高浓度的胞浆蛋白和晶状体蛋白。当晶状体纤维之间的排列被破坏，或者细胞内蛋白质聚集，均可导致晶状体透明度下降，这就是白内障的形成过程。白内障是全世界导致失明的主要原因，白内障摘除手术是老年人群中最常见的外科手术。

本章阐述了晶状体的组织结构、发展进化、生理、生化以及病理特征。本章主要以人眼晶状体为研究对象，在部分没有人眼研究数据的领域，以动物眼晶状体为对象代替。本章阐述了白内障的形成机制，以及阻止白内障发生的因素，并指出生物学和病理学对晶状体研究尚未解决的问题。引用综述和原始材料帮助读者理解。引文为该领域具有突出特殊意义的文章。

成人晶状体的解剖结构

晶状体由两种类型的细胞形成（图 5.1）。晶状体上皮由立方细胞组成，覆盖在最接近角膜的晶状体表面。晶状体主要结构由细长的纤维细胞组成。外层纤维细胞由上皮延伸到晶状体表面，在成人其长度超过 1 cm。晶状体囊是由上皮细胞和纤维细胞分泌的、具有弹性的细胞外基质组成，包绕整个晶状体。成年人晶状体大部分的上皮细胞和所有的纤维细胞没有分

裂能力，只有靠近赤道缘的晶状体上皮细胞可以缓慢增殖，因此被称为发芽区。这个区域中有丝分裂产生的细胞大多数向晶状体的后部迁移，分化成晶状体赤道部的纤维细胞[1]。这些新的纤维细胞不断延伸，积累了大量的晶状体细胞。后极（基底）部的纤维细胞沿着晶状体囊内表面伸长，而前极（顶部）的纤维细胞末端向晶状体上皮下延伸，直到它们与源自晶状体另一侧的延伸细胞在接近前后中线处汇合（图 5.1）。晶状体两侧的细胞连接处被称为联结点。一旦达到联结点，纤维细胞的底端脱离晶状体囊，停止伸长（图 5.1 插图）。达到联结点后不久，纤维细胞内的膜结合细胞器被降解，包括细胞核、线粒体和质粒[2-5]。成纤维细胞不断地伸长、分化、成熟，纤维细胞逐渐在晶状体中埋得更深。整个生命进程中，晶状体的大小和细胞数目不断增加[7]。由于在细胞器退化之前，蛋白质不断地增长，因此晶状体中成熟的纤维细胞的组成部分，必须比身体其他部位的纤维细胞更加稳定才能维持蛋白的不断增长。事实上，晶状体的中心从出生开始生长，一直持续到死亡（或白内障手术），其蛋白质组成和膜结构可持续 100 年以上。

无弹性的微纤丝牵拉晶状体，两侧晶状体悬韧带插入赤道附近的晶状体囊，使得晶状体悬吊于眼前节（图 5.1 和图 5.2）。这些纤维起源于睫状上皮细胞非色素层，位于虹膜组织的后方，由原纤蛋白构成，是人体许多结缔组织中弹性纤维常见成分之一[8,9]。然而晶状体悬韧带伸展并不明显。在调节过程中，晶状体悬韧带的张力发生改变，导致晶状体曲率发生改变，使晶状体可以聚焦或近或远的物体。

晶状体折射和透明度的基础

晶状体折射特性的基础，是晶状体纤维细胞细

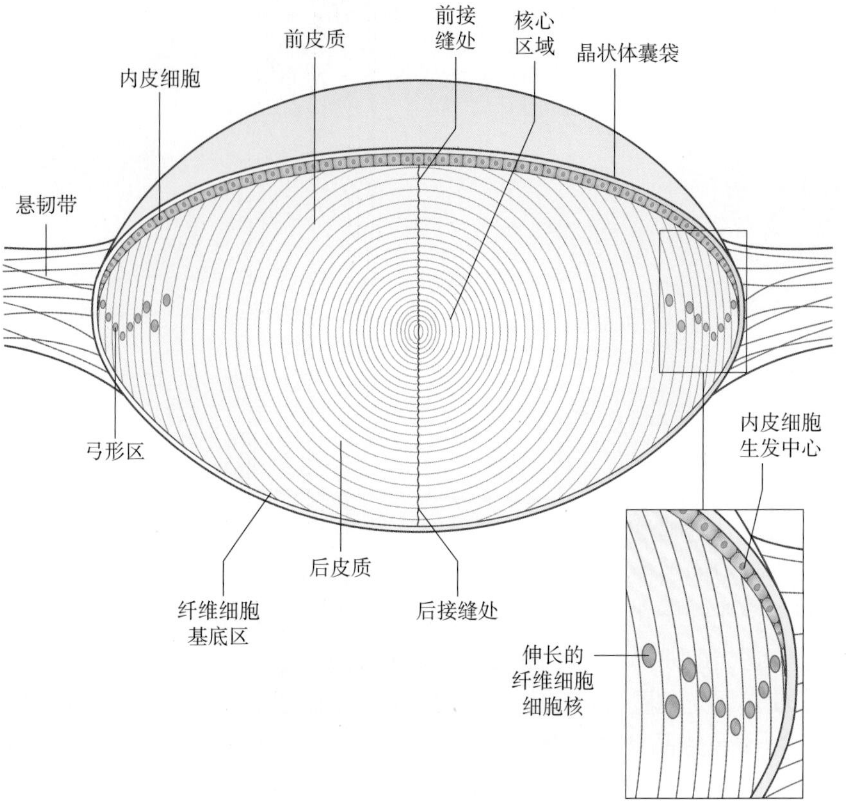

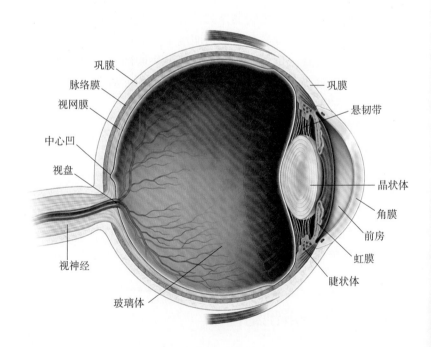

图 5.1 成人晶状体结构图。放大的区域显示了伸长的晶状体纤维细胞和后囊之间的关系，后囊是纤维细胞的基底端，当纤维细胞到达后缝线时，晶状体上皮细胞分化为晶状体纤维细胞，当晶状体上皮细胞在赤道部分化为晶状体纤维时细胞的形状和方向发生了改变。

内皮细胞　前皮质　前接缝处　核心区域　晶状体囊袋

悬韧带

弓形区

纤维细胞基底区　后皮质　后接缝处

内皮细胞生发中心

伸长的纤维细胞细胞核

图 5.2 成人晶状体、晶状体悬韧带以及其他结构的关系图。

巩膜
脉络膜
视网膜
中心凹
视盘
视神经
玻璃体

巩膜
悬韧带
晶状体
角膜
前房
虹膜
睫状体

胞质中晶体蛋白的高浓度梯度分布，以及晶状体表面折射曲率。晶状体中晶体蛋白的浓度是其他细胞中的 3 倍[10]。因此，纤维细胞比周围的流体有更高的折射率。正视眼的晶状体折射面将光聚焦在视网膜光感受器上。晶状体表面曲率是晶状体悬韧带的张力、晶状体囊膜的弹性、晶状体纤维细胞和上皮细胞的生长

特性共同作用的结果。年轻人发生屈光参差、近视或者远视，往往是角膜曲率发生异常，或者眼球长度改变导致的，极少伴有晶状体曲率和折射率屈光指数改变。

透明度取决于最大限度地减少光的散射和吸收。由于晶状体纤维规则排列，更深处的纤维细胞中膜结

合细胞器缺失，使得纤维细胞间隙小而均匀，光线能顺利通过晶状体（图 5.3）。然而矛盾的是，晶状体纤维细胞中高浓度细胞质是维持晶状体透明度的一个重要的条件。高度浓缩的细胞质之间短距离的相互作用可以减少光的散射[11,12]，因此年轻人的晶状体接近无色[13,14]。但是随着年龄的增长，晶状体逐渐吸收更多较短波长的可见光，使得晶状体变为浅黄色至棕色。

晶状体的早期发育

晶状体细胞最初来源于部分覆盖胚胎头部的表面外胚层。在早期发育过程中，未来的晶状体细胞和附近组织之间相互作用，使得这些细胞具备"晶状体形成偏向性"[15]，使得位于任一侧顶部的细胞都表达转录因子 Pax6[16]。与此同时，位于胚胎前脑隆起的间脑任一侧的神经上皮细胞逐渐形成视泡，最终与表面外胚层细胞接触（图 5.4A）。视泡细胞同样表达 Pax6。Pax6 基因在这些细胞中的作用是必不可少的[17,18]。Pax6 基因是目前已知在眼睛形成早期阶段起调控和监管作用的基因，当然在早期发育阶段可能有其他基因共同参与，并相互作用[19-25]。

骨形态生成蛋白（BMP）家族成员在晶状体形成中发挥至关重要的作用。小鼠胚胎中，如果编码 BMP4、BMP7 的基因发生缺失，大多数情况下晶状体形成受阻（少数情况下，可以形成一个小的异常晶状体）[20,26-27]。BMP4 基因缺失，使得晶状体中转录因子 Sox2 表达下降，而 BMP7 缺失与 Pax6 基因表达缺失相关。BMP4 似乎主要来自视神经囊泡；在 BMP4 基因敲除的小鼠中，植入含有 BMP4 颗粒的管

腔囊泡，可以促使晶状体形成[27]。BMP7 的 mRNA 表达主要位于晶状体前表面的外胚层，从而提示 BMP7 可以通过自分泌或者旁分泌途径，促进晶状体形成。

当视泡和准晶状体外胚层细胞分泌的细胞外基质相互接触后，两者的细胞层紧密地相互附着[28]（图 5.4B）。然后上皮细胞表面伸长，形成增厚的晶状体基板[29]（图 5.4B）。随后，晶状体基板和视神经囊泡的相邻区域，向内形成晶状体凹[30]（图 5.4C）。这种形态学改变形成双层视杯。当表面外胚层细胞和晶状体连接处的细胞死亡后，内陷的晶状体基板很快与表面外胚层分离[31]（图 5.4D）。Pax6 基因表达的外胚层细胞与晶状体基板相邻，最终在眼表形成角膜结膜上皮细胞[32]。

晶状体内陷时，细胞外基质之间的视神经囊泡和晶状体细胞开始减少并相互分开[28,33]（图 5.4E）。在它们之间形成一个由视杯内层细胞（图 5.4E）分泌的松散的细胞外基质，即原始玻璃体[34]。

引起晶状体囊泡起源的上皮细胞位于薄的基底层上。在晶状体内陷过程中，由于基底层物质不断积累增厚，基底层环绕囊泡，形成晶状体囊袋[5-37]。

晶状体囊泡从外胚层分离后不久，最靠近视网膜的囊泡细胞开始伸长。初级纤维细胞不断伸长，当其顶部末端与之前存在的上皮细胞顶部末端接触时，填充了囊泡中的管腔（图 5.4E、F）。初级纤维细胞构成了晶状体的结构骨架，上皮细胞覆盖填充晶状体前表面，长纤维细胞填充晶状体容积。

在晶状体形成早期阶段，大多数晶状体上皮细胞增殖活跃。边缘处的上皮细胞向赤道部迁移，并在玻璃体内因子刺激下分化成二级纤维细胞[38-41]。由于二级纤维细胞不断延伸，其基底和顶部的末端向晶状体中心弯曲，于是二级纤维细胞在晶状体囊袋和晶状体上皮细胞附着处，取代了初级纤维细胞。这个过程使得初级纤维细胞不断移入晶状体的中心处（图 5.1），于是这些细胞在成人晶状体中形成"胚胎细胞核"。在整个生命过程中，二次纤维细胞不断地沉积。但是纤维细胞形成的速率以及晶状体的增长速率在整个生命过程中是不同的，其在胚胎期生长迅速，而在出生后生长速率大大减缓[6]（图 5.5）。

在晶状体的形成过程中，除了 Pax6 基因，至少还需要一个额外的转录因子[21]。鸡胚胎中，准晶状体细胞与视泡接触后不久就表达 L-maf，L-maf 是 maf b-ZIP 转录因子家族的成员之一[42]，当这些与 DNA 结合，不能激活转录的蛋白，在鸡胚胎的准晶

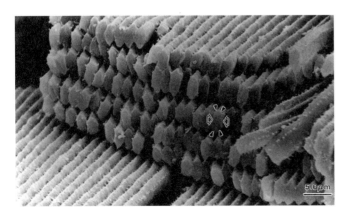

图 5.3 电子显微镜下脊椎动物六角形的晶状体纤维细胞有序排列。（Courtesy Dr. J. Kuszak.）

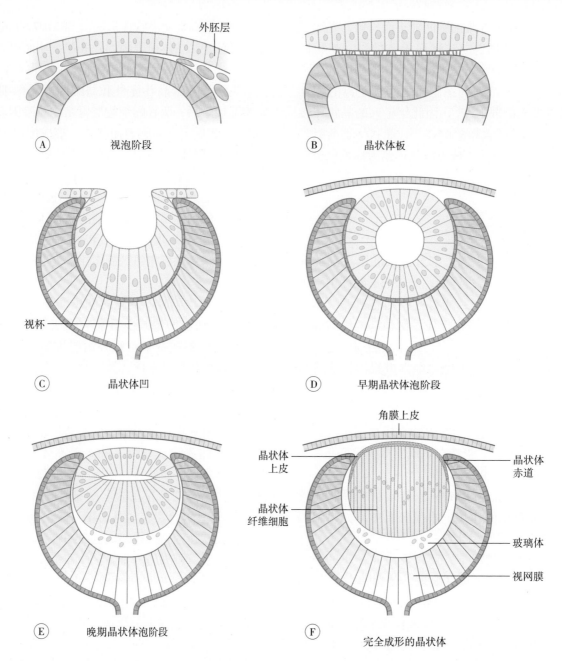

图 5.4　晶状体形成的早期阶段。（A）晶状体泡接触表面外胚层。（B）视泡附着的表面外胚层和准晶状体细胞伸长形成晶状体基板。（C）晶状体基板的内陷形成晶状体凹，视神经囊泡的外表面上内陷形成视杯。（D）晶状体泡从表面外胚层分离。（E）初级晶状体纤维伸长，开始填充晶状体泡内的管腔。晶状体泡后部分离形成视杯的内表面。玻璃体动脉毛细管侵入原始玻璃体。（F）随着晶状体生长形成晶状体结构。二级纤维细胞尚未形成，纤维细胞内所有的细胞器仍然存在。（Modified from McAvoy J, Developmental biology of the lens. In Duncan G（Ed），Mechanism of cataract formation. Academic Press，pp 7-46. Copyright Elsevier 1981[480]）

状体形成区域发生修饰后，可以抑制晶状体基板和晶状体囊泡形成。如果晶状体基板的外胚层头部表达 L-maf（同时此区域表达 Pax6 基因），可以导致哺乳动物产生额外的晶状体[42]。虽然在哺乳动物中，晶状体的形成区域也有 maf 转录因子家族成员的表达，但是并没有发现其有鸡胚中 L-maf 的类似功能。因为在小鼠中，当 maf 家族中个别成员发生缺失，并不阻碍小鼠晶状体的形成，因此推测哺乳动物中，可能有多个 maf 家庭成员具备 L-maf 的功能。

在晶状体遗传的小鼠（dyl）中，晶状体不从覆盖的角膜上皮分离。A 突变 dyl 小鼠中，编码"分叉型"转录因子 Foxe3 发生突变。晶状体基板和发育

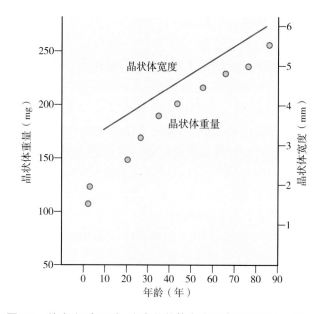

图 5.5 从出生到 90 岁，人类晶状体宽度和高度的变化。(Data from Scammon，R.E. and M.B. Hesdorfer，Growth in mass and volume of the human lens in postnatal life. Arch. Ophthalmol.，1937. 17：p. 104-112 and Brown,N.，Slit-image photography and measurement of the eye. Med Biol Illus，1973. 23（4）：p. 192-203[481]）

中的晶状体上皮细胞选择性表达 Foxe3[24,43]。晶状体中若 Foxe3 基因缺乏，表现出晶状体上皮细胞增殖和传代严重障碍[44]。晶状体中 AP-2α 转录因子缺乏，通常导致晶状体不能从表面外胚层分离，并表现为晶状体上皮细胞分化缺陷[45]。

　　c-maf、Sox1 和 Prox1 是 3 个编码附加转录因子的基因，通常在初级纤维细胞分化中表达，当其基因发生靶向断裂时，将会导致初级纤维细胞无法伸长[46]。缺乏其中任一基因的小鼠，表现为晶状体纤维细胞不能伸长，或者晶体蛋白高水平表达（这是初级晶状体纤维的特征）。纤维细胞形成的触发因素、纤维细胞伸长的应答机制、晶体蛋白合成的调控机制将在下面讨论（框 5.1）。

　　纯合子的无晶状体眼突变的小鼠，可以形成晶状体泡，但是随后发生晶状体细胞的退化[50]。无晶状体眼突变基因与编码一个同源结构域转录因子的 Pitx3 基因位置毗邻，它在晶状体形成早期表达[51,52]。下文将详细介绍 Pitx3 基因中导致遗传性先天性白内障的两大家族[53]。在无晶状体眼中，Pitx3 序列的上游区域发生缺失[51,54]，基因芯片研究发现缺乏单个 Pax6 基因时 Pitx3 mRNA 表达下降[25]。

晶状体纤维细胞分化

　　晶状体纤维细胞的分化以专项性强为特征。分化期间，分化细胞的细胞周期停止、极度延长、表达大量的蛋白质（晶体蛋白）、质膜分化，并最终导致所有的膜结合细胞器发生退化。成熟晶状体纤维细胞分化的第一个证据是晶状体赤道部附近的上皮细胞细胞周期停止。随着最后一次有丝分裂，这些细胞从后方移动到移行带（图 5.6）。

　　这一运动被称为"迁移"，它可以导致生发区增殖的细胞发生异位，这是一种有丝分裂所造成的位移。移行带的细胞呈柱状，尚未开始伸长。它们向后移行，使得其有机会接触刺激细胞伸长的因素。首次发现这种现象是在鸡胚和新生小鼠中，晶状体可以通过旋转使上皮细胞邻近玻璃体[38,55]。上皮细胞通过这种方式邻近玻璃体后，可以像纤维细胞一样伸长。此外，鸡胚晶状体上皮细胞在晶状体旋转后 9 小时内停止进入细胞周期，从而证实在纤维细胞分化早期，依赖于晶状体外在因子抑制晶状体细胞的增殖[56]。

　　多种细胞类型中，参与调控细胞周期的蛋白似乎在抑制晶状体纤维细胞增殖方面发挥着至关重要的作用。例如细胞周期蛋白依赖性激酶抑制蛋白 p57（KIP2）和视网膜母细胞瘤蛋白（pRb），它们通过使细胞周期蛋白依赖性激酶调节蛋白发生磷酸化，从而调控细胞周期，称为细胞周期蛋白。细胞周期蛋白依赖性激酶抑制蛋白 p57，在细胞周期早期阶段表达，可以抑制晶状体纤维细胞的分化[57,58]。缺乏 pRb 基因的晶状体中，p57 细胞调控蛋白表达水平较低，晶状体纤维细胞不能从细胞周期中退出[59,60]。这一发现表明，p57 的表达需要 pRb 基因协同作用，从而维持晶状体纤维细胞处于非增殖状态。缺乏细胞周期依

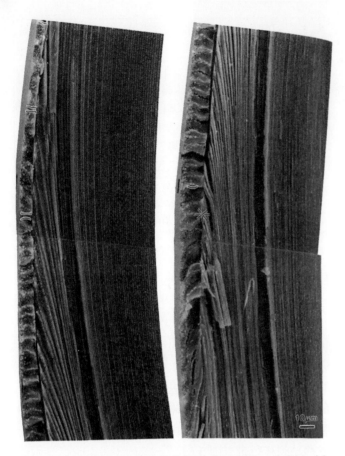

图 5.6　显微结构照片显示前生发区（大括号）、生发区（方括号内）和移行带（弯括号内）中赤道部晶状体上皮的细胞结构。右图是左图的延续。左图显示移行带中（星号）细胞向晶状体细胞分化的形态改变。图像通过扫描电子显微镜获得（×780）。(Courtesy of Dr. J. Kuszak.)

赖性蛋白激酶抑制剂 p27 和 p57 表达的晶状体，即使在 Rb 蛋白存在时，也会导致晶状体纤维细胞的过度增殖，从而确认这些分子在使纤维细胞停止进入细胞周期中发挥重要作用。在缺乏 p27 和 p57 的晶状体中，晶体蛋白的表达水平降低，表明这些分子在纤维细胞分化过程中是必不可少的。除了需要 Rb 蛋白，转录因子 Prox1 发挥作用，同样需要晶状体上皮细胞的细胞核中积聚高水平的 p57。Prox1 在晶状体上皮细胞中表达，但是在纤维细胞分化的起始阶段，集中在细胞核。

标志晶状体细胞分化，负责晶状体纤维细胞伸长的一些基本机制已经描述，但对于这个过程还没有透彻地理解。早期研究发现，晶状体纤维细胞骨架的微管结构是纤维细胞伸长所必需的[64,65]。然而，随后的实验表明，纤维细胞可以在没有微管蛋白时伸长[66]。尚未证实是否有其他组分的细胞骨架在纤维细胞

伸长中发挥重要的作用。

鸡胚晶状体，其晶状体纤维细胞伸长的早期阶段由细胞体积的增加来驱动[67]。纤维细胞开始伸长伴随着细胞膜离子通透性的改变。细胞质中钾离子和氯离子的积聚，导致渗透压增加，驱动细胞体积增大[68]。细胞的持续伸长取决于蛋白的持续合成[69,70]。小鼠晶状体中的次级纤维细胞，可以在体积不增加的情况下不断伸长[71]。尚未研究在晶状体分化的后期阶段控制纤维细胞伸长的机制，尤其是当纤维细胞到达接缝处停止伸长时的机制。

体外培养晶状体上皮细胞中，添加一些生长因子，或者体内这些生长因子过度表达，均可以抑制晶状体纤维细胞的分化，例如成纤维细胞生长因子（FGF）、胰岛素样生长因子（IGF）家庭成员。鸡胚研究发现 IGF-1 是激活纤维细胞分化的潜在因素[72]。然而，对大鼠和小鼠的实验结果表明，虽然胰岛素样生长因子可能发挥一定的作用，但是在哺乳动物和鸡胚研究中，发现促进纤维细胞分化的成纤维细胞生长因子家族成员是一个重要的激活剂[41,73-83]。4 个晶状体 FGF 受体缺陷小鼠中，有 3 个最后证明 FGF 信号是晶状体纤维形成所必需的[84]。其他可溶性因子，尤其是 BMP 家族成员，可能对调控细胞分化有潜在影响[85-87]。

晶状体晶体蛋白

大量晶体蛋白的合成和积累是晶状体纤维细胞分化的一大特点。晶体蛋白可能达到晶状体纤维细胞湿重的 40%，约高出正常细胞质蛋白浓度的 3 倍。晶状蛋白可分为"经典"蛋白和"特定"蛋白。经典晶体蛋白类由 2 个 α- 晶体蛋白和几个 β 或者 γ（β/γ）- 晶体蛋白超家族成员组成。所有脊椎动物，其晶状体积累了大量的经典晶状体纤维细胞。在许多物种中，纤维细胞也产生大量特定类型的晶体蛋白（见综述[88,89]）。正如其名字所示，不同生物群体的晶状体中存在不同类型的晶体蛋白。特定类型的晶体蛋白含有功能酶或者功能蛋白，其结构非常相似，但是很少或者没有酶促活性。特定类型的晶体蛋白水平有时会超过经典晶状体中的蛋白水平。成人晶状体不产生特定类型的晶体蛋白，恒河猴晶状体胚胎细胞核中，高水平表达三甲胺乙内酯高半胱氨酸甲基转移酶，这表明，在灵长类动物的晶状体形成的早期过程中，这种酶伴随特定类型的晶体蛋白出现[90]（框 5.2）。

多种转录因子的研究大大丰富了晶状体纤维细

胞中晶体蛋白基因表达的基因库。这些研究已在综述中详述 [21,23,91-96]，这里不详细展开讨论。

人晶状体表达 αA 和 αB 两种 α- 晶体蛋白基因，研究 α- 晶体蛋白质结构，发现它们是广泛分布的小热休克蛋白家族成员 [97-99]。小热休克蛋白的一个重要功能是稳定蛋白质的展开，防止蛋白质聚集（称为"伴侣"作用）。体内实验证实，α- 晶体蛋白可以防止蛋白质的聚集和沉淀 [100]。αA 晶体蛋白基因破坏的小鼠实验推断 αA 晶体蛋白有相似的功能 [101]。α- 晶体蛋白在晶状体中对防止蛋白质聚集发挥重要作用，因为在晶状体中，需要晶状体纤维蛋白单个存在，过多的蛋白聚集导致晶状体光散射，以及形成白内障（见下文）。α- 晶体蛋白同时也是一种酶，具有丝氨酸 - 苏氨酸激酶自动激活的特点 [102]。目前尚不清楚在晶状体纤维细胞中 α- 晶体蛋白是否能使其他蛋白质发生磷酸化。α- 晶体蛋白通常在体内发生磷酸化，体外环境中可以通过 AMP- 依赖性磷酸化进行磷酸化 [103,104]。α- 晶体蛋白磷酸化的调节因素和这种磷酸化 α- 晶体蛋白在活体晶状体中的功能尚不清楚 [105-107]。

α- 晶体蛋白通常与晶状体细胞的细胞质相关联，复合形成约 30 个亚基的高分子量复合体。通过冷冻电子显微镜可以观察复合体的结构 [108]，发现原始的 α- 晶体蛋白复合物可在多种装置中进行装配，从而表明亚基之间的关联有较大的灵活性。α- 晶体单体容易在高分子量复合物之间进行交换，进一步支持其具有较大的可塑性 [109]。通过观察 αA 晶体蛋白基因敲除小鼠的表型可以进一步了解 α- 晶体蛋白复合物的功能 [101]。与正常晶状体相比，这些动物的晶状体稍小，但结构上非常相似，成熟纤维细胞中含有蛋白质聚合体，导致小鼠出生后几周开始形成白内障。分析这些聚合体发现它们含有大量 αB 晶体蛋白和少量其他蛋白质。这些结果表明，αA 晶状体纤维细胞的细胞质可以部分阻止 αB 晶体蛋白的聚集。此外，体外培养这些动物的晶状体上皮细胞发现，基因敲除小鼠的细胞增长速度比正常细胞更慢，反应更敏感，且具有较高的细胞凋亡率 [110]。因此，αA 晶体蛋白在晶状体上皮细胞和纤维细胞的正常功能中具有重要作用。αB 晶体蛋白除了在晶状体中高水平表达外，还存在于整个身体的各种细胞中，尤其在心脏和骨骼肌 [111]。还发现该蛋白质存在于中枢神经系统中的各种神经退行性疾病受损区域，包括积累在"玻璃膜疣"，以及年龄相关性黄斑病变视网膜色素上皮细胞基底表面 [112-114]。αB 晶体蛋白基因（CRYAB）发生自然突变，形成白内障和"结蛋白相关"性肌病 [115]。体外实验表明突变蛋白失去伴侣活性，甚至增加了受试蛋白的聚集 [116]。这些研究表明，αB 晶体蛋白在晶状体和在其他身体细胞中具有重要的伴侣功能。然而，事实上，突变蛋白可以加速受试蛋白发生变性，提示该突变体可能是有益的。在这种情况下，个体携带的形成白内障和肌病的突变，可能是由蛋白质功能不稳定造成的，而不是伴侣功能的丧失。然而，在 CRYAB 另一种突变体并不表现出肌病，从而支持伴侣功能的丧失有助于白内障形成的观点 [117]。

在功能上，β/γ 晶体蛋白超家族比 α- 晶体蛋白及其成员更加多样化的证据并不显著。最初认为 β- 和 γ- 晶体蛋白是 2 个不同的蛋白家族。然而，测定这些家庭中的代表性成员的蛋白序列后发现它们是密切相关的 [118]。对这些分子的三维结构关系进行研究，发现大多数 β- 晶体蛋白有形成多聚体的倾向，而 γ- 晶体蛋白以单体形式存在，这是两者的主要区别。研究还证实，在 β- 晶体蛋白的 N- 端和 C- 端扩展，为这些家族成员的高阶聚集结构提供基础理论 [119,120]。人晶体蛋白有 6 个 β 晶体多肽（βA1、βA3、βA4、βB1、βB2、βB3）和 3 个 γ- 晶体多肽（γS、γC、γD） [121]，而 βA1 和 βA3 多肽来自同一基因（βA3/A1） [122]。β 和 γ 晶体蛋白在体外与钙结合，而钙离子是晶体纤维细胞的细胞质中维持缓冲的重要阳离子 [123-125]。

框 5.2　晶状体中突变基因的高水平表达往往导致先天性白内障

晶状体纤维细胞积累高浓度的晶体蛋白，与细胞质膜中的大量蛋白通过缝隙连接、水通道或细胞 - 细胞粘连进行连接。过去 10 年研究证实编码这些蛋白质的基因发生突变，可以产生遗传性先天性白内障。大多数基因突变主要表现为先天性遗传性或青少年白内障。动物模型实验研究和突变细胞培养研究发现，此类编码蛋白质的基因缺陷后，主要通过干扰晶状体纤维细胞的正常功能，或者通过促进正常或者异常晶体蛋白的聚集，导致白内障的发生。因此，这些白内障不是由于突变蛋白失去了正常的功能，而是由于晶体蛋白的功能异常导致。动物实验中，完全去除一个基因不改变晶状体的透明度，从而支持以上结论。有趣的是，晶体蛋白基因突变有时与微小角膜有关。由于大多数基因在角膜没有被检测到，于是推测晶状体源性缺陷导致角膜大小发生改变。

晶状体纤维细胞骨架

晶状体纤维细胞的质膜下方有丰富的微管，起稳定质膜的重要作用。微管也可能将重要阳离子输送给伸长纤维细胞的顶端和底端，虽然这一功能尚未在体内被证明。除了微管，还有一个含肌动蛋白的丰富的微丝网络位于晶状体纤维细胞的质膜下方。细胞质表面晶状体纤维之间交界处关联的微丝也可能与含有膜收缩蛋白的亚膜结构相互作用[127,128]。构成亚膜的支架还包含原肌球蛋白和原肌球调节蛋白，原肌球调节蛋白可能调节微丝的结构[129]。

晶状体纤维细胞的蛋白还包括波形蛋白在内的特殊中间纤维[130]。特殊是由于波形蛋白的中间纤维通常仅限于中胚层，而不存在于上皮细胞。缺乏波形蛋白的小鼠有正常的晶状体，因而晶状体波形蛋白中间纤维的功能并不明显。晶状体波形蛋白的过度表达，导致白内障形成和纤维细胞分化缺陷[132]。没有证据显示晶状体中波形蛋白的过度表达会有特定的作用，或者是晶状体对蛋白过度表达的一般应答反应。

除了波形蛋白外，晶状体还包含 filensin 蛋白和 phakinin 蛋白组成的中间丝（见综述[133,134]）。这些细丝有特别的"多节"结构，被称为串珠状细丝。其只在晶状体纤维细胞中被发现，表明它们在这些细胞中有特定的作用[135]。这 2 个基因突变与白内障有关，往往参与接缝处连接[136,137]。敲除 phakinin 基因（Bfsp2）的小鼠，引起 filensin 基因表达下降，引发轻度、进展性白内障，但没有明显的纤维细胞分化缺陷[138]。

晶状体纤维细胞其他的细胞学和生化特性

晶状体纤维细胞在早期伸长阶段，侧向的质膜是平滑的。然而当纤维细胞到达接缝处时，质膜逐渐互相铰链，形成"球 - 窝式"结点[139-141]（图 5.7）。这种连接方式可能使横向纤维细胞的膜维持稳定，并保证这些细胞在发生调节时保持紧密相连。

这些特殊的膜形成机制尚未明确。成熟纤维细胞的膜有一个特殊的脂质组合物。人晶状体纤维细胞中所含的胆固醇比例是人体内所有膜结构中最高的，并随着细胞成熟其含量继续增加。核纤维细胞胆固醇 / 磷脂比例约是皮质纤维细胞的 3 倍[142,143]。整个组织中，虽然核纤维细胞膜的胆固醇含量较皮质纤维细胞膜高[142]，但部分纯化的纤维细胞膜上胆固醇 / 磷脂比例比整个组织低。这一发现表明，一些成熟的晶状

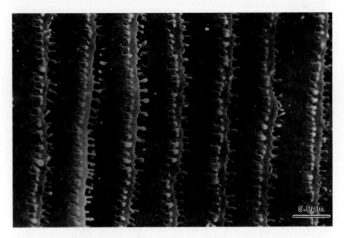

图 5.7　晶状体纤维细胞"球 - 窝"结构侧面观。将组织截断后通过电子扫描显微镜，观察细胞结构。（Courtesy of Dr. J. Kuszak.）

体胆固醇可能与一些非完全性质膜的复杂结构相关。晶状体膜中鞘磷脂的比例也较高[143]。高浓度的胆固醇和鞘磷脂可能导致晶状体纤维细胞膜变得相当坚硬[142]。这些生化特性及功能意义尚不明确。

晶状体纤维细胞质膜除了脂肪含量特殊外，还存在一些独特的蛋白，其中最丰富的是"主要内在多肽"（MIP）。MIP 参与组成晶状体纤维细胞膜中 50% 的蛋白，尚未在人体其他细胞中检测到。对 MIP 的 cDNA 克隆并测序，发现它编码一个未知的蛋白质序列[144]。当水通道蛋白家族被确认后，MIP 被认为是其家族成员之一[145]。尽管与其他结构相似、功能强大的水通道蛋白相比，MIP 是相对低效的水通道蛋白，但是其在细胞之间的连接中发挥更重要的作用[146,147]。MIP 基因突变的小鼠和人会发生白内障[148,149]。这些基因突变，降低了 MIP 的功能，也可能由于干扰晶状体纤维细胞膜的功能，从而导致白内障的形成[148]。

晶状体的缝隙连接部位由一套独特的亚基或连接蛋白组装而成。晶状体的细胞 - 细胞间通过缝隙连接运输小分子（< 1 kDa）的功能是非常重要的，因为大多数纤维细胞的营养由房水和玻璃体供给[150]。因此晶状体纤维细胞的缝隙连接的比例在人体内的所有细胞中是最高的（图 5.8）。

晶状体细胞中含有 α1、α3、α8 共 3 种连接蛋白。α1 连接蛋白（也被称为 Cx43）存在于体内许多组织，在晶状体中仅存在于上皮细胞中[151]。纤维细胞中含有丰富的 α3 连接蛋白（Cx46）和 α8 连接蛋白（Cx50），α8 连接蛋白也在晶状体上皮细胞中

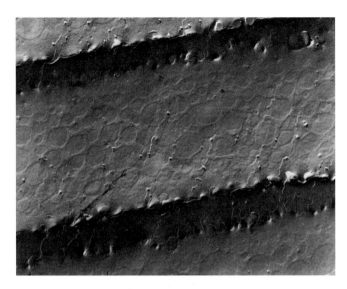

图 5.8 电子扫描显微镜显示年轻晶状体纤维细胞丰富的缝隙连接。（×270,000）(Reproduced with permission from Fitz-Gerald, P.G., D. Bok, and J. Horwitz, The distribution of the main intrinsic membrane polypeptide in ocular lens. Curr Eye Res，1985.4（11）: p. 1203-18. p 1204[482])

表达[152,153]。在小鼠出生后的第一周，上皮细胞增殖最快时缝隙连接需要 α8 连接蛋白[154,155]。含有 α3 和 α8 连接蛋白的缝隙连接存在于横向晶状体纤维细胞膜[156]。对几个先天性白内障家族的研究发现，α3 或 α8 连接蛋白发生突变[157]。

虽然在维持晶状体正常功能中，缝隙连接的数量是必不可少的，但是最近研究发现，α3 或 α8 连接蛋白基因缺陷的小鼠，对晶状体的影响相对较微弱。α3 连接蛋白基因敲除小鼠在出生后很快形成核性白内障，但是其体内晶状体纤维细胞的分化正常[152]。然而，α3 连接蛋白的基因断裂后，没有发生白内障，提示可以通过基因调控补偿这种缺失，从而维持晶状体的透明性[158]。α8 连接蛋白基因敲除的小鼠可以形成弥漫性核性白内障[154]，提示晶状体存在大量特殊的连接蛋白，其表型似乎出奇得微弱。缺乏 α3 和 α8 连接蛋白的小鼠发生更为严重的白内障，表明这些蛋白质部分功能相互重叠[159]。

已经发现了介导晶状体细胞之间较大分子扩散的第二通路。鸡胚中，在纤维细胞分化过程中，纤维细胞和周围细胞融合延迟，仅在细胞器退化前才发生融合[160]。前面形态学研究中已经描述了多种物种纤维细胞的融合[161]。在鼠出生后晶状体纤维细胞融合实验中发现，纤维细胞主要在晶状体中相似深度的纤维细胞之间介导蛋白的扩散，而不是在更浅或者更深

的纤维细胞之间提供扩散通路[163]。

晶状体纤维细胞膜上含量第二的蛋白是 MP20（lim2）。MP20 序列在多种细胞类型具有多种功能。鼠和人中 MP20 基因突变，将形成先天性白内障。lim2 敲除后导致白内障，改变了晶状体的屈光度[164,165]。这些晶状体中，纤维细胞不能与周围细胞发生融合，从而建立正常细胞间的大分子扩散通路[166]。

晶状体纤维细胞与周围细胞的融合依靠侧向细胞膜上的 N- 钙黏蛋白，N- 钙黏蛋白是一种钙依赖性的同种细胞黏附分子[167]。通常 N- 钙黏蛋白需要通过 α- 和 β- 连接蛋白的复合体，与肌动蛋白细胞骨架进行连接。在晶状体形态改变的调节中，侧向纤维细胞的膜，通过 N- 钙黏蛋白的细胞 - 细胞粘连络合物，紧密联系在一起。与 lim2 相似，这些粘连复合物在晶状体细胞间的黏附中发挥一定的作用，可能有助于晶状体纤维细胞膜横向之间的紧密连接，使细胞外空间最小化，可以减少光的散射，从而最大限度地提高了透明度。

除了横向的细胞粘连复合物，晶状体纤维细胞在顶部和基底部也有紧密连接[168-170]。这些络合物中含有丰富的 N- 钙黏蛋白和钮蛋白，钮蛋白主要调节黏附分子间的相互作用，维持肌动蛋白的骨架。晶状体纤维细胞的基底端部沿后囊的膜复合物可能将纤维细胞依附于晶体状囊，因为它们含有丰富的肌动蛋白细胞骨架、可收缩的肌球蛋白、细胞外基质以及整合接受器[169,171]。基底膜复合体在基底晶状体纤维细胞接缝迁移时也可能发挥作用[169]。

通过在细胞外表面增加新的纤维细胞，晶状体不断地生长。这些新生的纤维细胞伸长，慢慢向接缝处的顶端和底端延伸。一旦纤维细胞伸长的尖端达到接缝处，它们将与晶状体另一侧的纤维细胞汇合，从而形成新交界处的顶端和底端，然后从后囊分离（图 5.1）。它们脱离晶状体囊后，由于"年轻"的纤维细胞层不断增长，纤维细胞在晶状体内逐渐埋得更深。不久它们从后囊膜分离，纤维细胞中的膜结合细胞器突然发生退化，包括线粒体、内质网和细胞核。细胞器退化可在几个小时内完成。其降解机制尚不清楚，可能与红细胞成熟过程相似，15- 脂氧合酶可能介导晶状体细胞器的退化[173]。

大量研究证实，晶状体中细胞器的退化和许多其他类型的细胞发生凋亡（程序性细胞死亡）的起始阶段有相似性。虽然一些生化性质有惊人的相似，但是缺乏 3,6,7- 剪切酶（细胞凋亡的关键介质）[174]的

小鼠表现为正常器官的退化。敲除溶酶体酶和 DNA 酶 Ⅱ β 后，发现它在核膜变成碎片后发挥剩余 DNA 片段的作用，但不是使细胞器发生退化起始所必需的 [175]。缺乏热休克转录因子的小鼠，表现出白内障和细胞器缺失，从而提示 HSF4 对此过程进行调控 [176,177]。

灵长类动物的细胞器纤维细胞外壳宽度只有约 100 μm。这些细胞器在大多数情况下，位于晶状体光轴之外 [4]（图 5.1）。在大多数晶状体纤维中，细胞器缺失可以减少光的散射，从而增加透明度 [175]。然而，细胞器缺失也使得中间纤维细胞依赖于表层纤维细胞，随着年龄的增加，将可能有助于年龄相关性白内障的形成（见下文）。

晶状体生长控制

人晶状体在胚胎中，以及出生后第 1 年生长最迅速。在 1 ~ 10 岁期间，晶状体生长速率减慢，然后继续变慢，接近线性速率 [6,178]（图 5.5）。人晶状体增长的调节因素尚不清楚。已经证明许多生长因子可以在体外刺激晶状体上皮细胞增殖，并且在人晶状体和其他物种晶状体中确定存在几个家族的生长因子受体。例如成纤维细胞生长因子家族 [179]、胰岛素样生长因子家族 [179]、表皮生长因子家族 [179,180]、血小板源性生长因子、肝细胞生长因子 [181,182] 和血管内皮细胞生长因子家族 [183]。除了这些生长因子受体，还有毒蕈碱型乙酰胆碱受体和嘌呤受体 [184,185]。尚不清楚这些信号系统是否是晶状体体内生长必需的。因为去除表皮生长因子、血小板衍生生长因子、成纤维细胞生长因子或胰岛素样生长因子受体后，并没有迹象表明它们与晶状体生长缺陷有关 [84,186]。

最近研究表明，啮齿类动物可以通过内源性系统调节晶状体的体内生长，例如晶状体周围环境严重缺氧。当小鼠或大鼠吸入的氧气量增加，眼睛氧含量增加。在年长组周围氧含量的增加导致晶状体上皮细胞增殖，长期氧气环境可以导致晶状体湿重超过 3 倍 [187]。年轻组晶状体并不受氧含量增加影响。而低氧环境不改变任何一组的晶状体状态。年长组晶状体上皮细胞增殖和长期治疗导致更大体积的晶状体形成，而呼吸较少的氧气并没有改变 2 组晶状体状态。这些结果表明，随着年龄的增长，正常晶状体生长时氧含量需求下降。随后的研究表明，这种下降可能需要氧气调控的转录因子 HIF-1 参与。晶状体上皮细胞 HIF 表达，抑制了氧扩散的效果 [188]。由于

晶状体的大小是年龄相关性白内障重要的危险因素之一 [189-192]，因而 HIF-1 抑制晶状体增长可能有重要的临床意义。

晶状体上皮细胞和纤维细胞之间的连接

晶状体上皮细胞的顶端，与延伸的纤维细胞顶端相连，这种结构提示，基底部纤维细胞营养物质主要通过这些细胞间的缝隙连接来提供 [150,154,193]。其他研究对这种解释提出质疑，因为在两端中央上皮细胞顶端很少发现缝隙连接 [153,194]。由于周围纤维细胞中含有完整的细胞器，因此并不清楚晶状体上皮细胞运输是否有必要缝隙连接。有研究支持晶状体的上皮细胞和纤维细胞之间不需要缝隙连接。在晶状体和睫状体中，去除重要的晶状体上皮连接蛋白 Cx43 基因后，虽然房水生成减少，但是晶状体正常 [195]。然而，晶状体上皮细胞的损伤影响纤维细胞的活性 [196]，这是否是由于上皮细胞代谢物的缺失或者其他上皮细胞功能缺失，答案尚不明确。

晶状体生长的血管支持

晶状体形成不久，一层网状微血管覆盖晶状体。继晶状体网状微血管之后，起源于玻璃体动脉的晶状体血管出现。晶状体前段的微血管起源于形成前瞳孔膜的虹膜基质中的血管。这些微血管在晶状体赤道附近彼此连接。已有推断认为胎儿正常血管对晶状体形成有重要作用，但类似血管从未在非哺乳动物晶状体周围出现。通过去除血管内皮生长因子（VEGF-A），防止了胎儿血管形成，可以导致小晶状体伴有短暂白内障 [183]，因为小鼠晶状体有血管内皮生长因子受体表达 [197]，需要进一步研究确定这些白内障是否是由于晶状体细胞对血管内皮生长因子信号的无反应产生的，还是由于胎儿血管缺乏内皮细胞生长因子，或者两者兼有。

在孕中期，晶状体毛细血管和前瞳孔膜逐渐退化 [198]。血管内皮细胞生长因子的水平降低可能是这些血管正常退化的因素之一 [199]。玻璃体内的巨噬细胞似乎也在毛细血管退化中发挥至关重要的作用 [198,200]。小鼠中，这些巨噬细胞通过分泌 Wnt7b 形态素蛋白引起内皮细胞程序性死亡 [201]。

一些胎儿遗传性和获得性眼部疾病伴随着胎儿血管的持续存在 [202]。目前，尚不清楚为什么这些不同症状的遗传性疾病中胎儿血管不能发生退化。这需要更好地了解正常眼睛中调节血管消退的因素。

晶状体是眼前段的组织者

在 20 世纪 60 年代和过去 10 年的研究发现，晶状体对眼前节其他组织的发育发挥着重要作用[51,203-206]。早期胚胎发育阶段，晶状体缺失会导致虹膜、睫状体和前房异常分化[51,204-207]。因此晶状体不仅从周围环境接收信号，也将信息传递到附近组织。虽然这些信号是未知的，但是对周围组织的发育非常重要。

晶状体细胞代谢的特殊问题

概述

与所有生物系统一样，晶状体容易受到氧化损伤的影响。氧化损伤可以由分子氧或自由基引起。正常活性线粒体，通过其他代谢过程或者通过吸收光产生氧自由基[208]，抵消氧化的影响，所有细胞的细胞质维持在还原性环境中。还原当量的生成需要能量，因此这对更深处的晶状体纤维细胞提出了难题。我们知道，深处的晶状体纤维缺乏线粒体，酶系统活跃性较低或者不活跃。出于这个原因，中央纤维细胞在膜脂质发生氧化损伤，以及通过细胞质蛋白向更表层细胞扩散，从而抵制氧化损伤之间维持一种不稳定的平衡状态[209,210]。

晶状体结构的独特性，对大多数不接触晶状体上皮细胞或晶状体囊的纤维细胞造成了困难。营养成分必须通过细胞之间连接或者特殊的细胞/细胞间连接处扩散到这些细胞中。为了减少光的散射，维持透明度，晶状体纤维细胞的细胞外间隙必须非常小。因此，营养和代谢物的运输更可能是通过细胞进行运输，而不是在细胞之间进行传递。研究推测，营养及必需的代谢产物在晶状体中心积聚，限制了其向更深的晶状体细胞扩散。成熟的纤维细胞并不合成蛋白质，并且必须在无修复能力的情况下处理衰老的分子。晶状体的能量来自糖类[211,212]。糖酵解的最终产物是乳酸。由于乳酸的积累，细胞内 pH 从外部纤维细胞到深层纤维细胞呈显著下降[213,214]。于是导致了不同区域对 pH 的敏感度不同[215]。晶状体缝隙连接电导差异可能会受到影响。因为低 pH 值情况下缝隙连接的通透性一般下降。有趣的是，pH 值降低时，成熟纤维细胞晶状体连接蛋白的电导响应并不发生改变[217,216]，这种适应性使纤维细胞保留了从外向内的扩散途径[217]。可能存在其他基于 pH 的结构和代谢的适应。

几十年来，晶状体形成过程中面临的另一个问题是蛋白质稳定性的维持。一旦晶状体形成，只有晶状体表面的纤维细胞合成蛋白质。因此，人类胚胎发育过程中的蛋白质可能要持续存在 100 年以上，其累积的损伤导致酶活性丧失。改变晶体蛋白、细胞骨架蛋白和酶结构，也增加了晶状体蛋白聚集倾向，这个过程可导致白内障的形成。

晶状体内外氧化剂

人体中的所有细胞位于氧化环境中。分子氧是发生氧化损伤直接或间接的源头。如果细胞可以在缺乏氧气的空气中生存，那么可以避免氧化损伤的发生。但对于大多数细胞来说这是不可能的。然而，因为晶状体可以通过糖原获得能量[211]，因此人晶状体可以在纯氮气环境中生存一段时间[212]。围绕晶状体的氧分压非常低，晶状体前方 < 15 mmHg（约 2%O_2），靠近其后表面 < 9 mmHg（约 1.3%O_2）[219-224]。人晶状体内氧分压甚至更低（< 2 mmHg）[225]。晶状体内的低氧压有助于保护晶状体蛋白和脂质免受氧化损伤。即使在这样低氧水平中，晶状体通常也能通过氧化磷酸化派生出一定比例的 ATP[211]，这个过程必然产生自由基。

研究发现过氧化物是另一种可以引起晶状体氧化的分子。通过线粒体内超氧化物歧化酶作用于超氧阴离子，产生氧化磷酸化的副产物过氧化物。抗坏血酸氧化也可以产生过氧化氢，在房水和玻璃体中水平很高（1.5 ～ 2.5 mmol）。这两个过程都有助于过氧化氢在眼内流体和晶状体中存在[226,227]。报道发现房水中过氧化氢的平均水平超过 30 μM，约 1/3 白内障患者房水中超过 200 μM[226,228]。然而，最新研究表明，早期研究高估了房水中过氧化氢的水平[229-231]。研究发现，抗坏血酸可以干扰过氧化氢的含量，暴露在空气中的房水可以产生过氧化氢[229,231]。因此必须使用一些可以避免这些误差的方法重新检测人眼房水中过氧化氢的水平。

晶状体终生暴露在太阳辐射中。虽然角膜可以吸收最活跃的和有潜在危害的紫外线，但是剩下的太阳辐射可能会对晶状体产生有害影响，特别是容易受代谢损害的纤维细胞[232]。如果光不被吸收，则不产生任何损害。然而，一些细胞成分可以吸收紫外线，包括 DNA、蛋白质、核苷、代谢物、黄酮类和色素。黄酮类和色素吸收可见光，特别是较短波长的可见光。所有这些作用可以导致自由基的产生。自由基氧化 DNA、脂质和蛋白。自由基是否通过光吸收分子产生，取决于分子与光的相互作用，以及分子所处的环境。

尽管晶状体终生都暴露于光中，存在大量光损伤的可能靶点，但是即使在老年人的晶状体中，也没有证据表明中央区域的晶状体蛋白发生氧化作用[233,234]。其可能受到细胞内高浓度还原性物质，以及晶状体内外低浓度氧环境的保护[221,222,224,225]（见下文）。

抗氧化损伤

谷胱甘肽，是一种由谷氨酰胺、半胱氨酸和甘氨酸组成的三肽，在晶状体抗氧化损伤中发挥作用。因为它在晶状体中浓度非常高（4 ～ 6 mM），它的巯基容易被氧化从而防止晶状体细胞质成分发生氧化，当谷胱甘肽水平在晶状体上皮细胞或整个晶状体中降低时，细胞损伤和白内障形成非常快[235-237]。

晶状体上皮细胞和表面纤维细胞合成谷胱甘肽，谷胱甘肽可以通过水通道运输进入晶状体[237-239]。减少的谷胱甘肽（GSH）可以通过谷胱甘肽还原酶和 NADPH（图 5.9）作用于氧化型谷胱甘肽（GSSG）来进行[237]。晶状体中 NADPH 通过磷酸戊糖途径产生，其活性在还原型谷胱甘肽生成过程中起非常重要的作用[212]。

然而，深层晶状体纤维细胞对谷胱甘肽的合成或者还原能力非常有限。它们通过表层纤维细胞扩散而获得还原型谷胱甘肽[237,240]。谷胱甘肽可与蛋白质的巯基发生氧化形成二硫键。这些谷胱甘肽 - 蛋白混合的二硫化物，可以通过转移酶作用，被第二个谷胱甘肽分子还原[241]。重新形成巯基和 GSSG（由二硫键连接的 2 个谷胱甘肽分子）。从这个过程发现，GSSG 必须扩散到更浅层的晶状体，在那里被还原再生成 GSH（图 5.10）。在维持中心晶状体还原性环境中，这一过程很可能是该双向扩散的限速步骤[209,210]。随着年龄的增加，晶状体浅层和深层之间的扩散速度下降[240]。因此，在高龄的晶状体细胞核中，蛋白和

脂类可能比年轻晶状体更容易受到氧化损伤。

抗坏血酸是另一种可能保护晶状体免受氧化损伤的物质。血液中的抗坏血酸，通过睫状上皮的钠离子依赖性转运通道输送到房水[242]，房水中抗坏血酸的浓度高于血液 40 ～ 50 倍[243]。晶状体和其他眼内组织中抗坏血酸的水平也比较显著[244,245]。脱氢抗坏血酸是抗坏血酸的氧化形式，可以通过葡萄糖转运的方式进入晶状体细胞，依赖谷胱甘肽被还原[243,246]。同谷胱甘肽一样，抗坏血酸也容易发生氧化形成脱氢抗坏血酸。因此，房水和晶状体中，抗坏血酸可以与自由基和氧化剂发生反应，从而防止晶状体中的脂质、蛋白和核酸被氧化。另一方面，如果脱氢抗坏血酸在晶状体积累，其代谢产物与晶体蛋白发生反应，增加晶状体的颜色并减少蛋白的稳定性[245]。晶状体中高水平的谷胱甘肽（GSH），可以维持大部分抗坏血酸处于还原状态，避免了晶状体内其他物质发生氧化损坏。

晶状体中有 2 套酶系统分解过氧化氢。晶状体上皮细胞含有丰富的过氧化氢酶，能将过氧化氢转化为水[247]，谷胱甘肽过氧化物酶与还原态的过氧化氢发生耦合，使其变成氧化态谷胱甘肽。体外培养晶状体和晶状体上皮细胞发现，谷胱甘肽过氧化物酶对过氧化氢生理水平的潜在破坏作用提供了保障，过氧化氢酶是唯一对高浓度过氧化氢有效的酶[248]。

晶状体能量产生

由于血液供应不足，晶状体内以及周围氧浓度远低于大多数其他部分的组织[219,221,222,224,225]。因此晶状体依赖于糖酵解产生代谢所必需的 ATP 和还原当量[211,218]。糖酵解代谢所需的葡萄糖来自房水。房水的葡萄糖水平主要通过睫状体上皮扩散维持。然而，晶状体上皮细胞表面和纤维细胞也含有线粒体。因此，晶状体表面的细胞，通过糖酵解和氧化途径从葡萄糖中获得能量。兔晶状体上皮细胞中，大约

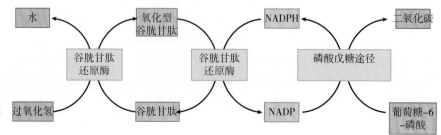

图 5.9　图示谷胱甘肽减少时发生的主要反应（右图），谷胱甘肽减少过氧化氢产生（左图）。

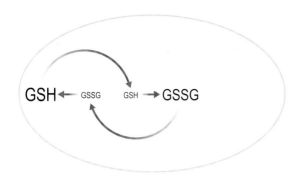

图 5.10 成人晶状体中还原型谷胱甘肽（GSH）和氧化型谷胱甘肽二硫化物（GSSG）分布。老化的晶状体中，晶状体中心氧化型谷胱甘肽不断增加。

50%ATP 来自氧化代谢，而糖酵解几乎提供所有能量[211]。

水和电解质平衡

由于缺乏高浓度蛋白和血液供应，晶状体面临调节水含量以及为深层细胞提供营养素和抗氧化剂这一特殊问题[249]。从表浅到深层的纤维细胞，晶体蛋白浓度不断增加。然而，蛋白浓度梯度与水的渗透活性并不相关，因为并没有发现水流入晶状体细胞核的倾向。这一浓度梯度的具体作用尚不清楚。蛋白质分子在短距离内相互作用可以减少蛋白质的渗透，有利于维持晶状体透明度[12]。蛋白质以中性渗透的形式不断聚集的机制尚不明确。

几项研究发现晶状体内及其周围存在离子型循环。振动电极检测到周围潜在的电活动[250,251]。正电荷从晶状体前部和后部的接缝处流入，从赤道附近流出。如同所有细胞一样，晶状体上皮和表面纤维细胞膜中含有钠、钾离子活性的 ATP 酶，Na⁺-K⁺-ATP 酶，使整个晶状体表面膜形成电化学梯度，晶状体内部比外部负极性更大。电化学电势推动正电荷（主要是钠离子）流入晶状体细胞。这似乎是接缝处内向正电流的起源[250-252]。在晶状体赤道部，正电流很可能以钾离子为载体流出。

考虑晶状体电和生物特性的模型，预测水可以随着离子流在晶状体中不断流入和流出，从而形成一个内部循环[253]。虽然这是一个极具吸引力的理论，然而水通过晶状体纤维细胞细胞质的直接证据尚未明确。向成纤维细胞注射荧光染料等大量实验研究，尚未检测出这一模型中推测存在的定向运动的水流。其他研究检测到通过晶状体上皮细胞和整个晶状体的内向水流，提示水通过前房进入玻璃体[254]。晶状体这种生理学特性的重要性还未被检验。

人眼晶状体的跨膜电位随着年龄的增加而稳步降低[255]。下降的主要原因是纤维细胞膜的钠和钙离子通过非选择性阳离子通道的渗透性增加。尚不明确，是否由于这些通道数目的增加，或者新型通道的开放，或者现存通道的激活（开放概率）引发了阳离子渗透率的增加。膜阳离子通透性增加后通过 ATP 酶进行平衡，ATP 酶可以在晶状体细胞中除去增加的钠离子和钙离子。尽管离子泵活性增加，老化的晶状体细胞质中自由钠和钙离子含量仍然增加[255]。由于所有细胞的跨膜电位间接提供许多代谢物和营养物质的运输驱动力，晶状体与年龄相关的跨膜电位的下降可能对晶状体代谢和离子平衡发挥重要影响。钙离子水平的升高也可以通过激活钙敏感蛋白酶，导致代谢紊乱和细胞成分破坏[256]。

与所有细胞一样，晶状体上皮细胞和纤维细胞胞浆中游离钙离子的浓度低于细胞外间隙。然而，纤维细胞胞浆中自由钙离子水平基本上高于上皮细胞水平[255,257]，此外，似乎游离钙离子浓度梯度在晶状体纤维细胞中从后向前逐步降低[257]。观察结果与下面观点一致，即钙离子慢慢渗漏到晶状体纤维细胞，并被晶状体表面膜上的泵去除。这些泵的活性对于维持胞浆内钙离子的低浓度非常重要。在治疗中突然提高游离钙离子水平，可以导致晶状体纤维细胞骨架快速降解，蛋白质降解，细胞肿胀、混浊[256,258-262]。

晶状体上皮细胞从房水运输营养物质进入细胞质。虽然已经证实小分子可以从上皮细胞运输至纤维细胞[154,193]，但是与纤维细胞表面膜的直接运输途径相比，这一途径为纤维细胞提供纤维养分的重要性尚未确定。在研究晶状体纤维细胞代谢物转运时，常常可以发现这些分子。葡萄糖转运蛋白在晶状体上的分布说明了这一问题。晶状体上皮细胞中含有丰富的葡萄糖运输体 glut1，从而推测上皮细胞可能从前房摄取糖原[263]。虽然纤维细胞 glut1 的表达很少，但是可以表达大量的高亲和性葡萄糖转运者 glut3。因此，纤维细胞能从外环境中将葡萄糖运输进入细胞质，这一发现使得我们需要探讨上皮细胞向纤维细胞供给葡萄糖的重要意义。

晶状体透明度和屈光

　　脊椎动物的晶状体是一个非常有效的光学器件。一个有效的晶状体，对于可被光感受器检测到的光来说是透明的，有一个恰当的光学焦点，并在系统中有最低的球差和色差。晶状体的透明度取决于晶状体细胞内蛋白的分布。纤维细胞的精确组织、高浓度蛋白、光轴上纤维细胞细胞器的缺失均保证了光以最小的散射通过晶状体。

　　负责建立和维持晶状体表面曲率的细胞和分子的相互作用尚未明确。鸡胚研究发现，晶状体的外在因素可以影响晶状体的形状和曲率[39]。在不同物种中，晶状体的形态从近球形（啮齿动物）到轴向比大于 2 ∶ 1（人类）。随着人类晶状体的增长，其前部和后部曲率半径降低明显[264]。尽管如此，晶状体的焦点一直是恒定的，这表明晶状体细胞质发生变化以补偿折射面曲率的变化。晶状体形状的控制是晶状体生物学方面最吸引人的未解之谜（很少被探索）之一。

　　晶状体纤维细胞中蛋白的高浓度，使得晶状体屈光指数比周围流体更高。接近晶状体表面的纤维细胞比在深处的纤维细胞的蛋白浓度低，产生的折射梯度可以部分校正球面相差[265-267]。

　　虽然人类晶状体可以透见大部分波长的可见光，但是晶状体产生和积累的色素，可以吸收可见波谱中最短的光。出生时，人眼晶状体呈浅黄色，随着年龄增加晶状体中黄色色素沉着增加。沉着的色素使得晶状体吸收波长更短、更有能量的光，从而阻止它们到达视网膜。年轻人的晶状体中的黄色发色团主要是色氨酸代谢产物，尤其是 N- 甲酰犬尿氨酸苷[14]。随着年龄的增长，晶状体纤维中存在越来越多的各种水溶性物质和蛋白结合的发色团[268,269]。当这种生色团不断积累，可以增加光吸收，从而降低视力，导致"棕色"白内障形成。引起晶状体中发色团堆积的原因尚不清楚，最近研究表明蛋白的氧化修饰可能是其中一个重要因素[268]。棕色白内障多见于农村地区和发展中国家，这表明营养因素或环境因素，例如烹调烟雾，也可能是其发生的重要因素[270]。

晶状体随年龄增长的变化

　　成熟晶状体中心的纤维细胞在胚胎早期已经产生，而晶状体表面细胞可能在几个月或几周时产生。很多人认为对晶状体系统的研究是一个极有价值的研究衰老的模型。然而，晶状体有着独特的性质，尤其是晶状体纤维，因此对于大多数类型的细胞老化是不适用的。细胞器退化时，纤维细胞的基因表达和蛋白质合成停止[7]。在几乎所有其他类型的细胞中，RNA和蛋白质的合成持续存在于整个生命过程中。

　　研究发现晶状体组成成分随年龄发生变化，与晶体纤维细胞随年龄发生改变，以及同一晶状体不同板层之间的变化有关。使用这种方法显示，在几个月到几年的时间里，人眼晶状体中的许多可溶性细胞质依次被蛋白酶水解[271]。一些 β- 晶状体相对迅速地降解，而其他晶状体蛋白降解速度更慢。然而，在第一个 20 年寿命结束时，除了一些额外的退化外，大部分晶状体维持稳定状态。因此，在年长的晶状体中，位于晶状体中心的晶体蛋白和距离晶状体表面较近的晶体蛋白显示出类似的变化[271-273]。这些研究仅限于可溶性晶体蛋白改变。进一步研究表明，晶体蛋白中的不溶性成分发生更广泛地退化。

　　晶体蛋白的特征之一通常是相对可溶性，通常将其分为水溶性、尿素可溶性和"不溶"性。从浅表纤维细胞到深层纤维细胞，其溶解性呈增加趋势。此外，按照分子大小对水溶性晶体蛋白进行分离，发现高分子聚集体的比例越来越大。因此，在年长纤维细胞中，一个普遍的趋势是蛋白不断地增重，并且不可溶性增加[274,275]。α- 晶体蛋白质是一个很好的例子。随着年龄的增加，晶状体核中可溶性 α- 晶体蛋白减少。45 岁时，晶状体中心的可溶性成分中检测不到 α- 晶体蛋白[276,277]。

　　可溶性 α- 晶体蛋白的逐步减少，可能与 α- 晶体蛋白分子伴侣的作用相关[100]。当晶状体中的蛋白局部展开，疏水域暴露，α- 晶体蛋白与这些疏水性区域结合，防止蛋白质聚集。可能由于晶体蛋白和其他蛋白的累积损伤，导致它们与 α- 晶体蛋白结合。有趣的是，尽管 45 岁之后，可溶性 α- 晶体蛋白含量损失，但是晶状体核中晶状体蛋白质聚集并没有急剧增加。

　　晶体蛋白结构中另一个年龄相关性变化是天冬氨酸、甲硫氨酸和酪氨酸的外消旋作用不断增加，谷氨酰胺和天冬酰胺发生脱酰胺化[272,273,278-280]。外消旋化和脱酰胺改变了蛋白的结构或者电荷。这些变化与年龄增长有关，而在同年龄的白内障中差异并不显著。

在年长晶状体中，晶体纤维细胞的细胞骨架的一些组件发生分解。随着膜结合细胞器的退化，波形蛋白中间丝在深层晶状体皮质中退化[281]。串珠状细丝持续进入晶状体核，这种状态可能终身持续[133]。肌动蛋白微丝可能存活于最老纤维细胞中，虽然微丝的持久性和这些细丝与质膜之间的关联性受到质疑[282-284]。细胞骨架成分中的蛋白水解和不溶性似乎有助于促进它们分解[133,281,284]。

晶状体接缝处的结构和发育

纤维细胞从晶状体的对侧生长到达晶状体的顶端和底端，在晶状体的前极和后极形成接缝。一些物种中所有纤维细胞在靠近晶状体中线处汇合，形成"接缝"结构[285]。大多数物种，沿着晶状体的位面形成接缝。人胚胎中，细长晶状体纤维细胞在 3 个位面形成上形成接缝，在前端构成一个直立的"Y"（相当于眼的优劣轴），在后端构成一个倒置的"Y"（图 5.11A）。由于人眼晶状体的增长，浅层弹性纤维形成的缝合越来越复杂。第一个证据就是在出生后不久，在 Y 接缝的 3 个分支末端形成 2 个新的接缝（图 5.11B）。晶状体成长过程中，随着新纤维细胞的增加，新成立的接缝的分支点逐渐向中心迁移，最终形成一个有 6 个顶点的"星形"缝合（图 5.11C）[285]。这 6 个平面中的每个末端再次形成分支，最终在晶状体表面的前壁和后壁共形成 12 个缝面（图 5.11D、E）。增加后晶状体图形更加复杂，比简单 Y 型结构具有更好的光学性能[286]。

对接缝处起源和形成的研究为生物学家带来了新的挑战。晶状体似乎围绕视轴成径向对称分布。然而接缝的形成打破了这种对称的格局。与眼轴和身体轴位相对称的，对接缝位面的精确对准空间线尚不明确。

晶状体囊

胚胎早期，当晶状体基板从表面外胚层发生内陷时，它已经被薄层囊膜包被[35,36]。细胞外基质脱离表面外胚层后，包围晶状体泡。晶状体上皮和浅表纤维细胞继续分泌，使得基底膜增厚成为晶状体囊[35]。电子显微镜下观察发现晶状体囊由多个薄层组成。晶状体基板发生多次复制[287]。对动物的晶状体囊研究发现，新合成的晶状体囊最初在纤维细胞上皮底端

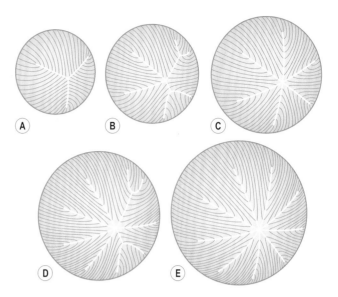

图 5.11　图示晶状体发育时接缝线增长的复杂性。图中晶状体的大小代表了其实际大小，（A）、（B）、（C）中，胚胎发育过程中，次级纤维细胞形成，将晶状体的"Y"形的分接缝转换成六角星接缝。将晶状体（C）中所示的纤维剥取，将看到初始的三分接缝。（D）、（E）在额外的缝面形成进一步的生长结果。

沉积[288]。随着时间的推移，由于新近合成的晶状体囊成分形成的连续层，使原先的晶状体囊成分远离细胞。

临床中的一些观察也支持晶状体囊膜由内向外生成的观点。在某些案例中，晶状体在合成过程中的异物会被包裹在晶状体中，可以通过裂隙灯观察发现[289]。最终这些沉着物会从晶状体中消失。对这种现象的一个解释是，由于囊膜内表面形成新的板层，晶状体囊膜成分从晶状体外表面消失。如果这一解释是正确的，那么晶状体内表面合成囊袋组件的速率，以及外表面的降解速率，共同调节晶状体的厚度。当晶状体表面迅速增长时，晶状体囊袋在胚胎时必须重塑[290]。尚未证明负责降解或重塑晶状体囊的相关酶。

与典型基底片相似，晶状体囊膜主要是由巢蛋白、IV 型胶原、层粘连蛋白以及硫酸乙酰肝素蛋白多糖组成[33,37,287,291]。然而研究表明，晶状体囊膜的前壁、后壁以及赤道地区所含的成分不同[288,290,292]。成熟晶状体囊膜比上皮更厚，比表面纤维细胞基底膜更薄。调节晶状体囊成分的分布和积聚的因素仍有待确定。剥脱综合征（赖氨酰氧化酶基因多态性）、皮尔逊综合征（层粘连蛋白 -β2 的突变）、Alport 综合征

（Ⅳ型胶原突变）等几种疾病都与晶状体囊成分缺陷有关[37]。

晶状体悬韧带

晶状体悬韧带是由薄纤维细丝组成的，将晶状体悬吊于眼前节。悬韧带纤维插入到赤道附近晶状体囊和睫状上皮非着色层的基底层[293]（图 5.12）。这些纤维成分可能由纤毛上皮细胞合成[8]。悬韧带纤维的主要结构蛋白是微纤维蛋白[8,92,94]。原纤维蛋白基因的突变可以导致马方综合征，临床表现为晶状体脱位[295,296]。

对晶状体囊悬韧带纤维的研究表明，这些纤维与晶状体囊紧密交织[8,293,297]。如上所述，晶状体囊在外表面上持续退化，目前尚不清楚悬韧带纤维和囊袋

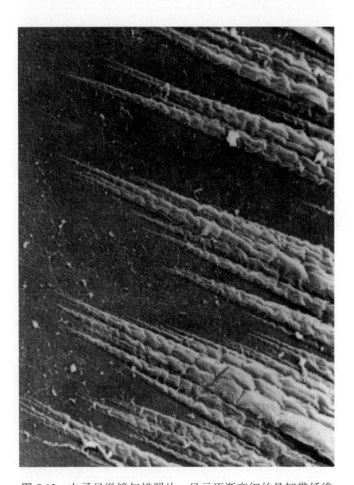

图 5.12　电子显微镜扫描照片，显示逐渐变细的悬韧带纤维束插入晶状体囊膜（×780）。（Reproduced with permission from Streeten，B.W.，The zonular insertion：a scanning electron microscopic study. Invest Ophthalmol Vis Sci，1977. 16（4）：p. 364-75. Reproduced with permission from Association for Research in Vision and Ophthalmology[293]）

纤维如何维持连接。

晶状体悬韧带的合成和维持，只是在局部解剖学上有联系。例如，尚不明确细长纤维如何插入晶状体囊膜，尤其是在张力情况下。或者悬韧带纤维如何与睫状上皮细胞进行物理连接。所以推测，当基底膜与悬韧带接触前，悬韧带纤维已经与睫状上皮细胞和晶状体囊袋建立了联系。如果这个假设是正确的，推测悬韧带纤维的数量将终生不会改变。如果这个假设不正确，那么必须存在一个机制使得这些纤维跨越睫状上皮和晶状体囊袋进行组装。

随着晶状体的不断增长，插入晶状体悬韧带的位置越来越靠前[297]。既然晶状体悬韧带被认为是插入到晶状体囊膜上固定的一个点，那么这种变化是晶状体囊赤道部蛋白质合成相对增加的证据[297]。随着年龄增长，晶状体悬韧带插入点前移，使晶状体的调节力发生了改变，可能是导致老视的原因之一。

白内障

白内障是晶状体的混浊。晶状体发生混浊干扰视觉功能时，才被认为具有临床意义。晶状体透明度的损失可能是由于光散射或者光吸收的增加。光散射的增加可能是晶状体纤维细胞结构的破坏，蛋白聚集物增加，晶状体细胞的细胞质发生分离，或者是这些过程的共同作用。

依据晶状体受影响的区域，对年龄相关性白内障进行分类（图 5.13）。最常见的类型是核性、皮质性以及后囊下白内障。核性白内障发生在成熟晶状体中心附近最老的晶状体纤维细胞，这些纤维在胚胎或者胎儿时期已经形成。皮质性白内障发生于以后成长的纤维细胞。这些白内障通常开始于晶状体皮质，导致成熟细胞的细胞器发生退化。后极部晶状体细胞肿胀导致光散射产生后囊下混浊。

除了年龄相关性白内障，还有根据病因分类的多种不太常见的白内障，包括白内障术后发生的晶状体后囊膜混浊，称为继发性白内障、后发性白内障或后囊膜混浊（PCO）。

白内障流行病学

不同类型年龄相关性白内障的危险因素，为我们寻找促进或预防白内障发展的环境因素提供了线索。因此，在考虑可能会导致年龄相关性白内障的机制前，需要考虑影响人群中发生白内障的危险因素。

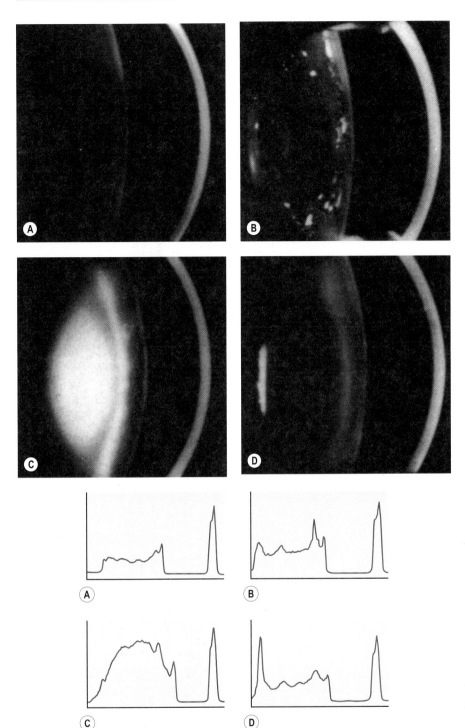

图 5.13　使用 Scheimpflug 相机拍摄的人眼前部。角膜光散射，晶状体囊上皮细胞和晶状体的任何不透明处均可以被看出。散射光的强度通过密度计扫描得到。(A) 标准晶状体，(B) 皮质性白内障，(C) 核性白内障，(D) 后囊下白内障。

尽管流行病学因素往往难以鉴别，尤其是对于一个发生在生命晚期的疾病，但是这些因素可能与人群中白内障的发病机制相关。

一般危险因素

年龄是白内障发生的最主要的危险因素。50 岁后白内障的发病率成倍增加。常见的大多数白内障类型的危险因素之一，是较低的社会经济地位和（或）较低的教育程度。由于社会经济地位较低，易发生营养缺乏，增加了疾病的风险，一般健康状况欠佳，暴露于白内障因素的职业风险增加，因此认为社会经济地位较低对白内障的形成非常重要。

性别对白内障发病也有重要影响。大多数类型的白内障发生中，女性的风险增加[298-304]。与此相反，有研究表明雌激素可以阻止人类和动物白内障形成。延迟绝经可以延缓白内障发生[305-310]。持续长时间应用抗雌激素药物，会导致雌激素减低，从而增加白内障的发生的风险[311,312]。这些研究均提示雌激素对白内障发生有保护作用，但是女性白内障整体水平增加这一现象难以理解。如果雌激素有保护作用，那么肯定有其他未知因素强有力地促使女性罹患白内障。要不然就是高水平的雄性类固醇可以预防白内障的形成。

去除年龄、性别和社会经济地位影响因素外，不同类型白内障的特定风险被揭示出来。研究发现晶状体核对吸烟和乙醇剂量存在依赖性，某些情况下，皮质性白内障也如此[304,313,315]。一项调查结果显示，黑人比白人患皮质性白内障的概率高[300]，推测黑色虹膜晶状体混浊发生率较高[304,316,317]。吸烟、大量饮酒、使用抗炎类固醇药物[147-148]以及暴露于电离辐射是公认增加后囊下白内障发生风险的因素。与其他白内障发生的危险因素相比，几乎没有仅导致后囊下白内障发生的特殊危险因素，然而这可能与统计中后囊下白内障的例数较少有关。许多流行病学研究发现了其他一些危险因素，但是由于这些因素与白内障发生的联系不是很强，或者没有进行大规模白内障流行病学研究，因此这里不赘述。

一些研究发现了白内障和死亡率增加之间的有趣联系。将吸烟、年龄、种族、性别等混杂因素去除后，显著发生的白内障是临床上预测死亡率的一个强有力的指标，尤其是在年轻患者中[318-321]。这些研究发现了白内障与影响生存的全身性疾病之间的关系。因此推测预防年龄相关性白内障发生的生活方式、行为以及营养的各种因素可能会延长寿命。然而，并没有其他的研究发现白内障和死亡率之间的关联[320,322]。对英国 2000 — 2001 年接受白内障手术的患者进行 5 年随访显示，该人群的死亡率比普通人群低[322]。本文还对先前白内障和死亡率之间的关联做了综述。

一些研究发现晶状体的厚度和年龄相关性白内障的发生之间存在关联。比弗 - 达姆眼科研究所对美国人口中有北欧血统的人群的眼部疾病进行研究，发现较薄的晶状体容易发生皮质性白内障，较厚的晶状体容易发生核性白内障[189]。对透明晶状体进行 5 年随访，发现薄晶状体是皮质性白内障发生的危险因素，厚晶状体与核性白内障发生有关[190]。在新加坡和印度的研究中发现了类似的关联[191,192]。这些关联的可能原因将在下面核性和皮质性白内障中讨论。

年龄相关性核性白内障

在美国和大多数西方国家，核性白内障与晶状体核纤维细胞光散射增加有关。在许多发展中国家，棕色核性白内障较为常见，晶状体的混浊与晶状体颜色增加和光吸收有关。无论是由于光的散射还是光吸收，核性白内障在大多数国家或地区是最常见的白内障类型，通常占白内障手术的 60% 以上。而皮质性白内障主要在温带气候的亚洲人口中占主导。

大量证据表明，核性白内障与晶体蛋白和脂质的氧化损伤有关[228,237,323-325]。蛋白亚基之间的二硫键可能导致光的聚集和光散射增加[237]。也有证据表明，晶体蛋白与纤维细胞膜之间作用的增加，导致晶状体核性白内障的形成[326-329]。导致核性白内障氧化损伤的因素尚不完全清楚，可能与晶状体纤维细胞膜有关。然而，年龄相关性核性白内障的晶状体核中，氧化型谷胱甘肽的增加，提示白内障的氧化损伤可能涉及蛋白质和脂质氧化，与谷胱甘肽依赖性降低之间的平衡破坏有关[237,240,330]（框 5.3）。

一个强有力的证据表明，通过高压氧治疗可以减轻患者周围血管性疾病的并发症，从而证实氧化、年龄、白内障形成三者之间存在关联[331]。将 25 例接受高压氧治疗的患者，3 年中每天暴露在 2.0 ～ 2.5 个大气压的纯氧中 1 小时，持续治疗 3 年，几乎所有患者晶状体核光散射增加，近一半人出现核性白内障。表现出晶状体核光散射增加或混浊的患者都是 50 岁以上，一个 24 岁受试者没有表现出光散射的增加。年龄稍大于平均年龄组有相同症状，以不接受高压氧治疗的患者作为对照组。研究期间对照组没有发生白内障。一些已经发生光散射增加的患者，在终止治疗后晶状体光散射量减少，视力有所改善。从而证明，即使在老年人中晶状体核的氧化损伤也可以发生逆转[331]。

框 5.3　核硬化型白内障；氧化是关键

核性白内障的形成与蛋白质和脂质氧化有关，导致晶状体核硬化及散光。晶状体核硬化使屈光力增加，导致"近视漂移"，继而形成白内障。晶状体通常在极度低氧环境下生长。经长期的高压氧治疗的患者发展为近视漂移，最终形成核性白内障。视网膜手术切除玻璃体后导致后极部氧气含量水平增高引起核性白内障急速进展。视网膜手术未行玻璃体切割的患者避免了白内障的发生。眼内液体高浓度的抗坏血酸（维生素 C）与氧气反应，减少了晶状体暴露于氧气的机会。年龄相关性的玻璃体退化合并抵抗坏血酸水平减慢了氧气的消耗，增加了核性白内障的发生风险。保护晶状体免于暴露于氧气或者保留玻璃体的正常胶体结构能阻止核性白内障的发生。

核性白内障的形成往往伴随有晶状体屈光力的增加[332]。对于远视患者，这种"近视漂移"会暂时改善其近视力，这种现象称为"第二视力"，这种屈光力增加会伴随晶状体核的硬化。"核硬化性白内障"是用来描述晶状体的不透明化。

高压氧治疗的患者也会出现明显的近视漂移，例如上文所述的光散射。这种晶状体屈光力的增加通常在治疗过程中或结束后发生逆转[331,333,334]。因而表明，核硬化性白内障中晶状体屈光力的增加，是由中央晶状体纤维细胞中蛋白和脂质氧化损伤造成。在这种情况下，减少了氧化损伤（高压氧）的诱因，可以使晶状体恢复正常的屈光度。

对离体晶状体和实验动物进行高压氧处理，尽管单纯的核性混浊是很少见的，但研究的结果总体上与接受高压氧治疗的患者的研究结果一致。这些动物模型为研究氧化应激对白内障早期生化指标的影响提供了工具和方法[335-337]。

高压氧治疗患者的研究表明，氧分子或者来自代谢产物的氧分子，可以导致核硬化和核性白内障的形成。高压氧对晶状体影响的研究，同时也表明晶状体核细胞维持防止或逆转氧化损伤以及氧化损伤之间微妙的平衡关系。高压氧导致晶状体核的混浊，但是对表浅晶状体纤维细胞没有影响，从而提示即使中央纤维细胞远离氧气源，但是仍对氧化损伤非常敏感[149]，可能与晶状体核中谷胱甘肽的扩散速率随着年龄增加而降低有关[209,210,237,240,330,338]。

晶状体核性白内障多发生在行玻璃体切割术6个月至3年后的老年患者。一些研究报告显示，玻璃体切除术后2年，白内障发病率高达95%[339-347]。对玻璃体切除术后的白内障进行研究，可能有助于了解年龄相关核性白内障形成的一般机制。

玻璃体切除术后核性白内障与年龄相关性白内障相似，唯一的区别是玻璃体视网膜手术后的白内障发展迅速。假定这两种情况下形成白内障的病因相同，玻璃体切割手术可能会增加晶状体的氧化损伤。在玻璃体切割术中通常不触及晶状体，手术后至少在数月后形成白内障。因此，可能由于晶状体周围环境变化导致白内障发生，而不是手术过程中对晶状体的直接损伤。测量晶状体玻璃体视网膜手术后的含氧量，发现靠近晶状体的氧气量大大增加，在视网膜术后的几个月甚至数年后，氧含量仍然保持显著升高[222]。在进行不破坏玻璃体的视网膜手术时，手术后5年都不会导致明显的白内障发生[348]。最近

一项对眼库数据的相关分析发现，伴有玻璃体变性（液化）的眼睛，比玻璃体正常的眼睛更容易发生核性白内障。在50~70岁，玻璃体液化程度是一个比年龄更有用的预测核混浊的指标。糖尿病患者玻璃体中氧含量较低[224]，因此在玻璃体切除术后比非糖尿病患者白内障进展慢[349]。这些研究表明，玻璃体可能通过保护晶状体不与视网膜血管的氧接触，来防止核性白内障发生。

玻璃体内高浓度的抗坏血酸也可以保护晶状体避免暴露于氧气[350]。通常人玻璃体中含有2.0 mM的抗坏血酸[350,351]。退化玻璃体中，抗坏血酸浓度平均下降40%。在玻璃体中含有一种内源性催化剂，可以使抗坏血酸与氧发生反应。据推测，依赖抗坏血酸进行氧的消耗，可以降低晶状体暴露于氧。当玻璃体中抗坏血酸或催化剂含量下降时，玻璃体消耗氧的能力也下降[350]。因此，玻璃体变性或玻璃体切割术导致抗坏血酸浓度降低，晶状体在氧中的暴露增加（图5.14）。

可能是由于蛋白质聚集或者组织中纤维细胞结构发生变化，光散射的增加导致核性白内障的形成。电子显微镜观察晶状体核纤维细胞发现，核性白内障形成通常不伴随细胞膜的破坏、蛋白明显聚集、蛋白断裂分离、或者纤维细胞胞浆颗粒增加[352-354]（图5.15）。对透明晶状体和核性白内障的纤维细胞进行检测，没有发现两者的细胞质存在明显的差异[354]。不能排除蛋白聚集或者微观分离等细胞质的微妙变化。重要的是，只有一小部分晶状体纤维细胞胞浆中的蛋白质聚合使光散射增加[355]。晶状体随着年龄发生变化，使我们难以识别导致晶状体混浊的因素。

生命进程中，晶状体中的细胞核硬度是出生时的1000倍[356,357]，晶状体硬度的增加通常伴随着核性白内障的形成[356]。如上所述，由于核性白内障的发生涉及氧化损伤的增加，细胞核成分的氧化可能促进晶状体细胞质变硬，这是"硬化"性白内障的特征。晶状蛋白的氧化修饰是否参与了年龄相关性核硬化尚不明确。

总之，高龄人的晶状体，由于维持晶状体核细胞质处于还原状态比较困难，更容易发生氧化损伤[209]。任何引起氧化损伤增加的因素，或者导致氧化应答水平下降的因素都可能导致晶状体核性白内障的形成。此外，动物实验表明，当晶状体暴露的氧气浓度增加时，晶状体的生长率也增加[187]。因为体积大的晶状体，其核性白内障发生风险增加，所以暴露于氧

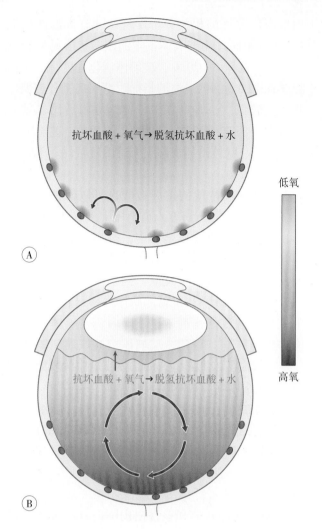

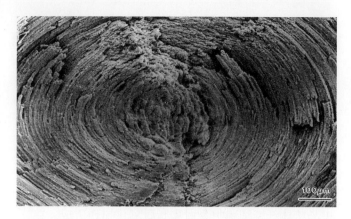

图 5.15　扫描电子显微镜显示 80 岁老人晶状体胚胎核纤维细胞，细胞组织依然有序完整。(Courtesy of Dr. J. Kuszak.)

图 5.14　图示凝胶玻璃体和玻璃体中的抗坏血酸，避免晶状体与视网膜血管的氧接触。玻璃体的凝胶状态可以防止玻璃体腔的内容发生混杂，使玻璃体从相邻视网膜细胞摄取氧。玻璃体变性或玻璃体切割术后，玻璃体中氧人的增加导致抗坏血酸降解，使更多的氧到达晶状体。图中所示化学反应中的初始反应物（抗坏血酸和氧）和最终产物（脱氢抗坏血酸和水）。过氧化氢是该反应的中间产物，由过氧化氢酶降解为水和氧。脱下来的氢，如果不被细胞摄取，会迅速水解为几个额外的降解产物。

气中的晶状体，通过增加晶状体的大小，间接促进核性白内障形成。因此，增加晶状体暴露的氧气，包括高压氧治疗，玻璃体视网膜手术后，或者年龄相关性玻璃体变性，都可能在核性白内障的形成中发挥重要作用。

年龄相关性皮质性白内障

　　靠近晶状体表面的成熟纤维细胞导致皮质性白内障形成。皮质性白内障最常发生在晶状体下半部

分，多位于鼻下象限[358,359]。皮质混浊通常开始于晶状体边缘，可能在几年时间内蔓延至晶状体周边。早期皮质性白内障，由于不影响视轴，通常没有临床意义。随着白内障的发展，以及不透明区逐渐指向视轴，最终可能影响视力。但是，也有可能表面皮质混浊多年也不出现视觉功能的下降。

　　与所有成熟晶状体纤维细胞一样，引起晶状体皮质性白内障的表面纤维细胞也从后到前跨越晶状体到达接缝处。因此，早期皮质性白内障，受影响的纤维细胞只有中心部分发生混浊，剩余的顶部和基部仍然是透明的[360,361]。相同年龄下，晶状体周围皮质白内障的发展速度，与损失的晶状体纤维细胞数量相关，而皮质性白内障向视轴扩散，主要与同一层的纤维细胞两端发生混浊有关[361]。一个显著的特点是纤维细胞的中心区域不透明，而细胞两端保持透明。不透明区沿着一小簇纤维细胞纵向扩展，最终导致形成"皮质车轮样"白内障[362]。

　　与核性白内障形成过程中晶状体形态学发生微妙变化的描述相反，皮质性白内障的损害是巨大的。检查皮质性白内障中受影响的晶状体纤维细胞区域，发现细胞结构几乎全部被破坏[361,363,364]。质膜破裂，可在细胞质中发现许多囊泡样的膜样物质。白内障手术或晶状体切割手术发现，晶状体胞质蛋白通常发生聚集，直至晶状体细胞质中外观呈现白垩状。

　　皮质性白内障形成的早期阶段，只有一小群细胞受到影响。多种机制都可能导致形成最初的不透明，包括物理或化学性因素导致纤维细胞质膜的伤害、膜离子泵运输的抑制、钙稳态的破坏或者局部失去分子的保护，例如谷胱甘肽。任何一个因素的发生都可能触发白内障的形成，所以特别难以确定引起皮

质性白内障形成的初始因素。

不管始发事件是什么,钙稳态的破坏使得混浊容易向周边放射状扩展。皮质性白内障中,受损细胞的胞浆内钙水平异常增高[364-366]。如上所述,晶状体纤维细胞内钙离子浓度保持在微摩尔水平。实验中晶状体细胞质钙离子水平增高,将导致蛋白水解[365]。如果相邻的纤维细胞通过膜进行融合,那么防止高浓度钙向相邻细胞扩散是很困难的。

晶状体纤维细胞的损害由中央部向两端蔓延的机制,必须涉及中央白内障区域和两侧透明区域之间的屏障。皮质性白内障中含有多个膜滤过泡和囊泡,这种现象被称为"球状变性"[367]。如果白内障形成过程中形成这些囊泡,囊泡与相邻的纤维细胞膜顶端融合,可以与受损区域的细胞形成隔墙,从而减缓损伤的蔓延[364]。纤维细胞通过细胞间隙相互连接,隔墙不会影响中央区域的前端与其余晶状体的联系,营养物质和抗氧化剂可以进出纤维细胞的透明部。

在外伤性白内障中,也发现了防止皮质性白内障纤维细胞沿长度扩散的保护机制。外伤性白内障的损害和年龄的相关性非常明显。眼外伤或者手术过程中,通过损伤晶状体导致局部物理损坏,引起局部混浊的形成。这种混浊可以多年局限在受影响的细胞区域,新的纤维细胞生成时,混浊在晶状体中位置更深,后者与非创伤性皮质性白内障进展相似,混浊可能慢慢扩散到相邻纤维细胞中[368]。薄晶状体和皮质性白内障风险增加之间的密切相关性,说明物理机制可以导致皮质性白内障形成[189-191]。皮质性白内障的形成通常出现在晶状体失去大部分或全部适应能力后。然而,即使在高龄个体中,晶状体仍然可以根据刺激调节睫状肌的收缩和舒张,因此,即使在晶状体形状改变不明显的情况下,晶状体悬韧带的张力也可以发生改变。老视伴随着晶状体核的持续硬化,而皮质仍然相对较软,调节时产生的压力集中在皮质层之间[362,371-373],从而导致晶状体核和皮质之间的差异[357,369,370]。较小的晶状体中,由于睫状体和晶状体赤道之间的距离更大,有可能增加非适应过程中晶状体悬韧带的张力。糖尿病患者高水平蛋白糖基化,或者阳光下暴晒这些因素,都可以导致晶状体核硬度的增加,从而解释了核硬度增加可以导致皮质性白内障风险增加(框 5.4)。

后囊下白内障

后囊下白内障(PSCs)是由肿胀细胞在后囊下

框 5.4 皮质性白内障的病因

皮质性白内障常见于晶状体赤道附近的成熟纤维细胞发生混浊。只有当这些混浊延伸到视轴时才会损害视力。虽然年龄是皮质性白内障发生的一种常见原因,但是具体的形成机制尚不明确。皮质性白内障都在老视出现后发病。曾有人推测,它们多在硬性晶状体核和柔软皮质发生物理损害后,物理作用力在晶状体调节区域集中时出现。皮质性白内障的风险因素,如阳光下暴晒、糖尿病控制不佳或者晶状体较薄,都会导致晶状体核硬度增加、纤维细胞膜减弱或者晶状体调节时的压力增加。

聚集,引发光散射增加而引起的[374-376]。由于这些细胞所产生的不透明处位于视轴上,因此后囊下白内障对视力影响很大。研究表明,在发生后囊下混浊的晶状体中,晶状体赤道局部区域最表面的纤维细胞是杂乱无章的。后极部上皮样细胞从赤道部受侵袭区域向不透明区域扩散[374],表明后囊下混浊起源于晶状体上皮细胞的非正常迁移后纤维细胞的异常分化。

当肿胀细胞沿着接缝处迁移,混浊也可能发生在后极部。这些"接缝"白内障与后囊下白内障相似。然而,接缝处混浊通常与遗传性白内障有关,在年龄相关性白内障中不常见。"纯"后囊下白内障比任何年龄相关性核或皮质性白内障更不常见,通常小于人白内障的10%。然而,后囊下白内障可能发生在核或皮质混浊的结合处。

虽然已知一些与PSC形成相关的危险因素,但是关于人群中导致PSC形成的细胞或者分子缺陷的信息尚不完整。从激素性白内障的动物模型观察,发现纤维细胞的黏附缺陷可能导致PSC的形成[377]。辐射性白内障也提供了相关模型。当接触到足够强度的电离子水平时,皮质和后囊下发生混浊[378-381]。接受辐射后,上皮细胞发芽区的死亡增加,纤维细胞培养排列紊乱,加速了混浊的发生[382-384]。研究发现玻璃体内注射类固醇可以导致后囊下混浊。这些白内障模型为进一步研究这种疾病的机制提供了有用的材料。

混合性白内障

白内障患者有时同时伴有核、皮质和(或)后囊下浑浊。目前尚不清楚患有一种白内障后,是否容易罹患其他类型的白内障,这种混合性白内障逐渐引起临床医生的重视。这就像一些预先存在的皮质性白内障开始是检测不到的,临床上可以许多年都不被发现。但是,皮质性白内障的存在是否是形成核性白内障或 PSC 的危险因素？在混合性白内障中，导致一种白内障类型的发生因素，有可能也会导致第二种或者第三种白内障类型的发生。大多数发达国家中，当患者视觉丧失时白内障很快被摘除。但是，如果白内障不被摘除，它可能发展为"完全的"、"白色的"或者"过熟期"白内障。尚未发现形成完全白内障的特殊病因，目前认为它仅仅是局部白内障发展的特定阶段，影响整个晶状体透明度。

继发性白内障

摘除白内障一般有两种方法，囊内摘除和囊外摘除。囊外摘除法中最常用的是"超声乳化"术，去除前部的晶状体上皮细胞和囊膜，暴露纤维团块，抽取纤维细胞的皮质及核，并在囊袋内植入塑料晶状体（IOL）。囊内白内障摘除法是通过摘除整个晶状体从而去除白内障。

白内障囊外摘除术常见的并发症是继发性白内障，也被称为"后发障"或"后囊膜混浊（PCO）"。白内障手术后晶状体赤道附近上皮细胞仍然存在，由于白内障纤维集合被去除，细胞可以迁移到裸露的后囊下。接近赤道部的上皮细胞分化成大量的纤维样细胞，在赤道附近形成环样结构[385]。当上皮细胞迁移到后囊膜，可以分化成小的"透镜状结构"，也称"Elschnig 珠"，或者形成纤维化斑块。Elschnig 珠和纤维化斑块可以引起光的散射，从而降低视觉质量，导致继发性白内障的形成（框5.5）。

纤维斑块是 PCO 形成的最常见原因。纤维斑块中含有丰富的细胞外基质、肌纤维样母细胞，因此前极白内障可见明显的纤维化（见下文）[387-390]。身体许多部位的伤口愈合过程中发现肌成纤维细胞有类似收缩细胞的作用。它们表达 α-平滑肌肌动蛋白，分泌大量细胞外基质胶原，这在伤口愈合中非常重要。这

框5.5 新型人工晶状体的挑战——晶状体后囊膜混浊（PCO）

后囊膜混浊形成可能是白内障手术时晶状体上皮细胞迁移到达光滑裸露的后囊，或者分化形成"类肌成纤维细胞"导致的。这些细胞的迁移和分化是一种伤口愈合反应。可能过度分泌细胞外基质，导致后囊膜混浊。理论上通过将 IOL 后部边缘设置为方形，可以防止细胞迁移而大大减少 PCO 发生，然而临床发现这种类型的"可调节人工晶状体"并不能有效地阻止晶状体上皮细胞的迁移，因为 PCO 呈高速增殖状态。新生物材料或许能为这个问题提供一个解决方案，设计出新型的人工晶状体。

些基板中的细胞和基质除了引起光散射外，收缩细胞还可以通过引起后囊皱褶，从而进一步增加光散射。继发白内障中，TGF-β 可以促进囊纤维化的形成[391,392]。活性的 TGF-β 处理晶状体上皮细胞，可以形成肌纤维母细胞样的细胞基板，这与继发性白内障相似[393-395]。然而，尚无研究表明，TGF-β 是晶状体纤维化和白内障形成过程中所必需的。

其他研究表明，晶状体上皮细胞在后囊膜发生迁移或者自身扩展都可以促进肌纤维母细胞的分化[396]。白内障手术中 TGF-β 容易被激活，白内障手术后促进晶状体上皮细胞在后囊上发生迁移，这2个条件都有助于白内障术后肌纤维母细胞的形成。

不常见的白内障类型

先天性白内障是在出生时或出生后不久出现的白内障。包括传染性病原体引起的白内障或者早发性遗传性白内障。大多数先天性白内障为全晶状体混浊的白内障，但也存在影响晶状体特定区域的白内障。虽然家族史的研究提示可能有遗传因素的作用，但先天性白内障的大多数病因仍不清楚。

先天性白内障形成原因之一是怀孕早期感染风疹病毒[397]。在早期受感染者的晶状体中发现风疹病毒，提示风疹病毒影响受感染患者的晶状体。在妊娠早期，覆外胚层晶状体的囊泡尚未发生分离，晶状体容易受到感染。在这之后的妊娠阶段，晶状体囊形成后，可以防止风疹病毒进入晶状体[398]。工业化国家对风疹病毒进行免疫，使得与此疾病相关的其他先天性疾病发生率减少，但是风疹白内障却仍然较为常见。

风疹病毒感染的一个特征是阻碍细胞器的退化[399]，其具体的机制尚不明确。然而，基因和转基因的白内障小鼠模型研究表现出了细胞器退化障碍[132,400]，从而提示抑制细胞器退化以非特异性干扰纤维细胞分化。

前极白内障（anterior polar cataract，APC）是另一种先天性或早发性白内障。前极白内障通常表现为晶状体上皮细胞中心附近形成一个不透明的斑块。最近的研究发现，韩国前极白内障的患病率为6%，其中男性约占87%，所有患者平均年龄为53岁[401]。目前还不清楚这种性别和年龄倾向是否与遗传或者环境因素相关。

显微镜检查发现 APC 斑块为一种结缔组织，表现为纺锤状晶状体上皮细胞嵌入到大量的细胞外基

质中。这些斑块下的纤维细胞经常发生中断，可能是导致不透明的因素之一。这些斑块中，纺锤体状细胞表达肌成纤维细胞的几种蛋白特性，包括 α- 平滑肌肌动蛋白、纤连蛋白、Ⅰ型胶原蛋白、转化生长因子 -β（TGF-β）和结缔组织生长因子（CTGF）[391,392,402]。实验表明，TGF-β 在体内或体外可以触发晶状体形成肌成纤维细胞样细胞，形成类似于前极白内障中所示的斑块[394,395]。人晶状体的前极白内障形成是否与高浓度 TGF-β 相关有待进一步研究。

人遗传性白内障中发现了晶状体的几个特定基因发生突变。包括编码 αA 和 αB- 晶体蛋白[115,403]，β/γ- 晶状体超家族成员[404-406]，α3 和 α8 晶状体连接蛋白[407,408] 和晶状体中间丝蛋白基因[136,137]。迄今为止，几乎所有的这些基因突变都有遗传性。

这些基因突变与白内障相关联，并不表明这些蛋白质编码对于维持晶状体功能是必不可少的。例如，小鼠的 2 个晶状体连接蛋白基因编码的缺失不导致白内障形成[152,154]。然而，如果人的一个等位基因发生突变，就可能发生白内障[407,408]。同样，任何一个 β 和 γ 超家族基因编码的等位基因发生突变，都足以导致白内障形成[400,404,406,409]。在这些情况中，突变的等位基因产生一种新的蛋白质，可以干扰晶状体中正常蛋白或其他蛋白的功能，从而破坏晶状体功能，导致白内障形成。

白内障是许多遗传性综合征的特征之一。在一些病例中，引起这些综合征的基因是已知的，包括眼脑肾综合征（肌醇多磷酸 5- 磷酸酶蛋白质）的神经纤维瘤病（细胞膜相关的 ERM 家族成员蛋白）[410]、半乳糖激酶缺乏症（半乳糖激酶 -1）[411,412]、半乳糖血症（D- 半乳糖 -1- 磷酸尿苷酰转移酶）[413]、储铁蛋白（铁蛋白轻链）[414]、沃纳综合征（recQ 相关解旋酶）[415] 和强直性肌营养不良（6-5 同源基因）[416,417] 等。大多数这些疾病并不能解释这些基因形成相应白内障表型的原因。了解这些综合征中白内障形成的分子和生化机制，可以为年龄相关性白内障形成机制的研究提供依据，并且有助于了解这些基因在综合征的其他组织表现中的作用机制。

但是遗传性疾病中半乳糖缺乏症例外，由于醛糖还原酶活性下降，半乳糖向半乳糖醇转化减少，导致体内半乳糖积累增加，高浓度的半乳糖导致晶状体纤维细胞胞浆多元醇半乳糖醇不断积累。积累的半乳糖导致晶状体纤维细胞渗透性肿胀，纤维细胞膜发生损害，导致白内障形成。醛糖还原酶可能在糖尿病白内障形成中发挥作用，我们将在下面进一步讨论。

眼暴露于电磁辐射可以导致白内障形成，最好的研究模型是电离引发白内障[418]。动物实验中，X- 或 γ- 射线辐照引起晶状体中细胞特性改变，导致后囊膜下和皮质性白内障。初始损害是上皮细胞发芽区的增殖细胞发生广泛死亡，导致该区域细胞的广泛凋亡[380,382,419-421]。如果发芽区细胞不被辐射，只有中央上皮细胞和成熟纤维细胞暴露在非常高水平的 x- 射线时，不会引起白内障形成[422]。此外，动物晶状体的细胞分裂中，可以通过环境或者实验手段阻止其发展为辐射性白内障[423,424]。随着发芽区细胞死亡，作为一种补偿，细胞进行有丝分裂，当这种增殖导致上皮细胞开始分化时，纤维细胞的精确组织被破坏[421]。当上皮细胞延伸时，虽然细胞的平均体积不变，但是纤维细胞变得扭曲并可能出现肿胀[382]。纤维细胞肿胀的外观可能是由于纤维细胞沿着一条纤维方向进行扩张和衰减，因此不是正常纤维细胞的几何形状。这些伸长的纤维细胞的细胞核，不再维持一个紧凑的弧形（"晶状体弓"），而是向后移动。细胞核的向后移动，反映了这些细胞细胞质中的整体流动。最终这些异常的纤维在后极部形成"气球细胞"或者"Wedl 细胞"，形成后囊下白内障。研究发现在这个过程的后期阶段，受影响的晶状体纤维细胞膜的通透性增加、谷胱甘肽水平降低、细胞质中钾离子浓度下降、钠离子浓度增加及蛋白合成减缓[425,426]。暴露于 x 或 γ 射线辐射被认为是人皮质性白内障和 PSC 形成的危险因素之一。放射科医生希望通过减少电离辐射暴露，从而延缓晶状体的损伤，但在某些情况下这是不可能的，因此白内障需要随访，并在必要时进行手术。

非电离辐射也可能导致白内障形成。紫外线光对眼的影响已经得到深入研究。流行病学研究发现，长时间暴露于紫外线可以导致人皮质性白内障的形成[359,427-430]。研究发现，某些职业的紫外线接触史对白内障的形成有显著影响[427,431]。在紫外线稍高于正常水平时，发生皮质性白内障风险只是稍微增加[429]（框 5.6），同样的研究发现，较短波长的紫外线 UV-B 到达眼睛，可导致患皮质性白内障风险增加[431]，而能量较低的 UV-A 则不会影响。

较长的波长也能够促进白内障形成（见下文）。紫外线照射导致人白内障形成的机制尚不明确。动物研究中，体外培养晶状体以及分离的晶体蛋白，用于

框 5.6　日光照射对白内障的影响不是非常重要

日光照射一直被广泛认为是白内障发生的主要因素。流行病学研究证实，个体在阳光下暴露的时间越长，白内障的患病风险越高。然而，大多数研究发现，只有皮质性白内障的患病风险与阳光暴露有关，而核性白内障或后囊下混浊没有明显相关性。对典型人群的研究发现，阳光暴露下皮质性白内障患病风险增加 10% 左右，并且可以通过一些简单的方法避免风险增加，例如佩戴塑料眼镜或宽边帽。对于皮质性白内障而言，许多危险因素比阳光暴露更加重要，例如性别或家族病史。阳光暴露使得皮质性白内障患病风险增加的机制尚不清楚，最好的办法是避免晶状体在阳光中暴露，然而避免阳光照射只是避免了年龄相关性病变的部分风险。

检查 UV 光是否潜在性破坏晶状体或晶状体成分。这些研究发现紫外线产生的自由基会损坏晶状体成分，但是这些研究建立在动物的基础上，没有充分考虑人晶状体的特性。例如，大多数研究中将老鼠或兔作为实验动物，但是这些夜间活动的动物不适合强光照射，而且人眼存在多种特有的潜在保护机制，例如房水中高浓度的抗坏血酸。此外，UV 光照射分离的晶状体或晶体蛋白通常在 21% 的环境氧浓度中，而体内围绕晶状体的氧水平很低（少于 2%）[221]。在这些条件下进行的研究，其结果可能与眼内光线照射下的实际结果差异很大。最后，实验动物中的紫外线照射通常为急性接受高强度 UV 光照射。而人白内障多为慢性、低剂量、长期的紫外线暴露。少数情况下，对昼行动物的晶状体进行 UV 光照射，使其长期暴露直至生理状态下的整个生命周期时间。这些实验的结果与人类流行病学研究结论相反，认为 UV-A 光也可以促进白内障形成[432]，UV-A 的几个发色团被晶状体吸收，这个过程可能产生自由基[433,268]。这些研究表明防止自由基的产生或者自由基的影响，可以减少白内障的发生。因此认为可以进一步研究 UV-A 光线在人类白内障形成中的作用。

然而矛盾的是，在 UV 光形成白内障的过程中，那些避免光线照射，得到最好保护的细胞反而受到的影响最严重。如上文所述，流行病学研究发现皮质性白内障与紫外线照射相关，而核性白内障与其无关。皮质性白内障发生在表面纤维细胞，浅表纤维细胞和周围上皮细胞的背后有密集的色素虹膜上皮，可以避免光线照射，使得它们比任何其他部分的晶状体都能得到更好的保护。尤其是在明亮光线下，虹膜最大

限度地收缩，瞳孔缩小。然而流行病学和实验研究发现，当暴露光线通过瞳孔进入眼内，曝光最多的晶状体中心的纤维细胞并没有发生损伤[427,429]。

模型眼研究发现，从颞侧角膜进入的光，由于曲率的影响可以聚焦到晶状体皮质层的纤维细胞中[358,434]。虽然这个假说能解释皮质性白内障更容易发生在鼻下方，但是并不能解释皮质性白内障在颞下方较高的发生率[435]。需要研究光照射对皮层纤维细胞的选择性影响，才能更好地了解光照射在皮质性白内障形成中的作用。如上所述，阳光下暴晒可能会增加晶状体核的硬度，从而将光线聚集在皮质上，间接促进了皮质性白内障的形成。晶状体硬度模型的研究和非侵入性的干预措施，可能有助于这种研究[369,436,437]。

长期暴露于红外光和高能微波下也可以引起白内障。红外光引起白内障的证据主要来自对个体的职业进行的流行病学研究[438,439]。高能微波可以直接损害纤维细胞，从而形成白内障[440-442]。虽然提高环境温度可能是核性白内障形成的危险因素，但是它不是引起任一类型白内障的显著病因[443]。

糖尿病引起白内障的风险增高，为研究糖尿病并发症提供了帮助。与糖尿病引起的其他系统损害一样，高浓度的葡萄糖使细胞受损，导致晶状体的破坏。对糖尿病性白内障的研究发现，酶醛糖还原酶在糖尿病性并发症中具有潜在重要性[445,444]。醛糖还原酶催化降解各种醛类，包括葡萄糖和半乳糖。这些酶的底物较少，但是醛糖还原酶的代谢作用使其浓度超过正常水平。含有高水平醛糖还原酶的晶状体特别容易发生糖尿病性白内障[446]。抑制醛糖还原酶可以避免这些动物发生糖尿病性白内障[444,446,447]。大鼠晶状体中的醛糖还原酶处于很低水平，因此不易患糖尿病性白内障。然而，当转基因小鼠的晶状体中醛糖还原酶过度表达时，这些动物非常容易被诱导产生白内障[448]。这些研究令人确信，高水平的醛糖还原酶足以引起糖尿病性白内障。

人晶状体中醛糖还原酶水平较低，这种情况下醛糖还原酶在人类糖尿病性白内障中的作用存在争议。

曾有人认为醛糖还原酶导致糖尿病性白内障，是通过山梨糖醇在晶状体纤维细胞中不断积累，导致渗透性破坏。然而，由于醛糖还原酶还原 NADH 产生的多元醇含量较少，因此推测大量葡萄糖可能通过多元醇通路引起晶状体纤维细胞发生氧化应激。

目前有 3 种假说解释糖尿病并发症中的器官组织受到影响。第一种机制是醛糖还原酶介导的多元醇

通路增加。第二种机制是葡萄糖激活特定的蛋白激酶C异构体[449]。第三种机制是增加高级糖基化终产物（AGEs）[450]。AGEs 是非酶促反应产生的醛基，例如葡萄糖与其他化学物质反应产生。糖尿病患者和糖尿病实验动物的结缔组织和细胞内，AGEs 水平不断积累。一个以上的实验证明，这 3 种生化途径可以减少或防止糖尿病并发症的发生。最近的一项研究表明，这 3 个主要途径可能最终归结为一条途径，即高糖在线粒体氧化磷酸化的作用[451]。

尽管糖尿病和白内障之间存在关联，但是最近的研究表明，只是在年龄相关性白内障中的风险增加[452]。合理控制患者血糖，可以使得年龄相关性黄斑病变患病风险不增加，并且这类患者中白内障发生类型与同年龄非糖尿病患者类似。有效的控制这类疾病进程，可以显著降低相关白内障和其他系统的并发症。

年龄相关性白内障概述

如上所述，晶体蛋白和晶状体纤维细胞膜过度氧化损伤是年龄相关性白内障的诱因。晶状体核和晶体蛋白的氧化损伤，是由于随着年龄的增加，氧化、自由基各因素之间的平衡被打破。而维持这种平衡的重要环节是降低谷胱甘肽向晶状体中心扩散[209,240,453]，随着年龄的发展，玻璃体退变也可能增加晶状体的氧化。皮质性白内障与纤维细胞的混乱和破坏有关。因为后来形成的碎片掩盖了早期的损坏，因而很难确认皮质性白内障的源头，虽然有多种可能因素和假设，但是缺乏皮质性白内障亚细胞和解剖学的损害研究（首先影响纤维细胞的中央，优先位置处于晶状体的下方）。流行病学研究表明光照射可能导致皮质性白内障形成，但是没有证据表明光照射是否与受影响的细胞发生相互作用。例如，光可能促进虹膜释放相关物质，促进皮质性白内障形成[454]，因而黑色虹膜中发生白内障的概率增加[304,316,317]。可能有物理力量像晶状体调节一样作用于晶状体，从而破坏纤维细胞膜，启动皮质性白内障的形成（框 5.6）。

预防白内障盲

晶状体最特殊的特征之一是终生持续增长。由于纤维细胞不止更换一次，它们分化并且继续分裂上皮细胞，产生新的晶状体纤维。随着年龄的增长，晶状体纤维细胞数目不断增加，从出生到 90 岁大约增加一倍。出生后新纤维细胞增加缓慢，外围晶状体的大多数细胞（包括皮质性白内障形成涉及的纤维细胞）都是在出生后形成的。

流行病学研究证实晶状体的增长速度可能在白内障形成中起到重要作用。观察发现，最初体积较大和较小的晶状体在 5 年后各自发展为核性白内障和皮质性白内障[190]。是否可以通过降低细胞增殖速率来延缓或者避免核性白内障的形成？最近研究表明，由于晶状体增长速率增加，可以获得更多的氧气供给，而晶状体的体积增加使得更多的细胞暴露在氧气中，从而有助于核性白内障的形成[187,190,222,224,455]。降低较小体积晶状体的增长速度是否能延缓皮质性白内障的发生？为什么较小体积的晶状体发生皮质性白内障的风险增加？如果有一个实验手段可以减缓或者阻止新晶状体纤维细胞的形成，那么这些问题都可以得到解决。

目前为止，大多数哺乳动物都不能有效地减缓晶状体生长速率。然而，两栖类动物中取出脑垂体后，晶状体细胞分裂停止。即使在晶状体已经被照射后，摘除脑垂体如果细胞分裂停止，那么可以避免 X 射线诱导性白内障的发生[38,43,456]。在垂体摘除前，可以通过补充激素促进晶状体生长导致白内障的形成[384,457]。这些研究支持通过减少晶状体的生长速率，从而降低某些白内障的发生或者阻止其发展。

人白内障的遗传学研究为研究白内障的形成提供了另一个可能信息。上一节描述了先天性白内障的基因调控。引起白内障的基因，在不影响其他身体部位的情况下编码表达蛋白，并在晶状体中选择性高表达。一种遗传性白内障基因与特定的晶体基因接近，可以引起晶体基因序列改变，从而引起疾病发生。然而，负责遗传性白内障的多个位点并不靠近已知的特定晶体蛋白的基因编码区[458-460]。因而对这些基因功能的鉴定和研究，对于发现维持晶状体透明度所需的因素非常重要。

确定基因对中后期白内障的调控有重要意义。这些成年起病的遗传性白内障可能引起晶状体的保护基因发生突变。对双胞胎的研究表明，遗传性因素在年龄有关的核性白内障中占 50%，在皮质性白内障中占 35% 左右[461,462]。

其他流行病学数据统计分析支持这些结论和建议，数量相对较少的基因决定了核性和皮质性白内障的发生概率[464]。最近的一项研究发现，细胞识别受体 Epha2 的基因突变与一种罕见的青少年性白内障有关。进一步分析表明，Epha2 基因单核苷酸的多态性与年龄相关性皮质性白内障相关，提示这种蛋白异构体可能导致个体易于形成皮质性白内障[465]。有趣的是，去除与 Epha2 配对的 ephrin-A5，可以破坏晶状体纤维细胞[466]。这些研究确定的候选基因可能增加罹患年龄相关性白内障的概率。

由于玻璃体变性是核性白内障的危险因素[453]，因此从关注晶状体特异性基因到负责维护年龄较大个体正常晶状体周围环境的变异似乎是合理的。如果能够确定改变玻璃体凝胶状态稳定性的基因，就可能通过改变基因的作用途径来延缓白内障的发生。

在发展中国家，白内障失明是一个日益严重的问题。这一人群中白内障的早发和高发生率，表明基本营养、环境和卫生因素可以影响白内障的形成。消除这些潜在的诱因可以保护数以百万计患者的视力，否则这一人群中的相当一部分将被剥夺视力和劳动能力。世界卫生组织已经制订"视觉 2020：享有看见的权利"计划，到 2020 年消除可预防的失明性疾病。这个计划中提议并计划为白内障患者提供负担得起的白内障手术[67]。虽然白内障手术量大大增加，但是这个项目的一个重要目标是同时改善基本生活条件，从而降低白内障以及其他相关性疾病的发生率。

许多流行病学研究表明，营养在白内障的形成中起着重要作用（见综述[468]）。已有研究测试补充特定的营养素是否可以防止白内障的形成或者进展。AREDS 大规模临床试验观察，补充选定的抗氧化性维生素和营养对眼部疾病进展的影响，发现补充已知的抗氧化维生素并不能防止白内障发生。有趣的是，紧接着一篇文献揭示多种维生素使得 2/3 的受试者避免发生"全白内障"。这一结果与临县白内障研究机构的研究结果相似，这一组织为中国缺乏营养的受试者提供营养[471]，发现可以降低这一人群核性白内障的发生风险，但是对其他类型的白内障没有影响。然而在印度补充缺乏的 β- 胡萝卜素、维生素 C 和 E，并没有表现出对白内障的预防作用[472]；年长受试者接受多种维生素 / 矿物质补充剂后可以减轻晶状体的核性混浊[473]，但是伴随了后囊下混浊的发病率增加。

这些和其他临床试验发现，应用较高水平的营养素可能产生边际效益，甚至导致不利的后果[474]。研究饮食结构对白内障发病率重要性和对进展的影响甚至可能掩盖了远期后果。一直存在对营养与白内障关系的研究，丰富的水果和蔬菜饮食可能提供良好的

视觉质量和健康的身体。

继发性白内障是指白内障囊外手术后和人工晶状体植入术后发生后囊膜的混浊，它是临床面临的一个重要问题。这些混浊的常规治疗方法是通过激光消融后囊，这个依赖于先进的技术，费用较高，发生严重并发症的风险较高[475]。继发性白内障的发生取决于患者的年龄和人工晶状体植入的类型。幼儿的发病率较高，是由于幼儿病情的复杂性，以及治疗儿童先天性或外伤性白内障的限制。人工晶状体设计的改进可以限制晶状体上皮细胞向 IOL 背面移行，从而防止后囊膜混浊，但是这可能需要更多的复杂程序[476]。老年患者中，人工晶状体的组成和设计可以明显影响白内障术后需激光手术的患者量[477-479]。然而，改变人工晶状体的设计（更小的切口，可调节性人工晶状体）可以达到此目标，但是可能增加继发性白内障的发生概率。进一步了解预防继发性白内障的生物因素，可以简化小儿白内障手术，并减少成人继发性白内障的治疗。新的技术在白内障手术中有较高的利用价值，例如可调节性人工晶状体。这种改进可能增加更换晶状体的需求，甚至在白内障的形成之前。虽然现在是一个比较简单的手术，但是新的技术可能使白内障手术进一步简化。

医药行业中，防止或延缓白内障形成的药物并没有被广泛应用。这可能是由于白内障手术成本相对较低，以及抗白内障的药物可能存在长期的潜在风险。更好地了解白内障的病因可能使白内障的治疗更加有效、微创、经济。当个体存活很长时间，白内障的发生是不可避免的。然而，对晶状体细胞生物学、遗传学、生物物理学和生理学的进一步理解，为防止或者延迟这种最常见疾病的发生提供了有价值的策略。

致谢

感谢我的同事、学生、住院医师以及那些同我讨论并合理提出质疑的人，他们帮我形成了文章中的观点。特别感谢 Drs. Steven Bassnett、Ying-Bo Shui、Nancy Holekamp、George Harocopos、Toshiyuki-Nagamoto、Carmelann Zintz、Joram Piatigorsky 和 Leo Chylack。Cheryl Armbrecht 提供了专业的制图协助，Jer Kuszak 先生慷慨提供了图片。基金支持来自于防盲研究，NIH 基金 EY04853、EY07528 和 EY015863，核心基金 EY02687 来自于华盛顿国立眼

科和视光学研究中心。

参考文献

1. Rafferty NS, Rafferty KA. Cell population kinetics of the mouse lens epithelium. J Cell Physiol 1981; 107:309-315.
2. Kuwabara T. The maturation of the lens cell: a morphologic study. Exp Eye Res 1975; 20:427-443.
3. Bassnett S, Beebe DC. Coincident loss of mitochondria and nuclei during lens fiber cell differentiation. Dev Dyn 1992; 194(2):85-93.
4. Bassnett S. Mitochondrial dynamics in differentiating fiber cells of the mammalian lens. Curr Eye Res 1992; 11(12):1227-1232.
5. Bassnett S, Mataic D. Chromatin degradation in differentiating fiber cells of the eye lens. J Cell Biol 1997; 137(1):37-49.
6. Scammon RE, Hesdorfer MB. Growth in mass and volume of the human lens in postnatal life. Arch Ophthalmol 1937; 17:104-112.
7. Shestopalov VI, Bassnett S. Exogenous gene expression and protein targeting in lens fiber cells. Invest Ophthalmol Vis Sci 1999; 40(7):1435-1443.
8. Wheatley HM et al. Immunohistochemical localization of fibrillin in human ocular tissues. Relevance to the Marfan syndrome. Arch Ophthalmol 1995: 113(1):103-109.
9. Mecham RP et al. Development of immunoreagents to ciliary zonules that react with protein components of elastic fiber microfibrils and with elastin-producing cells. Biochem Biophys Res Commun 1988; 151(2):822-826.
10. Fagerholm PP, Philipson BT, Lindstrom B. Normal human lens - the distribution of protein. Exp Eye Res, 1981; 33(6):615-620.
11. Veretout F, Delaye M, Tardieu A. Molecular basis of eye lens transparency. Osmotic pressure and X-ray analysis of alpha-crystallin solutions. J Mol Biol 1989; 205(4):713-728.
12. Delaye M, Tardieu A. Short-range order of crystallin proteins accounts for eye lens transparency. Nature 1983; 302(5907):415-417.
13. Van Heyningen R. Fluorescent glucoside in the human lens. Nature 1971; 230(5293):393-394.
14. Hood BD, Garner B, Truscott RJ. Human lens coloration and aging. Evidence for crystallin modification by the major ultraviolet filter, 3-hydroxy-kynurenine O-beta-D- glucoside. J Biol Chem 1999; 274(46):32547-32550.
15. Henry J, Grainger R. Early tissue interactions leading to embryonic lens formation. Dev Biol 1990; 141(1):149-163.
16. Li HS et al. Pax-6 is first expressed in a region of ectoderm anterior to the early neural plate: implications for stepwise determination of the lens. Dev Biol 1994; 162(1):181-194.
17. Walther C, Gruss P. Pax-6, a murine paired box gene, is expressed in the developing CNS. Development 1991; 113(4):435-449.
18. Hill RE et al. Mouse Small eye results from mutations in a paired-like homeobox-containing gene. Nature 1992; 355(6362):750.
19. Xu PX et al. Mouse Eya homologues of the Drosophila eyes absent gene require Pax6 for expression in lens and nasal placode. Development 1997; 124(1):219-231.
20. Wawersik S et al. BMP7 acts in murine lens placode development. Dev Biol 1999; 207(1):176-188.
21. Ogino H, Yasuda K. Sequential activation of transcription factors in lens induction. Dev Growth Differ 2000; 42(5):437-448.
22. Yamada R et al. Cell-autonomous involvement of Mab21l1 is essential for lens placode development. Development 2003; 130(9):1759-1770.
23. Cvekl A, Duncan MK. Genetic and epigenetic mechanisms of gene regulation during lens development. Prog Retin Eye Res 2007; 26(6):555-597.
24. Brownell I, Dirksen M, Jamrich M. Forkhead Foxe3 maps to the dysgenetic lens locus and is critical in lens development and differentiation. Genesis 2000; 27(2):81-93.
25. Chauhan BK et al. Identification of genes downstream of Pax6 in the mouse lens using cDNA microarrays. J Biol Chem 2002; 277(13):11539-11548.
26. Jena N et al. BMP7 null mutation in mice: developmental defects in skeleton, kidney, and eye. Exp Cell Res 1997; 230(1):28-37.
27. Furuta Y, Hogan BLM. BMP4 is essential for lens induction in the mouse embryo. Genes Dev 1998; 12(23):3764-3775.
28. Hendrix RW, Zwaan J. The matrix of the optic vesicle-presumptive lens interface during induction of the lens in the chicken embryo. J Embryol Exp Morphol 1975; 33(4):1023-1049.
29. Hendrix RW, Zwaan J. Cell shape regulation and cell cycle in embryonic lens cells. Nature 1974; 247(437):145-147.
30. Schook P. A review of data on cell actions and cell interaction during the morphogenesis of the embryonic eye. Acta Morphol Neerl Scand 1978; 16(4):267-286.
31. Garcia-Porrero JA, Colvee E, Ojeda JL. The mechanisms of cell death and phagocytosis in the early chick lens morphogenesis: a scanning electron microscopy and cytochemical approach. Anat Rec 1984; 208(1):123-136.
32. Koroma BM, Yang JM, Sundin OH. The Pax-6 homeobox gene is expressed throughout the corneal and conjunctival epithelia. Invest Ophthalmol Vis Sci 1997; 38(1):108-120.
33. Parmigiani C, McAvoy J. Localisation of laminin and fibronectin during rat lens morphogenesis. Differentiation 1984; 28(1):53-61.
34. Smith GN Jr., Linsenmayer TF, Newsome DA. Synthesis of type II collagen in vitro by embryonic chick neural retina tissue. Proc Natl Acad Sci USA 1976; 73(12):4420-4423.
35. Silver PH, Wakely J The initial stage in the development of the lens capsule in chick and mouse embryos. Exp Eye Res 1974; 19(1):73-77.
36. Parmigiani CM, McAvoy JW. The roles of laminin and fibronectin in the development of the lens capsule. Curr Eye Res 1991; 10(6):501-511.
37. Danysh BP, Duncan MK. The lens capsule. Exp Eye Res 2010 In Press.
38. Coulombre JL, Coulombre AJ. Lens development: fiber elongation and lens orientation. Science 1963; 142:1489-1490.
39. Coulombre JL, Coulombre AJ. Lens development. IV Size, shape, and orientation. Invest Ophthalmol 1969; 8(3):251-257.
40. Beebe DC, Feagans DE, Jebens HA. Lentropin: a factor in vitreous humor which promotes lens fiber cell differentiation. Proc Natl Acad Sci USA 1980; 77(1):490-493.
41. Schulz MW et al. Acidic and basic FGF in ocular media and lens: implications for lens polarity and growth patterns. Development 1993; 118(1):117-126.
42. Ogino H, Yasuda K. Induction of lens differentiation by activation of a bZIP transcription factor, L-Maf. Science 1998; 280(5360):115-118.
43. Blixt A et al. A forkhead gene, FoxE3, is essential for lens epithelial proliferation and closure of the lens vesicle. Genes Dev 2000; 14(2):245-254.
44. Blixt A et al. Foxe3 is required for morphogenesis and differentiation of the anterior segment of the eye and is sensitive to Pax6 gene dosage. Dev Biol 2007; 302(1):218-229.
45. Pontoriero GF et al. Cell autonomous roles for AP-2alpha in lens vesicle separation and maintenance of the lens epithelial cell phenotype. Dev Dynam 2008; 237(3):602-617.
46. Nishiguchi S et al. Sox1 directly regulates the gamma-crystallin genes and is essential for lens development in mice. Genes Dev 1998; 12(6):776-781.
47. Ring BZ et al. Regulation of mouse lens fiber cell development and differentiation by the Maf gene. Development 2000; 127(2):307-317.
48. Kawauchi S et al. Regulation of lens fiber cell differentiation by transcription factor c--Maf. J Biol Chem 1999; 274(27):19254-19260.
49. Kim JI et al. Requirement for the c-Maf transcription factor in crystallin gene regulation and lens development. Proc Natl Acad Sci USA 1999; 96(7):3781-3785.
50. Varnum DS, Stevens LC. Aphakia, a new mutation in the mouse. J Hered 1968; 59(2):147-150.
51. Semina EV et al. Deletion in the promoter region and altered expression of Pitx3 homeobox gene in aphakia mice. Hum Mol Genet 2000; 9(11):1575-1585.
52. Semina EV, Reiter RS, Murray JC. Isolation of a new homeobox gene belonging to the Pitx/Rieg family: expression during lens development and mapping to the aphakia region on mouse chromosome 19. Hum Mol Genet 1997; 6(12):2109-2116.
53. Semina EV et al. A novel homeobox gene PITX3 is mutated in families with autosomal- dominant cataracts and ASMD. Nat Genet 1998; 19(2):167-170.
54. Rieger DK et al. A double-deletion mutation in the Pitx3 gene causes arrested lens development in aphakia mice. Genomics 2001; 72(1):61-72.
55. Yamamoto Y. Growth or lens and ocular environment: role of the neural retina in the growth of mouse lens as revealed by an implantation experiment. Dev Growth Diff 1976; 18:273-278.
56. Zwaan J, Kenyon RE. Cell replication and terminal differentiation in the embryonic chicken lens: normal and forced initiation of lens fibre formation. J Embryol Exp Morph 1984; 84:331-349.
57. Lovicu FJ, McAvoy JW. Spatial and temporal expression of p57(KIP2) during murine lens development. Mech Dev 1999; 86(1-2):165-169.
58. Gao CY et al. Changes in cyclin dependent kinase expression and activity accompanying lens fiber cell differentiation. Exp Eye Res 1999; 69(6):695-703.
59. Morgenbesser SD et al. p53-dependent apoptosis produced by Rb-deficiency in the developing mouse lens. Nature 1994; 371(6492):72-74.
60. Fromm L, Overbeek PA. Regulation of cyclin and cyclin-dependent kinase gene expression during lens differentiation requires the retinoblastoma protein. Oncogene 1996; 12(1):69-75.
61. Zhang P et al. Cooperation between the Cdk inhibitors p27(KIP1) and p57(KIP2) in the control of tissue growth and development. Genes Dev 1998; 12(20):3162-3167.
62. Wigle JT et al. Prox1 function is crucial for mouse lens-fibre elongation. Nat Genet 1999; 21(3):318-322.
63. Duncan MK et al. Prox1 is differentially localized during lens development. Mech Dev 2002; 112(1-2):195-198.
64. Piatigorsky J. Lens cell elongation in vitro and microtubules. Annals NY Acad Sci 1975; 253:333-347.
65. Piatigorsky J, Rothschild SS, Wollberg M. Stimulation by insulin of cell elongation and microtubule assembly in embryonic chick-lens epithelia. Proc Natl Acad Sci USA 1973; 70(4):1195-1198.
66. Beebe DC et al. Lens epithelial cell elongation in the absence of microtubules: evidence for a new effect of colchicine. Science 1979; 206(4420):836-838.
67. Beebe DC et al. The mechanism of cell elongation during lens fiber cell differentiation. Dev Biol 1982; 92(1):54-59.
68. Parmelee JT, Beebe DC. Decreased membrane permeability to potassium is responsible for the cell volume increase that drives lens fiber cell elongation. J Cell Physiol 1988; 134(3):491-496.
69. Milstone LM, Piatigorsky J. Rates of protein synthesis in explanted embryonic chick lens epithelia: differential stimulation of crystallin synthesis. Dev Biol 1975; 43:91-100.
70. Piatigorsky J, Webster H, Wollberg M. Cell elongation in the cultured embryonic chick lens epithelium with and without protein synthesis. J Cell Biol 1972; 55:82-92.
71. Bassnett S. Three-dimensional reconstruction of cells in the living lens: The relationship between cell length and volume. Exp Eye Res 2005; 81(6):716-723.
72. Beebe DC et al. Lentropin, a protein that controls lens fiber formation, is related functionally and immunologically to the insulin-like growth factors. Proc Natl Acad Sci USA 1987; 84(8):2327-2330.
73. Chamberlain CG, McAvoy JW. Evidence that fibroblast growth factor promotes lens fibre differentiation. Curr Eye Res 1987; 6(9):1165-1169.
74. McAvoy JW, Chamberlain CG. Fibroblast growth factor (FGF) induces different responses in lens epithelial cells depending on its concentration. Development 1989; 107(2):221-228.
75. Liu J, Chamberlain CG, McAvoy JW. IGF enhancement of FGF-induced fibre differentiation and DNA synthesis in lens explants. Exp Eye Res 1996; 63(6):621-629.
76. Chamberlain C, McAvoy J, Richardson N. The effects of insulin and basic fibroblast growth factor on fibre differentiation in rat lens epithelial explants. Growth Factors 1991; 4(3):183-188.
77. Leenders WP et al. Synergism between temporally distinct growth factors: bFGF, insulin and lens cell differentiation. Mech Dev 1997; 67(2):193-201.
78. Robinson M et al. Extracellular FGF01 acts as a lens differentiation factor in transgenic mice. Development 1995; 121(2):505-514.
79. Robinson ML et al. Disregulation of ocular morphogenesis by lens-specific expression of FGF-3/int-2 in transgenic mice. Dev Biol 1998; 198(1):13-31.
80. Chow RL et al. FGF suppresses apoptosis and induces differentiation of fibre cells in the

mouse lens. Development 1995; 121(12):4383–4393.
81. Stolen CM, Griep AE. Disruption of lens fiber cell differentiation and survival at multiple stages by region-specific expression of truncated FGF receptors. Dev Biol 2000; 217(2):205–220.
82. Lang RA. Which factors stimulate lens fiber cell differentiation in vivo? Invest Ophthalmol Vis Sci 1999; 40(13):3075–3078.
83. Le AC, Musil LS. FGF signaling in chick lens development. Dev Biol 2001; 233(2):394–411.
84. Zhao H et al. Fibroblast growth factor receptor signaling is essential for lens fiber cell differentiation. Dev Biol 2008.
85. Beebe D et al. Contributions by members of the TGFbeta superfamily to lens development. Int J Dev Biol 2004; 48(8–9):845–856.
86. Rajagopal R et al. The functions of the type I BMP receptor, Acvr1 (Alk2), in lens development: cell proliferation, terminal differentiation and survival. Invest Ophthalmol Vis Sci 2008
87. Boswell BA, Lein PJ, Musil LS. Cross-talk between fibroblast growth factor and bone morphogenetic proteins regulates gap junction-mediated intercellular communication in lens cells. Mol Biol Cell 2008; 19(6):2631–2641.
88. Wistow G, Piatigorsky J. Recruitment of enzymes as lens structural proteins. Science 1987; 236(4808):1554–1556.
89. Piatigorsky J, Wistow GJ. Enzyme/crystallins: gene sharing as an evolutionary strategy. Cell 1989; 57(2):197–199.
90. Rao PV et al. Betaine-homocysteine methyltransferase is a developmentally regulated enzyme crystallin in rhesus monkey lens. J Biol Chem 1998; 273(46):30669–30674.
91. McDermott JB, Cvekl A, Piatigorsky J. A complex enhancer of the chicken beta A3/A1–crystallin gene depends on an AP–1–CRE element for activity. Invest Ophthalmol Vis Sci 1997; 38(5):951–959.
92. Cvekl A, Piatigorsky J. Lens development and crystallin gene expression: many roles for Pax–6. Bioessays 1996; 18(8):621–630.
93. Kodama R, Eguchi G. Gene regulation and differentiation in vertebrate ocular tissues. Curr Opin Genet Dev 1994; 4(5):703–708.
94. Piatigorsky J. Puzzle of crystallin diversity in eye lenses. Dev Dyn 1993; 196(4):267–272.
95. Piatigorsky J. Multifunctional lens crystallins and corneal enzymes. More than meets the eye. Ann NY Acad Sci 1998; 842:7–15.
96. Cvekl A et al. A complex array of positive and negative elements regulates the chicken alpha A-crystallin gene: involvement of Pax-6, USF, CREB and/or CREM, and AP-1 proteins. Mol Cell Biol 1994; 14(11):7363–7376.
97. Klemenz R et al. Alpha B-crystallin is a small heat shock protein. Proc Natl Acad Sci USA 1991; 88(9):3652–3656.
98. Ingolia TD, Craig EA. Four small Drosophila heat shock proteins are related to each other and to mammalian alpha-crystallin. Proc Natl Acad Sci USA 1982; 79(7):2360–2364.
99. Piatigorsky J. Molecular biology: recent studies on enzyme/crystallins and alpha-crystallin gene expression. Exp Eye Res 1990; 50(6):725–728.
100. Horwitz J. Alpha-crystallin can function as a molecular chaperone. Proc Natl Acad Sci USA 1992; 89(21):10449–10453.
101. Brady JP et al. Targeted disruption of the mouse alpha A-crystallin gene induces cataract and cytoplasmic inclusion bodies containing the small heat shock protein alpha B-crystallin. Proc Natl Acad Sci USA 1997; 94(3):884–889.
102. Kantorow, M and J Piatigorsky, Alpha-crystallin/small heat shock protein has autokinase activity. Proc Natl Acad Sci USA 1994; 91(8):3112–3116.
103. Chiesa R et al. Definition and comparison of the phosphorylation sites of the A and B chains of bovine alpha-crystallin. Exp Eye Res 1988; 46(2):199–208.
104. Spector A et al. cAMP-dependent phosphorylation of bovine lens alpha-crystallin. Proc Natl Acad Sci USA 1985; 82(14):4712–4716.
105. Wang K, Gawinowicz MA, Spector A. The effect of stress on the pattern of phosphorylation of alphaA and alphaB crystallin in the rat lens. Exp Eye Res 2000; 71(4):385–393.
106. Aquilina JA et al. Phosphorylation of αB-crystallin alters chaperone function through loss of dimeric substructure. J Biol Chem 2004; 279(27):28675–28680.
107. den Engelsman J et al. Nuclear import of αB-crystallin is phosphorylation-dependent and hampered by hyperphosphorylation of the myopathy-related mutant R120G. J Biol Chem 2005; 280(44):37139–37148.
108. Horwitz J. The function of alpha-crystallin in vision. Semin Cell Dev Biol 2000; 11(1):53–60.
109. Bova MP et al. Subunit exchange of alpha-crystallin. J Biol Chem 1997; 272(47):29511–29517.
110. Andley UP et al. The molecular chaperone alpha-crystallin enhances lens epithelial cell growth and resistance to UVA stress. J Biol Chem 1998; 273(47):31252–31261.
111. Dubin RA, Wawrousek EF, Piatigorsky J Expression of the murine alpha B-crystallin gene is not restricted to the lens. Mol Cell Biol 1989; 9(3):1083–1091.
112. van Rijk AF, Bloemendal H. Alpha-B-crystallin in neuropathology. Ophthalmologica 2000; 214(1):7–12.
113. Goldman JE, Corbin E. Rosenthal fibers contain ubiquitinated alpha B-crystallin. Am J Pathol 1991; 139(4):933–938.
114. Nakata K, Crabb JW, Hollyfield JG. Crystallin distribution in Bruch's membrane–choroid complex from AMD and age-matched donor eyes. Exp Eye Res 2005; 80(6):821–826.
115. Vicart P et al. A missense mutation in the alphaB-crystallin chaperone gene causes a desmin-related myopathy. Nat Genet 1998; 20(1):92–95.
116. Bova MP et al. Mutation R120G in alphaB-crystallin, which is linked to a desmin-related myopathy, results in an irregular structure and defective chaperone-like function. Proc Natl Acad Sci USA 1999; 96(11):6137–6142.
117. Berry V et al. Alpha-B crystallin gene (CRYAB) mutation causes dominant congenital posterior polar cataract in humans. Am J Hum Genet 2001; 69(5):1141–1145.
118. Driessen HP et al. Primary structure of the bovine beta-crystallin Bp chain. Internal duplication and homology with gamma-crystallin. Eur J Biochem 1981; 121(1):83–91.
119. Bax B et al. X-ray analysis of beta B2-crystallin and evolution of oligomeric lens proteins. Nature 1990; 347(6295):776–780.
120. Kroone RC et al. The role of the sequence extensions in beta-crystallin assembly. Protein Eng 1994; 7(11):1395–1399.
121. Lampi KJ et al. Sequence analysis of betaA3, betaB3, and betaA4 crystallins completes the identification of the major proteins in young human lens. J Biol Chem 1997; 272(4):2268–2275.
122. McDermott JB, Peterson CA, Piatigorsky J. Structure and lens expression of the gene encoding chicken beta A3/A1-crystallin. Gene 1992; 117(2):193–200.
123. Jobby MK, Sharma Y. Calcium-binding to lens betaB2- and betaA3-crystallins suggests that all beta-crystallins are calcium-binding proteins. FEBS 2007; 274(16):4135–4147.
124. Rajini B et al. Calcium binding properties of gamma-crystallin: calcium ion binds at the Greek key beta gamma-crystallin fold. J Biol Chem 2001; 276(42):38464–38471.
125. Bloemendal H et al. Ageing and vision: structure, stability and function of lens crystallins. Progr Biophys Mol Biol 2004; 86(3):407–485.
126. Kuwabara T. Microtubules in the lens. Arch Ophthalmol 1968; 79(2):189–195.
127. Lo WK. Adherens junctions in the ocular lens of various species: ultrastructural analysis with an improved fixation. Cell Tissue Res 1988; 254(1):31–40.
128. Lee A, Fischer RS, Fowler VM. Stabilization and remodeling of the membrane skeleton during lens fiber cell differentiation and maturation. Dev Dyn 2000; 217(3):257–270.
129. Fischer RS, Lee A, Fowler VM. Tropomodulin and tropomyosin mediate lens cell actin cytoskeleton reorganization in vitro. Invest Ophthalmol Vis Sci 2000; 41(1):166–174.
130. FitzGerald P. Methods for the circumvention of problems associated with the study of the ocular lens plasma membrane–cytoskeleton complex. Curr Eye Res 1990; 9(11):1083–1097.
131. Colucci-Guyon E et al. Mice lacking vimentin develop and reproduce without an obvious phenotype. Cell 1994; 79(4):679–694.
132. Capetanaki Y, Smith S, Heath J. Overexpression of the vimentin gene in transgenic mice inhibits normal lens cell differentiation. J Cell Biol 1989; 109(4, Pt 1):1653–1664.
133. Quinlan RA et al. The eye lens cytoskeleton. Eye 1999; 13(Pt 3b):409–416.
134. Georgatos SD et al. To bead or not to bead? Lens-specific intermediate filaments revisited. J Cell Sci 1997; 110(Pt 21):2629–2634.
135. Ireland M, Maisel H. A cytoskeletal protein unique to lens fiber cell differentiation. Exp Eye Res 1984; 38(6):637–645.
136. Jakobs PM et al. Autosomal-dominant congenital cataract associated with a deletion mutation in the human beaded filament protein gene BFSP2. Am J Hum Genet 2000; 66(4):1432–1436.
137. Conley YP et al. A juvenile-onset, progressive cataract locus on chromosome 3q21-q22 is associated with a missense mutation in the beaded filament structural protein-2. Am J Hum Genet 2000; 66(4):1426–1431.
138. Alizadeh A et al. Targeted deletion of the lens fiber cell-specific intermediate filament protein Filensin. Invest Ophthalmol Vis Sci 2003; 44(12):5252–5258.
139. Kuszak J, Alcala J, Maisel H. The surface morphology of embryonic adult chick lens–fiber cells. Am J Anat 1980; 159:395–410.
140. Willekens B, Vrensen G. The three-dimensional organization of lens fibers in the rhesus monkey. Graefe's Arch Clin Exp Ophthalmol 1982; 219:112–120.
141. Bassnett S, Winzenburger PA. Morphometric analysis of fibre cell growth in the developing chicken lens. Exp Eye Res 2003; 76(3):291–302.
142. Borchman D et al. Studies on the distribution of cholesterol, phospholipid, and protein in the human and bovine lens. Lens Eye Toxic Res 1989; 6(4):703–724.
143. Bloemendal H et al. The plasma membranes of eye lens fibres. Biochemical and structural characterization. Cell Diff 1972; 1(2):91–106.
144. Gorin MB et al. The major intrinsic protein (MIP) of the bovine lens fiber membrane: characterization and structure based on cDNA cloning. Cell 1984; 39(1):49–59.
145. Agre P et al. Aquaporin CHIP: the archetypal molecular water channel. Am J Physiol 1993; 265(4 Pt 2):F463–F476.
146. Chandy G et al. Comparison of the water transporting properties of MIP and AQP1. J Membr Biol 1997; 159(1):29–39.
147. Fotiadis D et al. Surface tongue-and-groove contours on lens MIP facilitate cell-to-cell adherence. J Mol Biol 2000; 300(4):779–789.
148. Shiels A, Bassnett S. Mutations in the founder of the MIP gene family underlie cataract development in the mouse. Nat Genet 1996; 12(2):212–215.
149. Berry V et al. Missense mutations in MIP underlie autosomal dominant 'polymorphic' and lamellar cataracts linked to 12q. Nat Genet 2000; 25(1):15–17.
150. Goodenough DA, Dick JS, Lyons JE. Lens metabolic cooperation: a study of mouse lens transport and permeability visualized with freeze-substitution autoradiography and electron microscopy. J Cell Biol 1980; 86(2):576–589.
151. Musil, L, Beyer E, Goodenough D. Expression of the gap junction protein connexin43 in embryonicchick lens: molecular cloning, ultrastructural localization, and post-translational phosphorylation. J Membr Biol 1990; 116(2):163–175.
152. Gong X et al. Disruption of alpha3 connexin gene leads to proteolysis and cataractogenesis in mice. Cell 1997; 91(6):833–843.
153. Dahm R et al. Gap junctions containing alpha8-connexin (MP70) in the adult mammalian lens epithelium suggests a re-evaluation of its role in the lens. Exp Eye Res 1999; 69(1):45–56.
154. White TW, Goodenough DA, Paul DL. Targeted ablation of connexin50 in mice results in microphthalmia and zonular pulverulent cataracts. J Cell Biol 1998; 143(3): 815–825.
155. White TW et al. Optimal lens epithelial cell proliferation is dependent on the connexin isoform providing gap junctional coupling. Invest Ophthalmol Vis Sci 2007; 48(12):5630–5637.
156. Kistler J et al. Ocular lens gap junctions: protein expression, assembly, and structure–function analysis. Microsc Res Tech 1995; 31(5):347–356.
157. Shiels A et al. A missense mutation in the human connexin50 gene (GJA8) underlies autosomal dominant "zonular pulverulent" cataract, on chromosome 1q. Am J Hum Genet 1998; 62(3):526–532.
158. Gong X et al. Genetic factors influence cataract formation in alpha 3 connexin knockout mice. Dev Genet 1999; 24(1–2):27–32.
159. Xia C-H et al. Absence of alpha3 (Cx46) and alpha8 (Cx50) connexins leads to cataracts by affecting lens inner fiber cells. Exp Eye Res 2006; 83(3):688–696.
160. Shestopalov VI, Bassnett S. Expression of autofluorescent proteins reveals a novel protein permeable pathway between cells in the lens core. J Cell Sci 2000; 113:1913–1921.
161. Kuszak JR et al. Cell-to-cell fusion of lens fiber cells in situ: correlative light, scanning

electron microscopic, and freeze-fracture studies. J Ultrastruct Res 1985; 93(3):144-160.
162. Kuszak JR et al. The contribution of cell-to-cell fusion to the ordered structure of the crystalline lens. Lens Eye Toxic Res 1989; 6(4):639-673.
163. Shestopalov VI, Bassnett S. Development of a macromolecular diffusion pathway in the lens. J Cell Sci 2003; 116(20):4191-4199.
164. Steele EC Jr. et al. Identification of a mutation in the MP19 gene, Lim2, in the cataractous mouse mutant To3. Mol Vis 1997; 3:5.
165. Shiels, A et al. Refractive defects and cataracts in mice lacking lens intrinsic membrane protein-2. Invest Ophthalmol Vis Sci 2007; 48(2):500-508.
166. Shi Y et al. The stratified syncytium of the vertebrate lens. J Cell Sci 2009; 122(Pt 10):1607-1615.
167. Lagunowich LA, Grunwald GB. Expression of calcium-dependent cell adhesion during ocular development: a biochemical, histochemical and functional analysis. Dev Biol 1989; 135(1):158-171.
168. Beebe DC et al. Changes in adhesion complexes define stages in the differentiation of lens fiber cells. Invest Ophthalmol Vis Sci 2001; 42(3):727-734.
169. Bassnett S, Missey H, Vucemilo I. Molecular architecture of the lens fiber cell basal membrane complex. J Cell Sci 1999; 112:2155-2165.
170. Lo WK et al. Spatiotemporal distribution of zonulae adherens and associated actin bundles in both epithelium and fiber cells during chicken lens development. Exp Eye Res 2000; 71(1):45-55.
171. Walker JL, Menko AS. Alpha6 Integrin is regulated with lens cell differentiation by linkage to the cytoskeleton and isoform switching. Dev Biol 1999; 210(2):497-511.
172. Bassnett S. Lens organelle degradation. Exp Eye Res 2002; 74(1):1-6.
173. van Leyen K et al. A function for lipoxygenase in programmed organelle degradation. Nature 1998; 395(6700):392-395.
174. Zandy AJ et al. Role of the executioner caspases during lens development. J Biol Chem 2005.
175. Nishimoto S et al. Nuclear cataract caused by a lack of DNA degradation in the mouse eye lens. Nature 2003; 424(6952):1071-1074.
176. Min JN et al. Unique contribution of heat shock transcription factor 4 in ocular lens development and fiber cell differentiation. Genesis 2004; 40(4):205-217.
177. Fujimoto M et al. HSF4 is required for normal cell growth and differentiation during mouse lens development. EMBO J 2004
178. Spencer RP, Change in weight of the human lens with age. Ann Ophthalmol 1976; 8(4):440-441.
179. Bhuyan DK, Reddy PG, Bhuyan KC. Growth factor receptor gene and protein expressions in the human lens. Mech Ageing Dev 2000; 113(3):205-218.
180. Fleming TP, Song Z, Andley UP. Expression of growth control and differentiation genes in human lens epithelial cells with extended life span. Invest Ophthalmol Vis Sci 1998; 39(8):1387-1398.
181. Ray S et al. Platelet-derived growth factor D, tissue-specific expression in the eye, and a key role in control of lens epithelial cell proliferation. J Biol Chem 2005; 280(9):8494-8502.
182. Weng J et al. Hepatocyte growth factor, keratinocyte growth factor, and other growth factor-Receptor systems in the lens. Invest Ophthalmol Vis Sci 1997; 38(8):1543-1554.
183. Garcia CM et al. The function of VEGF-A in lens development: Formation of the hyaloid capillary network and protection against transient nuclear cataracts. Exp Eye Res 2008
184. Williams MR et al. Acetylcholine receptors are coupled to mobilization of intracellular calcium cultured human lens cells letter. Exp Eye Res 1993; 57(3):381-384.
185. Riach RA et al. Histamine and ATP mobilize calcium by activation of H1 and P2u receptors in human lens epithelial cells. J Physiol (Lond) 1995; 486(Pt 2):273-282.
186. Potts JD, Kornacker S, Beebe DC. Activation of the Jak-STAT-signaling pathway in embryonic lens cells. Dev Biol 1998; 204(1):277-292.
187. Shui, Y-B, Beebe DC. Age-dependent control of lens growth by hypoxia. Invest Ophthalmol Vis Sci 2008; 49(3):1023-1029.
188. Shui YB et al. HIF-1: an age-dependent regulator of lens cell proliferation. Invest Ophthalmol Vis Sci 2008; 49(11):4961-4970.
189. Klein B, Klein R, Moss S. Correlates of lens thickness: the Beaver Dam Eye Study. Invest Ophthalmol Vis Sci 1998; 39(8):1507-1510.
190. Klein BE, Klein R, Moss SE. Lens thickness and five-year cumulative incidence of cataracts: the Beaver Dam Eye Study. Ophthalmic Epidemiol 2000; 7(4):243-248.
191. Wong TY et al. Refractive errors, axial ocular dimensions, and age-related cataracts: the Tanjong Pagar Survey. Invest Ophthalmol Vis. Sci 2003; 44(4):1479-1485.
192. Praveen MR et al. Lens thickness of Indian eyes: impact of isolated lens opacity, age, axial length, and influence on anterior chamber depth. Eye 2008
193. Rae JL et al. Dye transfer between cells of the lens. J Membr Biol 1996; 150(1):89-103
194. Bassnett S et al. Intercellular communication between epithelial and fiber cells of the eye lens. J Cell Sci 1994; 107(Pt 4):799-811.
195. Calera MR et al. Connexin43 is required for production of the aqueous humor in the murine eye. J Cell Sci 2006.
196. Hightower KR et al. Lens epithelium: a primary target of UVB irradiation. Exp Eye Res 1994; 59(5):557-564.
197. Shui Y B et al. Vascular endothelial growth factor expression and signaling in the lens. Invest Ophthalmol Vis Sci 2003; 44(9):3911-3919.
198. Zhu M et al. The human hyaloid system: cell death and vascular regression. Exp Eye Res 2000; 70(6):767-776.
199. Meeson AP et al. VEGF deprivation-induced apoptosis is a component of programmed capillary regression. Development 1999; 126(7):1407-1415.
200. Diez-Roux G et al. Macrophages kill capillary cells in G1 phase of the cell cycle during programmed vascular regression. Development 1999; 126(10):2141-2147.
201. Lobov IB et al. WNT7b mediates macrophage-induced programmed cell death in patterning of the vasculature. Nature 2005; 437(7057):417-421.
202. Goldberg MF. Persistent fetal vasculature (PFV): an integrated interpretation of signs and symptoms associated with persistent hyperplastic primary vitreous (PHPV). LIV Edward Jackson Memorial Lecture. Am J Ophthalmol 1997; 124(5):587-626.
203. Genis-Galvez, JM, Role of the lens in the morphogenesis of the iris and cornea. Nature 1966; 210(32):209-210.
204. Genis-Galvez JM, Santos-Gutierrez L, Rios-Gonzalez A. Causal factors in corneal development: an experimental analysis in the chick embryo. Exp Eye Res 1967; 6(1):48-56.
205. Beebe DC, Coats JM. The lens organizes the anterior segment: specification of neural crest cell differentiation in the avian eye. Dev Biol 2000; 220(2):424-431.
206. Stroeva OG. Relation of proliferative and determinative processes in the morphogenesis of the iris and ciliary body of mammals. Zh Obshch Biol 1967; 28(6):684-696.
207. Thut CJ et al. A large-scale in situ screen provides molecular evidence for the induction of eye anterior segment structures by the developing lens. Dev Biol 2001; 231(1):63-76.
208. Turrens JF, Alexandre A, Lehninger AL. Ubisemiquinone is the electron donor for superoxide formation by complex III of heart mitochondria. Arch Biochem Biophys 1985; 237(2):408-414.
209. Truscott RJ. Age-related nuclear cataract: A lens transport problem. Ophthalmic Res 2000; 32(5):185-194.
210. Truscott RJW. Age-related nuclear cataract - oxidation is the key. Exp Eye Res 2004; 80(5):709-725.
211. Winkler BS, Riley MV. Relative contributions of epithelial cells and fibers to rabbit lens ATP content and glycolysis. Invest Ophthalmol Vis Sci 1991; 32(9):2593-2598.
212. Chylack LT Jr., Friend J. Intermediary metabolism of the lens: a historical perspective 1928-1989. Exp Eye Res 1990; 50(6):575-582.
213. Bassnett S, Duncan G. Direct measurement of ph in the rat lens by ion-sensitive microelectrodes. Exp Eye Res 1985; 40:585-590.
214. Mathias RT, Riquelme G, Rae JL. Cell-to-cell communication and pH in the frog lens. J Gen Physiol 1991; 98(6):1085-1103.
215. Bassnett S, Croghan P, Duncan G. Diffusion of lactate and its role in determining intracellular Ph. Exp Eye Res 1987; 44(1):143-147.
216. Lin JS et al. Spatial differences in gap junction gating in the lens are a consequence of connexin cleavage. Eur J Cell Biol 1998; 76(4):246-250.
217. Martinez-Wittinghan FJ et al. Lens gap junctional coupling is modulated by connexin identity and the locus of gene expression. Invest Ophthalmol Vis Sci 2004; 45(10):3629-3637.
218. Kinoshita JH, Kern HL, Merola OH. Factors affecting the cation transport of calf lens. Biochim Biophys Acta 1961; 47:458-466.
219. McLaren JW et al. Measuring oxygen tension in the anterior chamber of rabbits. Invest Ophthalmol Vis Sci 1998; 39(10):1899-1909.
220. Kwan M, Niinikoski J, Hunt TK. In vivo measurements of oxygen tension in the cornea, aqueous humor, and anterior lens of the open eye. Invest Ophthalmol 1972; 11(2):108-114.
221. Helbig H et al. Oxygen in the anterior chamber of the human eye. Ger J Ophthalmol 1993; 2(3):161-164.
222. Holekamp NM, Shui YB, Beebe DC. Vitrectomy surgery increases oxygen exposure to the lens: a possible mechanism for nuclear cataract formation. Am J Ophthalmol 2005; 139(2):302-310.
223. Shui Y-B et al. Oxygen distribution in the rabbit eye and oxygen consumption by the lens. Invest. Ophthalmol Vis Sci 2006; 47(4):1571-1580.
224. Holekamp NM, Shui Y-B, Beebe D. Lower intraocular oxygen tension in diabetic patients: possible contribution to decreased incidence of nuclear sclerotic cataract. Am J Ophthalmol 2006; 141(6):1027-1032.
225. McNulty R et al. Regulation of tissue oxygen levels in the mammalian lens. J Physiol (Lond) 2004; 559(3):883-898.
226. Spector A, Garner WH. Hydrogen peroxide and human cataract. Exp Eye Res 1981; 33(6):673-681.
227. Devamanoharan P, Ramachandran S, Varma S. Hydrogen peroxide in the eye lens: Radioisotopic determination. Curr Eye Res 1991; 10(9):831-838.
228. Spector A. Oxidative stress-induced cataract: mechanism of action. Faseb J 1995; 9(12):1173-1182.
229. Spector A, Ma W, Wang RR. The aqueous humor is capable of generating and degrading H_2O_2. Invest Ophthalmol Vis Sci 1998; 39(7):1188-1197.
230. Bleau G, Giasson C, Brunette I. Measurement of hydrogen peroxide in biological samples containing high levels of ascorbic acid. Anal Biochem 1998; 263(1):13-17.
231. Garcia-Castineiras S et al. Aqueous humor hydrogen peroxide analysis with dichlorophenol-indophenl. Exp Eye Res 1992; 55(1):9-19.
232. Dillon J et al. The optical properties of the anterior segment of the eye: implications for cortical cataract. Exp Eye Res 1999; 68(6):785-795.
233. Harding J. Cataract: biochemistry, epidemiology and pharmacology. London: Chapman & Hall, 1991.
234. Harding JJ. The untenability of the sunlight hypothesis of cataractogenesis. Doc Ophthalmol 1994; 88(3-4):345-349.
235. Reddan JR et al. Protection from oxidative insult in glutathione depleted lens epithelial cells. Exp Eye Res 1999; 68(1):117-127.
236. Calvin H et al. Rapid deterioration of lens fibers in GSH-depleted mouse pups. Invest Ophthalmol Vis Sci 1991; 32(6):1916-1924.
237. Reddy V. Glutathione and its function in the lens - An overview. Exp Eye Res 1990; 50(6):771-778.
238. Kannan R et al. Molecular characterization of a reduced glutathione transporter in the lens. Invest Ophthalmol Vis Sci 1995; 36(9):1785-1792.
239. Kannan R et al. Identification of a novel, sodium-dependent, reduced glutathione transporter in the rat lens epithelium. Invest Ophthalmol Vis Sci 1996; 37(11):2269-2275.
240. Sweeney MH, Truscott RJ. An impediment to glutathione diffusion in older normal human lenses: a possible precondition for nuclear cataract. Exp Eye Res 1998; 67(5):587-595.
241. Lou MF. Thiol regulation in the lens. J Ocul Pharmacol Ther 2000; 16(2):137-148.
242. Tsukaguchi H et al. A family of mammalian Na+-dependent L-ascorbic acid transporters. Nature 1999; 399(6731):70-75.
243. Rose RC, Bode AM. Ocular ascorbate transport and metabolism. Comp Biochem Physiol A 1991; 100(2):273-285.
244. Kern HL, Zolot SL. Transport of vitamin C in the lens. Curr Eye Res 1987; 6(7):885-896.
245. Fan X et al. Vitamin C mediates chemical aging of lens crystallins by the Maillard

reaction in a humanized mouse model. Proc Natl Acad Sci USA 2006; 103(45):16912–16917.

246. Winkler BS, Orselli SM, TS Rex TS. The redox couple between glutathione and ascorbic acid: a chemical and physiological perspective. Free Radic Biol Med 1994; 17(4):333–349.

247. Reddan JR et al. Regional differences in the distribution of catalase in the epithelium of the ocular lens. Cell Mol Biol (Noisy-le-grand) 1996; 42(2):209–219.

248. Giblin FJ et al. The relative roles of the glutathione redox cycle and catalase in the detoxification of H_2O_2 by cultured rabbit lens epithelial cells. Exp Eye Res 1990; 50(6):795–804.

249. Beebe DC. Maintaining transparency: A review of the developmental physiology and pathophysiology of two avascular tissues. Semin Cell Dev Biol 2007

250. Robinson KR, Patterson JW. Localization of steady currents in the lens. Curr Eye Res 1982; 2(12):843–847.

251. Parmelee JT. Measurement of steady currents around the frog lens. Exp Eye Res 1986; 42(5):433–441.

252. Wind BE, Walsh S, Patterson JW. Equatorial potassium currents in lenses. Exp Eye Res 1988; 46(2):117–130.

253. Mathias RT, Rae JL, Baldo GJ. Physiological properties of the normal lens. Physiol Rev 1997; 77(1):21–50.

254. Fischbarg J et al. Transport of fluid by lens epithelium. Am J Physiol 1999; 276(3 Pt 1):C548–C557.

255. Duncan G et al. Human lens membrane cation permeability increases with age. Invest Ophthalmol Vis Sci 1989; 30(8):1855–1859.

256. Sanderson J, Marcantonio JM, Duncan G. A human lens model of cortical cataract: Ca^{2+}-induced protein loss, vimentin cleavage and opacification. Invest Ophthalmol Vis Sci 2000; 41(8):2255–2261.

257. Jacob TJ. A direct measurement of intracellular free calcium within the lens. Exp Eye Res 1983; 36(3):451–453.

258. Truscott RJ et al. Calcium-induced opacification and proteolysis in the intact rat lens. Invest Ophthalmol Vis Sci 1990; 31(11):2405–2411.

259. Marcantonio JM, Duncan G. Calcium-induced degradation of the lens cytoskeleton. Biochem Soc Trans 1991; 19(4):1148–1150.

260. Clark JI et al. Cortical opacity, calcium concentration and fiber membrane structure in the calf lens. Exp Eye Res 1980; 31(4):399–410.

261. Jacob TJ. Raised intracellular free calcium within the lens causes opacification and cellular uncoupling in the frog. J Physiol (Lond) 1983; 341:595–601.

262. Fagerholm PP. The influence of calcium on lens fibers. Exp Eye Res 1979; 28:211–222.

263. Merriman-Smith R, Donaldson P, Kistler J. Differential expression of facilitative glucose transporters GLUT1 and GLUT3 in the lens. Invest Ophthalmol Vis Sci 1999; 40(13):3224–3230.

264. Brown N. The change in lens curvature with age. Exp Eye Res 1974; 19(2):175–183.

265. Sivak JG, Luer CA. Optical development of the ocular lens of an elasmobranch, Raja eglanteria. Vision Res 1991; 31(3):373–382.

266. Kroger RH et al. Refractive index distribution and spherical aberration in the crystalline lens of the African cichlid fish Haplochromis burtoni. Vision Res 1994; 34(14):1815–1822.

267. Sivak JG, Kreuzer RO. Spherical aberration of the crystalline lens. Vision Res 1983; 23(1):59–70.

268. Fu S et al. The hydroxyl radical in lens nuclear cataractogenesis. J Biol Chem 1998; 273(44):28603–28609.

269. Pirie A. Color and solubility of the proteins of human cataracts. Invest Ophthalmol. 1968; 7(6):634–650.

270. Pokhrel AK et al. Case-control study of indoor cooking smoke exposure and cataract in Nepal and India. Int. J Epidemiol 2005.

271. Garland DL et al. The nucleus of the human lens: demonstration of a highly characteristic protein pattern by two-dimensional electrophoresis and introduction of a new method of lens dissection. Exp Eye Res 1996; 62(3):285–291.

272. Lampi KJ et al. Age-related changes in human lens crystallins identified by two-dimensional electrophoresis and mass spectrometry. Exp Eye Res 1998; 67(1):31–43.

273. Ma Z et al. Age-related changes in human lens crystallins identified by HPLC and mass spectrometry. Exp Eye Res 1998; 67(1):21–30.

274. Spector A, Li S, Sigelman J. Age-dependent changes in the molecular size of human lens proteins and their relationship to light scatter. Invest Ophthalmol 1974; 13(10):795–798.

275. Ringens PJ, Hoenders HJ, Bloemendal H. Effect of aging on the water-soluble and water-insoluble protein pattern in normal human lens. Exp Eye Res 1982; 34(2):201–207.

276. Roy D, Spector A. Absence of low-molecular-weight alpha crystallin in nuclear region of old human lenses. Proc Natl Acad Sci USA 1976; 73(10):3484–3487.

277. McFall-Ngai MJ et al. Spatial and temporal mapping of the age-related changes in human lens crystallins. Exp Eye Res 1985; 41(6):745–758.

278. Masters PM, Bada JL, Zigler JS Jr. Aspartic acid racemization in heavy molecular weight crystallins and water insoluble protein from normal human lenses and cataracts. Proc Natl Acad Sci USA 1978; 75(3):1204–1208.

279. Hoenders HJ, Bloemendal H. Lens proteins and aging. J Gerontol 1983; 38(3):278–286.

280. Garner WH, Spector A. Racemization in human lens: evidence of rapid insolubilization of specific polypeptides in cataract formation. Proc Natl Acad Sci USA 1978; 75(8):3618–3620.

281. Prescott AR et al. The intermediate filament cytoskeleton of the lens: an ever changing network through development and differentiation. A minireview. Ophthalmic Res 1996; 28(Suppl 1):58–61.

282. Kibbelaar MA et al. Is actin in eye lens a possible factor in visual accomodation? Nature 1980; 285(5765):506–508.

283. Maisel H, Ellis M. Cytoskeletal proteins of the aging human lens. Current Eye Res 1984; 3:369–381.

284. Clark JI et al. Lens cytoskeleton and transparency: a model. Eye 1999; 13(Pt 3b):417–424.

285. Kuszak JR. The development of lens sutures. Prog Retin Eye Res 1995; 14:567–592.

286. Kuszak JR et al. The interrelationship of lens anatomy and optical quality. II Primate lenses. Exp Eye Res 1994; 59(5):521–535.

287. Cammarata PR et al. Macromolecular organization of bovine lens capsule. Tissue Cell 1986; 18(1):83–97.

288. Young RW, Ocumpaugh DE. Autoradiographic studies on the growth and development of the lens capsule in the rat. Invest Ophthal 1966; 5:583–593.

289. Obara H et al. Usefulness of Scheimpflug photography to follow up Wilson's disease. Ophthalmic Res 1995; 27(Suppl 1):100–103.

290. Johnson MC, Beebe DC. Growth, synthesis and regional specialization of the embryonic chicken lens capsule. Exp Eye Res 1984; 38(6):579–592.

291. Onodera S. Presence of the basement membrane component – heparan sulfate proteoglycan – in bovine lens capsules. Chem Pharm Bull (Tokyo) 1991; 39(4):1059–1061.

292. Fitch JM, Linsenmayer TF. Monoclonal antibody analysis of ocular basement membranes during development. Dev Biol 1983; 95(1):137–153.

293. Streeten BW. The zonular insertion: a scanning electron microscopic study. Invest Ophthalmol Vis Sci 1977; 16(4):364–375.

294. Streeten BW, Licari PA. The zonules and the elastic microfibrillar system in the ciliary body. Invest Ophthalmol Vis Sci 1983; 24(6):667–681.

295. Lee B et al. Linkage of Marfan syndrome and a phenotypically related disorder to two different fibrillin genes. Nature 1991; 352(6333):330–334.

296. Dietz HC et al. Marfan syndrome caused by a recurrent de novo missense mutation in the fibrillin gene. Nature 1991; 352(6333):337–339.

297. Farnsworth TN et al. Surface ultrastructure of the human lens capsule and zonular attachments. Invest Ophthalmol 1976; 36–40.

298. Leske MC et al. Prevalence of lens opacities in the Barbados Eye Study. Arch Ophthalmol 1997; 115(1):105–111.

299. Hiller R, Sperduto RD, Ederer F. Epidemiologic associations with nuclear, cortical, and posterior subcapsular cataracts. Am J Epidemiol 1986; 124(6):916–925.

300. Leske MC et al. Incidence and progression of lens opacities in the Barbados Eye Studies. Ophthalmology 2000; 107(7):1267–1273.

301. Klein BE, Klein R, Lee KE. Incidence of age-related cataract: the Beaver Dam Eye Study. Arch Ophthalmol 1998; 116(2):219–225.

302. Klein BE, Klein R, Moss SE. Incident cataract surgery: the Beaver Dam eye study. Ophthalmology 1997; 104(4):573–580.

303. Carlsson B, Sjostrand J. Increased incidence of cataract extractions in women above 70 years of age. A population based study. Acta Ophthalmol Scand 1996; 74(1):64–68.

304. Delcourt C et al. Risk factors for cortical, nuclear, and posterior subcapsular cataracts: the POLA study. Pathologies Oculaires Liees a l'Age. Am J Epidemiol 2000; 151(5):497–504.

305. Klein BE. Lens opacities in women in Beaver Dam, Wisconsin: is there evidence of an effect of sex hormones? Trans Am Ophthalmol Soc 1993; 91:517–544.

306. Klein BE, Klein R, Ritter LL. Is there evidence of an estrogen effect on age-related lens opacities? The Beaver Dam Eye Study. Arch Ophthalmol 1994; 112(1):85–91.

307. Bigsby RM et al. Protective effects of estrogen in a rat model of age-related cataracts. Proc Natl Acad Sci USA 1999; 96(16):9328–9332.

308. Hales AM et al. Estrogen protects lenses against cataract induced by transforming growth factor-beta (TGFbeta). J Exp Med 1997; 185(2):273–280.

309. Cumming RG, Mitchell P. Hormone replacement therapy, reproductive factors, and cataract. The Blue Mountains Eye Study. Am J Epidemiol 1997; 145(3):242–249.

310. Benitez del Castillo JM, del Rio T, Garcia-Sanchez J. Effects of estrogen use on lens transmittance in postmenopausal women. Ophthalmology 1997; 104(6):970–973.

311. Paganini-Hill A, Clark LJ. Eye problems in breast cancer patients treated with tamoxifen. Breast Cancer Res Treat 2000; 60(2):167–172.

312. Gorin MB et al. Long-term tamoxifen citrate use and potential ocular toxicity. Am J Ophthalmol 1998; 125(4):493–501.

313. Phillips CI et al. Human cataract risk factors: significance of abstention from, and high consumption of, ethanol (U-curve) and non-significance of smoking. Ophthalmic Res 1996; 28(4):237–247.

314. Hodge WG, Whitcher JP, Satariano W. Risk factors for age-related cataracts. Epidemiol Rev 1995; 17(2):336–346.

315. West SK, Valmadrid CT. Epidemiology of risk factors for age-related cataract. Surv Ophthalmol 1995; 39(4):323–334.

316. Cumming RG, Mitchell P, Lim R. Iris color and cataract: the blue mountains eye study. Am J Ophthalmol 2000; 130(2):237–238.

317. Hammond BR Jr. et al. Iris color and age-related changes in lens optical density. Ophthalmic Physiol Opt 2000; 20(5):381–386.

318. Meddings DR et al. Mortality rates after cataract extraction. Epidemiology 1999; 10(3):288–293.

319. West SK et al. Mixed lens opacities and subsequent mortality. Arch Ophthalmol 2000; 118(3):393–397.

320. Street DA, Javitt JC. National five-year mortality after inpatient cataract extraction. Am J Ophthalmol 1992; 113(3):263–268.

321. Hirsch RP, Schwartz B. Increased mortality among elderly patients undergoing cataract extraction. Arch Ophthalmol 1983; 101(7):1034–1037.

322. Blundell MSJ et al. Reduced mortality compared to national averages following phacoemulsification cataract surgery: a retrospective observational study. Br J Ophthalmol 2008.

323. Truscott RJ, Augusteyn RC. Oxidative changes in human lens proteins during senile nuclear cataract formation. Biochim Biophys Acta 1977; 492(1):43–52.

324. Dische Z, Zil HA. Studies on the oxidation of cysteine to cystine in lens proteins during cataract formation. Am J Ophthalmol 1951; 34:104–113.

325. Takemoto LJ, Azari P. Isolation and characterizaion of covalently linked, high molecular weight proteins from human cataractous lens. Exp Eye Res 1977; 24(1):63–70.

326. Kodama T, Takemoto L. Characterization of disulfide-linked crystallins associated with human cataractous lens membranes. Invest Ophthalmol Vis Sci 1988; 29(1):145–149.

327. Takehana M, Takemoto L. Quantitation of membrane-associated crystallins from aging and cataractous human lenses. Invest Ophthalmol Vis Sci 1987; 28(5):780–784.

328. Ifeanyi F, Takemoto L. Differential binding of alpha-crystallins to bovine lens

membrane. Exp Eye Res 1989; 49(1):143-147.
329. Ifeanyi F, Takemoto L. Specificity of alpha crystallin binding to the lens membrane. Curr Eye Res 1990; 9(3):259-265.
330. Bova LM et al. Major changes in human ocular UV protection with age. Invest Ophthalmol Vis Sci 2001; 42:200-205.
331. Palmquist BM, Philipson B, Barr PO. Nuclear cataract and myopia during hyperbaric oxygen therapy. Br J Ophthalmol 1984; 68(2):113-117.
332. Brown NA, Hill AR. Cataract: the relation between myopia and cataract morphology. Br J Ophthalmol 1987; 71(6):405-414.
333. Ross ME et al. Myopia associated with hyperbaric oxygen therapy. Optom Vis Sci 1996; 73(7):487-494.
334. Lyne AJ. Ocular effects of hyperbaric oxygen. Trans Ophthalmol Soc UK 1978; 98(1):66-68.
335. Giblin FJ et al. Exposure of rabbit lens to hyperbaric oxygen in vitro: regional effects on GSH level. Invest Ophthalmol Vis Sci 1988; 29(8):1312-1319.
336. Giblin FJ et al. Nuclear light scattering, disulfide formation and membrane damage in lenses of older guinea pigs treated with hyperbaric oxygen. Exp Eye Res 1995; 60(3):219-235.
337. Padgaonkar VA et al. Hyperbaric oxygen in vivo accelerates the loss of cytoskeletal proteins and MIP26 in guinea pig lens nucleus. Exp Eye Res 1999; 68(4):493-504.
338. McGinty SJ, Truscott RJ. Presbyopia: the first stage of nuclear cataract? Ophthalmic Res 2006; 38(3):137-148.
339. Melberg NS, Thomas MA. Nuclear sclerotic cataract after vitrectomy in patients younger than 50 years of age. Ophthalmology 1995; 102(10):1466-1471.
340. Van Effenterre G et al. Is vitrectomy cataractogenic? Study of changes of the crystalline lens after surgery of retinal detachment. J Fr Ophtalmol 1992; 15(8-9):449-454.
341. Thompson JT et al. Progression of nuclear sclerosis and long-term visual results of vitrectomy with transforming growth factor beta-2 for macular holes. Am J Ophthalmol 1995, 119(1).48-54.
342. Novak MA et al. The crystalline lens after vitrectomy for diabetic retinopathy. Ophthalmology 1984; 91(12):1480-1484.
343. Ogura Y, Kitagawa K, Ogino N. Prospective longitudinal studies on lens changes after vitrectomy - quantitative assessment by fluorophotometry and refractometry. Nippon Ganka Gakkai Zasshi 1993; 97(5):627-631.
344. de Bustros S et al. Nuclear sclerosis after vitrectomy for idiopathic epiretinal membranes. Am J Ophthalmol 1988; 105(2):160-164.
345. de Bustros S et al. Vitrectomy for idiopathic epiretinal membranes causing macular pucker. Br J Ophthalmol 1988; 72(9):692-695.
346. Cherfan GM et al. Nuclear sclerotic cataract after vitrectomy for idiopathic epiretinal membranes causing macular pucker. Am J Ophthalmol 1991; 111(4):434-438.
347. Cheng L et al. Duration of vitrectomy and postoperative cataract in the vitrectomy for macular hole study. Am J Ophthalmol 2001; 132(6):881-887.
348. Sawa M et al. Nonvitrectomizing vitreous surgery for epiretinal membrane: long-term follow-up. Ophthalmology 2005; 112(8):1402-1408.
349. Smiddy WE, Feuer W. Incidence of cataract extraction after diabetic vitrectomy. Retina 2004; 24(4):574-581.
350. Shui Y-B et al. The gel state of the vitreous and ascorbate-dependent oxygen consumption: relationship to the etiology of nuclear cataracts. Arch Ophthalmol 2009; 127(4):1-8.
351. Takano S et al. Determination of ascorbic acid in human vitreous humor by high-performance liquid chromatography with UV detection. Curr Eye Res 1997; 16(6):589-594.
352. al-Ghoul KJ et al. Distribution and type of morphological damage in human nuclear age-related cataracts. Exp Eye Res 1996; 62(3):237-251.
353. al-Ghoul KJ, Costello MJ. Fiber cell morphology and cytoplasmic texture in cataractous and normal human lens nuclei. Curr Eye Res 1996; 15(5):533-542.
354. Taylor VL, Costello MJ. Fourier analysis of textural variations in human normal and cataractous lens nuclear fiber cell cytoplasm. Exp Eye Res 1999; 69(2):163-174.
355. Velasco PT et al. Hierarchy of lens proteins requiring protection against heat-induced precipitation by the alpha crystallin chaperone. Exp Eye Res 1997; 65(4):497-505.
356. Tabandeh H et al. Water content, lens hardness and cataract appearance. Eye 1994; 8(Pt 1):125-129.
357. Heys KR, Cram SL, Truscott RJ. Massive increase in the stiffness of the human lens nucleus with age: the basis for presbyopia? Mol Vis 2004; 10:956-963.
358. Merriam JC. The concentration of light in the human lens. Trans Am Ophthalmol Soc 1996; 94:803-918.
359. Cruickshanks KJ, Klein BE, Klein R. Ultraviolet light exposure and lens opacities: the Beaver Dam Eye Study. Am J Public Health 1992; 82(12):1658-1662.
360. Brown NP et al. Is cortical spoke cataract due to lens fibre breaks? The relationship between fibre folds, fibre breaks, waterclefts and spoke cataract. Eye 1993; 7(Pt 5):672-679.
361. Vrensen G, Willekens B. Biomicroscopy and scanning electron microscopy of early opacities in the aging human lens. Invest Ophthalmol Vis Sci 1990; 31(8):1582-1591.
362. Michael R et al. Morphology of age-related cuneiform cortical cataracts: The case for mechanical stress. Vision Res 2008; 48(4):626-634.
363. Vrensen, GF, Aging of the human eye lens - a morphological point of view. Comp Biochem Physiol A Physiol 1995; 111(4):519-532.
364. Duindam JJ et al. Cholesterol, phospholipid, and protein changes in focal opacities in the human eye lens. Invest Ophthalmol Vis Sci 1998; 39(1):94-103.
365. Marcantonio JM, Duncan G, Rink H. Calcium-induced opacification and loss of protein in the organ-cultured bovine lens. Exp Eye Res 1986; 42(6):617-630.
366. Vrensen GF et al. Heterogeneity in ultrastructure and elemental composition of perinuclear lens retrodots. Invest Ophthalmol Vis Sci 1994; 35(1):199-206.
367. Creighton MO et al. Globular bodies: a primary cause of the opacity in senile and diabetic posterior cortical subcapsular cataracts? Can J Ophthalmol, 1978. 13(3):166-181.
368. Rafferty NS, Goossens W, March WF. Ultrastructure of human traumatic cataract. Am J Ophthalmol 1974; 78(6):985-995.
369. Kasthurirangan S et al. In vivo study of changes in refractive index distribution in the human crystalline lens with age and accommodation. Invest Ophthalmol Vis Sci 2008; 49(6):2531-2540.
370. Weeber HA et al. Dynamic mechanical properties of human lenses. Exp Eye Res 2005; 80(3):425-434.
371. Fisher RF. Senile cataract. A comparative study between lens fibre stress and cuneiform opacity formation. Trans Ophthalmol Soc UK 1970; 90:93-109.
372. Pau H. Cortical and subcapsular cataracts: significance of physical forces. Ophthalmologica 2006; 220(1):1-5.
373. Weeber HA, van der Heijde RGL. Internal deformation of the human crystalline lens during accommodation. Acta Ophthalmol 2008.
374. Streeten BW, Eshaghian J. Human posterior subcapsular cataract. A gross and flat preparation study. Arch Ophthalmol 1978; 96(9):1653-1658.
375. Eshaghian J, Streeten BW. Human posterior subcapsular cataract. An ultrastructural study of the posteriorly migrating cells. Arch Ophthalmol 1980; 98(1):134-143.
376. Eshagian, J, Human posterior subcapsular cataracts. Trans Ophthalmol Soc UK 1982; 102(Pt 3):364-368.
377. Lyu, J et al. Alteration of cadherin in dexamethasone-induced cataract organ-cultured rat lens. Invest. Ophthalmol Vis Sci 2003; 44(5):2034-2040.
378. Worgul BV et al. Radiation cataractogenesis in the amphibian lens. Ophthalmic Res 1982; 14:73-82.
379. Merriam GR, Jr., Worgul BV. Experimental radiation cataract - its clinical relevance. Bull NY Acad Med 1983; 59:372-392.
380. Palva, M, Palkama A. Ultrastructural lens changes in X-ray induced cataract of the rat. Acta Ophthalmol 1978; 56(4):587-598.
381. Shui YB et al. In vivo morphological changes in rat lenses induced by the administration of prednisolone after subliminal X-irradiation. A preliminary report. Ophthalmic Res 1995; 27(3):178-186.
382. Zintz C, Beebe DC. Morphological and cell volume changes in the rat lens during the formation of radiation cataracts. Exp Eye Res 1986; 42(1):43-54.
383. Worgul BV, Merriam GR Jr. The lens epithelium and radiation cataracts. II Interphase death in the meridional rows? Radiat Res 1980; 84(1):115-121.
384. Holsclaw DS et al. Modulating radiation cataractogenesis by hormonally manipulating lenticular growth kinetics. Exp Eye Res 1994; 59(3):291-296.
385. Kappelhof JP et al. The ring of Soemmerring in the rabbit: A scanning electron microscopic study. Graefes Arch Clin Exp Ophthalmol 1985; 223(3):111-120.
386. Kappelhof JP, Vrensen GF. The pathology of after-cataract. A minireview. Acta Ophthalmol Suppl 1992; 205:13-24.
387. McDonnell PJ, Stark WJ, Green WR Posterior capsule opacification: a specular microscopic study. Ophthalmology 1984; 91(7):853-856.
388. Marcantonio JM, Vrensen GF. Cell biology of posterior capsular opacification. Eye 1999; 13(Pt 3b):484-488.
389. Schmitt-Graff A et al. Appearance of alpha-smooth muscle actin in human eye lens cells of anterior capsular cataract and in cultured bovine lens-forming cells. Differentiation 1990; 43(2):115-122.
390. Novotny GE, Pau H. Myofibroblast-like cells in human anterior capsular cataract. Virchows Arch A Pathol Anat Histopathol 1984; 404(4):393-401.
391. Hales AM et al. TGF-beta 1 induces lens cells to accumulate alpha-smooth muscle actin, a marker for subcapsular cataracts. Curr Eye Res 1994; 13(12):885-890.
392. Liu J et al. Induction of cataract-like changes in rat lens epithelial explants by transforming growth factor beta. Invest Ophthalmol Vis Sci 1994; 35(2):388-401.
393. Kurosaka D et al. Growth factors influence contractility and alpha-smooth muscle actin expression in bovine lens epithelial cells. Invest Ophthalmol Vis Sci 1995; 36(8):1701-1708.
394. Hales AM et al. Intravitreal injection of TGFbeta induces cataract in rats. Invest Ophthalmol Vis Sci 1999; 40(13):3231-3236.
395. Hales AM, Chamberlain CG, McAvoy JW. Cataract induction in lenses cultured with transforming growth factor-beta. Invest Ophthalmol Vis Sci 1995; 36(8):1709-1713.
396. Nagamoto T, Eguchi G, Beebe DC. Alpha-smooth muscle actin expression in cultured lens epithelial cells. Invest Ophthalmol Vis Sci 2000; 41(5):1122-1129.
397. Webster WS. Teratogen update: congenital rubella. Teratology 1998; 58(1):13-23.
398. Karkinen-Jaaskelainen M et al. Rubella cataract in vitro: Sensitive period of the developing human lens. J Exp Med 1975; 141(6):1238-1248.
399. Zimmerman LE. Histopathologic basis for ocular manifestations of congenital rubella syndrome. Am J Ophthalmol 1968; 65(6):837-862.
400. Klopp N et al. Three murine cataract mutants (Cat2) are defective in different gamma- crystallin genes. Genomics 1998; 52(2):152-158.
401. Kim H, CK Joo CK. The prevalence and demographic characteristics of anterior polar cataract in a hospital-based study in Korea. Korean J Ophthalmol 2008; 22(2):77-80.
402. Lee EH, Joo CK. Role of transforming growth factor-beta in transdifferentiation and fibrosis of lens epithelial cells. Invest Ophthalmol Vis Sci 1999; 40(9):2025-2032.
403. Litt M et al. Autosomal dominant congenital cataract associated with a missense mutation in the human alpha crystallin gene CRYAA. Hum Mol Genet 1998; 7(3):471-474.
404. Stephan DA et al. Progressive juvenile-onset punctate cataracts caused by mutation of the gammaD-crystallin gene. Proc Natl Acad Sci USA 1999; 96(3):1008-1012.
405. Litt M et al. Autosomal dominant cerulean cataract is associated with a chain termination mutation in the human beta-crystallin gene CRYBB2. Hum Mol Genet 1997; 6(5):665-668.
406. Heon E et al. The gamma-crystallins and human cataracts: a puzzle made clearer. Am J Hum Genet 1999; 65(5):1261-1267.
407. Shiels A et al. A missense mutation in the human connexin50 gene (GJA8) underlies autosomal dominant "zonular pulverulent" cataract, on chromosome 1q. Am J Hum Genet 1998; 62(3):526-532.
408. Mackay D et al. Connexin46 mutations in autosomal dominant congenital cataract. Am J Hum Genet 1999; 64(5):1357-1364.
409. Graw J. Mouse models of congenital cataract. Eye 1999; 13(Pt 3b):438-444.
410. Attree O et al. The Lowe's oculocerebrorenal syndrome gene encodes a protein highly homologous to inositol polyphosphate-5-phosphatase. Nature 1992; 358(6383):239-242.
411. Rouleau GA et al. Alteration in a new gene encoding a putative membrane-organizing protein causes neuro-fibromatosis type 2. Nature 1993; 363(6429):515-521.

412. Gitzelmann R. Deficiency of erythrocyte galactokinase in a patient with galactose diabetes. Lancet 1965; 2(7414):670–671.

413. Goppert F. Galaktosurie nach Milchzuckergabe bei angeborenem, familiaerem chronischem Leberleiden. Klin Wschr 1917; 54:473–477.

414. Girelli D et al. A linkage between hereditary hyperferritinaemia not related to iron overload and autosomal dominant congenital cataract. Br J Haematol 1995; 90(4):931–934.

415. Yu CE et al. Positional cloning of the Werner's syndrome gene. Science 1996; 272(5259):258–262.

416. Sarkar PS et al. Heterozygous loss of Six5 in mice is sufficient to cause ocular cataracts. Nat Genet 2000; 25(1):110–114.

417. Klesert TR et al. Mice deficient in Six5 develop cataracts: implications for myotonic dystrophy. Nat Genet 2000; 25(1):105–109.

418. Cogan DG, Donaldson DD, Reese AB. Clinical and pathological characteristics of radiation cataract. AMA Arch Ophthalmol 1952:55–70.

419. Worgul BV et al. Lens epithelium and radiation cataract. Arch Ophthalmol 1976; 94:996–999.

420. Worgul BV, Rothstein H. Radiation cataract and mitosis. Ophthal Res 1975; 7:21–32.

421. Worgul BV, Rothstein H. On the mechanism of radiocataractogenesis. Medikon 1977; I:5–13.

422. Alter AJ, Leinfelder PJ. Roentgen-ray cataract. Effects of shielding the lens and ciliary body. Arch Ophthalmol 1953; 49:257–260.

423. Rothstein H et al. G0/G1 arrest of cell proliferation in the ocular lens prevents development of radiation cataract. Ophthalmic Res 1982; 14(3):215–220.

424. Leinfelder PJ, Dickerson J. Species variation of the lens epithelium to ionizing radiation. Am J Ophthalmol 1960; 50:175–176.

425. Matsuda H, Giblin FJ, Reddy VN. The effect of x-irradiation on cation transport in rabbit lens. Exp Eye Res 1981; 33:253–265.

426. Garadi R et al. Protein synthesis in x-irradiated rabbit lens. Invest Ophthalmol Vis Sci 1984; 25(2):147–152.

427. Taylor HR. Ultraviolet radiation and the eye: an epidemiologic study. Trans Am Ophthalmol Soc 1989; 87:802–853.

428. McCarty CA, Taylor HR. Recent developments in vision research: light damage in cataract. Invest Ophthalmol Vis Sci 1996; 37(9):1720–1723.

429. West SK et al. Sunlight exposure and risk of lens opacities in a population-based study: the Salisbury Eye Evaluation project. JAMA 1998; 280(8):714–718.

430. Cruickshanks, KJ, Sunlight exposure and risk of lens opacities in a population-based study. Arch Ophthalmol 1998; 116(12):1666.

431. Taylor HR et al. Effect of ultraviolet radiation on cataract formation. N Engl J Med 1988; 319(22):1429–1433.

432. Zigman S et al. Effect of chronic near-ultraviolet radiation on the gray squirrel lens in vivo. Invest Ophthalmol Vis Sci 1991; 32(6):1723–1732.

433. Dillon J et al. Electron paramagnetic resonance and spin trapping investigations of the photoreactivity of human lens proteins. Photochem Photobiol 1999; 69(2):259–264.

434. Coroneo MT, Muller-Stolzenburg NW, Ho A. Peripheral light focusing by the anterior eye and the ophthalmohelioses. Ophthalmic Surg 1991; 22(12):705–711.

435. Klein B, Klein R, Linton K. Prevalence of age-related lens opacities in a population: The Beaver Dam Eye Study. Ophthalmology 1992; 99(4):546–552.

436. Moffat BA, Atchison DA, Pope JM. Age-related changes in refractive index distribution and power of the human lens as measured by magnetic resonance micro-imaging in vitro. Vision Res 2002; 42(13):1683–1693.

437. Hermans EA et al. Change in the accommodative force on the lens of the human eye with age. Vision Res 2008; 48(1):119–126.

438. Lydahl E, Philipson B. Infrared radiation and cataract II Epidemiologic investigation of glass workers. Acta Ophthalmol (Copenh) 1984; 62(6):976–992.

439. Lydahl E. Infrared radiation and cataract. Acta Ophthalmol Suppl 1984; 166:1–63.

440. Appleton B, McCrossan GC. Microwave lens effects in humans. Arch Ophthalmol 1972; 88(3):259–262.

441. Milroy WC, Michaelson SM. Microwave cataractogenesis: a critical review of the literature. Aerospace Med 1972; 43(1):67–75.

442. Creighton MO et al. In vitro studies of microwave-induced cataract. II Comparison of damage observed for continuous wave and pulsed microwaves. Exp Eye Res 1987; 45(3):357–373.

443. Sasaki H et al. High prevalence of nuclear cataract in the population of tropical and subtropical areas. Dev Ophthalmol 2002; 35:60–69.

444. Kinoshita JH, A thirty year journey in the polyol pathway. Exp Eye Res 1990; 50(6):567–573.

445. Kinoshita JH, Nishimura C. The involvement of aldose reductase in diabetic complications. Diabetes Metab Rev 1988; 4(4):323–337.

446. Datiles MB, H Fukui H. Cataract prevention in diabetic Octodon degus with Pfizer's sorbinil. Curr Eye Res 1989; 8(3):233–237.

447. Varma SD, Mizuno A, Kinoshita JH. Diabetic cataracts and flavonoids. Science 1977; 195(4274):205–206.

448. Yamaoka T et al. Acute onset of diabetic pathological changes in transgenic mice with human aldose reductase Cdna. Diabetologia 1995; 38(3):255–261.

449. King GL et al. Biochemical and molecular mechanisms in the development of diabetic vascular complications. Diabetes 1996; 45(Suppl 3):S105–S108.

450. Brownlee M. Negative consequences of glycation. Metabolism 2000; 49(2 Suppl 1): 9–13.

451. Nishikawa T et al. Normalizing mitochondrial superoxide production blocks three pathways of hyperglycaemic damage. Nature 2000; 404(6779):787–790.

452. Kumamoto Y et al. Epithelial cell density in cataractous lenses of patients with diabetes: association with erythrocyte aldose reductase. Exp Eye Res 2007; 85(3):393–399.

453. Harocopos GJ et al. Importance of vitreous liquefaction in age-related cataract. Invest Ophthalmol Vis Sci 2004; 45(1):77–85.

454. Andley UP et al. The role of prostaglandins E2 and F2 alpha in ultraviolet radiation-induced cortical cataracts in vivo. Invest Ophthalmol Vis Sci 1996; 37(8):1539–1548.

455. Shui YB et al. HIF-1: an age-dependent regulator of lens cell proliferation. Invest Ophthalmol Vis Sci 2008

456. Hayden JH et al. Hypophysectomy exerts a radioprotective effect on frog lens. Experientia 1980; 36(1):116–118.

457. Rothstein H et al. Somatomedin C: restoration in vivo of cycle traverse in G0/G1 blocked cells of hypophysectomized animals. Science 1980; 208(4442):410–412.

458. Ionides A et al. Clinical and genetic heterogeneity in autosomal dominant cataract. Br J Ophthalmol 1999; 83(7):802–808.

459. Ionides A et al. The clinical and genetic heterogeneity of autosomal dominant cataract. Acta Ophthalmol Scand Suppl 1996; 219:40–41.

460. Berry V et al. A locus for autosomal dominant anterior polar cataract on chromosome 17p. Hum Mol Genet 1996; 5(3):415–419.

461. Hammond CJ et al. Genetic and environmental factors in age-related nuclear cataracts in monozygotic and dizygotic twins. N Engl J Med 2000; 342(24):1786–1790.

462. Hammond CJ et al. The heritability of age-related cortical cataract: the twin eye study. Invest Ophthalmol Vis Sci 2001; 42(3):601–605.

463. Heiba IM et al. Genetic etiology of nuclear cataract: evidence for a major gene. Am J Med Genet 1993; 47(8):1208–1214.

464. Heiba IM et al. Evidence for a major gene for cortical cataract. Invest Ophthalmol Vis Sci 1995; 36(1):227–235.

465. Shiels A et al. The EPHA2 gene is associated with cataracts linked to chromosome 1p. Mol Vis 2008; 14:2042–2055.

466. Cooper MA et al. Loss of ephrin-A5 function disrupts lens fiber cell packing and leads to cataract. Proc Natl Acad Sci USA 2008

467. Pararajasegaram R. VISION 2020 – the right to sight: from strategies to action. Am J Ophthalmol 1999; 128(3):359–360.

468. Chiu CJ, Taylor A. Nutritional antioxidants and age-related cataract and maculopathy. Exp Eye Res 2006

469. AREDS. A randomized, placebo-controlled, clinical trial of high-dose supplementation with vitamins C and E and beta carotene for age-related cataract and vision loss. AREDS Report no. 9. Arch Ophthalmol 2001; 119(10):1439–1452.

470. AREDS. Centrum use and progression of age-related cataract in the age-related eye disease study; a propensity score approach. AREDS Report No. 21. Ophthalmology 2006; 113(8):1264–1270.

471. Sperduto RD et al. The Linxian cataract studies. Two nutrition intervention trials. Arch Ophthalmol 1993; 111(9):1246–1253.

472. Gritz DC et al. The antioxidants in prevention of cataracts (APC) study: effects of antioxidant supplements on cataract progression in South India. Br J Ophthalmol 2006.

473. Maraini G et al. A randomized, double-masked, placebo-controlled clinical trial of multivitamin supplementation for age-related lens opacities. Clinical trial of nutritional supplements and age–related cataract report no. 3. Ophthalmology 2008; 115(4):599–607.

474. Meyer CH, Sekundo W. Nutritional supplementation to prevent cataract formation. Dev Ophthalmol 2005; 38:103–119.

475. Olsen G, Olson RJ. Update on a long-term, prospective study of capsulotomy and retinal detachment rates after cataract surgery. J Cataract Refract Surg 2000; 26(7):1017–1021.

476. Tassignon M-J et al. Bag-in-the-lens intraocular lens implantation in the pediatric eye. J Cataract Refract Surg 2007; 33(4):611–617.

477. Nagamoto T, Eguchi G. Effect of intraocular lens design on migration of lens epithelial cells onto the posterior capsule. J Cataract Refract Surg 1997; 23(6):866–872.

478. Nishi O, Nishi K, Sakanishi K. Inhibition of migrating lens epithelial cells at the capsular bend created by the rectangular optic edge of a posterior chamber intraocular lens. Ophthalmic Surg Lasers 1998; 29(7):587–594.

479. Nishi O, Nishi K, Wickstrom K. Preventing lens epithelial cell migration using intraocular lenses with sharp rectangular edges. J Cataract Refract Surg 2000; 26(10):1543–1549.

480. McAvoy J. Developmental biology of the lens. In: Duncan J, ed. Mechanism of cataract formation. Academic Press: London, 1981;7–46.

481. Brown N. Slit-image photography and measurement of the eye. Med Biol Illus 1973; 23(4):192–203.

482. FitzGerald PG, Bok D, Horwitz J. The distribution of the main intrinsic membrane polypeptide in ocular lens. Curr Eye Res 1985; 4(11):1203–1218.

第 6 章

玻 璃 体

Henrik Lund-Andersen · Birgit Sander

余 婷 译　潘海涛 施宇华 校

概述

玻璃体约占眼球体积的 80%，是眼睛最大的单一结构（图 6.1）。在眼前段，玻璃体与睫状体、悬韧带和晶状体毗邻。在眼后段，玻璃体与视网膜毗邻。

玻璃体有许多正常的生理功能。本章重点介绍最重要的生理关系，特别是那些与临床有着密切相关性的。为了理解玻璃体生理学和病理生理学的背景，我们专注于解剖学、生物化学和生物物理学的主要特点。

玻璃体及其结构和功能的研究被两个基本的困难所阻碍。首先，任何试图定义玻璃体形态的尝试，都是试图让其可视化。其次，先前被用来定义玻璃体结构的各种技术和人造玻璃体，难以解释玻璃体在体内真正的生理状况。

解剖

胚胎学

组织结构胚胎学

在胚胎早期，视杯主要由晶体泡占用。随着视杯的内陷，空腔充满了纤维组织，这可能是胚胎视网膜细胞所分泌的。随后，随着玻璃体动脉的生长，更多自动脉和其他管腔壁细胞长出的纤维组织充填于空腔。这些混合物质就组成了原始玻璃体[22,23,39,110,127]。

之后第二玻璃体出现在胚胎第 6 周末，与玻璃体腔增大和玻璃体血管系统的退化相关联。主要的玻璃体动脉仍然会残留一段时间，但它最终会消失并留下被第二玻璃体包围的原始玻璃体导管，走行于晶状体后延伸至视神经（Martegiani 区），这根导管被称为中央管（图 6.1）。它不是一个充满液体的管，而只是缺乏胶原纤维的一部分分化凝胶。

第三玻璃体与发展成晶体悬韧带的纤维材料相关。童年时期，玻璃体显著增长。新生儿眼的玻璃体长度约为 10.5 mm，到 13 岁时，男性玻璃体的实际长度增加至 16.1 mm[107]。在缺乏折射率变化的情况下，成人的平均玻璃体长度为 16.5 mm[30,91]。

分子和细胞胚胎学

玻璃体的两个主要成分——胶原和透明质酸——是在原始玻璃体和第二玻璃体中形成的。然而，在原始玻璃体中，初始生产的物质除了透明质酸外，还有乳氨基聚糖；后来透明质酸成了主要成分[27,41,111,127]。

原始玻璃体中包含有在第二玻璃体中分化为透明细胞及成纤维细胞的细胞。透明细胞被认为参与了糖胺聚糖的生产，特别是透明质酸——一种非硫酸化的糖胺聚糖[111]。

虽然成纤维细胞的功能没有完全明确，但它们可能参与胶原蛋白的形成。胶原蛋白的合成也可能源于视网膜[88,108]。透明细胞被发现于距离内界膜约 30 μm（ILM）的玻璃体皮质内，它在玻璃体基底部及后极部附近密度最高[9]。

成熟玻璃体的解剖

成熟玻璃体是占据玻璃体腔的透明凝胶。除了玻璃体前部是凹形（与晶状体相对应）以外，它的外观几乎是球形的。玻璃体是一种不完全均匀的透明凝胶质（图 6.2）。玻璃体的最外层部分，称为皮质，分为前皮质和后皮质，后者大约 100 μm 厚（图 6.3）。皮质也被称为前、后玻璃体。皮质由密密麻麻

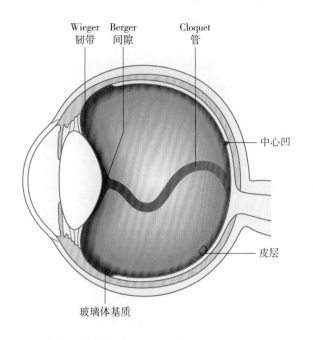

图 6.1　描述的是灵长类动物眼睛的玻璃体及其关系。Wieger 韧带附着于玻璃体与晶体之间，Berger 间隙和 Cloquet 管位于玻璃体动脉前。（From Heegaard 1997.[45]）

的胶原纤维组成（图 6.4）。玻璃体基底部（图 6.1）呈现一个立体区，其内径覆盖锯齿缘向前 2 mm，向后 3 mm，共有数毫米厚。胶原纤维在这一区域尤为致密。

玻璃体视网膜界面

用电子显微镜技术可以将玻璃体视网膜界面定义为玻璃体皮质的外侧部分（后玻璃体），包括玻璃体的固有纤维和视网膜的内界膜[29,34,44-46,93]（图 6.5）。内界膜是主要包含 IV 型胶原和蛋白聚糖的一层约 1 ~ 3 μm 厚的视网膜结构[117]。内界膜包含若干层，可以被认为是与 Müller 细胞足突有密切接触的基底膜。

玻璃体皮质与内界膜在玻璃体基底部、中心凹周围直径 500 μm 的区域[48,106]，围绕着视盘（Weiss 环）、中央管紧密连接。在正常情况下，玻璃体皮质纤维与内界膜之间的连接较其他玻璃体视网膜界面要疏松。在青少年中这种黏附很牢固，视网膜与玻璃体分离时经常有粘连于玻璃体皮质的内界膜组织

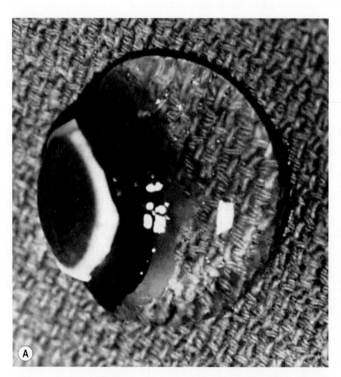

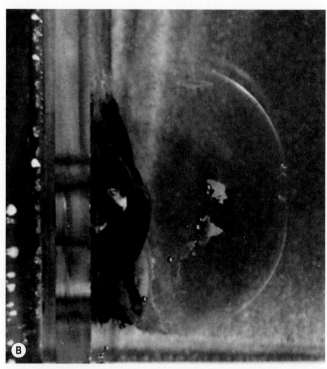

图 6.2　人玻璃体解剖。（A）一个 9 个月儿童的玻璃体。巩膜、脉络膜和视网膜从玻璃体上分割开，但仍与前段相连接。锯齿缘后部可见一段灰色组织，这是牢固粘连于后部玻璃体基底部不可分割的周边视网膜。尽管术中玻璃体暴露于室内空气，因为此时玻璃体几乎完全成凝胶状，其仍可以维持原有的形状并呈现固态。（B）从巩膜、脉络膜和视网膜被分割开的人玻璃体，仍然粘连于眼前段。标本自角膜缘缝合于一个有机玻璃框架中，并浸泡在含有等渗生理溶液的有机玻璃槽内，保持玻璃体的肿胀，避免坍塌和玻璃体结构的失真。（Reprinted with permission from Sebag & Balazs 1984.[114]）

遗留[47,60,108,109]。在病理状态下，玻璃体皮质与内界膜之间的紧密连接起着重要的作用，这些会在后续章节中叙述。

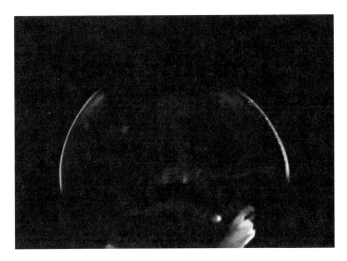

图 6.3 童年时期的人玻璃体结构。11 岁孩子的中央玻璃体显示致密的玻璃体透明细胞皮质。虽然有些灰暗，但从下图仍可以观察到晶状体的后表面。玻璃体未发现纤维。

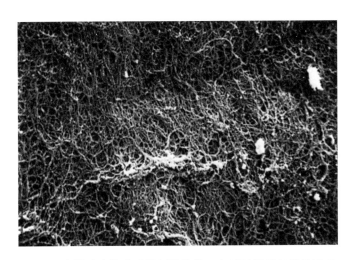

图 6.4 人类玻璃体皮质的超微结构。电子显微镜扫描显示玻璃体皮质内密集的胶原纤维。在某种程度上，电子显微镜扫描试样制备过程中发生的脱水导致这些排列被夸大（×3750）。

超微结构、生化、生物物理方面

超微结构和生物化学方面

玻璃体 99% 的成分是水，剩余部分由固态组成。玻璃体作为一种凝胶（类似互联网）包围大量的水并使其稳定，而不是大量的固态。玻璃体凝胶结构由长的、密集的、无分支的胶原纤维排列形成的，其悬浮在透明质酸网状结构中，发挥着稳定凝胶结构和胶原纤维的构造的作用[8,10,107]（图 6.6 和图 6.7）。

在人眼中，糖胺聚糖的主要成分是透明质酸，分子量是 $3 \sim 4.5 \times 10^6$ [111]。非水合透明质酸的体积是 $0.66 \ cm^3/g$，而水合分子的体积是 $2000 \sim 3000 \ cm^3/g$ [8]。分子形成大的、开放的线圈，与阴离子位点分隔开。小直径纤维的排列，通过高度水合糖胺聚糖链的分离，允许以最小的光透射至视网膜[11]。玻璃体的胶原纤维很细，直径 $10 \sim 20 \ nm$。胶原纤维主要是 II 型胶原蛋白。它们是由 3 个相同的 α- 链形成的 3 股螺旋。螺旋结构的稳定性是由不同链残基之间的氢键作用维持[111]。IX 型胶原也可能起到连接 II 型胶原纤维的桥梁作用[10,32,120]。V / XI 型胶原与 II 型胶原在胶原纤维中整合[81]。胶原纤维似乎与透明质酸连接，最有可能通过糖蛋白桥接[111]。玻璃体凝胶的黏弹性不是透明质酸或胶原蛋白的单一作用，而是两者的结合[128]。

溶解在玻璃体凝胶中的无机和有机物质，如表 6.1 所示，其中对其血浆值进行了比较。

根据表 6.1，玻璃体和血浆之间两个方向都存在梯度[3,79,82,97,98]。这些梯度是几种机制共同作用的结果：血 - 眼屏障的存在（即主动和被动越过屏障的通道），视网膜及睫状体的代谢，在玻璃体内的扩散过程（框 6.1）。

表 6.1 中的值为整个玻璃体平均值。定量玻璃体浓度的方法是困难的，不同研究之间的绝对数可能有所不同。然而，已经通过对一些物质测量获得了玻璃

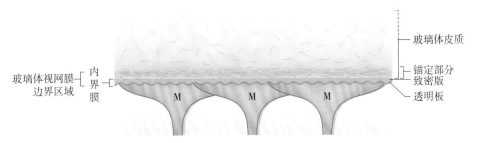

图 6.5 图示为玻璃体视网膜界面 / 玻璃体视网膜边界区域（VBR）。VBR 的两个主要组成部分：玻璃体固有纤维和内界膜（MLI）。MLI 由 3 种结构组成：玻璃体纤维锚定点、致密板和透明层。M：Müller 细胞。（From Heegaard 1997.[45]）

图中标注：玻璃体皮质、锚定部分致密版、透明板、玻璃体视网膜边界区域、内界膜、M

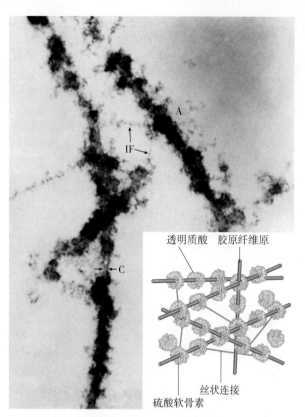

图 6.6　玻璃体中透明质酸 / 胶原蛋白相互作用的超微结构。样本用戊二醛 / 多聚甲醛固定，并用钌红染色。胶原纤维（C）用无定形透明质酸（A）涂敷。无定形材料可以通过另一个可能是硫酸软骨素（见插图）的糖胺聚糖连接到胶原纤维上。连通丝（IF）在胶原纤维间桥接，在透明质酸与胶原纤维的黏附部位插入或连接（标尺 = 0.1 μm）。（Reprinted with permission from：Asakura A. Histochemistry of hyaluronic acid of the bovine vitreous body as studied by electron microscopy. Acta Soc Ophthalmol J 1985；89：179.）

体内区域的差异[12]。

图 6.8 ～图 6.10 显示葡萄糖（图 6.8）、乳酸盐（图 6.9）和氧气（图 6.10）的区域差异。Sakaue[100]也发现：与图 6.10 上方曲线相对应，趋于中心，玻璃体氧分压下降，似乎是由玻璃体视网膜小动脉相对应的氧流量所导致的；对应小静脉的流量指向相反的方向（下曲线）。一些研究发现光凝后，视网膜前氧增加，

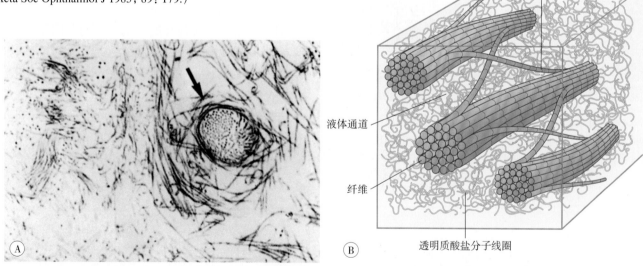

图 6.7　人玻璃体的超微结构。（A）标本进行离心，浓缩结构元素，但不包含膜或膜结构。此处只检测到有胶原纤维。这里所示的是一个横截面的平行胶原纤维束（箭头）。（B）玻璃体超微结构示意图，呈现的是透明质酸（HA）分子和胶原纤维的分解。纤维聚合成捆包装的平行单位。透明质酸分子填充于胶原纤维之间的空隙，并形成液态玻璃体的"通道"。（Reprinted with permission from Sebag & Balazs 1989.[113] Reproduced with permission from Association for Research in Vision and Ophthalmology.）.

表**6.1** 玻璃体内各种物质的浓度（加权平均 mmol/kg）

	无机物						
	钠	钾	钙	镁	氯	磷	pH
玻璃体	134	9.5	5.4*	2.3*	105	2	7.29**
血浆	143	5.6	9.9*	2.2*	97	0.4	7.41**
	有机物						
	抗坏血酸	葡萄糖	乳酸				
玻璃体	0.46	3.0	12.0				
血浆	0.04	5.7	10.3				

* Human data from McNeil et al 1999.82

** Porcine data from Andersen 1991.3

All other values are rabbit data from Reddy & Kinsey 1960;97 with modification from Kinsey 1967.59

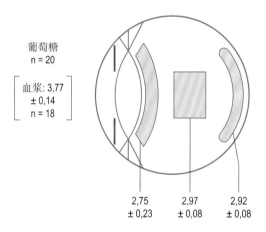

图 **6.8** 玻璃体中不同部位以及血浆中的葡萄糖浓度。单位：μmol/g（平均值 ± 标准差，n = 20）。（From Bourwieg et al 1974.[12] Reproduced with permission from Association for Research in Vision and Ophthalmology.）

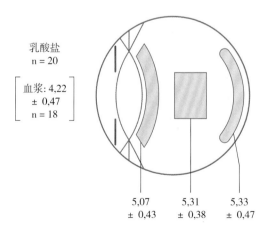

图 **6.9** 玻璃体中不同部位以及血浆中的乳酸盐浓度。单位：μmol/g（平均值 ± 标准差，n = 20）。（From Bourwieg et al 1974.[12] With kind permission of Springer Science + Business Media.）

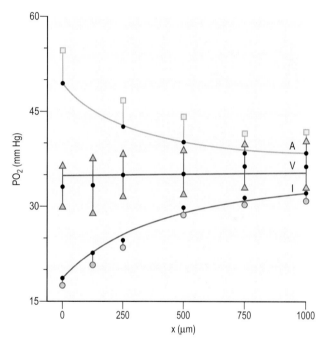

图 **6.10** 非光凝眼视网膜前玻璃体氧分压的异质性。图形表示当氧敏感的微电极从视网膜玻璃体界面（x = 0 时）退回到玻璃体时，记录到的氧分压（±SEM）曲线。曲线 A：相对一条动脉，曲线 I：相对的管间区域，曲线 V：相对一条静脉。这些结果是 11 头小型猪的 1 只或 2 只眼睛测量结果的平均值。（From：Mohar I. Effect of laser photocoagulation on oxygenation of the retina in miniature pigs. Invest Ophthalmol Vis Sci 1985；26：1410. Reproduced with permission from Association for Research in Vision and Ophthalmology.）

表明外层视网膜的破坏、组织代谢和氧需求的伴行性减少，提高了内层视网膜的氧气供应[40,85,94,122-124]。

生物物理方面

凝胶结构对溶质的运输起屏障作用。基本上，物质可能有 2 种不同的转移方式：扩散或散流。扩散过程可通过使用荧光素作为示剂来阐述追踪人凝胶的生物物理行为。玻璃体内荧光素的浓度可通过玻璃荧光光度测定法来评价。经静脉注射荧光素后，一定量的荧光素（在健康人体内只有非常小的量）通过眼屏障进入前房和玻璃体。ILM、玻璃体视网膜界面和玻璃体皮质不能限制更小的分子的扩散（框 6.1）。根据特定分子在玻璃体凝胶中的扩散特性，其在玻璃体的分布随时间变化而变化。

可借助于玻璃体和血 - 视网膜屏障之间的一个简化的数学模型，对玻璃体后部的荧光素浓度梯度进行分析，如图 6.11 ～图 6.14[78]。

在此模型中，玻璃体作为球形外层对应的是血 - 视网膜屏障（图 6.11）。荧光素通过屏障被动渗透率为 P。玻璃体凝胶的扩散系数 D。时间依赖血浆荧光素浓度 Co（t）和时间依赖玻璃体内浓度（t）和距离眼中心的距离（r），这些已由 C（r，t）给出。

基本的方程和数学公式如下[78]：

$$C(r,t)=\int_0^t C_o(t-s)*F(r,s;a,D,P)ds \tag{1}$$

或

$$F(r,s;a,D,P)=\frac{aP}{r\sqrt{D}}*\left[G\left(\frac{a-r}{2\sqrt{D}},s;k\right)-G\left(\frac{a+r}{2\sqrt{D}},s;k\right)\right] \tag{2}$$

在方程 2 中，G 是：

$$G(x,s;k)=e^{-x^2/4s}/\sqrt{\pi s}-k*e^{k(x+k*s)}erfc\left(k\sqrt{s}+x/2\sqrt{s}\right) \tag{3}$$

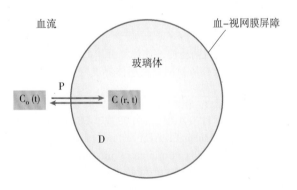

图 6.11　用荧光素物质计算血 - 视网膜屏障的渗透性和玻璃体扩散系数的简化模型。Co（t）：在时间（t）血浆中的游离荧光素（非蛋白质结合）浓度；C（r，t）：在时间（t）和距离眼中心的距离（r）玻璃体内的荧光素浓度。P：血 - 视网膜屏障的通透性，用一个单一的球形外壳来标示；D：玻璃体内的扩散系数。（From Lund-Andersen et al 1985.[78] Reproduced with permission from Association for Research in Vision and Ophthalmology.）。

其中，$k=(P\sqrt{D})-(\sqrt{D}/a)$ 和 erfc 是互补误差函数。实验确定眼睛的半径 [a]。P 和 D 通过一组实验数据计算最小值获得

$$S=\sum_{i=1}^{N}w_i[C_m(r_i,t)-C(r_i,t)]^2 \tag{4}$$

当 r = r_i 得到 C_m [r_i, t]，c 由方程 1 得出对应值。

方程 4 显示在嵌合进程中，玻璃体浓度分布曲线上的每个点是均衡表示的。Larsen 等[67]提出另一个加权等式。然而，这种方法过度增加了眼中心部低值的权重，因此现在的等权程序优先考虑这种方法。

图 6.12 所示的是静脉注射荧光素后血液中不同时间的荧光素浓度[75]。图 6.13 显示通过玻璃荧光光度测定法测定静脉注射 60 min 后玻璃体和前房荧光素浓度。通过简化的数学模型的结果，在大约 6×10^{-6} cm²/sec 的扩散系数中，曲线拟合血浆和玻璃体值的结合。这与未搅拌的凝胶的扩散系数相接近；实验得出，甘露醇和菊粉的扩散系数分别是 2.4×10^{-6} cm²/sec 和 2.0×10^{-6} cm²/sec[74,76]。

不同程度的糖尿病视网膜病变患者玻璃体中荧光素的扩散系数如图 6.14 所示。虽然血 - 视网膜屏障通透性增加与视网膜病变程度相关，但扩散系数没有改变，这表明在糖尿病视网膜病变早期阶段，玻璃体凝胶荧光素的传播具有相同的动力学和速度。

血 - 视网膜屏障的通透性与低分子量物质和离子相关；健康眼中荧光素的通透性低；与血 - 脑屏障的

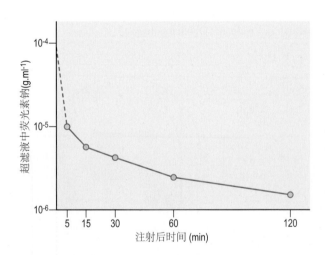

图 6.12　静脉注射染料后血浆超滤液中游离荧光素（非蛋白结合）浓度随时间的变化。健康受试者的数据。时间 0 时注射荧光素。注射后 5 min 第一次取血液样本，然后 15、30、60 和 120 min。注射后第一分钟的浓度不是直接测量的，而是通过计算（虚线）——见条例。（From Lund-Andersen et al 1982.[75]）

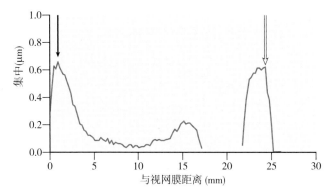

图6.13 荧光素注射60 min后，玻璃体荧光光度测定法沿着眼视轴进行扫描。黑色箭头标示的是视网膜，空心箭头表示前房的荧光素浓度。晶状体的自体荧光信号已被删除。晶状体后的一个小峰值（距离视网膜约15 mm），是由于荧光素从前房渗漏进入玻璃体而导致。(From Sander et al 2001.[102] Reproduced with permission from Association for Research in Vision and Ophthalmology.)

通透性相似[13,131]。血 - 房水屏障（即睫状体和虹膜中的屏障）是松散的，虽然它比其他地方的毛细血管更紧密，如肌肉中[19]。

眼屏障的存在和"慢"扩散过程的结果是，整个玻璃体缓慢反映血液中的瞬态变化（图6.13）。玻璃体浓度的缓慢变化可被用于法医尸体诊断的一些方面[82]。许多物质的时间常数（图6.15和图6.16）同描述血脑间的葡萄糖转运一样具有相同的量值；即在约10 min内达到最大浓度的一半[73]。

数学模型中不包括眼前节到后段的一个可能压力梯度，它通过玻璃体腔的散流在整个玻璃体低分子量物质的分布中，并不发挥任何重要作用。然而，通过玻璃体，高分子量物质或大的颗粒散流（即，液体流动从小带后间隙进入玻璃体并通过视网膜离开，

如Fatt所描述的[28]）。如果这样的混合物放置在玻璃体前部，它会慢慢地向视网膜移动；大的分子的扩散速度几乎是零。与此相反，小分子的扩散速度要快得多。低分子量物质的移动速度更快，向各个方向扩散，并不会受到散流影响；如果放置在玻璃体中，低分子量的物质会在前房中被发现。

玻璃体老化

玻璃体一生中经历相当大的生理变化；这些变化对其功能有着重要的影响。在生理老化和实际的退行性变之间存在着一个滑行过渡（视网膜色素变性、Wagner疾病）。

正常情况下婴儿出生后玻璃体是一种均匀的凝胶，其发育和生化组成如上所述。基本的老化变化是凝胶结构的崩解，即所谓的溶解或玻璃体液化，在胶原浓度最低的玻璃体中心尤其明显[119,127,128]。生命早期玻璃体即开始液化，随着年龄的增加玻璃体液化体积呈线性增加[8,118]。

老化的分子机制

液化的机制目前尚不完全清楚，但与胶原的构象变化相关[2]。因为肽链间新的共价交联的形成，玻璃体胶原的表观分子量随着年龄的增加而增加，等价于身体其他部位胶原蛋白的衰老过程[1]。胶原纤维束，类似于粗纤维混浊在生物显微镜下可视[113]。常见的老化过程，如光照射的累积效应和非酶促糖基化，这些似乎很重要。用白光照射后，在光敏剂的存在下，如核黄素（眼睛中存在）、透明质酸和胶原可能受自由基的影响[2]。酶和非酶交联也被证实[115, 116,134]。在蛋白质缓慢周转的其他组织中，非酶糖基化已经很明确

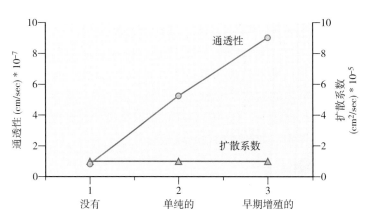

图6.14 玻璃体内荧光素扩散系数和3种不同程度视网膜病变糖尿病患者中血 - 视网膜屏障的荧光素通透性。(Redrawn with permission from Lund-Andersen et al 1985.[77])

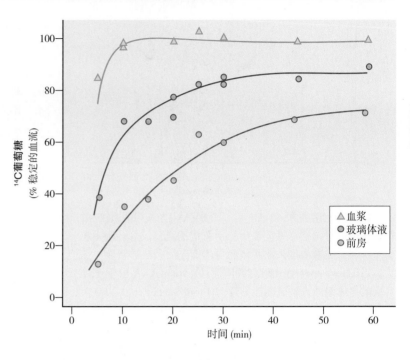

图 6.15 ¹⁴C- 葡萄糖从血液进入房水（AC）和玻璃体液（VC）中的表列值。血液和房水样品在葡聚糖凝胶柱上分离，然后计算不同的葡萄糖代谢产物。手工拟合数据制作曲线；使用 6 只动物。（From Riley 1972.[98] Reproduced with permission from Association for Research in Vision and Ophthalmology.）

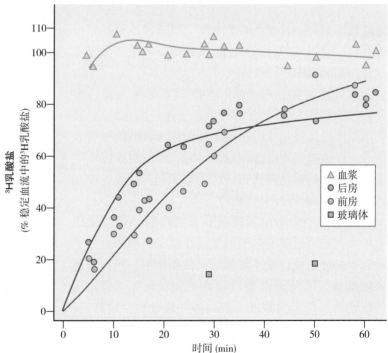

图 6.16 H- 乳酸从血液进入到房水（AC：前房；PC：后房）和玻璃体液中的表列值。该图下部的两个曲线是按照 Kinsey 和 Reddy 房水动力学理论，通过计算机模拟分析得到的最佳拟合线。（From Riley 1972.[98] Reproduced with permission from Association for Research in Vision and Ophthalmology.）

了，如晶状体[58,125]。蛋白质是交联的，因为美拉德反应导致不溶性的氨基和葡萄糖之间形成共价结合（高级聚糖化终产物——AEGs）。该过程受紫外线调制，且在糖尿病人群中得到加速[101]。糖尿病患者的玻璃体中葡萄糖浓度是健康人的 2 倍[79]。Sebag 等发现，由于非酶促糖基化，玻璃体中的胶原蛋白是交联的[111,116,133]。

其他的机制亦可能参与。胶原蛋白的密度在童年时期随着眼睛的生长而降低，这可能破坏了凝胶的稳定性。另一方面，透明质酸浓度增加导致凝胶稳定[111]。电解质、可溶性蛋白质和其他物质，如金属蛋白酶的浓度可能会发生改变[15,52]。由于血 - 视网膜屏障的通透性增加，所以可溶蛋白浓度随着年龄的增长而增加，这可能会在正常老化过程和病理状态中起作用，如糖尿病视网膜病变[127]。

结构改变

随着时间的推移，不管分子变化的确切性质，

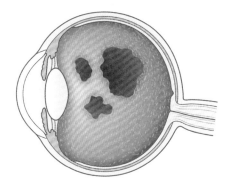

图6.17 laquena 与玻璃体图解示意图。(From Kanski J 1989.[57])

凝胶结构的溶解和水空隙的取代，融在了一起。透明质酸重新分布于凝胶到伴随有构象变化的液化玻璃体中[5]。液化过程是定性的，如图6.17和图6.18所示，定量如图6.19所示。

用暗视野显微镜可以观察人玻璃体结构[108,110,113,116]。利用这项技术，除了玻璃体皮层，玻璃体是光学空心的。随着时间的推移，细的平行纤维出现，前后纤维附着于玻璃体基底部和锯齿缘。外围的纤维围绕玻璃体。对应于聚集的胶原纤维，纤维不再被透明质酸分离，随着年龄的增加，纤维增厚，与液态玻璃体袋相关联（腔隙）。

使用印度墨水注入玻璃体的一系列检查中，Worst认为成人玻璃体是由许多蓄水池组成的[54,55,137]（图6.20）。Sebag发现池里面对应的是胶原纤维。一个漏斗形腔体，在黄斑前面发现了黄斑前膜。使用

荧光素染色，Kishi描述了一种叫后玻璃体皮质口袋（PPVP）的类似结构[61]。在这项研究中，前部被玻璃体凝胶适当内衬，后壁则被玻璃样后膜内衬。Sebag等[113,116]发现了皮质中一个黄斑前裂孔，玻璃体凝胶通过此孔形成疝。玻璃体皮质有没有与黄斑中心凹紧密相连是有争议的，这可能有赖于捐献者的眼睛和使用的技术[41,60,61,112,127]。Worst提到内衬池的胶原纤维的前后牵引力对黄斑裂孔的形成有重要作用[137]。

玻璃体视网膜界面成像

光学相干断层扫描（OCT）是一种同时适用于视网膜厚度测量和玻璃体视网膜界面成像的临床技术[6,80,42,43,96]（图6.21）。即使是在白内障存在的情况下，视网膜厚度测量立体视觉和可重复性相当[49,80,126]。该技术的轴向分辨率为3～10 μm，即使玻璃体内链的确切性质不能从图像中推断出，这对区别高反射率的玻璃体内膜和无反射的玻璃体也是有利的[18,136]。由于这类纤维小的横截面的反散射微弱，这使得前-后膜在理论上很难被检测。

用OCT对209例健康受试者（年龄31～74岁）的玻璃体视网膜界面的老化进程进行了研究[132]。视网膜前，大概是后皮质，发现60%没有生物显微镜证据显示的玻璃体后脱离（PVD）表现。黄斑中心凹、视盘和旁中心发现持续性的黏附。这项研究表明，在健康受试者中OCT检测到部分PVD频繁出现。

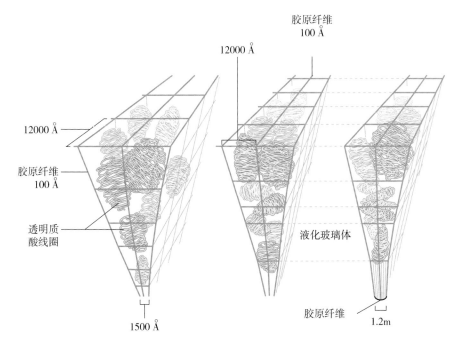

图6.18 透明质酸分子增强玻璃体凝胶精细网络结构的示意图。左：随机分布的结构元件。右：液池和局部塌陷形成的网络。(From：Davson H，ed. The eye，vol. 1A. New York：Academic Press，1984.)

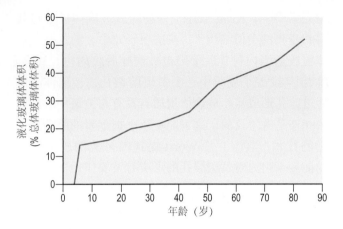

图 6.19　人眼睛在出生后发育和衰老中形成的液态玻璃体（用总体玻璃体空间的百分比表示）。(From Seery 1994.[119])

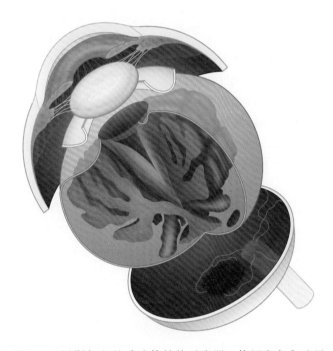

图 6.20　沃斯解释的玻璃体结构示意图。使用白色印油墨填充玻璃体区域，这种不透明的染料使得"蓄水池"可视化。有睫状后、赤道部和黄斑周的池环及黄斑前膜。(From Jongebloed & Worst 1987.[55])

扩散动力学作为玻璃体生物物理状态的一项指标

使用荧光光度测定法检查玻璃体荧光素扩散谱，发现有 3 种不同的荧光素谱。从扩散动力学角度来看，这些荧光素谱提供了玻璃体在老化过程中如何运作的信息[77,83]。通过对色素性视网膜炎病的不同阶段的研究得到 3 种不同扩散动力学之间的关系，如图 6.22 ～ 图 6.24。上面的曲线（图 6.22）描述的是相当于一个正常玻璃体的扩散谱，相当于一个完整的

玻璃体凝胶的扩散，扩散系数相当于凝胶的扩散系数（见上方）。图 6.23 显示无扩散谱，因为在色素性视网膜炎中，玻璃体存在变性和液化。图 6.24 给出了一个驼峰中断的扩散谱，这可能与玻璃体中心部位荧光素浓度高的空隙有关（框 6.1）。

在比较扩散动力学间的相互关系与玻璃体临床评估的研究中，已经报道了扩散动力学与临床评估之间有很好的相关性[95,99]。

玻璃体生理

下面将对玻璃体的生理和病理生理间最主要关系进行阐述。玻璃体的正常生理可分为 4 个主要的方面：

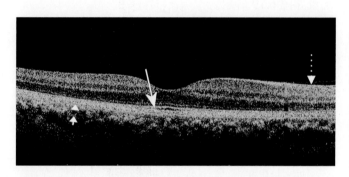

图 6.21　光学相干断层扫描健康受试者（6 mm 扫描中心凹）。眼球的玻璃体腔在图片的上方。薄的中心凹可见于扫描的中央，并面向玻璃体，视网膜神经纤维层可见（点箭头处）。光感受器的信号是比较低的（黑色或蓝色），而视网膜色素上皮细胞的反射信号是高的，可见于红色 / 白色（反复箭头）。此外，内外光感受器段的交界处给出了一个高度反射带（长箭头）。脉络膜血管部分可见。

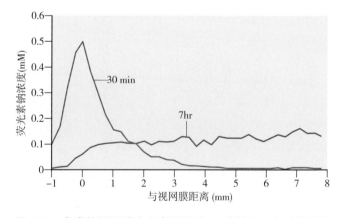

图 6.22　色素性视网膜炎患者测量后 30 分钟和 7 小时的视网膜前玻璃体荧光素浓度分布曲线，这使得被动通透性和向外的主动运输成为可能。(From Moldow et al 1998.[83] With kind permission of Springer Science + Business Media.)

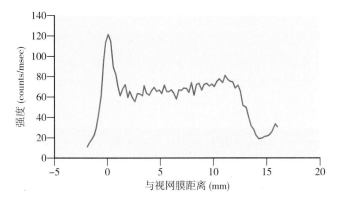

图 6.23 色素性视网膜炎患者注射荧光素 30 分钟后记录的玻璃体荧光素谱。30 分钟后视网膜前梯度没有变化，提示明显的玻璃体脱离／液化，患者被排除在研究之外。(From Moldow et al 1998.[83] With kind permission of Springer Science + Business Media.)

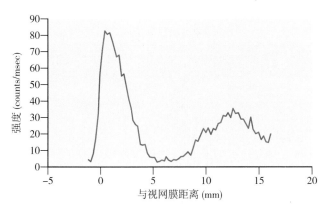

图 6.24 记录的是色素性视网膜炎患者注射 30 分钟后的玻璃体形态。图形显示一个典型的"驼峰"，它对视网膜前梯度没有视觉影响。(From Moldow et al 1998.[83] With kind permission of Springer Science + Business Media.)

A．视网膜的支持功能和玻璃体腔填充功能

B．眼前后部的扩散屏障

C．代谢缓冲功能

D．顺畅的光线路径的建立

A. 视网膜的支持功能和玻璃体腔填充功能

生理状态

一个完整的玻璃体，填充整个玻璃体腔，可延缓或防止大的视网膜脱离的发展。据推测，玻璃体也可以吸收外部力量，减少眼球的机械变形。在眼睛受创伤时，完整的玻璃体起支持的作用。然而，这种机械的支持作用是有限的。因此，对于已经行玻璃体切除术的眼睛，仍然可以有一个正常的功能，视网膜也

不会分离。

病理／病理生理的相关性

玻璃体后脱离

正如前面所提到的，玻璃体变性是一种正常的生理老化现象。当玻璃体中央变性足够大时，将导致玻璃体其余部分的崩溃，使玻璃体皮层沉没于玻璃体中央。这形成了条件性玻璃体后脱离（图 6.25 和图 6.26）。

PVD 是最常见的玻璃体病理生理状态，被认为是正常的生理老化现象，这可能与玻璃体视网膜界面的固有纤维减少有关[46,47,132,139]。玻璃体脱离导致玻璃体混浊，但除此之外，它通常没有临床后果。然而，如果后部玻璃膜和 ILM 之间有很强的黏附，PVD 可以导致视网膜撕裂。这是孔源性视网膜脱离的第一步。

如果玻璃体皮质和 ILM 之间有强的黏附，那么 PVD 还可以诱导视网膜的牵引，尤其是在中心凹区域。在糖尿病性视网膜病变的眼睛中尤为可见。当连接到 ILM 的后部皮质收缩时，可引起各种形式的表面视网膜病变，如黄斑孔或黄斑水肿。

中心凹周围的玻璃体脱离一直被认为是特发性黄斑裂孔形成的一个主要的致病因素。然而，这种现象可能是黄斑裂孔形成的继发因素。

Gass[35,36] 曾经假设，视网膜受体离心收缩，可能是由于中心凹早期玻璃体视网膜变性和玻璃体皮质并发 Müller 细胞分裂的 Müller 细胞的一个早期事件。根据这个假设，光感受器仍然存在于孔周围袖口内，玻璃体视网膜手术后视力有很大提高。

其他研究中，使用 OCT 和 B 超检查显示，玻璃体改变是主要事件[37,53]。这两个技术显示在黄斑裂孔的早期部分 PVD 黏附于中心凹、视神经和视网膜赤

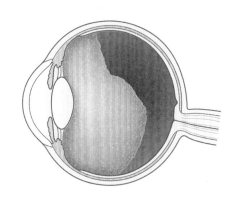

图 6.25 玻璃体后脱离的玻璃体腔示意图。(From Kanski 1989.[57])

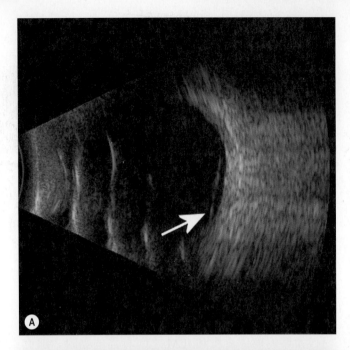

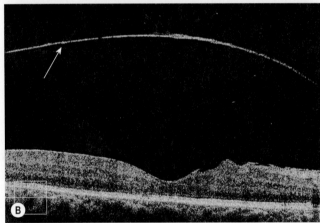

图 6.26 图 6.25 中显示了玻璃体后脱离的示意图。(A) B 超扫描的糖尿病患者玻璃体后脱离。在这个病例中，部分脱离刚好位于中心凹的前方（箭头）。(B) 同一患者的 OCT，玻璃体皮质厚，反射强（箭头）。勾勒出的视网膜，给人一种假的后皮质大曲率印象。视网膜外层纤维化可见于中心凹中心的右侧。

道部。随着玻璃体的萎缩，玻璃体皮质向中央凹的前 - 后方向形成牵拉力。图 6.27A 和 B 显示了一个全层黄斑裂孔患者的另一只眼睛 OCT 图像，清楚地显示了后皮层的连接部位。外层视网膜出现离散变化和小的断裂，通过中央囊肿中间薄的垂直纤维（大概是 Henle 纤维），前 - 后的牵拉力可传导到外层视网膜。类似光感受器裂开的图像可见图 6.27C。虽然图 6.27 可以清晰见到 PVD，但 PVD 不是发生在所有患者身上，因为所有患者的病因不可能是一样

的 [38,43,50,62,63,89]（框 6.1）。

Sebag[18,108,118] 认为黄斑裂孔或视网膜水肿的形成影响玻璃体腔的形成，玻璃体劈裂可能代表一个异常 PVD 类型。

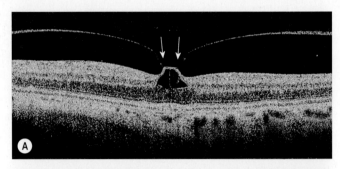

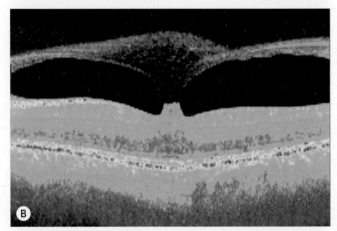

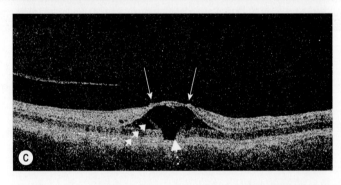

图 6.27 （A）光学相干断层扫描一眼是全层黄斑裂孔患者的对侧眼。后部玻璃体皮质清楚地连接到中心凹（箭头），但前后结构像往常一样在 OCT 的信号强度较附近的横向结构弱。中心凹可见一囊状形成，垂直线可能起源于亨利纤维或剩余的 Müller 细胞。囊肿的下方，外层光感受器似乎可见一不连续断裂及内、外段连接处的高反射线。（B）相同眼的一 3D 图像。玻璃体视网膜牵引力清楚地形成了一个圆环，连接到中心凹中心。（C）相比（A）另一个患者的前置孔。玻璃体视网膜牵引非常类似于前面图中所示的情况，玻璃体视网膜牵引（箭头）和中央囊性区域内的垂直线（重复箭头），说明玻璃体视网膜牵引通过视神经视网膜传导。囊性区域扩大到外丛状层的水平分割。光感受器裂开可见（虚线箭头）。

在黄斑裂孔的发病过程中切向力不能被除外 [6,86]。糖尿病增殖性视网膜病变牵引是众所周知的，后玻璃体经常附着于视神经和视网膜赤道部。后皮层松弛的形状为支持前后牵引和反对切向牵引论点提供依据 [17,37,53,86]。

黄斑水肿的发展

黄斑水肿发病机制的基本原理在图 6.28 中有图解。所涉及的因素有血 - 视网膜屏障，即，被动渗透性和血流和代谢功能障碍与等效渗透形成相关的主动运输。在正常情况下，血 - 视网膜屏障是紧密连接的（被动渗透性低）。增加被动渗透性或减少向外的主动运输可能会导致水肿的形成（表 6.2），被动通透性的增加对之后光凝以及大量的视力丧失是可预测的，虽然通透性增加可能不会立即导致视网膜增殖（框 6.1）[104,105]。视网膜缺血似乎是黄斑水肿病理生理改变的一个主要的原因。Linsenmeyer 指出即使在毛细血管消失前，糖尿病猫内层视网膜的氧分压仍几乎为零 [72]。在无视网膜病变的糖尿病患者中，如电生理学所示，血糖急性升高导致更快的冲动传导（隐式时间），血流增加，表示代谢增加和氧需求增加 [16,64]。此外，在毛细血管关闭和视网膜血管减少的情况下，内层视网膜将处于缺氧状态，这反过来又诱导血管内皮细胞生长因子（VEGF）的产生和通透性的增加。因此，现在用 VEGF 抑制剂或类固醇注射治疗长期严重水肿，这两种治疗可降低血管通透性 [7,31,135]（框 6.1）。

在某些情况下黄斑水肿涉及玻璃体牵引，糖尿病患者与那些黄斑裂孔眼的 OCT 检查结果类似 [56]（图 6.29 和框 6.1）。在一些研究中，眼睛无法治愈的水肿已经显示出有部分 PVD，玻璃体切除术似乎可以改善这些眼睛的视力 [6,71,129,130,138]。然而，玻璃体切除术对于没有玻璃体黄斑牵拉证据的患者也有好处 [66]。

正如上面所指出的，牵引力的临床意义是复杂的、难以定量的，这些黄斑部病变的发病机制仍然是一个有争议的问题。

B. 眼前后部的扩散屏障

生理状态

如前面所提到的，玻璃体是一种凝胶，它对眼睛前后部之间批量物质的运输起了重要的屏障作用。

当玻璃体是完整的时候，从眼前段释放的物质将很难达到眼后段的高浓度，这是因为在凝胶中扩散是缓慢的，运动散流是非常有限的。一个完整的玻璃体凝胶也可以控制到达视网膜和视盘的局部给药的物质浓度。经血液途径给抗生素到玻璃体中心，也会受到正常玻璃体的阻碍。

病理 / 病理生理的相关性

如果玻璃体部分切除 / 变性 / 崩解，眼睛前后段之间的交流会更快、更容易。当晶状体去除和前部玻璃体切除的情况下，眼前段产生的或经过眼前段的不紧密的屏障系统（血 - 房水屏障）局部进入玻璃体的物质，相较于完整玻璃体和完整虹膜晶状体屏障，预期在视网膜可以达到较高的浓度（图 6.30 和图 6.31）。局部给活性物质的药物也是这样的情况。玻璃体的情况应始终考虑到眼部药代动力学，无论是局部给药还是全身给药，虽然这是否有任何临床意义尚不清楚。

糖尿病患者玻璃体切除术后视网膜前氧分压得以改善，这表明氧的转运随着快速血流而增加 [122]。

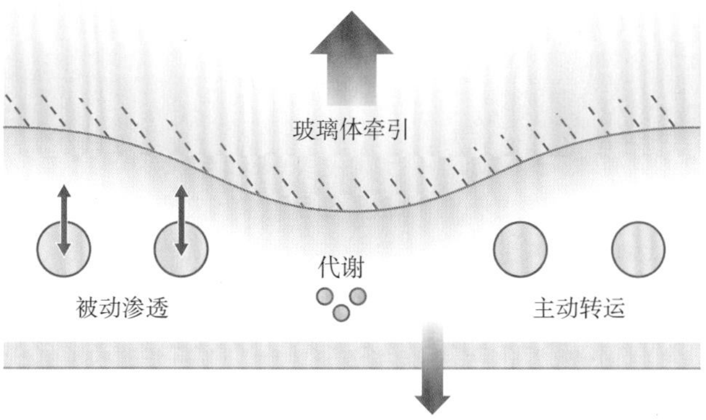

图 6.28　糖尿病黄斑水肿发展的相关因素：玻璃体牵引、被动渗透性、主动运输（从视网膜到血液）和代谢。

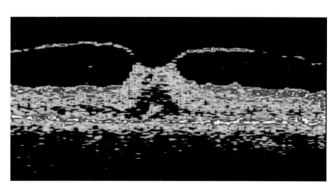

图 6.29　糖尿病患者的光学相干断层扫描。玻璃体皮质牢固地附着于中心凹和血管弓（图中未示出）。玻璃体切割手术后，正常的解剖结构和视力恢复。

这与临床是相关的，因为视网膜新生血管和黄斑水肿消退。

C. 代谢缓冲功能

生理状态

ILM 和后皮质不会使小分子扩散产生障碍。由于与睫状体和视网膜的解剖相接近，玻璃体可以作为一种代谢缓冲，并在一定程度上作为睫状体尤其是视网膜的代谢储备，如图 9.10 中氧分布所示。因为血-视网膜屏障的紧密连接，如果通过屏障的转运是有限的，那么分布在视网膜的水溶性物质进入玻璃体腔比进入血液更容易。

视网膜上产生的或存在的物质稀释扩散到玻璃体中。同样的，玻璃体内的葡萄糖和糖原可以补

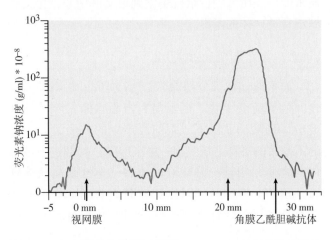

图 6.30　白内障囊外摘除后后囊 pseudophakos 患者的荧光法扫描（30 min）。标记的是前部和后部到中央玻璃体的染料浓度的下降。（From Ring et al 1987.[99]）

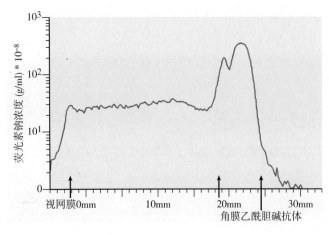

图 6.31　囊内白内障摘除后前房 pseudophakos 患者的荧光法扫描（30 min）。严重玻璃体脱离造成的玻璃体腔均一高浓度染料。（From Ring et al 1987.[99]）

充视网膜代谢，特别是在缺氧条件下。Müller 细胞基底部也与玻璃体有密切联系。玻璃体可以作为 Müller 细胞生理功能的一个缓冲剂，例如视网膜中的钾平衡[10,14,87]。

玻璃体内维生素 C 浓度相对较高，在应激情况下可作为储备抗氧化剂的作用，保护视网膜免受代谢和光诱导的自由基的破坏（表 6.1）。

病理／病理生理的相关性

因为玻璃体切除后视网膜可以维持正常的功能，所以玻璃体的代谢缓冲作用似乎并不重要。然而，玻璃体的状态可能与视网膜疾病有一定关联。视网膜周围的血管增殖因子（视网膜产生，出现在玻璃体中）的浓度有赖于玻璃体的状态。如果玻璃体充当这些物质的扩散屏障，那么它们在视网膜附近仍有高浓度。因此，可以推测玻璃体切除可以治愈这种疾病，这在增殖性糖尿病视网膜病变中可以看到。另外，玻璃体切除可以导致血管增殖因子从后极向前段的快速移动，从而导致眼前段新生血管的生成（新生血管性青光眼）。

D. 顺畅的光线路径的建立

生理状态

当可见光通过玻璃体时，玻璃体的正常生理功能允许光不受阻碍到达视网膜。玻璃体的一个重要功能是保持这个最佳透光度，这主要是由于结构大分子（< 0.2% w/v）[118]的低浓度和水溶性蛋白[33]。这样的透明度也需要特定胶原／透明质酸结构的维持，类似于角膜。玻璃体的散射特性是各向异性的，当玻璃体肿胀时散射降低[11]。

病理／病理生理的相关性

玻璃体变性（如上面玻璃体老化章节所述）产生浑浊，即所谓的飞蚊症，影响光的路径。它与已经提到的 PVD 有关联。玻璃体闪辉、星状变性、出血、炎性物质、玻璃体内纤维组织和玻璃体动脉退化不足，这些都是影响正常光经过玻璃体的病理因素的例子[121]。

玻璃体作为周围结构的一个生理传感器

正如先前所描述的，后皮质和内界膜均不是小分子扩散的障碍。由于玻璃体、视网膜和睫状体的

密切解剖关系，玻璃体内物质的浓度变化将反映在这些组织的进程中。通常情况下，荧光素被用作盐（和水）运动的示踪剂。体外研究表明，被动和主动向外运输均通过血 - 视网膜屏障（从视网膜到血液中）[20,65,140,141]。被动运输（渗透性）是双向的，可能是通过开窗和（或）通过紧密连接渗漏[4,5]。用荧光素检测从视网膜到血液中外向转运，代谢和竞争性抑制剂可显著减少这种转运，其被认为是一个主动的、载体介导的转运[24,25,65,140]。主动转运可能和色素上皮细胞的代谢活性相关。

根据荧光素在人玻璃体内的浓度变化测定血 - 视网膜屏障、被动渗漏和主动运输

能够确定血 - 视网膜屏障通透性的被动或主动运输的数学模型已经被开发出来。该模型是基于这样的假设——玻璃体是一个被均匀的血 - 视网膜屏障包围的球体——进而作出如下假设：玻璃体内荧光素的扩散按照传统的扩散动力学发生，通过血 - 视网膜屏障的被动渗漏（$P_{passive}$）的荧光素扩散系数（D）按照通常被动渗漏规则，主动运输（$T_{out,active}$）是在玻璃体的正常浓度范围内由载体介导的，是非溶性的。

静脉注射荧光素后，血液中荧光素的浓度取决于血浆中的超滤部分，玻璃体荧光素的浓度由玻璃体荧光光度测定法测得。被动渗透性和扩散系数的计算，如前面所述，基于注射荧光素 60 分钟后的扩散谱[21,67,68,69,70,74,77]。向外的主动运输是从荧光素注射 8 ～ 10 小时后视网膜前的荧光素浓度曲线计算得出（图 6.22）。基本方程式如下：

$$J = P_{passive} * Cp(t) - T_{out,active} * Cr(t)$$

其中 J 是变量，$P_{passive}$ 是渗透率，T 是向外的主动运输，C 是血浆和玻璃体内荧光素的浓度。荧光素注射数小时后，血浆浓度低，第一项小。因此，向外（主动）运输可从视网膜前梯度估算：

$$(D * dC/dx) * C_r^{-1}$$

其中 dC/dx 是视网膜前荧光梯度，C_r^{-1} 是视网膜荧光素的浓度[25,26,102]。

当视网膜前梯度被颠倒时，荧光素注射大概 5 ～ 7 小时内是不能计算出外向转运的（图 6.22）。逆转时间根据个体患者中的主动转运和被动转运而不同，上面的方程没有考虑到整体扩散的不稳定状态。尽管系统不稳定，但玻璃体的浓度曲线仍可用数学模

型模拟[102]。与早期的研究相比[90,92,140-143]，该系统是基于从荧光代谢产物荧光素 - 糖醛酸苷的贡献中分离荧光素活体测量。图 6.32 中的模型是基于一个眼睛的球面几何；但这种模式的实验和理论曲线不适合于被动通透性高的患者。圆柱模型（图 6.33）提高了实验曲线匹配。最终的修正模型，包括前房的荧光素扩散，因为前房荧光素浓度在静脉注射荧光素数小时内常超过后房浓度，并扩散到玻璃体内。随时间变化的浓度分布图的最终模型如图 6.34 所示。通过曲线拟合，可以评估每个个体患者的荧光素外向主动转运。其结果示于表 6.2 中。

正常人中的荧光素通透性是很低的，从玻璃体到血液的主动转运的量远远超过了被动渗透[20,25,65,102,103,141]。荧光素糖醛酸苷的被动渗透与荧光素的通透性一样，

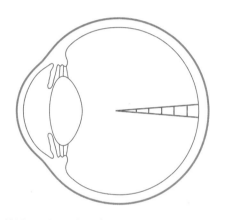

图 6.32　简易血 - 视网膜屏障的球形模型。从视网膜到眼睛中心的距离被划分成大量的锥形细胞。近视网膜细胞中的荧光素浓度根据血浆荧光素浓度曲线和被动和主动运输来估计。（From Sander et al 2001.[102] Reproduced with permission from Association for Research in Vision and Ophthalmology.）

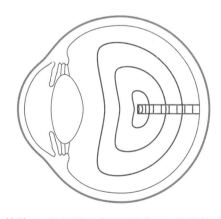

图 6.33　简易血 - 视网膜屏障的圆柱模型。假设扩散从眼前段进入玻璃体中，相比后极，周边视网膜低泄漏，浓度梯度将在玻璃体中形成椭圆形曲线（细线）。荧光素流动的主要方向是垂直浓度。

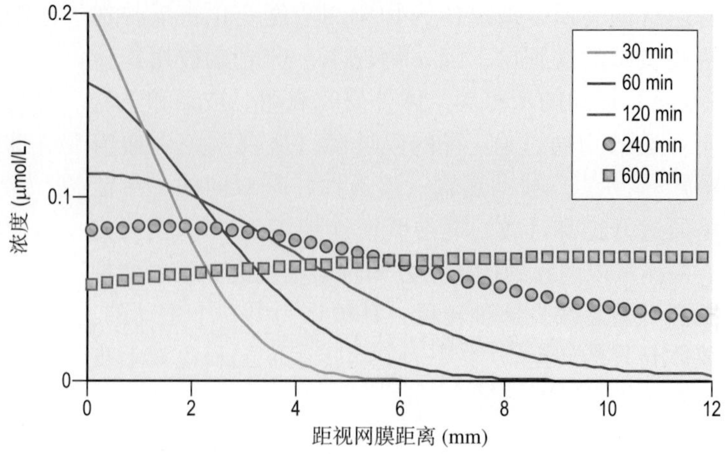

图 6.34　荧光素注射 30 分钟至 8 小时后，用球状模型计算的玻璃体曲线。输入数据（$P_{passive}$ 2,5 nm/sec；T_{active} 25 nm/sec）对应于健康受试者。（From Sander et al 2001.[102] Reproduced with permission from Association for Research in Vision and Ophthalmology.）

表 6.2　眼睛有无临床意义黄斑水肿（CSME）的糖尿病患者中的被动和主动荧光素转运

		被动渗透性（nm/sec）	主动转运（nm/sec）
临床意义黄斑水肿	平均	11.32[*]	62.20
	95% 可信区间	8.7 ~ 14.7	48.2 ~ 80.2
	范围	2 ~ 72	2 ~ 265
无临床意义黄斑水肿	平均	3.57	71.95
	95% 可信区间	2.7 ~ 4.7	56.2 ~ 92.1
	范围	1 ~ 13	23 ~ 195

From Sander et al.[103]

$P < 0.05$ 时，与无黄斑水肿对比。

尽管这两种物质的脂溶性差异很大，这也表明运输与水通道有关。

在健康受试者中，被动渗透率已经发现为 1.9 nm/sec，外向主动转运为 43 nm/sec[84,102]。糖尿病有无黄斑水肿的相同参数如表 6.2 所示。黄斑水肿显著增加被动渗透性，而主动运输则不受水肿的影响，尽管与健康人的眼睛相比，它似乎增加患者早期糖尿病主动运输[102]。这个意义尚不清楚，但可能与糖尿病患者视网膜离子 / 非离子型化合物增加激活视网膜色素上皮细胞泵有关。

总结

虽然眼睛的玻璃体移除后，眼睛也可以保持几乎正常的功能，但是玻璃体对眼睛的生理和病理生理起着重要的作用。"沉默"的玻璃体发挥了许多重要的生理和病理生理功能。未来一个重要的研究方向是玻璃体内药物的应用和释放；进一步深入了解玻璃体的生理功能对合理开发应用这种新的模式有重要的作用。玻璃体的状态对眼内药物转运也有重要的影响，应探讨局部给药对眼后段可能的疗效和不良反应。

致谢

感谢 Ulrik Christensen，Kristian Krøyer 和 Mads Kofod 博士提供的光学相干断层扫描图像。

参考文献

1. Akiba J, Ueno N, Chakrabarti B. Age-related changes in the molecular properties of vitreous collagen. Curr Eye Res 1993; 12:951.

2. Akiba J, Ueno N, Chakrabarti B. Mechanisms of photo-induced vitreous liquefaction. Curr Eye Res 1994; 13:505.

3. Andersen MN. Changes in the vitreous body pH of pigs after retinal xenon photocoagulation. Acta Ophthalmol 1991; 69:193.

4. Antoinetti DA, Barber AJ, Khin S et al. Vascular permeability in experimental diabetes is associated with reduced endothelial occludin content: vascular endothelial growth factor decreases occluding in endothelial cells. Diabetes 1998; 47:1953.

5. Armand G, Chakrabarti B. Conformational differences between hyaluronates of gel and liquid human vitreous: fractionation and circular dichroism studies. Curr Eye Res 1987; 6:445.

6. Asami T et al. Vitreoretinal traction maculopathy caused by retinal diseases. Am J Ophthalmol 2001; 131:134.

7. Audren F et al. Intravitreal triamcinolone acetonide for diffuse diabetic macular oedema: 6-months results of a prospective controlled trial. Acta Ophthalmol Scand 2006; 84:624.

8. Balazs EA, Denlinger JL. The vitreous. In Davson H, ed. The eye, vol 1A. New York: Academic Press, 1972.

9. Balazs EA, Toth LZ, Eckl EA. Studies on the structure of the vitreous body: XII. Cytological and histochemical studies on the cortical tissue layer. Exp Eye Res 1964; 3:57.

10. Berman E. Biochemistry of the eye. New York: Plenum Press, 1991.

11. Bettelheim FA, Balazs EA. Light scattering patterns of the vitreous humor. Biochem Biophysics Acta 1968; 158:309.
12. Bourwieg H, Hoffmann K, Riese K. Über Gehalt and Verteilung nieder- und hochmolekularer substanzen im glaskörper. Graefe's Arch Clin Exp Ophthalmol 1974; 191:53.
13. Bradbury MW, Lightman L. The blood-brain interface. Eye 1990; 4:249.
14. Brew H, Attwell D. Is the potassium channel distribution in glial cells optimal for spatial buffering of potassium? Biophys J 1985; 48:843.
15. Brown D et al. Cleavage of structural components of mammalian vitreous by endogenous matrix metalloproteinase-2. Curr Eye Res 1994; 13:639.
16. Bursell SE et al. Retinal blood flow changes in patients with insulin-dependent diabetes mellitus and no diabetic retinopathy. IOVS 1996; 37:886.
17. Chauhan DS, Antcliff RJ, Rai PA et al. Papillofoveal traction in macular hole formation: the role of optical coherence tomography. Arch Ophthalmol 2000; 118:32.
18. Chu TG. Lopez PF, Cano MR et al. Posterior vitreoschisis. An echographic finding in proliferative diabetic retinopathy. Ophthalmology 1996; 103:205.
19. Cunha-Vaz J. The blood-ocular barriers. Survey Ophthalmol 1979; 23:279.
20. Cunha-Vaz J, Maurice DM. The active transport of fluorescein by the retinal vessels and the retina. J Physiol 1967; 191:467.
21. Dalgaard P, Larsen M. Fitting numerical solutions of differential equations to experimental data: a case study and some general remarks. Biometrics 1990; 46:1097.
22. Davson D. Physiology of the eye, 3rd edn. New York: Churchill Livingstone, 1972.
23. Duke-Elder F. Textbook of ophthalmology. London: Henry Kimpton, 1938.
24. Eisner G. Zur anatomie des glaskörpers. Graefes Arch Clin Exp Ophthalmol 1975; 193:33.
25. Engler C et al. Fluorescein transport across the human blood-retina barrier in the direction vitreous to blood. Acta Ophthalmol 1994; 72:655.
26. Engler C, Sander B, Koefoed P, Larsen M et al. Probenecid inhibition of the outward transport of fluorescein across the human blood-retina barrier. Acta Ophthalmol 1994; 72:663.
27. Falbe-Hansen I, Ehlers N, Degn J. Development if the human foetal vitreous body. Biochemical changes. Acta Ophthalmol 1969; 47:39.
28. Fatt I. Flow and diffusion in the vitreous body of the eye. Bull Math Biol. 1975; 37:85.
29. Fine BS, Tousimis AJ. The structure of the vitreous body and the suspensory ligaments of the lens. Arch Ophthalmol 1961; 65:95.
30. Fledelius HC. Ophthalmic changes from age 10 to 18 years. A longitudinal study of sequels to low birth weight IV. Ultrasound oculometry of vitreous and axial length. Acta Ophthalmol 1983; 60:403.
31. Fraser-Bell S, Kaines A, Hykin PG. Update on treatments for diabetic macular edema. Curr Opin Ophthalmol 2008; 19:185.
32. Funderburgh J et al. Physical and biological properties of keratan sulphate proteoglycan. Biochem Soc Trans 1991; 19:871.
33. Gao Ben-Bo et al. Characterization of the vitreous proteome en diabetes without diabetic retinopathy and diabetes with proliferative retinopathy. J Proteome Res 2008; 7:2516.
34. Gartner J. Vitreous electron microscopic studies on the fine structure of the normal and pathologically changed vitreoretinal limiting membrane. Surv Ophthalmol 1964; 9:291.
35. Gass JDM. Müller cell cone, an overlook of the anatomy if the fovea centralis. Arch Ophthalmol 1999; 117:821.
36. Gass JDM. Reappraisal of biomicroscopic classification of stages of development of macular hole. Am J Ophthalmol 1995; 119:752.
37. Gaudric A, Haouchine B, Massin P et al. Macular hole formation. New data provided by optical coherence tomography. Arch Ophthalmol 1999; 117:744.
38. Giovannini A, Amato G, Mariotti C. Optical coherence tomography in diabetic macular edema before and after vitrectomy. Ophthalmic Surg Lasers 2000; 31:187.
39. Gloor BP. The vitreous. In Moses RA, Hart WM, eds. Adlers's physiology of the eye. St. Louis: Mosby, 1981.
40. Gottfredsdóttir M, Stefánsson E, Gíslason I. Retinal vasoconstriction after laser treatment for diabetic macular oedema. Am J Ophthalmol 1993; 115:64.
41. Grignoli A. Fibreous components of the vitreous body. Arch Ophthalmol 1951; 47:760.
42. Hee MR, Puliafito CA, Duker JS. Topography of diabetic macular edema with optical coherence tomography. Ophthalmology 1998; 105:360.
43. Hee MR, Puliafito CA, Wong C. Optical coherence tomography of macular holes. Ophthalmology 1995; 102:748.
44. Heegaard S. Structure of the human vitreoretinal border region. Ophthalmologia 1994; 208:82.
45. Heegaard S. Morphology of the vitreoretinal border region. Acta Ophthalmol Scand 1997; 75(suppl 222):1.
46. Heegaard S, Jensen OA, Prause JA. Structure and composition of the inner limiting membrane of the retina. Graefe's Arch Clin Exp Ophthalmol 1986; 224:355.
47. Hogan M. The vitreous, its structure, and relation to the ciliary body and retina. Invest Ophthalmol Vis Sci 1963; 2:418.
48. Hogan M. Histology of the human eye. Philadelphia: WB Saunders, 1971.
49. Hougaard J L, Wang M, Sander B, Larsen M. Effects of pseudophakic lens capsule opacification on optical coherence tomography of the macula. Curr Eye Res 2001; 23:415.
50. Ib M et al. Anatomical outcomes of surgery for idiopathic macular hole as determined by optical coherence tomography. Arch Ophthalmol 2002; 120:29.
51. Ishibashi T, Inomata H. Ultrastructure of retinal vessels in diabetic patients. Br J Ophthalmol 1993; 77:574.
52. Jin M, Kachiwagi K, Iizuka Y. Matrix metalloproteases in human diabetic and non-diabetic vitreous. Retina 2001; 21:28.
53. Johnson MW, van Newkirk MR, Meyer KA. Perifoveal vitreous detachment is the primary pathogenic event in idiopathic macular hole formation. Arch Ophthalmol 2001; 19:215.
54. Jongebloed WL, Humalda D, Worst JFG. A SEM-correlation of the anatomy of the vitreous body. Making visible the invisible. Doc Ophthalmologica 1986; 64:117.
55. Jongebloed WL, Worst JFG. The cisternal anatomy of the vitreous body. Doc J Ophthalmol 1987; 67:183.
56. Kaiser P, Riemann C, Sears J et al. Macular traction detachment and diabetic macular edema associated with posterior hyaloidal traction. Am J Ophthalmol 2001; 131:44.
57. Kanski J. Clinical ophthalmology, 2nd edn. London: Butterworths, 1989.
58. Kasai K, Nakamura T, Kase N et al. Increased glycosylation of proteins from cataractous lenses in diabetes. Diabetologia 1983; 25:36.
59. Kinsey VE. Further study of the distribution of chloride between plasma and the intraocular fluids in the rabbit eye. Invest Ophthalmol Vis Sci 1967; 6:395.
60. Kishi S, Demaria C, Shimizu K. Vitreous cortex remnants at the fovea after spontaneous vitreous detachment. Int Ophthalmol 1986; 9:253.
61. Kishi S, Hagimura N, Shimizu K. The role of premacular liquified pocket and premacular vitreous cortex in idiopathic macular hole development. Am J Ophthalmol 1996; 122:622.
62. Kishi S, Shimizu K. Posterior precortical vitreous pocket. Arc Ophthalmol 1990; 108:979.
63. Kishi S, Takahashi B. Three-dimensional observations of developing macular holes, Am J Ophthalmol 2000; 130:65.
64. Klemp K, Larsen M, Sander B, Vaag A et al. Effect of short-term hyperglycemia on multifocal electroretinogram in diabetic patients without retinopathy. Invest Ophthalmol Vis Sci. 2004; 45:3812.
65. Koyano S, Arai M, Eguchi S. Movement of fluorescein and fluorescein glucuronide across retinal pigment epithelium choroid. Invest Ophthalmol Vis Sci 1993; 34:531.
66. La Heij EC et al. Vitrectomy results in diabetic macular oedema without evident vitreomacular traction. Graefes Arch Clin Exp Ophthalmol. 2001; 239:264.
67. Larsen J, Lund-Andersen H, Krogsaa B. Transient transport across the blood-retina barrier. Bull Math Biol 1983; 45:749.
68. Larsen M, Dalgaard P, Lund-Andersen H. Determination of spatial coordinates in ocular fluorometry. Graefes Arch Clin Exp Ophthalmol 1991; 229:358.
69. Larsen M, Lund-Andersen H. Lens fluorometry: light attenuation effects and estimation of total lens transmittance. Graefes Arch Clin Exp Ophthalmol 1991; 229:363.
70. Larsen M, Loft S, Hommel E, Lund-Andersen H. Fluorescein and fluorescein glucuronide in plasma after intravenous injection of fluorescein. Acta Ophthalmol 1988; 66:427.
71. Lewis H. The role of vitrectomy in the treatment of diabetic macular edema. Am J Ophthalmol 2001; 131:123.
72. Linsenmeier RA, Braun RD, McRipley MA et al. Retinal hypoxia in long-term diabetic cats. IOVS 1998; 38:1647.
73. Lund-Andersen H. Transport of glucose from blood to brain. Physiol Rev 1979; 59:305.
74. Lund-Andersen H, Kjeldsen S. Uptake of glucose analogues by rat brain cortex slices: A kinetic analysis based upon a model. J Neurochem 1976; 27:361.
75. Lund-Andersen H, Krogsaa B, Jensen PK. Fluorescein in human plasma in vivo. Acta Ophthalmol.1982; 60:709.
76. Lund-Andersen H, Moller M. Uptake of inulin by cells in rat brain cortex. Exp Brain Res 1977; 23:37.
77. Lund-Andersen H, Krogsaa B, Larsen J et al. Fluorophotometric evaluation of the vitreous body in the development of diabetic retinopathy. In: Ryan S, ed. Retinal diseases. Orlando: Grune & Stratton and Harcourt Brace Jovanovich, 1985.
78. Lund-Andersen H et al. Quantitative vitreous fluorophotometry applying a mathematical model of the eye. Invest Ophthalmol Vis Sci 1985; 26:698.
79. Lundquist O, Österlin S. Glucose concentration in the vitreous of non-diabetic and diabetic human eyes. Grafe's Arch Clin Exp Ophthalmol 1994; 232:71.
80. Massin P, Vicaut E, Haouchine B, Erginay A et al. Reproducibility of retinal mapping using optical coherence tomography. Arch Ophthalmol 2001; 119:1135.
81. Mayne R, Brewton R, Mayne P et al. Isolation and characterization of type V/type XI collagen present in bovine vitreous. J Biol Chem 1993; 268:93.
82. McNeil A, Gardner A, Stables S. Simple method for improving the precision of electrolyte measurements in vitreous humor. Clinical Chemistry 1999; 45:135.
83. Moldow B et al. The effect of acetazolamide on passive and active transport of fluorescein across the blood-retinal barrier in retinitis pigmentosa complicated by macular edema. Graefes Arch Clin Exp Ophthalmol 1998; 236:881.
84. Moldow B et al. Effects of acetazolamide on passive and active transport of fluorescein across the normal BRB. Invest Ophthalmol Vis Sci 1999; 40:1770.
85. Molnar I, Poitry S, Tsacopoulos M et al. Effect of laser photocoagulation on oxygenation of the retina in minature pigs. Invest Ophthalmol Vis Sci 1985; 26:1410.
86. Mori K, Bae T, Yoneya S. Dome-shaped detachment of premacular cortex in macular hole development. Ophthalmic Surg Lasers 2000; 31:203.
87. Newman EA. Regulation of potassium levels by Muller cells in the vertebrate retina. Can J Physiol Pharmacol 1987; 65:1028.
88. Newsome D, Linsenmayer T, Trelstad R. Vitreous body collagen. J Cell Biol 1976; 71:59.
89. Nork TM, Giola V, Hobson R. Subhyaloid hemorrhage illustrating a mechanism of macular hole formation. Arch Ophthalmol 1991; 109:884.
90. Ogura Y, Tsukahara Y, Saito I, Kondo T. Estimation of the permeability of the blood-retinal barrier in normal individuals. Invest Ophthalmol Vis Sci 1985; 26:969.
91. Oksala A. Ultrasonic findings in the vitreous at various ages. Graefe's Arch Clin Exp Ophthalmol 1978; 207:275.
92. Palestine AG, Brubaker RF. Pharmacokinetics of fluorescein in the vitreous. Invest Ophthalmol Vis Sci 1981; 21:542.
93. Pedler C. The inner limiting membrane of the retina. Br J Ophthalmol 1961; 45:423.
94. Pournaras CJ, Ilic J, Gilodi N et al. Experimental venous thrombosis: preretinal pO_2 before and after photocoagulation. Klin Monatsbl Augenheilkd 1985; 186:500.
95. Prager T et al. The influence of vitreous change on vitreous fluorometry. Arch Ophthalmol 1982; 100:594.
96. Puliafito C et al. Imaging of macular diseases with optical coherence tomography. Ophthalmol 1995; 102:217.
97. Reddy DVN, Kinsey VE. Composition of the vitreous humor in relation to that of plasma and aqueous humors. Arch Ophthalmol 1960; 63:715.
98. Riley MV. Intraocular dynamics of lactic acid in the rabbit. Invest Ophthalmol Vis Sci 1972; 11:600.

99. Ring K, Larsen M, Dalgaard P. Fluorophotometric evaluation of ocular barriers and of the vitreous body in the aphakic eye. Acta Ophthalmol 1987; 65:160.

100. Sakaue H, Negi A, Honda Y. Comparative study of vitreous oxygen tension in human and rabbit eyes. Invest Ophthalmol Vis Sci 1989; 30:1933.

101. Sander B, Larsen M. Photochemical bleaching of fluorescent glycolysation products. Int Ophthalmol 1994; 18:195.

102. Sander B, Larsen M, Moldow B. Diabetic macular edema: passive and active transport of fluorescein through the blood-retinal barrier. Invest Ophthalmol Vis Sci 2001; 42:433.

103. Sander B, Larsen M, Engler C et al. Diabetic macular oedema: a comparison between vitreous fluorometry, angiography and retinopathy. Br J Ophthalmol 2002; 86:316.

104. Sander B, Thornit DN, Colmorn L et al. Progression of diabetic macular edema: correlation with blood-retinal barrier permeability, retinal thickness and retinal vessel diameter. Invest Ophthalmol Vis Sci 2007; 48: 3982.

105. Sander B, Hamann P, Larsen M. A 5-year follow-up of photocoagulation in diabetic macular edema: the prognostic value of vascular leakage for visual loss. Graefes Arch Clin Exp Ophthalmol 2008; 256:1535.

106. Schubert H. Cystoid macular edema: The apparent role of mechanical factors. Prog Clin Biol Res 1989; 312:299.

107. Sebag J. The vitreous. In: Hart W, ed. Adler's Physiology of the eye, 9th edn. St. Louis: Mosby, 1985.

108. Sebag J. Age-related differences in the vitreoretinal interface. Arch Ophthalmol 1991; 109:966.

109. Sebag J. Abnormalities of human vitreous structure. Graefe's Arch Clin Exp Ophthalmol 1993; 231:257.

110. Sebag J. Surgical anatomy of the vitreous and the vitreoretinal interface. In Tasman W, ed. Duane's clinical ophthalmology. Philadelphia: Lippincott, 1994.

111. Sebag J. Macromolecular structure of the corpus vitreum. Prog Polym Sci 1998; 23:415.

112. Sebag J. Letter to the editor. Arch Ophthalmol 1993; 109:1059.

113. Sebag J, Balazs EA. Morphology and ultrastructure of human vitreous fibers. Invest Ophthalmol Vis Sci 1989; 30:1867.

114. Sebag J, Balzac A. Pathogenesis of cystoid macular edema: an anatomical consideration of vitreoretinal adhesion. Surv Ophthalmol 1984; 28(suppl):493.

115. Sebag J, Buckingham B, Charles A et al. Biochemical changes in vitreous of humans with proliferative diabetic retinopathy. Arch Ophthalmol 1992; 110:1472.

116. Sebag J, Nie S, Reiser K et al. Raman spectroscopy of human vitreous in proliferative retinopathy. Invest Ophthalmol Vis Sci 1994; 35:2976.

117. Sebag J. Anomalous posterior vitreous detachment: a unifying concept in vitreo-retinal disease. Grafes Arch Clin Exp Ophthalmol 2004; 242:690.

118. Sebag J, Gupta P, Rosen R, Garcia P, Sadun A. Macular holes and macular pucker: The role of vitreoschisis as imaged by optical coherence tomography scanning laser ophthalmoscopy. Trans Am Ophthalmol Soc 2007; 105:121.

119. Seery M. Vitreous aging. In: Albert DM, Jakobiec FA, eds. Principles and practice of ophthalmology. Philadelphia: WB Saunders, 1994.

120. Snowden J. The stabilization of in vivo assembled collagen fibrils by proteoglycans/glycosaminoglycans. Biochim Biophys Acta 1982; 703:21.

121. Spraul CW, Grossniklaus HE. Vitreous hemorrhage. Survey Ophthalmol 1997; 42:3.

122. Stefánsson E. The therapeutic effects of retinal laser treatment and vitrectomy. A theory based on oxygen and vascular physiology. Acta Ophthalmol 2001; 79:435.

123. Stefánsson E, Peterson J, Wang Y. Intraocular oxygen tension measured with a fiber-optic sensor in normal and diabetic dogs. Am J Physiol 1989; 256: H1127.

124. Stefánsson E, Machemer R, McCueb BW et al. Retinal oxygenation and laser treatment in patients with diabetic retinopathy. Am J Ophthalmol 1992; 113:36.

125. Stitt A. Advanced glycation: an important pathological event in diabetic and age related ocular disease. Br J Ophthalmol 2001; 85:746.

126. Strom C, Sander B, Larsen N et al. Diabetic macular edema assessed with optical coherence tomography and stereo fundus photography. Invest Ophthalmol Vis Sci 2002; 43:241.

127. Swann D. Chemistry and biology of the vitreous body. Int Rev Exp Pathol 1989; 22:2.

128. Swann D, Constable I. Vitreous structure. I Distribution of hyaluronate and protein. Invest Ophthalmol Vis Sci 1972; 11:159.

129. Tachi N. Surgical management of macular edema. Semin Ophthalmol 1998; 13:20.

130. Tachi N, Ogino N. Vitrectomy for diffuse macular edema in cases of diabetic retinopathy. Am J Ophthalmol 1996; 122:258.

131. Törnquist P, Alm A, Bill A. Permeability of ocular vessels and transport across the blood-retinal barrier. Eye 1990; 4:303.

132. Uchino E, Uemura A, Ohba N. Initial stages of posterior vitreous detachment in healthy eyes of older persons evaluated by optical coherence tomography. Arch Ophthalmol 2001; 119:1474.

133. Ueno N, Sebag J, Hirokawa H et al. Effects of visible-light irradiation on vitreous structure in the presence of a photosensitizer. Exp Eye Res 1987; 44:863.

134. Vaughan-Thomas A, Gilbert S, Duance C. Elevated levels of proteolytic enzymes in the aging human vitreous. Invest Ophthalmol Vis Sci 2000; 41:3299.

135. Vinten M, Larsen M, Lund-Andersen H et al. Short-term effects of intravitreal triamcenolone on retinal vascular leakage and trunk vessel diameters in diabetic macular edema. Acta Ophthalmol Scand 2007; 85:21.

136. Wilkins JR, Puliafito CA, Hee MR. Characterization of epiretinal membranes using optical coherence tomography. Ophthalmology 1996; 103:2142.

137. Worst JGF. Cisternal systems of the fully developed vitreous in young adults. Trans Ophthalmol Soc UK 1977; 97:550.

138. Yamamoto T, Akabane N, Takeuchi S. Vitrectomy for diabetic macular edema: the role of posterior vitreous detachment and epimacular membrane. Am J Ophthalmol 2001; 132:369.

139. Yonomoto J, Ideta H, Sasaki K et al. The age of onset of posterior vitreous detachment. Grafes Arch Clin Ophthalmol 1994; 232:67.

140. Yoshida A, Ishiko S, Kojima M. Outward permeability of the blood-retina barrier. Grafes Arch Clin Exp Ophthalmol 1992; 230: 84.

141. Yoshida A, Ishiko S, Kojima M, Lipsky S. Blood-ocular barrier permeability in monkeys. Br J Ophthalmol 1992; 76:84.

142. Zeimer R, Blair NP, Cunha-Vz JG. Pharmacokinetic interpretation of vitreous fluorophotometry. Invest Ophthalmol Vis Sci 1983; 24:1374.

143. Zeimer R, Blair NP, Cunha-Vz JG. Vitreous fluorophotometry for clinical research. Arch Ophthalmol 1983; 101:1757.

第 3 部分
注视方向

第 7 章

眼 外 肌

Linda McLoon

蒋　峰 译　叶　芬　施宇华 校

眼外肌（extraocular muscles，EOM）位于眼眶内，共同支配眼球运动，维持主要的注视眼位及运动融合，以维护双眼在对应的视网膜部位成像。此外，眼球必须能够跟随移动的物体运动（跟随运动），可以快速变换注视眼位（扫视运动）。这些机制通过一个非常复杂的眼球运动控制系统完成，最终的效应组织是 EOM。了解 EOM 如何适应不断变化的视觉需求，是当该系统出现问题时（如斜视或眼球震颤）研究治疗策略以重新调整眼球运动的关键。

与非颅骨骼肌不同，EOM 有许多特殊和复杂的性质，常与肌肉生长或再生相关。这些特性包括了种群的多样化：多发性视神经元支配的肌纤维，保留表达乙酰胆碱受体的未成熟亚基，神经细胞粘连因子，以及"不成熟"肌球蛋白重链亚型等。在人的生长发育中，EOM 也可以发生不断的改造。从临床角度来看，EOM 的特性可以避免产生一些骨骼肌疾病。EOM 与其他颅面肌肉例（如喉肌）共同具备一些特殊性质。本章介绍了这些特性的潜在发育基础及相关疾病谱。

眼眶

眼球深嵌在类似锥形的骨性眼眶中从而得到保护（图 7.1）。眼眶最大处位于前部眶缘内侧，最小处位于后部顶点。眼眶由上方额骨、额骨颧突、颧骨额突、颧骨、下方上颌骨、上颌骨额突、泪骨以及中间额骨的上颌突构成（图 7.1）。然而，骨缘的直接碰撞可以导致骨折（框 7.1）。由额骨及蝶骨小翼一部分构成眼眶较厚的顶部。外侧壁由颧骨及蝶骨大翼构成。底部相对薄弱，由上颌骨、腭骨及颧骨组成。内侧壁较薄，由上颌骨、鼻泪管、筛骨及蝶骨组成[1]。

特别是没有骨折发生时，这种骨结构使眼球在一定程度上可以免受来自面部直接撞击造成损伤。

理解眼眶解剖几何形状与维持眼位之间的关系是非常重要的。内侧壁相互平行，而每个外侧壁的平面与由内侧壁形成的矢状面成 45° 角（图 7.1 与图 7.2）。此外，眼眶的几何形状决定了眼球处于初始位置时两眼球需要部分内转。为使眼球维持在初始位置需要所有 EOM 保持一个静息水平的恒定张力，即为强直性痉挛[2]。

眶尖部有 3 个主要孔道：视神经孔、眶上裂及眶下裂。大部分神经和血管结构都通过这些孔进入眼眶。眶内也有许多小孔开放以允许血管和神经组织出入[3]。

正常眼外肌

大体解剖学

每个眼眶内有 6 条管理眼球运动的眼外肌：包括 4 条直肌及 2 条斜肌，分别为上、内、下、外直肌及上、下斜肌（图 7.3）。另外每个眼眶内还有第七条骨骼肌，即提上睑肌，起开大睑裂的作用。提上睑肌的神经支配与 EOM 相似，在功能及新陈代谢上有所区别，本章不再进一步讨论提上睑肌。

4 条直肌起源于眶尖部的腱环。直肌在巩膜的附

框 7.1　爆裂性骨折

当钝圆物体撞击眶缘时可能引起眼眶爆裂性骨折。瞬间增加的压力将骨壁推向鼻窦，最常发生于下壁和内壁。有时伴有 EOM 嵌顿，表现为受累肌肉限制性运动障碍。这种情况需要手术修复。

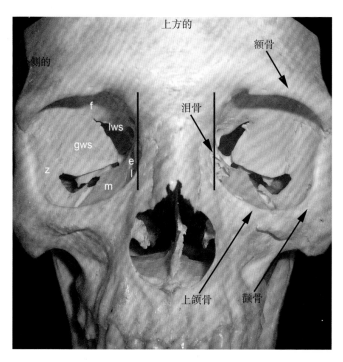

图 7.1 骨性眼眶（前面观）。两侧眼眶内侧壁互相平行，处于矢状面（蓝色垂直线）。眼眶骨壁形成一个顶端向后的锥形。f：额骨；lws：蝶骨小翼；gws：蝶骨大翼；m：上颌骨；l：泪骨；e：筛骨。

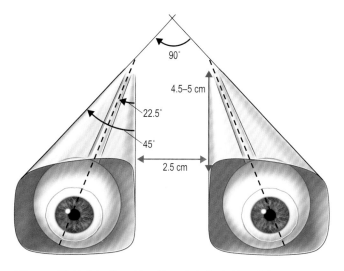

图 7.2 眼眶几何学。眼眶是一个底部向前，尖部向后的锥体结构。两侧眼眶内壁互相平行，位于矢状面。外侧壁相对于内侧壁呈 45° 角。两侧眶外壁互成 90° 角。视神经相对于内侧壁呈 22.5° 角。当眼球位于第一眼位时相当于眼球内收 22.5°。眼眶容积为 30 ml，眼球体积为 6.5 ml。

着点位于眼球赤道部以前，这是他们影响眼球运动的一个关键因素。经典理论认为直肌插入巩膜的位置相当于锯齿缘外部，然而近期研究表明直肌附着点位于锯齿缘后 2.25 mm 至前 2.25 mm 范围内，90% 在前后 1 mm 以内[4]。一般认为附着点的结构为肌腱，但是人内、外直肌可能含有肌纤维直接延伸至巩膜[5]，这是斜视手术的一个重要考虑因素。4 条直肌的附着点与角膜缘的距离沿圆周递增，其中内直肌最近，上直肌最远。这些距离最初在尸体眼测量得到[6]，最近在活体斜视手术中分析发现直肌附着点与角膜缘的平均距离存在很大的个体差异性[7-10]。这在某种程度上解释了文献中测量结果的不同。一项经典的研究测量发现直肌附着点与角膜缘的距离如下：内直肌 6.2±0.6 mm，下直肌 7.0±0.6 mm，外直肌 7.7±0.7 mm，上直肌 8.5±0.7 mm[10]。直肌附着点与角膜缘距离的变化可达 4 mm，甚至在同一个患者的双眼同名肌肉之间也存在差异，并且这一距离与眼球第一眼位及斜视患者的手术成功率无关[11]。因此，直肌附着点的变异很大，这种变异对于 EOM 手术具有重要意义。

　　上、下斜肌的走行与直肌不同。上斜肌起自腱环上内侧的致密结缔组织，沿着眶顶壁与眶内壁之间向前走行。大约距眶缘后方 10～15 mm 时形成肌腱进入滑车，滑车组织是一个附着于眶骨膜的软骨以及致密结缔组织。离开滑车后，上斜肌继续向后走行插入巩膜，第一眼位时与眼轴成 51° 夹角。滑车成了实际意义上的起点，形成了控制眼球运动的矢力。上斜肌终止于上直肌下方，眼球赤道部以后（图 7.3）。下斜肌起自眶底前内侧，是唯一不起源于眶尖的 EOM。下斜肌沿着下直肌后下方走行，终止于眼球赤道以后。

　　EOM 从起点至终点的形状、尺寸及方向构成了眼球运动的基础（表 7.1）。每条 EOM 收缩产生的作用都将被独立描述，然而必须记住他们是以协同方式进行工作的。即使位于第一眼位或休息位，EOM 仍然维持一定的张力，被称为"强直性痉挛"。

　　内、外直肌控制水平运动，其主要作用表现为主动肌 - 拮抗肌的关系，内直肌使眼球内收，外直肌使眼球外展。垂直运动更为复杂。上、下直肌对眼球运动的影响更加复杂，因为双眼眶骨壁是不平行的（图 7.2）。在第一眼位，上、下直肌与矢状平面成约 22.5° 角。上直肌的主要作用是使眼球上转，同时也使眼球产生内转及内旋（表 7.1、图 7.4）。内旋是眼球的上极向内旋转。因此，如果上直肌单独作用，注视方向将会向上及向内，即朝向鼻子的上内方向。下直肌与上直肌平行，但是终止于眼球的下表面。因此，下直肌的主要作用是使眼球下转，同时内转及外

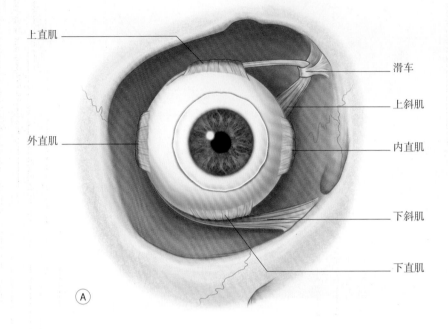

上直肌

滑车

上斜肌

外直肌

内直肌

下斜肌

下直肌

A

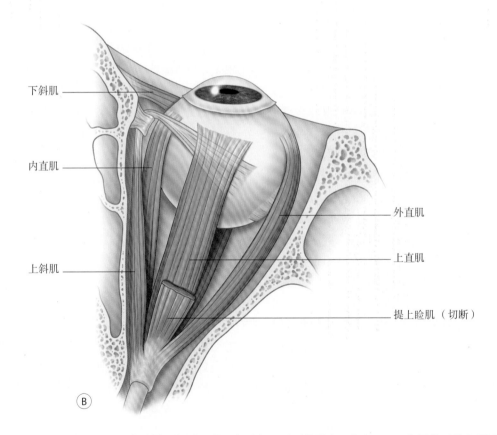

下斜肌

内直肌

外直肌

上直肌

上斜肌

提上睑肌（切断）

B

图 7.3 （A）EOM 在原位时前面观。注意下斜肌起源于眼眶内下方，而不是眶尖。（B）EOM 在原位时的上面观。注意平行排列的水平肌（内、外直肌）、垂直肌（上、下直肌），以及上、下斜肌的附着点。（Modified from Clinical Orbital Anatomy，Marcos T. Doxanas and Richard L. Anderson eds，Baltimore，William and Wilkins，1984.）

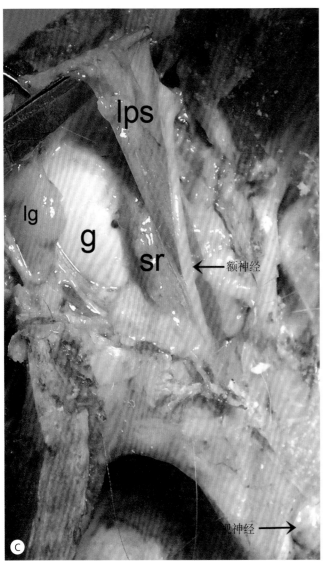

图7.3续 （C）眼眶尸体解剖的上面观。提上睑肌（lps）被提起，上直肌（sr）在其正下方。在此图上无法看到运动神经的支配，动眼神经（第Ⅲ颅神经）走行于肌锥内并深入到肌肉内。上方大部分归属于额神经，它来自第Ⅴ颅神经眼支的感觉分支。4条直肌附着于眼球的前半部分，大约在锯齿缘水平。附着处用距角膜缘的距离来标记，内直肌最近，上直肌最远。2条斜肌附着于眼球的后半部分。g：眼球；lg：泪腺。图的上方是前部，中间是右侧。

旋（图7.4）。外旋是眼球的上极向外旋转。

由于上斜肌终止于眼球赤道以后，且由眼眶上内侧的滑车指导矢力，故上斜肌主要使眼球内旋（表7.1、图7.4），同时产生下转及外转。因此，当上斜肌单独作用时，注视方向将会指向下外方。由于下斜肌与上斜肌平行，但是终止于眼球下表面，其主要作用使眼球外旋（表7.1、图7.4），同时使眼球上转及外转。为了精确地将视觉世界定位于中央凹，所

有的EOM必须紧密配合[2,12]。

颅神经支配

视神经孔位于眶尖部蝶骨小翼，视神经（第Ⅱ颅神经，CN Ⅱ）及眼动脉由此穿过。眶上裂位于蝶骨大翼及蝶骨小翼之间。通过眶上裂进入眼眶的组织被腱膜分隔开（形成Zinn总腱环）。从腱环下方进入眼眶内的组织有泪腺神经及额神经、三叉神经（CN Ⅴ）眼支、滑车神经（CN Ⅳ）—支配上斜肌的运动神经、眼上静脉（图7.5）。当穿过腱环后，这些组织进入由EOM及其筋膜形成的肌圆锥。通过眶上裂而在腱环内的组织有动眼神经（CN Ⅲ）上、下支，支配下直肌、下斜肌、内直肌、上直肌及提上睑肌；三叉神经（CN Ⅴ）眼支的感觉分支鼻睫神经；展神经（CN Ⅵ），支配外直肌的运动神经[3]。眶下裂位于眶底部，通过其中的有颧神经，支配外中部面颊的感觉神经；眼下静脉与翼状静脉丛的交通；面神经泪腺支，支配泪腺的副交感神经[13]。

CN Ⅲ运动支、CN Ⅳ及CN Ⅵ在眼眶内朝向所支配的肌肉向前走行。CN Ⅲ上支分布于上直肌，并继续上行分布至提上睑肌。CN Ⅲ下支分布于内直肌及下直肌，随后继续下行分布于下斜肌。所有的神经分支均进入肌圆锥内的肌肉深表面。CN Ⅵ也进入了外直肌的深表面。在运动神经中，只有滑车神经（CN Ⅳ）进入眼眶位于腱环外，分布于上斜肌的上或外表面（图7.5）。所有支配EOM的运动神经均进入肌肉的后1/3（图7.5）。

神经肌肉接头（NMJ）是神经与其支配的肌纤维之间联系的接触点。在非颅骨骼肌中，NMJ通常形成于肌纤维的中1/3处。颅运动神经与EOM肌纤维之间的NMJ与非颅骨骼肌有所不同。与躯干骨骼肌相似，EMO中NMJ通过"板状"末梢逐一支配肌纤维（图7.6）。然而，EOM的"板状"末梢NMJ比非颅骨骼肌小，并具有更简单的结构[14]。此外，EOM具有多重支配肌纤维的神经肌肉接头，如"葡萄状"末梢（图7.6）。这些是小突触接触的线性排列，通常朝向单个肌纤维的末梢，但是可以沿着单个肌纤维的长度[15]。"板状"末梢NMJ接触结构简单[16]。因此，在EOM中一条肌纤维可以在中1/3某处具备"板状"末梢NMJ，也可以沿锥形末梢具备多重"葡萄状"末梢（图7.6）。一些表达慢肌纤维肌球蛋白重链同等型（MYH14）的EOM肌纤维在全肌纤维长度具有"板状"末梢，没有"葡萄状"末梢。

表 7.1 眼外肌功能：主要及次要作用

肌肉	主要作用	次要作用	神经支配	拮抗肌	协同肌
外直肌	外转	无	展神经（CN Ⅵ）	内直肌	上直肌、下斜肌
内直肌	内转	无	动眼神经（CN Ⅲ）	外直肌	上直肌、下直肌
上直肌	上转	内转、内旋	动眼神经（CN Ⅲ）	下直肌	内直肌、下直肌、上斜肌
下直肌	下转	内转、外旋	动眼神经（CN Ⅲ）	上直肌	内直肌、上直肌、下斜肌
上斜肌	内旋	下转、外转	滑车神经（CN Ⅳ）	下斜肌	下直肌、外直肌、下斜肌
下斜肌	外旋	上转、外转	动眼神经（CN Ⅲ）	上斜肌	上直肌、内直肌、上斜肌

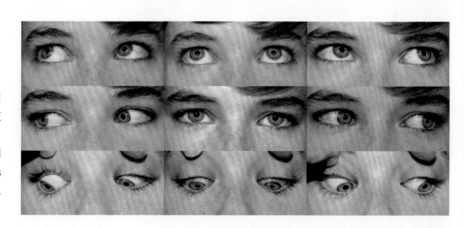

图 7.4 9个注视眼位。中图：第一眼位，向前注视。上图：向上注视。下图：向下注视。左图：向右注视。右图：向左注视。（From Christiansen and McLoon, Extraocular Muscles: Functional Assessment in the Clinic, In: Elsevier's Encyclopedia of the Eye, Ed. D. Dartt. 2010. Copyright Elsevier 2010）

NMJ 内的乙酰胆碱受体由 5 个二级单位组成，与骨骼肌大致相似。在发育中的非颅骨骼肌内有 2 个 α，1 个 β，1 个 γ，还有 1 个 δ。在成体中 γ 被 ε 取代[17]。比较来看，在成体 EOM 内多数"葡萄状"末梢表达不成熟的 γ 二级单位，多于成熟末梢的 ε 二级单位[18,19]。EOM 内的"板状"及"葡萄状"末梢均能共同表达 ε 及 γ 二级单位[20]，这是 EOM 所独有的。由于 EOM 肌纤维的自然长度，正如下一章节将要讨论的，NMJ 存在于已经检查过的大多数物种的 EOM 全长中[21,22]。这与大多数四肢骨骼肌不同，四肢骨骼肌仅具有运动终板区，每条肌腹中部的特定区域具有一个 NMJ 带。

一般假定多重支配的肌纤维被一条运动神经所支配，但是多重神经支配的肌纤维也是存在的[23,24]。这说明超过一条运动神经可以支配一条肌纤维。这对于研究 EOM 生理功能具有重要的意义，并将会在下一章节中详细讨论。

眼眶结缔组织

贯穿于眼眶内的结缔组织是一个复杂的构架，具有清晰而恒定的组织结构[25]（图 7.7）。这些结缔组织膜包绕着神经、血管及平滑肌，并在眼球运动中扮演重要角色。近期的研究证明每条 EOM 周围都环绕着结缔组织膜，称为眼外肌滑车（pully）[26]（图 7.7）。这些结缔组织、肌间膜及约束 EOM 路径的眼外肌滑车改变了 EOM 收缩时力的方向，在眼球运动时起到稳定作用[27]。

组织解剖及生理意义

EOM 显微解剖比较复杂。EOM 的横断面积明显小于非颅骨骼肌。每条 EOM 由 2 层组成：靠外的眶层由横断面极小的肌纤维组成，靠内的球层由横断面大于眶层，但仍然明显小于非颅骨骼肌的肌纤维组成（图 7.8）。下面将就人 EOM 做进一步描述，但是除了一些细节差异，人与其他哺乳动物的 EOM 具有相同的一般特征。

在非颅骨骼肌中，根据所表达肌球蛋白重链亚型（MyHC）的不同，决定了它们的缩短速率，肌纤维被分为快纤维及慢纤维 2 种类型[28]。属于快纤维还是慢纤维，部分取决于其收缩蛋白的补体。快 MyHC 阳性的非颅骨骼肌，如趾长伸肌，特点为氧化代谢、收缩速度快、容易疲劳。慢 MyHC 阳性的非颅骨骼肌的肌纤维特点为糖酵解代谢、收缩速度慢、收缩力量大及不容易疲劳。EOM 也具有这两种基本的肌纤维。成人 EOM 肌纤维 85% 为快 MyHC 阳性[29,30]（图 7.8）。另外 15% 为慢 MyHC 阳性。相对于非颅骨骼肌，EOM 具有收缩快、不易疲劳的特点[31]。一些因素支持着这些看似相互矛盾的特征。绝大多数非颅骨骼肌表达 4 种 MyHC 中的一种，快纤维 Ⅱa 型、Ⅱx 型、Ⅱb 型或慢纤维 Ⅰ 型。而 EOM 可以包括最多 9 种 MyHC[32-35]。

EOM 中表达的 MyHC 包括：快型 Ⅱa（MYH2）、Ⅱx（MYH1）或 Ⅱb（MYH4）；不成熟胚胎相关 MyHC（发育型）（MYH3）及新生或胎儿型 MyHC（MYH8）；慢型或 Ⅰ 型（与 β 肌球蛋白相同）（MYH7）；α 肌球蛋白（MYH6）；EOM 特有型（MYH13）；及慢强直型肌球蛋白 MYH14。EOM 中表达 MyHC 的多样化有助于说明其动力生理学属性显著有别于四肢肌肉的原因[36]。需要注意的是，每条 EOM 的 MyHC 构成是不同的，其中外直肌差异最明

显[37]。这说明 MyHC 构成可能是肌肉收缩力存在显著差异的原因。例如，在内直肌和外直肌中，内直肌的运动单位产生更快的痉挛性收缩，而外直肌的运动单位则产生更大的强直性张力[38]。这个概念对于理解眼球运动 CNS 控制，眼球运动障碍，如斜视，是至关重要的。

EOM 球层与眶层的 MyHC 表达类型有着显著不同。例如，大多数眶层肌纤维表达为 MYH3，而球层肌纤维只有少量纤维免疫标记为同种亚型（图 7.8）。不同染色的区别见于 EOM 中其他所有的 MyHC 上。从生理学角度来看，这个问题更为复杂。大约 25% 的猫外直肌运动单位同时具有眶层及球层肌纤维[39]。这种双层运动单位比只具有单层 EOM 的运动单位更强、更快、更易疲劳。大约 54% 的球层运动单位比眶层运动单位更强更快，某种程度上是单一肌纤维收缩蛋白特性的反映。

单一 MyHC 的表达也会沿着每条肌肉的行径而变化[37,39,40]。部分程度上这是由于许多 EOM 肌纤维

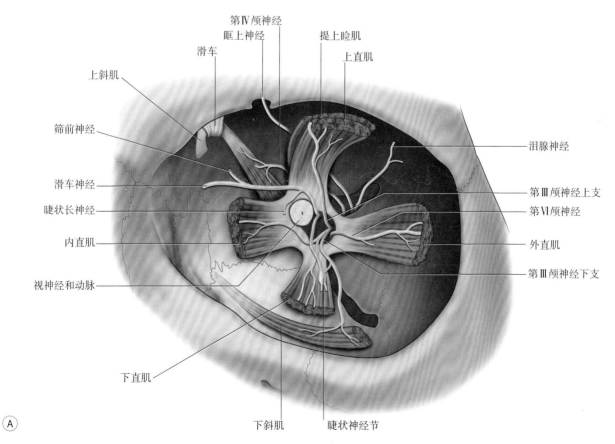

图 7.5 （A）眼眶深部解剖。去除了眼球以及视神经，使得眼眶的神经暴露出来。除了滑车神经，其余所有的运动神经在肌肉的深部均进入肌肉的后 1/3。（Modified from Miller NR：Walsh and Hoyt's Clinical Neuro-Ophthalmology（ed 4），Vol. 1. Baltimore，Williams & Wilkins，1982.）

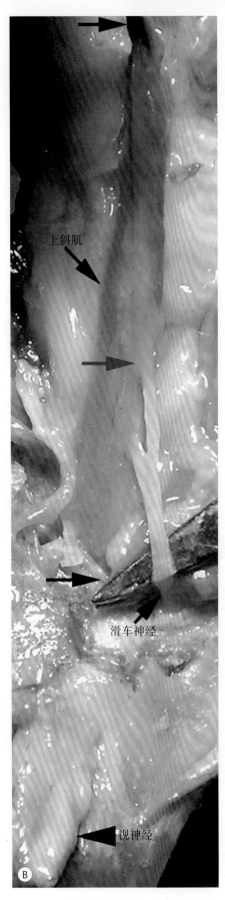

上斜肌

滑车神经

视神经

Ⓑ

图 7.5 续 (B) 上斜肌由第Ⅳ颅神经 - 滑车神经支配,在肌肉的后三分之一的上表面进入肌肉。上方是前部,中间是右侧。

并没有同时在眶层及球层中走完全程[22,23,37,41-43];它们可以并行或串行排列,并且存在许多分支或劈裂肌纤维[22](图 7.9)。这些短肌纤维可影响功能。例如,在一系列检查运动力量总和的研究中,单一猫及猴运动单位被刺激,测量外直肌每个单位产生的力量。然后,利用同时刺激,其他运动单位的诱发单位力量被增加到单个运动单位力量。在大约 25% 的猫及 85% 的猴中,这个力量没有线性地增加[44,45]。因此,当多重肌纤维被激活时,力量丢失了,一定程度上是由于短肌纤维形成的肌肉 - 肌肉及肌肉 - 结缔组织之间的连接造成的侧面力量损耗。

此外,不同肌纤维亚型的串行或并行排列也会显著影响收缩表现。这已经通过体外单个肌纤维试验得到证实,一个快一个慢,以串行或并行的形式系在一起[46]。在任何结合在一起的一条快纤维及慢纤维中,这些配对的纤维显示出或大或小或快或慢的力量特性。在一个快慢结合单位中,快纤维先于慢纤维开始收缩,然后开始松弛,因此不能在肌肉全程中维持全部力量。基于这些结果,具有不同的 MyHC 亚型结合的串行或并行排列肌纤维是值得期待的,以通过共激活作用产生一定幅度或连续的力量。这提示我们需要 CNS 水平的运动单位补充分布模型以处理 EOM 系统效应器装备的非线性[47]。

单一 EOM 肌纤维是多态的,可以表达不止一个 MyHC[31,40,41,48-50]。这在多种物种中都有体现,包括人类。例如,在大鼠眶层单一及多重神经支配肌纤维中,纤维末端表达 MYH8,但是这个亚型在 NMJ 位置就完全消失,而表现为纤维免疫标记为快 MyH13[40]C。在眶层中,单一肌纤维末端表达 MYH3,NMJ 区表达 MYH13。眼眶多重神经支配肌纤维全程表达 MYH7,但是在纤维末端也表达 MYH3。球层单一肌纤维在 NMJ 区同时表达 MYH13 及肌球蛋白 Ⅱ b、Ⅱ x[49]。人 EOM 眶层肌纤维表达 MYH7,其中一些(图 7.10)也表达 MYH14,MYH6 及 MYH3 或 MYH13[31,50]。大鼠眶层单一多重神经支配肌纤维的生理学检查显示电活动沿着纤维全长在变化,纤维末端表达为强直型,终板附近的中央区表达为痉挛型,这是唯一表达快 MyHC 的区域[24]。

因此,EOM 运动单位的生理特性在单一或全体激活时,反映了 MyHC 亚型的复杂性,就如单一肌纤维长度及分支的差异一样[4]。值得注意的是,EOM 始终保持有意义的激活状态,即使眼球位于休息眼位[2]。此外,所有的运动单位均参与所有类型的眼球

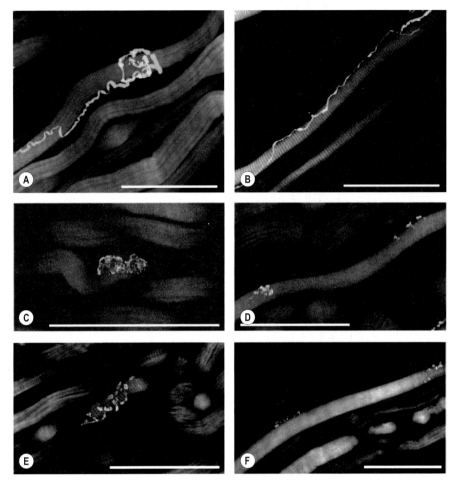

图7.6 共聚焦显微镜显示板状末梢逐一神经支配肌纤维及葡萄状末梢多重神经支配肌纤维。神经纤维通过 anti-ChAT（绿色）标记，运动末梢用 α- 银环蛇毒素（红色）标记，肌纤维用次毒蕈环肽（白色）标记。（A）轴突为 ChAT 阳性，板状终板为 ChAT/α- 银环蛇毒素阳性。（B）轴突为 ChAT 阳性，葡萄状末梢为 ChAT/α- 银环蛇毒素阳性。（C）板状终板及（D）葡萄状末梢为 ChAT/α- 银环蛇毒素阳性。（E、F）运动末梢用 anti-VAChT（绿色）及 α- 银环蛇毒素（红色）标记，肌纤维用次毒蕈环肽（白色）标记：（E）板状终板及（F）葡萄状末梢显示 VAChT/α- 银环蛇毒素反应。标尺 = 100 μm。（Reproduced from Blumer et al. IOVS 50：1176-1186，2009，with permission from the Association of Research in Vision and Ophthalmology.）

运动，并且仿佛没有运动单位专门负责快速扫视运动或慢速异向运动[51]。MyHC 的合成推测可能是眼球运动控制系统支配 EOM 的反映，改变肌肉的刺激频率可引起 MyHC 表达的显著变化支持这一推测[52]。功能性去神经支配也会影响 MyHC 的合成[53]。可以认为在 EOM 肌纤维与支配它们的神经之间存在着持续的复杂"对话"，以帮助它们适应一直变化的生理需求。

由于这些复杂的 MyHC 表达类型及生理学特性，试图将 EOM 肌纤维分成简单的组别的想法最终都失败了。经典的办法是通过所表达的 MyHC 类型来描述非颅骨骼肌肌纤维（如Ⅱa型或Ⅰ型）。即使在非颅骨骼肌，单一肌纤维 MyHC 多态性的普遍性也超出了之前的预计[54,55]。另一种纤维类型，称为"不匹配型"，也在非颅骨骼肌及颅骨骼肌中被描述[54,56]。不匹配肌纤维包括那些"混合"快与慢特性，快与慢 MyHC 的混合物，具有多种控制蛋白如肌钙蛋白[57]或肌球蛋白结合蛋白 C[58] 之类的不同"类型"蛋白的快或慢 MyHC 的肌纤维。这种蛋白表达的复杂性及

单一 EOM 肌纤维的异质性绝不夸张。相比肌纤维的明确"类型"而言，这些研究更想说明肌纤维类型的连续性（图7.11）。每个肌球蛋白的重链与轻链亚型导致收缩速度的不同[29]，这造就了控制肌肉力量产生的不可思议的可塑性。激素水平变化对 MyHC 模式的调整，或神经支配的变化都构成了 EOM 肌纤维的异质性。这些适应性蛋白改变非常迅速，这可能位于组蛋白修饰水平[59]，或位于 microRNA 控制的转录水平，microRNA 在 EOM 中起到正调节的作用[60]。先前曾对其他骨骼肌提出 EOM 肌纤维连续性假说，包括跖肌[61]和咬肌[62]。这种结合眼外肌收缩非线性特性的 EOM 肌纤维类型连续性[45]可允许眼球运动位置及速度的 CNS 控制优化，以使眼球可以运动至无限多个位置。

新陈代谢

EOM 的生理属性源于它们动态的及不寻常的特征：（1）表达特殊的收缩蛋白包括但不限于 MyHC 亚型、肌球蛋白轻链、原肌球蛋白及肌钙蛋白；

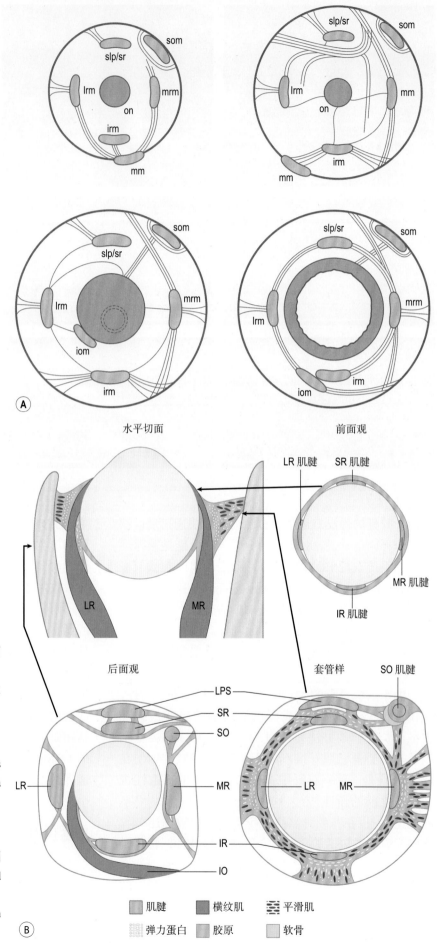

水平切面　　　　　前面观

后面观　　　　　套管样

图 7.7（A）不同断面的眼眶结缔组织膜。上左图：近眶尖部。上右图：眼球后表面与眶尖的中部。下左图：接近眼球后表面。下右图：接近眼球赤道部。Slp/sr：提上睑肌 / 上直肌复合物；lrm：外直肌；ion：下斜肌；irm：下直肌；mm：Muller 肌；mrm：内直肌；som：上斜肌；on：视神经。（Redrawn from Koornneef L：Spatial aspects of orbital musculo-fibrous tissue in man：a new anatomical and histological approach，Amsterdam，1976，Swets and Zeitliinger.）（B）眼眶结缔组织图解。IR：下直肌；SO：上斜肌；SR：上直肌。三个冠状位图分别代表了箭头所示的三个水平面。（Modified from Demer et al. IOVS 36：1125-1136，1995，with permission from the Association of Research in Vision and Ophthalmology.）

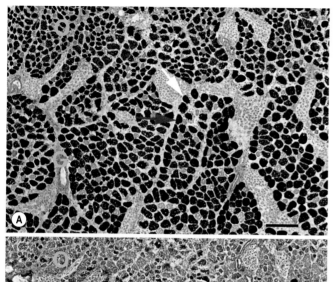

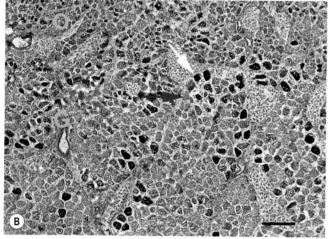

图 7.8　正常猴外直肌 2 个连续切片的免疫荧光染色显微照片，（A）为快型 MyHC，（B）为新生型 MyHC。眶层位于上部（O），球层位于下部（G）。箭头指向 2 条肌纤维，一条同时显示快型及 neonatal 型 MyHC 阳性，另一条为快型 MyHC 阳性，neonatal 型 MyHC 阴性。标尺 = 100 μm。

（2）肌纤维短于 EOM 全长，导致纤维并行或串行连接；（3）单一、多重及多神经元神经支配单一肌纤维；（4）代谢途径的适应性。

　　研究最多的 EOM 代谢属性是钙离子调控。钙离子是调控肌肉收缩持续性的一个重要因素。一定程度上是由肌浆网 Ca^{2+}ATP 酶在起作用（SERCA1 及 SERCA2 分别在非颅骨骼肌的快及慢纤维中）。大多数 EOM 单一肌纤维同时表达 SERCA1 及 SERCA2[63]。EOM 包括大量线粒体，EOM 肌纤维利用线粒体来调控钙离子水平[64]。这种效应拓宽了 EOM 力量产生的动态幅度。由于有效的钙离子调控，EOM 肌纤维能够耐受细胞内钙离子水平的病理性升高[65]。

　　EOM 能够抵抗损伤及氧化应激，较四肢骨骼肌

含有更高水平的超氧化物歧化酶及谷胱甘肽过氧化物酶活性[66]。这与 EOM 的高度需氧性是一致的。只有心肌具有更高的血流速率[67]。除了高度氧化代谢，EOM 还具有非常抗疲劳的属性[68]。与非颅骨骼肌不同，EOM 的抗疲劳性不依赖肌酸激酶活性[69]。EOM 能够把乳酸作为代谢基质，以适应增加数倍的收缩活性[70]。这进一步说明了 EOM 如何能够同时维持高度氧化代谢及抗疲劳性。这两种相对立的代谢需求也可见于单一 EOM 肌纤维表达琥珀酸盐脱氢酶及 α- 甘油磷酸酯脱氢酶的氧化及糖酵解途径。与此相反，这 2 种酶在四肢骨骼肌中是纤维类型特性[71]（图 7.12）。这支持以下的观点，骨骼肌包含不同的异型[72]，EOM 代表了相对于解剖、神经支配、新陈代谢及生理功能的最末端。

　　EOM 的另一个与众不同的特性是其能够终生经受肌细胞核的不断增减[73,74]，同时还能维持它们的全部尺寸、形态及功能。这种情况迄今尚未在其他非颅肌肉中见到。使用胸苷类似溴脱氧尿苷激活的卫星细胞，成体肌肉的肌原性前体细胞可以见到；在足量的标记后间隔下，标记的肌细胞核与现存的肌纤维可在正常成体兔及大鼠 EOM 中被发现。这些新的肌细胞核位于周边，提示肌细胞核增加的过程不同于肌肉再生的过程中的肌小管随后由中央成核纤维形成（图 7.13）。肌纤维重塑的过程似乎保持终生，与活性卫星细胞一样。这可以由肌源性家系标志物 MyoD 确认[75]，见于老年人的 EOM[76]。肌纤维重塑同样见于其他颅面肌肉[77]，提示颅部肌肉形成的遗传调控的差异可能在保留成体 EOM 动态过程方面扮演重要角色。成体 EOM 的这种过程的调控目前还不知道[78]。与非颅骨骼肌相反，EOM 继续表达大量肌源性生长因子及这些促生长分子的功能性受体[79,80]（图 7.13）。Pitx2，一种分裂素及分化阻抑物[81]，是在成体 EOM 中表达的一种信号因子，在维持成体 EOM 中的增殖状态方面扮演重要角色。有条件的敲除成体 EOM 的 Pitx2 可引起成体 EOM 表型向更类似于四肢骨骼肌的方向改变[201]。这是 EOM 独特异型的深层证据。

　　EOM 在耐受损伤及去神经方面与非颅骨骼肌也不相同。肉毒素，一种肌肉麻痹剂，被用来治疗斜视及局灶性肌张力障碍如眼睑痉挛[83]，可引起四肢骨骼肌的肌纤维萎缩。然而，肉毒素治疗在 EOM 实际上却会引起一些肌纤维肥大[84]（图 7.14）、卫星细胞增殖的短期活化[53]、MyHC 构成的变化、以及除 EOM 特有 MyHC 亚型流失以外的很少量的长期效应[85]。

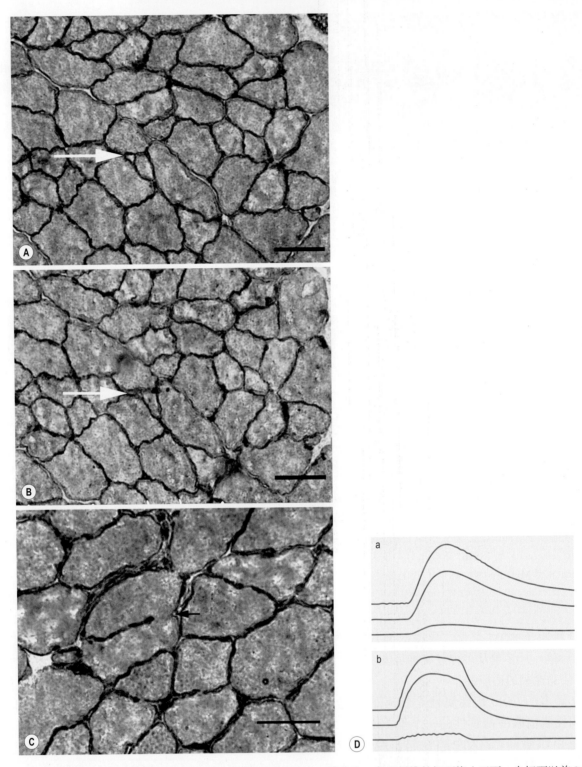

图 7.9 （A）及（B）为兔上直肌横切面肌营养不良蛋白免疫荧光染色。箭头为一条肌纤维的切面终止于下一个切面以前 24 μm。标尺 = 20 μm。（C）正常 EOM 互联肌纤维（箭头）肌营养不良蛋白免疫荧光染色。标尺 = 20 μm。（D）刺激后应用（a）颤动及（b）强直反应是证明 EOM 非叠加肌力的生理学证据。（a）刺激单一神经元的肌肉反应（底部曲线，45.9 mg）。刺激数个神经元的肌肉反应（中间曲线，209.5 mg）。激活一个运动单位增加神经反应（上部曲线，257.5 mg）。增加颤动反应，没有力量"丧失"。（b）相同运动单位对强直反应的肌肉反应。单一运动单位对强直刺激的肌肉反应（底部曲线，398.7 mg）。数个运动单位（中间曲线，4066 mg）和单个运动单位加上神经反应（上部曲线，4226 mg）。在强直性刺激中运动单位丧失其 40% 的力量。水平标尺 = 50 msec，垂直标尺 = 917 mg。（From Goldberg et al.，Muscle Nerve 20：1229-1235，1997.）

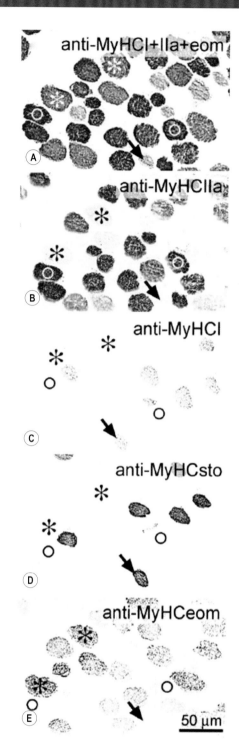

图 7.10 成人上斜肌 5 个连续切片的显微照片。免疫荧光染色为（A）anti-MyHCI+IIa+eom，（B）anti-MyHCIIa，（C）anti-MyHCI，（D）anti-MyHCslowtonic 及（E）anti-MyHCeom。O 代表 MyHCIIa 染色的 2 个肌纤维；箭头表示 MyHCI 免疫荧光染色的肌纤维；* 代表 2 个 MyHCeom 阳性、MyHCIIa 阴性的肌纤维。（Reproduced from Kjellgren et al., IOVS 44：1419-1425，2003，with permission from the Association of Research in Vision and Ophthalmology.）

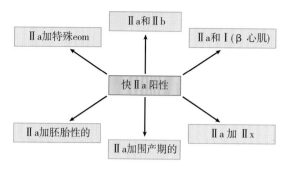

图 7.11 人类单一肌纤维同时表达多种 MyHC 亚型的示意图。肌纤维能只表达 MyHCIIa，或者能同时表达 6 种 MyHC 亚型中的任何一种，生成 7 种肌纤维"类型"。然而，单一的肌纤维能同时表达 3 种、4 种或更多种 MyHC 亚型，增加"类型"的数目，这个图只考虑 MyHC 表达模式。（Based on co-expression data found in Kjellgren et al，Invest Ophthalmol Vis Sci 44：1419-1425，2003 and Stirn Kranjc et al，Graefes Arch Clin Exp Ophthalmol Epub July 17 2009.）

损伤抵抗也可见于局部注射布比卡因后。在四肢骨骼肌中，布比卡因是一种有效的肌肉毒素，可引起大量肌纤维变性，但是在灵长类 EOM 中只会引起最小量的损害[86,8]。令人惊讶的是，成体 EOM 去神经可引起很小的组织改变[88-90]；去神经后的 EOM 的多重神经支配的肌纤维实际上出现肥大[88]。

在去神经 / 神经移植动物模型中，先前去神经的 EOM 实际上比非手术对照组拥有更多的肌纤维[91]。这些数据说明 EOM 的 2 个非常重要的特征：EOM 对于各种形式的损伤抵抗力非常强，并且具有难以置信的适应能力。

本体感受及本体感受器

四肢骨骼肌的本体感受大部分是肌梭的工作，感觉感受器察觉到肌肉长度的变化；这个信息被传达至 CNS，从而调节肌肉张力以抵抗肌肉伸展。在 EOM 中，本体感受是一个存在一些争议的问题[92]。灵长类 EOM 似乎没有伸展反射。双侧 EOM 传入神经阻滞没有引起眼位或眼球运动的变化[93]。然而，当猫 EOM 伸展时，脑神经元会做出响应，尽管猫 EOM 缺乏肌梭[94]。大脑能够感受眼位，因为即使在完全黑暗的环境内，人们依然能够感知眼位的被动变化[94]。视皮质响应通过眼位的变化得到调整[95]，初级躯体感觉皮质包括眼位本体感受代表区[96]。那么接受和传输本体感受信息的感觉器官是什么呢？

目前只在人、猴及有蹄类动物的 EOM 中通过组织学方法证明了肌梭的存在。肌梭由 2 种专有的结

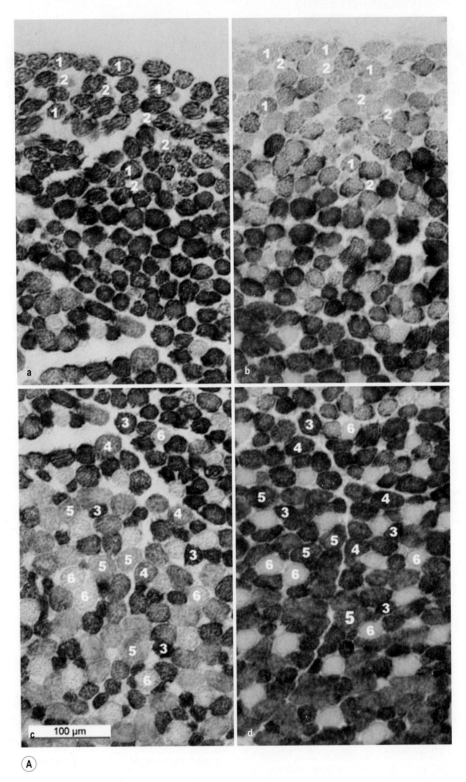

图 7.12　（A）大鼠上直肌眶层（a、b）及球层（c、d）连续横切面组化染色。（a、c）为琥珀酸脱氢酶（SDH）染色，（b、d）为 α- 甘油磷酸脱氢酶（GPDH）染色。单一肌纤维被标记为数字 1~6。在许多肌纤维中显示 2 种酶的比例不同。（Reproduced with permission from Asmussen et al., Invest Opthalmol Vis Sci 49：4865-4871，2008.）

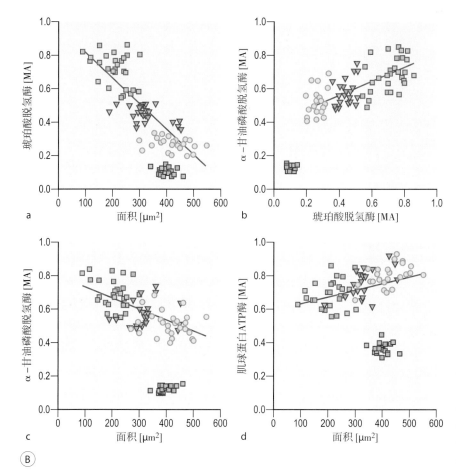

图 7.12 续 （B）球层散点图数据显示了横切面面积与 SDH (a)、GPDH (c)、mATPase (d) 活性间的相互关系，以及在快速收缩类型 3（■）4（▼）5（▼）细胞和慢型 6（□）的细胞中最终反应产物 GPDH 和 SDH 的平均吸光度的相互关系。3-5 型收缩纤维的回归线表明这几型不能分开成为不同的"组别"。(From Asmussen et al, Invest Ophthalmol Vis Sci 49: 4865-4871, 2008, with permission from the Association of Research in Vision and Ophthalmology.)

缔组织被囊包裹的梭内肌纤维组成（图 7.15）：核链纤维及核袋纤维。只有核链纤维普遍见于人类 EOM 中。梭内纤维在赤道区接受感觉神经支配，纺锤体极接受运动神经支配，周围被酸性黏多糖液体包绕[97]（图 7.15）。在人类 EOM 中，肌梭的数量及位置在不同的肌肉中变化很大[98]。一般来说，位于 EOM 末端的密度高，而在中部区域纺锤体相对缺乏。不同 EOM 之间的密度也不同。下直肌包含纺锤体最多，大约为 34 个。上斜肌含有超过其他 3 条直肌 2 倍的纺锤体。下斜肌含量最少，平均 4 个，位于中部区域，而不是在两端[98]。抛开已经明确描述的属性不谈，肌梭在眼球运动控制中起的作用目前还不明了；一个假说认为肌梭监控静态长度，在速度监控上没有作用，就如在猴 EOM 中没有发现伸展反射一样[92]。

第二个与本体感受相关的器官是栅栏状终末结构（以前称为肌腱圆柱体），存在于目前已检查过的所有哺乳动物 EOM 中，包括人类[99]（图 7.16）。这些终末结构似乎对于 EOM 是独一无二的[100]。它们被发现于肌腱末端，此处神经纤维已离开肌肉，重新回到多重神经支配肌纤维的肌肉末梢形成突触联系[101]（图 7.16）。栅栏状终末结构的突触已明确与运动有关[102,103]（图 7.16），关于损害眼球运动核可引起肌纤维 NMJs 及栅栏状终末结构的减少的实验支持这一结论[104]。因此，栅栏状终末结构具有效应器功能，并且不会提供眼位的感觉反馈[102,103]。

发育

EOM 特别的胚胎学起源也许能够解释其许多不寻常的特点。非颅骨骼肌的早期发育已经研究的非常深入，而直到最近的一些研究才阐明了眼外肌及其他颅面肌的肌生成的遗传调控[105-107]。与非颅骨骼肌相比，颅面肌生成的早期调控采用一种特别处理的基因及蛋白[108-110]（图 7.17A），阐明这些区别有助于为理解临床中的 EOM 相关疾病建立基础。

EOM 基于颅中胚叶的 2 个来源[111]。相比于非颅骨骼肌的体节，这些早期中胚叶前体细胞没有分节。此外，颅中胚叶没有分成不同的生皮肌节及生骨节。EOM 前体起于脊索前或轴旁中胚叶，邻近中脑及后脑，并迁移至最终位置[112]。当敲除小鼠的转录因子 Pax3 时，躯干及四肢骨骼肌完全阙如，而 EOM 发

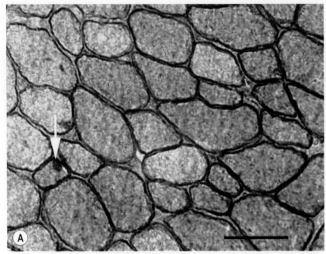

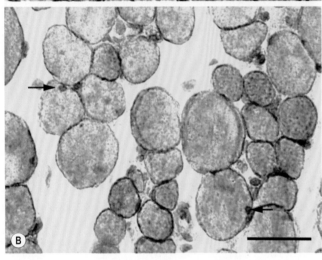

图 7.13 （A）正常 EOM 整合胸苷类似溴脱氧尿苷（brdU）至卫星细胞，brdU 在成体中被整合至正常的肌纤维。本例中，兔子被每天注射一次 brdU 共 7 天，后面 14 天不注射。白色箭头表示 brdU 阳性的细胞核。同时复染抗肌营养不良蛋白抗体，使肌纤维的肌膜可见。标尺 = 20 μm。（B）箭头指向卫星细胞胰岛素样生长因子 -1 受体阳性。同时复染层粘连蛋白使卫星细胞可见。标尺 = 20 μm。

育正常[108]。其他肌形成调节因子如音猬因子（Shh）、Wnt3a 及骨形态生成蛋白 4（BMP4），发动了体节中胚层的肌生成，在体内及体外均对颅中胚层细胞的肌生成具有抑制作用[105]。这些蛋白由发育中的大脑及表面外胚层产生，延迟了肌生成。在可辨认的 EOM 原基形成后不久，神经波峰衍生细胞迁入进来[112]，这种迁移依赖于 BMP 信号[113]。

最近的研究表明同源结构域转录因子 Pitx2 对于 EOM 的发育是必需的[114,115]（图 7.17A），该基因的缺失可导致眼球缺陷，如 Rieger 综合征[116]。EOM 的形态受到 Pitx2 基因分量的紧密调控，如果 Pitx2 水平

小幅下降，则上、下斜肌不会形成，而直肌发育依旧正常。如果 Pitx2 水平进一步下降，则直肌会变得小而紊乱；而如果 Pitx2 完全缺失，则所有 EOM 都不会形成（图 7.17B）。Pitx2 是一种类维生素 A（RA）应答基因，RA 调控神经嵴的运动[118]。神经嵴渗入 EOM 对于其正常迁移来说是必需的。如果 RA 缺失，则 EOM 可以形成，但是不能成功地迁移[118]。其他的信号因子如 barx2 及 Lbx1 在 EOM 发育早期都有不同的表达，但是不普遍[110]（图 7.17C），并且这些因子在 EOM 形成中所起的作用尚不明确。

在前体迁移之后，肌生成的过程在分子水平上与非颅骨骼肌相似，但是在短暂水平上区别很明显[109]。基于体节的肌肉表达 myf5 及 MyoD 转录物，是肌肉特性分化的早期标记，比颅面肌肉前体要早[119]。与发育中的四肢肌肉表达 MyoD 及 MyHC 之间的时间相比，在颅面肌肉表达 MyHC 之前有一个延长期。神经嵴细胞表达大量信号因子，包括 BMP，Wnt 及 Shh，这些因子被认为对发育中的颅面肌肉的肌生成的早期抑制作用[105]，同样是这些分子促进了体节肌肉前体的分化。MyHC 表达的顺序及周期在颅及非颅骨骼肌中也不一样[120]。

在人类胎儿的 EOM 中，早期孕龄时只有主要肌管出现，同时表达慢肌球蛋白（Ⅰ型）的 2 种发育亚型。此外还表达 2 种未成熟亚型，MYH3 及 MYH8。这些发育阶段落后于四肢骨骼肌约 2~4 周[120]。当次要肌管开始形成时，MYH2 才开始表达[120,121]。甚至在人类胎儿孕龄 22 周时，仍没有发现 MYH6 及 MYH13。这种 EOM 的发育及分化发生于形态学上成熟终板的缺失[122]。对小鼠胚胎的研究表明 EOM 的位置取决于局部环境的提示，但是早期 EOM 肌生成不依赖于神经嵴细胞、目标组织及神经[123]。现代分子生物学工具有助于在分子水平上回答 EOM 是如何形成的，以及什么因素调控了 EOM 的众多不寻常的特性，目前还有许多未知的问题。但是随着 EOM 相关先天因素检查的开展，这些问题也会变得越来越清晰。

疾病倾向

从临床角度来看，那些选择性累及或赦免 EOM 的疾病仍然存在很多亟待解决的问题。涉及 EOM 的疾病主要可分为以下 3 类：（1）与 EOM 运动功能相关的临床功能障碍，（2）与四肢骨骼肌相比，选择性赦免 EOM 的疾病，（3）与四肢骨骼肌相比，主要

眼眶层 全层

对照组

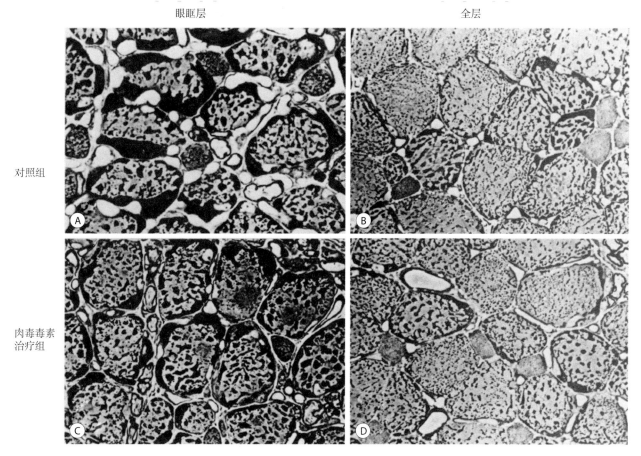

肉毒毒素
治疗组

图 7.14 成体灵长类动物内直肌接受 A 型肉毒毒素（Botox）注射治疗，在（A、B）对照组或（C、D）治疗组（注射后 14 天）中，眶层肌纤维实际出现肥大而不是萎缩。Botox 治疗后没有发现球层肌纤维变化。（From Spencer and McNeer Arch Ophthalmol 105：1703，1987. Copyright 1987 American Medical Association. All rights reserved.）

或选择性累及 EOM 的疾病。对所有这些临床问题的详尽综述超出了本章的范围，但是每个大体分类将会被讨论。

眼球运动障碍

下面将要讨论 3 种临床表现为眼位及运动异常的疾病：斜视、眼球震颤及先天性颅神经异常支配综合征（CCDD）。

斜视

最常见的累及 EOM 的眼球运动障碍是斜视，眼位异常导致不同的像投射于双侧视网膜的对应区域，从而引起双眼视觉的异常（见第 36 章）。

许多研究检查了斜视中的眼球运动控制，但是对于 EOM 本身的理解相对甚少。关于测量斜视患者眼球运动中 EOM 力量的研究结果差异很大[2,128,129]。

在一个成人共同性斜视的研究中，无论集合（内斜视）或是分散（外斜视），均没有发现机械的或收缩性质的差别[2]。所有上斜肌麻痹患者显示出与正常水平相比的大多数注视方向上的平均峰值速度的下降值。正常 EOM 与先天性或获得性上斜肌麻痹患者的平均峰值及稳定状态张力没有不同[129]。

关于斜视患者及动物模型肌肉结构的研究也产生了不同的结果。在自然发生与人造斜视猴中，水平直肌解剖在 EOM 尺寸、结构或神经支配上没有差异[130]。有趣的是，自然发生内斜视的肌肉横断面的均匀度远低于那些人工诱导的斜视。斜视手术中获得的 EOM 在光镜下只显示出极小的变化，而在电子显微镜下则显示出大量的肌纤维结构的变化，包括纤维空泡形成及线粒体改变[131,132]。其他研究描述了肌纤维及运动神经支配的极小变化，但是在肌腱连接处发现了本体感受神经支配的显著病状[133]。然而，在检查了大量不同眼球运动障碍病例的 EOM 后，一些斜

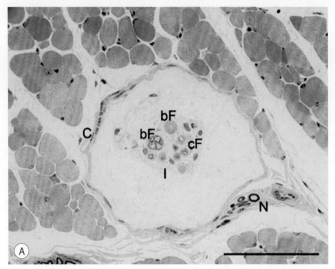

远心端

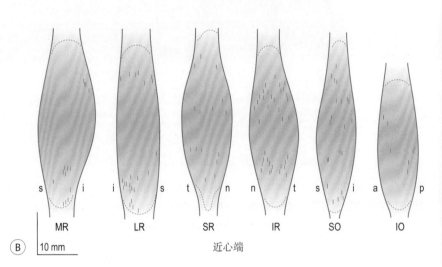

近心端

图 7.15 （A）牛肌梭赤道区横切面。肌梭包含 2 个核袋纤维（bF）和 5 个核链纤维（cF）。一个核袋纤维可看到其核袋区包含了数个细胞核。一些核链纤维可见其中心细胞核。核袋纤维的直径比核链纤维要大。一内部的囊膜（I）包绕了肌梭内的肌纤维。被膜（C），神经（N）。标尺 = 100mm。（From Blumer et al，Exp Eye Res 77：447-462，2003. Copyright Elsevier 2003）（B）显微描绘器重建了来自于同一个眼眶（72 岁的老年女性）的 6 条 EOM 投射在于同一平面时的肌梭的确切位置及相对长度。MR = 内直肌；LR = 外直肌；SR = 上直肌；IR = 下直肌；SO = 上斜肌；IO = 下斜肌；n = 鼻侧；t = 颞侧；s= 上方；i = 下方；a= 前方；p = 后方。标 尺 = 1：2.5。（Modified from Lukas et al. IOVS 35：4317-4327，1994，with permission from the Association of Research in Vision and Ophthalmology.）

视肌肉的不寻常的特征也可见于对照肌肉[134]。在下斜肌亢进患者的下斜肌中发现卫星细胞数量增多[135]，提示肌纤维重塑上调。类似的，外斜视患者的功能不足的内直肌具有高出 2 倍的活性卫星细胞，而内斜视患者的亢进的内直肌则具有相对对照组较少的活性卫星细胞[136]。这些研究提示斜视肌肉的适应性改变。目前针对斜视的治疗包括遮盖法及手术治疗（框 7.2）。将来治疗斜视的方法可能会基于这些研究。

眼球震颤

　　眼球震颤是一种双侧的、无意识的、共轭的眼球颤动，主要与大脑的眼球运动控制中枢有关。眼球震颤患者的眼球运动模式比较复杂，并且分为不同的形式，包括先天性和获得性[137,138]。眼球震颤可被遗传，并可能具有知觉或运动的起源[139,140]。眼球震颤运动的复杂波形已得到广泛研究[138]，但是对于 EOM

框 7.2　斜视的治疗

　　当出现眼位偏斜时首先可采取遮盖健眼的方法，则另一眼可回复至注视位。如果无效，则须采取手术治疗。肌肉后退手术可以减弱功能亢进肌肉，操作方法为将亢进肌肉的巩膜附着点后移。肌肉切除手术可以加强功能不足肌肉，操作方法为去除一部分肌肉，再将断端重新缝合至巩膜附着点。如果幼儿早期不及时矫正斜视，可能会形成弱视。弱视是一种其他方面正常的功能性盲。

水平的适应性变化仍然了解不多。先天性眼球震颤患者 EOM 的超微结构研究显示肌纤维的定位及线粒体结构发生了改变[141,142]。目前建议的药物治疗方法种类繁多，但是缺乏临床对照试验[143]。手术对于此类患者也是一个常规治疗方法（框 7.3）。

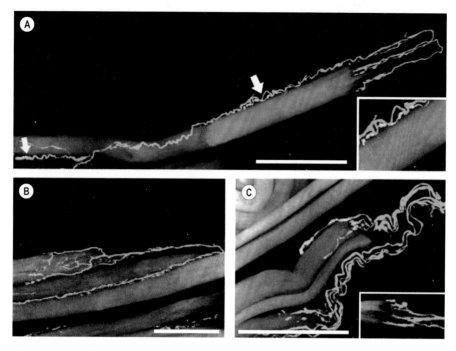

图7.16 栅栏状终末结构的共聚焦显微镜照片。神经纤维标记用 ChAT（绿色），尼克酸烟碱受体用 α- 银环蛇毒素标记（红色），肌纤维用鬼笔环肽标记（白色），从肌纤维延续向右侧的肌腱未作标记，神经肌肉接头处存在 ChAT/α- 银环蛇毒素活性反应，表达为黄色。（A）ChAT 阳性神经纤维与肌纤维伴行，组成了栅栏状终末结构的顶端。同样的神经纤维是复杂的，在同一肌纤维中 ChAT/α- 银环蛇毒素阳性的神经肌肉接头（箭头）（神经肌肉接头的细节见插图）。栅栏末梢的轴突终端和神经末梢也是 ChAT 阳性。栅栏神经末端没有 α- 银环蛇毒素结合，因此没有神经肌肉接头存在。（B）ChAT 阳性神经纤维在肌纤维顶端形成栅栏状终末结构，在栅栏以外的邻近肌纤维上建立了 ChAT/α- 银环蛇毒素阳性神经肌肉接点。（C）栅栏状终末结构及神经肌肉接点显示 ChAT/α- 银环蛇毒素反应。插图显示了另一个栅栏末端有 ChAT/α- 银环蛇毒素阳性神经肌肉接头。标尺 = 100 μm（Reproduced from Blumer et al. IOVS 50：1176-1186，2009，with permission from the Association of Research in Vision and Ophthalmology.）

> **框7.3 先天性眼球震颤的手术治疗**
>
> 有研究认为肌腱切断术，即将肌肉从巩膜附着点上移除并重新缝合，可以减轻先天性眼球震颤患者的震颤幅度及强度。也有研究在猴模型中发现肌腱切断术增加了震颤的速度及强度。还需要进一步的研究来证实这些理论。

先天性颅神经支配异常综合征（CCDD）

一些罕见的、非进行性的遗传性斜视的特征性表现为一条或多条 EOM 的先天性纤维化，导致眼球位置固定或方向性损害。这些疾病现在被称为先天性颅神经支配异常综合征（CCDD），其遗传基础对于理解 EOM 及颅运动神经发育是有益的[146]（框7.4）。每个明确的基因突变引起不同的发育缺陷，包括动眼神经、滑车神经及展神经[147]。虽然 CCDDs 患者临床很罕见，但是他们证实了 EOM 及其神经支配的遗传控制的难以置信的复杂性。

选择性赦免 EOM 的疾病

许多骨骼肌疾病并不会影响 EOM（表7.2）。Duchenne 肌营养不良（DMD）是一种破坏性的 X 染色体遗传性障碍，特征为肌营养不良蛋白的缺失、变性与再生的重复周期、进行性肌无力，最终导致死亡。然而 EOM 并不会受到影响，无论是在形态上[153]还是功能上[154]。这种赦免机制目前尚不明了。迄今也未发现任何潜在的结构或代谢特征被证明与这种赦免有关，包括但不限于：钙调控、抗氧化酶、一氧化氮定位、阳离子调控及 utrophin 蛋白质上调[65,81,156-159]。EOM 在其他营养障碍性疾病中也得到赦免，这支持了 EOM 赦免的结构性本质这一说法。这些营养障碍性疾病包括[159]：Becker 肌营养不良[154]、层粘连蛋白 α2 缺乏[160]、分层蛋白缺乏性肌营养不良[161]、肌聚糖缺乏[162]及先天性肌营养不良。在这些疾病中，除了一些超微结构的改变以外[161]，EOM 的运动功能完全正常[163]。骨骼肌的炎症性自身免疫疾病中也曾记录 EOM 赦免,如皮肌炎[164]。如此大范围的骨骼肌营养不良及变性障碍对于 EOM 的赦免提示这种赦免机制肯定是由 EOM 的本质所决定的。最近进行的探讨 EOM 赦免的潜在机制的 2 个有趣的假说提示,EOM 对营养不良肌肉中的"敌视"组织环境引起的坏死具有与生俱来的抵抗力,或者 EOM 具有增强的再生潜力,这个观点可以从 EOM 贯穿终生的重塑及修复中得到支持[165]。EOM 固有的耐受去神经支配的能力支持第一种假说[84,95,90]。即使在老化的 EOM 也存在的重塑能力[75]及老化的非颅骨骼肌的肌体老化及其他缺陷在 EOM 中的相对缺失[166],提示成体 EOM 的与生俱来的再生能力对于为这些患者提供贯穿终生的功能性 EOM 是足够的。对于赦免机制的理解可能有助于发现针对这类致死性营养不良疾病的新的治疗方法。

神经根的病理组织学检查证据表明,EOM 及支配 EOM 的运动神经长久以来在肌萎缩性脊髓侧索硬化(ALS)中是免于受累的[167]。然而许多研究模型质疑这个假说,并认为疾病的总病程在眼球运动障碍是否明显中起到作用。由于患者人种的异质性与疾病的发生及减退相关,眼球运动及肌肉病理分析非常困难。在一项 8 例患者的纵向调查中,除了 1 例以外的其他患者显示出 EOM 眼球电描记术的变化;其中一些是亚临床的,但是大多数一直在进展[168]。几个 ALS 小鼠模型中出现支配 EOM 的颅运动神经的易损性的不同,与 2 个自发 ALS 小鼠模型相比,在表达人类突变超氧化物歧化酶基因 -1 的转基因小鼠中也出现运动神经元丢失或赦免的不同[169]。选择存在短期或长期神经元丢失的 2 个子集 ALS 患者,并对这两组患者死后的 EOM 做直接检查,结果显示 EOM 的颅运动神经存在变性改变,并且两组之间的肌纤维赦免存在差异[170]。ALS 患者眼球运动神经元及 EOM 的选择性赦免可能只是暂时的,如果一例患者存活时间足够长,则眼球运动神经元及相关 EOM 将会出现变性改变。这些患者的眼球运动不一定会出现异常,因为即使 25% 的颅运动神经元缺失,眼球运动依然可以维持正常[171]。此外,多重神经支配,即不只一

图 7.17 (A) EOM 不具有互补性调控途径。MyoD 的表达不能补偿 Myf5 和 Mrf4 的缺失,EOM 将不会形成。在咽部肌肉(PA),Tbx1 和 Myf5 相协同,它们一起缺失时,MyoD 失去活性,PA 肌消失。在机体和 EOM,Mrf4 决定了胚胎而不是新生 MPC 的命运。Pitx2 可能与 Tbx1 在 PA 的这个调控阶段相互协作。Pax3 作为机体肌生成的补偿途径来复苏 MyoD 的表达。(Modified from Sambasivan et al, Dev Cell 16: 810-821, 2009. Copyright Elsevier 2009.)

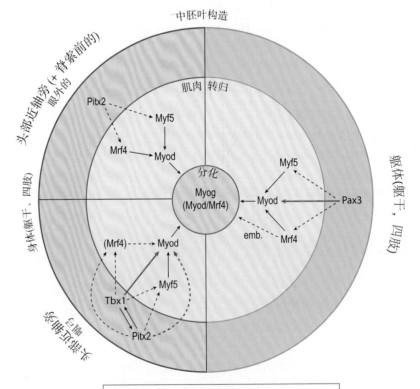

眼外的:没有互补性调控途径Pharyngeal:
咽弓:到中心的互补性调控→Tbx1
躯干,四肢:到中心的互补性调控→Pax3
Myf5,Mrf4,Myod:中心决定性基因
肌形成蛋白:中心MRF分化基因

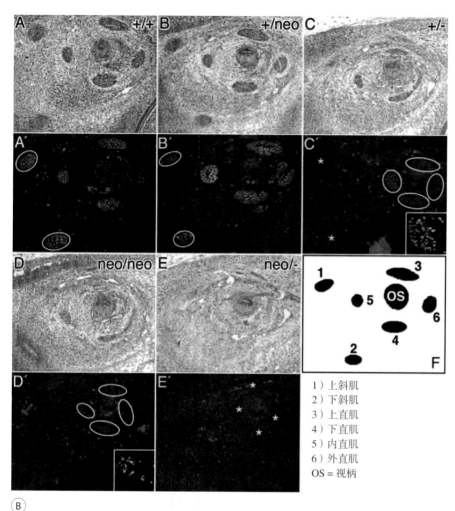

1）上斜肌
2）下斜肌
3）上直肌
4）下直肌
5）内直肌
6）外直肌
OS = 视柄

图 7.17 续 （B）EOM 形态与 Pitx2 基因分量联系紧密。从内侧到视杯的矢状切片取自于基因型明确的 E14.5 小鼠的胚胎。切片用苏木素-伊红染色（A～E），或者发育的肌球蛋白重链（dMyh）免疫荧光染色（A′～E′）。插图：内直肌。上、下斜肌（A 和 B 中黄色椭圆形）对于 Pitx2 基因分量要比直肌（C 和 D 中白色椭圆形）更为敏感。所有的 EOM，包括直肌（E′, *）缺乏 Pitx2neo-/-embryos。（F）为 EOM 位置的简图。只显示了直肌和斜肌，眼球缩肌被省略。大图，×20；插图 ×40。（Reproduced from Diehl et al.，Invest Ophthalmol Vis Sci 47：1785-1793，2006，with permission from the Association of Research in Vision and ophthalmology.）（C）鸡头部肌肉基因表达所有（barx2、pax2）或亚型。Lbx1，与 paraxis 相似，在来自于枕部体节的舌和喉的肌细胞，以及外直肌表达（Lbx1 在背部斜肌）。Lbx1 存在于所有的鳃肌细胞、外直肌，在其他的上皮细胞和头部的间充质细胞表达。Pitx2 存在于第一鳃弓肌板，也存在于一些 EOM 附属的一些眼周神经嵴细胞。作为一个下颌骨和滑车神经的神经营养因子，HGF 产生于下颌骨和背部斜肌。（From Noden and Francis-West. Dev Dyn 235：1194-1218，2006.）

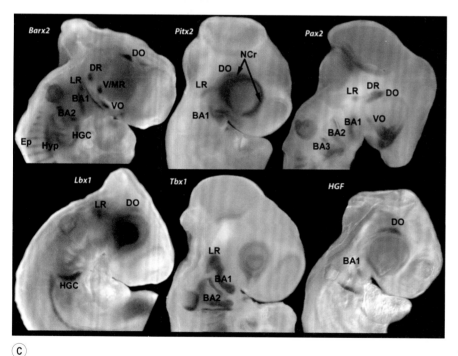

框 7.4　先天性眼外肌纤维化

先天性 EOM1 型纤维化（CFEOM1）的患者，其第Ⅲ对颅神经的上支发育缺陷，导致了上直肌和提上睑肌萎缩[146]。KIF21A 基因发生变异，它在发育过程中表达驱动蛋白，可能对早期神经的存活传递分子信号[148]。CFEOM2 具有隐性遗传性，除了外直肌，所有的 EOM 缺失，受第Ⅵ对颅神经支配（图 7.18）。该疾病起源于 PHOX2A 基因突变[149]，该基因是限制了一些种类的神经元分化的转录因子。在无 PHOX2A 小鼠，没有眼球运动或滑车神经元的形成，并伴随其他脑部异常[150]。Duane 眼球退缩综合征是先天性 EOM 疾病，经常可见的特征有缺乏第Ⅵ对颅神，第Ⅲ对颅神经对外直肌的异常支配（图 7.18）[151]。这类疾病中突变的基因是 CHN1 基因，它编码 α-chimaerin，是一种信号蛋白。结果导致细胞膜的 α2-chimaerin 增加，在转基因小鼠的过度表达导致疾病的发生。

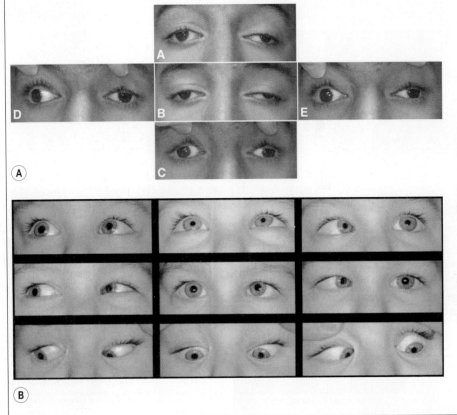

图 7.18　（A）先天性眼外肌纤维化 2 型（CREOM2）患者。在第一眼位，眼睑下垂以及无法固视（中图）。向上注视（A）和向下注视（C）表现为完全缺乏垂直运动。向右注视（D）和向左注视（E）表现为左眼完全不能内转，右眼几乎完全外转，左眼的外展部分减少。（Reproduced with permission from Bosley et al., Brain 129：2363-2374, 2006.）（B）Duane 综合征儿童。先天性缺乏 CNVI，导致外直肌麻痹。在第一眼位（中图），患儿内斜视，外展受限（中排，右图）。（From Morad et al., J AAPOS 5：158-163, 2001. Copyright Elsevier 2001.）

条神经可以支配同一条肌肉，也可能保护眼球运动系统免受疾病干扰；如果一条运动神经缺失，会有其他的神经代替它行使功能[24]。

选择性累及 EOM 的疾病

临床上有许多疾病只累及或选择性累及 EOM。其中一种主要累及 EOM 的疾病称为甲状腺性眼病（TED）或 Graves 眼病，是一种自身免疫性疾病，表现为 EOM 明显的炎性细胞浸润[172]（图 7.19）。尽管已经有过很多研究，TED 的自身抗原属性仍旧处于争论之中[175-180]。眼部表现包括眼球突出、眼睑退缩、眶周水肿、疼痛及复视[181,182]。可能出现 EOM 的显著增大，严重病例可引起视神经压迫症状，导致永久性视力丧失（框 7.5）。这是由于骨性眼眶的固定空间无法容纳增大的软组织而导致的挤压性损伤。

一些线粒体肌病也会主要累及 EOM，如慢性进行性眼外肌麻痹（CPEO）。CPEO 不是一种特异的疾病，而是一组与线粒体 DNA 缺失或突变相关的临床症状，主要为一条或多条 EOM 麻痹或无力[183,184]，目前尚无法治疗（框 7.6）。CPEO 是与肌纤维段线粒体 DNA 突变克隆扩增相关的众多疾病中的一种[184]。一些线粒体肌病同时影响 EOM 及其他器官，包括 Kearns-Ssyre 综合征（KSS）及肌阵挛样癫痫伴破碎

表 7.2 眼外肌与四肢骨骼肌疾病对比

EOM 赦免的疾病	病因	四肢肌肉病理
Duchenne 肌营养不良	X 连锁的肌营养不良蛋白基因突变	进展性肌肉萎缩和无力
Becker 肌营养不良	X 连锁的肌营养不良蛋白基因突变，较 Duchenne 肌营养不良症状轻	进展性肌肉萎缩和无力
α、γ、δ 肌聚糖缺乏（肌带营养不良）	肌带基因突变	进展性肌肉萎缩和无力
先天性层粘连蛋白 α2 型肌萎缩	层粘连蛋白 α2 基因突变	进展性肌肉萎缩和无力
侧索硬化	超氧化物歧化酶基因突变，线粒体病	进展性肌肉萎缩和麻痹
EOM 首发或优先发病	病因	EOM 病理和 / 或症状
Graves 眼病	EOM 自身免疫性疾病，一个或多个甲状腺共有抗原	炎症性眼眶病变，肌病
CPEO（慢性进行性眼外肌麻痹	线粒体 DNA 缺失或突变	突变的线粒体聚集导致肌肉麻痹
Kearns-Ssyre 综合征	较 CPEO 更长的线粒体 DNA 缺失	突变的线粒体聚集导致肌肉麻痹
眼肌型重症肌无力	自身免疫性疾病，乙酰胆碱受体或 MuSk 缺陷	EOM 和提上睑肌无力
1 型肌强直性营养不良	DMPK 基因中的 CTG 反复扩张	扫视变慢，视动性眼震
2 型肌强直性营养不良	CNBP 基因中 CCTG 反复扩张	回缩性眼震
儿童斜视	不明，复杂的基因导致?	EOM 过强或过弱，在第一眼位丧失双眼视功能
先天性眼震	FRMD7 错义突变，功能不明，临床异型，多个基因参与	眼水平、共轭震荡
Miller-Fisher 综合征	对神经节苷脂 GQ1b/GT1ar 的自身免疫性疾病	EOM 麻痹
先天性颅神经支配异常综合征	特殊的基因突变	EOM 无力或缺失

框 7.5　甲状腺性眼病的视神经病变

　　甲状腺性眼病出现视神经压迫是威胁视力的重要因素，如果炎症不能自行或通过口服或全身激素冲击治疗缓解[173]，则需要行眼眶减压手术预防永久性视力丧失[174]。

框 7.6　慢性进行性眼外肌麻痹

　　不幸的是目前尚没有针对 CPEO、KSS 及相关线粒体细胞病的有效治疗方法。例如对于 CPEO 来说，这些患者会同时伴有心脏缺陷，仅能对斜视、眼干燥症及上睑下垂等进行对症处理[192]。

红纤维（MERRF）[185]。除了眼肌麻痹、视网膜病变、近端肌无力、心律不齐及共济失调之外，KSS 患者比 CPEO 患者具有更严重的表型。MERRF 经常发生

慢性神经变性改变。虽然目前仍不清楚为什么线粒体缺失会选择性出现在 EOM 及脑部，但是这两个组织都是高耗氧的，线粒体功能是四肢骨骼肌的 3 ～ 4 倍[186]。线粒体突变降低了能量产出，这是高耗氧的 EOM 的问题之一[187]。

　　在这类疾病中，衰老与缺陷线粒体克隆扩增相关[188]，因为突变的线粒体能够持续取代正常的线粒体[189,190]。有趣的是，CPEO 患者的 EOM 磁共振（MRI）检查证实 EOM 明显小于正常对照组[191]。这有助于疾病的鉴别诊断。

　　重症肌无力则是另外一种情况，既选择性累及 EOM，同时又累及多条非颅骨骼肌。重症肌无力是一种 NMJ 相关的自身免疫性疾病，由于功能性 NMJ 丢失导致骨骼肌无力及易疲劳。EOM 无力出现于 90% 的重症肌无力患者中，大约 15% 的患者只有眼

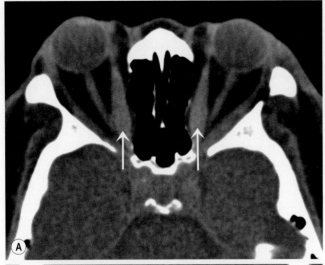

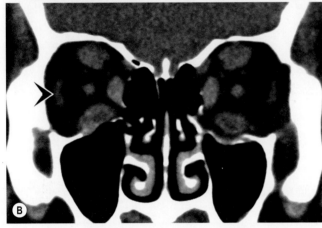

图 7.19 （A）TED 患者轴位 MRI 图像。两侧内直肌的厚度显著增加。（B）TED 患者冠状位 MRI 图像。除了外直肌（箭头），所有肌肉都变大。（Courtesy of Dr. Michael Lee，University of Minnesota.）

部表现[193]。有趣的是，在泛发型肌无力患者中，90%存在血清烟碱乙酰胆碱受体抗体，但是只有65%的眼型肌无力患者表现为该抗原阳性[194]。其他可能的自身抗原包括肌肉特异性激酶（MuSK）[195]、兰尼碱受体[196]及大量眼肌特征性蛋白[197]。重症肌无力经常累及提上睑肌及EOM可能是EOM的NMJ特性与非颅骨骼肌不同的缘故[193]。在疾病早期，轻度的EOM无力引起的视网膜上视觉世界调整功能失常可导致复视、视物模糊、眩晕及其他眼部症状（框7.7）。

大脑眼球运动控制系统不能迅速适应不对称的

或变化的EOM无力[198]。因此，EOM无力可迅速被患者感知。然而，当眼型肌无力患者做检查时，许多患者可测量到其他肌肉的无力，虽然临床症状不明显。另一个EOM选择性累及的假说是，与四肢骨骼肌相比，EOM的NMJ终板存在差别[20]。EOM上经典及替代补体介导的免疫反应途径也会增加眼型肌无力的易感性[199]。

结论

EOM是一种特殊类型的颅面肌肉，具有许多与非颅骨骼肌不同的特征。这些肌肉具有复杂的解剖及生理，在制订累及EOM的运动障碍性疾病的治疗方案时必须慎重。EOM也具有很高的适应性，可对激素、去神经支配及毒素做出响应，改变自身的蛋白表达及生理学特性。这种适应性应有助于药物治疗EOM运动障碍性疾病。此外，了解导致这些骨骼肌疾病赦免或选择性累及EOM的机制有助于提出新的治疗EOM疾病及一般性骨骼肌疾病的方法。

参考文献

1. Zaldivar RA, Lee MS, Harrison AR. Orbital anatomy and orbital fractures. In: Dartt D, ed. Elsevier's Encyclopedia of the eye. London: Elsevier, 2010; Vol 3:210–218.
2. Lennerstrand G, Schiavi C, Tian S, Benassi M, Campos EC. Isometric force measured in human horizontal eye muscles attached to or detached from the globe. Graefes Arch Clin Exp Ophthalmol 2006; 244:539–544.
3. Anderson BC, McLoon LK. Cranial nerve and autonomic innervation. In: Dartt D, ed. Elsevier's Encyclopedia of the eye. London: Elsevier, 2010; Vol 1:537–548.
4. White MH, Lambert HM, Kincaid MC, Dieckert JP, Lowd DK. The ora serrata and the spiral of Tillaux. Anatomic relationship and clinical correlation. Ophthalmology 1989; 96:508–511.
5. Jaggi GP, Laeng HR, Muntener M, Killer HE. The anatomy of the muscle insertion (scleromuscular junction) of the lateral and medial rectus muscle in humans. Invest Ophthalmol Vis Sci 2005; 46:2258–2263.
6. Fuchs E. Beitrage zur normulen Anatomie des Augapfels. Graefes Arch Clin Exp Ophthalmol 1884; 30:1–65.
7. Apt L, Call NB. An anatomical reevaluation of rectus muscle innervations. Ophthalmic Surg 1982; 13:108–112.
8. Souza-Dias C, Prieto-Diaz J, Uesugui CF. Topographical aspects of the insertions of the extraocular muscles. J Pediatr Ophthalmol Strabismus 1986; 23:183–189.
9. Stark N, Kuck H. Distance of muscle insertions in the corneal limbus. Klin Monatsbl Augenheilkd 1986; 189:148–153.
10. de Gottrau P, Gajisin S, Rother A. Ocular rectus muscle insertions revisited: an unusual anatomic approach. Acta Anat 1994; 151:268–272.

11. Otto J, Zimmermann E. Variations in the muscular insertion, the course and elasticity of the muscles in people suffering from squint. Klin Monatsbl Augenheilkd 1979; 175:418–427.
12. Robinson DA, O'Meara DM, Scott AB, Collins CC. Mechanical components of human eye movements. J Appl Physiol 1969; 26:548–553.
13. Ruskell GL. The fine structure of innervated myotendinous cylinders in extraocular muscles of rhesus monkeys. J Neurocytol 1978; 7:693–708.
14. Salpeter MM, McHenry FA, Feng HH. Myoneural junctions in the extraocular muscles of the mouse. Anat Rec 1974; 179:201–224.
15. Kupfer C. Motor innervation of extraocular muscle. J Physiol 1960; 153:522–526.
16. Pilar G, Hess A. Differences in internal structure and nerve terminals of the slow and twitch muscle fibers in the cat superior oblique. Anat Rec 1966; 154:243–252.
17. Mishina M, Takai T, Imoto K et al. Molecular distinction between fetal and adult forms of muscle acetylcholine receptor. Nature 1986; 321:406–411.
18. Oda K, Shibasaki H. Antigenic difference of acetylcholine receptor between single and multiple form endplates of human extraocular muscle. Brain Res 1988; 449:337–340.
19. Horton RM, Manfredi AA, Conti-Tronconi BM. The 'embryonic' gamma subunit of the nicotinic acetylcholine receptor is expressed in adult extraocular muscle. Neurology 1993; 43:983–986.
20. Kaminski HJ, Kusner LL, Block CH. Expression of acetylcholine receptor isoforms at extraocular muscle endplates. Invest Ophthalmol Vis Sci 1996; 37:345–351.
21. Mayr R, Gottschall J, Gruber H, Neuhuber W. Internal structure of cat extraocular muscle. Anat Embryol 1975; 148:23–34.
22. Harrison AR, Anderson BC, Thompson VL, McLoon LK. Myofiber length and three-dimensional localization of NMJs in normal and botulinum toxin treated adult extraocular muscles. Invest Ophthalmol Vis Sci 2007; 48:3594–3601.
23. Jacoby J, Chiarandini DJ, Stefani E. Electrical properties and innervation of fibers in the orbital layer of rat extraocular muscles. J Neurophysiol 1989; 61:116–125.
24. Dimitrova DM, Allman BL, Shall MS, Goldberg SJ. Polyneuronal innervation of single muscle fibers in cat eye muscles: inferior oblique. J Neurophysiol 2009; 101:2815–2821.
25. Koornneef L. New insights in the human orbital connective tissue. Arch Ophthalmol 1977; 95:1269–1273.
26. Miller JM, Demer JL, Rosenbaum AL. Effect of transposition surgery on rectus muscle paths by magnetic resonance imagining. Ophthalmology 1993; 100:475–487.
27. Demer JL, Miller JM, Poukens V, Vinters HV, Glasgow BJ. Evidence for fibromuscular pulleys of the recti extraocular muscles. Invest Ophthalmol Vis Sci 1995; 36:1125–1136.
28. Lowey S, Waller GS, Trybus KM. Function of skeletal muscle myosin heavy chain and light chain isoforms by an in vitro motility assay. J Biol Chem 1993; 268:20414–20418.
29. Barmack NH. Laminar organization of the extraocular muscles of the rabbit. Exp Neurol 1978; 59:304–321.
30. Kjellgren D, Thornell LE, Andersen J, Pedrosa-Domellöf F. Myosin heavy chain isoforms in human extraocular muscles. Invest Ophthalmol Vis Sci 2003; 44:1419–1425.
31. Robinson DA. Oculomotor unit behavior in the monkey. J Neurophysiol 1970; 33:393–403.
32. Wieczorek DF, Periasamy M, Butler-Browne GS, Whalen RG, Nadal-Ginard B. Co-expression of multiple myosin heavy chain genes, in addition to a tissue-specific one, in extraocular musculature. J Cell Biol 1985; 101:618–629.
33. Toniolo L, Maccatrozzo I, Patruno M, Caliaro F, Mascarello F, Reggiani C. Expression of eight distinct MHC isoforms in bovine striated muscles: evidence for MHC-2B presence only in extraocular muscles. J Exp Biol 2005; 208:4243–4253.
34. Kranjc BS, Smerdu V, Erzen I. Histochemical and immunohistochemical profile of human and rat ocular medial rectus muscles. Graefes Arch Clin Exp Ophthalmol 2009; 247:1505–1515.
35. Bicer S, Reiser PJ. Myosin isoform expression in dog rectus muscles: patterns in global and orbital layers and among single fibers. Invest Ophthalmol Vis Sci 2009; 50:157–167.
36. Close RI, Luff AR. Dynamic properties of inferior rectus muscle of the rat. J Physiol 1974; 236:259–270.
37. McLoon LK, Rios L, Wirtschafter JD. Complex three-dimensional patterns of myosin isoform expression: differences between and within specific extraocular muscles. J Muscle Res Cell Motil 1999; 30:771–783.
38. Meredith MA, Goldberg SJ. Contractile differences between muscle units in the medial rectus and lateral rectus muscles in the cat. J Neurophysiol 1986; 56:50–62.
39. Shall MS, Goldberg SJ. Lateral rectus EMG and contractile responses elicited by cat abducens motoneurons. Muscle Nerve 1995 ;18:948–955.
40. Jacoby J, Ko K, Weiss C, Rushbrook JI. Systematic variation in myosin expression along extraocular muscle fibers of the adult rat. J Muscle Res Cell Motil 1989; 11:25–40.
41. Rubinstein NA, Hoh JFY. The distribution of myosin heavy chain isoforms among rat extraocular muscle fiber types. Invest Ophthalmol Vis Sci 2000; 41:3391–3398.
42. Alvarado-Mallart RM, Pincon-Raymond M. Nerve endings on the intramuscular tendons of cat extraocular muscles. Neurosci Lett 1976; 2:121–125.
43. Davidowitz J, Philips G, Breinin GM. Organization of the orbital surface layer in rabbit superior rectus. Invest Ophthalmol Vis Sci 1977; 16:711–729.
44. Goldberg SJ, Wilson KE, Shall ME. Summation of extraocular motor unit tensions in the lateral rectus muscle of the cat. Muscle Nerve 1997; 20:1229–1235.
45. Shall MS, Dimitrova DM, Goldberg SJ. Extraocular motor unit and whole-muscle contractile properties in the squirrel monkey. Summation of forces and fiber morphology. Exp Brain Res 2003; 151:338–345.
46. Lynch GS, Stephenson DG, Williams DA. Analysis of Ca^{2+} and Sr^{2+} activation characteristics in skinned muscle fibre preparations with different proportions of myofibrillar isoforms. J Muscle Res Cell Motil 1995; 16:65–78.
47. Dean P. Motor unit recruitment in a distributed model of extraocular muscle. J Neurophysiol 1996; 76:727–742.
48. Kranjc BS, Sketelj J, Albis AD, Ambroz M, Erzen I. Fiber types and myosin heavy chain expression in the ocular medial rectus muscle of the adult rat. J Muscle Res Cell Motil 2000; 21:753–761.
49. Briggs MM, Schachat F. The superfast extraocular myosin (MYH13) is localized to the innervation zone in both the global and orbital layers of rabbit extraocular muscle. J Exp Biol 2002; 205:3133–3142.
50. McLoon LK, Christiansen SP. Orbital anatomy: the extraocular muscles. In: Dartt D, ed. Elsevier's Encyclopedia of the eye. London: Elsevier, 2010; Vol 2:89–98.
51. Keller EL, Robinson DA. Abducens unit behavior in the monkey during vergence movements. Vision Res 1972; 12:369–382.
52. Bacou F, Rouanet P, Barjot C, Janmot C, Vigneron P, d'Albis A. Expression of myosin isoforms in denervated, cross-innervated, and electrically stimulated rabbit muscles. Eur J Biochem 1996; 236:539–547.
53. Ugalde I, Christiansen SP, McLoon LK. Botulinum toxin treatment of extraocular muscles in rabbits results in increased myofiber remodeling. Invest Ophthalmol Vis Sci 2005; 46:4114–4120.
54. Stephenson GMM. Hybrid skeletal muscle fibres: a rare or common phenomenon? Clin Exp Pharmacol Physiol 2001; 28:692–702.
55. Caiozzo VJ, Baker MJ, Huang K, Chour H, Wu YZ, Baldwin KM. Single-fiber myosin heavy chain polymorphism: how many patterns and what proportions? Am J Physiol Regul Integr Comp Physiol 2003; 285:R570–R580.
56. Jacoby J, Ko K. Sarcoplasmic reticulum fast Ca^{2+} pump and myosin heavy chain expression in extraocular muscles. Invest Ophthalmol Vis Sci 1993; 34: 2848–2858.
57. Briggs MM, Jacoby J, Davidowitz J, Schachat FH. Expression of a novel combination of fast and slow troponin T isoforms in rabbit extraocular muscles. J Muscle Res Cell Motil 1988; 9:241–247.
58. Kjellgren D, Stal P, Larsson L, Furst D, Pedrosa-Domellöf F. Uncoordinated expression of myosin heavy chains and myosin-binding protein C isoforms in human extraocular muscles. Invest Ophthalmol Vis Sci 2006; 47:4188–4193.
59. Pandorf CE, Haddad F, Wright C, Bodell PW, Baldwin KM. Differential epigenetic modifications of histones at the myosin heavy chain genes in fast and slow skeletal muscle fibers in response to muscle unloading. Am J Physiol Cell Physiol 2009; 297:C6–C16.
60. Zeiger U, Khurana TS. Distinctive patterns of microRNA expression in extraocular muscles. Physiol Genomics 2010; Feb 9 (Epub ahead of print) PMID: 20145202.
61. Bottinelli R, Schiaffino S, Reggiani C. Force-velocity relations and myosin heavy chain isoform compositions of skinned fibres from rat skeletal muscle. J Physiol 1991; 437:655–672.
62. Morris TJ, Brandon CA, Horton MJ, Carlson DS, Sciotte JJ. Maximum shortening velocity and myosin heavy-chain isoform expression in human masseter muscle fibers. J Dent Res 2001; 80:1845–1848.
63. Kjellgren D, Ryan M, Ohlendieck K, Thornell LE, Pedrosa-Domellöf F. Sarco(endo) plasmic reticulum Ca^{2+} ATPases (SERCA1 and -2) in human extraocular muscles. Invest Ophthalmol Vis Sci 2003; 44:5057–5062.
64. Andrade FH, McMullen CA, Rumbaut RE. Mitochondria are fast Ca^{2+} sinks in rat extraocular muscles: a novel regulatory influence on contractile function and metabolism. Invest Ophthalmol Vis Sci 2005; 46:4541–4571.
65. Khurana TS, Prendergast RA, Alameddine HS et al. Absence of extraocular muscle pathology in Duchenne's muscular dystrophy: role for calcium homeostasis in extraocular muscle sparing. J Exp Med 1995; 182:467–475.
66. Ragusa RJ, Chow CK, St Clair DK, Porter JD. Extraocular, limb and diaphragm muscle group-specific antioxidant enzyme activity patterns in control and mdx mice. J Neurol Sci 1996; 139:180–188.
67. Wooten GF, Reis DJ. Blood flow in extraocular muscle of cat. Arch Neurol 1972; 26:350–352.
68. Fuchs AF, Binder MD. Fatigue resistance of human extraocular muscles. J Neurophysiol 1983; 49:28–34.
69. McMullen CA, Hayess K, Andrade FH. Fatigue resistance of rat extraocular muscles does not depend on creatine kinase activity. BMC Physiol 2005; 5:12.
70. Andrade FH, McMullen CA. Lactate is a metabolic substrate that sustains extraocular muscle function. Pflugers Arch – Eur J Physiol 2006; 452:102–108.
71. Asmussen G, Punkt K, Bartsch B, Soukup T. Specific metabolic properties of rat oculorotatory extraocular muscles can be linked to their low force requirements. Invest Ophthalmol Vis Sci 2008; 49:4865–4871.
72. Hoh JF, Hughes S. Myogenic and neurogenic regulation of myosin gene expression in cat jaw-closing muscles regenerating in fast and slow limb muscle beds. J Muscle Res Cell Motil 1988; 9:59–72.
73. McLoon LK, Wirtschafter JD. Continuous myonuclear addition to single extraocular myofibers in uninjured adult rabbits. Muscle Nerve 2002; 25:348–358.
74. McLoon LK, Rowe J, Wirtschafter JD, McCormick KM. Continuous myofiber remodeling in uninjured extraocular myofibers: Myonuclear turnover and evidence for apoptosis. Muscle Nerve 2004; 29:707–715.
75. Weintraub H, Tapscott SJ, Davis RL et al. Activation of muscle-specific genes in pigment, nerve, fat, liver and fibroblast cell lines by forced expression of MyoD. Proc Natl Acad Sci USA 1989; 86:5434–5438.
76. McLoon LK, Wirtschafter JD. Activated satellite cells in extraocular muscles of normal adult monkeys and humans. Invest Ophthalmol Vis Sci 2003; 44:1927–1932.
77. Goding GS, Al-Sharif KI, McLoon LK. Myonuclear addition to uninjured laryngeal myofibers in adult rabbits. Ann Otol Rhinol Laryngol 2005; 114:552–557.
78. Shih HP, Gross MK, Kioussi C. Muscle development: Forming the head and trunk muscles. Acta Histochem 2008; 110:97–108.
79. Fisher MD, Gorospe JR, Felder E et al. Expression profiling reveals metabolic and structural components of extraocular muscles. Physiol Genomics 2002; 9:71–84.
80. Anderson BC, Christiansen SP, Grandt S, Grange RW, McLoon LK. Increased extraocular muscle strength with direct injection of insulin-like growth factor-1. Invest Ophthalmol Vis Sci 2006; 47:2461–2467.
81. Zhou L, Porter JD, Cheng G et al. Temporal and spatial mRNA expression patterns of TGF-beta1, 2, 3 and Tbeta RI, II, III in skeletal muscles of mdx mice. Neuromusc Disord 2006; 16:32–38.
82. Martinez-Fernandez S, Hernandez-Torres F, Franco D, Lyons GE, Navarro F, Aranega AE. Pitx2C overexpression promotes cell proliferation and arrests differentiation in myoblasts. Dev Dyn 2006; 235:2930–2939.
83. Scott AB. Botulinum toxin injection into extraocular muscles as an alternative to strabismus surgery. J Pediatr Ophthalmol Strabismus 1980; 17:21–25.
84. Spencer RF, McNeer KW. Botulinum toxin paralysis of adult monkey extraocular muscle. Structural alterations in orbital, singly innervated muscle fibers. Arch Ophthalmol 1987; 105:1703–1711.

85. Kranjc BS, Sketelj J, D'Albis A, Erzen I. Long-term changes in myosin heavy chain composition after botulinum toxin A injection into rat medial rectus muscle. Invest Ophthalmol Vis Sci 2001; 42:3158–3164.
86. Porter JD, Edney DP, McMahon EJ, Burns LA. Extraocular myotoxicity of the retrobulbar anesthetic bupivacaine hydrochloride. Invest Ophthalmol Vis Sci 1988; 29:163–174.
87. Carlson BM, Emerick S, Komorowski T, Rainin E, Shepard B. Extraocular muscle regeneration in primates. Local anesthetic-induced lesions. Ophthalmology 1992; 99:582–589.
88. Asmussen G, Kiessling A. Hypertrophy and atrophy of mammalian extraocular muscle fibers following denervation. Experientia 1975; 31:1186–1188.
89. Ringel SP, Engel WK, Bender AN, Peters ND, Yee RD. Histochemistry and acetylcholine receptor distribution in normal and denervated monkey extraocular muscles. Neurology 1978; 28:55–63.
90. Porter JD, Burns LA, McMahon EJ. Denervation of primate extraocular muscle. A unique pattern of primate extraocular muscle. Invest Ophthalmol Vis Sci 1989; 30:1894–1908.
91. Baker RS, Christiansen SP, Madhat M. A quantitative assessment of extraocular muscle growth in peripheral nerve autografts. Invest Ophthalmol Vis Sci 1990; 31:766–770.
92. Keller EL, Robinson DA. Absence of a stretch reflex in extraocular muscles of the monkey. J Neurophysiol 1971; 34:908–919.
93. Lewis RF, Zee DS, Hayman MR, Tamargo RJ. Oculomotor function in the rhesus money after deafferentation of the extraocular muscles. Exp Brain Res 2001; 141:349–358.
94. Donaldson IM, Dixon RA. Excitation of units in the lateral geniculate and contiguous nuclei of the cat by stretch of extrinsic ocular muscles. Exp Brain Res 1980; 38: 245–255.
95. Wang X, Zhang M, Cohen IS, Goldberg ME. The proprioceptive representation of eye position in monkey primary somatosensory cortex. Nature Neurosci 2007; 10:640–646.
96. Zhang M, Wang X, Goldberg ME. Monkey primary somatosensory cortex has a proprioceptive representation of eye position. Prog Brain Res 2008; 171:37–45.
97. Blumer R, Konacki KZ, Streicher J, Hoetzenecker W, Blumer MJF, Lukas JR. Proprioception in the extraocular muscles of mammals and man. Strabismus 2006; 14:101–106.
98. Lukas JR, Aigner M, Blumer R, Heinzl H, Mayr R. Number and distribution of neuromuscular spindles in human extraocular muscles. Invest Ophthalmol Vis Sci 1994; 35:4317–4327.
99. Richmond FJR, Johnston WSW, Baker RS, Steinbach MJ. Palisade endings in human extraocular muscle. Invest Ophthalmol Vis Sci 1984; 25:471–476.
100. Ruskell GL. The fine structure of innervated myotendinous cylinders in extraocular muscles of rhesus monkeys. J Neurocytol 1978; 7:693–708.
101. Lukas JR, Blumer R, Denk M, Baumgartner I, Neuhuber W, Mayr R. Innervated myotendinous cylinders in human extraocular muscles. Invest Ophthalmol Vis Sci 2000; 41:2422–2431.
102. Konakci KZ, Streicher J, Hoetzenecker W et al. Palisade endings in extraocular muscles of the monkey are immunoreactive for choline acetyltransferase and vesicular acetylcholine transporter. Invest Ophthalmol Vis Sci 2005; 46:4548–4554.
103. Blumer R, Konakci KZ, Pomikal C, Wieczorek G, Lukas JR, Streicher J. Palisade endings: cholinergic sensory organs or effector organs? Invest Ophthalmol Vis Sci 2009; 50:1176–1186.
104. Sas J, Schab R. Die sogennanten "Palisaden-Endigungen" der Augenmusklen. Acta Morph Acad Sci Hung 1952; 2:259–266.
105. Tzahor E, Kempf H, Mootoosamy RC et al. Antagonists of Wnt and BMP signaling promote the formation of vertebrate head muscle. Genes Dev 2003; 17:3087–3099.
106. Gage PJ, Rhoades W, Prucka SK, Hjalt T. Fate maps of neural crest and mesoderm in the mammalian eye. Invest Ophthalmol Vis Sci 2005; 46:4200–4208.
107. Sambasivan R, Gayraud-Morel B, Dumas G et al. Distinct regulatory cascades govern extraocular and pharyngeal arch muscle progenitor cell fates. Dev Cell 2009; 16:810–821.
108. Tajbakhsh S, Rocancourt D, Cossu G, Buckingham M. Redefining the genetic hierarchies controlling skeletal myogenesis: Pax3 and Myf-5 act upstream of MyoD. Cell 1997; 89:127–138.
109. Hacker A, Guthrie S. A distinct developmental programme for the cranial paraxial mesoderm in the chick embryo. Development 1998; 125:3461–3472.
110. Noden DM, Francis-West P: The differentiation and morphogenesis of craniofacial muscles. Dev Dyn 2006; 235:1194–1218.
111. Noden DM. Interactions and fates of avian craniofacial mesenchyme. Development 1988; 103(suppl):121–140.
112. Noden DM. Patterning of avian craniofacial muscles. Dev Biol 1986; 116:347–356.
113. Kanzler B, Foreman RK, Labosky PA, Mallo M. BMP signaling is essential for development of skeletogenic and neurogenic cranial neural crest. Development 2000; 127:1095–1104.
114. Kitamura K, Miura H, Miyagawa-Tomita S et al. Mouse Pitx2 deficiency leads to anomalies of the ventral body wall, heart, extra- and periocular mesoderm and right pulmonary isomerism. Development 1999; 126:5746–5758.
115. Gage PJ, Suh H, Camper SA. Dosage requirement of Pitx2 for development of multiple organs. Development 1999; 126:4643–4651.
116. Gage PJ, Camper SA. Pituitary homeobox 2, a novel member of the bicoid-related family of homeobox genes, is a potential regulator of anterior structure formation. Hum Mol Genet 1997; 6:457–464.
117. Diehl AG, Zareparsi S, Qian M, Khanna R, Angeles R, Gage PJ. Extraocular muscle morphogenesis and gene expression are regulated by Pitx2 gene dose. Invest Ophthalmol Vis Sci 2006; 47:1785–1793.
118. Matt N, Ghyselinck NB, Pellerin I, Dupe V. Impairing retinoic acid signaling in the neural crest cells is sufficient to alter entire eye morphogenesis. Dev Biol 2008; 320:140–148.
119. Noden DM, Marcucio R, Borycki AG, Emerson CP. Differentiation of avian craniofacial muscles: I. Patterns of early regulatory gene expression and myosin heavy chain synthesis. Dev Dyn 1999; 216:96–112.
120. Pedrosa-Domellöf F, Holmgren Y, Lucas CA, Hoh JF, Thornell LE. Human extraocular muscles: unique pattern of myosin heavy chain expression during myotube formation. Invest Ophthalmol Vis Sci 2000; 41:1608–1616.
121. Marcucio RS, Noden DM. Myotube heterogeneity in developing chick craniofacial skeletal muscles. Dev Dyn 1999; 214:178–194.
122. Martinez AJ, McNeer KW, Hay SH, Watson A. Extraocular muscles: morphogenetic study in humans. Light microscopy and ultrastructural features. Acta Neuropath 1977; 38:87–93.
123. Von Scheven G, Alvares LE, Mootoosamy RC, Dietrich S. Neural tube derived signals and FGF8 act antagonistically to specify eye versus mandibular arch muscles. Development 2006; 133:2731–2745.
124. Sengpiel F, Blakemore C, Harrad R. Interocular suppression in the primary visual cortex: a possible neural basis of binocular rivalry. Vision Res 1995; 35:179–195.
125. Birch EE, Stager DR. Long-term motor and sensory outcomes after early surgery for infantile esotropia. J AAPOS 2006; 10:409–413.
126. Wong AM. Timing of surgery for infantile esotropia: sensory and motor outcomes. Can J Ophthalmol 2008; 43:643–651.
127. Kushner BJ. Perspective on strabismus, 2006. Arch Ophthalmol 2006; 124: 1321–1326.
128. Collins CC, O'Meara D, Scott AB. Muscle tension during unrestrained human eye movements. J Physiol Lond 1975; 245:351–369.
129. Tian S, Lennerstrand G. Vertical saccadic velocity and force development in superior oblique palsy. Vision Res 1994; 34:1785–1798.
130. Narasimhan A, Tychsen L, Poukens V, Demer JL. Horizontal rectus muscle anatomy in naturally and artificially strabismic monkeys. Invest Ophthalmol Vis Sci 2007; 48:2576–2588.
131. Martinez AJ, Biglan AW, Hiles DA. Structural features of extraocular muscles of children with strabismus. Arch Ophthalmol 1980; 98:533–539.
132. Spencer RF, McNeer KW. Structural alterations in overacting inferior oblique muscles. Arch Ophthalmol 1980; 98:128–133.
133. Domenici-Lombardo L, Corsi M, Mencucci R, Scrivanti M, Faussone-Pelligrini MS, Salvi G. Extraocular muscles in congenital strabismus: muscle fiber and nerve ending ultrastructure according to different regions. Ophthalmologica 1992; 205:29–39.
134. Berard-Badier M, Pellissier JF, Toga M, Mouillac N, Berard PV. Ultrastructural studies of extraocular muscles in ocular motility disorders. II. Morphological analysis of 38 biopsies. Albracht v Graefes Arch Klin Exp Ophthal 1978; 208:193–205.
135. Antunes-Foschini RM, Ramalho FS, Ramalho LN, Bicas HE. Increased frequency of activated satellite cells in overacting inferior oblique muscles from humans. Invest Ophthalmol Vis Sci 2006; 47:3360–3365.
136. Antunes-Foschini R, Miyashita D, Bicas HE, McLoon LK. Activated satellite cells in medial rectus muscles of patients with strabismus. Invest Ophthalmol Vis 2008; 49:215–220.
137. Stahl JS, Averbuch-Heller L, Leigh RJ. Acquired nystagmus. Arch Ophthalmol 2000; 118:544–549.
138. Abadi RV, Bjerre A. Motor and sensory characteristics of infantile nystagmus. Br J Ophthalmol 2002; 86:1152–1160.
139. Tarpey P, Thomas S, Sarvananthan N et al. Mutations in FRMD7, a newly identified member of the FERM family, cause X-lined idiopathic congenital nystagmus. Nat Genet 2006; 38:1242–1214.
140. Khanna S, Dell'Osso LF. The diagnosis and treatment of infantile nystagmus syndrome (INS). Sci World J 2006; 6:1385–1397.
141. Mencucci R, Domenici-Lombardo L, Cortesini L, Faussone-Pelligrini MS, Salvi G. Congenital nystagmus: fine structure of human extraocular muscles. Ophthalmologica 1995; 209:1–6.
142. Peng GH, Zhang C, Yang JC. Ultrastructural study of extraocular muscle in congenital nystagmus. Ophthalmologica 1998; 212:1–4.
143. McLean RJ, Gottlob I. The pharmacological treatment of nystagmus: a review. Expert Opin Pharmacother 2009; 10:1805–1816.
144. Hertle RW, Dell'Osso LF, FitzGibbon EJ, Thompson D, Yang D, Mellow SD. Horizontal rectus tenotomy in patients with congenital nystagmus: results in 10 adults. Ophthalmology 2003; 110:2097–2005.
145. Wong AM, Tychsen L. Effects of extraocular muscle tenotomy on congenital nystagmus in macaque monkeys. J AAPOS 2002; 6:100–107.
146. Engle EC, Goumnerov BC, McKeown CA et al. Oculomotor nerve and muscle abnormalities in congenital fibrosis of the extraocular muscles. Ann Neurol 1997;41: 314–325.
147. Engle EC. Genetic basis of congenital strabismus. Arch Ophthalmol 2007; 125:189–195.
148. Yamada K, Andrews C, Chan WM et al. Heterozygous mutations of the kinesin KIF21A in congenital fibrosis of the extraocular muscles type 1 (CFEOM1). Nat Genet 2003; 35:318–321.
149. Nakano M, Yamada K, Fain J et al. Homozygous mutations in ARIX (PHOX2A) result in congenital fibrosis of the extraocular muscles type 2 (CFEOM2). Nat Genet 2001; 29:315–320.
150. Pattyn A, Morin X, Cremer H, Goridis C, Brunet JF. Expression and interactions of the two closely related homeobox genes Phox2a and Phox2b during neurogenesis. Development 1997; 124:4065–4075.
151. Demer JL, Clark RA, Lim KH, Engle EC. Magnetic resonance imaging evidence for widespread orbital dysinnervation in dominant Duane's retraction syndrome linked to the DURS2 locus. Invest Ophthalmol Vis Sci 2007; 48:194–202.
152. Miyake N, Chilton J, Psatha M et al. Human CHN1 mutations hyperactivate alpha2-chimaerin and cause Duane's retraction syndrome. Science 2008; 321: 839–843.
153. Karpati G, Carpenter S, Prescott S. Small-caliber skeletal muscle fibers do not suffer necrosis in mdx mouse dystrophy. Muscle Nerve 1988; 11:795–803.
154. Kaminski HJ, Al-Hakim M, Leigh RJ, Katirji MB, Ruff RL. Extraocular muscles are spared in advanced Duchenne dystrophy. Ann Neurol 1992; 32:586–588.
155. Ragusa RJ, Chow CK, Porter JD. Oxidative stress as a potential pathogenic mechanism in an animal model of Duchenne muscular dystrophy. Neuromuscul Disord 1997; 7:379–386.
156. Wehling M, Stull JT, McCabe TJ, Tidball JG. Sparing of mdx extraocular muscles from dystrophic pathology is not attributable to normalized concentration or distribution of neuronal nitric oxide synthase. Neuromuscul Disord 1998; 8:22–29.
157. Porter JD, Karanthanasis P. Extraocular muscle in merosin-deficient muscular dystrophy: cation homeostasis is maintained but is not mechanistic in muscle sparing. Cell Tissue Res 1998; 292:495–501.

158. Porter JD, Merriam AP, Khanna S et al. Constitutive properties, not molecular adaptations, mediate extraocular muscle sparing in dystrophic mdx mice. FASEB J 2003; 17:893–895.

159. Andrade FH, Porter JD, Kaminski HJ. Eye muscle sparing by the muscular dystrophies: lessons to be learned? Microsc Res Tech 2000; 48:192–203.

160. Nyström A, Holmblad J, Pedrosa-Domellöf F, Sasaki T, Durbeej M. Extraocular muscle is spared upon complete laminin alpha2 chain deficiency: comparative expression of laminin and integrin isoforms. Matrix Biol 2006; 25:382–385.

161. Pachter BR, Davidowitz J, Breinin GM. A light and EM study in serial sections of dystrophic extraocular muscle fibers. Invest Ophthalmol 1973; 12:917–923.

162. Porter JD, Merriam AP, Hack AA, Andrade FH, McNally EM. Extraocular muscle is spared despite the absence of an intact sarcoglycan complex in sarcoglycan deficient mice. Neuromuscul Disord 2000; 11:197–207.

163. Mendell JR, Sahenk Z, Prior TW. The childhood muscular dystrophies: diseases sharing a common pathogenesis of membrane instability. J Child Neurol 1995; 10:150–159.

164. Scoppetta C, Morante M, Casali C, Vaccario ML, Mennuni G. Dermatomyositis spares extraocular muscles. Neurology 1985; 35:141.

165. Kallestad KM, McDonald AA, Hebert SL, Daniel ML, Cu SR, McLoon LK. Sparing of extraocular muscle in aging and dystrophic skeletal muscle: a myogenic precursor cell hypothesis. In press, 2010.

166. McMullen CA, Ferry AL, Gamboa JL, Andrade FH, Dupont-Versteegden EE. Age-related changes of cell death pathways in rat extraocular muscle. Exp Gerontol 2009; 44:420–425.

167. Sobue G, Matsuoka Y, Mukai E, Takayanagi T, Sobue I, Hashizume Y. Spinal and cranial motor nerve roots in amyotrophic lateral sclerosis and X-linked recessive bulbospinal atrophy: morphometric and teased-fiber study. Acta Neuropathol 1981; 55:227–235.

168. Polmowski A, Jost WH, Prudlo J et al. Eye movement in amyotrophic lateral sclerosis: a longitudinal study. Ger J Ophthalmol 1995; 4:355–362.

169. Haenggeli C, Kato AC. Differential vulnerability of cranial motoneurons in mouse models with motor neuron degeneration. Neurosci Lett 2002; 335:39–43.

170. Ahmadi M, Liu JX, Brännström T, Andersen PM, Stål P, Pedrosa-Domellöf F. Human extraocular muscles in ALS. Invest Ophthalmol Vis Sci 2010; 51:3494–3501.

171. McClung JR, Cullen KE, Shall MS, Dimitrova DM, Goldberg SJ. Effects of electrode penetrations into the abducens nucleus of the monkey: eye movement recordings and histopathological evaluation of the nuclei and lateral rectus muscles. Exp Brain Res 2004; 158:180–188.

172. Mizen TR. Thyroid eye disease. Semin Ophthalmol 2003; 18:243–247.

173. Stiebel-Kalish H, Robenshtok E, Hasanreysoglu M, Ezrachi D, Shimon I, Leibovici L. Treatment modalities for Graves' ophthalmology. Systemic review and meta-analysis. J Clin Endocrinol Metab 2009; 94:2708–2716.

174. Leong SC, Karbos PD, Macewen CJ, White PS. A systemic review of outcomes following surgical decompression for dysthyroid orbitopathy. Laryngoscope 2009; 119:1106–1115.

175. Molnar I, Szombathy Z, Kovacs I, Szentmiklosi AJ. Immunohistochemical studies using immunized Guinea pig sera with features of anti-human thyroid, eye and skeletal antibody and Graves' sera. J Clin Immunol 2007; 27:172–180.

176. Kloprogge SJ, Busuttil BE, Frauman AG. TSH receptor protein is selectively expressed in normal human extraocular muscle. Muscle Nerve 2005; 32:95–98.

177. Ohkura T, Taniguchi S, Yamada K et al. Detection of the novel autoantibody (anti-UACA antibody) in patients with Graves' disease. Biochem Biophys Res Commun. 2004; 321:432–440.

178. Conley CA, Fowler VM. Localization of the human 64kD autoantigen D1 to myofibrils in a subset of extraocular muscle fibers. Curr Eye Res 1999; 19:313–322.

179. Feldon SE, Park DJ, O'Louglin CW et al. Autologous T-lymphocytes stimulate proliferation of orbital fibroblasts derived from patients with Graves' ophthalmopathy. Invest Ophthalmol Vis Sci 2005; 46:3913–3921.

180. Khoo TK, Bahn RS. Pathogenesis of Graves' ophthalmopathy: the role of autoantibodies. Thyroid 2007; 17:1013–1018.

181. Nakase Y, Osanai T, Yoshikawa K, Inoue Y. Color Doppler imaging of orbital venous flow in dysthyroid optic neuropathy. Jpn J Ophthalmol 1994; 38:80–86.

182. Weber AL, Dallow RL, Sabates NR. Graves' disease of the orbit. Neuroimaging Clin N Am 1996; 6:61–72.

183. Hirano M, DiMauro S. ANT1, Twinkle, POLG, and TP. New genes open our eyes to ophthalmoplegia. Neurology 2001; 57:2163–2165.

184. Moslemi AR, Melberg A, Holme E, Oldfors A. Clonal expansion of mitochondrial DNA with multiple deletions in autosomal dominant progressive external ophthalmoplegia. Ann Neurol 1996; 40:707–713.

185. Schmiedel J, Jackson S, Schafer J, Reichmann H. Mitochondrial cytopathies. J Neurol 2003; 250:267–277.

186. Carry MR, Ringel SP, Starcevich JM. Mitochondrial morphometrics of histochemically identified human extraocular muscle fibers. Anat Rec 1986; 21:8–16.

187. Wallace DC. Mitochondrial DNA mutations and neuromuscular disease. Trends Genet 1989; 5:9–13.

188. Terman A, Brunk UT. Myocyte aging and mitochondrial turnover. Exp Gerontol 2004; 39:701–705.

189. Richter C. Oxidative damage to mitochondrial DNA and its relationship to ageing. Int J Biochem Cell Biol 1995; 27:647–653.

190. Cao Z, Wanagat J, McKiernan SH, Aiken JM. Mitochondrial DNA deletion mutations are concomitant with ragged red regions of individual, aged muscle fibers: analysis by laser-capture microdissection. Nucleic Acids Res 2001; 29:4502–4508.

191. Carlow TJ, Depper MH, Orrison WW. MR of extraocular muscles in chronic progressive external ophthalmoplegia. AJNR Am J Neuroradiol 1998; 19:95–99.

192. Lee AG, Brazis PW. Chronic progressive external ophthalmoplegia. Curr Neurol Neurosci Rep 2007; 2:413–417.

193. Kaminski HJ, Maas E, Spiegel P, Ruff RL. Why are eye muscles frequently involved in myasthenia gravis? Neurology 1990; 40:1663–1669.

194. Zimmermann CW, Eblen F. Repertoires of autoantibodies against homologous eye muscle in ocular and generalized myasthenia gravis differ. Clin Investig 1993; 71:445–451.

195. Sanders DB, El-Salem K, Masses JM, McConville J, Vincent A. Clinical aspects of MuSK antibody positive seronegative MG. Neurology 2003; 60:1978–1980.

196. Takamori M, Motomura M, Kawaguchi N et al. Anti-ryanodine receptor antibodies and FK506 in myasthenia gravis. Neurology 2004; 62:1894–1896.

197. Gunji K, Skolnick C, Bednarczuk T et al. Eye muscle antibodies in patients with ocular myasthenia gravis: possible mechanisms for eye muscle inflammation in acetylcholine receptor antibody-negative patients. Clin Immunol Immunopathol 1998; 87:276–281.

198. Schmidt D, Dell'Osso LF, Abel LA, Daroff RB. Myasthenia gravis: dynamic changes in saccadic waveform, gain, and velocity. Exp Neurol 1980; 68:365–377.

199. Soltys J, Gong B, Kaminski HJ, Zhou Y, Kusner LL. Extraocular muscle susceptibility to myasthenia gravis unique immunological environment? Ann NY Acad Sci 2008; 1132:220–224.

200. Kupersmith MJ. Ocular myasthenia gravis: treatment successes and failures in patients with long-term follow-up. J Neurol 2009; 256:1314–1320.

201. Zhou Y, Cheng G, Dieter L, Hjalt TA, Andrade FH, Stahl JS, Kaminski HJ. An altered phenotype in a conditional knockout of Pitx2 in extraocular muscle. Invest Ophthalmol Vis Sci 2009; 50:4531–4541.

第 8 章

眼球三维转动

Christian Quaia · Lance M. Optican

叶 芬 译 陈月芹 校

眼球运动

实际上眼球就像任何一种硬性物质一样，可以向 6 个方向自由运动：3 个方向为旋转、另 3 个为平移。成人眼球直径约为 24 ~ 25 mm，可水平旋转 ±50°，向上旋转 42°，向下旋转 48°，扭转 ±30°。与旋转相比，平移的量是非常有限：在整个水平范围内，眼球前后轴的移动不超过 2 mm，额面不超过 0.7 mm[1]。由于平移有限，眼球可以被看成一个球形关节：可以围绕其固定的中心转动，因此只有 3 个方向的自由。

无论是实验还是临床，眼睛运动均容易测量。100 多年来，测量眼球运动的技术方法不断发展，虽然每种方法都有缺点，但找到一种产品来满足大多数的需求还是比较容易的（框 8.1）。双目镜测量非常重要，因为如果两只眼睛不能聚焦于同一点，就会产生复视。这种病理状态会产生斜视，也就是两个注视轴不平行。临床中常用的测量是 Hess 表格法（框 8.2），Hess 表给出的是注视轴不平行状态下的静态测量结果。双目镜测量的是注视角变化、注视轴不平行状态下的静态以及动态数值。

眼球转动的量化

描述平移简单而直观。一旦确定 3 个相互垂直的轴（例如笛卡尔坐标系），一个物体的平移量可以通过物体沿着 3 条轴任何一点移动的量来描述。重要的是，常见的 Euclidean 空间平移发生在一个平面上，因此最终到达的位置与 3 个轴的先后顺序无关（例如，先沿 x 轴、再沿 y 轴运动与先 y 轴、再 x 轴

所产生的最后位置是相同，也就是说平移是可交换的）。

与此相反，不能简单地（即直观地）通过 3 条坐标轴来描述旋转运动，以及确定旋转最后产生的方向。导致这一复杂性的一个根本原因是，所有旋转的空间均是弯曲的。因此，如果一个物体不断围绕相同的轴进行旋转，最终将（经过 360°）回到初始的位置。而围绕不同的轴旋转，最后的方向与旋转轴的顺序有关。如图 8.1 所示，一个相机的两个面板，从同一初始位置（左侧圆柱），围绕相同的轴（图中箭头所示）进行旋转，但旋转轴的顺序不同。显然，两种旋转的最后位置（右列）是不同的。所以旋转与平移不同，其顺序是不能交换的。

为了陈述旋转内在的复杂性，早在 150 年前就发明了许多数学工具，例如四元法、序列旋转、旋转矩阵、旋转向量、旋量、旋度、电机等。虽然所有这些方法是等量的（它们均描述了相同的旋转），但是每一种方法在不同的应用程序中都存在各自的优点和缺点[2-4]。因此，我们可以选择与眼睛旋转最相似的数学形式进行研究。

描述眼睛的旋转或方向，首先要解决的问题是选择 3 条相互垂直的轴。很明显每条轴均要通过眼球中心，除此之外没什么限制。让轴固定在空间其指向不随眼睛或者头部运动而改变，这点不是非常有用，因为 6 条眼外肌是相对于头部使眼球转动。解决这些问题的一种方法是，将轴固定在眼睛上，这样不论是眼睛运动还是头部运动，都可以使其空间方向发生相应的变化。另一种方法是，将它们固定到头部，因此只有在头部运动时，它们的方向才会发生改变。这两种方法听起来完全不同，但实际上密切相关。当头被固定：两只眼睛从同一方向，经过正序旋转和反序

框 8.1　眼球运动临床记录方法

轴向	范围	宽度	分辨力	优势	弊端
眼电图（EOG）		～ 30 Hz	～ 0.5°	应用简单，费用低	1，2，3，4
H，V	～ ±25°H				头皮或者颌部肌肉
	～ ±15°V				的肌电图（EMG）干扰
红外反射仪器（IRD）		～ 100 Hz	～ 0.02°	安装简单，费用中等。适用于 MRI，但范围受限。	1，2，5
H，V	～ ±30°H				有眼干的风险
	～ ±20°V				
眼录像图（VOG）		～ 25 Hz ～ 1 kHz	～ 0.05°H，V，～ 0.1°T	临床应用好，适合于儿童、孕妇，也适用于 MEG 和 MRI	1，2，5，6
H，V，T	～ ±30°H，+ 30° 上，− 45 下，T 略少	H，V，但 T 略少			范围受限，费用高
磁场巩膜圈		> 1 kHz	～ 0.01°	眼线圈能永久植入动物眼内	6，7
H，V，T	猴 > ±45°，人 ～ ±30°(由于眼线圈的限制)				角膜接触镜会引起不适感，因此不适合于儿童。费用高

1. 闭眼或眼睑饰品
2. 眨眼
3. 直线范围小
4. 信号飘移
5. 相对于仪器对头部运动敏感
6. 宽度扭转或者范围减小
7. 对人记录时间受限（～ 30 min）

框 8.2　肌力受损的 3D 效果

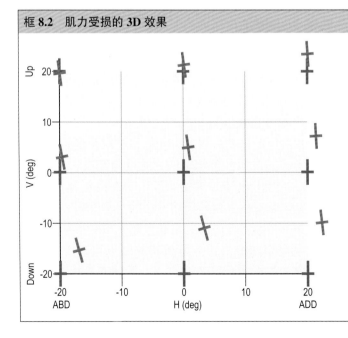

　　单侧滑车神经（Ⅳ）损伤后测量的眼睛 3-D 赫斯图。缺乏神经支配的上斜肌仅产生一个被动的力。此图显示了猴的上斜肌麻痹（SOP）后产生的影响。通过每只眼的 3-D 眼线圈进行测量。正常眼注视目标，遮盖麻痹眼。让猴注视 9 个目标方向的光线。蓝"十"字表示正常眼，红"十"字表示麻痹眼。值得注意的是当动物向内下方注视时（SO 肌肉的主要作用），缺失加重。当两两眼的偏移与注视角不一致时，称为非共同性斜视。

　　注意，错误不仅包括"十"字（向上和向外）的移位，还包括 CCW 的扭曲。在带有接触镜眼线圈的人类患者中，可以得到相似的结果。通过一个较低级的技术方法，给眼睛佩戴彩色滤光器（红色或蓝色），正常眼可见蓝"十"字投射到屏幕上。而麻痹眼表现为红"十"字。随着对象的移动，红"十"字发生扭曲，直到它在知觉上与蓝"十"字对齐。

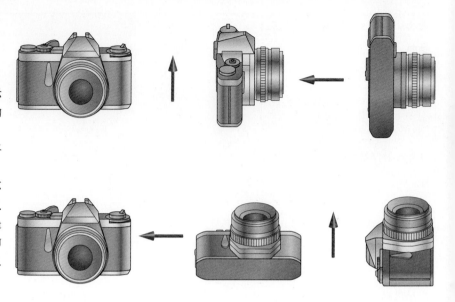

图 8.1 旋转的不可交换性。右侧箭头所示的图像是通过以下方式获得的：使左侧的图像围绕箭头所示的轴线发生旋转。（A）相机首先围绕垂直轴旋转 90°，再围绕水平轴线旋转 90°。（B）将旋转的顺序颠倒。显然这两种情况最终形成的图像方向不同。（Redrawn from Quaia C，Optican LM. Commutative saccadic generator is sufficient to control a 3-D ocular plant with pulleys. J Neurophysiol 1998 Jun；79（6）：3197–3215. Used with permission.）

旋转产生的方向是相同的。最后一种方法是使用嵌套轴，一条轴线固定到头部，第二条轴线围绕第一条旋转，第三条轴线固定到眼睛，从而围绕前两条轴线旋转。不幸的是，这些嵌套系统经常被不恰当地称为固定眼。

对眼球运动的研究，只有头固定和嵌套轴系统两种方式被广泛应用。具体使用哪一种方式，由研究者喜好以及研究眼球运动的具体任务决定。

嵌套轴坐标

嵌套轴坐标系的发明受安装旋转物体（例如照相机）经典机械学方法启发。组装照相机最简单的方法，是将其一条轴用于相机左右方向的摇动（yaw或 Z- 轴），一个轴用于相机上下的倾斜（pitch 或 Y-轴），第三条轴围绕镜头光学轴顺时针或逆时针扭转（roll 或 X- 轴）。这些轴是在一个平衡环系统中相互嵌套，即一个在另一个的内部（由于有 3 个旋转轴，有 6 种可能的嵌套序列）。如上所述，最终的方向取决于旋转的顺序。然而，在平衡环系统中，旋转的顺序由平衡环中的嵌套顺序决定，而与其移动的安装对象顺序无关。值得注意的是，这些轴的机械耦合并不导致旋转交换，旋转的空间仍然是弯曲的。

这两种嵌套轴系统已经广泛应用于眼运动的研究[5]。Fick 系统从围绕垂直轴的水平旋转开始，然后围绕新的水平轴发生垂直旋转，最后围绕新的视线发生扭转。Helmholtz 系统从围绕水平轴的垂直旋转开始，随后围绕新的垂直轴进行水平旋转，最后围绕新的视线发生扭转。图 8.2 的最左边列显示了 Fick

平衡环系统，最右边显示的是 Helmholtz 平衡环系统（未标出扭转轴）。最初（上排）眼睛的第一眼位是正前方。眼球从第一眼位开始，围绕头固定水平或垂直轴产生旋转，即移动到第二眼位（注：如图 8.5 下排所示，所有的第二眼位沿着眼球的水平或垂直经线）。这在 Fick 和 Helmholtz 平衡环的中间行中显示：Fick 的第一次旋转使眼转到左边，而 Helmholtz 的第一次旋转使眼睛转到上面。底部一行显示的是眼球脱离水平或垂直经线发生旋转，进入到所谓的第三眼位。需要注意的是，尽管两次旋转的量相同，但眼睛的最终方向不同的。

头固定坐标轴

多年来，几种不同的数学公式被用来测定头固定坐标系统中眼球旋转的量。我们更喜欢的数学公式（因为我们认为这是最直观的），是根据欧拉定理得到的轴角公式（图 8.2，中间一列）。该定理指出，固定的实体的任何一点的方向都是可以得到的，从一个参考方向开始，围绕轴线（通过固定点），通过角 Φ 沿一个单位长度的矢量，发生单次旋转[6]。欧拉定理突出了所有研究旋转运动方法的一个共同特征：需要定义一个参考方向或者最初方向。虽然参考方向的选择是完全随意的，但是在研究眼球运动中，一个最普遍的方向定位是：头直立，眼睛直视前方。（注意：当下文中 Listing 定律中讨论眼睛的方位时，为了方便选取了不同的参考方向）。旋转中 3 条主轴发生旋转，然后分别指向前方（X- 轴，滚动或者扭转旋转）、左侧（Y- 轴，螺旋或垂直旋转）和垂直向上

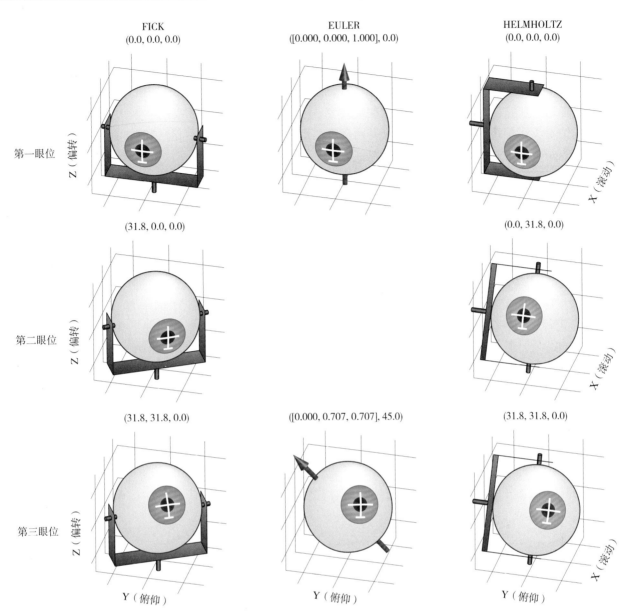

图 8.2 头固定和嵌套轴坐标系统。左列的 Fick 嵌套轴坐标系已经被标出（扭转轴未标示）。这些轴可以通过平衡轴系统代表。嵌套的顺序是：垂直轴、水平轴、扭转轴。中间列的旋转是通过头部固定坐标系来描述，Euler 轴被标出。任何一个方向均由单一轴的适当倾斜来表示。右列中所描述的是另一个嵌套轴系统（Helmholtz）。Helmholtz 系统的嵌套顺序是：水平轴、垂直轴、扭转轴。方向被分为第一眼位（直视前方，上行）、第二眼位（在水平或垂直经线上，中间行）以及第三眼位（远离水平和垂直经线，底行）。在这 3 种情况中，我们采用了围绕垂直轴和水平轴旋转 31.8°。Fick 坐标系，对应的是（31.8，31.8，0），Helmholtz 坐标对应的是（31.8，31.8，0），头固定坐标系对应的是 {（0，0.707，0.707），45}。注：在两个系统的坐标中，数字相同，所代表的最终旋转的方向却是不同的，因为旋转是不能交换的。欧拉坐标中，Fick 和 Helmholtz 旋转的分别为 {（-0.198，0.693，0.693），44.7} 和 {（0.198，0.693，0.693），44.7}（注意：扭转的符号相反）。

（Z- 轴，横摆或水平旋转）。用 X-、Y- 和 Z- 轴定义头固定坐标（x，y，z）的顺时针旋转系统。然后描述旋转的 Euler 轴，从而描述每一眼的方向。在顺时针旋转系统中，正向的旋转方向是，以拇指点为轴，右手手指卷曲的方向。

有了这个规定，一个向左 45° 的旋转，其方向

可被描述为 {（0，0，1），45}。为了到达这个方向，需要从基准方向开始，围绕垂直轴（0，0，1）旋转 45° 左右（注意，在图 8.3A 中我们是从相机的前面观察，因此，X-、Y-、Z 轴分别代表页面、向右和向上）。同样，向左上旋转 45°，方向描述为 {（0，0.707，0.707），45}（图 8.3B，图 8.2 中间列，底行）。

Listing 定律

随意眼球运动的目的是将最敏感的视力（中心凹）指向目标对象所在区域。因为眼睛可以在不改变注视方向的情况下，围绕视线旋转，虽然仅有两个自由度，但是眼睛旋转的方向有 3 个。这种情况称为运动冗余[7]，意味着有无数种不同的眼睛方位与每一个注视方向相对应。尽管这些是多余的，但是通过观察眼球的随意运动，发现大脑可以抑制扭转对水平和垂直注视方向的作用，将眼睛运动的自由度由 3 减少到 2。因此不管以前的运动和方向，每个注视方向（扫视或平稳视觉跟踪得到）都对应于一个独特的眼位。这一发现称为 Donder 定律[8]。

Donder 定律，眼睛方向的扭转分量是水平和垂直分量作用的结果，但之间没有特定的关系。Listing 利用光线特定的扭转角，将 Donder 定律进行了拓展。Listing 定律规定，如果将受试者的头固定在一个空间中，让眼睛自由运动，通过欧拉向量描述眼睛所到达的方向，它们会位于或者靠近一个平面（即 Listing 平面）。图 8.4 中所示的方向来自于人受试者；每个点代表了固定期间眼睛的方向。图 8.4A 显示的是欧拉轴（从被检者的角度来看）的垂直和水平分量，而图 8.4B 显示的是纵向和扭转分量（单位长度的轴分量乘以偏心率）。我们在两张图数据的顶部添加了两个符号来表示相机方向的欧拉轴，图 8.3A 中以蓝色圆点标示，图 8.3b 中以绿色圆点标示。（注意，水平分量是相反的，因为图 8.3 中，我们是从前面观察向量，而不是从相机的角度来看）。显然，图 8.4 中的点形成了一片；Listing 平面被定义为最适合这些点所在的一个平面。

当头部竖直时，Listing 平面通常向后倾斜（约 20°），也就是说，它并不与垂直平面相平行。但是，这些数据通常被转化为一个新的坐标系统，因此扭转轴与 Listing 平面垂直（Tweed et al[9] 中显示了如何计算一个独特的参考位置，即第一眼位，其与正前方相倾斜，并与 Listing 平面垂直），如图 8.4 中所示。使用这种转变的主要优点是，关于 Listing 定律最简单的描述，只在零扭转的眼睛中才适用。

需要强调的是，Listing 定律只适用于头固定模式中，当头部移动时不再适用。因为头部转动时，前庭眼球反射（VOR）使眼睛发生反向转动，这样视网膜上才能维持稳定的视觉图像（参见第 9 章）。而累积的 VOR 缓相可以使眼睛偏离 Listing 平面多达 30°；这一偏差通常通过增加一个扭转分量进行预先补偿，这个分量是通过前 VOR 快相神经支配预先计

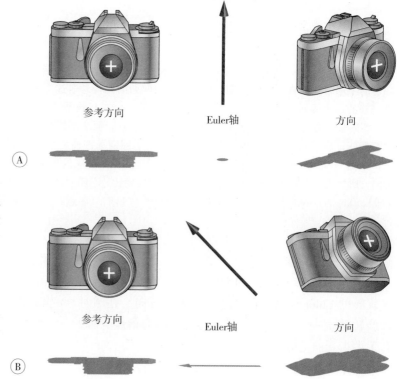

图 8.3 通过轴角形式表示方向。对于每一块面板的参考方向如图中左侧所示，（A）相机向左旋转 45°，随 Euler 轴直线上升，在 XYZ 坐标系中表示为 (0,0,1)（见正文）。（B）相机围绕倾斜轴旋转 45°(0, 0.707, 0.707)。请注意，即使欧拉轴没有扭转，相机镜头的中心轴相对于垂直轴还是发生了扭曲。(Redrawn from Quaia C，Optican LM. Commutative saccadic generator is sufficient to control a 3-D ocular plant with pulleys. J Neurophysiol 1998 Jun；79（6）：3197–3215. Used with permission.)

参考方向　　　　Euler轴　　　　方向

参考方向　　　　Euler轴　　　　方向

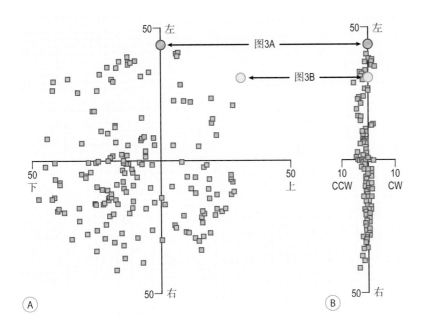

图 **8.4**　人体 Listing 平面的例子。每个小正方形代表一个眼睛方向的欧拉轴前端的 3-D 组成部分。（A）前视图，垂直和水平分量。（B）侧视图，垂直和扭转分量。蓝色圆点代表图 8.3A 的参照方向，绿色圆点表示图 8.3B 的参照方向。注意，图 8.3 是从相机的角度进行绘制的，当我们从前面观察时，向量的水平分量应该与之相反。（Adapted，with the permission of Cambridge University Press，from Crawford，[34] 1998.）

算后形成的 [10]。考虑到双眼的方向（参见第 9 章），Listing 平面随目标对象的变化而变化。因此当双眼会聚时，每只眼的 Listing 平面向外旋转 [11]。这意味着，Listing 定律并不来自周围眼球运动的复杂机械特性（例如，通过平衡环），但必须对神经支配信号产生一个恰当状态（注：虽然 Listing 平面缺乏扭转分量，但是不意味着当眼睛方向位于 Listing 平面时，大脑不向斜肌发送神经支配信号；表 8.1）。

运动的轴线，与眼球中心点、肌肉起点（功能性）及终止点形成的平面相垂直。每个轴有一定的方向，可通过头固定坐标系描述。头固定轴中大部分的力，产生肌肉引发的第一眼位，其次的力产生第二眼位，最少的力引发第三眼位。请注意，肌肉是成对运动的。第一眼位上，内直肌和外直肌使眼睛水平移动，上直肌和下斜肌使眼睛向上运动，下直肌和

上斜肌使眼睛向下运动，上斜肌和下斜肌使眼睛发生扭转。一旦眼睛离开了第一眼位，这种分类法不再适用。

假扭转

Listing 定律明确地限制了正常眼运动的方向，但这种限制的量化与使用的坐标系密切相关。例如，在头部固定系统中，我们可以简单地说，欧拉轴描述的方向没有扭转分量。然而，在 Fick 或者 Helmholtz 系统中，说 Listing 定律表示不围绕扭转轴发生旋转，就是错误的。为了证明这一点，图 8.5 中显示了一组眼的方向。图中眼睛的方向通过一条短线表示。认为这条线是粘在眼睛上的一小片胶带。当眼睛位于第一眼位时，胶带沿着水平经线，位于瞳孔的中心。红色表示通过无扭转分量的欧拉轴对方向进行的描述。绿色表示通过水平和（或）垂直方向的旋转，但不发生扭转的 Fick 系统中轴的方向。蓝色显示通过水平和（或）垂直方向的旋转，但不发生扭转的 Helmholtz 系统中轴的方向。不论使用哪个坐标系，施加旋转均可以使注视方向达到一致。

显然，第一眼位和第二眼位中线的方向是相同的，但在第三眼位时发生改变。更准确地说，Fick 坐标系中第三眼位的线是水平的，其他两个系统中是扭曲的。这一观察结果，导致了研究眼睛旋转中有很多困难。请记住，只有红色的线表示遵从 Listing 定律的方向。也就是说，Listing 平面上方向是零扭

表 **8.1**　眼睛在第一眼位时肌肉运动的经典描述

肌肉	第一眼位	第二眼位	第三眼位
外直肌	外转	无	无
内直肌	内转	无	无
上直肌	上转	内旋	内转
下斜肌	外旋	上转	外转
下直肌	下转	外旋	内转
上斜肌	内旋	下转	外转

转的，用欧拉矢量描述 Listing 平面上的方向，其扭转分量为零。但是，显然这并不意味着，与垂直轴相比，水平经线没有发生扭曲。为了区分这两种扭转方式，图 8.5 所示的扭转为假扭转。以下 3 条简单的规则适用于假扭转。首先，Fick 系统中通过两个最外面的平衡环达到第三眼位，其假扭转为零。第二，Helmholtz 系统中，通过最外层的平衡环到达注视方向时假扭转值（幅度），比服从 Listing 定律到达相同注视方向时假扭转的值更大。第三，Listing 定律中的方向不具有零度假旋转的特征。图 8.5 中，欧拉线（红色）的假扭转约为 9.7°，Helmholtz 线（蓝色）约为 19.4°。

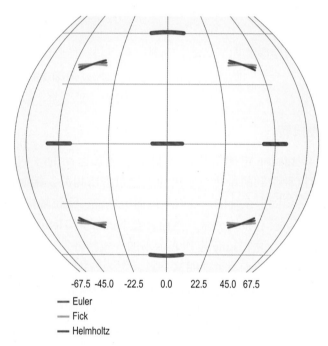

-67.5　-45.0　-22.5　　0.0　　22.5　　45.0　67.5

— Euler
— Fick
— Helmholtz

图 8.5 通过嵌套轴和头固定轴坐标来证明假扭转的存在（正投影法）。灰色线条显示球体（每 22.5°）的经线和纬线。为了显示看不见的球体的方向，给绑上彩色的线条（Euler：红色；Fick：绿色；Helmholtz：蓝色）。然后眼睛在 3 个坐标系统中发生旋转，以达到同样的注视方向。如果 Listing 平面与正前方垂直，眼睛会假定欧拉旋转（红线）的方向。在第一眼位（θ = 0°，φ = 0°）和第二眼位（沿水平和垂直的经线，φ = 0° 或 θ = 0°）中，所有的 3 个方向均对齐。第三眼位中（围绕倾斜 ±45° 的轴，旋转 ±45°），Fick 线（绿色）依然保持水平，但其他两个发生扭曲。这种扭曲被称为“假扭转”。Fick 线，始终为零假扭转（除非围绕扭转轴发生旋转；假扭转中欧拉线的偏心率 ≈ 9.7°，Helmholtz ≈ 19.4°。旋转是不可交换的，因此欧拉旋转轴中的 {(0, 0.707, 0.707), 45}，在 Fick 和 Helmholtz 分别为 (35.3, 30, 0) 和 (30.0, 35.3, 0)。

视觉方向的神经控制

眼睛转动的研究是识别眼外肌神经支配的基础。大脑必须精确地控制眼睛方向，抑制视觉漂移，并（在必要时）加强 Listing 定律。作为一个近似的方法，使用 Robinson[12,13] 发明的眼生物力学模型，它可以显示眶内组织的黏弹性作用在眼球上，产生眼球运动的 3 个组成部分：一个 Step（即一个与当前眼偏心率成比例的信号），一个 Slide（即速度变化图的一个低通滤波器），以及一个 Pulse（即一个与眼睛运动速度成比例的信号）。对这种转向力的分解是一直存在的，因为它只是反射了（简化的表示）眼眶组织的机械组成。

大脑对转向力不进行直接地控制，而是间接地通过神经支配信号传递到眼外肌。不幸的是，肌肉不是很好的执行机构，尤其是在高速缩短或延长时。因此大脑在产生支配信号时，必须考虑到这一特征。更确切地说，对 Robinson 眼睛模型的分析表明，这个过程中有力量转移到肌腱，每一块肌肉吸收一个 Step 和一个 Pulse 的能量。前者是表示肌肉的长度，后者与肌肉缩短的速度成正比。肌肉的效率如此之低，以至于眼睛扫视过程中大约 90% 的能量被肌肉消耗，而只有 10% 真正用于眼球的转动（图 8.6C、D，Pulse）。即使在固定时，只有 20% 的能量被转移到肌腱，剩余的 80% 是用来维持肌肉的长度（图 8.6C、D，Step）。总之，为了将恰当的转向力传递到眼球（图 8.6D，此图 10 倍扩增），需要一个额外的、更大的神经支配（图 8.6B）以补偿眼外肌丢失的能量（图 8.6C）。

神经支配的信号分解为牵引肌肉的力，并传递到筋膜。同时这些力根据眼睛的特征分为多个基本组成部分。因此不论是动力学模式还是神经支配模式，都可以通过这些组成部分，顺利地完成任何运动。然而，它不能被足够地强化，大脑中必须存在一个唯一的信号，通过运动神经元传递，进行神经支配控制（图 8.6B，底行）。如上所述，不同的力/转向组合（眼眶组织的 Pulse、Slide 和 Step，肌肉和 Pulse 和 Slide）是一个客观的结果，只是人为地对其进行了分解；这些组件并不需要在大脑中存在一个与之相对应的神经信号。然而，这些组件与不同的组织性能相关，由于组织性能的不同，对每一个组分的需求也存在差异。因此，神经支配信号的产生是有意义的，通过计算将神经信号分解为上文描述的物理信号，然后在运动神经元水平将它们聚在一起进行求和、加权（图 8.6B，顶行）。这样，神经信号有了与其匹配的物理组件。然而，这并不意味着，这些信号必须独立地进行计算。事实上，由于它们与物理信号相联系，而物理信号之间是彼此相关的（例如眼的速度和方向是相关的，因为后者是前者的历史函数），因此这些神经信号也彼此相关。

Robinson[14] 认识到上述问题，在一维状态下提出了一个巧妙的解决方案，即围绕一个轴旋转。在这种简化的情况下，肌肉的长度和眼睛的方向之间，眼球运动速度与肌肉长度变化率之间有一个直接的比例。Robinson 指出神经支配的 Step 可以通过对 Pulse 进行简单地积分得到（数学意义上）。同样 Slide 可以通过将 Pulse 经过低通滤波计算得到（即让它通过一个漏的积分器）。这些是可行的，因为围绕一个轴旋转，方向（当完美匹配时，与 Step 分量相关）等于角速度的积分（同等匹配条件下，与 Pulse 分量相关）。

如果这 3 个组成部分恰当地匹配，眼睛可以快速运动并且突然停止（图 8.7A）。然而，如果神经的 Pulse、Slide 和 Step 与相应的力 / 转向不匹配，虽然也可以产生一个快速的眼球运动，但是缓慢地扫视后会出现下图所示的漂移（图 8.7B）。既然眼球运动的目的是看见物体，那么运动后的任何一个漂移将会降低视觉形成[15]。因此完美匹配非常重要。

当要考虑围绕轴线产生的旋转时，将这条推理的线延伸到三维空间很困难，因为一般而言，眼睛方向的衍生物不等于眼睛的角速度[6]。这种不平等，在任何一个围绕空间固定的点进行旋转的实体中均存在，是由旋转的不可交换性引起的（图 8.1）。因此，如果神经 Pulse 与角速度成一定的比例，它的整体将与方向不成比例；如果通过将神经的 Pulse 积分得到 Step，将会发生扫视后漂移。研究得知，如果最初和最终的方向在 Listing 平面，这种漂移的大部分会被局限在扭转轴，但不完全。重要的是，由于这种漂移不是通过 Pulse 和 Step 不恰当的加权所引起的，因此在一维运动中，这种漂移对匹配目标没有影响。为了

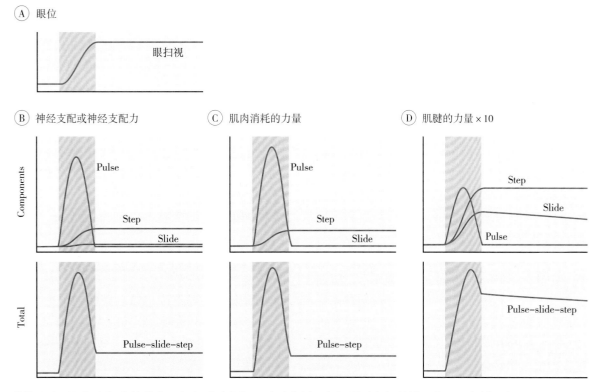

图 8.6　眼外肌和眶组织之间力的分布。（A）眼球扫视运动示意图。（B）眼球扫视的神经支配，包括一个 Pulse、Slide 和 Step，从而在肌肉中产生相应的力。（C）大部分的 Pulse 和 Step 被用来改变肌肉的长度。因此，肌肉本身"吃掉"了大部分的力。（D）剩余的力由一小片的 Pulse、Slide 和部分 Step 组成，并传递到肌腱（注：D 中的力被放大了 10 倍左右）。肌肉消散的 Pulse 与传递到肌腱之间的比约为 20。消散和传递的 Step 比约为 3.3（第二行显示了神经支配和力的组成部分；第三行显示总的神经支配和力；灰色区域表示扫视持续时间）。

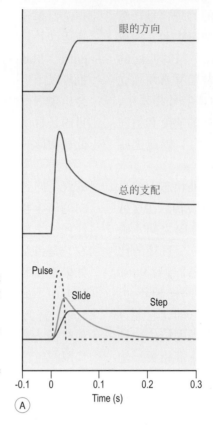
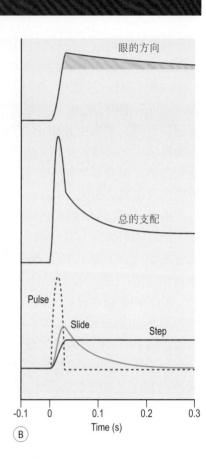

图 8.7 神经支配信号的组成部分。神经支配信号由 3 部分组成: Pulse、Slide 和 Step。(A) 当 3 个信号相匹配时,眼睛向目标快速移动并突然终止。在这种情况下,神经支配中的 Step 决定了眼睛运动方向。(B) 如 3 个组成部分不匹配 (这种情况下 Pulse 过大),眼睛在朝向目标运动时发生漂移,则 Step 不再完全决定眼的方向。

避免大脑的这一漂移,仅仅通过数学上的积分得到神经 Step 是不够的,需要一个不同的,更加复杂的计算。

要想了解大脑如何处理这个问题,我们必须要知道是否存在扭转漂移 (通常被称为光点)。正如上面所述,Listing 定律指定的仅仅是运动的最终方向 (定向的欧拉轴必须在 Listing 平面),并没有对运动过程及其周围发生的事进行任何说明。然而,研究发现,如果旋转的初始和 (或) 最终方位是第三眼位时,眼睛始终保持在 Listing 平面上进行扫视和跟随运动,即扭转度非常小 [16,17]。为了让这一过程发生,眼睛旋转的角速度矢量与 Listing 平面倾斜 [18],这种倾斜的角速度轴,即所谓的 halfangle 规则 [16]。即如果眼睛上翻 45° 时,要想让眼睛从左侧 10° 旋转到右侧 10°,角速度轴必须在 Listing 平面上,并与垂直轴倾斜 22.5° (图 8.8B,虚线)。总之,为了确保整个运动过程中没有扭转分量,角速度矢量必须有一个扭转分量,并且它的振幅是眼睛运动方向的函数。

这一切是如何影响 3-D 空间中眼球运动的神经支配呢?显然,不论何时,旋转都需要始于或者最终到达第三眼位。如果神经支配的 Pulse 决定了眼睛运动的角速度,它将需要一个扭转分量,否则眼睛的方

向将不会局限于 Listing 平面。此外,通过旋转产生的神经 Pulse 进行计算得到神经 Step: 简单的积分不能产生正确的信号。然而,有一点需要注意,正如我们所说,迄今为止,没有一个对象或者控制器提示,眼睛的角速度与神经 Pulse 成比例。神经支配信号传递到肌肉,只决定了肌肉的长度和长度改变的速度,而不决定眼睛的方向和角速度。肌肉纤维的几何排列决定了,前面的信号通过何种形式被传递到后面。如果对眼的轨道力学没有一个更加深入的了解,就无法对控制眼球转动的神经处理过程进行进一步的推论。

轨道力学可以简化神经控制:眼外滑车

临床上,当眼位于第一眼位时,通过眼睛围绕头固定轴系统中的轴线旋转的多少来描述肌肉的作用 (表 8.1)。精确的分析认为,每一块肌肉,往往围绕一个特定的轴转动,称为肌肉的功能轴。根据定义得知,轴的作用是单位长度向量,它与以下三点确定的平面相垂直:眼睛中心、肌肉起点、肌肉终点。

如果肌肉的功能轴被固定在轨道上 (即当眼睛运动时,轴不发生改变),肌肉的缩短速度和眼睛的角速度之间,有一一对应的关系。然而,已经证实,

眼外肌的功能轴没有固定在轨道上[19]，与此相反，轴的方向随眼睛方向改变发生变化。这种依存关系是因为肌肉的路径受到限制，于是在眼睛转动时，肌肉的中间运动很小。而肌肉的路径决定了其功能轴[19-21]。解剖学研究[22-24]揭示了潜在的约束机制：每条眼直肌穿过眼球赤道后的环或者套（框 8.3）。该环由胶原蛋白[25]组成，连接到 Tenon 囊筋膜，与肌肉毗邻，轨道的壁由胶原蛋白、弹性蛋白和平滑肌组成。这样的解剖结构才能形成一个有功能的滑车[26,27]。

这些滑车是如何控制眼睛的运动的？滑车的机械作用是使眼外肌的功能轴发生显著改变，从而影响眼睛的方向。在滑车发现之前，往往假定每条直肌的功能轴与平面垂直。这个平面由总腱环的起点、终止点以及眼球的中心确定。在这种条件下（图 8.8A），眼睛方向的改变（例如，从正前方到向上 45°），对肌肉（水平直肌标示出）功能轴的影响最小。然而，随着轨道滑车理论的提出（图 8.8B），每块肌肉的功能轴与滑车的固定点、滑车在眼球的终止点以及眼球中点形成的平面垂直。也就是说，滑车的作用是肌肉的起点。如果现在考虑眼睛向上看时会发生什么，将会看到肌肉的动能轴发生了较大的变化（图 8.8B）。因此，滑车位置的改变（即在错误的位置；框 8.4）将导致眼睛运动的失调[28]。

量化的分析[29]，如果轨道滑车位于合适的位置，

肌肉缩短的速度（如我们先前指出，肌肉缩短与黏滞力相关，黏滞力必须通过神经支配的 Pulse 进行代偿）与眼睛方向信号的派生物相接近，而与眼的角速度无关。与角速度不同，眼睛定向信号的派生物，不论何时产生方向，都只受 Listing 平面的限制。因此，Listing 定律更容易实现：只要保持眼睛的方向位于 Listing 平面上，在该平面上产生神经支配 Pulse。如果通过积分 Pulse 得到 Step，计算得到的扫视后漂移会非常小，不影响视觉形成[30]。

这种简化，不能与 Listing 定律的力学工具相混淆。如果大脑产生一个非零扭转分量的神经支配 Pulse，眼睛将脱离 Listing 平面进行旋转。事实上，在头部可以旋转的视线运动中，前庭眼反射（VOR）使眼睛向与头相反的旋转方向发生旋转。如果头部旋转脱离了 Listing 平面，VOR 将会不断地违反 Listing 定律，扫视的发动器需要计算旋转分量，以对其进行补偿[10]。因此，尽管与肌肉轴固定在轨道上相比，滑车的计算要简单得多，但是前提是大脑必须执行 Listing 定律。

重要的是，因为眶内组织有黏弹性，所以可以通过轨道的机械机构简化神经机制。如果轨道组织没有黏性成分（也就是说，如果它们只有弹性），滑车是没有必要的。没有黏度不会产生有转向的 Pulse，眼睛的方向将即时跟踪肌肉产生的转矩。因为转矩是向量，因此旋转的不可交换性将变得无关紧要（即它

框 8.3 轨道的几何学比例模型

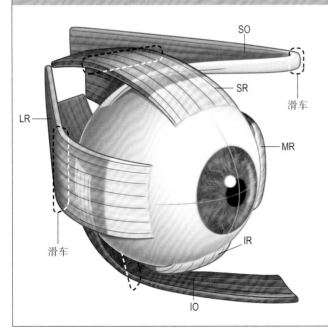

人的轨道比例模型（眼球半径 = 12.5 mm）。如果眼睛运动的中心固定在轨道上。每只眼睛的方向由 6 块肌肉控制：外直肌（LR，蓝），内直肌（MR，紫），上直肌（SR，橙），下直肌（IR，绿），上斜肌（SO，蓝绿），下斜肌（IO，红）。肌肉通过推 - 拉机制发生作用，即成对的激动肌 / 拮抗肌（LR/SR、SR/IR、SO/IO）。肌肉能够产生力，这是肌肉长度和神经支配共同作用的结果。对于一个给定的长度，神经支配越强，则产生的力越强；对于一个给定的神经支配，肌肉长度越长，则产生的力越强。每块肌肉（深色）由两层组成。球体层是嵌入眼球的一层，由连续的肌腱（淡色）组成。轨道层插入肌纤维结缔组织滑车中，从而限制肌肉的路径。这与 SO 中的软骨滑车相似。眼睛上画的大圈显示了眼睛的水平经线（红色）和垂直纬线（绿色）。第一眼位是它们交叉的位置；所有第二眼位的视线轴，都在其中一条经线或者纬线上；所有第三眼位均不在这些经纬线上。注：当肌肉发生最大偏转时，该处绘制的滑车密度最大，而实际上滑车更多地分布在这一点的前面和后面。

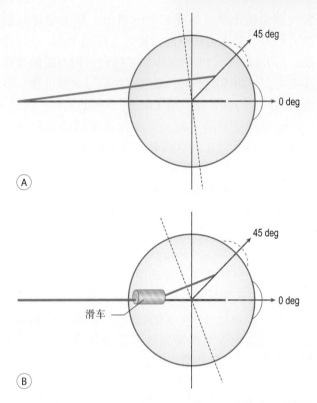

（A）

（B）

滑车

图 8.8 两种不同轨道力学模型中水平肌肉的功能轴。此图是人轨道的真实比例版本[12]。（A）如果肌肉可在轨道上自由移动，不论眼睛是在第一眼位（红色实线）还是向上 45°（蓝色实线），肌肉的路径并没有发生太大的变化。相应地，功能轴（黑色实线和虚线）基本固定在轨道上。（B）如果考虑到滑车对轨道中肌肉路径的约束，无论眼睛如何运动，从肌肉起点到滑车这一段的肌肉路径，基本上恒定的位于轨道上。然而，肌肉的功能轴线随着方向发生显著改变；这种改变的大小与滑车的位置成函数关系。（注：如果成对的肌肉移动，眼睛会发生旋转。功能轴的轴线与角速度矢量在同一条直线上。）（Redrawn from Quaia C, Optican LM. Commutative saccadic generator is sufficient to control a 3-D ocular plant with pulleys. J Neurophysiol 1998 Jun；79（6）：3197–3215. Used with permission.[29]）

们是可交换的）。

任何关于 Listing 定律执行中神经和力学差异的评价，可以通过分析引发再固定系列事件来避免（图 8.9）。首先，一种感觉 - 运动转换器与视觉方向的 2-D 视网膜信息结合，确定中心凹进行 3-D 旋转所需要的条件[31]。其次，大脑产生相应的 3-D 神经支配 Pulse，对其积分可得到 Step。第三，肌肉和滑车的几何布置，将肌肉产生的转矩转换成不能诱导运动后漂移的角速度矢量。这是 Listing 定律实施中的第二步，然而第三步需要考虑到旋转的不可交换性。因此，举例来说，使用 Fick 坐标系，Pulse 的控制定律将会改变。即使 Listing 定律不适用，滑车也可以保证不出现扫视后漂移。

毋庸赘言，滑车只有在恰当的位置才可以起到简化作用。更确切地说，它们必须位于眼球赤道和后极部之间的位置，角速度矢量倾斜一半，从而引起相应高度的改变，即执行半角规则。为了使动作不随眼睛的移动而改变，滑车也必须发生移动[32]。但模拟结果表明，这点不会非常重要，因为随之而来的漂移，在生理允许范围内。然而，如果滑车是静态的，大角度的旋转，使收缩肌肉的终端移动到滑车的后面，肌肉可以有效地停止运动。事实上，30° 的内收就会导致内直肌失去接触；然后只发生平移而不发生旋转[30]。为了避免这种情况，收缩肌肉的滑车必须向后移动。这一表现可以在研究人类眼眶的高分辨率 MRI 观察到[33]。

实现这样一个滑车动态再定位的机制虽然令人惊讶，但比较简单。研究证实，病理上可以将每条眼外肌的纤维分成两组：球纤维和轨道纤维[8]。直肌的球纤维穿过滑车，插入眼球赤道部的前端；而轨道纤

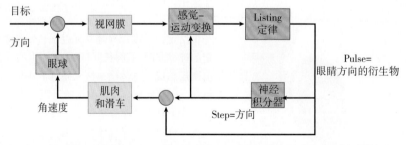

图 8.9 视觉引导的 3-D 眼球运动的转换示意图。视网膜目标信息与眼睛的方向结合，以获得所需的眼睛位移（一种感觉 - 运动启动器的变换，或 SMT）。提出一个控制定律，通过在 Listing 平面产生 Pulse，将动力系统的自由度从 3 减少到 2。Pulse 是眼睛方向的衍生物，通过将 Pulse 积分（神经积分器，NI）可以获得代表方向的 Step。总的神经支配（Pulse + Step）限定了肌肉所用的力。肌肉的几何形状以及滑车的机械性，使得肌肉的功能轴随着视觉方向发生倾斜（即通过半角规则），这种倾斜使得眼球有正确的角速度矢量。

框 8.4　滑车异位的 3-D 效果

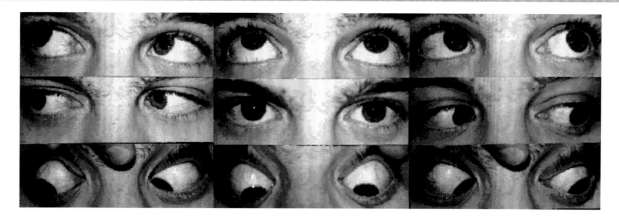

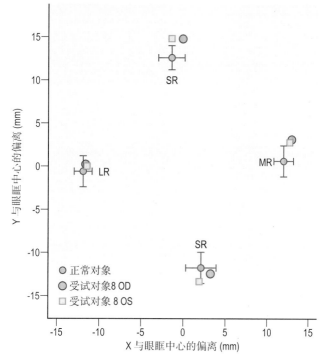

　　临床照片显示"V"型内斜视患者的 9 个诊断性眼位。当眼睛内收时,两眼的高度不够(顶行,眼睛转向鼻侧),但是内收抑制正常(底下一行)。表格显示冠状面上眼肌路径的平均眼位。红点显示了正常受试者眼肌肉的平均位置(置信区间为 95%)。SR、LR、MR 和 IR 分别是上直肌、外直肌、内直肌和下直肌。蓝点显示的是右眼眼肌位置,绿点显示的是受试者左眼眼肌的位置。这提示这些患者的滑车位置发生 0 ~ 2.5 mm 的偏移。"V"型内斜视的患者,由于下斜肌向下的功能,导致内收过程中高度不够。然而,在滑车异位的患者中,由于肌肉的运动方向发生了偏移,从而使斜视的高度提高。(Adapted, with permission, from Clark et al.[28])

维插入到滑车中[33]。因此,当整个肌肉收缩,张力的一部分将被传递到眼球,另一部分将被传递到滑车本身,按照需求进行运动。

总结

　　当眼睛移动靠近目标物体时,视力较弱;因此,眼睛的运动必须尽可能快,避免延长的漂移。一旦目标被选定,必须产生一定的支配眼外肌的神经信号,使得眼球中心凹指向目标物体。不幸的是,由于眼眶组织的黏弹性,以及旋转的一些基本属性,使得信号的产生变得复杂。

　　大脑面临的第一个挑战是,注视方向仅有两个自由度,而眼睛可以围绕 3 个轴移动。通过产生神经支配信号，使眼睛维持在 Listing 平面，从而将维数减少。虽然对于这种运动学上的减少有很多可能性方案，但是进化过程选择了 Listing 定律。

不论是否遵守 Listing 定律，旋转的不可交换性以及眼眶组织的黏弹性，使得无漂移运动过程变得更加复杂。幸运的是，大脑并不需要考虑这些复杂性，因为滑车轨道解决了这一问题。与通过神经电路图来执行不可交换性相比，控制滑车的位置，更加简单而且可靠，从而降低了系统的复杂性。

参考文献

1. Carpenter RHS. Movements of the eyes, 2nd edn. London: Psion; 1988.
2. Bayro-Corrochano E. Modeling the 3D kinematics of the eye in the geometric algebra framework. Pattern Recognition 2003; 36(12):2993–3012.
3. Schreiber KM, Schor CM. A virtual ophthalmotrope illustrating oculomotor coordinate systems and retinal projection geometry. J Vis 2007; 7(10):4–14.
4. Tweed D. Kinematic principles of three-dimensional gaze control. In: Fetter M, Haslwanter T, Misslisch H, Tweed D, eds. Three-dimensional kinematics of eye, head and limb movements. Amsterdam: Harwood, 1997:17–31.
5. Haslwanter T. Mathematics of 3-dimensional eye rotations. Vision Res 1995; 35(12):1727–1739.
6. Goldstein H. Classical mechanics, 2nd edn. Reading: Addison-Wesley, 1980.
7. Crawford JD, Vilis T. How do motor systems deal with the problems of controlling 3-dimensional rotations? J Motor Behav 1995; 27(1):89–99.
8. Leigh RJ, Zee DS. The neurology of eye movements, 4th edn. New York: OUP, 2006.
9. Tweed D, Cadera W, Vilis T. Computing three-dimensional eye position quaternions and eye velocity from search coil signals. Vision Res 1990, 30(1):97–110.
10. Crawford JD, Ceylan MZ, Klier EM, Guitton D. Three-dimensional eye-head coordination during gaze saccades in the primate. J Neurophysiol 1999; 81(4):1760–1782.
11. Mok D, Ro A, Cadera W, Crawford JD, Vilis T. Rotation of Listing's plane during vergence. Vision Res 1992; 32(11):2055–2064.
12. Miller JM, Robinson DA. A model of the mechanics of binocular alignment. Comput Biomed Res 1984; 17(5):436–470.
13. Robinson DA. The mechanics of human saccadic eye movement. J Physiol 1964; 174:245–264.
14. Robinson DA. Models of the saccadic eye movement control system. Kybernetik 1973; 14(2):71–83.
15. Westheimer G, McKee SP. Visual acuity in the presence of retinal-image motion. J Opt Soc Am 1975; 65(7):847–850.
16. Tweed D, Vilis T. Geometric relations of eye position and velocity vectors during saccades. Vision Res 1990; 30(1):111–127.
17. Tweed D, Fetter M, Andreadaki S, Koenig E, Dichgans J. Three-dimensional properties of human pursuit eye movements. Vision Res 1992; 32(7):1225–1238.
18. Tweed D, Vilis T. Implications of rotational kinematics for the oculomotor system in three dimensions. J Neurophysiol 1987; 58(4):832–849.
19. Miller JM. Functional anatomy of normal human rectus muscles. Vision Res 1989; 29(2):223.
20. Miller JM, Robins D. Extraocular muscle sideslip and orbital geometry in monkeys. Vision Res 1987; 27(3):381–392.
21. Simonsz HJ, Harting F, de Waal BJ, Verbeeten BW. Sideways displacement and curved path of recti eye muscles. Arch Ophthalmol 1985; 103(1):124–128.
22. Clark RA, Miller JM, Demer JL. Three-dimensional location of human rectus pulleys by path inflections in secondary gaze positions. Invest Ophthalmol Vis Sci 2000; 41(12):3787–3797.
23. Demer JL, Miller JM, Poukens V, Vinters HV, Glasgow BJ. Evidence for fibromuscular pulleys of the recti extraocular-muscles. Invest Ophthalmol Vis Sci 1995; 36(6):1125–1136.
24. Demer JL, Poukens V, Miller JM, Micevych P. Innervation of extraocular pulley smooth muscle in monkeys and humans. Invest Ophthalmol Vis Sci 1997; 38(9):1774–1785.
25. Porter JD, Poukens V, Baker RS, Demer JL. Structure-function correlations in the human medial rectus extraocular muscle pulleys. Invest Ophthalmol Vis Sci 1996; 37(2):468–472.
26. Demer JL, Miller JM, Poukens V. Surgical implications of the rectus extraocular muscle pulleys. J Pediatr Ophthalmol Strabismus 1996; 33(4):208–218.
27. Demer JL. Current concepts of mechanical and neural factors in ocular motility. Curr Opin Neurol 2006; 19(1):4–13.
28. Clark RA, Miller JM, Rosenbaum AL, Demer JL. Heterotopic muscle pulleys or oblique muscle dysfunction? J AAPOS 1998; 2:17–25.
29. Quaia C, Optican LM. Commutative saccadic generator is sufficient to control a 3-D ocular plant with pulleys. J Neurophysiol 1998; 79(6):3197–3215.
30. Quaia C, Optican LM. Dynamic eye plant models and the control of eye movements. Strabismus 2003; 11(1):17–31.
31. Crawford JD, Guitton D. Visual-motor transformations required for accurate and kinematically correct saccades. J Neurophysiol 1997; 78(3):1447–1467.
32. Demer JL. Orbital connective tissues in binocular alignment and strabismus. In: Lennerstrand GYY, ed. Advances in strabismus research: basic and clinical aspects. London: Portland Press, 2000:17–32.
33. Demer JL, Oh SY, Poukens V. Evidence for active control of rectus extraocular muscle pulleys. Invest Ophthalmol Vis Sci 2000; 41(6):1280–1290.
34. Crawford JD. Listing's law: what's all the hubbub? In: Vision and Action (Harris LR, Jenkin M, eds.), 1998; pp 139–162. Cambridge: Cambridge University.

第9章

眼球运动的神经控制

Clifton M. Schor

兰 文 叶 芬 译 陈月芹 校

概述

3 种基本的视觉感知活动

眼球运动的神经控制通过 3 个基本视觉感知活动对性能进行优化。第一个活动解决了眼睛在直线运动或者旋转运动的视野问题（自我运动）。身体运动导致视网膜中视野图像发生飘移，对应发生的眼球运动能够减少图像的飘移，使图像稳定，从而提高视觉效果。第二个活动是分辨不依赖于背景的物体位置或者运动（目标运动）。眼球运动通过在较宽的注视方位和距离下，保持中心凹与静态目标或者动态目标的一致，从而提高物体的视觉分辨率。第三个活动是探究眼球从一个目标位置向另一个目标位置空间变化时的注意力交替。视觉注视在不同方向和距离的目标发生转移时，眼球快速运动使得中心凹形成相应的图像。

眼球旋转的 3 个组成部分

3 种知觉活动均需要对眼球位置进行立体控制。而眼球位置由独立的神经系统控制。第 8 章提到，3 组眼外肌控制每只眼的水平、垂直、旋转位置。图 9.1 通过 3 条轴线的转动来描述眼球运动。水平运动发生在垂直 Z- 轴，垂直运动发生在水平 X- 轴，扭转发生在视轴或者 Y- 轴。如第 8 章所述，用来描述注视方向和旋转方位的 3 条轴线的旋转量与三种运动发生的次序有关（如：先水平、再垂直、然后扭转）[1]。一些眼球活动需要 3 个自由度，例如视网膜图像稳定作用；而其他的眼球活动只需要 2 个自由度，例如自主注视运动（即注视眼位从第一眼位发生偏离）。根据 Donder 定律，眼球的旋转方位由眼球位置的水平和垂直部分决定，与注视位置有关，而与到达指定位置的路径无关。Listing 定律对每一个眼球位置相对于第一眼位的旋转量进行量化。

双眼眼球位置控制的限制

在动眼系统中，需要一些额外的限制才能使得双眼视网膜图像与视网膜对称点融合。由于两只眼睛观察世界的位置存在轻微的不同，因此两个注视目标在视网膜上的成像位置也存在轻微差异。与图 9.1 所示的角旋转相似，也可以通过 3 个自由度来描述（水平、垂直、扭转部分）这一差异。为了达到双眼视觉的一致性，需要双眼物像的水平、垂直、旋转差异达到最小化。可以通过一个共轭系统使得双眼向同一方向发生等量旋转，并通过一个反共轭系统使得视轴向相反位置旋转。如 Hering[2] 所述，双眼通过共轭运动和反共轭运动到达同一注视方向，而这两种运动由不同的系统控制。version 系统控制共轭运动，vergence 系统控制反共轭运动。

图 9.2 中描述了单转向运动和辐辏运动。单转向运动轨迹，描述的是在注视位置下对所有方位上给予相同辐辏角刺激后形成的点轨迹[3]。不同的注视距离存在不同的单转向路径。单辐辏运动轨迹描述的是超过一定的观察距离，与头部的注视方向一致，给予相同辐辏角刺激得到的点轨迹。单辐辏运动可以发生在任一单转向路径中，而不仅仅是在沿着中央面或者中央矢状面上。随着转向运动和辐辏运动注视发生变化。可以通过水平、垂直、旋转来描述转向和辐辏运动。例如水平位和垂直位的转向和辐辏运动。旋转运动常被称为旋转环（如转向环或辐辏环）。Hering 定律提示成对的共轭肌由同一神经支配："一个神经冲动可以同时控制双眼，就像人可以通过一根缰绳来控制一对马"。这一定律不一定完全正确，因为更高级的共同注视指令可以到达脑干，进行单独的神经支

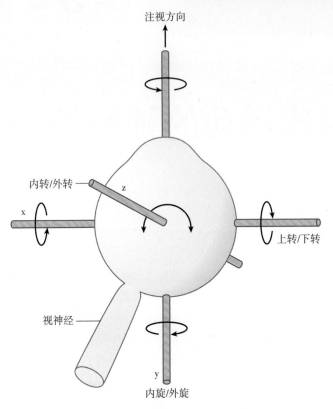

图 9.1 眼球旋转的 3 个主要轴位。水平旋转发生在垂直轴 (Z)，垂直旋转发生在水平轴 (X)，扭转在前后轴 (Y)。(From Goldberg ME, Eggers HM, Gouras D：The ocular motor system. In：Kandel ER, Schwartz JH, Jessell TM (eds)：Principles of Neural Science, 3rd ed, Appleton and Lange 1991.)

配，而脑干可以控制双眼的肌肉运动。

反馈和前馈控制系统

眼球运动系统需要通过反馈达到高度精确，从而实现视觉感知的最优化。在感知结果时（例如不想要的视网膜图像运动或者飘移），通过反馈提供运动反应的误差信息。由于在视觉系统中，这一视觉错误信息发生了 50 ～ 100 ms 的时间延迟，因此不影响现有的眼球运动。然而，它可以产生调节运动使得误差达到最小化。眼球运动系统利用感觉信息，通过两种方式来指导眼球运动。一种方式是在持续反馈信号的闭环模式下控制运动反应，这一信号可以显示出理想运动反应和实际运动之间的差异；另一种是在缺乏实时反馈信号的开环模式下控制运动。闭环反馈模式可以减少内部系统的误差或者外部干扰。闭环系统的物理学举例：房间温度的恒温调控，如果外部温度降低，通过锅炉使房间温度保持恒定。开环系统的物理学举例：水龙头，如果压力下降，由于阀门不能补偿下降的压力，使得水流下降。

反馈模式依赖于反馈的潜伏期、持续时间和速度。大多数情况下，如果有足够的时间对错误产生应答，可以通过闭环系统的视觉反馈维持眼球的固定位置或者调控眼球的缓慢运动。通过改变中心凹注视物的位置，或者视网膜图像的漂移来感知眼球位置或运动误差，在反馈过程中，通过负反馈控制机制使误差

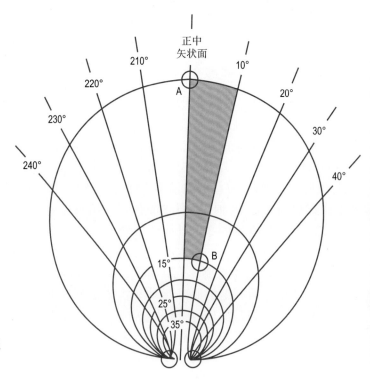

图 9.2 通过两个视轴交叉定位显示眼部运动的两个部分。沿着每个单辐辏循环标记的度数值为辐辏角，当曲线与眼球存在一定距离时，双曲线上标记的度数值为视觉方位。

减小到零。

前馈控制系统是开环模式，因此不能进行实时视觉反馈。前馈系统对非视觉刺激（视网膜外刺激）产生应答，或者对短潜伏期和短持续时间的高级视觉信息产生应答。例如短暂快速头部运动刺激前庭信号，激活代偿性眼球运动从而稳定视网膜图像。这些头部运动产生 300~400 deg/sec 的视网膜图像速率，而眼球产生 14 ms 的反向旋转[4]。对头部运动的感知必须依赖于前庭信号，因为头部旋转产生的视网膜图像速率超过了人眼感觉运动的速率极限。超过这一极限的视网膜图像速率不能产生运动图像，只能形成模糊的条纹。当头部旋转运动诱发眼球运动反应时，视觉反馈不再发挥作用，因为潜伏期太短而不能运用实时视觉反馈。至少需要 50 ms 来激活皮质区域[5]，因此任一短潜伏期的运动反应都可以在没有实时视觉反馈下发生。一些开环系统，例如短暂快速注视移动（眼扫视），光产生视觉感受信息，再产生运动，而非两者同时发生。由于反应时间太短，不能被负反馈控制。当反应结束时通过反馈系统评估其精确性。在校准运动反应的自适应过程中，反馈系统通过感知活动后误差，来提高随之发生的开环反应的精确性。不能通过视觉反馈系统来校证最小化运动误差。眼球运动中所有的前馈系统都可以发生改变，其可塑性持续终生。

眼球运动控制的分级

接下来阐述眼球位置和运动控制系统的功能性分级，从而更好的了解 3 种基本知觉活动以及神经解剖组织（框 9.1）。眼球运动的功能分类，眼球运动计划、调整以及执行活动中都存在神经控制的分级。沿着旋转中心旋转的 3 对眼外肌位于这一等级的最底层。这些肌肉的力量被第 Ⅲ、Ⅳ、Ⅵ 颅神经的运动核以上水平控制。这些核的运动神经元构成了眼球运动的最终共同通路。神经元轴突将信息传递给眼外肌，从而执行眼球的快速或缓慢运动。在这一水平以上，脑干的前运动核调控肌肉的综合运动，从而产生水平、垂直、扭转运动。这些注视中心调控眼球运动的方向、振幅、速率和持续时间。前运动核的中间神经元在最终共同通路中会聚成运动核。前运动神经元接收核上区域的指令，例如上丘、黑质、小脑、包括额叶眼区（FEF）和辅助眼区（SEF）的额叶皮质区域、包括中间颞侧视区（MT）的视觉相关区域、中间上方颞侧视区（MST）、顶侧区（LIP）、后顶叶区（PP）。这些较高级中心在 3D 空间内计划双眼的注视方向以及距离。视觉刺激的皮质立体图被转换成大脑皮质和眼球运动神经元的之间的运动命令代码，眼球运动神经元由上丘和小脑控制[6]。它们决定何时、以何速度来运动眼球，从而注视复杂场景中的目标或者回到记忆中注视位置。接下来将讨论眼球运动 3 种功能分级的控制，描述眼球运动神经传递的最终共同通路。

最终共同通路

颅神经：Ⅲ、Ⅳ、Ⅵ颅神经和运动神经核

正如 Sherrington 所定义的[7]，对于所有眼球运动来说，Ⅲ、Ⅳ、Ⅵ颅神经代表最终共同通路。这些脑神经核轴突发出的信息传递随意运动并且控制眼球运动的快慢[8]。动眼神经（Ⅲ），滑车神经（Ⅳ），展神经（Ⅵ）支配 6 对眼外肌、虹膜和睫状体。展神经控制同侧外直肌。运动前区的中间神经元也通过第Ⅵ对颅神经向对侧动眼神经发放信号，从而控制对侧内直肌，产生对侧注视的共轭运动，这与 Hering 定律一致。滑车神经支配对侧上斜肌。动眼神经支配同侧内直肌、下直肌、下斜肌和对侧上直肌。动眼神经核的前部分也含有运动神经元，控制瞳孔大小以及 E-W 核这一特殊区域的调节[9]。睫状神经节部位的神经核突触信息的传入优先于肌肉的神经支配[10]。控制眼肌的动眼神经核区域分布如图 9.3 所示。

运动神经元应答反应

运动神经元控制眼球的位置和运动。它们接收前运动核 burst 和 tonic 细胞的输入信息。Tonic 细胞传入的信息用于稳定眼球，burst 细胞传入的信息使眼球克服轨道黏滞性而产生运动，并控制眼球运动。所有的运动神经元均具有如图 9.4 所示的特性。

框 9.1 运动控制的分级

在运动控制分级中，根据损伤部位对皮质下眼球运动障碍进行分类：

- 周边（颅神经和肌肉）
- 神经核（组成最终共同通路的颅运动神经核）
- 运动前区（调节一些肌肉的综合作用）
- 核间（神经核和运动前区域的联系）
- 核上区（运动规划阶段）

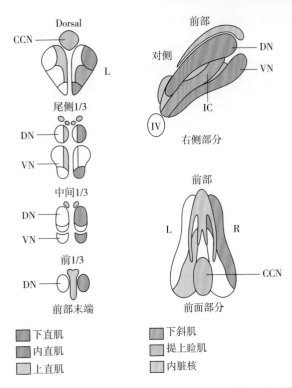

图 9.3 猴动眼神经核中支配6条眼外肌的运动神经元。图像显示的是横切面。DN：背侧核；VN：腹侧核；CCN：尾侧中心核；IC：中间体；IV：滑车神经核。右侧图像为外侧和背侧面图像。（Modified from Warwick R，Representation of the extra-ocular muscles in the oculomotor nuclei of the monkey：J Comp Neurol 1953；98：449.）

1. 具有开关指示（它们在激动剂活性方向提高激动的速率）。
2. 所有细胞参与眼球的各种运动，包括固视。
3. 每个细胞（特别是 tonic）都有一个眼位阈值，刺激强度超过阈值可以激发眼球运动。运动神经元的阈值从低到高不等。当眼球运动到达肌肉的关闭限度，低阈值细胞开始激发。当眼球运动超过最初位置10°到达肌肉的开放限度，更高阀值的细胞开始激发。当眼球运动到达肌肉的运动限度，运动神经元的分级阈值与活性细胞的招募聚集有关。
4. 增加神经元的锋电位频率能够使得肌肉收缩力增强。刺激强度一旦超过神经元的反应阈值，眼球就可以沿着肌肉方向产生运动，细胞的激发率随刺激强度的增加而增加直至达到饱和。眼球产生运动时，细胞的激发率呈线性增加。

三大功能分级

Ⅰ. 相对于外界眼球的固定注视

例如散步等活动，对头部运动的描述是旋转和平移的结合。在头部运动过程中，眼球运动系统通过运用视网膜外以及视网膜上关于头部运动速度的信

图 9.4 与眼球运动相关的动眼神经元的激发率。左图示当眼球固定时激发率恒定；下方率-位置曲线显示该眼球位置4个神经元激发率的增加。右图示眼球慢速自主运动时的激发率。箭头所示眼球以相反信号速率经过同一方位的点，相关的激发率是不同的。下图所示的是释放作为眼睛速度的一项功能，是以独立单元以及偏差标注的[11]。（From Robinson DA，Keller EL：Bibl Ophthalmol 82：7，1972.）

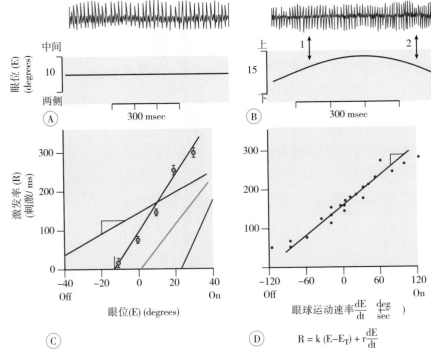

息，保持眼球的空间注视位置。最初的视网膜外信号来自前庭器官的加速度传感器。

A. 视网膜外信号

前庭系统含有两类器官，可以将头部的角加速度和线性加速度转换成速度信号 [12,13]（图 9.5）。前庭系统中的 3 个半规管分别位于 3 个相互垂直的平面，这些平面与头部对侧平面的镜像平行。头部旋转运动能够刺激这些半规管，反射性产生眼球转动，称为前庭 - 眼球反射（角度 VOR）。两个耳石（椭圆囊和球囊）将头部倾斜（沿耳间轴倾斜）、摇摆（沿鼻 - 枕轴倾斜）等运动引起的直线加速度转换成速度以及头部方向信号（线性 VOR）。角加速度信号刺激半规

管，眼球产生与头部运动相同或相反的转动。这种反射有 7 ~ 15 ms 的短暂潜伏期，因为这一反射仅由 3 个突触传递组成，在头部转动的速度大于 300 deg/sec [14] 时产生。在耳内灌注冷水能够刺激半规管的毛细胞，产生热 - 前庭性眼球震颤，这种震颤引起眼球向灌注耳一侧缓慢移动 [15]。这些慢相运动能够被快速眼睛扫视运动阻断，眼扫视运动使眼球固定在相反方向（快相）。连续发生慢相和快相交替运动称为快速眼球震颤（图 9.6）。头部围绕水平轴、垂直轴、鼻枕轴运动产生 VOR 反射，该反射与眼球震颤慢相的水平、垂直、扭转运动相对应 [16]。

为了达到有效性，这些反射性眼球旋转运动必须在视网膜上形成稳定的图像。如果头部角速度的旋

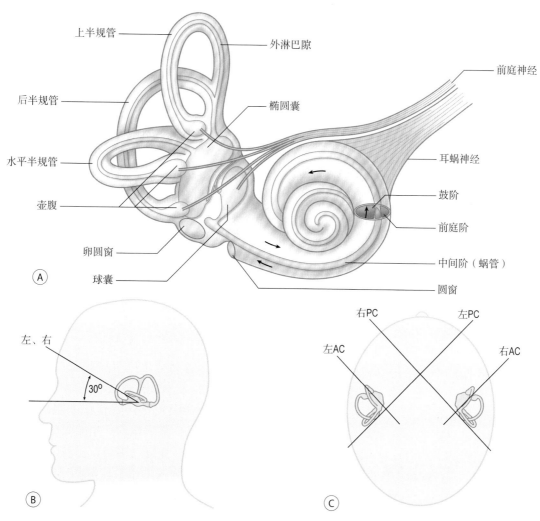

图 9.5 人类颞骨的前庭终器。3 个半规管转导头部角加速度，2 个耳石（球囊和椭圆囊）转导线性加速度和头部方向。右侧迷路和耳蜗为水平观。（Drawings by Ernest W. Beck；courtesy Beltone Electronics Corp.，Chicago，Ill.）3 个半规管位于 3 个垂直平面，这些平面大致与头部对侧平面的镜面图像平行，大致位于 3 个肌肉平面的牵拉方位。A：外侧半规管；B、C：前和后垂直半规管；LC：外侧半规管；AC：前垂直半规管；PC：后垂直半规管。（Modified from Barber HO，Stickwell CW：Manual of electronystagmography，St Louis，CV Mosby，1976）

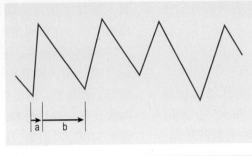

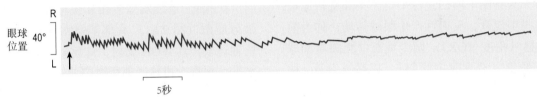

眼球
位置 40°

5秒

图9.6 OKN 和 VOR 由慢相 β（眼球围绕稳定视网膜图像的方向运动）和快相 α（眼球位置的恢复）两部分组成。该图阐释了连续转动产生的前庭眼球反应。慢相的方向与头部的转动相反。水平位置以时间标绘。反射逐渐适应并在30秒逐渐消失。(Redrawn with permission from Miller, NR (ed) Walsh and Hoyt's Clinical Neuro-Ophthalmology 4th Edition. 1982. Page 611, Figure 30.02. Williams & Wilkins, Baltimore.)

转轴与眼球旋转中心一致，并且角速度与头部角速率相同时，就会形成完美的代偿。然而，头部旋转轴是颈部，而非眼球旋转中心，因此当头部发生旋转，眼球随着视野进行旋转和平移。视近物时该现象更加明显。为了稳定由头部成角运动引起的视近图像的漂移，眼球必须旋转得比头部更多。事实上VOR随着辐辏运动而增加[17]。眼镜引起视网膜图像的放大或缩小也可引起眼睛和头部运动速度不协调。由于VOR直接对前庭产生反应，而不是对视觉刺激物产生反应，因此该反应是开环模式。对VOR进行调整，从而适应视网膜图像的改变，产生稳定的视网膜图像从而弥补视觉误差[12]。当注视远景时，如果眼球运动的角速度与头部运动的角速度大小相等、方向相反，就会形成完美的代偿。然而经验提示：在高频率（2 Hz）振动时，虽然VOR代偿不佳，但当头部快速运动时，对外界景象仍呈现出稳定、单一的视网膜图像，而不表现为不稳定或者振动图像[18]。因此，为了获得一个稳定的外界图像，视觉系统必须既意识到头部转动的量，也要意识到眼球运动弥补的不精确性，这样才能在头部运动时预计到视网膜图像运动。

线性加速度信号和重力，刺激耳石产生眼球转动，眼球转动大约相当于由垂直前后转和侧转引起的头倾斜度的10%。头部前后转动产生垂直眼球旋转，头部侧转产生与头部侧转相反方向的眼部扭转，即"眼球对抗侧转反射"[19,20]。头部侧转可以引起倾斜运动。当存在快速线性加速度时，例如飞机起飞，耳石膜由于惯性移至球囊斑，产生躯体转动的错觉即躯体重力错觉。这一错觉来源于将重力和加速度的垂直惯性矢量感知为非垂直矢量。在飞机起飞时，非垂直重力矢量导致飞行员认为飞机的头部向上运动，如果飞行员矫正了这一错误，就会导致飞机头部向下，从而产生严重的后果[21]。

前庭系统疾病可以引起耳石输入信息失调，从而导致高达7度的垂直分差（倾斜偏差），25度的双向共轭扭转以及反常头部倾斜的眼倾斜反应（OTR）[22]。比如，如果头部向左倾斜，双眼会在头部侧转方向产生反常扭转，左眼相对于右眼向下旋转[23]。OTR的临床表现将在下节眼球震颤中讨论。

B. 视网膜信号

头部运动可以产生全视野视网膜图像运动（光流）[24]。当发生慢速度或者长时间头部运动时，视网膜信号刺激反射性产生代偿性眼球旋转，从而稳定视网膜图像。随着运动产生的眼球慢相运动，被每秒1~3次的眼复位（快相）运动阻断[25]。这一反射性眼球震颤称为视动性眼球震颤（OKN），它通过对慢速持久头部运动（例如走路或姿势不稳时发生的）产生反应弥补VOR。与VOR相同，OKN对垂直、水平、鼻枕轴的光流反应也可以产生水平、垂直和环形眼球旋转[26]。

大范围的眼视动反应分为2个部分，早期部分和延迟部分（OKNe 和 OKNd）。OKNe 为短潜伏期的眼球反应（＜ 50 毫秒），它构成了 OKN 的快速部分[5]，刺激发生 7s 后产生 OKNd[27]。OKNe 可能由追踪路径调控[28]。暗环境下的连续 OKNd 组成了延迟部分（眼球震颤后运动，OKAN）。OKNd 来源于速度记忆或者存储机制[27,29]。产生 OKAN 的时间常量与半规管壶腹的衰退时间常量相匹配[30]。因此，OKAN 可以弥补持续角旋转时半规管输入信息的减少，这种现象可能发生在环形飞行中。临床中可以通过测量 OKN 引出反射运动视野的最小值，客观地对视力进行评估。

C. 稳定反射的神经控制

1. 前庭 - 眼球反射

可以将头部旋转运动转换成运行 VOR 神经代码位于头部两则的 3 对半规管[12]。水平半规管成对存在，一侧的前半规管与对侧的后半规管是成对的（图 9.5）。这些成对的半规管作用相反，当一个半规管被头部旋转刺激时，对侧的成对半规管被抑制。比如，头部向前下运动到左侧，则左前半规管的前庭神经刺激发放增加，而右后半规管的前庭神经的刺激发放减弱。3 对半规管大致位于 3 个肌肉牵拉的位置平面[12]。因此左前半规管和右后半规管与左眼垂直直肌和右眼斜肌肌肉的位置平面平行。头部向左旋转时水平 VOR 路径如图 9.7 所示[8]。前庭内侧核兴奋性神经投射到右侧展神经核，激活右侧外直肌。来自右侧展神经的中间神经元投射到左侧动眼神经激活左侧内直肌。展神经核就像运动前区神经一样协调共轭水平运动，这与 Hering 定律一致。

小脑绒球可以调控 VOR，这在适应视觉改变（例如放大）的过程中非常重要。小脑绒球接收来自视网膜图像运动（注视差异）和头部运动速率信息（半规管信号）的兴奋性输入信号，并接受来自眼部运动负反馈的抑制性输入信号[32]。只有在视网膜图像运动和头部旋转同时发生时，才能发生适应反应[33]。当注视差异和头部转动位于同一方向时，VOR 适应性减少，当两者位于相反方向时，VOR 适应性增加。适应发生后，浦肯野细胞从绒球向前庭神经核的絮状目标神经元（FTN）发放误差矫正信号，VOR 随着

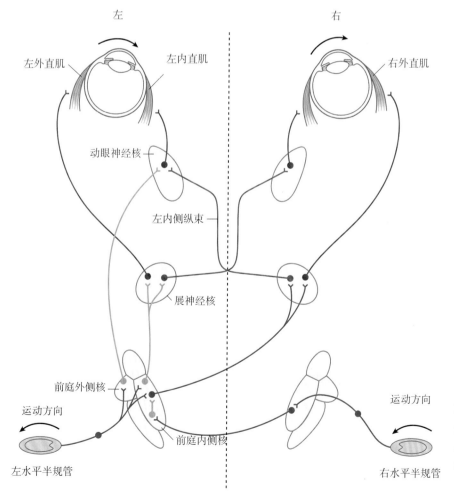

图 9.7　头部左转时脑干水平 VOR 路径。抑制性连接用填充的神经元表示，兴奋性连接用未填充神经元表示。头部向左侧旋转刺激左侧水平半规管，同时抑制右侧水平半规管。这导致右外直肌和左内直肌的神经刺激释放增加，左外直肌和右内直肌的神经刺激释放减少[31]。(From Goldberg ME, Eggers HM, Gouras D：The ocular motor system. In：Kandel ER, Schwartz JH, Jessell TM（eds）：Principles of Neural Science，3rd ed，Appleton and Lange 1991.)

左

右

左外直肌　　　左内直肌　　　　　　右外直肌

动眼神经核

左内侧纵束

展神经核

前庭外侧核

运动方向　　　　　　　　　　　　　　　　运动方向

前庭内侧核

左水平半规管　　　　　　　　　　　右水平半规管

229

做出相应的变化 [32]。

2. 视动性眼球震颤

OKN 视觉刺激来自于视网膜图像的光流 [34-36]。视网膜神经节细胞仅能对一定方向的运动做出反应反应。信息沿着视神经传递，在视交叉处交叉，通过膝状体（LGN）投射至大脑皮质或者通过视束投射至中脑 [37]（图 9.8）。视束在顶盖前区域有数个神经核 [38]。其中，视束（NOT）神经核可以调节水平目标向同侧运动（如鼻侧到颞侧运动）；外侧和内侧终端神经核（LTN 和 MTN）调节目标的垂直运动 [39]。这些神经核的神经元只接收对侧皮质的信息。它们有大量的接收野，能够对于大量特定方位的运动刺激发生反应。向右运动刺激右侧 NOT 引起双眼向右侧运动或者或者身体向同侧运动，向左运动刺激左侧 NOT 引起向左的共轭运动。每个 NOT 通过下橄榄体向前庭神经核传递信息，或者通过小脑的上行神经纤维传递到小脑绒球 [35]。NOT 向前庭神经核提供视觉信号，运动反应与起源于半规管的速率信号是相同的。

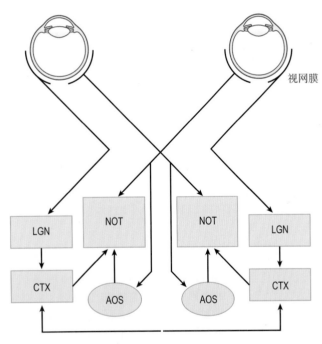

视网膜

图 9.8　图中显示了来自皮质下交叉视网膜投射和皮质投射信号输入到 NOT 的过程。每个 NOT 接收来自于对侧眼的鼻侧视网膜的直接输入信号，该信号被颞 - 鼻侧运动激活。它同样接收来自同侧眼的颞侧视网膜的间接皮质输入信号（CTX），该信号能被鼻 - 颞侧运动激活，也能够被通过附属视觉系统（AOS）的传入信号，以及通过胼胝体传递的对侧视觉皮质传入信号激活 [37]。（Modified from Hoffmann KP, Distler C, Ilg U: J Comp Neurol 321: 150, 1992.）

内上颞侧脑叶（MST）构成运动信号的皮质区域。这一区域在产生跟随和 OKN 运动的信号传递过程中十分重要 [34]。双眼皮质细胞接收双眼信号，并对比皮质下系统更高速率的对侧视野运动进行编码 [36]，最后投射到同侧 NOT。

在人生长发育的 3 ～ 4 个月，由于皮质还没有发育，单眼皮质下发放信号占优势 [40]。因此，在婴儿阶段，OKN 主要由交叉皮质下的输入信号控制。于是单眼刺激仅诱发由颞侧向鼻侧运动的 OKN，而不能诱发产生由鼻侧向颞侧的运动。3 ～ 4 个月后，婴儿的皮质发放信号占优势，水平 OKN 对于单眼朝向颞侧和鼻侧图像运动发生反应。婴儿阶段 NOT 的皮质投射信号不能引起内斜发生，而成人时，这些患者可以呈现出于不成熟婴儿一样的不对称 OKN [15]。这一异常投射信号能够引起隐性眼球震颤，这一疾病中，当一只眼在向被遮盖眼方向缓慢遮盖时，表现出反射性眼球震颤。当单眼固定，受刺激的视网膜通过皮质下交叉信号，增加对侧 NOT 的神经元活性，但不能通过无效的皮质 - 顶盖投射信号来支配同侧 NOT。其结果是双眼偏向受刺激的 NOT 侧（如被遮盖眼的一侧）。以扫视和重复运动纠正固视误差称为潜在性或者隐性眼球震颤 [41]。

Ⅱ. 中心凹固视（以固定或缓慢移动目标维持中心凹固视）

A. 眼球固视的静态控制

眼球运动系统通过固定或者缓慢移动目标，维持中心凹固视从而提高视觉分辨率 [42,43]。对固定目标的固视过程中，在目标位置的大范围视野中，眼睛都可以维持中心凹注视。注视方向由眼眶内眼位和头部共同控制 [44]。当目标位于偏离第一眼位小于 15° 的位置时 [45]，注视主要由眼球位置控制；而偏心率更大的固视，则由头部和眼球位置共同完成。如果没有头部运动，那么很难维持大偏心率的固视（> 30°），眼球运动将会间歇性向第一眼位偏移，从而诱发眼球震颤 [46]。乙醇能够加重这种偏移 [47]。使用乙醇后，即使在 15° 范围内，注视眼也不能完全固定。生理性眼球震颤由慢速（0.1°/ 秒）、微扫视（0.25 deg）、小振幅（< 0.01 deg）高频振动（40 ～ 80 Hz）的水平、垂直、扭转运动组成 [48]。当它们持续最小化运动，并且其中心凹与目标一致时，一些移动运动和扫视运动会产生误差，而其他运动的误差可以得到校正 [49,50]。高

频振动反射噪声，该噪音可能来自个别神经元的非同步触发，可以被眼部机械能滤过。诱导眼球震颤的注视可能与受损的平稳视跟踪和旁正中脑桥损伤有关 [51]。

精确的双眼注视可以增强立体深度知觉 [40,52]。对于一定距离的目标，需要精确的眼球辐辏运动来维持双眼中心凹保持精确一致性。双眼固视（< 15 arc min）时，较小的恒定误差称为固视差异 [53]，这一误差可以损伤立体视觉 [54]。由于固视差异发生在双眼视网膜图像差异的反馈反应中，因此是闭环通路中产生的误差。固视差异来自对辐辏开环误差的不完全补偿，称为隐斜视。隐斜视等同于在开环条件下，辐辏刺激与辐辏反应之间的差异（如单眼遮挡）。当注视差异的程度随着水平棱镜的改变而变化时，固视差异的量随着辐辏刺激的改变而变化 [53]。这一函数的斜率适用于强制转向固视差异曲线 [53]。在双眼注视或者闭环调节时，曲线的斜率较小，从而提示隐斜发生适应性减小 [40]。辐辏调节的发生十分迅速。例如当一只眼睛被遮盖，1 分钟的辐辏差异刺激可以使得辐辏反应持续维持在开环状态 [40]。辐辏差异由棱镜产生，棱镜使双眼感觉图像向内侧或者鼻侧偏位（比如位于每只眼前面的棱镜基底部朝向颞侧，或者棱镜底朝向外侧）。这种隐斜视的适应性改变，在所有注视方向都是不变的，称为伴随性适应改变。棱镜适应性改变，是闭环差异辐辏抵消开环辐辏误差（隐斜视）的反应。棱镜适应性改变提高了双眼固视和立体深度视觉的精确性。

水平辐辏等同于双眼视轴交叉角的水平部分，有 3 个不同的测量单位或尺度，包括度、棱镜屈光度（PD）和米角（MA）。棱镜屈光度等同于 100 倍角度的正切。米角等同于从眼球旋转中心测量时视轴交叉处的观察距离（特指米）的倒数。一个距离 1 米的目标刺激产生 1 米角的辐辏（大概 3.4°）以及一个屈光度的调节。棱镜屈光度可以用 MA 和瞳距（IPD）（cm）的乘积除以米角计算得到。比如双眼注视 50 cm 的目标，IPD 为 6 cm，等同于 2 MA 或 12 PD。假定两者都从同一点（比如眼球旋转中心）进行测量，以 MA 为单位的优势在于调节刺激的程度大致等同于辐辏刺激程度。当视物距离小于 20 cm 时，这一假设产生的误差较大，因为调节往往相对于角膜顶点发生，即眼球旋转中心前 13 mm。以棱镜屈光度为单位的优势在于可以通过 MA 和 IPD 的乘积简单计算得到。以度为单位的优势在于当目标位于双眼不同距离时，能够对非对称性集合运动进行精确定量。

Maddox 分级法 [55] 描述了水平辐辏反应由开环和闭环两部分组成。这一分级中含有影响隐斜视的 3 个开环部分。包括强适应性的内在偏倚（强直性转向），对单眼深度线索（近辐辏）应答产生的水平辐辏反应，以及对集合运动进行调节的水平辐辏反应，这一反应通过神经交联与调节反应相配对。强直性辐辏有固有的离散姿势（5°），称为解剖学休息位 [56]。起初 6 周，强直性辐辏通过快速调整来弥补辐辏误差。出生时，双眼在睡眠时呈分散状态，6 周后近乎平行 [57]。在没有双眼刺激和调节活动时，觉醒状态下的适应性辐辏被认为是生理学休息位。生理学休息位等同于强直性辐辏和解剖学休息位的综合。强直性辐辏的适应性能力在一生中不断发展，从而弥补创伤、疾病、眼镜以及年龄因素造成的视物变形。

近辐辏描述了眼球对单眼深度线索（如大小、重叠、线性透视、质地梯度、运动视差）刺激产生距离感知，而形成的开环辐辏反应 [58,59]。这一反应提示辐辏反应可以对变化的距离做出应答反应 [60,61]。开环辐辏反应也会因调节作用而增加 [62,63]。每个屈光度的调节反应，眼睛维持大约 1 米角的 2/3 的辐辏反应（4 棱镜屈光度）[53]。1 m 的目标刺激产生 1 米角的辐辏（3.4°）和 1 屈光度的调节反应。因此当眼球发生 1 个屈光度的调节时，调节性集合反应增加 2.3° 或者 4 个棱镜屈光度，为辐辏刺激的 68%。辐辏反应的 3 个开环部分的总和明显落后于辐辏刺激，并产生开环辐散误差（外隐斜视），该误差在远视条件下常小于 2°，在近视条件下小于 4° [64]。内隐斜是指过度刺激导致的开环辐辏误差。人群中隐斜视的分布为非高斯分布或者正态分布。峰高尖峰值大约为 0° [65]，表明双眼固视误差可以通过适应性校准过程降低到最小化。闭环刺激过程中，通过视觉反馈，差异辐辏将辐辏误差减少到 Maddox 分级法中的 0.1°，双眼视网膜图像刺激的差异产生差异辐辏。辐辏的 3 个开环部分发生任何改变将影响隐斜视的程度，并导致闭环注视差异。注视差异作为一个刺激可以维持差异辐辏，当机体试图稳定双眼固视时，固视差异继续维持隐斜视的无效反应 [66]。辐辏的其他维度也同样适合不同的刺激。辐辏的垂直维度适合眼球放置垂直棱镜 [67]，旋转维度适合环形视觉差异刺激 [68-70]。

B. 眼球定位的动态控制（开环、闭环刺激的平稳追踪反应）

1. 共轭跟随追踪运动

跟随运动需要眼球中心凹对准自主选择的移动目标[71]。追踪运动是指眼球跟随靶向目标运动。如下所述，对目标距离变化而发生的非共轭反应称为平稳辐辏。共轭追踪与 OKN 的延迟部分不同，OKN 是对整个视野光流的反应。当眼球追踪静态背景中的移动物体时，追踪和视动系统发生冲突。追踪运动将移动目标稳定于中心凹或中心凹附近，但会引起静态背景下的光流或者注视差异。如果由头部追踪运动控制注视，追踪和 VOR 之间也会发生冲突。头部运动对移动目标产生半规管的前庭信号，从而获得稳定的视网膜图像。结果，通过眼睛或头部运动，在静态背景中追踪小的移动目标需要抑制 OKN 和 VOR。当背景和追踪目标位于不同的距离时可以达到此要求[72]。

目标运动速率从 arc/sec 的几分之几到大于 175 deg/sec，均可产生追踪反应[71]。当目标速率超过 100 deg/sec 时，跟随运动的精确性将会降低[73]。VOR 的速率范围比跟随运动更宽。可通过两种食指注视方式进行比较。以 2~3 Hz 频率向两侧快速摇晃头部，保持食指稳定，或者以同样的频率摇晃手指而保持头部稳定。眼球不能跟随运动的手指，但可以在摇晃头部时跟随静止的手指，尽管两者相对头部的运动是相同的。当目标运动是可预测的，例如摆动运动，跟随反应更加精确[74]。可以通过矫正跟随速率，以及进行小的追赶性扫视减少跟随误差。对于追踪运动缺陷的患者，低速率刺激引发的跟随运动和追赶扫视的综合效应是钝齿轮样跟随运动。目标速率（增益）和眼球速率的比值，或者跟随的精确性常常受目标可见性（对比度）、药物以及疲劳影响[75,76]。

对于目标速率突然改变的跟随反应，其潜伏期较短（80~130 msec）[77]，包含开环和闭环两相[77]（图9.9）。开环相时激发跟随运动，闭环相时维持跟随运动。开环反应分为早期和晚期两个部分。早期部分是前馈相，持续仅 20 ms。早期相时，在眼球正确方向上有快速加速度（40~100 deg/sec/sec），但不依赖于刺激的速率和初始视网膜图像位置[77]。在持续 80 ms 的晚期开环中，跟随的激发主要依赖于目标速率和视网膜图像位置[78]。当目标图像位于中心凹附近，眼球加速度达到最高，在偏心率逐渐增加大于 21° 时加速度显著降低。这一开环部分可以被适应反应校准[78]。

与头部运动对目标速率进行预先评估机制相似，跟随运动的维持是对视网膜图像速率（注视差异）和位置发生负反馈产生的闭环相。如果眼球运动落后于刺激反应，视网膜图像速率不会消除，得到残留注视差异，以及偏离中心凹的位置误差。跟随系统可以通过加速来矫正视网膜位置和速率误差[76]。当跟随非常精确时，不产生视网膜误差，眼球继续追随目标，不产生眼睛基准信号。跟随通过对目标速率的内部估计，或者从注视差异和内部眼球速率综合计算，得到头部参考运动信号从而维持运动[71]。这可以通过注视眼球漂浮物，或者注视中心凹附近的视网膜图像表现出来。稳定的视网膜中心凹图像导致眼球跟随运动平稳进行，甚至发生在视网膜图像被固定时。眼球追踪是机体自身运动的内部相关机制，它导致目标相对于头部发生运动。共轭因素包括关注、预测、学习，均能影响跟随运动的发生[79]。

2. 非共轭平稳辐辏追踪

眼部平稳辐辏追踪运动可以对深度上缓慢运动的目标物的中心凹成像进行校准[60,80]。平稳辐辏不仅可以提高立体深度视觉的感知，还提供了影响感知大小和深度的目标距离变化的信息[81-83]。在身体摇摆和姿势不稳定性时，平稳辐辏发生缓慢改变。当自然

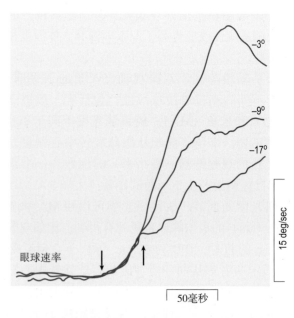

图9.9 眼球速率从起始追踪到 15 deg/sec 斜率的目标时，运动斜面开始发生不同的偏心率，其偏心率显示在每个路径的右侧部分。早期部分的速率（箭头显示）与起始位置一样，但是后面的速率发生改变[77]。（From Lisberger SG, Westbrook LE: J Neurosci 5: 1662, 1985.）

快速头部运动时，辐辏反应不十分精确，当头部静止时，在大于 1 Hz 的短频时发生辐辏反应，并且非常精确[84]。高频上其精确性降低，但是可以通过较小的差异性刺激提高其精确性[80]。平稳辐辏的精确性可能与活动有关。与位置和距离的单眼线索活动相比，平稳辐辏的精确性，更多地依赖于缺乏深度线索的空间定位活动，而非差异改变。对于差异改变的平稳辐辏反应，其精确性随着可预测性目标的运动而提高[84]。视网膜图像差异的程度和速率，线索感知运动的深度和大小都可以刺激产生平稳辐辏追踪[58,80]。平稳辐辏追踪容易发生疲劳，并被中心神经系统（CN）抑制[84]。

3. 跟随运动和平稳辐辏适应性的交互作用

在自然景观中，双眼共轭跟随运动可以跟踪额平面运动的目标。然而通过眼镜矫正屈光不正时，双眼的图像运动被不对等放大，从而产生双眼差异，这一差异随着目标与眼镜光学中心的偏离而增加。对平行于额平面目标的追踪运动，需要跟随运动预计平稳辐辏运动，导致一眼运动比另一只更多。眼球运动系统能够适应随着可预测性眼球位置改变的双眼差异。适应性产生隐斜视开环非共轭性改变，从而代偿平稳辐辏追踪反应中的不对等放大的水平和垂直差异[85]。佩戴屈光参差眼镜进行跟随追踪 1 小时，遮盖一只眼，当单眼追踪时，双眼持续不等同运动[85]。适应性隐斜视随着眼球位置和运动方位发生相应改变[86]。

C. 平稳中心凹追踪的神经控制

1. 跟随运动追踪系统

颞上沟 MT 和 MST 区域的纹状体外皮质，发出的皮质运动信号形成眼部平稳追踪运动[87,88]。MT 区域编码视觉刺激的速率和三维空间方位。MT 接收来视觉皮质的输入信号，传递到 MST 区域和额叶眼区（FEF）。MST 细胞产生的信号与以头部为中心的目标运动信号一致；比如，它们与视网膜信号结合，从而加强信号[89]。每个半球的 MST 编码同侧运动信号。细胞有两种类型的视觉运动灵敏度；它们对大视野模式下小目标运动刺激做出反应，但是两种刺激类型的方位参数位于相反方向。反方向大视野反应，可以增加在大静止视野下小目标情况的追中和运动之间的视差。MST 和 FEF 将信号传递到 NOT 从而产生 OKN，传递到背外侧脑桥前运动神经核（DLPN）产生跟随追踪[35]。

DLPN 在维持稳定的平稳追踪眼球运动速率方面具有重要作用，网状脑桥被盖核（NRTP）参与追踪运动的起始和维持。这些区域的神经元主要编码眼球运动和二级视网膜信号，例如 NOT 中编码的信号[90]。速率信号从 DLPN 发放到绒球区域和小脑蚓部小叶的 VI 和 VII[35]。DLPN 是追踪和扫视相关信息的小脑前传递位点[91]，眼球运动的两种类型代表来自感觉 - 运动功能串联的不同结果[92]。在持续的平稳追踪运动中，绒球能维持眼球跟随运动，然而当目标速率改变或者跟随激活时，小脑蚓发挥重要作用。小脑的作用是为了追踪过程中分辨眼球和头部的旋转运动，从视觉和眼 - 头的运动传入信号中分辨眼球跟随信号[93]。从这里，活动通过前庭神经核的部分传递，它产生的位置和速率信号传递到眼球肌肉运动神经元。

2. 平稳辐辏追踪系统

辐辏来自于内在紧张性活动、适应性辐辏、双眼差异，以及感知距离活动的综合[8]。辐辏的感知传出信号（双眼差异和模糊）在初级视觉皮质中编码（V1 区域）[94]。V1 中的一些细胞与辐辏运动一起编码自我中心的距离（以头部为参考）[1]。MT 和 MST 中的细胞对视网膜差异和变化产生应答[95-97]。顶叶皮质中的细胞对深度运动产生应答[98]。额叶眼部区域的细胞发出辐辏的传出命令[99]。旁正中脑桥网状结构（PPRF）的腹侧到喙的部分区域，位于运动前区 NRTP 中脑，接收额叶眼部区域和上丘的信号[100]。这些区域的损伤导致慢速持续和快速辐辏控制缺陷[101,102]。NRTP 的信号传递到小脑，可能参与辐辏和调节活动[103]。背侧小脑蚓通过转变 3D 跟随信号来控制眼部辐辏运动信号[104,105]。小脑后插核（PIN）的信号传递到中脑网状结构（MRF）中近反应细胞的超动眼神经区域[106,107]。超动眼神经核含有冲动和张力神经元[108]。冲动细胞编码平稳辐辏的速率信号，张力神经元编码位置信号来维持静止的辐辏角度。超动眼神经核兴奋后传递信号到动眼神经核，支配内直肌[107,109,110]。向展神经核发放抑制信号，抑制外直肌[108]。超动眼神经核传递控制调节和差异辐辏[109]。

III. 中心凹注视转移：目标选择和中心凹获得

A. 注视方位的快速共轭转移（扫视眼部运动）

扫视运动发生迅速并且具有多种功能[111,112]。它们产生 VOR 和 OKN 的快相部分，阻止眼球转动到其机械极限；它们反射性转移注视，对突然远离固视点的异常刺激产生应答。当阅读时从一组句子到另一组时，需要扫视运动转移注视。在阅读小说时，通过扫视运动获得信息；它们通过返回注视来记忆空间方位。这些活动的两个主要功能是从一个位置到另一位置的快速运动眼球，有助于维持新的眼球位置。快速运动被脉冲和滑动神经支配控制，位置被分级神经支配维持。

扫视运动的神经支配与各自运动对象的特性相匹配（例如眼球、眼肌、脂肪、悬韧带）。扫视运动产生的轨道位置发生快速改变，消耗大量的能量。扫视速率可以接近 1000 deg/sec[111]。为了达到这么高的速率，相转矩需要克服眼眶组织的黏度，这种黏度大部分位于肌肉中[56]。相转矩的产生需要短暂并较大的力量，来自于脉冲或爆神经激发。转矩被肌肉消散或吸收，以至于脉冲神经支配产生力没有达到肌腱（参见第 8 章—眼球的三维空间旋转）。在扫视运动结束时，来自于分级神经支配的更低的持续力产生了转矩的强直水平，从而克服眼眶组织的弹性恢复力，维持眼球静止状态[112]。产生于脉冲和分级力的眼球位置必须与快速注视转移等同。脉冲-分级不匹配将导致注视转移形成快速和慢速两个部分。比如，如果脉冲过小，在扫视运动快相结束时，扫视将滑动（后扫视转移，称为斜向眼球震颤）到新的眼球位置。滑动部分是可适应的，如同长期暴露于扫视运动后，立即人为的强加视网膜图像滑动一样[113]。适应性后扫视转移不能用脉冲-分级率的调节来解释，这提示了滑动神经支配是扫视控制（脉冲-滑动-分级）的独立的 3 个部分。滑动神经支配产生相转矩，从而适应扫视的速率，以及脉冲部分的持续时间，其振幅匹配的分级可以部分维持位置[113]。脉冲、滑动、分级（三者均独立发生，且由大脑控制）的主要作用是通过阻止注视差异来保护视力，并且提高扫视的精确性。

扫视的振幅决定了它的动态特性（例如它的峰值速率和持续时间）。主要的序列图提示其具有以上两种动态参数功能[95]（图 9.10）。由于扫视振幅从 0. 增加到 10 度，持续时间从 20 ms 增加到 40 ms，峰值速率从 10 deg/sec 增加到 400 deg/sec。扫视饱和峰值速率大于 20°，使得更大的扫视幅度随着持续时间而增加。异常扫视的幅度（辨距困难）可能太小（低幅）或者过大（高幅）。大的注视转移通常以一组同方向，短潜伏期的高幅矫正扫视结束[111]。一个非预测性刺激扫视的正常潜伏期是 180 ~ 200 ms[48]。而

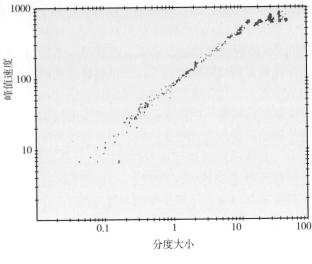

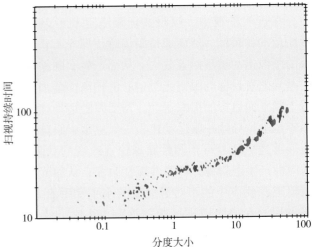

图 9.10 主序图表（框 9.2）。与人类扫视眼运动对应的峰值速率和扫视持续时间[114]。（Redrawn with permission from Bahill AT，Clark MR and Stark，L：Math Biosci 24：191，copyright 1975 by Elsevier Science Publishing Co，Inc.）

框 9.2 扫视的主序

主序（峰值速率和持续时间）显示了扫视脉冲神经支配峰值频率和持续时间的异常。

矫正扫视的潜伏期更短（100 ~ 150 ms）。扫视前的空白，或者间隙间隔都可以减少扫视的潜伏期，从而产生小于 100 ms 潜伏期的快速扫视[115]。可预测目标改变的扫视潜伏期可以减少到 0，比如观察羽毛球比赛时[74]（框 9.3）。

尽管扫视过于短暂，不能在反应时运用视觉反馈，但是它们可以运用依赖于眼球位置内部表征

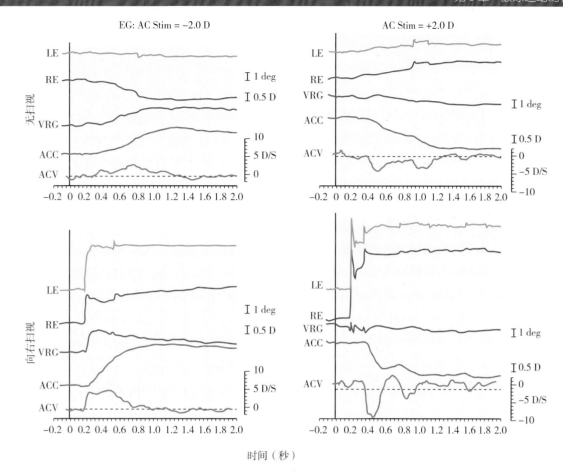

图 9.13 在 6 deg 向右扫视(下平面)和非扫视(上平面)情况下(左平面=需要增加调节的试验;右平面=需要减少调节的试验)眼球运动和调节路径的例子。0 点对应 ACStim。下框中:LE = 左侧眼部位置(观察);RE = 右侧眼位置(无观察);VRG = 辐辏位置(LE-RE);ACC = 调节(D);ACV = 调节速率(D/sec) = ACC 偏差。(Modified from Schor CM,Lott L,Pope D,et al.:Saccades reduce latency and increase velocity of ocular accommodation. Vision Res 1999;39;3769. Reproduced from Association for Research in Vision and Ophthalmology.)

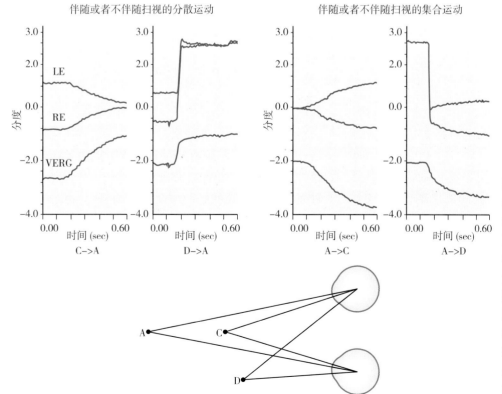

图 9.14 猕猴中伴随或不伴随扫视的左眼辐辏变化(LE)和右眼辐辏变化(VERG)。为了更加清楚的显示,去除了辐辏路径(右-左眼球位置)。辐辏是负的。当扫视与辐辏连接时辐辏速率增加。而对辐辏的促进作用更大,因为固有辐辏与水平扫视有关[8]。(From Leigh JR,Zee DS:The neurology of eye movements,3rd edition,Oxford University Press 1999.)

视的反应时间。

D. 中心凹注视转移的神经控制

1. 扫视注视转移系统

额叶眼部区域（FEF）调节对侧扫视的自主控制。不管扫视是否发生，FEF都是活跃的[143]。这一活性与视觉注意有关，当扫视发生时，FEF相关活性比扫视早50 ms。FEF表面有粗糙的视网膜光学组织。特殊区域的刺激产生了扫视，在特定方位和振幅时改变眼球位置。在扫视前，这些细胞在视觉空间的特定区域是活跃的。这些区域称为细胞的运动区域，它们类似于视觉皮质中感知神经元的感知区域。一侧半球FEF细胞的刺激引起对侧共轭扫视。垂直扫视需要双半球FEF刺激。刺激运动区域的形式包括视觉、听觉、触觉。FEF发放两种控制扫视的传出信号。一个到达上丘（SC），另一个到达中脑，分布到旁正中网状结构（PPRF）和喙侧间质内侧纵束（riMLF），分别控制水平和垂直扫视[144,145]。额叶眼部区域的纤维下行到达同侧上丘，穿过中线到对侧PPRF。上丘和FEF对于产生扫视都不是必需的。它们之中消除任何一个，也不会使扫视停止，然而如果两个都消除了，扫视也不会继续。SC的功能是通过头部和眼球位置，综合预计注视方位。对小丘中间层区域的刺激，可以导致头部和眼球的综合性运动，达到相对于身体的同一注视方位[146]。上丘的细胞对视觉、听觉、触觉的感知刺激产生反应。所有这些感知刺激的空间定位位于相对于中心凹的小丘上。如同FEF，一侧SC的刺激产生对侧共轭扫视；对于诱发单纯垂直扫视，双侧刺激是必不可少的。

SC和FEF的信息输出到运动前核，PPRF和riMLF，分别控制扫视的水平速率、垂直速率和振幅[88,144]。PPRF发放到同侧展神经核，包含支配同侧外直肌的运动神经元，同时发放到对侧支配内直肌的动眼神经核的中间神经元。在扫视时，PPRF同样向对侧PPRF和前庭神经发放抑制介质，从而减少扫视拮抗的神经支配。riMLF发放到同侧滑车神经（Ⅳ）和双侧动眼神经核（Ⅲ）。包含冲动细胞、张力细胞、冲动-张力细胞、间歇细胞的4种神经元在运动前区域控制扫视。扫视的脉冲部分被介质诱导的冲动神经元控制。长期诱导的冲动神经元在扫视前释放时间大于200 ms，接收来自于SC和FEF的传入信号。它们驱动介质，诱导冲动神经元（MLB），在扫视开始和持续时间中高频率释放（300～400 spikes/sec）。

MLB活性的持续时间从10 ms到80 ms。它们被传递到动眼神经核，控制脉冲持续时间和发放频率，决定扫视持续时间和速率。冲动抑制性神经元通过抑制对侧展神经核神经元来抑制拮抗肌的运动。

全间歇神经元（OPN）位于展神经核下的中缝背核，控制冲动的起始（图9.15）。通常通过持续抑制冲动细胞来阻断扫视。除了在扫视前和扫视中OPN停止释放外，OPN都会持续释放。全间歇神经元通过释放冲动细胞抑制剂来参与扫视调节。同样的OPN在各个方位都可以抑制扫视。

扫视完成时，新的眼球位置通过张力细胞的释放控制。整合的冲动来自运动前张力细胞。已知的能够整合水平冲动的区域至少有2个：内前庭神经核和舌下前置核（NPH）。垂直扫视的冲动在卡哈耳间质核（INC）整合。小脑的小叶同样参与整合速率信号和位置信号，从而控制眼球运动。一些来自于整合器的损伤导致异常发生。在这些情况下，眼球产生扫视，然后迅速回到初始位置。受影响的患者不能控制远离初始位置的注视运动，出现突发性注视眼球震颤，慢相眼球向初始位置转移，同时快相向预期的偏心注视方位转移。冲动-张力神经元对眼球位置和速率信号进行综合。它们在同侧扫视时活跃，对侧扫视被抑制。

2. 辐辏注视转移系统：近三联和扫视相互作用

中脑网状组织中的超动眼神经核含有近反射细胞。这些细胞具有种群特异性，对调节性刺激，辐辏刺激，或者调节和辐辏刺激的综合刺激起反应[107,109,110,141]。这些神经核含有冲动、张力、冲动-张力细胞，具有扫视运动前神经核的特征。与视差有关的速率信号激活冲动细胞，张力神经支配的位置信号来自于对冲动细胞活性进行整合。目前认为，这些细胞将速率和位置信号，传递到控制辐辏的内直肌运动神经元，同时发放信号到埃-韦斯特法尔核来激活调节[9]。位于中脑喙侧的埃-韦斯特法尔核，与动眼神经核邻近，核内含有副交感神经运动神经元，能够发放冲动到睫状肌，从而启动调节[9]。每个半球的埃-韦斯特法尔核向同侧发放冲动。埃-韦斯特法尔核中的副交感神经输出，同样导致瞳孔缩小。埃-韦斯特法尔核的抑制导致瞳孔开大。

扫视增加辐辏和调节的速率。扫视-辐辏相互作用的模型，显示了中脑的OPNs控制扫视冲动和辐辏冲动的活性[140]。产生于扫视易化的加速辐辏，可以通过减少OPNs发放，释放辐辏冲动抑制剂，OPNs

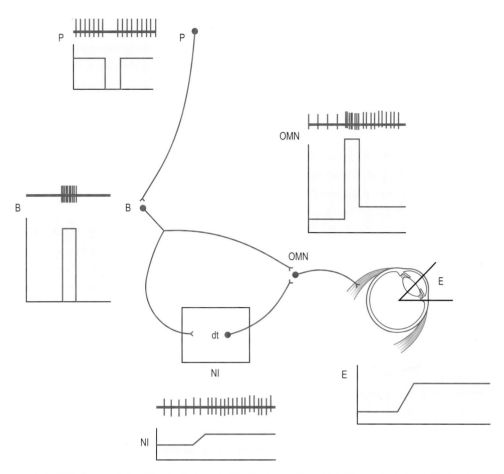

图 9.15　在扫视冲动和分步综合中，全间歇细胞（P）、冲动细胞（B）、神经整合器（NI）之间的关系。全间歇细胞在每个扫视前停止释放，使得冲动细胞合成脉冲。神经整合器整合的脉冲产生分步。脉冲和分步综合导致动眼神经元中的神经支配发生改变，产生扫视眼球运动（E）。垂直线代表神经元各自的释放。位于神经中枢系统化图（波峰）下面的曲线是释放率 / 时间曲线[8]。（From Leigh JR，Zee DS：The neurology of eye movements，3rd edition，Oxford University Press 1999.）

参与扫视和近反射冲动的抑制。这一易化作用，与近反射细胞的集合冲动神经元的释放率增加有关[141,142]。将这个模型进一步发展，可能形成伴随调节的扫视易化[141,142]。因为近反射细胞提供调节和辐辏的神经支配，OPNs 抑制剂的释放增加了与扫视有关的调节和辐辏活性[138]。这一活动的增加，不仅增加了近反射的速率，同时调控或者同步了伴随扫视的辐辏和调节的神经支配。

眼球运动系统的神经性疾病

相对于正常眼球运动系统，神经性疾病具有更大的个体差异性。差异性来自于损伤的位置和程度，伴随的异常体征或者并发症状、病因或者诱导因素，之前的治疗和干预措施，以及机体的代偿反应。这一个体差异可以通过多种感知分级来反应。它显示不同情况的异常，强调关于这一情况不同类型的信息。分级的多个方面代表了反常行为的范围，各种偶然因素的综合作用。有关症状或者综合征的形式有利于评估外观和功能性修正的预后。眼球运动疾病根据行为描述、病因学、相关神经解剖学来分类。行为分类可以描述为斜视（单眼转动）、注视限制、扫视障碍、眼球震颤的幅度和方位。它们同样可以通过疾病（综合征）的各种特征的相关异常表现来描述。

病因学分类包括先天性、发育性和获得性。先天性异常发生在早期婴儿期（＜ 18 个月）。发育性异常发生在 6 岁前，这一阶段是视觉发育的重要时期，这一异常对正常的感知 - 运动产生干扰。先天性和发育性疾病都与眼球运动路径异常有关，包括感知和视觉系统的传出部分，根据综合征对其分类。获得性疾病来自于创伤或者疾病，根据相关特定解剖区域和综合征对其分类[8]。

Ⅰ.斜视

非麻痹性斜视可分为先天性和发育性（框 9.4）。斜视是指不能通过差异辐辏来矫正双眼注视差异，从而导致双眼失调。在先天性和发育性斜视的形成中，通常伴随眼球转动，意味着它的振幅不能随着注视方位而改变。通常非麻痹性斜视是水平离心，而集合和分散眼球转动是内斜视和外斜视。儿童期内斜视比外斜视更常见。婴儿内斜视或早发性内斜视在 18 个月时出现，与眼球震颤的两种形式有关，包括潜在性眼球震颤（LN）和不对称性视动性眼球震颤，也与这个章节前面介绍的齿轮转向颞侧跟随运动有关（不对称性追踪）。当一只眼被遮盖时，它同样与双眼垂直失调有关，被认为是分离垂直性偏斜（DVD）。当右眼或左眼被遮盖，被遮盖眼向上转动。这可以把 DVD 从一只眼相对于另一只眼升高的垂直斜视中分辨出来，而与哪只眼注视无关。LN、非对称性 OKN、非对称性跟随和 DVD，综合称为婴儿斜视综合征[147]（框 9.5）。

通过对成年人进行综合性回顾分析，研究斜视发生的早期年龄。早期眼失调阻止了感知融合，导致一只眼被抑制。从而干扰了双眼和单眼感知功能的发展，导致了弱视、异常对应以及立体视觉的缺失，如第 36 章所述。调节性内斜视是非麻痹性斜视的发展形式（框 9.6），产生于不能被矫正的大的远视性屈光不正，或者调节和集合之间的交叉耦合的大的异常作用。未矫正的远视导致调节和集合之间的不匹配刺激。在尝试对清晰视网膜图像进行调节，以及集合交叉耦合时产生过度调节。视差 - 分散系统不能使眼球一致，不能代偿调节性内斜视。

获得性斜视通常来自创伤或疾病导致的脑干损伤，影响颅神经最后共同通路的整合。这些损伤导致肌肉麻痹，产生两视轴之间的偏差，当注视指向受影响肌肉时（麻痹性斜视），其活性野偏差增加。当正常眼注视时，麻痹眼产生的偏差（主要偏差）通常小于麻痹眼注视时正常眼产生的偏差（第二偏差）。这一眼球转动非共同性差异是麻痹性斜视的诊断特征。第Ⅲ、第Ⅳ、第Ⅵ神经的损伤分别被称为动眼神经麻痹、滑车神经麻痹、展神经麻痹。第Ⅲ神经核支配的肌肉的麻痹，如内直肌、垂直肌、上斜肌、眼睑的抬举和瞳孔括约肌，导致瞳孔固定性开大和上睑下垂，眼球持续保持向下和外展。滑车神经麻痹的特征是受影响眼发生高位偏差，在受影响眼内收和向下时和头部倾斜向受影响眼时斜视度增加。展神经麻痹特征是内斜视，在受影响眼外展时斜视度增加。

Ⅱ.注视限制

运动前核、核上性、皮质位置的损伤使得双眼运动受限（框 9.7）。内侧纵束（MLF）是连接包括第Ⅲ、Ⅳ、Ⅵ颅神经核的纤维束在内的运动前区域。任何断开这些运动前到运动神经核的纤维损伤都可以导致眼肌麻痹（图 9.16）。动眼神经尾部的损伤产生外斜视、外展损伤，然而双眼集合运动不受影响。关于外展损伤的核间性眼肌麻痹（INO）产生于从展神经核发放到对侧第Ⅲ神经核的中间神经元介质的阻断。受影响眼不能外展到对侧，眼球运动不能往颞侧转。集合没有损伤把这个损伤与动眼神经麻痹区别开来。INO 患者发生了集合眼球震颤，试图使外展眼转到第一眼位。1 个半综合征是指水平注视麻痹，以及产生于展神经（通常影响外直肌）和从展神经核（通常影响对侧内直肌）发放的中间神经元介质的损伤的 INO 的综合。

Foville 综合征是指展神经核或者附近区域的单向性损伤，表现为共轭注视麻痹，对侧上睑下垂，同侧面瘫。由于从展神经核向对侧动眼神经核发放信号的中间神经元受损，因此展神经核的损伤阻断了双眼向损伤侧水平运动。同时由于展神经是支配所有外侧共轭眼部运动的最终共同通路，因此它的损伤影响了扫视、跟随和 VOR。PPRF 处的损伤只限制了双眼向

框 9.4　运动异常的病因学分类

运动疾病分为先天性、发育性和获得性。

框 9.5　婴儿斜视综合征

婴儿斜视综合征包含不对称水平 OKN 和追踪，分离垂直性偏离（DVD），隐性眼球震颤（LN）。

框 9.6　调节性内斜视

调节性内斜视来自于非矫正远视和高 AC/A 值的综合。

框 9.7　运动疾病的功能性分类

• 周边和核损伤被类别为轻瘫和瘫痪。
• 运动前、核间、核上性损伤分为注视限制或者瘫痪。

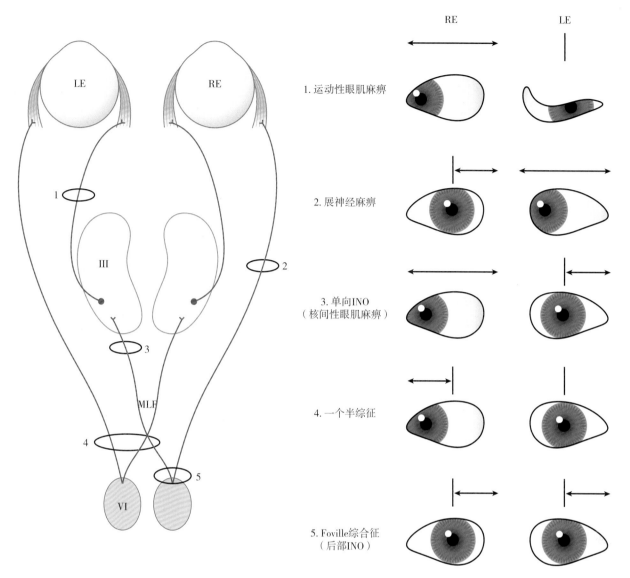

图 9.16 注视瘫痪是皮质下紊乱的结果。眼球位置反映了机体尝试向右注视,但是箭头反映了实际水平注视的所有范围。(Original drawing by Scott B Stevenson,courtesy University of Houston.)

同侧的水平扫视,影响了眼球向对侧转移。DLPN 损伤只影响了向损伤侧的水平追踪。

　　第Ⅲ神经核喙侧损伤产生垂直注视(Parinaud 综合征)麻痹和集合运动缺损,但是保留了正常的水平注视能力。riMLF 和 INC 附近的损伤产生 Parinaud 综合征,影响包括扫视在内的所有垂直眼球运动。它常常产生于压迫上丘和顶盖前结构的松果体腺体。这一部位的一侧损伤同样产生倾斜偏差,以及一只眼的垂直偏差。一侧损伤同样产生了单侧性眼球震颤,受影响眼存在缓慢向上转移和快速向下扫视(下视性眼球震颤)。

　　皮质损伤产生扫视和跟随运动限制。初级视皮质损伤导致对侧视野相应区域失明(暗点)。患者不能在暗点区域内跟随和扫视目标。如果一侧脑半球的整个视皮质都被破坏,仍有可能保持完整的中心凹附近的视力(黄斑回避),允许患者在整个眼球运动范围内追踪目标。如同初级视皮质,MT 损伤形成对侧视野暗点。对固定物的扫视可能精确,但是对于受影响视野中的运动目标的跟随可能受损或者缺失。一侧 MST 损伤不发生视力损害,但是影响两侧视野中目标向损伤侧运动的单向跟随运动。后顶叶皮质(PP)损伤导致注意力损伤,对小目标的跟随和扫视比大目标更加困难。FEF 损伤导致水平跟随、损伤侧 OKN、向对侧扫视的缺损。SEF 损伤影响记忆引导的扫视。

Ⅲ．扫视运动疾病

扫视运动疾病包含异常韵律（速率和幅度）、异常自发性扫视，以及在尝试注视时眼球离开目标。如果在速率/幅度连续图中，扫视速率没有下降，可以将扫视被分为过快或过慢两种情况（图9.10）。然而，当幅度发生错误时，扫视速率可能正常。如果扫视过小，眼球可以通过加速到合适的高速率，从而创造大的扫视，但是因为物理限制或者快速疲劳而迅速终止，例如眼肌无力。扫视同样可以被向其他反向扫视（背对背扫视）阻断，例如自主眼球震颤。这些是短扫视。慢扫视来自于肌肉麻痹和运动前神经元的各种异常[8,148]。

小脑疾病可以导致扫视辨距困难（不精确）。扫视相对与目标位置，可能过大（高幅）或者过小（低幅）。当眼球尝试矫正不精确扫视误差时，不精确性可能导致大扫视震荡。扫视的脉冲或者分步都是不精确的（图9.17）。如果脉冲过小，扫视可能慢，如果分步不持久，扫视不变但是会逐渐衰退，眼球位置向第一眼位转移；重复尝试离心固视将诱发眼球震颤。如果脉冲和分步不匹配，将发生扫视后转移或者向最终眼球位置偏移。

小脑疾病和进展性核上性麻痹可能产生自发扫视。这些情况下，自发扫视发生在错误的时间，在尝试注视时使得眼球远离目标。眼球摆动的特征是快速往返水平扫视，没有正常的扫视潜伏期或者扫视中间隔。斜视性眼阵挛是所有方向的眼球摆动。同样有方波抖动，使得眼球远离注视点后又返回注视。这些运动有正常的扫视中间隔。

Ⅳ．眼球震颤

眼球震颤是指眼球规律性往返运动模式，通常伴随着变化的慢相和快相（图9.6）。眼球震颤的方向主要是依据快相方向（如"快速向右"），因为快相比慢相更加可见。当各个方位的眼球振荡速率相当时的波形称为摆动（框9.8）。

先天性眼球震颤出现在早期，常常伴随白化病、无虹膜、色盲。它是眼球震颤的突发波形，有零点或者振幅最小的注视位置颅神经（CN）不同特征是慢相的速率呈指数增加，直到出现重置的快相。在其他类型的眼球震颤中，在快相出现前，慢相的速率持续不变或者减少。CN患者可以运用头部转动来使它们的注视方位与零点一致。集合同样减缓CN，在一些

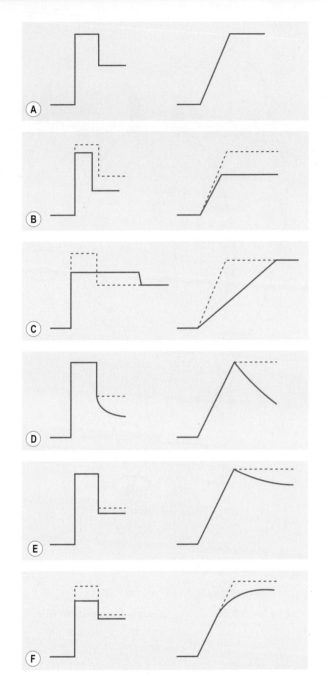

图9.17 扫视冲动和分步紊乱。左侧显示神经支配模式，右侧显示眼球运动。虚线显示正常反应。（A）正常扫视。（B）高幅扫视冲动幅度（宽度 × 高度）过小但是冲动和分步匹配正常。（C）慢扫视：减少的脉冲高度，伴随正常脉冲幅度和正常脉冲 - 分步匹配。（D）注视诱发眼球震颤：正常脉冲，不足的持续的分步。（E）冲动 - 分步不匹配（斜向眼球震颤）；与冲动相比分布紊乱更小。（F）冲动 - 分步不匹配来自于核间眼肌麻痹（INO）：分步比脉冲更大，因此眼球在初始快速运动后向上转移。（From Leigh JR，Zee DS：The neurology of eye movements，3rd edition，Oxford University Press 1999.）

框 9.8　眼球震颤的波形分类

眼球震颤分为摆动波形和反射波形（锯齿）。反射性眼球震颤紊乱是固视慢相的不稳定。0 点是眼球震颤最小化的幅度注视距离和方位。

内斜视情况下，个体尝试通过双眼视觉阻断眼球震颤（眼球震颤阻断综合征）。在前面章前面中描述的隐性眼球震颤是眼球震颤发育性形式，与早期内斜视或异常双眼视力有关，被认为与阻断双眼视觉发育的不对称 OKN 有关[40]。

前庭眼球震颤可能来自于前庭注视稳定系统的中心和周边异常。这一前庭系统是扑 - 推形式，当头部稳定时头部一边的传入信息是正常平稳的。当不平衡出现时眼球运动，如同头部持续转动一样。眼球震颤的幅度在注视偏离快相时达到最大（Alexander 定律）。在前庭眼球震颤的一些情况下，眼球震颤的方位每 2 min 发生反转（周期性交互性眼震，PAN）。反转反映了正常小脑适应性控制机制的活性，矫正了前庭系统的不平衡。如前面章节所述，反跳性眼震是与注视诱发性眼球震颤有关的情况。在注视诱发眼球震颤的过程中，当注视偏离中心时，慢相朝向第一眼位。在反跳性眼球震颤中，眼球震颤的幅度在持续注视 30 ms 或者更长时间时发生减少。然而，当眼球回到第一眼位，眼球震颤反转方位，例如反跳。在遗漏紧张性神经支配眼球位置产生的尝试稳定固视时，慢性方位的减弱和反跳显示了小脑尝试减少慢转移。

眼震同样分为垂直和扭转两个部分。比如，跷跷板眼球震颤是获得性摆动模式的眼球震颤，存在眼球方位的垂直和扭转振动。这些眼球向对侧（倾斜运动）上下震动。当一眼向上和内旋时，另一只眼向下和外旋。确切的机制尚不明确，但推测跷跷板眼球震颤与双颞偏盲和视交叉异常相关。在与耳石有关的小脑产生的头部倾斜时，眼震被认为来自于不适当的眼球对抗转动。

上述所有的研究运动异常，机体的自适应动眼神经系统都通过运用各种正常调控系统尝试对其进行校正。然而，异常超出了自适应的矫正范围。如果没有这些自适应过程，这些异常将会更加普遍，眼球运动系统更容易受到疾病和创伤的永久性损伤。这些后果将更加严重。据报道，大约 50 年前一位名为 John rawford 的物理学家因为对膝盖处结核病进行过度治疗，链霉素损伤了前庭器官。从而导致每个头部运动都可诱发眩晕和恶心，甚至在睁眼时也会出现。如果眼睛闭合，这一症状加重。他通过平躺和紧握床头杆来固定自己的头部。然而，尽管是这个姿势，对头部进行脉冲式拍击也可以感知产生运动，从而干扰了其平衡状态。很难想象没有自适应机制我们将如何生存，它持续调控我们的眼球运动系统，让我们把头部和眼球运动从目标运动中分辨出来。

致谢

感谢 David Zee，James Maxwell，与 Lance Optican 对本章的评议。

参考文献

1. Trotter Y, Celebrini S, Stricanne B et al. Neural processing of stereopsis as a function of viewing distance in primate visual cortical area V1. J Neurophysiol 1996; 76:2872.
2. Hering E. The theory of binocular vision. In: Bridgeman B, Stark L, eds. New York: Plenum Press, 1977.
3. Ono H. The combination of version and vergence. In: Schor CM, Ciuffreda K, eds. Vergence eye movements: basic and clinical aspects. Boston: Butterworth, 1983:373–400.
4. Lisberger SG. The latency of pathways containing the site of motor learning in the monkey vestibulo-ocular reflex. Science 1984; 225:74.
5. Miles FA, Kawano K, Optican LM. Short-latency ocular following responses of monkey. I. Dependence on temporospatial properties of visual input. J Neurophysiol 1986; 56:1321.
6. Leigh RJ, Kennard C. Using saccades as a research tool in the clinical neurosciences. Brain 2004; 127:460–477.
7. Sherrington C. The integrative action of the nervous system, 2nd ed. New Haven: Yale University Press, 1947.
8. Leigh JR, Zee DS. The neurology of eye movements, 3rd ed. Contemporary Neurology Series. Oxford: Oxford University Press, 1999.
9. Gamlin PD, Zhang H, Clendaniel RA et al. Behavior of identified Edinger–Westphal neurons during ocular accommodation. J Neurophysiol 1994; 72:2368.
10. Westheimer G, Blair S. The parasympathetic pathways to internal eye muscles. Invest Ophthalmol 1973; 12:193.
11. Robinson DA, Keller EL. The behavior of eye movement motoneurons in the alert monkey. Bibl Ophthalmol 1972; 82:7.
12. Melville Jones G. The vestibular contribution. In: Carpenter RHS, ed. Vision and visual dysfunction, vol 8, Eye movements. Boca Raton, Florida: CRC Press, 1991: 13–44.
13. Simpson JI, Graf W. The selection of reference frames by nature and its investigators. In: Berthoz A, Melville Jones G, eds. Adaptive mechanisms in gaze control. Amsterdam: Elsevier, 1985:3–20.
14. Keller EL. Gain of the vestibulo-ocular reflex in monkey at high rotational frequencies. Vision Res 1978; 20:535.
15. Cogan DG. Neurology of the ocular muscles, 2nd ed. Springfield, Illinois: Charles C Thomas, 1956.
16. Seidman SH, Leigh RJ. The human torsional vestibulo-ocular reflex during rotation about an earth-vertical axis. Brain Res 1989; 504:264.
17. Snyder LH, King WM. Effect of viewing distance and the location of the axis of rotation on the monkey's vestibulo-ocular reflex (VOR). I. Eye movement responses. J Neurophysiol 1992; 67:861.
18. Collewijn H, Steinman RM, Erkelens CJ. Binocular fusion, stereopsis and stereoacuity with a moving head. In: Regan D, ed. Binocular vision. London: Macmillan, 1991:121–136.
19. Bockisch CJ, Haslwanter T. Three-dimensional eye position during static roll and pitch in humans. Vision Res 2001; 41:2127–2137.
20. Collewijn H, Van der Steen J, Ferman L, Jansen TC. Human ocular counter-roll: assessment of static and dynamic properties from electromagnetic search coil recordings. Exp Brain Res 1985; 59:185–196.
21. Clement G, Moore ST, Raphan T, Cohen B. Perception of tilt (somatogravic illusion) in response to sustained linear acceleration during space flight. Exp Brain Res 2001; 138(4):410–418.
22. Zee DS. Considerations on the mechanisms of alternating skew deviation in patients with cerebellar lesions. J Vestib Res 1996; 395–401.
23. Brandt T, Dieterich M. Pathological eye-head coordination in roll: tonic ocular tilt reaction in mesencephalic and medullary lesions. J Neurol Neurosurg Psychiat 1987; 54:549–666.
24. Collewijn H. The optokinetic contribution. In: Carpenter RHS, ed. Vision and visual dysfunction, vol 8, eye movements. Boca Raton, Florida: CRC Press, 1989:45–70.
25. Cheng M, Outerbridge JS. Optokinetic nystagmus during selective retinal stimulation. Exp Brain Res 1975; 23:129.
26. Cheung BSK, Howard IP. Optokinetic torsion: Dynamics and relation to circular vection.

Vision Res 1991; 31:1327.

27. Raphan T, Cohen B. Velocity storage and the ocular response to multidimensional vestibular stimuli. In: Berthoz A, Melville Jones G, eds. Adaptive mechanisms in gaze control. Amsterdam: Elsevier, 1985:123–144.

28. Miles FA. The sensing of rotational and translational optic flow by the primate optokinetic system. In: Miles FA, Wallman J, eds. Visual motion and its role in the stabilization of gaze. Amsterdam: Elsevier, 1993:393–403.

29. Collewijn H. Integration of adaptive changes of the optokinetic reflex, pursuit and the vestibulo-ocular reflex. In: Berthoz A, Melville Jones G, eds. Adaptive mechanisms in gaze control. Amsterdam: Elsevier, 1985:51–75.

30. Robinson DA. Control of eye movements. In: Brooks V, ed. Handbook of physiology. Section I: The nervous system. Bethesda, MD: William and Wilkins, 1981: 1275–1320.

31. Goldberg ME, Eggers HM, Gouras P. The ocular motor system. In: Kandel ER, Schwartz JH, Jessell TM, eds. Principles of neural science, 3rd ed. Norwalk, Connecticut: Appleton & Lange, 1991:660–677.

32. Lisberger SG. The neural basis for learning of simple motor skills. Science 1988; 242:728.

33. Ito M. Synaptic plasticity in the cerebellar cortex that may underlie the vestibulo-ocular adaptation. In: Berthoz A, Melville Jones G, eds. Adaptive mechanisms in gaze control. Amsterdam: Elsevier, 1985:213–221.

34. Albright TD. Cortical processing of visual motion. In: Miles FA, Wallman J, eds. Visual motion and its role in the stabilization of gaze. Amsterdam: Elsevier, 1993:177–201.

35. Fuchs AF, Mustari MJ. The optokinetic response in primates and its possible neuronal substrate. In: Miles FA, Wallman J, eds. Visual motion and its role in the stabilization of gaze. Amsterdam: Elsevier, 1993:343–369.

36. Wallman J. Subcortical optokinetic mechanisms. In: Miles FA, Wallman J, eds. Visual motion and its role in the stabilization of gaze. Amsterdam: Elsevier, 1993:321–342.

37. Hoffmann KP, Distler C, Ilg U. Collosal and superior temporal sulcus contributions to receptive field properties in the macaque monkey's nucleus of the optic tract and dorsal terminal nucleus of the accessory optic tract. J Comp Neurol 1992; 321:150.

38. Gamlin PDR. The pretectum: connections and oculomotor-related roles. Prog Brain Res 2006; 151:379–405.

39. Pasik T, Pasik P. Optokinetic nystagmus: an unlearned response altered by section of chiasma and corpus callosum in monkeys. Nature 1964; 203:609.

40. Schor CM. Development of OKN. In: Miles FA, Wallman J, eds. Visual motion and its role in the stabilization of gaze. Amsterdam: Elsevier, 1993:301–320.

41. Dell'Osso LF, Schmidt D, Daroff RB. Latent, manifest latent and congenital nystagmus. Arch Ophthalmol 1979; 97:1877.

42. Kowler E, van der Steen J, Tamminga EP et al. Voluntary selection of the target for smooth eye movement in the presence of superimposed, full-field stationary and moving stimuli. Vision Res 1984; 12:1789.

43. Westheimer G, McKee SP. Visual acuity in the presence of retinal image motion. J Opt Soc Am 1975; 65:847.

44. Land MF. Predictable eye-head coordination during driving. Nature 1992; 359:318.

45. Bahill AT, Adler D, Stark L. Most naturally occurring human saccades have magnitudes of 15 degrees or less. Invest Ophthalmol 1975; 14:468.

46. Able LA, Parker L, Daroff RB et al. Endpoint nystagmus. Invest Ophthalmol Vis Sci 1977; 17:539.

47. Baloh RW, Sharma S, Moskowitz H et al. Effect of alcohol and marijuana on eye movements. Aviat Space Environ Med 1979; 50:18.

48. Carpenter RHS. Movements of the eyes, 2nd ed. London: Psion, 1988.

49. Kowler E. The stability of gaze and its implications for vision. In: Carpenter RHS, ed. Vision and visual dysfunction, vol 8, Eye movements. Boca Raton, Florida: CRC Press, 1991:71–94.

50. Van Rijn LJ, Van der Steen J, Collewijn H. Instability of ocular torsion during fixation: cyclovergence is more stable than cycloversion. Vision Res 1994; 34:1077.

51. Ahn BY, Choi D, Kim SJ, Park KP, Bae JH, Lee TH. Impaired ipsilateral smooth pursuit and gaze-evoked nystagmus in paramedian pontine lesions. Neurology 2007; 68: 1436.

52. Schor CM. Binocular vision. In: De Valois K, ed. Seeing. New York: Academic Press, 2000:177–257.

53. Ogle KN, Martens TG, Dyer JA. Oculomotor imbalance in binocular vision and fixation disparity. Philadelphia: Lea & Febiger, 1967.

54. Badcock DR, Schor CM. Depth-increment detection function for individual spatial channels. J Opt Soc Am A 1985; 1211.

55. Maddox EC. The clinical use of prism, 2nd ed. Bristol, UK: John Wright & Sons, 1893:83.

56. Robinson DA. A quantitative analysis of extraocular muscle cooperation and squint. Invest Ophthalmol 1975b; 14:801.

57. Rethy I. Development of the simultaneous fixation from the divergent anatomic eye-position of the neonate. J Ped Ophthalmol 1969; 6:92.

58. McLin L, Schor CM, Kruger P. Changing size (looming) as a stimulus to accommodation and vergence. Vision Res 1988; 28:883.

59. Wick B, Bedell HE. Magnitude and velocity of proximal vergence. Invest Ophthalmol Vis Sci 1989; 30:755.

60. Judge SJ. Vergence. In: Carpenter RHS, ed. Vision and visual dysfunction, vol 8, Eye movements. Boca Raton, Florida: CRC Press, 1991:157–170.

61. Schor, CM, Alexander J, Cormack L et al. Negative feedback control model of proximal convergence and accommodation. Ophthal Physiol Optics 1992; 12:307.

62. Alpern M, Ellen P. A quantitative analysis of the horizontal movements of the eyes in the experiments of Johannes Muller. I. Methods and results. Am J Ophthalmol 1956; 42:289.

63. Muller J. Elements of physiology, Vol. 2. Trans: W. Baly W. London: Taylor & Walton, 1826.

64. Borish IM. Clinical refraction, 3rd ed. Chicago: Professional Press, 1970.

65. Tait EF. A report on the results of the experimental variation of the stimulus conditions in the responses of the accommodative convergence reflex. Am J Optom 1933; 10:428.

66. Schor CM. Fixation disparity and vergence adaptation. In: Schor CM, Ciuffreda K, eds. Vergence eye movements: basic and clinical aspects. Boston: Butterworth, 1983:465–516.

67. Schor CM, Gleason G, Maxwell J et al. Spatial aspects of vertical phoria adaptation.

Vision Res 1993; 33:73.

68. Maxwell JS, Schor CM. Adaptation of torsional eye alignment in relation to head roll. Vision Res 1999; 39:4192.

69. Schor CM, Maxwell JS, Graf E. Plasticity of convergence-dependent variations of cyclovergence with vertical gaze. Vision Res 2001; 41:3353.

70. Taylor MJ, Roberts DC, Zee DS. Effect of sustained cyclovergence on eye alignment: rapid torsional phoria adaptation. Invest Ophthalmol Vis Sci 2000; 41:1076.

71. Pola J, Wyatt HJ. Smooth pursuit response characteristics, stimuli and mechanisms. In: Carpenter RHS, ed. Vision and visual dysfunction, vol 8, Eye movements. Boca Raton, Florida: CRC Press, 1991:138–156.

72. Howard IP, Marton C. Visual pursuit over textured backgrounds in different depth planes. Exp Brain Res 1997; 90:625.

73. Myer CH, Lasker AG, Robinson DA. The upper limit for smooth pursuit velocity. Vision Res 1985: 25:561.

74. Stark L, Vossius G, Young LR. Predictive control of eye tracking movements. IRE Trans. Hum Factors Electron 1962; 3:52.

75. O'Mullane G, Knox PC. Modification of smooth pursuit initiation by target contrast. Vision Res 1999; 39:3459.

76. Rashbass C. The relationship between saccadic and smooth tracking eye movements. J Physiol (Lond) 1961; 159:326.

77. Lisberger SG, Westbrook LE. Properties of visual inputs that initiate horizontal smooth pursuit eye movements in monkeys. J Neurosci 1985; 5:1662.

78. Carl JR, Gellman RS. Adaptive responses in human smooth pursuit. In: Keller EL, Zee DS, eds. Adaptive processes in visual and oculomotor systems. Advances in the biosciences, volume 57. Oxford: Pergamon Press, 1986:335–339.

79. Ilg UJ. Commentary: Smooth pursuit eye movements: from low-level to high-level vision. In: Hyona J, Munoz DP, Heide W, Radach R, eds. Progress in brain research, vol 140. Amsterdam: Elsevier, 2002:279–299.

80. Collewijn H, Erkelens CJ. Binocular eye movements and the perception of depth. In: Kowler E, ed. Eye movements and their role in visual and cognitive processes. Amsterdam: Elsevier, 1990:213–261.

81. Bradshaw MF, Glennerster A, Rogers BJ. The effect of display size on disparity scaling from differential perspective and vergence cues. Vision Res 1996; 36:1255.

82. Foley JM. Primary distance perception. In: Held R, Leibowitz HW, Teuber H-L, eds. Handbook of sensory physiology: Vol VIII Perception. Berlin: Springer Verlag, 1978:181–214.

83. Hollins M, Bunn KW. The relation between convergence micropsia and retinal eccentricity. Vision Res 1997; 17:403.

84. Rashbass C, Westheimer G. Disjunctive eye movements. J Physiol (Lond) 1961; 159:339.

85. Schor CM, Gleason J, Horner D. Selective nonconjugate binocular adaptation of vertical saccades and pursuits. Vision Res 1990; 30:1827.

86. Gleason G, Schor CM, Lunn R et al. Directionally selective short-term non-conjugate adaptation of vertical pursuits. Vision Res 1993; 33:65.

87. Albright TD. Centrifugal directional bias in the middle temporal visual area (MT) of the macaque. Vis Neurosci 1989; 2:177.

88. Keller EL. The brainstem. In: Carpenter RHS, ed. Vision and visual dysfunction, vol 8, Eye movements. Boca Raton, Florida: CRC Press, 1991:200–223.

89. Newsome WT, Wurtz RH, Komatsu H. Relation of cortical areas MT and MST to pursuit eye movements. II. Differentiation of retinal from extraretinal inputs. J Neurophysiol 1988; 60:604.

90. Ono S, Das VE, Economides JR, Mustari MJ. Modeling of smooth pursuit-related neuronal responses in the DLPN and NRTP of the rhesus macaque. J Neurophysiology 2005; 93:108–116.

91. Dicke PW, Barash S, Ilg UJ, Thier P. Single-neuron evidence for a contribution of the dorsal pontine nuclei to both types of target-directed eye movements, saccades and smooth pursuit. Eur J Neurosci 2004; 19:609–624.

92. Krauzlis RJ. Recasting the smooth pursuit eye movement system. J Neurophysiol 2004; 91:591–603.

93. Noda H, Warabi T. Responses of Purkinje cells and mossy fibers in the flocculus of the monkey during sinusoidal movements of a moving pattern. J Physiol (Lond) 1987; 387:611.

94. Poggio G. Mechanisms of stereopsis in monkey visual cortex. Cereb Cortex 1995; 3:195.

95. DeAngelis GC, Newsome WT. Organization of disparity-selective neurons in macaque area MT. J Neurosci 1999; 19:1398.

96. Maunsell JHR, Van Essen DC. Functional properties of neurons in middle temporal visual area of the macaque monkey. II. Binocular interactions and sensitivity to binocular disparity. J Neurophysiol 1983; 49:1148.

97. Roy J-P, Wurtz RH. The role of disparity-sensitive cortical neurons in signaling the direction of self-motion. Nature 1990; 348:160.

98. Colby CL, Duhamel JR, Goldberg ME. Ventral intraparietal area of the macaque: anatomic location and visual response properties. J Neurophysiol 1993; 69:902.

99. Gamlin PD, Yoon, K. An area for vergence eye movement in primate frontal cortex. Nature 2000; 407:1003.

100. Gamlin PD, Clarke RJ. Single-unit activity in the primate nucleus reticularis tegmenti pontis related to vergence and ocular accommodation. J Neurophysiol 1995; 73:2115.

101. Rambold H, Neumann G, Helmchen CI. Vergence deficits in pontine lesions. Neurology 2004; 62:1850–1853.

102. Rambold H, Sander T, Neumann G, Helmchen CI. Palsy of fast and slow vergence by pontine lesions. Neurology 2005; 62:338–340.

103. Ohtsuka K, Maekawa H, Sawa, W. Convergence paralysis after lesions of the cerebellar peduncles. Ophthalmologica 1993; 206:143.

104. Takagi M, Tamargo R, Zee DS. Effects of lesions of the cerebellar oculomotor vermis on eye movements in primate binocular control. In: Progress in Brain Research, Vol 142. Amsterdam: Elsevier, 2004:19–33.

105. Nitta T, Akao T, Kurkin S, Fukushima K. Involvement of cerebellar dorsal vermis in vergence eye movements in monkeys. Cerebral Cortex 2008; 18:1042–1057.

106. May PJ, Porter JD, Gamlin PD. Interconnections between the primate cerebellum and midbrain near-response regions. J Comp Neurol 1992; 315:98.

107. Zhang H, Gamlin PD. Neurons in the posterior interposed nucleus of the cerebellum related to vergence and accommodation. I. Steady-state characteristics. J Neurophysiol 1998; 79:1255.

108. Mays LE, Porter JD. Neural control of vergence eye movements: activity of abducens and oculomotoneurons. J Neurophysiol 1984; 52:743.

109. Judge S, Cumming, B. Neurons in the monkey midbrain with activity related to vergence eye movements and accommodation. J Neurophysiol 1986; 55:915.

110. Zhang Y, Mays LE, Gamlin PD. Characteristics of near response cells projecting to the oculomotor nucleus. J Neurophysiol 1992; 67:944.

111. Becker W. Chapter 2. In: Wurtz RH, Goldberg ME, eds. The neurobiology of saccadic eye movements. Amsterdam: Elsevier, 1989:13–68.

112. Van Gisbergen JAM, Van Opstal AJ. Models. In: Wurtz RH, Goldberg ME, eds. The neurobiology of saccadic eye movements. Amsterdam: Elsevier, 1989:69–101.

113. Optican LM, Miles FA. Adaptive properties of the saccadic system. Visually induced adaptive changes in primate saccadic oculomotor control signals. J Neurophysiol 1985; 54:940.

114. Bahill AT, Clark MR, Stark L. The main sequence, a tool for studying human eye movements. Mathemat Biosci 1975; 24:191.

115. Fischer B, Ramsperger E. Human express saccades: extremely short reaction times of goal directed eye movements. Exp Brain Res 1984; 57:191.

116. Robinson DA. Oculomotor control signals. In: Lennerstrand G, Bach-Y-Rita P, eds. Basic Mechanisms of ocular motility and their clinical implications. Oxford: Pergamon Press, 1975:337–374.

117. Deuble H. Separate adaptive mechanism for the control of reactive and volitional saccadic eye movements. Vision Res 1995; 35:3520.

118. Erkelens, CJ, Collewijn H, Steinman RM. Asymmetrical adaptation of human saccades to anisometropia spectacles. Invest Ophthalmol Vis Sci 1989; 30:1132.

119. Lemij HG, Collewijn H. Nonconjugate adaptation of human saccades to anisometropic spectacles: meridian-specificity. Vision Res 1992; 32:453.

120. Oohira A, Zee DS, Guyton DL. Disconjugate adaptation to long-standing, large-amplitude, spectacle-corrected anisometropia. Invest Ophthalmol Vis Sci 1991; 32:1693.

121. Semmlow JL, Hung GK, Horng JL et al. Disparity vergence eye movements exhibit preprogrammed motor control. Vision Res 1994; 34:335.

122. Zee DS, Levi L. Neurological aspects of vergence eye movements. Rev Neurol (Paris) 1989;145:613.

123. Fincham EF, Walton J. The reciprocal actions of accommodation and convergence. J Physiol (Lond) 1957; 137:488.

124. Wilhelm H, Schaeffel F, Wilhelm B. Age relation of the pupillary near reflex. Klin Monatsbl Augenheilkd 1993; 203:110.

125. Schor CM, Kotulak J. Dynamic interactions between accommodation and convergence are velocity sensitive. Vision Res 1986; 26:927.

126. Tweed D. Visual-motor optimization in binocular control. Vision Res 1997; 37:1939.

127. Allen MJ, Carter JH. The torsion component of the near reflex. Am J Optom 1967; 44:343.

128. Schor CM, Maxwell J, Stevenson SB. Isovergence surfaces: the conjugacy of vertical eye movements in tertiary positions of gaze. Ophthal Physiol Optics 1994; 14:279.

129. Ygge J, Zee DS. Control of vertical eye alignment in three-dimensional space. Vision Res 1995; 35:3169.

130. Schor CM. Plasticity of the near response. In: Harris L, ed. Levels of perception. New York: Springer, 2003:231–255.

131. Somani RAB, Desouza JFX, Tweed D et al. Visual test of listing's law during vergence. Vision Res 1998; 38:911.

132. McCandless JW, Schor CM. An association matrix model of context-specific vertical vergence adaptation. Network Comput Neural Syst 1997; 8:239.

133. Miles FA, Judge SJ, Optican LM. Optically induced changes in the couplings between vergence and accommodation. J Neurosci 1987; 7:2576.

134. Maxwell JSM, Schor CM. Head-position-dependent adaptation of non concomitant vertical skew. Vision Res 1997; 37:441.

135. Maxwell JS, Schor CM. The coordination of binocular eye movements: vertical and torsional alignment. Vision Res 2006; 46:3537–3548.

136. Collewijn H, Erkelens CJ, Steinman RM. Trajectories of the human binocular fixation point during conjugate and non-conjugate gaze-shifts. Vision Res 1997; 37:1049.

137. Enright JT. Changes in vergence mediated by saccades. J Physiol (Lond) 1984; 350:9.

138. Schor CM, Lott L, Pope D et al. Saccades reduce latency and increase velocity of ocular accommodation. Vision Res 1999; 39:3769.

139. Maxwell JS, King WM. Dynamics and efficacy of saccade-facilitated vergence eye movements in monkeys. J Neurophysiol 1992; 68:1248.

140. Zee DS, FitzGibbon EJ, Optican LM. Saccade-vergence interactions in humans. J Neurophysiol 1992; 68:1624.

141. Mays LE, Gamlin PD. Neuronal circuitry controlling the near response. Curr Opin Neurobiol 1995; 5:763.

142. Mays LE, Gamlin PD. A neural mechanism subserving saccade-vergence interactions. In: Findlay JM, Walker R, Kentridge RW, eds. Eye movement research: mechanisms, processes and applications. New York: Elsevier, 1995.

143. Goldberg ME, Segraves MA. The visual and frontal cortices. In: Wurtz RH, Goldberg ME, eds. The neurobiology of saccadic eye movements. Amsterdam: Elsevier, 1989: 283–313.

144. Hepp K, Henn V, Vilis T et al. Brainstem regions related to saccade generation. In: Wurtz RH, Goldberg ME, eds. The neurobiology of saccadic eye movements. Amsterdam: Elsevier, 1989:105–212.

145. Sparks DL, Hartwich-Young R. The deep layers of the superior colliculus. In: Wurtz RH, Goldberg ME, eds. The neurobiology of saccadic eye movements. Amsterdam: Elsevier, 1989:213–256.

146. Freedman EG, Sparks DL. Activity of cells in the deeper layers of the superior colliculus of the rhesus monkey: evidence for a gaze displacement command. J Neurophysiol 1997; 78:1669.

147. Schor CM, Wilson N, Fusaro R et al. Prediction of early onset esotropia from the components of the infantile squint syndrome. Invest Ophthalmol Vis Sci 1997; 38:719.

148. Ramat S, Leigh RJ, Zee DS, Optican L. What clinical disorders tell us about the neural control of saccadic eye movements. Brain 2007; 130:10–35.

第 4 部分
眼的营养

第 10 章

眼球血液循环

Charles E. Riva · Albert Alm · Constantin J. Pournaras

孟　虎　译　陈月芹　校

概述

　　眼球血液循环独特而复杂，有两套独立的血管系统：视网膜系统和脉络膜系统。供应眼底血液的这部分循环具有重要的属性：它们能够通过检眼镜被直接观察到。检眼镜是一种光学仪器，由 Helmholz 于 19 世纪中期率先介绍。20 世纪 60 年代早期，眼底照相机，一种基于间接检眼镜原理的装置，可以记录荧光素通过视网膜血管系统的过程，基于此，Hickam 和 Frayser 首次对视网膜血流动力学进行定量测量[1]。光学和激光领域的科技进步产生了多种非侵入性的技术，这些技术可以对人类眼球血液动力学的各种参数进行研究，同时也可以研究各种参数对生理和药理刺激的反应。这些技术提供了人眼循环生理学信息，并可能有助于了解血流在血管源性眼病的发病机制中的作用。然而眼球血流调节的基本知识主要依据于动物实验，因此，下文将介绍动物实验的基本原理以及可获得的一些人类数据。

眼血液循环解剖

　　了解各种眼部血管的解剖知识和调节机制对理解威胁视力的全身和局部疾病发生的病理生理改变是至关重要的。高级哺乳动物包括人类和灵长类，有两套独立的血管系统将新陈代谢底物和养分输送至视网膜，这两套系统包括视网膜系统和脉络膜系统。在低级的哺乳动物，像兔和豚鼠，视网膜血管仅支配视网膜的小片区域，甚至无视网膜血管供应。在这种情况下，视网膜新陈代谢几乎完全依靠脉络膜循环[2]。

　　眼部血管都起源于眼动脉（ophthalmic artery，OA），颈内动脉的一个分支。视网膜和脉络膜血管在形态和功能上是不同的。眼动脉发出 2 ～ 3 支主要的睫状动脉（ciliary arteries，CAs），即鼻侧和颞侧，它们通过后睫状动脉分支（posterior CAs，PCAs）[3,4]和前睫状动脉（anterior ciliary arteries，ACAs）的返回支供应相应的脉络膜区域。ACAs 发自由眼动脉发出的眼外肌动脉分支[5]。视网膜中央动脉（central retinal artery，CRA）可能和后睫状动脉都来自于眼动脉同一分支或者直接来自于后睫状动脉的一支[6,7]。该动脉在眼球后部 10 ～ 15 mm 处下方进入视神经[8]，该处假定为视神经至视盘的中心位置（图 10.1）。

视网膜血管供应

　　视网膜循环是终末动脉系统，没有吻合支。中央动脉在视盘发出，分出两支主要的分支。这两支继续从视盘延伸分支，每一支供应相应的网膜四分之一象限，视网膜动脉更多的分支向前延伸至周边网膜。视网膜动静脉分为侧支和臂支。大约 25% 的人，视网膜睫状动脉从颞侧视盘发出，供应黄斑部[9]，尤其是供应中央凹（图 10.2）。

　　较大的血管位于视网膜的最里面，靠近内界膜。这些血管和神经胶质细胞，主要是星形胶质细胞，存在密切的空间关系[10]（图 10.3）。星形胶质细胞在限制视网膜血管供应和维持完整性上起到重要作用[11]。在动静脉交叉位置，深层的血管或许会凹进视网膜直至到达外丛状层[2]。视网膜小动脉形成毛细血管丛（直径 ～ 5 μm）。这些毛细血管形成相互连接的双层网状结构：第一层位于神经纤维层和节细胞层，第二层位置深，在内核层。在视神经盘周围区域，位于神经纤维层表层有额外的毛细血管网，其构成了围绕视盘以及沿着颞上、颞下视网膜血管呈放射状的视神经盘周围毛细血管网[12]。

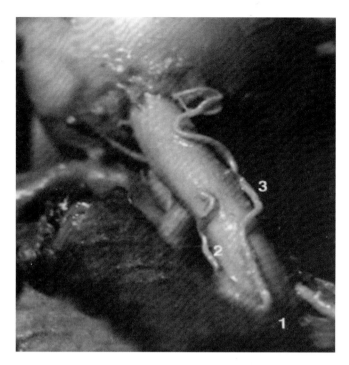

图 10.1　眼动脉 (1)，分支至视网膜中央动脉 (2)，以及睫状动脉的一个主要侧支 (3)。(From Ducasse et al 1986.[529])

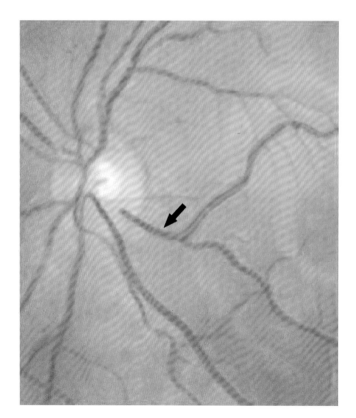

图 10.2　围绕中央凹的睫状视网膜动脉分支。

视网膜周边部，深层毛细血管网消失，留下一个单层宽的网状毛细血管。类似方式吻合的毛细血管连接中央凹外围的终末动脉与静脉，留下一个直径为

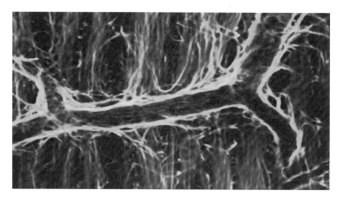

图 10.3　星形胶质细胞与内皮细胞的空间关系。双重免疫染色显示：GAFP 阳性的星形胶质细胞（绿色）与内皮细胞位置相近，以封闭蛋白阳性的内皮细胞间连接（红色）分界。(From Pournaras et al 2008.[530])

400 ～ 500 μm 的无毛细管区。视网膜周边有接近 1.5 mm 宽的部分没有血管。无毛细血管区域也围绕着小动脉，可能是由于在视网膜血管系统成熟过程中局部高氧影响毛细血管的重塑[12]。

终末血管，称为毛细血管前微动脉和毛细血管后微静脉，经过毛细血管床时连接，静脉系统与动脉系统分布相似。视网膜中央静脉（central retinal vein，CRV）穿过视神经离开眼睛使静脉血进入海绵窦。

脉络膜的血管供应

脉络膜的血管系统来自于眼动脉，为 2 ～ 3 支鼻侧和颞侧睫状动脉和睫状前动脉的分支，其主要供应相应的脉络膜部分[3,4]。睫状动脉主干分为 10 ～ 20 支睫状后短动脉和 2 支睫状后长动脉，睫状后短动脉在后极部进入眼球，同时在形成轮轴样分布之前承担视盘周围和黄斑周围的血液供应[13]。睫状后短动脉的二级和三级分支随后分成脉络膜的小动脉[3,4]。这些睫状后短动脉的一些分支有选择地直接进入黄斑区，称为非常短的睫状动脉[14]。

视盘周围模式

视盘中间和两边的睫状后短动脉向视神经乳头聚集形成一个椭圆的吻合环，称为 Haller-Zinn 环，通过上下视旁视神经动脉吻合支形成[13]（图 10.4）。约 23% 的 Haller-Zinn 环吻合不完全，在 33% 的狭窄区间内吻合是完全的[15]。该变异使得这部分视神经乳头（optic nerve head，ONH）循环容易遭受缺血损伤。视旁睫状后短动脉同时供应视神经乳头/ONH 周边的

脉络膜，而末梢睫状后短动脉仅供应周边脉络膜[15]。

黄斑周围模式

睫状后动脉沿着长的、倾斜的巩膜内路线运行于脉络膜上腔，发出分支到黄斑和位于锯齿缘的前脉络膜。这些分支供应子午线 3 点和 9 点的脉络膜区域[16]。前睫状动脉在巩膜肌肉筋膜附着处穿入，行经脉络膜上腔进入睫状体。它们主要供应睫状体和虹膜；另外，前睫状动脉分出回返支供应前部脉络膜[17]。脉络膜是由脉络膜毛细血管层、中间血管层（Sattler 层）和外层的大血管（Haller 层）组成。在灵长类，中间层包括 40 ~ 90 μm 的大动脉、

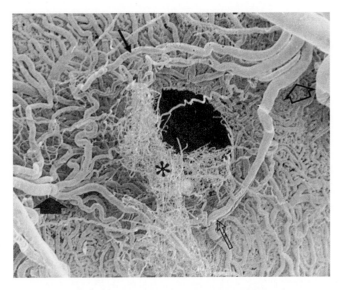

图 10.4　Haller-Zinn 环的电镜扫描照片。外侧视盘旁的睫状后短动脉（空箭头）分支和构成上（长实箭头）、下吻合支（长空箭头）的中间视盘旁的睫状后短动脉（空箭头）形成 Haller-Zinn 环。星形标记：筛板后毛细血管丛。（Reprinted from Olver et al[531] by permission from Macmillan Publishers Ltd,copyright 1990.）

20 ~ 100 μm 的大静脉和神经[18]。脉络膜毛细血管层和中等大小的脉络膜血管，位于神经上皮起源的视网膜色素上皮层顶点和神经嵴源的外层脉络膜色素层之间。两个胶原结构：一个在里面（Bruch 膜），一个在外边（次级毛细血管纤维组织），通过毛细血管间支持物连接。大部分中间尺寸的血管位于次级毛细血管纤维组织表面[19]。一些睫状后短动脉分支有选择性地直接供应黄斑区。它们有螺旋状结构，与吲哚青绿血管造影动脉显示相一致。这些类型血管不同于没有直接供应黄斑区睫状后短动脉，它们以典型的山形（V 形）结构延伸（图 10.5A）[20]。

在体研究表明，所有的睫状后动脉及其分支的终末动脉和脉络膜毛细血管呈节段性分布，它们之间没有功能性的吻合支，因此作用相当于终末动脉[4,21]。任何两个终末动脉分布区间的分界区域称为分水岭区域，可认为该区域血液供应较差，更易遭受缺血缺氧的损伤[22]。湿性年龄相关性黄斑变性（age-related macular degeneration，AMD）可以观察到该分水岭区域星状渗出病变[23]。88% 的 AMD 患者在该区域可观察到脉络膜新生血管[23]。脉络膜新生血管和黄斑分水岭之间的关系表明这些区域易发生由 AMD 缺血缺氧诱发的脉络膜新生血管的产生。

脉络膜毛细血管呈致密的网状结构分布，该网状结构为一层在乳头周围和黄斑下区域自由连接的毛细血管。该结构在后极部呈小叶样分布、在外周呈掌样分布[24]。每个小叶结构，直径 0.6 ~ 1.0 mm，由毛细血管网组成，该毛细血管网由中间的小动脉和旁边的小静脉呈放射状以及环形分布[24,25]（图 10.5B）。脉络膜毛细血管层赤道部的小叶直径（200 μm）比后极部（100 μm）和黄斑下区（30 ~ 50 μm）的大[14]。小叶将脉络膜分为若干功能区。脉络膜毛细血管由不连续的小带连接。面对视网膜色素上皮层的脉络膜毛

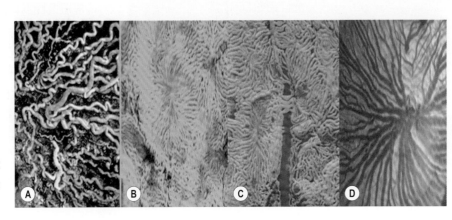

图 10.5　（A）睫状后短动脉的 V 形结构。（B）中心凹下脉络膜毛细血管小叶。（C）通过脉络膜毛细血管网所见的垂直静脉干。（D）涡旋静脉网：朝向壶腹的输出静脉。（From Cerulli et al 2008.[532]）

细血管层有较大的孔，被中央较厚的一层薄膜覆盖[27,28]，黄斑下区域该孔更大更多[26]。血液通过输入静脉的小静脉集合从脉络膜毛细血管小叶流出。在后极部，小静脉位于小叶的边缘，与小叶在同一平面，同时也能引流邻近的小叶[16]。人类脉络膜毛细血管间的脉管通道收集小静脉、大静脉、动静脉吻合，同时在脉络膜毛细血管和小静脉间吻合[16,24]。静脉丛网状结构在远离黄斑中心后变得稀疏，并且静脉变得更直，弯曲部分减少，这是黄斑区的结构特征（图10.5C、D）。较大管腔的血管形成了毛细血管亚丛，最后流入中心静脉[16]。4 到 6 支涡静脉位于赤道后 2.5 ～ 3 mm，更接近垂直子午线而不是水平子午线，流入上下眶静脉[29]。一些引流也可发生在睫状体的睫状前静脉。分界区域的部分静脉引流在水平方向通过视盘和中心凹，在垂直方向通过乳头黄斑区[30,31]。

视网膜和脉络膜血管的微细结构和神经支配

　　视网膜动脉与其他器官同一尺寸的血管是不同的，它们有发育很好的平滑肌层，缺少内弹力层（图 10.6）。平滑肌细胞呈环形和纵形，被基底膜围绕，基底膜包含不断增多的朝向动脉外膜的胶原[32]。视网膜小动脉前毛细血管环可以在许多动物的动脉侧壁分支观察到，而在人类则不能[33]。

　　毛细血管壁由 3 种不同的成分组成：内皮细胞、壁内层周细胞、基底膜。在管壁最厚的地方内皮细胞核向管腔膨隆呈现突起。沿着相邻细胞的表面可以观察到复杂的紧密连接[34]。连续的内皮细胞层被基底膜围绕，基底膜内有不连续的壁内层周细胞，周细胞与内皮细胞几乎呈一比一的比率。周细胞是一种具有高度收缩性的细胞，再加上它们在视网膜微脉管系统的高表达，这两点形成了一种假说：这些细胞在调控视网膜血流中扮演着重要角色[35,36,37]。然而，该观点缺乏活体研究证据。

　　组织学研究和自主神经刺激实验揭示，脉络膜有丰富的自主血管活性神经支配，而视网膜血管没有。来自颈上交感神经节的交感神经支配脉络膜血管床，就像视网膜中央动脉支配到筛板一样，但未到达视网膜[38,39]。尽管如此，在视神经乳头和视网膜存在 α、β 肾上腺素受体[40] 和血管紧张素 Ⅱ 受体[41]。像支配其他组织的交感神经纤维一样，脉络膜交感神经纤维对神经肽 Y 具有免疫反应[42]。

　　人类脉络膜不仅有较多的神经纤维，还有脉络膜神经节细胞（choroidal ganglion cells，CGCs）[42,43]。

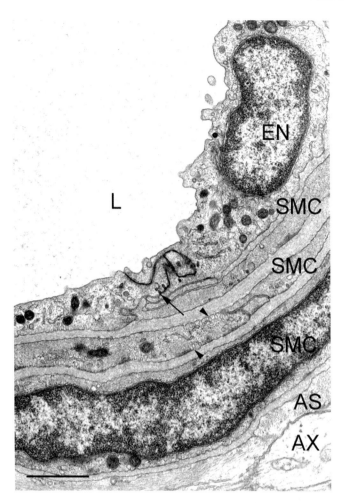

图 10.6　猪内层视网膜动脉壁的电镜图。血管壁由内皮细胞（EN）和 3 层平滑肌细胞（SMC）组成，并有许多细胞质膜微囊（箭头）。注意呈高对比度的细胞间裂隙和小泡凹陷，即紧密连接所在位置（箭头）。L：管腔；AS：星形胶质细胞层；AX：轴突。（From Pournaras et al 2008.[59]）

大量标本的组织化学和免疫组织化学研究给予脉络膜神经节细胞精确分类和定量。不同哺乳动物眼球的对照研究发现，仅在视神经中心凹发育良好的灵长类动物眼球中有更多的脉络膜神经节细胞（达到 2000/ 每眼，人类），这些灵长类即人类和高等的猴类[45]。脉络膜神经细胞因神经性一氧化氮（NO）合酶（nNOS）和血管活性肠肽（vasoactive intestinal polypeptide，VIP）而染色阳性[45,46]。脉络膜神经节细胞支配的对象包括动脉和黏附在脉络膜弹性网状结构和脉络膜动脉壁的无血管的平滑肌细胞。因此，这些脉络膜神经节细胞似乎与控制脉络膜厚度和血流相关。此外，脉络膜神经节细胞的节后纤维可能有辅助面神经血管舒张的作用[47]。

　　副交感神经系统通过面神经舒张脉络膜血管[48]，

已在兔、猫和猴子的刺激实验中证实[49,50]。几种生物体内，包括人类，脉络膜血管周围可以观察到起源于翼腭神经节的神经纤维，该神经纤维具有血管活性肠肽免疫反应[51]。此外，副交感血管周围神经对 nNOS 和 VIP 有免疫反应[45,52]。其他像组异肽（peptide histidine isoleucine，PHI）和垂体腺苷酸环化酶肽（pituitary adenylate cyclase polypeptide，PACAP）等神经肽类同样可在副交感神经纤维中观察到[53]。

眼前节血管供应

眼前节的血管起源于睫状前动脉和睫状后长动脉。这些睫状后动脉于内外直肌下在巩膜内穿行[54]。它们向前延伸至睫状体和虹膜，形成终末分支。睫状前动脉在直肌内运行于眼外[54]。ACAs 于靠近肌腱处离开肌肉在结膜囊内呈放射状运行至角膜缘。靠近角膜缘时 ACAs 分出表浅支（表层巩膜支）和深支（巩膜支）[54,55]。表层巩膜动脉在表层巩膜空间向前运行；接近角膜缘时，它们呈圆周状分布并彼此吻合相互连接形成不连续的巩膜表层动脉环（图 10.7）。

血管穿过巩膜发出分支形成虹膜血管（虹膜大动脉环）和睫状体血管（肌内动脉环）。此外，物种相关的睫状体内肌内动脉环也已被描述[56]。通过回旋支血管在睫状前动脉和睫状后动脉之间形成联系[17]。

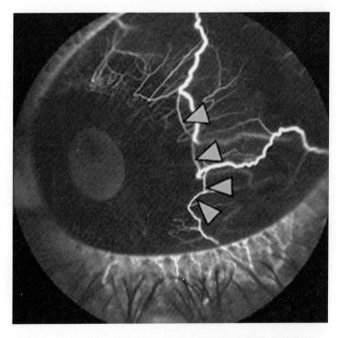

图 10.7 ICG 血管造影显示：巩膜表层动脉在巩膜表层前行，在角膜缘呈圆周分布同时形成巩膜表层动脉环（箭头）。（From Pournaras et al 2008.[530]）

睫状突血管供应复杂且与物种相关[56]。人类睫状突的血液供应有 3 部分[17]。第一部分由形成毛细血管网的前小动脉供应，该部分主要位于睫状突前缘的基底。毛细血管将血液引流至位于睫状突深部的小静脉内，该小静脉与其他部分血供没有联系。第二部分也是来自睫状突前部分，将血液引流至睫状突内缘的边缘静脉。第三部分提供血供至睫状突后部和未发育成熟的睫状体。人类睫状体的血管供应的示意图如图 11.2B 所示。

虹膜的动脉供应来源主要是睫状后长动脉和睫状前动脉。睫状后长动脉的终末分支形成围绕瞳孔的虹膜动脉大环。这个动脉环也接受睫状前动脉的血供。因此，虹膜接受睫状动脉网的前后血供[54,57]。呈放射状以及螺旋状分布的血管与瞳孔运动相关，血管起自虹膜动脉大环到达瞳孔边缘。它们继续分支形成虹膜动脉小环[58]。虹膜内的毛细血管是很难发现的，它们主要定位于虹膜瞳孔缘。静脉起源于虹膜瞳孔缘并平行运行，但比起虹膜根部的虹膜动脉来，它们位置更深，直径更大[58]。在这个层面上，在到达涡静脉之前，它们也接受来自睫状体和脉络膜上腔的血液供应。

血 - 视网膜屏障的运输

实现最佳的细胞功能需要一个适当的、稳定的调节环境。调节由细胞屏障决定，它能形成独立的功能区，保持其动态平衡并控制它们之间的血液运输。上皮细胞、血管内皮细胞与细胞外结构（细胞外基质和蛋白质复合物）关系密切，可调控屏障细胞的动态反应。正如其他综述[59]，主要有 2 种途径控制通过屏障的通道，即跨细胞途径（包括囊泡、特定的载体、泵、通道）和细胞间的旁细胞途径。

跨细胞途径（胞吞转运作用）

跨细胞途径主动和被动地转运水、离子、非电解质、小营养物质和依赖能量的大分子。大多数蛋白质的非选择性转运发生在囊泡内，其他的要呈液相或在囊泡膜被吸收（泡 - 泡运输）[60]。经过血管内皮细胞的清蛋白胞吞转运（大分子细胞内转运过程）是专一的，因为不论是受体介导、被吸收还是呈液体团，胞吞与清蛋白的跨壁胶体渗透压梯度相关[61,62]。内皮细胞膜的孔隙渗透性高[63]，它们存在于大脑的脉络丛、脉络膜以及促血管形成过程中的新生血管中（图 10.8）。

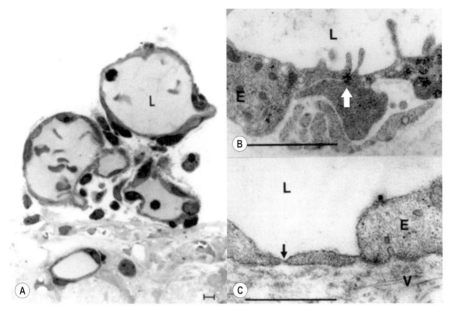

图 10.8　位于玻璃体视网膜界面的新生血管，由小猪血管增生性微血管病实验诱导产生。（A）半薄切片显示：新生血管位于缺血视网膜区域，玻璃体视网膜界面受损严重。（B）新生血管无孔内皮细胞的电镜图片。细胞间的间隙由黏附连接结合（白色箭头）。（C）新生血管内皮细胞窗口的电镜照片（黑色箭头）。V：玻璃体；L：血管腔；E：内皮细胞。标尺＝ 1 μm。（From Pournaras et al 2008.[530]）

旁细胞途径

　　紧密连接通过细胞间裂隙赋予细胞坚固的黏附力并调节细胞旁通透性。事实上，屏障特性依赖于紧密连接的特殊分子结构。紧密连接由多聚黏附复合物和一个跨膜成分组成，该跨膜成分由闭锁蛋白（图10.9）、闭合蛋白和黏附分子组成，黏附分子与包含紧密连接蛋白和菌环蛋白的细胞质斑相连。

　　细胞质斑位于肌动蛋白细胞骨架以及调控细胞增殖和分化的信号蛋白上[64-67]。一般情况下，水、离子和不带电的小溶质通过被动扩散采用旁细胞途径进行转运，该转运方式选择性低，沿电化学梯度或者渗透压梯度进行转运，跨细胞转运或者细胞外溶质梯度造成该渗透压梯度[68]。旁细胞途径和跨细胞途径的特性确定了小分子物质可以以任何一种方式进行转运，因此可以作为药物的吸收的重要参数。高脂溶性药物虽然很容易通过脂质细胞膜的双分子层，但由于眼部屏障的流出泵而使药物在眼部吸收很少（参考第 17章）。

细胞外结构

多糖蛋白复合物

　　上皮细胞和血管内皮细胞的顶端和管腔表面包含与质膜结合的大分子并组成多糖蛋白复合物[69]。这层由糖蛋白、蛋白多糖、黏多糖组成的外壳为多聚阴离子，带负电荷。像纤维蛋白原、清蛋白、酶、细胞因子和生长因子这类分子，因其阳离子电荷得以与多

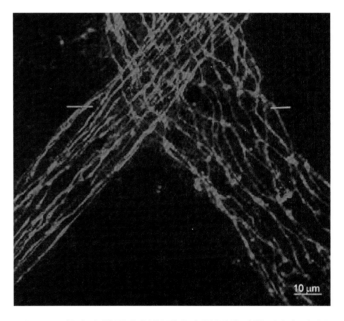

图 10.9　紧密连接蛋白封闭蛋白在视网膜动脉（左）和视网膜静脉（右）的免疫定位。小猪的视网膜共聚焦显微镜照片。描绘内皮细胞的规则网状轮廓图。标尺＝ 10 μm。（From Rungger-Brändle & Leuenberger 2008.[533]）

糖蛋白复合物连接。通过这些特定的静电特性，多糖蛋白复合物像电荷选择屏障一样，决定通过细胞膜的合适分子[62]。

　　血管内皮细胞多糖蛋白复合物的主要功能是检测血液流动所产生的机械力并调节剪切应力诱导 NO的释放[70]。多糖蛋白不同组分长期降解能够导致内皮细胞、屏障功能、阻力传导容易受损，并抑制 NO 的

产生，最终抑制血管舒张。

细胞外基质

基质（ECM）由多种以细胞专属方式分泌的成分高度有序集合组成[71,72]。主要屏障组织，上皮细胞和血管内皮细胞，在基底和清蛋白侧分别合成 ECM 骨架和基底膜。基底膜通过多种跨膜受体[73]方式作为细胞附着位点，这些受体能够在任一细胞和细胞外基质之间传输信号。这些受体中最知名的是整合素，其特异性是由主要的 ECM 的分子特征决定的。整合素-基质结合的破坏会导致细胞从基质脱离，且引起紧密连接处的渗透性增加[74,75]。细胞与细胞外基质的相互作用对确保在微血管系统细胞间的通透性是非常重要的。物理、氧化应激和炎症可能会影响细胞连接间的渗透性[76,77]。

内层血 - 视网膜屏障

视网膜内血管的内皮细胞为内层血-视网膜屏障的主要成分，血-视网膜屏障（blood – retinal barrier，BRB）类似血-脑屏障，因为两者均将神经实质与血供分开。存在紧密连接的复杂网络，缺乏孔隙以及相对少量的微囊组成内层血-视网膜屏障的紧密性。众多转运系统与屏障的选择性[78-81]相关，如内视网膜屏障的视网膜毛细血管内皮细胞的葡萄糖跨膜运输系统，该系统由钠依赖的葡萄糖转运载体 GLUT1 介导[82]。

周细胞

周细胞和平滑肌细胞为脉管系统提供结构支持。与其他器官相比视网膜脉管系统周细胞密度增多[83,84]，该现象产生一种推测：通过收缩和舒张，周细胞在视网膜血液灌注调节中扮演一定的角色[37,85]。周细胞收缩性的间接证据是大量收缩蛋白的表达，特别是 α 平滑肌肌动蛋白、肌间丝蛋白和非肌肉肌球蛋白[86-88]。同时，周细胞表达血管活性物质，加强它们对收缩和舒张的反应。最近研究表明，周细胞控制血管的直径，而不是内皮细胞，因为血管直径变化不会发生在没有周细胞的器官。因此，在毛细血管水平周细胞调控血流起主要的作用[89]。然而仍然缺乏在活体实验中证实视网膜中该作用的证据。

周细胞调节屏障渗透性，因为它们表达大量涉及跨细胞转运的细胞囊泡[90]。此外，周细胞和平滑肌细胞通过分泌基质成分参与基底膜渗透特性[86-88]。周

细胞和平滑肌细胞缺乏收缩性的特性可能对血流的调控有负面影响，最后会损害周细胞-内皮细胞相互作用，而该作用对维持血-脑屏障有至关重要的作用。

胶质细胞

在视网膜中，星形胶质细胞（图 10.3）和 Müller 细胞参与血管鞘组成，而星形胶质细胞局限于视神经纤维和神经节细胞层[91]。通过直接接触[92]以及体液因子的释放[93]，神经胶质细胞在血管完整性和屏障功能上发挥重要作用。胶质细胞源性神经营养因子（GDNF）能够加强屏障密闭性[94]，而转化生长因子-β（TGF-β）会减低该特性[95]。视网膜神经胶质细胞可产生其他的生长因子和细胞因子，如肿瘤坏死因子-α（TNF-α）、白细胞介素-6（IL-6）和血管内皮生长因子（VEGF）[96]，并能影响血-视网膜内屏障密闭性。VEGF 直接下调紧密连接蛋白，引起跨内皮电阻下降[97]（框 10.1）。

外层血 - 视网膜屏障

外层血-视网膜屏障由 3 部分组成：脉络膜毛细血管的有孔内皮细胞、Bruch 膜和视网膜色素上皮细胞（retinal pigment epithelium，RPE）。

有孔内皮细胞

脉络膜毛细血管的孔隙被一中间增厚的薄层膜覆盖[27,28]。它有高渗透性[98]，类似于孔直径为 4A 的弱碱性膜[99]，这可能与维持视网膜色素上皮层葡萄糖等营养物质的足够浓度有关[27]。

视网膜色素上皮

视网膜色素上皮细胞有精细的跨细胞通路系统以及由细胞间连接、黏着连接、紧密连接、缝隙连接形成的顶-侧封闭，在一些物种还有桥粒连接[100]。视网膜色素上皮层被认为是一层相当紧密的上皮，该上皮细胞旁阻力比细胞间阻力高 10 倍[101,102]（图 10.10）。

框 10.1　年龄相关黄斑变性（AMD）的抗 VEGF 治疗

VEGF 是主要的促进血管增殖的因子，参与视网膜和网膜下新生血管的形成，新生血管一般发生在视网膜缺血的微血管病，或者发生在渗出性新生血管性 AMD。通过玻璃体腔注射抑制 VEGF-A 亚形的单倍抗体使新生血管消退。事实上，抗 VEGF 是治疗新生血管性 AMD 的主要方法。

营养物质和维生素 A 在底外侧进行运输，从血液运输至光感受器。以相反的方向，从网膜下空间至脉络膜毛细血管床的跨细胞转运清除代谢物质、水和离子。经上皮离子转运与乳酸转运相关。乳酸是神经元主要的代谢终末产物。

Bruch 膜

电子显微镜发现 Bruch 膜分为 5 层：视网膜色素上皮层的 2 层基底膜、脉络膜毛细血管内皮、内外胶原纤维层以及一个中央不连续的弹力层[103,104]。Bruch

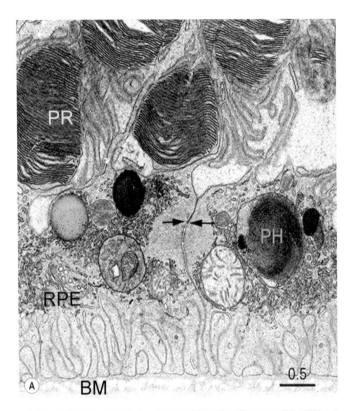

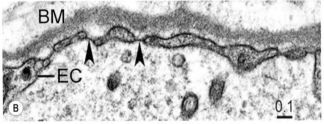

图 10.10 （A）外层血 - 视网膜屏障电镜照片。视网膜色素上皮细胞（RPE）通过长指状突起围绕光感受器（PR）外节末端，两个相对的箭头表示。基底部，细胞膜形成凹陷，其末端位于基底膜并形成 Bruch 膜（BM）的一部分。PH 吞噬小体，来源于外节的胞吞和溶酶体的消化。（标尺 = 0.5 μm）。（B）脉络膜毛细血管内皮孔隙的详细图示。内皮细胞（EC）孔隙如箭头指示。质膜和基底膜的对比由丹宁酸染色强化。（标尺 = 0.1 μm）。（From Rungger- Brändle & Leuenberger 2008.[533]）

膜提供张力强度，同时由于蛋白多糖的存在，形成了生长因子的蓄积池。其整体的负电荷是由高浓度的糖复合物形成，该负电荷与通过离子和溶质的电荷选择有关。

血 - 房水屏障

房水的分泌以及向后房的转运由血 - 房水屏障（blood-aqueous barrier，BAB）控制。这些屏障，有主动的转运机制，包括虹膜毛细血管内皮、虹膜后上皮和虹膜非色素后上皮。血 - 房水屏障的被动渗透性依赖于离子浓度梯度。

由虹膜毛细血管和色素上皮组成的前血 - 房水屏障允许通过囊泡形式进行跨细胞转运。细胞旁转运受紧密连接的伸展调控。与睫状体和视网膜色素上皮相关，虹膜色素上皮似乎形成了一种 T 致活淋巴细胞通路的障碍[105]。虹膜的前表面，仅由一层成纤维细胞组成，不能形成屏障。它允许房水自由通过基质和虹膜肌肉，因此引起房水中药物快速吸收。

血 - 房水后屏障由紧密连接形成，这些紧密连接出现在非色素睫状上皮细胞的两极（图 10.11）。这些紧密连接允许小的、非离子分子，像蔗糖等通过[106-108]。睫状体基质的毛细血管内皮拥有孔隙，能维持其高渗透性。相反，睫状肌的毛细血管相对紧密，这与虹膜类似。

眼部血流测量技术

经过数十年的技术发展，有许多方法能够获得人类和动物眼部血流（blood flow，BF）的定量信息。

动物实验中的技术

这些技术对实验动物血流定量测量有使用价值，包括通过兔子、猫[109]葡萄膜静脉插管和放射标记微球体对血流的直接测量[110]、热量测定[111]、热电偶测定[112]、放射性氙去饱和[113]、氢清除[114]、碘安替比林 I（应当是 I 125，5）[115]、激光散斑现象 / 荧光照片[116]、定向染色传递[117]、白细胞动态荧光照片[118]和侵入性激光多普勒血流仪[119]已被用于确定各种眼部组织血流的变化。

通过分析微球体的分布，心内注射放射性标记的、未标记的染色或荧光性微球体能够测定眼内不同组织床区域的血流分布[120-124]。理想情况下，每个器官颗粒恢复的量与总注入量相比等于心输出量与各器

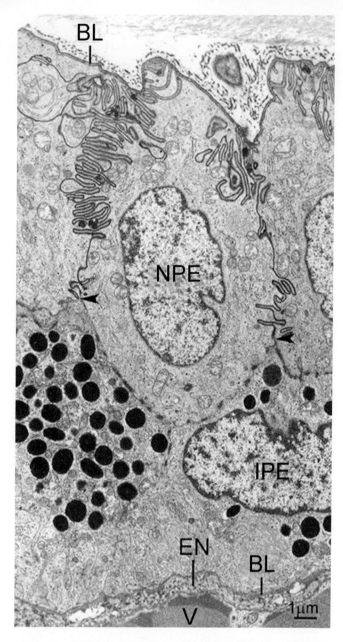

图 10.11 兔眼睫状体褶皱部。电子显微镜照片示：内部视网膜色素上皮细胞（internal retinal pigment epithelium，IPE）和外部非色素上皮（non-pigmented epithelium，NPE）。分离玻璃体的这层分界膜为基底膜（basal lamina，BL），其与非色素细胞的质膜紧密相连。胶原纤维（显示为横向或斜向）位于血管周围空间的色素上皮的基底膜之间。深部指状突起在非色素细胞侧面可见，通过大量包括紧密连接的连接复合体（箭头）与色素细胞黏附。膜和细胞间间隙的对比由组织固定过程中通过加入的单宁酸来显示。EN：脉络膜血管内皮细胞；V：血管腔。（标尺 = 1 μm）（From Rungger-Brändle & Leuenberger 2008.[533]）

官的比值。各种微球技术的精确性取决于许多因素，其中包括存留在组织样品中颗粒的数目。如果组织样本量增加，像在视网膜、虹膜或视神经的小组织样本

血流测量的准确性能够得到提高[125]。

通过脉络膜静脉直接插管方式，已经在兔[109]和猫[112]身上进行了葡萄膜内血流测量。猫有一个大的巩膜静脉丛，允许从前葡萄膜或后脉络膜采静脉血样。该血管丛已被用来确定动静脉氧气[126]和葡萄糖[98]的差异。一个类似的血管丛存在于兔眼的球后空间。视网膜动静脉差异可以在各种动物中研究，包括猪，其视网膜静脉在球后空间围绕视神经形成一个环形丛[78]。

在视网膜内应用微电极研究的氧分压分布图提示了脉络膜、视网膜循环在提供视网膜氧气方面的重要性[127,128]。活体内葡萄糖的消耗可以通过确定标记的 2- 脱氧 -D- 葡萄糖的组织摄取量进行研究。虽然它不是一个直接测量血流的方法，但是这种技术提供了一个代谢需求变化的估计，且该技术对研究增高的眼内压（intraocular pressure，IOP）和光强对视网膜和视神经的影响非常有用[129,130]。

生理和临床研究中的非侵入技术

已经发展了许多技术来获得眼部不同血管床血液循环的生理学、药理学和病理学的定量信息。

在过去，视网膜血管直径（diameter，D）通过用测径器测量放大的眼底照片或者通过扫描血管获得[131]。近年来，视网膜血管分析仪（Retinal Vessel Analyzer，RVA）[132]已显著简化了该测量，也允许各种生理操作（动态测量）引起的直径变化的连续记录（图 10.12）。

静脉注射荧光素通过视网膜部分（图 10.13A）的平均流通或通行时间（MCT 或 MTT）可由数字荧光血管造影评定。灰度等级是用来估计在动脉注入和静脉排泄部分时的相对染料浓度（稀释度曲线），MCT/MTT 也由这些稀释曲线（图 10.13B）确定。与视网膜段相关的具体条件、染料的性质、其注入的模式、记录稀释曲线的方法和校正染料的再循环必须满足才能获得精确 MCT/MTT 的数据[133-137]。该技术在眼睛应用中有些条件不能满足，特别是在视网膜血管病变的情况下（例如，在增殖性视网膜病变，视网膜血管的荧光素的扩散可能会扭曲稀释曲线），测量的 MCT/MTT 作为一个近似真实 MCT/MTT 的值。其他参数可来自荧光素浓度时间过程：视网膜动脉中的染料平均速率（MVD）[138]，动静脉通过时间（AVP）[139]，这是染料第一次出现在视网膜动脉和附近静脉的时间差。与 MCT 主要侧重于周围视网膜

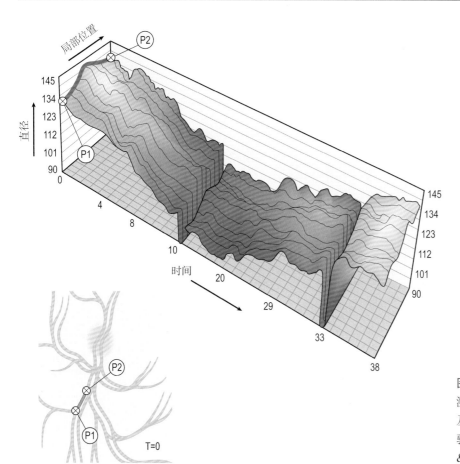

图 10.12 应用视网膜血管分析仪（RVA）测定沿视网膜血管 P1~P2 段的直径（D）以及随时间变化的 D 值。在时间 t = 0 时，实验对象给予 100% 氧气呼吸。（From Seifert & Vilser 2002.[534]）

血管循环相反，AVP 主要代表通过最短的靠近乳头部分的染料流逝时间，因而并不反映荧光素通过周围视网膜血管情况。一项关于猴的研究中，为了找到 MCT、AVP 和视网膜血流之间的相关性，AVP 采用标记的微球体测量。研究表明：尽管在 MCT 计算时使用更精确脉冲响应技术[137]，在统计学上未发现有显性相关（$P > 0.05$）[140]。显然，MCT 和 AVP 数据不应该用来解释血流动力学。

脉络膜循环的研究，吲哚菁绿（ICG）是一个更合适的染料[141]。ICG 脉络膜造影有 2 个显著的优点：ICG 的荧光近似红外光，因此不会被色素上皮细胞阻挡，且 ICG 几乎是完全结合在蛋白质上，这意味着它不容易通过脉络膜毛细血管壁。甚至在血管造影的晚期可以观察到单个脉络膜血管。一架专用照相机以及 ICG 血管造影图像解释难度在一定程度上限制了其广泛应用。ICG 的一个明显的用途是检查视网膜下新生血管，可以作为荧光血管造影的补充，但不能代替荧光血管造影[142]。应用先进的技术，像同步光学相干断层扫描和 ICG 荧光造影，可能为脉络膜血流的临床研究提供一种新的方法。

双向激光多普勒测速仪（BLDV）能够测量血流绝对速度。BLDV 是基于多普勒效应（图 10.14）。视网膜血管主干的视网膜血流（µl/min）是通过红细胞（RBCs）的中心线速度（Vmax）结合这些血管测量的 D 值计算来的，结果是瞬间的。

$$BF_{mean} = \pi \frac{D^2}{4} V_{mean}$$

平均血流速度（V_{mean}）表示血流通过血管横截面的平均值。该血液循环中的血管平均 RBC 速度是通过累积整个循环的平均速度来计算的。对于抛物线速度分布，平均血流速度（V_{mean}）= 最大速度（V_{max}）/2。当在进行测量呈直线的血管部分时，这种分布类型的假设是合理的，而仅少数血管远离动脉分支或静脉交界处[144-146]（图 10.15），最近由多普勒光学相干断层扫描证实[147,148]。人类和猴的眼睛，视网膜动脉速度显示：像许多大血管床一样，强大的搏动量和 V_{max} 随 D 呈线性增加[149,150]。

激光多普勒血流计（laser doppler flowmetry，LDF）能够测量 ONH 表层、中心凹下脉络膜以及虹膜的 RBCs 量的变化。此流量的计算基于 Bonner 和

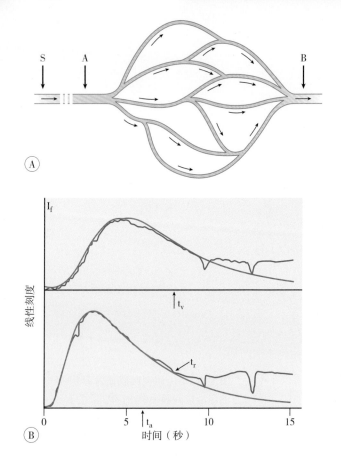

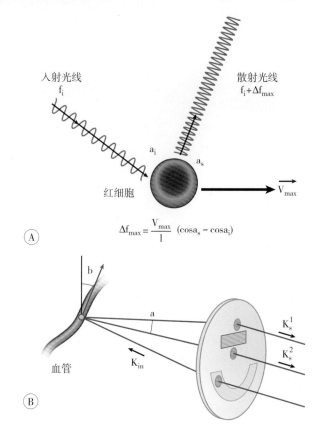

图 10.13 （A）不同长度路径下从动脉延伸至静脉的视网膜的血管节段图。S：荧光素染料注射点；A：沿着动脉（流入）荧光素测量部位；B：沿着静脉荧光素测量（流出）的部位。（B）人眼视网膜血管段的动、静脉荧光素稀释曲线。t_a 和 t_v：自动脉首次出现荧光素测量的平均运输时间。t_a-t_v = MCT，荧光素循环的平均时间。I_f：荧光强度。曲线光滑是最好的对数正态分布记录。这些记录通过 2 个点的荧光光度计获得 [535]。（From Riva et al 1978.[136]）

图 10.14 （A）多普勒效应。与红细胞入射光的频率（f_i）比较，红血细胞（快速 V_{max}）散射激光的频率被 Δf_{max} 转移。αi 和 αS 是 V_{max} 和入射、散射光方向之间夹角。λ 是入射光的波长。（With permission from Riva & Petrig 2003.[159]）。（B）双向激光多普勒血流计（BLDV）的原理图示。视网膜血管的血液散射的激光能沿 2 个方向检测 K_s^1 和 K_s^2（它们之间的角度 α）。β 是血管的平面测量点和血液流动方向。V_{max}，红细胞的中心线上速度取决于每个散射方向和散射的几何参数获得的多普勒频移功率谱。该测量与 K_i 定义的光的入射方向无关 [536,537]。（From Riva et al 1981.[537]）

Nossal 模型 [151]（图 10.16A）。如果这种变化不伴随血细胞比容的变化，流量的变化与血流的变化成一定比例。LDF 可以在动态或扫描模式下运行。动态模式以连续的方式在离散的毛细血管床中记录流量，特别适用于记录随时间变化的流量 [153]。扫描模式提供视盘和周围视网膜毛细血管流量的二维图像，也提供视网膜血管灌注强度图像 [153]（图 10.16B）。

颞侧激光散斑的多样性与组织散射的激光波的干扰有关，该多样性可以用来决定 ONH、视网膜和脉络膜的 RBCs 的流速 [154,155]。这种激光斑点流速计和 LDF 是观察同一现象的不同方式 [156]。这两种技术都以单点模式测量组织。在这两种情况下，增加扫描来提供空间速度和流量的图像 [157,158]。应用这些基于

激光原理的技术重要的一点是：测得的流量取决于组织的散射和光吸收特性。因此，不同眼睛之间流量直接比较可能是无效的，因为组织结构和成分的差异造成散射特性不同。同样，要使得由动态、扫描 LDF 和激光散斑流量计获得的不同时间相同眼睛流量值的对比有效，组织必须随时维持相同的散射特性 [159]。

白细胞在黄斑区视网膜毛细血管移动的速度、数量和搏动速度使用蓝色视野刺激技术进行定量测定，该技术基于自身白细胞眼内记录 [160]。一个可靠的测量需要视力大于 20/50[161]。受试者进行蓝色视野试验的能力可以通过主体与计算机屏幕上显示的两个受刺激的白细胞的运动数量相匹配的程度进行评估。蓝色视野数据已被客观 SLO- 自适应光学成像技术证

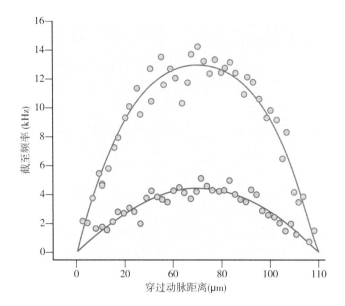

图 10.15 心动周期收缩期峰和舒张末期正常眼视网膜的主要血管的红细胞（∞多普勒功率谱的截止频率）的速度分布图。基于该类型功能连续线拟合度最佳：

$$V(d) = V_{max}\left[1 - \frac{|d - d_o|^K}{R_i}\right]$$

其中，V（d）：与血管内壁相距 d 处的速度；d_o：血管的中心位置；R_i：血管内径；V_{max}：中线速度（最大值）。K = 2.38 处于收缩期，K = 1.94 处于舒张期。（From Logean et al 2003.[144]）

实[162]。

彩色多普勒超声成像结合组织结构 B 超图像、基于超声多普勒频移的血流速度彩色图像以及脉冲多普勒测量[163,164]。在眼动脉、视网膜中央动脉和睫状后动脉水平，速度的最大值和最小值确定收缩期峰值（PSV）和舒张末期（EDV）的值，从该速度可以得到电阻率指数（RI）：

$$RI = \frac{(PSV - EDV)}{PSV}$$

RI 通常被认为是衡量下游血管阻力的指标。然而，实验数据表明，在视网膜中央动脉的 RI 不是一个令人满意的阻力测量指标[165]。脑血管的研究也没有证实 RI 和脑血管阻力之间的相关性[166]。

眼脉冲幅度的气体压力能够测量估计脉络膜 BF（POBF）的脉冲组分[167,168]。因为眼血流的脉冲 / 非脉冲的比率不能假定是恒定的，特别是在全身血压发生变化时，因此脉冲式血流不能作为估计整体眼睛血流的良好指标。另一种利用眼压脉冲特性的技术是对 IOP 诱导的角膜和视网膜之间距离的变化来估计在心动周期变化过程中的脉络膜血液量变化[169]。

这里给出的关于眼血流的测量技术不够详尽。

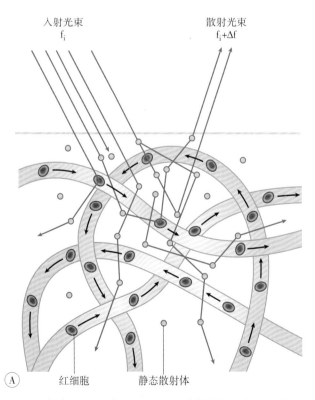

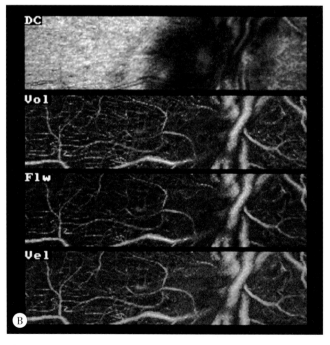

图 10.16 （A）Bonner 与 Nossal 组织散射模型为激光多普勒血流仪提供了基本原理。入射的激光束被移动的 RBC 和非移动的组织成分散射开。多普勒偏移范围，ΔF，在散射光线到达检测仪时检测，这取决于激光到达检测仪之前的红细胞的速率和散射的方向 .（经批准修改自 Riva & Petrig 1997.[159]）（B）激光扫描多普勒血流仪得到的视神经和视神经盘旁颞侧视网膜的强度和灌注图像。Vol、Flw、Vel 和 DC 为二维血液容量、流量、流速和强度图[153]。（From Zinser 1999.[158]）

额外的细节可以在许多综述中查到[164,170-172]。

眼部循环的生理功能

血流动力学总则

血流通过血管依靠灌注压（perfusion pressure, PP），灌注压驱使血液通过血管并克服血管阻力（resistance, R）。根据 Hagen-Poiseuille 法则，对于流经一个半径为 r，长度为 L 的圆柱管道的不可压缩均质的黏稠液体（动态黏度 η）来说 BF = PP/R，其中 $R = \eta L/2\pi r^4$。许多因素使该法很难直接应用于微血管床。这些因素包括 η-依靠局部血细胞比容、RBCs 速度的变化以及在分支、结合等处剪切速率的变化。通过血管系统描述 BF 的另一种方法为根据 Murray 的法则[173]，通过一个循环系统每个血管的优化设计（血液产生能量损失最小）BF = K $(r^3/\sqrt{\eta})$。常数 k 取决于血管的长度和半径[174]。

驱使血液流经眼睛的平均 PP 为眼动脉（OA）减去离开眼睛静脉压力的平均血压。静脉压力接近于眼内压[175]。位于坐位或站立位，平均眼灌注压（PP）大约为平均肱动脉血压（ABP）的 2/3，如下。

$$2/3\ [ABP_{diast} + 1/3\ (ABP_{syst} - ABP_{diast})]\ - IOP$$

系数 2/3 代表了心脏与眼动脉之间的压力下降。ABP_{diast} 和 ABP_{syst} 分别代表收缩期和舒张期时肱动脉的压力。PP 值为基于群体的平均值，因此仅能提供单一个体的近似值。实验证实在一定的剪切速率下 η 值与血细胞比容相关。η 值随剪切速率的增加而减小，最终变成常数[176]。黏度的增加（例如，高球蛋白血症、高血细胞比容、白血病、镰状细胞性贫血）改变视网膜的 BF，可能会引起静脉淤滞，最终导致静脉闭塞[177]。

血流的主要阻力位于小动脉，该阻力为半径 10 ~ 25 μm 的血管阻力的一半。R 与 $1/r^4$ 成比例，甚至 r 的微小变化会对 R 产生相当大的影响。血管半径／直径由影响平滑肌细胞和周细胞紧张性的多个全身和局部控制机制相互作用调控。

基本生理条件下眼血液动力学数据

视网膜

视网膜 BF 仅占眼总 BF 的 4%[178]。在灵长类动物中，由微球技术测得的总视网膜 BF 在 25 ~ 50 ml/min/100g[110,179,180]。人类最近通过 Fourier-Domain OCT 测得的总视网膜 BF（40.8 ~ 52.9 μl/min）位于 BLDV 测得范围之内[182]。BLDV 测得的颞侧视网膜 BF 大于鼻侧，这可能与前者区域较大（20% ~ 25%）及代谢率较高有关。视网膜血流在上、下半球是相似的。黄斑区的上、下部分的血流存在相似情况[183]。

脉络膜

在动物中，脉络膜血流高于大多数组织，范围约为 500 ~ 2000 ml/min/100g[110,112,114,126,184,185]（图 10.17）。在人类没有技术能够合理精确地测量脉络膜血流。脉络膜的解剖结构、密集的血管以及脉络膜高血流是非常重要的。这些属性能够优化局部压力和浓度梯度，这使得脉络膜和视网膜之间能够有效地、长距离地进行弥散交换来提供氧和营养物质并除去二氧化碳和代谢废物[98,186-189]。因此，猴视网膜消耗的约 65% 的氧和 75% 的葡萄糖由脉络膜血管提供[121,121a]。此外，灵长类动物和非灵长类动物中心凹缺乏视网膜血管，这可能是为了提高视力，该部分完全由脉络膜提供血液[185,190]。

脉络膜一个可能的功能是温度调节[180,191,192]。这种情况下，在外界变冷或变热过程中，高 BF 保持眼温度位于或接近体温，高 BF 还有助于保护眼睛在温度和亮度极大的情况下免受热损伤。当光线聚焦到黄斑中心凹时，高 BF 也将防止组织热损伤增加[188,193]。

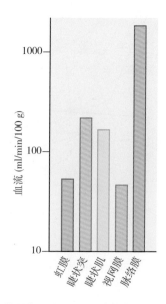

图 **10.17** 通过猴眼各组织 BF 图（眼球组织血流数值来自于 Alm et al 1973[198]）。（From Alm 1992.[178]）

为了支持该作用，当脉络膜血流显著降低时巩膜温度下降好几度[191]。

睫状体循环

目前对睫状肌血流动力学的了解有限，主要是由于睫状肌血管床位置难以接近且结构复杂[189]。睫状动脉压不能直接测量，人在直立位时该压力估计为 67 mmHg，此时动脉血压（ABP）为 100 mmHg。人类巩膜表层静脉压约 9 mmHg[194,195]，与涡静脉压力近似。然而，眼内的静脉压力由眼内压决定。在动物中高于眼压 1 ~ 2 mmHg[175,196,197]。毛细血管压力同样与眼内压相关，兔脉络膜毛细血管压力高于眼内压约 8 mmHg[197]。假设在人类睫状血流动力学是相似的，那么睫状毛细血管和静脉压力应分别接近 25 和 17 mmHg，眼内压为 15 mmHg。

通过标记的微球体测得麻醉猴子的睫状血流是 81 μl/min[198]。抗坏血酸的血浆清除率得出睫状体血流的粗略值：睫状血浆流量约 73 μl/min，睫状血流量 133 μl/min，假设血细胞比容正常[199,200]。

血管运动

直接观察视网膜和脉络膜血管未发现毛细血管前括约肌，且所有的毛细血管血流似乎是连续的[113]。在幼猫的视网膜可以观察到一些小动脉和毛细血管前括约肌自发收缩和舒张，但在成年猫的视网膜血管的舒缩要少得多[201]。已在猫[202,203]、小型猪[204]和人类[205,206]眼睛观察到 ONH 和黄斑下脉络膜 BF 的短暂波动（频率 < 10 次/min，呼吸和心脏跳动频率的峰值）。

年龄对眼部血流的影响

视网膜小动脉和小静脉的直径与年龄和血压相关（图 10.18）。年龄大的血管较窄，该现象独立于 ABP 和其他因素，年龄每增加 10 年直径就会减小约 2 μm。此外，独立于年龄和其他危险因素，动脉压高的人群小动脉直径更窄[207-209]。

研究老龄化对男性和女性眼动脉和视网膜中央动脉的血流速度的影响未得出一致的结论。然而，视网膜和视神经乳头/ONH 微循环的临床研究表明老年化导致血量[210]、红细胞速度[210-212]、黄斑区白细胞的数量[213]减少，该现象可能是由于与年龄相关的视网膜细胞和神经纤维形态学的退化[214,215]。也有文献报道了一种年龄相关性黄斑下脉络膜血流减少，这主要是由于中心凹下血容量减少，反射性引起中心凹下区域脉络膜毛细血管直径和数量的下降[217,218]。

眼血流的调节

眼血流在人眼的调节是一个复杂的过程，由于存在 2 个解剖和生理不同的血管系统：视网膜血管、提供视网膜神经区域和视神经乳头/ONH 的前板层部分和葡萄膜血管供应的眼球的其余部分。与自由支配眼外和脉络膜血管相反的是，视网膜视神经乳头/ONH 血管没有神经支配，完全依赖匹配的新陈代谢

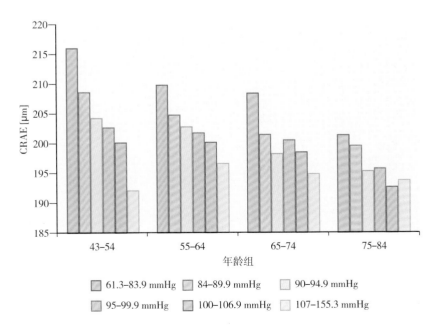

图 10.18　在不同年龄组平均 ABP 的视网膜中央动脉当量（central retinal artery equivalent，CARE）。(From Wong et al 2003.[209] Reproduced with permission from Association for Research in Vision and Ophthalmology.)

着眼于局部血管控制机制[39]。

在不同的眼部血管床的控制机制是不同的：全身、局部、神经、血管内皮、内分泌、旁分泌。并非所有的调控都发生在血管床。由于视网膜和脉络膜动脉不具备括约肌[33]，在这些组织中血流仅仅是小动脉的紧张性收缩一个变量，也可能是周细胞的收缩状态的变量，尽管后者还有待论证。血管紧张性由多个控制机制的相互作用调制：肌原性、代谢、神经性和体液，这是由血管内皮细胞或血管周围的神经胶质细胞释放的血管活性分子所调节的[219,220]。

眼部血流自主调节

一个组织血流的自主调节是该组织即使在灌注压变化多样[221]的情况下维持血流相对恒定的固有的能力。这个局部过程（需要组织不受神经、激素影响）的研究可以理想地在视网膜进行，因为视网膜缺乏交感神经支配并在很大程度上由于血 - 视网膜屏障的存在而不受循环激素影响[222]。

视网膜和视神经乳头 / ONH

动物实验中，眼灌注压适度减少仅对视网膜与视神经盘 / ONH 的血流有轻微影响或者无影响[110,115,121,122,223,224]。在人类，此减少也会引起自主调节反应。动脉直径的增加[225]以及视网膜和 ONH 血流的恒定（灌注压降低不超过 50%）证实了该点[226-228]。自主调节反应也会由灌注压升高高于正常所引起，该灌注压升高是由于眼压减少低于正常值引起的[227,229,230]。如图 10.19 示视网膜血管阻力和血流在灌注压快速变化时的自动调节反应。由于视网膜和前

部 ONH 的自主调节能力，轻度 IOP 的升高（PP 下降）基本上不会影响视网膜内 1/2 和前部 ONH 的氧分压（PO_2）[231-233]。

脉络膜

在动物实验中，通过各种技术对脉络膜血流的测量已经证明脉络膜血流和眼灌注压之间呈线性关系，表明脉络膜缺乏自主调节能力[110,114,121,184,234]。从视网膜和脉络膜同时获得的微球体测量结果表明这2 个组织的自主调节能力显著不同[110,121]。另一方面，LDF 数据表明外周脉络膜血流能够补偿动脉血压（灌注压减少）的下降，从而保持灌注压相对稳定在生理范围，该数据是在闭塞兔子的主动脉、下腔静脉以及给鸽子放血的情况下来调控 ABP 而得到的[119,235]。这可能是由于使用技术的不同而造成的反应差异，需进一步阐明。

人类，LDF 对中央凹下脉络膜血流的测量结果显示：吸杯引起 IOP 升高[237,238]所诱导的 PP 的下降与 BF 的下降呈非线性关系，这表明中心凹下脉络膜有自主调节能力。参与人脉络膜（特别是位于中心凹附近颞 - 中部脉络膜[45]）血管舒张的局部神经机制可能与该行为有关。中心凹无血管区和大部分外部视网膜营养仅来源于脉络膜循环。因此，它们比其他视网膜区域更容易受到缺血的损伤。所观察到的中心凹下脉络膜的血流反应可能代表一种保护机制，来防止IOP 升高高于正常。

前葡萄膜

微球标记的动物实验表明：虹膜和睫状体存在血

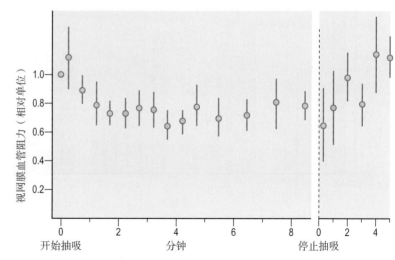

图 10.19 计算视网膜血管阻力（相对单位）组均值的时间过程，首先在角膜缘用抽吸杯使 IOP 增加至约 35 mmHg，然后移去吸杯降低眼压再进行测量。（From Riva et al 1986.[230] Reproduced with permission from Association for Research in Vision and Ophthalmology.）

流自主调节[110,121]。但是，在人类，LDF 测量虹膜 BF 的结果显示：由吸杯引起眼内压升高所导致眼灌注压降低时并未出现自主调节[239]。方法学、物种的不同以及麻醉因素都可用于解释人类和动物实验结果的不同[239]。

视网膜和 ONH 自主调节机制

自主调节机制可能依赖于肌原性和代谢成分的平衡作用（见下文）[222]，代谢成分涉及到视网膜代谢和血管内皮细胞释放的因子的相互作用[240]。研究证实，眼内压增高导致灌注压的急剧下降，血管舒张反应将会被乳酸浓度增加所诱导[226,230]。血液或周围组织的离子、分子或气体的变化也可以参与血管舒缩反应[240,241]。在 ONH，对小幅灌注压下降作出的自主调节反应瞬间发生[227]，这类似于大脑反应[224]。这种反应的迅速性与代谢机制有关。对大鼠[243] 和猴[244] 离体脑和软脑膜动脉研究表明：肌原性过程发展要慢得多，需在 1 ~ 10 分钟的时间。最近有证据表明，NO 在 ONH 自主调节中起主要作用[245]。

血流对动脉血压升高的调节反应

大量研究调查了全身 ABP 的升高对眼 BF 的影响。最常见的，静态、动态运动和姿势的变化引起 ΛBP 的升高，这两者均对交感神经张力产生明显的影响。

静态试验

等长收缩增加心率、ABP 以及交感神经活性[246]。在人类的等长收缩过程中，视网膜、脉络膜和 ONH 血流保持不变，直到眼部平均灌注压升高超过基线 34% ~ 60% 以上[247-251]（图 10.20）。由于视网膜和视神经盘上的血管没有神经支配，必须通过增加血管阻力进行调节[247]，该点可由视网膜小动脉的收缩证实[252]。在脉络膜，交感神经系统收缩血管作为对 ABP 增加的反应[253,254]。ET-1 和 NO 在等长收缩时对中心凹下脉络膜血流的调节发挥了重要的作用。

动态试验

作为眼压降低试验的回应[257]，动脉压将会升高[258]，但周边、黄斑部视网膜以及脉络膜的血流相对不受影响[259-262]。脉络膜调控位点（局部或由于交感神经活性）目前还不清楚。已推论存在一种交感神经机制保护脉络膜免受过度灌注的损伤[262]。

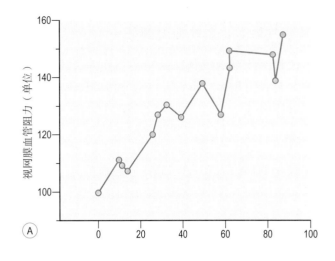

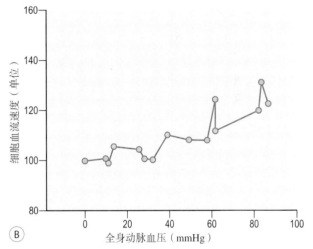

图 10.20　视网膜静脉的血管阻力变化的相对均值（A）和红细胞速度（B），作为肱动脉血压变化的功能。每个数据点代表从 3 名受试者获得的平均值。（From Robinson et al 1986.[247] Reproduced with permission from Association for Research in Vision and Ophthalmology.）

姿势变化

从直立（或坐）到仰卧的变化导致心率减少 16%，肱动脉舒张压稍有下降，肱动脉收缩压没有显著变化[263-266]，眼压增加[267]。仰卧位眼动脉血压明显高于坐位[266]。该刺激降低视网膜血管直径，但周边及黄斑部视网膜血流不受影响[268,269]，因此表明存在一个局部视网膜代偿性反应。

至于脉络膜循环，卧位时中心凹下脉络膜血流增加近 11%[265]，该值与实验数据算得的眼灌注压升高相一致[266,270]。在随后研究发现的该结果以及中心凹下脉络膜血流和眼灌注压之间的线性关系表明了血管床对灌注压升高呈被动反应[271]。

血液中气体变化影响血流调节

通过吸入混合气体，已在动物和人类研究了动脉血氧分压（P_aO_2）和二氧化碳分压（P_aCO_2）对眼血流的作用。

高血氧

吸入100%氧气（O_2）增加动脉血氧分压使所有

麻醉动物[272-274]和健康人[275-277]的视网膜小动脉出现明显的收缩，同时周边和黄斑区域视网膜血流明显减少[275,276,278,279]（图10.21）。该血流反应高于大脑循环的3～4倍[280]。然而，氧分压升高时脉络膜血流没有出现明显变化[281-283]。在人类，选择性内皮素（ET）受体拮抗剂BQ-123（见下文）呈剂量依赖性地减弱视网膜对高氧的反应，表明ET-1有助于高血氧诱导视网膜血管收缩[284]。

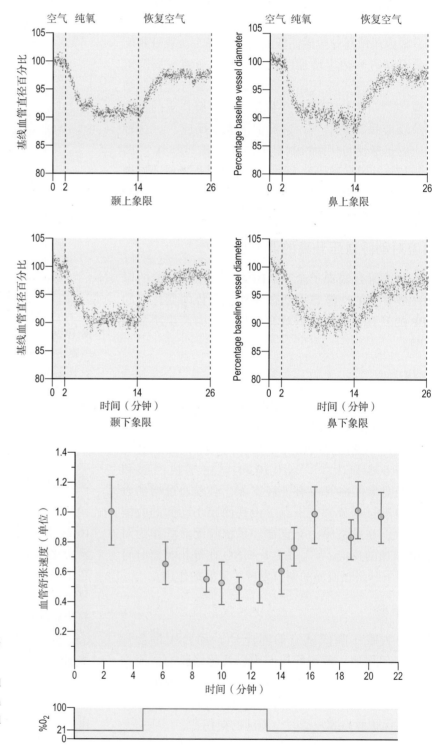

图 10.21 高血氧对眼底4个象限视网膜动脉、直径（顶部）以及舒张速率（底部）的影响。（From Jean-Louis et al 2005[277] and Riva et al 1983.[276] Reproduced with permission from Association for Research in Vision and Ophthalmology.）

视网膜 PO_2 对高氧的反应具有物种特异性。在猫，吸入 $100\%O_2$，玻璃体和内层视网膜 PO_2 增加 $30 \sim 40$ mmHg。在老鼠 PO_2 增加达到 $53 \sim 88$ mmHg，猴（下方视网膜平均为 20 mmHg，中心凹旁和中心凹区约 32 mmHg）和小型猪几乎保持不变[273,289,290]。内层视网膜 PO_2 的增加不完全单独来自视网膜循环的 O_2，还来源于脉络膜，因为在高氧分压时，O_2 能够通过所有途径扩散至内层视网膜[286,288,291,292]。在小型猪的视盘，高氧时氧分压适度增加了约 5 mmHg，当全身高氧状态下注射乙酰唑胺时 PO_2 增加得更多（约 13 mmHg），产生该现象是由于全身 P_aCO_2 升高会引起的血管舒张[293]（框 10.2）。

低血氧

在人类和麻醉动物，P_aO_2 减少诱导视网膜动脉血管舒张以及血流增加[272,294-296]，这类似于脑血流的增加[280,297]。血管扩张，有助于在内层视网膜维持稳定的 PO_2，这可能是由于视网膜乳酸的释放[294,298,299]，该过程可能由内皮源性的 NO 介导[300]。在猫和小型猪，当动脉血氧分压（P_aO_2）高于 40 mmHg 时，视网膜血流的增加允许内层视网膜和玻璃体的 PO_2 保持相对恒定[121,301-303]。不过当低于该值时，内层视网膜 PO_2 下降。适度眼压升高过程中内层视网膜 PO_2 也有类似的保护作用。与此相反，靠近脉络膜和外层视网膜 PO_2 与动脉血氧分压（P_aO_2）呈线性下降[302,303,305]。

高碳酸血症

眼部血管，类似脑血管，对二氧化碳分压的变化是非常敏感的。在动物实验中，高碳酸血症扩张视网膜血管，缩短 MCT[306]。从数量上看，P_aCO_2 上升 1 mmHg，诱导视网膜血流上升 3 个百分点[306]。人类在清醒状态，P_aCO_2 的变化较小。一些研究报告该过程存在视网膜小动脉扩张[295,307] 或 MCT 缩短[295]，但其他人没有观察到这种变化[308]。此外，高碳酸血症增加了视网膜动脉平均荧光速度（MVD）[309]、黄斑白细胞速度[308,310]、乳头旁[311]、中心凹旁的毛细血管红细胞速度以及视网膜和视神经乳头 / ONH 血流[307,312,313]。

<table>
<tr><td>框 10.2　早产儿视网膜病变</td></tr>
<tr><td>　　早产儿在吸氧状态下视网膜血管收缩导致周边单层毛细血管层缺血，进而导致早产儿视网膜病变的初期临床表现。</td></tr>
</table>

在猫[121,281] 和人类[282,283] 提高 P_aCO_2 能够增加脉络膜血流，但在大鼠不能[314]。P_aCO_2 的增加也能增加视网膜 PO_2[233]。在内层视网膜，P_aCO_2 和间质 pH 之间呈紧密的平行关系。因此，P_aCO_2 增加 38 mmHg 会引起 pH 下降 0.16[315]。通过注入盐酸或乳酸酸化血液不会影响间质 pH 也不影响视网膜血流，该事实表明：高碳酸血症时，间质酸中毒而非全身性酸中毒导致血管舒缩反应[315]。

高碳酸血症通过一种机制诱导视网膜血流增加，该机制涉及 NOS-1[316]、PGE[294] 或 PGE$_2$- 介导的内皮 NO 释放[317]。NO 和 PG$_s$[318,319] 间内皮细胞相互作用可控制 P_aCO_2 变化过程中小动脉的紧张性[320]。通过舌下含服吲哚美辛（一种 PG 合成酶抑制剂），在氧 / 二氧化碳正常时眼部灌注会引起短暂的、可逆的视网膜小动脉血管收缩[299]。兔静脉注射吲哚美辛可降低约 20% 视网膜血流，而葡萄膜循环没有任何影响[321]。静脉注射乙酰唑胺（碳酸酐酶抑制剂）诱导的酸中毒引起 P_aCO_2 增加[322]，增加视网膜前和视神经盘 PO_2 并扩张视网膜血管[323-326]。

Carbogen 是一种气体混合物，含有 5% 二氧化碳和 95% 的氧气。添加到氧气的二氧化碳认为可以防止 O_2 诱导的血管收缩，因此在视网膜氧合提高的过程中维持甚至提高血流[327]。这种气体减少视网膜血管直径和视网膜血流[328,329]。它增加了视神经乳头 / ONH 和脉络膜血流[283,330,331]。Carbogen 吸入能引起内层和视盘 PO_2 提高，比单纯高氧所观察到的氧分压增加更大[233,283,323,324]。然而这种混合物的临床应用价值是难以预料的。在视网膜静脉完全阻塞的病例无效果，但有报道说可以改善视网膜静脉前闭塞[332]。

视网膜血流量的代谢控制

在视网膜中，内皮细胞、神经胶质细胞或神经元释放的物质之间的相互作用影响小动脉紧张性，从而调节血管收缩反应。它们可以是离子、分子或有关动脉血气体的改变[36,219,220,240,333]。这些因素可能呈紧张性舒张或者紧张性收缩。前者包括 NO 和前列环素（PGI_2），后者包括内皮素 -1（ET-1）、血管紧张素 II 和环加氧酶（COX）的产物，如血栓烷 A2（TXA_2）和前列腺素 H_2（PGH_2）。根据组织代谢的需要，细胞外乳酸引起血管壁的收缩或舒张[334]。在人类，乳酸引起视网膜小动脉扩张主要是通过刺激 NO 合酶以及随后的鸟苷酸环化酶的激活引起的。

乳酸可能参与介导内皮血管活性物质的释放并干预小动脉周围细胞（即星形胶质细胞、神经元）的新陈代谢，导致血管活性物质（如一氧化氮和前列腺素）的释放[335]。此外，视网膜动脉血管扩张由一个未知的视网膜释放的物质介导，并参与细胞 Ca^{2+}-ATP 酶的激活[336-338]。

视网膜代谢与血管舒缩反应性

哺乳动物视网膜糖酵解维持一个非常高的水平，大约90%的葡萄糖转化为乳酸[298]。此外，视网膜耗氧量的70%将葡萄糖氧化为 CO_2[339]。血糖正常的情况下，在需氧和厌氧条件下，像光感受器细胞、神经节细胞、胶质细胞、色素上皮细胞等神经元以线性速率产生乳酸，即使周围起始环境就存在高乳酸。无氧酵解速率高于需氧的 2 ~ 3 倍[340]。因此，视网膜细胞产生乳酸，视网膜的神经元利用葡萄糖作为它们的主要能量。另一种假说认为，视网膜神经细胞优先利用来自 Müller 细胞的乳酸[341]。在大鼠中，经血管内皮细胞介导，细胞外乳酸导致周细胞中钙的上升，反过来在能源充足的条件下高钙使微血管收缩。与此相反，曝露在乳酸中，缺氧使微血管舒张[334]。这种双重血管活性功能可以提供一个有效的机制使微血管功能满足局部新陈代谢的需求。

然而，在常氧条件下的小型猪，在接近视网膜小动脉的视网膜前微量注射（30 ~ 100 nl）L-乳酸（0.5 mol/L，pH7.4）能够局部扩张动脉壁[299]。此外，在稳定状态[342]或在刺激状态[343,344]静脉注射乳酸钠能提高视网膜 BF。高剂量的乳酸降低闪烁引起的视网膜 D-反应，而低剂量使其增加[342]，表明胞浆游离的 NADH 与 NAD^+ 的比率在维持视网膜血管张力起着关键的作用。经静脉或玻璃体吸收的乳酸通过刺激一氧化氮合酶[335]引起视网膜小动脉扩张，该吸收通过血管内皮细胞或星形胶质细胞的单羧酸转运蛋白进行[345-348]。反过来，鸟苷酸环化酶/cGMP 信号触发血管扩张的 KATP 敏感通道开放。这个过程表明：乳酸可以介导内皮血管活性物质的释放（即 NO）也可参与小动脉周围细胞（例如神经胶质细胞）的代谢和血管活性物质的释放。从小型猪的最新数据表明，神经源性 NO 确实是一个重要的乳酸诱导血管舒张的介质[349]。

视觉刺激的血流反应

明/暗转换

已有研究探讨该刺激对外层、内层视网膜[130]、视网膜血管直径[350]、血液流速[351-353]、视网膜和视神经乳头/ONH 组织 PO_2 中葡萄糖摄取的影响[128-354]。新出的结果仍然是不明确的。因此，处于黑暗的时间以及从黑暗的环境到明亮环境过渡时间测得的视网膜血管直径分别高于黑暗之前明亮适应时期的 2% ~ 3% 和 5% ~ 8%。应用带有可见的氦-氖激光器的 LDV 测量的血流速度发现明暗转换后结果变化更大（40% ~ 70%）[351-352]。这些研究结果归因于在黑暗中视网膜的新陈代谢的升高[351]。然而，用红外线进行类似的研究[350,353,355]表明这些增加是由转换本身引起的。

中心凹下脉络膜血流在亮视野转换到暗视野后下降15%[192]，尽管仅有一只眼进行了转换[356]，该影响在双眼都存在。该变化归因于内皮细胞或神经来源的 NO 介导和中心定位机制[356,357]。

闪光

亮度闪烁（亮度变化的照明）增加神经节细胞层的葡萄糖摄取[130]（图10.22）、视网膜血管直径[358-361]

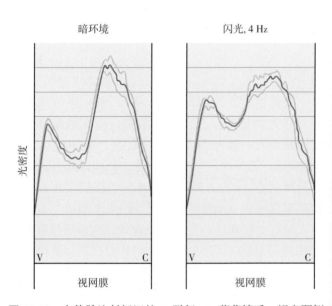

图 10.22 在静脉注射标记的 2-脱氧-D-葡萄糖后，视盘颞侧 1~4 mm 位置颞视网膜中央的放射自显影照片的光密度分布图。高密度表明糖的高摄取。V：玻璃体；C：脉络膜。与暗视野下葡萄糖摄取相比，闪烁灯光增加神经节细胞层对葡萄糖的摄取（红线）。(From Bill & Sperber 1990.[130] Reproduced by kind permission of Springer Science + Business Media.)

（图 10.23）以及视网膜和视神经乳头 / ONH 的血流量[362-366]（图 10.24）。这个功能性充血反应的特征已在 ONH 介绍得非常详细[364,367-369]，该特征包括短暂动态力学、依赖于闪烁频率的幅度、亮度、调幅深度、颜色闪烁彩色比率、暗适应、视网膜刺激区域、视网膜测量位点（黄斑区与周边）。通过比较，对这些视网膜特征知之甚少。视神经乳头 / ONH 血流量和闪烁视网膜电图的同步测量值表明：在一定闪烁刺激下，视神经盘血流和视网膜神经活动的变化之间存在偶联[369]。各种生理和病理条件对闪烁引起的视网膜和视神经乳头充血反应的影响已经进行了研究。例如，动脉血压的增加、眼压、高血糖、未经处理的动脉高血压、糖尿病和青光眼均降低该反应[343,367,370-372]。

这个充血功能的假说包括[368]：（a）视网膜组织葡萄糖代谢的增加[130,373]；（b）星形胶质细胞葡萄糖运输的增加，星形胶质细胞在神经递质回收中起关键作

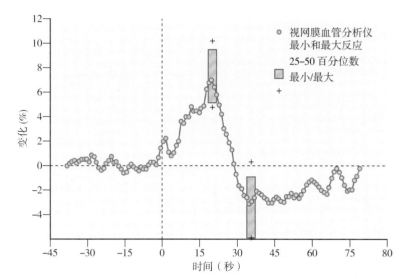

图 10.23 闪烁引起的视网膜血管直径的变化，由 RVA 对 5 个实验对象进行测量。刺激在时间 0 秒开始，持续 20 秒。（From Nagel & Vilser 2004.[360]）

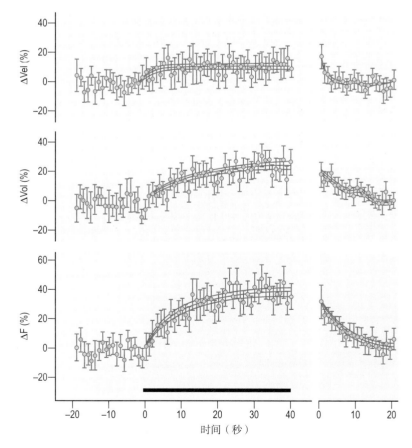

图 10.24 在弥散的光线闪烁（15 Hz，25 度视场）下，视盘颞侧红细胞的速度（ΔVel），体积（ΔVolh）和通量（ΔF）变化（以百分数表示）的平均（±95% 可信区间，15 名健康受试者）时间过程。水平线：闪烁周期。（From Riva et al 2004.[371]）

用 [374]；（c）神经元和轴突活动增高引起的耗氧量的增加 [375]；（d）细胞内游离 NADH 引起信号级联放大所导致的 NO 产物 [344]。研究表明，钾 [376] 和 NO [377-379] 行使充血反应假定介质的作用，该研究还表明多巴胺 [380]、腺苷 [381]、乳酸 [343] 以及神经胶质细胞 [220] 释放的花生四烯酸代谢物调节该反应。

内皮或神经 - 神经胶质活性调控动脉紧张性

在 Furchgott 的开拓性研究成果之后，认识到内皮源性舒张因子（EDRF）在调节眼血流的重要性 [36,219] 已超过 20 年 [382]。有许多文献对这些血管张力调控物质进行了综述 [59,383,384]。

一氧化氮

NO 为 EDRFs 其中之一，由一氧化氮合酶（NOS）产生。NOS 有 3 种异构体，分为神经型一氧化氮合酶（NOS-1）和内皮型一氧化氮合酶（NOS-3），两者由钙 / 钙调蛋白复合物激活，NOS-2 型是不依赖于钙的，能够在炎症和免疫刺激存在的情况下产生大量的 NO。在一般情况下，NOS-1 发现存在于中枢和外周神经系统的神经元中。在哺乳动物的视网膜中，它存在于神经节细胞、无长突细胞、水平细胞、光感受细胞以及 Müller 神经胶质细胞 [52,385,388]。NOS-3 主要由视网膜 [389,390] 和脉络膜血管 [390] 的血管内皮细胞以及视网膜毛细血管的周细胞表达 [391]。

L- 精氨酸的类似物，如 NG- 单甲基 -L- 精氨酸（L-NMMA）、NG- 硝基 -L- 精氨酸甲酯（L-NAME）、NG- 硝基 -L- 精氨酸（L-NA）可以作 NO 产物的特异性抑制剂 [392]。这些 NO 的竞争性抑制剂阻止 NOS 的 3 个亚型。

NO 控制眼血流的作用在以前讨论过 [383]。总之，在单独的猪眼动脉和睫状动脉环，L-NMMA 呈剂量依赖性引起血管收缩 [393,394]。NO 也能够缓和视网膜周细胞和 Müller 细胞收缩的紧张性 [396]，其可能参与视网膜血流的控制。此外，内皮源性 NO，在基本条件或缓激肽刺激下释放，调节猪眼的血流循环 [397]。

各种动物中，NO 恒定的释放维持各种眼组织基底血管直径和血流 [377,378,398-402]。在人类，静脉注射 L-NMMA 抑制全身 NOS，减少视神经乳头 / ONH 的血流 [403]。用高剂量的 L- 精氨酸可以逆转 L-NMMA 的效果，表明 NO 在脉络膜和视神经乳头 / ONH 主要是维持基底血管张力。此外，在小型猪的研究显示，NO 的连续产生对保持小动脉紧张性（至少在内

侧视网膜血管）是必要的 [378]。另外，L-NMMA 减小视网膜小动脉和小静脉的直径 [404] 并降低视网膜血流 [405]，这表明生理条件下 NO 在视网膜血管是持续释放的。

NO 也参与各种激动剂诱导的舒血管作用 [219]。在人类，这已在组胺 [406]、胰岛素 [407]、高碳酸血症 [408] 和肾上腺髓质素 [409] 中获得证明。此外，NO 在闪光诱导猫视盘充血反应 [377] 以及人视网膜血管结构 [404] 中起重要作用。硝普钠和硝酸盐能够增加各种眼组织血流量证明了 NO 在人眼血流的作用 [410,411]。

内皮素

血管内皮细胞已鉴定出内皮素有 3 种异构体：ET-1、ET-2、ET-3 [412]。ET-1 还在视网膜神经元、星形胶质细胞 [413] 以及大脑 [414] 中有表达。ET-1，目前已知的最有力的血管收缩因子，同时影响周细胞和平滑肌细胞 [395]。它能在离体的眼、睫状肌、视网膜小动脉 [393,415-417] 以及活体的兔 [418] 和猫的视网膜 [419] 诱导血管强烈的收缩。另外，ET-1 能引起人类视网膜小动脉的血管收缩 [420]。此外，静脉注射 ET-1 强烈地引起猫视神经乳头 / ONH [421] 和兔脉络膜血流量 [422] 的减少。

内皮素受体有 2 种类型：ET_A 和 ET_B。已在人和猪的视网膜、视神经乳头 / ONH 发现这 2 种受体对 3 种配体有不同的敏感性 [413]。ET_A 受体表达在周细胞和血管平滑肌细胞 [423]，与 ET-1 呈现很高的亲和力。在培养的牛视网膜周细胞 [423] 和内皮细胞上能检测到 ET_B 受体 [424]。全身应用选择性 ET_A 受体拮抗剂 BQ-123 能阻断外源性 ET-1 诱导的视网膜血流的减少 [420]。

ET_B 受体有 2 个亚型。ET_{B1} 表达于内皮细胞，与每个 ET 亚型都有亲和力，并能够在生理和缺氧条件下通过释放 NO 来调节血管舒张 [427]。NO 来源于培养的内皮细胞 [424]、小羊的肺循环 [425]、兔的肾 [426]。此外，ET_{B1} 受体通过减少胞质内 ET-1 的水平使 ET_A 激活减少到最小来影响动脉血压的动态平衡 [428]。与 ET_{B1} 信号的血管舒张效应相反，ET_{B2} 受体与 ET-3 有很高的亲和力，直接调节血管收缩 [429]。用于治疗肺高血压的药物 Bosentan 可以将 ET_A 和 ET_B 受体阻断，增加健康眼和青光眼的视网膜血流量 [430]。

NO 和 ET 在脉络膜血流调节中起主要作用 [383,431,432]。在麻醉的兔，NO 诱导的血管舒张以及 ET 诱导的血管收缩存在动态的相互作用，通过机械控制动脉血压导致眼灌注压的变化证实了该点 [431]。因此 L-NAME 能够消除 NO 诱导的血管舒张作用，不影响 ET 的缩血管效应，这将会在一个较大灌注压

范围内引起眼灌注压 - 脉络膜血流关系波动。然而，非选择性 ET 拮抗剂 A-182086 能逆转血管收缩，使它们的关系返回原先水平。

前列腺素（PGs）

花生四烯酸合成的主要代谢物包括前列环素（PGI_2）和收缩因子，如：血栓素 A_2（TXA_2）、前列腺素 H_2（PGH_2）以及生理条件下主要由脑循环产生的超氧阴离子[219,433]。离体的视网膜毛细血管周细胞[434]和兔视网膜[435]也释放前列腺素的亚类（PGE_2、$PGF_{2\alpha}$、PGI_2）。

前列环素（PGI_2）已被证明对离体牛视网膜动脉[436]以及兔眼视网膜动脉发挥舒张作用[437]。微量注射前列腺素 E_2（PGE_2）诱导小型猪视网膜小动脉血管部分扩张[294]，这表明在正常血二氧化碳水平，血管扩张性 PGs 的释放设定了小动脉的基础紧张性。PGE_2 和 $PGF_{2\alpha}$ 是视网膜和脉络膜产生的主要的前列腺素类，在高碳酸血症[294,438]和眼灌注压变化的生理调节过程中发挥作用[438,439]。视网膜血流调节可能也涉及胶质细胞引起的血管扩张，胶质细胞诱发舒张是由花生四烯酸的代谢产物环氧二十碳三烯酸（EET）介导的，而 20- 羟基二十碳四烯酸（20-HETE）介导了胶质细胞诱导的血管收缩[220]。

在健康受试者中，静脉注射 PGE_1 并没有改变视网膜和脉络膜循环的参数，这表明有效的自动调节机制参加了注射后的反应[440]。在食蟹猴眼，$PGF_{2\alpha}$-IE 能够引起前葡萄膜血流急剧增加，但应用选择性 FP 前列腺素受体激动剂和局部 EP_1 受体激动剂只检测到微弱的效应。大多数眼组织中，静脉内注射 0.6 ± 6 mg/kg 的拉坦前列素对血流的影响不大，同时心内注入相同剂量范围的 17- 苯基 -PGE_2-IE（相对选择性的 EP_1 受体激动剂）得到同样的效果。静脉注入 EP_2 受体激动剂 19R-OHPGE$_2$ 显著降低眼睛的血管阻力。局部给 FP 受体激动剂后对眼组织的血液量未产生明显的影响。$PGF_{2\alpha}$-IE 在眼前段增加视网膜毛细血管对清蛋白的通透性，但 17- 苯基 -$PGF_{2\alpha}$ IE 和拉坦前列素 /PhXA34 并不影响任何的眼组织毛细血管通透性。根据以往和最近实验的研究结果[441]，$PGF_{2\alpha}$ 对兔、猫和猴的眼睛微血管有显著的影响，能引起血管扩张和（或）毛细血管通透性增加，而选择性的 FP 受体激动剂如拉坦前列素在灵长类动物的眼睛中几乎没有发挥或很少发挥作用，而会显著降低兔眼微血管的作用。在猫的眼睛内，$PGF_{2\alpha}$ 和选择性的 FP 受体激

动剂之间却几乎没有差别。这也表明，像 FP 受体的 EP_1 受体没有参与灵长类动物眼睛血管张力的调节，而刺激 EP_2 受体能减少猴眼血管阻力。

$PGF_{2\alpha}$ 经常被用来诱导体外血管收缩，观察高剂量下的效果。相对选择性更强的前列腺素 FP 受体类似物（如今在临床实践中使用的类似物）对血管直径几乎没有影响[442]，并不会影响后极部的血流。

神经、内分泌和旁分泌调节

许多出版物已详尽描述了多种内分泌和旁分泌因子参与脉络膜血流调节[384]。

血管活性神经作用

许多物种，刺激交感神经引起脉络膜血流下降[253,254,433-446]。对于兔，该作用通过介导血管收缩的 α- 受体和非肾上腺素能神经肽 Y 进行调节[447]。此外，当静脉滴注时，NPY 是兔葡萄膜一种有效的血管收缩剂[448]。与此相反，NPY 对猫葡萄膜只有轻微的影响，同时对交感神经刺激的反应完全被 α- 肾上腺素能受体阻滞剂阻断[449]。在大鼠中，前脉络膜血流的减少主要是通过 $\alpha 1$- 受体亚型介导的。另外，α- 肾上腺素受体阻断揭示脉络膜血管扩张反应由交感神经引起。这种血管舒张作用可能是由 $\beta 1$- 肾上腺素能受体亚型介导的[450]。在体内以及体外的实验研究表明，去甲肾上腺素在低刺激频率下释放，而 NPY 在高频率刺激下释放[451]。在人类，NPY 仅在高水平的压力下释放，如：过度运动、阴道分娩、恐慌以及寒冷暴露[452]。因此，NPY 在正常脉络膜血流量调节的作用目前还不清楚。交感神经系统可能会防止眼灌注压升高[443]引起的眼部过度灌注，眼灌注压升高可发生在在等长收缩[453]过程中，NPY 在该过程中可能发挥一定的作用。NPY 也与眼病理状态有关（框 10.3）。

有明确证据表明刺激副交感神经（面神经）能够增加不同物种脉络膜血流量[49,50]。脉络膜血管扩张效应可由神经节阻滞阻断[50]，一种神经系统和眼睛之间的烟碱突触作用。作为副交感神经刺激的反应，多种神经递质使脉络膜血管扩张。这些包括乙酰胆碱、血管活性肠肽（VIP）[454]、垂体腺苷酸环化酶激活肽（PACAP）[455]和 NO[45,432,456]。所有这些都存在于翼腭神经节中的神经细胞胞体。VIP 和神经元 NOS 也被定位于体内脉络膜神经元[45,46]，这可能是相同神经通路的一部分。生理实验表明，不同物种之间不同神经递质的意义不同。在兔，当静脉给药时，VIP 和

框 10.3　NPY 和眼病理

激活神经肽 Y 受体 Y1，导致血管平滑肌细胞（vascular smooth muscles cells，VSMC）增生、血小板活化以及泡沫细胞形成，揭示了 NPY 在动脉粥样硬化中发挥作用。VSMC 的 Y2 受体通过 VEGF、eNOS、成纤维细胞生长因子（FGF）刺激血管生成[452,538]。前原 NPY 编码基因的多态性是导致 2 型糖尿病患者糖尿病视网膜病变的一个危险因素[539,540]。实验动物模型表明：NPY 和 Y2 受体参与氧诱导视网膜病变，说明其在早产儿视网膜病变（ROP）的发展中可能发挥一定的作用[540,541]。

PACAP 为强有力的血管扩张剂[457,458]，而面部神经刺激引起的血管扩张只受到毒蕈碱阻滞和 NOS 抑制作用的轻微影响[459]。在猫，此反应是相反的，毒蕈碱阻滞和 NOS 抑制能够明显降低神经刺激引起的反应[432]，而静脉滴注 VIP[460] 或 PACAP（Nilsson，SFE，personal communication）对脉络膜血流几乎没有影响。因此，乙酰胆碱和 NO 似乎是猫最重要的递质，而对于兔，多肽似乎发挥更大的作用。

腺苷

腺苷，细胞三磷酸腺苷的分解产物，是突触传递的调节物，并为许多血管床的一种有效的血管扩张剂。在新生仔猪，腺苷通过腺苷 A2- 受体亚型[461] 诱导视网膜血管扩张，并在缺氧诱导的血管扩张和视网膜的自主调节功能中起到重要作用[462]。腺苷增加猫脉络膜血流，增加人类脉络膜及视神经乳头 / ONH 血流[463,464]。通过增强内源性细胞外腺苷的活性，它在缺氧诱导的血管扩张和视网膜自主调节中起到重要作用[462]。这也增强了猫闪烁诱导的功能性充血反应[381]。

内源性的药理学物质

给药途径的作用

内源性、外源性血管活性物质的影响在很大程度上依赖于给药途径和给药组织。近动脉注射可引起局部高浓度，而几乎不影响全身血液循环和动脉血压。当给予近动脉注射时，血管扩张剂会使脉络膜血流增加，或者由于全身的血管舒张以及 ABP 的下降而使血流下降[465]。对于视网膜，血 - 视网膜屏障能够阻止大多数全身给药的药物到达平滑肌。只有脂溶性药物（如罂粟碱）能通过该屏障[466]。要越过血 - 视网膜屏障也可以通过将药物注入玻璃体内的方法实现。

已有证据表明在体外，肾上腺素受体激动剂（如肾上腺素、去甲肾上腺素、苯肾上腺素）能够收缩视网膜血管[467,468]。

同时，局部用药（像眼药水）不太可能对眼部血流有任何有益的临床影响。关于人眼药代动力学数据很少[469]。动物研究的数据由于体重差异较大而不能准确用于推断人眼。在大多数实验动物，全身剂量大约是人类的 20 倍，达到后极部的大部分药物将由全身用药达到。在猴一只眼睛滴一滴尼普地洛，造成另一只眼后极部的局部浓度约为治疗眼给药后 6 小时的 82%[470]。

因此，使用如今的药物，没有有效的方法提高眼后段血流，但许多用于治疗青光眼的药物对血管有显著的影响，在前葡萄膜可以观察到血量的变化。事实上，该药物剂量就是为了对眼前节有一定效果而给的剂量。越往后组织浓度将越低，大多数眼药代动力学动物实验研究发现后极的浓度小于前极的 10%[471]。

血管收缩剂

在眼前段，局部应用单一剂量的非选择性肾上腺素激动剂肾上腺素[472] 和 α_2 肾上腺素受体激动剂溴莫尼定[473] 能减少血流量。

由于局部 α- 受体激动剂和 β- 受体拮抗剂用于治疗青光眼，肾上腺素能药物在控制眼后部血流上的作用引起了人们的兴趣。外源性去甲肾上腺素不影响实验动物和健康成人的视网膜 BF[466,474]。在实验动物中全身应用去甲肾上腺素既能增加也能减少脉络膜血流，但由于伴随 ABP 的增加该现象很难解释。β- 受体位于视网膜和脉络膜[477,478]，并参与 α- 受体阻断后交感神经刺激时引起的脉络膜血管舒张[479]。然而，在临床研究中已发现，体外刺激 β- 受体对视网膜血管没有影响[468,480]，同时对眼部血流也没有影响[471]。

猪和兔的眼组织中发现存在 α- 受体亚型[481]。在猪睫状动脉，α_2 受体激动剂溴莫尼定是一种强力的血管收缩剂[482]。对大多数动物和人的研究表明：视网膜、视盘、脉络膜血流不受溴莫尼定的影响[471]。多巴胺能系统在控制眼血流方面的作用似乎很复杂。据报道，多巴胺拮抗剂能够增加所有兔眼组织的血流[483]。另一方面，多巴胺本身通过 D_1/D_5 受体亚型诱导兔脉络膜血管舒张功能[484]。在人类，静脉注射多巴胺能导致明显的视网膜血管直径增大。这些结果反映了多巴胺受体不同亚型在控制眼部血流的复杂的相互作用，D_1、D_5 受体介导血管舒张，D_2、D_3、D_4 受体介导血管收缩。

血管舒张剂

虽然颅内刺激动眼神经诱导兔虹膜血管收缩[485]，但在猴局部应用胆碱能受体激动剂毛果芸香碱能显著增加眼前段血流，但对眼后节无影响[198]。

两个常用的青光眼药物（局部碳酸酐酶抑制剂和前列腺素 $F_{2\alpha}$ 衍生物）对眼部循环的潜在影响也在研究中。然而，在临床使用过程中，都不希望这两种药对眼睛后节产生影响。全身给予碳酸酐酶抑制剂（如乙酰唑胺）对脑血流有显著的影响[486]，很可能是继发于局部二氧化碳张力的增加。相似的效果在猪也可以观察到，猪全身用乙酰唑胺和多佐胺可以增加视盘旁氧的张力[487]。在多佐胺作为眼药水每 2.5 分钟点眼连续点 3 小时、总剂量约 40 mg[488] 时，也可以观察到氧张力增加的倾向，但单剂量不会有任何显著的效果。

前列腺素 $F_{2\alpha}$ 经常被用来诱导体外的血管收缩（一种在非常高的剂量下看到的效果）。对前列腺素 FP 受体选择性更强的类似物（例如现今在临床实践中使用的类似物）对血管直径没有影响[442]。在猴，以临床使用剂量的 10 倍局部使用前列腺素 $F_{2\alpha}$ 类似物拉坦前列素引起结膜充血并增加前巩膜血流，但对眼睛后节没有影响[441]。

睫状肌血流调节

动物睫状血流有一定的自主调节能力[189,489]。在人类，缺乏该能力的研究数据，因为很难发明一种测量技术对这种难以接近的组织进行研究。有几个系统参与调节睫状肌血流，如胆碱能系统[198]、NO 和肾上腺素能系统[490-492]。多巴胺增加兔睫状肌血流，可能与脉络膜一样通过 D1/D5 多巴胺受体的激活来增加血流[484]。

睫状肌血流在为房水的产生提供必要的营养中起着重要的作用。人们已经发现，在麻醉兔和猴，房水生成与动脉血压或睫状血流的减少无关[489,493,494]。对于兔，房水只有在睫状肌血流下降至低于正常 74% 时才会受到影响。当血流低于这个临界值时，房水生成依赖于血流，随血流减少而减少[494]。

眼血流和在疾病中的调控

糖尿病

视网膜血流改变在糖尿病性视网膜病变（diabetic retinopathy，DR）发展中作用的假说超过 25 年[495]。

它因此引起了对该疾病眼睛各种组织血流的研究，目的是为了洞察糖尿病性视网膜病变的进展。目前这方面的知识存在相当大的争议，因为一些研究观察似乎是矛盾的[59,496]。研究结果的差异可能是由于：糖尿病患者类型不同（即 1 型与 2 型糖尿病）；糖尿病病情控制程度；近几年血糖控制级别的改善；短期与长期病程；存在或不存在其他伴随的疾病（如全身性高血压）[497]。

视网膜小动脉和静脉直径的增加被认为发生在疾病早期[497,498]。另一方面，控制良好的糖尿病患者视网膜血流似乎没有受到影响，除非发展到更严重视网膜病变[498-501]。在增殖期糖尿病性视网膜病变，患者视网膜血流动力学变化似乎依赖于特定的病理特征。例如，视网膜血流和血管染色的减少似乎与严重的毛细血管无灌注相关[502]。

轻度或没有糖尿病性视网膜病变眼睛的视网膜血管在高氧状态下减少血管收缩反应[503]，并改变视网膜的血流反应，这与糖尿病性视网膜病变的程度有关（图 10.25）[504]。这一改变的反应性可以发生在血流动力学基线值没有差异的情况下，并与客观定义的视网膜水肿的程度相关[499]。

在糖尿病患者，视网膜血流对眼灌注压变化反应的能力发生改变，不管是否因眼压升高而使灌注压降低[505]，是否因酪胺治疗[506]或等长收缩使得灌注压升高[507]。这种改变会因高血糖而进一步加重[506]，同时此现象在自主神经功能紊乱的患者比那些自主神经系统健全的患者更普遍[508]。据推测，高血糖阻止对灌注压升高引起附加应力的正常的自主调节反应[506]。

与健康的对照组相比，胰岛素依赖的糖尿病患者视网膜血管直径对闪烁的反应变得迟钝，这可能由于血管异常（血管内皮功能障碍或周细胞丢失）和（或）Müller 神经胶质细胞功能异常[510]导致神经活动反应下降[509]。这些细胞可能在视网膜神经活动和血流耦合中发挥重要的作用[368]。没有糖尿病性视网膜病变患者该反应已经是迟钝的，并随着患者糖尿病性视网膜病变的程度而加重[511]。

许多报道表明糖尿病视网膜病变眼睛存在过度的脉络膜基底膜增厚、变性[512]以及毛细血管减少[513]。糖尿病患者中心凹下脉络膜血流减少，特别是在发生黄斑水肿患者中[514,515]。等长收缩引起灌注压升高进而导致血流调节的变化，该现象存在于有 DR 的 1 型糖尿病患者，但不存在于没有 DR 的糖尿病患者[453]。与健康观察者和没有 DR 的糖尿病患者相反，DR 患

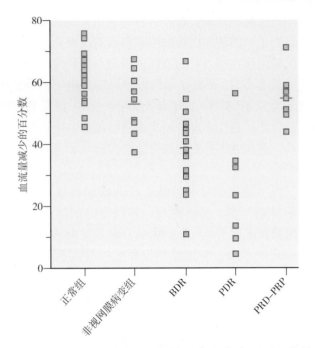

图10.25 患有不同程度 DR 的糖尿病患者在吸入5分钟 100%O_2 后使用 BLDV 测得的视网膜血流的减少。BDR：背景性视网膜病变；PDR：增殖性视网膜病变；PDR-PRP：增殖性视网膜病变全视网膜光凝后。水平标尺：各组的平均值。(From Grunwald et al 1984.[504])

者中央凹下脉络膜血流的增加与灌注压呈线性关系。关于糖尿病患者血流和血流调控的详细信息，请参阅近期综述[59,384]。

青光眼

血管功能失调在青光眼发病机制中的作用仍存在争议，但多数专家认为，高眼压本身并不能解释开角型青光眼患者整个视野残像。除了 IOP，还发现了青光眼许多其他全身以及眼部的危险因素，如心脏疾病[516]、低收缩压和眼低灌注压[517]。

大量采用不同的临床技术的研究表明：与正常眼睛相比，青光眼患者视神经乳头 / ONH 血流降低。然而，这是否是继发于神经组织的损失或者是致病因素还不清楚。正如通过视网膜和视神经乳头 / ONH 的血流有自主调节能力，适度 IOP 的升高对这些组织的血流没有或很少有影响。如果自主调节能力不足，情况可能就不会如此，甚至 IOP 轻微的升高就会影响眼部血流。采用蓝色视野刺激技术发现青光眼患者确实存在视网膜循环自主调节功能受损[518]。这个研究确定了在静态 IOP 之上急剧增加的 IOP 的最大值。当处于静态眼内压时，眼底视网膜黄斑部

的白细胞通过自主调节使速度保持恒定。对于原发性开角型青光眼患者，最大眼压为 25 ± 1.5 mmHg（$\pm 1SD$），正常人为 30 ± 3.6 mmHg。其他技术研究也表明，青光眼患者视网膜和（或）ONH 血流的自主调节功能下降。因此，在短期眼压升高时，视网膜静脉直径发生改变[519]，治疗后眼压降低引起边缘灌注的变化[520]，该现象表明青光眼患者自主调节功能受损而高眼压患者该功能正常。此外，青光眼患者视网膜静脉和视神经乳头 / ONH 血流在对闪烁作出反应时直径显著减小，而健康志愿者没有此情况[367,521]，这表明了存在神经介导的血管反应性的损伤。ONH 血流减少的反应在高眼压症患者中也可观察到[367]。改变的 ONH 血流调控在青光眼的发生和发展过程中是否是一个危险因素，还有待证明。

年龄相关性黄斑变性

本病的病理生理机制在很大程度上不是很清楚[522]。近年来，基于这样的假设：AMD 发展的早期，由于动脉粥样硬化的进程导致眼血管壁增厚并失去弹性。也可以理解为：脉络膜血流的减少在 AMD 的病理生理机制中发挥重要的作用[523-525]。AMD 的血流动力学模型体外研究显示：Bruch 膜形态的改变，RPE 的减少与毛细管形态变化之间存在关联[526]。为了研究血管成分参与 AMD 的可能性，中心凹下方脉络膜血流被测量，显示与健康的眼睛相比，AMD 患者 LDF 流率较低[527]。然而，不能排除 AMD 眼睛形态学变化产生此差异。另一方面，测量等长收缩时中心凹下脉络膜血流的变化揭示了血流调控机制发生改变[528]。因此，无论体外和体内研究是否已经建立了 AMD 和脉络膜血流变化之间的联系，仍然需要阐明的是：这些改变代表了 AMD 和脉络膜新生血管发病机制中的一个危险因素。

参考文献

1. Hickam JB, Frayser R. A photographic method for measuring the mean retinal circulation time using fluorescein. Invest Ophthalmol 1965; 4:876–884.
2. Wise GN, Dollery CT, Henkind P. The retinal circulation. New York: Harper and Row, 1975:20–82.
3. Weiter JJ, Ernest JT. Anatomy of the choroidal vasculature. Am J Ophthalmol 1974; 78:583–590.
4. Hayreh SS. Segmental nature of the choroidal vasculature. Br J Ophthalmol 1975; 59:631–648.
5. Hayreh SS. The ophthalmic artery: Iii. Branches. Br J Ophthalmol 1962; 46:212–247.
6. Singh S, Dass R. The central artery of the retina. I. Origin and course. Br J Ophthalmol 1960; 44:193–212.
7. Singh S, Dass R. The central artery of the retina. II. A study of its distribution and anastomoses. Br J Ophthalmol 1960; 44:280–299.
8. Onda E, Cioffi GA, Bacon DR, Van Buskirk EM. Microvasculature of the human optic nerve. Am J Ophthalmol 1995; 120:92–102.
9. Hayreh SS. The cilio-retinal arteries. Br J Ophthalmol 1963; 47:71–89.

10. Rungger-Brändle E, Kolb H, Niemeyer G. Histochemical demonstration of glycogen in neurons of the cat retina. Invest Ophthalmol Vis Sci 1996; 37:702–715.
11. Zhang Y, Stone J. Role of astrocytes in the control of developing retinal vessels. Invest Ophthalmol Vis Sci 1997; 38:1653–1666.
12. Henkind P. Radial peripapillary capillaries of the retina. I. Anatomy: human and comparative. Br J Ophthalmol 1967; 51:115–123.
13. Olver JM. Functional anatomy of the choroidal circulation: methyl methacrylate casting of human choroid. Eye 1990; 4(Pt 2):262–272.
14. Carella E, Carella G. Microangioarchitecture of the choroidal circulation using latex casts. In: Yannuzzi LA, Flower RW, Slatker JS, eds. Indocyanine green angiography. St. Louis: Mosby, 1997:24–28.
15. Olver JM, Spalton DJ, McCartney AC. Quantitative morphology of human retrolaminar optic nerve vasculature. Invest Ophthalmol Vis Sci 1994; 35:3858–3866.
16. Hayreh SS. The long posterior ciliary arteries. An experimental study. Albrecht Von Graefes Arch Klin Exp Ophthalmol 1974; 192:197–213.
17. Funk R, Rohen JW. Scanning electron microscopic study on the vasculature of the human anterior eye segment, especially with respect to the ciliary processes. Exp Eye Res 1990; 51:651–661.
18. Sattler H. Über den feineren Bau der Choroidea des Menschen. Beitragen zur pathologischen und vergleichenden Anatomie der Aderhaut. Von Graefe's Arch 1976; 428–440.
19. Nuel JP. De la vascularisation de la choroide et de la nutrition de la rétine principalement au niveau de la fovea centralis. Arch Ophthalmol 1992; 70–87.
20. Hayreh SS. Submacular choroidal vascular pattern. Experimental fluorescein fundus angiographic studies. Albrecht Von Graefes Arch Klin Exp Ophthalmol 1974; 192:181–196.
21. Hayreh SS. In vivo choroidal circulation and its watershed zones. Eye 1990; 4:273–289.
22. Hayreh SS. Posterior ciliary artery circulation in health and disease: the Weisenfeld lecture. Invest Ophthalmol Vis Sci 2004; 45:749–757.
23. Mendrinos E, Pournaras CJ. Topographic variation of the choroidal watershed zone and its relationship to neovascularization in patients with age-related macular degeneration. Acta Ophthalmol 2009; 87:290–296.
24. Hayreh SS. The choriocapillaris. Albrecht Von Graefes Arch Klin Exp Ophthalmol 1974; 192:165–179.
25. Fryczkowski AW. Topographic anatomy of the central retina and segmental choroidal circulation. In: Yannuzzi LA, Flower RW, Slatker JS, eds. Indocyanine green angiography. St. Louis: Mosby, 1997:29–34.
26. Sugita A, Hamasaki M, Higashi R. Regional difference in fenestration of choroidal capillaries in Japanese monkey eye. Jpn J Ophthalmol 1982; 26:47–52.
27. Bill A, Tornquist P, Alm A. Permeability of the intraocular blood vessels. Trans Ophthalmol Soc UK 1980; 100:332–336.
28. Spitznas M, Reale E. Fracture faces of fenestrations and junctions of endothelial cells in human choroidal vessels. Invest Ophthalmol 1975; 14:98–107.
29. Torczynski E, ed. Choroid and suprachoroid. Philadelphia: JB Lippincott, 1987.
30. Fryczkowski AW, Sherman MD, Walker J. Observations on the lobular organization of the human choriocapillaris. Int Ophthalmol 1991; 15:109–120.
31. Hayreh SS, Baines JA. Occlusion of the vortex veins. An experimental study. Br J Ophthalmol 1973; 57:217–238.
32. Hogan MJ, Feeney L. The ultrastructure of the retinal blood vessels. I. The large vessels. J Ultrastruct Res 1963; 39:10–28.
33. Henkind P, De Oliveira LF. Retinal arteriolar annuli. Invest Ophthalmol 1968; 7:584–591.
34. Shakib M, Cunha-Vaz JG. Studies on the permeability of the blood–retinal barrier. IV. Junctional complexes of the retinal vessels and their role in the permeability of the blood–retinal barrier. Exp Eye Res 1966; 5:229–234.
35. Hirschi KK, D'Amore PA. Pericytes in the microvasculature. Cardiovasc Res 1996; 32:687–698.
36. Haefliger IO, Meyer P, Flammer J, Luscher TF. The vascular endothelium as a regulator of the ocular circulation: a new concept in ophthalmology? Surv Ophthalmol 1994; 39:123–132.
37. Chakravarthy U, Gardiner TA. Endothelium-derived agents in pericyte function/dysfunction. Prog Retin Eye Res 1999; 18:511–527.
38. Ehinger B. Distribution of adrenergic nerves in the eye and some related structures in the cat. Acta Physiol Scand 1966; 66:123–128.
39. Laties AM. Central retinal artery innervation. Absence of adrenergic innervation to the intraocular branches. Arch Ophthalmol 1967; 77:405–409.
40. Denis P, Elena PP. Retinal vascular beta-adrenergic receptors in man. Ophtalmologie 1989; 3:62–64.
41. Ferrari-Dileo G, Davis EB, Anderson DR. Angiotensin binding sites in bovine and human retinal blood vessels. Invest Ophthalmol Vis Sci 1987; 28:1747–1751.
42. Stone RA. Neuropeptide Y and the innervation of the human eye. Exp Eye Res 1986; 42:349–355.
43. Feeney L, Hogan MJ. Electron microscopy of the human choroid. II. The choroidal nerves. Am J Ophthalmol 1961; 51:1072–1083.
44. Wolter JR. Nerves of the normal human choroid. Arch Ophthalmol 1960; 64: 120–124.
45. Flügel C, Tamm ER, Mayer B, Lütjen-Drecoll E. Species differences in choroidal vasodilative innervation: evidence for specific intrinsic nitrergic and VIP-positive neurons in the human eye. Invest Ophthalmol Vis Sci 1994; 35:592–599.
46. Flügel-Koch C, Kaufman P, Lütjen-Drecoll E. Association of a choroidal ganglion cell plexus with the fovea centralis. Invest Ophthalmol Vis Sci 1994; 35:4268–4272.
47. Lütjen-Drecoll E, Neuhuber W. Innervation choroiidenne: Focalisation sur les neurons intranséques. In: Pournaras CJ, ed. Pathologies vasculaires oculaires. Paris: Elsevier, 2008:29–32.
48. Ruskell GL. Facial parasympathetic innervation of the choroidal blood vessels in monkeys. Exp Eye Res 1971; 12:166–172.
49. Stjernschantz J, Bill A. Vasomotor effects of facial nerve stimulation: non-cholinergic vasodilation in the eye. Acta Physiol Scand 1980; 109:45–50.
50. Nilsson SF, Linder J, Bill A. Characteristics of uveal vasodilation produced by facial nerve stimulation in monkeys, cats and rabbits. Exp Eye Res 1985; 40:841–852.
51. Stone RA, Tervo T, Tervo K, Tarkkanen A. Vasoactive intestinal polypeptide-like immunoreactive nerves to the human eye. Acta Ophthalmol (Copenh) 1986; 64:12–18.
52. Yamamoto R, Bredt DS, Snyder SH, Stone RA. The localization of nitric oxide synthase in the rat eye and related cranial ganglia. Neuroscience 1993; 54:189–200.
53. Nilsson SFE. Neuropeptides in the autonomic nervous system influencing uveal blood flow and aqueous humor dynamics. In: Troger J, Kieselbach G, eds. Neuropeptides in the eye. Kerala: Research Signpost, 2009:147–167.
54. Meyer PA. Patterns of blood flow in episcleral vessels studied by low-dose fluorescein videoangiography. Eye 1988; 2(Pt 5):533–546.
55. Meyer PA, Watson PG. Low dose fluorescein angiography of the conjunctiva and episclera. Br J Ophthalmol 1987; 71:2–10.
56. Morrison JC, DeFrank MP, Van Buskirk EM. Regional microvascular anatomy of the rabbit ciliary body. Invest Ophthalmol Vis Sci 1987; 28:1314–1324.
57. Saunders RA, Bluestein EC, Wilson ME, Berland JE. Anterior segment ischemia after strabismus surgery. Surv Ophthalmol 1994; 38:456–466.
58. Van Nerom PR, Rosenthal AR, Jacobson DR, Pieper I, Schwartz H, Greider BW. Iris angiography and aqueous photofluorometry in normal subjects. Arch Ophthalmol 1981; 99:489–493.
59. Pournaras CJ, Rungger-Brandle E, Riva CE, Hardarson SH, Stefansson E. Regulation of retinal blood flow in health and disease. Prog Retin Eye Res 2008; 27:284–330.
60. Feng D, Nagy JA, Hipp J, Dvorak HF, Dvorak AM. Vesiculo-vacuolar organelles and the regulation of venule permeability to macromolecules by vascular permeability factor, histamine, and serotonin. J Exp Med 1996; 183:1981–1986.
61. Minshall RD, Sessa WC, Stan RV, Anderson RG, Malik AB. Caveolin regulation of endothelial function. Am J Physiol Lung Cell Mol Physiol 2003; 285:L1179–L1183.
62. Mehta D, Malik AB. Signaling mechanisms regulating endothelial permeability. Physiol Rev 2006; 86:279–367.
63. Palade GE, Simionescu M, Simionescu N. Structural aspects of the permeability of the microvascular endothelium. Acta Physiol Scand Suppl 1979; 463:11–32.
64. Tsukita S, Furuse M, Itoh M. Multifunctional strands in tight junctions. Nat Rev Mol Cell Biol 2001; 2:285–293.
65. D'Atri F, Citi S. Molecular complexity of vertebrate tight junctions (Review). Mol Membr Biol 2002; 19:103–112.
66. Schneeberger EE, Lynch RD. The tight junction: a multifunctional complex. Am J Physiol Cell Physiol 2004; 286:C1213–C1228.
67. Aijaz S, Balda MS, Matter K. Tight junctions: molecular architecture and function. Int Rev Cytol 2006; 248:261–298.
68. Van Itallie CM, Anderson JM. The molecular physiology of tight junction pores. Physiology (Bethesda) 2004; 19:331–338.
69. Nieuwdorp M, Meuwese MC, Vink H, Hoekstra JB, Kastelein JJ, Stroes ES. The endothelial glycocalyx: a potential barrier between health and vascular disease. Curr Opin Lipidol 2005; 16:507–511.
70. Gouverneur M, Berg B, Nieuwdorp M, Stroes E, Vink H. Vasculoprotective properties of the endothelial glycocalyx: effects of fluid shear stress. J Intern Med 2006; 259:393–400.
71. Kalluri R. Basement membranes: structure, assembly and role in tumour angiogenesis. Nat Rev Cancer 2003; 3:422–433.
72. Brown B, Lindberg K, Reing J, Stolz DB, Badylak SF. The basement membrane component of biologic scaffolds derived from extracellular matrix. Tissue Eng 2006; 12:519–526.
73. Macarak EJ, Howard PS. Adhesion of endothelial cells to extracellular matrix proteins. J Cell Physiol 1983; 116:76–86.
74. Alexander JS, Elrod JW. Extracellular matrix, junctional integrity and matrix metalloproteinase interactions in endothelial permeability regulation. J Anat 2002; 200:561–574.
75. Wu MH. Endothelial focal adhesions and barrier function. J Physiol 2005; 569:359–366.
76. Tilling T, Korte D, Hoheisel D, Galla HJ. Basement membrane proteins influence brain capillary endothelial barrier function in vitro. J Neurochem 1998; 71:1151–1157.
77. Savettieri G, Di Liegro I, Catania C, et al. Neurons and ECM regulate occludin localization in brain endothelial cells. Neuroreport 2000; 11:1081–1084.
78. Tornquist P, Alm A, Bill A. Studies on ocular blood flow and retinal capillary permeability to sodium in pigs. Acta Physiol Scand 1979; 106:343–350.
79. Takata K, Hirano H, Kasahara M. Transport of glucose across the blood–tissue barriers. Int Rev Cytol 1997; 172:1–53.
80. Nilius B, Droogmans G. Ion channels and their functional role in vascular endothelium. Physiol Rev 2001; 81:1415–1419.
81. Mann GE, Yudilevich DL, Sobrevia L. Regulation of amino acid and glucose transporters in endothelial and smooth muscle cells. Physiol Rev 2003; 83:183–252.
82. Kumagai AK. Glucose transport in brain and retina: implications in the management and complications of diabetes. Diabetes Metab Res Rev 1999; 15:261–273.
83. Cogan DG, Kuwabara T. Comparison of retinal and cerebral vasculature in trypsin digest preparations. Br J Ophthalmol 1984; 68:10–12.
84. Frank RN, Turczyn TJ, Das A. Pericyte coverage of retinal and cerebral capillaries. Invest Ophthalmol Vis Sci 1990; 31:999–1007.
85. Wu DM, Kawamura H, Sakagami K, Kobayashi M, Puro DG. Cholinergic regulation of pericyte-containing retinal microvessels. Am J Physiol Heart Circ Physiol 2003; 284:H2083–H2090.
86. Allt G, Lawrenson JG. Pericytes: cell biology and pathology. Cells Tissues Organs 2001; 169:1–11.
87. Bandopadhyay R, Orte C, Lawrenson JG, Reid AR, De Silva S, Allt G. Contractile proteins in pericytes at the blood–brain and blood–retinal barriers. J Neurocytol 2001; 30:35–44.
88. Tomasek JJ, Haaksma CJ, Schwartz RJ, et al. Deletion of smooth muscle alpha-actin alters blood–retina barrier permeability and retinal function. Invest Ophthalmol Vis Sci 2006; 47:2693–2700.
89. Peppiatt CM, Howarth C, Mobbs P, Attwell D. Bidirectional control of CNS capillary diameter by pericytes. Nature 2006; 443:700–704.
90. Frey A, Meckelein B, Weiler-Guttler H, Mockel B, Flach R, Gassen HG. Pericytes of the brain microvasculature express gamma-glutamyl transpeptidase. Eur J Biochem 1991; 202:421–429.

91. Rungger-Brändle E, Messerli JM, Niemeyer G, Eppenberger HM. Confocal microscopy and computer-assisted image reconstruction of astrocytes in the mammalian retina. Eur J Neurosci 1993; 5:1093–1106.
92. Tao-Cheng JH, Nagy Z, Brightman MW. Tight junctions of brain endothelium in vitro are enhanced by astroglia. J Neurosci 1987; 7:3293–3299.
93. Wolburg H, Lippoldt A. Tight junctions of the blood–brain barrier: development, composition and regulation. Vascul Pharmacol 2002; 38:323–337.
94. Igarashi Y, Chiba H, Utsumi H, et al. Expression of receptors for glial cell line-derived neurotrophic factor (GDNF) and neurturin in the inner blood–retinal barrier of rats. Cell Struct Funct 2000; 25:237–241.
95. Behzadian MA, Wang XL, Windsor LJ, Ghaly N, Caldwell RB. TGF-beta increases retinal endothelial cell permeability by increasing MMP-9: possible role of glial cells in endothelial barrier function. Invest Ophthalmol Vis Sci 2001; 42:853–859.
96. Drescher KM, Whittum-Hudson JA. Herpes simplex virus type 1 alters transcript levels of tumor necrosis factor-alpha and interleukin-6 in retinal glial cells. Invest Ophthalmol Vis Sci 1996; 37:2302–2312.
97. Ghassemifar R, Lai CM, Rakoczy PE. VEGF differentially regulates transcription and translation of ZO-1alpha+ and ZO-1alpha- and mediates trans-epithelial resistance in cultured endothelial and epithelial cells. Cell Tissue Res 2006; 323:117–125.
98. Tornquist P. Capillary permeability in cat choroid, studied with the single injection technique (II). Acta Physiol Scand 1979; 106:425–430.
99. Chylack LT, Jr., Bellows AR. Molecular sieving in suprachoroidal fluid formation in man. Invest Ophthalmol Vis Sci 1978; 17:420–427.
100. Rizzolo LJ. Polarity and the development of the outer blood–retinal barrier. Histol Histopathol 1997; 12:1057–1067.
101. Miller SS, Steinberg RH. Active transport of ions across frog retinal pigment epithelium. Exp Eye Res 1977; 25:235–248.
102. Miller SS, Steinberg RH. Passive ionic properties of frog retinal pigment epithelium. J Membr Biol 1977; 36:337–372.
103. Nguyen-Legros J. Fine structure of the pigment epithelium in the vertebrate retina. Int Rev Cytol Suppl 1978; 287–328.
104. Lin WL, Essner E, McCarthy KJ, Couchman JR. Ultrastructural immunocytochemical localization of chondroitin sulfate proteoglycan in Bruch's membrane of the rat. Invest Ophthalmol Vis Sci 1992; 33:2072–2075.
105. Streilein JW. Ocular immune privilege: the eye takes a dim but practical view of immunity and inflammation. J Leukoc Biol 2003; 74:179–185.
106. Pederson JE, Green K. Aqueous humor dynamics: experimental studies. Exp Eye Res 1973; 15:277–297.
107. Pederson JE, Green K. Aqueous humor dynamics: a mathematical approach to measurement of facility, pseudofacility, capillary pressure, active secretion and X c. Exp Eye Res 1973; 15:265–276.
108. Lightman SL, Palestine AG, Rapoport SI, Rechthand E. Quantitative assessment of the permeability of the rat blood–retinal barrier to small water-soluble non-electrolytes. J Physiol 1987; 389:483–490.
109. Bill A. Quantitative determination of uveal blood flow in rabbits. Acta Physiol Scand 1962; 55:101–110.
110. Alm A, Bill A. Ocular and optic nerve blood flow at normal and increased intraocular pressures in monkeys (Macaca irus): a study with radioactively labelled microspheres including flow determinations in brain and some other tissues. Exp Eye Res 1973; 15:15–29.
111. Armaly MF, Araki M. Effect of ocular pressure on choroidal circulation in the cat and Rhesus monkey. Invest Ophthalmol 1975; 14:584–591.
112. Bill A. A method for quantitative determination of the blood flow through the cat uvea. Arch Ophthalmol 1962; 67:156–162.
113. Friedman E, Kopald HH, Smith TR. Retinal and choroidal blood flow determined with Krypton-85 anesthetized animals. Invest Ophthalmol 1964; 3:539–547.
114. Yu DY, Alder V, Cringle SJ, Brown MJ. Choroidal blood flow measured in the dog eye in vivo and in vitro by local hydrogen clearance polarography: validation of a technique and response to raised intraocular pressure. Exp Eye Res 1988; 46:289–303.
115. Sossi N, Anderson DR. Effect of elevated intraocular pressure on blood flow. Occurrence in cat optic nerve head studied with iodoantipyrine I 125. Arch Ophthalmol 1983; 101:98–101.
116. Suzuki Y, Masuda K, Ogino K, Sugita T, Aizu Y, Asakura T. Measurement of blood flow velocity in retinal vessels utilizing laser speckle phenomenon-. Jpn J Ophthalmol 1991; 35:4–15.
117. Guran T, Zeimer RC, Shahidi M, Mori MT. Quantitative analysis of retinal hemodynamics using targeted dye delivery. Invest Ophthalmol Vis Sci 1990; 31:2300–2306.
118. Nishiwaki H, Ogura Y, Kimura H, Kiryu J, Honda Y. Quantitative evaluation of leukocyte dynamics in retinal microcirculation. Invest Ophthalmol Vis Sci 1995; 36:123–130.
119. Kiel JW, Shepherd AP. Autoregulation of choroidal blood flow in the rabbit. Invest Ophthalmol Vis Sci 1992; 33:2399–2410.
120. O'Day DM, Fish MB, Aronson SB, Coon A, Pollycove M. Ocular blood flow measurement by nuclide labeled microspheres. Arch Ophthalmol 1971; 86:205–209.
121. Alm A, Bill A. The oxygen supply to the retina. II. Effects of high intraocular pressure and of increased arterial carbon dioxide tension on uveal and retinal blood flow in cats. A study with radioactively labelled microspheres including flow determinations in brain and some other tissues. Acta Physiol Scand 1972; 84:306–319.
121a. Törnquist P, Alm A. Retinal and choroidal contribution to retinal metabolism in vivo: a study in pigs. Acta Physiol Scand 1979;106:351-357.
122. Geijer C, Bill A. Effects of raised intraocular pressure on retinal, prelaminar, laminar, and retrolaminar optic nerve blood flow in monkeys. Invest Ophthalmol Vis Sci 1979; 18:1030–1042.
123. Chiou GC, Zhao F, Shen ZF, Li BH. Effects of D-timolol and L-timolol on ocular blood flow and intraocular pressure. J Ocul Pharmacol 1990; 6:23–30.
124. Nork TM, Kim CB, Shanmuganayagam D, Van Lysel MS, Ver Hoeve JN, Folts JD. Measurement of regional choroidal blood flow in rabbits and monkeys using fluorescent microspheres. Arch Ophthalmol 2006; 124:860–868.
125. Hillerdal M, Sperber GO, Bill A. The microsphere method for measuring low blood flows: theory and computer simulations applied to findings in the rat cochlea. Acta Physiol Scand 1987; 130:229–235.
126. Alm A, Bill A. Blood flow and oxygen extraction in the cat uvea at normal and high intraocular pressures. Acta Physiol Scand 1970; 80:19–28.
127. Alder VA, Cringle SJ, Constable IJ. The retinal oxygen profile in cats. Invest Ophthalmol Vis Sci 1983; 24:30–36.
128. Linsenmeier RA. Effects of light and darkness on oxygen distribution and consumption in the cat retina. J Gen Physiol 1986; 88:521–542.
129. Sperber GO, Bill A. Blood flow and glucose consumption in the optic nerve, retina and brain: effects of high intraocular pressure. Exp Eye Res 1985; 41:639–653.
130. Bill A, Sperber GO. Aspects of oxygen and glucose consumption in the retina: effects of high intraocular pressure and light. Graefes Arch Clin Exp Ophthalmol 1990; 228:124–127.
131. Delori FC, Fitch KA, Feke GT, Deupree DM, Weiter JJ. Evaluation of micrometric and microdensitometric methods for measuring the width of retinal vessel images on fundus photographs. Graefes Arch Clin Exp Ophthalmol 1988; 226:393–399.
132. Nagel E, Munch K, Vilser W. Measurement of the diameter of segments of retinal branch vessels in digital fundus images – an experimental study of the method and reproducibility. Klin Monatsbl Augenheilkd 2001; 218:616–620.
133. Meier P, Zierler KL. On the theory of the indicator-dilution method for measurement of blood flow and volume. J Appl Physiol 1954; 6:731–744.
134. Gonzalez-Fernandez JM. Theory of the measurement of the dispersion of an indicator in indicator-dilution studies. Circ Res 1962; 10:409–428.
135. Riva CE, Ben-Sira I. Injection method for ocular hemodynamic studies in man. Invest Ophthalmol 1974; 13:77–79.
136. Riva CE, Feke GT, Ben-Sira I. Fluorescein dye-dilution technique and retinal circulation. Am J Physiol 1978; 234:H315–H322.
137. Sperber GO, Alm A. Retinal mean transit time determined with an impulse-response analysis from video fluorescein angiograms. Acta Ophthalmol Scand 1997; 75:532–536.
138. Wolf S, Arend O, Reim M. Measurement of retinal hemodynamics with scanning laser ophthalmoscopy: reference values and variation. Surv Ophthalmol 1994; 38 Suppl:S95–100.
139. Wolf S, Jung F, Kiesewetter H, Korber N, Reim M. Video fluorescein angiography: method and clinical application. Graefes Arch Clin Exp Ophthalmol 1989; 227:145–151.
140. Tomic L, Maepea O, Sperber GO, Alm A. Comparison of retinal transit times and retinal blood flow: a study in monkeys. Invest Ophthalmol Vis Sci 2001; 42:752–755.
141. Bischoff PM, Flower RW. Ten years experience with choroidal angiography using indocyanine green dye: a new routine examination or an epilogue? Doc Ophthalmol 1985; 60:235–291.
142. Hasegawa Y, Hayashi K, Tokoro T, De Laey JJ. Clinical use of indocyanine green angiography in the diagnosis of choroidal neovascular diseases. Fortschr Ophthalmol 1988; 85:410–412.
143. Podoleanu AG, Dobre GM, Cernat R, et al. Investigations of the eye fundus using a simultaneous optical coherence tomography/indocyanine green fluorescence imaging system. J Biomed Opt 2007; 12:14–19.
144. Logean E, Schmetterer L, Riva CE. Velocity profile of red blood cells in human retinal vessels using confocal scanning laser Doppler velocimetry. Laser Phys 2003; 13:45–51.
145. Leitgeb RA, Schmetterer L, Drexler W, Fercher AF. Real-time assessment of retinal blood flow with ultrafast acquisition by color Doppler Fourier domain optical coherence tomography. Opt Express 2003; 11:3116–3121.
146. Yazdanfar S, Rollins AM, Izatt JA. In vivo imaging of human retinal flow dynamics by color Doppler optical coherence tomography. Arch Ophthalmol 2003; 121:235–239.
147. Wang Y, Bower BA, Izatt JA, Tan O, Huang D. In vivo total retinal blood flow measurement by Fourier domain Doppler optical coherence tomography. J Biomed Opt 2007; 12:412–415.
148. Szkulmowska A, Szkulmowski M, Szlag D, Kowalczyk A, Wojtkowski M. Three-dimensional quantitative imaging of retinal and choroidal blood flow velocity using joint spectral and time domain optical coherence tomography. Opt Express 2009; 17:10584–10598.
149. Le-Cong P, Zweifach BW. In vivo and in vitro velocity measurements in microvasculature with a laser. Microvasc Res 1979; 17:131–141.
150. Zweifach BW, Lipowsky HH. Quantitative studies of microcirculatory structure and function. III. Microvascular hemodynamics of cat mesentery and rabbit omentum. Circ Res 1977; 41:380–390.
151. Bonner RF, Nossal R. Principles of Laser Doppler Flowmetry. In: Shepherd AP, Öberg PA, eds. Laser-Doppler blood flowmetry. Boston: Kluwer, 1990:57–72.
152. Riva CE, Petrig BL. Laser Doppler techniques in ophthamology – principles and applications. In: Fankhauser F, Kwasniewska S, eds. Lasers in ophthalmology – basic, diagnostic and surgical aspects. The Hague, The Netherlands: Kugler, 2003:51–59.
153. Michelson G, Schmauss B. Two dimensional mapping of the perfusion of the retina and optic nerve head. Br J Ophthalmol 1995; 79:1126–1132.
154. Fercher AF, Briers JD. Flow visualization by means of single-exposure speckle photography. Optical Comm 1981; 37:326–330.
155. Briers JD, Fercher AF. Retinal blood-flow visualization by means of laser speckle photography. Invest Ophthalmol Vis Sci 1982; 22:255–259.
156. Briers JD. Laser Doppler and time-varying speckle: a reconciliation. J Opt Soc Am A 1996; 13:345–350.
157. Tamaki Y, Araie M, Kawamoto E, Eguchi S, Fujii H. Non-contact, two-dimensional measurement of tissue circulation in choroid and optic nerve head using laser speckle phenomenon-. Exp Eye Res 1995; 60:373–383.
158. Zinser G. Scanning laser Doppler flowmetry. In: Pillunat LE, Harris A, Anderson DR, Greve EL eds. Current concepts on ocular blood flow in glaucoma. The Hague, The Netherlands: Kugler, 1999:197–204.
159. Riva CE, Petrig BL. Laser doppler flowmetry in the optic nerve head. In: Drance SM, ed. Vascular risk factors and neuroprotection in glaucoma – update 1996. Amsterdam / New York: Kugler, 1997:43–55.
160. Riva CE, Petrig B. Blue field entoptic phenomenon- and blood velocity in the retinal capillaries. J Opt Soc Am 1980; 70:1234–1238.
161. Loebl M, Riva CE. Macular circulation and the flying corpuscles phenomenon-. Ophthalmology 1978; 85:911–917.
162. Martin JA, Roorda A. Direct and non-invasive assessment of parafoveal capillary leukocyte velocity. Ophthalmology 2005; 112:2219–2224.
163. Lieb WE, Cohen SM, Merton DA, Shields JA, Mitchell DG, Goldberg BB. Color Doppler imaging of the eye and orbit. Technique and normal vascular anatomy. Arch Ophthalmol 1991; 109:527–531.

164. Harris A, Kagemann L, Cioffi GA. Assessment of human ocular hemodynamics. Surv Ophthalmol 1998; 42:509–533.
165. Polska E, Kircher K, Ehrlich P, Vecsei PV, Schmetterer L. RI in central retinal artery as assessed by CDI does not correspond to retinal vascular resistance. Am J Physiol Heart Circ Physiol 2001; 280:H1442–H1447.
166. Taylor GA, Short BL, Walker LK, Traystman RJ. Intracranial blood flow: quantification with duplex Doppler and color Doppler flow US. Radiology 1990; 176:231–236.
167. Langham ME, Farrell RA, O'Brien V, Silver DM, Schilder P. Blood flow in the human eye. Acta Ophthalmol Suppl 1989; 191:9–13.
168. Langham ME, Farrell RA, O'Brien V, Silver DM, Schilder P. Non-invasive measurement of pulsatile blood flow in the human eye. In: Lambrou GN, Greve EL, eds. Ocular blood flow in glaucoma means, methods and measurements. Amstelveen, The Netherlands: Kugler & Ghedini, 1989:93–99.
169. Schmetterer L. Measurement of in vivo fundus pulsations on the eye by laser interferometry. Opt Eng 1997; 34:711–716.
170. Flammer J. The concept of vascular dysregulation in glaucoma. In: Haefliger IO, Flammer J, eds. Nitric oxide and endothelin in the pathogenesis of glaucoma. Philadelphia: Lippincott-Raven, 1998:14–19.
171. Rechtman E, Harris A, Kumar R, et al. An update on retinal circulation assessment technologies. Curr Eye Res 2003; 27:329–343.
172. Riva CE. Débit vasculaire oculaire. In: Pournaras CJ, ed. Pathologies vasculaires. Issy-les-Molineaux: Masson, 2008:53–65.
173. Murray CD. The physiological principle of minimum work: I. The vascular system and the cost of blood volume. Proc Natl Acad Sci USA 1926; 12:207–214.
174. LaBarbera M. The design of fluid transport systems: a comparative perspective. In: Bevan JA, Kaley G, Rubanyi GM, eds. Flow-dependent regulation of vascular function. New York: Oxford University Press, 1995:3–27.
175. Glucksberg MR, Dunn R. Direct measurement of retinal microvascular pressures in the live, anesthetized cat. Microvasc Res 1993; 45:158–165.
176. Stoltz JF, Donner M. New trends in clinical hemorheology: an introduction to the concept of the hemorheological profile. Schweiz Med Wochenschr Suppl 1991; 43:41–49.
177. Knabben H, Wolf S, Remky A, Schulte K, Arend O, Reim M. Retinal hemodynamics in patients with hyperviscosity syndrome. Klin Monatsbl Augenheilkd 1995; 206:152–156.
178. Alm A. Ocular circulation. In: Hart W, ed. Adler's Physiology of the eye. St Louis: Mosby-Year Book, 1992:198–227.
179. Alm A, Tornquist P, Stjernschantz J. Radioactively labelled microspheres in regional ocular blood flow determinations. Bibl Anat 1977; 24–29.
180. Bill A. Circulation in the Eye. In: Renkin EM, Michel CC, eds. Handbook of physiology. Baltimore: Waverly Press, 1984:1001–1034.
181. Wang Y, Lu A, Gil-Flamer JH, Tan O, Izatt JA, Huang D. Measurement of total blood flow in the normal human retina using Doppler Fourier-domain optical coherence tomography. Br J Ophthalmol 2009; 93:634–637.
182. Riva CE, Grunwald JE, Sinclair SH, Petrig BL. Blood velocity and volumetric flow rate in human retinal vessels. Invest Ophthalmol Vis Sci 1985; 26:1124–1132.
183. Kimura I, Shinoda K, Tanino T, Ohtake Y, Mashima Y, Oguchi Y. Scanning laser Doppler flowmeter study of retinal blood flow in macular area of healthy volunteers. Br J Ophthalmol 2003; 87:1469–1473.
184. Friedman E. Choroidal blood flow. Pressure-flow relationships. Arch Ophthalmol 1970; 83:95–99.
185. Bill A. Blood circulation and fluid dynamics in the eye. Physiol Rev 1975; 55:383–417.
186. Ruskell G. Blood vessels of the orbit and globe. In: Prince J, ed. The rabbit in eye research. Springfield, IL: Charles C Thomas, 1964:514–553.
187. Alder VA, Cringle SJ. Vitreal and retinal oxygenation. Graefes Arch Clin Exp Ophthalmol 1990; 228:151–157.
188. Bill A, Sperber GO. Control of retinal and choroidal blood flow. Eye 1990; 4(Pt 2):319–325.
189. Reitsamer HA, Kiel JW. Circulation choroïdienne. In: Pournaras CJ, ed. Pathologies vasculaires. Issy-les-Molineaux: Masson, 2008:75–86.
190. Alm A, Bill A. Ocular circulation. In: Moses RA, Adler HW, eds. Adler's Physiology of the eye. St. Louis: Mosby, 1987:183–203.
191. Bill A, Sperber G, Ujiie K. Physiology of the choroidal vascular bed. Int Ophthalmol 1983; 6:101–107.
192. Longo A, Geiser M, Riva CE. Subfoveal choroidal blood flow in response to light-dark exposure. Invest Ophthalmol Vis Sci 2000; 41:2678–2683.
193. Parver LM. Temperature modulating action of choroidal blood flow. Eye 1991; 5(Pt 2):181–185.
194. Brubaker RF. Determination of episcleral venous pressure in the eye. A comparison of three methods. Arch Ophthalmol 1967; 77:110–114.
195. Podos SM, Minas TF, Macri FJ. A new instrument to measure episcleral venous pressure. Comparison of normal eyes and eyes with primary open-angle glaucoma. Arch Ophthalmol 1968; 80:209–213.
196. Bill A. Blood pressure in the ciliary arteries of rabbits. Exp Eye Res 1963; 2:20–24.
197. Maepea O. Pressures in the anterior ciliary arteries, choroidal veins and choriocapillaris. Exp Eye Res 1992; 54:731–736.
198. Alm A, Bill A, Young FA. The effects of pilocarpine and neostigmine on the blood flow through the anterior uvea in monkeys. A study with radioactively labelled microspheres. Exp Eye Res 1973; 15:31–63.
199. Linner E. A method for determining the rate of plasma flow through the secretory part of the ciliary body. Acta Physiol Scand 1951; 22:83–86.
200. Linner E. Ascorbic acid as a test substance for measuring relative changes in the rate of plasma flow through the ciliary processes. I. The effect of unilateral ligation of the common carotid artery in rabbits on the ascorbic acid content of the aqueous humour at varying plasma levels. Acta Physiol Scand 1952; 26:57–69.
201. Lemmingson W. The occurrence of vasomotion in the retinal circulation. Albrecht Von Graefes Arch Klin Exp Ophthalmol 1968; 176:368–377.
202. Braun RD, Linsenmeier RA, Yancey CM. Spontaneous fluctuations in oxygen tension in the cat retina. Microvasc Res 1992; 44:73–84.
203. Buerk DG, Riva CE. Vasomotion and spontaneous low-frequency oscillations in blood flow and nitric oxide in cat optic nerve head. Microvasc Res 1998; 55:103–112.
204. Riva CE, Pournaras CJ, Poitry-Yamate CL, Petrig BL. Rhythmic changes in velocity, volume, and flow of blood in the optic nerve head tissue. Microvasc Res 1990; 40:36–45.
205. Osusky R, Schoetzau A, Flammer J. Variations in the blood flow of the human optic nerve head. Eur J Ophthalmol 1997; 7:364–369.
206. Riva CE, Maret Y, Polak K, Logean E. Wavelet transform (WT) of temporal fluctuations in optic nerve and choroidal blood flow and retinal vessel diameter. Invest Ophthalmol Vis Sci 2000; 41:516.
207. Leung H, Wang JJ, Rochtchina E, et al. Relationships between age, blood pressure, and retinal vessel diameters in an older population. Invest Ophthalmol Vis Sci 2003; 44:2900–2904.
208. Tien Yin W, Ronald K, Sharrett AR, et al. The prevalence and risk factors of retinal microvascular abnormalities in older persons: the Cardiovascular Health Study. Ophthalmology 2003; 110:658–666.
209. Wong TY, Klein R, Klein BE, Meuer SM, Hubbard LD. Retinal vessel diameters and their associations with age and blood pressure. Invest Ophthalmol Vis Sci 2003; 44:4644–4650.
210. Embleton SJ, Hosking SL, Roff Hilton EJ, Cunliffe IA. Effect of senescence on ocular blood flow in the retina, neuroretinal rim and lamina cribrosa, using scanning laser Doppler flowmetry. Eye 2002; 16:156–162.
211. Groh MJ, Michelson G, Langhans MJ, Harazny J. Influence of age on retinal and optic nerve head blood circulation. Ophthalmology 1996; 103:529–534.
212. Rizzo JF, 3rd, Feke GT, Goger DG, Ogasawara H, Weiter JJ. Optic nerve head blood speed as a function of age in normal human subjects. Invest Ophthalmol Vis Sci 1991; 32:3263–3272.
213. Grunwald JE, Piltz J, Patel N, Bose S, Riva CE. Effect of aging on retinal macular microcirculation: a blue field simulation study. Invest Ophthalmol Vis Sci 1993; 34:3609–3613.
214. Gao H, Hollyfield JG. Aging of the human retina. Differential loss of neurons and retinal pigment epithelial cells. Invest Ophthalmol Vis Sci 1992; 33:1–17.
215. Jonas JB, Nguyen NX, Naumann GO. The retinal nerve fiber layer in normal eyes. Ophthalmology 1989; 96:627–632.
216. Grunwald JE, Hariprasad SM, DuPont J. Effect of aging on foveolar choroidal circulation. Arch Ophthalmol 1998; 116:150–154.
217. Ito YN, Mori K, Young-Duvall J, Yoneya S. Aging changes of the choroidal dye filling pattern in indocyanine green angiography of normal subjects. Retina 2001; 21:237–242.
218. Ramrattan RS, van der Schaft TL, Mooy CM, de Bruijn WC, Mulder PG, de Jong PT. Morphometric analysis of Bruch's membrane, the choriocapillaris, and the choroid in aging. Invest Ophthalmol Vis Sci 1994; 35:2857–2864.
219. Haefliger IO, Beny JL, Luscher TF. Endothelium-dependent vasoactive modulation in the ophthalmic circulation. Prog Retin Eye Res 2001; 20:209–225.
220. Metea MR, Newman EA. Glial cells dilate and constrict blood vessels: a mechanism of neurovascular coupling. J Neurosci 2006; 26:2862–2870.
221. Guyton AC, Jones CJ, Coleman TJ. Circulatory physiology: cardiac output and its regulation, 2nd edn. Philadelphia: WB Saunders, 1973.
222. Delaey C, Van De Voorde J. Regulatory mechanisms in the retinal and choroidal circulation. Ophthalmic Res 2000; 32:249–256.
223. Weinstein JM, Funsch D, Page RB, Brennan RW. Optic nerve blood flow and its regulation. Invest Ophthalmol Vis Sci 1982; 23:640–645.
224. Riva CE, Cranstoun SD, Petrig BL. Effect of decreased ocular perfusion pressure on blood flow and the flicker-induced flow response in the cat optic nerve head. Microvasc Res 1996; 52:258–269.
225. Nagel E, Vilser W. Autoregulative behavior of retinal arteries and veins during changes of perfusion pressure: a clinical study. Graefes Arch Clin Exp Ophthalmol 2004; 242:13–17.
226. Riva CE, Loebl M. Autoregulation of blood flow in the capillaries of the human macula. Invest Ophthalmol Vis Sci 1977; 16:568–571.
227. Riva CE, Hero M, Titze P, Petrig B. Autoregulation of human optic nerve head blood flow in response to acute changes in ocular perfusion pressure. Graefes Arch Clin Exp Ophthalmol 1997; 235:618–626.
228. Pillunat LE, Anderson DR, Knighton RW, Joos KM, Feuer WJ. Autoregulation of human optic nerve head circulation in response to increased intraocular pressure. Exp Eye Res 1997; 64:737–744.
229. Grunwald JE, Sinclair SH, Riva CE. Autoregulation of the retinal circulation in response to decrease of intraocular pressure below normal. Invest Ophthalmol Vis Sci 1982; 23:124–127.
230. Riva CE, Grunwald JE, Petrig BL. Autoregulation of human retinal blood flow. An investigation with laser Doppler velocimetry. Invest Ophthalmol Vis Sci 1986; 27:1706–1712.
231. Yancey CM, Linsenmeier RA. Oxygen distribution and consumption in the cat retina at increased intraocular pressure. Invest Ophthalmol Vis Sci 1989; 30:600–611.
232. Shonat RD, Wilson DF, Riva CE, Cranstoun SD. Effect of acute increases in intraocular pressure on intravascular optic nerve head oxygen tension in cats. Invest Ophthalmol Vis Sci 1992; 33:3174–3180.
233. Alm A, Bill A. The oxygen supply to the retina. I. Effects of changes in intraocular and arterial blood pressures, and in arterial PO_2 and PCO_2 on the oxygen tension in the vitreous body of the cat. Acta Physiol Scand 1972; 84:261–274.
234. Bill A. Intraocular pressure and blood flow through the uvea. Arch Ophthalmol 1962; 67:336–348.
235. Kiel JW, van Heuven WA. Ocular perfusion pressure and choroidal blood flow in the rabbit. Invest Ophthalmol Vis Sci 1995; 36:579–585.
236. Reiner A, Zagvazdin Y, Fitzgerald ME. Choroidal blood flow in pigeons compensates for decreases in arterial blood pressure. Exp Eye Res 2003; 76:273–282.
237. Riva CE, Titze P, Hero M, Petrig BL. Effect of acute decreases of perfusion pressure on choroidal blood flow in humans. Invest Ophthalmol Vis Sci 1997; 38:1752–1760.
238. Simader C, Lung S, Weigert G, et al. Role of NO in the control of choroidal blood flow during a decrease in ocular perfusion pressure. Invest Ophthalmol Vis Sci 2009; 50:372–377.
239. Chamot SR, Movaffaghy A, Petrig BL, Riva CE. Iris blood flow response to acute decreases in ocular perfusion pressure: a laser Doppler flowmetry study in humans. Exp Eye Res 2000; 70:107–112.
240. Pournaras CJ. Autoregulation of ocular blood flow. In: Kaiser HJ, Flammer J, Hendrickson P, eds. Ocular blood flow: new insights into the pathogenesis of ocular diseases. Basel: Karger, 1996:40–50.

241. Anderson DR. Introductory comments on blood flow autoregulation in the optic nerve head and vascular risk factors in glaucoma. Surv Ophthalmol 1999; 43(Suppl 1):S5–S9.

242. Aaslid R, Lindegaard KF, Sorteberg W, Nornes H. Cerebral autoregulation dynamics in humans. Stroke 1989; 20:45–52.

243. Halpern W, Osol G. Influence of transmural pressure of myogenic responses of isolated cerebral arteries of the rat. Ann Biomed Eng 1985; 13:287–293.

244. Bevan JA, Hwa JJ. Myogenic tone and cerebral vascular autoregulation: the role of a stretch-dependent mechanism. Ann Biomed Eng 1985; 13:281–286.

245. Okuno T, Oku H, Sugiyama T, Yang Y, Ikeda T. Evidence that nitric oxide is involved in autoregulation in optic nerve head of rabbits. Invest Ophthalmol Vis Sci 2002; 43:784–789.

246. Lind AR, Taylor SH, Humphreys PW, Kennelly BM, Donald KW. The circulatory effects of sustained voluntary muscle contraction. Clin Sci 1964; 27:229–244.

247. Robinson F, Riva CE, Grunwald JE, Petrig BL, Sinclair SH. Retinal blood flow autoregulation in response to an acute increase in blood pressure. Invest Ophthalmol Vis Sci 1986; 27:722–726.

248. Dumskyj MJ, Eriksen JE, Dore CJ, Kohner EM. Autoregulation in the human retinal circulation: assessment using isometric exercise, laser Doppler velocimetry, and computer-assisted image analysis. Microvasc Res 1996; 51:378–392.

249. Riva CE, Titze P, Hero M, Movaffaghy A, Petrig BL. Choroidal blood flow during isometric exercises. Invest Ophthalmol Vis Sci 1997; 38:2338–2343.

250. Movaffaghy A, Chamot SR, Petrig BL, Riva CE. Blood flow in the human optic nerve head during isometric exercise. Exp Eye Res 1998; 67:561–568.

251. Kiss B, Dallinger S, Polak K, Findl O, Eichler HG, Schmetterer L. Ocular hemodynamics during isometric exercise. Microvasc Res 2001; 61:1–13.

252. Blum M, Bachmann K, Wintzer D, Riemer T, Vilser W, Strobel J. Non-invasive measurement of the Bayliss effect in retinal autoregulation. Graefes Arch Clin Exp Ophthalmol 1999; 237:296–300.

253. Alm A. The effect of sympathetic stimulation on blood flow through the uvea, retina and optic nerve in monkeys (Macacca irus). Exp Eye Res 1977; 25:19–24.

254. Alm A, Bill A. The effect of stimulation of the cervical sympathetic chain on retinal oxygen tension and on uveal, retinal and cerebral blood flow in cats. Acta Physiol Scand 1973; 88:84–94.

255. Fuchsjager-Mayrl G, Luksch A, Malec M, Polska E, Wolzt M, Schmetterer L. Role of endothelin-1 in choroidal blood flow regulation during isometric exercise in healthy humans. Invest Ophthalmol Vis Sci 2003; 44:728–733.

256. Luksch A, Polska E, Imhof A, et al. Role of NO in choroidal blood flow regulation during isometric exercise in healthy humans. Invest Ophthalmol Vis Sci 2003; 44:734–739.

257. Marcus DF, Edelhauser HF, Maksud MG, Wiley RL. Effects of a sustained muscular contraction on human intraocular pressure. Clin Sci Mol Med 1974; 47:249–257.

258. McArdle WD, Katch FL, Katch VL. The cardiovascular system. Exercise physiology energy, nutrition, and human performance. Baltimore: Williams & Wilkins, 1996:267–283.

259. Michelson G, Groh M, Grundler A. Regulation of ocular blood flow during increases of arterial blood pressure. Br J Ophthalmol 1994; 78:461–465.

260. Harris A, Arend O, Bohnke K, Kroepfl E, Danis R, Martin B. Retinal blood flow during dynamic exercise. Graefes Arch Clin Exp Ophthalmol 1996; 234:440–444.

261. Forcier P, Kergoat H, Lovasik JV. Macular hemodynamic responses to short-term acute exercise in young healthy adults. Vision Res 1998; 38:181–186.

262. Lovasik JV, Kergoat H, Riva CE, Petrig BL, Geiser M. Choroidal blood flow during exercise-induced changes in the ocular perfusion pressure. Invest Ophthalmol Vis Sci 2003; 44:2126–2132.

263. Evans DW, Harris A, Garrett M, Chung HS, Kagemann L. Glaucoma patients demonstrate faulty autoregulation of ocular blood flow during posture change. Br J Ophthalmol 1999; 83:809–813.

264. James CB, Smith SE. The effect of posture on the intraocular pressure and pulsatile ocular blood flow in patients with non-arteritic anterior ischaemic optic neuropathy. Eye 1991; 5(Pt 3):309–314.

265. Longo A, Geiser MH, Riva CE. Posture changes and subfoveal choroidal blood flow. Invest Ophthalmol Vis Sci 2004; 45:546–551.

266. Sayegh FN, Weigelin E. Functional ophthalmodynamometry. Comparison between brachial and ophthalmic blood pressure in sitting and supine position. Angiology 1983; 34:176–182.

267. Kothe AC. The effect of posture on intraocular pressure and pulsatile ocular blood flow in normal and glaucomatous eyes. Surv Ophthalmol 1994; 38(Suppl):S191–S197.

268. Lovasik JV, Kergoat H. Gravity-induced homeostatic reactions in the macular and choroidal vasculature of the human eye. Aviat Space Environ Med 1994; 65:1010–1014.

269. Feke GT, Pasquale LR. Retinal blood flow response to posture change in glaucoma subjects compared with healthy subjects. Ophthalmology 2008; 115:246–252.

270. Sayegh FN, Weigelin EF. Functional ophthalmodynamometry: comparison between dynamometry findings of healthy subjects in sitting and supine positions. Ophthalmologica 1983; 187:196–201.

271. Kaeser P, Orgul S, Zawinka C, Reinhard G, Flammer J. Influence of change in body position on choroidal blood flow in normal subjects. Br J Ophthalmol 2005; 89:1302–1305.

272. Eperon G, Johnson M, David NJ. The effect of arterial PO_2 on relative retinal blood flow in monkeys. Invest Ophthalmol 1975; 14:342–352.

273. Riva CE, Pournaras CJ, Tsacopoulos M. Regulation of local oxygen tension and blood flow in the inner retina during hyperoxia. J Appl Physiol 1986; 61:592–598.

274. Stefansson E, Wagner HG, Seida M. Retinal blood flow and its autoregulation measured by intraocular hydrogen clearance. Exp Eye Res 1988; 47:669–678.

275. Hickam JB, Frayser R. Observation on vessels diameter, arteriovenous oxygen difference and mean circulation time. Circulation 1966; 33:302–316.

276. Riva CE, Grunwald JE, Sinclair SH. Laser Doppler velocimetry study of the effect of pure oxygen breathing on retinal blood flow. Invest Ophthalmol Vis Sci 1983; 24:47–51.

277. Jean-Louis S, Lovasik JV, Kergoat H. Systemic hyperoxia and retinal vasomotor responses. Invest Ophthalmol Vis Sci 2005; 46:1714–1720.

278. Fallon TJ, Maxwell D, Kohner EM. Retinal vascular autoregulation in conditions of hyperoxia and hypoxia using the blue field entoptic phenomenon-. Ophthalmology 1985; 92:701–705.

279. Kiss B, Polska E, Dorner G, et al. Retinal blood flow during hyperoxia in humans revisited: concerted results using different measurement techniques. Microvasc Res 2002; 64:75–85.

280. Kety SS, Schmidt CE. Effect of altered arterial tensions of carbon dioxide and oxygen on cerebral blood flow in normal young man. J Clin Invest 1948; 27:484–492.

281. Friedman E, Chandra SR. Choroidal blood flow. 3. Effects of oxygen and carbon dioxide. Arch Ophthalmol 1972; 87:70–71.

282. Riva CE, Cranstoun SD, Grunwald JE, Petrig BL. Choroidal blood flow in the foveal region of the human ocular fundus. Invest Ophthalmol Vis Sci 1994; 35:4273–4281.

283. Geiser MH, Riva CE, Dorner GT, Diermann U, Luksch A, Schmetterer L. Response of choroidal blood flow in the foveal region to hyperoxia and hyperoxia-hypercapnia. Curr Eye Res 2000; 21:669–676.

284. Dallinger S, Dorner GT, Wenzel R, et al. Endothelin-1 contributes to hyperoxia-induced vasoconstriction in the human retina. Invest Ophthalmol Vis Sci 2000; 41:864–869.

285. Linsenmeier RA, Yancey CM. Effects of hyperoxia on the oxygen distribution in the intact cat retina. Invest Ophthalmol Vis Sci 1989; 30:612–618.

286. Braun RD, Linsenmeier RA. Retinal oxygen tension and the electroretinogram during arterial occlusion in the cat. Invest Ophthalmol Vis Sci 1995; 36:523–541.

287. Berkowitz BA. Adult and newborn rat inner retinal oxygenation during carbogen and 100 percent oxygen breathing. Comparison using magnetic resonance imaging delta PO_2 mapping. Invest Ophthalmol Vis Sci 1996; 37:2089–2098.

288. Yu DY, Cringle SJ, Alder V, Su EN. Intraretinal oxygen distribution in the rat with graded systemic hyperoxia and hypercapnia. Invest Ophthalmol Vis Sci 1999; 40:2082–2087.

289. Yu DY, Cringle SJ, Su EN. Intraretinal oxygen distribution in the monkey retina and the response to systemic hyperoxia. Invest Ophthalmol Vis Sci 2005; 46:4728–4733.

290. Pournaras CJ, Riva CE, Tsacopoulos M, Strommer K. Diffusion of O_2 in the retina of anesthetized miniature pigs in normoxia and hyperoxia. Exp Eye Res 1989; 49:347–360.

291. Alder VA, Ben-Nun J, Cringle SJ. PO_2 profiles and oxygen consumption in cat retina with an occluded retinal circulation. Invest Ophthalmol Vis Sci 1990; 31:1029–1034.

292. Pournaras CJ, Tsacopoulos M, Bovet J, Roth A. Diffusion of O_2 in the normal and the ischemic retina of miniature pigs. Ophtalmologie 1990; 4:17–19.

293. Petropoulos IK, Pournaras JA, Stangos AN, Pournaras CJ. Effect of systemic nitric oxide synthase inhibition on optic disc oxygen partial pressure in normoxia and in hypercapnia. Invest Ophthalmol Vis Sci 2009; 50:378–384.

294. Pournaras C, Tsacopoulos M, Chapuis P. Studies on the role of prostaglandins in the regulation of retinal blood flow. Exp Eye Res 1978; 26:687–697.

295. Hickam JB, Frayser R, Ross JC. A study of retinal venous blood oxygen saturation in human subjects by photographic means. Circulation 1963; 27:375–385.

296. Ahmed J, Pulfer MK, Linsenmeier RA. Measurement of blood flow through the retinal circulation of the cat during normoxia and hypoxemia using fluorescent microspheres. Microvasc Res 2001; 62:143–153.

297. Kogure K, Scheinberg P, Reinmuth OM, Fujishima M, Busto R. Mechanisms of cerebral vasodilatation in hypoxia. J Appl Physiol 1970; 29:223–229.

298. Winkler BS. A quantitative assessment of glucose metabolism in the isolated rat retina. In: Doly CY, Droy-Lefaix MT, eds. Les seminaires ophthalmologiques d'IPSEN: vision et adaptation. Amsterdam: Elsevier, 1995:78–96.

299. Brazitikos PD, Pournaras CJ, Munoz J-L, Tsacopoulos M. Microinjection of L-lactate in the preretinal vitreous induces segmental vasodilation in the inner retina of miniature pigs. Invest Ophthalmol Vis Sci 1993; 34:1744–1752.

300. Nagaoka T, Sato E, Yoshida A. The effect of nitric oxide on retinal blood flow during hypoxia in cats. Invest Ophthalmol Vis Sci 2002; 43:3037–3044.

301. Enroth-Cugell C, Goldstick TK, Linsenmeier RA. The contrast sensitivity of cat retinal ganglion cells at reduced oxygen tensions. J Physiol 1980; 304:59–81.

302. Linsenmeier RA, Braun RD. Oxygen distribution and consumption in the cat retina during normoxia and hypoxemia. J Gen Physiol 1992; 99:177–197.

303. Pournaras CJ. Retinal oxygen distribution. Its role in the physiopathology of vasoproliferative microangiopathies. Retina 1995; 15:332–347.

304. Alder VA, Cringle SJ. Intraretinal and preretinal PO_2 response to acutely raised intraocular pressure in cats. Am J Physiol 1989; 256:H1627–H1634.

305. Moret P, Pournaras CJ, Munoz JL, Brazitikos P, Tsacopoulos M. Profile of pO_2. I. Profile of transretinal pO_2 in hypoxia. Klin Monatsbl Augenheilkd 1992; 200:498–499.

306. Tsacopoulos M, David NJ. The effect of arterial PCO_2 on relative retinal blood flow in monkeys. Invest Ophthalmol 1973; 12:335–347.

307. Dorner GT, Garhoefer G, Zawinka C, Kiss B, Schmetterer L. Response of retinal blood flow to CO_2-breathing in humans. Eur J Ophthalmol 2002; 12:459–466.

308. Tomic L, Bjarnhall G, Maepea O, Sperber GO, Alm A. Effects of oxygen and carbon dioxide on human retinal circulation: an investigation using blue field simulation and scanning laser ophthalmoscopy. Acta Ophthalmol Scand 2005; 83:705–710.

309. Harris A, Arend O, Wolf S, Cantor LB, Martin BJ. CO_2 dependence of retinal arterial and capillary blood velocity. Acta Ophthalmol Scand 1995; 73:421–424.

310. Sponsel WE, DePaul KL, Zetlan SR. Retinal hemodynamic effects of carbon dioxide, hyperoxia, and mild hypoxia. Invest Ophthalmol Vis Sci 1992; 33:1864–1869.

311. Chung HS, Harris A, Halter PJ, et al. Regional differences in retinal vascular reactivity. Invest Ophthalmol Vis Sci 1999; 40:2448–2453.

312. Venkataraman ST, Hudson C, Fisher JA, Flanagan JG. The impact of hypercapnia on retinal capillary blood flow assessed by scanning laser Doppler flowmetry. Microvasc Res 2005; 69:149–155.

313. Harris A, Anderson DR, Pillunat L, et al. Laser Doppler flowmetry measurement of changes in human optic nerve head blood flow in response to blood gas perturbations. J Glaucoma 1996; 5:258–265.

314. Wang L, Grant C, Fortune B, Cioffi GA. Retinal and choroidal vasoreactivity to altered $PaCO_2$ in rat measured with a modified microsphere technique. Exp Eye Res 2008; 86:908–913.

315. Tsacopoulos M, Levy S. Intraretinal acid-base studies using pH glass microelectrodes: effect of respiratory and metabolic acidosis and alkalosis on inner-retinal pH. Exp Eye Res 1976; 23:495–504.

316. Sato E, Sakamoto T, Nagaoka T, Mori F, Takakusaki K, Yoshida A. Role of nitric oxide in regulation of retinal blood flow during hypercapnia in cats. Invest Ophthalmol Vis Sci 2003; 44:4947–4953.

317. Checchin D, Hou X, Hardy P, et al. PGE(2)-mediated eNOS induction in prolonged hypercapnia. Invest Ophthalmol Vis Sci 2002; 43:1558-1566.
318. Doni MG, Whittle BJ, Palmer RM, Moncada S. Actions of nitric oxide on the release of prostacyclin from bovine endothelial cells in culture. Eur J Pharmacol 1988; 151:19-25.
319. Shimokawa H, Flavahan NA, Lorenz RR, Vanhoutte PM. Prostacyclin releases endothelium-derived relaxing factor and potentiates its action in coronary arteries of the pig. Br J Pharmacol 1988; 95:1197-1203.
320. Petropoulos IK, Munoz J-L, Pournaras CJ. Metabolic regulation of the hypercapnia-associated vasodilation of the optic nerve head vessels. Invest Ophthalmol Vis Sci 2005; 46:E-Abstract 3908.
321. Bill A. Effects of indomethacin on regional blood flow in conscious rabbits-a microsphere study. Acta Physiol Scand 1979; 105:437-442.
322. Taki K, Kato H, Endo S, Inada K, Totsuka K. Cascade of acetazolamide-induced vasodilatation. Res Commun Mol Pathol Pharmacol 1999; 103:240-248.
323. Pournaras JA, Petropoulos IK, Munoz JL, Pournaras CJ. Experimental retinal vein occlusion: effect of acetazolamide and carbogen (95 percent O_2/5 percent CO_2) on preretinal PO_2. Invest Ophthalmol Vis Sci 2004; 45:3669-3677.
324. Petropoulos IK, Pournaras JA, Munoz J-L, Pournaras CJ. Effect of carbogen breathing and acetazolamide on optic disc PO_2. Invest Ophthalmol Vis Sci 2005; 46:4139-4146.
325. Pedersen DB, Koch Jensen P, la Cour M, et al. Carbonic anhydrase inhibition increases retinal oxygen tension and dilates retinal vessels. Graefes Arch Clin Exp Ophthalmol 2005; 243:163-168.
326. Pedersen DB, Stefansson E, Kiilgaard JF, et al. Optic nerve pH and PO_2: the effects of carbonic anhydrase inhibition, and metabolic and respiratory acidosis. Acta Ophthalmol Scand 2006; 84:475-480.
327. Nielsen NV. Treatment of acute occlusion of the retinal arteries. Acta Ophthalmol (Copenh) 1979; 57:1078-1813.
328. Pakola SJ, Grunwald JE. Effects of oxygen and carbon dioxide on human retinal circulation. Invest Ophthalmol Vis Sci 1993; 34:2866-2870.
329. Luksch A, Garhofer G, Imhof A, et al. Effect of inhalation of different mixtures of O_2 and CO_2 on retinal blood flow. Br J Ophthalmol 2002; 86:1143-1147.
330. Haefliger IO, Lietz A, Griesser SM, et al. Modulation of Heidelberg Retinal Flowmeter parameter flow at the papilla of healthy subjects: effect of carbogen, oxygen, high intraocular pressure, and beta-blockers. Surv Ophthalmol 1999; 43(Suppl 1):S59-S65.
331. Wimpissinger B, Resch H, Berisha F, Weigert G, Schmetterer L, Polak K. Response of choroidal blood flow to carbogen breathing in smokers and non-smokers. Br J Ophthalmol 2004; 88:776-781.
332. Sedney SC. Photocoagulation in retinal vein occlusion. Doc Ophthalmol 1976; 40:1-241.
333. Brown SM, Jampol LM. New concepts of regulation of retinal vessel tone. Arch Ophthalmol 1996; 114:199-204.
334. Yamanishi S, Katsumura K, Kobayashi T, Puro DG. Extracellular lactate as a dynamic vasoactive signal in the rat retinal microvasculature. Am J Physiol Heart Circ Physiol 2006; 290:H925-H934.
335. Hein TW, Xu W, Kuo L. Dilation of retinal arterioles in response to lactate: role of nitric oxide, guanylyl cyclase, and ATP-sensitive potassium channels. Invest Ophthalmol Vis Sci 2006; 47:693-699.
336. Delaey C, Van de Voorde J. Retinal arterial tone is controlled by a retinal-derived relaxing factor. Circ Res 1998; 83:714-720.
337. Kaley G. Novel vasodilator released by retinal tissue. Circ Res 1998; 83:772-773.
338. Delaey C. Retinal tissue modulates retinal arterial tone through the release of a potent vasodilating factor. Verh K Acad Geneeskd Belg 2001; 63:335-357.
339. Winkler BS. Glycolytic and oxidative metabolism in relation to retinal function. J Gen Physiol 1981; 77:667-692.
340. Winkler BS, Starnes CA, Sauer MW, Firouzgan Z, Chen SC. Cultured retinal neuronal cells and Muller cells both show net production of lactate. Neurochem Int 2004; 45:311-320.
341. Poitry-Yamate CL, Poitry S, Tsacopoulos M. Lactate released by Muller glial cells is metabolized by photoreceptors from mammalian retina. J Neurosci 1995; 15:5179-5191.
342. Garhofer G, Zawinka C, Resch H, Menke M, Schmetterer L, Dorner GT. Effect of intravenous administration of sodium-lactate on retinal blood flow in healthy subjects. Invest Ophthalmol Vis Sci 2003; 44:3972-3976.
343. Garhofer G, Zawinka C, Huemer KH, Schmetterer L, Dorner GT. Flicker light-induced vasodilatation in the human retina: effect of lactate and changes in mean arterial pressure. Invest Ophthalmol Vis Sci 2003; 44:5309-5314.
344. Ido Y, Chang K, Williamson JR. NADH augments blood flow in physiologically activated retina and visual cortex. Proc Natl Acad Sci USA 2004; 101:653-658.
345. Oldendorf WH. Carrier-mediated blood-brain barrier transport of short-chain monocarboxylic organic acids. Am J Physiol 1973; 224:1450-1453.
346. Poole RC, Halestrap AP. Transport of lactate and other monocarboxylates across mammalian plasma membranes. Am J Physiol 1993; 264:C761-C782.
347. Gerhart DZ, Leino RL, Drewes LR. Distribution of monocarboxylate transporters MCT1 and MCT2 in rat retina. Neuroscience 1999; 92:367-375.
348. Pierre K, Pellerin L. Monocarboxylate transporters in the central nervous system: distribution, regulation and function. J Neurochem 2005; 94:1-14.
349. Mendrinos E, Petropoulos IK, Mangioris G, Papadopoulou DN, Stangos AN, Pournaras CJ. Lactate-induced retinal arteriolar vasodilation implicates neuronal nitric oxide synthesis in minipigs. Invest Ophthalmol Vis Sci 2008; 49:5060-5066.
350. Barcsay G, Seres A, Nemeth J. The diameters of the human retinal branch vessels do not change in darkness. Invest Ophthalmol Vis Sci 2003; 44:3115-3118.
351. Feke GT, Zuckerman R, Green GJ, Weiter JJ. Response of human retinal blood flow to light and dark. Invest Ophthalmol Vis Sci 1983; 24:136-141.
352. Riva CE, Grunwald JE, Petrig BL. Reactivity of the human retinal circulation to darkness: a laser Doppler velocimetry study. Invest Ophthalmol Vis Sci 1983; 24:737-740.
353. Riva CE, Petrig BL, Grunwald JE. Near-infrared retinal laser Doppler velocimetry. Lasers Ophthalmol 1987; 1:211-215.
354. Stefansson E, Wolbarsht ML, Landers MB, 3rd. In vivo O_2 consumption in rhesus monkeys in light and dark. Exp Eye Res 1983; 37:251-256.
355. Riva CE, Logean E, Petrig BL, Falsini B. Effect of dark adaptation on retinal blood flow. Klin Monatsbl Augenheilkd 2000; 216:309-310.
356. Fuchsjager-Mayrl G, Polska E, Malec M, Schmetterer L. Unilateral light-dark transitions affect choroidal blood flow in both eyes. Vision Res 2001; 41:2919-2924.
357. Huemer KH, Garhofer G, Aggermann T, Kolodjaschna J, Schmetterer L, Fuchsjager-Mayrl G. Role of nitric oxide in choroidal blood flow regulation during light/dark transitions. Invest Ophthalmol Vis Sci 2007; 48:4215-4219.
358. Formaz F, Riva CE, Geiser M. Diffuse luminance flicker increases retinal vessel diameter in humans. Curr Eye Res 1997; 16:1252-1257.
359. Polak K, Schmetterer L, Riva CE. Influence of flicker frequency on flicker-induced changes of retinal vessel diameter. Invest Ophthalmol Vis Sci 2002; 43:2721-2726.
360. Nagel E, Vilser W. Flicker observation light induces diameter response in retinal arterioles: a clinical methodological study. Br J Ophthalmol 2004; 88:54-56.
361. Kotliar KE, Vilser W, Nagel E, Lanzl IM. Retinal vessel reaction in response to chromatic flickering light. Graefes Arch Clin Exp Ophthalmol 2004; 242:377-392.
362. Riva CE, Petrig BL. The regulation of retinal and optic nerve blood flow: effect of diffuse luminance flicker determined by the laser Doppler and the blue field simulation techniques. Les séminaires ophtalmologiques d'IPSEN Vision et adaptation. Paris: Elsevier, 1995:61-71.
363. Scheiner AJ, Riva CE, Kazahaya K, Petrig BL. Effect of flicker on macular blood flow assessed by the blue field simulation technique. Invest Ophthalmol Vis Sci 1994; 35:3436-3441.
364. Vo Van T, Riva CE. Variations of blood flow at optic nerve head induced by sinusoidal flicker stimulation in cats. J Physiol 1995; 482(Pt 1):189-202.
365. Michelson G, Patzelt A, Harazny J. Flickering light increases retinal blood flow. Retina 2002; 22:336-343.
366. Garhofer G, Zawinka C, Resch H, Huemer KH, Dorner GT, Schmetterer L. Diffuse luminance flicker increases blood flow in major retinal arteries and veins. Vision Res 2004; 44:833-838.
367. Riva CE, Salgarello T, Logean E, Colotto A, Galan EM, Falsini B. Flicker-evoked response measured at the optic disc rim is reduced in ocular hypertension and early glaucoma. Invest Ophthalmol Vis Sci 2004; 45:3662-3668.
368. Riva CE, Logean E, Falsini B. Visually evoked hemodynamical response and assessment of neurovascular coupling in the optic nerve and retina. Prog Retin Eye Res 2005; 24:183-215.
369. Falsini B, Riva CE, Logean E. Flicker-evoked changes in human optic nerve blood flow: relationship with retinal neural activity. Invest Ophthalmol Vis Sci 2002; 43:2309-2316.
370. Dorner GT, Garhofer G, Huemer KH, Riva CE, Wolzt M, Schmetterer L. Hyperglycemia affects flicker-induced vasodilation in the retina of healthy subjects. Vision Res 2003; 43:1495-1500.
371. Riva CE, Logean E, Falsini B. Temporal dynamics and magnitude of the blood flow response at the optic disk in normal subjects during functional retinal flicker-stimulation. Neurosci Lett 2004; 356:75-78.
372. Pemp B, Garhofer G, Weigert G, et al. Reduced retinal vessel response to flicker stimulation but not to exogenous nitric oxide in type 1 diabetes. Invest Ophthalmol Vis Sci 2009; 50:4029-4032.
373. Wang L, Bill A. Effects of constant and flickering light on retinal metabolism in rabbits. Acta Ophthalmol Scand 1997; 75:227-231.
374. Heeger DJ, Ress D. What does fMRI tell us about neuronal activity? Nat Rev Neurosci 2002; 3:142-151.
375. Attwell D, Laughlin SB. An energy budget for signaling in the grey matter of the brain. J Cereb Blood Flow Metab 2001; 21:1133-1145.
376. Buerk DG, Riva CE, Cranstoun SD. Frequency and luminance-dependent blood flow and K^+ ion changes during flicker stimuli in cat optic nerve head. Invest Ophthalmol Vis Sci 1995; 36:2216-2227.
377. Buerk DG, Riva CE, Cranstoun SD. Nitric oxide has a vasodilatory role in cat optic nerve head during flicker stimuli. Microvasc Res 1996; 52:13-26.
378. Donati G, Pournaras CJ, Munoz JL, Poitry S, Poitry-Yamate CL, Tsacopoulos M. Nitric oxide controls arteriolar tone in the retina of the miniature pig. Invest Ophthalmol Vis Sci 1995; 36:2228-2237.
379. Kondo M, Wang L, Bill A. The role of nitric oxide in hyperaemic response to flicker in the retina and optic nerve in cats. Acta Ophthalmol Scand 1997; 75:232-235.
380. Huemer KH, Garhofer G, Zawinka C, et al. Effects of dopamine on human retinal vessel diameter and its modulation during flicker stimulation. Am J Physiol Heart Circ Physiol 2003; 284:H358-H363.
381. Buerk DG, Riva CE. Adenosine enhances functional activation of blood flow in cat optic nerve head during photic stimulation independently from nitric oxide. Microvasc Res 2002; 64:254-264.
382. Furchgott RF, Zawadzki JV. The obligatory role of endothelial cells in the relaxation of arterial smooth muscle by acetylcholine. Nature 1980; 288:373-376.
383. Schmetterer L, Polak K. Role of nitric oxide in the control of ocular blood flow. Prog Retin Eye Res 2001; 20:823-847.
384. Riva CE, Schmetterer L. Microcirculation of the ocular fundus. In: Tuma RF, Duran WN, Ley K, eds. Handbook of physiology: microcirculation. Amsterdam, The Netherlands: Academic Press, 2008:735-765.
385. Venturini CM, Knowles RG, Palmer RM, Moncada S. Synthesis of nitric oxide in the bovine retina. Biochem Biophys Res Commun 1991; 180:920-925.
386. Goureau O, Hicks D, Courtois Y, De Kozak Y. Induction and regulation of nitric oxide synthase in retinal Muller glial cells. J Neurochem 1994; 63:310-317.
387. Koch KW, Lambrecht HG, Haberecht M, Redburn D, Schmidt HH. Functional coupling of a Ca2+/calmodulin-dependent nitric oxide synthase and a soluble guanylyl cyclase in vertebrate photoreceptor cells. Embo J 1994; 13:3312-3320.
388. Osborne NN, Barnett NL, Herrera AJ. NADPH diaphorase localization and nitric oxide synthetase activity in the retina and anterior uvea of the rabbit eye. Brain Res 1993; 610:194-198.
389. Knowles RG, Moncada S. Nitric oxide synthases in mammals. Biochem J 1994; 298(Pt 2):249-258.
390. Meyer P, Champion C, Schlotzer-Schrehardt U, Flammer J, Haefliger IO. Localization of nitric oxide synthase isoforms in porcine ocular tissues. Curr Eye Res 1999; 18:375-380.
391. Chakravarthy U, Stitt AW, McNally J, Bailie JR, Hoey EM, Duprex P. Nitric oxide synthase activity and expression in retinal capillary endothelial cells and pericytes. Curr Eye Res 1995; 14:285-294.

392. Rees DD, Palmer AM, Moncada S. Role of endothelium-derived nitric oxide in the regulation of blood pressure. Proc Natl Acad Sci USA 1989; 86:3375–3378.

393. Haefliger IO, Flammer J, Luscher TF. Nitric oxide and endothelin-1 are important regulators of human ophthalmic artery. Invest Ophthalmol Vis Sci 1992; 33:2340–2343.

394. Yao K, Tschudi M, Flammer J, Luscher TF. Endothelium-dependent regulation of vascular tone of the porcine ophthalmic artery. Invest Ophthalmol Vis Sci 1991; 32:1791–1798.

395. Haefliger IO, Zschauer A, Anderson DR. Relaxation of retinal pericyte contractile tone through the nitric oxide-cyclic guanosine monophosphate pathway. Invest Ophthalmol Vis Sci 1994; 35:991–997.

396. Kawasaki Y, Fujikado T, Hosohata J, Tano Y, Tanaka Y. The effect of nitric oxide on the contractile tone of Muller cells. Ophthalmic Res 1999; 31:387–391.

397. Meyer P, Flammer J, Luscher TF. Endothelium-dependent regulation of the ophthalmic microcirculation in the perfused porcine eye: role of nitric oxide and endothelins. Invest Ophthalmol Vis Sci 1993; 34:3614–3621.

398. Granstam E, Wang L, Bill A. Vascular effects of endothelin-1 in the cat; modification by indomethacin and L-NAME. Acta Physiol Scand 1993; 148:165–176.

399. Seligsohn EE, Bill A. Effects of NG-nitro-L-arginine methyl ester on the cardiovascular system of the anaesthetized rabbit and on the cardiovascular response to thyrotropin-releasing hormone. Br J Pharmacol 1993; 109:1219–1225.

400. Deussen A, Sonntag M, Vogel R. L-arginine-derived nitric oxide: a major determinant of uveal blood flow. Exp Eye Res 1993; 57:129–134.

401. Mann RM, Riva CE, Stone RA, Barnes GE, Cranstoun SD. Nitric oxide and choroidal blood flow regulation. Invest Ophthalmol Vis Sci 1995; 36:925–930.

402. Granstam E, Granstam SO, Fellstrom B, Lind L. Endothelium-dependent vasodilation in the uvea of hypertensive and normotensive rats. Curr Eye Res 1998; 17:189–196.

403. Luksch A, Polak K, Beier C, et al. Effects of systemic NO synthase inhibition on choroidal and optic nerve head blood flow in healthy subjects. Invest Ophthalmol Vis Sci 2000; 41:3080–3084.

404. Dorner GT, Garhofer G, Kiss B, et al. Nitric oxide regulates retinal vascular tone in humans. Am J Physiol Heart Circ Physiol 2003; 285:H631–H636.

405. Delles C, Michelson G, Harazny J, Oehmer S, Hilgers KF, Schmieder RE. Impaired endothelial function of the retinal vasculature in hypertensive patients. Stroke 2004; 35:1289–1293.

406. Schmetterer L, Wolzt M, Graselli U, et al. Nitric oxide synthase inhibition in the histamine headache model. Cephalalgia 1997; 17:175–182.

407. Schmetterer L, Muller M, Fasching P, et al. Renal and ocular hemodynamic effects of insulin. Diabetes 1997; 46:1868–1874.

408. Schmetterer L, Findl O, Strenn K, et al. Role of NO in the O_2 and CO_2 responsiveness of cerebral and ocular circulation in humans. Am J Physiol 1997; 273:R2005–R2012.

409. Dorner GT, Garhofer G, Huemer KH, et al. Effects of adrenomedullin on ocular hemodynamic parameters in the choroid and the ophthalmic artery. Invest Ophthalmol Vis Sci 2003; 44:3947–3951.

410. Grunwald JE, Iannaccone A, DuPont J. Effect of isosorbide mononitrate on the human optic nerve and choroidal circulations. Br J Ophthalmol 1999; 83:162–167.

411. Iannaccone AE, DuPont J, Grunwald JE. Human retinal hemodynamics following administration of 5-isosorbide mononitrate. Curr Eye Res 2000; 20:205–210.

412. Inoue A, Yanagisawa M, Kimura S, et al. The human endothelin family: three structurally and pharmacologically distinct isopeptides predicted by three separate genes. Proc Natl Acad Sci USA 1989; 86:2863–2867.

413. Ripodas A, de Juan JA, Roldan-Pallares M, et al. Localisation of endothelin-1 mRNA expression and immunoreactivity in the retina and optic nerve from human and porcine eye. Evidence for endothelin-1 expression in astrocytes. Brain Res 2001; 912:137–143.

414. Hosli E, Hosli L. Autoradiographic evidence for endothelin receptors on astrocytes in cultures of rat cerebellum, brainstem and spinal cord. Neurosci Lett 1991; 129:55–58.

415. Nyborg NC, Prieto D, Benedito S, Nielsen PJ. Endothelin-1-induced contraction of bovine retinal small arteries is reversible and abolished by nitrendipine. Invest Ophthalmol Vis Sci 1991; 32:27–31.

416. Haefliger IO, Flammer J, Luscher TF. Heterogeneity of endothelium-dependent regulation in ophthalmic and ciliary arteries. Invest Ophthalmol Vis Sci 1993; 34:1722–1730.

417. White LR, Bakken IJ, Sjaavaag I, Elsas T, Vincent MB, Edvinsson L. Vasoactivity mediated by endothelin ETA and ETB receptors in isolated porcine ophthalmic artery. Acta Physiol Scand 1996; 157:245–252.

418. Takei K, Sato T, Non-oyama T, Miyauchi T, Goto K, Hommura S. A new model of transient complete obstruction of retinal vessels induced by endothelin-1 injection into the posterior vitreous body in rabbits. Graefes Arch Clin Exp Ophthalmol 1993; 231:476–481.

419. Granstam E, Wang L, Bill A. Ocular effects of endothelin-1 in the cat. Curr Eye Res 1992; 11:325–332.

420. Polak K, Luksch A, Frank B, Jandrasits K, Polska E, Schmetterer L. Regulation of human retinal blood flow by endothelin-1. Exp Eye Res 2003; 76:633–640.

421. Nishimura K, Riva CE, Harino S, Reinach P, Cranstoun SD, Mita S. Effects of endothelin-1 on optic nerve head blood flow in cats. J Ocul Pharmacol Ther 1996; 12:75–83.

422. Kiel JW. Endothelin modulation of choroidal blood flow in the rabbit. Exp Eye Res 2000; 71:543–550.

423. McDonald DM, Bailie JR, Archer DB, Chakravarthy U. Characterization of endothelin A (ETA) and endothelin B (ETB) receptors in cultured bovine retinal pericytes. Invest Ophthalmol Vis Sci 1995; 36:1088–1094.

424. Hirata Y, Emori T, Eguchi S, et al. Endothelin receptor subtype B mediates synthesis of nitric oxide by cultured bovine endothelial cells. J Clin Invest 1993; 91:1367–1373.

425. Wong J, Vanderford PA, Fineman JR, Chang R, Soifer SJ. Endothelin-1 produces pulmonary vasodilation in the intact newborn lamb. Am J Physiol 1993; 265:H1318–H1325.

426. D'Orleans-Juste P, Claing A, Telemaque S, Maurice MC, Yano M, Gratton JP. Block of endothelin-1-induced release of thromboxane A2 from the guinea pig lung and nitric oxide from the rabbit kidney by a selective ETB receptor antagonist, BQ-788. Br J Pharmacol 1994; 113:1257–1262.

427. Carville C, Raffestin B, Eddahibi S, Blouquit Y, Adnot S. Loss of endothelium-dependent relaxation in proximal pulmonary arteries from rats exposed to chronic hypoxia: effects of in vivo and in vitro supplementation with L-arginine. J Cardiovasc Pharmacol 1993; 22:889–896.

428. Reinhart GA, Preusser LC, Burke SE, et al. Hypertension induced by blockade of ET(B) receptors in conscious non-human primates: role of ET(A) receptors. Am J Physiol Heart Circ Physiol 2002; 283:H1555–H1561.

429. Sokolovsky M, Ambar I, Galron R. A novel subtype of endothelin receptors. J Biol Chem 1992; 267:20551–20554.

430. Resch H, Karl K, Weigert G, et al. Effect of dual endothelin receptor blockade on ocular blood flow in patients with glaucoma and healthy subjects. Invest Ophthalmol Vis Sci 2009; 50:358–363.

431. Kiel JW. Modulation of choroidal autoregulation in the rabbit. Exp Eye Res 1999; 69:413–429.

432. Nilsson SF. The significance of nitric oxide for parasympathetic vasodilation in the eye and other orbital tissues in the cat. Exp Eye Res 2000; 70:61–72.

433. Hagen AA, White RP, Robertson JT. Synthesis of prostaglandins and thromboxane B2 by cerebral arteries. Stroke 1979; 10:306–309.

434. Hudes GR, Li WY, Rockey JH, White P. Prostacyclin is the major prostaglandin synthesized by bovine retinal capillary pericytes in culture. Invest Ophthalmol Vis Sci 1988; 29:1511–1516.

435. Preud'homme Y, Demolle D, Boeynaems JM. Metabolism of arachidonic acid in rabbit iris and retina. Invest Ophthalmol Vis Sci 1985; 26:1336–1342.

436. Nielsen PJ, Nyborg NC. Contractile and relaxing effects of arachidonic acid derivatives on isolated bovine retinal resistance arteries. Exp Eye Res 1990; 50:305–311.

437. Starr MS. Effects of prostaglandin on blood flow in the rabbit eye. Exp Eye Res 1971; 11:161–169.

438. Stiris T, Suguihara C, Hehre D, Goldberg RN, Flynn J, Bancalari E. Effect of cyclooxygenase inhibition on retinal and choroidal blood flow during hypercapnia in newborn piglets. Pediatr Res 1992; 31:127–130.

439. Chemtob S, Beharry K, Rex J, Chatterjee T, Varma DR, Aranda JV. Ibuprofen enhances retinal and choroidal blood flow autoregulation in newborn piglets. Invest Ophthalmol Vis Sci 1991; 32:1799–1807.

440. Dorner GT, Zawinka C, Resch H, Wolzt M, Schmetterer L, Garhofer G. Effects of pentoxifylline and alprostadil on ocular hemodynamics in healthy humans. Invest Ophthalmol Vis Sci 2007; 48:815–819.

441. Stjernschantz J, Selen G, Astin M, Resul B. Microvascular effects of selective prostaglandin analogues in the eye with special reference to latanoprost and glaucoma treatment. Prog Retin Eye Res 2000; 19:459–496.

442. Spada CS, Nieves AL, Woodward DF. Vascular activities of prostaglandins and selective prostanoid receptor agonists in human retinal microvessels. Exp Eye Res 2002; 75:155–163.

443. Bill A, Linder M, Linder J. The protective role of ocular sympathetic vasomotor nerves in acute arterial hypertension. Bibl Anat 1977; 30–35.

444. Linder J. Cerebral and ocular blood flow during alpha 2-blockade: evidence for a modulated sympathetic response. Acta Physiol Scand 1981; 113:511–517.

445. Linder J. Effects of cervical sympathetic stimulation on cerebral and ocular blood flows during hemorrhagic hypotension and moderate hypoxia. Acta Physiol Scand 1982; 114:379–386.

446. Steinle JJ, Krizsan-Agbas D, Smith PG. Regional regulation of choroidal blood flow by autonomic innervation in the rat. Am J Physiol Regul Integr Comp Physiol 2000; 279:R202–R209.

447. Granstam E, Nilsson SF. Non-adrenergic sympathetic vasoconstriction in the eye and some other facial tissues in the rabbit. Eur J Pharmacol 1990; 175:175–186.

448. Nilsson SF. Neuropeptide Y (NPY): a vasoconstrictor in the eye, brain and other tissues in the rabbit. Acta Physiol Scand 1991; 141:455–467.

449. Granstam E, Nilsson SF. Effects of cervical sympathetic nerve stimulation and neuropeptide Y (NPY) on cranial blood flow in the cat. Acta Physiol Scand 1991; 142:21–32.

450. Kawarai M, Koss MC. Sympathetic vasodilation in the rat anterior choroid mediated by beta(1)-adrenoceptors. Eur J Pharmacol 1999; 386:227–233.

451. Lundberg JM. Pharmacology of cotransmission in the autonomic nervous system: integrative aspects on amines, neuropeptides, adenosine triphosphate, amino acids and nitric oxide. Pharmacol Rev 1996; 48:113–178.

452. Kuo LE, Abe K, Zukowska Z. Stress, NPY and vascular remodeling: Implications for stress-related diseases. Peptides 2007; 28:435–440.

453. Movaffaghy A, Chamot SR, Dosso A, Pournaras CJ, Sommerhalder JR, Riva CE. Effect of isometric exercise on choroidal blood flow in type I diabetic patients. Klin Monatsbl Augenheilkd 2002; 219:299–301.

454. Stone RA, Kuwayama Y, Laties AM. Regulatory peptides in the eye. Experientia 1987; 43:791–800.

455. Elsas T, Uddman R, Sundler F. Pituitary adenylate cyclase-activating peptide-immunoreactive nerve fibers in the cat eye. Graefes Arch Clin Exp Ophthalmol 1996; 234:573–580.

456. Yamamoto R, Bredt DS, Dawson TM, Snyder SH, Stone RA. Enhanced expression of nitric oxide synthase by rat retina following pterygopalatine parasympathetic denervation. Brain Res 1993; 631:83–88.

457. Nilsson SF, Bill A. Vasoactive intestinal polypeptide (VIP): effects in the eye and on regional blood flows. Acta Physiol Scand 1984; 121:385–392.

458. Nilsson SF. PACAP-27 and PACAP-38: vascular effects in the eye and some other tissues in the rabbit. Eur J Pharmacol 1994; 253:17–25.

459. Nilsson SF. Nitric oxide as a mediator of parasympathetic vasodilation in ocular and extraocular tissues in the rabbit. Invest Ophthalmol Vis Sci 1996; 37:2110–2119.

460. Nilsson SF, Maepea O. Comparison of the vasodilatory effects of vasoactive intestinal polypeptide (VIP) and peptide-HI (PHI) in the rabbit and the cat. Acta Physiol Scand 1987; 129:17–26.

461. Gidday JM, Park TS. Microcirculatory responses to adenosine in the newborn pig retina. Pediatr Res 1993; 33:620–627.

462. Gidday JM, Park TS. Adenosine-mediated autoregulation of retinal arteriolar tone in the piglet. Invest Ophthalmol Vis Sci 1993; 34:2713–2719.

463. Portellos M, Riva CE, Cranstoun SD, Petrig BL, Brucker AJ. Effects of adenosine on ocular blood flow. Invest Ophthalmol Vis Sci 1995; 36:1904–1909.

464. Polska E, Ehrlich P, Luksch A, Fuchsjager-Mayrl G, Schmetterer L. Effects of adenosine on intraocular pressure, optic nerve head blood flow, and choroidal blood flow in healthy humans. Invest Ophthalmol Vis Sci 2003; 44:3110–3114.

465. Chandra SR, Friedman E. Choroidal blood flow. II. The effects of autonomic agents. Arch Ophthalmol 1972; 87:67-69.
466. Alm A. Effects of norepinephrine, angiotensin, dihydroergotamine, papaverine, isoproterenol, histamine, nicotinic acid, and xanthinol nicotinate on retinal oxygen tension in cats. Acta Ophthalmol (Copenh) 1972; 50:707-719.
467. Hoste AM, Boels PJ, Brutsaert DL, De Laey JJ. Effect of alpha-1 and beta agonists on contraction of bovine retinal resistance arteries in vitro. Invest Ophthalmol Vis Sci 1989; 30:44-50.
468. Nielsen PJ, Nyborg NC. Adrenergic responses in isolated bovine retinal resistance arteries. Int Ophthalmol 1989; 13:103-107.
469. Maurice DM. Drug delivery to the posterior segment from drops. Surv Ophthalmol 2002; 47:Suppl 1:S41-S52.
470. Mizuno K, Koide T, Saito N, et al. Topical nipradilol: effects on optic nerve head circulation in humans and periocular distribution in monkeys. Invest Ophthalmol Vis Sci 2002; 43:3243-3250.
471. Costa VP, Harris A, Stefansson E, et al. The effects of antiglaucoma and systemic medications on ocular blood flow. Prog Retin Eye Res 2003; 22:769-805.
472. Alm A. The effect of topical l-epinephrine on regional ocular blood flow in monkeys. Invest Ophthalmol Vis Sci 1980; 19:487-491.
473. Reitsamer HA, Posey M, Kiel JW. Effects of a topical alpha2 adrenergic agonist on ciliary blood flow and aqueous production in rabbits. Exp Eye Res 2006; 82:405-415.
474. Jandrasits K, Luksch A, Soregi G, Dorner GT, Polak K, Schmetterer L. Effect of noradrenaline on retinal blood flow in healthy subjects. Ophthalmology 2002; 109:291-295.
475. Gherezghiher T, Okubo H, Koss MC. Choroidal and ciliary body blood flow analysis: application of laser Doppler flowmetry in experimental animals. Exp Eye Res 1991; 53:151-156.
476. Kitanishi K, Harino S, Okamoto N, Tani Y, Nishimura K. Optic nerve head and choroidal circulation measured by laser Doppler flowmetry in response to intravenous administration of noradrenaline. Nippon Ganka Gakkai Zasshi 1997; 101:215-219.
477. Bruinink A, Dawis S, Niemeyer G, Lichtensteiger W. Catecholaminergic binding sites in cat retina, pigment epithelium and choroid. Exp Eye Res 1986; 43:147-151.
478. Grajewski AL, Ferrari-Dileo G, Feuer WJ, Anderson DR. Beta-adrenergic responsiveness of choroidal vasculature. Ophthalmology 1991; 98:989-995.
479. Kawarai M, Koss MC. Sympathetic vasodilation in the rat anterior choroid mediated by beta(1)-adrenoceptors. Eur J Pharmacol 1999; 386:227-233.
480. Hoste AM, Boels PJ, Andries LJ, Brutsaert DL, De Laey JJ. Effects of beta-antagonists on contraction of bovine retinal microarteries in vitro. Invest Ophthalmol Vis Sci 1990; 31:1231-1237.
481. Wikberg-Matsson A, Uhlen S, Wikberg JE. Characterization of alpha(1)-adrenoceptor subtypes in the eye. Exp Eye Res 2000; 70:51-60.
482. Wikberg-Matsson A, Simonsen U. Potent alpha(2A)-adrenoceptor-mediated vasoconstriction by brimonidine in porcine ciliary arteries. Invest Ophthalmol Vis Sci 2001; 42:2049-2055.
483. Chiou GC, Chen YJ. Improvement of ocular blood flow with dopamine antagonists on ocular-hypertensive rabbit eyes. Zhongguo Yao Li Xue Bao 1992; 13:481-484.
484. Reitsamer HA, Zawinka C, Branka M. Dopaminergic vasodilation in the choroidal circulation by d1/d5 receptor activation. Invest Ophthalmol Vis Sci 2004; 45:900-905.
485. Stjernschantz J, Alm A, Bill A. Effects of intracranial oculomotor nerve stimulation on ocular blood flow in rabbits: modification by indomethacin. Exp Eye Res 1976; 23:461-469.
486. Vorstrup S. Tomographic cerebral blood flow measurements in patients with ischemic cerebrovascular disease and evaluation of the vasodilatory capacity by the acetazolamide test. Acta Neurol Scand Suppl 1988; 114:1-48.
487. Stefansson E, Jensen PK, Eysteinsson T, et al. Optic nerve oxygen tension in pigs and the effect of carbonic anhydrase inhibitors. Invest Ophthalmol Vis Sci 1999; 40:2756-2761.
488. Stefansson E, Pedersen DB, Jensen PK, et al. Optic nerve oxygenation. Prog Retin Eye Res 2005; 24:307-332.
489. Bill A. The role of ciliary blood flow and ultrafiltration in aqueous humor formation. Exp Eye Res 1973; 16:287-298.
490. Kiel JW, Reitsamer HA, Walker JS, Kiel FW. Effects of nitric oxide synthase inhibition on ciliary blood flow, aqueous production and intraocular pressure. Exp Eye Res 2001; 73:355-364.
491. Reitsamer HA, Kiel JW. Effects of dopamine on ciliary blood flow, aqueous production, and intraocular pressure in rabbits. Invest Ophthalmol Vis Sci 2002; 43:2697-2703.
492. Reitsamer H, Posey M, Kiel J. Brimonidine vasoconstriction: effects on ciliary blood flow, ciliary oxygen tension, aqueous production and episcleral venous pressure in rabbits. Invest Ophthalmol Vis Sci 2003; 82:405-415.
493. Bill A. The effect of changes in arterial blood pressure on the rate of aqueous humour formation in a primate (Cercopithecus ethiops). Ophthal Res 1970; 1:193-200.
494. Reitsamer HA, Kiel JW. Relationship between ciliary blood flow and aqueous production in rabbits. Invest Ophthalmol Vis Sci 2003; 44:3967-3971.
495. Kohner EM. Dynamic changes in the microcirculation of diabetics as related to diabetic microangiopathy. Acta Med Scand Suppl 1975; 578:41-47.
496. Schmetterer L, Wolzt M. Ocular blood flow and associated functional deviations in diabetic retinopathy. Diabetologia 1999; 42:387-405.
497. Grunwald JE, DuPont J, Riva CE. Retinal haemodynamics in patients with early diabetes mellitus. Br J Ophthalmol 1996; 80:327-331.
498. Feke GT, Buzney SM, Ogasawara H, et al. Retinal circulatory abnormalities in type 1 diabetes. Invest Ophthalmol Vis Sci 1994; 35:2968-2975.
499. Gilmore ED, Hudson C, Nrusimhadevara RK, et al. Retinal arteriolar diameter, blood velocity, and blood flow response to an isocapnic hyperoxic provocation in early sight-threatening diabetic retinopathy. Invest Ophthalmol Vis Sci 2007; 48:1744-1750.
500. Gilmore ED, Hudson C, Nrusimhadevara RK, et al. Retinal arteriolar hemodynamic response to an acute hyperglycemic provocation in early and sight-threatening diabetic retinopathy. Microvasc Res 2007; 73:191-197.
501. Lorenzi M, Feke GT, Cagliero E, et al. Retinal haemodynamics in individuals with well-controlled type 1 diabetes. Diabetologia 2008; 51:361-364.
502. Grunwald JE, Brucker AJ, Grunwald SE, Riva CE. Retinal hemodynamics in proliferative diabetic retinopathy. A laser Doppler velocimetry study. Invest Ophthalmol Vis Sci 1993; 34:66-71.
503. Sieker HO, Hickam JB. Normal and impaired retinal vascular reactivity. Circulation 1953; 7:79-83.
504. Grunwald JE, Riva CE, Brucker AJ, Sinclair SH, Petrig BL. Altered retinal vascular response to 100 percent oxygen breathing in diabetes mellitus. Ophthalmology 1984; 91:1447-1452.
505. Sinclair SH, Grunwald JE, Riva CE, Braunstein SN, Nichols CW, Schwartz SS. Retinal vascular autoregulation in diabetes mellitus. Ophthalmology 1982; 89:748-750.
506. Rassam SM, Patel V, Kohner EM. The effect of experimental hypertension on retinal vascular autoregulation in humans: a mechanism for the progression of diabetic retinopathy. Exp Physiol 1995; 80:53-68.
507. Dumskyj MJ, Kohner EM. Retinal blood flow regulation in diabetes mellitus: impaired autoregulation and no detectable effect of autonomic neuropathy using laser doppler velocimetry, computer assisted image analysis, and isometric exercise. Microvasc Res 1999; 57:353-356.
508. Lanigan LP, Clark CV, Allawi J, Hill DW, Keen H. Responses of the retinal circulation to systemic autonomic stimulation in diabetes mellitus. Eye 1989; 3(Pt 1):39-47.
509. Garhofer G, Zawinka C, Resch H, Kothy P, Schmetterer L, Dorner GT. Reduced response of retinal vessel diameters to flicker stimulation in patients with diabetes. Br J Ophthalmol 2004; 88:887-891.
510. Mizutani M, Gerhardinger C, Lorenzi M. Muller cell changes in human diabetic retinopathy. Diabetes 1998; 47:445-449.
511. Dawczynski J, Mandecka A, Blum M, Muller UA, Ach T, Strobel J. Endothelial dysfunction of central retinal vessels: a prognostic parameter for diabetic retinopathy? Klin Monatsbl Augenheilkd 2007; 224:827-831.
512. Caldwell RB, Fitzgerald ME. The choriocapillaris in spontaneously diabetic rats. Microvasc Res 1991; 42:229-244.
513. McLeod DS, Lutty GA. High-resolution histologic analysis of the human choroidal vasculature. Invest Ophthalmol Vis Sci 1994; 35:3799-3811.
514. Nagaoka T, Kitaya N, Sugawara R, et al. Alteration of choroidal circulation in the foveal region in patients with type 2 diabetes. Br J Ophthalmol 2004; 88:1060-1063.
515. Schocket LS, Brucker AJ, Niknam RM, Grunwald JE, DuPont J. Foveolar choroidal hemodynamics in proliferative diabetic retinopathy. Int Ophthalmol 2004; 25:89-94.
516. Gordon MO, Beiser JA, Brandt JD, et al. The Ocular Hypertension Treatment Study: baseline factors that predict the onset of primary open-angle glaucoma. Arch Ophthalmol 2002; 120:714-720; discussion 729-30.
517. Leske MC, Wu SY, Hennis A, Honkanen R, Nemesure B. Risk factors for incident open-angle glaucoma: the Barbados Eye Studies. Ophthalmology 2008; 115:85-93.
518. Grunwald JE, Riva CE, Stone RA, Keates EU, Petrig BL. Retinal autoregulation in open-angle glaucoma. Ophthalmology 1984; 91:1690-1694.
519. Nagel E, Vilser W, Lanzl IM. Retinal vessel reaction to short-term IOP elevation in ocular hypertensive and glaucoma patients. Eur J Ophthalmol 2001; 11:338-344.
520. Hafez AS, Bizzarro RL, Rivard M, Lesk MR. Changes in optic nerve head blood flow after therapeutic intraocular pressure reduction in glaucoma patients and ocular hypertensives. Ophthalmology 2003; 110:201-210.
521. Garhofer G, Zawinka C, Resch H, Huemer KH, Schmetterer L, Dorner GT. Response of retinal vessel diameters to flicker stimulation in patients with early open angle glaucoma. J Glaucoma 2004; 13:340-344.
522. la Cour M, Kiilgaard JF, Nissen MH. Age-related macular degeneration: epidemiology and optimal treatment. Drugs Aging 2002; 19:101-133.
523. Friedman E. A hemodynamic model of the pathogenesis of age-related macular degeneration. Am J Ophthalmol 1997; 124:677-682.
524. Friedman E. The role of the atherosclerotic process in the pathogenesis of age-related macular degeneration. Am J Ophthalmol 2000; 130:658-663.
525. Friedman E. Update of the vascular model of AMD. Br J Ophthalmol 2004; 88:161-163.
526. Lutty G, Grunwald J, Majji AB, Uyama M, Yoneya S. Changes in choriocapillaris and retinal pigment epithelium in age-related macular degeneration. Mol Vis 1999; 5:35.
527. Grunwald JE, Hariprasad SM, DuPont J, et al. Foveolar choroidal blood flow in age-related macular degeneration. Invest Ophthalmol Vis Sci 1998; 39:385-390.
528. Pournaras CJ, Logean E, Riva CE, et al. Regulation of subfoveal choroidal blood flow in age-related macular degeneration. Invest Ophthalmol Vis Sci 2006; 47:1581-1586.
529. Ducasse A, Segal A, Delattre JF. Macroscopic aspects of the long posterior ciliary arteries. Bull Soc Ophtalmol Fr 1986; 86:845-848.
530. Pournaras CJ, Bek T, Rungger-Brandle E. Circulation rétinienne. In: Pournaras CJ, ed. Pathologies vasculaires. Issy-les-Molineaux: Masson, 2008:33-35.
531. Olver JM, Spalton DJ, McCartney AC. Microvascular study of the retrolaminar optic nerve in man: the possible significance in anterior ischaemic optic neuropathy. Eye 1990; 4(Pt 1):7-24.
532. Cerulli A, Carella E, Iuliano L, Nucci C, Carella G. Afférents et éfférents choroïdiens. In: Pournaras CJ, ed. Pathologies vasculaires. Issy-les-Molineaux: Masson, 2008:26-28.
533. Rungger-Brändle E, Leuenberger MP. Barrières hémato-oculaires. In: Pournaras CJ, ed. Pathologies vasculaires. Issy-les-Molineaux: Masson, 2008:44-51.
534. Seifert BU, Vilser W. Retinal vessel analyzer (RVA) - design and function. Biomed Tech 2002; 47(Suppl 1).
535. Riva CE, Ben-Sira I. Two-point fluorophotometer for the human ocular fundus. Applied Optics 1975; 14: 2691-2693.
536. Riva CE, Feke GT, Eberli B, Benary V. Bidirectional LDV system for absolute measurement of blood speed in retinal vessels. Appl Opt 1979; 18:2301-2306.
537. Riva CE, Grunwald JE, Sinclair SH, O'Keefe K. Fundus camera based retinal LDV. Appl Optics 1981; 20:117-120.
538. Zukowska Z. Atherosclerosis and angiogenesis: what do nerves have to do with it? Pharmacol Rep 2005; 57(Suppl):229-234.
539. Niskanen L, Voutilainen-Kaunisto R, Terasvirta M, et al. Leucine 7 to proline 7 polymorphism in the neuropeptide y gene is associated with retinopathy in type 2 diabetes. Exp Clin Endocrinol Diabetes 2000; 108:235-236.
540. Koulu M, Movafagh S, Tuohimaa J, et al. Neuropeptide Y and Y2-receptor are involved in development of diabetic retinopathy and retinal neovascularization. Ann Med 2004; 36:232-240.
541. Yoon HZ, Yan Y, Geng Y, Higgins RD. Neuropeptide Y expression in a mouse model of oxygen-induced retinopathy. Clin Experiment Ophthalmol 2002; 30:424-429.

第 11 章

房水的生成与循环

B'Ann True Gabelt・Paul L. Kaufman

侯培莉 译　陈月芹 校

在健康眼，房水对抗阻力流动产生的眼内压（intraocular pressure，IOP）大约为15mmHg，这对于维持眼球的外形及光学特性是必需的[1]。循环的房水为角膜及晶状体提供营养，房水必须是透明的，因此无血管[1]和小梁网（trabecular meshwork，TM）。同时房水也是一个透明的、无色的屈光介质，其折射指数为1.333 32，该折射指数介于角膜和晶状体之间，因此成为眼光学系统的重要组成部分[1]。眼前段的基本解剖和房水循环的正常途径见图11.1及图11.2。

房水由睫状突内表面的睫状体上皮分泌（跨睫状体上皮离子的主动运输以及后房和睫状突血管、基质之间流体静压和渗透压差产生的结果），然后进入后房。房水流经晶状体并通过瞳孔回流到前房。前房有房水对流——向前靠近角膜区域温度较低，向后靠近晶状体区域温度较高（前房有悬浮颗粒时可以观察到此现象，如前房有悬浮细胞时）。房水主要通过两大途径从前房角被动流出：

(1) 通过小梁网，穿过Schlemm管的内壁到达内腔，随后流向集合管、房水静脉及巩膜静脉循环——小梁或传统途径；

(2) 穿过虹膜根部、色素膜网和睫状肌前表面，通过肌束间结缔组织、脉络膜上腔，然后通过巩膜流出——葡萄膜巩膜、后部或非传统途径。

是否存在一个渗透重吸收网，使房水通过葡萄膜静脉循环进行重吸收还没有得到证实[2,3]。在各个种类猴的年轻个体中，总的房水引流主要分为两大途径[4-8]。与以前的研究结果相比，近年来的研究结果显示葡萄膜巩膜途径在人眼房水流出途径中起着更为突出的作用[9,10]。通过间接方法，例如荧光度测定法，发现在年轻人葡萄膜巩膜流出途径约占房水流出总量的33%～35%[10,11]。与20～30岁的年轻人相比，60岁及60岁以上的健康老人其葡萄膜巩膜流出途径所占比例大大降低（平均值±标准差表示，前者为$1.10\pm0.81\,\mu l/min$，后者为$1.52\pm0.81\mu l/min$；$P<0.009$）[11]。同样的，在大于25岁的恒河猴中（等同于大于62岁的老人），葡萄膜巩膜途径也显著降低（前者为$0.33\pm0.08\,\mu l/min$，小于25岁为$0.63\pm0.07\,\mu l/min$，平均值±标准误）[8]。角膜、虹膜脉管系统或玻璃体视网膜界面虽然有离子流的存在，但没有显著的房水流动[12-13]。

在正常生理学以及青光眼治疗学方面，肾上腺素能及胆碱能自主神经及其相关受体机制对房水的生成及引流起重要作用[14-17]，同时也有研究证实其他机制的存在，包括血清素能[18]、多巴胺能[19-22]、腺苷能[23-27]、硝基能[28-31]、大麻脂能[32-35]、前列腺素（PG）能[36,37]和细胞骨架等机制（见综述[38]）。

房水生成

房水生成的生理学

20世纪早期之前房水被认为是不流动的液体[39]。直到20世纪早期，才证实房水不断产生及排出[39]，并且对相关的解剖引流通道（Schlemm管、集合管、房水静脉、睫状肌间隙）进行描述[13,40]。

房水的生成及化学组分与3种生理过程有关：扩散、超滤（相关的透析）和主动分泌[1]。扩散及超滤能够使基质血浆的超滤液蓄积，并通过睫状上皮主动分泌超滤液从而形成后房的房水。依赖能量，非色素睫状体上皮细胞将钠主动转运到后房（图11.3）使

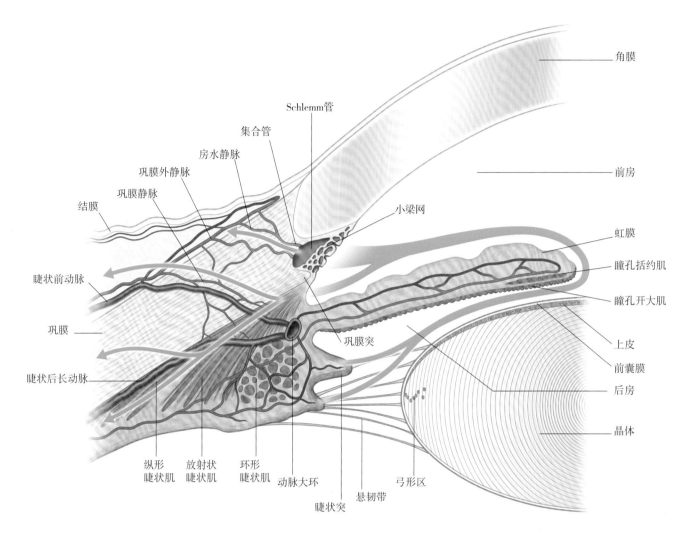

角膜

前房

虹膜

瞳孔括约肌

瞳孔开大肌

上皮

前囊膜

后房

晶体

Schlemm管

集合管

房水静脉

巩膜外静脉

巩膜静脉

结膜

睫状前动脉

巩膜

睫状后长动脉

小梁网

巩膜突

纵形睫状肌　放射状睫状肌　环形睫状肌　动脉大环　悬韧带　弓形区

睫状突

图 11.1 灵长类动物眼前段示意图。箭头表明房水流动途径。房水由睫状突生成，进入后房，流经瞳孔进入前房，通过小梁和葡萄膜巩膜途径在房角流出。(From Kaufman PL，Wiedman T，Robinson JR：Cholinergics. In Sears ML [ed]：Pharmacology of the eye：handbook of experimental pharamacology，Berlin，1984，Springer-Verlag. Reproduced with kind permission of Springer Science + Business Media.)

得水从基质中转移到后房。在正常情况下，主动分泌的房水生成量占房水生成总量的 80% ~ 90%[12,41-43]。这一结论可通过以下研究结果得以论证：即全身血压及睫状突血流的适度改变对房水生成的影响很小[12,44]。

此外，Bill[45] 指出存在于睫状体上皮及后房房水界面的静水压及胶体渗透压，主要起重吸收而不是超滤作用。在接近生理眼压情况下，主动分泌是非压力敏感性的。然而，导致房水生成的超滤作用是压力敏感性的，随眼压升高而降低。这种现象是可量化的，被称为流入能力或称为假流出，后者是由于用眼压计和恒压灌注来测量流出能力时存在压力引起的流入量

减少，因此看上去似乎是流出量的增加[46-50]。虽然测量值的变化很大，假流出在无炎症的猴眼及人眼的房水生成总量中只占很小一部分[50-54]。近年来，有人认为睫状体上皮细胞的液体流动率不能充分代表房水生成率，或许部分房水的生成是液体通过虹膜前表面直接进入前房所致[55-56]。

在大多数哺乳动物中，前房房水的周转常数为每分钟 0.01 ~ 0.015，每分钟房水生成及排出量占前房容积的 1.0% ~ 1.5%[50,55,57]。在正常人眼中也是如此，人眼房水生成率是 2.5 μl/min[11,58]。

更多关于房水生成的流体动力学理论分析可以在其他地方找到[1,56,59-62]。

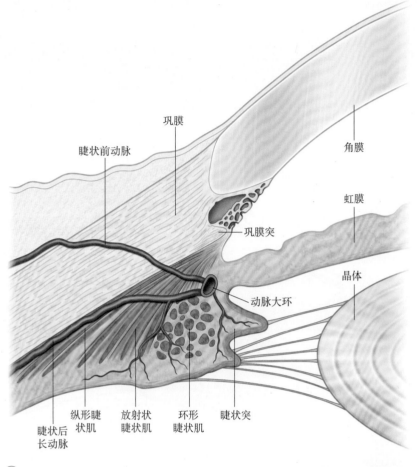

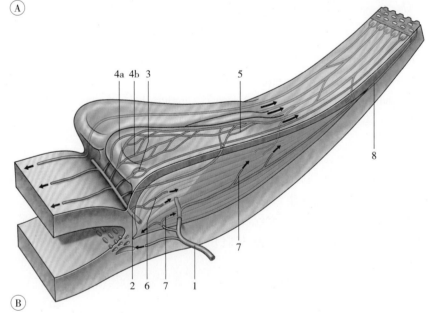

图 11.2 （A）睫状突的血液供应。CCM：环形睫状肌；LCM：纵形睫状肌；RCM：放射状睫状肌。（B）人眼睫状体血管结构。1. 睫状前动脉的穿支；2. 虹膜动脉大环；3. 第一血管分布区；4a（边缘区域）为第二血管分布区而 4b 为位于中间区域的毛细血管网；5. 第三血管分布区；6 和 7. 供应睫状肌的小动脉；8. 脉络膜动脉循环。（Modified from Caprioli J：The ciliary epithelia and aqueous humor. In Hart WM [ed]：Adler's physiology of the eye：clinical application，ed 9，St Louis，1992，Mosby；and Funk R，Rohen JW：Exp Eye Res 51：651，1990.）

房水形成的生物化学

分泌房水的基本结构是双分子层的睫状体上皮[63]。睫状体上皮由色素上皮层（pigmented epithelium，PE）及无色素上皮层（non-pigmented epithelium，NPE）构成，色素上皮层朝向睫状体基质，无色素上皮层朝向房水。色素上皮层及无色素上皮层是通过顶端膜处的缝隙连接而连接起来的，并形成一个复杂的

单向分泌

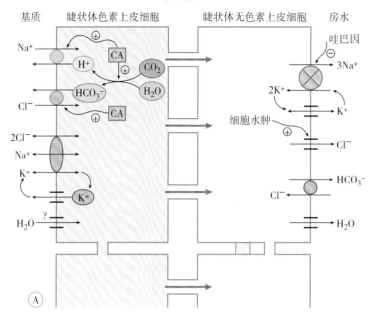

潜在的重吸收

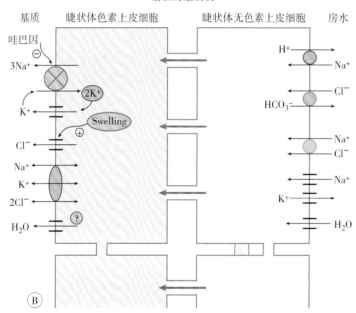

图 11.3　经睫状体上皮的单向分泌（A）和重吸收（B）途径。PE：睫状体色素上皮细胞；NPE：睫状体无色素上皮细胞。（（A）From McLaughlin CW et al：Am J Physiol Cell Physiol 293：C1455，2007. Used with permission.）

合胞体。在无色素上皮细胞的顶端存在紧密连接，形成细胞旁扩散的屏障。

跨睫状体无色素上皮基底外侧膜进行特定离子及物质的逆浓度梯度的选择性转运过程即为房水分泌过程。有两种酶参与这一过程，这两种酶为：钠-钾激活的三磷酸腺苷酶（Na^+-K^+-ATPase）和碳酸酐酶[64-71]，其大量存在于睫状体无色素上皮细胞。Na^+-K^+-ATPase 主要与睫状体无色素上皮的基底外侧膜相结合[66,69-71]。

由于 Na^+ 的原发性主动转运，其他离子及分子可进行跨上皮细胞的继发性主动转运。因此，与血浆相比，人类房水中抗坏血酸、某些氨基酸及特定离子（如 Cl^-）的浓度较高[72]。同样存在 HCO_3^- 的被动转运[1,73]。房水分泌的生物化学机制见图 11.3。

强心苷（如哇巴因）或钒酸盐（VO_3^-、VO_4^{3-}）可以抑制睫状突的 Na^+-K^+-ATPase，从而显著地降低动物[66,74-81]和人[79]的房水生成率及眼内压，表明钠离子的原发性主动转运是房水分泌的主要驱动因素。为了维持电中性，阴离子须伴随钠离子主动分泌，氯离子可通过基底外侧膜的氯离子通道进行转运，碳酸根离子通过与氯离子的交换进入房水。钠离子及伴随的阴离子的主动转运使睫状体无色素上皮细胞基底膜外侧形成较高渗透压，导致水分子从细胞内向外扩散。NPE 细胞上的水通道蛋白促进了水的流动（水通道蛋白 1 和 4）[82-84]。与正常小鼠相比，水通道蛋白 1（AQP1）基因敲除的小鼠，眼压降低，房水生成减少[82]。钠及氯离子必须不断进入色素上皮细胞使房水不断分泌。这一过程由 Na^+/H^+、Cl^-/HCO_3^- 逆向转运体和 Na-K-2Cl 同向转运体完成。在体内及体外研究表明房水的生成与这些转运蛋白及通道有关[85-87]。

同钠离子的主动转运一样，氯离子的转运在房水生成的过程中也起着重要的作用[88-90]。在牛眼，房水生成过程主要涉及主动分泌及氯离子的转运[88]。在兔眼中，通过激活 A3 腺苷受体，氯离子的释放增加[85]。A3 腺苷受体激动剂或拮抗剂可以分别升高或降低小鼠的眼内压[91]。Besttropin-2（钙离子激活的氯离子传导蛋白）位于睫状体无色素上皮细胞，可能在调节房水生成中起到一定作用。缺乏该蛋白的鼠眼压显著下降[92]。

4,4'- 二异硫氰酸水合 -2,2' 二磺酸（DIDS，Cl^-/HCO_3^- 离子交换体及 Na^+/HCO_3^- 协同转运体和氯离子通道的阻滞剂）和 5- 硝基 -2-（3- 苯丙胺基）- 苯甲酸（NPRB，无色素细胞上氯离子通道的阻滞剂）分别使体外牛眼的房水生成减少了 55% 及 25%[88]。在小鼠中，Na^+/H^+ 逆向转运体的局部抑制剂可以降低眼压[93]。在体外牛眼，布美他尼（Na-K-2Cl 同向转运体的抑制剂）和呋塞米（非特异性阴离子抑制剂）使房水生成减少 35% ~ 45%[88]。同样的，儿茶酚胺类（如肾上腺素、去甲肾上腺素、异丙肾上腺素和多巴胺）通过刺激 Na-K-Cl 同向转运体[89] 从而刺激房水生成。然而，在小鼠[93] 或猴[94] 局部使用布美他尼对眼压无影响。

碳酸酐酶（carbonic anhydrase，CA）大量存在于睫状突色素上皮细胞及无色素上皮细胞的基底部、侧膜及胞质内[95-99]。CA 的同工酶（Ⅱ、Ⅳ 和Ⅻ）存在于睫状突[100,101]。

CO_2 和 H_2O 转变为碳酸随后分解为 H^+ 及 HCO_3^- 并提供 HCO_3^-，这对于房水的主动分泌是必需的。抑制 HCO_3^- 的生成，会抑制睫状体无色素上皮细胞的 Na^+ 主动转运，从而减少房水的生成。此处有几种假说来解释睫状体无色素上皮细胞内 HCO_3^- 的减少与 Na^+ 转运抑制的关系：

（1）抑制碳酸酐酶导致 HCO_3^- 的减少，而 HCO_3^- 在 Na^+ 从睫状体无色素上皮细胞胞质转运到房水并保持房水电中性的这一生理过程中起到重要作用；

（2）抑制 $Na^+-K^+-ATPase$，使细胞内 pH 降低；

（3）减少 H^+ 从而减少 H^+/Na^+ 交换，同时减少了细胞内转运到细胞间的 Na^+。

另外，抑制肾及红细胞的碳酸酐酶导致全身性酸中毒，这加重了房水生成的抑制[102]。

全身应用碳酸酐酶抑制剂可减少 50% 的房水分泌[95,98,103-111]，这类药在临床上应用于青光眼的治疗已有 50 余年[102,104,107]。传统观念认为，睫状体上皮细胞的碳酸酐酶抑制剂的浓度要足量并持续用药从而抑制房水生成（必须抑制睫状体内超过 99% 的碳酸酐酶才能达到显著抑制房水分泌的作用），通过滴眼药水无法达到。幸运的是，现在有高效碳酸酐酶抑制剂（例如多佐胺[112-116] 和布林佐胺[116-118]）可以降低眼内压，这类药物与口服的碳酸酐酶抑制剂作用相同（虽然作用不及全身用药），但是没有全身的不良反应[102,114,119]。

房水成分

房水成分与血浆不同，因此眼前段具有两大生理特性：机械上皮 / 内皮血 - 房水屏障及通过睫状体上皮各种有机及无机物质的主动转运。房水与血浆的最大差异在于其蛋白质含量低而抗坏血酸浓度高（分别低 200 倍及高 20 倍）[120-123]。

前房周边接近小梁网区域其蛋白浓度比近中心部高，因为蛋白直接从周边虹膜进入，这已经在猴及人眼研究中得到支持[124-127]。当房水蛋白浓度升高超过正常值 20mg/100ml[128]（如葡萄膜炎）时，由于光的散射（Tyndall 效应）可以观察到贯穿前房的裂隙光线（这种现象称为闪辉）。

高浓度的抗坏血酸可以保护眼前节，使其免受紫外线的氧化损伤[129]。抗坏血酸作为一种抗氧化剂，调节小梁网内黏多糖的溶胶凝胶平衡，吸收部分紫外线[130]。昼行性哺乳动物房水中的抗坏血酸浓度为夜行性动物的 35 倍[131]。体内大量和反复的氧化应激可导致小梁网细胞黏着力减低，并导致小梁网细胞丢失，这一机制与青光眼有关[132,133]。

通常房水中的乳酸盐也是过量表达的，推测可能是由于晶状体、角膜及眼部其他结构的糖酵解所致[107,128]。某些氨基酸和 Cl⁻ 在房水中的浓度高于血浆[72]。房水内葡萄糖、尿素和非蛋白氮的浓度比血浆稍低[72,134]。房水中也存在氧气，压力为 13 ～ 80 mmHg，其值取决于测量方法[135,136]。

血 - 房水屏障

血 - 房水屏障是一个功能性概念，而不是一个分隔结构，主要用于解释各种溶质从眼部脉管系统向房水转运时的相对受限程度。睫状突毛细血管和脉络膜是网状的，但是视网膜色素上皮细胞及睫状突无色素上皮细胞彼此通过紧密连接来连接，形成有效的高分子量物质（例如蛋白质）的滤过屏障[128,137-147]。

Schlemm 管内壁的内皮细胞也形成紧密连接[140,148]，阻止溶质及液体从管内壁向小梁网及前房逆行。紧密连接也存在于虹膜血管内皮[149] 和虹膜上皮细胞之间[150]。目前认为血 - 房水屏障由睫状突无色素上皮细胞的紧密连接、Schlemm 管内壁的内皮细胞、虹膜脉管系统、睫状突的外向主动转运系统（见下文）组成。广义的血 - 房水屏障概念涉及小分子物质、脂溶性物质及水分子的运动[128]。

疾病、药物或者创伤导致血 - 房水屏障破坏（表 11.1），从而导致血浆成分进入房水。液体由血液向房水的运动增加，这一过程具有 IOP 依赖性[151]。如同眼压测量技术不能区分干扰一样，假流出速率也不能从总流出速率（Ctot）中区分，因此可能错误地将假流出成分记录为总流出速率的增加（称"假流出速率"）从而低估了流出途径中由于干扰而损失的量。在这种情况下，增加的假流出速率可以缓解骤增的眼压；眼压增高时，通过超滤作用的房水生成部分受抑制，使得眼压的升高变缓（但不能完全抑制）[138,152]。此外，血 - 房水屏障破坏时的炎症反应减少房水的生成，这一过程主要是由于干扰了主动转运过程[6,153]。虽然房水的传统引流途径被抑制（由于血浆蛋白对小梁网的阻断），此时可能出现眼压过低。炎症时释放的前列腺素可能会降低眼压，其作用机制是增加葡萄膜巩膜途径的房水引流[154,155]。当有害刺激去除时，睫状体的功能恢复先于小梁网，因此房水生成、葡萄膜巩膜途径的房水引流正常化，而传统流出途径仍受抑制，导致眼压升高。从修改的 Goldman 公式可以看出：

$$IOP = [(AHF - F_u)/Ct_{rab}] + P_e$$

其中 IOP 为眼内压，AHF 为房水生成，F_u 为葡萄膜巩膜途径流出的房水，Ct_{rab} 为通过小梁网和 Schlemm 管从前房流出的房水，P_e 为巩膜上静脉压（通过小梁微管途径阻碍房水离开前房的压力）[156]。

表 11.1　破坏血 - 房水屏障的因素

Ⅰ外伤	Ⅱ病理生理	Ⅲ药理
A．操作损伤	A．血管舒张	A．促黑激素
1．穿刺术	1．组胺	B．氮芥
2．角膜擦伤	2．交感神经切除术	C．拟胆碱药，特别是胆碱酯酶抑制剂
3．钝挫伤	B．角膜以及眼内感染	D．血浆高渗透压
4．内眼手术	C．眼内炎症	
5．虹膜擦伤	D．前列腺素(随类型、剂量及种类变化)	
B．物理损伤	E．前节缺血	
1．放射治疗		
2．核辐射		
C．化学损伤		
1．碱		
2．刺激物（如氮芥）		

Modified from Stamper RL：Aqueous humor：secretion and dynamics. In Tasman W，Jaeger EA（eds）：Clinical ophthalmology，vol 2，Philadelphia，1979，Lippincott.

主动转运

睫状突具有主动转运各种有机、无机化合物及离子的功能，或者将它们从眼内清除，使这些成分从房水或玻璃体转运到血液，从而缓冲高浓度梯度。对氨马尿酸盐（PAH）、碘司特、盘尼西林是主动转运出眼的典型大离子。这些结构与肾小管相似，并具备主动转运的条件：饱和度、能量和温度依赖性、米氏方程动力学及可被哇巴因及羟苯磺胺等抑制[72,157-166]。另外，其他某些结构可以使注射的碘化物主动地从房水中排泄，与甲状腺、唾液腺中碘化物的转运相似[159]。这些外流系统的生理特性尚未知。研究发现前列腺素可以从眼内主动转出[167,168]，一些学者认为这种外向转运机制可去除不必要或者有害的生理活性物质[157,161,169,170]。眼部组织各种转运体在第17章有详细描述。

房水生成及组分的调节及药理学（框11.1）

在动物及人眼中存在眼压的昼夜节律，这一节律是由内源性起搏结构控制的，包括交叉上核。交叉上核可以控制眼内的交感及副交感神经[171]。交感及副交感神经末梢位于睫状体[172-174]并在睫状神经后部发出长和短的神经分支。这些神经纤维分为有髓鞘和无髓鞘两种类型。副交感神经起源于第三对脑神经的动眼神经副核，沿下一极神经走行，其突触位于睫状神经节[175]。起源于翼腭神经节的副交感舒血管神经

框11.1 房水生成

- β-肾上腺素受体拮抗剂如噻吗洛尔，通过减少房水生成降低眼压，在青光眼的临床治疗中仍占有重要地位。
- 使用肾上腺素途径的青光眼药物对于降低青光眼患者夜间眼压可能无效。
- α₂-肾上腺素能激动剂例如阿可乐定、阿法根是强效降眼压药，其降低眼压机制主要为减少房水生成。
- 长期抑制房水生成、改变房水流出途径：使房水经小梁流出改变为经葡萄膜巩膜流出可能导致小梁网低灌注及形态、功能改变。
- 布林佐胺、噻吗洛尔及拉坦前列腺素有类似的降眼压作用，对于原发性开角型青光眼、闭角型青光眼或是高眼压症是安全的[678]。与抑制房水分泌药物相比，拉坦前列腺素的降眼压作用更好一些。这与眼压的物理特性有关，在较低的眼压状态下想要降低同等效应的眼压更困难。

纤维释放乙酰胆碱、NO 及血管活性肠肽（VIP）（见第10章）。具有血管活性肠肽免疫反应性的神经也可见于睫状突、猫睫状肌的后1/3及后葡萄膜的中小血管周围[176]。研究发现，在人及猴体内只有一小部分正性的血管活性肠肽纤维存在[177]。在猫眼中含垂体腺苷酸环化酶激活肽（PACAP）的神经纤维位于虹膜、睫状体及结膜。PACAP 与 VIP 的协同免疫反应存在于蝶腭神经节，降钙素基因相关肽（CGRP）存在于三叉神经节[178]。交感神经突触位于颈上神经节并分布到睫状体的肌肉和血管中。刺激猴的颈交感神经可致房水生成率的明显增加[179]。许多无髓鞘神经纤维分布于睫状突基质血管周围；这些无髓鞘神经纤维可能是去甲肾上腺素能神经，支配血管舒缩[128]。

去交感神经支配的猴其房水的静态生成没有改变，而噻吗洛尔或肾上腺素所致的房水生成效应受到轻度影响[180]。患单侧 Horner 综合征的患者，眼压、白天房水生成量、房水流出途径、流出量及噻吗洛尔降眼压的作用在两眼是相同的[181]。然而在患侧眼肾上腺素导致房水生成减少，而在健眼与此相反。另一方面，异丙肾上腺素可增加患眼及健眼夜间房水的引流，而对白天房水的引流无影响[182]。用硫酸胍乙啶进行化学性交感神经切断可降低青光眼患者眼压，推测其可能的机制为房水生成减少，这可通过眼压描记仪间接测定[183]。猴静脉内注射血管活性肠肽刺激房水生成的作用次于交感神经系统激活所致房水生成作用，然而前房注入血管活性肠肽可直接作用于睫状肌上皮[184]。在猴中，与血管活性肠肽相比，腺苷酸环化酶 A 刺激房水引流的作用更强[177]。在药物调节房水流入及流出过程中，交感神经是否起到支配作用仍未能明确。同时发现，交感神经调节房水流入作用取决于不同的物种，例如，使用阿片激动剂兔或猴反应不同[185,186]。

胆碱能机制

拟胆碱药对房水生成、组成以及血-房水屏障的影响尚未明确。总的来说，拟胆碱药对房水生成率的影响较小。一般情况下，拟胆碱药可引起眼前段的血管扩张从而增加脉络膜、虹膜、睫状突和睫状肌的血流（见第10章）。但在兔眼中，胆碱能药物可能还同时促进血管的收缩[187]。虹膜和睫状体充血是局部使用拟胆碱药的一个常见临床不良反应，尤其是抗胆碱酯酶[188]。生物显微镜检查发现的房闪及房水

中的细胞表明：这些成分可以破坏血 - 房水屏障并可能导致炎症[188]。毛果芸香碱可使血房水屏障对碘离子[189]及菊粉[190]的通透性增加。胆碱能药物可能会改变房水中无机离子[191]的浓度并使某些氨基酸从血液向房水运输，同时还可能影响睫状突的外向转运系统[192,193]。离体状态下，胆碱能药物可能会影响 Na^+ 在色素和无色素上皮细胞的耦合作用，该现象表明其可能存在抑制房水分泌的机制[194,195]，虽然如下文所述其影响可能很小。

在一定情况下，毛果芸香碱可能导致假流出率增加[59,196]。使用不同物种、条件和实验技术，胆碱能药物或副交感神经兴奋可增加、减少甚至不改变房水生成率并能够轻度增加巩膜上静脉压[197-208]。这些令人迷惑的结果表明胆碱能药物对这些参数的影响依赖于物种、技术相关因素以及周围神经血管的环境。在大多数情况下，房水生成率和巩膜上静脉压的变化是轻微的，而且对药物引起眼压下降所起的作用也不大，这为毛果芸香碱治疗慢性青光眼的疗效奠定了基础；后者通过对睫状肌作用或者直接作用于小梁网（程度较低）以减少流出阻力来发挥作用[209]（见房水引流）。

肾上腺素能机制

肾上腺素能机制在调节房水生成率中的确切作用和受体的特异性尚不清楚。人们曾经普遍认为，长期局部使用肾上腺素，联合应用 α1、α2、β1、β2-肾上腺素能受体激动剂，可减少房水生成率[107]。这种效应是由睫状体无色素上皮细胞的 β- 肾上腺素能受体通过激活膜上的腺苷酸环化酶介导的[68,210,211]。进一步来说，福斯可林（forskolin）可直接、不可逆地激活细胞内腺苷酸环化酶。某些[212,213]而不是全部[214]的研究表明，局部或玻璃体腔内给予福斯可林可减少房水生成率。

荧光光度研究表明短期局部使用肾上腺素可增加房水生成[10,180,215]；其他关于肾上腺素能激动剂的研究（包括沙丁胺醇[216]、异丙肾上腺素[182]和特布他林[217]）支持这一结论，并且与许多实验结果一致，表明：β肾上腺素能拮抗可明确减少房水的生成[15,218,219]。

β- 拮抗剂的降眼压作用，使之成为临床上治疗青光眼的主要方法：非选择性 β1、β2 的拮抗剂噻吗洛尔[215,220-222]、左布诺洛尔[223]以及美替洛尔[224]，非选择性的 β1、β2 部分激动剂卡替洛尔[225,226]和相对 β1 选择性拮抗剂倍他洛尔[227]。位于睫状体上皮细胞

的肾上腺素能受体为 β2 亚型[228-230]，但是相对选择性 β1 受体拮抗剂（如倍他洛尔）可以抑制房水生成（虽然效果较弱）[58,227,231-233]。然而，β1 受体激动剂可以显著抑制房水生成，这一效应可能与其在睫状上皮细胞的高浓度及非选择性阻断 β2 受体有关[234]。

β- 肾上腺素能受体拮抗剂能否通过影响睫状体上皮细胞的 β- 肾上腺素能受体来抑制房水生成，仍存在疑问[77,181,211,214,235-237]。证据表明经典的肾上腺素能受体阻滞剂可能不影响房水生成，其他受体如 $5HT_{1A}$ 受体可能参与（见其他部分）房水生成[238]。此外，肾上腺素和异丙肾上腺素刺激 Na/K/2Cl 同向转运体的作用可被 β2- 肾上腺素能受体拮抗剂抑制，后者存在于胎儿睫状体无色素上皮细胞中[239]。

睡眠时房水生成量减少 50%[58,240,241]，这是由于在 β 肾上腺素能受体到睫状体上皮的信号转导过程中 β-阻抑蛋白 /cAMP 对其进行级联调控。这导致眼压的昼夜波动节律[242]。然而，事实上人眼压夜晚可能升高，先前报道夜晚眼压降低可能是由于技术的限制[243,244]。以前并未认识到夜间眼压的升高在青光眼病情进展中所发挥的重要作用[241]。β 受体拮抗剂在睡眠时[245]或在戊巴比妥麻醉的猴[246]，可使房水生成轻度减少。因此，基于肾上腺素能的青光眼治疗是以减少房水生成为目的，与针对其他机制的治疗相比，其抑制青光眼性损害进展的作用较弱。

颈上神经节的交感神经纤维突触分布于睫状体的肌肉和血管，调节睫状突血管的血流量（见第10章）。儿茶酚胺和 NPY 能的神经纤维优先分布于猴眼前段睫状突的血管和上皮细胞，这表明它们参与房水生成的精细调节[247]。刺激黑长尾猴的颈交感神经可明显增加房水生成速率[179]。然而，睫状体上皮的肾上腺素能受体可能受儿茶酚胺调节而不受交感神经支配。两个主要的肾上腺素能激素（肾上腺素和皮质醇）可以调节房水的生成[248]。在人类，房水的流动率与循环系统中儿茶酚胺的昼夜水平相关[249]。肾上腺素能药物，通过收缩睫状突的局部小动脉发挥作用[250]。

在健康人眼中，局部使用 α1- 肾上腺素能受体激动剂和拮抗剂对于房水生成的影响很小[251,252]。可乐定具有 α1- 受体拮抗剂和 α2- 受体激动剂特性，能够减少房水的生成和眼部血流[217,253-255]。因此，肾上腺素对于房水生成有双重作用：通过刺激 β- 肾上腺素能受体发挥刺激作用；通过刺激 α2- 肾上腺素受体发挥抑制作用[256-258]。局部使用 α2- 肾上腺素能受体

激动剂，如阿可乐定、溴莫尼定，可以显著降低眼压，其机制主要是减少房水生成[16,259]。然而，一项研究表明，溴莫尼定早期可抑制房水的生成，但经过 8 ~ 29 天的治疗，其主要作用变为促进葡萄膜巩膜途径的房水外流[260]。

其他药物

药理学上还有许多其他的方法可以减少房水生成（表 11.2）。有效的化合物包括：鸟苷酸环化酶活化剂心房利钠因子[261,262]、硝普钠[263,264]、叠氮化钠[265]和硝酸甘油[263]。在猴，8 溴环磷酸鸟苷可以使房水生成率减少 15% ~ 20%[266]。在猴及兔眼中，玻璃体腔注射心房利钠因子可降低眼压并减少房水生成[262]。然而，给猴眼前房及静脉注射心房利钠因子反而引起房水生成增加[267]。局部使用 kappa 阿片受体激动剂可以使兔眼房水中心房利钠因子浓度升高，从而降低眼压和抑制房水生成[268]。然而，在猴中，抑制房水生成和 IOP 降低的作用主要由非 kappa 阿片受体介导[185]。兔眼中，一氧化氮可能参与 MU3 阿片受激

动剂的降眼压作用[269-271]。

在兔、猫、猴中，血清素能拮抗剂酮舍林可减少房水的生成速率[272]。在兔及人类，血清素激活受体 5-HT$_{1A}$ 亚型存在于虹膜、睫状体中[238,273,274]。这些受体可被噻吗洛尔和其他 β 受体阻滞剂拮抗[238]。在昼夜血压正常的兔，5-HT$_{1A}$ 受体激动剂 8-OH-DPAT 的降眼压效应呈现剂量依赖性[275,276]。选择性的 5-HT$_{1A}$ 受体激动剂氟辛克生也可降低兔的眼压[277]。然而，存在于睫状体上皮的 5-HT$_{1A}$ 受体亚型的确切性质仍存在疑问。另外，在非人类灵长类动物，5-HT$_{1A}$ 受体激动剂降低眼压及抑制房水流动的作用是多变的[278]。在猴，局部使用选择性 5-HT$_2$ 激动剂可以增加房水生成，但同时可以增加葡萄膜巩膜外流而降低眼压[279]。

代谢抑制剂（如二硝基苯酚）可以减少房水生成[280]，其机制与强心苷、哇巴因及地高辛一样：抑制睫状体上皮的 Na$^+$-K$^+$-ATP 酶[88,281]。但这些代谢抑制剂还没有被证明是临床上治疗青光眼的有效药物。异波帕胺具有多巴胺能和肾上腺素能受体活性。在人类中，它可以增加房水的形成，但可以降低[282]或升

表 11.2 减少房水分泌的因素

Ⅰ一般因素	Ⅱ全身因素	Ⅲ局部因素	Ⅳ药理因素	Ⅴ手术因素
A. 年龄	A. 人为减少颈内动脉血流	A. IOP 升高	A. β肾上腺素能拮抗剂(如噻吗洛尔、倍他乐克、左布诺洛尔、卡替洛尔、美替洛尔)	A. 睫状体分离术
B. 昼夜循环	B. 间脑刺激	B. 葡萄膜炎（特别是虹睫炎）	B. 碳酸酐酶抑制剂	B. 睫状体冷凝术
C. 运动	C. 低温	C. 视网膜脱离	C. 硝基血管扩张剂、心钠素(取决于通道及种类)	C. 睫状体热凝术
	D. 脑中毒	D. 球后麻醉	D. 5-HT^{1A} 拮抗剂（如酮色林）	D. 睫状体光凝术
	E. 全麻	E. 脉络膜脱离	E. DA$_2$（多巴胺）激动剂（硫丙麦角林、麦角腈、溴隐亭）	
			F. α$_2$- 肾上腺素受体激动剂（如阿可乐定、溴莫尼定）	
			G. 阿片受体激动剂	
			H. Δ9- 四氢大麻酚	
			I. 代谢抑制剂 [如 DNP（二硝基苯酚）]	
			J. 强心苷（哇巴因、地高辛）	
			K. 螺内酯	
			L. 血浆高渗透压	
			M. cGMP	

cGMP：环鸟苷酸；DA$_2$：多巴胺；DNP：二硝基苯酚；IOP：眼内压。

Modified from Stamper RL：Aqueous humor：secretion and dynamics. In Tasman W，Jaeger EA（eds）：Clinical ophthalmology，vol 2，Philadelphia 1979，Lippincott.

高眼压[283,284]。

给志愿者静脉注射或吸食大麻的一个成分 Δ9-四氢大麻酚，会减少房水分泌[285]。与此相反，局部应用 Δ9-四氢大麻酚在人眼中没有作用[286,287]。研究表明，在人类及动物的睫状突和小梁内存在功能性 CB1 受体[288-290]。在正常和患青光眼的食蟹猴，局部应用大麻素受体激动剂 WIN-55-212-2 可显著减少房水生成，但不增加房水流出。单独使用该药后引起的房水生成减少不足以解释眼压降低的原因，表明其他机制也参与其中[32]。内源性大麻素（2arachidonylglyceral）可以增加猪的房水流出能力，其机制为调控大麻素受体 CB1 和 CB2 并改变猪小梁细胞肌动蛋白骨架[291]。

其他局部性、全身性以及手术因素（如年龄和运动）也可以减少房水生成率（表11.2）。在一项研究中，300 名年龄为 5 ~ 83 岁的正常志愿者，在 10 ~ 80 岁人群中房水流出减少 25%[58]。超过 65 岁的老人，房水流出率只是轻微减少[11]。与 3 ~ 10 岁或 19 ~ 23 岁的恒河猴相比，25 ~ 29 岁的恒河猴（相当于人类 62 ~ 73 岁），没有年龄相关性房水生成减少[8]。

长期使用抑制房水生成的降眼压药会产生不良反应[292]。

在人体，口服乙酰唑胺数周，眼压逐渐回到治疗前水平，但是房水流出能力降低[292]。同样的，长期使用噻吗洛尔的猴，其房水流出能力也降低[219]。小梁网低灌注可导致不利的形态学改变[293]。

房水引流

流体力学

前房角组织对房水引流产生一定阻力。房水流入产生眼压，眼压升高到一定程度驱动液体流动并对抗睫状体产生的阻力，这就构成眼压的稳态。在青光眼，该阻力往往非常高从而导致眼压升高。3 个临床试验的结果证实降低高眼压或青光眼患者的眼压对阻止前者的青光眼发作或后者的病情进展相当重要[294-297]。理解影响正常和不正常房水生成、房水外流、眼压的因素以及它们之间的相互关系，对于了解及治疗青光眼是至关重要的。

简称：

- F ＝流量（μ l/min）

- F_{in} ＝总的房水流入：人 ＝ 0 ~ 2.5 μl/min[11,58,221,298]
- F_s ＝流入来自主动分泌
- F_f ＝流入来自超滤作用
- F_{out} ＝总的房水流出量
- F_{trab} ＝通过小梁途径的房水流出
- F_u ＝通过葡萄膜巩膜途径的房水流出：0.3 μl/min，所得值是通过无创性放射性示踪剂测量，为黑色素瘤或青光眼患者[9]；1.64 μl/min，为 20 ~ 30 岁的正常受试者；1.16 μl/min，为大于 60 岁的人，通过非侵入性荧光光度法测得[11]。
- P ＝压力（mmHg）
- P_i ＝眼压：人 ＝ 16 mmHg[299]
- P_e ＝巩膜表层静脉压：人 ＝ 9 mmHg[300,301]
- R ＝流体阻力（mmHg × min/μl）
- C ＝流动能力或传导性（μl/min/mmHg）＝ 1/R
- C_{tot} ＝总的房水流出率（OF）：20 ~ 30 岁的人，0.25 μl/min/mmHg；＞ 60 岁，0.19 μl/min/mmHg[11]；OF ＝ 0.54 －（0.0042× 年龄）μl/min/mmHg[302]；0.24 μl/min/mmHg[303]；＜ 40 岁，0.33；＞ 60 岁，0.23 μl/min/mmHg[304]；0.28 μl/min/mmHg[305]，均为眼压计测得。
- C_{tra} ＝通过小梁途径的房水流出率：20 ~ 30 岁人，0.21 μl/min/mmHg；＞ 60 岁，0.25 μl/min/mmHg（荧光光度测定法）[306]；0.22 μl/min/mmHg（眼压计）[305]。
- C_u ＝葡萄膜巩膜途径的房水流出率；人 ＝ 0.02 μl/min/mmHg[307] 其值参考已报道的实验猴数值[152,308]。
- C_{ps} ＝房水流入能力：人 ＝ 0.06 μl/min/mmHg[305]；0.08 μl/min/mmHg[53]。这些值大部分偏高：在无炎症的正常微环境该现象可以忽略[54]；在正常猴中，使用更精确的测量技术，＜ 0.02 μl/min/mmHg[152,308]。

得出：

$$F_{in} = F_s + F_t$$
$$F_{out} = F_{trab} + F_u$$
$$C_{tot} = C_{trab} + C_u + C_{ps}$$

平衡状态下：

$$F = F_{in} = F_{out}$$

由经典 Goldman 方程表示的最简单的液压模型认为房水流动是被动的非能量依赖的顺压力梯度的流

动，房水只能通过小梁途径离开眼睛，其中，$\Delta P = P_i - P_e$，因此 $F = C_{trab}(P_i - P_e)$。就现在而言，这种关系是正确的，但它过于简单化。由于睫状体前表面没有完整的内皮细胞层覆盖，小梁束与睫状肌束之间存在孔隙[140]，因此房水可通过房角进入睫状肌内的组织间隙。这些组织间隙通向脉络膜上腔，因此房水可以通过巩膜或血管周围巩膜间隙到达巩膜表层组织。一些研究者认为，由于血液中蛋白质含量高，部分房水可能会渗透到涡静脉。由于葡萄膜途径的存在，房水与睫状肌、睫状突及脉络膜的组织液混合。因此，这种流动途径可能类似于其他器官组织液的淋巴引流（也请参阅前列腺素的机制），且该途径提供了一个重要的去除潜在毒性组织代谢物的方法[153,154]。长期以来认为，眼部组织缺乏淋巴管，但近年来有报道睫状体及睫状肌表达淋巴管标志物[308a-308d]。然而，眼部是否存在淋巴管流动系统仍需进一步研究证实。

房水由前房流到小梁再到 Schlemm 管的途径是压力依赖性的，但当眼压大于 7 ~ 10 mmHg 时葡萄膜巩膜途径的引流不依赖于压力[12,48,309]。在猴，虽然通过小梁网和葡萄膜巩膜途径的房水实际引流率（$\mu l/min$）是基本相当的，但测出的葡萄膜巩膜流出能力（C_u，由不同眼压水平下测量所得葡萄膜巩膜流出量决定）大约仅有 0.02 μl/min/mmHg，或小于小梁途径的 $1/20$[309]。葡萄膜巩膜途径中房水引流不依赖于眼压的原因尚未完全清楚，但可能与压力的复杂特性以及房水流动途径中眼内组织不同液体成分的阻力有关[12]。例如，脉络膜上腔（P_S）的潜在压力直接取决于眼压，在任何眼压水平，脉络膜上腔的压力均低于眼压[12]。由于前房与脉络膜上腔之间的压力梯度与眼压无关，因此这些腔隙间的房水流动也不依赖于眼压。正常眶内压情况下，其脉络膜上腔及眶内间隙总是存在正压力梯度[12]。因此，流体和溶质（包括大的蛋白质分子）可以很容易地穿过神经、巩膜血管周围间隙或巩膜自身而流出眼外[4,50,310,311]。在非常低的眼压水平下，葡萄膜巩膜途径的净压力梯度显著降低，因此这一途径的房水引流明显减少[48]。

脉络膜上腔压力梯度消失会导致脉络膜脱离，这种情况往往发生在眼内手术后低眼压的情况下[12]。然而其他研究人员发现，与 Bill 描述的情况相比，非传统的房水外流对压力的敏感性更高[3,312,313]。前列腺素治疗后，葡萄膜巩膜引流途径的压力敏感性增高[314]。不能使用跨巩膜示踪剂来研究房水流动，因为根据扩散转运特性计算结果显示它能够进行自身

扩散[2]。前房内注入荧光素可以显示房水的葡萄膜涡静脉途径[3]，研究发现涡静脉的荧光素浓度高于体循环。此外，房水流经巩膜也是压力依赖性的[313]。葡萄膜涡静脉途径的房水引流对压力相对不敏感，其主要原因为驱动液体流动的压力是血液的胶体渗透压，该压力使液体流向血管[2]。显然，关于这一流动途径需要进行更多的研究。在正常稳态条件下，与 C_{trab} 相比，C_{ps} 及 C_u 值非常低，以至于从房水的流体动力学来说，在临床上可近似于：

$$F_{in} = F_{out} = C_{trab}(P_i - P_e) + F_u \text{ 或}$$
$$P_i = P_e + (F_{in} - F_u)/C_{trab}$$

在血 - 房水屏障受到破坏的情况下，房水流入量显著增加。超滤作用的压力敏感性使得这一状态下的压力升高变缓慢，C_{ps} 增加。巩膜上静脉压的升高可以发生在由于动静脉先天畸形或外伤[315]导致的动静脉吻合患者，也可发生在原发性开角型青光眼及正常眼压性青光眼患者[300]，它导致眼压增加。临床上降低眼压是通过降低 F_{in} 或者增加 C_{trab} 和 F_u。药物制剂可能对 P_e 的影响小，临床上可能几乎无明显效果[59,179,196,197,316-321]。

结构成分

大约 $1/2$ ~ $3/4$ 的房水引流是通过小梁网及 Schlemm 管流出的[11,306]。这一引流途径是压力依赖性的。Schlemm 管及小梁网位于巩膜沟内，在巩膜突和 Schwalbe 线之间，并终止于后弹力膜。前端未滤过成分对房水流出的阻力小，这与后部网状组织的滤过成分明显不同。小梁网由 3 个不同功能部分组成：虹膜和葡萄膜部分——小梁网最内部分；角巩膜部分——巩膜突和角膜之间延伸部分；邻管组织或筛状层，此部分邻近 Schlemm 管的内壁[322-326]（图 11.4）。

小梁结构的主要阻力部分可能是小梁网的筛状部[322-324,326-328]，小梁网的最外层由数层内皮细胞组成并嵌入许多大分子物质，包括透明质酸、其他黏多糖、胶原蛋白、纤连蛋白和由小梁网内皮细胞产生的糖蛋白[329-331]。筛板由弹性纤维网及胶原纤维束支撑[332]（图 11.5），并与小梁薄片中央的弹性纤维网具有相同的走向。通过细的、弯曲的连接纤维，此网状组织连接到 Schlemm 管内壁内皮细胞。与其他物种相比，此筛状丛在人眼的邻管组织中更多，可能是由于体外人眼缺乏引流所致[33]。在某些非人类物种[334-337]，引流相关的流出增加可能与邻管组织

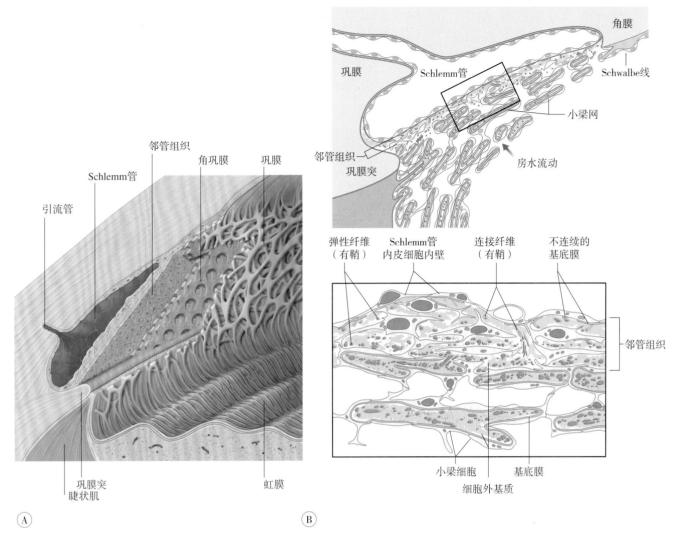

图 11.4　（A）小梁网的 3 层结构（解剖图示）：葡萄膜、角巩膜、连接小管。（From Acott TS，Kelley MJ. Exp Eye Res 86：543，2008. Copyright Elsevier 2008.）（B）房水流出、邻管组织（JCT）或筛板示意图。下图示小梁网，上图示 JCT 部位的放大图像。

和 Schlemm 管内壁内皮细胞或房水丛的物理屏障有关[338]。

　　然而，一些研究人员认为阻力主要存在于最接近筛状网组织的部位[339-341]，即内壁及内皮细胞的基底膜。使用急速冷冻/深度浸蚀的电子显微镜将位于 Schlemm 管内壁的基膜细胞与邻管组织的基底层分离可呈现一流出通道[342]。在正常条件下，Schlemm 管的内壁及连接小管细胞可能处于收缩状态，限制了房水引流通路，这与非人类灵长类动物的金颗粒灌注研究结果相似[343,344]（图 11.6）。扩大房水引流的面积可以增加房水流出速率[343,344]。细胞外基质的丢失可能与房水流出阻力的下降无关[342-345]。

　　经内皮细胞内壁的房水流动主要是压力依赖性的被动的跨细胞转运途径[323]，包括大液泡的形成（图 11.7），特别是靠近集合管部位[346-350]。孔的形成往往与大液泡有关，但也可以在薄的、平坦的内壁区域中发现[323]。开口于 Schlemm 管内壁内皮细胞孔的数量较多、孔径较大以至于它们并不能构成房水流出的主要阻力[351,352]。依据这些以及其他的发现研究者提出了这样的假设：房水流出的阻力主要位于内皮细胞的内层，例如内皮下或者筛板层[353]。

　　虽然孔阻碍房水流出的作用微小，但由于它们使房水通过靠近筛孔的筛板网状组织流出，这些筛孔的大小及数量可明显地影响筛板网状组织的房水流出阻力[354]。然而，有两项研究[351,352]并未发现内壁孔密度与房水流出阻力之间的关系：漏斗效应产生房水外流阻力[2]。金颗粒的研究表明，去除小梁流出途径中的大片段物质，可能会导致房水外流阻力增加。通过使

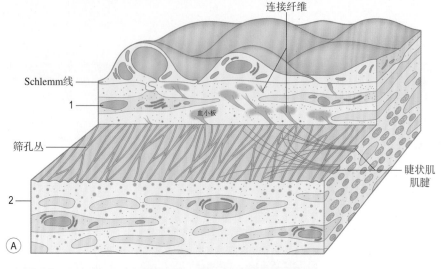

图 11.5　（A）筛板小梁网及 Schlemm 线（E）示意图。注意睫状肌肌腱（CM-T）和弹性纤维层的连接，或"筛孔丛"（CN）的位置—内皮下的第一、二细胞层（1 和 2）。筛孔丛通过一系列连接纤维（CF）连接内皮细胞的内壁及血小板（P）。（B）通过筛板，位于内皮下的第二细胞层和角巩膜的第一层平面的横切面显微照片（正常眼）。左上细胞为内皮下细胞。筛板处弹性纤维（箭头所指）方向一致并形成丛，如同小梁网的弹性纤维网。（From Rohen JW，Futa R，Lütjen-Drecoll E：Invest Ophthalmol Vis Sci 21：574，1981，reproduced with permission from the Association for Research in Vision and Ophthalmology.）

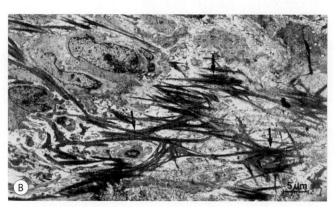

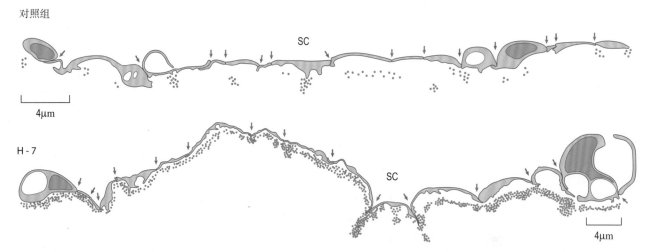

图 11.6　注入金颗粒，用 H-7（1-[5- 磺酰异喹啉]-2- 甲基哌嗪）处理实验眼，金颗粒在实验眼内邻管组织处的分布以及对照眼内金颗粒的分布。如图所示对照组及 H-7 处理组内 15 个细胞沿 Schlemm 管（SC）延展（细胞间连接用箭头标出）。金颗粒的分布用红色点表示。（标尺 = 4 μm）（From Sabany I et al：Arch Ophthalmol 118：955，2000. Copyright 2000 American Medical Association. All rights reserved.）

内壁的细胞及邻近的筛板网状组织变疏松，可以扩大引流区域，这可能是治疗青光眼的一种方法[343]（图 11.6）。

在猴体内，使用铁蛋白粒子进行跨内皮的实验研究表明，铁蛋白也可以穿过 Schlemm 管内皮细胞之间的细胞旁路[355]。这些细胞旁路对于房水流出

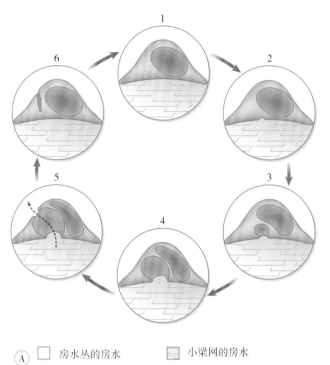

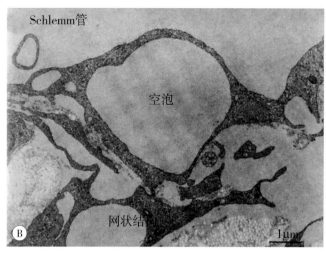

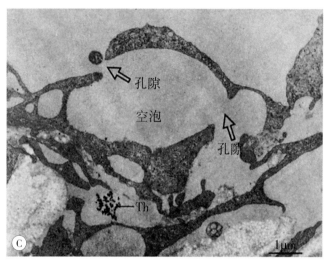

图 11.7 （A）房水的跨细胞转运学说包括一系列开口于小梁网邻管组织的孔和大液泡（可能是由于跨内皮静水压）（2～4）。基底细胞和顶端细胞质膜融合，形成暂时的跨细胞通道（5）使得大量房水流向 Schlemm 管。（From Tripathi RC：Exp Eye Res 11：116，1971. Copyright Elsevier 1971.）（B）Schlemm 管内壁及邻近内皮下组织的电子显微照片，显示内皮细胞间的细胞间隙和巨大液泡。（From Inomata H et al：Am J Ophthalmol 73：760, 1972. Copyright Elsevier 1972.）（C）Schlemm 管内壁的连续切片显示：内皮细胞的巨大液泡开口于小梁面，表明它们在小梁侧内陷。一些内陷处在 Schlemm 管也有开口。房水可以通过内陷及孔隙穿过细胞。Th：氧化钍胶体。（From Inomata H et al：Am J Ophthalmol 73：760，1972. Copyright Elsevier 1972.）

的作用尚未明确。随着压力的增加，Schlemm 管内皮细胞之间的紧密连接变得松弛，这表明正常眼内 Schlemm 管的细胞旁路可能对于生理范围内的眼压调节较敏感[356]。但是，在眼压为 25 mmHg 时，金粒子示踪显示金粒子没有通过细胞间连接；这表明可能需要更大的压力梯度来破坏正常的细胞间连接[343]。

从临床来看，有关跨细胞与细胞旁路的争论以及内壁与邻管组织阻力的争论并不是一个重要问题。

小梁途径的引流模型

房水引流的总体流动模型是一个典型的抽吸现象，取决于组织顺应性而不是静态阻力（见综述[357,358]）。研究结果支持这一假设，如心动周期的心脏收缩期一样，房水流出泵的抽吸动力来自于眼压的瞬间增高即眨眼及眼球运动时。在房水引流抽吸模型中，所有的房水流动均横跨 Schlemm 管的内壁和外壁（图 11.8）。有关房水流入 Schlemm 管、Schlemm 管到集合管、房水静脉到巩膜上静脉这一引流途径的临床证据支持这一模型（访问 youtube.com/majohnstone 观看视频，该视频由罗伯特·思特曼提供）。从组织生物力学来看，房水引流泵可以发生压力依赖性输出量的短期变化来维持动态平衡。青光眼患者发生房水引流泵障碍，主要由于小梁网硬化和小梁运动减少及 Schlemm 管的持久封闭。

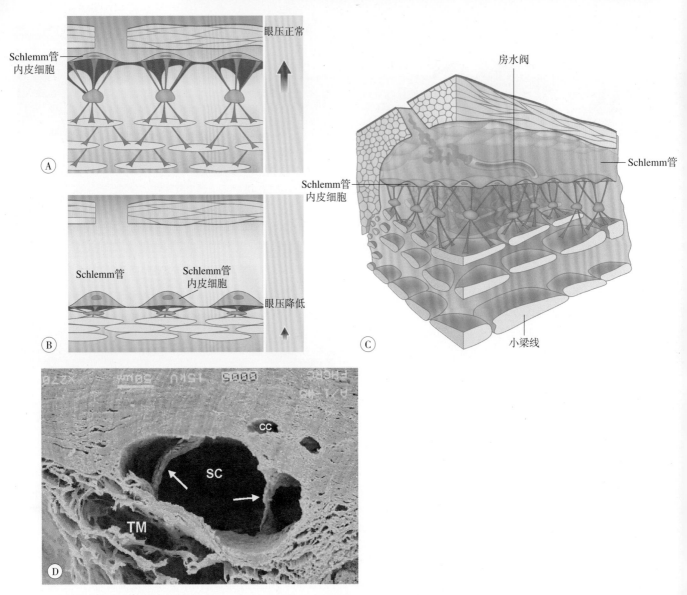

图 11.8　房水的生物力学泵模型。眼压的短暂升高驱动房水抽吸，主要由心动周期、眨眼和眼球运动引起。压力升高时，房水跨越 Schlemm 管单向流入集合管（C）。同时，眼压升高促进 Schlemm 管内壁的内皮细胞（A、B）向外迁移并导致管腔内房水从周围流向集合管和房水静脉。眼压降低，组织恢复，Schlemm 管内面压力降低，使房水从单向阀（C）流向管腔。SC：Schlemm 管；SCE：Schlemm 管内皮细胞；TB：小梁线。（From Johnstone MA：Rev Ophthalmol 14：9，2007. Reproduced with permission from Jobson Publishing LLC and Murray A. Johnstone，MD.）（D）电子显微镜扫描显示 Schlemm 管的活瓣结构。猴眼 - 猕猴种属。Schlemm 管（SC）弹性性扩张。位于小梁网（TM）和 Schlemm 管角巩膜壁的两个瓣样结构（白箭头）。cc：集合管口。（From Smit BA，Johnstone MA：Ophthalmology 109：786，2002. Copyright Elsevier 2002.）

小梁网参与的房水外流

　　小梁网的另一种新概念为活跃、主动及反应性器官，而不是仅仅作为被动的组织构成成分。在应激状态下，为保持机体稳态需要传统引流途径中的细胞成分进行调节：Schlemm 管内皮细胞、邻管细胞、位于 Schlemm 管瓣膜的内皮细胞、位于小梁板层的内皮细胞。细胞外的承重成分包括小梁板层的细胞外基质和小梁网邻管组织。这些结构是如何运行的呢？在不同的压力状态下，小梁网悬浮于前房和 Schlemm 管之间。通过"监测"拉伸、变形、剪应力等，小梁网似乎可以感应压差，并保持这些参数处于稳态范围之内。Schlemm 管内皮细胞通过细胞突起将剪切力或其他变形刺激力传递到邻管组织和小梁板层的内皮细胞，也可由整合素传递到相应的基底膜，整合素反过来可以调节细胞外基质的沉积以及细胞自身的舒张或收缩。细胞外基质可以调节细胞骨架结构、蛋白质表达、信号转导及 HTM 细胞中纤连蛋白的积聚[359]。因此，组织感应其所处的物理及生化环境，并改变其物理和构象特性来影响其液体压力传导，从而使得眼睛达到特定的目标压力（见细胞骨架和细胞连接机制）。青光眼可能发生调定点的改变。

引流障碍

细胞外基质的过度积蓄与开角型青光眼

与相同年龄的正常对照组相比，青光眼患者 Schlemm 管内壁下及小梁网筛孔部位的细胞外基质增加、小梁层增厚[40,360]。处于原发性开角型青光眼（POAG）进展期的患者，除了正常老化丢失小梁细胞外，小梁细胞还会额外减少[132,361]。在此状态下，葡萄膜内层和角巩膜层可以"黏合"在一起[361]，部分 Schlemm 管阻塞。细胞外基质增多的区域灌注减少，可能由于此处阻力较大的原因[362]。青光眼中细胞外基质增加的起源尚不清楚。此外，对青光眼进行形态学研究的大部分病例来自长期使用抗青光眼药物治疗的患者，这些药物本身可引起小梁细胞的生物学改变[363]。

许多哺乳类动物房水中含有转化生长因子（TGF）-β2 成分[364-367]，这一成分影响小梁网中细胞外基质的产生，并与眼压升高有关[368,369]。与同龄的正常对照组相比，原发性开角型青光眼（POAG）患者房水中 TGF-β2 的水平及活性增加[367,370]。TGF-β2 减弱了基质金属蛋白酶（MMP）的活性，青光眼患者小梁网内细胞外基质的增加可能与此有关[371]。在体外，TGF-βs 抑制细胞增殖及小梁细胞的运动，这一效应导致小梁网孔的减少[372]。在体外，人眼前段灌注 TGF-β2 可减少房水引流并增加 Schlemm 管内壁下细胞外基质的堆积[369]。同样的，在猴及猪眼前段，TGF-β2 可增加 cochlin 蛋白（一种细胞外基质蛋白，只存在于 POAG 的小梁网中[373]）的生成量，升高眼压并减少房水引流[374]。在器官培养的猴眼前段，单独过度表达 cochlin 也可增加眼压[682]。体外实验中，用 TGF-β2 来干预培养的小梁细胞，导致细胞外基质蛋白增加，例如纤连蛋白、纤溶酶原激活剂抑制剂（PAI-1）[368]。另外，成骨蛋白（BMP）及 Wnt 信号，BMP 及 TGF-β，TGF-β 及 Wnt 的相互作用是调节小梁细胞功能、眼压和青光眼发病机制的潜在检验点。青光眼小梁网内分泌性卷曲性蛋白 -1（sFRP-1）的表达量增加，这一现象可能与青光眼患者的眼压增高有关。目前正在研究青光眼患者 Wnt 信号通路的普遍性缺陷、sFRP-1 表达改变的主要原因以及与青光眼涉及的 Wnt 信号通路中其他因子的潜在缺陷[683]。

增多的细胞外基质导致开角型青光眼患者房水引流阻力增加（随后增加眼压）的机制尚未明确。小梁网内皮细胞具有吞噬特性[375-377]。有人提出小梁网实际上是一个自净过滤器，在大多数开角型青光眼患者中，小梁网的自滤功能存在缺陷或者对于重要物质成分的处理能力降低[12,378]。小梁网巨噬细胞介导悬浮颗粒及红细胞等的吞噬作用。虽然这一过程对于前房内某些炎症介质的清除或自洁起重要作用，但可能对于房水引流的影响不大。然而，这是小梁网主动而非被动感知并调节环境变化的另一个例子。在非人灵长类动物前房进行人工灌注与前面提到的流出阻力呈时间依赖性下降有关（结构成分 - 冲刷）。年龄大的猴流出阻力无变化[379]。

将青光眼的滤过阻塞概念和灌注引起阻力下降的冲刷概念相结合形成混合理论：可能通过破坏或重塑小梁网和管内壁的结构来增加房水引流和（或）促进细胞外基质的正常及病理性的冲刷作用（见细胞骨架的机制）。这些混合理论可以就细胞及细胞外基质调节正常人及青光眼患者的外流阻力方面提供一些见解。另外，如果细胞外基质需要多年积累以达到一定量从而导致 IOP 升高，那么一次冲刷可能就足以使外流阻力及 IOP 在数年内维持正常状态[380,381]。

细胞和其他微粒

正常红细胞可以变形，因此可以很容易地从前房穿过弯曲的小梁网及 Schlemm 管内壁[323]。不变形的红细胞（如镰刀形或碎片形细胞）被小梁网捕获并阻塞小梁网，使引流阻力及眼压增加[382-384]。类似的，吞噬过熟期白内障渗漏出来的晶状体蛋白[385]、眼内红细胞的分解产物[386]、色素瘤（或自身肿瘤细胞）[387]导致巨噬细胞发生肿胀，从而导致小梁网的阻塞。假设游走性巨噬细胞不存在优先摄取功能[388,389]，自发性（虹膜色素播散综合征）或医源性（激光虹膜切开术）虹膜色素脱失及医源性酶溶解睫状小带后的小带碎片[390,391]或后囊膜切开后产生的囊袋碎片[392,393]可能会阻塞或改变小梁网组织功能。由于淀粉样蛋白颗粒阻塞小梁网，眼部淀粉样变可以导致眼压升高[394]。

蛋白质及其他大分子

长期以来，青光眼被认为是仅次于过熟期白内障（晶状体溶解性青光眼）或葡萄膜炎引起小梁堵塞的原因。前者实质上为房角处的吞噬细胞载体蛋白引起房水引流阻力增加[385]。葡萄膜炎相关性青光眼由许多因素引起，其引流阻力增加的机制尚未明确；假设机制包括炎症过程引起小梁改变、炎症细胞导致小梁阻塞或由于炎症介质及眼内其他部位释放的副产物导致小梁细胞生理学的改变。

在新鲜摘除的人眼前房灌注少量纯化的高分子量、可溶解晶状体蛋白[395,396]或自身血清[397]可引起急性的、明显的引流阻力的增加。因此，特定蛋白、蛋白亚片段或其他大分子可以阻塞或改变小梁网从而增加引流阻力，并引起晶状体溶解性、葡萄膜炎性、剥脱综合征性[398]、溶血性青光眼[386]的 IOP 升高。给新鲜摘除的人眼[399,400]或活体的猴眼[401]灌注高浓度蛋白质（高于正常房水中蛋白质浓度）确实可以减少或消除冲刷阻力。小梁网蛋白可能对于维持正常阻力是必需的，通过自身提供阻力或者是调节、改变小梁网的某些特性来发挥作用，这些特性包括刺激黏着斑和应力纤维以提高小梁网黏附于细胞外基质的能力[401-403]。

在内眼手术中用于组织分离的透明质酸及硫酸软骨素（黏弹剂）如果未能彻底地清除可能会通过阻碍房水引流引起 IOP 升高[404,405]。

房水引流药理学

胆碱类机制

传统引流途径

在灵长类，虹膜根部伸入到睫状肌和巩膜突后的色素膜网，而睫状肌伸入到巩膜突和小梁网的后内面[406]。睫状肌纵行纤维的前肌腱伸入到小梁网外层并达筛孔，通过弹性成分伸入到内皮细胞内壁的特殊细胞表面（图 11.5）。睫状肌的收缩不仅导致小梁网板层部分的扩张，也向内牵拉筛孔的弹力纤维丛并矫直连接纤维，并可能导致 Schlemm 管扩张。内壁区域的运动可能影响此部位及引流通道的结构，从而产生流出阻力[407]。自发调节（人）[408]，电刺激第三脑神经（猫）[409]，前房或全身使用胆碱能激动剂（猴和人）[410,411]，新鲜摘除的眼球（猴或人），通过角膜推动晶状体后移[412]，在上述几种情况中房水引流阻力均减少，而神经节阻断剂和胆碱能拮抗剂则增加阻力[410,413-415]。

此外，猴静脉注射毛果芸香碱降低引流阻力的作用是短暂的，表明这一效应由动脉灌注结构调节[416]。然而，关于胆碱能和抗胆碱能影响小梁网功能的观点，并非所有的实验证据都能支持。例如，猴静脉注射阿托品可以迅速地部分逆转毛果芸香碱引起的引流阻力降低效应[417,418]。与全身使用毛果芸香碱（猴）[418]或自发调节（人）[419]相比，局部使用毛果芸香碱引起的阻力下降更明显。在正常眼，阿托品无法迅速并完全地逆转毛果芸香碱导致的引流增加，这可能是小梁网的机械特性[420]所致。不同给药途径导致毛果芸香碱的调节和阻力降低程度不同，这一现象反映不同部位肌肉的药物生物利用度的差异[418]。

然而，睫状肌肌腱断裂和虹膜脱离（但虹膜未完全脱离）时，静脉或前房内注入毛果芸香碱几乎未出现急性阻力变化，局部使用毛果芸香碱也是如此[421]。因此，可以肯定的是，毛果芸香碱和其他拟胆碱药可以迅速降低阻力，这一效应通过药物引起睫状肌收缩来实现，这些药物对小梁没有直接的药理作用。

胆碱能和氧化氮能神经末梢可诱导灵长类动物的小梁网和巩膜突细胞的收缩和舒张。小梁网弹性结构连接的神经末梢及含 P 物质的免疫反应性神经纤维起到机械刺激传入感受器作用[422]。现在已证实机械刺激传入感受器可以感应巩膜突结缔组织的压力或张力[423]。这些发现提示，小梁网可能具有一定的自我调节房水外流的能力。

小梁网内存在毒蕈碱受体和收缩成分。研究发现人尸体眼小梁网内存在 M3 毒蕈碱受体 mRNA 的转录[424]。在培养的人小梁细胞中，卡巴胆碱（CARB）可以诱导 Ca^{2+} 活化和磷酸肌醇的产生，这一作用与 M3 毒蕈碱受体有关[425]。平滑肌特异收缩蛋白存在于人的小梁网细胞与 Schlemm 管的外壁、集合管附近[426-428]。离体的牛小梁网对于 CARB、毛果芸香碱、乙酰克利定（ACEC）、乙酰胆碱和内皮素 -1 的反应性相似[429-431]。向器官培养的牛眼前段灌注内皮素 -1 及 CARB，可导致房水引流阻力增加及房水引流率降低[432]。此外，向缺失睫状肌的人眼前段灌注低剂量（$10^{-8} \sim 10^{-6}$M）而不是高剂量（$10^{-4} \sim 10^{-2}$M）的毛果芸香碱、ACEC 或 CARB 可以提高房水引流率[433,434]。然而，在活体的猴眼，低剂量的毛果芸香碱并没有增加房水引流率[435]；只有在能引起缩瞳和睫状肌调节的剂量下，才能增加房水引流率。

通过 cAMP[436]、细胞内钙离子的增加和活化的磷脂酶 C，胆碱能药物可以对小梁网及引流能力产生直接效应[425]。由于受体亚型具有浓度依赖性，低浓度的毛果芸香碱可刺激小梁网内 M2 受体介导的 cAMP 的增加，从而使小梁网舒张[209]。尽管拟胆碱药具有这些潜在的直接效应，其对于引流能力的影响是通过睫状肌的收缩来实现的。

毛果芸香碱引起的睫状肌收缩传递到小梁网，可能与直接舒张小梁网产生同样的生理效应，即由于开放新的引流通道而使组织密度及引流阻力降低。同时使用有效剂量的毛果芸香碱和致引流力最强剂量的 H-7（见细胞骨架的机制），可以进一步提高引流率而不影响调节力[437]。

睫状肌内的毒蕈碱受体至少有两个亚型，M2 及 M3[424,438,439]。M2 受体优先定位于纵行纤维[438]，推测其具有更多与睫状肌相关的能力，但是迄今为止未能阐明这一亚型的功能。M2、M3、M5 亚型的 mRNA 在人的纵行及环形睫状肌细胞及组织中大量表达[439]。猴的 M3 亚型可调节引流能力并对毛果芸香碱和乙酰克利定产生适应性反应[440,441]。猴睫状肌外层纵形纤维与内层放射纤维、环行纤维的超微结构和组织化学特性不同[442]。虽然毒蕈碱受体亚型分布的多样性与引流能力或特定情况下的调节能力没有明显相关性，但其功能可能由不同类型的药物综合作用导致。

改变引流组织的胆碱敏感性

由于青光眼治疗中长期使用胆碱受体激动剂以及睫状肌张力在调节引流阻力中所起的重要作用，在猴体内局部给予胆碱酯酶抑制剂乙膦硫胆碱或睫状肌直接激动剂毛果芸香碱并未导致房水引流能力及睫状肌调节力的明显改变，但导致睫状肌毒蕈碱受体数量的减少[443-449]。即使单次剂量的毛果芸香碱或碳酰胆碱也可减少受体数量[448]。由于胆碱能药物治疗不再是青光眼的主要治疗手段，为了抑制疾病进展而进行长期治疗所引起的药物耐受性问题不再是研究热点。

非传统引流（葡萄膜巩膜途径）

外源性毛果芸香碱可导致睫状肌收缩（图 11.9），肌束间距减小[363,406,410]。相反，阿托品引起睫状肌舒张，肌束间距增大[410]。前房内灌注碘 -125 或碘 -131 标记的清蛋白（在静止状态下，这些清蛋白通过小梁网及葡萄膜巩膜这两个房水引流途径大量从前房流出），放射自显影图可定性显示房水引流的分布[9,317]。在使用毛果芸香碱的眼，放射性物质出现在虹膜基质、虹膜根部、Schlemm 管分布区域和周边巩膜及睫状肌的最前部。在使用阿托品的眼，放射性物质存在于上述组织，并贯穿整个睫状肌及其后的脉络膜 / 巩膜[9,317]。在其他量化葡萄膜巩膜引流的灌注实验中，与使用阿托品的眼相比，使用毛果芸香碱的眼仅证明前者存在的一小部分葡萄膜巩膜引流[197,317,318]。在灵长类动物，毛果芸香碱（和几乎所有的胆碱能激

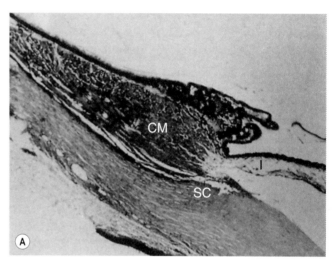

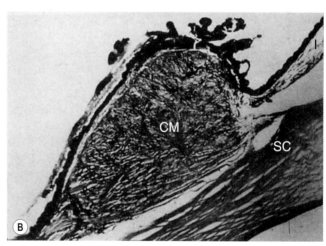

图 11.9 局部使用阿托品（A）或毛果芸香碱（B）的猴眼，通过房角区域的组织学矢状切面。毛果芸香碱治疗后，肌肉向前及向内运动，因此扩大了小梁层并扩张 Schlemm 管。这种收缩作用也使睫状肌肌束的间距消失，从而阻碍葡萄膜巩膜途径房水引流。相反，阿托品松弛睫状肌束。CM：睫状肌；I：虹膜；SC：Schlemm 管。（长尾黑颚猴，偶氮卡红染色；放大 25 倍）（From Lütjen-Drecoll E，Kaufman PL：J Glaucoma 2：316，1993.）

动剂）通过小梁途径增加房水引流的量大于通过葡萄膜巩膜途径减少房水引流的量，因此可以降低眼压。

肾上腺素能机制

传统（小梁）引流

在灵长类动物，局部及前房灌注肾上腺素可以增加引流能力[179,316,450-453]。为研究这些反应的时间进程、受体类型（例如 α、β 腺苷酸）、生化途径（例如前列腺素、环磷酸腺苷[454]），学者们已经进行了许多实验。刺激肾上腺素能受体可以改变眼内、巩膜内、巩膜外血管的血管紧张性并可能直接作用于引流途径，所有这些效应都可以改变眼压。这些潜在的作用位点并不相互排斥，因此可能导致研究文献结果多样。

先天性虹膜缺失及睫状肌松弛的猴眼，具有广泛变化的起始能力，肾上腺素和去甲肾上腺素能够增加一定比例的起始能力，表明虹膜及睫状肌未参与这一反应，药物大部分是通过改变起始能力来发挥作用的（见细胞骨架机制）。一种可能的原因是每单位滤过面积的渗透系数的增加[455,456]。由于 β- 肾上腺素受体激动剂的作用，小梁途径房水引流增加[10,179,457]。异丙肾上腺素或肾上腺素存在时，人的小梁网及 Schlemm 管内皮细胞多孔过滤结构的分离和收缩作用加强，导致跨内皮的房水引流增加[458]。生物化学证据也表明小梁网是靶组织。肾上腺素及异丙肾上腺素可以增加房水引流，这一效应是由小梁细胞上 β2- 肾上腺素能受体和 G 蛋白腺苷酸环化酶 -cAMP 的级联效应来调节的[61,459]。在人及动物，肾上腺素增加房水引流的效应可被噻吗洛尔[460,461] 而不是倍他洛尔[462-464] 拮抗，这与灵长类动物小梁网没有 β1- 受体的假设一致。

由于选择性 β 肾上腺素受体激动剂的刺激作用，小梁细胞合成 cAMP[14]。肾上腺素引起小梁网细胞合成 cAMP 增加的效应可被噻吗洛尔阻断[14]，而不是倍他洛尔（β1- 受体拮抗剂），这与小梁网上仅存在 β2- 受体的假设相符合。全身使用肾上腺素激动剂（肾上腺素、去甲肾上腺素及异丙肾上腺素）可增加房水的 cAMP 水平。前房注入 cAMP 或类似物，而非惰性代谢物 5'AMP，可降低眼压并增加房水引流率[465-467]。cAMP 介导的引流增加不是肾上腺素激动剂的附加效应，反之亦然[468]。肾上腺素可增加房水引流和器官培养的人眼前段灌注液内 cAMP 水平，这种效应

可被噻吗洛尔及选择性 β2 受体拮抗剂 ICI[118,551] 所阻断[469]。

在体外猴的睫状肌、睫状突、小梁网及虹膜组织中，肾上腺素可促进 cAMP 生成。体内部分引流能力及体外 cAMP 的生成可被吲哚美辛抑制，表明肾上腺素的部分作用机制是通过前列腺素来实现的[470]。然而，在体外人眼前段，肾上腺素介导的房水引流增加源于蛋白质合成而不是前列腺素生成[471]。用腺苷酸 A1 拮抗剂局部预处理兔眼，可以抑制肾上腺素介导的眼压降低及引流增加效应，表明肾上腺素的降眼压效应部分是由于腺苷受体的激活所致[472]（见其他机制）。

在灵长类动物中，肾上腺素能神经支配的小梁网较少并向接近睫状肌腱的网状组织区域集聚。目前，这些结构未见功能性意义[473-475]。研究表明，肾上腺素可以破坏小梁网的肌动蛋白纤维，从而引起小梁网的细胞形态、细胞 - 细胞及细胞 - 细胞外基质间黏连的改变，导致小梁网形态学改变并增加渗透性。肾上腺素可导致小梁网松弛，从而增加房水引流[476]。因此，细胞松弛素 B（肌动蛋白纤维破坏剂）可以增强肾上腺素的促引流作用[477]，毒伞素（肌动蛋白纤维稳定剂）抑制其作用[478]。将培养的人小梁细胞连续暴露在浓度为 10 μl 的肾上腺素中，可以抑制正常的细胞运动、有丝分裂及吞噬活性，导致细胞皱缩、基质分离，4 ~ 5 天后导致细胞变性[479]。同样的，肾上腺素可通过改变细胞形态及细胞间距而导致单层培养的小梁细胞的渗透性增加[480]。噻吗洛尔可以部分阻断肾上腺素的这些效应。在人或兔的睫状突及培养的睫状上皮衍生细胞，β- 肾上腺素激动剂（肾上腺素或异丙肾上腺素）和 cAMP 类似物可以增强波形蛋白中间纤维的磷酸化作用。β- 肾上腺素激动剂可以增强波形蛋白的磷酸化作用，这一效应可被 β- 肾上腺素拮抗剂噻吗洛尔所阻断[481]（见细胞结构机制）。

非传统（葡萄膜巩膜）引流途径

β- 肾上腺素能受体位于灵长类动物的睫状肌，经生理性或药理性刺激后可使肌肉松弛[482,-485]。在猴[453] 及人[10,215]，肾上腺素不仅可以促进小梁途径引流也可增加葡萄膜巩膜途径引流。其机制尚未明确，推测部分原因是由于肾上腺素通过其 β- 肾上腺素能受体使睫状肌松弛[172,482-484]。在人[486]，环加氧酶抑制剂吲哚美辛可以抑制由于局部使用肾上腺素所引起的降眼压效应，表明肾上腺素的降眼压效应至少部分受

到前列腺素或其他环加氧酶衍生物的调节[457,486]。

许多临床研究表明局部使用非选择性 β1-β2 肾上腺素受体拮抗剂噻吗洛尔没有引起远距离折射力的改变[487]。然而，单一局部使用 0.5% 噻吗洛尔可增加近视眼患者的 1 个屈光度，可能是由于其阻断了交感神经支配的内源性的睫状肌松弛效应[488]。间接荧光光度法不能显示噻吗洛尔在葡萄膜巩膜引流途径中的作用[215]。但是当两种药物同时使用时，噻吗洛尔可以抑制肾上腺素介导的葡萄膜巩膜途径的引流增加效应[215]。这些发现与以下一些资料一致：即肾上腺素能影响睫状肌的收缩性，同时说明在靶组织对外源性肾上腺素能药物发生反应方面，周围神经及肾上腺素能药理学起着重要作用。

除了抑制房水生成（见上文），α2-肾上腺素能激动剂也可提高葡萄膜巩膜途径房水引流。在人类，通过减少房水生成及减少（阿可乐定）或增加（溴莫尼定）葡萄膜巩膜途径房水引流，阿可乐定和溴莫尼定可使眼压降低[489,490]。高眼压患者使用溴莫尼定治疗 1 个月，开始时期抑制房水的生成，后期则增加葡萄膜巩膜途径房水引流[260]。局部单一使用溴莫尼定或阿可乐定，与正常人眼使用噻吗洛尔所致眼压及房水引流降低的程度相似[259]，表明其具有类似的作用机制：α2-激动效应。

在猴（具有正常眼压）[491] 和人类（青光眼）[492]，布那唑嗪-选择性 α1-肾上腺素能受体拮抗剂作为拉坦前列腺素或噻吗洛尔[491] 的附加治疗，可以进一步降低眼压，部分原因是由于睫状肌松弛，此外布那唑嗪还具有独立的效应即激活基质金属蛋白酶（培养的猴睫状肌细胞）[492]。

细胞结构和细胞连接机制（框 11.2）

某些药物可以改变细胞结构、细胞连接、收缩蛋白或细胞外基质，由此产生"药物性的小梁切除术"的效应。细胞与相邻细胞或细胞外基质的黏附，

框 11.2 细胞结构、细胞收缩或舒张及细胞连接机制

- 某些药物可以改变肌动蛋白细胞骨架及细胞收缩性，因此它们可以通过直接作用于小梁网从而降低眼压。
- 小梁网及 Schlemm 管舒张，可以增加房水引流面积。
- 第一个临床试验是在健康人眼中，单次或多次局部使用选择性 ROCK 抑制剂 SNJ-1656，发现这种抑制剂呈现剂量依赖性的眼压降低并具有一些眼表毒性[523]。

对细胞的形态及动力学产生多重效应。细胞-细胞和细胞-细胞外基质的黏着连接是复杂并动态变化的，包含多种蛋白，并受周围的物理（压力、剪切力）、化学（内源性的激素及生物化学、外源性药理作用）环境所调节。它们向细胞发送外部环境状态信号。肌动蛋白纤维在两种类型的膜连接（图 11.10）中起中心作用，肌动蛋白和肌球蛋白的耦合对于细胞收缩是必需的[493,494]。

通过改变引流途径的引流量及方向、细胞外基质的量及成分，小梁网及 Schlemm 管细胞可以影响房水引流阻力，肌动蛋白破坏剂可直接调节这一作用，同时也可以通过使用基因手段和蛋白激酶抑制剂来抑制特定蛋白激酶或细胞收缩性从而间接调节这一作用[38,495]。

活体猴眼前房灌注细胞松弛素、阻碍肌动蛋白纤维聚集的真菌代谢物，在数分钟内可导致房水流畅系数的显著增加[477,496,497]。示踪研究表明总的引流量增加可以体现通过小梁网及内壁的房水引流的增加[498]，这种效应与睫状肌收缩无关，因为外科手术方式切除睫状肌后其作用未改变[308,496]。近期研究显示强效的肌动蛋白破坏剂如大环内酯类拉春库林可以使 G-肌动蛋白单体分隔，导致肌动蛋白纤维分解（图 11.10）。用拉春库林 A 或 B（LAT-A、LAT-B）处理 HTM 细胞，可见细胞变圆、片状伪足回缩随后出现明显的树枝状细胞[499,500]。在活体猴眼，局部或前房使用 LAT-A 或 LAT-B 可使房水引流量增加 2 ~ 4 倍[501,502]。在离体猪及人眼，LAT-B 可使房水引流量增加 60% ~ 70%[500,503]。单一或联合局部使用 LAT-A 及 LAT-B 也可明显降低猴眼压[501,502,504]。

LAT-B 可导致活体猴眼房水引流阻力的降低，这一效应与近小管组织大量扩张有关，近小管组织的扩张导致 Schlemm 管内壁及小梁胶原束间距的扩张，但内壁细胞间未发现分离[505]。然而，在尸眼，内壁细胞和疏松近小管组织的间距增加及 Schlemm 管内壁从近小管组织的分离作用使房水引流量增加[503]。

抑制肌球蛋白轻链激酶（MLCK）或 Rho 激酶活性可破坏细胞的肌凝蛋白系统，非选择性丝氨酸-羟丁氨酸激酶抑制剂 H-7 表现为这一效应[505,506-509]。在活体猴眼，局部或前房使用 H-7，可使房水引流量增加 1 倍并通过直接作用于小梁网[510] 而降低眼压[508]。在培养的猪、人或猴眼前段，H-7 也可明显增加房水引流量[500,511,512]。在活体猴眼，H-7 可致房水引流增加，这一作用与细胞舒张和小梁网、Schlemm

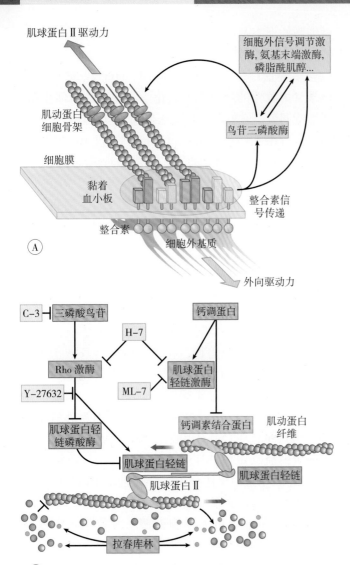

图 11.10 （A）黏着斑（FA）作为一个机械感受器。黏着斑为多分子复合体，将细胞外基质与肌动蛋白细胞骨架相连。跨膜异二聚体整合蛋白受体（红色）通过胞外区域与基质蛋白相连,细胞质区域与包含 50 余种不同蛋白的亚膜层相连（闭合椭圆形区域）。这些蛋白包括结构蛋白及信号传导蛋白如 FAK、Src、ILK 等。血小板与肌动蛋白纤维束的终端相连。FA 的组装及维持依赖于局部机械力。这种力可能是肌球蛋白 - Ⅱ 驱动的肌动蛋白细胞骨架等长收缩或细胞外向驱动力如基质拉伸、流体剪切力所产生。局部机械力介导黏着斑的组装从而导致各种信号通路的激活,这些信号通路控制细胞的增殖、分化、存活（例如 MAP 激酶及 PI3- 激酶途径）及细胞骨架的组装（如 Rho 家族 GTP 酶通路）。Rho 因子是影响 FA 装配、肌动蛋白聚合及肌球蛋白 - Ⅱ 介导收缩的不可或缺的调节因子,可直接作用于 Dia1 和 ROCK。（From Geiger B,Bershadsky A:Cell 110:129,2002. Copyright Elsevier 2002.）（B）示意图显示药物可以破坏肌动蛋白细胞骨架从而提高引流量。C-3、Y-27632 和 H-7 阻碍 Rho 因子级联反应,抑制肌凝蛋白收缩,破坏肌动蛋白应力纤维;H-7 及 ML-7 可抑制肌球蛋白轻链激酶的磷酸化作用并干扰肌动蛋白 - 肌球蛋白的相互作用。拉春库林可使 G 肌动蛋白解离为单体,导致微丝分解;钙调结合蛋白可抑制肌动蛋白 - 肌球蛋白的相互作用。（Modified with permission from the original by Alexander Bershadsky.）

管引流面积的扩张（图 11.6）及细胞外基质的减少有关。Schlemm 管内壁细胞高度扩张,细胞间连接维持现状[343,344]。一种特殊的 Rho 激酶抑制剂 Y-27632,可以诱导细胞形态的可逆性变化,并使肌动蛋白应力纤维、黏着斑和人小梁细胞及 Schlemm 管细胞内的磷酸酪氨酸蛋白减少[513,514]。在离体的牛小梁细胞,Y-27632 可以完全抑制钙离子依赖性十四酰佛波酸酯或内皮素 -1 诱导的收缩效应[515-517]。在新鲜摘除的猪眼或活体猴眼,Rho 激酶抑制剂可以促进房水引流并降低眼压[513,514,518-521]。牛眼的形态学研究表明,Y-27632 可以增加房水引流量,此效应与近小管组织及 Schlemm 管内壁的物理分隔这一结构改变相关[522]。临床研究表明,局部使用选择性 ROCK（Rho 相关卷曲螺旋状）蛋白激酶抑制剂（SNJ-1656,溶入 Y-39983 的眼药其药效是 Y-27632 的 30 倍[520]）可以降低人眼眼压[523],虽然此种药物具有眼表毒性。

调节蛋白如钙调结合蛋白可导致小梁网的舒张,并抑制肌动蛋白 - 肌球蛋白的相互作用。当钙调结合蛋白过量表达时,肌动蛋白与肌球蛋白解偶联。此外,胞外酶 C3 转移酶也可干扰肌动蛋白 - 肌球蛋白的相互作用,其效应机制是抑制 Rho-GTP 从而阻断整个 Rho 级联反应（图 11.10）。近来,携带胞外酶 C3 转移酶 cDNA 及非肌肉钙调结合蛋白 cDNA 的腺病毒载体,其 cDNA 可以在培养的人小梁细胞内表达[524,525]。这些基因的过量表达,可使培养的人眼或猴眼的房水引流量急剧增加[525,526]。通过 Rho 因子显性失活可使小梁网中 Rho- 激酶活性受抑制,同时可以增加培养的人眼前段房水引流量[527]。

另一种破坏肌动蛋白细胞骨架的方法是将细胞外基质中黏附因子解偶联,从而导致引流量增加。现在已经证实细胞外基质可调节信号通路,并通过调节肌动蛋白细胞骨架的组装及细胞连接来维持组织形态。因此这些信号事件具有潜在的调节引流量的能力。近期的研究支持这一观念并显示在培养的人眼前段灌注肝素 Ⅱ（Hep Ⅱ）纤连蛋白和存在于小梁网内的细胞外基质蛋白,可以增加房水引流量[528]。通过调节小梁细胞中肌动蛋白细胞骨架的解体,这一结构域可以增加房水引流量[529]。Hep Ⅱ 结构域作为多配体聚糖和整合蛋白受体的配体,在调节肌动蛋白细胞骨架的组装上起着重要作用[530]。

微管由直径为 25nm 的中空极性纤维组成,将细胞核密集包裹并向细胞周围延伸。微管本身没有收缩性,但对于细胞运动的方向性及特殊微管马达蛋白白（如驱动蛋白及动力蛋白）的驱动有重要作用，对细胞质转运小泡与细胞器也有重要作用。微管与相关蛋白结合，影响它们的稳定性，并可能使这些蛋白与其他细胞结构结合，包括细胞骨架纤维。微管可能会通过细胞的直接机械效应来影响房水引流，并影响细胞外及细胞膜转运或影响第二信号通路从而导致肌动蛋白细胞骨架的激活[531]。某些微管破坏剂如利尿酸、秋水仙碱和长春碱可以增加引流量，在肌动蛋白细胞骨架完整情况下还可导致 HTM 细胞的收缩[532,533]。

利尿酸（ECA），巯基反应性利尿剂，在体外抑制微管组装，并导致黏着斑激酶磷酸化水平的迅速下降和桩蛋白磷酸化水平的轻度下降。这些蛋白质的去磷酸化会破坏信号转导通路，而这些信号通路可以维持肌动蛋白微丝和细胞黏合的稳定性，这表明微管系统和肌凝蛋白系统之间存在密切关系。这种作用可以导致细胞形态[533,534]及细胞功能的改变[535-538]。在摘除人眼，低剂量利尿酸不引起 TM 的形态改变，而高剂量利尿酸诱导 TM 和 Schlemm 管细胞的分离[538,539]。最近的研究表明，一些新的 ECA 衍生物可以显著降低猫和猴的眼压[540,541]。这些 ECA 衍生物在诱导细胞的形状改变和降低人 TM 细胞[542]内肌动蛋白应力纤维含量方面所起的作用远远强于 ECA，表明微管受破坏时可通过干扰肌凝蛋白系统来降低引流阻力。

在猴眼前房灌注不含钙离子及镁离子的模拟房水，其内含有 4 ～ 6mM 乙二胺四乙酸（EDTA），或灌注不含钙离子的模拟房水其内含有 4mM 的乙二醇 - 双（2- 氨基乙基醚）四乙酸（EGTA），均可导致房水引流的大量增加及超微结构的变化——细胞连接间出现明显断裂[543]；H-7 处理后未出现超微结构的变化（见上文）。由于 EDTA 可以螯合钙及镁，而 EGTA 主要与钙结合[544]，因此钙离子作为一个关键的阳离子，保持传统引流途径的结构和功能完整性。在培养的人眼，钙通道阻滞剂——维拉帕米，可以增加房水引流量[545]。

因此，能够改变细胞骨架、细胞连接、收缩蛋白或细胞外基质的药物可以产生"药理性小梁切开术"的效应。这些化合物的衍生物（拉春库林，Rho 激酶抑制剂）目前应用于临床试验中以降低人眼压。

皮质类固醇机制

研究表明，糖皮质激素可能在房水引流及眼压的正常生理调节方面起着重要作用。糖皮质激素受体可识别引流途径中的细胞[546]。皮质类固醇调节眼压的作用是通过 11β- 羟化类固醇脱氢酶（HSD）-1 来实现的，HSD-1 位于人眼睫状体无色素上皮[547-549]。这种酶催化皮质酮转化为皮质醇，并诱导 Na^+-K^+-ATP 酶活性[550]，从而促使钠和水通过上皮的钠通道转运到后房，导致房水产生。相比皮质酮而言，房水中的皮质醇水平远远大于全身循环[548,551]。

然而，皮质醇与 TM 中糖皮质激素受体的长期相互作用，可以增加敏感个体的引流阻力[551]。在正常人群，局部或全身使用皮质类固醇治疗，大约 40% 的人可发生类固醇反应，几周后出现明显的眼压升高[552,553]。相比之下，90% 的原发性开角型青光眼（POAG）患者发生类固醇反应[553,554]。用醋酸泼尼松治疗 3 周后，牛眼百分之百发生眼压升高[555]。与正常人相比，青光眼患者皮质醇的血药浓度增高[556,557]，血管对糖皮质激素的敏感性增加[558]。青光眼患者口服糖皮质激素抑制剂美替拉酮[559]，高眼压患者口服 11β- 羟化类固醇脱氢酶抑制剂甘珀酸[547]均可引起轻微的、短暂的眼压降低。近期的初步研究表明，单次眼前段注射乙酸阿奈可他（一种血管抑制性皮质类固醇激素用于年龄相关性黄斑变性）可以有效地降低原发性开角型青光眼患者的眼压，这种降眼压效应可持续 12 个月[560]。其作用机制目前还不清楚。在类固醇诱发性青光眼的羊模型，使用单次剂量的基因治疗载体，可以逆转或阻止眼压的升高。此基因治疗载体携带可诱导金属蛋白酶的人类基因[681]。

糖皮质激素地塞米松（glucocorticoid dexamethasone，DEX）可以改变复合糖类、透明质酸、蛋白质和胶原在人房水引流系统细胞及组织中的合成及分布[377,561-563]。在 TM 细胞，DEX 抑制 90% 的前列腺素合成，降低吞噬作用[564,565]和细胞外蛋白酶的活性并改变基因的表达[566-568]。对原发性开角型青光眼患者的 TM 细胞进行体外培养，发现 TM 细胞皮质醇的代谢发生改变。这些细胞产生的 5β- 双氢皮质醇增加，5α- 双氢皮质醇也少量增加，它们的代谢物可以增强 DEX 所致地引流降低及眼压升高效应；这些细胞可以将皮质醇分解代谢为 3α，5β- 四氢可的索[569]。人体正常的 TM 细胞没有活性双氢皮质醇中间产物的积累；所有的皮质醇迅速代谢为非活性的四氢可的索。在青光眼患者，局部使用 3α，5β- 四氢可的索可以降低眼压并增加房水引流量[569]，并在正常的 HTM 细胞中拮抗 DEX 诱导的细胞骨架重组效应（见下文）[569,570]。在眼压正常的猴类，前房注入或局部使用 10 天的 3α，5β- 四氢可的索，房水引流量无明显改变[571]。

糖皮质激素性青光眼和原发性开角型青光眼（POAG）患者都表现为小梁网内 ECM 的增加[572]。然而皮质类固醇性青光眼 ECM 的积聚与原发性开角型青光眼不同[573]。器官培养的人眼前段暴露在 DEX 中，其形态学改变与皮质类固醇性青光眼相似，并出现眼压升高、引流量减少[574]。将 DEX 对培养的人 TM 细胞作用的研究与层黏连蛋白和纤维连接蛋白的变化及细胞吞噬功能和表面黏合性变化的研究相结合，证明使用皮质类固醇会导致压力依赖性房水引流量的改变[575]。使用反义寡核苷酸可以增加 DEX 处理的 HTM 细胞的渗透性，从而抑制 DEX 诱导的层黏连蛋白或胶原蛋白的过量表达[576]。长期使用 DEX 处理 HTM 细胞可减少透明质酸的合成。透明质酸是惰性分子，对于阻止大分子黏附于小梁网筛孔是必需的[577]。最近有综述描述了这些及 DEX 导致的几种其他分子的改变，这些分子涉及 ECM 的调节[578]。通过改变生长因子及受体的表达，可以调节糖皮质激素对于 TM 的作用[578]。

DEX 存在时，人类 TM 和 Schlemm 管滤过器细胞紧密连接的形成增加及渗透性降低[579,580]。紧密连接的数目增加 2 倍，内皮细胞间隙或优先流出通道的平均面积减少 10 ～ 30 倍，连接相关蛋白 ZO-1 的表达增加 3 ～ 5 倍。抑制 ZO-1 的表达，可以使 DEX 介导的引流阻力增加及伴随的细胞连接、细胞间隙改

变的作用消失。这些结论均支持这一假说：在 TM 及 Schlemm 管细胞中，细胞间连接对于维持跨内皮细胞的引流阻力是必需的，并可能与使用糖皮质激素后引流阻力的增加有关。

糖皮质激素可以重组 TM 细胞骨架。培养的眼前段灌注 DEX，最有趣的改变是引流阻力方面，这个改变是由于特殊穹顶状交联肌动蛋白网络（CLANs）的形成而产生[581-583]（图 11.11）。青光眼患者的小梁细胞及组织内出现高水平的 CLANs，使用糖皮质激素处理青光眼患者的小梁细胞，其 CLAN 反应更强[584]。近来研究表明，在捐献的正常眼及青光眼，CLANs 存在于小梁细胞中。CLAN 可能存在于青光眼患者的所有小梁细胞内或占正常人小梁细胞的 2/3[585]。CLAN 的形成可被 β1 和 β3 整合素信号转导通路所调控[586]。

体外培养的人小梁细胞暴露在 DEX 中，表现出细胞和细胞核的增大，滑面与粗面内质网的异常堆积，高尔基体增生及多形性核[581]。早期 DEX 增强 Na-K-Cl 同向转运，从而使小梁细胞体积改变[587]。

第一个被糖皮质激素诱导的小梁细胞基因或蛋白为肌纤蛋白（MYOC），它在眼压及引流量方面的效应及时间进程与类固醇一致，并推断 MYOC 在青光眼的发病机制中发挥作用（见综述[588]）。

MYOC 基因与开角型青光眼患者直接相关[589]。MYOC 基因突变仅存在于一小部分（3% ～ 4%）成

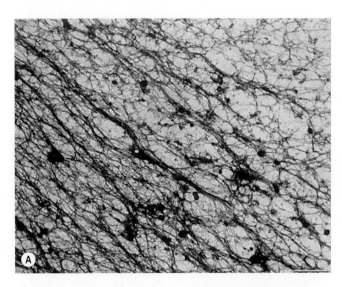
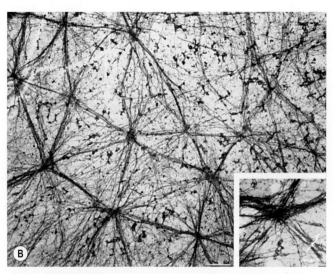

图 11.11　对照组小梁细胞（A）及暴露于 10^{-7}M 地塞米松 14 天的小梁细胞（B）的细胞骨架电子显微图。对照组细胞应力纤维为正常线性排列，地塞米松处理后微丝聚合成 90 ～ 120nm 的纤维束，并从高电子密度端发出。（From Clark AF et al：Invest Ophthalmol Vis Sci 35：281，1994，reproduced with permission from the Association for Research in Vision and Ophthalmology.）

人并导致 POAG[590]，但是在青少年开角型青光眼中普遍存在（见综述 [588,591]）。致病性 MYOC 基因突变体进行错误折叠，导致内质网增多，从而导致细胞死亡[592]。在体外培养的人眼前段，重组的 MYOC 基因可以增加引流阻力[593]。与此相反，在猫体内 MYOC 突变体的过量表达并未升高眼压[594]。除了 MYOC 突变蛋白，眼压的升高可能还取决于其他因素或需要机体长时间持续暴露于 MYOC 突变。

MYOC 在维持正常引流途径中发挥作用。体外培养的人眼前段的眼压持续升高 7 天，可以导致 MYOC mRNA 的显著增加，这是保护性反应机制的一部分[595]。在体外培养的人眼前段，MYOC 蛋白的氨基末端片段或全长的过量表达可以增加房水引流量[596]。与其他类型细胞相比，人小梁细胞的 MYOC mRNA 对 HTM 细胞的调节作用更显著[597]。MYOC 位于细胞内及细胞外（糖基化形式，66kDa），具有多个位点（与线粒体、胞质丝、小梁束上弹性纤维、近小管组织的细胞外基质），可以发挥多种生物学效应[567,598,599]。MYOC 可能作为细胞质一个结构成分或在细胞内与其他分子结合，也可能作为一个分子伴侣。在细胞外，通过与其他细胞外分子（如肝素 II 类的纤连蛋白）[600]或小梁细胞膜结合[601]，而起到阻碍房水引流的作用。MYOC 的热动力学性质促进其在 TM 中的稳定表达[602]。因此，MYOC 在青光眼中所起的作用有待进一步研究。

前列腺素机制（框 11.3）

在猴，单次使用次大剂量的 $PGF_{2\alpha}$-1- 异丙酯（$PGF_{2\alpha}$-IE）可以使葡萄膜巩膜途径房水引流量增加 60%[7]。多次使用次大剂量的 $PGF_{2\alpha}$-IE（表 11.3），可导致葡萄膜巩膜途径房水引流 100% 增加[314]。在这两种情况下，从小梁网到葡萄膜巩膜途径的房水引流都重新定向。在体外，$PGF_{2\alpha}$ 可以产生较弱的剂量依赖性舒张效应，使卡巴胆碱预处理的猕猴的睫状肌束舒张[603]。在体内，这种舒张效应可能有助于肌间距的扩张[604]。然而，$PGF_{2\alpha}$ 治疗后引流量的改变主要由于眼前段 ECM 的重塑，并以 MMP-1、2、3 的增加及胶原 I、II、IV 的减少为特征。在睫状肌、虹膜根部、睫状体周巩膜[605-607]内，$PGF_{2\alpha}$ 可能与原癌基因 c-fos 的激活有关[60]。$PGF_{2\alpha}$ 和拉坦前列素（13,14- 二氢 -17 苯基 -18,19,20-tinor-$PGF_{2\alpha}$- 异丙基酯）可导致睫状肌和巩膜缘处 I、III、IV 型胶原、纤连蛋白、层黏连蛋白及透明质酸的降低，而 MMP-2、3 增加。

表 11.3　单一使用 2 倍的日常剂量的 $PGF_{2\alpha}$ 持续 5 天对葡萄膜巩膜途径房水引流的影响

	治疗组	对照组	清蛋白
	(a) 自发性眼压；235 ~ 325 min（n = 6）		
白蛋白	$0.78 \pm 0.12^*$	0.46 ± 0.03	$1.66 \pm 0.20^\dagger$
	(b) IOP = 17 ~ 18 mmHg；240 ~ 335 min（n = 2）		
白蛋白	$1.45 \pm 0.01^\S$	0.62 ± 0.11	2.41 ± 0.42
	(c) IOP = 17 ~ 18 mmHg；135 ~ 195 min（n = 1）		
白蛋白	2.03	0.63	3.21
	(d) 所有组（n = 9）		
白蛋白	$1.07 \pm 0.17^\S$	0.52 ± 0.04	$2.00 \pm 0.24^\ddagger$

IOP：眼压；$PGF_{2\alpha}$：前列腺素 $F_{2\alpha}$。
每 5 天前房内 2ml ^{125}I 或 ^{131}I- 清蛋白进行交换。在显示的时间内，继续给予低灌注以保持平衡。压力不是自发形成的而是来自示踪流量从高浓度向低浓度的流动。动物处死后，观察眼内及眼周组织前房液体的恢复。总的来说，$PGF_{2\alpha}$ 导致葡萄膜巩膜途径房水引流量的增加为对照眼的近 2 倍。数据为平均值 ± 标准差，n 个动物的葡萄膜巩膜途径引流量（m l/min），每个动物均为一只实验眼一只对照眼，1/9 单次剂量的 $PGF_{2\alpha}$ 并使用 5 天；min 表示使用 $PGF_{2\alpha}$ 治疗后测量的时间窗。双向 t 检验显著性差异：$^\dagger P < 0.05$，$^\ddagger P < 0.01$。对照组双向 t 检验：$^* P < 0.05$，$^\S P < 0.01$。(From Gabelt BT, Kaufman PL: Exp Eye Res 49：389, 1989, Copyright Elsevier 1989.)

纤溶酶为 MMPs 的激活剂，可以提高其活性[605,609]。$PGF_{2\alpha}$ 可以通过刺激磷脂酶 A2 和释放花生四烯酸来刺激内源性前列腺素的合成[610]。人的睫状肌细胞暴露于 PGF_2 乙醇胺或拉坦前列素 9 天后，可见 FP 受体的下调。在同一研究中，水通道蛋白 -1 和多功能蛋白聚糖基因的下调，可增加经睫状肌途径的房水引流并降低眼压[611]。长期选择性使用各种亚型的前列腺素制剂会导致肌间隙更为有序，肌间隙内排列着类似于淋巴引流通路的不完全内皮细胞层。

前列腺素介导巩膜的改变对于调节葡萄膜巩膜途径房水引流起到重要作用，可能对于提高多肽类和其他高分子物质跨巩膜转运到眼后段也起重要作用。局部使用 $PGF_{2\alpha}$- 异丙酯 5 天可以提高猴类巩膜组织中的 MMP-1、2、3[613]。对人的巩膜及培养的人巩膜纤维母细胞进行免疫组化研究及 mRNA 的分析，表明其存在 EP_1、EP_2 和 FP 受体亚型，而缺乏 EP_3、EP_4 受体亚型[614]。在使用 $PGF_{2\alpha}$ 和拉坦前列腺素治疗 1 ~ 3 天后，通过尤斯前房测量发现人巩膜右旋糖酐的渗透性增加，这一效应呈剂量及时间依赖性。同时发现巩膜内 MMP 浓度的增加，其中 MMP-2 及 3 增加量远高于 MMP-1[615]。在体外培养的人巩膜组织，$PGF_{2\alpha}$ 和拉坦前列腺素也导致 MMPs 的 mRNA 及基质金属蛋白酶组织抑制因子的增加[616]。在鼠眼，研究表明 MMPs 直接增加巩膜的渗透性[617]。

鼠缺乏各种前列腺素受体，因此可用于研究前列腺素受体亚型在前列腺素类似物用于临床降眼压反应中的作用机制。对 FP 受体缺乏型小鼠进行研究，发现在局部应用拉坦前列腺素、曲伏前列腺素、比马前列素和乌诺前列酮进行早期降眼压的过程中 FP 受体是必需的[618]。长期剂量下，FP 对降眼压作用的影响未知。局部使用拉坦前列腺素治疗 7 天，巩膜内 MMP-2、3、9 和 FP mRNA 的数量上调，这一反应取决于完整的 FP 受体基因表达[618a,618b]。EP 受体缺乏型小鼠也以类似方法进行研究。当 EP1、EP2、EP3 受体缺乏型小鼠和野生型小鼠局部应用拉坦前列腺素、曲伏前列腺素、比马前列素时，给药 3 小时后 EP3 受体参与了上述药物所发挥的降眼压作用，而 EP1 和 EP2 受体未参与[619]。这与体外受体结合性实验[620,621]及功能实验[620]的研究结果相反，体外实验研究发现 FP 受体的结合性和功能性反应（磷酸肌醇增加）至少比 EP3 受体大 2 个数量级。同时，免疫组化研究表明，人眼组织内 EP2 受体是 EP 受体中表达量最多的亚型[622]。在猴，EP2 受体选择性激动剂可以有效地降低眼压[623,624]。在猴，与单独使用 FP 受体激动剂相比，局部联合使用 EP1、EP2、EP3 及 FP 受体激动剂可以增加降眼压反应的数量级[624]。

在炎症期间，葡萄膜巩膜途径可以通过几种方

式来保护眼睛。小梁网由于炎症而受影响或者由于炎症碎片出现阻塞，脉络膜由于炎症碎片或渗出蛋白而负担过重，因此需要将这些物质从眼内运出[154]。炎症期前列腺素释放，前列腺素作为一种内分泌物质或激素，其合成、释放和局部作用引起上述变化。由于眼睛没有真正的淋巴管，葡萄膜巩膜途径可能作为眼内淋巴引流系统的类似物[12]。然而，如上所述，长期使用前列腺素，可能会导致葡萄膜巩膜途径的淋巴化[612]。房水的正常低引流率足以去除正常水平的血管外蛋白，但是当蛋白水平提高时（如葡萄膜炎）其引流率可能不够。房水引流从小梁途径向葡萄膜巩膜途径改道，可以将多余的蛋白移除并维持生理眼压。因此可以解释为何低眼压往往伴随有葡萄膜炎；在患虹膜睫状体炎的猴的实验研究中，葡萄膜巩膜途径房水引流增加约 4 倍（见表 11.4）[153]。

这些混合物质导致葡萄膜巩膜途径房水引流的

表 11.4　右旋糖酐示踪剂分布、葡萄膜巩膜途径、食蟹猴对照眼及有炎症眼的蛋白质及眼压

	对照眼(μl)	有炎症眼(μl)	概率[*]
虹膜	1.2 ± 0.3	2.4 ± 0.3	0.07
前葡萄膜	8.5 ± 2.4	18.6 ± 4.3	0.43
后葡萄膜	0.3 ± 0.2	4.2 ± 0.8	0.006
前巩膜	8.4 ± 1.6	28.4 ± 4.4	0.01
后巩膜	1.9 ± 0.9	21.5 ± 3.9	0.006
视网膜	0.1 ± 0.1	2.1 ± 0.9	0.08
液体	0.7 ± 0.4	11.2 ± 3.4	0.03
总的	21.0 ± 4.7	88.4 ± 14.7	0.009
葡萄膜巩膜引流（ μl/min ）	0.7 ± 0.2	2.9 ± 0.5	0.009
前房蛋白(mg/ml)	0.20 ± 0.02	7.8 ± 4.0	0.006
前 - 眼内压	16.7 ± 0.8	15.2 ± 1.3	0.43
后 - 眼内压	14.2 ± 1.6	3.0 ± 1.1	< 0.001

AC；前房；IOP：眼压。

玻璃体腔内注射牛血清清蛋白诱导炎症。2 天后，前房灌注示踪物，眼压稳定在 15mmHg 水平 30 分钟测得 Fu。在有炎症眼，使用分子量为 70000（MW）的荧光标记的右旋糖酐进行研究，发现葡萄膜巩膜途径引流量增加 4 倍。值为标准误；n = 6。

* 配对 t 检验值

+ 包含玻璃体、后房液体、前脉络膜液体。

From Toris CB, Pederson JE: Invest Ophthalmol Vis Sci 28:477, 1987, reproduces with permission from the Association for Research in Vision and Ophthalmology.

大量增加，其降眼压效应比其他已知物质的降眼压效应更强。PGF$_{2\alpha}$ 类似物及代谢产物是临床上有效的降眼压药物，虽然存在一些不良反应（结膜异物感、结膜炎、刺痛感、畏光）[625,626] 并在一些病例中导致虹膜色素沉积[627]。事实上，在发达国家 PGF$_{2\alpha}$ 类似物及代谢产物是最常用于青光眼治疗的药物。目前正在进行一项研究即应用基因治疗方法促进眼前段前列腺素合成基因的过量表达，从而降低眼压，这样可以减少患者用药的依从性问题。该项研究已在一个猫模型中获得成功：含前列腺素合成基因的慢病毒载体转入猫体内 5 个月后，猫眼压降低[684]。

细胞容积相关机制

Na-K-Cl 协同转运体是一种胞膜蛋白，参与跨上皮细胞的 Na 和 Cl 的转运，同时调节各种上皮细胞及非上皮细胞的细胞内液量[628-631]。在体外培养的人眼及牛眼中，调节 Na-K-Cl 协同转运体活性的物质可以改变小梁细胞容积，从而影响房水引流量[632]。然而，在猴体内，给予 Na-K-Cl 协同转运体的抑制剂布美他尼并未出现引流量的改变[94]。虽然这方面的研究一度成为研究热点，却没有出现新的研究进展。

TM 及 Schlemm 管细胞内存在水通道（水通道蛋白）[2,633,634]。在这些组织内，水通道可能参与水分子的跨细胞转运[635]。在体外培养的人眼前段过量表达水通道蛋白 1，并未发现其具有调节房水引流的作用[636]。

一氧化氮供体可以增加房水引流，这一效应部分是由于小梁细胞容积的缩小引起的（也见于其他药物）。

虽然氯离子通道也参与细胞容积及细胞内氯离子浓度的调节，它们似乎对房水引流的调节无显著影响[637]。

透明质酸酶和蛋白酶介导的引流量增加

葡糖氨基葡聚糖（GAGs）可以阻碍房水通过 TM 的引流。对正常及 POAG 患者的 TM 进行 GAGs 的生物化学定量检测，发现 POAG 患者的 TM 中透明质酸减少而硫酸软骨素增加[638,639]。非青光眼的房水引流途径中存在大量透明质酸，并与小梁束内壁的内皮细胞有关。这一发现支持葡糖氨基葡聚糖在调节生理水平的房水引流阻力或维持引流通道中所起的潜在作用[640]。引流通道表面的透明质酸可以防止微粒黏附于筛板区域的细胞外基质，因此可防止流出通道

的阻塞[407]。据推测原发性开角型青光眼患者的透明质酸浓度降低、透明质酸受体 CD44 数量下调，因此可能会影响 TM 细胞及视网膜神经节细胞的存活[641]。

在牛眼前房灌注透明质酸酶可以显著增加引流量，推测可能是由于其对前房角组织内富含酸性黏多糖的 ECM 的冲刷作用引起的[642]。这一效应在灵长类动物更易变[643-647]。这些变化归因于种间差异、透明质酸酶的类型和来源及导致透明质酸不完全消化的酶解条件。在室温下，向摘除的人眼内注入 α-糜蛋白酶对房水引流的影响较小[645]。然而，在低温下胰蛋白酶的作用可能被抑制[648]；单独使用胰蛋白酶或乙二胺四乙酸（EDTA）难以使培养细胞分离，而两者的混合物在分离这些培养细胞方面具有显著效果[649]。在活体猴，前房灌注 50 U/ml 的 α-糜蛋白酶可导致房水引流的大量增加，在灌注液内糜蛋白酶移除后此效应仍可持续数小时[650]。前房内注入 0.5mM 乙二胺四乙酸二钠（Na$_2$EDTA）可以使房水引流量增加，再注入 α-糜蛋白酶可以增强这一效应并延长作用时间[650]。

将猪的小梁细胞暴露于生长因子（如 TGFβ）中，可以使基质金属蛋白酶（MMPs）（如基质分解素、明胶酶 B 和胶原酶）增加，表明小梁细胞可以调节 ECM 量[651]。然而，TGFβ2 浓度的持续升高，如 POAG 患者，可以产生相反的作用并导致引流阻碍（见引流阻碍）。在体外培养的人眼前段，纯化的 MMPs 可以使引流量增至 160% 并至少持续 125 小时[652]。

近来有文献对 TM 中 ECM 的组分加以综述[653]。推测，凡涉及 ECM 生物合成或降解的酶都具有潜在的增强房水引流的作用。

其他药物

在猴，一氧化氮与硝基性扩血管剂的作用相似，并通过改变引流阻力降低眼压。在人眼，TM 和睫状肌内富含一氧化氮合成位点[28]。在眼前段一氧化氮的作用之一是调节引流阻力，这一作用是通过直接影响 TM、Schlemm 管和集合管或通过间接改变睫状肌纵行纤维收缩力来实现的。在体外通过拮抗卡巴因的作用，硝基性扩血管剂可以舒张 TM[654] 及睫状肌[654]。在灵长类动物的 TM 中特别是邻近 Schlemm 管内壁的筛孔区，含有大量的一氧化氮合酶免疫反应性神经纤维[422]。神经末梢释放的一氧化氮合酶可以使小梁细胞舒张并增加房水引流量，而不依赖睫状肌作用。与正常眼相比，青光眼患者睫状肌、TM

和 Schlemm 管内一氧化氮合酶的活性明显降低 [655,656]，这一现象与青光眼的联合治疗或疾病的严重程度无关 [655]。一氧化氮也可能改变小梁细胞容积（见细胞容积相关机制）。

小梁细胞中存在嘌呤 P2 受体。激活嘌呤 P2 受体，可以导致细胞内钙离子的活化或细胞外信号调节激酶 1 或 2（ERK1/2）的激活 [657]。在猴，局部使用腺苷酸 A1 激动剂可以导致眼压降低及房水引流量增加 [23]。在体外培养的牛眼前段，腺苷酸 A1 激动剂环己基腺苷可使房水引流量增加，这与 MMP 的活化有关 [25]。房水内腺苷酸的水平与高眼压患者的眼压水平呈正相关，腺苷酸可能作为内源性的眼压调节器 [658]。

有证据表明眼内存在肾素 - 血管紧张素系统，这一系统可能参与眼压的调节。在数个种群包括人类的眼部组织及房水内血管紧张素转化酶的活性、血管紧张素原和血管紧张素Ⅱ的浓度、血管紧张素 - Ⅱ AT1 受体的密度方面，学者已经进行阐述 [659-663]。口服血管紧张素Ⅱ的 1 型受体拮抗剂 [664,665] 或血管紧张素转换酶抑制剂（ACEI）[666,667] 可以降低正常人及 POAG 患者的眼压。在兔或猴，局部应用肾素抑制剂可以降低眼压而不影响全身血压或心率 [668]。

光诱导导致猴的单眼发生青光眼，患眼局部多次使用血管紧张素Ⅱ AT1 受体拮抗剂 CS-088 可以降低眼压 [669]。在人，口服 AT1 受体拮抗剂氯沙坦可以增加房水引流量 [665]。血管紧张素转化酶抑制剂卡托普利 [666] 可以降低眼压，并增加总的房水引流量而不影响血压、心率或瞳孔直径。另一项研究表明，前列腺素的生物合成以及葡萄膜巩膜的引流增加为 ACEI 的降眼压机制 [670]。在猴的前房灌注血管紧张素，可以轻微地减少房水引流量 [455]。

物理增加引流

传统途径的房水引流是一个物理过程，上述的药理学可以改变这一过程。最终，通过造瘘术的物理方法来改变小梁途径，使房水可以流向其他区域。

间距为 50 ~ 100small（50 μm），低密度的氩、氪或二极管激光束可以导致青光眼患者小梁网周围均匀的热灼伤，并引起显著的和长期的房水引流量的增加及眼压的降低，这种方法不会在小梁网或管内壁产生一个"洞" [671,672]。由于激光产生的瘢痕收紧挛缩使小梁环变窄，这种收缩变形导致小梁网不同程度的

扩张，打开房水通道，并提高渗透性 [672,673]。其他研究表明，激光能量使小梁细胞在生物合成、生物降解或吞噬功能方面发生改变，从而导致渗透阻力降低 [674,675]。现在我们需要进一步研究激光小梁成形术增加房水引流的确切证据。

管道成形术是新近发展的一种非穿透性技术，它利用一个弹性微导管与整个 Schlemm 管连接。黏弹剂可将 Schlemm 管的整体或部分扩张。可以联合小梁的张力缝合从而获得额外张力。这种手术可以有效地降低眼压，并且手术并发症相对较低，虽然对于某些患者来说眼压尚未降到目标值 [676,677]。

参考文献

1. Millar C, Kaufman PL. Aqueous humor: secretion and dynamics. In: Tasman W, Jaeger EA, eds. Duane's Foundations of clinical ophthalmology. Philadelphia: Lippincott-Raven, 1995.
2. Johnson M, Erickson K. Mechanisms and routes of aqueous humor drainage. In: Albert DM, Jakobiec FA, eds. Principles and practice of ophthalmology. Philadelphia: WB Saunders Co, 2000:2577.
3. Pederson JE et al. Uveoscleral aqueous outflow in the rhesus monkey: importance of uveal reabsorption. Invest Ophthalmol Vis Sci 1977; 16:1008.
4. Bill A. The aqueous humor drainage mechanism in the cynomolgus monkey (Macaca irius) with evidence for unconventional routes. Invest Ophthalmol 1965; 4:911.
5. Sperber GO, Bill A. A method for near-continuous determination of aqueous humor flow: effects of anaesthetics, temperature and indomethacin. Exp Eye Res 1984; 39:435.
6. Kaufman PL, Crawford K. Aqueous humor dynamics: how $PGF_{2\alpha}$ lowers intraocular pressure. In: Bito LZ, Stjernschantz J, eds. The ocular effects of prostaglandins and other eicosanoids. New York: Alan R. Liss, 1989:387.
7. Nilsson SFE et al. Increased uveoscleral outflow as a possible mechanism of ocular hypotension caused by prostaglandin F_{2a}-1-isopropylester in the cynomolgus monkey. Exp Eye Res 1989; 48:707.
8. Gabelt BT et al. Aqueous humor dynamics and trabecular meshwork and anterior ciliary muscle morphologic changes with age in rhesus monkeys. Invest Ophthalmol Vis Sci 2003; 44:2118.
9. Bill A, Phillips I. Uveoscleral drainage of aqueous humor in human eyes. Exp Eye Res 1971; 21:275.
10. Townsend DJ, Brubaker RF. Immediate effect of epinephrine on aqueous formation in the normal human eye as measured by fluorophotometry. Invest Ophthalmol Vis Sci 1980; 19:256.
11. Toris CB et al. Aqueous humor dynamics in the aging human eye. Am J Ophthalmol 1999; 127:407.
12. Bill A. Blood circulation and fluid dynamics in the eye. Physiol Rev 1975; 55:383.
13. Bill A. Basic physiology of the drainage of aqueous humor. In: Bito LZ et al, eds. The ocular and cerebrospinal fluids. Fogarty International Center Symposium. London: Academic Press, 1977:291.
14. Sears ML, Neufeld AH. Adrenergic modulation of the outflow of aqueous humor. Invest Ophthalmol 1975; 14:83.
15. Zimmerman TJ. Topical ophthalmic beta blockers. A comparative review. J Ocular Pharmacol 1993; 9:373.
16. Kaufman PL, Gabelt B. α2-Adrenergic agonist effects on aqueous humor dynamics. J Glaucoma 1995; 4(Suppl 1):S8.
17. Gabelt BT, Kaufman PL. Cholinergic drugs. In: Netland PA, ed. Glaucoma medical therapy, principles and management, 2nd edn. New York: Oxford University Press in cooperation with the American Academy of Ophthalmology, 2008:103.
18. May JC et al. Evaluation of the ocular hypotensive response of serotonin 5-HT1A and 5-HT-2 receptor ligands in conscious ocular hypertensive cynomolgus monkeys. J Pharmacol Exp Ther 2003; 306:301.
19. Mekki QA et al. Bromocriptine lowers intraocular pressure without affecting blood pressure. Lancet 1983; 1:1250.
20. Chiou GCY. Treatment of ocular hypertension and glaucoma with dopamine antagonists. Ophthalmic Res 1984; 16:129.
21. De Vries GW et al. Stimulation of endogenous cyclic AMP levels in ciliary body by SK&F28526, a novel dopamine receptor agonist. Curr Eye Res 1986; 5:449.
22. Geyer O et al. Hypotensive effect of bromocriptine in normal eyes. J Ocul Pharmacol 1987; 3:291.
23. Tian B et al. Effects of adenosine agonists on intraocular pressure and aqueous humor dynamics in cynomolgus monkeys. Exp Eye Res 1997; 64:979.
24. Husain S et al. Mechanisms linking adenosine A1 receptors and extracellular signal-regulated kinase1/2 activation in human trabecular meshwork cells. J Pharmacol Exp Ther 2007; 320:258.
25. Crosson CE et al. Modulation of conventional outflow facility by the adenosine A1 agonist N6-cyclohexyladenosine. Invest Ophthalmol Vis Sci 2005; 46:3795.

26. Polska E et al. Effects of adenosine on intraocular pressure, optic nerve head blood flow, and choroidal blood flow in healthy humans. Invest Ophthalmol Vis Sci 2003; 44:3110.
27. Shearer TW, Crosson CE. Adenosine A1 receptor modulation of MMP-2 secretion by trabecular meshwork cells. Invest Ophthalmol Vis Sci 2002;43:3016.
28. Nathanson JA, McKee M. Identification of an extensive system of nitric oxide-producing cells in the ciliary muscle and outflow pathway of the human eye. Invest Ophthalmol Vis Sci 1995; 36:1765.
29. Shahidullah M et al. Cyclic GMP, sodium nitroprusside and sodium azide reduce aqueous humour formation in the arterially perfused pig eye. Br J Pharmacol 2005; 145:84.
30. Schneemaan A et al. Elevation of nitric oxide production in human trabecular meshwork by increased pressure. Graefe's Arch Clin Exp Ophthalmol 2003; 241:321.
31. Schneemann A et al. Nitric oxide/guanylate cyclase pathways and flow in anterior segment perfusion. Graefes Arch Clin Exp Ophthalmol 2002; 240:936.
32. Chien FY et al. Effect of WIN 55212-2, a cannabinoid receptor agonist, on aqueous humor dynamics in monkeys. Arch Ophthalmol 2003; 121:87.
33. McIntosh BT et al. Agonist-dependent cammabinoid receptor signalling in human trabecular meshwork cells. Br J Pharmacol 2007; 152:1111.
34. Oltmanns MH et al. Topical WIN 55 212-2 alleviates intraocular hypertension in rats through a CB1 receptor mediated mechanism of action. J Ocul Pharmacol Ther 2008; 24:104.
35. Chen J et al. Finding of endocannabinoids in human eye tissues: implications for glaucoma. Biochem Biophys Res Commun 2005; 330:1062.
36. Stjernschantz J. Studies on ocular inflammation and development of a prostaglandin analogue for glaucoma treatment. Exp Eye Res 2004; 78:759.
37. Weinreb RN et al. Effects of prostaglandins on the aqueous humor pathways. Surv Ophthalmol 2002; 47:S53.
38. Tian B et al. The role of the actomyosin system in regulating trabecular fluid outflow (review). Exp Eye Res 2008; 713–717
39. Seidël E. Weitre experimentelle Untersuchungen über die Quelle und den Verlauf der introkulären Saftsrömung. XII. Metteilung. Uber den manometrischen Nachweis des physiologischen Druckgefalles zwishen Vorderkammer und Schlemmshen Kanal. Graefe's Arch Clin Exp Ophthalmol 2008; 107:101.
40. Lütjen-Drecoll E, Rohen JW. Morphology of aqueous outflow pathways in normal and glaucomatous eyes. In: Ritch R et al, eds. The glaucomas. St Louis: CV Mosby, 1989:41.
41. Green K, Pederson JE. Contribution of secretion and filtration to aqueous humor formation. Am J Physiol 1972; 222:1218.
42. Pederson JE. Fluid permeability of monkey ciliary epithelium in vivo. Invest Ophthalmol Vis Sci 1982; 23:176.
43. Cole DF. Secretion of the aqueous humor. Exp Eye Res 1977; 25(Suppl):161.
44. Wilson WS et al. The bovine arterially-perfused eye and in vitro method for the study of drug mechanisms on IOP, aqueous humour formation and uveal vasculature. Curr Eye Res 1993; 12:609.
45. Bill A. The role of ciliary blood flow and ultrafiltration in aqueous humor formation. Exp Eye Res 1973; 16:287.
46. Bárány EH. Pseudofacility and uveoscleral outflow routes: some nontechnical difficulties in the determination of outflow facility rate and rate of formation of aqueous humor. In: Leydhecker W, ed. Glaucoma Symposium, Tutzing Castle. Basel: Karger, 1966:27.
47. Bill A, Bárány EH. Gross facility, facility of conventional routes, and pseudofacility of aqueous humor outflow in the cynomolgus monkey. Arch Ophthal 1966; 75:665.
48. Bill A. Further studies on the influence of the intraocular presssure on aqueous humor dynamics in cynomolgus monkeys. Invest Ophthamol 1967; 6:364.
49. Goldmann H. On pseudofacility. Bibl Ophthalmol 1968; 76:1.
50. Bill A. Aqueous humor dynamics in monkeys (*Macaca irus* and *Cercopithecus ethiops*). Exp Eye Res 1971; 11:195.
51. Brubaker RF. The measurement of pseudofacility and true facility by constant pressure perfusion in the normal rhesus monkey eye. Invest Ophthalmol 1970; 9:42.
52. Kupfer C, Sanderson P. Determination of pseudofacility in the eye of man. Arch Ophthal 1968; 80:194.
53. Beneyto MP et al. Determination of the pseudofacility by fluorophotometry in the human eye. Internat Ophthalmol 1995–1996; 19:219.
54. Moses RA et al. Pseudofacility. Arch Ophthalmol 1985; 103:1653.
55. Freddo TF. Shifting the paradigm of the blood-aqueous barrier. Exp Eye Res 2001; 3:581.
56. Candia OA, Alvarez LJ. Fluid transport phenomena in ocular epithelia. Prog Retin Eye Res 2008; 27:197.
57. Erickson KA et al. The cynomolgus monkey as a model for orbital research. III. Effects on ocular physiology of lateral orbitotomy and isolation of the ciliary ganglion. Curr Eye Res 1984; 3:557.
58. Brubaker RF. Flow of aqueous humor in humans [The Friedenwald Lecture]. Invest Ophthalmol Vis Sci 1991; 32:3145.
59. Bárány EH. A mathematical formulation of intraocular pressure as dependent on secretion, ultrafiltration, bulk outflow, and osmotic reabsorption of fluid. Invest Ophthalmol 1963; 2:584.
60. Pederson JE, Green K. Aqueous humor dynamics: a mathematical approach to measurement of facility, pseudofacility, capillary pressure, active secretion and Xc. Exp Eye Res 1973; 15:265.
61. Nilsson SFE, Bill A. Physiology and neurophysiology of aqueous humor inflow and outflow. In: Kaufman PL, Mittag TW, eds. Glaucoma. London: Mosby-Year Book Europe Ltd, 1994:1.17.
62. Krupin T, Civan MM. Physiologic basis of aqueous humor formation. In: Ritch R et al, eds. The glaucomas, 2nd edn. St Louis: CV Mosby, 1996.
63. Raviola G, Raviola E. Intercellular junctions in the ciliary epithelium. Invest Ophthalmol Vis Sci 1978; 17:958.
64. Wistrand PJ. Carbonic anhydrase in the anterior uvea of the rabbit. Acta Physiol Scand 1951; 24:144.
65. Cole DF. Effects of some metabolic inhibitors upon the formation of the aqueous humor in rabbits. Br J Ophthalmol 1960; 44:739.
66. Bonting SL, Becker B. Studies on sodium-potassium activated adenosinetriphosphatase. XIV. Inhibition of enzyme activity and aqueous humor flow in the rabbit eye after intravitreal injection of ouabain. Invest Ophthalmol 1964; 3:523.
67. Bhattacherjee P. Distribution of carbonic anhydrase in the rabbit eye as demonstrated histochemically. Exp Eye Res 1971; 12:356.
68. Tsukahara S, Maezara N. Cytochemical localization of adenyl cyclase in the rabbit ciliary body. Exp Eye Res 1978; 26:99.
69. Riley MV, Kishida K. ATPases of ciliary epithelium: cellular and subcellular distribution and probable role in secretion of aqueous humor. Exp Eye Res 1986; 42:559.
70. Flügel C, Lütjen-Drecoll E. Presence and distribution of Na^+/K^+-ATPase in the ciliary epithelium of the rabbit. Histochemistry 1988; 88:613.
71. Usukura J et al. [3H]Ouabain localization of Na-K ATPase in the epithelium of the rabbit ciliary body pars plicata. Invest Ophthalmol Vis Sci 1988; 29:606.
72. Davson H. The aqueous humor and the intraocular pressure. In: Davson H, ed. Physiology of the eye. New York: Pergamon Press, 1990:3.
73. Maren TH. Biochemistry of aqueous humor inflow. In: Kaufman PL, Mittag TW, eds. Glaucoma. London: Mosby-Year Book Europe Ltd, 1994:1:35.
74. Simon KA, Bonting SL. Possible usefulness of cardiac glycosides in treatment of glaucoma. Arch Ophthalmol 1962; 68:227.
75. Becker B. Ouabain and aqueous humor dynamics in the rabbit eye. Invest Ophthalmol 1963; 2:325.
76. Riley MV. The sodium-potassium-stimulated adensosine triphosphatase of rabbit ciliary epithelium. Exp Eye Res 1964; 3:76.
77. Becker B. Vanadate and aqueous humor dynamics. Proctor Lecture. Invest Ophthalmol Vis Sci 1980; 19:1156.
78. Krupin T et al. Topical vanadate lowers intraocular pressure in rabbits. Invest Ophthalmol Vis Sci 1980; 19:1360.
79. Podos SM et al. The effect of vanadate on aqueous humor dynamics in cynomolgus monkeys. Invest Ophthalmol Vis Sci 1984; 25:359.
80. Lee P-Y et al. Intraocular pressure effects of multiple doses of drugs applied to glaucomatous monkey eyes. Arch Ophthalmol 1987; 105:249.
81. Lee P-Y et al. Pharmacological testing in the laser-induced monkey glaucoma model. Curr Eye Res 1985; 4:775.
82. Verkman AS. Role of aquaporin water channels in eye function. Exp Eye Res 2003; 76:137.
83. Patil RV et al. Fluid transport by human nonpigmented ciliary epithelial layers in culture: a homeostatic role for aquaporin-1. Am J Physiol 2001; 281:1139.
84. Frigeri A et al. Immunolocalization of the mercurial-insensitive water channel and glycerol intrinsic protein in epithelial cell plasma membranes. Proc Natl Acad Sci USA 1995; 92:4328.
85. Civan MM, Macknight ADC. The ins and outs of aqueous humour secretion (review). Exp Eye Res 2004; 78:625.
86. McLaughlin CW et al. Electron microprobe analysis of rabbit ciliary epithelium indicates enhances secretion posteriorly and enhanced absorption anteriorly. Am J Physiol Cell Physiol 2007; 293:C1455.
87. Do CW, Civan MM. Species variation in biology and physiology of the ciliary epithelium. Similarities and differences. Exp Eye Res 2009; 88:631.
88. Shahidullah M et al. Effects of ion transport and channel-blocking drugs on aqueous humor formation in isolated bovine eye. Invest Ophthalmol Vis Sci 2003; 44:1185.
89. Hochgesand DH et al. Catecholaminergic regulation of Na-K-Cl contransport in pigmented ciliary epithelium: difference between PE, NPE. Exp Eye Res 2001; 72:1.
90. Do CW, To CH. Chloride secretion by bovine ciliary epithelium: a model of aqueous humor formation. Invest Ophthalmol Vis Sci 2000; 41:1853.
91. Do CW, Civan MM. Swelling-activated chloride channels in aqueous humour formation: on the one side and the other. Acta Physiol (Oxf) 2006; 187:345.
92. Bakall B et al. Bestrophin-2 is involved in the generation of intraocular pressure. Invest Ophthalmol Vis Sci 2008; 49:1563.
93. Avila MY et al. Inhibitors of NHE-1 Na^+/H^+ exchange reduce mouse intraocular pressure. Invest Ophthalmol Vis Sci 2002; 43:1897.
94. Gabelt BT et al. Anterior segment physiology following bumetanide inhibition of Na-K-Cl cotransport. Invest Ophthalmol Vis Sci 1997; 8:1700.
95. Maren TH. Carbonic anhydrase. Chemistry, physiology, and inhibition. Physiol Rev 1967; 47:595.
96. Maren TH. HCO_3-formation in aqueous humor: mechanism and relation to the treatment of glaucoma. Invest Ophthalmol 1974; 13:479.
97. Muther TF, Friedland BR. Autoradiographic localization of carbonic anhydrase in the rabbit ciliary body. J Histochem Cytochem 1980; 28:1119.
98. Lütjen-Drecoll E et al. Carbonic anhydrase distribution in the human and monkey eye by light and electron microscopy. Graefe's Arch Clin Exp Ophthalmol 1983; 220:285.
99. Mudge GH, Weiner IM. Agents affecting volume and composition of body fluids. In: Gilman AG et al, eds. The pharmacological basis of therapeutics, 8th edn. New York: McGraw-Hill, 1990:682.
100. Brechue WF, Maren TH. A comparison between the effect of topical and systemic carbonic anhydrase inhibitors on aqueous humor secretion. Exp Eye Res 1993; 57:67.
101. Mincione F et al. The development of topically acting carbonic anhydrase inhibitors as anti-glaucoma agents (review). Curr Top Med Chem 2007; 7:849.
102. Kaufman PL, Mittag TW. Medical therapy of glaucoma. In: Kaufman PL, Mittag TW, eds. Glaucoma. London: Mosby-Year Book Europe Ltd, 1994:9.7.
103. Becker B. Decrease in intraocular pressure in man by a carbonic anhydrase inhibitor, Diamox. Am J Ophthalmol 1954; 37:13.
104. Maren TH. The development of ideas concerning the role of carbonic anhydrase in the secretion of aqueous humor. Relations to the treatment of glaucoma. In: Drance SM, Neufeld AH, eds. Glaucoma. Applied pharmacology in medical treatment. Orlando: Grune & Stratton, 1984:325.
105. Maren TH et al. The transcorneal permeability of sulfonamide carbonic anhydrase inhibitors and their effect on aqueous humor secretion. Exp Eye Res 1983; 36:457.
106. Schoenwald RD et al. Topical carbonic anhydrase inhibitors. J Med Chem 1984; 27:810.
107. Hoskins HD Jr., Kass MA. Aqueous humor formation. In: Klein EA, ed. Becker-Shaffers's Diagnosis and therapy of the glaucomas, 6th edn. St. Louis: CV Mosby, 1989:18.
108. Eller MG et al. Topical carbonic anhydrase inhibitors, III. Optimization model for corneal penetration of ethoxzolamide analogues. J Pharm Sci 1985; 74:155.
109. Sugrue MF et al. A comparison of L-671,152 and MK927, two topically effective ocular hypotensive carbonic anhydrase inhibitors, in experimental animals. Curr Eye Res 1990; 9:607.
110. Sugrue MF et al. MK-927. A topically active ocular hypotensive carbonic anhydrase inhibitor. J Ocul Pharmacol 1990; 6:9.

111. Pierce WMJ et al. Topically active ocular carbonic anhydrase inhibitors-novel biscarbonylamidothiadiazole sulfonamides as ocular hypotensive agents. Proc Soc Exp Biol Med 1993; 203:360.
112. Lippa EA et al. Dose response and duration of action of dorzolamide, a topical carbonic anhydrase inhibitor. Arch Ophthalmol 1992; 110:495.
113. Gunning FP et al. Two topical carbonic anhydrase inhibitors sezolamide and dorzolamide in Gelrite vehicle: a multiple-dose efficacy study. Graefes Arch Clin Exp Ophthalmol 1993; 231:384.
114. Wilkerson M et al. Four-week safety and efficacy study of dorzolamide, a novel, active topical carbonic anhydrase inhibitor. Arch Ophthalmol 1993; 111:1343.
115. Vanlandingham BD et al. The effect of dorzolamide on aqueous humor dynamics in normal human subjects during sleep. Ophthalmology 1998; 105:1537.
116. Herkel U, Pfeiffer N. Update on topical carbonic anhydrase inhibitors. Curr Opin Ophthalmol 2001; 12:88.
117. Ingram CJ, Brubaker RF. Effect of brinzolamide and dorzolamide on aqueous humor flow in human eyes. Am J Ophthalmol 1999; 128:292.
118. Silver LH. Clinical efficacy and safety of brinzolamide (Azopt), a new topical carbonic anhydrase inhibitor for primary open-angle glaucoma and ocular hypertension. Brinzolamide Primary Therapy Study Group. Am J Ophthalmol 1998; 126:400.
119. Podos SM, Serle JB. Topicaly active carbonic anhydrase inhibitors for glaucoma. Arch Ophthalmol 1982; 109:38.
120. Krause U, Raunio V. Proteins of the normal human aqueous humor. Ophthalmologica 1969; 159:178.
121. Stjernschantz J et al. The aqueous proteins of the rat in the normal eye and after aqueous withdrawal. Exp Eye Res 1973; 16:215.
122. Fielder AR, Rahi AHS. Immunoglobulins of normal aqueous humor. Trans Ophthalmol Soc UK 1979; 99:120.
123. DiMatteo J. Active transport of ascorbic acid into lens epithelium of the rat. Exp Eye Res 1989; 49:873.
124. Kolodny NH et al. Contrast-enhanced MRI confirmation of an anterior protein pathway in normal rabbit eyes. Invest Ophthalmol Vis Sci 1996; 37:1602.
125. Bert R et al. Confirmation of anterior large-molecule diffusion pathway in the normal human eye. Invest Ophthalmol Vis Sci 1999;40(Suppl):S198.
126. Freddo TF et al. The source of proteins in the aqueous humor of the normal rabbit. Invest Ophthalmol Vis Sci 1990; 31:125.
127. Barsotti M et al. The source of proteins in the aqueous humor of the normal monkey eye. Invest Ophthalmol Vis Sci 1992; 33:581.
128. Caprioli J. The ciliary epithelia and aqueous humor. In: Hart WM, ed. Adler's Physiology of the eye. Clinical application, 9th edn. St Louis: CV Mosby, 1992:228.
129. Reddy VN et al. The effect of aqueous humor ascorbate on ultraviolet-B-induced DNA damage in lens epithelium. Invest Ophthalmol Vis Sci 1998; 39:344.
130. Ringvold A. The significance of ascorbate in the aqueous humour protection against UV-A and UV-B. Exp Eye Res 1996; 62:261.
131. Koskela TK et al. Is the high concentration of ascorbic acid in the eye an adaptation to intense solar radiation? Invest Ophthalmol Vis Sci 1989; 31:2265.
132. Alvarado J et al. Trabecular meshwork cellularity in primary open-angle glaucoma and nonglaucomatous normals. Ophthalmology 1984; 91:564.
133. Grierson I, Howes RC. Age-related depletion of the cell population in the human trabecular meshwork. Eye 1987; 1:204.
134. Duke-Elder S. The aqueous humor. In: Duke-Elder S, ed. The physiology of the eye and of vision. System of ophthalmology, vol 4. St Louis: CV Mosby, 1968:104.
135. Kleinstein RN et al. In vivo aqueous humor oxygen tension-as estimated from measurements on bare stroma. Invest Ophthalmol Vis Sci 1981; 21:415.
136. McLaren JW et al. Measuring oxygen tension in the anterior chamber of rabbits. Invest Ophthalmol Vis Sci 1998; 39:1899.
137. Bill A. The drainage of albumin from the uvea. Exp Eye Res 1964; 3:179.
138. Bill A. Capillary permeability to and extravascular dynamics of myoglobin, albumin, and gammaglobulin in the uvea. Acta Physiol Scand 1968; 73:204.
139. Shiose Y. Electron microscopic studies on blood-retinal and blood-aqueous barriers. Nippon Ganka Gakkai Zasshi- Acta Societatis Ophthalmologicae Japonicae 1969; 73:1606.
140. Hogan MJ et al. Ciliary body and posterior chamber. In: Hogan MJ et al, eds. Histology of the human eye. Philadelphia: WB Saunders, 1971:260.
141. Smith RS. Ultrastructural studies of the blood-aqueous barrier. 1. Transport of an electron dense tracer in the iris and ciliary body of the mouse. Am J Ophthalmol 1971; 71:1066.
142. Vegge T. An epithelial blood-aqueous barrier to horseradish peroxidase in the ciliary processes of the vervet monkey (*Cercopithecus aethiops*). Zeitschr Zellforsch Mikrosk Anat 1971; 114:309.
143. Uusitalo R et al. An electron microscopic study of the blood-aqueous barrier in the ciliary body and iris of the rabbit. Exp Eye Res 1973; 17:49.
144. Rodriguez-Peralta L. The blood-aqueous barrier in five species. Am J Ophthalmol 1975; 80:713.
145. Uusitalo R et al. Studies on the ultrastructure of the blood-aqueous barrier in the rabbit. Acta Ophthalmol 1974; 123:61.
146. Alm A. Ocular Circulation, Ch 6. In: Hart WM, ed. Adler's Physiology of the eye. Clinical application, 9th edn. St Louis: CV Mosby, 1992:198.
147. Vinores SA et al. Electron microscopic immunocytochemical demonstration of blood-retinal barrier breakdown in human diabetics and its association with aldose reductase in retinal vascular endothelium and retinal pigment epithelium. Histochem J 1993; 25:648.
148. Raviola G. Effects of paracentesis on the blood-aqueous barrier. An electron microscopic study on *Macaca mullata* using horseradish peroxidase as a tracer. Invest Ophthalmol 1974; 13:828.
149. Sonsino J et al. Co-localization of junction-associated proteins of thhe human glood-aqueous barrier: occludin, ZO-1 and F-actin. Exp Eye Res 2002; 74:123.
150. Hogan MJ et al. Iris and anterior chamber. In: Histology of the human eye: an atlas and textbook. Philadelphia: WB Saunders Co, 1971:202.
151. Masuda M, Mishima Y. Effects of prostaglandins on inflow and outflow of the aqueous in rabbits. Japn J Ophthamol 1973; 17:300.
152. Bill A. Effects of longstanding stepwise increments in eye pressure on the rate of aqueous humor formation in a primate (*Cercopithecus ethiops*). Exp Eye Res 1971; 12:184.
153. Toris CB, Pederson JE. Aqueous humor dynamics in experimental iridocyclitis. Invest Ophthalmol Vis Sci 1987; 28:477.
154. Kaufman PL et al. The effects of prostaglandins on aqueous humor dynamics. In: Kooner KS, Zimmerman TJ, eds. New ophthalmic drugs. Ophthalmological Clinics of North America. Philadelphia: WB Saunders, 1989:141.
155. Kaufman PL, Gabelt BT. Presbyopia, prostaglandins and primary open angle glaucoma. In: Krieglstein GK, ed. Glaucoma Update V. Proceedings of the Symposium of the Glaucoma Society of the International Congress of Ophthalmology in Quebec City, June 1994. New York: Springer-Verlag, 1995:224.
156. Kaufman PL. Pressure-dependent outflow. In: Ritch R et al, eds. The glaucomas, 2nd edn. St Louis: CV Mosby, 1996:307.
157. Becker B. The transport of organic anions by the rabbit eye. I. In vitro iodopyracet (Diodrast) accumulation by ciliary body-iris preparations. Am J Ophthalmol 1960; 50:862.
158. Forbes M, Becker B. The transport of organic anions by the rabbit eye. II. In vivo transport of iodopyracet (Diodrast). Am J Ophthalmol 1960; 50:867.
159. Becker B. Iodide transport by the rabbit eye. Am J Physiol 1961; 200:804.
160. Bárány EH. Inhibition by hippurate and probenecid of in vitro uptake of iodipamide and o-iodohippurate-composite uptake system for iodipamide in choroid plexus, kidney cortex, and anterior uvea of several species. Acta Physiol Scand 1972; 86:12.
161. Bito LZ. Accumulation and apparent active transport of prostaglandins by some rabbit tissues in vitro. J Physiol 1972; 221:371.
162. Bárány EH. The liver-like anion transport system in rabbit kidney, uvea, and choroid plexus. II. Efficiency of acidic drugs and other anions as inhibitors. Acta Physiol Scand 1973; 88:491.
163. Bárány EH. Bile acids as inhibitors of the liver-like anion transport system in the rabbit kidney, uvea, and choroid plexus. Acta Physiol Scand 1974; 92:195.
164. Bárány EH. In vitro uptake of bile acids by choroid plexus, kidney cortex, and anterior uvea. I. The iodipamide sensitive transprot systems in the rabbit. Acta Physiol Scand 1975; 93:250.
165. Stone RA. Cholic acid accumulation by the ciliary body and by the iris of the primate eye. Invest Ophthalmol Vis Sci 1979; 18:819.
166. Stone RA. The transport of para-aminohippuric acid by the ciliary body and by the iris of the primate eye. Invest Ophthalmol Vis Sci 1979; 18:807.
167. Bito LZ. Species differences in the response of the eye to irritation and trauma: a hypothesis of divergence in ocular defense mechanisms, and the choice of experimental animals for eye research. Exp Eye Res 1984; 39:807.
168. Bito LZ. Prostaglandins: old concepts and new perspectives. Arch Ophthalmol 1987; 105:1036.
169. Bito LZ, Salvador EV. Intraocular fluid dynamics. 3. The site and mechanism of prostaglandin transfer across the blood intraocular fluid barriers. Exp Eye Res 1972; 14:233.
170. Bito L et al. Inhibition of in vitro concentrative prostaglandin accumulation by prostaglandins, prostaglandin analogues, and by some inhibitors of organic anion transport. J Physiol 1976; 256:257.
171. Chiquet C, Denis P. The neuroanatomical and physiological bases of variations in intraocular pressure. J Fr Ophthalmol 2004; 27:2S11.
172. Ehinger B. Adrenergic nerves to the eye and to related structures in man and in the cynomolgus monkey (*Macaca irus*). Invest Ophthalmol 1966; 5:42.
173. Laties AMD, Jacobowitz D. A comparative study of the autonomic innervation of the eye in monkey, cat and rabbit. Anat Record 1966; 156:383.
174. Ruskell GL. Innervation of the anterior segment of the eye. In: Lütjen-Drecoll E, ed. Basic aspects of glaucoma research,. Stuttgart: Schattauer, 1982:49.
175. Bryson JM et al. Ganglion cells in the human ciliary body. Arch Ophthalmol 1966; 75:57.
176. Uddman R et al. Vasoactive intestinal peptide nerves in ocular and orbital structures of the cat. Invest Ophthalmol Vis Sci 1980; 19:878.
177. Nilsson SFE. Neuropeptides in the autonomic nervous system influencing uveal blood flow and aqueous humour dynamics. In: Troger J, Kieselbach G, eds. Neuropeptides in the eye. Kerala: Research Signpost, 2009:1.
178. Elsas T et al. Pituitary adenylate cyclase-activating peptide-immunoreactive nerve fibers in the cat eye. Graefes Arch Clin Exp Ophthalmol 1996; 234:573.
179. Bill A. Effects of norepinephrine, isoproterenol and sympathetic stimulation on aqueous humour dynamics in vervet monkeys. Exp Eye Res 1970; 10:31.
180. Gabelt BT et al. Superior cervical ganglionectomy in monkeys: aqueous humor dynamics and their responses to drugs. Exp Eye Res 1995; 60:575.
181. Wentworth WO, Brubaker RF. Aqueous humor dynamics in a series of patients with third neuron Horner's syndrome. Am J Ophthalmol 1981; 92:407.
182. Larson RS, Brubaker RF. Isoproterenol stimulates aqueous flow in humans with Horner's syndrome. Invest Ophthalmol Vis Sci 1988; 29:621.
183. Bonomi L, Di Comite P. Outflow facility after guanethidine sulfate administration. Arch Ophthalmol 1967; 78:337.
184. Nilsson SFE et al. Effects of timolol on terbutaline- and VIP-stimulated aqueous humor flow in the cynomolgus monkey. Curr Eye Res 1990; 9:863.
185. Rasmussen CA et al. Aqueous humor dynamics in monkeys in response to the kappa opioid agonist bremazocine. Trans Am Ophthalmol Soc 2007; 105:225.
186. Russell KR et al. Modulation of ocular hydrodynamics and iris function by bremeazocine, a kappa opioid receptor agonist. Exp Eye Res 2000; 70:675.
187. Bill A, Stjernschantz J. Cholinergic vasoconstrictor effects in the rabbit eye: vasomotor effects of pentobarbital anesthesia. Acta Physiol Scand 1980; 108:419.
188. Hoskins HD, Kass MA. Cholinergic drugs. In: Hoskins HD, Kass MA, eds. Becker-Shaffer's Diagnosis and therapy of the glaucomas, 6th edn. St. Louis: CV Mosby, 1989:420.
189. Becker B. The measurement of rate of aqueous flow with iodide. Invest Ophthalmol 1962; 1:52.
190. Swan K, Hart W. A comparative study of the effects of mecholyl, doryl, pilocarpine, atropine, and epinephrine on the blood-aqueous barrier. Am J Ophthalmol 1940; 23:1311.
191. Bito LZ et al. The relationship between the concentrations of amino acids in the ocular fluids and blood plasma of dogs. Exp Eye Res 1965; 4:374.
192. Wålinder P-E. Influence of pilocarpine on iodopyracet and iodide accumulation by rabbit ciliary body-iris preparations. Invest Ophthalmol 1966; 5:378.

193. Wålinder P-E, Bill A. Aqueous flow and entry of cycloleucine into the aqueous humor of vervet monkeys (*Cercopithecus ethiops*). Invest Ophthalmol 1969; 8:434.
194. Shi XP et al. Adreno-cholinergic modulation of junctional communications between the pigmented and nonpigmented layers of the ciliary body epithelium. Invest Ophthalmol Vis Sci 1996; 37:1037.
195. Stelling JW, Jacob TJ. Functional coupling in bovine ciliary epithelial cells is modulated by carbachol. Am J Physiol 1997; 273:C1876.
196. Gaasterland D et al. Studies of aqueous humor dynamics in man. IV. Effects of pilocarpine upon measurements in young normal volunteers. Invest Ophthalmol 1975; 14:848.
197. Bill A, Walinder P-E. The effects of pilocarpine on the dynamics of aqueous humor in a primate (*Macaca irus*). Invest Ophthalmol 1966; 5:170.
198. Berggren L. Further studies on the effect of autonomic drugs on in vivo secretory activity of the rabbit eye ciliary processes. A. Inhibition of the pilocarpine effect by isopilocarpine, arecoline, and atropine. B. Influence of isoproterenol and norepinephrine. Acta Ophthalmol 1970; 48:293.
199. Uusitalo R. Effect of sympathetic and parasympathetic stimulation on the secretion and outflow of aqueous humor in the rabbit eye. Acta Physiol Scand 1972; 86:315.
200. Kupfer C. Clinical significance of pseudofacility. Sanford R. Gifford memorial lecture. Am J Ophthalmol 1973; 75:193.
201. Macri FJ, Cevario SJ. The induction of aqueous humor formation by the use of Ach+ eserine. Invest Opthalmol 1973; 12:910.
202. Macri FJ, Cevario SJ. The dual nature of pilocarpine to stimulate or inhibit the formation of aqueous humor. Invest Ophthalmol 1974; 13:617.
203. Macri FJ, Cevario SJ. A possible vascular mechanism for the inhibition of aqueous humor formation by ouabain and acetazolamide. Exp Eye Res 1975; 20:563.
204. Stjernschantz J. Effect of parasympathetic stimulation on intraocular pressure, formation of aqueous humor and outflow facility in rabbits. Exp Eye Res 1976; 22:639.
205. Green K, Padgett D. Effects of various drugs on pseudofacility and aqueous homor formation in rabbit eye. Exp Eye Res 1979; 28:239.
206. Chiou GC et al. Studies of action mechanism of antiglaucoma drugs with a newly developed cat model. Life Sci 1980; 27:2445.
207. Liu HK, Chiou GCY. Continuous, simultaneous, and instant display of aqueous humor dynamics with a microspectrophotometer and a sensitive drop counter. Exp Eye Res 1981; 32:583.
208. Nagataki S, Brubaker RF. The effect of pilocarpine on aqueous humor formation in human beings. Arch Ophthalmol 1982; 100:818.
209. Erickson KA, Schreoder A. Direct effects of muscarinic agents on the outflow pathways in human eyes. Invest Ophthalmol Vis Sci 2000; 41:1743.
210. Neufeld AH, Sears ML. Cyclic-AMP in ocular tissues of the rabbit, monkey, and human. Invest Opthalmol 1974; 13:475.
211. Gregory D et al. Intraocular pressure and aqueous flow are decreased by cholera toxin. Invest Ophthalmol Vis Sci 1981; 20:371.
212. Smith BR et al. Forskolin, a potent adenylate cyclase activator, lowers rabbit intraocular pressure. Arch Ophthalmol 1984; 102:146.
213. Shibata T et al. Ocular pigmentation and intraocular pressure response to forskolin. Curr Eye Res 1988; 7:667.
214. Shahidullah M et al. Effects of timolol, terbutaline and forskolin on IOP, aqueous humour formation and ciliary cyclic AMP levels in the bovine eye. Curr Eye Res 1995; 14:519.
215. Schenker JI et al. Fluorophotometric study of epinephrine and timolol in human subjects. Arch Ophthalmol 1981; 99:1212.
216. Coakes RL, Siah PB. Effects of adrenergic drugs on aqueous humor dynamics in the normal human eye. I. Salbutamol. Br J Ophthalmol 1984; 68:393.
217. Gharagozloo NZ et al. Terbutaline stimulates aqueous humor flow in humans during sleep. Arch Ophthalmol 1988; 106:1218.
218. Novack GD. Ophthalmic b-blockers since timolol. Surv Ophthalmol 1987; 31:307.
219. Kiland JA et al. Studies on the mechanism of action of timolol and on the effects of suppression and redirection of aqueous flow on outflow facility. Exp Eye Res 2004; 78(Special Issue):639.
220. Coakes RL, Brubaker RF. The mechanism of timolol in lowering intraocular pressure. Arch Ophthalmol 1978; 96:2045.
221. Yablonski ME et al. A fluorophotometric study of the effect of topical timolol on aqueous humor dynamics. Exp Eye Res 1978; 27:135.
222. Dailey RA et al. The effects of timolol maleate and acetazolamide on the rate of aqueous formation in normal human subjects. Am J Ophthalmol 1982; 93:232.
223. Yablonski ME et al. The effect of levobunolol on aqueous humor dynamics. Exp Eye Res 1987; 44:49.
224. Mills KB, Wright G. A blind randomized cross-over trial comparing metipranolol 0.3 percent with timolol 0.25 percent in open-angle glaucoma. A pilot study. Br J Ophthalmol 1986; 70:39.
225. Henness S et al. Ocular carteolol: a review of its use in the management of glaucoma and ocular hypertension. Drugs Aging 2007; 24:509.
226. Maruyama K, Shirato S. Additive effect of dorzolamide or carteolol to latanoprost in primary open-angle glaucoma: a prospective randomized crossover trial. J Glauc 2006; 15:341.
227. Stewart RH et al. Betaxolol vs. timolol. A six-month double-blind comparison. Arch Ophthalmol 1986; 104:46.
228. Nathanson JA. Adrenergic regulation of intraocular pressure. Identification of beta 2-adrenergic-stimulated adenylate cyclase in the ciliary process epithelium. Proc Natl Acad Sci USA 1980; 77:7420.
229. Nathanson JA. Human ciliary process adrenergic receptor. Pharmacological characterization. Invest Ophthalmol Vis Sci 1981; 21:798.
230. Sears ML. Autonomic nervous system. Adrenergic agonists. In: Sears ML, ed. Pharmacology of the eye. Handbook of experimental pharmacology. Berlin: Springer-Verlag, 1984:193.
231. Berrospi AR, Leibowitz HM. Betaxolol. A new b-adrenergic blocking agent for the treatment of glaucoma. Arch Ophthalmol 1982; 100:943.
232. Berry DPJ et al. Betaxolol and timolol. A comparison of efficacy and side-effects. Arch Ophthalmol 102:42, 1984;
233. Levy NS et al. A controlled comparison of betaxolol and timolol with long-term evaluation of safety and efficacy. Glaucoma 1985; 7:54.
234. Vuori ML et al. Concentrations and antagonist activity of topically applied betaxolol in aqueous humour. Acta Ophthalmol 1993; 71:677.
235. Schmitt CJ et al. Beta-adrenergic blockers: lack of relationship between antagonism of isoproterenol and lowering of intraocular pressure in rabbits. In: Sears M, ed. New directions in ophthalmic research. New Haven CT: Yale University Press, 1981:147.
236. Caprioli J et al. Forskolin lowers intraocular pressure by reducing aqueous inflow. Invest Ophthalmol Vis Sci 1984; 25:268.
237. Chiou GCY et al. Are β-adrenergic mechanisms involved in ocular hypotensive actions of adrenergic drugs? Ophthalmic Res 1985; 17:49.
238. Osborne NN, Chidlow G. Do beta-adrenoceptors and serotonin 5-HT1A receptors have similar functions in the control of intraocular pressure (IOP) in the rabbit? Ophthalmologica 1996; 210:308.
239. Crook RB, Riese K. Beta-adrenergic stimulation of Na^+, K^+, Cl^- cotransport in fetal nonpigmented ciliary epithelial cells. Invest Ophthalmol Vis Sci 1996; 37:1047.
240. Reiss GR et al. Aqueous humor flow during sleep. Invest Ophthalmol Vis Sci 1984; 25:776.
241. Sit AJ et al. Circadian variation of aqueous dynamics in young healthy adults. Invest Ophthalmol Vis Sci 2008; 49:1473.
242. Wan XL et al. Circadian aqueous flow medicated by beta-arrestin induced homologous desensitization. Exp Eye Res 1997; 64:1005.
243. Liu JH et al. Twenty-four-hour pattern of intraocular pressure in the aging population. Invest Ophthalmol Vis Sci 1999; 40:2912.
244. Liu JH et al. Elevation of human intraocular pressure at night under moderate illumination. Invest Ophthalmol Vis Sci 1999; 40:2439.
245. Topper JE, Brubaker RF. Effects of timolol, epinephrine, and acetazolamide on aqueous flow during sleep. Invest Ophthalmol Vis Sci 1985; 26:1315.
246. Robinson JC, Kaufman PL. Dose-dependent suppression of aqueous humor formation by timolol in the cynomolgus monkey. J Glaucoma 1993; 2:251.
247. Rittig MG et al. Innervation of the ciliary process vasculature and epithelium by nerve fibers containing catecholamines and neuropeptide Y. Ophthalmic Res 1993; 25:108.
248. Jacob E et al. Combined corticosteroid and catecholamine stimulation of aqueous humor flow. Ophthalmology 1996; 103:1303.
249. MacCumber MW et al. Endothelin mRNA's visualized by in situ hybridization provides evidence for local action. Proc Natl Acad Sci USA 1989; 86:7285.
250. Van Buskirk EM et al. Ciliary vasoconstriction after topical adrenergic drugs. Am J Ophthalmol 1990; 109:511.
251. Lee DA, Brubaker RF. Effect of phenylephrine on aqueous humor flow. Curr Eye Res 1982; 83:89.
252. Lee DA et al. Acute effect of thymoxamine on aqueous humor formation in the epinephrine-treated normal eye as measured by fluorophotometry. Invest Ophthalmol Vis Sci 1983; 24:165.
253. Bill A, Heilmann K. Ocular effects of clonidine in cats and monkeys (*Macaca irus*). Exp Eye Res 1975; 21:481.
254. Krieglstein GK et al. The peripheral and central neural actions of clonidine in normal and glaucomatous eyes. Invest Ophthalmol Vis Sci 1978; 17:149.
255. Lee DA et al. Effect of clonidine on aqueous humor flow in normal human eyes. Exp Eye Res 1984; 38:239.
256. Jin Y et al. Characterization of alpha 2-adrenoceptor binding sites in rabbit ciliary body membranes. Invest Ophthalmol Vis Sci 1994; 35:2500.
257. Liu JH, Gallar J. In vivo cAMP level in rabbit iris-ciliary body after topical epinephrine treatment. Curr Eye Res 1996; 15:1025.
258. Schutte M et al. Comparative adrenocholinergic control of intracellular Ca^{2+} in the layers of the ciliary body epithelium. Invest Ophthalmol Vis Sci 1996; 37:212.
259. Maus TL et al. Comparison of the early effects of brimonidine and apraclonidine as topical ocular hypotensive agents. Arch Ophthalmol 1999; 117:586.
260. Toris CB et al. Acute versus chronic effects of brimonidine on aqueous humor dynamics in ocular hypertensive patients. Am J Ophthalmol 1999; 128:8.
261. Mittag TW et al. Atrial natriuretic peptide (ANP), guanylate cyclase, and intraocular pressure in the rabbit eye. Curr Eye Res 1987; 6:1189.
262. Korenfeld MS, Becker B. Atrial natriuretic peptides. Effects on intraocular pressure, cGMP, and aqueous flow. Invest Ophthalmol Vis Sci 1989; 30:2385.
263. Nathanson JA. Nitrovasodilators as a new class of ocular hypotensive agents. J Pharmacol Exp Ther 1992; 260:956.
264. Nathanson JA. Nitric oxide and nitrovasodilators in the eye: implications for ocular physiology and glaucoma. J Glaucoma 1993; 2:206.
265. Shahidullah M, Wilson WS. Atriopeptin, sodium azide and cyclic GMP reduce secretion of aqueous humour and inhibit intracellular calcium release in bovine cultured ciliary epithelium. Br J Pharmacol 1999; 127:1438.
266. Kee C et al. Effect of 8-Br cGMP on aqueous humor dynamics in monkeys. Invest Ophthalmol Vis Sci 1994; 35:2769.
267. Samuelsson-Almén M et al. Effects of atrial natriuretic factor (ANF) on intraocular pressure and aqueous humor flow in the cynomolgus monkey. Exp Eye Res 1991; 53:253.
268. Russell KR, Potter DE. Dynorphin modulates ocular hydrodynamics and releases atrial natriuretic peptide via activation of kappa-Opioid receptors. Exp Eye Res 2002; 75:259.
269. Dortch-Carnes J, Russell K. Morphine-stimulated nitric oxide release in rabbit aqueous humor. Exp Eye Res 2007; 84:185.
270. Dortch-Carnes J, Russell KR. Morphine-induced reduction of intraocular pressure and pupil diameter: role of mitric oxide. Pharmacology 2006; 77:17.
271. Bonfiglio V et al. Possible involvement of nitric oxide in morphine-induced miosis and reduction of intraocular pressure in rabbits. Eur J Pharm 2006; 534:227.
272. Chang FW et al. Mechanism of the ocular hypotensive action of ketanserin. J Ocular Pharmacol 1985; 1:137.
273. Barnett NL, Osborne NN. The presence of serotonin (5-HT1) receptors negatively coupled to adenylate cyclase in rabbit and human ciliary processes. Exp Eye Res 1993; 57:209.
274. Chidlow G et al. Localization of 5-hydroxytryptamine$_{1A}$ and 5-hydroxytryptamine$_7$ receptors in rabbit ocular and brain tissues. Neuroscience 1998; 87:675.
275. Chidlow G et al. The 5-HT1A receptor agonist 8-OH-DPAT lowers intraocular pressure in normotensive NZW rabbits. Exp Eye Res 1999; 69:587.
276. Chu T-C et al. 8OH-DPAT-induced ocular hypotension: sites and mechanisms of action. Exp Eye Res 1999; 69:227.
277. Chidlow G et al. Flesinoxan, a 5-HT1A receptor agonist/alpha 1-adrenoceptor antagonist, lowers intraocular pressure in NZW rabbits. Curr Eye Res 2001; 23:144.

278. Gabelt BT et al. Effects of serotonergic compounds on aqueous humor dynamics in monkeys. Curr Eye Res 2001; 23:120.
279. Gabelt BT et al. Aqueous humor dynamics in monkeys after topical R-DOI. Invest Ophthalmol Vis Sci 2005; 46:4691.
280. Kodama T et al. Pharmacological study on the effects of some ocular hypotensive drugs on aqueous humor formation in the arterially perfused enucleated rabbit eye. Ophthalmic Res 1985; 17:120.
281. Hoffman BF, Bigger JTJ. Digitalis and allied cardiac glyosides. In: Gilman AG et al, eds. The pharmacological basis of therapeutics, 8th edn. New York: McGraw-Hill, 1990:814.
282. McLaren JW et al. Effect of ibopamine on aqueous humor production in normotensive humans. Invest Ophthalmol Vis Sci 2003; 44:4853.
283. Azevedo H et al. Effects of ibopamine eye drops on intraocular pressure and aqueous humor flow in healthy volunteers and patients with open-angle glaucoma. Eur J Ophthalmol 2003; 13:370.
284. Giuffré I et al. The effects of 2 percent ibopamine eye drops on the intraocular pressure and pupil motility of patients with open-angle glaucoma. Eur J Ophthalmol 2004; 14:508.
285. Purnell WD, Gregg JM. Δ^9-tetrahydrocannabinol, euphoria and intraocular pressure in man. Ann Ophthalmol 1975; 7:921.
286. Green K, Roth M. Ocular effects of topical administration of Δ9-tetrahydrocannabinol in man. Arch Ophthalmol 1982; 100:265.
287. Jay WM, Green K. Multiple-drop study of topically applied 1 percent Δ9-tetrahydrocannabinol in human eyes. Arch Ophthalmol 1983; 101:591.
288. Porcella A et al. The synthetic cannabinoid WIN55212-2 decreases the intraocular pressure in human glaucoma resistant to conventional therapies. Eur J Neurosci 2001; 13:409.
289. Stamer WD et al. Cannabinoid CB(1) receptor expression, activation and detection of endogenous ligand in trabecular meshwork and ciliary process tissues. Eur J Pharm 2001; 431:277.
290. Straiker AJ et al. Localization of cannabinoid CB1 receptors in the human anterior eye and retina. Invest Ophthalmol Vis Sci 1999; 40:2442.
291. Njie YF et al. Aqueous humor outflow effects of 2-arachidonylglycerol. Exp Eye Res 2008; 87:106.
292. Becker B. Does hyposecretion of aqueous humor damage the trabecular meshwork? J Glaucoma 1995; 4:303.
293. Lütjen-Drecoll E, Kaufman PL. Long-term timolol and epinephrine in monkeys. II. Morphological alterations in trabecular meshwork and ciliary muscle. Trans Ophthalmol Soc UK 1986; 105:196.
294. Institute NE. Glaucoma and optic neuropathies program. Natl Plan Eye Vis Res 2006
295. Kass MA et al. A randomized trial determines that topical ocular hypotensive medication delays or prevents the onset of primary open-angle glaucoma. Arch Ophthalmol 2002; 120:701.
296. Leske MC et al. Factors for glaucoma progression and the effect of treatment: the early manifest glaucoma trial. Arch Ophthalmol 2003; 121:48.
297. Wahl J. Results of the collaborative initial glaucoma treatment study (CIGTS). Ophthalmologe 2005; 102:222.
298. Jones RF, Maurice DM. New methods of measuring the rate of aqueous flow in man with fluorescein. Exp Eye Res 1966; 5:208.
299. Armaly MF. On the distribution of applanation pressure. Arch Ophthalmol 1965; 73:11.
300. Selbach JM et al. Episcleral venous pressure in untreated primary open-angle and normal-tension glaucoma. Ophthalmologica 2005; 219:357.
301. Sultan M, Blondeau P. Episcleral venous pressure in younger and older subjects in the sitting and supine positions. J Glaucoma 2003; 12:370.
302. Croft MA et al. Aging effects on accommodation and outflow facility responses to pilocarpine in humans. Arch Ophthalmol 1996; 114:586.
303. Grant WM. Tonographic method for measuring the facility and rate of aqueous flow in human eyes. Arch Ophthalmol 1950; 44:204.
304. Becker B. The decline in aqueous secretion and outflow facility with age. Am J Ophthalmol 1958; 46:731.
305. Kupfer C, Ross K. Studies of aqueous humour dynamics in man. I. Measurements in young normal subjects. Invest Ophthalmol 1971;10:518.
306. Toris CB et al. Aqueous humor dynamics in ocular hypertensive patients. J Glaucoma 2002; 11:253.
307. Hart WM. Intraocular pressure. In: Hart WM, ed. Adler's Physiology of the eye. Clinical application, 9th edn. St Louis: CV Mosby, 1992:248.
308. Kaufman PL et al. Formation and drainage of aqueous humor following total iris removal and ciliary muscle disinsertion in the cynomolgus monkey. Invest Ophthalmol Vis Sci 1977; 16:226.
308a N Gupta et al. 2008 missing – author, please supply
308b K Birke et al. 2009 missing – author, please supply
308c ARVO EAbstract 2879 missing – author, please supply
308d ARVO EAbstract 4861 missing – author, please supply
309. Bill A. Conventional and uveoscleral drainage of aqueous humor in the cynomolgus monkey (*Macaca irus*) at normal and high intraocular pressures. Exp Eye Res 1966; 5:45.
310. Bill A. Movement of albumin and dextran through the sclera. Arch Ophthalmol 1965; 74:248.
311. Jackson TL et al. Human scleral hydraulic conductivity: age-related changes, topographical variation, and potential scleral outflow facility. Invest Ophthalmol Vis Sci 2006; 47:4942.
312. Toris CB, Pederson JE. Effect of intraocular pressure on uveoscleral outflow following cyclodialysis in the monkey eye. Invest Ophthalmol Vis Sci 1985; 26:1745.
313. Kleinstein RN, Fatt I. Pressure dependency of trans-scleral flow. Exp Eye Res 1977; 24:335.
314. Gabelt BT, Kaufman PL. Prostaglandin $F_{2\alpha}$ increases uveoscleral outflow in the cynomolgus monkey. Exp Eye Res 1989; 49:389.
315. Hoskins HD, Kass MA. Secondary open-angle glaucoma. In: Hoskins HD, Kass MA, eds. Becker-Shaffer's Diagnosis and therapy of the glaucomas, 6th edn. St. Louis: CV Mosby, 1989:308.
316. Bárány EH. Topical epinephrine effects on true outflow resistance and pseudofacility in vervet monkeys studied by a new anterior chamber perfusion technique. Invest Ophthalmol 1968; 7:88.
317. Bill A. Effects of atropine and pilocarpine on aqueous humour dynamics in cynomolgus monkeys (macaca irus). Exp Eye Res 1967; 6:120.
318. Bill A. Effects of atropine on aqueous humor dynamics in the vervet monkey (*Cercopithecus ethiops*). Exp Eye Res 1969; 8:284.
319. Gaasterland D et al. Studies of aqueous humor dynamics in man. III. Measurements in young normal subjects using norepinephrine and isoproterenol. Invest Ophthalmol Vis Sci 1973; 12:267.
320. Kupfer C et al. Studies of aqueous humor dynamics in man. II. Measurements in young normal subjects using acetazolamide and l-epinephrine. Invest Ophthalmol 1971; 10:523.
321. Wilke K. Early effects of epinephrine and pilocarpine on the intraocular pressure and the episcleral venous pressure in the normal human eye. Acta Ophthalmol 1974; 52:231.
322. Bill A, Svedbergh B. Scanning electron microscopic studies of the trabecular meshwork and the canal of Schlemm: an attempt to localize the main resistance to outflow of aqueous humor in man. Acta Ophthalmol 1972; 50:295.
323. Inomata H et al. Aqueous humor pathways through the trabecular meshwork and into Schlemm's canal in the cynomolgus monkey (*Macaca irus*). An electron microscopic study. Am J Ophthalmol 1972; 73:760.
324. Lütjen-Drecoll E. Structural factors influencing outflow facility and its changeability under drugs: a study of *Macaca arctoides*. Invest Ophthalmol 1973; 12:280.
325. Lütjen-Drecoll E et al. Ultrahistochemical studies on tangential sections of the trabecular meshwork in normal and glaucomatous eyes. Invest Ophthalmol Vis Sci 1981; 21:563.
326. Lütjen-Drecoll E et al. Acute and chronic structural effects of pilocarpine on monkey outflow tissues. Trans Am Ophthalmol Soc 1998; 96:171.
327. Ellingsen BA, Grant WM. Influence of intraocular pressure and trabeculotomy on aqueous outflow in enucleated monkey eyes. Invest Ophthalmol 1971; 10:705.
328. Ellingsen BA, Grant WM. Trabeculotomy and sinusotomy in enucleated human eyes. Invest Ophthalmol 1972; 11:21.
329. Schachtschabel DO et al. Production of glycosminoglycans by cell cultures of the trabecular meshwork of the primate eye. Exp Eye Res 1977; 24:71.
330. Hassel JR et al. Isolation and characterization of the proteoglycans and collagens synthesized by cells in culture. Vision Res 1981; 21:49.
331. Rohen JW et al. Structural changes in human and monkey trabecular meshwork following in vitro cultivation. Albrecht von Graefes Arch Klin Exp Ophthalmol 1982; 218:225.
332. Rohen JW et al. The fine structure of the cribriform meshwork in normal and glaucomatous eyes as seen in tangential sections. Invest Ophthalmol Vis Sci 1981; 21:574.
333. Erickson-Lamy K et al. Absence of time-dependent facility increase ('wash-out') in the perfused enucleated human eye. Invest Ophthalmol Vis Sci 1990; 31:2384.
334. Bárány EH. Simultaneous measurement of changing intraocular pressure and outflow facility in the vervet monkey by constant pressure infusion. Invest Ophthalmol 1964; 3:135.
335. Gaasterland DE et al. Rhesus monkey aqueous humor composition and a primate ocular perfusate. Invest Ophthalmol Vis Sci 1979; 18:1139.
336. Erickson KA, Kaufman PL. Comparative effects of three ocular perfusates on outflow facility in the cynomolgus monkey. Curr Eye Res 1981; 1:211.
337. Kaufman PL et al. Time-dependence of perfusion outflow facility in the cynomolgus monkey. Curr Eye Res 1988; 7:721.
338. Scott PA et al. Comparative studies between species that do and do not exhibit the washout effect. Exp Eye Res 2007; 84:435.
339. Alvarado JA et al. Juxtacanalicular tissue in primary open-angle glaucoma and in nonglaucomatous normals. Arch Ophthalmol 1986; 104:1517.
340. Murphy CG et al. Juxtacanalicular tissue in pigmentary and primary open-angle glaucoma. The hydrodynamic role of pigment and other constituents. Arch Ophthalmol 1992; 110:1779.
341. Hamard P et al. Confocal microscopic examination of trabecular meshwork removed during ab externo trabeculectomy. Br J Ophthalmol 2002; 86:1046.
342. Gong H et al. A new view of the human trabecular meshwork using quick-freeze, deep-etch electron microscopy. Exp Eye Res 2002; 75:347.
343. Sabanay I et al. H-7 effects on structure and fluid conductance of monkey trabecular meshwork. Arch Ophthalmol 2000; 118:955.
344. Sabanay I et al. Functional and structural reversibility of H-7 effects on the conventional aqueous outflow pathway in monkeys. Exp Eye Res 2004; 78:137.
345. Overby D et al. The mechanism of increasing outflow facility during washout in the bovine eye. Invest Ophthalmol Vis Sci 2002; 42:3455.
346. Johnstone MA, Grant WM. Pressure-dependent changes in structure of the aqueous outflow system of human and monkey eye. Am J Ophthalmol 1973; 75:365.
347. Grierson I, Lee WR. The fine structure of the trabecular meshwork at graded levels of intraocular pressure. I. Pressure effects within the near physiological range (8–30mmHg). Exp Eye Res 1975; 20:505.
348. Grierson I, Lee WR. The fine structure of the trabecular meshwork at graded levels of intraocular pressure. 2. Pressures outside the physiological range (0 and 50 mmHg). Exp Eye Res 1975; 20:523.
349. Grierson I, Lee WR. Light microscopic quantitation of the endothelial vacuoles in Schlemm's canal. Am J Ophthalmol 1977; 84:234.
350. Parc C et al. Giant macuoles are found preferentially near collector channels. Invest Ophthalmol Vis Sci 2000; 41:2924.
351. Sit AJ et al. Factors affecting the pores of the inner wall endothelium of Schlemm's canal. Invest Ophthalmol Vis Sci 1997; 38:1517.
352. Ethier CR et al. Two pore types in the inner-wall endothelium of Schlemm's canal. Invest Ophthalmol Vis Sci 1998; 39:2041.
353. Johnson M. What controls aqueous humour outflow resistance? Exp Eye Res 2006; 82:545.
354. Johnson M et al. Modulation of outflow resistance by the pores of the inner wall endothelium. Invest Ophthalmol Vis Sci 1992; 33:1670.
355. Epstein DL, Rohen JW. Morphology of the trabecular meshwork and inner wall endothelium after cationized ferritin perfusion in the monkey eye. Invest Ophthalmol Vis Sci 1991; 32:160.

356. Ye W et al. Interendothelial junctions in normal human Schlemm's canal respond to changes in pressure. Invest Ophthalmol Vis Sci 1997; 38:2460.
357. Johnstone MA. The aqueous outflow system as a mechanical pump. Evidence from examination of tissue and aqueous movement in human and non-human primates. J Glauc 2004; 13:421.
358. Johnstone MA. A new model describes an aqueous outflow pump and explores causes of pump failure in glaucoma. In: Grehn F, Stamper R, eds. Essentials in ophthalmology. Berlin: Springer, 2006:3.
359. Schlunck G et al. Substrate riggidity modulates cell matrix interactions and protein expression in human trabecular meshwork cells. Invest Ophthalmol Vis Sci 2008; 49:262.
360. Lütjen-Drecoll E et al. Quantitative analysis of 'plaque material' in the inner and outer wall of Schlemm's canal in normal and glaucomatous eyes. Exp Eye Res 1986; 42:443.
361. Grierson I et al. The effects of age and antiglaucoma drugs on the meshwork cell population. Res Clin Forums 1982; 4:69.
362. de Kater AW et al. Patterns of aqueous humor outflow in glaucomatous and nonglaucomatous human eyes. Arch Ophthalmol 1989; 107:572.
363. Lütjen-Drecoll E, Kaufman PL. Morphological changes in primate aqueous humor formation and drainage tissues after long-term treatment with antiglaucomatous drugs. J Glaucoma 1993; 2:316.
364. Cousins SW et al. Identification of transforming growth factor-beta as an immunosuppressive factor in aqueous humor. Invest Ophthalmol Vis Sci 1991; 32:2201.
365. Granstein RD et al. Aqueous humor contains transforming growth factor b and a small (<3500 dalton) inhibitor of thymocyte proliferation. J Immunol 1990; 144:3021.
366. Jampel HD et al. Transforming growth factor-beta in human aqueous humor. Curr Eye Res 1990; 9:963.
367. Tripathi RC et al. Aqueous humor in glaucomatous eyes contains an increased level of TGF-beta 2. Exp Eye Res 1994; 59:723.
368. Fleenor DL et al. TGFβ2-induced changes in human trabecular meshwork: implications for intraocular pressure. Invest Ophthalmol Vis Sci 2006; 47:226.
369. Gottanka J et al. Effects of TGF-beta2 in perfused human eyes. Invest Ophthalmol Vis Sci 2004; 45:153.
370. Picht G et al. Transforming growth factor beta 2 levels in the aqeuous humor in different types of glaucoma and the relation to filtering bleb development. Graefes Arch Clin Exp Ophthalmol 2001; 239:199.
371. Fuchshofer R et al. The effect of TGF-β2 on human trabecular meshwork extracellular proteolytic system. Exp Eye Res 2003; 77:757.
372. Borisuth NS et al. Identification and partial characterization of TGF-beta 1 receptors on trabecular cells. Invest Ophthalmol Vis Sci 1992; 33:596.
373. Bhattacharya SK et al. Proteomics reveal cochlin deposits associated with glaucomatous trabecular meshwork. J Biol Chem 2005; 280:6080.
374. Bhattacharya SK et al. Cochlin expression in anterior segment organ culture models after TGF(beta)2 treatment. Invest Ophthalmol Vis Sci 2009; 50:551.
375. Rohen JW, Van der Zypen E. The phagocytic activity of the trabecular meshwork endothelium. An electron microscopic study of the vervet (*Cercopithecus ethiops*). Albrecht von Graefes Arch Klin Exp Ophthalmol 1968; 175:143.
376. Grierson I, Lee WR. Erythrocyte phagocytosis in the human trabecular meshwork. Br J Ophthalmol 1973; 57:400.
377. Polansky JR et al. Trabecular meshwork cell culture in glaucoma research. Evaluation of biological activity and structural properties of human trabecular cells in vitro. Ophthalmology 1984; 91:580.
378. Alvarado JA, Murphy CG. Outflow obstruction in pigmentary and primary open angle glaucoma. Arch Ophthalmol 1992; 110:1769.
379. Kiland JA et al. Effect of age on outflow resistance washout during anterior chamber perfusion in rhesus and cynomolgus monkeys. Exp Eye Res 2005; 81:724.
380. Kaufman PL et al. Medical trabeculocanalotomy in monkeys with cytochalasin B or EDTA. Ann Ophthalmol 1979; 11:795.
381. Epstein DL. Open angle glaucoma. Why not a cure? [editorial]. Arch Ophthalmol 1987; 105:1187.
382. Campbell DG et al. Ghost cells as a cause of glaucoma. Am J Ophthalmol 1976; 81:441.
383. Goldberg MF. The diagnosis and treatment of sickled erythrocytes in human hyphemias. Trans Am Ophthalmol Soc 1978; 76:481.
384. Campbell DG, Essingman EM. Hemolytic ghost cell glaucoma. Further studies. Arch Ophthalmol 1979; 97:2141.
385. Flocks M et al. Phacolytic glaucoma. Clinicopathologic study of 138 cases of glaucoma associated with hypermature cataract. Arch Ophthalmol 1955; 54:37.
386. Fenton RH, Zimmerman LE. Hemolytic glaucoma. An unusual cause of acute open-angle secondary glaucoma. Arch Opthalmol 1963; 70:236.
387. Yanoff M. Glaucoma mechanisms in ocular malignant melanomas. Am J Ophthalmol 1970; 70:898.
388. Peterson HP. Can pigmentary deposits on the trabecular meshwork increase the resistance of the aqueous outflow? Acta Ophthalmol 1969; 47:743.
389. Quigley HA. Long-term follow-up of laser iridotomy. Ophthalmology 1981; 88:218.
390. Anderson DR. Experimental alpha chymotrypsin glaucoma studied by scanning electron microscopy. Am J Ophthalmol 1971; 71:470.
391. Worthen DM. Scanning electron microscopy after alpha chymotrypsin perfusion in man. Am J Ophthalmol 1972; 73:637.
392. Channell MM. Intraocular pressure changes after Neodynium-YAG laser posterior capsulotomy. Arch Ophthalmol 1984; 102:1024.
393. Ge J et al. Long-term effect of Nd:YAG laser posterior capsulotomy on intraocular pressure. Arch Ophthalmol 2000; 118:1334.
394. Nelson GA et al. Ocular amyloidosis and secondary glaucoma. Ophthalmol 1999; 106:1363.
395. Epstein DL et al. Obstruction of aqueous outflow by lens particles and by heavy-molecular weight soluble lens proteins. Invest Ophthalmol Vis Sci 1978; 17:272.
396. Epstein DL et al. Identification of heavy molecular weight soluble lens protein in aqueous humor in phakolytic glaucoma. Invest Ophthalmol Vis Sci 1978; 17:398.
397. Epstein DL et al. Serum obstruction of aqueous outflow in enucleated eyes. Am J Ophthalmol 1978; 86:101.
398. Davanger M. On the molecular composition and physiochemical properties of the pseudoexfoliation material. Acta Ophthalmol 1977; 55:621.
399. Johnson M et al. Serum proteins and aqueous outflow resistance in bovine eyes. Invest Ophthalmol Vis Sci 1993; 34:3549.
400. Sit AJ et al. The role of soluble proteins in generating aqueous outflow resistance in the bovine and human eye. Exp Eye Res 1997; 64:813.
401. Kee C et al. Serum effects on aqueous outflow during anterior chamber perfusion in monkeys. Invest Ophthalmol Vis Sci 1996; 37:1840.
402. Chrzanowska-Wodnicka M, Burridge K. Tyrosine phosphorylation is involved in reorganization of the actin cytoskeleton in response to serum or LPA stimulation. J Cell Sci 1994; 107:3643.
403. Seufferlein T, Rozengurt E. Lysophosphatidic acid stimulates tyrosine phosphorylation of focal adhesion kinase, paxillin, and p130. J Biol Chem 1994; 269:9345.
404. Dada VK et al. Postoperative intraocular pressure changes with use of different viscoelastics. Ophthal Surg 1994; 25:540.
405. Shibasaki H et al. Viscoelastic substance in the anterior chamber elevates intraocular pressure. Ann Ophthalmol 1994; 26:10.
406. Rohen JW et al. The relation between the ciliary muscle and the trabecular meshwork and its importance for the effect of miotics on aqueous outflow resistance. Albrecht von Graefes Arch Klin Exp Ophthalmol 1967; 172:23.
407. Lütjen-Drecoll E. Functional morphology of the trabecular meshwork in primate eyes. Prog Retinal Eye Res 1998; 18:91.
408. Armaly MF, Burian HM. Changes in the tonogram during accommodation. Arch Ophthalmol 1958; 60:60.
409. Armaly MF. Studies on intraocular effects of the orbital parasympathetics. II. Effects on intraocular pressure. Arch Ophthalmol 1959; 62:117.
410. Bárány EH, Rohen JW. Localized contraction and relaxation within the ciliary muscle of the vervet monkey (*Cercopithecus ethiops*). In: Rohen JW, ed. The structure of the eye. Second symposium. Stuttgart: Schattauer, 1965:287.
411. Kaufman PL, Gabelt BT. Cholinergic mechanisms and aqueous humor dynamics. In: Drance SM et al, eds. Pharmacology of glaucoma. Baltimore: Williams & Wilkins, 1992:64.
412. van Buskirk EM, Grant WM. Lens depression and aqueous outflow in enucleated primate eyes. Am J Ophthalmol 1973; 76:632.
413. Schimek RA, Lieberman WJ. The influence of Cyclogyl and Neosynephrine on tonographic studies of miotic control in open angle glaucoma. Am J Ophthalmol 1961; 51:781.
414. Bárány EH, Christensen RE. Cycloplegia and outflow resistance. Arch Ophthalmol 1967; 77:757.
415. Harris LS. Cycloplegic-induced intraocular pressure elevations. Arch Ophthalmol 1968; 79:242.
416. Bárány EH. The immediate effect on outflow resistance of intravenous pilocarpine in the vervet monkey. Invest Ophthalmol 1967; 6:373.
417. Bárány EH. The mode of action of pilocarpine on outflow resistance in the eye of a primate (*Cercopithecus ethiops*). Invest Ophthalmol 1962; 1:712.
418. Bárány EH. The mode of action of miotics on outflow resistance. A study of pilocarpine in the vervet monkey (*Cercopithecus ethiops*). Trans Ophthalmol Soc UK 1966; 86:539.
419. Shaffer RN. In: Newell FW, ed. Glaucoma: transactions of the fifth conference. New York: Josiah Macy Jr. Foundation, 1960:234.
420. Kaufman PL, Bárány EH. Residual pilocarpine effects on outflow facility after ciliary muscle disinsertion in the cynomolgus monkey. Invest Ophthalmol 1976; 15:558.
421. Kaufman PL, Bárány EH. Loss of acute pilocarpine effect on outflow facility following surgical disinsertion and retrodisplacement of the ciliary muscle from the scleral spur in the cynomolgus monkey. Invest Ophthalmol 1976; 15:793.
422. Selbach JM et al. Efferent and afferent innervation of primate trabecular meshwork and scleral spur. Invest Ophthalmol Vis Sci 2000; 41:2184.
423. Tamm ER et al. Nerve endings with structural characteristics of mechanoreceptors in the human scleral spur. Invest Ophthalmol Vis Sci 1994; 35:1157.
424. Gupta N et al. Localization of M3 muscarinic receptor subtype and mRNA in the human eye. Ophthalmic Res 1994; 26:207.
425. Shade DL et al. Effects of muscarinic agents on cultured human trabecular meshwork cells. Exp Eye Res 1996; 62:201.
426. de Kater AW et al. Localization of smooth muscle myosin-containing cells in the aqueous outflow pathway. Invest Ophthalmol Vis Sci 1990; 31:347.
427. de Kater AW et al. Localization of smooth muscle and nonmuscle actin isoforms in the human aqueous outflow pathway. Invest Ophthalmol Vis Sci 1992; 33:424.
428. Flügel C et al. Age-related loss of a-smooth muscle actin in normal and glaucomatous human trabecular meshwork of different age groups. J Glaucoma 1992; 1:165.
429. Lepple-Wienhues A et al. Differential smooth muscle-like contractile properties of trabecular meshwork and ciliary muscle. Exp Eye Res 1991; 53:33.
430. Lepple-Wienhues A et al. Endothelin-evoked contractions in bovine ciliary muscle and trabecular meshwork: interaction with calcium, nifedipine and nickel. Curr Eye Res 1991; 10:983.
431. Wiederholt M et al. Contractile response of the isolated trabecular meshwork and ciliary muscle to cholinergic and adrenergic agents. German J Ophthalmol 1996; 5:146.
432. Wiederholt M et al. Regulation of outflow rate and resistance in the perfused anterior segment of the bovine eye. Exp Eye Res 1995; 61:223.
433. Schroeder A, Erickson K. Low dose cholinergic agonists increase trabecular outflow facility in the human eye in vitro. Invest Ophthalmol Vis Sci 1995; 36(Suppl):S722.
434. Schroeder A, Erickson K. Cholinergic agonists do not increase trabecular outflow facility in the human eye. Invest Ophthalmol Vis Sci 1994; 34(Suppl):2054.
435. Kiland JA et al. Low doses of pilocarpine do not significantly increase outflow facility in the cynomolgus monkey. Exp Eye Res 2000; 70:603.
436. Zhang X et al. Expression of adenylate cyclase subtypes II and IV in the human outflow pathway. Invest Ophthalmol Vis Sci 2000; 41:998.
437. Tian B, Kaufman PL. Combined effects of H7 and pilocarpine on anterior segment physiology in monkey eyes. Curr Eye Res 2007; 32:491.
438. Gupta N et al. Muscarinic receptor M1 and M2 subtypes in the human eye. QNB, pirenzipine, oxotremorine, and AFDX-116 in vitro autoradiography. Br J Ophthalmol 1994; 78:555.
439. Zhang X et al. Expression of muscarinic receptor subtype mRNA in the human ciliary muscle. Invest Ophthalmol Vis Sci 1995; 36:1645.

440. Gabelt BT, Kaufman PL. Inhibition of outflow facility, accommodative, and miotic responses to pilocarpine in rhesus monkeys by muscarinic receptor subtype antagonists. J Pharmacol Exp Ther 1992; 263:1133.
441. Gabelt BT, Kaufman PL. Inhibition of aceclidine-stimulated outflow facility, accommodation and miosis by muscarinic receptor subtype antagonists in rhesus monkeys. Exp Eye Res 1994; 58:623.
442. Flügel C et al. Histochemical differences within the ciliary muscle and its function in accommodation. Exp Eye Res 1990; 50:219.
443. Kaufman PL, Bárány EH. Subsensitivity to pilocarpine in primate ciliary muscle following topical anticholinesterase treatment. Invest Ophthalmol 1975; 14:302.
444. Kaufman PL, Bárány EH. Subsensitivity to pilocarpine of the aqueous outflow system in monkey eyes after topical anticholinesterase treatment. Am J Ophthalmol 1976; 82:883.
445. Kaufman PL. Anticholinesterase-induced cholinergic subsensitivity in primate accommodative mechanism. Am J Ophthalmol 1978; 85:622.
446. Croft MA et al. Accommodation and ciliary muscle muscarinic receptors after echothiophate. Invest Ophthalmol Vis Sci 1991; 32:3288.
447. Bárány E. Pilocarpine-induced subsensitivity to carbachol and pilocarpine of ciliary muscle in vervet and cynomolgus monkeys. Acta Ophthalmol 1977; 55:141.
448. Bárány E et al. The binding properties of the muscarinic receptors of the cynomolgus monkey ciliary body and the response to the induction of agonist subsensitivity. Br J Pharmacol 1982; 77:731.
449. Bárány EH. Muscarinic subsensitivity without receptor change in monkey ciliary muscle. Br J Pharmacol 1985; 84:193.
450. Ballintine EJ, Garner LL. Improvement of the coefficient of outflow in glaucomatous eyes. Prolonged local treatment with epinephrine. Arch. Ophthalmol 1961; 66:314.
451. Krill AE et al. Early and long-term effects of levo-epinephrine on ocular tension and outflow. Am J Ophthalmol 1965; 59:833.
452. Sears ML. The mechanism of action of adrenergic drugs in glaucoma. Invest Ophthalmol 1966; 5:115.
453. Bill A. Early effects of epinephrine on aqueous humor dynamics in vervet monkeys (*Cercopithecus ethiops*). Exp Eye Res 1969; 8:35.
454. Camp JJ et al. Three-dimensional reconstruction of aqueous channels in human trabecular meshwork using light microscopy and confocal microscopy. Scanning 1997; 19:258.
455. Kaufman PL, Rentzhog L. Effect of total iridectomy on outflow facility responses to adrenergic drugs in cynomolgus monkeys. Exp Eye Res 1981; 33:65.
456. Kaufman PL, Bárány EH. Adrenergic drug effects on aqueous outflow facility following ciliary muscle retrodisplacement in the cynomolgus monkey. Invest Ophthalmol Vis Sci 1981; 20:644.
457. Anderson L, Wilson WS. Inhibition by indomethacin of the increased facility of outflow induced by adrenaline. Exp Eye Res 1990; 50:119.
458. Alvarado JA et al. Effect of b-adrenergic agonists on paracellular width and fluid flow across outflow pathway cells. Invest Ophthalmol Vis Sci 1998; 39:1813.
459. Wax MB et al. Characterization of beta-adrenergic receptors in cultured human trabecular cells and in human trabecular meshwork. Invest Ophthalmol Vis Sci 1989; 30:51.
460. Thomas JV, Epstein DL. Timolol and epinephrine in primary open angle glaucoma. Transient additive effect. Arch Ophthalmol 1981; 99:91.
461. Cyrlin MN et al. Additive effect of epinephrine to timolol therapy in primary open-angle glaucoma. Arch Ophthalmol 1982; 100:414.
462. Allen RC, Epstein DL. Additive effects of betaxolol and epinephrine in primary open angle glaucoma. Arch Ophthalmol 1986; 104:1178.
463. Allen RC et al. A double-masked comparison of betaxolol vs timolol in the treatment of open-angle glaucoma. Am J Ophthalmol 1986; 101:535.
464. Robinson JC, Kaufman PL. Effects and interactions of epinephrine, norepinephrine, timolol and betaxolol on outflow facility in the cynomolgus monkey. Am J Ophthalmol 1990; 109:189.
465. Kaufman PL. Adenosine 3′,5′ cyclic monophosphate and outflow facility in monkey eyes with intact and retrodisplaced ciliary muscle. Exp Eye Res 1987; 44:415.
466. Neufeld AH, Sears ML. Adenosine 3′,5′-monophosphate analogue increases the outflow facility of the primate eye. Invest Ophthalmol 1975; 14:688.
467. Neufeld AH et al. Cyclic-AMP in the aqueous humor: the effects of adrenergic agonists. Exp Eye Res 1972; 14:242.
468. Neufeld AH. Influences of cyclic nucleotides on outflow facility in the vervet monkey. Exp Eye Res 1978; 27:387.
469. Erickson-Lamy KA, Nathanson JA. Epinephrine increases facility of outflow and cyclic AMP content in the human eye in vitro. Invest Ophthalmol Vis Sci 1992; 33:2672.
470. Crawford KS et al. Indomethacin and epinephrine effects on outflow facility and cAMP formation in monkeys. Invest Ophthalmol Vis Sci 1996; 37:1348.
471. Erickson K et al. Adrenergic regulation of aqueous outflow. J Ocular Pharmacol 1994; 10:241.
472. Crosson CE, Petrovich M. Contributions of adenosine receptor activation to the ocular actions of epinephrine. Invest Ophthalmol Vis Sci 1999; 40:2054.
473. Ehinger B. A comparative study of the adrenergic nerves to the anterior segment of some primates. Zeitschr Zellforschung 1971; 116:157.
474. Nomura T, Smelser GK. The identification of adrenergic and cholinergic nerve endings in the trabecular meshwork. Invest Ophthalmol 1974; 13:525.
475. Ruskell GL. The source of nerve fibres of the trabeculae and adjacent structures in monkey eyes. Exp Eye Res 1976; 23:449.
476. Wiederholt M. Direct involvement of trabecular meshwork in the regulation of aqueous humor outflow. Curr Opin Opthalmol 1998; 9:46.
477. Robinson JC, Kaufman PL. Cytochalasin B potentiates epinephrine's outflow facility increasing effect. Invest Ophthalmol Vis Sci 1991; 32:1614.
478. Robinson JC, Kaufman PL. Phalloidin inhibits epinephrine's and cytochalsin B's facilitation of aqueous outflow. Arch Ophthalmol 1994; 112:1610.
479. Tripathi BJ, Tripathi RC. Effect of epinephrine in vitro on the morphology, phagocytosis, and mitotic activity of human trabecular endothelium. Exp Eye Res 1984; 39:731.
480. Alvarado JA et al. Epinephrine effects on major cell types of the aqueous outflow pathway. In vitro studies/clinical implications. Trans Am Ophth Soc 1990; 88:267.
481. Coca-Prados M. Regulation of protein phosphorylation of the intermediate-sized filament vimentin in the ciliary epithelium of the mammalian eye. J Biol Chem 1985; 260:10332.
482. Törnqvist G. Effect of cervical sympathetic stimulation on accommodation in monkeys. An example of a beta-adrenergic inhibitory effect. Acta Physiol Scand 1966; 67:363.
483. van Alphen GWHM et al. Drug effects on ciliary muscle and choroid preparations in vitro. Arch Ophthalmol 1962; 68:111.
484. van Alphen GWHM et al. Adrenergic receptors of the intraocular muscles. Comparison to cat rabbit, and monkey. Arch Ophthalmol 1965; 74:253.
485. Casey WJ. Cervical sympathetic stimulation in monkeys and the effects on outflow facility and intraocular volume. A study in the East African vervet (*Cercopithecus aethiops*). Invest Ophthalmol 1966; 5:33.
486. Camras CB et al. Inhibition of the epinephrine-induced reduction of intraocular pressure by systemic indomethacin in humans. Am J Ophthalmol 1985; 100:169.
487. Hoskins HD, Kass MA. Adrenergic agonists. In: Hoskins HD, Kass MA, eds. Becker-Shaffer's Diagnosis and therapy of the glaucomas, 6th edn. St. Louis: CV Mosby, 1989:435.
488. Gilmartin B et al. The effect of timolol maleate on tonic accommodation, tonic vergence, and pupil diameter. Invest Ophthalmol Vis Sci 1984; 25:763.
489. Toris CB et al. Effects of brimonidine on aqueous humor dynamics in human eyes. Arch Ophthalmol 1995; 113:1514.
490. Toris CB et al. Effects of apraclonidine on aqueous humor dynamics in human eyes. Ophthalmology 1995;102:456.
491. Kobayashi H et al. Effficacy of bunazosin hydrochloride 0.01 percent as adjunctive therapy of latanoprost or timolol. J Glauc 2004; 13:73.
492. Akaishi T et al. Effects of bunazosin hydrochloride on ciliary muscle constriction and matrix metalloproeinase activities. J Glauc 2004; 13:312.
493. Geiger B et al. Molecular interactions in the submembrane plaque of cell-cell and cell-matrix adhesions. Acta Anat 1995; 154:46.
494. Yamada KM, Geiger B. Molecular interactions in cell adhesion complexes. Curr Opin Cell Biol 1997; 9:75.
495. Liu X et al. Gene therapy targeting glaucoma: where are we? Surv Ophthalmol 2009
496. Kaufman PL, Bárány EH. Cytochalasin B reversibly increases outflow facility in the eye of the cynomolgus monkey. Invest. Ophthalmol Vis Sci 1977; 16:47.
497. Johnstone M et al. Concentration-dependent morphologic effects of cytochalasin B in the aqueous outflow system. Invest Ophthalmol Vis Sci 1980; 19:835.
498. Kaufman PL et al. Effect of cytochalasin B on conventional drainage of aqueous humor in the cynomolgus monkey. In: Bito LZ et al, eds. The ocular and cerebrospinal fluids. Fogarty International Center Symposium. Exp Eye Res 1977; 25(Suppl):411.
499. Cai S et al. Effect of latrunculin-A on morphology and actin-associated adhesions of cultured human trabecular meshwork cells. Mol Vis 2000; 6:132.
500. Epstein DL et al. Acto-myosin drug effects and aqueous outflow function. Invest Ophthalmol Vis Sci 1999; 40:74.
501. Peterson JA et al. Latrunculin-A increases outflow facility in the monkey. Invest Ophthalmol Vis Sci 1999; 40:931.
502. Peterson JA et al. Effect of latrunculin-B on outflow facility in monkeys. Exp Eye Res 2000; 70:307.
503. Ethier CR et al. Effects of latrunculin-B on outflow facility and trabecular meshwork structure in human eyes. Invest Ophthalmol Vis Sci 2006; 47:1991.
504. Okka M et al. Effect of low-dose latrunculin B on anterior segment physiologic features in the monkey eye. Arch Ophthalmol 2004; 122:1482.
505. Sabanay I et al. Latrunculin B effects on trabecular meshwork and corneal endothelial morphology in monkeys. Exp Eye Res 2006; 82:236.
506. Bershadsky A et al. Involvement of microtubules in the control of adhesion-dependent signal transduction. Curr Biol 1996; 6:1279.
507. Liu X et al. Effect of H-7 on cultured human trabecular meshwork cells. Mol Vis 2001; 7:145.
508. Tian B et al. H-7 disrupts the actin cytoskeleton and increases outflow facility. Arch Opthalmol 1998; 116:633.
509. Volberg T et al. Effect of protein kinase inhibitor H-7 on the contractility, integrity and membrane anchorage of the microfilament system. Cell Motility Cytoskel 1994; 29:321.
510. Tian B et al. H-7 increases trabecular facility and facility after ciliary muscle disinsertion in monkeys. Invest Ophthalmol Vis Sci 1999; 40:239.
511. Bahler CK et al. Pharmacologic disruption of Schlemm's canal cells and outflow facility in anterior segments of human eyes. Invest Ophthalmol Vis Sci 2004; 45:2246.
512. Hu Y et al. Monkey organ-cultured anterior segments; technique and response to H-7. Exp Eye Res 2006; 82:1100.
513. Honjo M et al. Effects of rho-associated protein kinase inhibitor Y-27632 on intraocular pressure and outflow facility. Invest Ophthalmol Vis Sci 2001; 42:137.
514. Rao PV et al. Modulation of aqueous humor outflow facility by the Rho kinase-specific inhibitor Y-27632. Invest Ophthalmol Vis Sci 2001; 42:1029.
515. Renieri G et al. Effects of endothelin-1 on calcium-independent contraction of bovine trabecular meshwork. Graefe's Arch Clin Exp Ophthalmol 2008; 246:1107.
516. Rosenthal R et al. Effects of ML-7 and Y27632 on carbachol- and endothelin-1-induced contraction of bovine trabecular meshwork. Exp Eye Res 2005; 80:837.
517. Thieme H et al. Mediation of calcium-independent contraction in trabecular meshwork through protein kinase C and rho-A. Invest Ophthalmol Vis Sci 2000; 41:4240.
518. Honjo M et al. A myosin light chain kinase inhibitor, ML-9, lowers the intraocular pressure in rabbit eyes. Exp Eye Res 2002; 75:135.
519. Rao PV et al. Regulation of myosin light chain phosphorylation in the trabecular meshwork: role in aqueous humour outflow facility. Exp Eye Res 2005; 80:197.
520. Tokushige H et al. Effects of topical administration of Y-39983, a selective rho-associated protein kinase inhibitor, on ocular tissues in rabbits and monkeys. Invest Ophthalmol Vis Sci 2007; 48:3216.
521. Waki M et al. Reduction of intraocular pressure by topical administration of an inhibitor of the rho-associated protein kinase. Curr Eye Res 2001; 22:470.
522. Lu Z et al. The mechanism of Rho-kinase inhibitor, Y27632, on outflow facility in monkey vs human eyes. Invest Ophthalmol Vis Sci 2007; Abnr 1146.
523. Tanihara H et al. Intraocular pressure-lowering effects and safety of topical administration of a selective ROCK inhibitor, SNJ-1656, in healthy volunteers. Arch Ophthalmol 2008; 126:309.

524. Grosheva I et al. Caldesmon effects on the actin cytoskeleton and cell adhesion in cultured HTM cells. Exp Eye Res 2006; 82:945.
525. Liu X et al. The effects of C3 transgene expression on actin and cellular adhesions in cultured human trabecular meshwork cells and on outflow facility in organ cultured monkey eyes. Mol Vis 2005; 11:1112.
526. Gabelt BT et al. Caldesmon transgene expression disrupts focal adhesions in HTM cells and increases outflow facility in organ-cultured human and monkey anterior segments. Exp Eye Res 2006; 82:935.
527. Rao PV et al. Expression of dominant negative Rho-binding domain of Rho-kinase in organ cultured human eye anterior segments increases aqueous humor outflow. Mol Vis 2005; 11:288.
528. Santas AJ et al. Effect of heparin II domain of fibronectin on aqueous outflow in cultured anterior segments of human eyes. Invest Ophthalmol Vis Sci 2003; 44:4796.
529. Gonzalez JM, Jr. et al. Effect of heparin II domain of fibronectin on actin cytoskeleton and adherens juctions in human trabecular meshwork cells. Invest Ophthalmol Vis Sci 2006; 47:2924.
530. Gonzalez JM, Jr. et al. Identification of the active site in the heparin II domain of fibronectin that increases outflow facility in cultured monkey anterior segments. Invest Ophthalmol Vis Sci 2009; 50:235.
531. Tian B et al. Cytoskeletal involvement in the regulation of aqueous humor outflow. Invest Ophthalmol Vis Sci 2000; 41:619.
532. Pitzer Gills J et al. Microtubulte disruption leads to cellular contraction in human trabecular meshwork cells. Invest Ophthalmol Vis Sci 1998; 39:653.
533. Erickson-Lamy KA et al. Ethacrynic acid induces reversible shape and cytoskeletal changes in cultured cells. Invest Ophthalmol Vis Sci 1992; 33:2631.
534. O'Brien ET et al. A mechanism for trabecular meshwork cell retraction. Ethacrynic acid initiates the dephosphorylation of focal adhesion proteins. Exp Eye Res 1997; 65:471.
535. Croft MA et al. Effect of ethacrynic acid on aqueous outflow dynamics in monkeys. Invest Ophthalmol Vis Sci 1994; 35:1167.
536. Melamed S et al. The effect of intracamerally injected ethacrynic acid on intraocular pressure in patients with glaucoma. Am J Ophthalmol 1992; 113:508.
537. Epstein DL et al. Influence of ethacrynic acid on outflow facility in the monkey and calf eye. Invest Ophthalmol Vis Sci 1987; 28:2067.
538. Liang L-L et al. Ethacrynic acid increases facility of outflow in the human eye in vitro. Arch Ophthalmol 1992; 110:106.
539. Johnson DH, Tschumper RC. Ethacrynic acid: outflow effects and toxicity in human trabecular meshwork in perfusion organ culture. Curr Eye Res 1993; 12:385.
540. Shimazaki A et al. Effects of the new ethacrynic acid derivative SA9000 on intraocular pressure in cats and monkeys. Biol Pharm Bull 2004; 27:1019.
541. Shimazaki A et al. Effects of the new ethacrynic acid oxime derivative SA12590 on intraocular pressure in cats and monkeys. Biol Pharm Bull 2007; 30:1445.
542. Rao PV et al. Effects of novel ethacrynic acid derivatives on human trabecular meshwork cell shape, actin cytoskeletal organization, and transcelular fluid flow. Biol Pharm Bull 2005; 28:2189.
543. Bill A et al. Effects of intracameral Na_2EDTA and EGTA on aqueous outflow routes in the monkey eye. Invest Ophthalmol Vis Sci 1980; 19:492.
544. Rodewald R et al. Contraction of isolated brush borders from the intestinal epithelium. J Cell Biol 1976; 70:541.
545. Erickson KA et al. Verapamil increases outflow facility in the human eye. Exp Eye Res 1995; 61:565.
546. Weinreb RN et al. Detection of glucocorticoid receptors in cultured human trabecular cells. Invest Ophthalmol Vis Sci 1981; 21:403.
547. Rauz S et al. Inhibition of 11b-hydroxysteroid dehydrogenase type 1 lowers intraocular pressure in patients with ocular hypertension. Q J Med 2003;96:481.
548. Rauz S et al. Expression and putative role of 11b-hydroxysteroid dehydrogenase isozymes within the human eye. Invest Ophthalmol Vis Sci 2001; 42:2037.
549. Stokes J et al. Distribution of glucocorticoid and mineralocorticoid receptors and 11b-hydroxysteroid dehydrogenases in human and rat ocular tissues. Invest Ophthalmol Vis Sci 2000; 41:1629.
550. Whorwood CB et al. Regulation of sodium-potassium adenosine triphosphate subunit gene expression by corticosteroids and 11b-hydroxysteroid dehydrogenase. Endocrinology 1994; 135:901.
551. Walker EA, Stewart PM. 11b-Hydroxysteroid dehydrogenase: unexpected connections. Trans Endocrin Metab 2003; 14:334.
552. Armaly MF. Effect of corticosteroids on intraocular pressure and fluid dynamics. I. The effect of dexamethasone in the normal eye. Arch Ophthalmol 1963; 70:482.
553. Becker B. Intraocular pressure response to topical corticosteroids. Invest Ophthalmol Vis Sci 1965; 4:198.
554. Armaly MF. Effect of corticosteroids on intraocular pressure and fluid dynamics. II. The effect of dexamethasone in the glaucomatous eye. Arch Ophthalmol 1963; 70:492.
555. Gerometta R et al. Steroid-induced ocular hypertension in normal cattle. Arch Ophthalmol 2004; 122:1492.
556. Schwartz B, Levene RZ. Plasma cortisol differences between normal and glaucomatous patients before and after dexamethasone suppression. Arch Ophthalmol 1972; 87:369.
557. Schwartz B et al. Increased plasma free cortisol in ocular hypertension and open-angle glaucoma. Arch Ophthalmol 1987; 105:1060.
558. Stokes J et al. Altered peripheral sensitivity to glucocorticoids in primary open-angle glacuoma. Invest Ophthalmol Vis Sci 2003; 44:5163.
559. Levi L, Schwartz B. Decrease of ocular pressure with oral metyrapone. A double masked crossover trial. Arch Ophthalmol 1987; 105:777.
560. Robin AL et al. Anterior juxtascleral delivery of anecortave acetate in eyes with primary open-angle glaucoma: a pilot investigation. Am J Ophthalmol 2009; 147:45.
561. Weinreb RN et al. Acute effects of dexamethasone on intraocular pressure in glaucoma. Invest Ophthalmol Vis Sci 1985; 26:170.
562. Tripathi BJ et al. Corticosteroids induce a sialated glycoprotein (Cort-GP) in trabecular cells in vitro. Exp Eye Res 1990; 51:735.
563. Steely HT et al. The effects of dexamethasone on fibronectin expression in cultured trabecular meshwork cells. Invest Ophthalmol Vis Sci 1992; 33:2242.
564. Shirato S et al. Kinetics of phagocytosis in trabecular meshwork cells: flow cytometry and morphometry. Invest Ophthalmol Vis Sci 1989; 30:2499.
565. Polansky JR et al. In vitro correlates of glucocorticoid effects on intraocular pressure. In: Krieglestein GK, ed. Glaucoma update IV. Berlin: Springer-Verlag, 1991:20.
566. Patridge CA et al. Dexamethasone induces specific proteins in human trabecular meshwork cells. Invest Ophthalmol Vis Sci 1989; 30:1843.
567. Polansky JR et al. Eicosanoid production and glucocorticoid regulatory mechanisms in cultured human trabecular meshwork cells. In: Bito LZ, Stjernschantz J, eds. The ocular effects of prostaglandins and other eicosanoids. New York: Alan R. Liss, 1989:113.
568. Yun AJ et al. Proteins secreted by human trabecular cells. Glucocorticoid and other effects. Invest Ophthalmol Vis Sci 1989; 30:2012.
569. Southren AL et al. Treatment of glaucoma with 3a,5b-tetrahydrocortisol. A new therapeutic modality. J Ocular Pharmacol 1994; 10:385.
570. Clark AF et al. Inhibition of dexamethasone-induced cytoskeletal changes in cultured human trabecular meshwork cells by tetrahydrocortisol. Invest Ophthalmol Vis Sci 1996; 37:805.
571. Seeman J et al. 3 alpha, 5 beta-tetrahydrocortisol effect on outflow facility. J Ocular Pharmacol Ther 2002; 18:35.
572. Rohen JW et al. Electron microscopic studies on the trabecular meshwork in two cases of corticosteroid glaucoma. Exp Eye Res 1973; 17:19.
573. Johnson D et al. Ultrastructural changes in the trabecular meshwork of human eyes treated with corticosteroids. Arch Ophthalmol 1997; 115:375.
574. Clark AF et al. Dexamethasone-induced ocular hypertension in perfusion-cultured human eyes. Invest Ophthalmol Vis Sci 1995; 36:478.
575. Dickerson JEJ et al. The effect of dexamethasone on integrin and laminin expression in cultured human trabecular meshwork cells. Exp Eye Res 1998; 66:731.
576. Tane N et al. Effect of excess synthesis of extracellular matrix components by trabecular meshwork cells: possible consequence on aqueous outflow. Exp Eye Res 2007; 84:832.
577. Engelbrecht-Schnur S et al. Dexamethasone treatment decreases hyaluronan formation by primate trabecular meshwork cells in vitro. Exp Eye Res 1997; 64:539.
578. Clark AF, Wordinger RJ. The role of steroids in outflow resistance. Exp Eye Res [Epub ahead of print] 2008
579. Underwood JL et al. Glucocorticoids regulate transendothelial fluid flow resistance and formation of intercellular junctions. Am J Physiol 1999; 277:C330.
580. O'Brien ET et al. Dexamethasone inhibits trabecular cell retraction. Exp Eye Res 1996; 62:675.
581. Wilson K et al. Dexamethasone induced ultrastructural changes in cultured human trabecular meshwork cells. Exp Eye Res 1993; 12:783.
582. Clark AF et al. Glucocorticoid-induced formation of cross-linked actin networks in cultured human trabecular meshwork cells. Invest Ophthalmol Vis Sci 1994; 35:281.
583. Clark AF et al. Dexamethasone alters F-actin architecture and promotes cross-linked actin network formation in human trabecular meshwork tissue. Cell Motil Cytoskel 2005; 60:83.
584. Clark AF et al. Cytoskeletal changes in cultured human glaucoma trabecular meshwork cells. J Glauc 1995; 4:183.
585. Hoare MJ et al. Cross-linked actin networks (CLANs) in the trabecular meshowrk of the normal and glaucomatous human eye in situ. Invest Ophthalmol Vis Sci 2009; 50:1255.
586. Filla MS et al. Beta1 and beta3 integrins cooperate to inducesyndecan-4-containing cross-linked actin networks in human trabecular meshwork cells. Invest Ophthalmol Vis Sci 2006; 47:1956.
587. Putney LK et al. Effects of dexamethasone on sodium-potassium-chloride cotransport in trabeuclar meshwork cells. Invest Ophthalmol Vis Sci 1997; 38:1229.
588. Fingert JH et al. Myocilin glaucoma. Surv Ophthalmol 2002; 47:547.
589. Stone EM et al. Identification of a gene that causes primary open angle glaucoma. Science 1997; 275:668.
590. Alward WL et al. Clinical features associated with mutations in the chromosome 1 open-angle glaucoma gene. N Engl J Med 1998; 338:1022.
591. Turalba AV, Chen TC. Clinical and genetic characteristics of primary juvenile-onset open-angle glaucoma (JOAG). Semin Ophthalmol 2008; 23:19.
592. Liu Y, Vollrath D. Reversal of mutant myocilin non-secretion and cell killing: implications for glaucoma. Hum Mol Genet 2004; 13:1193.
593. Fautsch MP et al. Recombinant TIGR/MYOC increases outflow resistance in the human anterior segment. Invest Ophthmol Vis Sci 2000; 41:4163.
594. Khare PD et al. Durable, safe, multi-gene lentiviral vector expression in feline trabecular meshwork. Mol Ther 2008; 16:97.
595. Borrás T et al. Effects of elevated intraocular pressure on outflow facility and TIGR/MYOC expression in perfused human anterior segments. Invest Ophthalmol Vis Sci 2002; 43:33.
596. Caballero M et al. Altered secretion of a TIGR/MYOC mutant lacking the olfactomedin domain. Biochim Biophys Acta 2000; 1502:447.
597. Polansky JR et al. Regulation of TIGR/MYOC gene expression in human trabecular meshwork cells. Eye 2000; 14(Pt 38):503.
598. Ueda J et al. Ultrastructural localization of myocilin in human trabecular meshwork cells and tissues. J Histochem Cytochem 48:1321.
599. Nguyen TD et al. Glucocorticoid (GC) effects on HTM cells. Molecular biology approaches. In: Lütjen-Drecoll E, ed. Basic aspects of glaucoma research III. Stuttgart: Schattauer, 1993:331.
600. Filla MS et al. In vitro localization of TIGR/MYOC in trabecular meshwork extracellular matrix and binding to fibronectin. Invest Ophthalmol Vis Sci 2002 2000; 43:151.
601. Johnson DH. Myocilin and glaucoma. A TIGR by the tail. Arch Ophthalmol 2000; 118:974.
602. Tamm ER et al. Modulation of myocilin/TIGR expression in human trabecular meshwork. Invest Ophthalmol Vis Sci 1999; 40:2577.
603. Poyer JF et al. Prostaglandin F2a effects on isolated rhesus monkey ciliary muscle. Invest Ophthalmol Vis Sci 1995; 36:2461.
604. Tamm E et al. Elektronenmikroskopische und immunhistochemische Untersuchungen zur augendrucksenkenden Wirkung von Prostaglandin F_{2a}. Fortschr Ophthalmol 1990; 87:623.
605. Sagara T et al. Topical prostaglandin F_{2a} treatment reduces collagen types I, III, and IV in the monkey uveoscleral outflow pathway. Arch Ophthalmol 1999; 117:794.
606. Lindsey JD et al. Prostaglandins increase proMMP-1 and proMMP-3 secretion by human ciliary smooth muscle cells. Curr Eye Res 1996; 15:869.
607. Lindsey JD et al. Prostaglandin action on ciliary smooth muscle extracellular matrix metabolism - implications for uveoscleral outflow. Surv Ophthalmol 1997; 41(Suppl 2):S53.

608. Lindsey JD et al. Induction of c-fos by prostaglandin F2 alpha in human ciliary smooth muscle cells. Invest Ophthalmol Vis Sci 1994; 35:242.
609. Ocklind A. Effect of latanoprost on the extracellular matrix of the ciliary muscle. A study on cultured cells and tissue sections. Exp Eye Res 1998; 67:179.
610. Yousufzai SYK, Abdel-Latif AA. Prostaglandin F2α and its analogs induce release of endogenous prostaglandins in iris and ciliary muscles isolated from cat and other mammalian species. Exp Eye Res 1996; 63:305.
611. Zhao X et al. Effects of prostaglandin analogues on human ciliary muscle and trabecular meshwork cells. Invest Ophthalmol Vis Sci 2003; 44:1945.
612. Richter M et al. Morphological changes in the anterior eye segment after long-term treatment with different receptor selective prostaglandin agonists and a prostamide. Invest Ophthalmol Vis Sci 2003; 44:4419.
613. Weinreb RN. Enhancement of scleral macromolecular permeability with prostaglandins. Tr Am Ophth Soc 2001; 99:319.
614. Anthony TL et al. Prostaglandin F2α receptors in the human trabecular meshwork. Invest Ophthalmol Vis Sci 1998; 39:315.
615. Kim J-W et al. Increased human scleral permeability with prostaglandin exposure. Invest Ophthalmol Vis Sci 2001; 42:1514.
616. Weinreb RN et al. Prostaglandin FP agonists alter metalloproteinase gene expression in sclera. Invest Ophthalmol Vis Sci 2004; 45:4368.
617. Lindsey JD et al. Direct matrix metalloproteinase enhancement of transscleral permeability. Invest Ophthalmol Vis Sci 2007; 48:752.
618. Ota T et al. The effects of prostaglandin analogues on IOP in prostanoid FP-receptor-deficient mice. Invest Ophthalmol Vis Sci 2005; 46:4159.
618a JG Crowston et al. 2008 missing – author, please supply
618b ARVO EAbstract 1551 missing – author, please supply
619. Ota T et al. The effects of prostaglandin analoques on prostaoid EP1, EP2, and EP3 receptor-deficient mice. Invest Ophthalmol Vis Sci 2006; 47:3395.
620. Sharif NA et al. Ocular hypotensive FP prostaglandin (PG) analogs. PG receptor subtype binding affinities and selectivities, and agonist potencies at FP and other PG receptors in cultured cells. J Ocul Pharmacol Ther 2003; 19:501.
621. Abramovitz M et al. The utilization of recombinant prostanoid receptors to determine the affinities annd selectivities of prostaglandins and related analogs. Biochim Biophys Acta 2000; 1483:285.
622. Biswas S et al. Prostaglandin E2 receptor subtypes, EP1, EP2, EP3 and EP4 in human and mouse ocular tissues - a comparative immunohistochemical study. Prostagland Leukot Essent Fatty Acids 2004; 71:277.
623. Nilsson SF et al. The prostanoid EP2 receptor agonist butaprost increases uveoscleral outflow in the cynomolgus monkey. Invest Ophthalmol Vis Sci 2006; 47:4042.
624. Gabelt BT et al. Prostaglandin subtype-selective and non-selective IOP lowering comparison in monkeys. J Ocul Pharmacol 2009; 25:1.
625. Giuffré G. The effects of prostaglandin F_{2a} in the human eye. Graefe's Arch Clin Exp Ophthalmol 1985; 222:139.
626. Villumsen J, Alm A. Prostaglandin F_{2a}-isopropylester eye drops. Effects in normal human eyes. Br J Ophthalmol 1989; 73:419.
627. Camras CB et al. Latanoprost, a prostaglandin analog, for glaucoma therapy: efficacy and safety after 1 year of treatment in 198 patients. Ophthalmol 1996; 103:1916.
628. O'Donnell ME. Role of Na-K-Cl contransport in vascular endothelial cell volume regulation. Am J Physiol 1993; 264:C1316.
629. Haas M. The Na-K-Cl cotransporters. Am J Physiol 1994; 267:C869.
630. O'Grady SM et al. Characteristics and functions of Na-K-Cl cotransport in epithelial tissues. Am J Physiol 1987; 253:C177.
631. O'Donnell ME et al. Na-K-Cl cotransport regulates intracellular volume and monolayer permeablility of trabecular meshwork cells. Am J Physiol 1995; 268:C1067.
632. Al-Aswad LA et al. Effects of Na-K-2Cl cotransport regulators on outflow facility in calf and human eyes in vitro. Invest Ophthalmol Vis Sci 1999; 40:1695.
633. Stamer WD et al. Localization of aquaporin CHIP in the human eye: implications in the pathogenesis of glaucoma and other cisorders of ocular fluid balance. Invest Ophthalmol Vis Sci 1994; 35:3867.
634. Stamer WD et al. Cultured human trabecular meshwork cells express aquaporin-1 water channels. Curr Eye Res 1995; 14:1095.
635. Stamer WD et al. Expression of aquaporin-1 in human trabecular meshwork cells: role in resting cell volume. Invest Ophthalmol Vis Sci 2001; 42:1803.
636. Stamer WD et al. Aquaporin-1 expression and conventional aqueous outflow in human eyes. Exp Eye Res 2008; 87:349.
637. Comes N et al. Identification and functional characterization of ClC-2 chloride channels in trabecular meshwork cells. Exp Eye Res 2006; 83:877.
638. Knepper PA et al. Glycosaminoglycans of the human trabecular meshwork in primary open-angle gluacoma. Invest Ophthalmol Vis Sci 1996; 37:1360.
639. Knepper PA et al. Glycosaminoglycan stratification of the juxtacanalicular tissue in normal and primary open-angle glaucoma. Invest Ophthalmol Vis Sci 1996; 37:2414.
640. Lerner LE et al. Hyaluronan in the human trabecular meshwork. Invest Ophthalmol Vis Sci 1997; 38:1222.
641. Knepper PA et al. Aqueous humor in primary open-angle glaucoma contains an increased level of CD44S. Invest Ophthalmol Vis Sci 2002; 43:133.
642. Bárány EH, Scotchbrook S. Influence of testicular hyaluronidase on the resistance to flow through the angle of the anterior chamber. Acta Physiol Scand 1954; 30:240.
643. Francois J et al. Perfusion studies on the outflow of aqueous humor in human eyes. Arch Ophthalmol 1956; 55:193.
644. Pedler WS. The relationship of hyaluronidase to aqueous outflow resistance. Trans Ophthalmol Soc UK 1956; 76:51.
645. Grant WM. Experimental aqueous perfusion in enucleated human eyes. Arch Ophthalmol 1963; 69:783.
646. Peterson WS, Jocson VL. Hyaluronidase effects on aqueous outflow resistance. Quantitative and localizing studies in the rhesus monkey eye. Am J Ophthalmol 1974; 77:573.
647. Hubbard WC et al. Intraocular pressure and outflow facility are unchanged following acute and chronic intracameral chondroitinase ABC and hyaluronidase in monkeys. Exp Eye Res 1997; 65:177.
648. Rees D et al. Control of grip and stick in cell adhesion through lateral relationships of membrane glycoproteins. Nature 1977; 267:124.
649. Tokiwa T et al. Mechanism of cell dissociation with trypsin and EDTA. Acta Med Okayama 1979; 33:1.
650. Bill A. Effects of Na_2EDTA and alpha-chymotrypsin on aqueous humor outflow conductance in monkey eyes. Uppsala J Med Sci 1980; 85:311.
651. Alexander JP et al. Growth factor and cytokine modulation of trabecular meshwork matrix metalloproteinase and TIMP expression. Curr Eye Res 1998; 17:276.
652. Bradley JM et al. Effect of matrix metalloproteinases activity on outflow in perfused human organ culture. Invest Ophthalmol Vis Sci 1998; 39:2649.
653. Acott TS, Kelley MJ. Extracellular matrix in the trabecular meshwork. Exp Eye Res 2008; 86:543.
654. Wiederholt M et al. Relaxation of trabecular meshwork and ciliary muscle by release of nitric oxide. Invest Ophthalmol Vis Sci 1994; 35:2515.
655. Nathanson JA, McKee M. Alterations of ocular nitric oxide synthase in human glaucoma. Invest Ophthalmol Vis Sci 1995; 36:1774.
656. Chen Z et al. Histochemical mapping of NADPH-diaphorase in monkey and human eyes. Curr Eye Res 1998; 17:370.
657. Crosson CE et al. Evidence for multiple P2Y receptors in trabecular meshwork cells. J Pharmacol Exp Ther 2004; 309:484.
658. Daines BS et al. Intraocular adenosine levels in normal and ocular-hypertensive patients. J Ocul Pharmacol Ther 2003;19:113.
659. Danser AH et al. Vitreous level of antiotensin-II in patients with diabetic retinopathy. Invest Ophthalmol Vis Sci 1994; 35:1008.
660. Wallow IH et al. Ocular renin angiotensin. EM immunocytochemical localization of prorenin. Curr Eye Res 1993; 12:945.
661. Meyer P et al. Local action of the rennin angiotensin system in the porcine opthalmic circulation: effects of ACE-inhibitors and angiotensin receptor antagonists. Invest Ophthalmol Vis Sci 1995; 36:555.
662. Sramek SJ et al. An ocular renin-angiotensin system. Immunohistochemistry of angiotensinogen. Invest Ophthalmol Vis Sci 1992; 33:1627.
663. Cullinane AB et al. Renin-angiotensin system expression and secretory function in cultured human ciliary body nonpigmented epithelium. Br J Ophthalmol 2002; 86:676.
664. Costagliola C et al. Effect of Losartan potassium oral administration on intraocular pressure in humans. Clin Drug Invest 1999; 29:329.
665. Costagliola C et al. Effect of oral losartan potassium administration on intraocular pressure in normotensive and glaucomatous human subjects. Exp Eye Res 2000; 71:167.
666. Costagliola C et al. Effect of oral captopril (SQ 14225) on intraocular pressure in man. Eur J Ophthalmol 1995; 5:19.
667. Constad WH et al. Use of an angiotensin converting enzyme inhibitor in ocular hypertension and primary open-angle glaucoma. Am J Ophthalmol 1988; 105:674.
668. Giardina WJ et al. Intraocular presuure lowering effects of the renin inhibitor ABBOTT-64662 diacetate in animals. J Ocular Pharmacology 1990; 6:75.
669. Wang R-F et al. Effect of CS-088, an angiotensin AT1 receptor antagonist, on intraocular pressure in glaucomatous monkey eyes. Exp Eye Res 2005; 80:629.
670. Lotti VJ, Pawlowski N. Prostaglandins mediate the ocular hypotensive action of the angiotensin converting enzyme inhibitor MK-422 (enalaprilat) in African green monkeys. J Ocul Pharmacol 1990; 6:1.
671. Wilensky JT, Jampol LM. Laser therapy for open-angle glaucoma. Ophthalmology 1981; 88:213.
672. Wise JB. Long-term control of adult open-angle glaucoma by argon laser treatment. Ophthalmology 1981; 88:197.
673. Wickham MG, Worthen DM. Argon laser trabeculotomy. Long-term follow-up. Ophthalmology 1979; 86:495.
674. Parshley DE et al. Laser trabeculoplasty induces stromelysin expression by trabecular juxtacanalicular cells. Invest Ophthalmol Vis Sci 1996; 37:795.
675. Parshley DE et al. Early changes in matrix metalloproteinases and inhibitors after in vitro laser treatment to the trabecular meshwork. Curr Eye Res 1995; 14:537.
676. Lewis RA et al. Canaloplasty: circumferential viscodilation and tensioning of Schlemm's canal using a flexible microcatheter for the treatment of open-angle glaucoma in adults: interim clinical study analysis. J Cataract Refract Surg 2007; 33:1217.
677. Shingleton B et al. Circumferential viscodilation and tensioning of Schlemm canal (canaloplasty) with temporal clear corneal phacoemulsification cataract surgery for open-angle glaucoma and visually significant cataract: one-year results. J Cataract Refract Surg 2008; 34:433.
678. Miura K et al. Comparison of ocular hypotensive effect and safety of brinzolamide and timolol added to latanoprost. J Glauc 2008; 17:233.
679. Lim KS et al. Mechanism of action of bimatoprost, latanoprost, and travoprost in healthy subjects. A crossover study. Ophthalmology 2008; 115:790.
680. Mansouri K et al. Quality of diurnal intraocular pressure control in primary open-angle patients treated with latanoprost compared with surgically treated glaucoma patients: a prospective trial. Br J Ophthalmol 2008; 92:332.
681. Gerometta R, Spiga MG, Borrás T, Candia OA. Treatment of sheep steroid-induced ocular hypertension with a glucocorticoid-inducible MMP1 gene therapy virus. Invest Ophthalmol Vis Sci 2010; 51:3042–3048.
682. Lee E, Gabelt BT, Faralli JA, Peters DM, Brandt CR, Kaufman PL, Bhattacharya SK: COCH transgene expression in cultured human trabecular meshwork cells and its effect on outflow facility in monkey organ-cultured anterior segments. Invest Ophthalmol Vis Sci 2010; 51:2060–2066.
683. Wang W-H, McNatt LG, Pang I-H, Millar JC, Hellberg PE, Hellberg MH, Steely HT, Rubin JS, Fingert JH, Sheffield VC, Stone EM, Clark AF. Increased expression of the WNT antagonist sFRP-1 in glaucoma elevates intraocular pressure. J Clin Invest 2008; 118:1056–1064.
684. Barraza RA, McLaren JW, Poeschla EM. Prostaglandin pathway gene therapy for sustained reduction of intraocular pressure. Mol Ther 2010; 18:491–501.

第12章

神经元与胶质细胞间的代谢作用

Carole Poitry-Yamate · Constantin J. Pournaras

潘海涛 译　陈月芹　尹　婕 校

摘要

视网膜与大脑之间的血管系统可自动调节，这意味着血流会随神经元的活性发生改变。一个世纪以前 Roy 和 Sherrington[1] 首次提出，神经元活性与血流、神经血管之间有着紧密的联系。视网膜神经胶质细胞不仅仅是被动的支持细胞，它们也能主动地改变神经元的活性。胶质细胞感受神经元活性并直接联系内层视网膜血管系统而改变血流。因此，神经胶质不仅维持了正常神经功能，而且在保证足够的视网膜血流方面扮演着关键角色[2,3]。虽然神经胶质对于维持正常的视网膜功能是必要的，但它的主要功能是对神经功能作出反应。用光刺激视网膜或直接刺激神经胶质可导致内层视网膜血管的收缩或扩张[3]。特别是这些血管直径的改变与视网膜神经胶质细胞内的钙水平升高相关。像大脑里其他胶质细胞一样，视网膜神经胶质可以根据神经活性诱发毛细血管的直径变化。

最近，随着离子敏感荧光指示剂和钙离子成像的引入，人们发现胶质细胞可以产生主动反应，并在直接调节神经活性和血管系统中产生深远的影响[4,5]。钙离子通过星形胶质细胞间的缝隙连接或者通过细胞外 ATP 的爆破释放，以钙离子波的形式提高了细胞内钙离子的浓度，从而实现了神经胶质细胞间的联系[5,6]。

细胞培养、脑组织切片等的研究及最近全视网膜包埋的研究显示神经元释放的神经递质可引发神经胶质细胞内钙离子水平短暂提高[4,6]。机械、化学和光刺激可以引起星形胶质细胞和 Müller 细胞内钙离子浓度的提高并以"波"的形式传播到邻近的胶质细胞中[6]。众所周知，细胞外 ATP 会引起星形胶质细胞和 Müller 细胞内的钙离子大量增加，胶质细胞在刺激下

可以将 ATP 释放到细胞外[6]。尽管有很多钙离子渗透通道、离子泵和交换器可以介导细胞周围的钙内流入胶质细胞，但一般认为视网膜胶质细胞内的钙离子主要来自细胞内储存。

视网膜胶质细胞内钙离子水平升高的功能意义是双方面的：直接调控神经元和改变血管直径[5]。皮质胶质细胞培养研究表明，胶质细胞能够以钙离子依赖形式释放 ATP、谷氨酸盐和 NMDA 受体协同激动剂 D-丝氨酸等化学递质[4-7]。而且，这些释放的"胶质递质"可直接改变神经元的功能[8]。例如，许多类型的视网膜神经元能表达 ATP 受体（即 P2 受体），包括光感受器、无长突神经细胞和神经节细胞[9-12]。而且，光感受器功能受细胞外 ATP 调节[11]。因此，很可能神经胶质释放的细胞外 ATP 可以反过来调节从光感受器到神经节细胞的各种类型神经元细胞。关于神经胶质对血管直径的调节方面，皮质星形胶质细胞突触内钙离子浓度增加与邻近细小动脉血管的显著扩张有关，此现象表明神经活性增加后，中枢神经系统不同区域星形胶质细胞与血管系统之间存在着联系[13,14]。

哺乳动物视网膜的兴奋性谷氨酸突触传递的能量，如中枢神经系统的其他部分一样，由血液中葡萄糖代谢提供。当葡萄糖耗竭时视网膜突触停止传导[15]。从超微结构的角度来看，神经元轴突突触末端线粒体的显著浓缩[16]表明了谷氨酸能突触耗氧量高并且是能量的主要消耗者[17]。

虽然电生理学的证据表明内层视网膜神经传递过程的能量是由糖酵解[15]提供的，但是目前没有试验证据表明视网膜神经元突触前后的突触活性直接由葡萄糖来维持。间接证据来自于 Lowry 和他的同事[18]，他们对猴子和兔子的各视网膜层面的葡萄糖代

谢酶的分布进行了经典研究。该论文阐述了 Müller 神经胶质细胞对整个视网膜功能和能量代谢的作用，下文会对此作简要介绍。

所有糖酵解的酶都在细胞质中而非线粒体中。糖酵解启动时，己糖激酶不可逆地使葡萄糖磷酸化为葡萄糖 -6- 磷酸（G6P）。己糖激酶的分布位于光感受器的内节、内突触层以及靠近玻璃体的最内层视网膜。糖酵解的第二步是在磷酸葡萄糖异构酶的催化下将 G6P 转化成 6- 磷酸。该酶主要分布在突触的内外层。磷酸果糖激酶（糖酵解的第三个酶）不可逆地将 6- 磷酸果糖磷酸化为 1，6- 二磷酸果糖，该酶主要分布在突触内外层以及视网膜最内层。糖酵解的第九个酶（磷酸甘油酸异构酶）将 3- 磷酸甘油酸转化为 2- 磷酸甘油酸，该酶的分布与磷酸果糖激酶相似。

在供氧量充足的组织，糖酵解的第 11 步即最后一步是产生丙酮酸。丙酮酸代谢消耗氧气产生能量并通过氧化分解将葡萄糖完全分解成 CO_2 和水。仔细研究发现，上述糖酵解的酶分布与原位 Müller 胶质细胞的形态学位置相对应。Müller 细胞垂直穿过从光感受器内节到与玻璃体内界膜的所有视网膜层；并且延伸至突触内外层侧面的细丝。它们还形成了一个额外的物理和功能的细胞层来确保血液到神经元的物质弥散。事实上，Kuwabara 和 Cogan[19,20] 首次进行了组织化学研究从而明确 Müller 细胞是视网膜中主要利用葡萄糖的细胞。

总之，这些里程碑式的研究为目前我们理解细胞间协同作用铺平了道路，细胞间协同作用有助于维持视网膜功能和代谢，而这一点是本章的主要议题。作为总结，需要提醒的是，不管视网膜（或中枢系统其他部分）的能量消耗如何进行局部改变以适应需求，从神经生理学观点来了解何种细胞类型及什么样的细胞性活动与血流、代谢以及组织氧化的局部变化相关，具有重要意义。

1. 视网膜的氧分布和消耗

在正常条件下，氧气是视网膜代谢的制约因素。氧气为线粒体所使用，他们的分布对理解高需氧量的部位分布很重要。视网膜色素上皮（RPE）细胞的氧气消耗（QO_2）约占视网膜的 20%[21]。线粒体主要聚集在光感受器内节（IS）。视锥细胞比视杆细胞有更多线粒体[22,23]。线粒体也存在于每个视杆细胞末端以及视锥细胞足内。在内层视网膜，内丛状层线粒体含量高于核状层[24]。

内层视网膜 靠近玻璃体视网膜界面的氧分压分布不均匀，越靠近小动脉壁越高[25]。视网膜前和跨视网膜的氧分压（PO_2）数据显示，小动脉氧气的扩散影响邻近小动脉区域的氧分压（图 12.1）[25,26]。氧气通过视网膜循环扩散至玻璃体。相反，远离血管，视网膜前氧分压保持恒定，玻璃体一侧平均视网膜前氧分压与视网膜内层的相似[25,27,28]。在视网膜内层，平均氧分压大概 20 mmHg，但靠近动脉壁时氧分压升至 60 mmHg[25,29,30]。

黑暗和光亮时的氧消耗 在光亮和黑暗中视网膜内层氧消耗是一样的[31]，这表明外层视网膜的光适应对耗氧量没有影响。在视网膜内层，当光重复刺激时与以相同量的光为稳定背景呈现相比，神经节细胞的代谢率更高，因此，可以认为在光闪烁刺激时视网膜内层会消耗更多的能量。事实上，对光闪烁的刺激做出反应时，兔子内层视网膜产生乳酸的量比在黑暗或者稳定的照明中产生的量多[15]，猴子的视网膜中则有更高的脱氧 -D- 葡萄糖摄取量[32]。

外层视网膜 跨视网膜氧分压的测量结果为光感受器的氧供应和它们的氧耗量提供了数据。猫[33,34]、猪[25] 和猴子[35] 的氧分压数据表明氧气是从视网膜内部和脉络膜向视网膜的中部如外丛状层（OPL）扩散的。光感受器 90% 的供氧由脉络膜循环提供。

黑暗中光感受器的氧耗量 猫和猴子的实验数据表明，当视网膜处于暗适应时，光感受器氧耗量（Q_{OR}）主要取决于脉络膜毛细血管的氧分压[29,36]。光感受器内节（IS）局部氧耗量大概比外节（OS）高 5 倍。老鼠，兔子和猪的视网膜外层氧耗量范围与之相似[15,37,38]。猫和猴子平均脉络膜氧分压大概在 50 mmHg，相应的视网膜外层氧耗量平均值在 4 ~ 5ml O_2/100g/min[29,36]。

Dollery 等[39] 预计猫的平均氧分压值为 5 mmHg，低到难以与黑暗中的零值相区分[29]。氧消耗量间接反映了 ATP 的合成及使用。黑暗环境中产生的 ATP 为许多细胞生理过程提供能量[15]，其中最主要的是 IS 的 Na^+/ K^+-ATP 酶，它可以产生大量的钠并进入 OS 的光线依赖通道[1,15,40]。另外一个生理过程是维持 cGMP 的循环，保持上述通道开放[15,41]。

综上所述，没有证据表明视杆细胞和视锥细胞是否消耗不同量的 O_2。灵长类动物中心凹视锥细胞比旁中心凹光感受器氧耗量更少[35,36]。

光照下光感受器的氧耗量：对不同动物进行研

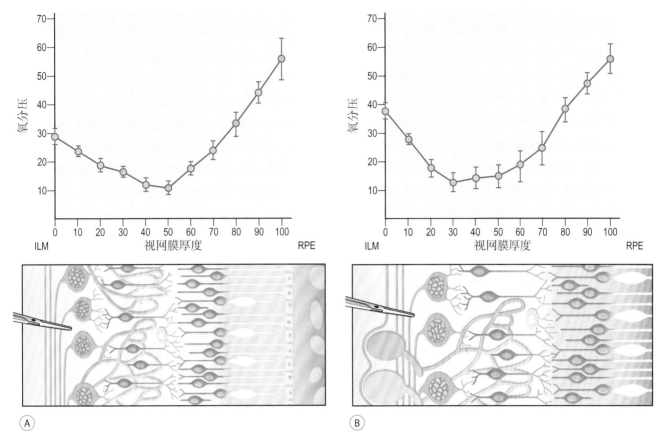

图 12.1　迷你猪视网膜的血管内（A）和贴近小动脉（B）的氧分压（PO₂）。视网膜内的数值表明组织氧分压（PO₂）从玻璃体视网膜界面（ILM）和色素上皮（PE）向视网膜中部逐步递增，在 40% ~ 50% 视网膜深度达到最小值。在玻璃体视网膜界面，较高的 PO₂ 表明氧气从较大的血管向视网膜内部扩散。每一个点代表 13 次测量值的平均值及标准误。图像表明微电极穿过视网膜的通路。ILM：内界膜，RPE：视网膜色素上皮。（Modified from Pournaras CJ，Retina.1995；15（4）：332-47.）

究发现在稳定的光照下视网膜外层氧耗量比在黑暗中低[15,20,35,40]。Na⁺/K⁺-ATP 酶活性在光照下下降，但 cGMP 的循环量增加[43,44]，所以 Q_OR 的下降量没有像 Na⁺/K⁺-ATP 酶活性的下降量大。总量改变的最大范围似乎与物种有关。

2. 糖酵解在视网膜功能中的作用：从视网膜整体到局部

视网膜动态功能活性可看作是对神经活性的间接测量。很重要的一点是，中枢神经系统的动态"功能成像"如功能磁共振成像或 PET 成像，能测定与神经元活性改变相关的大脑代谢和生理的局部变化。因此，检测和评估视网膜功能必须要理解组织的能量代谢过程。

体外高效率的有氧酵解（高耗氧量）[22,45]、对吲哚乙酸的敏感性[46]、强大的巴斯德效应（抑制葡萄糖利用）[22,47-49]、有氧和无氧条件下乳酸的产生[47,50,51]，均证实了哺乳动物视网膜糖酵解途径中葡萄糖及其代谢的重要性。

成年人视网膜就像所有 CNS 一样，依赖于不间断的血液来源的葡萄糖。在正常情况下，维持例如正常的光照以及突触传递的电反应[15,51,52]等视网膜功能，唯一的能量来源实质上是葡萄糖。最近有研究提出，视网膜内无氧糖酵解或糖原分解产生的乳酸可能是突触传导的另一个重要能量来源[53]，但在体内是否被视网膜细胞吸收和代谢还需进一步证实。已有研究阐述了乳酸在 CNS 的重要性[54-59]。

一些开创性的研究已经阐明了贯穿单个神经元和视网膜突触层糖代谢中关键酶以及视网膜葡萄糖降解中间步骤中的脱氢酶的分布[18,19,60]，这为后期研究组织的糖酵解以及氧化代谢能力奠定了基础。Kuwabara 和 Cogan 的研究首次表明，Müller 胶质细胞可能在代谢过程中发挥重要作用，与之前认为它只有支持功能的认识形成强烈对比。事实上，视网膜中的两种主要细胞类型（Müller 胶质细胞和光感受器细胞）的代谢研究表明，Müller 细胞无论在细胞原位和被分离时，优先大量占用并磷酸化葡萄糖，其中部分葡萄糖以糖原形式储存[61,62]。体内研究结果进一步证实了上述发现[63]。

最近使用一种糖酵解抑制药 - 碘乙酸钠（IAA）的研究提供了更多的支持性证据，这种药物在葡萄糖发生糖酵解转换时发挥作用。在 20 世纪 50 年代，给兔子、猴子和猫静脉注射碘乙酸钠几分钟后，视觉通路对光照的电反应被中止，由此产生的组织学图片与人类视网膜色素性视网膜炎的相似[64]。即使 Warburg 认为不同类型的视网膜细胞在生化过程中可能作用不一样[64]，但仍可以推测初始效应肯定作用于视觉细胞[65]。事实上，对细胞外视网膜电流波（ERG）不同成分的差异性抑制研究已经确认了上述观点[66,67]。然而，除了这个证据，何种视网膜细胞吸收 IAA 仍然不明确。最近开展了基于同步加速器的 X 射线荧光光谱分析 IAA 的原位细胞水平的研究（图 12.2）。暗适应视网膜（图 12.2B）的荧光图（Fig.12A）显示 IAA 被 Müller 胶质细胞特异性吸收，而不是被视网膜神经元吸收（包括光感受器），这表明 IAA 对神经元的作用不是直接抑制神经胶质糖酵解，而是继发性的（来自 Poitry-Yamate 2009 年未发表的试验结果）。总之，这些结果表明 Müller 胶质细胞在葡萄糖从血液传递到视网膜中发挥了关键作用。

新鲜分离的哺乳动物的光感受器仅能从 ^{14}C（U）- 葡萄糖产生 $^{14}CO_2$[53]，而光感受器外节既能从葡萄糖产生乳酸盐又能从 ^{14}C（U）- 葡萄糖产生 $^{14}CO_2$[68]。试验结果提示糖酵解和磷酸戊糖途径都有助于维持光感受器功能。考虑到 ^{14}C（U）- 葡萄糖中只有六分之一的碳通过磷酸戊糖途径转变成 $^{14}CO_2$，且光感受器中存在丰富的线粒体，$^{14}CO_2$ 似乎影响了线粒体的呼吸速率[53]。一些物种的光感受器不表达 Gpi 11- 糖基磷脂酰肌醇（该酶催化 6- 磷酸 - 葡萄糖异构成 6- 磷酸 - 果糖[69]），从而使磷酸戊糖途径成为下游获得 2 个 NADPH 分子的唯一途径，后者作为还原剂促进视黄醛的还原。

目前已经在一些脊椎 / 哺乳动物完整视网膜组织或者新鲜分离的细胞模型上完成了葡萄糖代谢的研究[53,61-63,68,70,71]。研究者不仅对葡萄糖代谢而且对代谢分区进行了研究：新鲜分离的 Müller 细胞模型仍

然粘附于光感受器（命名为"细胞复合物"），如图 12.3 所示，这一内容将在第 4、6、8 部分进一步讨论。该研究不仅确认了 Kuwabara 和 Cogan 之前的研究工作，而且首次表明哺乳动物中枢神经系统组织中，神经胶质细胞是通过转化而不是简单地转移初始能量物质葡萄糖来为神经元提供葡萄糖来源的代谢物的[53,72,73]。

分别在需氧和厌氧条件下，加入 5 mmol/L 葡萄糖，大鼠的转化 Müller 细胞培养模型、人视网膜色

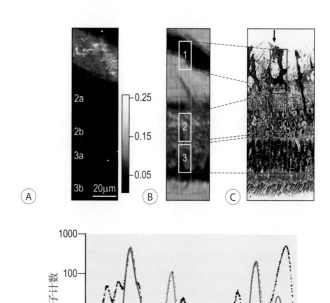

图 12.2 糖酵解抑制剂碘醋酸钠位于 Müller 神经胶质细胞而非视网膜神经元，间接证实了依靠葡萄糖代谢的细胞类型。（A）应用基于 X 射线同步加速器技术，从内层（顶部）到外层（底部）扫描视网膜的荧光图（90 μm 高 ×20 μm 宽），显示碘乙酸盐（橙色）中的碘离子。碘乙酸盐位于视网膜局部 Müller 神经胶质细胞终足的 1 区。代谢实验步骤为，组织先暗适应，继而离体暴露于含有碘乙酸盐和 D- 葡萄糖的碳酸氢盐缓冲林格氏液中 50 分钟。注意，碘醋酸钠能使甘油醛 -3- 磷酸脱氢酶反应失效，因此抑制糖酵解的第六步反应。（B）与 A 图中视网膜荧光图对应的视网膜相差图。1 区：Müller 胶质细胞终足；2a 区：内网状层；2b 区：内核层；3a 区：光感受器层；3b：光感受器节段。（C）用于识别视网膜各层的甲基蓝着色冠状切面参照图。（D）来自 1 区的 X 射线荧光能量发射图谱。碘醋酸分解碘离子的特异能量释放是 3.9keV 千电子伏（蓝色描迹）。Y 轴表示碘离子暴露于同步加速器光线后释放的荧光光子数量。

素上皮和大鼠的转化感光细胞和神经节细胞都能产生乳酸[74]。培养技术会影响细胞的代谢和功能可能并不令人惊讶。培养介质中的成分可能是为什么不论何种细胞都能进行糖酵解的关键因素[75]。然而，这些细胞产生的乳酸不能与添加的 10 mmol/L 乳酸相鉴别[74]。一般情况下，产生的乳酸和质子（H^+）一起作为乳酸阴离子释放进入细胞外间隙产生一个胞外 pH 梯度，阴离子浓度增加，因此 pH 小于 7.4。依靠细胞外 pH 梯度的大小、方向和时间过程，乳酸可在胞外蓄积，也可被一个与质子相连的单羧酸转运蛋白吸收[76]。在这种情况下，转化、培养的神经元不能转运或代谢外源性乳酸[74]，这与包含乳酸的溶液 pH 为 7.4 而不是小于 7.4 相一致。

3. 胶质细胞的生化特异性

脊椎动物视网膜主要胶质细胞类型是放射状 Müller 胶质细胞（也称为放射状纤维或 Heinrich Müller 的支持细胞）。在结构上，它们是细长的，有一个突出的特殊区域称为内界膜的终足，垂直朝向视网膜层（图 12.4）。由于 Müller 细胞延伸由内界膜到外界膜穿过视网膜的突触层和核状层，所以它们与每种神经元细胞类型关系密切[77]。另外 Müller 胶质细胞也可以作为生理和功能细胞层，帮助物质扩散进入或离开细胞外间隙、玻璃体、视网膜下腔和视网膜血管。组织化学证据表明，糖原合成、肝糖分解和无氧酵解是在 Müller 胶质细胞局部发生的[19]。在活的、

完好的暗适应视网膜中，通过生物化学以及放射自显影的方式已经证实并进行了定量测定[61,62]，也为所有类型的视网膜细胞均发挥作用的假说提供了一个强有力的实验证据，除了血 - 视网膜屏障，Müller 神经胶质细胞在从血液向视网膜神经元转运葡萄糖中发挥了主要作用。然而，一旦在视网膜神经层，能量吸收和释放的相关转运体的分布不论是服从于细胞自身代谢需求，还是适应中间神经元环境的功能和代谢需求，这种分布仍然沿 Müller 细胞呈放射状。

Müller 神经胶质细胞的两种功能和生化的特异性作用表现为：它们能够灭活兴奋性神经递质谷氨酸盐[78,79]以及抑制性神经递质 GABA 和甘氨酸[80-82]。Müller 神经胶质细胞具有以下特性：

（1）合成和释放谷氨酰胺的谷氨酰胺合成酶（谷氨酰胺是光感受器神经递质再合成的前体）[83]；

（2）将神经来源的水和二氧化碳转化为碳酸氢盐的碳酸酐酶，酶活性与细胞外和细胞内 pH 和体积的调节有关[84-86]。

4. 糖原的作用

内源性来源的葡萄糖 -6- 磷酸、糖原及糖原磷酸化酶在不同的哺乳动物种类中定位于原位 Müller 神经胶质细胞细胞质[87]。这项重要的研究结果表明，Müller 细胞可以有效地动员这种能量储存，但还不清楚这是为了满足自身能量的需求[62]，还是为了利用

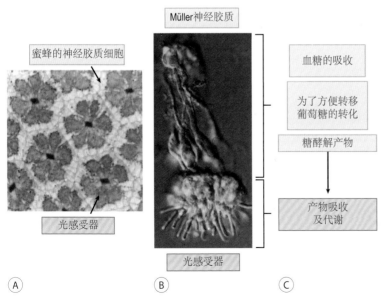

图 12.3　用于观察视网膜功能、代谢及神经胶质细胞和光感受器神经元之间的代谢物的运输，新鲜分离的细胞模型。（A）雄蜂，显示了 6 个光感受器组成晶体样结构，形成一个被神经胶质包围的花瓣样结构。神经胶质之间细胞外空间的轮廓呈网状。区分神经胶质的糖酵解以及光感受器的氧化代谢使得该 CNS 模型在研究神经 - 胶质相互作用中具有特异性。（Modified from Tsacopoulos et al，Proc Natl Acad Sci USA 1998；85（22）：8727-31）（B）从荷兰猪中新鲜分离、提纯后的哺乳动物 Müller 神经胶质细胞仍附着于光感受器（细胞复合物）。神经胶质的终足指向顶端。Müller 细胞末梢远端被光感受器细胞体遮盖。（Modified from Poitry-Yamate et al，J Neurosci 1995；15（7 Pt 2）：5179-91）（C）在这两个模型中，神经胶质吸收外源葡萄糖并将之转换为糖酵解产物（绿色），从而释放到细胞外，然后被光感受器（蓝色）吸收代谢。

图中标注：
Müller 神经胶质
蜜蜂的神经胶质细胞
光感受器
血糖的吸收
为了方便转移葡萄糖的转化
糖酵解产物
产物吸收及代谢
光感受器
（A）　（B）　（C）

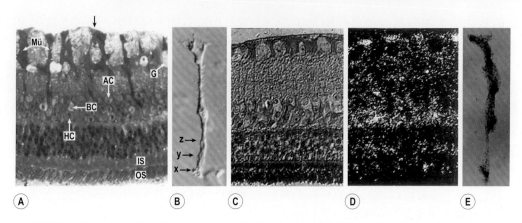

图 12.4　脊椎动物视网膜中的 Müller 神经胶质细胞。(A) 甲基蓝染色的视网膜切面高亮度显示了贯穿视网膜层的 Müller 神经胶质细胞巨大的终足和放射状结构。该组织的层状结构能够清楚地识别核状层与突触层。G，神经节细胞；AC，无长突细胞；BC，双极细胞；HC，水平细胞；IS 和 OS，光感受器内节和外节。顶端箭头所指是光线射入视网膜的方向；*，突触层。Müller 细胞终足形成玻璃体视网膜表面。(B) 新鲜分离和纯化后的 Müller 细胞；与 (A) 图中所示 Müller 细胞的大小比例接近。下行的辐射突 (Z)，辐射束 (y) 和终端角状突触 (x)，分别是神经胶质细胞与外突触层、细胞体和光感受器内节连接的标记 (Modified from Poitry-Yamate et al, J Neurosci 1995；15 (7 Pt 2)：5179-91)。(C) 荷兰猪的原位视网膜细胞的相差图。值得注意的是参照 (A) 切片可以区分单个细胞类型 (Modified from Poitry-Yamate and Tsacopoulos，Neurosci Lett 1991；122 (2)：241-4)。(D) 高分辨率的 ³H-DG-6P 放射自显影视网膜图如图 (C) 所示。高压液相色谱显示的银白色颗粒与 ³H-DG-6P 相对应。(E) 单个 Müller 细胞的高分辨率 ³H-DG-6P 放射自显影如图 (B) 所示。细胞内磷酸化二脱氧葡萄糖 (DG) 均匀分布，从终足 (顶部) 延伸到细胞远端 (底部)，长约 120um。(D) (E) 的放射自显影提供了 Müller 胶质细胞原位和新鲜分离时，吸收和磷酸化蔗糖类似物 - 脱氧 -D- 葡萄糖的证据。

部分周围神经元以糖原分解形式产生的乳酸[53]。糖原磷酸化酶的一种亚型在视锥光感受器 (脑型) 中表达，而另一亚型 (肌肉型) 在灵长类动物视网膜的内丛状突触层[71]中表达。所以，虽然人们已经明确 Müller 神经胶质细胞的糖原代谢过程 (详见 Ripps 和 Witkovsky[88] 的综述)，但对糖原的具体功能依然不了解。普遍看法是，当视网膜缺血，葡萄糖传递受限时，糖原作为应急的视网膜碳水化合物储备支持神经功能[89]。另一种观点认为，Müller 细胞糖原作为一种应急和可用的能量储存在正常生理条件下可以动员 (图 12.5)，当亮度变化时，随光感受器的功能改变而变化[53,90]。此外，促 cAMP 增加的神经递质如无长突细胞中储存和释放的血管活性肠肽可以刺激视网膜中的糖原分解[91]。猫视网膜神经元特别是视杆细胞传导通路也存在糖原。视杆细胞传导通路组件相对耐受长时间的低血糖[92,93]，但糖原是否动员目前尚不知晓。

5.　功能性神经元活性和代谢的分工

　　源源不断的血糖供应对于保障视网膜功能是至关重要的，但并不像普遍认为的那样，所有的视网膜细胞 (神经元和神经胶质细胞) 都吸收和代谢这种能量底物。事实上，传统观点认为，大脑中葡萄糖是这两种类型细胞 (即神经元和神经胶质细胞[94]) 氧化代谢的主要底物。之前章节中的实验证据与传统观点有分歧，提出了三个具有高度争议性且尚未解决的问题，这主要关于大脑和视网膜研究发现是否一致：

（1）葡萄糖作为主要的大脑能量底物，被特定的一种细胞类型吸收吗？
（2）糖酵解是否在大脑特定细胞类型、特定生理条件或者特定区域占优势？葡萄糖的氧化代谢又是何种状况呢？

　　神经活性变化引起的代谢与生理改变是否包括胶质细胞对葡萄糖的转化？胶质细胞是否为神经元提供葡萄糖衍生的代谢物？

　　这些问题引出了神经元和神经胶质细胞之间代谢分工存在优势分配的观点。换句话说，能量底物的产生和底物的使用因细胞类型不同而分配比例不同。图 12.6 总结了这个研究设想，该设想于 1990 年中期在昆虫和哺乳动物视网膜中得到发展和验证。而且最近几年人们又再次设想，整个中枢神经系统能量代谢过程都存在神经胶质细胞和神经元的协调作用。

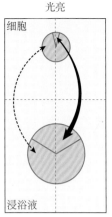
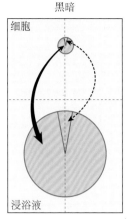

光亮　　　　　黑暗

细胞　　　　　细胞

浸浴液　　　　浸浴液

浸浴液中标记的乳酸$_{bath}$ > 标本中的乳酸$_{cell}$　　浸浴液中未标记的乳酸 ↑

■ 来自 ^{14}C 葡萄糖的放射标记乳酸
■ 来自糖原的未标记乳酸

图 12.5　外源放射性标记的方法证实 Müller 胶质细胞释放的乳酸由光适应细胞复合物中的葡萄糖形成,而非由暗适应细胞复合物中的糖原形成。制作图 12.3B 所示的标本:用放射标记的葡萄糖 [^{14}C (U) 葡萄糖],来确定在不同亮度下,当光感受器代谢和神经递质释放改变时产生乳酸的葡萄糖和糖原的比例。众所周知:(1) 光感受器释放神经递质谷氨酸,并且它们的代谢在黑暗中增加;(2) 谷氨酸释放刺激糖酵解和乳酸的产生。结果用简化饼状图反映细胞内部(顶部)和周围(底部)变化。圆的大小表示乳酸总量,即放射性标记的及无放射性标记的乳酸。楔形的大小反映乳酸的活性,因此楔形越大代表外源葡萄糖产生的乳酸越多。左侧图中箭头的方向表明电解液中的放射性标记的乳酸总量(粉色)明显多于细胞标本中。唯一的可能是 ^{14}C- 葡萄糖产生的乳酸比糖原产生的未标记乳酸分泌得早。右侧小图中,箭头的方向表示电解液中未标记乳酸(蓝色)的总量大大增加。可能是神经胶质糖原被动员产生额外、无标记的乳酸。

接下来的章节的主要议题是神经胶质细胞转化而非简单转运初始能源底物葡萄糖,以及用葡萄糖来源的代谢产物(如乳酸和丙氨酸)供应激活的神经元。在这方面,脊椎动物视网膜可以作为中枢神经系统的模型,因为其层状组织以及血流分布有助于进行结构分区的研究。它可以被认为是神经组织的高度特化(如具有视觉传导和高能量代谢的特点),有别于中枢神经系统的其他区域。此外,视网膜有两个屏障,视网膜毛细血管内皮细胞构成内层的血—视网膜屏障(BRB)和位于光感受器细胞和脉络膜之间的视网膜色素上皮细胞(RPE)构成的外层 BRB。因此,葡萄糖转运蛋白的表达、分布[95] 和糖酵解将不可避免地决定其中之一,或者二者是葡萄糖转运到视网膜神经层的限速步骤。

6.　葡萄糖以外能量底物的细胞化分

哺乳动物视网膜的一个独特属性是在有氧和缺氧情况下产生大量内源性乳酸[48]。乳酸的产生是视网膜组织的一个正常功能,可以有效替代葡萄糖在含氧林格液中维持视网膜氧化代谢和光感受器功能[51]。20世纪 90 年代中期该现象在细胞水平上被探讨过[62],人们提出哺乳动物视网膜神经胶质细胞和神经元之间能量代谢存在功能区分和复杂的协同关系[53]。

联合 ^{3}H-2DG 放射自显影法、高分辨率光显微镜与自体放射的银颗粒 HPLC,鉴定原位暗适应视网膜[61] 的结果表明,葡萄糖不是被大多数视网膜细胞吸收,而是优先被 Müller 神经胶质细胞吸收、磷酸化(图 12.4C,D),但仍未解决神经元能量底物的识别问题。Poitry-Yamate 及 Tsacopoulos 用一个新鲜分离的 Müller 细胞模型,首次明确了葡萄糖 -6- 磷酸的代谢过程和代谢释放物[62]。该研究的实验结果引出了一个假设:具有高糖酵解能力的某种视网膜细胞原位合成和释放的乳酸,能够转移至高呼吸能力的光感受细胞并被其代谢。在新鲜分离的视网膜细胞复合物中光感受器与 Müller 细胞紧密连接(图 12.2B),已测定光照改变对细胞复合物葡萄糖代谢的影响[53],这些都证实了上述假说。该研究的主要发现(见下文第 8 章节)表明,乳酸的形成与使用具有细胞特异性。我们在第四部分已讨论过,神经胶质乳酸来自外源性葡萄糖或内源性糖原(图 12.5)。Müller 神经胶质细胞在糖酵解、糖原分解中释放到胞外空间的乳酸和氢离子,可以阻止胞内酸化并能够维持 NAD$^+$ 的再生从而确保糖酵解的进行。从 Müller 神经胶质细胞释放的乳酸和其他葡萄糖源性代谢产物能参与兴奋性神经递质谷氨酸的再生,谷氨酸由光感受器细胞在黑暗条件下释放[53]。

在更广的领域,当前神经学的争论是神经胶质细胞产生和向细胞外释放的葡萄糖 / 糖原衍生物乳酸,是否在中枢神经系统的其他部分为体内神经元的活性提供足够的能量。在神经胶质糖酵解途径及神经元氧化途径中,葡萄糖碳在谷氨酸能 / 兴奋性突触转移中以乳酸的形式增加。最近几年在大脑功能和能量代谢的核磁共振研究中,从神经胶质释放到神经元的乳酸,间接证明了这两种途径之间存在耦合关系[96]。为解决目前中枢神经系统胶质 - 神经元之间乳酸穿梭假设的争论[97,98],需采取以下关键措施:(1) 理解视网膜和大脑能量代谢中神经活性的调节;(2) 解释

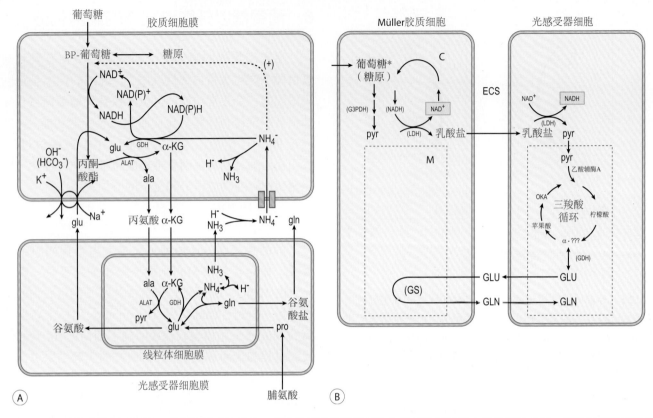

图12.6 视网膜功能的示意图，从蜜蜂到哺乳动物，突出显示神经胶质细胞和光感受器细胞之间的代谢关系。雄蜂视网膜模型如（A）所示，哺乳动物模型如（B）所示。图中分别显示两种代谢分区：神经胶质的糖酵解和光感受器神经元的氧化代谢。模型的共性包括糖酵解产物，即乳酸或丙氨酸，它们释放到胞外并被光感受器吸收；维护神经胶质细胞中的氧化还原电位，如NADH/NAD比率；光感受器释放谷氨酸刺激神经胶质的糖酵解。谷氨酸是胶质细胞主动营养神经元的一种化学信号，而不是仅具有被动营养神经元的功能。在（B）中，胞质用C来表示；线粒体用M表示。

临床医学和基础神经学 FDG PET 和 fMRI 图像[18]。有许多证据证明了大脑图像信号中神经胶质细胞的重要性[99]。

7. 研究光感受器和 Müller 神经胶质细胞相互作用的实验模型

雄蜂视网膜体外研究

广泛的定量试验研究证明，神经胶质细胞通过代谢底物维持神经元以支持神经功能，但此研究的首次规范化建立在雄蜂视网膜的基础上[72,100-105]。该模型具有完美的水晶结构，类似中枢神经系统，含大量线粒体、少量糖原的光感受器形成玫瑰状的集簇，它们周围分布的胶质细胞含少量线粒体和大量糖原的神经胶质细胞（图12.3）。这种结构表明糖酵解/糖原分解大多局限于神经胶质，氧化代谢主要局限于光感受器细胞。下面按时间顺序对主要实验问题、实验结果

和实验解释进行概述。

如果雄蜂视网膜没有传统的突触，只有光感受器直接接受光的刺激，有什么证据证明光感受器依赖周围的神经胶质供应它们的代谢需求？

在雄蜂视网膜切片中，三条证据可以证明光感受器依赖周围的神经胶质供应代谢需求：

（1）缺氧能迅速阻断每5 s闪光刺激激发的光感受器受体电位（图12.7A）。然而，同步检测细胞外间隙 pH 改变小于0.02个单位（图12.7B），相比之下，许多其他组织缺氧会导致无糖酵解和酸化。这些结果表明缺氧不会使导致雄蜂视网膜标本无氧糖酵解，光感受器能量代谢必定是需氧的。

（2）异戊巴比妥（或阿米妥）是一种特定的线粒体呼吸阻滞剂，它能应用糖类可逆地抑制光线引发的光感受器耗氧（图12.7C），从而表明光感受器的代谢底物是糖类。

（3）用葡萄糖的类似物 2- 脱氧 -D- 葡萄糖（2DG）表面灌洗的雄蜂视网膜切片不影响光诱导氧耗量的增加及氧分压的下降（图 12.7D）。由于 2DG 转移至细胞内，磷酸化，仅有极少的部分进

一步代谢，因此 2DG6P 在细胞内蓄积。这表明光感受器的持续功能不直接依赖葡萄糖的吸收。

当蜜蜂视网膜切片暴露在阻碍糖分解的 IAA 中时，光线引发的氧耗量改变逐渐被消除。IAA 直接影响光感受器中氧耗量吗？

葡萄糖在细胞内吸收和代谢，进行糖酵解，IAA 也在细胞内发挥作用。鉴定葡萄糖磷酸化的细胞位置是否具有细胞特异性是回答这个问题的第一步。在蜜蜂视网膜切片中，应用氚标记 2 脱氧 D- 葡萄糖放射自显影技术，^{3}H-2DG6P 显示为黑色颗粒。生化鉴定黑色颗粒的分布和密度提供了上述问题的答案（图 12.8）。糖类似物的运输和磷酸化定位在原位神经胶质而不在光感受器细胞。因此，IAA 对胶质细胞的糖代谢产生直接影响，进而影响下游的光感受器细胞氧气消耗。

有什么证据可以证明，雄蜂视网膜切片的光刺激增加了胶质细胞的糖代谢以维持光感受器的呼吸作用？

缺乏葡萄糖等代谢底物时，雄蜂视网膜切片在光刺激大于 2 h 时耗氧达到 70 μO_2/ml/min。在重复光线闪烁照射 2 h 后（图 12.9），糖原浓度下降 30%（或 15 mg/min/ml），该数值为光感受器细胞对糖类的需求量，即相当于 10 mg/ml 糖原。这引发了一种研究假说，胶质细胞中的糖原被动员，糖类底物下游的葡萄糖 -6- 磷酸从胶质细胞转移到光感受器细胞以保证线粒体呼吸作用和对光线的反应。

葡萄糖不是光感受器细胞的主要能量底物，那么是何种能量代谢维持光感受器细胞的功能和呼吸作用？

这涉及到胶质细胞葡萄糖 -6- 磷酸的代谢过程，胶质细胞来源的代谢物释放到细胞外空间，并且被光感受细胞吸收。超过 50% 的均匀标记的 ^{14}C（U）葡萄糖，转移至雄蜂胶质细胞内，通过谷氨酸的丙酮酸酯转氨基反应转变成丙氨酸（图 12.10A）。这种转变可被 IAA 抑制，通过丙氨酸转氨酶（ALAT）及谷氨酸脱氢酶（GDH）的酶促反应，葡萄糖与谷氨酸发生丙酮酸酯转氨作用，转变为丙氨酸，如图 12.6A 所示。灌流液中应用标记的糖类 ^{14}C- 丙酮酸盐时，证实了 IAA 的存在抑制上述转化（图 12.10B）。神经胶质细胞释放到细胞外空间（相当于 216 μmol 的放射性标记丙氨酸 / 升视网膜）（图 12.11A），丙氨酸被组织逆浓度梯度吸收并以 Na$^+$ 依赖方式转移（图

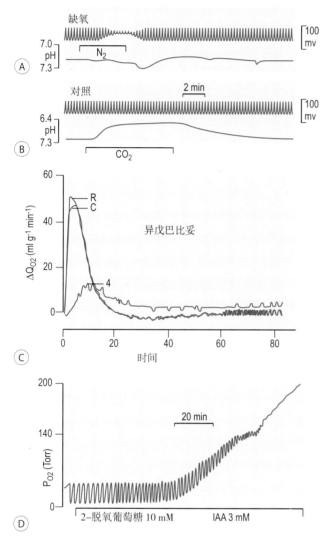

图 12.7　雄蜂光感受器的代谢和功能特征：光感受器代谢依赖周围神经胶质的证据。（A）图显示缺氧消除光感受细胞电位的效应。（B）为（A）的对照图。如果无氧糖酵解激活，细胞外酸化的缺失与预想的一样，表明光感受器细胞能量代谢一定是需氧的。（C）图显示阻断线粒体呼吸的影响（图中以 4 标记的地方），用糖类可逆性地抑制光线引发的光感受细胞耗氧。C 和 R 分别为可控并且可逆性的反应，这个结果表明糖类是光感受器细胞代谢的底物。（D）：葡萄糖类似物，2- 脱氧 -D- 葡萄糖（2DG）导致局部氧分压增加，对光线引发的光感受细胞耗氧没有影响。这个结果表明光感受器细胞的持续作用不依赖它们对葡萄糖的直接吸收。在蜜蜂光感受器，糖酵解毒性作用，碘乙酸钠对耗氧量以及局部氧分压的影响不像糖酵解那样只能在胶质细胞发生（图 12.7A）。

12.11B），这一过程只在光感受器中有效。此外，丙氨酸被光感受细胞所消耗：重复的光线刺激导致 ^{14}C（U）- 丙氨酸产生的 $^{14}CO_2$ 增加 >60%。

神经胶质中 NH_4^+ 和谷氨酸盐代谢作用的生化依据是什么？

光感受细胞消耗从花粉摄取的脯氨酸，这种消耗用刺激 - 依赖的方式导致光感受细胞氨和谷氨酸的产生和释放。神经胶质细胞中葡萄糖产生的丙氨酸通过谷氨酸脱氢酶（GDH）的活性与再合成的 NAD^+ 相耦合（图 12.6A）。因为 NH_3 参与这个反应，消耗 NADH 产生谷氨酸，这就提出了 NH_3/NH_4 和谷氨酸对胶质细胞丙氨酸的产生起作用的假说。使用新鲜分离的蜜蜂神经胶质细胞束的系列试验 [105] 结果表明：

（1）光感受器细胞发送 NH_4^+ 及谷氨酸信号到神经胶质细胞以激活糖酵解和 / 或糖原分解，导致神经胶质丙氨酸合成增加并释放到胞外空间。

（2）糖原很可能是丙氨酸合成的底物，但葡萄糖很可能是丙氨酸释放的底物。

雄蜂视网膜代谢区分和代谢途径的总体框架

雄蜂视网膜神经胶质将葡萄糖转移成底物吸收并被光感受器细胞利用，反过来消耗由胶质细胞提供的丙氨酸和外源性脯氨酸（图 12.5A）。光感受细胞以刺激依赖的方式产生并释放铵（NH_4^+）和谷氨酸，有助于胶质细胞中丙氨酸的生物合成。NH_4^+ 和谷氨酸随后传送到胶质细胞，短暂浓度增加导致低水平的烟酰胺腺嘌呤二核苷酸 [NAD(P)H] 的净增加。生化数据表明，这是由于 NH_4^+ 和谷氨酸对两种酶的直接作用激活了神经胶质的糖酵解，这两种酶分别为磷酸果糖激酶和谷氨酸脱氢酶。NH_4^+ 对神经胶质代谢的整体效果是增加丙氨酸的产生和释放，谷氨酸盐根据光感受器细胞的代谢需求调整生产量。在这个模型中，NH_4^+ 和光感受器细胞释放的谷氨酸返回神经胶质细胞不是简单为了氮的储存而是作为信息信号。神经胶质和神经元之间代谢偶联的严格调控借助于化学信号途径将营养胶质神经元成为一种功能而非一个被动过程。

脊椎动物实验模型

最能全面体现内外层视网膜体内代谢和功能的模型是猫眼，其次是兔眼。Günter Niemeyer 等的试验是唯一描述了体内、外视网膜模型代谢的情况的研究。该团队用动脉灌注摘除的猫眼，应用对照的方法，逐步地短暂地改变动脉的葡萄糖供给量，在视网膜信息处理（如光线引起电信号的 ERG b 波和光线非依赖性视网膜负电位）的多个层面，观察视网膜及视神经的功能变化 [106,107]。在胰岛素诱导降低葡萄糖的麻醉猫的体外研究中直接验证了这些研究结果 [93,108]。虽然这里不能恰当地总结这个小组的整个主

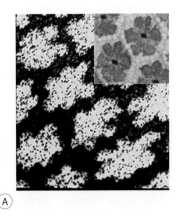

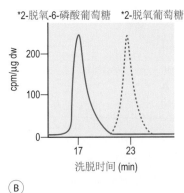

*2-脱氧-6-磷酸葡萄糖   *2-脱氧葡萄糖

（A）

（B）

图 12.8 放射自显影图片和生化试验结果证实葡萄糖转移和磷酸化发生在神经胶质细胞而不在视网膜光感受器细胞。（A），将蜜蜂视网膜暴露于葡萄糖类似物 ^{3}H-2- 脱氧 - 葡萄糖（DG）之后获得的高分辨率放射自显影图，图像显示 DG 转移至胶质细胞并在胶质细胞中磷酸化。胶质细胞黑色颗粒的聚集提示细胞内磷酸化的 ^{3}H-2DG 的聚集，即 DG 没有被进一步代谢。玫瑰花状的光感受器内（插图，见图 12.2A）稀疏分布的黑点可能是分隔光感受器细胞间的鳍状胶质细胞结构。（B），图 A 中显示的黑色颗粒物用高压液相色谱确定其生化性质。色谱显示黑色颗粒物与放射标记底物（*2DG6P）的磷酸化形式相对应，在第 17 分钟被洗脱提炼出来。值得注意的是未磷酸化的 *2DG 底物的洗脱时间是第 23 分钟。（Modified from Tsacopoulos et al., Proc Natl Acad Sci U S A 1998；85（22）：8727-31）

体工作，但是 Niemeyer 和他的同事们就视网膜新陈代谢功能方面，进行了许多重要的临床和基础工作：

（1）ERG B- 波，STR（暗视阈值反应）和视神经动作电位的电生理测量表明，当葡萄糖在 1 和

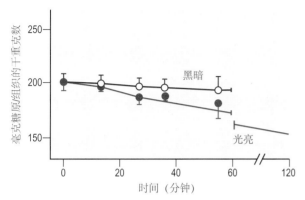

图 12.9　在葡萄糖缺乏时，光刺激下，胶质细胞以动员糖原的形式增强了糖类的代谢，以维持光感受器细胞的呼吸作用。分别测定黑暗和光亮状态下，剥夺外源性葡萄糖后不同时间点的蜜蜂视网膜内糖原的浓度（用组织的每克干重每毫克糖原来表示）。在 2 h 的重复光线闪烁刺激后，组织的糖原下降了 30% 或 15 mg/ml。这个数值与光感受细胞糖类的需要相当：每 ml 组织 10 mg 糖原。这个结果表明神经胶质细胞内的糖原动员，并且转移到下游使葡萄糖磷酸化，以利于光感受细胞利用。这个代谢过程可以保障线粒体的呼吸作用和光感受细胞对光线的反应。

10 mmol/L 范围内的变化时，内层视网膜的反应灵敏度精确、迅速，可逆。

（2）与视锥细胞驱动光线诱发的信号不同，视杆细胞驱动光线诱发的信号的增加或减少随葡萄糖的变化而变化。

（3）血源性胰岛素在葡萄糖浓度低时（1 ~ 2 mM），b- 波降低的幅度增强。

（4）糖原分布于 Müller 胶质细胞和中央血管周围的星形胶质细胞。神经节细胞、无长突细胞和双极杆状细胞通路有糖原存在，但当 ERG 受血浆葡萄糖浓度变化影响时，视锥和视杆光感受器中完全没有糖原[92]。

这些研究引发了一些糖尿病和胰岛素引起的低血糖症的视网膜能量代谢有趣的问题：

（1）如先前大脑中显示的，低血糖时体内视网膜的糖原储备能否替代葡萄糖？[109]

（2）糖耐量感应受损，即大脑未察觉低血糖，也影响视网膜吗？

（3）如果视网膜糖原代谢对胰岛素或葡萄糖敏感，那么视网膜中葡萄糖浓度的增加能否导致慢性低血糖中血糖阈值降低的反馈调节？

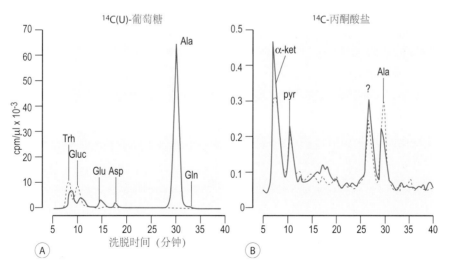

图 12.10　转移到蜜蜂神经胶质的 ^{14}C（U）- 葡萄糖与谷氨酸通过丙酮氨基转换反应转化为丙氨酸。应用均一放射性标记葡萄糖的方法，首次鉴定了胶质细胞中维持光感受器功能和呼吸作用的代谢产物。高压液相色谱图（A 图）显示超过 50% 的 ^{14}C（U）-葡萄糖被转移到丙氨酸（Ala）。像图 12.5A 总结的那样，通过丙氨酸转氨酶（ALAT）和谷氨酸脱氢酶（GDH）的复合酶促作用，葡萄糖协同谷氨酸的丙酮酸氨基转移作用形成丙氨酸。将标本暴露于 IAA 与 ^{14}C（U）- 葡萄糖或者 ^{14}C（U）- 丙酮酸盐，对该假说进行验证。丙氨酸的形成受 IAA 与 ^{14}C（U）- 葡萄糖（未显示）抑制，这显示了形成过程对丙酮酸盐的需求。然而，像线性色谱图（B）所示，IAA 及 ^{14}C（U）丙酮酸盐保护了丙氨酸的形成。IAA 对上游丙酮酸盐的产生发挥影响。Thr，海藻糖；Gluc，葡萄糖；Glu，谷氨酸，Asp，天冬氨酸；Gln，谷氨酸盐；Ket，酮戊二酸；pyr，丙酮酯。（Modified from Tsacopoulos et al., J Neurosci 1994；14（3 Pt 1）：1339-51.）

图 12.11 神经胶质细胞中葡萄糖源性丙氨酸释放到细胞外并被光感受细胞吸收。用放射性标记的方法，测定神经胶质细胞中 ^{14}C (U) 葡萄糖的代谢物，第二步是通过 HPLC 分析，确定浸浴液中释放到细胞外的这些代谢物。色谱图（A）表示，神经胶质细胞释放的放射性标记的代谢物主要是丙氨酸（Modified from Poitry-Yamate et al 1995, Neurosci Lett 122 (2): 241-244. Copyright Elsevier 1995）。这种放射性标记的细胞外丙氨酸被钠依赖性的运输系统吸收（B）。丙氨酸接着被光感受细胞吸收，因为重复光刺激导致 ^{14}C (U) -丙氨酸中 $^{14}CO_2$ 的产生增加超过 60%。

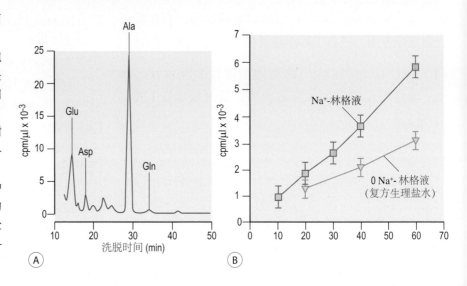

Ames 和他的同事们在离体猫视网膜中 [15,45]，应用一个小型心 - 肺装置监测视网膜乳酸的产生及氧的消耗，来描述视网膜功能的能源需求特征 [15]。最后，Lisenmeier 和他的同事们 [29,110] 倾注了大量的精力研究在全身含氧量正常及缺氧时麻醉猫的整个内层和外层视网膜中的氧分配和消耗，以及低氧血症、高血糖和无氧酵解过程中视网膜 pH 值的变化。其他在猴子和小型猪体内 [111-113]、兔 [22] 和大鼠 [51,114] 体外的研究对视网膜能量代谢都作出了重要贡献。

近期令人振奋的发展是 BOLD 功能磁共振成像（血氧水平依赖功能磁共振成像）和血管造影剂在猫眼睛中 [119-121] 的无创使用，从而为研究正常和疾病状态如糖尿病视网膜病变时视网膜的功能、结构、血流量和氧合作用提供无创的、实时可视化的手段，这是对麻醉猪 [25,118] 上进行的激光多普勒流量测量 [115-117] 和氧电极测量的补充。目前的多重 MRI 对比机制能分层显示视网膜的层状结构，分别对应于视网膜的内、外层和脉络膜微血管 [122]。

8. 脊椎动物光感受器和 Müller 神经胶质细胞间的代谢相互作用

昆虫视网膜中的实验性结果能适用于哺乳动物吗？研究者在研究几内亚猪（图 12.3 和图 12.4）的视网膜时提出了这一问题，类似的实验证实了代谢存在分区（图 12.6B）。该研究得出 4 个结论并总结于图 12.12：

（1）Müller 神经胶质细胞从放射标记的葡萄糖中产生大量的乳酸，其中大部分存在于对应的细胞外浸浴液（图 12.12A 和 B，蓝色图条）。

（2）改变细胞复合物（因此相应地改变光感受器功能和代谢）的光照亮度，影响了 Müller 神经胶质细胞中葡萄糖 / 糖原来源性乳酸的生成、释放和 / 或者吸收（图 12.12A 和 B，紫色和绿色图条）。

（3）根据数字化计算，细胞复合物（图 12.12B 中垂直箭头）浸浴液中"乳酸的丢失"与光感受器氧化代谢（框 12.1）预期生成的 CO_2 一致，未标记的乳酸盐添加物能够拮抗这一过程（图 12.12C）。

（4）即使存在毫摩尔浓度的葡萄糖，神经胶质来源的乳酸也会优先被新鲜分离的纯化的光感受器细胞（图 12.12D）利用（图 12.12E）。

这些结果表明神经胶质细胞底物的形成存在相对分区，先期研究确定的蜜蜂视网膜的光感受器神经元底物也适用于哺乳动物（图 12.6）。这样一个功能划分可能突出了从神经胶质到神经元连续运输乳酸盐 / 丙氨酸（详见第 6 部分）的重要性。需要强调的是荷兰猪光感受器细胞能够吸收、磷酸化葡萄糖 [53]，但 $^{14}CO_2$ 标记研究证实，当仅有其一或两者联合时，乳酸才成为首选底物（图 12.12E）。最后需要注意的是光感受细胞的作用，Müller 神经胶质细胞模型仍与光感受器细胞粘附，以一个光线依赖性方式调整 Müller 神经胶质中葡萄糖源的代谢产物如乳酸和谷氨酰胺的合成、释放或代谢转归。

总之，视网膜神经层可以作为一个重要的中枢

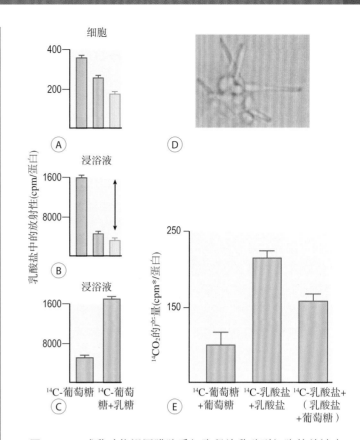

图 12.12　哺乳动物视网膜胶质细胞释放乳酸到细胞外并被光感受器消耗。使用三种豚鼠的细胞模型探讨神经元和胶质细胞代谢运输：新鲜分离 Müller 胶质细胞纯化（图 12.4B）、新鲜分离的光感受器（D）和新鲜分离的视网膜细胞复合体（图 12.3B）。改变细胞复合体光照亮度（紫色：保持在光亮状态；绿色：保持在黑暗状态）能特异性改变光感受器的功能和代谢。黑暗增加光感受器代谢和神经递质谷氨酸的释放。视网膜神经胶质细胞不直接受光线影响。应用均匀放射性标记的葡萄糖，证实 Müller 细胞自身能生产大量的乳酸，其中大部分被释放到细胞外空间，如（A）和（B）图中的蓝色柱图所示。改变细胞复合物的光线照射亮度，特别是在黑暗的情况下，与 Müller 细胞单独的浸浴液（B 图第 1 列）相比，细胞复合物的浸浴液（B 图第二和第三列）中放射标记的乳酸量明显降低。这一"丢失的乳酸"量与光感受器细胞氧化代谢 $^{14}CO_2$ 的预期产量相匹配。正如预期的那样，在细胞复合液中加入未标记的乳酸也可拮抗此"乳酸丢失"现象（C 图），表明神经胶质细胞释放到细胞外的乳酸被消耗掉。最后，E 图显示了 D 图中细胞产生的 $^{14}CO_2$ 可以成为 3 种不同的底物混合物。得出的结论是：即使在毫摩尔浓度的葡萄糖的存在下，胶质细胞来源的乳酸也优先被光感受器所消耗。总体而言，改变细胞复合物的光照亮度直接影响糖类来源性胶质细胞乳酸的生产、释放和吸收。（Modified from Poitry-Yamate et al 1995, Neurosci Lett 122（2）：241-4. Copyright Elsevier 1995.）。

神经系统模型以评估与神经功能相关的能量使用。神经元和神经胶质的代谢分工对功能非常重要。神经元释放的物质（例如兴奋性神经递质谷氨酸盐）构成神经胶质信号，神经元和神经胶质细胞在能量代谢过程中协调运作，信息以中间产物和信号分子的形式在两者之间持续传输。最后，昆虫和哺乳动物视网膜之间代谢穿梭运动的相似性表明这种机制可能普遍存在于中枢神经系统中，但直接的实验性证据目前仍难以取得。

9. 光感受器与视网膜色素上皮之间的代谢相互作用

视网膜色素上皮细胞构成部分脉络膜血管/视网膜外屏障，其顶底朝着光感受器细胞外节，Bruch's 膜位于其基底外侧膜，在维持光感受器兴奋性、敏感性以及光子吸收后全反式视黄醛再异构化方面起到重要的作用[123]。在视杆细胞外节，全反式视黄醛在视黄醇脱氢酶催化下利用 NADPH 转变成全反式视黄醇。NADPH 通过磷酸戊糖途径，利用脉络膜毛细血管供应的大量葡萄糖，在视杆细胞外节重新储存。生成的视黄醇被运送至色素细胞再生成为 11- 顺式视黄醛（见第 13 章）。

视网膜神经层与 RPE 顶膜之间为视网膜下间隙，网膜下间隙用于介导脉络膜和视网膜间代谢中间产物例如离子和水的运输。脉络膜微循环是光感受器外段葡萄糖的来源之一。但是，目前还不清楚葡萄糖是借助葡萄糖转运体 GLUT1 和 GLUT3[124] 穿过 RPE，还是通过糖酵解途径转化为乳酸运输，或是通过 Kreb's 循环[21] 转化成氧化程度较少的产物而被消耗和转化。这是很关键的一点，因为 RPE 细胞依靠葡萄糖作为主要能量底物[125]。RPE 基底膜外侧单羧酸转运蛋白 MCT3 的表达帮助乳酸从 RPE 转运到脉络膜微循环，RPE 顶端 MCT1 的表达帮助乳酸和水从视网膜转运至脉络膜（见第 13 章），这两点提示 RPE 细胞至少在葡萄糖供应没有受限时，不利用乳酸[125]。因此，视网膜色素上皮细胞在体内合成和释放葡萄糖来源的乳酸（这一点已在新鲜分离的 RPE[21] 和培养的 RPE[74] 中证实），视网膜神经层和 RPE 双重来源的乳酸离开眼球取决于脉络膜静脉引流或动脉 - 脉络膜静脉的压力差[38]。目前，视网膜神经层和 RPE 这两个来源的比例还没有测定，脉络膜静脉丛的乳酸流出量比例也没有测定。当神经递质谷氨酸激活和胶质细胞乳酸氧化时，胶质细胞有氧酵解随之增强，对 ANLSH 的这一假说严格评估时，需要考虑上述这些未知因素[55]。在眼内，内源性乳酸产生不只关系到能量代谢。从视网膜到脉络膜方向 H^+、乳酸与水的同向转运，既可以调节容量，也与视黄醛的黏附有关[126]。

10. 视网膜血流调节的代谢因素

Tsacopoulos 在一系列用猴子和微型猪研究代谢性因素参与视网膜血流量调节的论文中认为：高碳酸血症、缺氧或缺血[111,112,127-129] 引起的血管外、视网膜内酸中毒是导致视网膜微动脉血管扩张的一个关键步骤。此外，他提出酸中毒引起动脉周围的神经胶质细胞释放一种物质，该物质反过来又作用于微动脉壁的平滑肌细胞。视网膜神经胶质细胞在连接神经元功能与血流的机制中起着核心的作用，这个想法在当时非常独创，胶质细胞的解剖定位的确适于联接神经元和视网膜脉管系统。事实上，他的研究假说在小型猪的试验中得以证实：视网膜微动脉紧张性由一些因素控制，如 K^+、乳酸和微动脉周围视网膜组织中 NO 的

释放[130-132]。这些因素中，视网膜内乳酸和 NO，均可由 Müller 胶质细胞的葡萄糖合成，继而介导急性缺氧诱导的视网膜微动脉血管扩张或基底视网膜微动脉收缩（参见 Pournaras 等的综述[133]）。

联合使用膜片钳、荧光成像和时间差摄影术研究新鲜分离的大鼠视网膜微血管提供了进一步的实验证据，实验证据支持细胞外乳酸作为动态的血管活性信号的作用[134]。在这项研究中，乳酸与当能源供应充足时血管周细胞内钙增加、细胞收缩以及血管管腔的收缩有关。另一方面，缺氧能够使乳酸的收缩效应变为血管舒张。这种双重的血管功能可以提供一个有效的机制使微血管功能与局部代谢需求相匹配。

在接近视网膜微动脉的迷你猪视网膜前微量注射 L- 乳酸（0.5 mol/L，pH 为 2 和 7.4）可产生局部、节段性和可逆的微动脉扩张，而 D- 乳酸并无影响。此效果不依赖于 pH，也不由前列腺素介导。另一方面，L- 乳酸（0.1 mol/L，pH 为 2）的全身和舌下给药对视网膜微动脉直径没有影响[131]，表明暴露于动脉内皮细胞的乳酸不足以触发血管舒缩反应。由此作者得出结论：要引起血管扩张，乳酸必须达到玻璃体视网膜界面的血管平滑肌细胞，并提出假设：视网膜内乳酸是急性缺氧引起血管舒张的递质。

有文献报道静脉内注射乳酸钠能够在稳定的状态中[135] 或闪烁刺激[135-136] 下增加视网膜血流。高剂量的乳酸降低闪烁反应，而低剂量乳酸使其增加。这最有可能与高剂量乳酸会导致显著的前血管舒张和闪烁应答的降低相关，而低剂量乳酸能够改变细胞内游离的 NADH 与 NAD^+ 的比例，导致闪烁响应增加。这两个研究表明胞浆游离 NADH 与 NAD^+ 的比率在维持视网膜血管紧张性方面（也被称为"假性缺氧假说"）起着至关重要的作用[135]。

血管内皮细胞或胶质细胞通过单羧酸转运蛋白[137-140] 对静脉或玻璃体腔乳酸的吸收能够引起视网膜微动脉扩张，这主要是通过刺激 NO 合酶[141] 和随后的鸟苷酸环化酶的激活。反过来，鸟苷酸环化酶 / cGMP 信号引起 K_{ATP} 开放，使血管扩张。这个过程表明，乳酸能够介导内皮血管活性物质的释放（即 NO），或干扰微动脉周围细胞（例如神经胶质细胞）血管活性物质的代谢和释放。

贴近微动脉注射 L- 乳酸引起小型猪视网膜微动脉血管扩张，持续静脉灌注 L-NAME（抑制内皮源性 NO）也观察到该现象。相比之下，贴近微动脉微量注射 LNAME 对神经元 / 胶质细胞内的 NOS 的抑

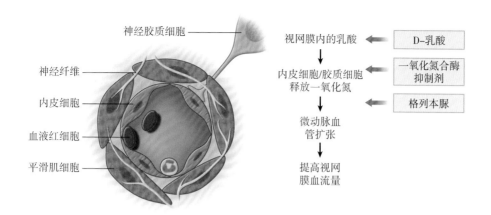

图 12.13 与微动脉血管扩张和调节视网膜血流相关的血管壁组成部分。内皮细胞和平滑肌细胞是视网膜动脉和微动脉的两个主要组成部分。视网膜神经胶质细胞发出终足穿过血管壁。乳酸的推定调控作用在流程图中显示。动态血管活性信号乳酸和 NO 调控视网膜微动脉的收缩。视网膜内的 L- 乳酸，而非 D- 乳酸，可以引起视网膜微动脉 pH- 非依赖性的扩张。贴近微动脉注射（不是静脉内注射）L-NAME（一氧化氮合酶抑制剂）抑制 L- 乳酸的血管舒张作用，提示 NO 来源于胶质细胞而非内皮细胞。L- 乳酸诱导的血管舒张反应由 NO 合酶的刺激，随后平滑肌鸟苷酸环化酶的激活介导，导致平滑肌内格列本脲敏感的 K_{ATP} 通道开放。通过激活或抑制 K^+ 通道活性调控动脉平滑肌膜电位，为动脉或微动脉舒张或收缩提供了一种重要调节机制。视网膜内血管活性代谢产物引起视网膜微动脉直径的局部变化与调节视网膜血流量满足视网膜组织周围代谢需求相关。

制能显著抑制 L- 乳酸的血管舒张作用。这些研究结果表明，在小型猪中体内，神经元 / 神经胶质细胞是 NO 的主要来源，NO 介导乳酸引起视网膜微动脉舒张（图 12.13）[142]。

11.　一氧化氮释放的代谢途径

一氧化氮（NO）是可扩散的非极性气体，由 L- 精氨酸通过一氧化氮合酶（NOS）合成。直到最近，NO 才被普遍认为是控制血管紧张性的内皮源性释放因子。急性分离的哺乳动物视网膜的 Müller 细胞从葡萄糖中合成 NO 的前体 L- 精氨酸，以及主要的必需氨基酸 - 延胡索酸和天门冬氨酸，通过这些合成精氨酸[132,143]。此外，使用 NADH 还原型辅酶 I 组织化学和 NOS 免疫组化的方法，已证明 NOS 定位于 Müller 细胞[144,145]。因此，通过 NOS 酶促作用，L- 精氨酸和氧转化成 NO 和 L- 瓜氨酸，NO 发挥调控目标神经元或促进微动脉血管舒张和控制微动脉的基础紧张性的作用。而血管外、视网膜内和动脉周围 NO 的产生和释放过程中都离不开神经胶质细胞的重要作用。

应用小型猪，支持这一假说的体内内层视网膜的研究有：

（1）使用 NO 探针测量从玻璃体到内层视网膜增加的 NO 梯度；该梯度是可逆的，由光线调节，暗适应下的视网膜闪烁光的刺激诱导 NO 可逆的增加[132]；

（2）局部微量注射（但不是静脉输注）NO 合酶抑制剂硝基 -L- 精氨酸导致部分、可逆的微动脉血管收缩达 45%[132]。静脉[135]和玻璃体内注射 L- 精氨酸也可引起视网膜血流量增加，但这种效应仍然与 NO 产生增加相关。

（3）在小型猪体内，神经细胞和胶质细胞是 NO 的主要来源，NO 介导乳酸引起的视网膜动脉舒张[142]。

通过肌源性和代谢性机制相互作用，神经元和血管周围神经胶质细胞释放的局部因子参与了视网膜阻力血管紧张性的调节。这些因素可能是离子、分子或相关的动脉血气的变化。他们影响微动脉紧张性，从而调节视网膜血管舒缩反应或收缩紧张性。一氧化氮（NO）和前列环素（PGI_2）是可能的舒张因素，而收缩因素包括内皮素 -1（ET-1）、血管紧张素 Ⅱ 和环加氧酶（COX）产物，如血栓素 A_2（TXA_2）和前列腺素 H_2（PGH_2）[133]。

根据组织的代谢需求，细胞外乳酸收缩和舒张血管的作用是什么？乳酸既可以介导内皮血管活性物质的释放（即 NO），又可能干扰微动脉周围细胞（神经胶质细胞和神经元）代谢，导致血管活性物质的释放（NO，PGs）或视网膜内皮素受体的激活。

PG 和 NO 代谢途径之间的密切关系可以确保当一个进程被抑制时，其他途径会迅速弥补不足之处，保持血流恒定。然而，这种相互作用是否是内层视网膜的血管舒缩和自动调节的主要组成部分，还有待证明。

神经组织和血管内皮细胞结构和功能的损害是缺血性微血管病变进展过程中的主要原因[133]。然而，受损的新陈代谢可作为神经结构和功能改变的基础。这就提出了一个问题——受损的糖酵解是否减少了视网膜前乳酸，而这反过来又影响了 NO 通路？同样重要的是在缺血或血-视网膜屏障受损时，葡萄糖被转运到神经细胞，这两种情况都是导致新生血管和黄斑水肿形成的功能性始发因素。

基于这点，缺氧相关的血管内皮生长因子（VEGF），作为血管生成的主要诱导剂，以时间和空间的联系方式，与新生血管的形成和视网膜血屏障改变密切相关。这将是未来临床上确定视网膜慢性缺血性微血管病变的血流恢复是否与 VEGF 的表达减少有关的重要指标。通过观察控制视网膜的血流量、组织氧合和代谢的多种途径，能够提供新的治疗策略以恢复视网膜的血流量，用来预防缺血性微血管病变进化过程中损害的发生。

参考文献

1. Kimble EA, Svoboda RA, Ostroy SE. Oxygen consumption and ATP changes of the vertebrate photoreceptor. Exp Eye Res 1980; 31(3):271–288.
2. Mulligan SJ, MacVicar BA. Calcium transients in astrocyte endfeet cause cerebrovascular constrictions. Nature 2004; 431(7005):195–199.
3. Metea MR, Newman EA. Glial cells dilate and constrict blood vessels: a mechanism of neurovascular coupling. J Neurosci 2006; 26(11):2862–2870.
4. Araque A, Carmignoto G, Haydon PG. Dynamic signaling between astrocytes and neurons. Annu Rev Physiol 2001; 63:795–813.
5. Haydon PG, Carmignoto G. Astrocyte control of synaptic transmission and neurovascular coupling. Physiol Rev 2006; 86(3):1009–1031.
6. Newman EA, Zahs KR. Calcium waves in retinal glial cells. Science 1997; 275(5301):844–847.
7. Guthrie PB, Knappenberger J, Segal M, Bennett MV, Charles AC, Kater SB. ATP released from astrocytes mediates glial calcium waves. J Neurosci 1999; 19(2):520–528.
8. Fiacco TA, McCarthy KD. Intracellular astrocyte calcium waves in situ increase the frequency of spontaneous AMPA receptor currents in CA1 pyramidal neurons. J Neurosci 2004; 24(3):722–732.
9. Puthussery T, Fletcher EL. Synaptic localization of P2X7 receptors in the rat retina. J Comp Neurol 2004; 472(1):13–23.
10. Puthussery T, Fletcher EL. P2X2 receptors on ganglion and amacrine cells in cone pathways of the rat retina. J Comp Neurol 2006; 496(5):595–609.
11. Puthussery T, Fletcher EL. Neuronal expression of P2X3 purinoceptors in the rat retina. Neuroscience 2007; 146(1):403–414.
12. Puthussery T, Yee P, Vingrys AJ, Fletcher EL. Evidence for the involvement of purinergic P2X receptors in outer retinal processing. Eur J Neurosci 2006; 24(1):7–19.
13. Takano T, Tian GF, Peng W et al. Astrocyte-mediated control of cerebral blood flow. Nat Neurosci 2006; 9(2):260–267.
14. Zonta M, Angulo MC, Gobbo S et al. Neuron-to-astrocyte signaling is central to the dynamic control of brain microcirculation. Nat Neurosci 2003; 6(1):43–50.
15. Ames A, 3rd, Li YY, Heher EC, Kimble CR. Energy metabolism of rabbit retina as related to function: high cost of Na+ transport. J Neurosci 1992; 12(3):840–853.
16. Palay SL. Synapses in the central nervous system. J Biophys Biochem Cytol 1956; 2(4,suppl):193–207.
17. Attwell D, Laughlin SB. An energy budget for signaling in the grey matter of the brain. J Cerebral Blood Flow Metabol 2001; 21:1133–1145.
18. Lowry OH, Roberts NR, Schulz DW, Clow JE, Clark JR. Quantitative histochemistry of retina. II. Enzymes of glucose metabolism. J Biol Chem 1961; 236:2813–2820.
19. Kuwabara T, Cogan DG. Retinal glycogen. Arch Ophthalmol 1961; 66:680–688.
20. Kuwabara T, Kogan DG. Tetrazolium studies on the retina: III. Activity of metabolic intermediates and miscellaneous substrates. J Histochem Cytochem 1960; 8:214–224.
21. Glocklin VC, Potts AM. The metabolism of retinal pigment cell epithelium. II. respiration and glycolysis. Invest Ophthalmol 1965; 4:226–234.
22. Cohen LH, Noell WK. Glucose catabolism of rabbit retina before and after development of visual function. J Neurochem 1960; 5:253–276.
23. Hoang QV, Linsenmeier RA, Chung CK, Curcio CA. Photoreceptor inner segments in monkey and human retina: mitochondrial density, optics, and regional variation. Vis Neurosci 2002; 19(4):395–407.
24. Kageyama GH, Wong-Riley MT. The histochemical localization of cytochrome oxidase in the retina and lateral geniculate nucleus of the ferret, cat, and monkey, with particular reference to retinal mosaics and ON/OFF-center visual channels. J Neurosci 1984; 4(10):2445–2459.
25. Pournaras CJ, Riva CE, Tsacopoulos M, Strommer K. Diffusion of O2 in the retina of anesthetized miniature pigs in normoxia and hyperoxia. Exp Eye Res 1989; 49(3):347–360.
26. Pournaras CJ. Retinal oxygen distribution. Its role in the physiopathology of vasoproliferative microangiopathies. Retina 1995; 15(4):332–347.
27. Alder VA, Cringle SJ. The effect of the retinal circulation on vitreal oxygen tension. Curr Eye Res 1985; 4(2):121–129.
28. Pournaras CJ, Miller JW, Gragoudas ES et al. Systemic hyperoxia decreases vascular endothelial growth factor gene expression in ischemic primate retina. Arch Ophthalmol 1997; 115(12):1553–1558.
29. Linsenmeier RA, Braun RD. Oxygen distribution and consumption in the cat retina during normoxia and hypoxemia. J Gen Physiol 1992; 99(2):177–197.
30. Riva CE, Pournaras CJ, Tsacopoulos M. Regulation of local oxygen tension and blood flow in the inner retina during hyperoxia. J Appl Physiol 1986; 61(2):592–598.
31. Braun RD, Linsenmeier RA. Retinal oxygen tension and the electroretinogram during arterial occlusion in the cat. Invest Ophthalmol Vis Sci 1995; 36(3):523–541.
32. Bill A, Sperber GO. Aspects of oxygen and glucose consumption in the retina: effects of high intraocular pressure and light. Graefes Arch Clin Exp Ophthalmol 1990; 228:124–127.
33. Alder VA, Cringle SJ, Constable IJ. The retinal oxygen profile in cats. Invest Ophthalmol Vis Sci 1983; 24(1):30–36.
34. Linsenmeier RA. Effects of light and darkness on oxygen distribution and consumption in the cat retina. J Gen Physiol 1986; 88(4):521–542.
35. Yu DY, Cringle SJ, Su EN. Intraretinal oxygen distribution in the monkey retina and the response to systemic hyperoxia. Invest Ophthalmol Vis Sci 2005; 46(12):4728–4733.
36. Birol G, Wang S, Budzynski E, Wangsa-Wirawan ND, Linsenmeier RA. Oxygen distribution and consumption in the macaque retina. Am J Physiol Heart Circ Physiol 2007; 293(3):H1696–H1704.
37. Medrano CJ, Fox DA. Oxygen consumption in the rat outer and inner retina: light- and pharmacologically-induced inhibition. Exp Eye Res 1995; 61(3):273–284.
38. Wang L, Kondo M, Bill A. Glucose metabolism in cat outer retina. Effects of light and hyperoxia. Invest Ophthalmol Vis Sci 1997; 38(1):48–55.
39. Dollery CT, Bulpitt CJ, Kohner EM. Oxygen supply to the retina from the retinal and choroidal circulations at normal and increased arterial oxygen tensions. Invest Ophthalmol 1969; 8(6):588–594.
40. Haugh-Scheidt LM, Griff ER, Linsenmeier RA. Light-evoked oxygen responses in the isolated toad retina. Exp Eye Res 1995; 61(1):73–81.
41. Haugh-Scheidt LM, Linsenmeier RA, Griff ER. Oxygen consumption in the isolated toad retina. Exp Eye Res 1995; 61(1):63–72.
42. Ahmed J, Braun RD, Dunn RJ, Linsenmeier RA. Oxygen distribution in the macaque retina. Invest Ophthalmol Vis Sci 1993; 34(3):516–521.
43. Ames A, 3rd, Walseth TF, Heyman RA, Barad M, Graeff RM, Goldberg ND. Light-induced increases in cGMP metabolic flux correspond with electrical responses of photoreceptors. J Biol Chem 1986; 261(28):13034–13042.
44. Goldberg ND, Ames AA, 3rd, Gander JE, Walseth TF. Magnitude of increase in retinal cGMP metabolic flux determined by 18O incorporation into nucleotide alpha-phosphoryls corresponds with intensity of photic stimulation. J Biol Chem 1983; 258(15):9213–9219.
45. Ames A, 3rd, Nesbett FB. In vitro retina as an experimental model of the central nervous system. J Neurochem 1981; 37(4):867–877.
46. Babel J, Stangos N. Essai de corrélation entre l'ERG et les ultrastructures de la rétine. I. Action du monoiodoacétate. Arch Opht (Paris) 1973; 33:297–312.
47. Futterman S, Kinoshita JH. Metabolism of the retina. I. Respiration of cattle retina. J Biol Chem 1959; 234(4):723–726.
48. Krebs HA. The Pasteur effect and the relations between respiration and fermentation. Essays Biochem 1972; 8:1–34.
49. Racker E. History of the Pasteur effect and its pathobiology. Mol Cell Biochem 1974; 5(1–2):17–23.
50. Matchinsky FM. Energy metabolism of the microscopic structures of the cochlea, the retina, and the cerebellum. In: Costa E, Giacobini E, eds. Biochemistry of simple neuronal models. Advances in Biochemical Psychopharmacology. New York: Raven Press; 1970:217–243.
51. Winkler BS. Glycolytic and oxidative metabolism in relation to retinal function. J Gen Physiol 1981; 77(6):667–692.
52. Niemeyer G. The function of the retina in the perfused eye. Doc Ophthalmol 1975; 39(1):53–116.
53. Poitry-Yamate CL, Poitry S, Tsacopoulos M. Lactate released by Müller glial cells is metabolized by photoreceptors from mammalian retina. J Neurosci 1995; 15(7 Pt 2):5179–5191.
54. Chih CP, Lipton P, Roberts EL, Jr. Do active cerebral neurons really use lactate rather than glucose? Trends Neurosci 2001; 24(10):573–578.
55. Dienel GA, Cruz NF. Nutrition during brain activation: does cell-to-cell lactate shuttling contribute significantly to sweet and sour food for thought? Neurochem Int 2004; 45(2–3):321–351.
56. Pellerin L, Magistretti PJ. Food for thought: challenging the dogmas. J Cereb Blood Flow Metab 2003; 23(11):1282–1286.
57. Gladden LB. Lactate metabolism: a new paradigm for the third millennium. J Physiol 2004; 558(Pt 1):5–30.
58. Hyder F, Patel AB, Gjedde A, Rothman DL, Behar KL, Shulman RG. Neuronal-glial glucose oxidation and glutamatergic-GABAergic function. J Cereb Blood Flow Metab

2006; 26(7):865–877.

59. Schurr A. Lactate: the ultimate cerebral oxidative energy substrate? J Cereb Blood Flow Metab 2006; 26(1):142–152.

60. Kuwabara T, Cogan DG, Futterman S, Kinoshita JH. Dehydrogenases in the retina and Müller's fibers. J Histochem Cytochem. 1959 Jan;7(1):67–68.

61. Poitry-Yamate C, Tsacopoulos M. Glial (Müller) cells take up and phosphorylate [3H]2-deoxy-D-glucose in mammalian retina. Neurosci Lett 1991; 122(2):241–244.

62. Poitry-Yamate CL, Tsacopoulos M. Glucose metabolism in freshly isolated Müller glial cells from a mammalian retina. J Comp Neurol 1992; 320(2):257–266.

63. Wilson DJ. 2-deoxy-d-glucose uptake in the inner retina: an in vivo study in the normal rat and following photoreceptor degeneration. Trans Am Ophthalmol Soc 2002; 100:353–364.

64. Graymore C, Tansley K. Iodoacetate poisoning of the rat retina. I. Production of retinal degeneration. Br J Ophthalmol 1959; 43(3):177–185.

65. Graymore C. Biochemistry of the retina. In: Graymore CN, ed. Biochemistry of the eye. London: Academic Press, 1970:645–735.

66. Dick E, Miller RF. Extracellular K+ activity changes related to electroretinogram components. I. Amphibian (I-type) retinas. J Gen Physiol 1985; 85(6):885–909.

67. Lachapelle P, Benoit J, Guite P, Tran CN, Molotchnikoff S. The effect of iodoacetic acid on the electroretinogram and oscillatory potentials in rabbits. Doc Ophthalmol 1990; 75(1):7–14.

68. Hsu SC, Molday RS. Glucose metabolism in photoreceptor outer segments. Its role in phototransduction and in NADPH-requiring reactions. J Biol Chem 1994; 269(27):17954–17959.

69. Archer SN, Ahuja P, Caffe R et al. Absence of phosphoglucose isomerase-1 in retinal photoreceptor, pigment epithelium and Müller cells. Eur J Neurosci 2004; 19(11):2923–2930.

70. Sperling HG, Harcombe ES, Johnson C. Stimulus controlled labeling of cones in the macaque monkey with 3H-2-D-deoxyglucose. In: Hollyfield JG, Vidrio EA, eds. The structure of the eye. New York: Elsevier, 1982:56–60.

71. Nihira M, Anderson K, Gorin FA, Burns MS. Primate rod and cone photoreceptors may differ in glucose accessibility. Invest Ophthalmol Vis Sci 1995; 36(7):1259–1270.

72. Tsacopoulos M, Magistretti PJ. Metabolic coupling between glia and neurons. J Neurosci 1996; 16(3):877–885.

73. Tsacopoulos M, Poitry-Yamate CL, MacLeish PR, Poitry S. Trafficking of molecules and metabolic signals in the retina. Prog Retin Eye Res 1998; 17(3):429–442.

74. Winkler BS, Starnes CA, Sauer MW, Firouzgan Z, Chen SC. Cultured retinal neuronal cells and Müller cells both show net production of lactate. Neurochem Int 2004; 45(2–3):311–320.

75. Hertz L. The astrocyte-neuron lactate shuttle: a challenge of a challenge. J Cereb Blood Flow Metab 2004; 24(11):1241–1248.

76. Halestrap AP, Price NT. The proton-linked monocarboxylate transporter (MCT) family: structure, function and regulation. Biochem J 1999; 343(2):281–299.

77. Polyak SL. Neuroglia of the retina. The retina. Chicago: University of Chicago Press; 1941:343–365.

78. Sarthy VP, Pignataro L, Pannicke T et al. Glutamate transport by retinal Müller cells in glutamate/aspartate transporter-knockout mice. Glia 2005; 49(2):184–196.

79. Brew H, Attwell D. Electrogenic glutamate uptake is a major current carrier in the membrane of axolotl retinal glial cells. Nature 1987; 327(6124):707–709.

80. Biedermann B, Bringmann A, Reichenbach A. High-affinity GABA uptake in retinal glial (Müller) cells of the guinea pig: electrophysiological characterization, immunohistochemical localization, and modeling of efficiency. Glia 2002; 39(3):217–228.

81. Gadea A, Lopez E, Hernandez-Cruz A, Lopez-Colome AM. Role of Ca2+ and calmodulin-dependent enzymes in the regulation of glycine transport in Müller glia. J Neurochem 2002; 80(4):634–645.

82. Sarthy PV. The uptake of [3H]gamma-aminobutyric acid by isolated glial (Müller) cells from the mouse retina. J Neurosci Methods 1982; 5(1–2):77–82.

83. Derouiche A, Rauen T. Coincidence of L-glutamate/L-aspartate transporter (GLAST) and glutamine synthetase (GS) immunoreactions in retinal glia: evidence for coupling of GLAST and GS in transmitter clearance. J Neurosci Res 1995; 42(1):131–143.

84. Riepe RE, Norenburg MD. Müller cell localization of glutamine synthetase in rat retina. Nature 1977; 268(5621):654–655.

85. Linser PJ, Sorrentino M, Moscona AA. Cellular compartmentalization of carbonic anhydrase-C and glutamine synthetase in developing and mature mouse neural retina. Brain Res 1984; 315(1):65–71.

86. Nagelhus EA, Mathiisen TM, Bateman AC et al. Carbonic anhydrase XIV is enriched in specific membrane domains of retinal pigment epithelium, Müller cells, and astrocytes. Proc Natl Acad Sci USA 2005; 102(22):8030–8035.

87. Pfeiffer-Guglielmi B, Francke M, Reichenbach A, Fleckenstein B, Jung G. Glycogen phosphorylase isozyme pattern in mammalian retinal Müller (glial) cells and in astrocytes of retina and optic nerve. Glia 2004; 49:84–95.

88. Ripps H, Witkovsky P. Neuron-glial interaction in the brain and retina. In: Progress in retinal research 1985:181–219.

89. Wasilewa P, Hockwin O, Korte I. Glycogen concentration changes in retina, vitreous body and other eye tissues caused by disturbances of blood circulation. Albrecht Von Graefes Arch Klin Exp Ophthalmol 1976; 199(2):115–120.

90. Coffe V, Carbajal RC, Salceda R. Glycogen metabolism in the rat retina. J Neurochem 2004; 88(4):885–890.

91. Schorderet M, Hof P, Magistretti PJ. The effects of VIP on cyclic AMP and glycogen levels in vertebrate retina. Peptides 1984; 5(2):295–298.

92. Rungger-Brandle E, Kolb H, Niemeyer G. Histochemical demonstration of glycogen in neurons of the cat retina. Invest Ophthalmol Vis Sci 1996; 37(5):702–715.

93. Hirsch-Hoffmann CH, Niemeyer G. Changes in plasma glucose level affect rod-, but not cone-ERG in the anesthetized cat. Clin Vis Sci 1993; 8:489–501.

94. Lajtha A. Brain energetics. Integration of molecular and cellular processes. In: Gibson GE, Dienel GA, eds. Handbook of neurochemistry and molecular neurobiology, 3rd edn, ed: Berlin: Springer-Verlag, 2007.

95. Kumugai AK. Glucose transport in brain and retina: implications in the management and complications of diabetes. Diabetes Metab Res Rev 1999; 15:261–273.

96. Frackowiak RSJ, Magistretti PJ, Shulman RG, Altman JS, Adams M. Neuroenergetics: relevance in functional brain imaging. Strasbourg: Human Frontiers Science Program, 2001: 1–214.

97. Magistretti PJ, Pellerin L. Astrocytes couple synaptic activity to glucose utilization in the brain. News Physiol Sci 1999; 14:177–182.

98. Magistretti PJ, Pellerin L. Functional brain imaging: role metabolic coupling between astrocytes and neurons. Rev Med Suisse Romande 2000; 120(9):739–742.

99. Raichle ME. Functional brain imaging and human brain function. J Neurosci 2003; 23(10):3959–3962.

100. Dimitracos SA, Tsacopoulos M. The recovery from a transient inhibition of the oxidative metabolism of the photoreceptors of the drone (Apis mellifera O). J Exp Biol 1985; 119:165–181.

101. Evêquoz V, Stadelmann A, Tsacopoulos M. The effect of light on glycogen turnover in the retina of the intact honeybee drone (Apis mellifera). J Comp Physiol 1983 150:69–75.

102. Tsacopoulos M, Coles JA, Van de Werve G. The supply of metabolic substrate from glia to photoreceptors in the retina of the honeybee drone. J Physiol (Paris) 1987; 82(4):279–287.

103. Tsacopoulos M, Evequoz-Mercier V, Perrottet P, Buchner E. Honeybee retinal glial cells transform glucose and supply the neurons with metabolic substrate. Proc Natl Acad Sci USA 1988; 85(22):8727–8731.

104. Tsacopoulos M, Veuthey AL, Saravelos SG, Perrottet P, Tsoupras G. Glial cells transform glucose to alanine, which fuels the neurons in the honeybee retina. J Neurosci 1994; 14(3 Pt 1):1339–1351.

105. Tsacopoulos M, Poitry-Yamate CL, Poitry S. Ammonium and glutamate released by neurons are signals regulating the nutritive function of a glial cell. J Neurosci 1997; 17(7):2383–2390.

106. Niemeyer G, Steinberg RH. Differential effects of pCO2 and pH on the ERG and light peak of the perfused cat eye. Vision Res 1984; 24(3):275–280.

107. Macaluso C, Onoe S, Niemeyer G. Changes in glucose level affect rod function more than cone function in the isolated, perfused cat eye. Invest Ophthalmol Vis Sci 1992; 33(10):2798–2808.

108. Niemeyer G. Glucose concentration and retinal function. Clin Neurosci 1997; 4(6):327–335.

109. Gruetter R. Glycogen: the forgotten cerebral energy store. J Neurosci Res 2003; 74(2):179–183.

110. Padnick-Silver L, Linsenmeier RA. Quantification of in vivo anaerobic metabolism in the normal cat retina through intraretinal pH measurements. Vis Neurosci 2002; 19(6):793–806.

111. Tsacopoulos M, Baker R, Levy S. Studies on retinal oxygenation. Adv Exp Med Biol 1976; 75:413–416.

112. Tsacopoulos M, Levy S. Intraretinal acid-base studies using pH glass microelectrodes: effect of respiratory and metabolic acidosis and alkalosis on inner-retinal pH. Exp Eye Res 1976; 23(5):495–504.

113. Tsacopoulos M, Beauchemin ML, Baker R, Babel J. Studies of experimental retinal focal ischaemia in miniature pigs. In: Vision and circulation. Proceedings of the Third W Mackenzie Memorial Symposium. London: Kimpton, 1976:93.

114. Bui BV, Kalloniatis M, Vingrys AJ. The contribution of glycolytic and oxidative pathways to retinal photoreceptor function. Invest Ophthalmol Vis Sci 2003; 44(6):2708–2715.

115. Riva CE, Pournaras CJ, Poitry-Yamate CL, Petrig BL. Rhythmic changes in velocity, volume, and flow of blood in the optic nerve head tissue. Microvasc Res 1990; 40(1):36–45.

116. Riva CE, Harino S, Shonat RD, Petrig BL. Flicker evoked increase in optic nerve head blood flow in anesthetized cats. Neurosci Lett 1991; 128(2):291–296.

117. Riva CE, Grunwald JE, Petrig BL. Autoregulation of human retinal blood flow. An investigation with laser Doppler velocimetry. Invest Ophthalmol Vis Sci 1986; 27(12):1706–1712.

118. Petropoulos IK, Pournaras CJ. Effect of indomethacin on the hypercapnia-associated vasodilation of the optic nerve head vessels: an experimental study in miniature pigs. Ophthalmic Res 2005; 37(2):59–66.

119. Duong TQ, Ngan SC, Ugurbil K, Kim SG. Functional magnetic resonance imaging of the retina. Invest Ophthalmol Vis Sci 2002; 43(4):1176–1181.

120. Shen Q, Cheng H, Pardue MT et al. Magnetic resonance imaging of tissue and vascular layers in the cat retina. J Magn Res Imaging 2006; 23(4):465–472.

121. Duong TQ, Pardue MT, Thule PM et al. Layer-specific anatomical, physiological and functional MRI of the retina. NMR Biomed 2008; 21(9):978–996.

122. Cheng H, Nair G, Walker TA et al. Structural and functional MRI reveals multiple retinal layers. Proc Natl Acad Sci USA 2006; 103(46):17525–17530.

123. Strauss O. The retinal pigment epithelium in visual function. Physiol Rev 2005; 85(3):845–881.

124. Bergersen L, Johannsson E, Veruki ML et al. Cellular and subcellular expression of monocarboxylate transporters in the pigment epithelium and retina of the rat. Neuroscience 1999; 90(1):319–331.

125. Wood JP, Chidlow G, Graham M, Osborne NN. Energy substrate requirements of rat retinal pigmented epithelial cells in culture: relative importance of glucose, amino acids, and monocarboxylates. Invest Ophthalmol Vis Sci 2004; 45(4):1272–1280.

126. Zeuthen T, Hamann S, la Cour M. Cotransport of H+, lactate and H2O by membrane proteins in retinal pigment epithelium of bullfrog. J Physiol 1996; 497(Pt 1): 3–17.

127. Tsacopoulos M, Baker R, David NJ, Strauss J. The effect of arterial PCO2 on inner-retinal oxygen consumption rate in monkeys. Invest Ophthalmol 1973; 12(6):456–460.

128. Bardy M, Tsacopoulos M. Metabolic changes in the retina after experimental microembolism in the miniature pig. Klin Monatsbl Augenheilkd 1978; 172(4):451–460.

129. Tsacopoulos M. Role of metabolic factors in the regulation of retinal blood minute volume. Adv Ophthalmol 1979; 39:233–273.

130. Poitry-Yamate CL, Tsacopoulos M, Pournaras CJ. Changes in the concentration of K+ induced by a flash of light in the preretinal vitreous of the anesthetized minipig. Klin Monatsbl Augenheilkd 1990; 196(5):351–353.

131. Brazitikos PD, Pournaras CJ, Munoz JL, Tsacopoulos M. Microinjection of L-lactate in the preretinal vitreous induces segmental vasodilation in the inner retina of miniature pigs. Invest Ophthalmol Vis Sci 1993; 34(5):1744–1752.

132. Donati G, Pournaras CJ, Munoz JL, Poitry S, Poitry-Yamate CL, Tsacopoulos M. Nitric oxide controls arteriolar tone in the retina of the miniature pig. Invest Ophthalmol Vis Sci 1995; 36(11):2228–2237.

133. Pournaras CJ, Rungger-Brandle E, Riva CE, Hardarson SH, Stefansson E. Regulation of retinal blood flow in health and disease. Prog Retin Eye Res 2008; 27(3):284–330.

134. Yamanishi S, Katsumura K, Kobayashi T, Puro DG. Extracellular lactate as a dynamic vasoactive signal in the rat retinal microvasculature. Am J Physiol Heart Circ Physiol 2006; 290(3):H925–H934.

135. Garhofer G, Resch H, Lung S, Weigert G, Schmetterer L. Intravenous administration of L-arginine increases retinal and choroidal blood flow. Am J Ophthalmol 2005; 140(1):69–76.

136. Ido Y, Chang K, Williamson JR. NADH augments blood flow in physiologically activated retina and visual cortex. Proc Natl Acad Sci USA 2004; 101(2):653–658.

137. Poole RC, Halestrap AP. Transport of lactate and other monocarboxylates across mammalian plasma membranes. Am J Physiol 1993; 264(4 Pt 1):C761–82.

138. Oldendorf WH. Carrier-mediated blood-brain barrier transport of short-chain monocarboxylic organic acids. Am J Physiol 1973; 224(6):1450–1453.

139. Gerhart DZ, Leino RL, Drewes LR. Distribution of monocarboxylate transporters MCT1 and MCT2 in rat retina. Neuroscience 1999; 92(1):367–375.

140. Pierre K, Pellerin L. Monocarboxylate transporters in the central nervous system: distribution, regulation and function. J Neurochem 2005; 94(1):1–14.

141. Hein TW, Xu W, Kuo L. Dilation of retinal arterioles in response to lactate: role of nitric oxide, guanylyl cyclase, and ATP-sensitive potassium channels. Invest Ophthalmol Vis Sci. 2006; 47(2):693–699.

142. Mendrinos E, Petropoulos IK, Mangioris G, Papadopoulou DN, Stangos AN, Pournaras CJ. Lactate-induced retinal arteriolar vasodilation implicates neuronal nitric oxide synthesis in minipigs. Invest Ophthalmol Vis Sci 2008; 49(11):5060–5066.

143. Poitry-Yamate CL. Biosynthesis, release and possible transfer of glucose-derived carbohydrate intermediates and amino acids from mammalian glial cells to photoreceptor-neurons. Geneva: Edition Médecine et Hygiène (University of Geneva), 1994.

144. Liepe BA, Stone C, Koistinaho J, Copenhagen DR. Nitric oxide synthase in Müller cells and neurons of salamander and fish retina. J Neurosci 1994; 14(12):7641–7654.

145. Kim IB, Lee EJ, Kim KY et al. Immunocytochemical localization of nitric oxide synthase in the mammalian retina. Neurosci Lett 1999; 267(3):193–196.

第 13 章

视网膜色素上皮细胞的功能

Olaf Strauss · Horst Helbig

曹 谦 译 薛春燕 校

概述

视网膜色素上皮（retinal pigment epithelium, RPE）是光感受器外节和脉络膜毛细血管孔型内皮细胞之间的单层色素细胞，RPE 两侧的，特殊的细胞外基质使 RPE 与其相邻组织形成紧密连接。RPE 基底侧多层 Bruch 膜结合成血液 - 视网膜屏障的一部分，并提供屏障功能和选择性的传输功能。在 RPE 的顶部，光感受器间基质提供光感受器外段与 RPE 相互作用的界面。在这种相互作用中，RPE 与光感受器形成了一个功能单元[1-3]（图 13.1）。人类的每一个 RPE 细胞平均与 23 个光感受器相互作用[4]。功能单元的形成是胚胎发育过程中非常重要的环节[5]。RPE 和视网膜神经元在分化和成熟的过程中彼此依赖，RPE 的基因突变可以导致原发性光感受器变性，而光感受器基因突变可导致原发性视网膜色素上皮变性。在这些功能单元中，RPE 的多种功能对视觉形成必不可少，这些功能的丧失将会导致视网膜变性。

光的吸收

RPE 是单层色素细胞，覆盖于眼球内壁，吸收散射光，从而改善光学质量。进入人眼的光被晶状体聚焦到黄斑部，这代表 RPE 的黑色素颗粒吸收了高密度的能量，导致 RPE 脉络膜复合体温度增加[6]。脉络膜毛细血管的热量可通过血液循环运走，但是这将承受光氧化损伤的危险[7,8]。脉络膜的血流灌注高于肾[9,10]，然而仅有少量的氧被相邻的组织摄取，脉络膜的静脉血仍显示 90% 以上的氧饱和度。因此，这里就存在氧和高密度光能量结合的外流，而这导致了大量的活性氧物质产生。RPE 能够通过各种各样的途

径防御中毒[11]：黑色素小体的黑色素、类胡萝卜素、玉米黄质吸收光能、抗坏血酸盐、α- 生育酚和 β- 胡萝卜素、还原型谷胱甘肽是非酶性的抗氧化剂，而且黑色素本身也可以作为一种抗氧化剂，这是对细胞自然修复受损的 DNA、脂质和蛋白质能力的补充。

经上皮的运输

RPE 细胞形成血液 - 视网膜屏障的一部分，电生理参数显示 RPE 是一层紧密的上皮，其周边的电阻比跨细胞的电阻至少大 10 倍[12,13]。这种屏障功能形成了眼睛非常重要的免疫赦免功能（见下文）。由于存在这种紧密的屏障功能，血流和光感受器之间所有的分子和离子交换完全依赖于穿过 RPE 的跨膜运输。

从血液到光感受器的运输

从血液到光感受器的转运物质包括主要营养物质的转运（如葡萄糖、ω3 脂肪酸和视黄醛等。）

葡萄糖的转运依靠 RPE 的顶端和基底膜所含有的大量的葡萄糖转运，蛋白 GLUT1 和 GLUT3[14,15]。GLUT3 介导基础转运，而 GLUT1 介导的是负责可诱导的葡萄糖转运，两者分别满足不同的代谢需求。

全反式视黄醇经受体介导，从血流中被吸收，这个过程涉及了一个血清 - 视黄醇结合蛋白 / 转甲状腺素蛋白复合物。视黄醇形成全反式视黄酯，然后直接进入视觉周期（见下文）。

二十二碳六烯酸（ω-3 多不饱和脂肪酸；22：6ω3）在光感受器外节重建过程中必不可少，但光感受器不能合成该化合物[16-19]，而是由肝脏中合成的前体亚麻酸与血液中的血浆蛋白结合后传输到眼睛。RPE 以浓度依赖性方式优先使用二十二碳六烯酸，而

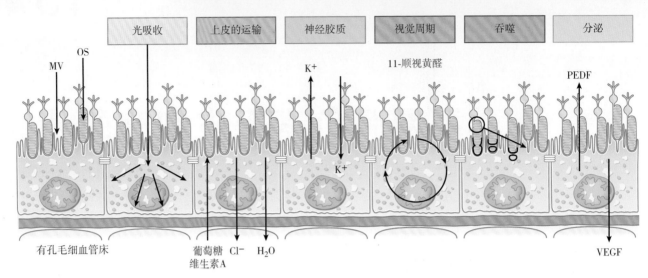

图 13.1　RPE 上光感受器之间形成功能单元的不同功能。（Modified from Strauss O：The retinal pigment epithelium in visual function，Physiol Rev 85：845-81，2005. Used with permission.[3]）

二十二碳六烯酸被合成为甘油脂用于合成和存储。

从视网膜到血液的运输

　　视网膜是细胞密度最高的组织，其神经细胞表现出很高的代谢活性，而这将导致大量的水和乳酸积聚，多余的水将通过眼内压力从玻璃体移向视网膜。但由于 RPE 是一个严密的上皮层，水不能经细胞旁途径传递，因此水和乳酸将依靠 RPE 的主动转运从视网膜下排出（框 13.1）[20]。

　　水从视网膜到血液的转运依赖 Cl⁻ 的转运驱动（图 13.2）[12,21,22]，而这个转运靠 ATP 的 Na^+/K^+-ATP 酶激活，进而使用 ATP 的能量在 RPE 细胞中进行 Na^+ 与 K^+ 的交换，并通过内向整流钾通道顶膜形成很大的 K^+ 电导，使 K^+ 离子被跨顶膜回收。这种循环不仅维持了跨顶膜的 K^+ 梯度，同时对 Na^+/K^+-ATP 酶的活性提供了支持。顶膜的 $Na^+/2Cl/K^+$ 共同转运蛋白利用 Na^+ 梯度跨顶膜运输 K^+ 和 Cl^- 进入 RPE 的细胞质。由于 K^+ 通过内向整流通道移回视网膜下间隙，从而使 $Na^+/2Cl/K^+$- 共同转运蛋白在 RPE 细胞内积累了 Cl^-（40 ~ 60 mmol/L）[23]，这种高 Cl^- 浓度提供了推动力量，使得 Cl^- 离开细胞。基底的细胞膜显示出巨大的 Cl^- 的电导，从而使 Cl^- 离开细胞进入血液，在基底形成一个 –15 ~ –6mV 的负的跨膜电位[20]，这是跨上皮 Cl^- 从视网膜下到血液运输的最后步骤。ClC2 Cl^- 通道可能提供了基底氯离子电导的主要部分[24]，而其他提供基底氯离子电导的通道则连接到细胞内的第二信使系统。细胞内游离 Ca^{2+} 可以使 Cl^- 的转运增加[25]，同样被激活的 Ca^{2+} 依赖性 Cl^- 通道或 cAMP 依赖性 Cl^- 通道通过增加 cAMP 的浓度[26]也可以增加 Cl^- 的转运。

　　视网膜的代谢活动导致视网膜下大量乳酸积聚，并通过 RPE 转运出去[14,27]，但这种转运需要严格调控的细胞内 pH 值[28,29]。乳酸可以从视网膜下与 H^+ 被单羧酸转运蛋白 -1（MCT1）[30] 协同转运清除（可以高达 19 mmol/L），此转运驱动使用 RPE 细胞的 Na^+ 浓度梯度，由激活的 Na^+/H^+ 交换器消除 H^+，并由激活的 Na^+/K^+-ATP 酶提供动力[31]。跨基底膜的乳酸通过激活的单羧酸转运蛋白 -3（MCT3）离开细胞，这也是一个 H^+/ 乳酸的协同转运。碳酸氢盐的运输可以使细胞内 pH 值[28,29] 保持稳定。HCO_3^- 被 $Na^+/2HCO_3^-$ 协同转运穿过细胞顶膜，这个协同转运依靠的是被

框 13.1　视网膜脱离

　　视网膜脱离，其特征在于视网膜色素上皮层与视神经视网膜光感受器层分离。这种分离减少了两层之间的密切的相互作用，从而降低视功能。封闭视网膜裂孔可以阻止液体从玻璃体流入视网膜下的空间，剩余的视网膜下液自发重吸收。视网膜下液被视网膜色素层的电解质及流体泵清除[71]。

　　RPE 细胞通常不会分裂，但在某些情况下，他们可能会被激活，在创伤修复中发挥作用。这些伤口修复机制也可以通过形成所谓的"增殖性玻璃体视网膜病变"（PVR）带来灾难性的后果。视网膜色素上皮细胞可能通过视网膜裂孔，进入玻璃体腔和视网膜表面转化为成纤维细胞，形成收缩膜，导致复杂牵引形式的视网膜脱离，这是难以修复的[72]。

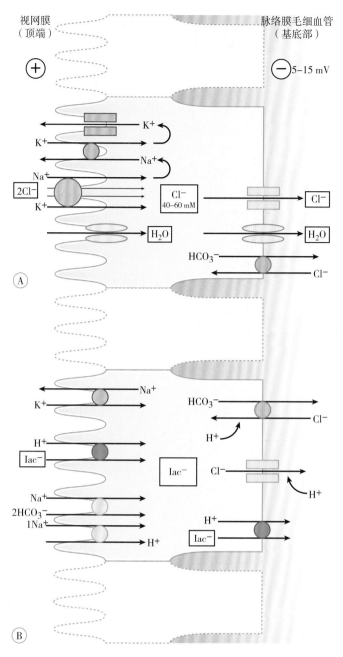

图 13.2 水与离子从视网膜下向血液的转运。（A）使用 ATP 水解的能量，Na^+/K^+-ATP 酶建立了 Na^+ 梯度，通过 $Na^+/K^+/2Cl^-$ 通道，驱动 Na^+、K^+ 和 Cl^- 的吸收。通过内向整流 K^+ 通道，跨顶膜回收 K^+。3 个转运蛋白的协调转运活动导致 RPE 细胞质中 Cl^- 的堆积。Cl^- 通过各种底端的 Cl^- 通道转运出细胞。Cl^- 的净输出导致基底部的负跨膜电位。Cl^- 通过渗透压驱动经由顶端和基底膜的水通道进行转运。（B）乳酸由激活 MCT1（单羧酸转运蛋白 -1）从视网膜下吸收，并在细胞中积累。此驱动力是巨大的，因为视网膜神经元的活性，产生大量的乳酸（视网膜下的空间中的浓度可高达 19 mM）。乳酸通过基底膜激活的 MCT3 转运离开细胞。通过钠依赖性转运蛋白的激活，在顶膜调节所需要的 pH：该转运蛋白为 Na^+/H^+ 交换体和 Na^+/HCO_3^- 转运蛋白，其利用的钠离子来自 Na^+/K^+-ATP 酶。基底膜的 pH 调节由 Cl^- 依赖的转运蛋白激活而触发，后者依赖于细胞内大量 Cl^- 的活性。这部分的 pH 调节有 Cl^-/HCO_3^- 交换通道和 Cl^- 通道 ClC2 的参与。

Na^+/K^+-ATP 酶激活所产生的 Na^+ 梯度，最终，HCO_3^- 通过 HCO_3^- 交换器的动力穿过基底膜离开 RPE[32]。

水的代谢和乳酸的产生是相联系的，因此，水的转运和 pH 调节相耦合[27]。乳酸转运的增加，导致细胞内酸化，从而抑制了 Cl^-/HCO_3^- 交换转运。由于 Cl^-/HCO_3^- 转运与 Cl^- 通道方向相反，使得静息状态的 Cl^- 通道对 Cl^- 转运效率降低。因此，抑制 HCO_3^- 转运将增加 Cl^- 和水的跨上皮转运。ClC2 通道将进一步增强该转运，因为此通道被细胞外降低的 pH 激活。基底膜的乳酸在 MCT3 的作用下大量转运将会导致细胞外酸化的现象。

视网膜下腔粒子迅速改变的电容代偿

在黑暗的环境中，光感受器外节的 cGMP 依赖性阳离子通道产生内向的 Na^+ 和 Ca^{2+} 电流，并被内节的 K^+ 外向电流所平衡。在光亮的环境中，cGMP 依赖性阳离子通道关闭，K^+ 电流减小导致在视网膜下腔的 K^+ 浓度从 5 mmol/L 降低至 2 mmol/L。外节的 Na^+ 电导的下降导致视网膜下腔 Na^+ 浓度的增加。此外，照射到视网膜的光导致视网膜下腔容积增大。这两个变化会被 RPE 的离子转运的调节所代偿[2,33-36]。

K^+ 浓度的变化和细胞外容积两者的代偿都与钾离子的转运相关联[20]。RPE 的顶膜显示一个较大的 K^+ 电导。在视网膜下腔 K^+ 浓度的减少导致的顶膜超极化，形成视网膜电流图中的 c 波。钾离子浓度的下降，降低了 $Na^+/K^+/2Cl^-$ 协同转运蛋白的活性，继而降低细胞内 Cl^- 的活性并导致基底膜的超极化[37]。在视网膜电流图中，这可以看作为延迟的超极化。顶膜超极化激活内向整流 K^+ 通道，该通道使 K^+ 进入视网膜下腔，以弥补光照导致的视网膜下腔 K^+ 浓度的减少。在同一时间，超极化降低 Na^+/HCO_3^- 协同转运蛋白的活性，这是基于其化学计量的电转运。随后的胞内酸化增加了跨上皮的 Cl^- 和水转运。

光诱导使视网膜下 Na^+ 浓度增加，补偿了 $Na^+/K^+/2Cl^-$ 转运激活和 Na^+/H^+ 交换[38,39]。在从明转暗的过程中，Na^+/K^+-ATP 酶似乎通过吸收 Na^+ 以代偿视网膜下腔 Na^+ 浓度的增加。据认为，这项功能是其位于视网膜色素上皮顶膜的原因。

视觉周期

视觉开始于一个光子被光感受器细胞外节视紫

红质吸收，11-顺式视黄醛开始结构改变，从11-顺式视黄醛转换为全反式视黄醛。对于下一个光子的吸收，视紫红质取代了全反式视黄醛形成一个新的11-顺式视黄醛。为了保持视觉的功能，全反式11-顺式视黄醛再次异构化为11-顺式视黄醛，这个过程发生在RPE[40-43]（图13.3）。全反式视黄醛作为N-retinylidine-磷脂酰乙醇胺（N-retinylidine-PE），在ABC（ATP结合盒蛋白）ABCR4转运下离开盘膜。N-retinylidine-PE释放的全反式视黄醛通过RDH（全反式视黄醇脱氢酶）转化为全反式视黄醇，离开感光体的外节到视网膜下腔，被加载到IRPB（光感受器间受体视网膜结合蛋白）并输送到RPE[44]。在RPE细胞质中，其结合到视黄醇结合蛋白CRBP（细胞视黄醇结合蛋白），作为一个级联反应的起始。该级联反应由LRAT（卵磷脂，维生素A转移酶）、RPE65

（RPE特定蛋白65 kDa，作为异构酶[45]）和11cRDH（11-顺式视黄醇脱氢酶或RDH5）组成的蛋白质复合体催化，进行再异构化。再异构化后的11-顺式视黄醛加载到CRALBP（cellular retinaldahyde binding protein），离开细胞并由IRBP运回光感受器。这条通路说明了视杆细胞视黄醛的异构化。视锥细胞包括Müller细胞可能有一个额外的辅助途径。

视觉周期维持光感受器的兴奋性（框13.2），需要适应在光亮与黑暗不同环境下的感光活动[46]。在光明的环境，视网膜快速更新，而在黑暗中要慢得多。从黑暗到光明，视网膜需要迅速的而不是缓慢的更新，反之亦然。视网膜有不同的视黄醛结合蛋白的连接池。在从黑暗走向光明期间，IRPB传送视黄醛，提供视网膜的第一个池[44]。这个池不会被耗尽，因为它重新被来自CRALBP蛋白质池的视黄醛

图13.3 视网膜循环（视觉周期）。视觉的过程由视紫质从11-顺式视黄醛到全反式视黄醛构象改变开始。在RPE中全部的11-顺式视黄醛转化为全反式视黄醛。到这个周期中的第一个步骤是顺式视黄醛全转为全反式视黄醇。全反式视黄醇离开光感受器结合到IRPB，被运送到视网膜色素上皮。在RPE中，全反式视黄醇结合CRBP，进入异构化途径。该反应由LRAT、RPE65和RDH5组成的蛋白质络合物催化。该反应产物，11-顺式视黄醛结合到CRALBP，离开细胞，在那里结合到IRPB，再次被输送到光感受器。RPE65调节这个周期来适应不同光照强度。在光亮环境下，它被乙酰水杨酸化并通过异构酶功能和膜结合。在黑暗中，它在细胞质中自由扩散，在视循环周期速度较低时，作为视黄醛池。（CRBP：细胞视黄醇结合蛋白；CRALBP：细胞视黄醛结合蛋白；IPM：光感受器间基质；IRBP：间质视黄醛结合蛋白；LRAT：卵磷脂视黄醇酰基转移酶；RDH：视黄醇脱氢酶；RPE65：视网膜色素上皮细胞65；RDH5：11-顺式视黄醇脱氢酶；Rho：视紫红质；SER：光面内质网）。

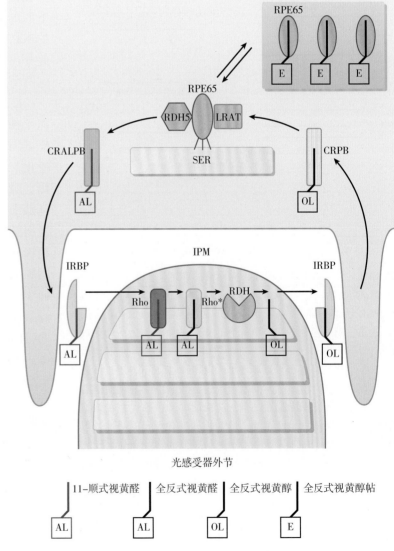

填满。CRALBP 又可以从 RPE65 补充。因此，增加光照强度，视黄醛可以从不同的池进行补充，在从光亮到黑暗的过程中，视黄醛被存储起来。重要的是 IRBP 在黑暗中比在光明环境下可以携带更多的视黄醛。另一个关键功能是 RPE65 功能的调节[47]。在黑暗中 RPE65 是水溶性的，在细胞质中自由扩散。有了这个结构，RPE65 可以成为一个视黄醛的存储器。在光照下，RPE65 被乙酰水杨酸化并绑定在细胞内膜。在此结构中，RPE65 主要催化 11- 顺式视黄醇到全反式视黄醇的异构化反应。

光感受器外节的细胞吞噬功能

汇聚到视网膜上的高密度的光能量和增加的活性氧物质使光感受器外节暴露于有毒化合物，这导致光感受器外节（photoreceptor outer segments，POS）受到破坏。为了维持光感受器的兴奋性，外节从内节新建连接纤毛[48,49]。被破坏的 POS 部分会脱落，并被视网膜色素上皮细胞吞噬[50-52]。为了保持适当长度的外节，一方面脱落和吞噬作用的过程必须被严格地调控；另一方面，紧密协调，确保高效降解内在的 POS（框 13.3）。再生过程以昼夜节律的方式被调节[53-56]。随着清晨的光明，吞噬能力被触发，并保持 1 ～ 2 小时的高峰。光感受器的外节每 11 天完全更新一次。

3 个受体参与了吞噬的过程（图 13.4）。它们通过 α5- 整合素结合在一起[56]。这种结合激活了 RPE 中的一个信号级联：黏着斑激酶（FAK）[57]。此过程

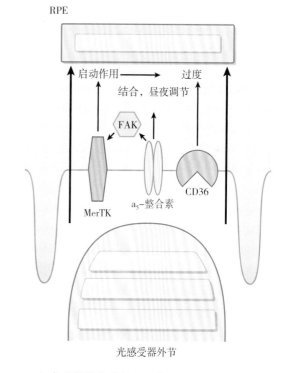

图 13.4 光感受器外节膜的吞噬作用。当光线开始破坏光感受器外节的时候，其外节从光感受器脱落并被 RPE 细胞吞噬。通过 αv- 整合蛋白的级联作用调节细胞的吞噬功能。MerTK 受体激活启动这个级联反应。脱落的光感受器外节的细胞内摄作用将由 CD36 的激活而开始（αv- 整合蛋白：玻连蛋白绑定整合蛋白；CD36：巨噬细胞吞噬受体；FAK：黏着斑激酶；MERTK：C-MER 酪氨酸激酶受体）。

有两个功能：一是导致另一种受体 MerTK（三聚体酪氨酸激酶）的磷酸化，该受体参与吞噬作用的调节；第二个功能是调控吞噬作用的昼夜节律。MerTK 是一种受体酪氨酸激酶，其绑定到 α5- 整合素后触发 POS[58-60] 的内化过程。下游梯级的 MerTK 激活后启动涉及肌醇 -1,4,5- 三磷酸肌醇的生成，并增加细胞内游离 Ca^{2+}，后者作为第二信使。第三个受体 CD36，对内化过程十分重要[61]。

分泌

RPE 细胞能分泌各种大量的生长因子、细胞因子或免疫调节因子[62,63]。此功能用于维持光感受器的结构完整性[64]，保持脉络膜血管内皮的孔型结构以及积极的免疫系统[3]（图 13.5）。细胞内分泌的调节涉及电压依赖性 L- 型 Ca^{2+} 通道，这是神经内分泌的亚型（Cav1.3），被酪氨酸激酶所调节。通过这个调节，分泌功能与生长因子受体相关，而生长因子受体主要通过酪氨酸激酶的激活而发挥作用。

相邻组织的结构完整性

为了维护光感受器的结构完整，RPE 分泌 PEDF（色素上皮衍生因子，防止缺氧和谷氨酸诱导的细胞凋亡）、CNTF（睫状神经营养因子，防止光感受器细胞死亡）和成纤维细胞生长因子家族的成员。为了稳定脉络膜血管内皮细胞，RPE 分泌血管内皮生长因子（VEGF）和组织基质金属蛋白酶抑制剂（TIMP）（框 13.4）。后一种蛋白稳定细胞外基质，并防止新生血管。基本上，这种分泌被旁分泌和自分泌网络

框 13.4 晚期年龄相关性黄斑变性（AMD）

在年龄相关性黄斑病变（ARM）的进展期，RPE 细胞、细胞外基质、还有可能包括脉络膜毛细血管均发生退行性变，从而导致光感受器和 RPE 细胞的营养不良。两种不同类型的反应，导致两种形式的晚期 AMD：新生血管型和萎缩型。萎缩型（geographic atrophy）的特点是 RPE 细胞受损，导致存活因子的产量不足，继而导致由脉络膜毛细血管、RPE 和光感受器细胞组成的复合体的凋亡。新生血管型 AMD，RPE 细胞，也可能是光感受器[77]产生过多的血管生成因子，尤其是血管内皮生长因子（VEGF）。这将刺激脉络膜新的毛细血管生成（脉络膜新生血管，CNV），该新生血管可穿过 RPE 下的不规则 Bruch 膜生长（隐匿型 CNV）或穿过视网膜下的 RPE 的间隙生长（经典型 CNV）[77]。临床使用的 VEGF 拮抗剂注入渗出性 AMD 的眼睛，往往可以稳定甚至改善视力[78]。

调节[65,66]。为了协调相邻组织的分泌，RPE 带有可以被配体激活的受体，例如 IGF-1（胰岛素样生长因子 1）、TNF-α（肿瘤坏死因子 -α）、血管内皮生长因子或谷氨酸。RPE 分泌 ATP 对吞噬作用的自分泌调节

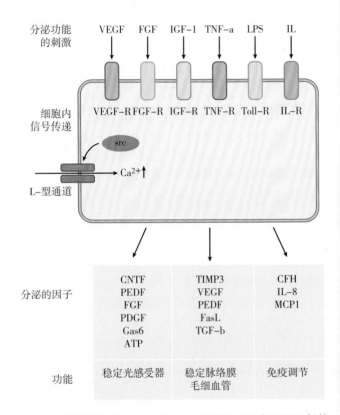

图 13.5 视网膜色素上皮的分泌。不同因子的分泌用于保持相邻组织的结构完整性，并调节免疫系统，这有助于眼睛免疫赦免的建立。为了建立 RPE 和相应组织之间的联系，RPE 配备了种类繁多的受体。这些分泌本身主要受神经内分泌亚型的电压依赖性钙离子通道调控[63]。Ca^{2+} 通道受 Src 激酶调节，而后者被不同的受体激活导致较高的分泌率。此图显示了主要受体的类型。显示了来自几个不同的受体群组（例如 VEGF-R，包括 VEGFR-1、VEGFR-2 和 VEGFR-3）。这些因子，代表了各大家族（如血管内皮生长因子 VEGF-A、VEGF-C）。此外，从图中可以得出结论，分泌本身不仅被旁分泌调节，而且也有被自分泌方式调节（ATP：三磷酸腺苷；CFH：补体因子 H；CNTF：睫状神经营养因子；FasL：CD95 的细胞凋亡受体配体；FGF：成纤维细胞生长因子；Gas6：生长停滞蛋白 6；IL：白细胞介素；IGF-1：胰岛素样生长因子 -1；LPS：脂多糖；PEDF：色素上皮衍生因子；PDGF：血小板衍生的生长因子；TIMP3：金属基质蛋白组织抑制剂；VEGF：血管内皮生长因子；TGF-β：转化生长因子 -β；TNF-α：肿瘤坏死因子 -α。受体：FGF-R：成纤维细胞生长因子受体；IGF-R：胰岛素样生长因子受体；IL-R：白介素受体；MCP-1：单核细胞趋化蛋白 1；TNF-R 肿瘤坏死因子受体；Toll R：Toll 样受体；VEGF-R：血管内皮细胞生长因子受体。细胞内信号：L-type channel：电压依赖性 L- 型 Ca^{2+} 通道；src：src- 型细胞内的酪氨酸激酶）。

框 13.5　免疫赦免在临床中的作用

　　内眼的免疫赦免被认为是一种特殊的细胞免疫反应调节。防御机制的下调，将导致周围的细胞遭到破坏（"无辜旁观者的损害"）[70]。这种现象用于临床，可以通过移植 RPE 对视网膜黄斑变性疾病进行治疗。然而到目前为止，虽然大量的炎症反应或移植物排斥反应没有被观察到，患者视功能的恢复结果却令人失望[83]。在视网膜基因治疗中，携带了新基因的病毒载体被注入视网膜下的空间。对于这种方法，免疫赦免是有帮助的，因为病毒抗原注入视网膜下腔后，肯定没有显著的免疫反应[84]。

具有重要作用[67,68]。

眼睛的免疫赦免

　　内眼表现为一个免疫赦免空间[69,70]。这一方面由于 RPE 的屏障功能，另一方面 RPE 能够通过分泌作用积极参与免疫系统的调节[66]。RPE 表达了种类繁多的膜受体，这些受体都参与了相关的免疫调节，如 MHC 受体、Toll 样受体以及细胞因子类受体，比如肿瘤坏死因子 -α 和白细胞介素受体。此外，RPE 细胞能分泌多种免疫调节因子，如 TGF-β（转化生长因子受体 -β），白细胞介素家族成员或补体系统的因子，比如 H 因子（框 13.3 和框 13.5）。

参考文献

1. Bok D. The retinal pigment epithelium: a versatile partner in vision. J Cell Sci Suppl 1993; 17:189–195.
2. Steinberg RH. Interactions between the retinal pigment epithelium and the neural retina. Doc Ophthalmol 1985; 60:327–346.
3. Strauss O. The retinal pigment epithelium in visual function. Physiol Rev 2005; 85:845–881.
4. Gao H, Hollyfield JG. Aging of the human retina. Differential loss of neurons and retinal pigment epithelial cells. Invest Ophthalmol Vis Sci 1992; 33:1–17.
5. Marmorstein AD et al. Morphogenesis of the retinal pigment epithelium: toward understanding retinal degenerative diseases. Ann NY Acad Sci 1998; 857:1–12.
6. Parver LM, Auker C, Carpenter DO. Choroidal blood flow as a heat dissipating mechanism in the macula. Am J Ophthalmol 1980; 89:641–646.
7. Boulton M. Ageing of the retinal pigment epithelium. Prog Ret Eye Res 1991; 125–151.
8. Boulton M, Dayhaw-Barker P. The role of the retinal pigment epithelium: topographical variation and ageing changes. Eye 2001; 15:384–389.
9. Alm A, Bill A. Blood flow and oxygen extraction in the cat uvea at normal and high intraocular pressures. Acta Physiol Scand 1970; 80:19–28.
10. Alm A, Bill A. The oxygen supply to the retina. I. Effects of changes in intraocular and arterial blood pressures, and in arterial PO₂ and PCO₂ on the oxygen tension in the vitreous body of the cat. Acta Physiol Scand 1972; 84:261–274.
11. Boulton M et al. Regional variation and age-related changes of lysosomal enzymes in the human retinal pigment epithelium. Br J Ophthalmol 1994; 78:125–129.
12. Miller SS, Steinberg RH. Active transport of ions across frog retinal pigment epithelium. Exp Eye Res 1977; 25:235–248.
13. Miller SS, Steinberg RH. Passive ionic properties of frog retinal pigment epithelium. J Membr Biol 1977; 36:337–372.
14. Adler AJ, Southwick RE. Distribution of glucose and lactate in the interphotoreceptor matrix. Ophthalmic Res 1992; 24:243–252.
15. Ban Y, Rizzolo LJ. Regulation of glucose transporters during development of the retinal pigment epithelium. Brain Res Dev Brain Res 2000; 121:89–95.
16. Bibb C, Young RW. Renewal of fatty acids in the membranes of visual cell outer segments. J Cell Biol 1974; 61:327–343.
17. Anderson RE et al. Conservation of docosahexaenoic acid in the retina. Adv Exp Med Biol 1992; 318:285–294.
18. Bazan NG, Gordon WC, Rodriguez de Turco EB. Docosahexaenoic acid uptake and metabolism in photoreceptors: retinal conservation by an efficient retinal pigment epithelial cell-mediated recycling process. Neurobiology of Essential Fatty Acids 1992; 295–306.
19. Bazan NG, Rodriguez de Turco EB, Gordon WC. Pathways for the uptake and conservation of docosahexaenoic acid in photoreceptors and synapses: biochemical and autoradiographic studies. Can J Physiol Pharmacol 1993; 71:690–698.
20. Dornonville de la Cour M. Ion transport in the retinal pigment epithelium. A study with double barrelled ion-selective microelectrodes. Acta Ophthalmol 1993; Suppl 1–32.
21. La Cour M. Cl- transport in frog retinal pigment epithelium. Exp Eye Res 1992; 54:921–931.
22. Miller SS, Edelman JL. Active ion transport pathways in the bovine retinal pigment epithelium. J Physiol 1990; 424:283–300.
23. Wiederholt M, Zadunaisky JA. Decrease of intracellular chloride activity by furosemide in frog retinal pigment epithelium. Curr Eye Res 1984; 3:673–675.
24. Bosl MR et al. Male germ cells and photoreceptors, both dependent on close cell-cell interactions, degenerate upon ClC-2 Cl(-) channel disruption. Embo J 2001; 20:1289–1299.
25. Rymer J, Miller SS, Edelman JL. Epinephrine-induced increases in [Ca²⁺](in) and KCl-coupled fluid absorption in bovine RPE. Invest Ophthalmol Vis Sci 2001; 42:1921–1929.
26. Hughes BA, Segawa Y. cAMP-activated chloride currents in amphibian retinal pigment epithelial cells. J Physiol 1993; 466:749–766.
27. Edelman JL, Lin H, Miller SS. Acidification stimulates chloride and fluid absorption across frog retinal pigment epithelium. Am J Physiol 1994; 266:C946–56.
28. la Cour M. Kinetic properties and Na⁺ dependence of rheogenic Na(⁺)-HCO₃ co-transport in frog retinal pigment epithelium. J Physiol 1991; 439:59–72.
29. la Cour M et al. Lactate transport in freshly isolated human fetal retinal pigment epithelium. Invest Ophthalmol Vis Sci 1994; 35:434–442.
30. Bergersen L et al. Cellular and subcellular expression of monocarboxylate transporters in the pigment epithelium and retina of the rat. Neuroscience 1999; 90:319–331.
31. Keller SK et al. Regulation of intracellular pH in cultured bovine retinal pigment epithelial cells. Pflugers Arch 1988; 411:47–52.
32. Keller SK et al. Interactions of pH and K⁺ conductance in cultured bovine retinal pigment epithelial cells. Am J Physiol 1986; 250:C124–37.
33. Bialek S, Miller SS. K⁺ and Cl- transport mechanisms in bovine pigment epithelium that could modulate subretinal space volume and composition. J Physiol 1994; 475:401–417.
34. Edelman JL, Lin H, Miller SS. Potassium-induced chloride secretion across the frog retinal pigment epithelium. Am J Physiol 1994; 266:C957–66.
35. Joseph DP, Miller SS. Apical and basal membrane ion transport mechanisms in bovine retinal pigment epithelium. J Physiol 1991; 435:439–463.
36. Li JD, Govardovskii VI, Steinberg RH. Light-dependent hydration of the space surrounding photoreceptors in the cat retina. Vis Neurosci 1994; 11:743–752.
37. Adorante JS, Miller SS. Potassium-dependent volume regulation in retinal pigment epithelium is mediated by Na,K,Cl cotransport. J Gen Physiol 1990; 96:1153–1176.
38. Ames A, 3rd et al. Energy metabolism of rabbit retina as related to function: high cost of Na+ transport. J Neurosci 1992; 12:840–853.
39. Hodson S, Armstrong I, Wigham C. Regulation of the retinal interphotoreceptor matrix Na by the retinal pigment epithelium during the light response. Experientia 1994; 50:438–441.
40. McBee JK et al. Confronting complexity: the interlink of phototransduction and retinoid metabolism in the vertebrate retina. Prog Retin Eye Res 2001; 20:469–529.
41. Thompson DA, Gal A. Genetic defects in vitamin A metabolism of the retinal pigment epithelium. Dev Ophthalmol 2003; 37:141–154.
42. Baehr W, Wu SM, Bird AC, Palczewski K. The retinoid cycle and retina disease. Vis Res 2003; 43:2957–2958.
43. Besch D et al. Inherited multifocal RPE-diseases: mechanisms for local dysfunction in global retinoid cycle defects. Vis Res 2003; 43:3095–3108.
44. Gonzalez-Fernandez F. Evolution of the visual cycle: the role of retinoid-binding proteins. J Endocrinol 2002; v175:75–88.
45. Jin M et al. Rpe65 is the retinoid isomerase in bovine retinal pigment epithelium. Cell 2005; 122:449–459.
46. Lamb TD, Pugh EN, Jr. Phototransduction, dark adaptation, and rhodopsin regeneration the proctor lecture. Invest Ophthalmol Vis Sci 2006; 47:5137–5152.
47. Xue L et al. A palmitoylation switch mechanism in the regulation of the visual cycle. Cell 2004; 117:761–771.
48. Young RW. The renewal of photoreceptor cell outer segments. J Cell Biol 1967; 33:61–72.
49. Young RW, Bok D. Participation of the retinal pigment epithelium in the rod outer segment renewal process. J Cell Biol 1969; 42:392–403.
50. Bok D, Hall MO. The role of the pigment epithelium in the etiology of inherited retinal dystrophy in the rat. J Cell Biol 1971; 49:664–682.
51. Custer NV, Bok D. Pigment epithelium-photoreceptor interactions in the normal and dystrophic rat retina. Exp Eye Res 1975; 21:153–166.
52. LaVail MM. Rod outer segment disk shedding in rat retina: relationship to cyclic lighting. Science 1976; 194:1071–1074.
53. LaVail MM. Rod outer segment disc shedding in relation to cyclic lighting. Exp Eye Res 1976; 23:277–280.
54. Young RW. The daily rhythm of shedding and degradation of rod and cone outer segment membranes in the chick retina. Invest Ophthalmol Vis Sci 1978; 17:105–116.
55. Besharse JC, Hollyfield JG. Turnover of mouse photoreceptor outer segments in constant light and darkness. Invest Ophthalmol Vis Sci 1979; 18:1019–1024.
56. Nandrot EF et al. Loss of synchronized retinal phagocytosis and age-related blindness in mice lacking αvβ5 integrin. J Exp Med 2004; 200:1539–1545.
57. Finnemann SC. Focal adhesion kinase signaling promotes phagocytosis of integrin-bound photoreceptors. Embo J 2003; 22:4143–4154.
58. D'Cruz PM et al. Mutation of the receptor tyrosine kinase gene Mertk in the retinal dystrophic RCS rat. Hum Mol Genet 2000; 9:645–651.
59. Feng W et al. Mertk triggers uptake of photoreceptor outer segments during phagocytosis by cultured retinal pigment epithelial cells. J Biol Chem 2002; 277:17016–17022.
60. Gal A et al. Mutations in MERTK, the human orthologue of the RCS rat retinal dystrophy gene, cause retinitis pigmentosa. Nat Genet 2000; 26:270–271.
61. Finnemann SC, Silverstein RL. Differential roles of CD36 and alphavbeta5 integrin in photoreceptor phagocytosis by the retinal pigment epithelium. J Exp Med 2001; 194:1289–1298.

62. Wimmers S, Karl MO, Strauss O. Ion channels in the RPE. Prog Retin Eye Res 2007; 26:263–301.

63. Rosenthal R, Strauss O. Ca^{2+}-channels in the RPE. Adv Exp Med Biol 2002; 514:225–235.

64. Bazan NG. Neurotrophins induce neuroprotective signaling in the retinal pigment epithelial cell by activating the synthesis of the anti-inflammatory and anti-apoptotic neuroprotectin D1. Adv Exp Med Biol 2008; 613:39–44.

65. Schlingemann RO. Role of growth factors and the wound healing response in age-related macular degeneration. Graefes Arch Clin Exp Ophthalmol 2004; 242:91–101.

66. Holtkamp GM et al. Retinal pigment epithelium-immune system interactions: cytokine production and cytokine-induced changes. Prog Retin Eye Res 2001; 20:29–48.

67. Besharse JC, Spratt G. Excitatory amino acids and rod photoreceptor disc shedding: analysis using specific agonists. Exp Eye Res 1988; 47:609–620.

68. Mitchell CH. Release of ATP by a human retinal pigment epithelial cell line: potential for autocrine stimulation through subretinal space. J Physiol 2001; 534:193–202.

69. Streilein JW. Ocular immune privilege: therapeutic opportunities from an experiment of nature. Nat Rev Immunol 2003; 3:879–889.

70. Zamiri P, Sugita S, Streilein JW. Immunosuppressive properties of the pigmented epithelial cells and the subretinal space. Chem Immunol Allergy 2007; 92:86–93.

71. Marmor MF, Maack T. Enhancement of retinal adhesion and subretinal fluid resorption by acetazolamide. Invest Ophthalmol Vis Sci 1982; 23:121–124.

72. Machemer R. Proliferative vitreoretinopathy (PVR): a personal account of its pathogenesis and treatment. Proctor lecture. Invest Ophthalmol Vis Sci 1988; 29:1771–1783.

73. Zarbin MA. Current concepts in the pathogenesis of age-related macular degeneration. Arch Ophthalmol 2004; 122:598–614.

74. Fritsche LG et al. Age-related macular degeneration is associated with an unstable ARMS2 (LOC387715) mRNA. Nat Genet 2008; 40:892–896.

75. Scholl HP et al. An update on the genetics of age-related macular degeneration. Mol Vis 2007; 13:196–205.

76. Yang Z et al. Toll-like receptor 3 and geographic atrophy in age-related macular degeneration. N Engl J Med 2008

77. Holz FG et al. Pathogenesis of lesions in late age-related macular disease. Am J Ophthalmol 2004; 137:504–510.

78. Rosenfeld PJ et al. Ranibizumab for neovascular age-related macular degeneration. N Engl J Med 2006; 355:1419–1431.

79. Goodwin P. Hereditary retinal disease. Curr Opin Ophthalmol 2008; 19:255–262.

80. Thompson DA, Gal A. Vitamin A metabolism in the retinal pigment epithelium: genes, mutations, and diseases. Prog Retin Eye Res 2003; 22:683–703.

81. Travis GH et al. Diseases caused by defects in the visual cycle: retinoids as potential therapeutic agents. Annu Rev Pharmacol Toxicol 2007; 47:469–512.

82. Bainbridge JW et al. Effect of gene therapy on visual function in Leber's congenital amaurosis. N Engl J Med 2008; 358:2231–2239.

83. Binder S et al. Transplantation of the RPE in AMD. Prog Retin Eye Res 2007; 26:516–554.

84. Allocca M et al. AAV-mediated gene transfer for retinal diseases. Expert Opin Biol Ther 2006; 6:1279–1294.

第 5 部分
眼 的 保 护

第 14 章

眼眶和眼睑的功能

Gregory J. Griepentrog · Mark J. Lucarelli

吴 艳 译 薛春燕 校

概述

颅骨主要作用是保护大脑并为面部结构提供支撑。在灵长类动物进化过程中，眼眶不断扩大并向面部前方调整[1]。这种逐渐扁平的脸型演变，通过扩展视野范围提高了双眼视觉。通过这种骨骼改变，面部肌肉逐渐具有非语言交流能力——表情[2]。本章介绍了眼睑的功能，包括保护、润滑、清洁眼表等。首先介绍眼睑、眼眶和相关面部结构的解剖。

眼眶的解剖和功能

眶骨

作为颅骨神经嵴细胞的衍生，眶骨由 7 块骨骼构成一个四方体结构，围绕着眼球、眼肌、神经、脂肪和血管组织。眶骨包括蝶骨（大翼和小翼）、额骨、筛骨、上颌骨、颧骨、颚骨和泪骨。向后向顶点方向，眶底被眶下裂分割后与内壁融合，四方体变为三面体。成人的眼眶容积为 25 ～ 30 ml，而眼球的容积大约为 7 ml，占 25%[3]。从眶缘到顶点的眼眶深度大约 45 mm，最大直径约 1 cm。眶侧壁旋转 90°后 40 ～ 45 mm，两侧眶内壁平行（图 14.1）。由于这样的骨骼结构，双眼呈发散状，并通过内直肌的内收功能达到平衡。

眶缘组织较坚硬，用于包围和保护眼球。这种较厚的非连续组织起源于泪前嵴（上颌骨），向泪后嵴（泪骨）卷曲（图 14.2）。泪腺窝包含在两嵴之间的泪液分泌器官。眶外侧缘由颧骨和额骨颧侧形成，是眶缘最坚硬肥厚的部分。向后凹陷的眶外侧缘确保了较宽的视野范围，也使受伤时眼球能沿侧壁缓冲。眶上缘由额骨组成，中间可见眶上神经和脉管系统通过眶上切迹内。某些个体可见眶上孔代替切迹[4]。眶下神经和动脉在眶下缘下方 4 ～ 6 mm 的眶下孔处通过。

眶顶由额骨眶板和蝶骨小翼的一部分组成。额骨是颌面部最坚硬的骨骼，受力值为 800 ～ 2200 磅（1 磅 =0.45 kg）[5]，这相当于在正面以 30 英里 / 小时（1 英里 =1609 m）的速度撞击一个正常自由活动状态的成人时产生的力量。眶顶的内陷骨折可能合并大量眼部和脑部外伤包括眼球突出、上睑下垂、视神经挫伤、眶内出血，甚至同侧颌面部和大脑顶叶的挫伤和出血[6]。眶顶的重要骨骼标志包括泪腺窝和滑车小凹。这里可见纤维软骨的滑车，内有上斜肌腱通过。

额窦在 1 ～ 2 岁时通过凹入的筛骨前窦细胞形成，5 ～ 8 岁开始出现窦内气体积存，直至成年[7]。因此，幼儿一般不会患有额窦炎。但是，额窦炎的并发症，如眶蜂窝组织炎和脓肿通常发生于 5 ～ 10 岁[8]。一般认为，炎症通过儿童眶顶薄弱处或先天性骨质缺损处向后至滑车神经和眶上切迹直接蔓延导致了这种情况的发生[9]。

眶侧壁由前部的颧骨和后部的蝶骨大翼组成，两者之间垂直的缝隙是侧壁最薄弱的部分，也是眶外侧壁切开术最便利的突破点。后界面由眶上裂和眶下裂标记，眶侧壁和眶顶交界处可见额蝶缝。约 1/3 人群中该缝前方可见脑膜孔，其间可见脑膜动脉走行（颈外动脉分支），并与泪腺动脉（颈内动脉分支）吻合。这种侧支循环在颈内动脉供血障碍时起到了重要作用。眶外侧壁的重要骨性凸起是 Whitnall 外侧结节，这是一个位于眶外侧壁内侧 3 ～ 4 mm 颧骨处的小圆隆起，大约位于额颧骨缝下方 11 mm 处[10,11]。

眶外侧壁骨折可能由颧骨和眶侧缘的钝挫伤造成。由于该处的骨缝连接较多，颧骨骨折的范围较

大，通常形成颧上颌复合性骨折（ZMC 骨折）（图
14.3）。临床表现为眼眦部错位（眼角下移）、脸颊部
凹陷和牙关紧闭（因咀嚼肌痉挛或下颌冠损伤造成的
张嘴受限）。颞颧骨损伤、颧面部神经血管束（通过
颧骨的 V 1 支）损伤、眶下神经（V 2 支）损伤可造
成面中部的知觉减退。

眶底由上颌骨、前外侧的颧骨和后侧的颚骨组
成，呈三角形，从上颌骨筛壁（眶底和内侧壁连接处

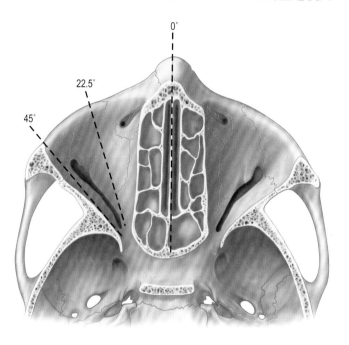

图 14.1　通过眼眶的水平切线。内侧壁几乎平行，外侧壁与
中线夹角约 45°。（©Virginia Cantarella）

较厚的骨性结构）延升到眶下裂。它是最短的眶壁，
从眶缘向后约 35 ～ 40 mm，终止于眶尖前的翼腭窝。
眶下神经血管丛从眶下沟和眶顶的眶下管通过，进入
眶下孔。眶底较厚，但在上颌窦处较薄。这个上颌骨
薄弱处在创伤中常发生骨折，但也是进行眶减压术
的便利通道。眶底骨折时眶下神经通常受损，但很少
出现断裂，因此 V 2 区域的知觉减退通常在数月后恢
复。

眶内侧壁由上颌骨、泪骨、筛骨和蝶骨小翼组
成。两侧眶内侧壁平行，由泪前嵴至眶尖延升，长
45 ～ 50 mm。筛骨薄板是极薄的蜂窝状骨性结构。
多孔的泡状物形成该结构并发展为筛骨的气腔，支持
眶内侧壁。这解释了为何眶内侧壁骨折与较厚的眶底
骨折相比反而少见。对外科医生来说重要的骨性标
志包括位于额筛缝的前后筛孔（内有眼动脉和鼻睫神
经分支走行）。眶小孔及额筛缝。其中前筛孔位于泪
前嵴后约 24 mm，后筛孔位于眶缘后 36 mm，眶小
孔位于后筛孔后 6 mm，额筛缝大约在前颅窝水平部
位。

为中下壁提供支持并保护眼球结构的是较厚的
中下连接体，它由眶骨和面骨组成，包括筛骨、上颌
骨、腭骨[12,13]。在眶减压术中保留连接体的前部能减
少术后眼球错位的发生率[14]。

泪囊窝位于眶缘的前嵴（上颌骨）和后嵴（泪
骨）之间（图 14.4）。两骨的相对位置可能变化。泪
囊窝的泪骨平均厚度为 106 μm，在鼻腔泪囊吻合术

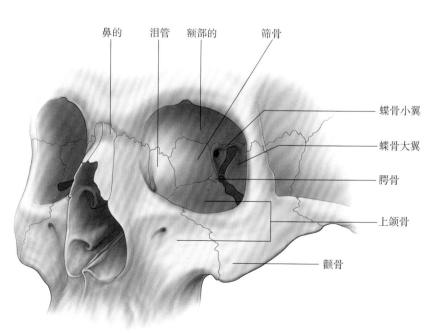

鼻的　　泪管　　额部的　　筛骨

蝶骨小翼

蝶骨大翼

腭骨

上颌骨

颧骨

图 14.2　眶骨和眶尖的骨骼学。（©Virginia
Cantarella）

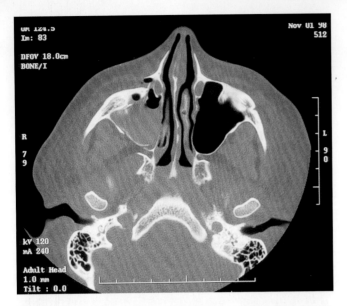

图 14.3 CT 的轴向扫描提示右侧颧骨伤，是颧上颌复合性骨折的一部分。

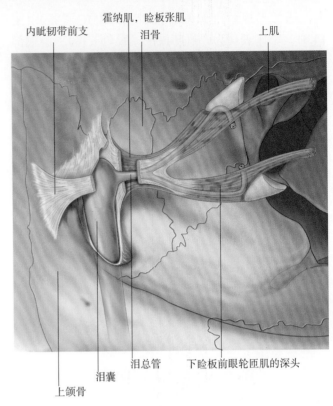

图 14.4 泪道系统的浅表解剖。（由 Dutton JJ. 修正。Atlas of clinical and surgical orbital anatomy.Philadelphia：WB Saunders，1994.）

中能轻易穿透（使泪水从泪囊通过鼻泪管直接流入鼻内的手术）[15]。上颌骨较泪骨厚，可能需要外科医生在鼻腔泪囊造孔术中完成更靠后的截骨。鼻泪管开口于下鼻甲下方的下鼻道。

眶尖

很多重要的血管神经通过眶尖，包括第 Ⅱ ～ Ⅵ 对颅神经、除下斜肌外所有眼外肌起点，动静脉（图 14.5，框 14.1）。该部位的病理结构决定了眶尖综合征表现为视神经损伤造成的视觉丧失和眼肌麻痹[16]。

视神经和眼动脉通过视神经孔，由视神经管入眶。该管由蝶骨小翼和中下连接体围成，长 8 ～ 10 mm，直径 5 ～ 6 mm。大多数人的视神经管和视神经孔在 3 岁时发育至成人水平并双侧对称，两侧直径差超过 1 mm 被认为是异常。

眶上裂位于视神经管侧面，长 20 ～ 22 mm，分离了蝶骨大翼和蝶骨小翼。眼上静脉、泪骨、滑车神经和额神经通过眶上裂上外侧的总腱环，后者由直肌根部形成。总腱环根据眼球运动方向分为上下两部分，分别通过动眼神经、展神经、鼻睫神经（三叉神经眼支的终末感觉分支）、交感神经纤维的上下分支[17,18]。视神经和眼动脉也通过总腱环。眼外肌向前附于眼球，形成肌锥间隙（图 14.6）。该结构在放射学上可以用于区分其间包含的脂肪、脉管、视神经鞘组织和泪腺、眼眶、肌锥外脂肪[19,20]。

眶下裂位于蝶骨大翼侧面和眶底中下部的上颌骨之间，长约 20 mm，与上颌窦后的翼腭窝交通，内有三叉神经上颌支、蝶腭神经节分支、眼下静脉通过。上颌动脉眶下支（Ⅴ2）和终末支离开眶下裂后进入眶下沟和眶下孔。

眼眶软组织

眶周筋膜

眶周筋膜是由眶壁的放射状骨膜、眼球（Tenon囊）和眼外肌（图 14.7，图 14.8）连接形成的网状结构[21]。眼外肌筋膜延升成为翼状韧带，连接至骨壁和直肌间。眶骨膜紧密连接骨缝、孔、老年环和泪后嵴。它与眶骨松弛连接处形成一个潜在的腔隙，容纳血管，甚至肿瘤生长。眶隔是眶骨膜的一个很薄、复合的衍生物，也是眼球的前部软组织边界。它是阻挡病原体的天然屏障，并与球后脂肪垫连接。上睑眶隔的纤维薄片与提上睑肌腱膜在上睑板上方 3.4 mm 处逐渐融合（平均 2 ～ 5 mm 宽）[22]。下睑眶隔膜在睑板下 4 ～ 5 mm 处与下缩肌连接后插入睑板下缘[23]。

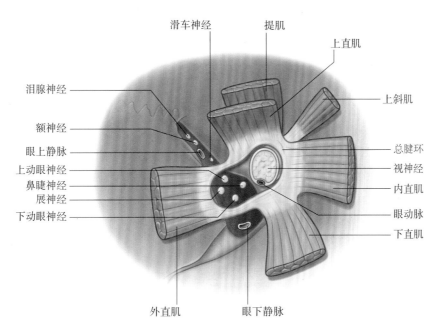

图 14.5 总腱环和眶尖的示意图。（Schematic drawing of the annulus of Zinn and orbital apex. 修改自 Lemke BN，Lucarelli MJ：Anatomy of the ocular adnexa，orbit，and related facial structures. In Nesi FA，Lisman RD，Levine MR [eds]：Smith's ophthalmic plastic and reconstructive surgery，ed 2，St. Louis，1998，Mosby.）

框 14.1　眶尖

　　通过视神经孔：视神经、眼动脉、交感神经

　　通过眶上裂：动眼神经、滑车神经、展神经、三叉神经眼支（额支、泪腺支、鼻睫支）、交感神经、眼上动脉

　　通过总腱环：视神经、眼动脉、动眼神经、展神经、鼻睫神经、交感神经通过眶下裂：三叉神经上颌支、蝶腭神经元分支、眼下静脉

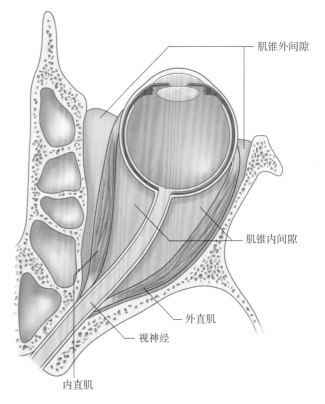

图 14.6　眶隔示意图。（修改自 Imaging of Orbital and Visual Pathway Pathology，W.S. Müller-Forell，Springer-Verlag，2002. Reproduced by kind permission of Springer Science+Business Media.）

侧面的眶隔膜与眼眦筋膜融合，并附于眶外侧结节边缘厚 2～3 mm 处（Whitnall 结节）。内侧眶隔膜裂插入前后泪嵴之间，最后，由多束纤维连接向前固定于眼轮匝肌[24]。

　　Tenon 囊，或称眼球筋膜，是由硬脑膜向前延伸包绕眼球，并与结膜融合直到角膜缘的纤维弹力膜。它向后分隔眼球和肌肉。起端包绕筋膜使眼外肌能通过，眼外肌随后包绕自体肌腱。肌腱向前增厚，与眶壁连接，形成眼外肌的翼状韧带，预防肌肉收缩时的过多活动[25]。其中力量最强的是插入眶外侧结节的翼状韧带。内直肌的翼状韧带插入泪后嵴后方[26]。

眼眶脂肪

　　眼眶脂肪为眼球和其他眼内结构提供缓冲作用。眼睑脂肪垫即眼眶脂肪的前部。眼眶脂肪的改变是甲

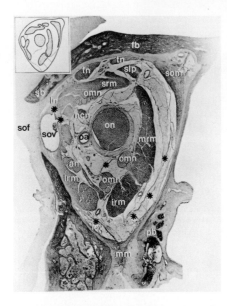

图 14.7 眼球后 18.4 mm 范围。垂直径 1.5 cm，横径 1.1 cm，放大率 11×。该区域存在以下结构：肌锥间的脂肪组织可见多个孔；肌锥外脂肪组织使额部和滑车神经、提上睑肌 / 上直肌复合物、内直肌下斜肌和内侧壁相分离（fb：额骨；sb：蝶骨；sof：眶上裂；mm：Müller 肌；pb：腭骨；on：视神经；fn：额神经；ln：泪腺神经；ncn：鼻睫神经；tn：滑车神经；an：展神经；omn：动眼神经；oa：眼动脉；sov：眼上静脉；iov：眼下静脉；slp：提上睑肌；srm：上直肌；lrm：外直肌；irm：下直肌；mrm：内直肌；som：上斜肌；星号（*）：结缔组织隔）。（Reproduced from Koorneef L：Spatial aspect of orbital musculo-fibrous tissue in man：a new anatomical and histological approach，Amsterdam，1976. Swets en Zeitlinger B.V.）

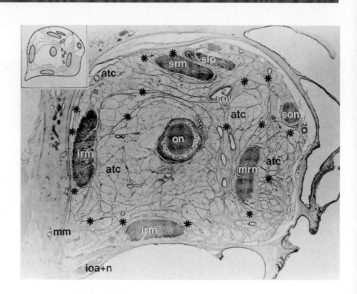

图 14.8 眼后表面 1.4 mm 区。垂直径 2.4 cm，水平径 2.7 cm，放大率 3.5×，上、内侧、下侧区域的结构（on：视神经；sov：眼上静脉；slp：提上睑肌；srm：上直肌；lrm：外直肌；irm：下直肌；mrm：内直肌；som：上斜肌；星号（*）：结缔组织隔；atc：脂肪组织间隔；ioa + n：眶下动脉和神经；mm：Müller 肌）。（Reproduced from Koorneef L：Spatial aspect of orbital musculo-fibrous tissue in man：a new anatomical and histological approach，Amsterdam，1976. Swets en Zeitlinger B.V.）

状腺相关性眼病（TAO）中的重要表现。眼眶脂肪和眼外肌膨胀可能导致软组织肿胀、突出、眼睑后退（特征性颞侧闪光感）、斜视（眼肌纤维化）和压力性视神经病变[27,28]。位于眶连接处 / 脂肪组织的成纤维细胞是原发性 T 细胞介导的自身免疫性疾病的靶点[29]。进一步研究致力于分离主要的自身抗体[30]。甲亢相关性眼病患者不仅仅是 TAO 患者，也包括部分甲状腺功能正常的患者。TAO 患者与正常对照人群相比，其外周血淋巴细胞表型发生改变，发生眼眶免疫反应[31]的可能性更高。

眼神经

进入眼眶的神经包括视神经（颅神经 Ⅱ）、动眼神经（颅神经 Ⅲ）、滑车神经（颅神经 Ⅳ）、展神经（颅神经 Ⅵ）、三叉神经的一、二分支（颅神经 Ⅴ）、副交感神经和交感神经。三叉神经将在本章的眼睑部分介绍，眼外肌将在第 7 章介绍。

视神经大约由 120 万个神经纤维组成，是中央神经系统的延伸，其间有支持性神经细胞，外围三层脑膜结构：硬脑膜层、蛛网膜层和软脑膜层。蛛网膜和软脑膜间有脑脊液留存。视神经起源于视网膜神经节细胞层。轴突集结形成直径 1.5 mm 大小的视神经乳头。视神经从筛板出眼球后进入眼眶，添加鞘膜后直径增加至 3.5 mm。眶内段大约长 25 mm，而眼球至视神经孔的距离为 18 mm。多出的长度满足了眼球运动和一定程度突出的需求。当极度拉伸时，视神经将牵拉眼球——放射线检查表现为"眼球幕"——由于神经血管供应受损导致视力丧失[32]。视神经颅内段被骨壁固定，钝挫伤时易致损伤[33,34]。颅内段到视交叉为止约长 15 mm，位于颈内动脉内侧。

眼球的运动神经包括动眼神经（颅神经 Ⅲ）、滑车神经（颅神经 Ⅳ）、展神经（颅神经 Ⅵ）（图 14.9）。动眼神经支配上、下、内直肌、下斜肌和提上睑肌。另外，下支含有副交感神经纤维。该神经由内侧脑干引出，通过海绵窦上外侧后分为上、下两支，均通过总腱环的动眼孔。上支进入上直肌下方，并支配提上睑肌。下支通过视神经，支配内直肌、下

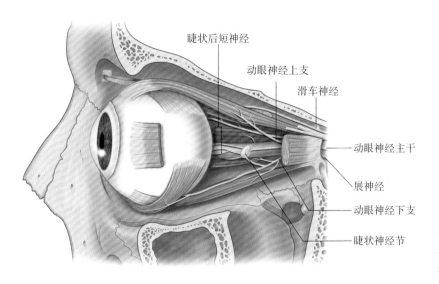

睫状后短神经

动眼神经上支

滑车神经

动眼神经主干

展神经

动眼神经下支

睫状神经节

图 14.9　眼外侧壁和主要眼运动神经。(修改自 Dutton JJ. Atlas of Clinical and Surgical Orbital Anatomy. Philadelphia：WB Saunders；1994.)

直肌和下斜肌。

对猴和人体的研究揭示，副交感神经纤维由翼腭神经节细胞发出，进入眼眶[35]。Nisson 等认为负责色素层血管扩张的副交感神经纤维来源于面神经，通过翼腭神经节入眼[36]。前面提到，一小撮副交感神经纤维（睫状神经节）与动眼神经下支融合，支配瞳孔运动。眶底修复时这些纤维的损伤可能导致术后瞳孔散大[37]。

滑车神经是唯一从中脑背侧引出的颅神经，通过正中并与小脑上脚连接，穿过海绵窦壁，由总腱环外侧的眶上裂入眼。它是唯一在眼球外走行的颅神经，穿过上直肌和提上睑肌起点，进入上斜肌。滑车神经的颅内段较长，故其在闭合性颅内损伤中易于受损[38]。

展神经可能在多个脑桥和髓质间通过[39]。通过蛛网膜下腔，沿骨性斜坡攀爬至 Dorello 管，进入后部海绵窦。与动眼神经和滑车神经不同，展神经不位于海绵窦侧壁，而是通过颈内动脉窦内，由动眼孔入眼，在距起点 1/3 处进入外直肌内表面。

交感神经纤维，起源于颈上神经节，延颈内动脉走行通过海绵窦，伴随眼动脉入眼。与展神经和三叉神经眼支（V 1）伴行[17]。入眼后，部分交感神经纤维通过睫状神经节（未交联）。眼部交感神经兴奋虹膜开大肌使瞳孔扩大，还能兴奋眼睑平滑肌（Müller 肌）以及使血管收缩。

血管解剖

动脉

眼球的动脉血供是由颈内、颈外动脉形成的血管网完成。大多数眼球和眼眶的动脉都来源于眼动脉，后者是颈内动脉的一级分支（图 14.10）。颈外动脉中对眼部血供最重要的分支是上颌动脉。

眼部动脉分支进入海绵窦，在硬膜鞘下方与视神经伴行，在动脉分支处向内弯曲[40,41]。起源于眼动脉的分支血管变异性较大。1 级分支是视网膜中央动脉，起源于眶尖，最终供应视网膜外层。视网膜中央动脉向侧方或下方与视神经伴行，在眼球后方 5 ～ 16 mm（平均 10 mm）处穿过该神经[42,43]。同样起源于眼动脉内侧支的有内外侧的睫状后动脉。这些由典型的 2 ～ 3 级分支组成的动脉系统分出 15 ～ 20 支睫状后短动脉和 2 支睫状后长动脉。睫状后短动脉供应视神经乳头和脉络膜，睫状后长动脉向前穿过巩膜上的通道供应睫状肌、前部脉络膜和虹膜。

其他由眼动脉供应的眶内结构包括眼外肌和泪腺。主要有 2 支肌支供应眼外肌：内侧肌支和外侧肌支。内侧肌支供应内直肌、下斜肌、下直肌，外侧肌支供应提上睑肌、上直肌、上斜肌和外直肌。脉管在肌腹或内表面分布。除了外直肌动脉终止于 1 根睫状前动脉外，其余所有直肌动脉分支于 2 根睫状前动脉。睫状前动脉与睫状后长动脉吻合后为眼球提供血供。对眼部血供较差的患者进行 2 ～ 3 条肌肉的手术可造成眼前段缺血，表现为角膜水肿和轻度前葡萄膜炎[44]。泪腺动脉在眼球上外侧伴行，到达泪腺后表面，并发出颧颞支、颧支和眼睑动脉侧支。后者供应上下眼睑。泪腺动脉通过脑膜动脉副支和终末支与脑膜中动脉的吻合。

后、前筛动脉从眼动脉内侧分出，在额筛缝水

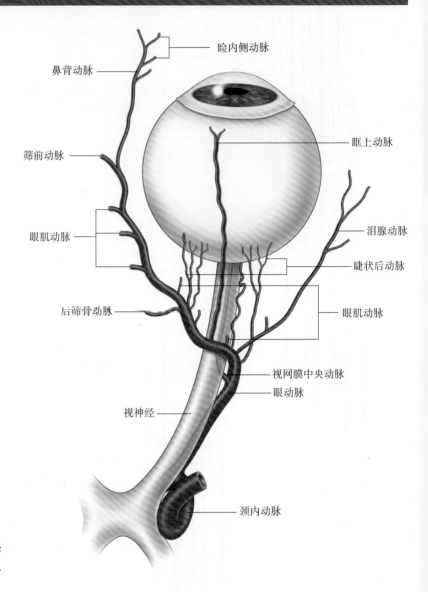

睑内侧动脉

鼻背动脉

眶上动脉

筛前动脉

眼肌动脉

泪腺动脉

睫状后动脉

眼肌动脉

后筛骨动脉

视网膜中央动脉

眼动脉

视神经

颈内动脉

图 14.10 眼动脉分支。(修改自 Lemke BN, Lucarelli MJ：Anatomy of the ocular adnexa, orbit, and related facial structures. In Nesi FA, Lisman RD, Levine MR [eds]：Smith's ophthalmic plastic and reconstructive surgery, ed 2, St. Louis，1998，Mosby.)

平分别从筛后孔和前筛骨出眼球，供应筛骨和额窦。眶上动脉起源于眼动脉更远部分，通过眶上孔或眶上切迹，主要供应眼睑、前额、眼睑内侧。眼动脉向前为鼻额动脉，位于滑车神经后部，分为滑车上动脉（供应前额内侧和头皮）和鼻外侧动脉。鼻外侧动脉及其分支、眼睑内动脉供应眼睑内侧和鼻部。

颈外动脉的两个终末支是上颌动脉和颞浅动脉。上颌动脉在下颌颈部 25.7 mm（24.86 ~ 27.47 mm）处髁状突下从颈外动脉分出[45]。它穿过下颌骨、颞下窝进入翼腭窝[46]。其分支包括脑膜中动脉和眶下动脉。脑膜中动脉与泪腺动脉吻合。在少数同侧颈动脉狭窄或先天性闭锁患者，它提供了眼部大部分动脉供血[47]。眶下动脉分支供应下直肌和下斜肌、泪囊、眼眶脂肪、上颊和下睑[42]。颞浅动脉供应前额，与颈内动脉分支眶上动脉和滑车上动脉吻合。

静脉系统

眼眶静脉系统由无瓣吻合静脉系统组成，其分支向前汇入面静脉，向后汇入海绵窦或翼丛。眼眶的主要静脉分支包括眼上静脉和眼下静脉。眼上静脉由内眦静脉、眶上静脉和滑车上静脉汇聚形成，向后至眶顶部，直至进入肌锥后汇合涡静脉和睫状静脉。眼上静脉通过眶上裂后汇入海绵窦。眼下静脉负责下眼眶的静脉回流。汇聚眼外肌和涡静脉的静脉血，汇入海绵窦和翼丛。一些来源于周围眶骨膜的静脉血汇入面前静脉系统，最终汇入颈外静脉。

眼眶淋巴系统

人体和动物实验证实了眼眶淋巴回流系统的存在[48-50]。传统观念认为眼眶缺乏淋巴系统，但利用淋巴标志物证实淋巴系统至少存在于人类眼眶的某些区域[51,52]。利用分别标志血管内皮细胞和淋巴内皮细胞的 CD34、D2-40 单克隆抗体，发现淋巴系统存在于泪腺和视神经硬脑膜[53]。进一步研究会扩展这些发现。

面部和眼睑的解剖和功能

眉弓和前额

眉弓对面部表情至关重要。眉弓的位置和轮廓被面神经（颅神经Ⅶ）颞支控制的一组肌肉控制。眉弓和前额的肌肉分为表层（额肌、降眉间肌、眼轮匝肌）、中间层（降眉肌）和深层（皱眉肌）[54]（图 14.11）。眉弓皮肤和皮下组织是面部最后层。

眉弓和前额的主要部分是成对的额肌。额肌的垂直力量能补偿眼睑下垂。前额肌与浅表额肌融合，包括围绕前眼眶的眼轮匝肌。眼轮匝肌分为三部分：眶部、隔部和睑板部。肌肉的眶部负责眼睑闭合和压低眉弓及前额。隔部负责自发性眨眼。睑板部起于鼻骨和上外侧软骨，向内至眉弓皮肤，压低眉间形成水平皮肤皱褶。

降眉肌起源于上颌骨额部，眉弓内侧真皮层[54]，其间跨过皱眉肌。两侧皱眉肌（横头和深头）位于额肌深层，经眶内侧缘浅表，进入肌肉和眉内侧皮肤。皱眉肌收缩牵拉眉内侧形成下方垂直的眉间皱纹。

面中部

面中部解剖结构和它与眼周组织的动力学关系的研究在过去 30 年有了长足的发展。面中部指上睑到眶下缘的部分。面部软组织层包括皮肤、皮下组织、上颊（浅表肌腱膜系统）、表情肌、深部面肌筋膜和腮腺管平面、颊脂体和面神经。

Mitz 和 Peyronie 第一次提出了腮腺和颊区域的浅表肌腱膜系统（SMAS）[55]（图 14.12，框 14.2）。SMAS 和皮肤间的复合纤维延伸，被认为是分类面肌的收缩以辅助表情系统。最初认为分为腮腺层和颊脂肪层，后来发现存在于面中部皮下 11～13 mm 处，包裹颧大肌、颧小肌、提上唇肌[56]。在面下部与颈阔肌连续，在面上半与额肌、眼轮匝肌上下部筋膜连续[57,58]。面神经在 SMAS 下走行。

SMAS 有很多骨性附件。在最初被提出来后不久，SMAS 就被认为是面部皱纹切除术的重要组织（抬脸）[59]。在面中部可见颧弓韧带和眶鼻韧带[60,61]（图 14.13）。下颌韧带位于面下部。位于眶侧缘 5 mm

---

框 14.2　面中部主要支持系统

SMAS 是连接枕肌、额肌、轮匝肌和颈阔肌的腱膜系统。
SMAS 到皮肤的放射纤维可能帮助面肌收缩。
面中部骨性连接：颧弓韧带、眶鼻韧带。这些韧带的松弛会造成面中部下垂。

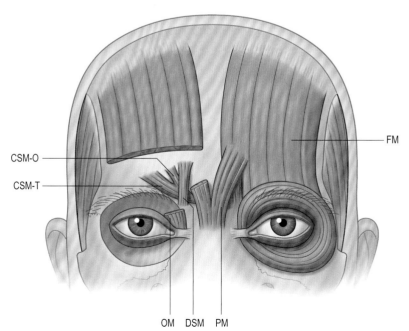

图 14.11　额肌。FM：额肌；PM：降眉间肌；DSM：降眉肌；CSM-O：皱眉肌 - 斜头；CSM-T：皱眉肌 - 横头。（修改自 David M. Knize，Mel Drisko. The Forehead and Temporal Fossa：Anatomy and Technique. Lippincott Williams & Wilkins，2001.）

FM

CSM-O
CSM-T

OM　DSM　PM

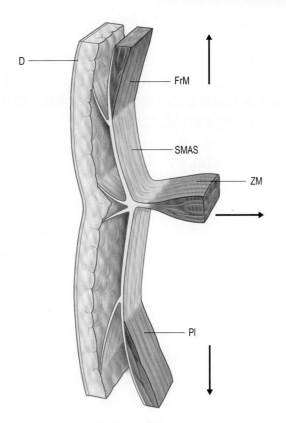

图 14.12　浅表肌腱膜系统。(SMAS) 示意图，提示额肌 (FrM)、颧大肌 (Zm)、真皮 (D) 和颈阔肌 (Pl) 的关系。(Mitz V，Peyronie M：Plast Reconstr Surg 58：80，1976.)

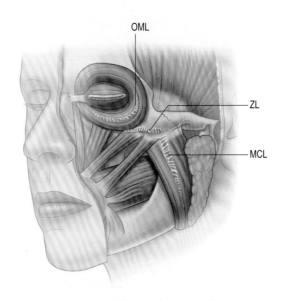

图 14.13　面中部的韧带支持。MCL：咬肌皮肤韧带；OL：眶鼻韧带；ZL：颧弓韧带。(Lucarelli MJ et al：Ophthal Plast Reconstr Surg 16 (1)：7-22，2000.)

处的眶鼻韧带被认为是为面中部骨表面提供支持[62]。Lucarelli 团队的研究表明颧韧带、咬肌表面韧带、眶鼻韧带的弱化作用用于减轻面中部的下垂[62]（图

14.14）。眶鼻韧带也被认为是眼眶的防卫韧带[63]。

表情肌被细分为薄层。Freilinger 等将表情肌[64]进行了细分。浅层由眼轮匝肌、颧大肌、降口角肌组成。第二层由颈阔肌、降下唇肌、提上唇鼻翼肌和颧大肌组成。第三层由提上唇肌和口轮匝肌组成。最深层由颏肌、提口角肌和颊肌组成。面神经的分支支配前三层肌肉，最深层由眼表的神经支配。

面神经麻痹可能对面部对称和角膜保护有很大的影响。自发性面神经麻痹（Bell 麻痹）的发生率为每 100 000 人中约 25 例[5]（框 14.3），其鉴别诊断包括感染（Ramsey Hunt、带状疱疹 /Lyme 病）、新生物（面神经瘤、血管瘤、听神经瘤、脑膜瘤、转移瘤）、炎症（Wegener 肉芽肿、肉样瘤病）、外伤（颅底骨折、颞骨损伤、腮腺损伤）和先天性疾病。兔眼（眼睑闭合不全）和眨眼不足可能导致暴露性眼病。加强润滑、缺损修补、眼睑闭合和湿房镜的使用能保护角膜，避免暴露引起的并发症。更严重的病例可能需要手术治疗（上睑加强、眼睑缝合术）[66]。

眼睑

睑缘

睑缘分为前唇和后唇。前唇由皮肤、肌肉和相关腺体组成。后唇由睑板、结膜和相关腺体组成（图 14.15）。前后唇由灰线分隔。眼轮匝肌的终末端称为 Riolan 肌，作用是保持眼睑闭合，以保护眼球，并辅助眨眼时的腺体内容物释放[67,68]。纤毛用于阻挡空气中大的颗粒来保护眼球。它们对外界的接触具有较高敏感性，受刺激时引起眨眼反射。

前唇是一个单独的解剖单元。眼睑皮肤是人体最薄的皮肤，其真皮层相对较薄，缺乏自体的脂肪层。成人的睑裂垂直长 9 ~ 12 mm，内外眦距离 30 mm。下睑位于下缘上 1.5 mm，上睑位于上缘下 1.5 ~ 2.0 mm[42]。上睑最高点位于中央瞳孔轴鼻侧。

眼轮匝肌位于眼睑皮肤下，肌肉的睑板部分起

框 14.3　自发性面神经麻痹

- 发生率：100 000 人中约 25 人发病。
- 必须与感染、炎症、肿瘤、创伤和先天性缺陷相鉴别。
- 可能导致暴露性角膜炎或角膜溃疡。
- 轻度暴露要求大量滋润、修补和眼睑覆盖。
- 严重暴露需要外科矫治（暂时或永久性眼睑缝合或金片植入）。

（Ⅰ、Ⅱ型胶原）和部分软骨组织（聚集蛋白聚糖、软骨素 5、6）组成[70]。它较坚韧，使眼睑能产生运动。上睑板的高度约 10 mm，下睑板的高度 3 ～ 4 mm[71]。上下睑板至两侧转化为内外眦角。内眦角分为前头和后头，分别连至前后泪嵴。外眦角嵌入 Whitnall 外侧结节，后者是颧骨眶外侧壁的一个小圆结节。眦角的松弛可能导致睑外翻，需要缩短外眦角加固眼睑来矫正。Whitnall 外侧结节也是提上肌腱膜的侧角，下方为 Lockwood 横韧带，上方为 Whitnall 横韧带，深层是睑板前眼轮匝肌，是上直肌鞘的延伸[11,72]。

上下眼睑的睑板包含睑板腺，上睑约 25 个，下睑 20 个[22]。腺体分泌成泪膜的脂质层（外层），防止泪液分泌。睑板腺功能障碍可导致脂质层缺乏，进而引起干眼症[73]。睑板腺的慢性炎症可能导致毛囊发育不良而产生双行睫[74]。双行睫或倒睫的治疗包括冷冻、电解、激光、环钻和脂质修复方法[75-77]。

睑结膜紧密附于睑板后部，由非角质化复层柱状上皮和疏松结缔组织组成。Wolfring 腺位于睑结膜，Krause 腺位于结膜穹窿，参与产生泪膜的水样层。泪膜中层的亲水层由结膜杯状细胞产生。黏膜功能紊乱，例如眼瘢痕性类天疱疮、Stevens-Johnson 综合征、大疱性类天疱疮，可能导致杯状细胞和干细胞损

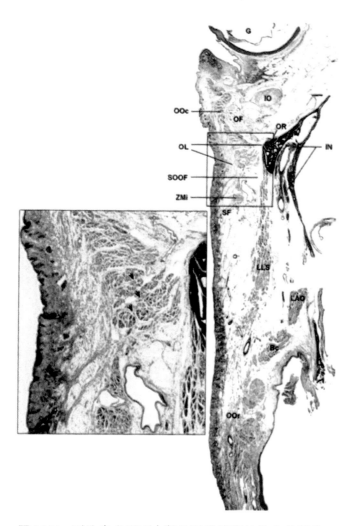

图 14.14 下睑中央至面中部睑下垂接缝处的合并切片。（Masson 染色）。眼球（G）、下斜肌（IO）和眶脂肪（OF）可见。眶鼻韧带（OL）延伸至眶缘（OR），通过眼轮匝肌（OOc）至真皮。下方可见鼻唇沟（NLF）。皮下脂肪（SF）向前至眼轮匝肌和颧小肌（ZMi）。眼轮匝肌下脂肪（SOOF）位于眼轮匝肌下，并围绕提上唇肌（LLS）。SOOF 下和皮下脂肪有连续性。眶下神经（IN）及伴随的脉管通过 SOOF 深至上提唇肌。上提唇肌延伸至上唇。提口角肌（LAO）起于上颌骨，向后至眶下孔。口轮匝肌（OOr）和颊肌（Bc）在下方可见。插图显示了眶鼻韧带（箭头）穿入眼轮匝肌。（Lucarelli MJ et al：Ophthal Plast Reconstr Surg 16（1）：7-22，2000.）

源于内眦韧带的前后壁。肌肉的深头（Horner 肌）深入泪后嵴和泪筋膜，前头连接泪前嵴（图 14.4）。肌肉围绕泪囊，收缩时协助泪泵功能[69]。外侧的眼轮匝肌插入睑板部外眦腱。

前唇的腺体包括 Zeis 腺和 Moll 腺。Zeis 腺是皮脂腺，Moll 腺是汗腺。Zeis 腺开口于睫毛根部，Moll 腺位于睫毛囊。

后唇由睑板、睑板腺、结膜组成。睑板由胶原

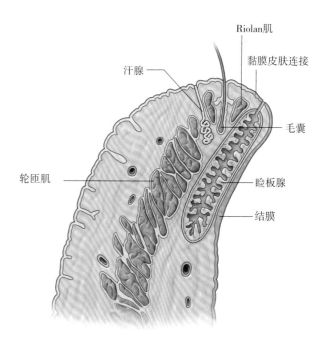

图 14.15 睑缘的矢状面。（Lemke BN, Lucarelli MJ：Anatomy of the ocular adnexa，orbit，and related facial structures. In Nesi FA，Lisman RD，Levine MR [eds]：Smith's ophthalmic plastic and reconstructive surgery，ed 2，St. Louis，1998，Mosby.）

伤，导致严重的慢性炎症，产生瘢痕和结膜挛缩[78]。

上下泪小点是泪道系统的开口。下泪小点距泪囊 10 mm，上泪小点距泪囊 8 mm，泪点通常朝向泪湖。

眼睑肌肉

眼睑主要的牵引肌是眼轮匝肌，由眶部、前隔部和睑板前部组成。眼轮匝肌是直径最小的骨骼肌，即使长度有变化，仍是相对较小[79]。肌纤维的长度变化能使眼睑产生包括眨眼、瞬目、抽搐等的运动变化。

上眼睑的主要肌肉是提上睑肌（图 14.16），由交感神经支配的上睑板肌（Müller 肌）起辅助作用。提上睑肌分为肌部和肌腱部。肌部长 36 mm，位于上直肌表面[80]。两块肌肉在内眦部出筋膜鞘包裹，其余部分能分离清晰。肌肉在向前延伸的过程中逐渐变宽，最终连接 Whitnall 韧带[10]。Whitnall 韧带提供上睑的支持，起到支点或上睑悬吊物的作用[13,81]。提上睑肌通过 Whitnall 韧带后进入腱膜，后者经过

14～20 mm 进入睑板前表面的后 1/3。腱膜前部连接皮肤和弹力纤维，形成包括提上睑肌腱膜、连接筋膜、脂质褶皱区和 Müller 肌腱[82]。皮肤的连接形成上睑的皱褶。

Müller 肌起于提上睑肌下方，上睑板缘上约 15 mm，进入上睑板边缘[83]，提供了 2 mm 的上睑上抬。该处神经的损伤可能导致 Horner 上睑下垂（眼交感神经麻痹）。Horner 综合征表现为上睑下垂 2 mm、瞳孔缩小、偶发的单侧无汗症，表明交感神经系统损伤。提上睑肌腱膜和 Müller 肌之间可见动脉血管弓，这是鉴别 Müller 肌的重要外科标志。

下睑的牵拉肌是下直肌在眼睑部的延伸。这部分肌肉在向前走行过程中围绕下斜肌。外部即眶隔类似于提上睑肌，内部由平滑肌组成，类似于 Müller 肌[23]。两层在手术中分离不清。下睑牵拉肌有清楚的三部分：前面，眶隔囊在睑板后 4 mm 处与眶隔融合；下睑板肌纤维中层终止于睑板后数微米处；后层进入 Tenon 囊。

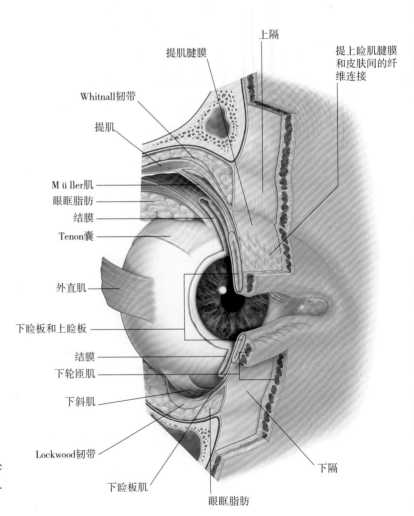

图 14.16　上下睑的斜面。（修改自 Lemke BN, Lucarelli MJ：Anatomy of the ocular adnexa, orbit, and related facial structures. In Nesi FA, Lisman RD，Levine MR [eds]：Smith's ophthalmic plastic and reconstructive surgery, ed 2, St. Louis, 1998, Mosby.）

瞬目

自发性瞬目每 3 ~ 8 秒一次，每分钟平均 12 次。正常的瞬目周期中，眼睑闭合是两组肌肉的联动作用：眼睑的牵引肌（眼轮匝肌、皱眉肌、降眉间肌）和眼睑的自体牵拉肌（提上睑肌和额肌）。眼轮匝肌的睑板前部负责瞬目。

瞬目维持了正常眼泪膜。一次瞬目就是一个分泌、扩散、蒸发和引流泪水的周期[84]。眼睑闭合封闭泪小点，阻止泪水回流。同时，收缩泪管和泪囊，使泪液流向鼻泪管。眼睑开放时，泪小点和泪道系统开放，形成一个真空，从眼表吸收泪液。眼睑闭合也刺激了泪腺和副泪腺内泪液的产生。

瞬目延迟时，正常的泪膜周期被改变，导致干眼和由此引发的反射性流泪。阅读、老年和帕金森病患者中延迟瞬目导致了泪液分泌减少，泪液蒸发增强，泪液回流减少[85]。

良性自发性睑痉挛（BEB）是双侧的、非随意的、间歇性的被动型眼睑闭合，伴随眉弓下降而无其他相应的眼睑改变（框 14.4）。最初表现为单纯的瞬目增加。眼睑痉挛可能是眼表疾病或神经性疾病（帕金森病）的继发表现[86]。BEB 对女性影响更多，尤其是 40 ~ 70 岁的女性[87]。

BEB 中正常的激活 / 抑制通路（可能起源于基底神经节）被破坏，导致牵引肌的持久激活和持久抑制。持续每 3 个月注射一次 A 型肉毒杆菌毒素（Botox）可治疗许多 BEB 患者。由肉毒杆菌产生的神经毒素，抑制了乙酰胆碱（Ach）释放，可能用于暂时麻痹眼睑牵拉[88]。

眼睑脂肪

在眶隔和提上睑肌 / 肌腱所形成的空间内，上睑脂肪垫被滑车和上斜肌腱分为 2 部分。最内侧脂肪垫呈白色，中央的腱膜前脂肪垫为黄色，后者含有大量清除自由基的类胡萝卜素[89]。除了颜色外，脂肪内脂

酸水平与眼眶内类似。眼眶脂肪为不饱和脂肪酸，包括十八烯酸（18：1）、亚油酸（18：2）等。不饱和脂肪酸的优势在于提供表面的润滑，利于眼球运动。两侧泪腺在手术中要注意不要与眼睑脂肪混淆。下睑包含 3 层脂肪垫：内侧、中央、外侧。

眼睑脉管系统

眼睑血管起源于颈内动脉系统和颈外动脉系统。颈外动脉系统通过面动脉分支、颞浅动脉、眶下动脉（通过上颌动脉）供应眼睑（图 14.17）。面动脉起源于下颌角下的颈外动脉，沿鼻唇沟向上内侧走行，到达内眦处变为内眦动脉，为 5 ~ 6 mm。向外的泪囊鼻腔造孔术应避免损伤该动脉。该动脉穿入眶隔与眼动脉分支吻合。颞浅动脉供应前额，与颈内动脉系统的眶上动脉和滑车上动脉吻合。上颌动脉和它的分支将在眼眶章节讨论。

上睑的动脉血液由 4 个动脉弓提供：边缘的、周边的、浅表的和深部的[90]。上下睑的边缘血管弓在睑板前距睑缘大约 2 ~ 4 mm 处。滑车上动脉、泪腺动脉、内眦动脉吻合形成上血管弓；眶下动脉、角动脉

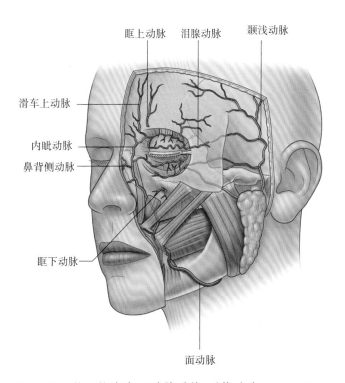

图 14.17　眼区的浅表面动脉系统。（修改自 Lemke BN，Lucarelli MJ：Anatomy of the ocular adnexa，orbit，and related facial structures. In Nesi FA，Lisman RD，Levine MR [eds]：Smith's ophthalmic plastic and reconstructive surgery，ed 2，St. Louis，1998，Mosby.）

框 14.4　良性自发性睑痉挛

- 双侧、非随意的、间歇性眼睑闭合。
- 40 ~ 70 岁多见。
- 睡眠时停止。
- 可能由基底神经节缺乏引起。
- A 型肉毒杆菌毒素（Botox）重复注射治疗可能有效。

353

和颧动脉吻合形成下血管弓。自体睑板结膜移植或睑板结膜转位等手术中，必须保护眼睑的血供。

面静脉起于额静脉和眶上静脉，是眼睑主要的静脉回流系统。起源于内眦内侧 6～8 mm 的内眦静脉，伴行于面动脉，终于颈外动脉。面静脉系统的一小部分向后汇入海绵窦和翼状丛。

眼睑淋巴系统

短尾猴眼睑的淋巴闪烁显像揭示了上下睑的部分淋巴回流通道[91,92]。上下睑的内外侧淋巴分别回流至耳前淋巴结和下颌下淋巴结，然后至颈深淋巴结。

眼睑神经分布

眼睑和眼周的神经包括动眼神经（颅神经 III），三叉神经（颅神经 V）和交感神经。

面神经支配大部分面部活动。在穿过腮腺后，该神经分为 5 个分支：颞支、颧支、颊支、下颌支和颈支。这些神经形成了很多重叠区域。一般来说，颞支支配额肌，颧支、颞支和颊支支配眼轮匝肌。动眼神经上支支配提上睑肌，交感神经支配 Müller 肌。交感神经的走向仍有争议。

三叉神经是面部的感觉神经，分为眼支（V 1）、上颌支（V 2）和下颌支（V 3），其中眼支和上颌支支配眶骨膜的感觉（图 14.18）。

眼支通过眶上裂入眶，然后分为 3 支：泪腺神经、额神经和鼻睫神经。额神经和泪腺神经从总腱环外眶上裂的上外侧部分入眶。泪腺神经的上支支配邻近结膜、上睑外侧和泪腺的感觉，下支与三叉神经上颌支的分支颧颞支吻合，并融合泪腺区的副交感神经。

额神经通过前眶的眶骨膜，分为眶上神经和滑车上神经。滑车上神经支配眉间皮肤、上睑中部和下额。眶上神经的浅表分支支配头皮前缘的感觉，深部分支支配额顶头皮的感觉[93]（图 14.19）。深部分支的损伤会导致头皮大范围麻木和感觉异常[93]。

眼三叉神经的鼻睫支通过总腱环，进入肌锥内，分出小分支至睫状神经节和睫状长神经后，分为筛神经和滑车下神经。睫状长神经支配虹膜、角膜和睫状

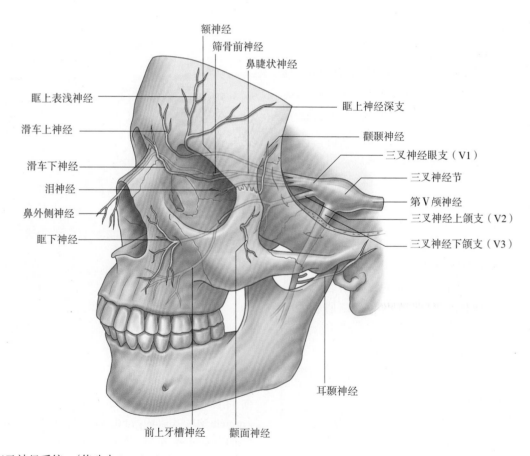

图 14.18 三叉神经系统。（修改自 Lemke BN，Lucarelli MJ：Anatomy of the ocular adnexa，orbit，and related facial structures. In Nesi FA，Lisman RD，Levine MR [eds]：Smith's ophthalmic plastic and reconstructive surgery，ed 2，St. Louis，1998，Mosby.）

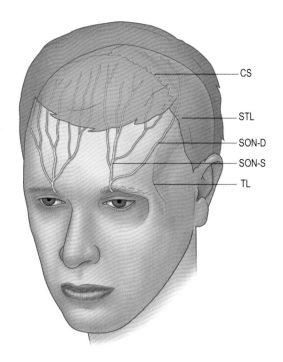

图 **14.19** 眶上神经深支（SON-D）和浅支（SON-S）的走行图。（修改自 Knize，DM. A Study of the Supraorbital nerve. Plast Reconstr Surg 1995；96：564-569.）

肌。筛神经支配鼻黏膜和鼻前端皮肤的感觉。鼻尖部的带状疱疹的小疱破裂，称为 Hutchinson 征，提示眼感染带状疱疹病毒。

三叉神经上颌支（Ⅴ2）在颅中窝穿过卵圆孔，通过海绵窦外侧壁翼腭窝到达眶下裂。在翼腭窝与颧支、蝶腭支和上牙槽的后支交通。眶下神经是上颌神经的分支，后者进入眶缘后 30 mm 的眶下沟。颧神经分为颧面神经、颧颞神经，分别支配侧颊和侧眉。颧颞支的副交感神经纤维入泪腺。

参考文献

1. Langdon JH. The human strategy: an evolutionary perspective on human anatomy. Oxford: Oxford University Press, 2005.
2. Burrows AM. The facial expression musculature in primates and its evolutionary significance. Bioessays 2008; 30(3):212–225.
3. Zide BM, Jelks GW. Surgical anatomy of the orbit. New York: Lippincott Williams & Wilkins, 1985.
4. Webster RC. Supraorbital and supratrochlear notches and foramina: anatomical variations and surgical relevance. Laryngoscope 1986; 96:311–315.
5. Nahum AM. The biomechanics of maxillofacial trauma. Clin Plast Surg 1975; 2:59–64.
6. Karesh JW, Kelman SE, Chirico PA et al. Orbital roof "blow-in" fractures. Ophthal Plast Reconstr Surg 1991; 7(2):77–83.
7. Lee D, Brody R, Har-El G. Frontal sinus outflow anatomy. Am J Rhinol 1997; 11(4):283–285.
8. Goldberg AN, Oroszlan G, Anderson TD. Complications of frontal sinusitis and their management. Otolaryngol Clin North Am 2001; 34(1):211–225.
9. Garcia CE, Cunningham MJ, Clary RA et al. The etiologic role of frontal sinusitis in pediatric orbital abscesses. Am J Otolaryngol 1993; 14:449–452.
10. Whitnall SE. On a tubercle on the malar bone, and on the lateral attachments of the tarsal plates. J Anat Physiol 1911; 45:426–432.
11. Whitnall SE. On a ligament acting as a check to the action of the levator palpebrae superioris. J Anat Phys 1910; 14:131.
12. Kim JW, Goldberg RA, Shorr N. The inferomedial orbital strut: an anatomic and

13. Goldberg RA, Wu JC, Jesmanowicz A, Hyde JS. Eyelid anatomy revisited. Dynamic high-resolution magnetic resonance images of Whitnall's ligament and upper eyelid structures with the use of a surface coil. Arch Ophthalmol 1992; 110(11):1598–1600.
14. Goldberg RA, Shorr N, Cohen MS. The medial orbital strut in the prevention of postdecompression dystopia in dysthyroid ophthalmopathy. Ophthal Plast Reconstr Surg 1992; 8(1):32–34.
15. Hartikainen J, Aho HJ, Seppa H et al. Lacrimal bone thickness at the lacrimal sac fossa. Ophthalmic Surg Lasers 1996; 27:679–684.
16. Yeh S, Foroozan R. Orbital apex syndrome. Curr Opin Ophthalmol 2004; 15(6):490–498.
17. Lyon DB, Lemke BN, Wallow I, Dortzbach RK. Sympathetic nerve anatomy in the cavernous sinus and retrobulbar orbit of the cynomolgous monkey. Ophthal Plast Reconstr Surg 1992; 8:1–12.
18. Monard M, Tcherekayev V, deTribolet N. The superior orbital fissure: a microanatomical study. Neurosurgery 1994; 35:1087–1093.
19. Aviv RI, Casselman J. Orbital imaging: Part 1. Normal anatomy. Clin Radiol 2005; 60(3):279–287.
20. Aviv RI, Casselman J. Orbital imaging: Part 2. Intraorbital pathology. Clin Radiol 2005; 60(3):288–307.
21. Koornneef L. Details of the orbital connective tissue system in the adult. In: Spatial aspect of orbital musculo-fibrous tissue in man. New York: Swets & Zweitlinger, 1977.
22. Meyer DR, Linberg JV, Wobig JL et al. Anatomy of the orbital septum and associated eyelid connective tissues. Ophthal Plast Reconstr Surg 1991; 7:104.
23. Hawes MJ, Dortzbach RK. The microscopic anatomy of the lower eyelid retractors. Arch Ophthalmol 1982; 100:1313–1318.
24. Anderson RL, Beard C. The levator aponeurosis attachments and their clinical significance. Arch Ophthalmol 1977; 95:1437–1441.
25. Hargiss JL. Surgical anatomy of the eyelids. Trans Pacif Coast Otolaryngol Soc. 1963; 44:193–202.
26. Fink WH. An anatomical study of the check mechanism of the vertical muscles of the eye. Trans Am Ophthalmol Soc 1956; 54:193–213.
27. Garrity IA, Bahn RS. Pathogenesis of ophthalmopathy: implications for prediction, prevention, and treatment. Am J Ophthalmol 2006; 142:147–153.
28. Kazim M, Goldberg RA, Smith TJ. Insights into the pathogenesis of thyroid-associated orbitopathy: evolving rationale for therapy. Arch Ophthalmol 2002; 120(3):380–386.
29. Weetman AP, Cohen S, Gatter KC et al. Immunohistochemical analysis of the retrobulbar tissue in Graves' ophthalmopathy. Clin Exp Immunol 1989; 75:222–227.
30. Khoo TK, Bahn RS. Pathogenesis of Graves' ophthalmopathy: the role of autoantibodies. Thyroid 2007; 17:1013–1018.
31. Douglas RS, Gianoukakis AG, Goldberg RA et al. Circulating mononuclear cells from euthyroid patients with thyroid-associated ophthalmopathy exhibit characteristic phenotypes. Clin Exp Immunol 2007; 148(1):64–71.
32. Dalley RW, Robertson WD, Rootman J. Globe tenting: a sign of increased orbital tension. Am J Neuroradiol 1989; 10:181–186.
33. Sarkies N. Traumatic optic neuropathy. Eye 2004; 18:1122–1125.
34. Anderson RL, Panje WR, Gross CE. Optic nerve blindness following blunt forehead trauma. Ophthalmology 1982; 89:445–455.
35. Ruskell GL. The orbital branches of the pterygopalatine ganglion and their relationship with the internal carotid nerve branches in primates. J Anat 1970; 106:323–339.
36. Nilsson SF, Linder J, Bill A. Characteristics of uveal vasodilation produced by facial nerve stimulation in monkeys, cats, and rabbits. Exp Eye Res 1985; 40(6):841–852.
37. Hornblass A. Pupillary dilation in fractures of the floor of the orbit. Ophthalmic Surg 1979; 10:44–46.
38. Mansour AM, Reinecke RD. Central trochlear palsy. Surv Ophthalmol 1986; 30:279–297.
39. Lyon DB, Lemke BN, Wallow I, Dortzbach RK. Sympathetic nerve anatomy in the cavernous sinus and retrobulbar orbit of the cynomolgous monkey. Ophthal Plast Reconstr Surg 1992; 8:1–12.
40. Lang H, Kageyama I. The ophthalmic artery and its branches, measurements, and clinical importance. Surg Radiol Anat 1990; 12:83–90.
41. Bergen MP. A literature review of the vascular system in the human orbit. Acta Morphol Neerl Scan 1981; 19:273–305.
42. Dutton JJ. Atlas of clinical and surgical orbital anatomy. Philadelphia: WB Saunders, 1994.
43. Singh S, Dass R. The central artery of the retina. Br J Ophthalmol 1960; 44:193–212.
44. Saunders RA, Bluestein EC, Wilson ME et al. Anterior segment ischemia after strabismus surgery. Surv Ophthalmol 1994; 38:456–466.
45. Orbay H, Kerem M, Ünlü RE et al. Maxillary artery: anatomical landmarks and relationship with the mandibular subcondyle. Plast Reconst Surg 2007; 120:1865–1870.
46. Pearson BW, Mackenzie RG, Goodman WS. The anatomical basis of transantral ligation of the maxillary artery in severe epistaxis. Laryngoscope 1969; 79:969–984.
47. Lemke BN, Lucarelli MJ. Anatomy of the ocular adnexa, orbit, and related facial structures. In: Nesi FA, Lisman RD, eds. Smith's ophthalmic plastic and reconstructive surgery. St Louis CV Mosby, 1998.
48. McGetrick JJ, Wilson DG, Dortzbach RK, Kaufman PL, Lemke BN. A search for lymphatic drainage of the monkey orbit. Arch Ophthalmol 1989; 107:255–260.
49. Gausas RE, Gonnering RS, Lemke BN, Dortzbach RK, Sherman DD. Identification of human orbital lymphatics. Ophthal Plast Reconst Surg 1999; 15(4):252–259.
50. Sherman DD, Gonnering RS, Wallow IHL et al. Identification of orbital lymphatics: enzyme histochemical light microscopic and electron microscopic studies. Ophthal Plast Reconstr Surg 1993; 9(3):153–169.
51. Dickinson AJ, Gausas RE. Orbital lymphatics: do they exist? Eye 2006; 20:1145–1148.
52. Gausas RE. Advances in applied anatomy of the eyelid and orbit. Curr Opin Ophthalmol 2004; 15:422–425.
53. Daniel RK, Landon B. Endoscopic forehead lift: anatomic basis. Aesthetic Surg J 1997; 17:97–104.

radiographic study. Ophthal Plast Reconstr Surg 2002; 18(5):355–364.

54. Cook BE, Lucarelli MJ, Lemke BN. Depressor supercilii muscle: anatomy, histology, and cosmetic implications. Ophthal Plast Reconstr Surg 2001; 17(6):411–414.

55. Mitz V, Peyronie M. The superficial musculo-aponeurotic system (SMAS) in the parotid and cheek area. Plast Reconstr Surg 1976; 58:80–88.

56. Rose JG, Lucarelli MJ, Lemke BN. Radiologic measurement of the subcutaneous depth of the SMAS in the midface. Orlando, FL (Oct 18–19,2002). In Proceedings of American Society of Ophthalmic Plastic and Reconstructive Surgery, 2002.

57. Wassef M. Superficial fascial and muscular layers in the face and neck: a histologic study. Aesthetic Plast Surg 1987; 11:171–176.

58. Thaller SR, Kim S, Patterson H et al. The submuscular aponeurotic system (SMAS): a histologic and comparative anatomy evaluation. Plast Reconstr Surg 1990; 86(4):690–696.

59. Jost G, Lamouche G. SMAS in rhytidectomy. Aesthetic Plast Surg 1982; 6:69–74.

60. Furnas DW. The retaining ligaments of the cheek. Past Reconstr Surg 1989; 83(1):11–16.

61. Kikkawa DO, Lemke BN, Dortzbach RK. Relations of the superficial musculoaponeurotic system to the orbit and characterization of the orbitomalar ligament. Ophthal Plast Reconstr Surg 1996; 12:77–88.

62. Lucarelli MJ, Khwarg SI, Lemke BN et al. The anatomy of midfacial ptosis. Ophthal Plast Reconstr Surg 2000; 16(1):7–22.

63. Muzaffar AR, Mendelson BC, Adams WP Jr. Surgical anatomy of the ligamentous attachments of the lower lid and lateral canthus. Plast Reconstr Surg 2002; 110(3):873–884.

64. Freilinger G, Gruber H, Happak W et al. Surgical anatomy of the mimic muscle system and the facial nerve: importance for reconstructive and aesthetic surgery. Plast Reconst Surg 1987; 80(5):686–690.

65. Katusic SK, Beard CM, Wiederholt WC et al. Incidence, clinical features, and prognosis in Bell's palsy, Rochester, Minnesota, 1968–1982.

66. Rahman I, Sadiq SA. Ophthalmic management of facial nerve palsy: a review. Surv Ophthalmol 2007; 52(2):121–144.

67. Whitnall SE. The anatomy of the human orbit and accessory organs of vision, 2nd edn. New York: Oxford University Press, 1932.

68. Lipham WJ, Tawfik HA, Dutton JJ. A histologic analysis and three-dimensional reconstruction of the muscle of Riolan. Ophthal Plast Reconstr Surg 2002; 18(2):93–98.

69. Becker BB. Tricompartment model of the lacrimal pump mechanism. Ophthalmology 1992; 99:1139–1145.

70. Milz S, Neufang J, Higashiyama I, et al. An immunohistochemical study of the extracellular matrix of the tarsal plate in the upper eyelid in human beings. J Anat 2005; 206:37–45.

71. Wesley RE, McCord CD, Jones NA. Height of the tarsus of the lower eyelid. Am J Ophthalmol 1980; 90(1):102–105.

72. Jones LT. A new concept of the orbital fascia and rectus muscle sheaths and its surgical implications. Trans Am Acad Ophthalmol Otolaryngol 1968; 72:755–764.

73. Mathers WD. Ocular evaporation in meibomian gland dysfunction and dry eye. Ophthalmology 1993; 100(3):347–351.

74. Scheie HG, Albert DM. Distichiasis and trichiasis: origin and management. Am J Ophthalmol 1966; 61:718–720.

75. Frueh BR. Treatment of distichiasis with cryotherapy. Ophthalmic Surg 1981; 12(2):100–103.

76. Bartley GB, Lowry JC. Argon laser treatment of trichiasis. Am J Ophthalmol 1992; 113(1):71–74.

77. McCracken MS, Kikkawa DO, Vasani SN. Treatment of trichiasis and distichiasis by eyelash trephination. Ophthal Plast Reconstr Surg 2006; 22(5):349–351.

78. Foster CS. Cicatricial pemphigoid. Trans Am Ophthalmol Soc 1986; 84:527–563.

79. Lander T, Wirtschafter JD, McLoon LK. Orbicularis oculi muscle fibers are relatively short and heterogeneous in length. Invest Ophthalmol Vis Sci 1996; 37(9): 1732–1739.

80. Lemke BN, Stasior OG, Rosenberg PN. The surgical relations of the levator palpebrae superioris muscle. Ophthal Plast Reconstr Surg 1988; 4(1):25–30.

81. Anderson RL, Dixon RS. The role of Whitnall's ligament in ptosis surgery. Arch Ophthalmol 1979; 97:705.

82. Stasior GO, Lemke BN, Wallow IH et al. Levator aponeurosis elastic fiber network. Ophthal Plast Reconstr Surg 1993; 9(1):1–10.

83. Kuwabara T, Cogan DG, Johnson CC. Structure of the muscles of the upper eyelid. Arch Ophthalmol 1975; 93:1189–1197.

84. Doane MG. Blinking and the mechanics of the lacrimal drainage system. Ophthalmology 1981; 88(8):844–851.

85. Sahlin S, Laurell CG, Chen E et al. Lacrimal drainage capacity, age and blink rate. Orbit 1998; 17:155–159.

86. Mauriello JA, Carbonaro P, Dhillon S et al. Drug-associated facial dyskinesias – a study of 238 patients. J Neuroophthalmol 1998; 18(2):153–157.

87. Frueh B, Callahan A, Dortzbach RK et al. A profile of patients with intractable blepharospasm. Trans Sect Ophthalmol Am Acad Ophthalmol Otolaryngol 1976; 81:591–594.

88. Dutton JJ, Buckley EG. Long-term results and complications of botulinum A toxin in the treatment of blepharospasm. Ophthalmology 1988; 95:1529–1534.

89. Sires BS, Saari JC, Garwin GG et al. The color difference in orbital fat. Arch Ophthalmol 2001; 119(6):868–871.

90. Kawai K, Imanishi N, Nakajima Y et al. Arterial anatomical features of the upper palpebra. Plast Reconstr Surg 2004; 113(2):479–484.

91. Cook BE Jr, Lucarelli MJ, Lemke BN et al. Eyelid Lymphatics I: Histochemical comparisons between the monkey and human. Ophthal Plast Reconstr Surg 2002; 18(1):18–23.

92. Cook BE Jr, Lucarelli MJ, Lemke BN et al. Eyelid Lymphatics II: A search for drainage patterns in the monkey and correlations with human lymphatics. Ophthal Plast Reconstr Surg 2002; 18(2):99–106.

93. Knize DM. A study of the supraorbital nerve. Plast Reconst Surg 1995; 96(3):564–569.

第 15 章

泪膜的形成和功能

Darlene A. Dartt

吴 勇 译 薛春燕 校

1. 泪膜概述

泪膜覆盖在眼球角膜和结膜上皮的表面，为这些上皮和体外环境的相互作用提供介质。泪膜对于眼表的健康和防护必不可少，同时它是眼部的第一层屈光介质，是形成清晰视觉的基础[1]。

泪液由眼表上皮和眼的附属器产生，分布在眼表的全部区域。眼前节光学相干断层扫描技术（ocular coherence tomography，OCT）测量泪膜的厚度[2]为 3.4 ± 2.6 μm，与以前那些准确度相对较差的测量方法所测量的结果一致[3-7]。

泪膜是由多个组织和上皮细胞分泌的一种极其复杂的混合物（图 15.1）。其组织构成分为 4 层（图 15.2）。最内层是覆盖于表层上皮细胞的多糖层。中间层为黏液层，覆盖于多糖层之上，并可能与第三层水层混合存在部分混合。最外层为脂质层。与黏液层和水层类似，水层和脂质层也可以相互混合。泪膜各层的产生和功能各不相同。

在泪液分泌过程中，所有眼附属器和眼表面上皮细胞必须相互协调。黏液层和水层的分泌受神经反射调节。机械、化学或热刺激可刺激角膜和结膜中的感觉神经，并反过来刺激副交感神经和交感神经的传出神经，进而支配泪腺和结膜杯状细胞分泌黏液和水。眨眼可以调节睑板腺导管分泌睑板腺脂质形成脂质层。眼睑回缩时，一层薄的脂质涂布在水层和黏液层之上。

泪液通过排出和蒸发来维持平衡。眼表的泪液通过泪小点经泪道系统排出。泪液的排出靠神经反射调节，神经刺激可引起供应泪道系统的海绵窦血管扩张或收缩（图 15.3）。血管的收缩或舒张可引起泪道内腔形状的变化，从而调节泪液的排出量[8]。泪液的蒸发取决于眨眼中泪膜的暴露时间、温度、湿度以及风速。泪液分泌的调节将在本章另作讨论。

2. 多糖包被

A. 结构

多糖包被是由细胞表面的多糖形成的一个网状结构。角膜和结膜的上皮细胞，其微绒毛的顶端存在多糖复合物，从表面细胞的顶端质膜表面延伸而来（图 15.2）。多糖包被的重要组成成分是黏蛋白。黏蛋白的核心为氨基酸蛋白，侧链是不同长度和不同复杂程度的碳水化合物，这些碳水化合物经 O- 糖基化后与核心连接。MUC1-21 命名法将黏蛋白分为分泌性黏蛋白和跨膜黏蛋白两种类型（图 15.4）。跨膜黏蛋白包括一个短的细胞内部分、跨膜结构域和胞外结构扩展形成大的多糖包被。分泌性黏蛋白包括凝胶及较小的可溶性的黏蛋白。凝胶型的黏蛋白是杯状细胞胞外分泌的大分子物质（2000 万～ 4000 万 Da），较小的可溶性的黏蛋白由泪腺分泌。

眼球表面的跨膜黏蛋白有 MUC1、MUC4 和 MUC16 三种[9]，这些黏蛋白由角膜和结膜的复层鳞状细胞分泌，储存在细胞质中小的澄清分泌小泡中（图 15.1）。分泌小泡与插入到质膜中的分子相互融合。黏蛋白分子定位于复层鳞状上皮细胞的微褶上。

目前关于跨膜黏蛋白合成和分泌的调节的研究有限。黏蛋白的分泌可以通过调控质膜中黏蛋白的插入或者通过控制胞外结构域的脱落来调节。基质金属蛋白酶（MMPs）能使黏蛋白裂解，并将蛋白的胞外活性结构域释放到细胞间隙。永久增殖的复层角

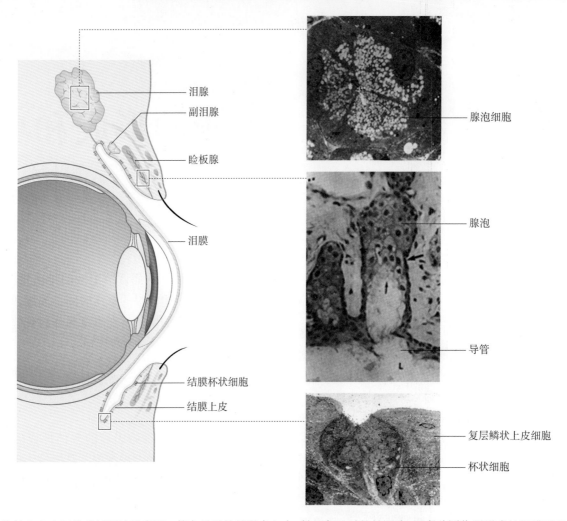

图 15.1　腺体和上皮细胞分泌泪液示意图。棕色显示的是眼表上皮，粉红色显示的是泪腺，两者共同作用形成的泪膜用蓝色表示。底部插图显示的是结膜杯状细胞的电子显微镜照片。上面的插图显示的是泪腺腺泡的电子显微镜照片。中间的电子显微镜照片显示的是睑板腺腺泡及与其连接的导管。（Modified from Dartt DA. The Lacrimal Gland and Dry Eye Diseases. In：Ocular Disease：Mechanism and Management. Ed. Levin and Albert. Elsevier Ltd. Amsterdam. Copyright Elsevier 2010.）

图 15.2　泪膜的构成。外脂质层由睑板腺分泌。中间层含有电解质、水、蛋白质和小的可溶性黏蛋白，由泪腺和结膜上皮细胞分泌。内层为黏液层，由 MUC5AC、蛋白质、电解质和水构成，由结膜杯状细胞分泌产生。复层鳞状上皮细胞分泌产生糖复合物，角膜和结膜上皮细胞产生黏蛋白。泪膜覆盖在眼球表面。（Modified from Hodges RR，Dartt DA. Regulatory pathways in lacrimal gland epithelium. Int Rev Cytol. 2003；231：129-196. Copyright Elsevier 2003.）

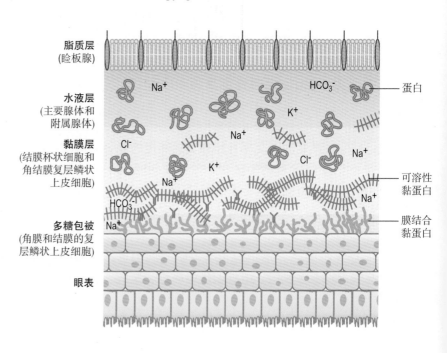

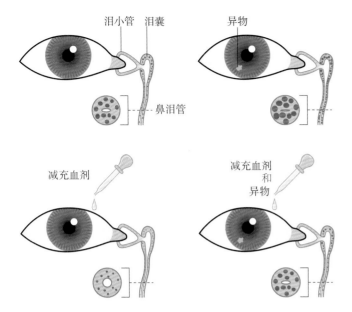

图 15.3 海绵体和泪道位置的解剖模型示意图。左上方显示静止状态下的鼻泪管内腔。眼内异物激活海绵体的神经反射，引起血管扩张，管腔变窄，从而导致泪液排出减少。第三幅图显示的是，在眼表面放置减充血剂，使得海绵体的血管收缩，鼻泪管内腔打开，令人惊讶的是泪液排出减少。最后一幅图显示的是，由异物引起的血管收缩，以及局部充血引起的血管舒张，阻止鼻泪管内腔形状的变化和泪液排出的改变。（Modified from Ayub, M., A. B. Thale, J. Hedderich, B. N. Tillmann and F. P. Paulsen. 2003. Invest Ophthalmol Vis Sci. 44（11），4900-7，reproduced from the Association for Research in Vision and Ophthalmology.）

膜缘细胞中，肿瘤坏死因子诱导 MUC1、MUC4 和 MUC16 胞外结构域的脱落，而 MMP-7 和中性粒细胞弹性蛋白酶只诱导 MUC16 的脱落[10]。玫瑰红染色发现，眼干燥症患者的泪液中，这些复合物诱导的脱落增加，可能与 MUC16 的缺失有关（框 15.1）。

B．功能

跨膜黏蛋白的功能是保持眼表湿润，并作为阻挡病原体的屏障。跨膜黏蛋白之间没有黏附性，因而黏膜层可以移动到眼球表面。碳水化合物侧链使水分子保持在顶端细胞膜表面。单个跨膜黏蛋白的功能现在尚不清楚。

眼干燥症患者的跨膜黏蛋白发生了改变。Sjögren综合征中，结膜上皮中的 MUC16 蛋白水平有所下降[11,12]，而泪液中的 MUC16 有所增加。MUC1 同样

框 15.1 眼干燥症的定义
• 眼干燥症是一种眼泪和眼表的多因素疾病
• 眼干燥症导致眼部不适症状、视力障碍以及泪膜不稳定
• 眼干燥症有可能损害眼表
• 眼干燥症伴随有泪膜渗透压增加和眼表面的炎症
Modified from 2007 Report of the International Dry Eye Workshop，The Ocular Surface，vol 5，number 2，page 27，2007

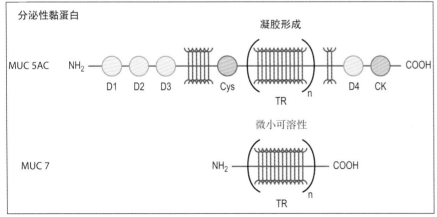

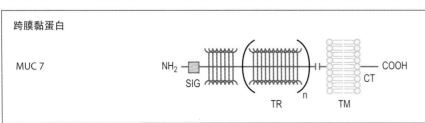

图 15.4 分泌性黏蛋白和跨膜黏蛋白的结构基序。MUC5AC 含有 4 个富含半胱氨酸的 D 区域，在此有二硫键交联，其侧面有可变数目的串联重复区域（TR）。MUC7 是单体，具有可变数目的串联重复序列。跨膜黏蛋白的 SIG 域，有一个可变数目的串联重复序列，一个胞外结构域的裂解区域，一个在分子进入细胞膜的跨膜区（TM）和细胞内区域的一个羧基末端（CT）。SIG：肽信号序列；CK：半胱氨酸结。（Modified from Gipson IK and Argueso P. 2003. Role of mucins in the function of the corneal and conjunctival epithelia. Int Rev Cytol. 231, 1-49. Copyright Elsevier 2003.）

也在眼干燥症的发病中起一定作用[13]。人角膜和结膜中含有 5 种已发现的 MUC1 剪接变体和 1 种新发现的剪接变体。这些剪接变体发生特定的变化，控制细胞膜通道的开放、细胞内信号肽的性质以及细胞外区域水分保持、润滑和屏障的功能。与对照组相比，眼干燥症患者（包括蒸发过强型干眼和干燥综合征）MUC1 剪接变体中 MUC1/A 变体的频率减少，MUC1/B 变体的频率增多[13,14]。

3. 黏液层

A. 结构

结膜杯状细胞合成和分泌的 MUC5AC 凝胶型黏蛋白构成黏液层骨架。MUC5AC 是由已知最大的基因之一编码产生的约 600 kDa 大小的蛋白。MUC5AC 的蛋白骨架中含有 4 个 D 域（富含半胱氨酸域）（图 15.4），其侧面为一个串联重复序列。其氨基酸的蛋白质骨架通过 O- 糖基化与碳水化合物侧链连接。D 域为连接 MUC5AC 多个分子的二硫键交联提供位点，从而形成黏液层的框架。黏膜层也含有跨细胞膜蛋白的细胞外功能区，跨膜蛋白通过可溶性途径分泌黏蛋白。杯状细胞合成和分泌其他蛋白，并协同复层鳞状上皮细胞分泌电解质和水。

B. 结膜杯状细胞

杯状细胞穿插于结膜的复层鳞状上皮细胞中（图 15.1）。大鼠和小鼠的杯状细胞成簇状分布，而兔和人的杯状细胞成散在分布[15-17]。目前关于杯状细胞的所有研究都提示杯状细胞在眼结膜上呈不均匀分布。

杯状细胞可通过峰值中大量黏蛋白颗粒聚集来鉴别（图 15.1）。分泌的物质可以通过阿利新蓝过碘酸染色、外源 Ulex europeaus 凝集素 I（UEA-I）、Helix pomatia 凝集素（HPA）或 MUC5AC 抗体来鉴别。MUC5AC 在内质网中合成，在高尔基体中添加碳水化合物侧链，成熟蛋白存储在分泌颗粒中。刺激产生后，分泌颗粒相互融解，顶膜将分泌产物释放到泪膜中。细胞受到刺激后，将整个补充颗粒全部释放，称为顶浆分泌。分泌量的多少取决于刺激激活的细胞数量。

C. 杯状细胞合成黏蛋白的调节

概述

黏蛋白的合成率、分泌率以及结膜杯状细胞的数量共同调控黏液的产量。结膜杯状细胞中黏蛋白的合成速度还有待进一步研究。本节将集中阐述黏蛋白的分泌和扩散的调节。

杯状细胞分泌的调节

神经调节在调控结膜杯状细胞分泌中占主要作用。结膜由神经支配，传入神经为感觉神经，传出神经为交感和副交感神经。感觉神经末端分布在复层鳞状上皮细胞之间。副交感神经和交感神经末梢也环绕着杯状细胞，以维持分泌颗粒的水平（图 15.5）。角膜的感觉神经兴奋，通过传出神经引起神经反射，诱导杯状细胞分泌。杯状细胞有副交感神经和交感神经不同的神经递质受体。副交感神经释放乙酰胆碱（acetylcholine，Ach）和血管活性肠肽（vasoactive intestinal peptide，VIP）。毒蕈碱受体的 M3AchR 和 M2AchR 两种亚型，位于不同的传出神经上[18,19]（图 15.5）。VIP 受体是 VIPAC2 受体的亚型，其分布的位置与 M3AchR 分布相同[19]。交感神经末梢释放去甲肾上腺素和神经肽 Y（neuropeptide Y，NPY）。α_1- 和 β- 肾上腺素受体的几种亚型均分布于杯状细胞中[18]。似乎在杯状细胞分泌的调节中，Ach 和 VIP 作用的副交感神经占主要作用。交感神经的功能尚不清楚。

研究证实，信号通路的组成成分是 Ach，而不是 VIP[19]。胆碱能激动剂通过与 M3AchR 和 M2AchR 作用，刺激杯状细胞分泌[20]。胆碱能激动剂可能通过 $G_{\alpha q/11}$G 蛋白亚型，激活磷脂酶 C，使磷脂酰肌醇 4,5 二磷酸裂解，产生肌醇三磷酸（IP_3）和甘油二酯。IP_3 与内质网上的相应受体结合，使细胞内 Ca^{2+} 释放。实验证实，胆碱能受体激动剂可以增加细胞内的 $[Ca^{2+}]$，从而刺激其分泌[21,22]。

二酰甘油（diacylglycerol，DAG）与 IP_3 的释放，激活蛋白激酶 C（protein kinase C，PKC）。结膜杯状细胞和佛波醇酯类中存在 9 种 PKC 亚型，激活的 PKC 亚型可以促进杯状细胞分泌[21]。尽管 PKC 亚型在分泌中的作用机制并不明确，但是胆碱能激动剂可能通过 PKC 亚型促进分泌。因为使用 PKC 抑制剂可以阻断分泌的信号转导途径，激活细胞外信号调节激酶（extracellular regulated kinase，ERK1/2）[23]（图 15.6）。

已知胆碱能激动剂可以通过激活表皮生长因子（epidermal growth factor，EGF），引起信号转导。杯状细胞中，胆碱能受体激动剂激活非受体型酪氨酸

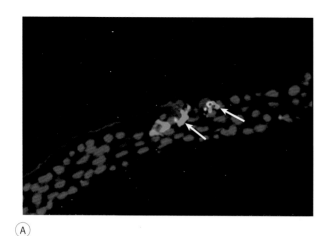

Ⓐ

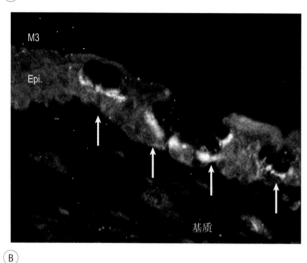

Ⓑ

图 15.5 大鼠结膜中副交感神经和 M3Ach 受体的免疫荧光显微照片。(A) 绿色为副交感神经的神经递质 VIP。红色为外源凝集素，代表杯状细胞的位置。杯状细胞的细胞体在分泌颗粒的下方。蓝色显示的是细胞核。(Reprinted with permission from Diebold，Y.，J. D. Rios，R. R. Hodges，I. Rawe and D. A. Dartt. 2001. Invest Ophthalmol Vis Sci. 42(10)，2270-82.) (B) M3AchR 如图中所示。黑色区域代表杯状细胞分泌的颗粒。箭头指向杯状细胞的胞体。(Reprinted with permission from Rios，J. D.，D. Zoukhri，I. M. Rawe，R. R. Hodges，J. D. Zieske and D. A. Dartt. 1999. Invest Ophthalmol Vis Sci. 40 (6)，1102-11，reproduced from the Association for Research in Vision and Ophthalology.)

激酶 Pyk2 和 p60Src20，这些激酶反向激活（磷酸化）表皮生长因子受体（EGFR），这种反向激活通常是通过细胞外区域中 MMP 的释放介导，其活化的结构域是 EGF 生长因子家族中的一员。目前还没有在杯状细胞中进行研究。释放的生长因子与 EGF 受体结合，包括诱导的和自体的两种表皮生长因子受体，使 Shc 和 Grb2 连接蛋白发生磷酸化，激活鸟嘌呤核苷

酸交换因子 SOS，从而使 Ras 活性增加。Ras 激活 MAPK 激酶（Raf），使得 MAPK 激酶（MEK）发生磷酸化，而 MEK 可以使得 ERK1/2 发生磷酸化。在大鼠和人类杯状细胞中，胆碱能受体激动剂增加细胞内 [Ca^{2+}]，并活化 PKC，激活 PYK2 和 p60Src 诱导的信号级联反应，从而反向激活 ERK1/2 表皮生长因子受体，刺激杯状细胞分泌[20,23,24]（图 15.6）。

刺激杯状细胞分泌的其他因素还有 P2Y2 嘌呤能受体[25]，其由 ATP 和神经营养因子家族的生长因子激活。这一家族的神经生长因子和脑源性神经营养因子具有促进分泌的作用[26]。

杯状细胞增殖的调节

通过控制杯状细胞的增殖可以调节眼表杯状细胞分泌的黏蛋白总量。在人和大鼠的血清内含有许多生长因子，可以促进培养的结膜杯状细胞增殖[27]。EGF、转化生长因子（transforming growth factor，TGFα）、肝素黏合 -EGF（HB-EGF）可以促进增殖，但是神经生长因子没有此作用[27]。EGF、TGFα 和 HB-EGF 与 EGF 受体结合（EGFR 或 erb-B1），HB-EGF 与 erb-B4 结合，神经生长因子与 erb-B3 和 erb-B4 结合。EGF、TGFα 和 HB-EGF 在刺激结膜杯状细胞增殖作用上是等效的，这提示 EGFR 和 erb-B4 是最重要的受体。

EGF 是 EGF 家族中的代表。大鼠结膜杯状细胞中，EGF 促进 EGFR 的激活，使 ERK1/2 活化 [也被认为是 p44/p42 胞外信号调节激酶（MAPK）]（图 15.7），导致核的双相性易位[28]。较慢的持续第二峰值的应答作用于细胞增殖，而快速短暂的第一峰值的作用并不明确。

活化的 PKC 亚型同样可以介导 EGF- 刺激的结膜细胞增殖（图 15.7）。大鼠和人的杯状细胞中，EGF 通过 PKCα 和 PKCε 刺激结膜杯状细胞增殖。

D. 结膜电解质和水分泌的调节

电解质和水是细胞外环境的重要组成部分，在黏蛋白从分泌颗粒中释放的过程中有重要作用。结膜的复层鳞状上皮细胞和杯状细胞都有离子和水转运蛋白的表达，从而分泌电解质和水。由于促进黏蛋白分泌的刺激与促进电解质和水分泌的刺激不同，因此黏蛋白、电解质和水的分泌并不一定协调一致。

结膜上皮细胞以 1.5∶1 的比率分泌 Cl^-，吸附 Na^+，从而形成泪膜中液体的流动[29]。有趣的是，吸

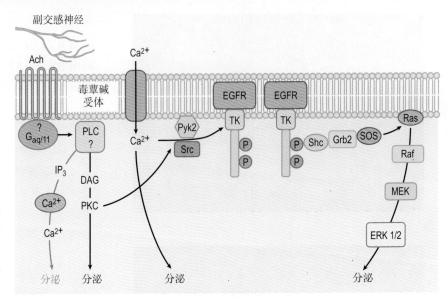

图 15.6 胆碱能受体激动剂刺激结膜杯状细胞分泌的信号转导通路—过程见文中描述。TK：酪氨酸激酶；P：磷酸化位点。（Modified from Dartt DA. Prog Ret Eye Res 2002；21：555-76.）

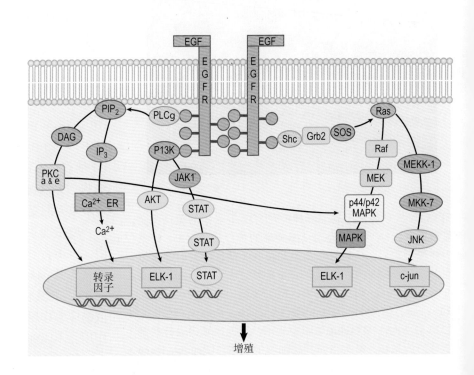

图 15.7 EGF- 介导的信号通路示意图。

收和分泌发生在结膜中的同一细胞内。离子转运蛋白分布在结膜的所有区域，这提示所有的结膜均参与液体的分泌。

驱动结膜上液体流动的是细胞膜上的 Na^+-K^+-ATP 酶，将 3 个 Na^+ 排出细胞外同时将 2 个 K^+ 拉入细胞内，从而形成细胞内的负电位（图 15.8）。在细胞膜的基底膜上还有 $Na^+-K^+-2Cl^-$ 协同转运蛋白（NKCC1）。Cl^-/HCO_3^- 转运体将 Cl^- 吸收入细胞内，Cl^- 通过 Cl^- 通道从细胞的顶端分泌，K^+ 同样可以通过旁细胞途径，借助 Na^+ 的移动进入细胞顶端。这种网状的相互作用维持泪液中 Na^+、K^+、Cl^- 等的分泌[30]。

Na^+ 通过钠离子依赖性协同蛋白转运体，经过顶膜进入细胞内，通过基底膜的 Na^+-K^+-ATP 酶离开细胞。Na^+ 也可以通过细胞的转运氨基酸（AA）进入细胞内[31]。

刺激引起结膜中液体的分泌，从而维持泪膜的稳定。增加细胞内 $[Ca^{2+}]$，或者细胞水平的 cAMP，可以导致 Cl^- 的分泌[32,33]。β- 肾上腺能受体激动剂经由 cAMP 刺激分泌。增加细胞内的 cAMP 水平，可以激活蛋白激酶 A（protein kinase A，PKA），使细胞基底膜外侧 K^+ 通道发生超极化而激活，从而促进 Cl^- 的分泌以及 Na^+ 的进入。超极化引起 Na^+ 流入细

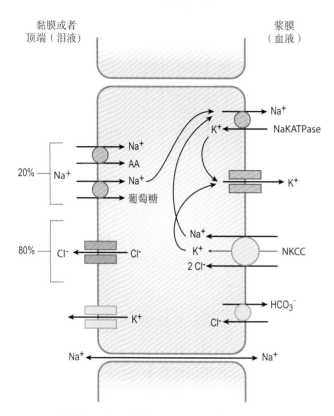

图 15.8 结膜上皮细胞分泌电解质和水的示意图。其过程见文中的描述。(Modified from Dartt DA. Prog Ret Eye Res 2002；21：555-76.)

胞内，Cl⁻ 流出至泪液中。PKA 同样可以刺激顶端 Cl⁻ 通道，因为与 Na⁺ 的流入相比，Cl⁻ 的分泌速率更高。水从泪液中的基底部流入顶部。另外，Na⁺ 移动到细胞旁可以产生泪液中 NaCl 的等渗性分泌。水通过水通道蛋白（aquaporins，AQP）流动。AQP5 在顶膜中表达，而 AQP3 在侧膜表达。

活化的嘌呤受体 P2Y2，通过 UTP 和 ATP，同样可以刺激结膜中电解质和水的分泌。P2Y2 受体可以增加细胞内的 [Ca²⁺][34]。

E. 黏液层的功能

结膜最重要的作用是通过电解质和水的分泌，促进泪液的产生；通过分泌黏蛋白改变泪液的组成成分，吸附多种有机化合物（包括眼药水的治疗）；通过抵抗微生物来保护眼球免受感染[35]。黏蛋白可以充当湿润剂来保持顶端上皮的含水性。最后，结膜细胞释放旁分泌信号因子，例如生长因子，来影响眼表的性质。

4. 水层

A. 概述

主泪腺是水层的主要产生部位，另外结膜上皮细胞、副泪腺以及部分角膜上皮细胞也参与了水层的产生。副泪腺与主泪腺相似，都嵌入结膜中。由于在研究中很难将副泪腺分离，因此副泪腺的功能并不确定。在本章节中提及的泪腺为主泪腺。

B. 泪腺的结构

泪腺由腺泡组成，腺泡与多个小管或者导管相连接，小管之间彼此联合形成一个或者多个排泄管。腺泡由基本的肌上皮细胞围绕内层的柱状分泌细胞，共同形成腺泡细胞（图 15.1）。星状肌上皮细胞在泪腺中的分泌作用并不明确。腺体的 80% 由腺泡细胞有组织的聚集而成。通过研究腺体的横截面发现，腺泡细胞为一种锥形细胞，通过紧密连接分布在顶端膜和侧膜的连接处。紧密连接处细胞发生极化，确保电解质、水、蛋白质以及泪腺分泌产物的单向分泌。

腺体的 10% ~ 12% 由一到两层立方形导管细胞构成的泪腺导管组成。与腺泡细胞相似，导管细胞通过紧密连接分布在顶面，分泌水、电解质和蛋白质，从而对腺泡细胞分泌的泪液原液进行加工。

泪腺中还含有少量的淋巴细胞、浆细胞、肥大细胞和巨噬细胞。浆细胞表达免疫球蛋白，特别是 IgA。分泌型 IgA 是黏膜免疫系统的重要组成部分。

C. 泪腺的神经支配

引起泪腺分泌的传入神经是三叉神经的感觉分支，泪腺的传出神经包括副交感神经和交感神经。腺泡周围的副交感神经的神经末梢发挥主要作用（图 15.9）。虽然交感神经支配具有物种特异性，但是其支配的范围较小。感觉神经支分布的范围较大。

眼表的刺激，由感觉神经传入，由副交感神经传出。这一神经反射是促进泪腺分泌的主要形式，从而保护眼球表面。

副交感神经释放乙酰胆碱和 VIP 两种神经递质，激活肌上皮、腺泡和导管细胞上的受体。M3AchR 是泪腺中唯一的胆碱毒蕈碱受体。腺泡细胞中的 VIP 受体为 VIPAC1，肌上皮细胞中的 VIP 受体为 VIPAC2。交感神经释放的神经递质为去甲肾上腺素和 NPY。去甲肾上腺素激活腺泡细胞上的 α_{1D}- 肾上

副交感神经

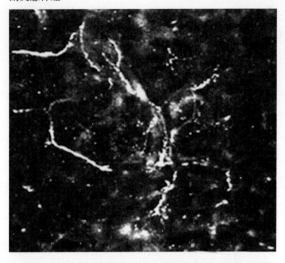

交感神经

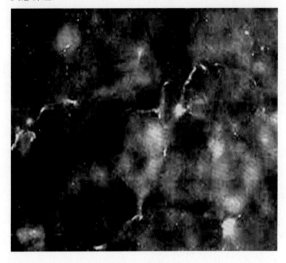

图 15.9　免疫荧光显微镜下泪腺中副交感神经和交感神经的分布。上图：抗 -VIP 显示了副交感神经的位置。下图：抗酪氨酸羟化酶（TH）显示了交感神经的位置。

腺素能和 β- 肾上腺素能受体。

D. 蛋白质的分泌调节

蛋白分泌的类型

大多数的泪腺通过胞吐作用将蛋白质分泌出细胞。分泌蛋白存储在分泌颗粒中，适当的刺激使分泌颗粒的膜与细胞顶膜融合，将蛋白释放到管腔中，因为只有很小比例的颗粒被释放，这种分泌方式被称作局部分泌。胞吐过程通过运输的效应器控制，包括靶向因子和特异性因子，如 SNARs 蛋白 [可溶性 N-乙基马来酰亚胺（NEM）敏感因子（NSF）与蛋白受体附着（NSF 附着），使得分泌颗粒与顶膜融合，

分泌蛋白] 和 Rabs（小 Ras 样 -GTP 酶，可以调节细胞膜的转运作用，当与 GTP 结合时被激活，招募膜融合以及囊泡成熟时所需的蛋白）以及运输因素，如微管、肌动蛋白丝和马达蛋白等[36]。

分泌型 IgA 等蛋白的分泌通过胞吞作用和胞外结构域的脱落作用相结合[37]。胞吞转运作用是一个复杂的转运过程，化合物在细胞基底膜内吞进入细胞，经过细胞内膜组分的一系列转运，在顶膜上分泌出细胞。分泌成分和 EGF 生长因子家族通过胞外结构域的脱落作用分泌出细胞。

胞吐作用中，神经递质介导的信号转导通路刺激泪腺的分泌，而胞吞转运或胞外段脱落中没有此信号通路的介导。在下一节将集中讨论胞吐作用中的信号转导通路。

胆碱能受体激动剂

泪腺腺泡细胞中，胆碱能受体激动剂乙酰胆碱与 M3AchR 结合，激活 G 蛋白亚型 $G_{\alpha q/11}$，从而激活磷脂酶 Cβ（图 15.10）。磷脂酶 Cβ 使内质网上的膜磷脂磷脂酰肌醇裂解形成 IP₃ 和甘油二酯。IP₃ 与其受体结合，促使内质网释放钙离子，增加细胞内的 $[Ca^{2+}]$。细胞内 Ca^{2+} 的减少，使得细胞外的 Ca^{2+} 内流进入细胞内，以维持钙离子的增加和储备，称为容量性 Ca^{2+} 内流。细胞内 Ca^{2+} 通过激活释放过程中所涉及的靶蛋白，来促进胞吐作用。

甘油二酯与 IP₃ 一起，激活 PKC 的亚型 PKCα，PKCδ 和 PKCε，从而刺激蛋白质的分泌。 PKC 通过对未知底物蛋白的磷酸化参与胞吐作用，刺激分泌[38]。

胆碱能受体激动剂同样可以激活抑制途径，减少分泌。胆碱能受体激动剂激活 PYK2 和 p60Src，导致 Ca^{2+} 依赖的 ERK1/2 的激活（也被称为 MAPK）（图 15.10）。具体的 Ras 激活通路并不明确，但是 Ras、Raf、MEK 途径可以激活 ERK1/2，而 ERK1/2 胆碱能受体激动剂可引起分泌作用减少。

激活胆碱能受体激动剂的第二个途径是磷脂酶 D 途径。磷脂酶 D 使得磷脂酰胆碱裂解为磷脂酸和胆碱，磷脂酸通过 PKC 刺激 ERK1/2，使得分泌减少。即使胆碱能受体激动剂可以激活抑制途径，但是其最终的效果还是促进分泌[39]。

VIP

副交感神经释放 VIP，通过胆碱能受体激动剂激活一个独立途径。 VIP 与 VPAC1、VPAC2 结合，激

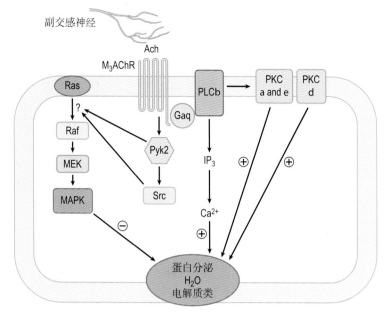

图 15.10　副交感神经信号通路示意图。过程见文中描述。

活 G 蛋白 $G_{\alpha s}$，刺激腺苷酸环化酶[40]（图 15.11）。腺苷酸环化酶作用于 ATP，产生 cATP，后者可以激活 PKA，使得胞吐作用中的靶蛋白发生磷酸化。VIP 也可以增加细胞内 $[Ca^{2+}]$[40]。cAMP 和 Ca^{2+} 一起诱导蛋白的分泌。

VIP 还可以与 ERK1/2 相互作用。与胆碱能受体激动剂不同，VIP 对 ERK1/2 有抑制作用。在胆碱能和 α_1- 肾上腺素能刺激中，VIP 对 ERK1/2 的抑制作用在 VIP 通路中起着至关重要的作用[41]。

α_1- 肾上腺素能激动剂

交感神经的神经递质为去甲肾上腺素，其与腺泡细胞中的 α_{1D}-AR 相结合（图 15.12）。α_1- 肾上腺素受体激动剂激活腺泡细胞基底外侧膜上与小窝蛋白共同存在的内皮型一氧化氮合酶（eNOS），进而刺激蛋白的分泌作用。eNOS 产生一氧化氮（NO），激活可溶性鸟苷酸环化酶[42]。鸟苷酸环化酶（GC）作用于 GTP，使其产生 cGMP。cGMP 使胞吐作用中的靶蛋白磷酸化，从而促进分泌作用。

α_1- 肾上腺素能激动剂也能在一定程度上增加细胞内 Ca^{2+}，Ca^{2+} 与 cGMP 共同作用以促进分泌[43]。泪腺中 α_1- 肾上腺素能激动剂激活 eNOS 的具体机制尚不明确。

α_1- 肾上腺素能激动剂激活 PKC 亚型。产生二酰基甘油的效应酶并不清楚，但不是磷脂酶 C 或 D。甘油二酯激活 PKCε，从而刺激分泌[43]。与胆碱能激动剂激活 PKCα 和 PKCδ，促进分泌的作用不同，泪

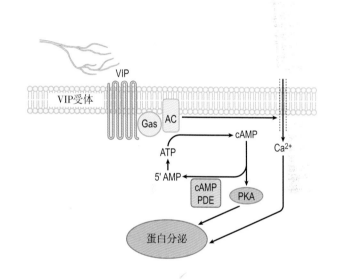

图 15.11　VIP 信号通路示意图。过程见文中描述。

腺中的 α_1- 肾上腺素能受体激动剂激活这些 PKC 的亚型，从而抑制分泌作用[44]。

α_1- 肾上腺素能激动剂也可以激活 ERK1/2 抑制通路[45]（图 15.12）。与胆碱能受体激动剂的作用机制不同，α_1- 肾上腺素受体激动剂激活基质金属蛋白酶（MMP）ADAM17，使跨膜生长因子 EGF 裂解，释放胞外区域[46]。胞外结构域含有有活性的 EGF，与 EGFR 结合，导致 EGFR 发生二聚化。EGFR 二聚体通过第 3 章中阐述的信号通路发生自体磷酸化，并激活 ERK1/2 信号通路，从而减少分泌。虽然 α_1- 肾上腺素受体激动剂同时激活抑制途径，但是其综合效应为刺激分泌。

EGF

通过增加外源性 EGF（6 kDa 的 EGF），能够对蛋白的分泌产生一个小的刺激。EGF 通过 IP_3、$PKC\alpha$ 和 $PKC\delta$ 作用，刺激泪腺分泌[47]。

途径之间的相互作用

副交感神经的单独作用，与副交感神经和交感神经释放 2 个或 2 个以上神经递质，导致的作用效果不同。胆碱能和 α_1- 肾上腺素能受体激动剂的释放，可以通过单独积累途径以及不同信号通路，使得分泌增加[43]。VIP 与胆碱或 α_1- 肾上腺素能激动剂的释放，通过协同及增强作用来加强分泌[48]。增强作用是通过 VIP 阻止 ERK1/2 被胆碱能和 α_1- 肾上腺素能受体激动剂激活（图 15.13），ERK1/2 的活化被抑制，不能阻止分泌作用，于是分泌作用增强[41]。

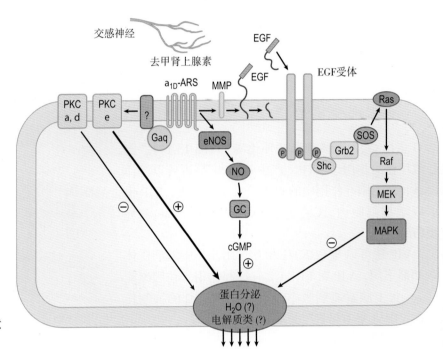

图 15.12 α_{1D}- 肾上腺素能信号通路示意图。过程见文中描述。

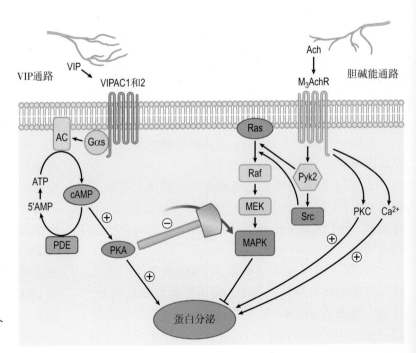

图 15.13 Ca^{2+}/ 蛋白激酶 C 信号通路和 cAMP- 介导的信号通路间的相互作用示意图。

E. 电解质和水的分泌的调节

腺泡中电解质和水的分泌机制

驱动电解质和水分泌的是细胞基底膜上的 Na^+-K^+-ATP 酶（NKA），其产生能量，驱动 Na^+ 排出，同时使大量 K^+ 进入，从而形成跨基底膜电化学梯度（图 15.14）。Na^+/H^+（NHE）和 Cl^-/HCO_3^-（AE）交换体以及 Na^+-K^+-$2Cl^-$ 同向转运体（NKCC1），通过 Na^+ 内流梯度产生的能量，驱动 Cl^- 涌入基底膜。Cl^- 涌入建立了 Cl^- 膜梯度，氯离子通过选择性通道，由细胞内流出到腺泡，从而产生一个管腔为负的跨膜电位差。该电位差驱动 Na^+ 由旁细胞途径从底端到达顶端。K^+ 选择性通道使得 K^+ 在基底膜周围进行再循环，从而腺泡内富含 Na^+-Cl^-。

导管中电解质和水的分泌机制

导管细胞的分泌机制与一些不耗能的通过腺泡颗粒分泌液体的机制相似。首先，K^+ 通道位于顶膜，而不是基底膜，与 Cl^- 通道产生富含 K^+-Cl^- 的液体。这些通道包括 K^+-Cl^- 同向转运体 KCC1、由钙离子介导激活的 K^+ 通道（$IK_{Ca}1$）、CFTR 通道以及 CIC3 Cl^- 通道。

电解质和水的分泌的神经激活

副交感神经激动剂 Ach 和 VIP 分别刺激电解质和水的分泌[49]。胆碱能受体激动剂通过激活顶膜上的 Cl^- 和 K^+ 渠道、基底膜的 Na^+/H^+ 交换体以及促进 Na^+-K^+-ATP 酶从细胞质向顶端转移引起液体的分泌。胆碱能受体激动剂导致液体分泌激活基底外侧膜。VIP 通过 cAMP 激活位于基底膜的 Ca^{2+} 依赖的大电导（BK）的 K^+ 通道，从而促进液体的分泌。胆碱能受体激动剂和 VIP 促进液体分泌的机制尚未完全明确。

F. 泪腺液的成分

泪腺液为等渗液体，在人类和兔子中为 300 mOsm。电解质的组成成分与血浆相似，但是 $[Na^+]$ 较低，$[Cl^-]$ 和 $[K^+]$ 较高。泪腺同时也分泌大量的蛋白质[50]。研究最多的是溶菌酶、乳铁蛋白、分泌型 IgA 和载脂蛋白。其他的一些小蛋白质包括 EGF 和其他生长因子，独特的促进泪液分泌的蛋白以及表面活性蛋白 A-D[51]。许多蛋白在眼表面的防御和抗菌作用中发挥作用。

G. 水层的功能

水层在维护眼表环境稳定和防御方面发挥许多重要的作用。水层的电解质成分对于维持健康眼表面环境有着至关重要的作用。电解质成分和渗透压发生微小的变化即可以导致水缺乏性眼干燥症。多种因素可以导致泪腺分泌减少，从而引起水缺乏的眼干燥症和眼表损害（框 15.2）。水层中的蛋白质保护眼球表

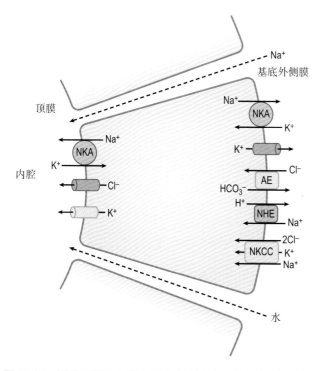

图 15.14 泪腺和腺泡细胞分泌电解质和水的机制。过程见文中描述。（Modified from Selvam et al. Am J Cell Physiol 2007；293：C1412-9. Used with permission.）

框 15.2　水缺乏相关性眼干燥症

- 原发性泪腺缺陷，包括年龄相关性眼干燥症、先天性无泪和家族性自主神经异常综合征
- 继发性泪腺功能不足，包括干燥综合征、泪腺渗透、淋巴瘤、艾滋病、移植物抗宿主病、泪腺切除和泪腺神经损伤
- 沙眼导致的泪腺导管阻塞、瘢痕性类天疱疮和黏膜类天疱疮、多形性红斑和化学及热烧伤。
- 佩戴隐形眼镜、糖尿病和神经营养性角膜炎等导致反射性感觉神经阻滞，引起反射性泪液分泌不足
- Ⅶ颅神经损害、多发性神经瘤与系统性药物接触等导致反射性传出神经阻滞，引起反射性泪液分泌减少

Modified from 2007 Report of the International Dry Eye Workshop, The Ocular Surface, vol 5, number 2, page 80, 2007

面抵御外界细菌的感染，维持角膜和结膜的功能。水层的反射性分泌，有助于将有害物质和颗粒物通过排水导管排出眼表。液体中的缓冲系统，可以维持 pH 的稳定。

5. 脂质层

A. 睑板腺的结构和脂质的产生机制

脂质层由分布在上下眼睑的睑板腺分泌产生[52,53]。单个睑板腺由多个腺泡组成。腺泡的分泌产物进入导管，汇合形成一个共同的管道，出口位于皮肤与黏膜交界处附近的眼睑上（图 15.1）。腺泡由神经和血管包围。腺泡中细胞排布的特定顺序反映了它们的功能。外细胞层由未分化的扁平基底细胞组成。随着这些细胞的成熟，腺泡中心向内移动，与之伴随发生的是脂质的持续合成。睑板腺脂质储存在囊泡中。随着细胞向中心移动，脂质分泌小泡越来越多，反映了脂质的持续合成。适当的刺激（未知）后，细胞中的腺泡中心破裂，分泌颗粒中脂质和细胞中的其他组分释放到导管系统。这种细胞成分的整体释放称为"全分泌"。分泌的细胞通过基底细胞的增殖被替换[54]。因此分泌产物是一个包含复杂的脂质和蛋白质的混合物，称为睑板腺液。睑板腺液中的主要成分是合成性脂质，少量的脂质成分可能相当于细胞膜中的脂质。睑板腺液是一种非极性脂类（蜡酯、胆固醇和胆甾醇酯）和极性脂类（主要是磷脂）的混合物。睑板腺分泌物在眼表温度下以液体形式存在。

分泌的脂质储存在导管系统中，终止于小孔，与肌肉止端一同开口于眼睑[53]。睑板腺液在眼表面释放到眨眼时形成的一个临时的容量槽中，其临时贮存的量是眨眼所需脂质的 30 倍。每次眨眼时，上眼睑的向上运动将脂质覆盖在泪膜的表面。随着向下运动，脂质膜返回到临时储存槽中[53]。脂质只与储存槽发生轻微的混合，因为它折叠起来作为一个完整的层，为泪膜提供一个逐渐更新的脂质层。

Butovich 等人[55] 提出蛋白和黏蛋白能促进脂质层的形成。研究发现，蛋白质含有疏水性、亲水性和带电荷部分，可以展开并形成与周围环境相符合的各种形状（图 15.15）。这些蛋白与肺表面活性剂相似，可以跨越膜中的脂质层，形成蛋白、黏蛋白和脂质的混合物。该模型是不可折叠的黏弹性凝胶，允许最低自由能状态中的蛋白质与脂类接触。泪液渗透压的变化影响蛋白的展开以及与脂质的相互作用。这种模式同样也说明在每次眨眼后其阻碍模式并没有发生变化。

B. 睑板腺分泌的调节

神经调节

睑板腺有感觉神经、交感神经、副交感神经等丰富的神经支配[56]。感觉神经的神经递质包括 P 物质和降钙素基因相关肽（CGRP）。交感神经纤维的神经递质为儿茶酚胺类和 NPY。副交感神经胆碱能的神经递质为 VIP 和 NO。然而，这些神经在睑板腺中的作用尚不明确。

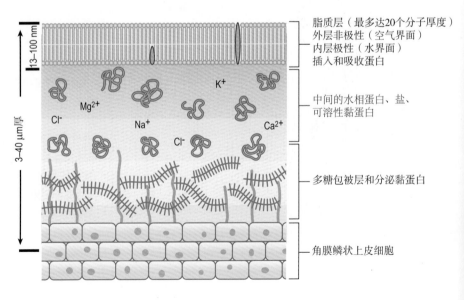

图 15.15 泪膜示意图。显示了关于脂质层结构的全新概念。（Modified from Butovich IA et al. Curr Eye Res 2008；33（5）：405-20.）

4. Ehlers N. The precorneal film. Biomicroscopical, histological and chemical investigations. Acta Ophthalmol 1965; 81(suppl):1–134.

5. King-Smith PE, Fink BA, Fogt N, Nichols KK, Hill RM, Wilson GS. The thickness of the human precorneal tear film: evidence from reflection spectra. Invest Ophthalmol Vis Sci 2000; 41(11):3348–3359.

6. Mishima S. Some physiological aspects of the precorneal tear film. Arch Ophthalmol 1965; 73:233–241.

7. Wang J, Fonn D, Simpson TL, Jones L. Precorneal and pre- and postlens tear film thickness measured indirectly with optical coherence tomography. Invest Ophthalmol Vis Sci 2003; 44(6):2524–2528.

8. Ayub M, Thale AB, Hedderich J, Tillmann BN, Paulsen FP. The cavernous body of the human efferent tear ducts contributes to regulation of tear outflow. Invest Ophthalmol Vis Sci 2003; 44(11):4900–4907.

9. Gipson IK, Argueso P. Role of mucins in the function of the corneal and conjunctival epithelia. Int Rev Cytol 2003; 231:1–49.

10. Blalock TD, Spurr-Michaud SJ, Tisdale AS, Gipson IK. Release of membrane-associated mucins from ocular surface epithelia. Invest Ophthalmol Vis Sci 2008; 49(5):1864–1871.

11. Danjo Y, Watanabe H, Tisdale AS et al. Alteration of mucin in human conjunctival epithelia in dry eye. Invest Ophthalmol Vis Sci 1998; 39(13):2602–2609.

12. Caffery B, Joyce E, Heynen M et al. MUC16 Expression in Sjogren's syndrome, KCS, and control subjects. Mol Vis 2008; 14:2547–2555.

13. Imbert Y, Darling DS, Jumblatt MM et al. MUC1 splice variants in human ocular surface tissues: possible differences between dry eye patients and normal controls. Exp Eye Res 2006; 83(3):493–501.

14. Imbert Y, Foulks GN, Brennan MD et al. MUC1 and estrogen receptor alpha gene polymorphisms in dry eye patients. Exp Eye Res 2009; 88(3):334–338.

15. Tseng SC, Hirst LW, Farazdaghi M, Green WR. Goblet cell density and vascularization during conjunctival transdifferentiation. Invest Ophthalmol Vis Sci 1984; 25(10):1168–1176.

16. Kessing SV. Investigations of the conjunctival mucin. (Quantitative studies of the goblet cells of conjunctiva; preliminary report). Acta Ophthalmol (Copenh) 1966; 44(3):439–453.

17. Srinivasan B, Worgul B, Iwamoto T, Merriam G. The conjunctiva epithelium:II. Histochemical and ultrastructural studies on human and rat conjunctiva. Ophthalmic Res 1977; 9:65–79.

18. Diebold Y, Rios JD, Hodges RR, Rawe I, Dartt DA. Presence of nerves and their receptors in mouse and human conjunctival goblet cells. Invest Ophthalmol Vis Sci 2001; 42(10):2270–2282.

19. Rios JD, Zoukhri D, Rawe IM, Hodges RR, Zieske JD, Dartt DA. Immunolocalization of muscarinic and VIP receptor subtypes and their role in stimulating goblet cell secretion. Invest Ophthalmol Vis Sci 1999; 40(6):1102–1111.

20. Kanno H, Horikawa Y, Hodges RR et al. Cholinergic agonists transactivate EGFR and stimulate MAPK to induce goblet cell secretion. Am J Physiol Cell Physiol 2003; 284(4):C988–C998.

21. Dartt DA, Rios JD, Kanno H et al. Regulation of conjunctival goblet cell secretion by Ca²⁺ and protein kinase C. Exp Eye Res 2000; 71(6):619–628.

22. Jumblatt J, Jumblatt M. Detection and quantification of conjunctival mucins. Adv Exp Med Biol 1998; 438:239–246.

23. Hodges RR, Horikawa Y, Rios JD, Shatos MA, Dartt DA. Effect of protein kinase C and Ca²⁺ on p42/p44 MAPK, Pyk2, and Src activation in rat conjunctival goblet cells. Exp Eye Res 2007; 85(6):836–844.

24. Horikawa Y, Shatos MA, Hodges RR et al. Activation of mitogen-activated protein kinase by cholinergic agonists and EGF in human compared with rat cultured conjunctival goblet cells. Invest Ophthalmol Vis Sci 2003; 44(6):2535–2544.

25. Jumblatt JE, Jumblatt MM. Regulation of ocular mucin secretion by P2Y2 nucleotide receptors in rabbit and human conjunctiva. Exp Eye Res 1998; 67(3):341–346.

26. Rios JD, Ghinelli E, Gu J, Hodges RR, Dartt DA. Role of neurotrophins and neurotrophin receptors in rat conjunctival goblet cell secretion and proliferation. Invest Ophthalmol Vis Sci 2007; 48(4):1543–1551.

27. Gu J, Chen L, Shatos MA et al. Presence of EGF growth factor ligands and their effects on cultured rat conjunctival goblet cell proliferation. Exp Eye Res 2008; 86(2):322–334.

28. Shatos MA, Gu J, Hodges RR, Lashkari K, Dartt DA. ERK/p44p42 mitogen-activated protein kinase mediates EGF-stimulated proliferation of conjunctival goblet cells in culture. Invest Ophthalmol Vis Sci 2008; 49(8):3351–3359.

29. Hosoya K, Horibe Y, Kim KJ, Lee VH. Na⁺-dependent L-arginine transport in the pigmented rabbit conjunctiva. Exp Eye Res 1997; 65(4):547–553.

30. Turner HC, Alvarez LJ, Candia OA. Identification and localization of acid-base transporters in the conjunctival epithelium. Exp Eye Res 2001; 72(5):519–531.

31. Turner HC, Alvarez LJ, Bildin V,N, Candia OA. Immunolocalization of Na-K-ATPase, Na-K-Cl and Na-glucose cotransporters in the conjunctival epithelium. Curr Eye Res 2000; 21(5):843–850.

32. Kompella UB, Kim KJ, Shiue MH, Lee VH. Cyclic AMP modulation of active ion transport in the pigmented rabbit conjunctiva. J Ocul Pharmacol Ther 1996; 12(3):281–287.

33. Shiue MH, Kim KJ, Lee VH. Modulation of chloride secretion across the pigmented rabbit conjunctiva. Exp Eye Res 1998; 66(3):275–282.

34. Li Y, Kuang K, Yerxa B, Wen Q, Rosskothen H, Fischbarg J. Rabbit conjunctival epithelium transports fluid, and P2Y2(2) receptor agonists stimulate Cl⁻ and fluid secretion. Am J Physiol Cell Physiol 2001; 281(2):C595–C602.

35. Candia O, Alvarea L. Overview of electrolyte and fluid transport across the conjunctiva, In: Dartt D, ed. Encyclopedia of the eye. London: Elsevier, 2010.

36. Wu K, Jerdeva GV, da Costa SR, Sou E, Schechter JE, Hamm-Alvarez SF. Molecular mechanisms of lacrimal acinar secretory vesicle exocytosis. Exp Eye Res 2006; 83(1):84–96.

37. Evans E, Zhang W, Jerdeva G et al. Direct interaction between Rab3D and the polymeric immunoglobulin receptor and trafficking through regulated secretory vesicles in lacrimal gland acinar cells. Am J Physiol Cell Physiol 2008; 294(3):C662–C674.

38. Zoukhri D, Hodges RR, Sergheraert C, Dartt DA. Cholinergic-induced Ca²⁺ elevation in rat lacrimal gland acini is negatively modulated by PKCdelta and PKCepsilon. Invest Ophthalmol Vis Sci 2000; 41(2):386–392.

39. Zoukhri D, Dartt DA. Cholinergic activation of phospholipase D in lacrimal gland acini is independent of protein kinase C and calcium. Am J Physiol 1995; 268(3 Pt

---

框 15.3　导致蒸发过强型眼干燥症的睑板腺疾病

- 腺体先天不足和后天疾病导致腺体数量减少
- 双行睫和双行睫淋巴水肿综合征中腺体的异位
- 睑板脂溢性皮炎时腺体高分泌性功能障碍
- 在维甲酸治疗时腺体高分泌性功能障碍
- 有原发的或者瘢痕、萎缩、炎症等原发性或者继发性病因引起的阻塞性疾病
- 由局部睑缘炎引起的原发性或继发性疾病
- 由系统性疾病，如痤疮、脂溢性皮炎、酒渣鼻和过敏引起的原发性或继发性疾病
- 由 13- 顺式视黄酸，多氯联苯和肾上腺素引发全身毒性导致的原发性或继发性疾病
- 化学烧伤、沙眼、类天疱疮、多形性红斑、红斑痤疮、春季角结膜炎、特应性角结膜炎导致的瘢痕性疾病

Modified from 2007 Report of the International Dry Eye Workshop,The Ocular Surface，vol 5，number 2，page 82，2007

激素调节

　　睑板腺有雄激素和雌激素受体。雄激素通过控制脂质的合成来调节油脂的分泌。睑板腺泡细胞有核性雄激素受体[57]。雄激素和雌激素的比例对于控制脂质分泌至关重要[58]。雄激素受体使脂肪酸和胆固醇合成途径的酶的基因转录增加，从而刺激脂质的产生。雄激素缺乏与睑板腺功能障碍相关。

C. 功能

　　睑板腺的分泌物形成一个疏水性屏障，防止泪液流出眼睑以及皮肤上的脂质进入泪膜[59]。皮肤黏膜交界处本身，将富含眼泪的结膜与富含油脂的眼睑皮肤分开，防止两者向相彼此方向过度生长[60]。睑板腺在眼睑边缘形成一个防水的密封区域[52,53]。泪膜中的脂质同样也能在眼睑打开期间减少泪液的蒸发，以及在眨眼期间起到润滑作用。脂质增加了泪膜的稳定性，并为角膜在空气／脂质界面提供一个光滑的光学表面。睑板腺分泌的减少或改变，导致蒸发过强型眼干燥症。多种因素都可以导致睑板腺功能改变，从而引起蒸发过强型眼干燥症（框 15.3）和眼表面的损害。

参考文献

1. Cotlier E. The lens. In: Moses R, ed. Adler's Physiology of the eye. St Louis: CV Mosby, 1975;275–297.

2. Wang J, Aquavella J, Palakuru J, Chung S, Feng C. Relationships between central tear film thickness and tear menisci of the upper and lower eyelids. Invest Ophthalmol Vis Sci 2006; 47(10):4349–4355.

3. Chen HB, Yamabayashi S, Ou B, Tanaka Y, Ohno S, Tsukahara S. Structure and composition of rat precorneal tear film. A study by an in vivo cryofixation. Invest Ophthalmol Vis Sci 1997; 38(2):381–387.

1):C713–C720.

40. Hodges RR, Zoukhri D, Sergheraert C, Zieske JD, Dartt DA. Identification of vasoactive intestinal peptide receptor subtypes in the lacrimal gland and their signal-transducing components. Invest Ophthalmol Vis Sci 1997; 38(3):610–619.

41. Funaki C, Hodges, RR, Dartt DA. Role of cAMP inhibition of p44/p42 mitogen-activated protein kinase in potentiation of protein secretion in rat lacrimal gland. Am J Physiol Cell Physiol 2007; 293(5):C1551–C1560.

42. Hodges RR, Shatos MA, Tarko RS, Vrouvlianis J, Gu J, Dartt DA. Nitric oxide and cGMP mediate alpha1D-adrenergic receptor-Stimulated protein secretion and p42/p44 MAPK activation in rat lacrimal gland. Invest Ophthalmol Vis Sci 2005; 46(8):2781–2789.

43. Hodges RR, Dicker DM, Rose PE, Dartt DA. Alpha 1-adrenergic and cholinergic agonists use separate signal transduction pathways in lacrimal gland. Am J Physiol 1992; 262(6 Pt 1):G1087–G1096.

44. Zoukhri D, Hodges RR, Sergheraert C, Toker A, Dartt DA. Lacrimal gland PKC isoforms are differentially involved in agonist-induced protein secretion. Am J Physiol 1997; 272(1 Pt 1):C263–C269.

45. Ota I, Zoukhri D, Hodges RR et al. Alpha 1-adrenergic and cholinergic agonists activate MAPK by separate mechanisms to inhibit secretion in lacrimal gland. Am J Physiol Cell Physiol 2003; 284(1):C168–C178.

46. Chen L, Hodges RR, Funaki C et al. Effects of alpha1D-adrenergic receptors on shedding of biologically active EGF in freshly isolated lacrimal gland epithelial cells. Am J Physiol Cell Physiol 2006; 291(5):C946–C956.

47. Tepavcevic V, Hodges RR, Zoukhri D, Dartt DA. Signal transduction pathways used by EGF to stimulate protein secretion in rat lacrimal gland. Invest Ophthalmol Vis Sci 2003; 44(3):1075–1081.

48. Dartt DA, Baker AK, Vaillant C, Rose PE. Vasoactive intestinal polypeptide stimulation of protein secretion from rat lacrimal gland acini. Am J Physiol 1984; 247(5 Pt 1):G502–G509.

49. Dartt DA, Moller M, Poulsen JH. Lacrimal gland electrolyte and water secretion in the rabbit: localization and role of (Na$^+$-K$^+$)-activated ATPase. J Physiol 1981; 321:557–569.

50. Dartt DA, Hodges RR, Zoukhri D. Tears and their secretion. In: Fischbarg J, ed. Advances in organ biology, vol. 10: the biology of the eye. London: Elsevier, 2006;21–82.

51. McKown RL, Wang N, Raab RW et al. Lacritin and other new proteins of the lacrimal functional unit. Exp Eye Res 2009; 88(5):848–858.

52. McCulley JP, Shine WE. Meibomian gland function and the tear lipid layer. Ocul Surf 2003; 1(3):97–106.

53. Foulks GN, Bron AJ. Meibomian gland dysfunction: a clinical scheme for description, diagnosis, classification, and grading. Ocul Surf 2003; 1(3):107–126.

54. Olami Y, Zajicek G, Cogan M, Gnessin H, Pe'er J. Turnover and migration of meibomian gland cells in rats' eyelids. Ophthalmic Res 2001; 33(3):170–175.

55. Butovich IA, Millar TJ, Ham BM. Understanding and analyzing meibomian lipids – a review. Curr Eye Res 2008; 33(5):405–420.

56. Seifert P, Spitznas M. Immunocytochemical and ultrastructural evaluation of the distribution of nervous tissue and neuropeptides in the meibomian gland. Graefes Arch Clin Exp Ophthalmol 1996; 234(10):648–656.

57. Sullivan DA, Sullivan BD, Ullman MD et al. Androgen influence on the meibomian gland. Invest Ophthalmol Vis Sci 2000; 41(12):3732–3742.

58. Suzuki T, Schirra F, Richards SM, Jensen RV, Sullivan DA. Estrogen and progesterone control of gene expression in the mouse meibomian gland. Invest Ophthalmol Vis Sci 2008; 49(5):1797–1808.

59. Nicolaides N, Kaitaranta JK, Rawdah TN, Macy JI, Boswell FM 3rd, Smith RE. Meibomian gland studies: comparison of steer and human lipids. Invest Ophthalmol Vis Sci 1981; 20(4):522–536.

60. Norn M. Meibomian orifices and Marx's line. Studied by triple vital staining. Acta Ophthalmol (Copenh) 1985; 63(6):698–700.

第 16 章

眼的感觉神经支配

Carlos Belmonte · Timo T. Tervo · Juana Gallar

陆 燕 译 陈月芹 校

介绍

眼的感觉神经支配由三叉神经节的初级感觉神经元的周围轴突提供。感觉神经主要通过睫状神经进入眼球，并到达除了晶体以及视网膜以外的所有眼部组织。眼部神经支配主要位于角膜，但眼前段组织也有丰富的感觉神经供应。眼的感觉神经纤维在功能上是不同的，这些感觉神经纤维包括：机械感受器、多形性伤害感受器以及感觉单元的冷感受器。因此，神经可以对各种各样的物理和化学刺激作出反应。起源于眼部外周感觉神经纤维的刺激活动到达较低脑干三叉核尾核的二级神经元，随后感觉信息传到对侧丘脑后核换元站，最后到达大脑皮质。

疼痛是眼部感觉神经受到刺激后引起的主要感觉。触觉由结膜受刺激引起，寒冷感觉由角膜表面温和的冷刺激引起。在反复的伤害性刺激或组织损伤后，眼部多型伤害性感受器致敏，可导致持续的疼痛和痛觉过敏。它们也能够通过逆向释放储存在周边末梢的肽递质引起局部炎症（"神经源性感染"）。完整的感觉神经末梢（特别是在角膜上皮细胞）易进行连续的重构。眼部感觉神经由于意外或手术或病理过程引起的损伤可能会引起持久的兴奋性的变化，从而引发眼部感觉迟钝或神经性疼痛。

源于眼球表面的感觉可以通过触觉测量法测得。角膜比结膜有更高的敏感性。年龄及各种影响感觉神经支配的病理变化［如疱疹性角膜炎、角膜外伤和感染后情况、某些遗传性角膜营养不良、眼前段或玻璃体视网膜手术（特别是巩膜扣带术）］可降低眼表的敏感性。虽然导致视力受损的主要眼疾（如视网膜病变、慢性开角型青光眼、白内障）不伴有疼痛，但是疼痛是炎症和眼前段外伤的主要症状。疼痛也可由影响眼球或眼眶其他组织结构的眼部疾病引起，这可能是眼部手术后不希望看到的一种结果。干眼是多种因素所致的眼表上皮改变，眼表不适和疼痛是最常见的病因。眼痛的治疗包括使用表面麻醉剂、睫状肌麻痹剂、抗炎药、全身止痛药以及眼修补术。眼修补术可以降低外周伤害传入。

1. 眼部的感觉神经解剖

1.1 眼部的感觉神经的起源

三叉神经节神经元

眼的感觉神经主要由聚集于同侧三叉神经节（TG）眼区（中间）的小或中型的初级感觉神经元提供。大部分感觉神经元位于角膜，约占 TG 神经元总数的 1.5%[1]。假单极三叉神经元的轴突分为投射到外周组织的周围支和进入脑干到达三叉感觉复合的中央支。根据周围神经轴突有无髓鞘以及髓鞘的大小，角膜三叉神经元可以分为有髓（在小鼠占 20%）和无髓（在小鼠占 80%）神经纤维[1,2]。髓磷脂含量反映了外周神经轴突的传导速度（见下文）。

支配眼球的 TG 神经元包含多种神经肽，包括：CGRP（降钙素基因相关肽，占角膜神经元约 50%）、速激肽 P 物质（约占 20%）、缩胆囊素、生长抑素、阿片肽、垂体腺苷酸环化酶激活肽（PACAP）、血管活性肠肽（VIP）、加兰肽和神经肽 Y（NPY），以及神经元型一氧化氮合酶（nNOS）[1,3-5]。

眼神经及其分支

通常人眼大部分感觉神经元的外周轴突分支会和神经节的眼部分支一起离开 TG，神经节的眼部分支穿过眶上裂然后分成鼻睫状、额面和泪腺神经分支。鼻睫神经发出多个感觉分支:(1) 两个睫状长神经到达眼球穿过巩膜,构成眼感觉神经的主要输出支;(2) 滑车下神经支配眼睑中间部分、鼻以及泪囊;(3) 鼻外神经;(4) 睫状神经节交通支。睫状神经节是一个位于眶内的副交感神经节,从其分出5 ~ 10个睫状短神经分支,睫状短神经包含副交感神经节后纤维、起源于颈上神经节的节后交感神经轴突以及通过眼鼻睫神经的交通支到达的三叉感觉神经纤维。这些混合的睫状短神经在视神经周围进入眼球。眼神经的第二个分支是前额神经,分支到眶上神经的神经纤维支配上眼睑和额窦,滑车上神经支配额头及上眼睑的感觉。眼神经的第三个分支泪腺神经支配泪腺、结膜部分区域以及上睑皮肤。翼腭神经节加入后形成了节后副交感神经纤维 (图 16.1)。

眶下神经是仅传送小部分眼感觉的神经纤维,该感觉神经纤维支配结膜和下眼睑皮肤。眶下神经为上颌神经的一个分支,它构成了三叉神经节第二个主要分支 (图 16.1)。

三叉神经感觉纤维终止于上皮细胞、眼睑的结缔组织和血管、眼眶、眼外肌、睫状体、脉络膜、巩膜突、巩膜、角膜和结膜,视网膜和晶状体是眼部仅有的不接受三叉神经感觉神经支配的组织。

1.2 眼内的感觉神经纤维的分布

在后极部视神经附近穿过巩膜后,包含感觉、交感、副交感神经纤维的睫状长短神经形成一个围绕视神经的环,导致筛板无神经支配。睫状神经束在脉络膜上腔向角膜前行,提供了稀疏的眼球后壁的部分神经支配。沿着运行至眼前部的轨迹,这些神经纤维束进行反复的分支。一些神经纤维支配巩膜本身,一些离开巩膜进入脉络膜,而大多数神经纤维丝继续支配睫状体、虹膜和角膜。大多数神经纤维在角膜缘围绕角膜形成许多环状神经纤维网,即所谓的角膜缘或角膜周围丛。

进入脉络膜的神经由感觉、交感和副交感神经轴突组成,该分支形成一个密集的纤维网,在该纤维网可以发现个别副交感神经节细胞[6]。

角膜缘丛神经支配角膜缘血管、小梁网和巩膜突的感觉。神经束也在虹膜根部形成环状丛支配虹

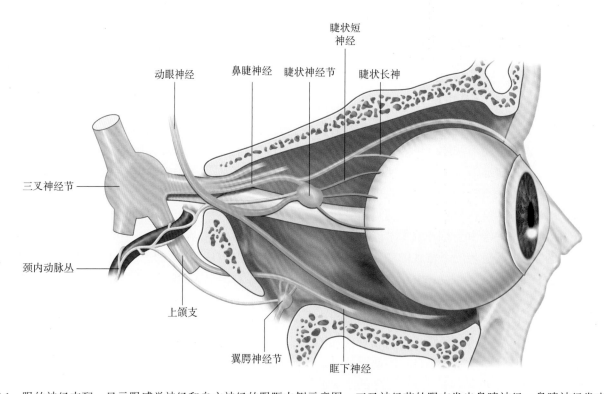

图 16.1 眼的神经支配。显示眼感觉神经和自主神经的眼眶内侧示意图。三叉神经节的眼支发出鼻睫神经,鼻睫神经发出睫状长短神经到达眼球,为穿过睫状神经节的最后一支。在这张照片中没有显示前额和泪腺神经。三叉神经上颌支发出眶下神经来支配部分眼球及下睑。来自颈上神经节在颈动脉丛、睫状副交感支和翼腭神经节内运行的交感神经纤维加入睫状短神经。(Adapted from Rubin M,Safdieh JE,Netter's Concise Neuroanatomy,Elsevier,2007.)

膜。最后，许多起源于角膜缘丛神经干进入角膜基质（角膜基质神经），尽管其神经相对较小，角膜接受眼大部分的神经支配，其神经密度估计比人类手指或牙齿的高 300 ～ 400 倍[4,7]。

进入眼的神经大部分是由薄的、无髓神经纤维组成，在这些神经的周围由部分施万细胞包围，施万细胞数量小于 30% 有髓鞘神经纤维。所有分支终止形成末端轻度变大的（膨体）游离神经末梢。此外，一些类似于 Krause 和 Meissner 小体的神经末梢小体发现存在于脉络膜（特别是在睫状体[8,9]以及虹膜[10]附近）、表层巩膜和房角，但不存在于角膜[11]。

1.3 角膜感觉神经的体系结构

穿通基质神经束到上皮内神经末梢，角膜神经支配在解剖上分为 4 层（图 16.2A）。

角膜基质神经

呈放射状进入角膜基质的神经束的解剖在哺乳动物之间十分相似，仅在数量上有差别（老鼠 6 ～ 8，猫或狗 15 ～ 40，人类 60）[12-14]。基质神经进入角膜后立即分支呈条带状在基质内运行，周围包绕基底膜和施万细胞。基质神经的有髓神经轴突（约占 20% 的神经纤维）在穿过基质后失去 1 mm 以内的髓鞘（图 16.2B）。远端的分支广泛吻合形成前基质神经丛，即相互交叉的小、中型神经束以及角膜基质前 25% ～ 50% 的无特定方向的神经轴突形成的致密且复杂的神经网，神经轴突的分布随物种的不同而不同，但主要分布在角膜前层，与人眼后半部基质和角膜内皮缺乏感觉神经纤维形成鲜明的对比。

除基质神经外，角膜缘周边和周围角膜区域[13]受进入周边角膜表层的起源于角膜缘和浅层结膜的少量小神经束支配。

上皮下神经丛

在人类和高等哺乳动物中，位于前弹力层下的狭窄基质中相当密集的前基质神经丛被称为角膜上皮细胞下神经丛，其外周神经密度一般比中央高。上皮下神经丛在解剖学上有两种不同的类型：一种为由单轴突和薄神经束形成的高度吻合的网状结构，位于前弹力层下，没有穿透角膜上皮层；第二种类型是由 400 ～ 500 中等大小、主要在外周和中央角膜穿透前弹力层的曲线形神经束构成，无施万细胞包裹，以 90° 弯曲，每个分成 2 ～ 20 个更薄的像基底下神经丛的神经束。相对较少的基质神经在角膜中央穿透前弹力层，接受直接从角膜缘神经丛进入周边角膜的基底下神经支配。

基底下神经丛

人类基底下神经丛主要由面积约 90 mm² 的 5000 ～ 7000 个神经束组成[2]。一个基底下神经束发出几个侧支，每个都包含 3 ～ 7 个轴突。因此，基底下神经丛的轴突总数在 20 000 ～ 44 000 个[4]。

基底下神经轴突在基底上皮细胞和基底层间可运行 6 mm，大致相互平行。基质神经束分支成多个并行子神经束，构成了角膜独特的神经解剖学结构特性，被称为上皮束。上皮束是由 40 个不同直径（0.05 ～ 2.5 μm）的无髓鞘串珠神经纤维组成。神经纤维在相邻的神经束反复互相连接，最后形成一个相对均匀的神经丛。共聚焦显微镜显示的基底神经丛形成一个像螺纹、螺旋模式的神经纤维，它的中心称为"漩涡"（图 16.2 C）。在人类中它位于角膜顶端鼻下方 2 ～ 3 mm。形成和维护这个螺旋模式的机制目前仍然未知。然而，角膜基底上皮细胞和基底神经以螺旋样的方式向中心迁移[15]，这可能是来源于角膜缘干细胞的基底上皮细胞受到电磁的趋化影响，或由于受到人口动力学因素影响，因而呈螺旋样朝着角膜顶点向中心迁移。另一种可能是基底下神经不受上皮细胞动力学影响，可能存在一个结构支架指导上皮细胞迁移[16-19]。

尽管分支很多，但是大多数基质和上皮下神经束能够不断地穿过基质到达角膜上皮，不提供基质组织的功能性神经支配。然而，一小部分的角膜神经纤维似乎向下运行，类似于神经末端扩张的结构终止于基质层。

上皮内神经末梢

水平穿过基底上皮的基底下神经，发出单个纤维并水平旋转 90° 形成上皮细胞间薄、短、串联样末端（往往还有其他分支）到达角膜上皮及更浅表层（图 16.2 D,E）[4,20]。上皮内纤维末端作为游离神经末梢终端呈球形扩大，光学和电子显微镜观察时认为其形态是同质性的，但免疫组化染色显示神经肽和其他神经递质的表达有差异，这说明其功能是异质性的[4]。在超微结构水平，角膜神经末梢含有大量充满兴奋性氨基酸的透明囊泡，并包含其他成分，如降钙素相关基因的肽（CGRP）、P 物质，后者的致密

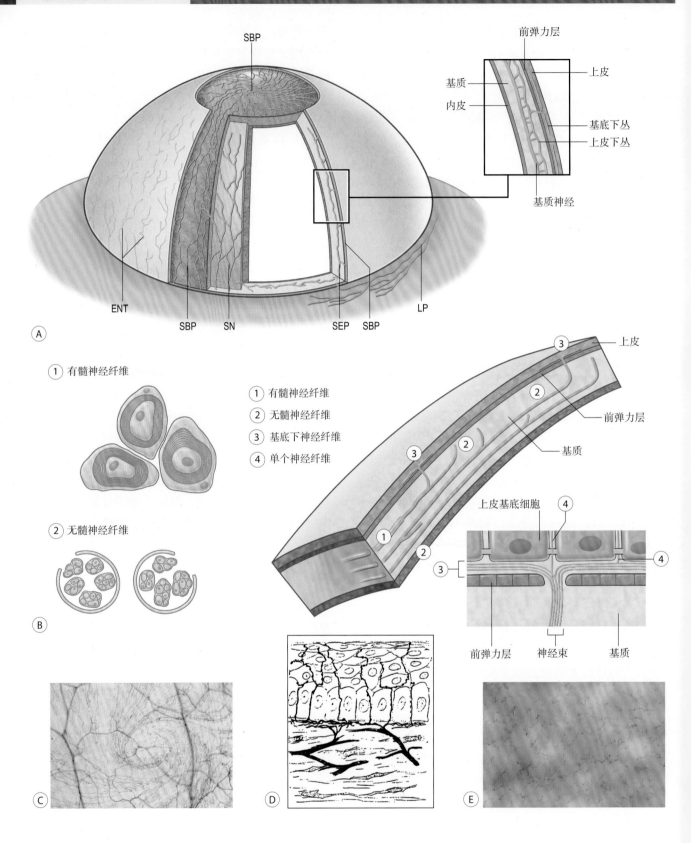

SBP

前弹力层

基质

内皮

上皮

基底下丛

上皮下丛

基质神经

ENT

SBP　　SN　　　　　SEP　SBP　　LP

Ⓐ

① 有髓神经纤维

② 无髓神经纤维

Ⓑ

① 有髓神经纤维
② 无髓神经纤维
③ 基底下神经纤维
④ 单个神经纤维

③

上皮

前弹力层

基质

上皮基底细胞

④

④

前弹力层

神经束

基质

Ⓒ

Ⓓ

Ⓔ

图 16.2 角膜神经支配。（A）角膜神经分布概略图。从角膜缘神经丛（LP）、基质神经干（SN）放射状穿透基质，分支形成了角膜上皮下神经丛（SEP）。这些神经丛的分支向上皮层上升横穿前弹力层形成上皮基底层和基底膜之间的基底下神经丛（SBP），该区域神经分支水平平行前行（皮带）从而形成上皮内神经末端（ENT）。（B）中央和周边角膜的神经纤维特点。有髓神经束（1）穿透基质立即失去髓鞘。因此，角膜只有无髓鞘的神经（2）。上皮下神经上升形成基底下神经丛（3），该区域单个轴突（4）朝着角膜表面垂直上升，轴突终止于各级角膜上皮。（C）下 - 中央区域角膜基底下神经丛结构。描绘基底下螺纹区域的染色的老鼠角膜。（D）上皮细胞神经末梢图。用氯化金染色显示扩张的神经末梢在上皮和外层间走行。（E）单个上皮内神经末梢。用氯化金染色老鼠角膜显示角膜表面的上皮神经末端。（A：Modified from Müller et al 2003；4 B：Adapted from Müller et al 1996；14 Reproduced from Association for Research in Vision and Ophthalmology. C：From C. Belmonte and E. Raviola，unpublished results；D：From Ramon y Cajal S，Textura del sistema nervioso del hombre y de los vertebrados，Vol. I. Imprenta y Librería de Nicolas Moya，Madrid，1899；E：From F. De Castro and C. Belmonte，unpublished results.）

中心大囊泡中也包含线粒体、糖原颗粒、神经管和神经纤维细丝[3,4,21]。神经终端位于所有角膜上皮层，扩展到几微米的角膜表面，特别是在翼细胞和基底细胞层。偶尔对着神经末端的上皮细胞膜内陷，最终可能会完全包绕神经末梢[4,19,20]。这种密切联系使两种结构间物质之间双向扩散成为可能，也便于神经末端探测上皮细胞形状或体积的改变，例如眼表干燥或水肿引起的变化。

角膜上皮神经分布可能是所有表面上皮神经分布密度最高的。尽管角膜神经末梢的实际数量仍然值得推敲，假定每个基底下神经纤维发出至少 10 ～ 20 个上皮内神经末端，那么可以合理推测人类中央角膜包含 3500 ～ 7000 个神经终端 / mm^2。这种丰富的神经支配为角膜提供了一个高度敏感的检测系统，一个上皮细胞损伤足以引发疼痛的感知[19]。因此，神经末梢密度、角膜敏感性在中央角膜较高，往周边递减。同样，年龄老化和一些眼部疾病使角膜敏感性和神经密度下降。

进入角巩膜缘的单个基质神经轴突反复发出分支，在终止前横跨了多达 3/4 的角膜[20]。因此，角膜感觉神经纤维的单个大小范围从不足 1 mm^2 到 50 mm^2 不等，可能覆盖达 25% 角膜表面。广泛的分支也解释了电生理学研究中发现的单个角膜神经纤维明显的反复重叠区域。

1.4 中央感觉通路

眼睛感觉信息由三叉神经节神经元传到同侧三叉脑干核复合体（TBNC）腹侧部分，激活眼部感觉二级神经元，其主要位于核下两极、尾核间中间区域的（Vi / Vc），高位颈脊髓（Vc/C1）尾侧亚核的Ⅰ - Ⅱ板层以及相邻的延髓外侧网状结构（图 16.3）[22-24]。另外，一些支配眼和眼周组织的三叉神经元投射到

TBNC 主要核，仅有少数的局限于腹侧部分区域以及脊髓三叉神经核的两极。位于 Vi / Vc 区域的二级神经元投射到中枢神经系统不同的地方，包括脑干区域和对侧丘脑[25-27]。相关研究已确定接收角膜信息的神经元在丘脑后核。这些丘脑神经元反过来投射到负责疼痛感觉和反应的初级（SI）和次级（SII）躯体感觉皮质区域。来自眼睛的非视觉感觉输入存在于对侧皮质 SI 地区 3 b 和 1 （图 16.3），位于那些代表鼻、耳朵和头皮的地方区域。至脑岛、扣带和前额叶皮层的投射为眼睛刺激诱发感觉的感知和认知成分提供神经物质。

2. 角膜神经支配的发育和重塑

2.1 角膜的神经发育

直到第五个月妊娠期，当角膜神经末梢出现时，角膜才有感觉神经支配。在发育期间，轴突首先形成角膜周围的神经环（角膜缘神经丛），随后轴突呈放射状长入角膜组织（图 16.4）[20,28]。控制眼部神经生长的分子信号目前仍然不清楚，尽管有一些引导分子可能调节这一过程，但角膜和晶体源性信号因子似乎介导角膜与三叉神经感觉轴突最初的排斥[29]，因此诱导形成角膜周边神经环网，这有助于神经轴突在脉络膜裂隙的定位从而形成腹侧神经丛，并提供虹膜神经支配[30]。周边角膜神经环形成后，感觉神经以束状进入角膜，在角膜内围绕整个圆周以均匀的放射状延伸，首先支配外周，然后支配整个基质表面。神经进入角膜基质的深度与该神经支配角膜区域面积相关，最深的角膜基质神经几乎支配整个角膜，而进入角膜基质较表浅的最接近上皮的神经主要支配周边部角膜[17]。

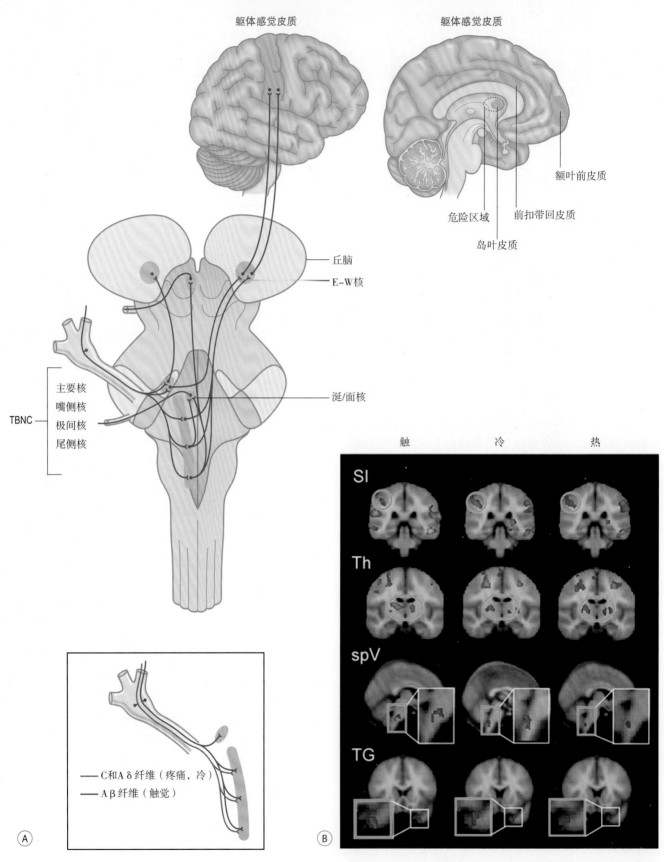

图 16.3 眼部三叉神经通路。（A）脑干三叉神经核复合体（TBNC）图示，由位于中脑的主要神经核以及脊椎核组成，分为嘴侧、极间以及尾部亚核。TBNC 投射到对侧丘脑形成主要的躯体感觉区皮质（岛，扣带，前额叶皮层）。丘脑的投射也能到达与眼部疼痛感知和认知处理相关的皮质其他区域。该图也显示了三叉神经投射到涎 / 面运动神经核以及 E-W 核。插图：TBNC 内的厚有髓神经纤维和薄有髓神经纤维的分布。（B）MRI 图像显示了由三叉神经感觉通路伤害刺激引起的活动。TG：三叉神经神经节。spV：脊髓三叉神经核。Th：丘脑。SI：躯体初级感觉皮质。（From Becerra et al，2006 J Neurosci. 26：10646-10657.）

胚胎时期角膜神经束的一致间隔似乎与神经离开角膜缘神经环进入角膜基质时先驱生长锥释放的神经排斥因子相关，神经排斥因子使神经束之间分开并相对较直地以半径向角膜中心生长。角膜内延长或者放射状的神经支配是由神经束膜在连续、同心区域分叉时产生的，这表明角膜内神经的位置和方向是由角膜内环境 [16] 和上皮细胞的迁移 [17] 决定的。角膜上皮释放的基质成分和神经营养因子也参与角膜神经发育过程中神经密度和方向的调节 [31,32]。

2.2　成人角膜神经支配的动态重构

整个生命过程中成人角膜神经一直处于重塑过程。深基质角膜神经纤维束保持相对恒定的位置和结构，而角膜基底下神经丛尤其是上皮内神经末梢经历广泛的重构（图 16.4B；框 16.1）。人眼活体激光共聚焦显微镜检查发现角膜基底下神经丛是一个缓慢但持续的向心运动的动态结构（5 ～ 15 μm/d），6 周改变螺旋样神经丛 [33]。上皮内神经末梢形态功能变化较快，它们的持续重塑发生在基底下神经长期不断重塑之后。角膜上皮细胞持续的脱落很大程度上也影响上皮神经末梢的重排和动力学。

分化的角膜上皮细胞迁移到最浅层角膜上皮的重构会在 24 小时内诱导上皮内神经末梢结构发生变化 [34]。这种角膜神经持续重构的分子机制不明。成人角膜感觉神经保留对信号因子作出反应的能力，信号因子抑制横断的和完整的神经生长 [35]。在一些哺乳动物物种中，角膜神经末梢密度随着年龄的增长而减少 [36,37]，这可能是中老年人角膜敏感度降低的基础 [38-41]。

2.3　损伤的角膜神经的再生

成人角膜神经有损伤后再生的能力。然而损坏或切断后，角膜神经的形态和功能会发生很大变化。损伤远端的神经部位退化，而中央残根开始再生，最终生成与原来角膜神经结构不同的神经 [42,43]。再生过程分为多个阶段（图 16.4C）。当角膜神经切断，无神经支配的区域首先被相邻的完整的神经纤维芽侵入。然后，受伤的神经轴突中央开始再生，形成微小

框 16.1　角膜神经重塑及眼部病理

角膜神经的持续重塑可能会被改变的角膜结构以及延期的伤口愈合所干扰。角膜上皮的病变可以观察到基底下神经结构的异常，例如基底膜营养不良症、复发糜烂或干眼症。

神经并发出神经芽，而完整神经纤维的早期分支开始退化 [4,42]。这可能是因为中断受伤神经末梢对如神经生长因子（NGF）等角膜细胞产生的信号分子的吸收会引起再生神经元的形态和功能的变化 [44]，信号分子沿着原来的轴突向心性运输到神经元胞体调控基因表达。

3.　眼部感觉神经支配的功能特点

3.1　三叉神经节神经元

眼部感觉神经元的电生理学研究主要集中在记录细胞外三叉神经节神经元的轴突脉冲活动传播，在大多数情况下支配角膜和结膜的神经纤维。支配角膜及葡萄膜组织眼部的感觉神经元主要位于薄的有髓鞘（Aδ）的轴突（以 3 ～ 15 m/s 速度传导动作电位）或无髓鞘（C）的轴突，传导速度不到 2m/s。少量厚的有髓鞘的轴突（Aβ）提供角膜缘、眼睑和结膜的神经支配。

3.1.1　角膜和结膜的感觉神经纤维

正如身体的其他部位一样，感觉神经轴突的周围神经末梢对不同方式的物理和化学刺激反应的水平，已被用于区分支配各种眼组织的感觉神经功能的级别（图 16.5）。

多形性伤害感受器

大约 2/3 的支配角膜和球结膜的感觉神经纤维可被伤害性刺激或伤害性刺激范围内的物理和化学刺激激活，这些刺激包括机械力、热、严寒、外源性化学刺激物以及大量的组织损伤所释放的内源性分子。因此，被称为多形性伤害感受器（图 16.5 和图 16.6）[45-47]。它们大多是无髓鞘的，仅有少部分属于薄的有髓神经纤维（Aδ），这与物种相关。它们的感受区域通常很大，为圆形或椭圆形，经常覆盖 1/4 或更多的角膜，并可以延伸到角膜外几毫米到达相邻的角膜缘和球结膜（图 16.5）。多形性伤害感受器大范围以及相互重叠的相邻感受区域再加上中枢神经系统的会聚机制，解释了为什么角膜表面刺激缺乏特异性。

角膜多形性伤害感受器对自然刺激作出反应，并以与刺激强度成比例的频率发出持续、不规则的神经脉冲，神经脉冲持续到刺激结束，因此反应了刺激的强度和持续时间。偶尔神经冲动放电超过刺激的时间（后电位）。所有的多形性伤害感受器都能够对机械刺激和超过 39 ～ 40℃的刺激作出反应（图

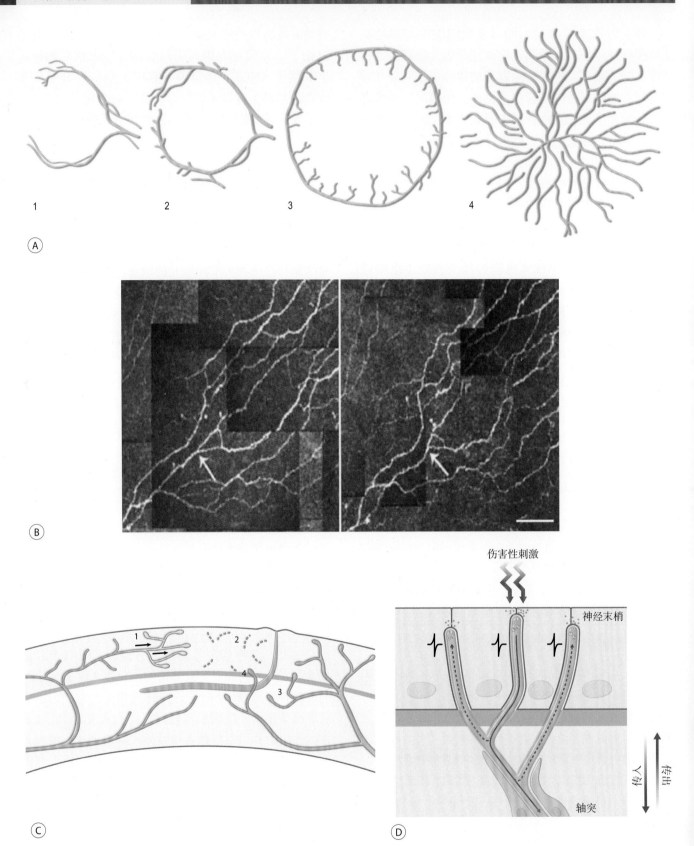

图 16.4　角膜感觉神经的发育、重塑和再生。（A）小鸡角膜感觉神经生长发育过程中示意图。生长中的三叉神经感觉轴突避开角膜并向背侧和腹侧延伸（A1），在 E8 期（A2）形成角膜周边神经环。在形成该环后，感觉神经放射状进入角膜，在 E9-E10 期（A3）首先支配周边角膜，最后在 E15 期（A4）支配其整个角膜表面。（B）健康角膜神经的连续重塑。活体共聚焦显微镜图像显示 2 周内基底下神经形态的变化。（C）角膜感觉轴突损伤后发生变化的示意图。未受损的神经出芽（1）侵入受损的区域，切断的神经纤维远端退化（2）。受损神经纤维的中央残根形成神经瘤末端（3）从神经芽开始入侵失神经支配的区域（4）启动角膜神经敏感性的恢复。（D）多型感受器的传入和传出的功能示意图。用有毒物质刺激多型感受器神经的外周分支引起神经末梢去极化。此去极化产生动作电位，该动作电位向中心播散（连续的箭头），并且导致包含在感觉神经末梢中的神经肽的局部释放（点）从而引起局部炎症反应。向中心运行的动作电位也逆行侵入（中断箭头）邻近的受到刺激的神经分支。然后使这些未直接受刺激的区域去极化，释放出神经肽，从而延长炎症（"神经源性炎症"）反应。（B：From Patel & McGhee 2008；33 Reproduced from Association for Research in Vision and Ophthalmology. C and D：Modified from Belmonte et al 2004b.86）

16.6A：ⅱ，ⅲ）。猫大约有一半的多形性伤害感受纤维对角膜温度低于 29℃ 作出低频率的反应[45,47,48]。多形性伤害感受器也可被许多化学制剂兴奋。酸性溶液（pH < 6.5）（图 16.6A：Ⅳ）或包含不断增加的 CO_2 浓度的气体（在角膜表面形成的碳酸引起局部 pH 值下降）引起角膜多形性伤害感受器做出强大的脉冲放电[46-49]。角膜多形性伤害感受器对 CO_2 酸刺激的灵敏度已用于角膜触觉测量法。大量的内源性化学物质（炎症介质）也可以激活多形性伤害感受器（见下文）。不同膜转导分子的表达为多形性伤害感受器提供了对不同特性的刺激作出反应的能力，包括 TRP 离子通道超家族的成员：（a）TRPV1、热、质子、内源性介质和外部化学刺激物可使通道打开；（b）TRPA1，对许多挥发性刺激性化学物质作出反应；（c）TRPV2 和 TRPV3，能够被高温激活。此外，多模式神经元表达 ASIC 通道对酸和内源性介质起反应，而对多种拉伸导致的刺激，由机械感觉通道介导这种应答（图 16.5C）。

机械 - 伤害感受器

15% ~ 20% 支配角膜的神经纤维只对邻近伤害强度的机械力起反应，因此，他们被称为机械 - 伤害感受器。所有这一类受体的轴突均属于薄的有髓（Aδ）神经纤维，其感受区域一般都是圆形、中等大小，覆盖角膜表面大约 10% 的面积（图 16.5）。激活角膜机械性和多形性伤害感受器（即机械阈值）所需的力是大约 0.6 m，约低于激活皮肤同等神经纤维所需的力的 10 倍，这可能与角膜神经末端接近角膜表面以及角膜缺乏角质化的上皮有关。机械伤害感受器对短暂或持续的机械刺激只有一个或几个神经冲动（图 16.6A：ⅰ）。因此，角膜的机械感受器感受刺激强度和持续时间的能力是有限的，主要通过急性、尖锐的疼痛感，来提示存在伤害性机械刺激（如接触角膜表面、异物等）。

寒冷温度感受器

10% ~ 15% 的角膜神经纤维在角膜表面静息温度时（33℃ 左右）能自发放电，当加热冷却后，温度下降时会增加冲动释放频率[47,50,51]。冷受体神经纤维在整个角膜表面感受区域较小（直径约 1 mm），但周边区域较丰富（图 16.5）。角膜冷受体在角膜温度下降时其发放频率增加，这种情况可以在角膜表面泪膜蒸发、局部使用冷的液体或角膜表面冷空气时发生。在哺乳动物，角膜冷受体神经纤维能够检测到温度（0.1℃ 或以下）的轻微下降并能够在静息冲动频率编码最终温度[47]。角膜温度小幅度降低被认为是一种无害的寒冷感觉并能产生不同的刺激成分[48]，当泪液过分蒸发引起角膜温度下降时，角膜寒冷感受器可能会使眼部产生干涩感。三叉神经节眼部神经元对寒冷的敏感性在很大程度上依赖于离子通 TRP8 的表达。TRPM8 基因敲除小鼠的角膜冷受体失活，对冷刺激没有回应。这些动物的基础泪液减少一半，而由多形性伤害感受器介导的眼表刺激引起的泪液反应保持正常[52]。这种现象提示：该神经纤维参与发出角膜表面干燥的信号并能够调节基础泪流量。

"静息" 感受器

McIver 和 Tanelian 认为当角膜组织完好时角膜伤害性感受器对所有刺激均不敏感，但当局部发生炎症后（"静息" 伤害感受器）[53] 能够被机械、化学或温度刺激兴奋[54]。虽然实验证据不能直接性的证实他们存在于角膜，但静息伤害性受体已被证实存在于许多体细胞组织，特别对于人类，它们在炎症性疼痛发挥着重要作用。因此，"静息" 伤害感受器是有可能存在于角膜的。

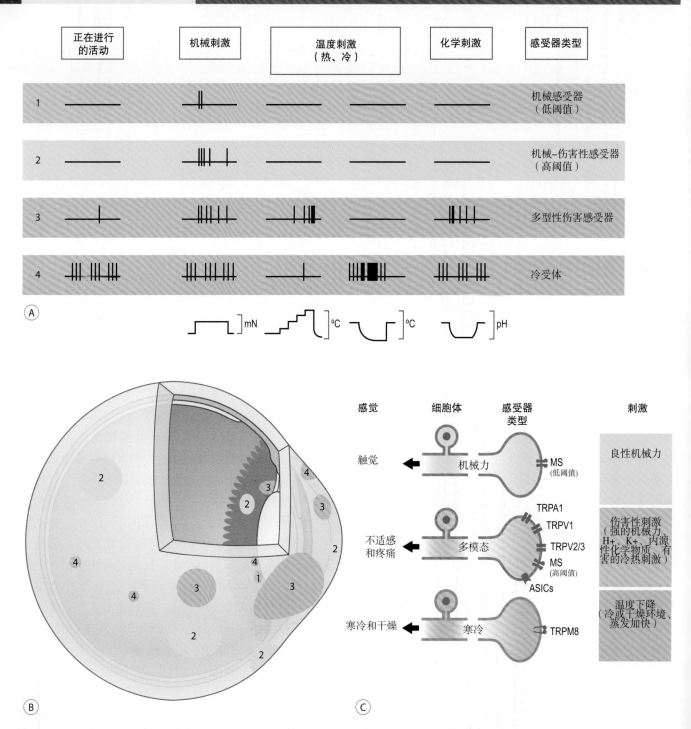

图 16.5 眼感觉神经纤维的功能特性。(A) 显示感觉感受器每个功能类型静息状态下的活动以及不同刺激引起的脉冲释放。(B) 支配眼球的机械感受、多型以及冷感受神经纤维在眼表、睫状体和虹膜的分布。(C) 各种方式特异的初级感觉神经元外周神经末梢以及与感受、传导不同刺激相关的膜离子通道示意图。(A，B：Adapted from Belmonte et al 1997,2 2004a.44，C：Adapted from Belmonte & Viana，2008.145)

3.1.2 巩膜、虹膜、睫状体的感觉神经纤维

虽然对支配结膜和巩膜感觉神经纤维的功能特性没有进行过详细研究，但和角膜一样的神经传入功能主要分为多型伤害性感受器、机械感受器，其中冷受体已确定存在于巩膜[47,55,56]、虹膜、睫状体[10,56,57]和球结膜[45,58]（图 16.5）。巩膜、葡萄膜、角膜的机械敏感性和多型伤害感受器神经纤维很容易被外部施加的压力激活，但当眼内压突然增加高达 100 mmHg 时也仅能被短暂地激活[56]，这也是大多数青光

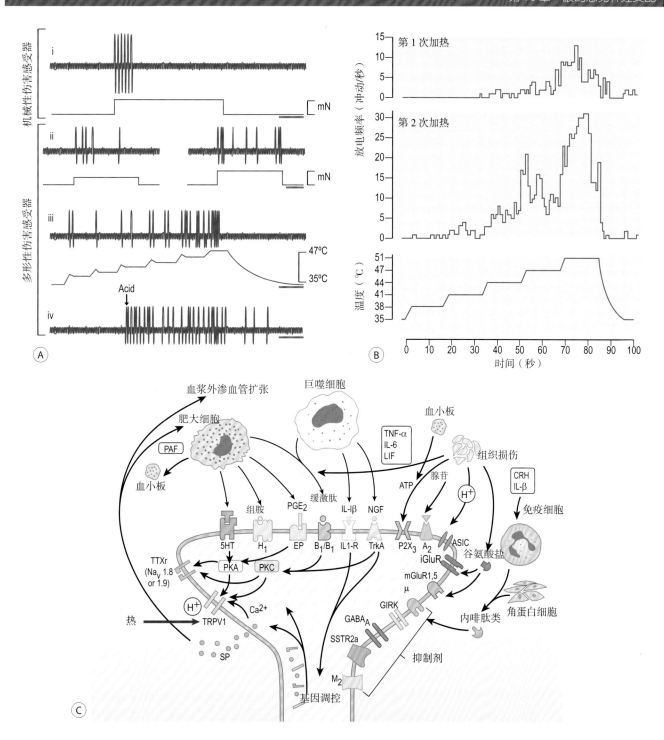

图 16.6 角膜感觉神经纤维的反应特性。(A) 不同类型的刺激对机械性和多形性伤害感受器的影响。(i) 持续机械性压陷引起角膜机械 - 伤害感受器神经纤维的短暂放电(位相性放电)。(ii) 多形性伤害感受器神经纤维对加大幅度机械压陷的反应(80 和 150 μm)。(iii)通过逐步加热(从 35 ~ 47℃)角膜表面激活多型性伤害感受器神经纤维。(iv)角膜敏感区域滴一滴 10 mM 乙酸(箭头)引起多型性伤害感受器神经纤维的反应。(B)角膜多型性伤害感受器的致敏。间隔 3 分钟,以两个相同的加热周期加热角膜表面引起冲动释放的频率直方图,该图显示在第二个加热周期后阈值下降、冲动发放加强。(C)组织损伤后释放的炎症介质引起多形性感受器传入激活和致敏的机制。反过来,激活的伤害性感受器释放的神经肽引起局部炎症反应(神经源性炎症)。(A:From Belmonte & Gallar 2000;78 B:Adapted from Belmonte & Giraldez 198145,C:Adapted from Black et al. 2004.146)

眼患者感觉不到疼痛的原因。然而，若充血性青光眼的高眼压伴有炎症反应，可能会刺激伤害感受器致敏和持续的眼多形性伤害感受器产生伤害性信息进入脑部，产生剧烈的疼痛（见下文）。另一方面，已发现功能上存在少量对中等程度眼内压变化敏感的、低阈值、有髓鞘机械感觉神经纤维神经。它们可能会对前房角、巩膜突内包裹的神经末梢轴突作出反应也可能与眼内压的神经调节有关[59,60]。

虹膜和后巩膜内也发现存在与角结膜内温度感受器反应特性相似的冷敏感神经纤维。这些位置的冷感受器不暴露于环境温度的变化，但他们靠近血管，可能能够探测到脉络膜和视网膜的血流量的变化，从而反应血流的调节而不是产生温度觉或是调节泪液[55]。

3.1.3　眼三叉神经节神经元

TG 细胞胞体支配眼部神经的异质性不仅表现在其表达不同的转导通道及传导速度，也表现在膜的被动和主动性，从而呈现不同的脉冲放电特性。在细胞内进行记录与细的有髓神经纤维有关的角膜机械感觉神经元活动，呈现出快速、短暂的动作电位，这可能与河豚毒素敏感的 Na^+ 通道的表达有关，而 Aδ 和 C 多形伤害神经元富含河豚毒素不敏感的 Na^+ 通道，表现出慢长的动作电位。最后，一小部分具有高兴奋性和高输入电阻的神经元被定义为冷敏感神经元[61]。

3.2　中央途径

大多数眼部神经元的三叉神经尾侧亚核为机械感受性神经元，他们只对伤害性眼部刺激、角膜或者眼周皮肤刺激作出反应[62]。我们已经提出了三叉神经复合体内角膜神经元的一种模式特异性分布。极间核和尾侧核神经元能够对所有类型刺激作出反应，而尾侧核、颈髓过渡区的表层内神经元仅对热刺激和化学刺激作出反应，这表明该区域输入信息被局限于 TG 多形性伤害感受器神经元[24,63]。

眼部二级神经元作为面部运动神经核投射到丘脑和脑干[25-27]。它们参加一些如角膜瞬目反射的三叉神经诱发的反射，角膜传入信息投射到负责闭眼的眼轮匝肌运动神经元[64]。同样，许多能被湿润特异性抑制，被干燥激活的神经元可能参与眼表泪液的动态平衡[27]。我们可以推测，这些神经元可接收眼表组织外周冷神经纤维输入的部分信息。

具有大接受范围区域的眼神经元已定义为 SII 领域，该区域内描述了包括脸、眼睛和身体其余部位的全身表现[65,66]。眼部感觉信息的皮质处理通过皮层和丘脑地之间反复的相互作用而持续，也可以通过丘脑前延搁直接调控而持续。因此，GABA（A）受体介导的脑桥臂旁区和中缝大核下行通路的激活能够修改 TBNC 眼神经元的伤害感受信息输入的处理[24,67]。

4.　炎症和损伤对眼感觉神经元的影响

4.1　局部炎症

眼部感觉神经的一个关键作用是保护眼睛免受伤害或潜在的伤害。因此，伤害直接诱发眼伤害性感受器冲动发放从而引起即时疼痛并且避免伤害，组织损伤也引起角膜、巩膜、葡萄膜伤害感受器末端兴奋性缓慢的增加，这种现象被称为"致敏"，致敏是人体所有表浅和深部组织包括眼的多形性伤害感受器的一般特性[68,69]。它表现为一个长期的、不规则的、低频率发射脉冲，可以在刺激造成冲动发放消退后几秒重新出现，并可在缺乏新刺激下持续几分钟[45]。这种持续的放电伴随反应性的增强以及新的非伤害性、伤害性刺激的阈值的降低（图 16.6B）[10,45,47]。

眼部伤害感受器神经纤维的致敏解释了眼睛受到损伤或炎症后产生的自发性疼痛（由于正在进行活动的发展）以及伤害性（痛觉过敏）、非伤害性刺激（异常性疼痛）引起损伤组织的"钝痛"。眼伤害性感受器的致敏是由受损细胞和被吸引到受伤部位附近的免疫细胞释放的大量炎症介质（包括 H^+ 和 K^+、腺苷、ATP、5 羟色胺、组胺、血小板活化因子、缓激肽、前列腺素类、白三烯素、血栓素、白细胞介素、肿瘤坏死因子、神经生长因子等）对神经末梢作用的结果[70]。这些介质作用于眼部伤害性感受器神经末梢的膜受体蛋白。多形性伤害感受器神经末端膜上的一些离子通道（像 TRPV1 和 TRPA1）可被这些炎性介质激活，从而增加离子流，引起膜兴奋性增加，冲动发放频率增强，受损眼部神经末梢致敏的阈值降低（图 16.6C）。

这些对膜离子通道活性的影响可直接通过不同的信号转导途径表现出来，如前列腺素 E2、ATP、腺苷和 5-HT 的膜受体最终激活蛋白激酶 A（PKA）信号通路，而其他介质受体如缓激肽作用于蛋白激酶 C（PKC）引起致敏化。炎症介质与局部炎症反应有关（血管扩张、血浆外渗、细胞迁移）。已知的干扰炎症物质形成和释放的药物抗炎剂药物，如非甾体类抗炎药（NSAIDs）不仅能抑制前列腺素的产生，还能降低局部炎症，也能减少眼部伤害性感受器的敏感性[71,72]，这就解释了这些药物在眼部手术后的止痛作用[73,74]。

角膜急性损伤后几分钟内角膜伤害性感受器发生致敏化，且通常维持到炎症结束。在持久的炎性过程中（如慢性干眼），伤害性感受神经元细胞体和外周神经元末梢会发生更永久的改变，其中包括存在于这两种结构中的膜受体和离子通道的表达变化，这可能是由生长因子诱导，特别是 NGF（框 16.2）[75,76]。

除了信号损伤，眼的神经也能引起血管和细胞的损伤反应。伤害性刺激诱发的感受器神经冲动不仅通过轴突向心运行传导到中枢神经系统，也可逆行进入受刺激的轴突外周分支[51,77]（图 16.4D）。诱发周围神经末梢的神经肽的释放[44,78]。神经肽 CGRP 和 SP 被发现存在于大多数三叉神经的神经元及其的终端。去极化释放 CGRP 和 SP 时引起局部炎症反应，并诱导血管扩张、血浆外渗和细胞因子的释放，从而放大了内源性介质的炎症反应。这种感觉神经引起的"神经源性炎症"影响神经分支支配的损伤和非损伤区域，因此，局部角膜病变可以影响邻近的、未受影响的组织（结膜、虹膜、睫状体等）[44]。

在造出葡萄膜炎的动物实验模型几天后，眼表三叉神经元亚核极间核/尾侧核过渡区和尾侧核/颈髓交界处刺激反应的二级神经元也表现出对眼表化学刺激反应性增强，反映了持续和反复的外周炎症后二级神经元特性的改变[79]。这种"中枢致敏化"能够引起炎症组织痛觉过敏。"

4.2　神经损伤

眼不同部位感觉神经损伤通常发生于几种情况，如眼部手术、外伤及某些眼部或全身性疾病。如前所述，眼神经元的末梢神经轴突病变投射在眼睛的神经

框 16.2　眼伤害感受神经纤维

支配眼睛的伤害感受神经纤维的致敏化是眼外伤或炎症后持续性疼痛的基础。它也可导致炎症眼睛的异常疼痛（非伤害性刺激引起的疼痛）和原发性痛觉过敏（伤害性刺激引起的疼痛增强），这就解释了眼科手术中意外触摸虹膜或氩激光脉冲施加到后部葡萄膜之后的持续疼痛，也可能是充血性青光眼剧烈持久疼痛的原因，充血过程中葡萄膜炎症可能诱发伤害感受器致敏化并增加他们的兴奋性。

纤维的形态和功能特性，特别是在角膜上，非支配区域，受邻近非损伤的神经纤维和受伤的神经轴突芽入侵，有时会有瘢痕组织形成或微神经长入[80]。周围神经轴突的形态学变化伴随着初级感觉神经元细胞体的功能紊乱，导致转录因子、神经肽和编码离子通道和受体蛋白基因的表达在一定程度被改变，该病变程度取决于神经损伤的位置和程度[81]。特别是 Na^+ 和 K^+ 通道过量表达[82,83]。因此，神经轴突再生过程中，损伤神经形成的神经瘤的兴奋性被打乱，引起异位放电[84]以及对正常自然刺激的异常反应[85]。这种受损的活动是外周神经性疼痛的起源[82,86]。这种功能的改变已经报道存在于神经切断后角膜损伤后神经元损伤后的不同时间。多形性伤害感受器[87,88]和角膜冷敏感神经末梢在损伤后几周呈现自发和刺激诱发的活动增加，这可能和河豚毒素不敏感型钠通道的表达增强有关[89]。

5.　眼感觉神经的营养作用

像其在内外刺激信号中的作用一样，眼感觉神经在其神经支配组织的营养维持中扮演重要的角色。这种效果在角膜上的表现尤为突出。

角膜神经损伤会导致许多功能紊乱、上皮缺损和复发性溃疡（神经营养性角膜炎），影响神经的眼部疾病或全身疾病（表 16.1）引起了角膜敏感性的下降，表现为愈合能力的改变[4,90-94]、上皮通透性增加[95]、荧光素染色后点状着色或 Rose-Bengal，角膜溃疡的愈合不良、透明度下降和上皮微缺陷的患者角膜敏感性降低，可以在角膜和结膜中观察到神经支配表达的改变，它通常位于不被眼睑遮盖的区域，因此即使环境发生改变也可持续暴露。

正如上面所提到的，角膜感觉神经释放神经肽，特别是 SP 和 CGRP，可单独或者联合其他角膜上存在的生长因子（如胰岛素样生长因子、表皮生长因子、神经生长因子等），这类生长因子似乎是维护正常角膜组织上皮细胞完整性和促进伤口愈合的重要物质[91,96-100]。另一方面，眼组织产生多个角膜神经发育、重构、再生必需的生长因子。组织源性生长因子（如神经胶质细胞系-神经营养因子（GDNF）、脑源性神经营养因子（BDNF）、阿片生长因子（OGF）、睫状神经营养因子（CNTF）、色素上皮衍生因子（PEDF））和神经营养因子（如神经生长因子（NGF）、神经营养因子-3、-4（NT-3，NT-4）已被

表 16.1　角膜敏感性增强或下降的原因

敏感性下降	
遗传性疾病	• 家族性角膜感觉减退 • 先天性角膜感觉缺失（CCA） • 与三叉神经感觉减退和神经系统疾病相关的 CCA（Moebius 综合征，遗传性感觉和自主神经病变Ⅲ - Riley-Day 综合征，Ⅳ或Ⅴ Ⅴ - 先天对疼痛不敏感，小脑性共济失调等） • 躯体疾病相关的 CCA（Goldenhar-Gorlin 综合征或眼 - 耳眼 - 脊椎发育不良，外胚层发育不良等） • 与多发性内分泌肿瘤 2b 相关的 CCA（突出的角膜神经） • 与其他遗传性眼部改变相关的 CCA（角膜营养不良，上皮基底膜营养不良，身材矮小等）
其他全身疾病	• 糖尿病 • 中枢神经系统紊乱（梗死，肿瘤和其他占位性病变） • 麻风病 • 神经肉瘤病 • 眼眶肿瘤和炎症（偶尔）
眼部手术	• 长白内障手术切口 • 屈光手术 • 角膜移植 • 视网膜手术（尤其环扎术） • 广泛睫状体光凝 • 破坏眼部感觉通路的眼眶手术 • 开睑器损坏（偶尔）
感染	• 眼部带状疱疹 • 其他疱疹感染 • 大细菌性溃疡 • 棘阿米巴角膜炎（最初过敏）
药物	• 局部麻醉剂（滥用） • 局部 β- 受体阻滞剂 • 局部非甾体类抗炎药（NSAIDs） • 可卡因滥用
其他	• 角膜化学伤或灼伤 • 在某些情况下，眼表疾病 / 干眼 • 角膜接触镜的配戴 • 神经外科手术（听神经瘤，三叉神经痛等。） • 老化
敏感性或刺激感增强	
眼表疾病	• 结膜或角膜上皮损伤的干眼（对空调、隐形眼镜、烟等敏感性）或不稳定的泪膜（眼睑功能、睑裂斑、锋线） • 反复糜烂或地图 - 点 - 指纹状角膜营养不良，暴露于有毒的化学物质
眼表急、慢性炎症	• 干燥综合征炎症性干眼，风湿性关节炎，移植物抗宿主病 • 角膜结膜化，翼状胬肉 • 屈光手术后疼痛（偶尔） • 急性棘阿米巴感染 • 角膜溃疡和炎症（急性期）

Adapted from Belmonte & Tervo 2006.[122]

发现存在角膜中，可能参与维护角膜神经支配（框16.3）[4,91,101-103]。

6. 来自眼睛感觉

6.1 眼部表面灵敏度的技术测量

临床上测量角膜和结膜对于机械刺激灵敏度的传统方法是用一缕棉花轻触眼表，询问患者的感觉或者观察由此引发的眨眼反射情况。另外一个更广泛采用的方法是使用改良的冯.费雷灯丝实验皮肤的机械敏感度，用固定直径，长度可变的尼龙线紧贴皮肤，直到他们开始弯曲。这个时候，皮肤单位面积所承受的纤维力恒定且和尼龙线的长度成比例关系。Cochet-Bonnet触觉测量器就是基于这一原理的最著名的仪器，它由一个可以调长度的灯丝组成，已被广泛用于探索角膜在正常和病态下的敏感性。

为了防止由于接触触觉测量造成的组织损伤，尤其是水肿角膜，一种用空气射流来控制作用在角膜上的机械力的非接触式触觉测量仪已研发成功[105,106]。Belmonte触觉计[107]是一种非接触式气体测量器，可以测量眼表的机械力、热量、化学性质、敏感度。它运用一个可调喷气式气流在眼表任一点施加大小受控制的压力（其值大于或小于机械敏感临界值），喷气的温度可以调整，从而可以提供或冷或热的刺激，最后，当喷气中的空气与CO_2在眼表不同程度地混合，并形成碳酸，由此便降低了局部pH，引发化学刺激[40,107]。气体触觉测量法在最近几年里被用来评价不同年龄、性别、是否怀孕、虹膜颜色、以及是否使用隐形眼镜的人群的正常角膜与结膜的机械、温度、化学敏感值，也可以用来评估在一些情况下，此类灵敏度的变化，譬如眼表有疱疹病毒感染、干眼、角膜炎、虹膜炎、葡萄膜炎和青光眼、或者系统性疾病，如纤维肌痛或糖尿病等这些情况的灵敏度的变化[40,41,108-110]。

框16.3 眼组织和感觉神经元间的共生

眼部组织和它们的感觉神经保持共生、动态的相互依存。支配眼睛的感觉神经元表现出对靶组织的营养作用。长期的临床观察表明，三叉神经意外损伤或手术损伤导致角膜出现严重病变（神经麻痹性角膜炎）。反之，眼部组织对感觉神经和自主神经的发育、重塑、生长也起到重要作用。

6.2 角膜、结膜心理物理学感觉

经典的心理物理学通过对角膜进行粗糙的机械和热刺激研究，认为疼痛是该组织受到刺激产生的唯一感觉形态。但是一些学者提出，用多种方法刺激角膜，可以诱发出特定的感觉，如：触觉，热，冷和疼痛的感觉[111-115]。在过去的十年里，用不同类型的控制刺激物刺激角膜，通过Belmonte触觉计测量，证明了机械、酸、热刺激诱发的感觉各不相同，这就使得受试者能识别不同的刺激模式。此外，用Belmonte触觉计刺激猫的角膜和结膜，神经纤维的脉冲活动的电生理学记录表明不同类型的刺激物会诱发刺激接受者不同程度的反应。因此，由角膜或者结膜受刺激诱发的不同性质有意识的感觉，主要由多调式上海感受器和冷受体刺激这些结构导致。在健康人体发生的角膜刺激，如：机械、热、酸，所有这些条件中都有刺激物的参与，这可能是因为多调式伤害感受器总是被这些刺激物刺激[48,116]；相反，应用适度冷刺激诱发的几乎都是无伤害性清凉的感觉，只有非常显著的温度变化，才会让人产生不适感（图16.7）[48,114,116]。因为结膜敏感度相对低于角膜；除此之外，低强度的机械刺激不易被发觉。

6.3 损伤角膜的灵敏度

许多病理条件如视网膜脱离术后、白内障摘除和青光眼，尤其是角膜手术（放射状角膜切开术，PRK、LASIK、角膜移植术，等等）会伤害到眼表（表16.1），位于角膜的感觉神经会受到损坏，损害水平取决于伤害施加的位置和程度。受伤的角膜神经不久会开始再生，这可能是受到局部NGF的刺激，但只有一部分神经能成功的复苏，因而角膜神经仍然混乱，甚至在术后数月或数年后仍然如此（图16.8）[90]。与形态障碍同时存在的是，治疗中切断了的神经，也改变了对受伤反应的阈值和对机械、化学刺激的异常反应能力（框16.4）[89]。

眼部手术造成神经损伤，角膜对机械性刺激的敏感度被改变，损伤区域神经支配阈值显著增加，这可能需要几个月的恢复，也可能永远不能恢复到正常值[119-122]。LASIK手术后，角膜对机械和化学刺激的敏感度降低，需要2年后才能恢复正常[121]。除了敏感度降低（感觉迟钝），自发疼痛感和异常感（感觉异常），特别是干眼症患者数目显著增多。专家已经提出，屈光手术会刺激正常角膜的神经末梢引起轻微的

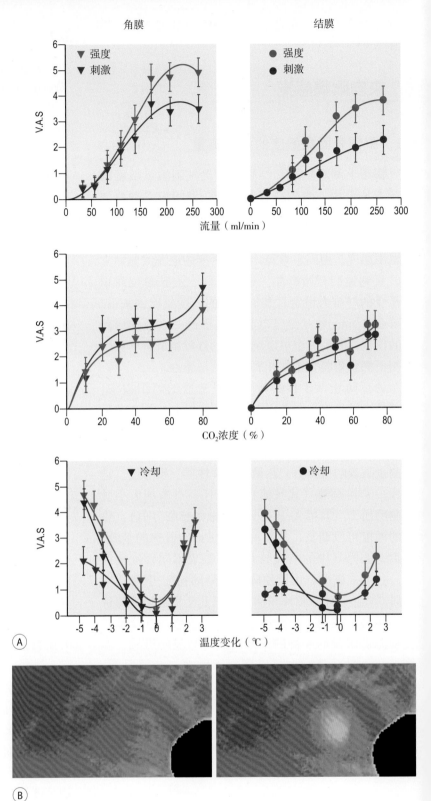

图 16.7　选择性刺激角膜和结膜诱发的感觉。(A) Belmonte 触觉测量器测得的角膜(三角形)、结膜(圆圈)机械,化学,和热刺激诱发的感觉中强度和和刺激成分的分值。感觉参数以直观类比标度(VAS)表示,范围从 0(无感觉)到 10(参数最大值)。对于热刺激、感觉的寒冷刺激也给出了 VAS 评分。(B) 在中性温度(左)角膜机械刺激和 29 ℃ (右) 寒冷刺激使用气体脉冲的温度计路图。(A:From Acosta et al 2001b;116 Reproduced from Association for Research in Vision and Ophthalmology. B:From Acosta,MC 1999, Ph.D. Dissertation,Universidad Miguel Hernández de Elche,Spain.)

泪液分泌减少,使泪液稳定性下降。另外,损伤的角膜神经纤维可能会被大脑错误地认做是角膜干燥,类似于截肢肢体异常感觉到失去的肢体("幻肢")(图16.9),这种现象被解释为感觉神经残端异位活跃[125]。

7. 眼部疼痛

一些眼部和神经系统疾病,可以导致眼和眼周的疼痛感[126]。根据这些,眼痛可分为以下几类:浅

非手术控制　　　　　　　　穿透性性角膜移植病人

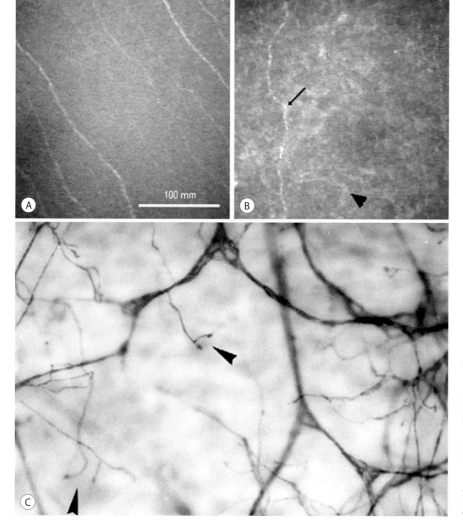

图 16.8　屈光手术后的角膜神经支配紊乱。(A)、(B) 为活体人角膜神经的共聚焦显微镜图像。(A) 完整的角膜神经。(B) PRK 术后 3 年基底下神经的外观（箭头），有不完整的神经恢复和持续的浑浊存在（箭头）。(C) 兔 PRK 术后再生的角膜基质神经纤维。术后 1 个月染色的角膜神经显示出丰富的再生带，有时存在"生长锥"末端（箭头）。(A：Adapted from Müller et al 2003；4 B：From Tervo & Moilanen，2003.90.)

框 16.4　眼敏感度改变

　　直到最近，大多数眼敏感度的改变与眼部炎症（超敏反应、持续疼痛、瘙痒等）有关或与为了保存、恢复视力的外科手术（如角膜移植、白内障摘除、玻璃体视网膜手术等，通常引起眼感觉减退）有关。如今，敏感性降低，尤其是感觉异常（异常感觉）越来越多的与生活方式（污染，空调等）、眼部干预有关，特别是角膜屈光手术。

表疼痛、眼深部或眼眶疼痛、起源于其他组织的眼内疼痛（牵扯痛）。眼疼痛有很多病因，而且经常是头部和脸部疼痛的延伸，此时应进行严格完整的眼科检查（表 16.2），以确定或排除患者眼痛真正的原因[122]。

表 16.2　眼痛的眼科完整检查

- 视力（最佳矫正视力）
- 裂隙灯检查（结膜，表层巩膜，巩膜和角膜：干眼，点状角膜炎、角膜擦伤等；前房，虹膜）
- 干眼评估（Schirmer 试验，丽丝胺绿，渗透压，泪膜评价）
- 瞳孔分析（大小，反应性，反射）
- 眼睑外部检查（红斑，眼睑下垂，闭合不全，回缩等），眼眶周围的皮肤（皮疹，疡等）和泪腺，包括触诊（压痛，肿块，等等），检查耳前淋巴结，上颌窦和额窦
- 眼部不对称
- 眼睑、角膜和瞳孔的相对位置
- 突眼计（眼球突出，眼球内陷）
- 眼球运动检查
- 三叉神经系统功能检查，包括面（眶周皮肤针刺反应）和角膜敏感度（触觉测量法）
- 眼压测量
- 眼底镜检查
- 活体共聚焦显微镜检查

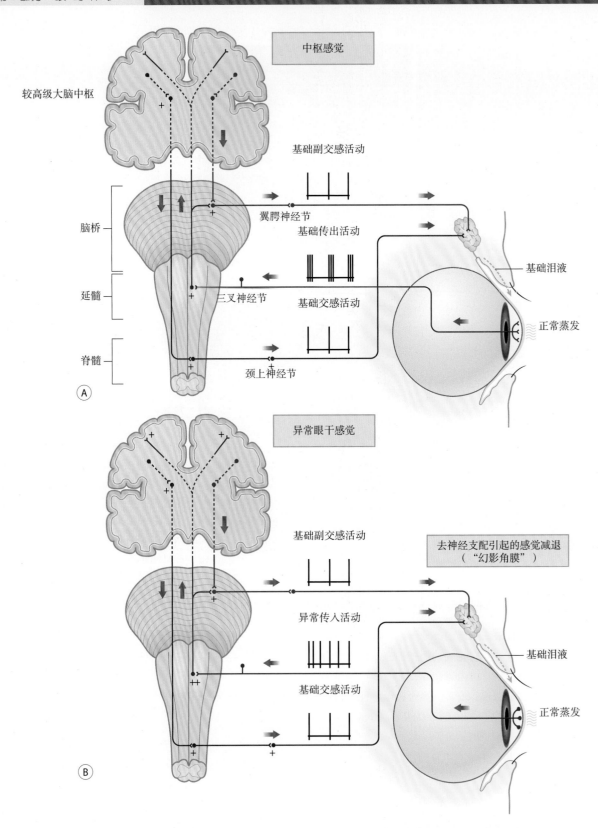

图 16.9　屈光性手术前后角膜感觉和泪液分泌。眼感觉和泪液分泌机制的示意图。（A）基础泪液分泌由角膜感觉神经低频脉冲活性维持，这一过程激活中枢神经系统的传出副交感神经或交感神经通路，但基础感觉活动太低而不会产生眼干涩的感觉。（B）当外科手术损伤角膜神经时，切断的轴突产生异位脉冲放电到达大脑，即使眼泪分泌正常也引起异常的眼干感觉。（Adapted from Belmonte 2007.125）

7.1 眼表痛

浅表性疼痛，是指疼痛来自于眼球表面，这通常是由感染或炎症，如角膜溃疡和结膜炎引起的一种复杂的感觉，也可由全身性疾病导致，如类风湿关节炎、系统性红斑狼疮（LED）、干燥综合征、结节病和某些重金属中毒[127,128]。浅表性眼痛者常常会有异物感，并呈现出过敏性炎症和慢性睑缘炎的症状。这种疼痛可能是由于在巩膜外层或巩膜（巩膜炎，巩膜）的局部神经末梢引起同侧横向剧烈的疼痛，按压就可引起疼痛。角膜溃疡引起细菌感染（棘阿米巴角膜炎）导致剧烈疼痛的情况下，角膜神经可能会由于炎症而增厚，同样的，屈光性角膜切削术（PRK）12 ～ 24 小时后也是这样[90]。由于角膜的神经末梢在没有完整的上皮覆盖的地方很容易被刺激，因此，只有上皮缺损愈合或治疗好，剧烈的疼痛才会减少或停止。不过，在一些角膜基质的炎症时，如疱疹病毒性角膜基质炎，即使有完整的上皮覆盖，眼睛仍然会疼痛，这可能是由于在角膜受病毒感染时感觉神经元的异常兴奋所引起的（框 16.5）。

切断部分眼感觉神经的眼部手术，使眼部感觉减退，可能会出现自发的急性和慢性疼痛。这个问题近年来随着外科手术矫正角膜屈光不正（放射状角膜切开术，PRK，LASIK）的推广使用变得更加突出。PRK 手术的疼痛通常在手术后 15 ～ 60 分钟开始（局部麻醉剂此时已经失去了作用），3 ～ 6 小时疼痛达到最大。这种急性疼痛在术后第一晚会得到缓解，但轻中度不适感可能会持续至少一星期[129]，这可能是因为支配该组织神经致敏化所致。LASIK 术后低强度的疼痛也可能持续 1 ～ 3 天[130]。值得注意的是，LASIK 或 PRK 后 10% ～ 40% 的患者会出现持久的症状如剧烈疼痛，眼睛酸胀，干涩[130,131]。PRK 术后较为常见。然而，消炎药、非甾体抗炎药、类固醇、环孢素通常会显著降低这些症状（见下文）。正如上文提到的，这些异常感觉可能是由于异常自发的受损的角膜神经再生过程中受到刺激引起的神经冲动，并且诱发感觉异常，被称为"幻影角膜"（图 16.9）[125]。

7.2 眼深部痛

深部眼痛来自眼球的内部结构，通常是葡萄膜组织发炎的结果，如虹膜炎、葡萄膜炎，通常不仅与疼痛有关，而且伴有怕光。后葡萄膜炎症的疼痛是由

框 16.5　干眼症

眼睛不适的最常见的原因是"干眼"，也被称为"眼表疾病"。这是一个常见的多因素导致的疾病，由泪液产生减少或者泪膜的稳定性破坏所致，导致结膜和角膜上皮细胞出现点状微小病变，是神经营养缺乏的表现。

于丰富的多型伤害感受器神经纤维支配这些结构活性增强的结果。光照射诱发的不适其机制不确定，但由光或调节引起睫状肌和 / 或虹膜反射性收缩可能是疼痛的原因，前提是这些组织结构中伤害性感受器的感觉神经末梢也致敏的话。因此，除了抗炎和镇痛治疗，建议这些病人用睫状肌麻痹药并佩戴墨镜。

虽然视网膜缺乏感觉神经，但视网膜炎和眼内炎通常较痛，这可能是由于同时合并葡萄膜炎症。眼内肿瘤通常不痛，除非肿瘤引起的坏死[125,132]，它不同于慢性青光眼，急性充血性青光眼会导致眼内压急剧升高，通常表现剧烈疼痛，从而引起全身反应，包括血压降低、头痛、恶心、呕吐。

眼眶的许多炎症和感染能引起疼痛。大多数非传染性（无菌）眼眶炎症，白细胞积聚在眼眶，局部释放炎症介质和细胞因子，可引起炎症和水肿的症状[122]。眼睛疼痛的原因不仅有炎症因子施加在感觉神经末梢的压力，也包括眼窝内炎症传递的压力，以及血管、神经或眼外肌的影响。眼眶肿瘤通常不伴疼痛，除非肿瘤被血管渗透或引起眶内出血。此外，泪腺肿瘤多会引起疼痛感。视神经炎症（视神经乳头炎）伴随视力下降、眼球运动引发的眼眶和眼触痛，这可能是由于附近眼眶结构受到影响。眼球运动诱发的疼痛通常在眶底骨折或有异物的存在时被检测到（例如视网膜脱离巩膜扣带术后）。

屈光不正导致的眼睛疲劳或过度调节都可能会引起不同程度的眼部和眼牵涉痛。屈光参差不仅能引起眼部不适和"眼睛疲惫"，也会加重头痛引起偏头痛。明显的散光和未矫正的老花眼，可能与中年人的干眼症相关，往往造成眼部不适感。正如上面提到的，眼外肌虽然负责调节，但在持续无效的调节后，可能会变得敏感，从而引起疼痛。眼球摘除后约 26% 的患者中会并发幻眼综合症[133]，其特征表现为眼部慢性疼痛以及非痛性视觉感觉（闪光幻觉）。视网膜手术后的压迫能引起眼内感觉神经病变，进而导致神经病理性疼痛。

7.3 眼的牵涉痛

如上所述，牵涉痛是指全身不适引起的眼和眼眶周围区域的疼痛。眼的牵涉痛往往是一个病理学过程，由于其他结构神经输入信号，三叉神经节和神经支配眼眶和附近组织能引起二级或更高的神经元异常。其他损伤结构增强伤害性的输入信号可能会诱发三叉神经感觉对眼神经中心致敏作用，并引起眼部剧烈、短暂、严重的疼痛。反复疼痛是典型的三叉神经痛，这和三叉神经通路异常活化有关。牵涉性疼痛可以发生在各种情况，如眼眶手术，集束性头痛 [134]，或 SUNCT 综合征 [135]。连续和紧张的偏头痛也可能导致面部和眼部疼痛 [136]。另一方面，某些形式的头痛可能是由眼睛疾病引起的 [137]。

8. 药物对眼部感觉神经的作用

影响眼部的感觉神经活动的药物广泛用于眼科，一部分原因是因为他们的治疗效果，但主要的原因是因为一些常见的眼科检查（如眼压计、前房角镜检查）、操作（异物取出、穿刺）、眼科手术（如白内障和玻璃体视网膜手术）需在局部麻醉的情况下进行。全身麻醉在择期手术中很少用。

局部麻醉剂

几乎所有的局部麻醉药都是高脂溶性的胺化合物，他们可以通过阻断 Na^+ 通道来跨越细胞膜和神经鞘 [138]。滴入眼睛的局部麻醉剂（例如，丙美卡因，布比卡因，奥布卡因，丁卡因，利多卡因）约一分钟就可以麻醉角膜，因为局麻药阻断了角膜和结膜的感觉神经纤维的神经冲动。因此，尽管结膜下组织和眼睑会残存一些敏感性，但产生的疼痛和温度觉的神经会被局麻药立即抑制，（如下）。因而，局部麻醉剂也可用于眼科的探索，包括浅表、深部眼痛的手术（浅表和深部眼痛手术的区别见下文）。但是重复应用麻醉剂是治疗的禁忌症，容易引起眼球表面的不适和疼痛，因为长期使用局部麻醉剂能导致角膜上皮缺损、严重的角膜愈合问题、最终导致角膜溶解 [139]。

抗炎药

甾体类（如氟米龙，地塞米松，强的松龙）、非甾体类抗炎药（NSAIDs）[140] 以及环孢素 A 或他克莫司 [141,142] 可以用来预防或治疗局部或全身性炎症引起的眼部不适和疼痛。NSAIDs 是两个环氧酶（COX-1，COX-2）组成的有效抑制剂，可以将受损细胞释放的花生四烯酸转化成活性前列腺素和血栓素。非甾体抗炎药包括效力和消炎速度不同的化合物，例如氟比洛芬、双氯芬酸、酮咯酸、奈帕芬胺、吲哚美辛、或乙酰水杨酸。局部应用到角膜时，一些非甾体抗炎药可以抑制前列腺素的形成和对伤害型感受器的致敏作用，也可以直接作用于多形伤害型感受器细胞膜应激性来减轻疼痛 [71,72]。这些直接镇痛作用说明非甾体抗炎药不仅可用于眼和眼眶炎症，也可用于前房积血和手术后的疼痛的治疗。眼局部应用环孢素 A 在美国广泛应用，它可缓解炎症和各种干眼综合征的不适 [141]。

睫状肌麻痹剂

如上所述，使用散瞳药物（例如阿托品、后马托品、托吡卡胺）来预防扩虹膜开大肌、括约肌和睫状肌的运动，常可缓解炎症性疾病，如葡萄膜炎有关的疼痛，并且已经成为一个标准的治疗步骤。此外，由于局部释放的前列腺素，虹膜在眼部炎症和手术过程中通常会收缩，这会促使虹膜与晶体形粘连。使用散瞳药物有助于防止这种并发症。

止痛药

镇痛药物一般作用于中枢神经系统，如非甾体解热镇痛药（扑热息痛）、弱阿片类药（可待因）、强阿片类药物（吗啡），吗啡偶尔会用于治疗眼部疼痛。眼屈光手术后眼痛、带状疱疹后遗神经痛、急性充血性青光眼等引起的神经性疼痛往往需要强有力的、全身止痛的药物，不仅能够消除急性疼痛的感觉，而且能够防止疼痛引起的全身症状，如恶心、呕吐，甚至心律失常和休克。阿米替林、布替林和某些抗惊厥药如卡马西平和加巴喷丁称为抗抑郁药的镇痛药，这些药物能阻止中枢神经系统的神经传导和神经细胞的 Na^+ 通道，广泛用于治疗神经性疼痛 [143]。

术后疼痛预防

眼科手术很少使用全身麻醉，但严重的创伤、浸润性肿瘤手术、患者配合不佳或广泛整容手术等情况时仍会偶尔用到全身麻醉 [144]。当要行一个小的角膜切口（如行角膜隧道切口超声乳化白内障摘除术），这时必须抑制角膜疼痛，而不需要阻止眼外肌运动，眼液或凝胶状的局部麻醉剂都是可以的。眼深部手术可能需要在结膜下、眼周或球后注射麻醉药物，单独或联合局部麻醉一起使用[144]。对于持续时间长的手术，通常将长效的麻药如布比卡因与短效、起效快的麻药如利多卡因相结合。手术后的疼痛预防可使用非甾体抗炎药，可单独使用，也可与可待因或羟考酮相结合，后者更适用于眼后段手术后。

参考文献

1. De Felipe C, González GG, Gallar J, Belmonte C. Quantification and immunocytochemical characteristics of trigeminal ganglion neurons projecting to the cornea: effect of corneal wounding. Eur J Pain 1999; 3:31–39.
2. Belmonte C, Garcia-Hirschfeld J, Gallar J. Neurobiology of ocular pain. Progr Ret Eye Res 1997; 16:117–156.
3. Tervo T, Tervo K, Eränkö L. Ocular neuropeptides. Med Biol 1982; 60:53–60.
4. Müller LJ, Marfurt CF, Kruse F, Tervo TMT. Corneal nerves: structure, contents and function. Exp Eye Res 2003; 76:521–542.
5. Troger J, Kieselbach G, Teuchner B et al. Peptidergic nerves in the eye, their source and potential pathophysiological relevance. Brain Res Rev 2007; 53:39–62.
6. Lütjen-Drecoll E. Choroidal innervation in primate eyes. Exp Eye Res 2006; 82(3):357–361.
7. Rozsa AJ, Beuerman RW. Density and organization of nerve endings in the corneal epithelium of the rabbit. Pain 1982; 14:105–120.
8. Kurus E. Über ein Ganglienzellsystem der menschlichen Aderhaut. Klin Mobl Augenheilk 1955;127:198–206.
9. Castro-Correia J. Inervacao de coroideia. Anales del Instituto Barraquer 1961; 2:487–518.
10. Mintenig GM, Sanchez-Vives MV, Martin C, Gual A, Belmonte C. Sensory receptors in the anterior uvea of the cat's eye. An in vitro study. Invest Ophthalmol Vis Sci 1995; 36:1615–1624.
11. Lawrenson JG, Ruskell GL. The structure of corpuscular nerve endings in the limbal conjunctiva of the human eye. J Anat 1991; 177:75–84.
12. Sasaoka A, Ishimoto I, Kuwayama Y et al. Overall distribution of substance P nerves in the rat cornea and their three-dimensional profiles. Invest Ophthalmol Vis Sci 1984; 25(3):351–356.
13. Zander E, Weddell G. Observations on the innervation of the cornea. J Anat (London) 1951; 85:68–99.
14. Müller LJ, Pels L, Vrensen GFJM. Ultrastructural organization of human corneal nerves. Invest Ophthalmol Vis Sci 1996; 37:476–488.
15. Patel DV, Sherwin T, McGhee CN. Laser scanning in vivo confocal microscopy of the normal human corneoscleral limbus. Invest Ophthalmol Vis Sci 2006; 47:2823–2827.
16. Bee JA, Hay RA, Lamb EM, Devore JJ, Conrad GW. Positional specificity of corneal nerves during development. Invest Ophthalmol Vis Sci 1986; 27:38–43.
17. Riley NC, Lwigale PY, Conrad GW. Specificity of corneal nerve positions during embryogenesis. Mol Vis 2001; 7:297–304.
18. Nagasaki T, Zhao J. Centripetal movement of corneal epithelial cells in the normal adult mouse. Invest Ophthalmol Vis Sci 2003; 44:558–566.
19. Marfurt CF. Nervous control of the cornea. In: Burnstock G, Sillito AM, eds. Nervous control of the eye. Amsterdam: Harwood Academic, 2000:41–92.
20. Marfurt CF. Corneal nerves anatomy. In: Dartt D, ed. Encyclopedia of the eye. Oxford: Elsevier, 2009.
21. Tervo T, Joo F, Huikuri KT, Toth I, Palkama A. Fine structure of sensory nerves in the rat cornea: an experimental nerve degeneration study. Pain 1979; 6:57–70.
22. Marfurt CF. The somatotopic organization of the cat trigeminal ganglion as determined by the horseradish peroxidase technique. Anat Rec 1981; 201(1):105–118.
23. Martinez S, Belmonte C. C-Fos expression in trigeminal nucleus neurons after chemical irritation of the cornea: reduction by selective blockade of nociceptor chemosensitivity. Exp Brain Res 1996; 109:56–62.
24. Meng ID, Hu JW, Bereiter DA. Parabrachial area and nucleus raphe magnus inhibition of corneal units in rostral and caudal portions of trigeminal subnucleus caudalis in the rat. Pain 2000; 87:241–251.
25. Pellegrini JJ, Horn AKE, Evinger C. The trigeminally evoked blink reflex. I. Neuronal circuits. Exp Brain Res 1995; 107:166–180.
26. Toth IE, Boldogkoi Z, Medveczky I, Palkovits M. Lacrimal preganglionic neurons form a subdivision of the superior salivatory nucleus of rat: transneuronal labelling by pseudorabies virus. J Auton Nerv Syst 1999; 77:45–54.
27. Hirata H, Okamoto K, Tashiro A, Bereiter DA. A novel class of neurons at the trigeminal subnucleus interpolaris/caudalis transition region monitors ocular surface fluid status and modulates tear production. J Neurosci 2004; 24:4224–4232.
28. Bee JA. The development and pattern of innervation of the avian cornea. Dev Biol 1982; 92:5–15.
29. Lwigale PY, Bronner-Fraser M. Lens-derived Semaphorin3A regulates sensory innervation of the cornea. Dev Biol 2007; 306(2):750–759.
30. Kirby M, Diab I, Mattio T. Development of adrenergic innervation of the iris and fluorescent ganglion cells in the choroid of the chick eye. Anat Rec 1978; 191:311–320.
31. Chan KY, Järveläinen M, Chang JH, Edenfield MJ. A cryodamage model for studying corneal nerve regeneration. Invest Ophthalmol Vis Sci 1990; 31:2008–2021.
32. Leiper LJ, Ou J, Walczysko P et al. Control of patterns of corneal innervation by Pax6. Invest Ophthalmol Vis Sci 2009; 50(3):1122–1128.
33. Patel D, McGhee CNJ. In vivo laser scanning confocal microscopy confirms that the human corneal sub-basal nerve plexus is a highly dynamic structure. Invest Ophthalmol Vis Sci 2008; 49:3409–3412.
34. Harris LW, Purves D. Rapid remodelling of sensory endings in the cornea of living mice. J Neurosci 1989; 9:2210–2214.
35. Tanelian DL, Barry MA, Johnston SA, Le T, Smith GM. Semaphorin III can repulse and inhibit adult sensory afferents in vivo. Nat Med 1997; 3:1398–1401.
36. Erie JC, McLaren JW, Hodge DO, Bourne WM. The effect of age on the corneal subbasal nerve plexus. Cornea 2005; 24:705–709.
37. Dvorscak L, Marfurt CF. Age-related changes in rat corneal epithelial nerve density. Invest Ophthalmol Vis Sci 2008; 49:910–916.
38. Boberg-Ans J. On the corneal sensitivity. Acta Ophthalmol (Copenh) 1956; 34:149–162.
39. Millodot M. The influence of age on the sensitivity of the cornea. Invest Ophthalmol Vis Sci 1977; 16:240–242.
40. Bourcier T, Acosta MC, Borderie V et al. Decreased corneal sensitivity in patients with dry eye. Invest Ophthalmol Vis Sci 2005; 46:2341–2345.
41. Acosta MC, Alfaro ML, Borrás F, Belmonte C, Gallar J. Influence of age, gender and iris color on mechanical and chemical sensitivity of the cornea and conjunctiva. Exp Eye Res 2006; 83:932–938.
42. Rózsa AJ, Guss RB, Beuerman RW. Neural remodelling following experimental surgery of the rabbit cornea. Invest Ophthalmol Vis Sci 1983; 24:1033–1051.
43. Yu CQ, Rosenblatt MI. Transgenic corneal neurofluorescence in mice: a new model for in vivo investigation of nerve structure and regeneration. Invest Ophthalmol Vis Sci 2007; 48:1535–1542.
44. Belmonte C, Acosta MC, Gallar J. Neural basis of sensation in intact and injured corneas. Exp Eye Res 2004; 78:513–525.
45. Belmonte C, Giraldez F. Responses of cat corneal sensory receptors to mechanical and thermal stimulation. J Physiol 1981; 321:355–368.
46. Belmonte C, Gallar J, Pozo MA, Rebollo I. Excitation by irritant chemical substances of sensory afferent units in the cat's cornea. J Physiol 1991; 437:709–725.
47. Gallar J, Pozo MA, Tuckett RP, Belmonte C. Response of sensory units with unmyelinated fibres to mechanical, thermal and chemical stimulation of the cat's cornea. J Physiol 1993; 468:609–622.
48. Acosta MC, Belmonte C, Gallar J. Sensory experiences in humans and single-unit activity in cats evoked by polymodal stimulation of the cornea. J Physiol 2001; 534:511–525.
49. Chen X, Gallar J, Pozo MA, Baeza M, Belmonte C. CO_2 stimulation of the cornea: A comparison between human sensation and nerve activity in polymodal nociceptive afferents of the cot. Eur J Neurosci 1995; 7:1154–1163.
50. Tanelian DL, Beuerman RW. Responses of rabbit corneal nociceptors to mechanical and thermal stimulation. Exp Neurol 1984; 84:165–178.
51. Brock JA, McLachlan EM, Belmonte C. Tetrodotoxin-resistant impulses in single nociceptor nerve terminals in guinea-pig cornea. J Physiol 1998; 512:211–217.
52. Parra A, Madrid R, Echevarria D, del Olmo S, Morenilla-Palao C, Acosta MC, Gallar J, Dhaka A, Viana F, Belmonte C. Ocular surface wetness is regulated by TRPM8-dependent cold thermoreceptors of the cornea. Nat Med (in press).
53. Schaible HG, Schmidt RF. Effects of an experimental arthritis on the sensory properties of fine articular afferent units. J Neurophysiol 1985; 54(5):1109–1122.
54. MacIver MB, Tanelian DL. Structural and functional specialization of A-δ and C fibre free nerve endings innervating rabbit corneal epithelium. J Neurosci 1993; 13:4511–4524.
55. Gallar J, Acosta MC, Belmonte C. Activation of scleral cold thermoreceptors by temperature and blood flow changes. Invest Ophthalmol Vis Sci 2003; 44:697–705.
56. Zuazo A, Ibañez J, Belmonte C. Sensory nerve responses elicited by experimental ocular hypertension. Exp Eye Res 1986; 43:759–769.
57. Tower SS. Units for sensory reception in the cornea. With notes on nerve impulses from sclera. iris and lens. J Neurophysiol 1940; 3:486–500.
58. Aracil A, Belmonte C, Gallar J. Functional types of conjunctival primary sensory neurons. Invest Ophthalmol Vis Sci 2001; 42: S662, ARVO abstract.
59. Belmonte C, Simón J, Gallego A. Effects of intraocular pressure changes on the afferent activity of the ciliary nerves. Exp Eye Res 1971; 12:342–355.
60. Tamm ER, Flügel C, Stefani FH, Lütjen-Drecoll E. nerve endings with structural characteristics of mechanoreceptors in the human scleral spur. Invest Ophthalmol Vis Sci 1994; 35:1157–1166.
61. Lopez de Armentia M, Cabanes C, Belmonte C. Electrophysiological properties of identified trigeminal ganglion neurons innervating the cornea of the mouse. Neurosci 2000; 101:1109–1115.
62. Pozo MA, Cervero F. Neurons in the rat spinal trigeminal complex driven by corneal nociceptors: receptive-field properties and effects of noxious stimulation of the cornea. J Neurophysiol 1993; 70:2370–2378.
63. Hirata H, Takeshita S, Hu JW, Bereiter DA. Cornea-responsive medullary dorsal horn neurons: modulation by local opioids and projections to thalamus and brain stem. J Neurophysiol 2000; 84:1050–1061.
64. Henriquez VM, Evinger C. The three-neuron corneal reflex circuit and modulation of second-order corneal responsive neurons. Exp Brain Res 2007; 179(4):691–702.
65. DaSilva AF, Becerra L, Makris N et al. Somatotopic activation in the human trigeminal pain pathway. J Neurosci 2002; 22:8183–8192.
66. Jain N, Qi HX, Catania KC, Kaas JH. Anatomic correlates of the face and oral cavity representations in the somatosensory cortical area 3b of monkeys. J Comp Neurol 2001; 429:455–468.
67. Hirata H, Okamoto K, Bereiter DA. GABA(A) receptor activation modulates corneal unit activity in rostral and caudal portions of trigeminal subnucleus caudalis. J Neurophysiol 2003; 90:2837–2849.
68. Bessou P, Perl ER. Response of cutaneous sensory units with unmyelinated fibers to noxious stimuli. J Neurophysiol 1969; 32(6):1025–1043.
69. Reeh PW, Bayer J, Kocher L, Handwerker HO. Sensitization of nociceptive cutaneous nerve fibers from the rat's tail by noxious mechanical stimulation. Exp Brain Res 1987; 65(3):505–512.
70. Handwerker HO. Electrophysiological mechanisms in inflammatory pain. Agents Actions Suppl 1991; 32:91–99.
71. Chen X, Gallar J, Belmonte C. Reduction by anti-inflammatory drugs of the response of corneal sensory nerve fibers to chemical irritation. Invest Ophthalmol Vis Sci 1997; 38:1944–1953.

72. Acosta MC, Luna CL, Graff G et al. Comparative effects of the nonsteroidal anti-inflammatory drug nepafenac on corneal sensory nerve fibers responding to chemical irritation. Invest Ophthalmol Vis Sci 2007; 48:182–188.

73. Stein R, Stein HA, Cheskes A, Symons S. Photorefractive keratectomy and postoperative pain. Am J Ophthalmol 1994; 117:403–405.

74. Acosta MC, Berenguer-Ruiz L, Garcia-Galvez A, Perea-Tortosa D, Gallar J, Belmonte C. Changes in mechanical, chemical, and thermal sensitivity of the cornea after topical application of nonsteroidal anti-inflammatory drugs. Invest Ophthalmol Vis Sci 2005; 46:282–286.

75. Senba E, Kashiba H. Sensory afferent processing in multi-responsive DRG neurons. Prog Brain Res 1996; 113:387–410.

76. Diogenes A, Akopian AN, Hargreaves KM. NGF up-regulates TRPA1: implications for orofacial pain. J Dent Res 2007; 86:550–555.

77. Weidner C, Schmidt R, Schmelz M, Torebjork HE, Handwerker HO. Action potential conduction in the terminal arborisation of nociceptive C-fibre afferents. J Physiol 2003; 547(Pt 3):931–940.

78. Belmonte C, Gallar J. The primary nociceptive neuron: A nerve cell with many functions. In: Rowe MJ, ed. Somatosensory processing: from single neuron to brain imaging. Sydney: Gordon & Breach Science Publisher, 2000:27–49.

79. Bereiter DA, Okamoto K, Tashiro A, Hirata H. Endotoxin-induced uveitis causes long-term changes in trigeminal subnucleus caudalis neurons. J Neurophysiol 2005; 94(6):3815–3825.

80. Beuerman RW, Rozsa AJ. Collateral sprouts are replaced by regenerating neurites in the wounded corneal epithelium. Neurosci Lett 1984; 44:99–104.

81. De Felipe C, Belmonte C. c-Jun expression after axotomy of corneal trigeminal ganglion neurons is dependent on the site of injury. Eur J Neurosci 1999; 11:899–906.

82. Black JA, Waxman SG. Molecular identities of two tetrodotoxin-resistant sodium channels in corneal axons. Exp Eye Res 2002; 75:193–199.

83. Waxman SG, Dib-Hajj S, Cummins TR, Black JA. Sodium channels and pain. Proc Natl Acad Sci USA 1999; 96:7635–7639.

84. Matzner O, Devor M. Hyperexcitability at sites of nerve injury depends on voltage-sensitive Na$^+$ channels. J Neurophysiol 1994; 72:349–359.

85. Rivera L, Gallar J, Pozo MA, Belmonte C. Responses of nerve fibres of the rat saphenous nerve neuroma to mechanical and chemical stimulation: an in vitro study. J Physiol 2000; 527:305–313.

86. Belmonte C, Aracil A, Acosta MC, Luna C, Gallar J. Nerves and sensations from the eye surface. Ocul Surf 2004; 2:248–253.

87. Charco P, Chen X, Gallar J, Belmonte C. Nociceptive activity in the wounded cornea of the cat. Proc. 8th World Congress on Pain, International Society for the Study of Pain, 1996.

88. Gallar J, Acosta MC, Gutierrez AR, Belmonte C. Impulse activity in corneal sensory nerve fibers after photorefractive keratectomy. Invest Ophthalmol Vis Sci 2007; 48:4033–4037.

89. Belmonte C, Donovan-Rodriguez T, Luna C et al. Sodium channel blockers modulate abnormal activity of regenerating corneal sensory nerves. Invest Ophthalmol Vis Sci 2009; 50: Arvo abstract. No. 908.

90. Tervo T, Moilanen JAO. In vivo confocal microscopy for evaluation of wound healing following corneal refractive surgery. Proc Ret Eye Res 2003; 22:339–358.

91. Bonini S, Rama P, Olzi D, Lambiase A. Neurotrophic keratitis. Eye 2003; 17:989–995.

92. Clarke MP, Sullivan TJ, Koyabashi J, Rootman DS, Cherry P. Familial congenital corneal anaesthesia. Aust NZ J Ophthalmol 1992; 20:207–210.

93. Liesegang TJ. Varicella zoster virus eye disease. Cornea 1999; 18:511–531.

94. Klintworth GK. The molecular genetics of the corneal dystrophies – current status. Front Biosci 2003; 8:687–713.

95. Beuerman RW, Schimmelpfennig B. Sensory denervation of the rabbit cornea affects epithelial properties. Exp Neurol 1980; 69:196–201.

96. Gallar J, Pozo MA, Rebollo I, Belmonte C. Effects of capsaicin on corneal wound healing. Invest Ophthalmol Vis Sci 1990; 31:1968–1974.

97. Garcia-Hirschfeld J, Lopez-Briones LG, Belmonte C. Neurotrophic influences on corneal epithelial cells. Exp Eye Res 1994; 59:597–605.

98. Tan MH, Bryars J, Moore, J. Use of nerve growth factor to treat congenital neurotrophic corneal ulceration, Cornea 2006; 25:352–355.

99. Lambiase A, Manni L, Bonini S, Rama P, Micera A, Aloe L. Nerve growth factor promotes corneal healing: structural, biochemical and molecular analyses of rat and human corneas. Invest Ophthalmol Vis Sci 2000; 41:1063–1069.

100. Imanishi J, Kamiyama K, Iguchi I, Kita M, Sotozono C, Kinoshita S. Growth factors: importance in wound healing and maintenance of transparency of the cornea. Prog Retin Eye Res 2000; 19:113–129.

101. Kruse FE, Tseng SC. Growth factors modulate clonal growth and differentiation of cultured rabbit limbal and corneal epithelium. Invest Ophthalmol Vis Sci 1993; 34:1963–1976.

102. de Castro F, Silos-Santiago I, Lopez de Armentia M, Barbacid M, Belmonte C. Corneal innervation and sensitivity to noxious stimuli in trkA knockout mice. Eur J Neurosci 1998; 10:146–152.

103. You L, Kruse FE, Volcker HE. Neurotrophic factors in the human cornea. Invest Ophthalmol Vis Sci 2000; 41:692–702.

104. Cochet P, Bonnet R. L'esthésie cornéenne. Clin Ophthalmol 1960; 4:3–27.

105. Zaidman GW, Weinstein C, Weinstein S, Drozdenko R. A new corneal microaesthesiometer. Invest Ophthalmol Vis Sci 1988; 29(4):454, ARVO Abstract.

106. Murphy PJ, Patel S, Marshall J. A new non-contact corneal aesthesiometer (NCCA). Ophthalmic Physiol Opt 1996; 16:101–107.

107. Belmonte C, Acosta MC, Schmelz M, Gallar J. Measurement of corneal sensitivity to mechanical and chemical stimulation with a CO_2 esthesiometer. Invest Ophthalmol Vis Sci 1999; 40:513–519.

108. du Toit R, Vega JA, Fonn D, Simpson T. Diurnal variation of corneal sensitivity and thickness. Cornea 2003; 22:205–209.

109. Murphy PJ, Patel S, Kong N, Ryder RE, Marshall J. Noninvasive assessment of corneal sensitivity in young and elderly diabetic and nondiabetic subjects. Invest Ophthalmol Vis Sci 2004; 45:1737–1742.

110. Gallar J, Morales C, Freire V, Acosta MC, Belmonte C. Corneal sensitivity and tear production are decreased in fibromyalgia patients. Invest Ophthalmol Vis Sci 2009; 50.

111. Von Frey, M. Beiträge sur Sinnesphysiologie der Aut. Sächsischen Akademie der Wissenschaften zu Leipzig. Math-Phys Cl 1895; 47:166–184.

112. Lele PP, Weddell G. The relationship between neurohistology and corneal sensibility. Brain 1956; 79(1):119–154.

113. Kenshalo DR. Comparison of thermal sensitivity of the forehead, lip, conjunctiva and cornea. J Appl Physiol 1960; 15:987–991.

114. Beuerman RW, Maurice DM, Tanelian DL. Thermal stimulation of the cornea. In: Anderson D, Matthews B, eds. Pain in the trigeminal region. Amsterdam: Elsevier, 1977:422–423.

115. Beuerman RW, Tanelian DL. Corneal pain evoked by thermal stimulation. Pain 1979; 7(1):1–14.

116. Acosta MC, Tan ME, Belmonte C, Gallar J. Sensations evoked by selective mechanical, chemical, and thermal stimulation of the conjunctiva and cornea. Invest Ophthalmol Vis Sci 2001; 42:2063–2067.

117. Feng Y, Simpson TL. Nociceptive sensation and sensitivity evoked from human cornea and conjunctiva stimulated by CO_2. Invest Ophthalmol Vis Sci 2003; 44:529–532.

118. Situ P, Simpson TL, Fonn D. Eccentric variation of corneal sensitivity to pneumatic stimulation at different temperatures and with CO_2. Exp Eye Res 2007; 85:400–405.

119. Rao GN, John T, Ishida N, Aquavella JV. Recovery of corneal sensitivity in grafts following penetrating keratoplasty. Ophthalmology 1985; 92:1408–1411.

120. Campos M, Hertzog L, Garbus JJ, McDonnell PJ. Corneal sensitivity after photorefractive keratectomy. Am J Ophthalmol 1992; 114:51–54.

121. Gallar J, Acosta MC, Moilanen JA, Holopainen JM, Belmonte C, Tervo TM. Recovery of corneal sensitivity to mechanical and chemical stimulation after laser in situ keratomileusis (LASIK). J Refract Corneal Surg 2004; 20:229–235.

122. Belmonte C, Tervo T. Pain in and around the eye. In: McMahon SB, Kotzenburg M eds. Wall and Melzack's Textbook of Pain. London: Elsevier, 2006:887–901.

123. Benitez-del-Castillo JM, del Rio T, Iradier T, Hernandez JL, Castillo A, Garcia-Sanchez J. Decrease in tear secretion and corneal sensitivity after laser in situ keratomileusis. Cornea 2001; 20:30–32.

124. Toda I, Asano-Kato N, Komai-Hori Y, Tsubota K. Dry eye after laser in situ keratomileusis. Am J Ophthalmol 2001; 132:1–7.

125. Belmonte C. Eye dryness sensations after refractive surgery: impaired tear secretion or "phantom" cornea? J Refract Surg 2007; 23(6):598–602.

126. Yanowsky NN. The acute painful eye. Emerg Med Clin North Am 1988; 6:21–42.

127. Brazis PW, Lee AG, Stewart M, Capobianco D. Clinical review: the differential diagnosis of pain in the quiet eye. Neurolog 2002; 8:82–100.

128. Tsubota K. Understanding dry eye syndrome. Adv Exp Med Biol 2002; 506:3–16.

129. Epstein RL, Laurence EP. Effect of topical diclofenac solution on discomfort after radial keratotomy. J Cataract Refract Surg 1994; 20:378–380.

130. Autrata R, Rehurek J. Laser-assisted subepithelial keratectomy for myopia: two-year follow-up. J Cataract Refract Surg 2003; 29:661–668.

131. Hovanesian JA, Shah SS, Maloney RK. Symptoms of dry eye and recurrent erosion syndrome after refractive surgery. J Cataract Refract Surg 2001; 27:577–584.

132. Kalina RA, Orcutt JC. Ocular and periocular pain. In: Bonica JJ Ed. The management of pain. Vol I. Philadelphia: Lea & Febiger, 1990:759–768.

133. Soros P, Vo O, Husstedt IW, Evers S, Gerding, H. Phantom eye syndrome: its prevalence, phenomenology, and putative mechanisms. Neurology 2003; 60:1542–1543.

134. Sjaastad O, Bakketeig LS. Cluster headache prevalence. Vaga study of headache epidemiology. Cephalalgia 2003; 23:528–533.

135. Pareja JA, Caminero AB, Sjaastad O. SUNCT Syndrome: diagnosis and treatment. CNS Drugs 2002; 16:373–383.

136. Goadsby PJ, Lipton RB, Ferrari MD. Migraine – current understanding and treatment. N Engl J Med 2002; 346:257–270.

137. Tomsak RL. Ophthalmologic aspects of headache. Med Clin North Am 1991; 75:693–706.

138. Hille B. Ion channels of excitable membranes, 3rd edn. Sunderland: Sinauer, 2001.

139. Henkes HE, Waubke TN. Keratitis from abuse of corneal anesthetics. Br J Ophthal 1978; 62:62–65.

140. Colin J. The role of NSAIDs in the management of postoperative ophthalmic inflammation. Drugs 2007; 67(9):1291–1308.

141. Donnenfeld E, Pflugfelder SC. Topical ophthalmic cyclosporine: pharmacology and clinical uses. Surv Ophthalmol 2009; 54(3):321–338.

142. Jap A, Chee SP. Immunosuppressive therapy for ocular diseases. Curr Opin Ophthalmol 2008; 19(6):535–540.

143. Zin CS, Nissen LM, Smith MT, O'Callaghan JP, Moore BJ. An update on the pharmacological management of post-herpetic neuralgia and painful diabetic neuropathy. CNS Drugs 2008; 22(5):417–442.

144. Gills JP, Hestead RF, Sanders DR. Ophthalmic anaesthesia, Throvare: SLACK Inc, 1993.

145. Belmonte C, Viana F. Molecular and cellular limits to somatosensory specificity. Mol Pain 2008; 4:14.

146. Meyer RA, Ringkamp M, Campbell JN, Raja SN. Peripheral mechanisms of cutaneous nociception. In: McMahon SB, Koltzenbrug M, editors. Wall and Melzack's Textbook of Pain, 5th ed. London: Elsevier, 2006. p. 3–34.

第 17 章

外 转 运

Pradeep K. Karla · Sai H.S. Boddu · Chanukya R. Dasari · Ashim K. Mitra

赵长霖 徐欢欢 译 曹 谦 校

概述

在眼科治疗中，现有文献指出给药方式主要被眼球外向的定向传输机制所限制。药物输送到眼组织受多种因素的限制，如有限的组织渗透、快速清除率和剂量限制性毒性。虽然扩散起到了重要作用，但是转运蛋白构成了眼组织选择性清除治疗药物的主要推动力。根据给药方式的不同，药物必须通过前或后路径穿透眼球。角膜是药物经前段吸收的主要屏障。由于角膜上皮细胞间的紧密连接和广泛的外向转运体的存在，使得较少药物可以透过角膜。除此之外，药物分子应具有最佳的物理化学性质，以透过不同的角膜层[1,2]。血-视网膜屏障（BRB）形成眼后段给药的一个主要屏障。BRB 由视网膜血管内皮细胞和视网膜色素上皮细胞构成，并分为内 BRB 和外 BRB[3,4]。内 BRB 是由无孔的单层内皮细胞组成，外 BRB 由视网膜色素上皮细胞构成[4,5]。

外流性转运蛋白（泵）介导的多重药耐药性在癌症研究领域被广泛探讨。外排泵属于 ATP 结合盒（ABC）转运体家族[6]。家族成员如 P- 糖蛋白（P-gp）、多重耐药性相关蛋白（MRP）、乳腺癌耐药蛋白（BCRP）和肺耐药相关蛋白（LRP），这些都在癌细胞耐药性方面发挥重要的作用。外流性转运蛋白被认为能防止有毒物质进入细胞，使得体内毒素向外输送[6]。

最近发现各种保护眼睛的生理屏障上都有外流性转运蛋白的存在。不同研究者已从分子和功能水平确定它们存在于各种眼组织，如角膜、视网膜和结膜上。这些眼耐药性外流性转运蛋白的作用还有待探索。

很多给药策略避开了外流性转运蛋白。前体药物的给药策略涉及基团链接的活性药物分子，被称为减少或消除药物的底物特异性外流性转运蛋白。最近调查发现奎尼丁、val- 奎尼丁、val-val- 奎尼丁的氨基酸和肽的前药可以绕过角膜上皮细胞 MRP 类外流性转运蛋白[7]。此前实验证明奎尼丁和 val-val- 奎尼丁可以有效通过 P-gp 介导的角膜外排[8]。本章将讨论不同眼组织中外流性转运蛋白的存在及其在外向转运中可能的作用，以及用来调节或者绕过外流性转运蛋白的作用。

外流性转运蛋白简史

虽然外流性转运蛋白介导的外向定向转运是眼部给药研究的新领域，但是它在癌症治疗方法研究方面已被广泛探讨。ABC 转运作用的治疗失败归咎于过度表达的外流性转运蛋白[9]。

第一个外向转运导致药物产生耐药性的证据于 1973 年被发现[10]。艾氏星形胶质细胞内蓄积了较低量的柔红霉素，这主要是由于外向转运的作用[10]。后来一个高分子量的糖蛋白（P-gp）在多重耐药细胞内被鉴定出来[11]。人们花费了大量的时间和精力来证明蛋白结合到治疗药物或细胞内毒素上，并利用 ATP 水解的能力将它们转运出细胞的这个假设。P-gp 被确认为是导致耐药的一个主要的药物外流性转运蛋白[12]。后来发现这种蛋白是一个重要的外排泵，参与抵抗各种癌症药物，包括紫杉醇和阿霉素。P-gp 它是一个约 170kDa 具有 10 ~ 15kDa 的 N 末端糖基化的跨膜糖蛋白，被证明是 ATP- 结合盒 B 成员 1（ABCB1）、MDR1 和 PGY1 的亚家族，它也被认为分化集群 243（CD243）[13]。P-gp 具有广泛的底物特异性，参与脂质、类固醇、胆红素、外源性化学物质、类固醇、强心苷（地高辛）、糖皮质激素（地塞米松）、艾滋病药物（非核苷类逆转录酶抑制剂和蛋白酶抑制剂）和免疫抑制剂的转运[14]。除了在肿瘤组织中有表达外，P-gp在多种组织中也有表达，包括血脑屏障（BBB）上的毛细血管内皮细胞、肝、肠和肾近曲小管[13,15]。

另一种引起外向转运的药物外流性转运蛋白是多药耐药相关蛋白（multidrug resistance associated protein，MRP）。它于1992年在人肺癌细胞系（H69AR）被鉴定，并被证明具有多药耐药性。该细胞系不表达P-gp，但却有显著的抗阿霉素吸收作用。MRP[16]是负责外向转运的外流性转运蛋白。

除了MRP和P-gp，其他各种ATP结合盒（ATP inding cassette，ABC）转运体已被确定。目前已知乳腺癌耐药蛋白（BCRP）已在蛋白水平鉴定，并且被三个研究小组克隆[17]。它也被称为米托蒽醌耐药蛋白（MXR）或胎盘特异性ABC蛋白（ABCP）。该蛋白是一个约70 kDa的外流性转运蛋白，属于ABC家族，并被证明在药物耐药性中发挥重要作用[18-20]。

另一个新的ATP结合盒家族外流性转运蛋白是肺阻力蛋白（lung resistance protein，LRP）[21]。它也被称作主要库蛋白（major vault protein，MVP），并能引起多药耐药性。LRP最初被确定在P-gp阴性的MDR肺癌细胞上[20,22]，由复杂的核糖核蛋白颗粒构成[23,24]。库蛋白主要存在于细胞质中，部分在核膜上。这些结构可能会引起核质互换和细胞内转运[25]。研究发现癌细胞LRP的存在导致了癌细胞对顺铂、阿霉素、卡铂和马法兰的耐药性[25,26]。除了眼部，LRP还存在于多种组织，如结肠、肺、巨噬细胞、肾上腺皮质和肾近曲小管[27]。然而，对于LRP和MVP的作用，文献中出现了矛盾的报道。一些研究表明，MVP在药物耐药性中不起重要作用。LRP的主要生理功能还没有完全理解，还需要更进一步研究[28]。

外排转运蛋白所赋予的多药耐药在眼部给药中是一个相对较新的领域。大多数转运体被在机体的不同组织广泛表达，并具有一定的保护作用。接下来的章节将讨论不同眼组织外排转运蛋白的存在及它们在眼药物外排导致耐药性中的作用。

眼组织的外流性转运蛋白

P- 糖蛋白

Kawazu等报道：孤立的原代培养的兔角膜上皮细胞里含有P-糖蛋白成分[29]。P-gp在蛋白水平的存在和一系列吸收实验表明，兔角膜上皮细胞的朝向泪膜侧（顶端）表达P-gp。该文章进一步得出结论，P-gp的存在可以保护角膜细胞免受毒性物质的损害[29]。后来，Dey等证明P-gp存在于人的角膜[30]。该报道进一步证实了P-gp在兔角膜和兔角膜上皮细胞的表达。Rho123是一种P-gp的底物，它的吸收在P-gp抑制剂如环孢素A（CsA）的存在下显著增多，提示了P-gp在角膜药物外排中的作用。我们利用新西兰白化兔进行的眼部药物代谢动力学研究揭示，在不同P-gp抑制剂如睾酮、奎尼丁、维拉帕米和CsA的存在下，房水药物浓度显著增高[30]。此外，在不同的抑制剂浓度下，P-gp外排抑制呈明显的剂量依赖性。最近一份关于人角膜P-gp定量表达的报道证实了角膜中P-gp的存在[31]。P-gp在药物直接外排中的作用应用于青光眼、抗菌和抗病毒制剂尚未被建立。

一种眼微量渗析技术被用于检测角膜上外排转运蛋白的作用[30]。图17.1是手术植入微量渗析探针的模式图。一个容器装满药液放在角膜的顶部。样品从突出角膜的探针前端收集。药物通过放在房水中的透析膜弥散。该技术有助于不同时间点定量检测房水中的药物浓度。该研究报告称P-gp抑制剂显著提

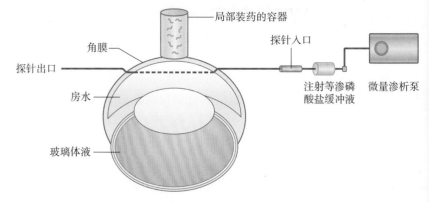

图17.1　图示眼微量渗析技术，在兔眼手术植入一个线性探针，如Dey S等所述在角膜表面局部附着一容器[1]。一微量渗析泵注入等渗磷酸盐缓冲液（IPBS），pH7.4，在另一头以恒定的速率收集样品。如图所示药物装入容器内。通过外排泵向外定向输运的程度可以通过使用特定的抑制剂来估计。

图中标注：局部装药的容器、角膜、探针出口、房水、玻璃体液、探针入口、注射等渗磷酸盐缓冲液、微量渗析泵

高了房水中的药物浓度（Cmax 和 AUC）（表 17.1）。结果表明 P-gp 在角膜药物吸收耐药性方面发挥极其重要的作用。该文还建议随同治疗药物（即外排泵的底物）一起应用外排泵抑制剂——这是有助于提高整个眼部药物生物利用度的策略。

BRB 和角膜一起限制各种治疗药物进入眼内的渗透性[32]。位于视网膜和脉络膜血供之间的视网膜色素上皮细胞（RPE）形成一个控制药物进入视网膜下腔的扩散屏障。RPE 上的转运蛋白调节视网膜下腔的离子的合成和水解[33]。免疫组织化学显示 P-gp 在人 RPE 的顶端和基底外侧都有分布。基底外侧的 P-gp 的功能是清除来自于视网膜下腔的有毒和有害分子。顶端 P-gp 的表达是协助亲脂类基质传输到视网膜下腔以被光感受器吞噬[33]。三个 RPE 细胞系，ARPE-19、D-407 和 h1RPE 通常用于体外研究。筛选这三种细胞系 P-gp 的表达显示 D-407 适合于功能表达和药物转运筛选。ARPE-19 细胞缺乏 P-gp 分子和功能的表达，而 h1RPE 缺乏 P-gp 的功能性表达。D-407 表现了 P-gp 的分子和功能表达。而且，P-gp 还被发现表达在脉络膜血管上[34]。我们需要进行更多的工作以了解 P-gp 在脉络膜上的作用。

P-gp 也在兔结膜上皮细胞表达。它存在于结膜的顶面，对环孢素 A 和其他脂溶性药物有耐药性[34]。使用不同的 P-gp 抑制剂如维拉帕米、孕激素、环孢素 A、罗丹明 123 和代谢抑制剂 2,4-DNP，可以增强兔结膜上皮细胞模型药物心得安的吸收[34]。Yang 等[35]

得出的结论是 P-gp 在减少亲脂性药物经结膜吸收中发挥重要的作用。

P-gp 在细胞毒药物的外向转运和调节氯化物通道方面也发挥了重要作用，它能够调节并激发渗透性白内障。此外，Miyazawa 等[36]发现 P-gp 的表达可能被过度表达的醛糖还原酶和渗透应力所诱导。研究还发现 P-gp 在糖代谢性白内障中起到维持晶状体渗透压的平衡的作用。P-gp 在各种眼药的药物体内分布中的作用目前正在进行进一步的评估。

P-gp 的作用方式和结构

P-gp 功能发挥需要 ATP。一般有两个 ATP 结合位点，也称为核苷酸结合域（NBD）。除了 NBD，每个位点上有两个跨膜结构域，分别结合 6 个跨膜结构域（共 12 个）。图 17.2 显示了 P-gp 的结构模式图[37]。

MRP

视网膜和其他眼组织有不同种类 MRP 表达，外 BRB 表达 MRP。BRB 与 BBB 在功能特征上很相似。利用 P-gp 和 MRP 调节剂的研究发现外 BRB 上皮细胞与 BBB 内皮细胞表现出相似的药理属性，表达相同的外向转运系统[38]。此外，Wilson 等[39]证明视网膜母细胞瘤表达 MRP1、2、4。免疫组化揭示在肿瘤组织中流出泵伴有 P-gp/BCRP 局部密集分布[33,39]。这些转运体在肿瘤治疗中单独或联合使用可能发挥的作用还需要进一步评估。

MRP 是另一个赋予耐药性的重要的 ABCC 外流性转运蛋白种类。MRP 家族有 9 个成员（MRP1～9），它们的底物特异性呈现显著多样性[40]。正如图 17.3 所示，人角膜上皮细胞 RT-PCR（基于我们实验室建立的实验设计[1]）显示 MRP1～7 的表达。原代培养的人角膜上皮细胞从级联生物制剂（俄勒冈州波特兰市）获得，RT-PCR 是按照已建立的实验草案[2]实施，所用引物列在表 17.2。MRP 被认为是有机阴离子转运体，但是某些 MRP（MRP4，5）可以转运核苷和核苷酸类似物[41]。

MRP2 在基因和蛋白水平的存在，及其在兔角膜上皮细胞的功能性表达，是在 2007 年由我实验室确定[2]的。有报道认为 MRP2 可能在抵抗兔角膜上皮细胞对红霉素吸收方面发挥作用。Karla 等[2]的文章报道，MRP2 在兔角膜上皮细胞包括基因和蛋白水平上都有表达。[^{14}C]- 红霉素被选为一种模型底物，利用

表 17.1 不同 P-gp 抑制剂对兔角膜红霉素 [14C] AUC0-∞ 和 Caq,max 的影响

药物和 / 或抑制剂	AUC0-∞	Caq,max
红霉素	31.67±4.99	0.136±0.009
红霉素 +100μM 睾酮	40.21±5.29	0.151±0.021
红霉素 +150μM 睾酮	43.51±7.75	0.183±0.033
红霉素 +250μM 睾酮	88.58±6.34*	0.489±0.095**
红霉素 +500μM 睾酮	118.76±10.72**	0.672±0.095**
红霉素 +20μM CSA	65.18±7.09*	0.356±0.060*
红霉素 +200μM 奎尼丁	52.63±7.79*	0.286±0.052*
红霉素 +500μM 维拉帕米	43.56±6.99	0.205±0.039

从数据可以看出，250μmol/L 和 500μmol/L 睾酮显著抑制 P- 糖蛋白介导的外排。其他研究的抑制剂，环孢素 A 和奎尼丁也抑制 P-gp 介导的外排。每个点代表均数 ± 标准差（n=4）。（Adapted with permission from Dey et al.[30]）

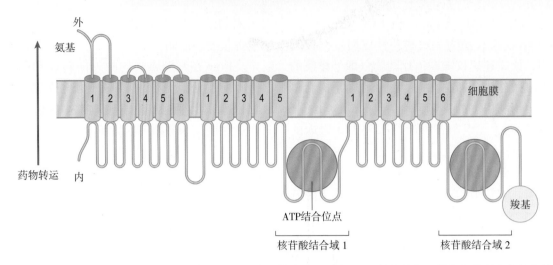

图 17.2　P-糖蛋白（P-gp）结构包括 12 个跨膜结构域，2 个核苷酸结合域及两个 ATP 结合位点。药物和毒素流出细胞外。（Drawn based on inspiration from Perez et al.[38] Reproduced from Association for Research in Vision and Ophthalmology.）

表 17.2　从 Pubmed 数据库使用 Invitrogen 公司（卡尔斯巴德，加利福利亚州）提供的引物设计软件设计引物序列

MRP1	A G G T G G A C C T G T T T C G T G A C
（NM_004996）	C C T G T G A T C C A C C A G A A G G T
MRP2	G C A G C G A T T T C T G A A A C A C A
（NM_000392）	C A A C A G C C A C A A T G T T G G T C
MRP3	G C T T C T A T G C A G C C A C A T C A
（AF085691）	A C A A G G A C C C T G A A C A C C A G
MRP4	G G T T C C C C T T G G A A T C A T T T
（AY081219）	G A C A A A C A T G G C A C A G A T G G
MRP5	A C C C G T T G T T G C C A T C T T A G
（AB209454）	G C T T T G A C C C A G G C A T A C A T
MRP6	C A C C T G C T A A A C C G C T T C T C
（AF076622）	G A G C A T T G T T C T G A G C C A C A
MRP7	G A A C G G C T G C T T A A C T T T G C
（NM_033450）	A G G T A T A C A C A G G C C G C A T C

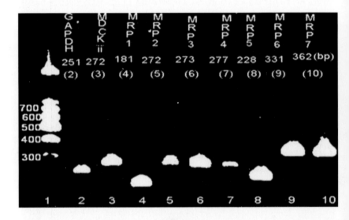

图 17.3　使用人角膜上皮细胞提取的总 RNA 进行各种 MRPs 的 RT-PCR 扩增（泳道 4～10）；泳道 2 和 3 代表 GAPDH 和 MDCK Ⅱ-MDR-1 作为对照。

一个特异性抑制剂 MK571，检测其对转运体的亲和力。这项工作证明了兔角膜上皮细胞转运体的顶端极化位置。并且，在 MK571 的存在下，[14C]-红霉素的吸收和转运效率显著提高，这提示转运体可能结合向外定向转运[2]。

Karla 等后期研究显示 MRP2 的有效表达赋予了人角膜上皮细胞耐药性[42]。（如我们早期发表的文章所陈述[2]：

"在 MK-571 的存在下，模型药 [14C]-红霉素和 [3H]-环孢素 A 的吸收明显提高，这表明了人角膜上皮细胞中 MRP2 的功能活性。ABCC2 的表达可能在减少局部用药生物利用度上发挥重要作用。环孢素 A 是角膜移植中广泛应用的免疫抑制剂，它被用于治疗各种角膜混浊。红霉素各种外用制剂已被用于治疗轻度角膜混浊。尽管这些化合物是 P-gp 的底物，但使用 MK-571 显示只有 MRP 的贡献。在未示踪环孢素 A 的存在下，观察到 [14C]-红霉素的吸收明显增多。结果表明在 rPCEC 和 SV40-HCEC 这两个细胞系，ABCC2 呈剂量依赖性抑制。进一步研究表明，人和兔角膜上皮细胞有类似的 MDR 表达谱，这证明兔是一个合适的活体研究 MDR 介导的药物吸收的动

物模型。跨 SV40-HCEC 和兔角膜的转运研究表明在抑制剂的存在下，受药前房的药物浓度显著增加。在 MK-571 存在下，[^{14}C]- 红霉素和 [^{3}H]- 环孢素 A 从顶端到底侧跨过 SV40-HCEC 的渗透性增加，这说明 ABCC2 作为角膜药物流入屏障的重要作用。人角膜上皮细胞从顶端到底外侧传输 [3H]- 环孢素 A 比从底部到顶端提高了约 4 倍，在抑制剂存在下提高约 2 倍。对于 [^{14}C]- 红霉素的通过，也观察到类似趋势，从顶端到底外侧的转运较从底部到顶端高约 4 倍，较对照组仅高约 1.5 倍。这表明底部到顶端转运的加速可能是由于 MRP 家族同系物的存在引起的。"）

这些结果表明 MRP 类转运体对药物通过角膜上皮的吸收有明显的抑制作用。文献综述表明许多眼部药物都是 MRP2 的底物，其中包括硫酸类固醇、大环内酯类如阿奇霉素、红霉素，抗生素和喹诺酮类如环丙沙星和格雷沙星 [2,43-49]。氟喹诺酮类药物在大量病例中局部应用于治疗结膜炎 [50] 和角膜炎 [42,51]。如我们早期研究证明，红霉素是 MRP 类外流性转运蛋白的底物。氟喹诺酮类如司帕沙星、左氧氟沙星和格雷沙与红霉素交互作用。眼用制剂中使用 MRP 抑制剂或联合使用与转运体相互作用的药物可能是提高药物输送到眼前段的有效策略。

我们实验室的初步研究结果表明人角膜上皮细胞表达的核苷和核苷酸外排转运蛋白是 MRP4 和 MRP5（图 17.4）。然而，这些眼耐药性流出泵的功能性作用还没有被确定。我们实验室的初步结果表明这些转运体在阿德福韦和阿昔洛韦（结果未发表）的外向转运中发挥至关重要的作用。另外，其他的实验还发现，一些用于治疗青光眼的药物（比马前列腺素和拉坦前列腺素）是通过角膜上皮的 MRP（未发表的数据）流出的。兔动物模型的体内眼微量渗析实验揭示了 MRP4/MRP5 系统赋予耐阿昔洛韦的功能作用 [52]。使用特异性抑制剂 MK571 使房水中阿昔洛韦的浓度增加了约 2 倍 [37,53]。角膜不同 MRPs 的表达及其相应的耐受不同眼药的作用需要进一步探讨。

MRP 的作用方式和结构

众所周知，MRP 利用 ATP 发挥功能活性。与 P-gp 相似，它具有两个 ATP 结合域，也称为 NBD。除了 NBD，该蛋白由 3 个跨膜位点（两个位点与 6 个跨膜区结合，一个与 5 个跨膜区结合，共 17 个）构成 [37,54]。此外，NBD 的 N- 末端环在细胞膜外而 P-gp 存在于细胞质中 [54]。MRP 结构模式图见图 17.5。

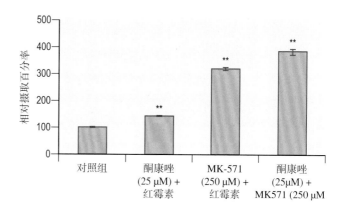

图 17.4　P-gp 和 MRP 在角膜药物外排中的叠加作用。将特异性 P-gp 抑制剂酮康唑（25μmol/L）与 MK-571（250μmol/L）一起使用，证明双重流出。每个数据点代表三次检测的平均值 ± 标准差。统计学意义用两因素方差分析检验。$^*P \leqslant 0.05$；$^{**}P \leqslant 0.01$。（Adapted with permission from Karla et al.[2]）

BCRP

BCRP 表达在视网膜和脉络膜上，可能具有外向转运功能。另外它也表达在视网膜毛细血管内皮上形成内 BRB 屏障。Asashima 等 [55] 双重免疫标记小鼠视网膜 BCRP 和葡萄糖转运蛋白 1，揭示 BCRP 位于视网膜毛细血管内皮细胞的管腔侧。通过使用 BCRP 抑制剂 Ko143，Asashima 等确定 BCRP 也是感光性毒素，如原卟啉Ⅸ和脱镁叶绿甲酯酸流出转运体。同时 BCRP 也在视网膜母细胞瘤细胞中表达。它在耐药性方面的作用还有待阐明。

BCRP 是表达在人角膜上皮细胞的另一个流出转运体 [56,57]。实验室研究证明，BCRP 在抗药物（米托蒽醌、甲氨蝶呤）跨转染的人角膜上皮细胞（SV-40-HCEC）吸收中起重要作用。我们还报道了 BCRP 在人角膜上皮细胞的功能表达，并证明它在药物外排中发挥作用 [57]。在 FTC 和 GF120918（BCRP 抑制剂）存在下 [^{3}H]-MTX 显著外排，确定了 BCRP 在 SV40-HCEC 的功能活性及其可能具有限制眼局部用药生物利用度的作用。烟曲霉毒素 -C（FTC）和 GF120918 在 MDCKII-BCRP（+ve 对照） 和 SV40 HCEC 中的剂量依赖性抑制外排已受到关注。FTC 和 GF120918 是众所周知的 BVRP 抑制剂，它们用于 SV40-HCEC，是导致外流减少和吸收增加 [57] 的原因。

Umemoto 等作了一个有趣的研究 [58]，发现大鼠眼基底缘上皮细胞显著表达 BCRP。角膜上皮细胞再生的侧群干细胞也表达了 BCRP——但相对于角膜缘侧群细胞表达水平非常低。BCRP 在有助于角膜上皮

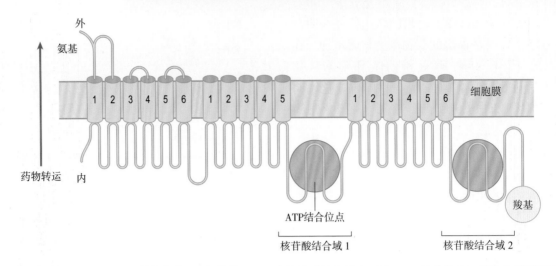

图 17.5 多药耐药相关蛋白（MRP）结构包含 17 个跨膜区，两个核苷酸结合域和两个 ATP 结合位点。药物和毒素流向细胞外。（Drawn based on inspiration from Perez et al[38] and Gottesman et al.[55]）

再生的干细胞中的表达水平相对较低。因此，它被视为一个假定的干细胞标志物用于识别负责上皮细胞再生的角膜干细胞。产生于角膜缘的上皮细胞结构被成功用于临床移植，它具有高度的临床意义[57,58]。BCRP 表达在干细胞及人角膜上皮的事实，为眼部药物耐药机制研究提供了新思路[57]。同时 BCRP 在干细胞和上皮细胞的相应表达将被进一步研究。

BCRP 的作用方式和结构

BCRP 需要 ATP 行使其功能。与 P-gp 和 MRP 不同，BCRP 只有一个 ATP 结合位点，也称作核苷酸结合域（NBD）。也有一个单个的跨膜区与 6 个域结合——因此它被认为是半转运体。BCRP 模式图示于图 17.6。

LRP

Becker 等[56] 第一次提出人角膜组织中存在 LRP。如前文所述，关于 LRP 药物耐药性的作用有矛盾的报道。它位于细胞内（细胞内），被认为是一个主要的储存库蛋白质，并且有助于毒素向外转运[21,59]。图 17.7 表示 LRP 的细胞内分布。

转运蛋白的定位

外向转运蛋白定位于细胞的顶端、底侧或存在于细胞内。生物膜上转运体的定位在图 17.7 中表示。然而，该定位在某些组织中可能发生变化。BBB 显示转运体的不同定位。MRP1、MRP3、MRP5 在 BBB

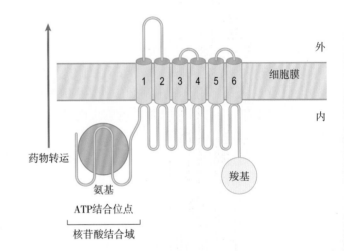

图 17.6 乳腺癌耐药蛋白（BCRP）结构包括 6 个跨膜区和一个核苷酸结合域。药物和毒素流向细胞外。（Drawn based on inspiration from Perez et al[38] and Gottesman et al.[55]）

的顶端和底侧都有表达[60]。实验室的初步研究结果显示，MRP5 在角膜的顶端和底外侧都有分布。然而，表达主要在底侧（数据未发表）。根据在不同组织的定位和分布，转运体具有一致的保护作用。但大部分转运体确切的性质和功能仍然需要进一步探讨。

讨论

文献的临床相关性

根据给药途径的不同，需要克服不同结构的屏障以改善药物在眼部的生物利用度。传统的药物递送

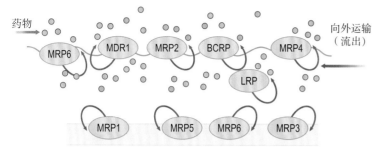

图 17.7 细胞顶端和底部外流转运蛋白分布图示。一般而言，顶端转运体包括 MDR1、2、4、6 和 BCRP。MRP1、3、5、6 存在于底外侧。LRP 存在于细胞质中。该图表示转运体通常的定位方式，不同部位如血脑屏障和角膜则表现为不同的定位。

机制分为两类：前段和后段。一次局部给药剂量在接触吸收大部分药物的结膜前被泪液循环和瞬目反射迅速清除。通常情况下，角膜是靶组织，但是它由低渗透性细胞结构构成，其流出泵可以有效地抑制治疗药物的吸收。即使通过前房注射或眼插入使药物直接传送到房水，药物也容易被 Schlemm 管排出。药物输送到后段同样被阻碍。可以通过玻璃体腔、眶周或全身给药途径实现将药物输送到视网膜。为了使药物能够跨越多个神经元层，然后到达视网膜预定部位，玻璃体内注射药物必须在玻璃体液中停留较长时间。眶周给药作用于视网膜药物必须穿过厚的巩膜、脉络膜和 RPE，其中也包含外排泵。全身用药传递到视网膜必须绕过 BRB 到达靶组织。多级屏障和眼药物传输系统靶组织的独特特征已成为近期研究的焦点。每一个不同的眼组织，如结膜、巩膜、角膜和视网膜，有不同的膜蛋白环境，就药物清除而言，膜蛋白具有独特的功能特性（框 17.1 ～ 框 17.3）。

表 17.3 根据文献记录我们概括了各种类别的可以导致眼组织的外向转运的转运体以及它们的功能。高特异性 ABCB1 抑制剂有减少耐药程度的能力，并使现有的药物治疗方案的属性永久化。目前的研究重点是开发其他的抑制剂，以达到更有效的治疗效果。

各种转运蛋白介导的外向转运是一个相对较新的且令人兴奋的研究领域。更好地理解这些转运体可能会有效提高给药策略的发展，并且有利于前、后段

框 17.2　ABCC 和 PXE 的眼出血

弹性假黄瘤（pseudoxanthoma elasticum，PXE）综合征的眼出血是由 ABCC6（MRP6）上 chr 6p 的隐性突变引起，它紧靠 ABCC1 基因。ABCC6 高度存在于肝和肾，负责外排谷胱甘肽共轭物，如白三烯 C4、甘油三酯和高密度脂蛋白。转运可能会被有机阴离子或弹性假黄瘤的错义突变抑制，其表现为真皮结缔组织钙化和心血管疾病[59]。

框 17.3　ABCD1 和肾上腺脑白质营养不良

ABCD1 是一种过氧化物酶转运体，介导长链的、无支链的、饱和脂肪酸在细胞、脑胆固醇酯和肾上腺皮质中的外排转运。ABCD1 基因在肾上腺脑白质营养不良病的几百个突变已被确定，肾上腺脑白质营养不良——不定发作、X- 连锁和以肾上腺素缺乏和神经元不足为特征的隐性遗传病。眼部表现包括渐进性视力减退、视神经发育不全、内斜视、外斜视、视网膜神经节萎缩、白内障和黄斑色素改变[70]。

VLCFA 在血液中的水平可以通过常规标准化治疗，但导致脑脂肪酸随着时间推移和疾病的进展继续上升。使用一种贝特类降胆固醇药物进行实验研究来诱导与 ABCD1 密切相关的转运蛋白 ABCD2，发现 ABCD2 主要存在于脑和肾上腺。希望能够通过过氧化物酶体上调神经元和眼组织中脂肪酸的外排[59]。

疾病的治疗。

逃避外排转运的策略

眼部保护性屏障外向转运蛋白的表达阻止了许多药物分子的进入。能够逃避外向转运蛋白的给药策略将是理想的提高药物输送到眼部的策略。文献讨论了在不同位点调整或绕过外排的各种方案。一个有前景的方法是前体药物策略，将活性药物分子通过化学合成法结合到肽、氨基酸、维生素或其他底物靶向特异性转运体 / 受体。将有效药物分子靶向运至角膜和血眼屏障（BOB）上各种内排转运体，这可能是一

框 17.1　ABCA 和黄斑变性

ABCA 突变与 Stargardt 病、年龄相关性黄斑变性、视网膜变性和隐性遗传性锥杆营养不良的发病机制有直接关联。在正常的视网膜色素上皮细胞，ABCA-4 将光漂白视紫红质转运到细胞外以预防毒性终产物所造成的损害。外排蛋白缺乏导致盘膜上 N-retinylidene-PE、全反视黄醛和 A2E 聚积，最终导致光氧化产物堆积引起光感受器死亡[59]。

表 17.3 根据文献综述制表，列出眼组织中可以引起外向转运的各种转运体及其功能

家族	眼组织中确定的成员	功能
ABC-A	ABCA-4	转运类脂和胆固醇
ABC-B	P-gp	某些位于血脑屏障、肝、线粒体和转运肽及胆汁
ABC-C	MRP，ABCC6	离子转运体中的显著作用和毒素外排
ABC-D		过氧化物酶体膜的转运蛋白
ABC-E/ABC-F		这些蛋白的作用不仅是跨膜转运
ABC-G	BCRP	转运胆汁、类脂、胆固醇和类固醇

个绕过外流性转运蛋白[8]的有效策略。肽转运蛋白是被广泛选为靶点的主要内排转运体。BOB 上也有寡肽转运体系统的表达[7,67]。

BOB 是保护眼睛免受血液中毒素伤害的主要屏障。Atluri 等[67]提出此传输系统可被用来绕过 BOB 上存在的外排转运蛋白。Anand 等在 2002 年提出[7]，角膜上存在的寡肽转运体是眼前段药物输送的主要屏障。伐昔洛韦是阿昔洛韦的氨基酸前药，目前市场上的商品名是维德思，被广泛用于治疗单纯疱疹病毒引起的角膜炎。如前所述，前体药物衍生化可以帮助绕过角膜上各种外流性转运蛋白。无论是氨基酸前体药（伐昔洛韦）还是肽前体药（缬氨酸 - 伐昔洛韦），均可通过寡肽转运体穿过角膜，从而增加眼渗透性[7,68]。综上所述阿昔洛韦的肽前体药明显改善了抗病毒特性（框 17.4 ~ 框 17.6）[68]。

管理外流性转运蛋白特异性抑制剂可能是另一种改善药物输送穿过角膜的策略。Dey 等[30]证明在活体兔动物模型中，在多种抑制剂存在的情况下，红霉素跨过角膜的吸收有所增加。此外，使用特异性抑制剂调节 MRP 类外流性转运蛋白能显著提高红霉素跨过角膜的吸收。

不同眼组织中外流性转运蛋白介导的外向转运是一个相对新的研究领域。近期研究工作已表明，角膜上存在各种外流性转运蛋白和其它眼保护屏障。但是，还需要大量的研究去界定它们在眼传送中的作用。

框 17.4 ABCG 和谷固醇血症

谷固醇血症偶尔会出现黄色瘤和角膜弓，这是一种由 ABCG5（亚洲谷固醇血症）或 ABCG8（高加索人）突变引起罕见的常染色体隐性遗传性脂代谢异常。这类外排蛋白的独特之处是形成异源二聚体运送非胆固醇植物和贝类甾醇，积累形成黄瘤[59]。巧合的是 ABCG2（BRCP）相关蛋白已被证明存在于视网膜血管，但是其功能还不清楚[56]。目前谷固醇血症的治疗主要是饮食控制和降脂。

框 17.5 转运体和癌症化疗的多药耐药

暴露于有毒和异化合物的正常细胞过度表达的外流通路，最终导致耐药性的产生。癌细胞的耐药性过程因细胞的快速增长而加速。某些癌症产生耐药的主要模式是通过过度表达外排蛋白[60]。眼部肿瘤中，P-gp、MRP 和 LRP 存在于原发性和转移性黑色素瘤，并赋予对化疗药物耐药性[61]。LRP 对脉络膜黑色素瘤有较大的影响，但在葡萄膜黑色素瘤表现出耐药性 P-gp 表达较高[62]。对化疗无效的摘除的视网膜母细胞瘤，组织学检查表明 P-gp、MRP-1 和 MRP-2 表达增高[63]。

框 17.6 增加眼生物利用度和规避外排转运的前药策略

维德思是阿昔洛韦的前药，目前市场上作为口服制剂给药[70]。血眼屏障寡肽转运系统的存在是一个新发现[66]。维德思利用寡肽转运体渗入组织，这也许是维德思增加渗透性通过血眼屏障的原因。我们实验室的初步结果显示，阿昔洛韦是一个 MRP4/MRP5 类转运体的底物，存在于角膜（未发表数据）。靶向阿昔洛韦，使用缬氨酸衍生化可能有助于其有效地绕过血眼屏障上的外排转运体。

致谢

由美国国立卫生研究院 NIH R01-EY09171-14、R01-EY10659-12 和霍华德大学教师种子基金资助。部分信息和图表从 Pradeep K. Karla（版权持有人）2008 年在密苏里州堪萨斯城大学发表的论文中获取。

参考文献

1. Dey D, Patel J, Anand BS et al. Molecular evidence and functional expression of P-glycoprotein (MDR1) in human and rabbit cornea and corneal epithelial cell lines. Invest Ophthalmol Vis Sci 2003; 44:2909–2918.

2. Karla PK, Pal D, Mitra AK. Molecular evidence and functional expression of multidrug resistance associated protein (MRP) in rabbit corneal epithelial cells. Exp Eye Res 2007; 84:53–60.

3. Mannermaa E, Vellonen KS, Urtti A. Drug transport in corneal epithelium and blood-retina barrier: emerging role of transporters in ocular pharmacokinetics. Adv Drug Deliv Rev 2006; 58:1136–1163.

4. Vinores SA. Assessment of blood-retinal barrier integrity. Histol Histopathol 1995; 10:141–154.

5. Xu Q, Qaum T, Adamis AP. Sensitive blood-retinal barrier breakdown quantitation using

Evans blue. Invest Ophthalmol Vis Sci 2001; 42:789–794.

6. Schinkeland AH, Jonker JW. Mammalian drug efflux transporters of the ATP binding cassette (ABC) family: an overview. Adv Drug Deliv Rev 2003; 55:3–29.

7. Anand BS, Mitra AK. Mechanism of corneal permeation of L-valyl ester of acyclovir: targeting the oligopeptide transporter on the rabbit cornea. Pharm Res 2002; 19:1194–1202.

8. Katragadda S, Talluri RS, Mitra AK. Modulation of P-glycoprotein-mediated efflux by prodrug derivatization: an approach involving peptide transporter-mediated influx across rabbit cornea. J Ocul Pharmacol Ther 2006; 22:110–120.

9. Xu D, Fang L, Zhu Q, Hu Y, He Q, Yang B. Antimultidrug-resistant effect and mechanism of a novel CA-4 analogue MZ3 on leukemia cells. Pharmazie 2008; 63:528–533.

10. Dano K. Active outward transport of daunomycin in resistant Ehrlich ascites tumor cells. Biochim Biophys Acta 1973; 323:466–483.

11. Juliano RL, Ling V. A surface glycoprotein modulating drug permeability in Chinese hamster ovary cell mutants. Biochim Biophys Acta 1976; 455:152–162.

12. Germann UA. P-glycoprotein – a mediator of multidrug resistance in tumour cells. Eur J Cancer 1996; 32A:927–944.

13. Borstand P, Schinkel AH. Genetic dissection of the function of mammalian P-glycoproteins. Trends Genet 1997; 13:217–222.

14. Dean M, Rzhetsky A, Allikmets R. The human ATP-binding cassette (ABC) transporter superfamily. Genome Res 2001; 11:1156–1166.

15. Ueda K, Clark DP, Chen CJ, Roninson IB, Gottesman MM, Pastan I. The human multidrug resistance (mdr1) gene. cDNA cloning and transcription initiation. J Biol Chem 1987; 262:505–508.

16. Cole SP, Bhardwaj G, Gerlach JH et al. Overexpression of a transporter gene in a multidrug-resistant human lung cancer cell line. Science 1992; 258:1650–1654.

17. Doyle LA, Yang W, Abruzzo LV et al. A multidrug resistance transporter from human MCF-7 breast cancer cells. Proc Natl Acad Sci USA 1998; 95:15665–15670.

18. Miyake K, Mickley L, Litman T et al. Molecular cloning of cDNAs which are highly overexpressed in mitoxantrone-resistant cells: demonstration of homology to ABC transport genes. Cancer Res 1999; 59:8–13.

19. Allikmets R, Schriml LM, Hutchinson A, Romano-Spica V, Dean M. A human placenta-specific ATP-binding cassette gene (ABCP) on chromosome 4q22 that is involved in multidrug resistance. Cancer Res 1998; 58:5337–5339.

20. Mao Q, Unadkat JD. Role of the breast cancer resistance protein (ABCG2) in drug transport. AAPS J 2005; 7:E118–33.

21. Zhu Y, Kong C, Zeng Y, Sun Z, Gao H. Expression of lung resistance-related protein in transitional cell carcinoma of bladder. Urology 2004; 63:694–698.

22. Scheper RJ, Broxterman HJ, Scheffer GL et al. Overexpression of a M(r) 110,000 vesicular protein in non-P-glycoprotein-mediated multidrug resistance. Cancer Res 1993; 53:1475–1479.

23. Moffat AS. Making sense of antisense. Science 1991; 253:510–511.

24. Scheffer GL, Wijngaard PL, Flens MJ et al. The drug resistance-related protein LRP is the human major vault protein. Nature Med 1995; 1:578–582.

25. Kedershaand NL, Rome LH. Isolation and characterization of a novel ribonucleoprotein particle: large structures contain a single species of small RNA. J Cell Biol 1986; 103:699–709.

26. Izquierdo MA, Scheffer GL, Flens MJ et al. Relationship of LRP-human major vault protein to in vitro and clinical resistance to anticancer drugs. Cytotechnology 1996; 19:191–197.

27. Izquierdo MA, Shoemaker RH, Flens MJ et al. Overlapping phenotypes of multidrug resistance among panels of human cancer-cell lines. Int J Cancer 1996; 65:230–237.

28. Huffman KE, Corey DR. Major vault protein does not play a role in chemoresistance or drug localization in a non-small cell lung cancer cell line. Biochemistry 2005; 44:2253–2261.

29. Kawazu K, Yamada K, Nakamura N, Ota A. Characterization of cyclosporin A transport in cultured rabbit corneal epithelial cells: P-glycoprotein transport activity and binding to cyclophilin. Invest Ophthalmol Vis Sci 1999; 40:1738–1744.

30. Dey S, Gunda S, Mitra AK. Pharmacokinetics of erythromycin in rabbit corneas after single-dose infusion: role of P-glycoprotein as a barrier to in vivo ocular drug absorption. J Pharmacol Exp Ther 2004; 311:246–255.

31. Zhang T, Xiang CD, Gale D, Carreiro S, Wu EY, Zhang EY. Drug transporter and cytochrome P450 mRNA expression in human ocular barriers: implications for ocular drug disposition. Drug Metab Dispos 2008; 36:1300–1307.

32. Senthilkumari S, Velpandian T, Biswas NR, Sonali N, Ghose S. Evaluation of the impact of P-glycoprotein (P-gp) drug efflux transporter blockade on the systemic and ocular disposition of P-gp substrate. J Ocul Pharmacol Ther 2008; 24:290–300.

33. Kennedy BG, Mangini NJ. P-glycoprotein expression in human retinal pigment epithelium. Mol Vis 2002; 8:422–430.

34. Saha P, Yang JJ, Lee VH. Existence of a p-glycoprotein drug efflux pump in cultured rabbit conjunctival epithelial cells. Invest Ophthalmol Vis Sci 1998; 39:1221–1226.

35. Yang JJ, Kim KJ, Lee VH. Role of P-glycoprotein in restricting propranolol transport in cultured rabbit conjunctival epithelial cell layers. Pharm Res 2000; 17:533–538.

36. Miyazawa T, Kubo E, Takamura Y, Akagi Y. Up-regulation of P-glycoprotein expression by osmotic stress in rat sugar cataract. Exp Eye Res 2007; 84:246–253.

37. Perez-Plasencia C, Duenas-Gonzalez A. Can the state of cancer chemotherapy resistance be reverted by epigenetic therapy? Mol Cancer 2006; 5:27.

38. Steuer H, Jaworski A, Elger B et al. Functional characterization and comparison of the outer blood-retina barrier and the blood-brain barrier. Invest Ophthalmol Vis Sci 2005; 46:1047–1053.

39. Wilson MW, Fraga CH, Fuller CE et al. Immunohistochemical detection of multidrug-resistant protein expression in retinoblastoma treated by primary enucleation. Invest Ophthalmol Vis Sci 2006; 47:1269–1273.

40. Borst P, Evers R, Kool M, Wijnholds J. A family of drug transporters: the multidrug resistance-associated proteins. J Natl Cancer Inst 2000; 92:1295–1302.

41. Dallas S, Schlichter L, Bendayan R. Multidrug resistance protein (MRP) 4- and MRP 5-mediated efflux of 9-(2-phosphonylmethoxyethyl)adenine by microglia. J Pharmacol Exp Ther 2004; 309:1221–1229.

42. Karla PK, Pal D, Quinn T, Mitra AK. Molecular evidence and functional expression of a novel drug efflux pump (ABCC2) in human corneal epithelium and rabbit cornea and its role in ocular drug efflux. Int J Pharm 2007; 336:12–21.

43. Terashi K, Oka M, Soda H et al. Interactions of ofloxacin and erythromycin with the multidrug resistance protein (MRP) in MRP-overexpressing human leukemia cells. Antimicrob Agents Chemother 2000; 44:1697–1700.

44. Seral C, Carryn S, Tulkens PM, Van Bambeke F. Influence of P-glycoprotein and MRP efflux pump inhibitors on the intracellular activity of azithromycin and ciprofloxacin in macrophages infected by Listeria monocytogenes or Staphylococcus aureus. J Antimicrob Chemother 2003; 51:1167–1173.

45. Zelcer N, Reid G, Wielinga P et al. Steroid and bile acid conjugates are substrates of human multidrug-resistance protein (MRP) 4 (ATP-binding cassette C4). Biochem J 2003; 371:361–367.

46. Michot JM, Van Bambeke F, Mingeot-Leclercq MP, Tulkens PM. Active efflux of ciprofloxacin from J774 macrophages through an MRP-like transporter. Antimicrob Agents Chemother 2004; 48:2673–2682.

47. Chu XY, Huskey SE, Braun MP, Sarkadi B, Evans DC, Evers R. Transport of ethinylestradiol glucuronide and ethinylestradiol sulfate by the multidrug resistance proteins MRP1, MRP2, and MRP3. J Pharmacol Exp Ther 2004; 309:156–164.

48. Chen ZS, Guo Y, Belinsky MG, Kotova E, Kruh GD. Transport of bile acids, sulfated steroids, estradiol 17-beta-D-glucuronide, and leukotriene C4 by human multidrug resistance protein 8 (ABCC11). Mol Pharmacol 2005; 67:545–557.

49. Sugie M, Asakura E, Zhao YL et al. Possible involvement of the drug transporters P glycoprotein and multidrug resistance-associated protein Mrp2 in disposition of azithromycin. Antimicrob Agents Chemother 2004; 48:809–814.

50. Cochereau-Massin I, Bauchet J, Marrakchi-Benjaafar S et al. Efficacy and ocular penetration of sparfloxacin in experimental streptococcal endophthalmitis. Antimicrob Agents Chemother 1993; 37:633–636.

51. Block SL, Hedrick J, Tyler R et al. Increasing bacterial resistance in pediatric acute conjunctivitis (1997–1998). Antimicrob Agents Chemother 2000; 44:1650–1654.

52. Sikri V, Pal D, Jain R, Kalyani D, Mitra AK. Cotransport of macrolide and fluoroquinolones, a beneficial interaction reversing P-glycoprotein efflux. Am J Ther 2004; 11:433–442.

53. Karla PK, Quinn TL, Herndon BL, Thomas P, Pal D, Mitra A. Expression of multidrug resistance associated protein 5 (MRP5) on cornea and its role in drug efflux. J Ocul Pharmacol Ther 2009; 25:121–132.

54. Gottesman MM, Fojo T, Bates SE. Multidrug resistance in cancer: role of ATP-dependent transporters. Nat Rev Cancer 2002; 2:48–58.

55. Asashima T, Hori S, Ohtsuki S et al. ATP-binding cassette transporter G2 mediates the efflux of phototoxins on the luminal membrane of retinal capillary endothelial cells. Pharm Res 2006; 23:1235–1242.

56. Becker U, Ehrhardt C, Daum N et al. Expression of ABC-transporters in human corneal tissue and the transformed cell line, HCE-T. J Ocul Pharmacol Ther 2007; 23:172–181.

57. Karla PK, Earla R, Boddu SH, Johnston TP, Pal D, Mitra A. Molecular expression and functional evidence of a drug efflux pump (BCRP) in human corneal epithelial cells. Curr Eye Res 2009; 34:1–9.

58. Umemoto T, Yamato M, Nishida K et al. Rat limbal epithelial side population cells exhibit a distinct expression of stem cell markers that are lacking in side population cells from the central cornea. FEBS Lett 2005; 579:6569–6574.

59. Izquierdo MA, Scheffer GL, Flens MJ et al. Broad distribution of the multidrug resistance-related vault lung resistance protein in normal human tissues and tumors. Am J Pathol 1996; 148:877–887.

60. Zhang Y, Schuetz JD, Elmquist WF, Miller DW. Plasma membrane localization of multidrug resistance-associated protein homologs in brain capillary endothelial cells. J Pharmacol Exp Ther 2004; 311:449–455.

61. Strauss O. The retinal pigment epithelium in visual function. Physiol Rev 2005; 85:845–881.

62. Diekmann U, Zarbock R, Hendig D, Szliska C, Kleesiek K, Gotting C. Elevated circulating levels of matrix metalloproteinases MMP-2 and MMP-9 in pseudoxanthoma elasticum patients. J Mol Med 2009.

63. Pulkkinen L, Nakano A, Ringpfeil F, Uitto J. Identification of ABCC6 pseudogenes on human chromosome 16p: implications for mutation detection in pseudoxanthoma elasticum. Hum Genet 2001; 109:356–365.

64. McNamara M, Clynes M, Dunne B et al. Multidrug resistance in ocular melanoma. Br J Ophthalmol 1996; 80:1009–1012.

65. van der Pol JP, Blom DJ, Flens MJ et al. Multidrug resistance-related proteins in primary choroidal melanomas and in vitro cell lines. Invest Ophthalmol Vis Sci 1997; 38:2523–2530.

66. Filho JP, Correa ZM, Odashiro AN et al. Histopathological features and P-glycoprotein expression in retinoblastoma. Invest Ophthalmol Vis Sci 2005; 46:3478–3483.

67. Atluri H, Anand BS, Patel J, Mitra AK. Mechanism of a model dipeptide transport across blood-ocular barriers following systemic administration. Exp Eye Res 2004; 78:815–822.

68. Anand BS, Katragadda S, Gunda S, AK. In vivo ocular pharmacokinetics of acyclovir dipeptide ester prodrugs by microdialysis in rabbits. Mol Pharm 2006; 3:431–440.

第 6 部分
光感受器

第 18 章

光传导的生化级联反应

Alecia K. Gross · Theodore G. Wensel

赵长霖 译 余 婷 校

概述

光传导包括一系列的生化反应事件，从感光细胞捕获光子到膜电位超极化，再到突触神经递质的缓慢释放[1-10]，整个过程分为活化期和恢复期。光传导的基本机制在宽泛光强度范围内似乎持续不变，对于视杆和视锥细胞也非常相似。但是，随着环境照度水平（参阅第 20 章）和细胞类型的不同，光传导的数量特征却惊人的不同。虽然我们掌握的光传导生物化学知识远远多于任何其他神经元的信号通路，但是还有许多奥秘需要探索。

视杆和视锥的位置及区别

视杆、视锥光感受器细胞密集的分布在神经视网膜的最外层，从外丛状层的突触延伸到最末端，嵌入视网膜色素上皮细胞（RPE）的膜突起内（图 18.1）。光感受器细胞长而细，长轴沿着眼球呈辐射状排列，以最大限度地采集光信息。光传导的效率取决于不同膜区室内光感受器的组构（图 18.1 ～图 18.3）。光传导的生化级联反应局限在光感受器外节——一个细长的膜区室，由细连接纤毛或睫状移行带将细胞分隔而成，包括一组由薄层细胞质和细胞膜包绕的 9+0 束微管。与外节紧密连接的是内节，是生物合成和氧化代谢的场所。小分子和蛋白质能够沿着内外节之间的连接纤毛扩散，但总体而言，在时间尺度上这个过程较光反应慢[11]。这种室间转运对于生成光传导必需分子、调控其水平起着重要作用，但不直接促进光传导的级联反应。连接纤毛处的狭窄会限制细胞质扩散，但这种限制对细胞膜电信息的传递不构成重大障碍。因此，膜电位的变化能够从外节向位于细胞另一端的突触末端传递，在那里它们控制神经递质的释放并向高级神经元传递信号。

光传导的级联反应在光感受器外节发生。视杆细胞有两套膜系统（图 18.3，图 18.4）。盘膜，作为扁平密闭囊泡，沿着外节的长轴堆积，构成细胞内的绝大部分膜表面。细胞膜包绕着圆盘和细胞质（图 18.4），形成细胞与细胞外间隙的界面。尽管有蛋白连接这两层膜，但是在外节，两层膜之间似乎没有任何脂质或转膜蛋白。相反，视锥细胞只有一层膜，通过多重内陷形成类似于圆盘样结构，它不是密封的，且与细胞膜相连续。视杆细胞外节（ROS）基底部[12]细胞膜与新生圆盘之间的关系似乎与视锥细胞相似，尽管新生的圆盘是否与包绕它的细胞膜不同还存在争议。

以下详细探讨的光传导元件，主要位于光感受器外节，大部分是外周膜蛋白或膜内在蛋白。盘膜和细胞膜的蛋白成分不同。

视杆细胞暗适应

暗适应视杆细胞在暗光反应过程中，大部分分子水平的信息是可以获得的（参阅第 19 章）。在这种状态下，这些细胞惊人地高效响应单光子捕获反应[13]。在概念上，光子吸收是从静止的暗状态开始，然后发生一系列的动态反应事件。

静止的暗适应状态

膜电位

在暗处，视杆的静息膜电位大约为 -40 mV[14]。负

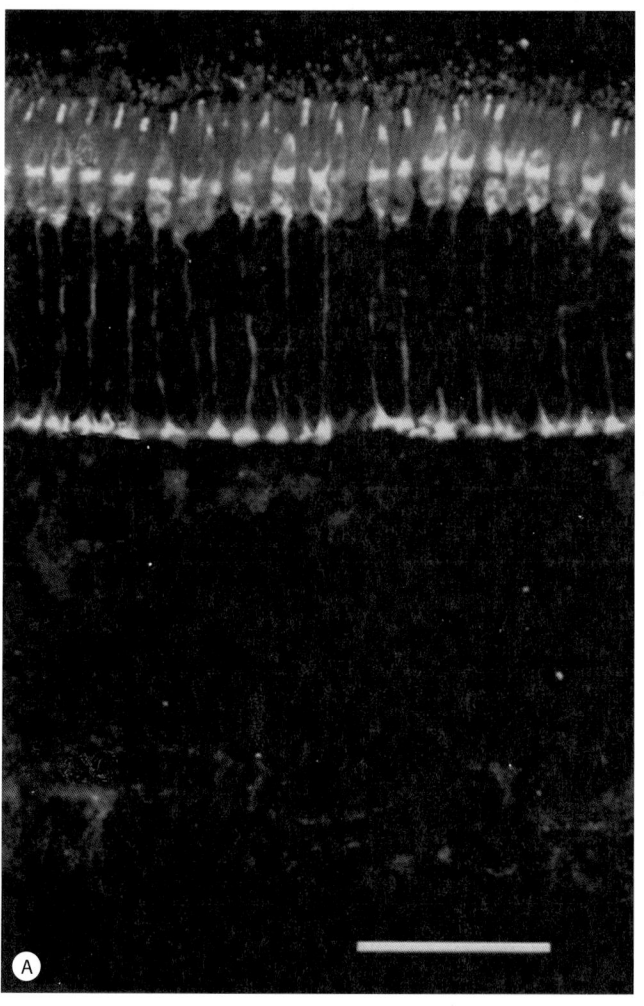

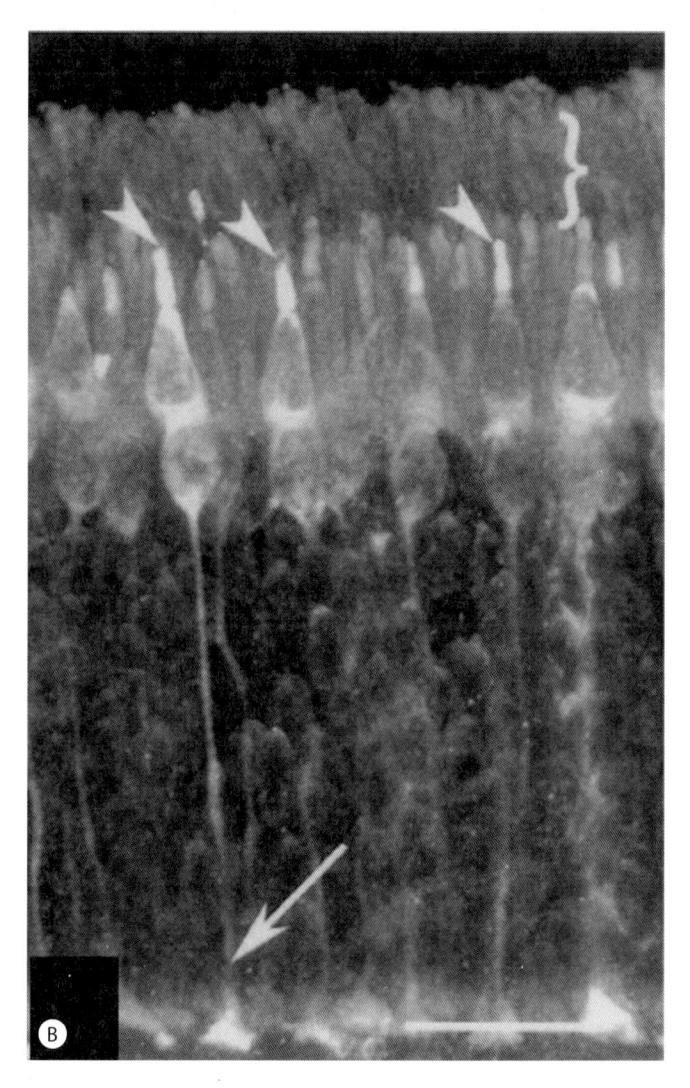

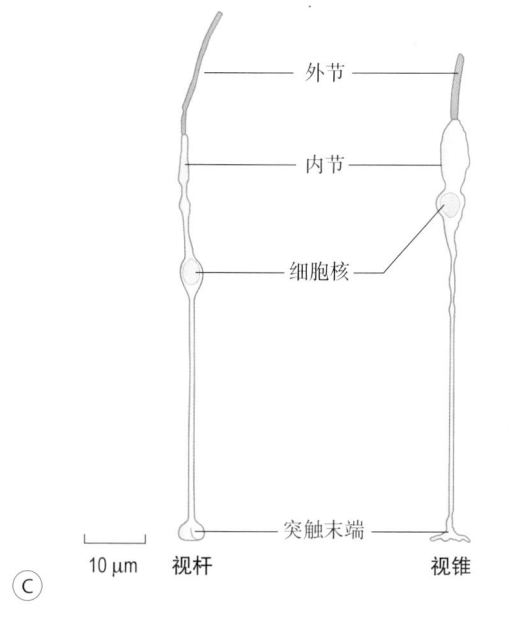

图 18.1　哺乳动物视杆和视锥细胞的免疫荧光图像。（A）低倍镜（比例尺，50 μm）显示光感受器相对于视网膜各层的位置：OS，光感受器外节；IS，光感受器内节；ONL，外核层（光感受器细胞核）；OPL，外丛状层（光感受器突触和双极细胞及水平细胞突起）；INL，内核层（内部视网膜神经元的细胞核）；IPL，内丛状层（内层视网膜突触和突起）；GCL，神经节细胞层（视网膜神经节细胞的细胞体）。（B）高倍镜显示光感受器。指针，视锥轴突；箭头，视锥外节；括弧，视杆外节。免疫荧光染色使用 RGS9-1 特异性抗体，它在视锥中的浓度较视杆高 10 倍（Reproduced from Cowan et al 1998[91].）（C）基于人视网膜荧光显微镜照片的视杆和视锥各区室的尺寸和形状示意图。

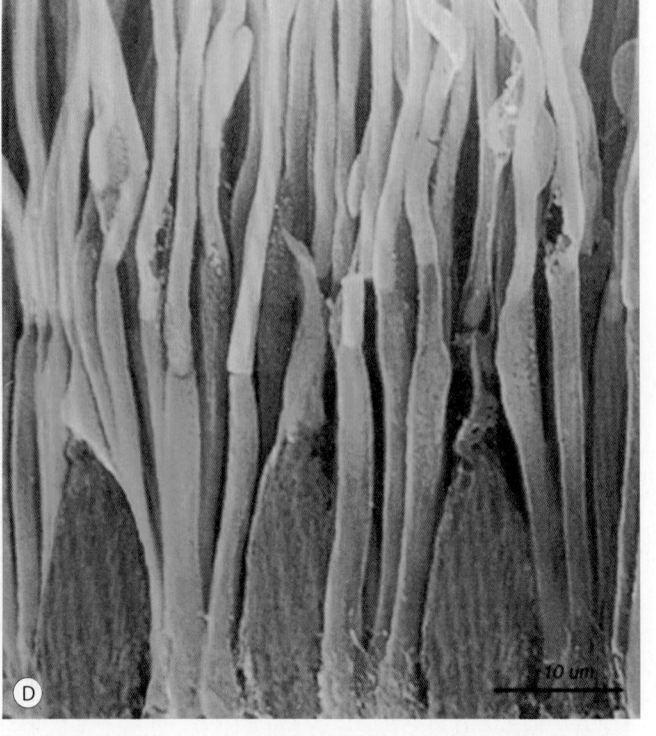

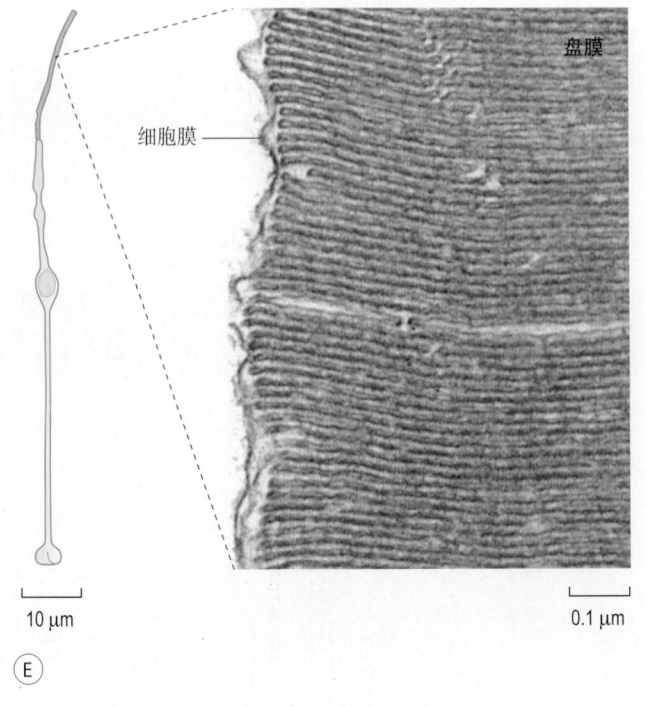

细胞膜

盘膜

10 μm

0.1 μm

图 18.1 续 （D）灵长类视网膜视杆和视锥的扫描电镜照片。（Reproduced from webvision.med.utah.edu/imageswv/scanEMphoto.jpg with permission）（E）由透射电镜放大的视杆外节区域，显示了紧密叠加排列的盘膜，及其与细胞膜的关系。

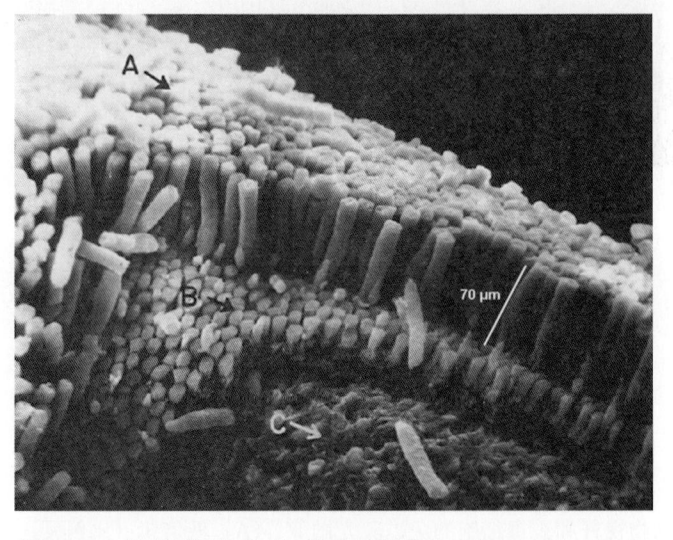

图 18.2 牛蛙外节的扫描电镜照片。（Reproduced with permission from Bownds & Brodie 1975.[113]）

值意味着细胞膜外较细胞膜内有更多的正电荷。大多数静息神经元的电位接近 -70 mV，因此与其他细胞相比，或与我们即将看到的全光敏视杆相比，视杆细胞被认为是相对去极化的。与其他神经元一样，视杆膜电位源自 Na^+/K^+-ATP 酶所产生的细胞膜内外离子浓度差。该酶利用 ATP 水解释放出来的能量将钠离

子泵出细胞外，将钾离子泵入细胞内，它存在于视杆内节的细胞膜上（参阅第 19 章）。对于大多数神经元，钾通道是主要的静息电位流出道，它使钾离子流出细胞以降低浓度梯度。由于这些通道仅通过特异性阳离子，没有阴离子，因而细胞膜外呈正电压而细胞膜内呈负电压。当电荷分离产生的电能与钾浓度梯度储存的能量相等时，即达到膜电位的平衡状态，这种由能斯特方程表示的关系在许多教科书中都有详细描述。严格地说，这个方程仅适用于所讨论的膜只包含单一类型离子转运的通道。实际上，总有额外的小电导（其他离子转运通道）将兴奋细胞的静息电位从经典的 -70 mV 修改至 -90 mV。

暗电流和 cGMP 门控通道

视杆细胞也有负性静息膜电位，但是它的值比许多其他神经元小，因为内节的钾通道效应被外节一个重要辅助通道电流所平衡。视杆细胞较小的负性静息电位或部分去极化状态，归因于循环 GMP 门控阳离子通道的作用（参阅第 19 章），也称作 CNG 通道（环核苷酸门控）或光敏感通道或光传导通道（参阅第 19 章）。这种多亚单位通道仅通过阳离子，但是在不同阳离子中没有严格限制，允许 Na^+、K^+、和

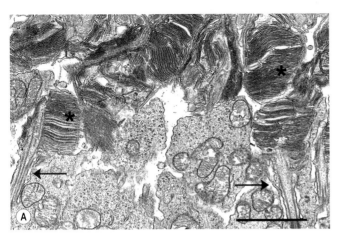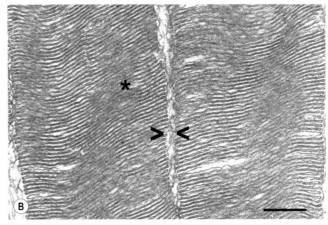

图 18.3　电镜显示小鼠外层视网膜的出生后发育。(A) 出生后 10 天；(B) 出生后 5 周。*，视杆外节圆盘；指针，连接纤毛；箭头，分离各个视杆的细胞膜。

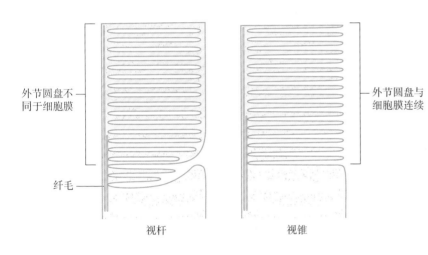

外节圆盘不同于细胞膜

纤毛

视杆　　视锥

外节圆盘与细胞膜连续

图 18.4　外节基底部示意图。视杆和视锥外节都通过连接纤毛或睫状移行带与内节连接。在近基底部，视杆和视锥的膜拓扑结构相似，都显示了圆盘样膜结构，如同细胞膜内陷。沿着外节轴向从内节向末端方向，视杆圆盘成为密闭的区室，完全被不同于自身的细胞膜包绕；而视锥圆盘与细胞膜相连续，它们的内部与细胞外间隙相连续。

Ca^{2+} 通过。在生理学重要的阳离子中，Ca^{2+} 具有最大的通透性，但是由于 Na^+ 细胞外浓度较高（超过 140 mM，相比于约 1.5 mM 的 Ca^{2+}），它是暗环境中通过 CNG 通道的主要电流载体。它往往会使正电荷进入细胞内，从而消散电荷梯度、开放 CNG 通道使细胞部分去极化。换句话说，因为有外节大量内流的钠通道电流平衡内节外流的钾电流，静息电位从钾平衡电位或 -90 mV 的能斯脱电位向钠电位或 +60 mV 能斯脱电位偏移。内节阳离子流向细胞膜外，外节阳离子流向细胞膜内，加上内外节之间的电导，因而形成一个完整的电路，称为循环电路或暗电流。

钙离子及其交换

在视杆和视锥细胞中，与其他细胞一样，CNG 通道对 Ca^{2+} 的浓度也有影响，在信号转导和调节方面发挥重要作用。Na^+/Ca^{2+}、K^+ 交换蛋白 NCKX2[15]，利用储存在 Na^+ 浓度梯度里的能量，将 Ca^{2+} 通过细胞膜泵出细胞外以抵消浓度梯度（参阅第 19 章）。当没有任何 Ca^{2+} 内流时，这种机制会使外节细胞质中的 Ca^{2+} 浓度降至 10 nM 左右。在暗处，存在通过 CNG 通道的 Ca^{2+} 内渗，使得静息水平的 Ca^{2+} 达到几百纳摩尔。

虽然相对于其他任何时候暗处有更多的通道开放，由于 cGMP 水平处于最高状态，开放通道的总比例相当少，即使在暗处大多数通道也是关闭的（参阅第 19 章）。原因之一是结合一个以上的 cGMP 必需给每个通道高开放概率，换而言之，对 cGMP 的通道反应是非线性的，表现为积极的协同效应。另一个原因是黑暗处 cGMP 的浓度远远低于通道开放率为 50% 时 cGMP 的浓度，这个数值反映 cGMP 对通道亚单位的亲和力及正协同性。由于暗处 cGMP 浓度处于通道剂量反应曲线的最低点（因而距离饱和剂量很远），即使很小的细胞质 cGMP 浓度变化也可以被立即感应到，表现为开放通道数量的变化及随后的暗电流。

鸟苷酸环化酶和 PDE6 控制 cGMP

　　静息或暗处 cGMP 的水平由合成它的酶鸟苷酸环化酶（GC）[16-18] 和降解它的酶 cGMP 磷酸二酯酶 PED6[19-21] 的活性平衡来决定。这两种酶在黑暗处的活性比在明亮处低得多。当完全激活时，PDE6 是已知的最有效的酶之一，是环核苷酸磷酸二酯酶 PDE 超家族中最活跃的成员。使 cGMP 浓度饱和的最大值，即酶的转化数 k_{cat}，已报道在 1000 ~ 7000/s，米氏常数，cGMP 浓度在其最大活性一半时大约是 40 μM。因此酶的效率 k_{cat}/K_m 在 $2.5×10^7/M/s$ ~ $1.75×10^8/M/s$ 的。PDE6 活化需要 Mg^{2+} 和 Zn^{2+} 两种金属离子，Mg^{2+} 与 cGMP 可逆性结合，Zn^{2+} 与高亲和力位点永久性结合，对催化起重要作用[22]。光活化的其他关键成员在暗环境下也处于静止状态。下面将讨论光照下这些酶的调节机制。

　　鸟苷酸环化酶利用 GTP 作为底物，制造 cGMP 和无机焦磷酸盐作为产物。无机焦磷酸盐可以被无机焦磷酸酶快速降解，该酶在视杆外节的水平比其他任何已测定类型的细胞都要高。鸟苷酸环化酶是一种跨膜蛋白，被认为作为二聚体存在于光感受器膜上，每个二聚体均与钙结合蛋白 GCAP（鸟苷酸环化酶活化蛋白）结合[24-26]。PDE6 是一个异四倍体外周膜蛋白，包括两个大催化亚基 PDE6α 和 PDE6β 以及两个较小的相同的抑制亚基 PDE6γ。催化亚基分别经受异戊二烯化翻译后修饰，如下所述，所以该酶以外周方式结合在盘膜上。视杆中 PDE6α 和 PDE6β 亚基结构彼此相似，而在视锥中，结合的是两个相同的 PDE6α 亚基。PDE6 催化亚基在序列上与一个环核苷酸磷酸二酯酶大家族，即 PDE 超家族有关[27]。这些催化区域的序列相似，其中 PED6 亚型在结构上与 PDE5 亚型最相似，而 PDE5 亚型是枸橼酸西地那非（万艾可）及其他用于治疗勃起功能障碍药物的靶点。除了催化区域，PDE6 每个催化亚基包含两个 GAF 结构域，其中一个包含 cGMP 的非催化结合位点。由于外节与 GAF 结构域结合的 cGMP 总浓度约为 50 μM，细胞内大部分 cGMP 与 PDE6 结合。这些非催化部位的生理功能尚不清楚，但是它们通过抑制性 PDE6γ 亚基，与催化亚基配对结合占用[28-30]。与活化形式 G 蛋白作用最广泛的是 PDE6γ 亚基，下面将进行阐述。

视紫红质

　　在暗处，光子受体视紫红质[3, 31-33] 处于静止状态[34-36]，反相激动剂 11- 顺式视黄醛共价结合在它的活化位点上（图 18.5 ~ 图 18.7）。能够激活受体的配体叫做激动剂，具有阻断激动剂作用的被称为拮抗剂，那些没有任何配体、实际上将受体活性降至其活化水平以下的被称作反激动剂。视紫红质具有 7 个跨膜螺旋，是信号转导受体 G 蛋白偶联受体（GPCR）超家族成员。和其他 GPCRs 一样，它有催化异三聚体 G-蛋白活化的能力。这个视紫红质活性被生色团和反激动剂 11- 顺式视黄醛所抑制。没有配体的脱辅基形式视紫红质被称为视蛋白，较视紫红质有更高的 G 蛋

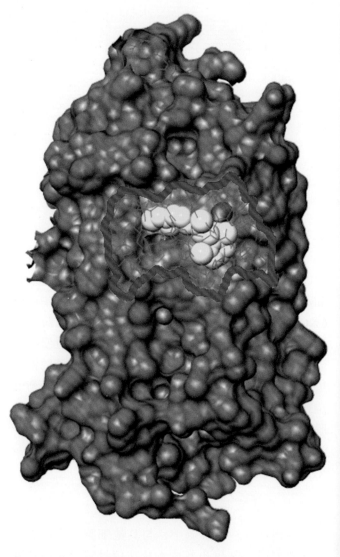

图 18.5　切去视黄醛结合袋（红色）的视紫红质晶体结构表面描绘以显示 11- 顺式视黄醛生色团（黄色立体球）。蛋白质数据库坐标 1U19[114]。

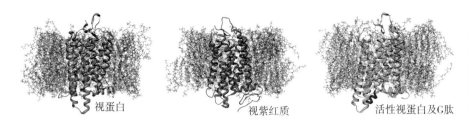

图 18.6 晶体结构突出视蛋白脂质双层的螺旋排列（左图，PDB 结构 3CAP[115]），暗视紫红质（中间，PDB 结构 1U19[114]），活性视蛋白及来源于转导蛋白 α 亚基的肽（右图，PDB 结构 3DQB[116]）。

视蛋白　　　视紫红质　　　活性视蛋白及G肽

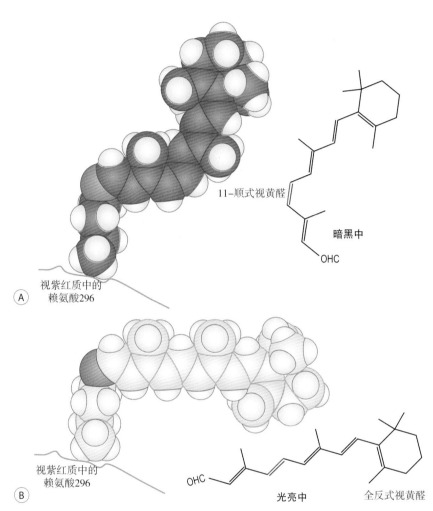

11-顺式视黄醛

暗黑中

OHC

视紫红质中的
赖氨酸296

Ⓐ

视紫红质中的
赖氨酸296

Ⓑ

OHC

光亮中　　　全反式视黄醛

图 18.7 （A）视紫红质中 11- 顺式视黄醛，以空间充填方式表示分子结构。左下角代表赖氨酸 296 的侧链，蓝色表示席夫碱氮，碳原子用红色表示，白色代表氢。（B）视紫红质中全反式视黄醛的分子结构，以空间充填方式表示。左下角代表赖氨酸 296 的侧链，蓝色表示席夫碱氮，碳原子用黄色表示，白色代表氢。

白激活活性，在高亮度水平就变得很重要，但是在暗适应状态相对不重要。盘膜上视紫红质的浓度非常高（细胞膜上浓度稍低），以致大约 1/3 的膜盘表面被视紫红质占据，另外 2/3 分布着磷脂、胆固醇和其他小脂质。

视紫红质经历翻译后修饰对它的功能很重要。N-连接的碳水化合物被发现在视紫红质面向膜盘内部和细胞外液的区域，这对视紫红质从合成它的内节部位适当运输到外节膜上非常重要。两个软脂酰通过硫酯连接靠近羧基端两个相邻的半胱氨酸残基，其将多肽链系到盘膜的细胞质表面形成细胞质的四分之一环

路。另外，11- 顺式视黄醛和全反式视黄醛的醛部分不是作为自由醛与视紫红质结合，而是 11- 顺式视黄醛和视紫红质跨膜区赖氨酸残基 296 之间形成共价席夫碱相连接（图 18.7）。

视紫红质由 348 个氨基酸构成。在先天性静止性夜盲患者中只发现 4 个不同的突变位点（CSNB；框 18.1），而在常染色体显性遗传性视网膜色素变性患者中超过 100 个氨基酸位点发生突变（ADRP；框 18.2）。因此，分子不仅对光子激活敏感，而且对自身的氨基酸结构也非常敏感。

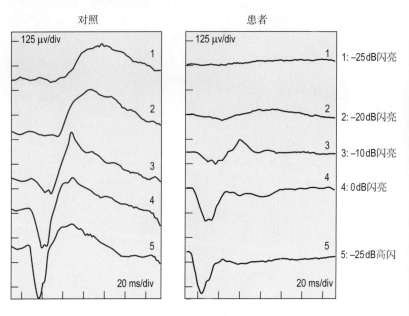

对照　　　患者

1: -25dB闪亮
2: -20dB闪亮
3: -10dB闪亮
4: 0dB闪亮
5: -25dB高闪

图 18.8　CNSB 患者由于视紫红质 A295V 改变了视网膜电图（ERGs）信号。ERG 代表光线刺激时视网膜所产生的电位变化。早期的负向波是 a 波，来源于光感受器超极化。随后的正向 b 波，主要来自于 ON 双极细胞去极化，接收光感受器输入的电流。左图是正常人经典的暗适应 ERG 图，右图为患者的。强度代表的是 1，0.01；2，0.03；3，0.03；4，1.0；5，3.0 cds/sm². 病人的视杆反应严重减少。（Reproduced from Zeitz et al 2008.[117] Reproduced with permission from the Association for Research in Vision and Ophthalmology.）

框 18.1　先天性静止性夜盲

　　先天性静止性夜盲（CSNB）包括一组遗传和临床异质性、非进行性视网膜疾病，主要是由于视杆光感受器信号转导和传输缺陷。光传导级联蛋白编码基因（RHO，GNAT1，PDE6B，RHOK，SAG 和 RDH5）或光感受器至双极细胞信号传输相关基因（NYX，GRM6，CANCA1F 和 CABP4）的突变可导致该病。

　　夜盲症，降低或缺乏暗适应，是各种形式视网膜营养不良的典型早期信号。遗传模式（常染色体显性遗传，常染色体隐性遗传或 X- 连锁）、视网膜电图（存在或不存在 a 波）、屈光不正（存在或不存在近视）和眼底表现的形式不同（图 18.8）。所有静止性夜盲患者视杆 ERG 振幅严重降低，很多视锥 ERG 振幅中度降低。病人的视杆敏感度相对于正常人降低 100 ～ 1000 倍。几乎所有有视锥反应的都有正常的峰值潜时（闪光和后续 b 波峰之间的时间间隔）。

框 18.2　Stargardt 病

　　Stargardt 病是一种常染色体隐性遗传少年型黄斑变性，进展和严重程度不定。是由 1 号染色体上编码视网膜特异性 ATP 结合盒转运蛋白 ABCR(ABCA4) 突变引起的。在视杆和视锥外节膜盘边缘，作为磷脂蛋白共轭结合全反式视黄醛的翻转酶。这个基因的突变也被归因于锥 - 杆营养不良、视网膜色素变性、年龄相关性黄斑变性。Stargardt 病的病理特点包括视网膜色素上皮细胞（RPE）荧光脂褐质色素的堆积和视网膜变性。

　　脂褐素重要的荧光基团是双维甲酸吡啶盐 N- 亚视黄基 -N- 视黄基乙胺醇（A2E），由全反式视黄醛与磷脂酰乙胺醇缩合形成。Stargardt 病患者 RPE 内可见 A2E 的显著堆积 [80,94]。A2E 对 RPE 细胞有几种潜在的细胞毒效应，包括膜失去稳定性、线粒体释放凋亡蛋白、细胞对蓝光损伤的致敏作用、外节吞噬磷脂的降解受损。

G- 蛋白，Gt

　　与视紫红质一样，G- 蛋白被称作转导蛋白 [37-41] 或 Gt（图 18.9），在暗处也处于非活化状态。对于 G- 蛋白，这意味着是二磷酸鸟苷，而不是三磷酸鸟苷结合到它的 α 亚基，$G_{t\alpha}$ 上，以异三聚体 $G_{t\alpha\beta\gamma}$ 的形式存在。G- 蛋白借助与脂质共价结合而与盘膜相关联 [42,43]。饱和及不饱和 12- 及 14- 碳脂肪酸的异质混合物被发现通过酰胺键连接在 $G_{t\alpha}$[44-46] 甘氨酸残基的氨基端。该反应发生在翻译过程中，对于 G- 蛋白定位在外节很重要 [47]。有一个 15- 碳异戊二烯组、法尼基通过硫醚键连接到 γ 亚基 [48,49] 的羧基末端。这种异戊二烯也见于其他光传导蛋白，通常它发生在最初的翻译产物羧基末端半胱氨酸的 4 个残基上。最末的 3 个残基被蛋白酶水解 [50]，异平基赋予的疏水性被已转换成 C- 末端半胱氨酸残基的羧基甲基酯化所增强。

脂质环境的重要性

　　盘膜上的脂质在装配光传导装置 [51] 和提供蛋白上发挥重要作用。视紫红质和鸟苷酸环化酶是跨膜蛋白，G_t 和 PDE6 是外周膜蛋白，通过共价键与脂质结合附着到膜上（图 18.9，图 18.10）。GCAPs 也能被它们的氨基端脂肪酸共价脂化，另一个光传导蛋白，视紫红质激酶被异戊二烯化（下面讨论）。跨膜 CNG

通道只在质膜上被发现，盘膜上不存在。纯化蛋白试验显示盘膜上这些蛋白的适当装配对于它们之间高效的相互作用很重要。视紫红质在盘膜脂质内扩散速度相当快，以致即使在黑暗处每一秒它都会与 G- 蛋白接触多次[52-56]。ROS 膜有一个不寻常的脂质成分，具有高含量的多不饱和脂肪酸。ROS 磷脂接近 40%脂肪酰基是 ω-3 脂肪酸，二十二碳六烯酸（DHA 或22：6），有 22 个碳和 6 个双键[57]。DHA 只有在食物

耗尽 ω-3 脂肪酸时才能在体内被合成。胆固醇，仅占外节脂质成分的 10%～15%，在光传导反应发生时建立脂质微环境中起着重要作用[56]。

光反应的活化阶段

视紫红质光异构化

视紫红质的光吸收是光传导的开始（图 18.9～图 18.11）。视紫红质具有广泛的吸收光谱，吸收峰在可见光谱的绿色部分，波长接近 500nm（图18.14）。由于光线必须通过大量盘膜（约 1000），并且每个盘膜有高浓度的视紫红质，绿光通过视网膜时

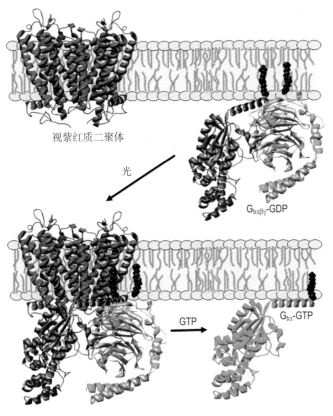

图 18.9 转导蛋白亚基相互作用的结构模型，变视紫红质Ⅱ和光活化过程中的盘膜。（Modifed from Wang et al 2008[56].）。

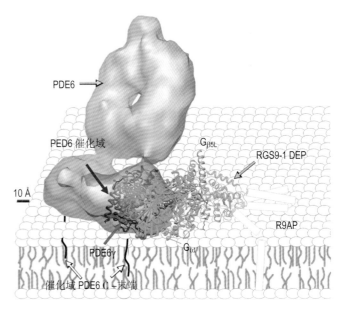

图 18.10 正常感光反应恢复动力学重要的多亚基复合物。PDE6γC 末端片段用红色填充表示（Modified from Wensel 2008.[51]）。

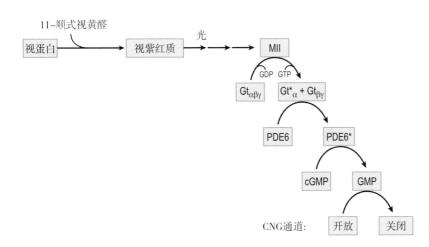

图 18.11 光传导活化级联反应的图示。

视紫红质捕获一个光子的概率是相当高的（20μm长的人视杆约50%，60μm长的蟾蜍视杆约89%）。当视紫红质吸收光线时，它发生结构转变或光异构化的概率相当高，达65%[58]。这是已知最有效的光化学反应之一，这种效率有助于解释视杆细胞对单光子精密的感光性。结合的11-顺式视黄醛生色团负责光吸收（多肽不吸收可见光除非它们与生色团的配体结合），在其光吸收诱导的激发态，11-顺式视黄醛经历了碳11和碳12之间键合的光异构化反应，从11-顺式转变为全反式视黄醛（图18.7）。化学键的重排使视黄醛结构发生戏剧性改变，新的全反式表示一个扭结分子被拉直了。该分子不再是反向激动剂，而是成为激动剂或活化剂。

视黄醛生色团，通过席夫碱共价结合在视紫红质赖氨酸残基氨基酸位置296上（见上文），通过光异构化反应诱导蛋白结构变化。在光异构化反应后，蛋白质经历了一系列构象变化，以螺旋排列来适应此事件。换句话说，当视黄醛伸展成全反式形状，它推出了部分不常见的蛋白质。这些构象变化最终导致变视紫红质Ⅱ的形成——一种与暗视紫红质完全不同的结构。光解的视紫红质中间构象能被高速和/或低温光谱监测到，包括紫外-可见吸收光谱、红外、拉曼光谱和荧光光谱[59-61]。这些和其他的研究已经表明，光激活时，在全反式生色团开始水解、离开载脂蛋白视蛋白前，视紫红质首先变成红视紫红质、光视紫红质、变视紫红质Ⅰ（MⅠ）和变视紫红质Ⅱ（MⅡ或R*，激活转导蛋白的形式），最终成为变视紫红质Ⅲ（MⅢ）。在生理温度，光活化后，MⅠ和MⅡ即刻建立了一个动态平衡，根据吸收光谱的不同可以被监测。MⅡ优先于MⅠ结合并激活G蛋白。

G-蛋白活化

视紫红质和变视紫红质Ⅱ的功能差异在于它们与G-蛋白转导蛋白（Gt）的相互作用。MⅡ比视紫红质更紧密地与G-蛋白结合，并作为Gt活化有效的催化剂。在高浓度MⅡ时，G-蛋白活化比它在暗处快约1000万倍[62]。G-蛋白通过GDP与MⅡ结合，但是很快释放结合的GDP（图18.9）。在暗处G-蛋白活化时缓慢释放GDP（约每10000秒一次），但是Gt与MⅡ结合后释放得就非常快。一旦GDP被释放，细胞内GTP达毫摩尔浓度以确保GTP的快速结合。一旦GTP与$G_{t\alpha}$亚基结合，G-蛋白即进入活化状态。与游离核苷酸或$G_{t\alpha}$的GDP-结合状态相比，

活化的$G_{t\alpha}$-GTP复合物对于$G_{\beta\gamma}$亚基和MⅡ具有较低的亲和力。一个MⅡ分子能以催化方式激活许多G-蛋白，在哺乳动物视杆中速度超过每秒150次。

PDE6活化

当$G_{t\alpha}$失去它对于MⅡ的亲和力，$G_{t\beta\gamma}$紧接著与GTP结合，其对cGMP磷酸二酯酶PDE6的亲和力也被大大增强[21,63]。当$G_{t\alpha}$-GTP结合，PDE6的催化活性增加约1000倍。这种酶活性的显著增加意味着活化PDE6附近的cGMP细胞质水平开始快速下降。完全活化的PDE6是已知最有效的酶之一，具有催化效应，k_{cat}/K_m约4×10^8/M/s。这种高催化效率意味着几乎每一时间都有cGMP分子被扩散的活化PDE6分子结合，将水解成5'-GMP。如果一个灵长类视杆细胞中350个PDE6分子被完全活化，它们能在1/10秒水解大多数cGMP。

通道关闭

在暗处，每个cGMP分子从它们在CNG通道上的位点不断解离和结合（见第19章）。因此每个CNG通道每隔几毫秒就在相邻细胞浆中采集cGMP的浓度。如上文提到的协同效应，事实上，细胞质中cGMP一旦下降，通道立即反应，具有非常高的浓度依赖性。通道关闭减少了Na^+离子内流，减少了暗电流并使膜电位更趋负向（例如，超级化）。同时，由于上文讨论的Na^+/Ca^{2+}交换功能，Ca^{2+}的细胞内流也减少[64]。

神经递质的缓慢释放

视杆细胞与下游的双极细胞通过神经递质谷氨酸的释放相联络。视杆细胞释放高浓度的谷氨酸，将完全黑暗的信号传递给双极细胞，减少谷氨酸的释放水平将传递光吸收信号。这种变化由细胞膜超极化引起，沿着细胞膜被动地从外节向突触末端传播。由于视杆细胞与有长轴突的神经元相比相对较短，通过动作电位传递信号对于外节到突触电位变化的传递不是必须的。

恢复期

恢复过程中的生化变化包括各种分子活化状态的复原，该阶段被称为恢复期。这是最简单地考虑这个过程，它比活化要复杂得多，活化恢复的方式是单一暗淡的闪光后没有更多MⅡ形成。

视紫红质磷酸化，维甲酸回收和再生

由于 M Ⅱ 具有催化活性，只要 M Ⅱ 存在，完整的下游信号将持续，cGMP 将被快速降解。M Ⅱ 的失活有多种机制，但是起效最快和最重要的一种似乎是视紫红质蛋白激酶 RK 或 RK1 的磷酸化作用[65]（图 18.12）。与 G- 蛋白一样，RK 优先识别活化形式的视紫红质、M Ⅱ。RK 利用 ATP 的磷酸基团附加到视紫红质羧基末端尾部的丝氨酸残基上。最多可以添加 8 个磷酸盐，如果任何关键残基丢失，M Ⅱ 灭活动力学放缓[66,67]。M Ⅱ 磷酸化减少了它对 G- 蛋白的亲和力，并减缓 G- 蛋白的活化。视紫红质蛋白激酶是特异于活化形式 G- 蛋白偶联受体的激酶家族成员，包括一种只在视锥中发现的激酶 RK7[68,69]（但不是所有物种的视锥中都有）。RK-1 通过一个共价键连接的法呢基与盘膜结合[70,71]，而 RK7 通过二牛龙牛儿基与其结合。与 15 个碳结构的法呢基部分相比，20 个碳的牛儿基疏水性较大，可以提高 RK7 与光激活的视锥细胞色素相互作用的效率。

比磷酸化过程要慢，光激活的视紫红质也会损失以共价键连接的全反式视黄醛。构象的变化伴随着顺反异构化，光激活呈现的赖氨酸 296 和视黄醛之间席夫碱易水解，使得不同于暗形式的视紫红质，M Ⅱ 水解席夫碱，从结合口袋里释放全反式视黄醛。全反式视黄醛像其他醛一样，具有化学活性，能与盘膜上的蛋白结合，包括视紫红质，形成新的席夫碱连接蛋白质赖氨酸残基的氨基，或从脂质状态的磷脂酰乙醇胺进入使其分离。磷脂酰乙醇胺和全反式视

黄醛之间的共轭，有时简称为 APE，是 A2E 复合物的前体（图 18.13），聚集在 Stargardt 病基因 ABCA4（或 ABCR，见框 18.2）缺陷的动物和人类患者上。ABCA4[72,73] 属于 ATP- 结合盒跨膜转运蛋白家族，包括多药耐药蛋白和脂质翻转酶。ABCA4 一个拟议的功能是跨双层传送 APE。醛所有的反式视黄醛在被输送到视网膜色素上皮细胞（RPE）回收再生成 11- 顺式视黄醛之前必须被转换成醇的形式（见第 13 章）。该还原反应由一个或多个脱氢酶催化，如已知的视黄醛脱氢酶，所有酶都使用 NADPH 作为还原剂。

视蛋白，无论磷酸化与否，都能与 11- 顺式视黄醛结合，由 RPE 内维生素 A 类循环供给，以在黑暗状态再生视紫红质。磷酸化的视紫红质不与视紫红质抑制蛋白以高亲和力结合（见下文），可以被蛋白磷酸酶 2A（PP2A）作用去磷酸化。由于视紫红质与 11- 顺式视黄醛的结合不能激活 RK，黑暗处的视紫红质多半处于非磷酸化状态。

视紫红质抑制蛋白的结合

由 RK 介导的视紫红质磷酸化，本身不足以完全关闭 M Ⅱ 的活性，关键是结合成帽蛋白形成视紫红质抑制蛋白[74,75]。当 M Ⅱ 增加磷酸化，视紫红质抑制蛋白结合非常紧密，并阻止更多 Gt 的结合和活化（图 18.12）。由于 Gt 结合位点的空间位阻，M Ⅱ 无法传播光传导。最终，全反式视黄醛将通过席夫碱键的水解从蛋白质上解离，得到视蛋白，其中视紫红质抑制蛋白将解离，磷酸盐将被磷蛋白磷酸酶除去。和以 11- 顺式视黄醛与视蛋白结合使视紫红质再生一样

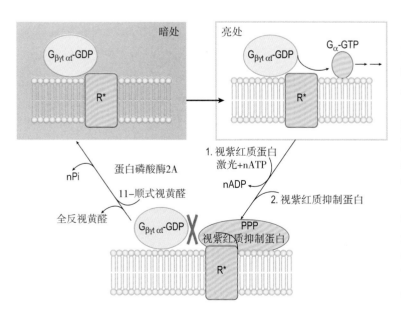

图 18.12 视紫红质蛋白激酶磷酸化在光激发的视紫红质、M Ⅱ 或 R* 灭活中的作用。在暗适应的视杆细胞，视紫红质而非视紫红质蛋白激酶优先结合底物，因而在光活化或转换至 R* 时，它能迅速催化二磷酸鸟核苷 - 三磷酸鸟苷 G_α 的交换。活化的 G_α-GTP 刺激环磷鸟苷（cGMP）磷酸二酯酶（PDE），导致 cGMP- 门控阳离子通道关闭和细胞膜超极化。R* 结合并激活视紫红质蛋白激酶，通过利用三磷酸腺苷（ATP）给 R* 羧基末端加上多个磷酸盐，诱导以高亲和力与视紫红质抑制蛋白结合的状态。视紫红质抑制蛋白与磷酸化视紫红质的结合有效地淬灭了 R* 的活性，直到变视质Ⅱ衰变和视紫红质再生导致蛋白磷酸酶 2A（PP2A）作用下的去磷酸化。（Modifed from Gross et al 2008.[118]）

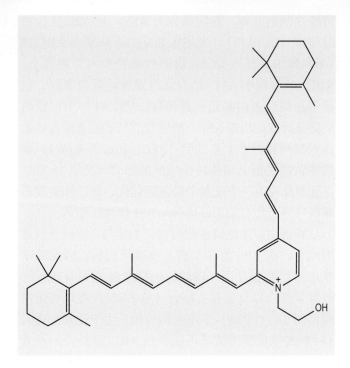

图 18.13 N- 亚视黄基 -N- 视黄基乙胺醇（A2E）的化学结构。

（参阅下面的暗适应讨论），后者的一系列反应比暗闪光刺激恢复反应的时间尺度更长。视紫红质抑制蛋白是个 48kDa 的蛋白，也称作 48K 或 S- 抗原，后者参与诱导实验性自身免疫性葡萄膜炎。

鸟苷酸环化酶激活 cGMP 的恢复

鸟苷酸环化酶活性通过钙反馈机制发生变化，它的速度较 M Ⅱ 活化更快[76,77]，有助于停止细胞质中 [cGMP] 浓度的下降，钙反馈包括降低胞浆内 $[Ca^{2+}]$ 从而激活鸟苷酸环化酶[78]。降低 Ca^{2+} 的机制很简单，Na^+/Ca^{2+} 交换持续将 Ca^{2+} 泵出细胞外，而 Ca^{2+} 通过 CNG 通道流入细胞在减少，或者当通道关闭时被阻断（第 19 章）。$[Ca^{2+}]$ 的变化通过钙结合蛋白运转[79]，被称为 GCAPs（鸟苷酸环化酶结合蛋白），钙结合蛋白的钙调蛋白超家族的成员。它们与 GC 结合并在有钙结合时保持低活性，但是当 $[Ca^{2+}]$ 变低时它的活性显著提高。GCAP-GC 复合物的 Ca^{2+} 抑制也是协同工作的，以至于 GC 活性的依存性非常大的依赖于 Ca^{2+} 浓度。这种协同性使得 GC 活性能非常快的变化，以适应 CNG 通道电流的变化。通过 Ca^{2+} 反馈 GC 激活，在暗闪光后不到 100 毫秒开始平衡 PDE6 的活化（小鼠），并最终恢复 [cGMP] 至静息暗水平。

视网膜光感受器鸟苷酸环化酶（GC）亚型[26,80-83]是跨膜或颗粒状鸟苷酸环化酶家族成员，其中某些不像光感受器亚型，是肽或其他细胞外配体的受体。跨膜 GC 酶以二聚体形式存在于膜上。每个 GC 多肽都有一个糖基化细胞外结构域参与二聚体的形成，一个跨膜 - 螺旋和胞内结构域。细胞内结构域包括激酶同源结构域，二聚体化功能域，负责 cGMP 生成的催化域，及介导膜表面的细胞质中蛋白质相互作用的 C- 末端结构域。GCAP 蛋白，有脂肪酸连接到它们的氨基端，即使在细胞内 Ca^{2+} 浓度很低时依然与 GC 保持结合。与 Ca^{2+} 的结合改变其构象，它以这样的方式刺激 GC 活性。

人和大部分哺乳动物光感受器的 GC 和 GCAPs 各有两个异构体。在人类光传导强调 GC1（也被称为 GCE 或 retGC1 或 ROS-GC1）的重要性是因为编码该蛋白的基因（GUCY2D）突变引起人 Leber's 先天性黑朦（LCA）[84,85]。强调 GCAP1 的重要性是基于 GCAP1 突变与常染色体显性视锥营养不良的关联[86]。小鼠的 GCAP1 和 GCAP2 基因在染色体上相近，这两个基因双敲除后导致暗适应下视杆闪光反应较野生型视杆明显减慢且振幅变大。GCAP2 转基因表达只能部分挽救表型，反而是 GCAP1 当表达水平足够时似乎能完全挽救[87]。

RGS9-1 引起的 G- 蛋白和 PDE6 失活

当 M Ⅱ 被磷酸化淬灭和视紫红质抑制蛋白结合后，只要 GTP 与 G- 蛋白持续结合，信号持续就会使 PDE6 保持在活化状态。$G_{t\alpha}$ 的暗 GDP 状态通过水解相应的 GTP 而恢复。一旦磷酸盐被释放，$G_{t\alpha}$ 构象将发生改变，恢复对 $G_{t\beta\gamma}$ 的亲和力并显著降低对 PDE6 的亲和力，PDE6 回复到暗非活化状态。GTP 水解在杆视觉反应（哺乳动物时间常数约为 200 毫秒，两栖动物约 2 秒）中是最慢的一步[88,89]，由作为鸟苷三磷酸促进蛋白酶（GAPs）的蛋白质复合物调节作用。该复合物的核心是 RGS9-1[90,91]，是 G- 蛋白信号调节 GARs 家族成员，只存在于光感受器细胞（框 18.3）。它总是与两个预留的亚基 $G_{\beta5L}$ 和一个跨膜锚蛋白 R9AP 结合。$G_{\beta5L}$[92,93] 是 G- 蛋白 β 亚基家族的成员，但是它的功能和其他四个成员不同，它们与 G- 蛋白 γ 亚基紧密结合并且辅助 G- 蛋白 α 亚基偶联到受体上。相反，$G_{\beta5L}$ 紧密结合到 G-γ 样结构域[94]，或者是 GGL 结构域，其被发现存在于 R7 家族的 RGS 蛋白上。$G_{\beta5L}$ 的结合对于 RGS9-1 和其他 R7 RGS 蛋白的稳定性和特异性很重要，它将复合物交联到盘膜上。该复合物与 $G_{t\alpha}$-GTP-PDE6 复合物结合且刺激 $G_{t\alpha}$ 介导的 GTP 快速水解（图 18.10），结果使 PDE6 的活性回落至暗水平，cGMP 水平恢复至闪光前的水平。作为恢复相最慢的反应步骤，CNG 通道一旦再度开放至闪光前的广度，膜电位和 [Ca^{2+}] 就会恢复（见第 19 章）。

扩增

暗视觉一个最显著的特点是所有上述事件均可以通过单个光子激活视杆细胞内的单个 M Ⅱ 分子，以一个强大的方式触发，视杆细胞从而获得量子极限的敏感性——一种感受和传播光线中单个光子的能力。光传导元件的催化活性实现了多阶段扩增，是形成这个能力的原因之一。单个的 M Ⅱ 分子能产生很多活化 $G_{t\alpha}$-GTP 分子。每个活化 $G_{t\alpha}$-GTP 分子与 PDE6 结合时，每秒可以破坏数千个 cGMP 分子。每个 cGMP 分子通过水解离开细胞质都会减少开放通道的数量，而每个通道每秒通过近 2000 个带正电荷的离子。并且，该通道的协同性意味着一个 [cGMP] 10% 的变化会引起近 30% 开放通道数的变化。根据物种及其视杆细胞几何形状，阻断每一视紫红质感光异构化的离子数整体增幅在 $5 \times 10^5 \sim 5 \times 10^7$[95]。这个惊人的数字似乎使单光子能被检测到而显而易见，但是问题是

这个过程总伴随着扩增效应：噪声随着信号被放大。最终，可靠的检测不是依赖于强烈的信号，而是高信噪比。光传导级联反应中有很多噪声来源，详细的研究表明，光传导级联反应的许多特征和介导它的分子已参与最小化噪声。个别视杆细胞产生假单光子样信号（大约每 160 秒一次）使我们难以在高强度黑暗中区分真实的光源，在这个强度以下需要用此频率诱导单光子反应。

饱和光亮度反应

当光的水平超过光异构化万分之一（0.01%）个视紫红质所需强度时，几乎细胞内所有 cGMP 水解，将浓度推至零附近，并且所有通道关闭，完全关闭暗电流。超过这个强度，增加光强度只能加快上升相的动力学，延长饱和的时间。如第 19 章所述，在饱和强度的闪光后，更多的视杆反应不能被激发，直到几秒钟后细胞从初始反应中恢复。在相当宽强度范围内，从闪光到暗电流恢复至标准水平（例如 90% 或 50%）的时间和闪光强度对数呈线性关系[96]，表示一个单一的指数过程，其特征在于用一个"主时间常数[97]"表示超过该强度范围的光传导级联反应中最慢的一步。RGS9-1 GAP 复合物[88]水平增高的转基因小鼠的研究揭示了该复合物的水平、$G_{t\alpha}$ 介导的 GTP 水解动力学、光反应恢复期慢步骤的时长决定及杆视觉的时间分辨率。

适应不断变化的环境光水平（见第 20 章）

在相当昏暗的背景光条件下，视杆对光强度增量的反应是衰减的，相对于完全暗适应条件下是增加的。这种脱敏效应在背景光强度增加时变得更明显。这些变化被称为明适应。回到暗处该变化是可逆的，感光性的恢复需要几分钟的时间，经历快相和慢相阶段。这种感光性的恢复被称为暗适应。暗适应的慢相通常是由于长时间的强光暴露，形成了由视蛋白到视紫红质的再生，例如在亮背景光下促成 11-顺式视黄醛与载脂蛋白群的重新结合。明适应能在秒的时间尺度上被观察，其过程还没有被完全掌握，似乎是由光传导级联反应中几个步骤的变化所致。其中最重要的是 PDE6 活化引起的加速 cGMP 水解和合成，及低 [Ca^{2+}] 诱导的鸟苷酸环化酶激活。由于背景光的作用，这些反应已经加快进程，进一步增强激发光会降低反应振幅，但会加快反应速度。另外，这样的条件下，低 [Ca^{2+}] 可以调节视紫红质激酶、CNG 通道

和 RGS9-1 GAP 复合物。

鸟嘌呤核苷酸循环

　　光大大加快了光感受器中鸟嘌呤核苷酸的循环，即使在黑暗中也有一个非常高通量的合成和水解循环周期[98]。虽然每个 PDE6 分子可能只有其在黑暗中酶活性最大值的 0.1% 左右，PDE6（20μM 顺序）的高浓度和高酶效率意味着哺乳动物视杆内整个细胞池的 cGMP 的水解速率约为每 2.5 秒一次。鸟苷酸环化酶持续催化合成 cGMP 以平衡其水解通量，从而得到黑暗中持续稳定的 cGMP 水平。通过 cGMP 消耗大量 GTP 的暗循环，因此必须不断补充能量代谢。为此光感受器既可以利用靠近外节的内节区域中密集的线粒体进行有氧呼吸，也可以利用内节和外节都有的酶进行糖酵解。GTP 的产生来自于 GDP 和无机磷酸盐，磷脂酰肌醇，在三羧酸循环中由琥珀酸脱氢酶作用，来自于 GDP 和 ATP 由核苷二磷酸激酶作用，来自于两个 GDP 分子由一个 GDP 磷酸转移酶作用[99]。表面上看，无效循环和细胞能源的消耗似乎是一种浪费。然而，它可能有助于光传导的速度，并且其对 ATP 的使用被内节 Na$^+$/K$^+$ ATP 酶泵的需要所阻碍。

视锥和视杆细胞的比较

光传导分子的异同

　　视杆细胞的很多光传导分子拥有同系物，在视锥细胞中执行类似的功能。视锥细胞色素，在结构上与视紫红质非常相似，但是吸收光谱不同，光物理属性也不同（图 18.14）。视锥细胞色素的热异构化率较视紫红质高[100]，和 11- 顺式视黄醛的自发解离率相同[101]。不同吸收光谱的演变，被称为彩色色素和视紫红质的光谱调谐，其发生是由于生色团结合口袋上或附近氨基酸侧链的多样化。乔治·沃尔德[102]（他因此共享了 1967 年诺贝尔生理学或医学奖[103]）、露丝·哈伯德[35] 和其他研究者揭示视杆细胞对绿光（最大吸光度约 498 nm）最敏感，对红色不敏感（波长大于 640nm）。许多研究已经发现了光谱调谐的分子机制，并且已经确定，质子化状态的席夫碱以及邻近它的氨基酸的极性决定光感受器吸收光谱是否迁移到蓝色（短波长）或红色（长波长）[104-109]（图 18.14）。

　　视杆和视锥细胞的 G- 蛋白亚基既不相同又密切相关。视锥 $G_{\alpha t}$ 被称为 $G_{\alpha t2}$ 或视锥转导蛋白，81% 与视杆转导蛋白相同。视杆转导蛋白的 β 亚基是 $G_{\beta 1}$，

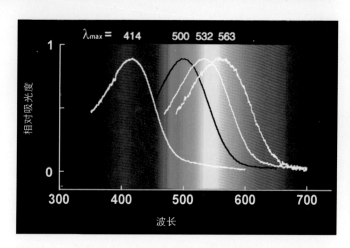

图 18.14　视紫红质的吸收光谱和红色敏感（下）、绿色敏感（中）、蓝色敏感（上）的视锥色素。（Courtesy of Dr. Masahiro Kono.）

而视锥转导蛋白采用 83% 序列相同的 $G_{\beta 3}$。视杆 $G_{\gamma ?}$ 和视锥 $G_{\gamma 8}$ 亚基的同源性不少于 40%，两者都经过 3 个残基的蛋白裂解、法呢基化及 C- 末端的甲基酯化。

　　不像视杆细胞有两个相关但不同的 PDE6 催化亚基 $PDE6_{\beta}$ 和 $PDE6_{\alpha}$，视锥细胞包含一个单一的 $PDE6_{\alpha}$ 亚基，形成二聚体与两个视锥特异性 $PDE6_{\gamma c}$ 一起形成全酶异四聚体。CNG 通道具有视锥特异性 α 和 β 亚基。视杆视紫红质激酶 GRK-1 和视锥特异性视紫红质激酶 GRK-7 在视锥中都有发现，并有一个视锥特异性形式的视紫红质抑制蛋白。RGS9-1-$G_{\beta 5}$-R9AP 复合物在视锥组分中相同（除了某些 $G_{\beta 5}$ 是较短剪接变异体在视杆中找不到），但是以比视杆高 10 倍的水平存在于视锥中[91,110]，以允许快速动力学，具体如下文所述。

生理学差异

　　视锥细胞不如视杆细胞敏感，它们反应更快，即使在明亮的阳光下也不会饱和。这些差异的原因目前正在被许多实验室研究并且存在争议。然而，当前大多数数据支持远离活化阶段的反应。视锥色素的量子感光性与视紫红质蛋白非常相似，正是它们的效率激活 G 蛋白。视锥 PDE6 与视杆的同形物具有类似的动力学属性，CNG 通道对 cGMP 具有类似的反应性。视杆细胞和视锥细胞动力学及感光性差异的主要来源，在于切断反应的快速机制。可能包括：相对于 M Ⅱ 磷酸化更快速的活化视锥色素磷酸化[111,112]，全反式视黄醛的更快分解，更快的 G 蛋白 GTP 水解，其由视锥细胞中较视杆细胞中浓度高十倍的 RGS9-1/

Gβ5/R9AP 复合物驱动。低活性（微弱的 G 蛋白活化）的漂白色素（视蛋白样脱辅基蛋白或磷酸化和视紫红质抑制蛋白加帽形式）也可能在防止视锥饱和中起作用。

光传导与疾病

光传导缺陷造成的疾病类型主要包括视网膜变性、夜盲症、色盲和部分色盲（框 18.5）。其中的遗传性疾病，除了 X- 连锁色盲外，是相当罕见的，但是总体而言，这些疾病使成千上万的患者遭受着不同程度的视觉损害。

视网膜变性和夜盲

视网膜变性指视觉功能进行性丧失，通常伴随着视杆和视锥光感受器细胞的死亡，可导致严重的视力障碍和完全失明。这种情况根据视网膜的表现和疾病的病理学按多种名字分类。遗传性退行性疾病，包括视网膜色素变性（图 18.15），可以由编码光感受器蛋白的基因突变引起，也可由许多其他非光传导基因突变引起（框 18.4）。许多突变已在人体和动物上鉴定，并且这些信息可以在视网膜信息网（http：//www.sph.uth.tmc.edu/Retnet）或眼分子遗传学研究所的网站（http：//eyegene.meei.harvard.edu）获取。在上述讨论的光传导蛋白中，视网膜变性相关缺陷基因编码视紫红质、PDE6、鸟苷酸环化酶、CNG 通道及鸟苷酸环化酶活化蛋白（GCAPs）。先天性静止性夜盲，杆视觉缺失或严重缺陷（称为"静止"是因为

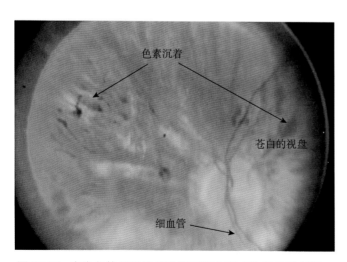

图 18.15　常染色体显性遗传性视网膜色素变性患者眼底照。注意苍白的视盘，色素沉着和变细的血管（标注处）。（Courtesy of Dr. Leo P. Semes.）

框 18.4　视网膜色素变性

视网膜色素变性（RP）是一种渐进性锥杆营养不良，表现为进行性视野缺失和最终的视觉功能减退。全世界每 4000 个人中有一个患 RP[123]。

典型症状包括夜盲，其次是视野缩小，导致管状视野并最终的失明。临床特点包括逐渐增多的骨细胞样色素沉着、视网膜血管变细、视盘蜡黄色改变以及减弱的异常或缺失的视网膜电图反应。通常情况下，症状最早从十几岁时开始，严重的视功能损害要到 40～50 岁时才发生。对于早发形式的 RP，会有潜在的遗传学原因，已证明其有助于预测疾病的严重程度。

在看到疾病发作前，最早可检测到的症状是异常的光诱发 ERGs[124]。ADRP 较隐性形式发病率低、严重程度轻，与光传导或视杆细胞功能的多种基因有关。ADRP 患者最常见的突变位点已在约 15% 美国 ADRP 家庭中被鉴定，其视紫红质基因中 Pro23 被 His（P34H）代替。一个导致 RP 和其他视网膜病变的综合基因列表可以在 RetNet 网站上找到（http://www.sph.uth.tmc.edu/Retnet/）。除了单一形式的 RP，还有综合征包括多向效应。最常见的综合征性 RP 是乌谢尔综合征。本病表现为早发性听力损失，其次是十几岁时 RP 发展[125]。

框 18.5　视锥特异性疾病

鉴于视网膜色素变性和 CSNB 被认为是原发或最初影响视杆的疾病，也有另外的遗传性视觉障碍性疾病原发靶向视锥，包括色盲（见第 19 章）、全色盲（见第 19 章）、视锥或锥/杆营养不良以及遗传形式的黄斑营养不良。许多基因涉及这些疾病，包括某些视锥特异性光传导基因，如视锥色素基因、环核苷酸门控通道亚单位基因、编码视锥特异性 G 蛋白的基因、GCAP 基因和编码钾钙通道的基因。除了上面讨论的 ABCA4，一种编码脂肪酸延长酶的基因 ELOV4 也被认为与 Stargardt 样黄斑营养不良有关。

它不是进行性），与编码视紫红质、转导蛋白（G 蛋白）α 亚基、视紫红质激酶和视紫红质抑制蛋白的基因有关。

未知问题

我们对光传导主要事件的基本生化反应已有相当好的了解，但是大部分结构和机械论的细节仍有待探讨。虽然有些有用的提示，我们仍不知道 M Ⅱ 到底是如何激活 G 蛋白或者 G 蛋白是如何激活 PDE6 的。很多生化事件由大的膜连接多蛋白复合物介导，但是我们不知道这些反应是如何组织的。举个例子，在视觉的限速步骤，G 蛋白 GTP 水解，至少有 8 个多肽（$G_{t\alpha}$、PDEα、PDEβ、2PDEγ、RGS9-1、Gβ5、R9AP）存在，我们不知道它们是如何排列在盘膜表

面的。多亚基的 CNG 通道，及钠/钙交换在质膜上彼此相互关联，并且与盘缘上的蛋白紧密连接，但是这些复合物的结构也是未知的。视紫红质能够在单独的盘膜上以二聚体有序排列，但是这些阵列的生理学作用和二聚体自身存在着争议。这些结构问题仍然是当前研究的活跃领域。

光反应的失活阶段和明、暗适应中的事件，也遗留有许多问题。例如，M Ⅱ 分子的活化寿命似乎比预期的受刺激物种受到更严格的控制，其失活在随机定时事件如磷酸化或其他任何化学反应中发生。模型研究表明，单光子反应的重复性需要多个连续的化学变化来解释。视紫红质磷酸化动力学研究大多是在 M Ⅱ 生成非常高的水平下进行的，这远离单光子反应条件，所以在非常低光强度下 M Ⅱ 如何磷酸化以及它如何被 [Ca²⁺] 影响仍然是争议话题，需要进行更多的研究。长期光适应的某些特征还没有分子学解释。

目前我们对光传导蛋白水平的调节只有部分的认识，尽管多年前就已知道在一定条件下很多蛋白水平是非常稳定的，但它们在基因缺陷或代谢应激下可发生变化。我们对光传导蛋白如何从合成它们的内节选择性转运至外节、以及如何保持在那儿的理解，仍处于初步阶段。最近几年，移行过程引起人们很大的兴趣，包括延长光照亮度 G 蛋白转导蛋白从外节向内节的移行，以及相同条件下视紫红质抑制蛋白从内节向外节的运动。这些戏剧性变化的机制已被获知，但它们的生理意义仍在研究中。

其中一个最重要的研究领域是光传导与疾病之间的联系。尽管已知光传导分子缺陷会导致视网膜变性，但对其细胞死亡的分子机制还知之甚少。了解这些机制对于开发新的治疗干预措施非常重要，揭示共同途径将会在某一天使同一治疗方法应用于多种不同的变性性疾病。

领导领域

光传导研究目前是令人满意的，因为每一条新信息都能够组合成一个全面综合的方案。就像处理七巧板，1/3～1/2 的工作完成了，每一块新拼图的拼入都会立即有新情况。目前该领域正在发生变化：从机制了解得非常透彻的活化期，到尚保持某些神秘的恢复相；从性质容易研究的视杆细胞，到存在更多挑战的视锥细胞；从外节蛋白的功能到，了解它们如何转运和维持及如何被组织；从正常光感受器的功能，

到它们如何失灵导致疾病。探索这些领域将会有很多令人振奋的发现。

参考文献

1. Chabre M. Trigger and amplification mechanisms in visual phototransduction. Annu Rev Biophys Chem 1985; 14:331–360.
2. Schwartz EA. Phototransduction in vertebrate rods. Annu Rev Neurosci 1985; 8:339–367.
3. Hargrave PA, McDowell JH. Rhodopsin and phototransduction: a model system for G protein-linked receptors. Faseb J 1992; 6(6):2323–2331.
4. Arshavsky VY, Lamb TD, Pugh EN, Jr. G proteins and phototransduction. Annu Rev Physiol 2002; 64:153–187.
5. Burns ME, Arshavsky VY. Beyond counting photons: trials and trends in vertebrate visual transduction. Neuron 2005; 48(3):387–401.
6. Chen CK. The vertebrate phototransduction cascade: amplification and termination mechanisms. Rev Physiol Biochem Pharmacol 2005; 154:101–121.
7. Stryer L. Cyclic GMP cascade of vision. Annu Rev Neurosci 1986; 9:87–119.
8. Baylor DA. Photoreceptor signals and vision. Proctor lecture. Invest Ophthalmol Vis Sci 1987; 28(1):34–49.
9. Schnapf JL, Baylor DA. How photoreceptor cells respond to light. Sci Am 1987; 256(4):40–47.
10. Stryer L. Molecular mechanism of visual excitation. Harvey Lect 1991; 87:129–143.
11. Young RW. Passage of newly formed protein through the connecting cilium of retina rods in the frog. J Ultrastruct Res 1968; 23(5):462–473.
12. Peters KR, Palade GE, Schneider BG, Papermaster DS. Fine structure of a periciliary ridge complex of frog retinal rod cells revealed by ultrahigh resolution scanning electron microscopy. J Cell Biol 1983; 96(1):265–276.
13. Baylor DA, Lamb TD, Yau KW. Responses of retinal rods to single photons. J Physiol (Lond) 1979; 288:613–634.
14. Schneeweis DM, Schnapf JL. Photovoltage of rods and cones in the macaque retina. Science 1995; 268(5213):1053–1056.
15. Schnetkamp PP. The SLC24 Na⁺/Ca²⁺-K⁺ exchanger family: vision and beyond. Pflugers Arch 2004 Feb; 447(5):683–688.
16. Koch KW. Purification and identification of photoreceptor guanylate cyclase. J Biol Chem 1991; 266(13):8634–8637.
17. Shyjan AW, de Sauvage FJ, Gillett NA, Goeddel DV, Lowe DG. Molecular cloning of a retina-specific membrane guanylyl cyclase. Neuron 1992; 9(4):727–737.
18. Dizhoor AM, Lowe DG, Olshevskaya EV, Laura RP, Hurley JB. The human photoreceptor membrane guanylyl cyclase, RetGC, is present in outer segments and is regulated by calcium and a soluble activator. Neuron 1994; 12(6):1345–1352.
19. Miki N, Baraban JM, Keirns JJ, Boyce JJ, Bitensky MW. Purification and properties of the light-activated cyclic nucleotide phosphodiesterase of rod outer segments. J Biol Chem 1975; 250(16):6320–6327.
20. Yee R, Liebman PA. Light-activated phosphodiesterase of the rod outer segment. Kinetics and parameters of activation and deactivation. J Biol Chem 1978; 253(24):8902–8909.
21. Wensel TG. The light-regulated cGMP phosphodiesterase of vertebrate photoreceptors: Structure and mechanism of activation by Gta. In: Dickey BF, Birnbaumer L, eds. GTPases in Biology II. Berlin: Springer-Verlag, 1993:213–223.
22. He F, Seryshev AB, Cowan CW, Wensel TG. Multiple zinc binding sites in retinal rod cGMP phosphodiesterase, PDE6alpha beta. J Biol Chem 2000; 275(27):20572–20577.
23. Yang Z, Wensel TG. Inorganic pyrophosphatase from bovine retinal rod outer segments. J Biol Chem 1992; 267(34):24064–24060.
24. Baehr W, Palczewski K. Guanylate cyclase-activating proteins and retina disease. Subcell Biochem 2007; 45:71–91.
25. Palczewski K, Sokal I, Baehr W. Guanylate cyclase-activating proteins: structure, function, and diversity. Biochem Biophys Res Commun 2004; 322(4):1123–1130.
26. Koch KW, Duda T, Sharma RK. Photoreceptor specific guanylate cyclases in vertebrate phototransduction. Mol Cell Biochem 2002; 230(1-2):97–106.
27. Conti M, Beavo J. Biochemistry and physiology of cyclic nucleotide phosphodiesterases: essential components in cyclic nucleotide signaling. Annu Rev Biochem 2007; 76:481–511.
28. Mou H, Cote RH. The catalytic and GAF domains of the rod cGMP phosphodiesterase (PDE6) heterodimer are regulated by distinct regions of its inhibitory gamma subunit. J Biol Chem 2001; 276(29):27527–27534.
29. Yamazaki M, Li N, Bondarenko VA, Yamazaki RK, Baehr W, Yamazaki A. Binding of cGMP to GAF domains in amphibian rod photoreceptor cGMP phosphodiesterase (PDE). Identification of GAF domains in PDE alphabeta subunits and distinct domains in the PDE gamma subunit involved in stimulation of cGMP binding to GAF domains. J Biol Chem 2002; 277(43):40675–40686.
30. Cote RH. Cyclic guanosine 5'-monophosphate binding to regulatory GAF domains of photoreceptor phosphodiesterase. Methods Mol Biol 2005; 307:141–154.
31. Palczewski K, Kumasaka T, Hori T, et al. Crystal structure of rhodopsin: A G protein-coupled receptor. Science 2000; 289(5480):739–745.
32. Palczewski K, Hofmann KP, Baehr W. Rhodopsin – advances and perspectives. Vision Res 2006; 46(27):4425–4426.
33. Nathans J. Rhodopsin: structure, function, and genetics. Biochemistry 1992; 31(21):4923–4931.
34. Wald G, Brown PK. Human rhodopsin. Science 1958; 127(3292):222–226.
35. Hubbard R, Wald G. Cis-trans isomers of vitamin A and retinene in vision. Science 1952; 115:2977.
36. Wald G. The chemistry of rod vision. Science 1951; 113(2933):287–291.
37. Fung BK, Hurley JB, Stryer L. Flow of information in the light-triggered cyclic nucleotide cascade of vision. Proc Natl Acad Sci USA 1981; 78(1):152–156.
38. Stryer L. Transducin and the cyclic GMP phosphodiesterase: amplifier proteins in vision. Cold Spring Harb Symp Quant Biol 1983; 48(Pt 2):841–852.

39. Baehr W, Morita EA, Swanson RJ, Applebury ML. Characterization of bovine rod outer segment G protein. J Biol Chem 1982; 257:6452–6460.

40. Kuhn H, Bennett N, Michel-Villaz M, Chabre M. Interactions between photoexcited rhodopsin and GTP-binding protein: kinetic and stoichiometric analyses from light-scattering changes. Proc Natl Acad Sci USA 1981; 78(11):6873–6877.

41. Liebman PA, Pugh EN, Jr. Gain, speed and sensitivity of GTP binding vs PDE activation in visual excitation. Vision Res 1982; 22:1475–1480.

42. Bigay J, Faurobert E, Franco M, Chabre M. Roles of lipid modifications of transducin subunits in their GDP-dependent association and membrane binding. Biochemistry 1994; 33(47):14081–14090.

43. Zhang C, Melia TJ, He F, et al. How a G protein binds a membrane. J Biol Chem 2004 Aug 6; 279(32):33937–33945.

44. Neubert TA, Johnson RS, Hurley JB, Walsh KA. The rod transducin alpha subunit amino terminus is heterogeneously fatty acylated. J Biol Chem 1992; 267(26):18274–18277.

45. Yang Z, Wensel TG. N-myristoylation of the rod outer segment G protein, transducin, in cultured retinas. J Biol Chem 1992; 267(32):23197–23201.

46. Kokame K, Fukada Y, Yoshizawa T, Takao T, Shimonishi Y. Lipid modification at the N terminus of photoreceptor G-protein alpha-subunit. Nature 1992; 359(6397):749–752.

47. Kerov V, Rubin WW, Natochin M, Melling NA, Burns ME, Artemyev NO. N-terminal fatty acylation of transducin profoundly influences its localization and the kinetics of photoresponse in rods. J Neurosci 2007; 27(38):10270–10277.

48. Fukada Y, Takao T, Ohguro H, Yoshizawa T, Akino T, Shimonishi Y. Farnesylated gamma-subunit of photoreceptor G protein indispensable for GTP-binding. Nature 1990; 346:658–660.

49. Lai RK, Perez-Sala D, Canada FJ, Rando RR. The gamma subunit of transducin is farnesylated. Proc Natl Acad Sci USA 1990; 87(19):7673–7677.

50. Cheng H, Parish CA, Gilbert BA, Rando RR. A novel endoprotease responsible for the specific cleavage of transducin gamma subunit. Biochemistry 1995; 34(51):16662–16671.

51. Wensel TG. Signal transducing membrane complexes of photoreceptor outer segments. Vision Res 2008; 48(20):2052–2061.

52. Cone RA. Rotational diffusion of rhodopsin in the visual receptor membrane. Nature New Biol 1972; 236(63):39–43.

53. Poo M, Cone RA. Lateral diffusion of rhodopsin in the photoreceptor membrane. Nature 1974; 247(441):438–441.

54. Wey CL, Cone RA, Edidin MA. Lateral diffusion of rhodopsin in photoreceptor cells measured by fluorescence photobleaching and recovery. Biophys J 1981; 33(2):225–232.

55. Liebman PA, Weiner HL, Drzymala RE. Lateral diffusion of visual pigment in rod disk membranes. Methods Enzymol 1982; 81:660–668.

56. Wang Q, Zhang X, Zhang L, et al. Activation-dependent hindrance of photoreceptor G protein diffusion by lipid microdomains. J Biol Chem 2008; 283(44):30015–30024.

57. Nielsen JC, Maude MB, Hughes H, Anderson RE. Rabbit photoreceptor outer segments contain high levels of docosapentaenoic acid. Invest Ophthalmol Vis Sci 1986; 27(2):261–264.

58. Kim JE, Tauber MJ, Mathies RA. Wavelength dependent cis-trans isomerization in vision. Biochemistry 2001; 40(46):13774–13778.

59. Applebury ML. Dynamic processes of visual transduction. Vision Res 1984; 24(11):1445–1454.

60. Imai H, Mizukami T, Imamoto Y, Shichida Y. Direct observation of the thermal equilibria among lumirhodopsin, metarhodopsin I, and metarhodopsin II in chicken rhodopsin. Biochemistry 1994; 33(47):14351–14358.

61. Lewis JW, van Kuijk FJ, Thorgeirsson TE, Kliger DS. Photolysis intermediates of human rhodopsin. Biochemistry 1991; 30(48):11372–11376.

62. Ramdas L, Disher RM, Wensel TG. Nucleotide exchange and cGMP phosphodiesterase activation by pertussis toxin inactivated transducin. Biochemistry 1991; 30(50):11637–11645.

63. Malinski JA, Wensel TG. Membrane stimulation of cGMP phosphodiesterase activation by transducin: comparison of phospholipid bilayers to rod outer segment membranes. Biochemistry 1992; 31(39):9502–9512.

64. Yau KW, Nakatani K. Light-induced reduction of cytoplasmic free calcium in retinal rod outer segment. Nature 1985; 313(6003):579–582.

65. Maeda T, Imanishi Y, Palczewski K. Rhodopsin phosphorylation: 30 years later. Prog Retin Eye Res 2003; 22(4):417–434.

66. Doan T, Mendez A, Detwiler PB, Chen J, Rieke F. Multiple phosphorylation sites confer reproducibility of the rod's single-photon responses. Science 2006; 313(5786):530–533.

67. Mendez A, Burns ME, Roca A, et al. Rapid and reproducible deactivation of rhodopsin requires multiple phosphorylation sites. Neuron 2000; 28(1):153–164.

68. Zhao X, Yokoyama K, Whitten ME, Huang J, Gelb MH, Palczewski K. A novel form of rhodopsin kinase from chicken retina and pineal gland. FEBS Lett 1999; 454(1–2):115–121.

69. Hisatomi O, Matsuda S, Satoh T, Kotaka S, Imanishi Y, Tokunaga F. A novel subtype of G-protein-coupled receptor kinase, GRK7, in teleost cone photoreceptors. FEBS Lett 1998; 424(3):159–164.

70. Anant JS, Fung BK. In vivo farnesylation of rat rhodopsin kinase. Biochem Biophys Res Commun 1992; 183(2):468–473.

71. Inglese J, Glickman JF, Lorenz W, Caron MG, Lefkowitz RJ. Isoprenylation of a protein kinase. Requirement of farnesylation/alpha-carboxyl methylation for full enzymatic activity of rhodopsin kinase. J Biol Chem 1992; 267(3):1422–1425.

72. Molday RS. ATP-binding cassette transporter ABCA4: molecular properties and role in vision and macular degeneration. J Bioenerg Biomembr 2007; 39(5–6):507–517.

73. Ahn J, Beharry S, Molday LL, Molday RS. Functional interaction between the two halves of the photoreceptor-specific ATP binding cassette protein ABCR (ABCA4). Evidence for a non-exchangeable ADP in the first nucleotide binding domain. J Biol Chem 2003; 278(41):39600–39608.

74. Gurevich VV, Gurevich EV, Cleghorn WM. Arrestins as multi-functional signaling adaptors. Handb Exp Pharmacol 2008; 186:15–37.

75. Palczewski K. Structure and functions of arrestins. Protein Sci 1994; 3(9):1355–1361.

76. Mendez A, Burns ME, Sokal I, et al. Role of guanylate cyclase-activating proteins (GCAPs) in setting the flash sensitivity of rod photoreceptors. Proc Natl Acad Sci USA 2001; 98(17):9948–9953.

77. Burns ME, Mendez A, Chen J, Baylor DA. Dynamics of cyclic GMP synthesis in retinal rods. Neuron 2002; 36(1):81–91.

78. Koch KW, Stryer L. Highly cooperative feedback control of retinal rod guanylate cyclase by calcium ions. Nature 1988; 334(6177):64–66.

79. Gorczyca WA, Gray-Keller MP, Detwiler PB, Palczewski K. Purification and physiological evaluation of a guanylate cyclase activating protein from retinal rods. Proc Natl Acad Sci USA 1994; 91(9):4014–4018.

80. Sokal I, Alekseev A, Palczewski K. Photoreceptor guanylate cyclase variants: cGMP production under control. Acta Biochim Pol 2003; 50(4):1075–1095.

81. Dizhoor AM, Hurley JB. Regulation of photoreceptor membrane guanylyl cyclases by guanylyl cyclase activator proteins. Methods 1999; 19(4):521–531.

82. Pugh EN, Jr., Duda T, Sitaramayya A, Sharma RK. Photoreceptor guanylate cyclases: a review. Biosci Rep 1997; 17(5):429–473.

83. Hurley JH. The adenylyl and guanylyl cyclase superfamily. Curr Opin Struct Biol 1998; 8(6):770–777.

84. Perrault I, Rozet JM, Calvas P, et al. Retinal-specific guanylate cyclase gene mutations in Leber's congenital amaurosis. Nat Genet 1996; 14(4):461–464.

85. Duda T, Koch KW. Retinal diseases linked with photoreceptor guanylate cyclase. Mol Cell Biochem 2002; 230(1–2):129–138.

86. Payne AM, Downes SM, Bessant DA, et al. A mutation in guanylate cyclase activator 1A (GUCA1A) in an autosomal dominant cone dystrophy pedigree mapping to a new locus on chromosome 6p21.1. Hum Mol Genet 1998; 7(2):273–277.

87. Howes KA, Pennesi ME, Sokal I, et al. GCAP1 rescues rod photoreceptor response in GCAP1/GCAP2 knockout mice. Embo J 2002; 21(7):1545–1554.

88. Krispel CM, Chen D, Melling N, et al. RGS expression rate-limits recovery of rod photoresponses. Neuron 2006; 51(4):409–416.

89. Pugh EN, Jr. RGS expression level precisely regulates the duration of rod photoresponses. Neuron 2006; 51(4):391–393.

90. He W, Cowan CW, Wensel TG. RGS9, a GTPase accelerator for phototransduction. Neuron 1998; 20(1):95–102.

91. Cowan CW, Fariss RN, Sokal I, Palczewski K, Wensel TG. High expression levels in cones of RGS9, the predominant GTPase accelerating protein of rods. Proc Natl Acad Sci USA 1998; 95(9):5351–5356.

92. Watson AJ, Aragay AM, Slepak VZ, Simon MI. A novel form of the G protein beta subunit Gbeta5 is specifically expressed in the vertebrate retina. J Biol Chem 1996; 271:28154–28160.

93. Makino ER, Handy JW, Li T, Arshavsky VY. The GTPase activating factor for transducin in rod photoreceptors is the complex between RGS9 and type 5 G protein beta subunit. Proc Natl Acad Sci USA 1999; 96(5):1947–1952.

94. Snow BE, Krumins AM, Brothers GM, et al. A G protein gamma subunit-like domain shared between RGS11 and other RGS proteins specifies binding to Gbeta5 subunits. Proc Natl Acad Sci USA 1998; 95(22):13307–13312.

95. Rodiek RW. The first steps in seeing. Sunderland, MA: Sinauer Associates, Inc., 1998:539.

96. Pepperberg DR, Cornwall MC, Kahlert M, et al. Light-dependent delay in the falling phase of the retinal rod photoresponse. Vis Neurosci 1992; 8(1):9–18.

97. Nikonov S, Engheta N, Pugh EN, Jr. Kinetics of recovery of the dark-adapted salamander rod photoresponse. J Gen Physiol 1998; 111(1):7–37.

98. Ames A, 3rd, Walseth TF, Heyman RA, Barad M, Graeff RM, Goldberg ND. Light-induced increases in cGMP metabolic flux correspond with electrical responses of photoreceptors. J Biol Chem 1986; 261(28):13034–13042.

99. Panico J, Parkes JH, Liebman PA. The effect of GDP on rod outer segment G-protein interactions. J Biol Chem 1990; 265(31):18922–18927.

100. Sampath AP, Baylor DA. Molecular mechanism of spontaneous pigment activation in retinal cones. Biophys J 2002; 83(1):184–193.

101. Kefalov VJ, Estevez ME, Kono M, et al. Breaking the covalent bond – a pigment property that contributes to desensitization in cones. Neuron 2005; 46(6):879–890.

102. Wald G, Brown PK. The molar extinction of rhodopsin. J Gen Physiol 1953; 37:189–200.

103. Wald G. Molecular basis of visual excitation. Science 1968; 162:230–239.

104. Fasick JI, Lee N, Oprian DD. Spectral tuning in the human blue cone pigment. Biochemistry 1999; 38(36):11593–11596.

105. Kochendoerfer GG, Lin SW, Sakmar TP, Mathies RA. How color visual pigments are tuned. Trends Biochem Sci 1999; 24(8):300–305.

106. Lin SW, Kochendoerfer GG, Carroll KS, Wang D, Mathies RA, Sakmar TP. Mechanisms of spectral tuning in blue cone visual pigments. Visible and raman spectroscopy of blue-shifted rhodopsin mutants. J Biol Chem 1998; 273(38):24583–24591.

107. Fasick JI, Applebury ML, Oprian DD. Spectral tuning in the mammalian short-wavelength sensitive cone pigments. Biochemistry 2002; 41(21):6860–6865.

108. Merbs SL, Nathans J. Role of hydroxyl-bearing amino acids in differentially tuning the absorption spectra of the human red and green cone pigments. Photochem Photobiol 1993; 58(5):706–710.

109. Fasick JI, Robinson PR. Spectral-tuning mechanisms of marine mammal rhodopsins and correlations with foraging depth. Vis Neurosci 2000; 17(5):781–788.

110. Zhang X, Wensel TG, Kraft TW. GTPase regulators and photoresponses in cones of the eastern chipmunk. J Neurosci 2003; 23(4):1287–1297.

111. Tachibanaki S, Tsushima S, Kawamura S. Low amplification and fast visual pigment phosphorylation as mechanisms characterizing cone photoresponses. Proc Natl Acad Sci USA 2001; 98(24):14044–14049.

112. Tachibanaki S, Arinobu D, Shimauchi-Matsukawa Y, Tsushima S, Kawamura S. Highly effective phosphorylation by G protein-coupled receptor kinase 7 of light-activated visual pigment in cones. Proc Natl Acad Sci USA 2005; 102(26):9329–9334.

113. Bownds D, Brodie AE. Light-sensitive swelling of isolated frog rod outer segments as an in vitro assay for visual transduction and dark adaptation. J Gen Physiol 1975; 66(4):407–425.

114. Okada T, Sugihara M, Bondar AN, Elstner M, Entel P, Buss V. The retinal conformation and its environment in rhodopsin in light of a new 2.2 A crystal structure. J Mol Biol 2004; 342(2):571–583.

115. Park JH, Scheerer P, Hofmann KP, Choe HW, Ernst OP. Crystal structure of the ligand-free G-protein-coupled receptor opsin. Nature 2008; 454(7201):183–187.

116. Scheerer P, Park JH, Hildebrand PW, et al. Crystal structure of opsin in its G-protein-interacting conformation. Nature 2008; 455(7212):497–502.

117. Zeitz C, Gross AK, Leifert D, et al. Identification and functional characterization of a novel rhodopsin mutation associated with autosomal dominant CSNB. Invest Ophthalmol Vis Sci 2008; 49(9):4105–4114.

118. Gross AK, Wang Q, Wensel TG. Regulation of photoresponses by phosphorylation. In: Tombran-Tink J, ed. Visual transduction and non-visual light perception. Totowa, NJ: Humana Press, 2008:125–140.

119. Hartong DT, Dange M, McGee TL, Berson EL, Colman RG, Dryja TP. A defect in Krebs cycle in retinitis pigmentosa. IOVS 2008; E-3284.

120. Hagstrom SA, Zhang K, Howes K, Baehr W, He W, Wensel TG, Berson EL, Dryja TP. Screen for mutations in the RGS9 gene in patients with retinitis pigmentosa or an allied disease. Invest Ophthal Vis Sci 1999; 40:S600.

121. Hagstrom SA, Zhang K, Baehr W, He W, Wensel TG, Berson EL, Dryja TP. Comprehensive mutation screen in the RGS9 gene in 558 patients with inherited retinal degenerations. Invest Ohthal Vis Sci 2001; 45:S646.

122. Nishiguchi K, Sandberg MA, Kooijman AC, et al. Defects in RGS9 or its anchor protein R9AP in patients with bradyopsia, a novel form of retinal dysfunction. IOVS 2004; E-1020.

123. Weleber RG, Majewski J, Schultz DW, Matise TC, Ott J, Acott TS, Klein ML. Age-related macular degeneration: A genome-wide scan in extended families. IOVS 2003; E-1503.

124. Dryja et al., Nature (London) (90) 343:364–369

125. Keats, Savas Am J Med Genet A (04) 130:13–16

第19章

视锥、视杆细胞的感光反应

Peter R. MacLeish · Clint L. Makino

夏 元 译 黄振平 校

视网膜的视杆和视锥细胞是高度特异性的神经元，它可以对光线产生电信号反应（见第 18 章），从而为视觉提供知觉输入。和其他大多数神经元相比，视锥和视杆细胞在静息状态下（黑暗环境）维持相对去极化的膜电位，而在光照刺激时则通过关闭离子通道来减少钠离子的内流，然后，由此所产生的超极化会关闭突触上的钙通道并降低细胞内钙离子水平，正在进行的神经递质向二级神经元的囊性释放会减少（见综述[1]）。本章介绍视杆和视锥细胞的信号特性，这种特性对弱光和强光下视物非常有帮助。经光线诱导后电压发生变化，可利用光电流的特性来描述这个变化，包括初始电压、电压依赖性及内层电导形成的最终感应电压。接着再了解电压依赖性的内层电导是如何形成最终感应电压的。关于离子通道及交换的总结部分可供对分子设计及机制有兴趣的读者参阅。尽管所有的脊椎动物的视网膜光感受器的运作基本相似，但在质和量上仍有一些差异。所以，我们尽可能地关注灵长类动物的光感受器。

闪光产生的光电压反应

在黑暗中，视杆和视锥细胞维持近 -40 mV 的膜电位[2]。被闪光刺激后，视杆和视锥细胞没有启动动作电位而是产生分级的超极化[3]（图 19.1），在一些细胞中可出现超过 25 mV 的超极化[4]，然后超级化被动地被传递至突触。比较视杆和视锥细胞的反应可发现，后者是相当迅速的，并需要更多的光子。视杆细胞产生最大反应的一半时需要 75 个视紫红质的光异构化，而在视锥细胞则需要近 1000 个视紫红质的光异构化（粗略估计[2,5]）。

单个光子在视杆细胞中的反应幅度约为 1mV，是最大反应的几个百分点[2,4,6]。单光子到达峰值需要 200 ms 以上，这比奥运会短跑名将尤塞恩·博尔特的速度要慢，在这个时间内博尔特可以跑两 m 以上。该反应恢复的速度更慢，需要 1 秒以上的时间。单光子缓慢反应的时间过程为内在的第二信使和信号转导通路的扩增提供了时间，该持续时间可以被指定为一个积分时间，用反应积分除以峰值振幅来计算。对于视杆细胞，局量子反应的积分时间是几百毫秒，虽然视锥细胞没有视杆细胞敏感，但是它们对单光子也有"反应"，但它们的量子反应振幅要小很多，且不会在噪音基线中出现[2]。视锥细胞的反应速度快，到达峰值只需 30 ms，积分时间 25 ms[5,7]。反应动力学和灵敏度有着密切的联系，该联系将在下文讨论（见第 18 章）。视杆细胞和视锥细胞对闪光反应的波形随闪光强度不同而改变。闪光强度增加，则达到反应峰值加快，初始恢复更快，但是当反应超过最大值的一半时，恢复会停滞在最终恢复前的平台期。在视锥细胞，最终恢复前有超出基线水平的过冲，而视杆细胞从平台期慢慢恢复到基线水平，没有过冲。

细胞适应后，背景光会减弱细胞对闪光的反应（关于其机制的讨论，请参阅第 18 和 20 章）。当视杆细胞每秒产生约 150 光异构化、视锥细胞每秒产生约 8700 次光异构化时[7]，在背景光下，对弱闪光的反应将减小两倍。后者的产生从每一个单独的视锥细胞中获得。现实中，由于视网膜上视杆细胞和视锥细胞（见第 22 章）之间的电耦合，使光对视锥细胞的反应有更大的影响。背景光加快视锥细胞对闪光的反应杆，但对反应动力学影响不大（忽略视锥细胞交流电反应中的杆状组件）。

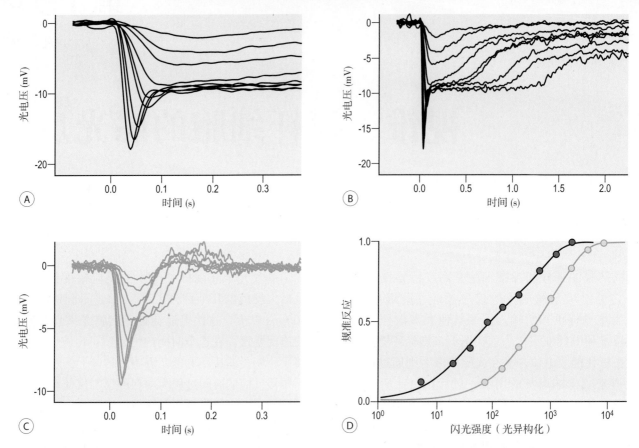

图19.1 视杆细胞对闪光的电压反应(A,B图为不同时间跨度)较视锥细胞(C)快。光电压是计时开始时闪光产生的膜电位的改变。(D)视锥细胞的刺激图反应关系(绿圈)在视杆细胞图(黑圈)的右侧,反映了视锥细胞的低敏感性。每一次反应都按细胞反应的最大值和饱和度进行分类。(Panels A and B from Schneeweis DM and Schnapf JL:Photovoltage of rods and cones in the macaque retina,Science 268:1053 -1056,1995. Reprinted with permission from AAAS;[2] reprinted with permission from AAAS. Panels C and D courtesy of D. Schneeweis,University of Illinois at Chicago and J. Schnapf,University of California at San Francisco,unpublished results.)

闪光产生的光电流反应

光子反应来自环核苷酸门控通道(cyclic nucleotide gated,CNG)开放数目的减少,从而干扰跨膜离子流,使跨膜电位变成负电压。CNG通道仅位于视杆细胞和视锥细胞的外节,在黑暗中,一小部分通道打开,阳离子流入,由于内节中钠钾-ATP酶的活化,细胞内的钠离子浓度减低,而钾离子浓度较细胞外相对增高,钠离子和部分钙离子通过外节通道流入,钾离子通过渗透和内节中电压门控离子通道流出,从而完成电路,这被称为"暗"电流或循环电流(图19.2)。外节中视色素分子吸收光线,关闭细胞膜环上的CNG通道,位置就在膜盘吸收光子的周围[8-10]。

两个光子被吸收但不会发生得非常接近,每个光子的反应是独立的,整体反应为两倍大小。换句话说,较暗闪光的反应随闪光强度改变发生线性改变。然而,随着光子吸收越来越多,局部效应开始叠加,因此每个光子被吸收后,少部分通道会被关闭,有了足够的光子后,所有的通道都被关闭,视杆细胞的反应即达到最大值(图19.3)。因此,标准化的反应依据以下的饱和指数函数,随闪光强度的增加而增加[9]:

$$r/r_{max} = 1 - \exp(-k_f i) \qquad (1)$$

其中 r 是光电流反应的幅度,r_{max} 为最大的饱和反应的振幅,i 是闪光强度,K_f 为常数等于 In(2)/$i_{0.5}$。$i_{0.5}$ 是引起最大的反应一半时的闪光强度。视杆细胞 $i_{0.5}$ 平均产生 30 ~ 70 次光异构化反应[11-13],而在视锥细胞则产生约 10 倍之多的光异构化反应[14]。

与光电压一样,光电流反应随着闪光强度的增加而加快,但在视锥细胞中并不明显[11,14]。视锥细胞

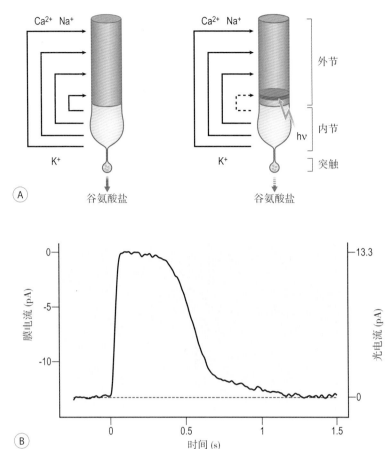

图 19.2　电极暗电流。（A）光抑制钠离子和较低浓度钙离子通过外节通道进入光激活的视紫红质周围的细胞膜环（标暗的红带）。视杆细胞超极化，关闭突触的钙离子通道，减少神经递质的释放。（B）视杆细胞钠离子内流，闪光饱和在计时开始时即关闭所有的 CNG 通道，完全切断钠离子内流。过一段时间，通道重新打开，细胞膜电流重新恢复。为了简化，细胞膜电流的改变经常用右图的光电流来测量。

的反应速度比视杆细胞要快（注意图 19.3A 和 C 中时间尺度的差异），且视锥细胞有显著的下冲（虽然比照参考文献[15,16]）。不同类型视锥细胞的反应波形是无法区分的。然而，视杆细胞和视锥细胞的光电压和光电流反应没有彼此的镜像效应，光电流反应缺乏光电压对更强光反应中的"鼻形"曲线改变。

一旦闪光的强度足以关闭所有的 CNG 通道，再多的光也难以产生更大的反应，所以光电流反应增量的持续时间是与闪光强度成自然对数增长的（图 19.3D）。视杆细胞这种行为的基础是单分子过程，即关闭转导素[17]（见第 18 章），这是一个随机指数的时间过程[18,19]，控制光传导激活的恢复。饱和函数的斜率或"佩珀堡绘图（Pepperberg Plot）"产生约 0.2 秒的控制时间常数（类似的价值已被许多对小鼠视杆细胞的研究所报道）。视锥细胞反应恢复的限速步骤尚不能确定，但它的时间常数是按数量级计算的。

单光子的检测

对视杆细胞单个光子进行计数[22]。为了做到这一

点必须满足几个条件：噪音必须很小，量子反应必须是可重复和高度放大的，该放大需要通过级联酶促反应（见第 18 章）。每一个化学反应需要时间，因此光子吸收后循环电流的衰减被延迟了几毫秒。然后大约 200 ms 后，反应上升到峰值幅度为 0.1 ～ 0.7 pA，表明循环电流被抑制了几个百分点[11-13,23]。随着级联酶促反应快速进行，反应的大小由关闭时间和恢复过程的结束所决定。在视杆细胞中，数百个 CNG 通道在单光子反应时关闭，钠离子以约 10^4 秒[-1] 的速度在通道中移动（见综述[25]），因此一个光子封闭了百万钠离子的进入。由于许多光激活的视紫红质激发了光传导装置，视杆细胞和视锥细胞对较强光的反应会出现一个更短的延迟和更快的上升。但是如果考虑到视锥细胞中的单光子反应，其前期的上升实际上与视杆细胞非常类似[24]，但是视锥细胞的反应在仅仅达到十分之几 fA 振幅时就开始关闭，这仅需要 50 ms 或更少的时间[14,16,21]。

最为重要的是，单光子反应的大小或持续时间不发生变化。如果这样，便无法将视杆细胞中同时发生的一个大而缓慢的量子反应和两个小而短暂的量子

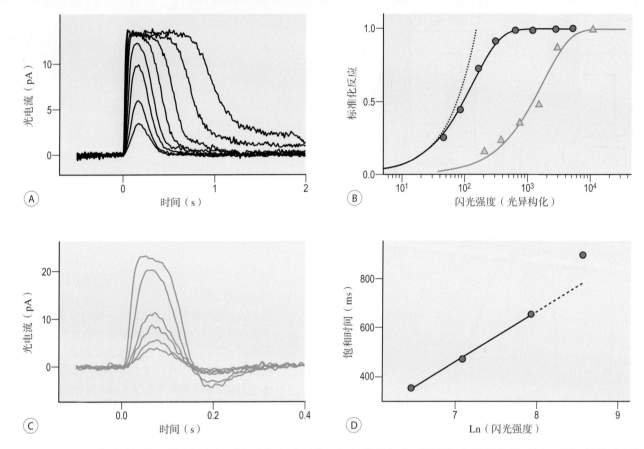

图 19.3　人视杆细胞（A）和视锥细胞（C）对闪光的电流反应。（B）视杆细胞（黑圈）和视锥细胞（绿三角）刺激反应的关系遵循方程式（1）（黑线和绿线）。虚线显示半对数坐标上呈线性关系的比较。（D）虚线显示饱和时间。（Panel A from T.W. Kraft，D.M. Schneeweis and J.L. Schnapf，1993：Visual transduction in human rod photoreceptors，Journal of Physiology 464：747-765.[12] reproduced with permission from Blackwell Publishing. Panel B contains results from Kraft TW，Schneeweis DM，Schnapf JL. Visual transduction in human rod photoreceptors. J Physiol. 1993；464：747-65[12] and unpublished results from T. Kraft，University of Alabama. Panel C from Kraft TW，Neitz J，Neitz M. Spectra of human L cones. Vision Research 1998；38：3663-70；reproduced by permission of Elsevier Science Copyright Elsevier 1998. Panel D courtesy of T. Kraft，University of Alabama；D. Schneeweis，University of Illinois at Chicago；and J. Schnapf，University of California at San Francisco.）

反应区分开来。视杆细胞反应系数被定义为标准差除以平均振幅的商，其值较低，为 0.2[22,26-28]。被昏暗的闪光刺激时，视杆细胞每次反应的方式不同，它的不可预测性是因为光子吸收呈 Poisson 分布，而不是从单光子反应中产生。每当视杆细胞不产生反应，振幅就被量化（图 19.4A）

黑暗中，有两种基准电流水平的生理电波动：离散噪音和连续噪音（图 19.4B）[11,29]。离散噪音由视紫红质的热异构化产生，正常体温环境下视紫红质的半衰期约 300 年，一个视杆细胞包含了许多备份（约 1 亿），每隔 1 ~ 2 分钟自发地激活。视锥细胞视色素的稳定性较视杆细胞视色素差[14,30,31]，使得单光子探测变得不可能。连续噪音产生于自发活动的 PDE[32]，视杆细胞中离散噪音更为普遍，但通常振幅

较低。连续噪音振幅大约呈高斯分布，因此偶尔有单光子反应的事件，然而，这样的事件无关紧要，因为他们发生的频率比热异构化的视紫红质的 1/10 还要低。

视紫红质的热异构化限制了对非常昏暗的灯光的检测，因为真正的光子无法从虚拟的光子中区分开来。为了防止错误报警，视觉系统依赖一致性检测。视杆细胞中单个光子不能产生视觉，视网膜上的一小簇视杆细胞在"看见"闪光前，在某个特定时间内每个细胞都必须产生一个单光子反应[33]，用整合时间描述这一过程，整合时间缩短，系统敏感性降低。这也适用于以下情况，视杆细胞和视锥细胞对台阶灯的反应，视杆细胞的整合时间为 300 ms[11,12,23]，而视锥细胞为 20 ms（前面节段下降[14]）。

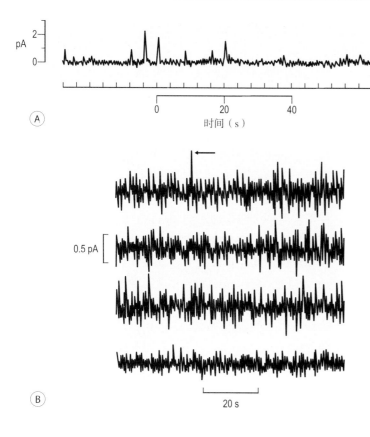

图 19.4　灵长类视杆细胞对单个视紫红质光异构化的反应。(A) 对于平均一个视紫红质光异构化的闪光，许多试验都因为没有光子吸收而不能引出反应。其他产生统一倍数振幅反应的试验则依赖于吸收的光子数。(B) 离散噪音（箭头所指）如单个光子反应，在个别视紫红质自发激活后散在出现于黑暗中。此外，连续、低振幅噪音成分产生于基线 PDE 活性（上面 3 处痕迹）。两种噪音成分在强光中关闭所有 CNG 通道后消失（底部痕迹），仅留下记录下的机器噪音 (From D.A. Baylor，B.J. Nunn and J.L. Schnapf，1984：The photocurrent，the noise and spectral sensitivity of rods of the monkey Macaca fascicularis，Journal of Physiology 357：575-607. Reproduced by permission of Blackwell Publishing.)

因此，视杆细胞非常适合单光子的检测。奇怪的是，视杆细胞有时会产生异常的单光子反应[11,34]，不知什么原因，几百个光激发的视紫红质中有一个无法正确关闭[35,36]，产生的反应大于平均反应的 2 倍，而且持续很长很长时间（图 19.5），异常反应的持续时间服从指数分布，平均值大约 4 秒，但有些持续的几十秒钟。异常反应由于少见，所以对光子计数的影响不大，但它们延长了暴露于亮光（闪光灯和台阶灯）后的恢复时间，使视杆细胞更易于饱和（框 19.1）

稳定光线产生的光电流

视杆细胞对暗的、稳定光的反应整合了每个单光子反应。但外段为了适应强光，除了一个简单的饱和动作外，会降低步幅反应的幅度[23,37,38]（见第 20 章）。中端反应环具有额外的顺应性机制，更慢的时间过程，可以减少产生级联反应，使刺激 - 反应关系更温和的上升（图 19.6），光在黑暗中每秒产生 300 ~ 600 次光异构化，减少 50% 的循环电流[23,39]。相比之下，视锥细胞对步幅反应的峰值几乎达到饱和[14]，而在光照 100 ms 后，视锥细胞已完全适应，其反应开始衰减，在昏暗步幅中，这种衰减将反应幅度降低

到低于峰值的一半。最初的衰减在视锥细胞中比视杆细胞更大且更快。

在稳定的光线下，增量闪光在视杆细胞中引起的反应较小（图 19.7），其恢复的速度比在黑暗中快，这是光适应的另一种表现[11-13,23,37,38]（见第 20 章）。灵长类动物视锥细胞的闪光反应动力学的改变很少受背景光的影响，这与冷血脊椎动物的视锥细胞不同。光每秒产生一次到几百次光异构化，使视杆细胞在黑暗中的闪光敏感度降低一半[11,12,23,39]，而在亮光下该值可能会慢慢增加超过几十秒[40,41]。视锥细胞的适应更强，光每秒产生 10 000 次或更多次光异构化，使视锥细胞的闪光敏感度降低 2 倍[7,14]。哺乳动物视杆细胞在饱和之前，适应的背景光强度超过几个 log 单位的敏感度[23,37,38]。两栖动物视杆细胞由于缺乏异常反应，至少有一部分可以适应更大范围强度的敏感度。

足够明亮的光线使视觉色素的显著部分被漂白，使视杆细胞在光线移去后仍表现为被暴露在一个虚拟的"等效光"中（见综述[42]）。在视杆细胞适应等效光同时，循环电流下降、闪光反应动力学加速、除光子捕获速度的下降外[43,]闪光敏感度也下降，随后漂白的视紫红质激活光传导级联光反应。虽然单一漂白视紫红质的活性微乎其微，但数以百万计的漂白视紫

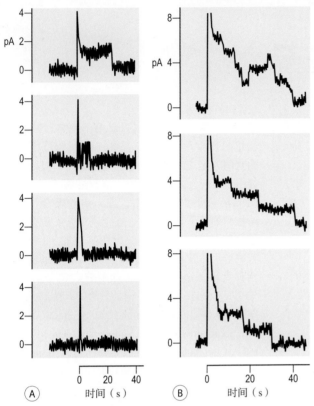

图 19.5 图示为视杆细胞的异常反应。反应的峰值没有显示。A 图中，一次闪光激发的 4 个反应大约有 250 个左右的光异构化，3 个峰潜时的延迟可以看到异常反应的成分。一次闪光后的异常反应和它的持续时间一样是随机的。第二次的轨迹初始并不包括异常反应。它会在永远关闭之前再次出现和恢复。B 图显示的是对比 A 图中的闪光强 10 倍以上的 3 个反应，许多的独立异常反应叠加在一起形成了延长的、阶梯状的恢复反应。（From D.A. Baylor，B.J. Nunn and J.L. Schnapf，1984：The photocurrent，noise and spectral sensitivity of rods of the monkey Macaca fascicularis，Journal of Physiology 357：575-607. Modified with permission from Blackwell Publishing.）

红质分子活动的累加是巨大的，该等效光的衰减如同视色素的再生（见第 13 章）。经过充分漂白的循环电流在 15 分钟内恢复一半，25 分钟内完全恢复[39]。视锥细胞不受这种漂白方式的影响[14,44]，被漂白后的视色素似乎是无效的（尽管这种情况目前在蓝色视锥细胞视色素中尚不清楚[45]），这意味着，打开很亮的灯，视锥细胞可能会饱和，但它们实际上在暴露下设法恢复循环电流，因为视觉色素漂白后的一些损失降低了正在进行的光子捕获率[14,44,46]。视锥细胞视色素经过广泛漂白，其再生的速度比视杆细胞快，数分钟内就可以完全恢复敏感性。因此，当视锥细胞缺少视杆细胞的绝对敏感性时，它具有更好的装备以便在不

饱和时运作更大范围强度的光线。

视锥细胞和视杆细胞的光动力谱

视杆细胞和视锥细胞在很宽的波长范围内发生反应（图 19.10），它们的光动力谱由它们所表达的视色素吸收光谱确定。对于一个给定的光子数，其反应振幅随波长变化，这是因为视色素吸收的概率随波长变化，而一个光异构化的反应本身与波长无关。视杆细胞可最大限度地对约 493 nm（蓝绿光）的波长进行反应[11,12]。有三种视锥细胞，通常被称为蓝色，绿色和红色，其波长最大值分别在 430 nm（紫光），530 nm（绿光）560 nm（绿 - 橙光）附近。由于名称与颜色的最大值不对应，很多人倾向以下名称：短波长敏感或 S，中间波长敏感或 M 和长波长敏感或 L（框 19.2）。

CNG（环核苷酸）通路和 Na⁺、K⁺ 与 Ca²⁺ 交换器

有两种类型的分子参与了外节细胞跨膜的离子运动，包括环核苷酸门控离子通道（CNG）和 Na^+/K^+ 与 Ca^{2+} 的交换。CNG 通道在视杆细胞是由 CNGA1 和 CNGB1 两种亚单位（图 19.12A）按照 3：1 的比例组成[59-61]，而在视锥细胞则由 CNGA2 和 CNGB3 两种亚单位按照 B3-B3-A3-A3 的形式组成（框 19.3）[62]。尽管 CNG 通道和电压门控的 K+ 通道同属于一个家族，它却是中度电压依赖性的，相反，视锥和视杆细胞中的 CNG 通道直接由 cGMP 控制[64,65]，cAMP 也可以起作用，但当结合 cAMP 时，$K_{0.5}$（代表 cAMP 通道亲和力）下降近 50 倍[66]。机体内其他离子门控通道在配体持续存在时可以产生脱敏现象，而 CNG 通道却没有内在的脱敏机制，因此我们可以在暗环境下稳定地监测 cGMP 的情况[67,68]。

视杆细胞的 CNG 通道允许包括钙、镁、钠甚至钾离子在内的许多不同离子通过，其中以 Ca^{2+} 离子的渗透性最高，但正常情况下因为细胞外的钠离子浓度要比钙离子高 10 倍，因此 Na^+ 承担了电流的约 80% 左右，Ca^{2+} 只承担 15% ~ 20%[69,70]，Mg^{2+} 内流也占了循环电流的一小部分比例。视锥细胞内钙离子的通透性比钠离子高出两倍，所以钙离子携带的电流在视锥细胞通道中要高出 2 倍[71,72]。不论怎样，二价的阳离子对于视锥、视杆细胞的生理都是至关重要的

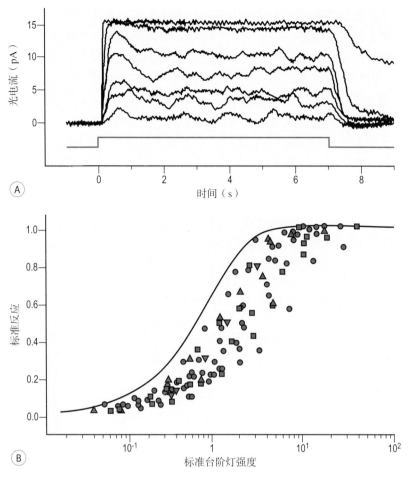

图 19.6　视杆细胞对稳定光的适应性。（A）即使取平均值，光吸收的 Poisson 分布特性使对暗光步幅的反应存在很大的差异。当视杆细胞适应后，中位反应开始衰减。在两个最高敏感度，由于视杆细胞饱和和衰减的差异减少，因此痕迹变得更平滑。（B）A 图中在光暴露几秒后检测视杆细胞和 14 个其他视杆细胞的刺激 - 反应关系，横坐标上的光强度被 $I_{0.5}$ 相除。$i_{0.5}$ 是每个视杆细胞引起最大反应一半时的闪光强度。实线绘制了无适应时遵循的饱和指数：$r / r_{max} = 1-exp(-k_s l)$，其中 $k_s = K_f t_i$，K_f 来自公式（1），t_i 为整合时间（见上），l 是步幅强度。因此，视杆细胞无适应时将在低于一个数量级的强度时饱和。（From T. Tamura, K. Nakatani and K.-W. Yau, 1991. Originally published in The Journal of General Physiology 98：95-130. Reproduced with permission.）

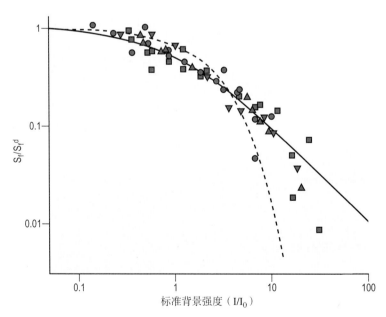

图 19.7　增量闪光敏感性在背景灯下减少。相对闪光敏感度即 Sf/Sf，被定义为反应振幅除以经黑暗标准化的线性范围内的闪光强度。S_f/S_f 的衰减遵循饱和指数方程（虚线）。相反，视杆细胞出现 Weber-Fechner 行为：$S_f/S_f^d = (1 + I/I_0)^{-1}$。其中，$I_0$ 为背景强度，将 S_f/S_f^d 减少至 0.5。视杆细胞在低背景强度中（虚线下的标记）牺牲一些敏感度来维持在不能饱和强度下的敏感度。（From T. Tamura, K. Nakatani and K.-W. Yau, 1991. Originally published in The Journal of General Physiology 98：95-130. Reproduced with permission.）

（参考第 18、20 章）。

升高 cGMP 的快速反应，有利于 CNG 通道结合 cGMP，同时，通道缓慢地释放 cGMP，使得无法快速检测出 cGMP 的降低。作为平衡，通道对 cGMP 的 $K_{0.5}$ 很高（敏感度相对降低），为 10 μm[64,65]。通道亚单位的这种工作方式使每一个 cGMP 结合时的亲和力提高，同时使通道开放极大限度的依赖于配体浓度（图 19.12B），这种协调性是构建生物转换的自然方式之一。环磷鸟苷（cGMP）的结合稳定了通道的开放状态，遵循微观可逆性法则，cGMP 的解离则利于通道的关闭状态。因此，由于对降低 cGMP 一直处于敏感状态，通道会不间断地转换为关闭状态（见综述 [25]）。通道和 cGMP 的变化呈相关性反应，而这种反应比光敏反应动力学更快。闪烁可以使通道变得非常的混乱和嘈杂（图 19.12C），为使这种干扰变得最小，当钙离子和镁离子通过小孔时会被通道阻

隔 [73]。一旦二价阳离子进入小孔，其他离子均不能再通过，且 CNG 通道的电导率会下降两个数量级，从 25 pS 下降到 100 fs。在通道电导率较低、对 cGMP 敏感性相对较低的情况下，细胞必须表达和开放更多通道（每 μm^2 几百个）来维持正常的循环电流。这种情况在许多通道之间平衡了通道的噪声，但同时也使细胞面临风险。正常黑暗环境下，自由 cGMP 浓度只有几 μmol，只有很少比例的通道处于开放状态，

框 19.1 活跃信号引起的疾病

感光细胞的光传导级联活动过度会影响视力，导致视网膜疾病（见综述 [47]）。例如，视紫红质激酶的基因突变（参见第 18 章），会导致一种夜盲，称为 Oguchi 疾病。突变小鼠视杆细胞缺乏视紫红质激酶，每个异构视紫红质产生异常单光子反应，如图 19.5 所示。该疾病中，视锥细胞只受到轻微影响 [48]，因为它们表达另一种类型的视紫红质激酶 [49,50]。NR2E3 核受体缺陷的患者易患增强的锥体综合征，该患者的视网膜中以蓝视锥细胞为主，红视锥细胞和绿视锥细胞少见 [51]。非常有趣的是，这类患者的蓝视锥细胞无法表达任何一种类型的视紫红质激酶，因此，蓝视锥细胞的闪光反应（但不是红视锥细胞或绿视锥细胞）需要非常长的时间来恢复 [15]。

通常负责灭活光激活视紫红质（参见第 18 章）的抑制蛋白发生突变也会导致 Oguchi 疾病。视杆细胞抑制蛋白基因敲除的小鼠，其闪光反应变长（图 19.8）。持续会增强绝

对灵敏度，因此视紫红质激酶突变或抑制蛋白基因突变就会导致夜盲症的假设可能初看起来令人惊讶，问题是，突变的视紫红质激酶的基因突变（参见第 18 章），会导致一种夜盲，称为 Oguchi 疾病。突变的视杆细胞可在非常低的光水平饱和，然后需要一个异常长的时间和许多暗光条件从饱和状态恢复。在理论上，有视紫红质激酶或蛋白突变的 Oguchi 患者，若给予足够时间进行暗适应，他们可能比正常人在最暗的条件下看得更清楚。由于视锥细胞表达独特的抑制蛋白，明视觉大部分被保留 [52,53]。

RGS9 或 R9AP 突变会破坏传导蛋白的及时关闭（第 18 章），这两种作用于视杆细胞和视锥细胞的蛋白突变，会导致夜盲症和白昼视觉问题。视锥细胞对光的适应能力使他们可以不出现饱和状态，所以明视仍然是可能的。但持久的光反应会转化为令人不安的持久性感觉，造成双眼追物困难，且不能调整亮度变化，这种症状被称为视觉过缓 [54]。

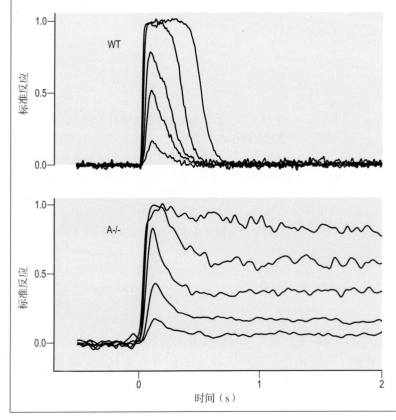

图 19.8 Oguchi 病小鼠模型。缺乏抑制蛋白的突变视杆细胞的闪光反应（A-／-，底部）比野生型（WT，顶部）的恢复速度慢 100 倍。(From Makino CL, Flannery JG, Chen J, Dodd RL. Effects of photoresponse prolongation on retinal rods of transgenic mice. In：Williams TP, Thistle AB, eds. Photostasis and related phenomena. New York：Plenum Press，1998. Modified with permission from Springer Science and Business Media.)

RPE^{65} 异构酶基因缺陷，将全反式转为 11- 顺式（第 13 章），可以防止视紫红质从头合成。具有催化活性的载脂蛋白视蛋白（缺乏 11 顺的视紫红质 – 本质上相当于漂白的视紫红质）持续存在可引起 Leber 先天性黑蒙，这是一种严重

的视网膜变性类型。RPE^{65} 基因被敲除的小鼠的视杆细胞不可避免的存在光适应，循环电流大大降低，闪存反应更快（图 19.9）。

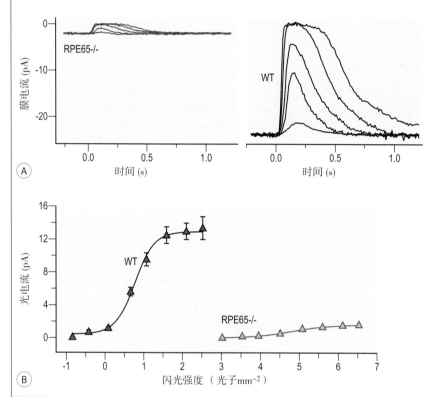

图 19.9　Leber 先天性黑朦小鼠模型。（A）缺乏 RPE65（N = 3）的突变视杆细胞外段膜电流与平均闪光反应均小于野生型视杆细胞（N = 4）。突变视杆细胞也产生具有更快动力学的闪光反应。（B）突变视杆细胞（N = 16）的敏感度平均值较野生型视杆细胞（N = 32）低上千倍。（From Woodruff ML，Wang Z，Chung HY et al. Spontaneous activity of opsin apoprotein is a cause of Leber congenital amaurosis. Nature Genetics 2003；35：158-64. Reprinted with permission from Macmillan Publishers Ltd.）

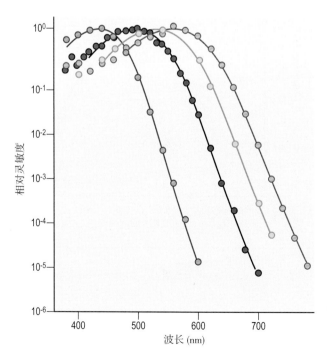

图 19.10　灵长类动物视杆细胞和视锥细胞的灵敏度光谱。视杆细胞（黑符号），绿视锥细胞（绿色标志）、红视锥细胞（红色符号）光谱为人类[12,56]。蓝视锥细胞光谱（蓝色符号）来自一个猕猴[55]，其色觉与人类很相似。

框 19.2 人口差异的视锥细胞光谱反应

正常色觉需要 3 种视锥细胞接受适当的光电流信号。从进化论的观点来看，红视锥细胞和绿视锥细胞的视色素基因起源统一并一起位列在 X 染色体。它们序列的高度相似性给以下情况造成"混乱"：种群内交换配子，混合基因，片段基因，以及染色体上视色素基因的可变拷贝数量（图 19.11）。拥有列阵中许多基因的人，最初两个基因的表达占主导，然而，这其中的一部分人和那些 X 染色体上有不同的视色素基因的女性，他们的视网膜上实际拥有超过 3 种的视锥细胞。遗传学的研究有助于解释"正常"人的色觉方面重要的个体变异，色觉异常以及某些色彩"盲"（见综述 [57,58]）。最后一类包括极端病例，即不能在 X 染色体上表达一种或两种类型的视色素基因，这样会分别造成双色盲或蓝视锥细胞单色盲。

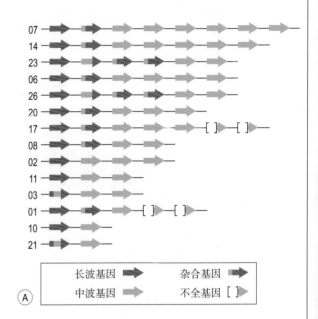

图 19.11 人类色觉差异性的遗传基础。(A) X 染色体阵列上"红色"（长波）和"绿色"（中波）视色素基因是多种多样的，如图这个小样本的男性正常色觉所示。(Adapted from Neitz M，Neitz J，Grishok A. Polymorphism in the number of genes encoding long-wavelength sensitive cone pigments among males with normal color vision, Vision Research 35：2395-2407. Copyright Elsevier 1995.)（B）两种人群中常见的红视锥细胞视色素的变异体，已近 555 nm 和 560 nm 的最大值，作为个人两种红视锥细胞光谱灵敏度的范例 (Adapted from Kraft TW，Neitz J，Neitz M. 1998：Spectra of human L cones，Vision Research 38：3663-3670. Copyright Elsevier 1998.)

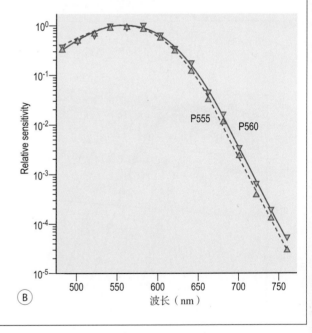

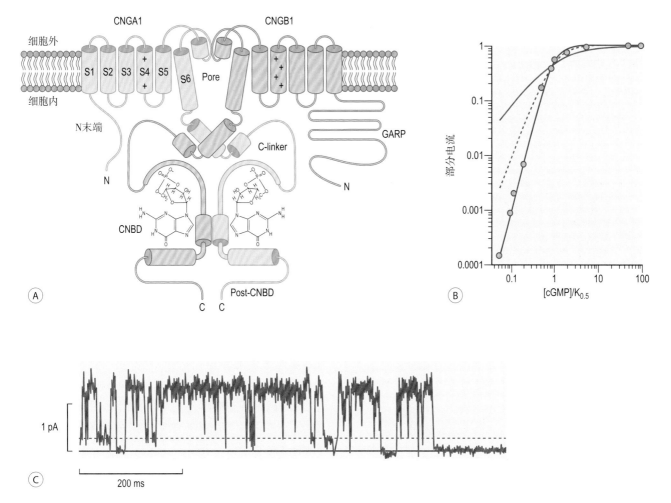

图 19.12　图示为 CNG 通道。(A) CNG 通道由 4 个亚单位组成,其中两个亚单位的结构显示在图中。每个亚单位都有 6 次跨膜结构,在螺旋 5 和 6 之间有一个孔状的结构域, 在羧基末端有一个环核苷酸的结合区 (CNBD)。螺旋 4 包含了赖氨酸残基,起着类似电压感受器的作用。亚单位 CNGB1 的氨基末端包含了一个大的富含谷氨酸的蛋白结构 (GARP)。(Courtesy of W. Zagotta, University of Washington.) (B) CNG 通道的开放依赖 cGMP。该图显示了希尔公式, 电流 $=[cGMP]^n / ([cGMP]^n + K_{0.5}^n)$, $K_{0.5}$ 是开放一半通道时所需的 cGMP 浓度, n 为希尔系数。红色实线、红色虚线、蓝线分别为希尔系数为 1、2、3 时的变化情况。希尔系数大于 1 时显示的是协同效应。(Courtesy of A. Zimmerman, Brown University and Denis Baylor, Stanford University.) (C) 从蝾螈视杆细胞膜碎片分离出的单个 CNG 通道的开放状态、低电导的半开放状态(虚线)、关闭状态(横线)。虚线上方轨迹的"毛刺"代表了从开放状态极其迅速的转换。这种活动的记录是通过在细胞内,低浓度的二价阳离子和 5umol 的 cGMP 的平衡盐溶液中,给膜施加约 +70mV 的电压实现的。(From W.R. Taylor and D.A. Baylor:Conductance and kinetics of single cGMP-activated channels in salamander rod outer segments,Journal of Physiology 483:567-582. Adapted with permission from Blackwell Publishing,copyright 1995.)

当细胞整合过多数量的 cGMP 时,开放通道的数量就会增加,将会使反应等级变化,跨膜离子浓度梯度消失。

为了达到光子计数的目的,将会使光诱导的循环电流降低至一定比例,以符合关闭通道的数量。但是 CNG 通道的关闭会引起视杆细胞的超极化,Ohm 定律(欧姆)规定电流的增加是通过开放每一个剩余通道来实现的。两种机制违背了电流和电压之间的线性关系。首先,超极化通过增加钙离子和镁离子进入通道的方式加强了对二价阳离子的阻断[74,75]。其次,CNG 通道是部分电压依赖性,因此超极化趋向于通道关闭。这种效应使得膜电位超过了正常生理范围,内向电流接近恒定不变(图 19.13)。视锥细胞的 CNG 通道同时也有超过正常电压生理范围的外向整流,但程度上小于视杆细胞[65]。因此在明亮光线下,当视杆细胞变得更加趋向超极化时,这种驱动力

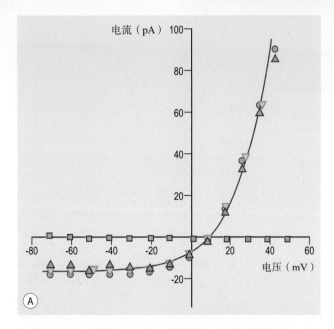

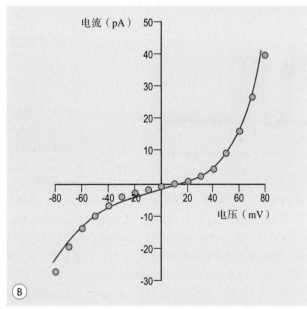

图 19.13 图示为视杆细胞（A）和视锥细胞（B）中 CNG 通道电流向电压相关的外向整流。生理相关的电压范围大约在 -65~-40 mV。A 图中紫色的方块是代表了光照暴露下 CNG 通道全部关闭时所做的测量。（Panel A from Baylor DA，Nunn BJ. Electrical properties of the light-sensitive conductance of rods of the salamander Ambystoma tigrinum. Journal of Physiology 1986；371：115-145. Adapted with permission from Blackwell Publishing. Panel B from L.W. Haynes and K.-W. Yau：Cyclic GMP-sensitive conductance in outer segment membrane of catfish cones，Nature 317：61-64,[65] adapted with permission from Macmillan Publishers Ltd.）

通过开放剩余通道运送更多离子，视杆细胞更趋于动态范畴而不是和单个光子相关。关闭通道，减少超极化电位效应有助于通道在更大强度范围内运作。另一个结果是视杆细胞的光电流在外节不会被隔离，而且会受到外部电压变化的影响（参见第 21、22 章）。

地尔硫䓬是一种强力的、可逆的 CNG 通道抑制剂，它可以阻断钙离子，通常被作为血管扩张剂来治疗高血压。幸运的是，钙离子通道和 CNG 通道均对两种不同的异构体敏感。其他的 CNG 通道阻滞剂包括钠离子通道阻滞剂阿米洛利、局麻药丁卡因等（参见综述 [76]）。

钙离子在外节被一种特殊的交换器清除，这个交换器在视杆细胞 [80] 中包含了 NCKX1 的二聚体 [79]，而在视锥细胞 [81] 中则包含了 NCKX2 的二聚体（图 19.14A）。尽管在视锥细胞的突触上也有一些交换器，但视杆细胞的交换器仅分布在外节 [82]，交换器和 CNG 通道的亚单位进行生理配对，大约每个通道配 2 个交换器 [83]。光感受器的交换器与机体内其他部位发现的钙离子交换器不同，他们清除钙离子，使 4 个钠离子进入，排出一个 K^+[84]。通过利用 K^+ 的浓度梯度来运送 4 个而不是 3 个 Na^+，光感受器细胞可以使内在的 Ca^{2+} 浓度降低到 0.2 nM，比正常心脏交换所能达到的浓度低几百倍。

$$[Ca]_i = [Ca]_o \frac{[Na]_i^4[K]_o}{[Na]_o^4[K]_i} \exp(V_m F/RT) \qquad (2)$$

其中，Vm 是膜电位，F 是达拉第常数，R 是波尔兹曼常数，T 是绝度温度。实际上，可能因为交换器失活的原因，内在的钙离子浓度从来不会那么低。既然有电荷的复杂活动，交换器的工作也包括一部分比例的暗电流。大致上视杆细胞外节钙离子浓度随着 40 ~ 90 ms 的时间常数出现指数级下降（图 19.14B）[23,28]。而在视锥细胞，交换器和 CNG 通道结合的特性使得 Ca^{2+} 出现更多的流动以及光诱导的更快的 Ca^{2+} 浓度变化。

内段电导的作用

对光线反应性的 CNG 通道关闭使得视杆细胞和视锥细胞都向着 K^+ 的平衡电位进行超极化，然而膜电压却被内节、胞体、突触终端上的一些电导进行修正。当跨膜电位变成负值时，内向的净电流幅度增加。这些电导统称为内段电导，在比较光电流和光电压时，内段电导的影响无论是在视杆细胞还是视锥细胞都是显而易见（图 19.15）。对于暗闪光，内节电导率很少被影响，因此电压反应时间与电流反应时间相似 4,7,11,14。但是对于明亮闪光，两者的时程是不一样的，电压反应趋势上有一个明显的"鼻形"隆起，而电流反应则没有。

总之，内节电导的活化使得膜电位趋向于静息状态，这样的活动有助于确定膜电位在神经递质释放时维持动态变化，阻止再生反应的强化 87,88。大量的去极化可能是由于电压依赖的钙离子电流被激活，在某些位置尤其如此，这种反应可以被电压或者激活钙离子的钾离子电流所抑制。超极化则可能来源于 Na+K+-ATP 酶的反应，它可以被比静息电位负值更高的电压所激活的非特异性阳离子电流抵消。视杆细胞和视锥细胞正常工作范围内电压不同的变化随着光电流缓慢出现，因此对明亮光线反应表现为高度滤过（图 19.15）。而另一个作用是控制钙离子流动，从而控制神经递质的释放和其他细胞内活动。钙离子和其他离子在细胞内的浓度也可介导细胞内囊泡释放。下面将描述 5 种电流、2 种电压和 2 种钙离子激活的门控通道。

延迟的钾电流整流器，I_{KV}

视杆细胞的 I_{KV} 通道在 $V_m = -70$ mV 时激活 89，猕猴视锥细胞中该通道在 $V_m = -50$ mV 时激活 90。通过 I_{KV} 通道的外流 K+ 离子伴随着一个泄漏电流，组成循环电流的内段，有助于设定黑暗中光感受器的膜电位。I_{KV} 通道缓慢关闭时，光感受器超极化（图 19.16）。在这个过程中，光诱导的超极化被限制，可能有助于鼻子对明亮的闪光和步幅的反应。这种电流

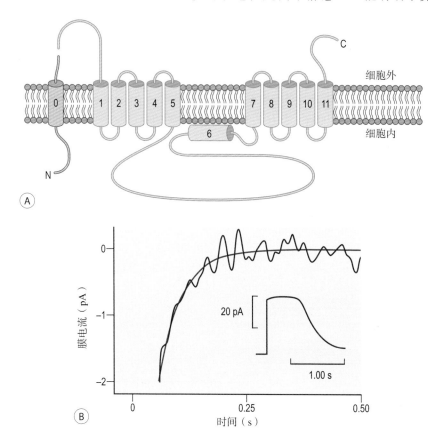

图 19.14 钙交换。（A）视锥细胞转换器的亚单位 NCKX2 有一个细胞外的 C 末端，而在 NCX 亚单位则有一个细胞内的 C 末端。红色所示的前导序列在位置上和外节膜上的交换器是分开的。（B）在时间 0 处给予明亮闪光刺激，所有的 CNG 通道突然全部关闭，揭示了一个由 Na+/K+、Ca2+ 交换器进行钙离子清除后所得的残余电流。视杆细胞中在时间常量为 59 ms 时交换电流出现指数级下降，这时内部的钙离子降到最低浓度。(From G.D. Field and F. Rieke：Mechanisms regulating variability of the single photon responses of mammalian rod photoreceptors，Neuron 35：733-747. Reproduced by permission of Cell Press，copyright 2002.)

可被胞外四乙铵离子阻挡。

超极化激活电流（I_H）

阳离子电导出现负电位 −50 mV[90]（图 19.17）。它有一个 −40 ～ −30 mV 反转电位，反映其允许渗透 K^+、Na^+ 和 Ca^{2+} 的量。I_H 缓慢打开，通过允许 Na^+ 进入和光感受器的去极化来阻止外接 CNG 通道的关闭，这样有类似于 I_{KV} 通道关闭的效果，但由于它有更多的负向激活潜能，则对明亮的闪光也会有作用。I_H 在超极化的基础上逐步建立，阻碍它会大大影响光反应初始的上升阶段。它主要负责加快光电压反应达到高峰，形成"鼻子"形状。具有 CNG 通道结构相似的亚基[91]形成了 HCN1 通道（见综述[92]），与 CNG 通道一样，HCN1 通道由环核苷酸作为门控，I_H 电流 - 电压关系慢慢偏向右侧，即几 mV 的负电压。

电压激活的钙电流（I_{Ca}）

主要的钙电导为"持久型"或"L"型。该通道由 α_1、$\alpha_2\delta$、β 和 γ 亚基组成。视杆细胞和视锥细胞中表达的孔隙形成 α_1 的 3 个亚基为：α_1c、α_1d 和 α_{1F}[93-95]。在细胞和突触终端可发现 Ca^{2+} 通道，后者的位置可影响视杆细胞和视锥细胞的突触传递（框 19.4）。对孤立的蝾螈视杆细胞的研究报告了在 −45 mV 左右的激活电位，该电位在黑暗中反常地接近膜电位。灵长类动物的视杆细胞和视锥细胞中 Ca^{2+} 通道的激活电位更合理，接近 −60 mV，留下了一个宽的电压工作范围用于改变光反应时 Ca^{2+} 的内流（图 19.18）。视杆细胞和视锥细胞的 Ca^{2+} 通道对电压变化反应迅速，处于非失活状态，该属性非常适合黑暗中水浸神经递质的持续高频率释放。地尔硫䓬，维拉

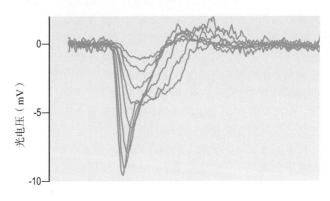

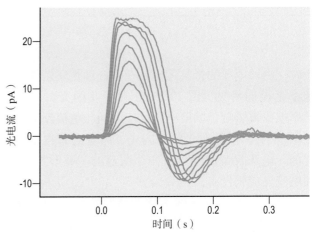

图 19.15　电流和电压反应的波形差异。不同视锥细胞的光电压和光电流在 37℃时进行记录。位于图上部（图 19.1C），闪光使跨膜电位偏离 −43 mV 的静息水平，而在图的下方，闪光减少黑暗中循环电流值 −24.9 pA（Lower panel from D.A. Baylor, B.J. Nunn and J.L. Schnapf：Spectral sensitivity of cones of the monkey Macaca fascicularis, Journal of Physiology 390：145-160. Adapted with permission from Blackwell Publishing, copyright 1987.）

图 19.16　电压依赖性钾电流。（A）当电压稳定在 −105 mV，I_{KV} 通道缓慢打开，规定电压范围从 −55 ～ −5 mV，温度为 33 ～ 36℃。在猕猴视锥细胞内段电压钳实验，I_{KV} 采用药理分离，仔细选择浸液中的离子成分，单独吸取。（B）在稳定状态下，I_{KV} 的电压电流关系表明膜电位低于 −60 mV 时存在外向电流。（From T. Yagi and P.R. MacLeish, 1994：Ionic conductances of monkey solitary cone inner segments, Journal of Neurophysiology 71：656 -665[90], with permission from the American Physiological Society.）

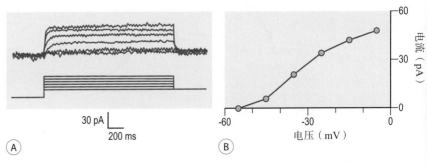

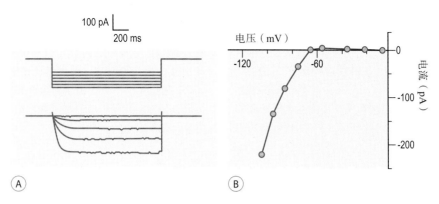

图 19.17　内向整流电流（IH）超极化的缓慢进程。（A）蝾螈视杆细胞在 −5 毫伏电压钳下的孤立膜电位逐步至 −105 ~ −55 mV 值，在 33 ~ 36℃时打开一个约 100 ms 的内向电流。除了 IH，通过药理学方法阻断其他电流人为控制电泳液的离子组成或在电流记录中去除。（B）稳定状态下 IH 的电压电流关系表明一个负电位的内向电流，在适当的离子溶液生理条件和环核苷酸的浓度下，IH 在略低于负电位时激活。然而，IH 在黑暗的静息电位时可忽略不计。（From T. Yagi and P.R. MacLeish, 1994：Ionic conductances of monkey solitary cone inner segments, Journal of Neurophysiology 71：656 -665,[90] with permission from the American Physiological Society.）

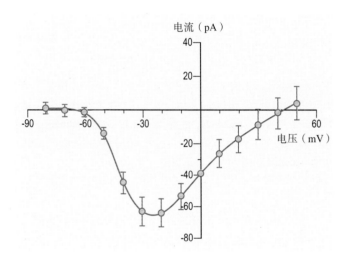

图 19.18　I_{CA} 的电流电压关系。猪视杆细胞中 Ca^{2+} 的检测会减少其他电流干扰。生理电压范围几乎控制了 ICA 的全跨度。（From Cia D，Bordais A，Varela C，et al. 2005：Voltage-gated channels and calcium homeostasis in mammalian rod photoreceptors，Journal of Neurophysiology 93：1468-1475[96]，with permission from the American Physiological Society.）

帕米和二氢吡啶类如硝苯地平和尼莫地平可以阻断这些通道，Bay K8644 可以增强这些通道[88,96]。

钙激活钾电流［$I_{K(Ca)}$］

视杆细胞和视锥细胞中的两个电流通过细胞内 Ca^{2+} 增加而激活：Ca^{2+} 激活的阴离子电流和 Ca^{2+} 激活的 K^+ 电流，后者显示有其他钙 - 激活电流特性的 N 型电流电压关系。外向电流被蝎毒素[99,100]降低表

明了 maxi-K 或 BK 通道的参与。虽然 $I_{K(Ca)}$ 在视杆细胞中正电压时相当大，但是该电流在生理范围内是最小且视锥细胞中是没有的[90]。因此 $I_{K(Ca)}$ 似乎在灵长类动物的视锥细胞中不表达。$I_{K(Ca)}$ 可以作为一个安全网，能够将 V_m 向 K^+ 的平衡电位移动，防止被涌动的 Ca^{2+} 干扰，使视杆细胞去极化。视锥细胞依靠其他电流来实现这个功能。

钙激活的阴离子电流［$I_{Cl(Ca)}$］

视杆细胞和视锥细胞都表达一个强大的 Ca^{2+} 激活的阴离子电流[88-90,100]。主要渗透的阴离子为氯离子，在视杆细胞中氯离子的平衡电位约 −20 mV[101]，视锥细胞中氯离子的平衡电位约 −45 mV[102]，$I_{Cl(Ca)}$ 有助于建立稳定的静息电位。实验中可以观察到最突出的该电流作为尾电流遵循以下电压步骤：打开 Ca^{2+} 通道，允许 Ca^{2+} 进入细胞质（图 19.20）。尾电流的时间长短反映了游离 Ca^{2+} 恢复到基础水平的时间长短。视杆细胞中 Ca^{2+} 激活的氯离子电导高度针对突触终端，其战略位置靠近递质的释放，可能通过氯离子对 Ca^{2+} 通道的直接影响[103]控制 I_{Ca}，以及通过改变释放位置的膜电位间接影响 Ca^{2+} 通道门控。考虑到椎弓根和小球的尺寸以及在它们被一个薄的纤维体从体细胞分离，终端的膜电位可能与胞体有所不同。在持续几百毫秒的超极化后，如没有 Cl^- 流出，$I_{Cl(Ca)}$ 将启动 Ca^{2+} 通道，使它们的活化电位降低[103]。这种机制会加速明亮闪光后的恢复，并使突触在关闭稳定光后的敏感度增加。

框 19.4 视杆细胞突触缺陷导致夜盲症

不全性 Schubert–Bornstein 先天性静息夜盲症是一种 X 连锁退变性疾病，由 CACNA1F 基因缺陷所致[97,98]。超过 57 种疾病相关突变已被记录在案（http://www.hgmd.cf.ac.uk/ac/PHP）。由于基因编码视杆细胞和视锥细胞钙离子通道的孔隙形成 α1F 亚基，因此破坏性的突变（图 19.19）会妨碍

视杆细胞信号到达二阶杆信号神经元。尽管视锥细胞突触的递质传递受到影响，但由于视锥细胞也表达 α1D 的异构体[95]，所以影响不大。由于缝隙连接通过视锥细胞信号神经回路提供双向路径，所以尽管视杆细胞信号并非完全有效，但夜盲是不完全的。

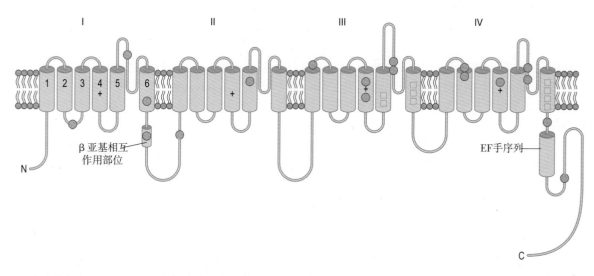

图 19.19 导致夜盲症的 CACNA1F 的部分基因突变谱。该 α₁F 亚基 6 个跨膜片段上有 4 个重复结构域。每个域的 S4 段是一个电压传感器（脉冲）。在重复的 Ⅲ 和 Ⅳ（绿色正方形）中有包含二氢吡啶的结合位点的残基。致病突变（红圈）可在 4 个重复结构域中发现。（From M. Nakamura，S. Ito，H. Terasaki and Y. Miyake：Novel CACNA1F mutations in Japanese patients with incomplete congenital stationary night blindness，Investigative Ophthalmology and Vision Science 42：1610 -1616. Adapted with permission from the Association for Research in Vision and Ophthalmology，copyright 2001.）

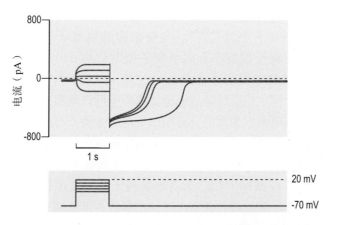

图 19.20 Ca^{2+} 激活的 Cl^- 电导。实验表明，蝾螈视杆细胞去极化以每 10 mV 的间隔期从 -70 mV 升至 -20 mV 和 +20 mV，激发了一个逆转电位近 0 mV 的阴离子电流，非生理条件下的 Cl^- 平衡膜电位。去极化增加了细胞内 Ca^{2+} 浓度，因此在膜电位恢复至 -70 mV 时，$I_{Cl\ (Ca)}$ 产生一个巨大的尾电流，Ca^{2+} 电流减弱，其他电流被 $I_{Cl\ (Ca)}$ 隔离。如果细胞浸润在自由 Ca^{2+} 溶液中，尾电流就不出现，记录在近 10℃ 时完成。（From MacLeish PR and Nurse CA，2007：Ion channel compartments in photoreceptors：evidence from salamander rods with intact and ablated terminals，Journal of Neurophysiology 98：86-95,[100] adapted with permission from the American Physiological Society.）

图 19.21 对每个内段电导对光电压反应的贡献进行了综述。CNG 通道的快速关闭使光感受器超极化，在比静息电压负值更大的电位水平缓慢关闭外向电流（I_{KV}），在负值更大的电压（I_H）水平激活内向电流从而将明亮的闪光反应的"鼻形"峰值分开。钙激活氯电流可提高突触的电压反应，最终光诱发的 Ca^{2+} 介导的突触释放抑制介质，这将在更快的时间段中完成。

电耦合

除了内段的膜电导，视杆细胞和视锥细胞的膜电位受到相邻细胞 - 细胞间耦合和突触反馈的影响[5-7,104]。视杆细胞单光子在视锥细胞中引起电压反应，但反应幅度要小 8 倍。网络作为一个高通滤波器使到达峰值时间快两倍。视杆细胞和视锥细胞间耦合和不同光谱类型的视锥细胞之间耦合的结果是，如果一个大光斑落在视网膜上，那么它在对应视锥细胞的反应大小和形状取决于波长，此外，水平细胞的调制和环绕中心的感受区域会产生拮抗。这些影响在第 22 章将更详

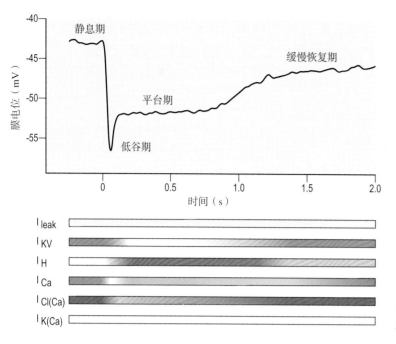

图 19.21　视杆细胞内节电导对明亮闪光刺激产生的光电压反应的影响。

细地描述。

小结

视锥细胞和视杆细胞在视觉上有着不同的强度范围，视杆细胞通过熟练计数单光子来获得敏感度的极值，它们的敏感度仅仅受限于光子的俘获。为达到较高的敏感度，部分反应速度会被牺牲，这时外节产生的光电流反应被延迟，峰值在 200 ms 左右，在 300 ms 左右有一个反应的整合。视锥细胞在暗光下不被涉及，它们对单光子的光电流反应幅度较小，达到峰值的时间要比视杆细胞短几倍，整合时间减少 10 倍以上。视锥细胞不会饱和，它们的工作范围不仅仅会右移，而且相对视杆细胞来讲，还会扩展并作出除了减少光子俘获之外的调整以防止被漂白。高强度可以使得视觉空间里的一个点被多个感受器编码，因此颜色信息可以被提取出来。快速的视锥反应提高了时间分辨率，视杆细胞和视锥细胞的内节电导设置了静息膜电位，在峰值附近加速了光电压的动力学改变，并且调整了细胞内的钙离子浓度。一些遗传性疾病可以定位于视杆细胞或者视锥细胞或者两种视细胞，这取决于基因特殊的表达形式。

致谢

感谢 D. Baylor 对本文的评论。

参考文献

1. Roof DJ, Makino CL. The structure and function of retinal photoreceptors. In: Albert DM, Jakobiec FA, eds. Principles and practice of ophthalmology, 2nd edn. Philadelphia: WB Saunders, 2000:1624–1673.
2. Schneeweis DM, Schnapf JL. Photovoltage of rods and cones in the macaque retina. Science 1995; 268:1053–1056.
3. Tomita T. Electrophysiological study of the mechanisms subserving color coding in the fish retina. Cold Spring Harb Symp Quant Biol 1965; 30:559–566.
4. Schneeweis DM, Schnapf JL. Noise and light adaptation in rods of the macaque monkey. Vis Neurosci 2000; 17:659–666.
5. Hornstein EP, Verweij J, Schnapf JL. Electrical coupling between red and green cones in primate retina. Nature Neurosci 2004; 7:745–750.
6. Hornstein EP, Verweij J, Li PH, Schnapf JL. Gap-junctional coupling and absolute sensitivity of photoreceptors in macaque retina. J Neurosci 2005; 25: 11201–11209.
7. Schneeweis DM, Schnapf JL. The photovoltage of macaque cone photoreceptors: adaptation, noise, and kinetics. J Neurosci 1999; 19:1203–1216.
8. McNaughton PA, Yau K-W, Lamb TD. Spread of activation and desensitisation in rod outer segments. Nature 1980; 283:85–87.
9. Lamb TD, McNaughton PA, Yau K-W. Spatial spread of activation and background desensitization in toad rod outer segments. J Physiol 1981; 319:463–496.
10. Matthews G. Spread of the light response along the rod outer segment: an estimate from patch-clamp recordings. Vision Res 1986; 26:535–541.
11. Baylor DA, Nunn BJ, Schnapf JL. The photocurrent, noise and spectral sensitivity of rods of the monkey *Macaca fascicularis*. J Physiol 1984; 357:575–607.
12 Kraft TW, Schneeweis DM, Schnapf JL. Visual transduction in human rod photoreceptors. J Physiol 1993; 464:747–765.
13. Pepperberg DR, Birch DG, Hood DC. Photoresponses of human rods in vivo derived from paired-flash electroretinograms. Vis Neurosci 1997; 14:73–82.
14. Schnapf JL, Nunn BJ, Meister M, Baylor DA. Visual transduction in cones of the monkey *Macaca fascicularis*. J Physiol 1990; 427:681–713.
15. Cideciyan AV, Jacobson SG, Gupta N et al. Cone deactivation kinetics and GRK1/GRK7 expression in enhanced S cone syndrome caused by mutations in NR2E3. Invest Ophthalmol Vis Sci 2003; 44:1268–1274.
16. Friedburg C, Allen CP, Mason PJ, Lamb TD. Contribution of cone photoreceptors and post-receptoral mechanisms to the human photopic electroretinogram. J Physiol 2004; 556:819–834.
17. Krispel CM, Chen D, Melling N et al. RGS expression rate-limits recovery of rod photoresponses. Neuron 2006; 51:409–416.
18. Pepperberg DR, Cornwall MC, Kahlert M et al. Light-dependent delay in the falling phase of the retinal rod photoresponse. Vis Neurosci 1992; 8:9–18.
19. Nikonov S, Engheta N, Pugh EN Jr. Kinetics of recovery of the dark-adapted salamander rod photoresponse. J Gen Physiol 1998; 111:7–37.
20. Birch DG, Hood DC, Nusinowitz S, Pepperberg DR. Abnormal activation and inactivation mechanisms of rod transduction in patients with autosomal dominant retinitis pigmentosa and the Pro-23-His mutation. Invest Ophthalmol Vis Sci 1995; 36:1603–1614.
21. van Hateren JH, Lamb TD. The photocurrent response of human cones is fast and monophasic. BMC Neurosci 2006; 7:34.
22. Baylor DA, Lamb TD, Yau K-W. Responses of retinal rods to single photons. J Physiol 1979; 288:613–634.

23. Tamura T, Nakatani K, Yau K-W. Calcium feedback and sensitivity regulation in primate rods. J Gen Physiol 1991; 98:95–130.

24. Pugh EN Jr, Lamb TD. Phototransduction in vertebrate rods and cones: molecular mechanisms of amplification, recovery and light adaptation. In: Stavenga DG, DeGrip WJ, Pugh EN Jr, eds. Handbook of biological physics molecular mechanisms in visual transduction. Amsterdam: Elsevier Science BV, 2000:183–255.

25. Yau K-W, Baylor DA. Cyclic GMP-activated conductance of retinal photoreceptor cells. Annu Rev Neurosci 1989; 12:289–327.

26. Rieke F, Baylor DA. Origin of reproducibility in the responses of retinal rods to single photons. Biophys J 1998; 75:1836–1857.

27. Whitlock GC, Lamb TD. Variability in the time course of single photon responses from toad rods: termination of rhodopsin's activity. Neuron 1999; 23:337–351.

28. Field GD, Rieke F. Mechanisms regulating variability of the single photon responses of mammalian rod photoreceptors. Neuron 2002; 35:733–747.

29. Baylor DA, Matthews G, Yau K-W. Two components of electrical dark noise in toad retinal rod outer segments. J Physiol 1980; 309:591–621.

30. Lamb TD, Simon EJ. Analysis of electrical noise in turtle cones. J Physiol 1977; 272:435–468.

31. Rieke F, Baylor DA. Origin and functional impact of dark noise in retinal cones. Neuron 2000; 26:181–186.

32. Rieke F, Baylor DA. Molecular origin of continuous dark noise in rod photoreceptors. Biophys J 1996; 71:2553–2572.

33. Hecht S, Shlaer S, Pirenne MH. Energy, quanta and vision. J Gen Physiol 1942; 25:819–840.

34. Kraft TW, Schnapf JL. Aberrant photon responses in rods of the macaque monkey. Vis Neurosci 1998; 15:153–159.

35. Chen J, Makino CL, Peachey NS, Baylor DA, Simon MI. Mechanisms of rhodopsin inactivation in vivo as revealed by a COOH-terminal truncation mutant. Science 1995; 267:374–377.

36. Chen C-K, Burns ME, Spencer M et al. Abnormal photoresponses and light-induced apoptosis in rods lacking rhodopsin kinase. Proc Natl Acad Sci USA 1999; 96:3718–3722.

37. Tamura T, Nakatani K, Yau K-W. Light adaptation in cat retinal rods. Science 1989; 245:755–758.

38. Nakatani K, Tamura T, Yau K-W. Light adaptation in retinal rods of the rabbit and two other nonprimate mammals. J Gen Physiol 1991; 97:413–435.

39. Thomas MM, Lamb TD. Light adaptation and dark adaptation of human rod photoreceptors measured from the a-wave of the electroretinogram. J Physiol 1999; 518:479–496.

40. Calvert PD, Govardovskii VI, Arshavsky VY, Makino CL. Two temporal phases of light adaptation in retinal rods. J Gen Physiol 2002; 119:129–145.

41. Krispel CM, Chen C-K, Simon MI, Burns ME. Novel form of adaptation in mouse retinal rods speeds recovery of phototransduction. J Gen Physiol 2003; 122: 703–712.

42. Lamb TD, Pugh EN Jr. Dark adaptation and the retinoid cycle of vision. Prog Retin Eye Res 2004 23:307–380.

43. Jones GJ, Cornwall MC, Fain GL. Equivalence of background and bleaching desensitization in isolated rod photoreceptors of the larval tiger salamander. J Gen Physiol 1996; 108:333–340.

44. Paupoo AAV, Mahroo OAR, Friedburg C, Lamb TD. Human cone photoreceptor responses measured by the electroretinogram a-wave during and after exposure to intense illumination. J Physiol 2000; 529:469–482.

45. Nikonov SS, Kholodenko R, Lem J, Pugh EN Jr. Physiological features of the S- and M-cone photoreceptors of wild-type mice from single-cell recordings. J Gen Physiol 2006; 127:359–374.

46. Kenkre JS, Moran NA, Lamb TD, Mahroo OAR. Extremely rapid recovery of human cone circulating current at the extinction of bleaching exposures. J Physiol 2005; 567:95–112.

47. Paskowitz DM, LaVail MM, Duncan JL. Light and inherited retinal degeneration. Br J Ophthalmol 2006; 90:1060–1066.

48. Cideciyan AV, Zhao X, Nielsen L, Khani SC, Jacobson SG, Palczewski K. Null mutation in the rhodopsin kinase gene slows recovery kinetics of rod and cone phototransduction in man. Proc Natl Acad Sci USA 1998; 95:328–333.

49. Weiss ER, Ducceschi MH, Horner TJ, Li A, Craft CM, Osawa S. Species-specific differences in expression of G-protein-coupled receptor kinase (GRK) 7 and GRK1 in mammalian cone photoreceptor cells: implications for cone cell phototransduction. J Neurosci 2001; 21:9175–9184.

50. Chen C-K, Zhang K, Church-Kopish J et al. Characterization of human GRK7 as a potential cone opsin kinase. Mol Vis 2001; 7:305–313.

51. Haider NB, Jacobson SG, Cideciyan AV et al. Mutation of a nuclear receptor gene, NR2E3, causes enhanced S cone syndrome, a disorder of retinal cell fate. Nat Genet 2000; 24:127–131.

52. Craft CM, Whitmore DH, Wiechmann AF. Cone arrestin identified by targeting expression of a functional family. J Biol Chem 1994; 269:4613–4619.

53. Sakuma H, Inana G, Murakami A, Higashide T, McLaren MJ. Immunolocalization of x-arrestin in human cone photoreceptors. FEBS Lett 1996; 382:105–110.

54. Nishiguchi KM, Sandberg MA, Kooijman AC et al. Defects in RGS9 or its anchor protein R9AP in patients with slow photoreceptor deactivation. Nature 2004; 427:75–78.

55. Baylor DA, Nunn BJ, Schnapf JL. Spectral sensitivity of cones of the monkey Macaca fascicularis. J Physiol 1987; 390:145–160.

56. Schnapf JL, Kraft TW, Baylor DA. Spectral sensitivity of human cone photoreceptors. Nature 1987; 325:439–441.

57. Neitz M, Neitz J. Molecular genetics of human color vision and color vision defects. In: Chalupa LM, Werner JS, eds. The visual neurosciences. Cambridge: MIT Press, 2004:974–988.

58. Deeb SS. Genetics of variation in human color vision and the retinal cone mosaic. Curr Opin Genet Dev 2006; 16:301–307.

59. Weitz D, Ficek N, Kremmer E, Bauer PJ, Kaupp UB. Subunit stoichiometry of the CNG channel of rod photoreceptors. Neuron 2002; 36:881–889.

60. Zheng J, Trudeau MC, Zagotta WN. Rod cyclic nucleotide-gated channels have a stoichiometry of three CNGA1 subunits and one CNGB1 subunit. Neuron 2002; 36:891–896.

61. Zhong H, Molday LL, Molday RS, Yau K-W. The heteromeric cyclic nucleotide-gated channel adopts a 3A:1B stoichiometry. Nature 2002; 420:193–198.

62. Peng C, Rich ED, Varnum MD. Subunit configuration of heteromeric cone cyclic nucleotide-gated channels. Neuron 2004; 42:401–410.

63. Jan LY, Jan YN. A superfamily of ion channels. Nature 1990; 345:672.

64. Fesenko EE, Kolesnikov SS, Lyubarsky AL. Induction by cyclic GMP of cationic conductance in plasma membrane of retinal rod outer segment. Nature 1985; 313:310–313.

65. Haynes L, Yau K-W. Cyclic GMP-sensitive conductance in outer segment membrane of catfish cones. Nature 1985; 317:61–64.

66. Tanaka JC, Eccleston JF, Furman RE. Photoreceptor channel activation by nucleotide derivatives. Biochemistry 1989; 28:2776–2784.

67. Karpen JW, Zimmerman AL, Stryer L, Baylor DA. Molecular mechanics of the cyclic-GMP-activated channel of retinal rods. Cold Spring Harb Symp Quant Biol 1988; 53:325–332.

68. Watanabe S-I, Matthews G. Cyclic GMP-activated channels of rod photoreceptors show neither fast nor slow desensitization. Vis Neurosci 1990; 4:481–487.

69. Nakatani K, Yau K-W. Calcium and magnesium fluxes across the plasma membrane of the toad rod outer segment. J Physiol 1988; 395:695–729.

70. Ohyama T, Hackos DH, Frings S, Hagen V, Kaupp UB, Korenbrot JI. Fraction of the dark current carried by Ca^{2+} through cGMP-gated ion channels of intact rod and cone photoreceptors. J Gen Physiol 2000; 116:735–753.

71. Frings S, Seifert R, Godde M, Kaupp UB. Profoundly different calcium permeation and blockage determine the specific function of distinct cyclic nucleotide-gated channels. Neuron 1995, 15:169–179

72. Picones A, Korenbrot JI. Permeability and interaction of Ca^{2+} with cGMP-gated ion channels differ in retinal rod and cone photoreceptors. Biophys J 1995; 69: 120–127.

73. Bodoia RD, Detwiler PB. Patch-clamp recordings of the light-sensitive dark noise in retinal rods from the lizard and frog. J Physiol 1985; 367:183–216.

74. Zimmerman AL, Baylor DA. Cyclic GMP-sensitive conductance of retinal rods consists of aqueous pores. Nature 1986; 321:70–72.

75. Matthews G. Comparison of the light-sensitive and cyclic GMP-sensitive conductances of the rod photoreceptor: noise characteristics. J Neurosci 1986; 6:2521–2526.

76. Brown RL, Strassmaier T, Brady JD, Karpen JW. The pharmacology of cyclic nucleotide-gated channels: emerging from the darkness. Curr Pharmaceut Des 2006; 12:3597–3613.

77. Sachs OW. The Island of the Colorblind. New York: Vintage Books, 1997.

78. Michaelides M, Hunt DM, Moore AT. The cone dysfunction syndromes. Br J Ophthalmol 2004; 88:291–297.

79. Schwarzer A, Kim TSY, Hagen V, Molday RS, Bauer PJ. The Na/Ca-K exchanger of rod photoreceptor exists as dimer in the plasma membrane. Biochemistry 1997; 36:13667–13676.

80. Cook NJ, Kaupp UB. Solubilization, purification, and reconstitution of the sodium-calcium exchanger from bovine rod outer segments. J Biol Chem 1988; 263:11382–11388.

81. Prinsen CFM, Szerencsei RT, Schnetkamp PPM. Molecular cloning and functional expression of the potassium-dependent sodium-calcium exchanger from human and chicken retinal cone photoreceptors. J Neurosci 2000; 20:1424–1434.

82. Kim TSY, Reid DM, Molday RS. Structure-function relationships and localization of the Na/Ca-K exchanger in rod photoreceptors. J Biol Chem 1998; 273: 16561–16567.

83. Schwarzer A, Schauf H, Bauer PJ. Binding of the cGMP-gated channel to the Na/Ca-K exchanger in rod photoreceptors. J Biol Chem 2000; 275:13448–13454.

84. Cervetto L, Lagnado L, Perry RJ, Robinson DW, McNaughton PA. Extrusion of calcium from rod outer segments is driven by both sodium and potassium gradients. Nature 1989; 337:740–743.

85. Cai X, Zhang K, Lytton J. A novel topology and redox regulation of the rat brain K^+-dependent Na^+/Ca^{2+} exchanger, NCKX2. J Biol Chem 2002; 277: 48923–48930.

86. Kinjo TG, Szerencsei RT, Winkfein RJ, Kang KJ, Schnetkamp PPM. Topology of the retinal cone NCKX2 Na/Ca-K exchanger. Biochemistry 2003; 42:2485–2491.

87. Fain GL, Quandt FN, Gerschenfeld HM. Calcium-dependent regenerative responses in rods. Nature 1977; 269:707–710.

88. Maricq AV, Korenbrot JI. Calcium and calcium-dependent chloride currents generate action potentials in solitary cone photoreceptors. Neuron 1988; 1:503–515.

89. Bader CR, Bertrand D, Schwartz EA. Voltage-activated and calcium-activated currents studied in solitary rod inner segments from the salamander retina. J Physiol 1982; 331:253–284.

90. Yagi T, MacLeish PR. Ionic conductances of monkey solitary cone inner segments. J Neurophysiol 1994; 71:656–665.

91. Demontis GC, Moroni A, Gravante B et al. Functional characterisation and subcellular localisation of HCN1 channels in rabbit retinal rod photoreceptors. J Physiol 2002; 542:89–97.

92. Craven KB, Zagotta WN. CNG and HCN channels: two peas, one pod. Annu Rev Physiol 2006; 68:375–401.

93. Nachman-Clewner M, St Jules R, Townes-Anderson E. L-type calcium channels in the photoreceptor ribbon synapse: localization and role in plasticity. J Comp Neurol 1999; 415:1–16.

94. Morgans CW, Gaughwin P, Maleszka R. Expression of the α_{1F} calcium channel subunit by photoreceptors in the rat retina. Mol Vision 2001; 7:202–209.

95. Morgans CW, Bayley PR, Oesch NW, Ren G, Akileswaran L, Taylor WR. Photoreceptor calcium channels: insight from night blindness. Vis Neurosci 2005; 22:561–568.

96. Cia D, Bordais A, Varela C, Forster V, Sahel JA, Rendon A, Picaud S. Voltage-gated channels and calcium homeostasis in mammalian rod photoreceptors. J Neurophysiol 2005; 93:1468–1475.

97. Bech-Hansen NT, Naylor MJ, Maybaum TA et al. Loss-of-function mutations in a calcium-channel α_1-subunit gene in Xp11.23 cause incomplete X-linked congenital stationary night blindness. Nat Genet 1998; 19:264–267.

98. Strom TM, Nyakatura G, Apfelstedt-Sylla E et al. An L-type calcium-channel gene mutated in incomplete X-linked congenital stationary night blindness. Nat Genet 1998; 19:260–263.

99. Xu JW, Slaughter MM. Large-conductance calcium-activated potassium channels facilitate transmitter release in salamander rod synapse. J Neurosci 2005; 25:7660–7668.

100. MacLeish PR, Nurse CA. Ion channel compartments in photoreceptors: evidence from salamander rods with intact and ablated terminals. J Neurophysiol 2007; 98:86–95.

101. Thoreson WB, Stella SL Jr, Bryson EJ, Clements J, Witkovsky P. D2-like dopamine receptors promote interactions between calcium and chloride channels that diminish rod synaptic transfer in the salamander retina. Vis Neurosci 2002; 19:235–247.

102. Thoreson WB, Bryson EJ. Chloride equilibrium potential in salamander cones. BMC Neurosci 2004; 5:53.

103. Thoreson WB, Bryson EJ, Rabl K. Reciprocal interactions between calcium and chloride in rod photoreceptors. J Neurophysiol 2003; 90:1747–1753.

104. Verweij J, Hornstein EP, Schnapf JL. Surround antagonism in macaque cone photoreceptors. J Neurosci 2003; 23:10249–10257.

第 20 章

光感受器的明适应

Trevor D. Lamb

胡钦瑞 译　施宇华 校

1. 从星光到阳光的视觉

使人类视觉系统能有效运作的光强度变化范围至少有 10 亿倍，从星光条件下的约 10^{-4} cd/m² 到强烈阳光下的约 10^5 cd/m²。当瞳孔直径从最大 8 mm 减小至最小 2.5mm 时，相应减少约 10 倍面积，相应瞳孔区的光强度变化范围只占 9 个 log 单位中的 1 个 log 单位。大范围调控通过以下两点来实现，且缺一不可：第一，我们的视觉系统在暗适应（基于视杆细胞）和明适应（基于视锥细胞）之间的转换；第二，每个感光系统的调控范围在 5 个 log 单位（100 000 倍）甚至更多。

明适应与暗适应

视觉系统（或它的任何组成部分，如光感受器）根据周边环境的光照强度调整其性能的能力被称为"明适应"。无论光强度是在增加还是在减小，这种调整通常都发生得非常快（在几秒钟内）。"暗适应"这个词特指在眼睛暴露在非常明亮和或长时间的光照后，继而激活（从而漂白）部分视色素、视紫红质或等量的视锥细胞，然后在黑暗中逐渐恢复视觉的特殊情况。暗适应发生缓慢，经过大量漂白的视觉系统的暗视完全恢复需要一个多小时。

明适应及其伴随的调整和变化对眼睛是有益的。在极低的光照强度下，视觉灵敏度增加到最大是可能的，因此视杆细胞的光感受器可以感应单个光子的到达并且暗视觉系统以光子计数的模式运行。暗视系统在极低强度光照下的工作能力由两方面因素平衡增强，以便在复杂的情况下可靠地接收微弱信号：首先，降低空间分辨率（即增加空间总和）；其次，降低时间分辨率（即增加的时间总和）。明适应应用类似的转变机制，当环境光照强度从白昼水平下降到夜幕水平时，人的空间和时间分辨率下降，以致进行球类游戏变得非常困难。

与此相反，暗适应的特征变化似乎是不利的。在长时间接受高强度光照后由微弱光线刺激导致的短暂失明现象，对生物体来讲无论如何都不可能是有益的。正如我们的祖先（以及我们自己）冒着相当大的危险从明亮的阳光下进入洞穴，其视敏度在数十秒内大幅度降低。为什么这样一个显然不理想的情况仍然存在呢？一种可能是这种缓慢的适应过程是进化过程中不可避免的"成本效应"，以使暗适应系统接收单个光子信号。

明适应的目的

假使光感受器不能适应周边光照强度，则感光范围将非常狭窄：低光照强度下仅有微弱反应，而高光照强度下，细胞感光能力近乎饱和。因此，光感受器的光适应可以被看作是细胞功能的扩展。

明适应的目的普遍被认为是允许视觉系统（或系统中的任何神经元）在特定的光照水平下提供最佳的性能。然而，在此背景下，却很难明确的界定"最佳"的具体含义。例如，在任意给定的光照水平下，我们还是很难确定何种时程反应是最佳的。简单的回应可为机体提供更短的反应时间，但它会导致灵敏度非常差，反之，允许更长时间整合响应将提高灵敏度，但也会导致更长的反应时间。

在设定细胞最佳感光性能时，一个关键指标是在低光照水平赋予细胞很高的灵敏度，同时要防止它在更强的光照下过早饱和。在光照背景增强时，明适应通过降低细胞对光线的敏感度来完成适应。然而，这一过程同样需要避免灵敏度的过度降低。视锥细胞光感受器具备这种精确功能，同时在不论多强的光照强度下都能避免饱和，并能产生有效的信号对比。与之对应，视杆细胞在饱和前仅仅在一个相对窄的范围内调整其灵敏度，饱和后则完全不响应。视杆细胞极易感光饱和的优点在于大大降低了视杆细胞的代谢需求，因为在此强度下视锥细胞已开始工作，色素团再合成的代谢需求开始增加。

除了通过很宽范围的光强度以优化光感受器的敏感性外，还有其他两种方式利于感光细胞对明适应的反应。首先，正如下面等式（1）给出的解释，韦伯定律光适应允许自动提取视觉场景中的对比度，使光照的绝对水平独立出来。其次，明适应对递增的光子流中的时相反应提供实时调整，对于视觉系统而言该种调整方式被认为是最佳的，但是，正如上所述，我们尚未能量化这种优点。

2.　视觉系统的明视和暗视性能

明视觉：视锥系统是视力的主要部分

对于人类来说，明视系统是视力的"主力"，因为它在我们体验的几乎所有环境下运行（21 世纪）。因此，除了在低强度的月光下和星光条件下，明视系统在几乎所有的光照水平下负责我们的视觉。在月光下的光照水平，暗适应和明适应系统功能均处于工作状态，超出的强度范围被称为"中间视觉"。为了确定在夜幕或夜间条件下是否用到明视系统，有一个简单的测试：如果能检测场景中的任何颜色，则视锥细胞是活动的，如果不能，则只有视杆细胞是活动的。我们发现在黎明时分随着环境光照强度的增加直到最亮的阳光照射，明视系统始终保持正常工作。

尽管它们对我们的视力具有重要作用，但视锥细胞的光感受器只占感受器的 5%。周边视网膜低密度的视锥细胞对我们周边视觉来讲相当充足，即使在白天，我们也只需外周有相对较低的空间视力。尽管绝大多数周边光感受器为视杆细胞，但实际上它们并不是像我们所认为的那样在大多数情况下运作，相反，它们只在环境照明水平非常低时运作。这使得视杆细胞密度非常高，能在星光条件下捕捉每一个可用的光子。

视锥细胞反应迅速且适度

视锥细胞最大的优势之一是响应速度非常快。

我们的视杆细胞虽然可以明适应，但因其反应速度过慢，不能够达到在视觉上所需的逃避敌害和捕捉猎物的速度。实际上是视锥细胞专门将视觉刺激信号及其快速的传递到大脑。

人们常认为视锥细胞比视杆细胞更缺乏敏感性，但这种观点具有误导性，特别是考虑到视锥细胞在快速变化的视觉刺激下专门用于信号处理过程时。尽管视锥细胞可能会在短暂的闪光后出现一个比视杆细胞低 30 倍敏感度高峰，但在急剧波动的刺激时，视锥细胞灵敏度比视杆细胞要高，因此，反应慢的视杆细胞对瞬息万变的刺激极不敏感。当考虑到光转换 G- 蛋白级联的激活的效能时，视锥细胞与视杆细胞的"扩增"基本没有差别。观察到的灵敏度测量的响应峰值差异存在于闪光中，而非源于响应灭活的速度差。

明适应和暗适应的比较

Stiles[1] 比较了视觉系统在明视和暗视时的明适应，经典比较结果如图 20.1A。在背景光照下检测个人的闪光阈值，结果用双对数坐标显示。在这组中，视杆细胞暗视敏感度在刺激条件下约是视锥细胞的明视敏感度的 30 倍，因此，我们在绿色背景下用小直径的黄 / 绿闪光（1°dia，60 ms，580 nm）对旁中心凹区域测试。结果用韦伯定律曲线描述，包括暗适应（蓝色曲线）和明适应区域（红色曲线）；见下面的公式（1）。然而在视锥系统，我们简短描述的"暗光"比视杆系统要高 10 000 倍（4.1 个 log 单位）。

暗视觉：视杆系统特定的夜视能力

通过暗视系统（而不是明视系统）优化检测明适应，用蓝色符号表示，如图 20.1B。为了实现暗视系统的优势，在周边视网膜进行刺激测试，包括红色背景上面积大、持续时间长的绿色闪光（9° 直径，200 ms，520 nm）。测量方法如 [2] 中图 3。其特罗兰值已用因子 K=8.6 光异构化 / 秒 / 特罗兰转换。

为了进行比较，用红色符号绘制脱敏的灵长类视杆细胞光感受器，结果从 [3] 中的表Ⅲ和图 9A 得到。其灵敏度的测量由脱敏值的倒数代表，另外，符号已被纵向转换，以适应高强度范围下的心理物理学数据。

蓝色和红色符号最重要的区别是，暗视系统整体开始衰减时的敏感度比视杆细胞低约 1000 倍，所以暗适应的最低末尾处相当大的区域为后感受器，而不是视杆细胞的内部的反应。因为这个暗视系统后感受器能够整合很多视杆细胞光子信号以增加敏感度，这需要在更低的背景强度下衰减以避免饱和。这使得视杆细胞感受器在最低敏感度区域内（达到大约每秒10个异构化单位）保持其几个 log 单位的最大敏感度，然后视觉系统逐渐脱敏。

当背景照明从一个相对高的暗光强度逐渐降低时，视杆细胞及暗视觉系统敏感度平稳地降低（如图 20.B 沿着 X 轴从左向右移动）。然而从红色及蓝色箭头代表的低光强度可以看出，先脱敏的首先是视杆细胞，其次是视觉系统停止继续下降，这个微妙的装置好像经历着等同光照的现象。因此，如图，箭头标记的视杆细胞及暗视系统被称为"等效背景"或"暗光"。很明显暗视系统的等效背景（每秒 0.016 个光异构化单位）比视杆细胞（每秒 50 个光异构化单位）低约 1000 倍。

根据韦伯定律，图 20.1 曲线描绘了脱敏的过程，另外图 20.1B 的曲线描绘了高强度下的饱和模式，如下方程描述：

$$\frac{Desens}{Desens_D} = \{1 + (I/I_0)\} \exp(I/I_{sat}) \tag{1}$$

其中 Desens 是脱敏值，$Desens_D$ 是暗适应值，I 是背景光照强度。右侧的第一项表示韦伯定律，其中 I_0 相当于上述的背景光照强度。第一项表明在低背景强度（$I \ll I_0$）的脱敏值接近一个恒定的水平（暗适应值，$Desens_D$），而明亮背景下（$I \gg I_0$）的脱敏光照强度线性增加。

在较高的暗光照强度下，视杆细胞及整体的暗视系统表现出饱和，其特征在于增加背景光照强度使脱敏急剧上升。这可以从公式（1）右边的第二项看出，其中 I_{sat} 被称为饱和光照强度。几乎可以肯定的是，整个暗视系统的饱和直接源于视杆细胞的饱和。因此，图 20.1B 蓝色和红色的曲线有相同的饱和光照强度值，$I_{sat} = 2500$ 光异构化 / 秒（黑色箭头）。与此相反，两条曲线之间的暗光有极大的不同，$I_0 = 0.016$ 和 50 光异构化 / 秒，分别代表心理物理数据（蓝色箭头）和视杆细胞感光数据（红色箭头）。

从 I_0（暗光）增加到 I_{sat}（饱和光照强度）的光强跨度代表韦伯区域，在此范围内光照强度脱敏与背景光照强度成正比。脱敏的倒数是灵敏度，$S = 1/$ 脱敏值，因此韦伯区域内的灵敏度下降与背景光照强度成反比，即 $S \propto 1/I$。

由于视觉刺激同样是与背景强度成反比（即对比度 $= \Delta I/I$），在韦伯区域内灵敏度有一个固定的光

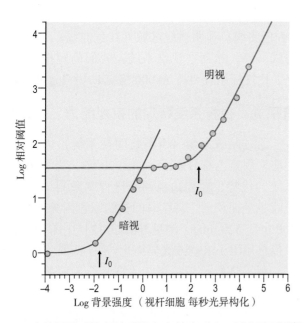
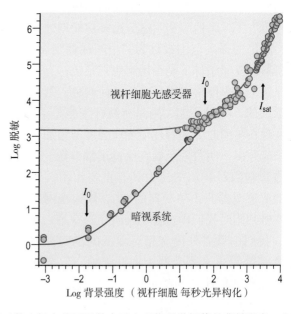

图 20.1 人的视觉系统(锥)明视和暗(杆)适应。两个平面图都是双对数坐标点状图函数表示心理物理学阈值的背景强度。左图：暗适应和明视阈值进行闪光测试，只有约 30× 的暗适应系统更敏感。数据来自于 [1]，转换为在水平轴上视杆细胞每秒异构化和在垂直轴上相对于暗适应值的阈值。右图：蓝色符号为优化暗光检测的情况，数据来自 [2]。红色符号是吸液管测量猴分离的视杆细胞光感受器（食蟹猴），上下移动，以协同蓝色的符号更高的敏感度强度范围内的数据 [3]。所有曲线依韦伯定律绘制。[A：Data from Stiles WS. P Natl Acad Sci USA. 1959；45（1）：100-114. B：Data from Aguilar M, Stiles WS. Optica Acta 1954；1：59-65 and Tamura T, Nakatani K, Yau K-W. J Gen Physiol 1991；98（1）：95-130.)]

照强度对比，即一个给定的对比度水平引出一个固定大小的响应。因此，韦伯定律明适应的一个重要特征是能够自动引出视觉对比。

图 20.1B 表明，对于整个暗适应系统，韦伯区域覆盖了很宽的范围，至少包含 5 个 log 单位（即超过10 万倍）。

3.　视锥细胞和视杆细胞光适应的电响应

在背景照明下，整体的视觉系统不仅能够适应——视锥细胞和视杆细胞各自也都能光适应——而且还能根据闪光增量进行脱敏和加速电响应。

不过对于视杆细胞，这种适应只发生在有限的饱和强度范围内。因此，红色数据图 20.1B 显示，饱和前哺乳动物视杆细胞的韦伯区域包括只有 1 ~ 2 个log 单位的光照强度，对低等脊椎动物韦伯区域可能有一个略宽范围，约 3 个 log 单位。

相反，无论多么稳定强烈的光照下，视锥细胞总有更广泛的光适应强度范围，总能避免饱和。对明视觉系统整体来讲，所观察到的适应似乎主要来自于视锥细胞水平的改变，而不是受体后处理过程。

视杆细胞的电响应饱和及视锥细胞的避免饱和

图 20.2 示蜥蜴视杆细胞在不同强度的稳定光照下的响应。在光照初期，视杆细胞对预设的快速闪光开始响应（噪声）。但在正常条件下（上图）的响应很快偏离，远远低于线性预测。在此光照下典型响应通常表现出早期高峰，随后产生一个低谷。这种与最简单的线性预测存在偏差是光适应的一个重要方面－如果没有发生这种偏差，在非常低的光照强度下，视杆细胞就进入饱和状态。将视杆细胞暴露在胞质钙离子浓度溶液中，饱和很容易被引出（下图）；然后按照预测的理论曲线测量响应，在非常低的光照强度下（标记 2）视杆细胞饱和。此结果表明，当钙离子浓度变化时，至少一部分视杆细胞能在中等光强度下运转；相关的分子机制将在第 4 节中加以讨论。

在较高的背景光照强度下，正常视杆细胞中的循环电流完全被抑制。因此，对于图 20.2 的上图，强度高于 4（图中未显示）时导致响应上升到最大水平，相对应在外节的所有的 cGMP- 门控离子通道关闭，其结果是增加刺激但无法得出任何增量的响应，

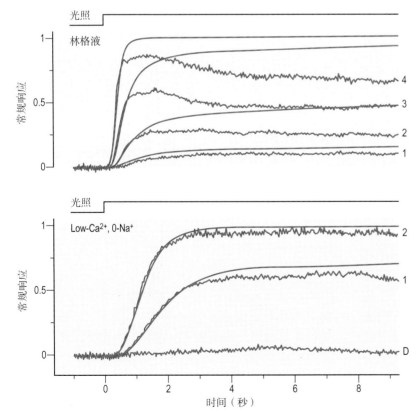

图 20.2　蜥蜴视杆细胞对不同光照强度的反应。上图：控制条件（林格液）。下图：在钙离子溶液存在情况下。光照强度增加标记为 1 ~ 4，D代表黑暗。光滑的曲线是通过综合测量昏暗闪光灯响应的结果（图中未示出），表示在没有任何光适应下的响应。（From Fain GL, Lamb TD, MatthewsHR, Murphy RLW. Cytoplasmic calcium as the messenger for light adaptation in salamander rods. J Physiol 416：215-243[24]）

细胞反应达到"饱和"。通常情况下，随背景光照强度增加这种饱和呈指数增加，如等式1中右侧第二项所述。

当稳定的背景光照打开时，视锥感光细胞从最初的峰值表现出更为明显的"下降"。一个适应稳定光照强度的例子如图20.3中曲线的早期区域——无论光照强度如何升高，即使在强光照射下短暂的被驱动饱和时，视锥细胞总会恢复到一个适合的水平。

光感受器电响应的脱敏和加速

除了显示出视锥细胞被背景光照引出的瞬态响应外，图20.3主要说明背景光照引出的增量闪光的脱敏响应。

图像显示出视锥细胞在三种不同条件下对预设光照的响应。（A）组在黑暗中闪光（a-f，强度逐渐增大）。（B）组在昏暗的稳定背景下相同的闪光，（C）组在明亮的背景下闪光。在背景光照存在时，昏暗背景下闪烁的反应较小。例如，对于闪光b，（A）（B）到（C）组响应逐渐变小。即背景强度的增加逐步衰减了视锥细胞的增量响应。这是感光细胞（视锥细胞和视杆细胞）特征性的行为。

昏暗环境下不同背景光照强度的响应变化如图20.4A所示。最大的曲线是完全暗适应条件下对昏暗闪光的反应，而其他的曲线是逐步增强背景时对相同的闪光的反应（事实上为了维持可测量振幅响应，背景中闪光的光照强度增加，实际曲线是反应除以闪光强度的值，即响应灵敏度）。

图20.4表明，增加背景光照强度导致脱敏并加快增量昏暗闪光的响应。视锥细胞的这种行为与视杆细胞非常类似，如图20.4B。

稳步上升但加速复苏阶段

视杆细胞对增量的闪光响应如图20.4B，垂直刻度已作出调整，如A图的视锥细胞，B图的视杆细胞，代表循环电流在不同的背景光照强度的变化，而非绘制的原始灵敏度（响应每个光异构化），及其对每个光致异构化的部分响应（即在这种背景下作为循环的电流的一小部分增量响应）。这便于提供一个直接测量激活的鸟嘌呤核苷酸结合蛋白（G蛋白）的光传导级联水平的措施，因此，可以通过测量通道开放的水平评估级联激活水平，这转而又需要表达为部分电流的增量响应。

当以这种方式绘图时，图20.4B增量反应表现出

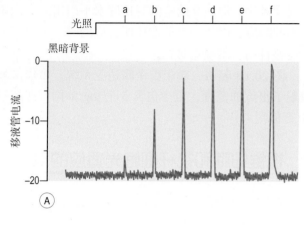

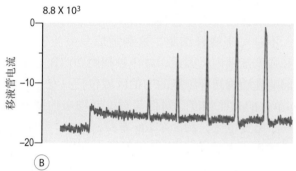

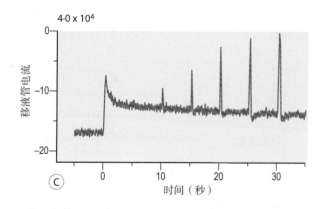

图 20.3 蝾螈视锥细胞在闪光和光照条件下的循环电流。顶部曲线标记了照明时间。闪光 a-f 的增加的强度为 4 度，并在（A）-（C）每个组强度相同。（A）组在黑暗中闪光，组（B）和（C）有相同闪光并在稳定的背景光照下，切换时间为零。（C）的背景亮度比（B）中高 4 倍。(From Matthews HR, Fain GL, Murply RLW, Lamb TD. Light adaptation in cone photoreceptors of thesalamander：a role for cytoplasmic calcium concentration. J Physiol 420：447-469.[25])

起始阶段显著响应的特性，该特性是不变的，即不同的背景光照强度显示出早期有一个共同上升的阶段，通过光滑的黑色曲线表示。这种行为表明，光适应过程中扩增的参数，在光传导的激活步骤是不变的，即光适应没有致光传导激活步骤的效能改变，然而却造成传导级联切断的显著加速。分子加速步骤在第 4 节

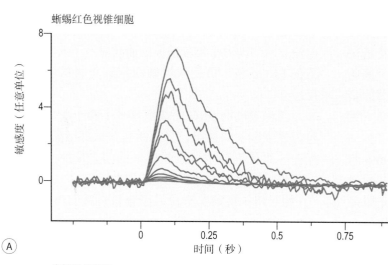

光照

蜥蜴红色视锥细胞

敏感度（任意单位）

时间（秒）

Ⓐ

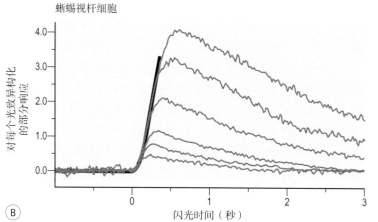

蜥蜴视杆细胞

对每个光致异构化的部分响应

闪光时间（秒）

Ⓑ

图 20.4 视锥和视杆光感受器对逐步增加的背景闪光的增量响应。在每组中，最大的曲线是在黑暗中对昏暗闪光的反应，而其他曲线是在背景光照下对相同闪光的反应。（A）蜥蜴红色敏感的视锥细胞。（B）：蜥蜴视杆细胞。光滑的黑色曲线代表了共同的上升阶段。（A：From Matthews HR，Fain GL，Murply RLW，LambTD. Light adaptation in cone photoreceptors of the salamander：a role for cytoplasmic calcium concentration. J Physiol 420：447-469.B：From Pugh EN，Nikonov S，Lamb TD. Molecular mechanisms ofvertebrate photoreceptor light adaptation. Curr Opin Neurobiol9（4）：410-418，1999.[25,26]）

讲述。

背景光照强度下敏感性的相关性：韦伯定律

图 20.4 绘制各个曲线峰值作为测量的背景光照强度。得到如图 20.5 不同背景描绘点的敏感度。

图 20.5 是在极宽泛的背景光照强度范围内，在以激光为光源的条件下获得。重要的是其来源于完整的视杯（海龟），所以光感受器实际上与色素内皮相连，而且会经历自然换代，所以电生理结果在更高的背景强度下获得。

对于背景强度为 $10^3 \sim 10^{11}$ μ m^{-2}s^{-1}，以 log 为单位的敏感度与背景强度呈线性关系，斜率为 -1，即经过大约 8 个 log 单位的背景光照强度后，视杯的敏感度随之下降。图 20.5 的曲线代表韦伯定律，如下：

$$\frac{S}{S_D} = \frac{1}{1+(I/I_0)} \quad (2)$$

S 代表闪光敏感度，S_D 代表暗适应值，I 是背景

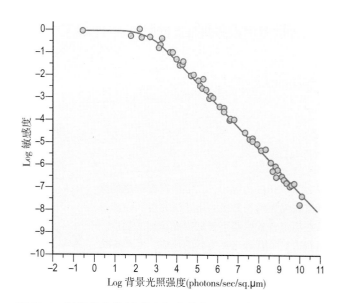

Log 敏感度

Log 背景光照强度(photons/sec/sq.μm)

图 20.5 以视锥细胞敏感度与背景光照强度做函数，结果用双对数坐标表示。从准备的海龟视杯中细胞内测量 15 个视锥细胞得到平均数据。动态监测敏感度，而不是传统的闪光敏感度。等式（2）得到平滑的韦伯定律曲线。（Reproduced with permission from[4]）

光照强度，I_0 是半衰减背景光照强度，也就是暗适应等同的背景光照强度。虽然没有饱和（相应的是敏感度而非其倒数）这个术语，这个方程仍适用于人类视杆细胞的明适应。韦伯定律的匹配表明：即使是在稳定的强光下，海龟视杯中视锥细胞也能够完全避免饱和。这个特征显示视锥细胞及视杆细胞有显著的差别。图 20.2 显示视杆细胞电流在低的背景强度下关闭，对中等强度的光照无反应。

在同样条件的实验下，Burkhardt[4] 测量了 90% 的色素处于漂白状态，大约有 10^6 photons μ m^{-2}s^{-1} 的强度。因此，对于所有在这个水平以上的背景光照强度，韦伯定律可以用色素漂白来解释。在其他外在部分级联参数不变的情况下，每增加 10 倍的光照强度，能吸收光照的色素数量将降低 10 倍，因此敏感度必然下降 10 倍。换句话说，如果光感受器能够避免饱和强度导致的继续漂白，那它可以在所有高光照强度下用色素漂白过程发挥脱敏作用。视锥细胞能够在临界光照强度发挥作用，而视杆细胞则在更低的强度下饱和。

人类视锥细胞电流的快速恢复

在高光照强度条件下进行光感受器的实验，需要视网膜与色素上皮细胞相连接（就如前述的海龟视锥细胞实验），这样视色素是可以恢复的。因此不可能用单一细胞或分离的视网膜来研究视锥细胞的反应。评估在强度高背景光照下人类视锥细胞的功能时，在完整的眼球测量视网膜电图（ERG）是必要的。

图 20.6 显示了在接受稳定光照刺激时，人类视锥细胞感受器约 90% 色素漂白，视锥细胞感受器的电流衰减的动力学复苏情况。曲线显示了人类明适应下的 ERGα 波，可反映视锥细胞感受器初始的集合反应。

四种颜色的 ERG 曲线图反映了两个受试者在两种闪光强度下的情况，光刺激在图顶部用黑线表示。左边一组代表稳定背景强度下的闪光反应，右组代表背景强度的衰减。由明亮的闪光引出的 a 及 b 波的"开始"用红色箭头标出，由背景衰减引出的 a 及 b 波的"关闭"用蓝色箭头标出。b 波在两组中大致相同，在受体后激活上升。a 波的关闭代表视锥细胞电流的恢复，开始于背景关闭后的 7 ms 左右。

图 20.6 显示了在极明亮条件下与人类视锥细胞相关的两种重要结果。首先，左图中在 a 波开始时显示的振幅，表明视锥细胞稳定的电流仍然保持在它原先黑暗中水平的 50% 左右。其次，右图 a 波关闭的早期，振幅开始提高（蓝色箭头所示，在大约 7 ms 时）显示视锥细胞电流开始迅速恢复。

因此，虽然在最初的 7 ms 几乎没有发生变化，但其后直至大约 15 ms，反应大幅上升直到背景光照消失，在这一点上 a 波被 b 波的活跃尖峰所遮蔽。所以令人信服的证据表明，a 波显示了视锥细胞的电流恢复。在此基础上，视锥细胞电流在照明消失后约 15 ms 内完全恢复，这种光照强度导致视锥细胞色素漂白约 90%。这是非常快速的恢复。第 4 节考虑了

图 20.6 ERG 检测中，人类的视锥细胞的光电流在强光消失后极为迅速地复苏。左图显示在稳定背景照明下强烈闪光叠加的响应，而右边显示背景光消失后的反应。水平虚线代表视锥细胞电流水平（从底部起）：零水平，在强光背景下稳定的水平，暗水平，如右侧标尺所示。详细信息，请参阅文本。（From Kenkre JS，Moran NA，Lamb TD，Mahroo OAR. Extremely rapid recovery of human cone circulating current at the extinction of bleaching exposures. J Physiol 567（1）：95-112[21]）

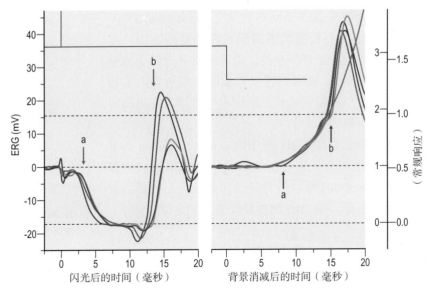

光级联反应的切断速度导致其迅速恢复。而在右图20.6显示的平滑曲线是参照表20.1短时间常数代入已有的模型计算得到。

由图20.6的结果推测：视锥细胞极其快速的恢复循环电流，为人类受试者的闪光融合频率的经典实验所必需。即使在相当低的光照强度下，人类也可以用余光检测到50 Hz左右的方波闪光。但是在较高光照强度背景下闪烁融合频率增加，至100 HZ或更多；开启和关闭间隔频率5毫秒。因此，为了检测闪烁光照，一定程度的视锥细胞的恢复电流必须发生在5毫秒内。因此，人类闪烁灵敏度大致一致，人类闪烁敏感度与图20.6推导出的时程大致一致。

4. 光感受器光适应的分子基础

光传导级联

生物化学的光转换的完整说明，请参阅第18章。图20.7是这些步骤的简化图，并用红色箭头强调反应停止。重要的中止步骤的周期是：τ_R，激活的视紫红质的周期；τ_E，激活转导子/PDE的周期；$\tau cG = 1/\beta$，循环GMP的周转时间；τCa，胞浆内游离Ca^{2+}的周转时间。

综上所述，激活和复苏的发生如下。光照（强度I）激活视色素，激活的视色素（R^*）以时间常

数 τ_R 失活。R^* 催化激活鸟嘌呤核苷酸结合G蛋白转导至 G^*，然后结合到磷酸二酯酶（E），以形成活化 G^*-E^* 络合物（标为 E^*），它的周转时间为 τ_E 时间。激活 E^* 水解cGMP（CG）的速率常数为 β。β 的增加与稳定性的 I 强度成正比，其是一个因子为上述 R^* 和 E^* 时间的乘积，$\beta = \beta_{Dark} + (A/n_{CG}) \tau_R \tau_E I$（见[5]）。cGMP 是钙离子敏感的鸟苷酸环化酶激活蛋白（GCAPs）激活鸟苷酸环化酶（GC）后催化形成的。此时，cG 导致在质膜中的离子通道打开，允许 Ca^{2+} 离子通过。细胞浆 Ca^{2+} 具有强大的负反馈作用，通过 GCAPs 影响 cGMP 合成率 α。Ca^{2+} 从细胞质中除去，到血浆游离 Ca^{2+} 浓度的周转时间为 τca。最后视色素（R）慢慢的通过视网膜色素上皮细胞提供11-顺式视黄醛（11-顺式 RAL）再生。

这些与光感受器的明适应机制与反应恢复有紧密的联系（例如光感受器对不同背景光照的不同反应变化）（见第18章）。这些适应机制大致可分为：钙依赖性和非钙依赖的机制。这两种机制都发挥着重要的作用，在这里我们首先描述不太被熟知的非钙依赖机制。

非钙依赖感受器的明适应

光感受器至少有三个类别的非钙依赖性现象的适应机制，其中明适应与暗适应相比被认为有特征性的改变。首先有响应压缩，稳定的背景照明降低后循环电流降低，从而降低了响应的大小，我们在此不做讨论，部分原因是它已被熟知而且很简单，同时也因为它被认为是一个失败的明适应。视锥细胞基本上通过强大的反馈机制保持循环电流，避免响应压缩。第二是有视色素的消耗，这与视锥细胞高强度光照有关。然而，这与视杆细胞并没有关系，因为它们都在非常低的光照水平色素漂白而饱和（见第6章）。第三，现在认为PDE激活具有直接作用。

加速周转的cGMP

在黑暗中激活的PDE相对较低，所以cGMP水解（记为β）的周转率低，cGMP的周转时间（$\tau_{cGMP} = 1/\beta$）长。在暗适应条件下，两栖动物视杆细胞的 τ_{cGMP} 在1s左右，哺乳动物的约为200 ms。这个参数的大小对光感受器对于闪光反应的灵敏度和动力学都有重要的影响。因此，稳定光照下当PDE活性增加时，有助于cGMP在更短的周转时间内进行脱敏和加速光响应。

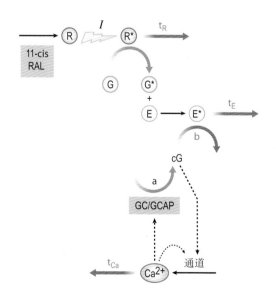

图20.7 光传导级联反应简化图。详细请参阅文本。(From Lamb TD & Pugh EN. Avoidance of saturation in human cones is explained by very rapid inactivation reactions and pigment bleaching. Invest Ophthalmol Vis Sci 47；e3714.[10] Reproduced from Association for Research in Vision and Ophthalmology.)

为了更直观的了解这个机制，有必要讲前面提到的"浴缸推论"[5]。想象一下，一个高大的圆柱容器中的水，如容器中水的高度代表在外段的cGMP水平（浓度），通过基底部排水孔的排水速率与水的高度和孔的大小成正比，分别代表cGMP水平和PDE活性β，同样地，通过在顶部的水龙头流入容器的水的速率代表鸟苷酰基环化酶的活性α。当达到稳定状态时，水的高度将等于排水孔的大小除以流入率；即cGMP的 $=\alpha/\beta$。重要的是，当水位从这个稳态水平被扰动时（例如，额外的排水孔开口时），这个水平将重新平衡，时间常数 $\tau_{cGMP}= 1/\beta$（前提是通过水龙头流入水的速率保持恒定）。因此，如果排水孔小（相应地通过水龙头流入水流也小），额外暂时的流出导致的水中的任何扰动，将被缓慢地纠正；若排水孔大（相应地流入水流也大），那么任何扰动将被迅速纠正。此外，尽管可能不太直观，但可以证明的是，对于一个非瞬时的扰动，相应的正常闪光的响应，不仅动力学恢复更快，而且峰值会更小。

因此，在稳定照明下PDE活性增加的效果是，加快了动力学响应和减少了增量闪光的峰值大小。计算结果表明，在两栖动物的视杆细胞，稳定照明下β增加20倍，会使时间-峰值缩短，闪光敏感度下降[5]。

钙离子依赖的快速明适应，通过避免饱和达到复敏

当外节的cGMP门控的离子通道对光照无反应时，胞质钙离子浓度下降（见第19章）。Ca^{2+}浓度的下降对明适应非常重要。需要强调的是，它不会导致光感受器的特征性脱敏。恰恰相反，Ca^{2+}浓度下降使得视杆细胞避免光照引起的饱和，从而防止相对低强度的背景照明下发生大规模脱敏。因此，光照致Ca^{2+}浓度下降会增加视杆细胞的灵敏度，防止其急剧降低，否则Ca^{2+}浓度没有改变，视杆细胞的钙依赖性机制失效。

钙介导的负反馈调节

钙作为细胞质的使者，通过非常灵敏的负反馈调节，使光感受器电流趋于稳定。即使是在Ca^{2+}浓度下降时（例如，对光响应时，或其他一些扰动的结果）时（如在第18、19章及以下描述），也会发生非常迅速的一系列变化。这些变化是因为刺激了来自至少3类钙敏感蛋白的解离Ca^{2+}：（1）鸟苷酸环化酶激活蛋白（GCAPs 1 和2），可激活鸟苷酸环化酶；

（2）恢复蛋白，调节激活的R[*]周转时间；（3）调控cGMP-门控离子通道开放的蛋白质-在视杆细胞是钙调蛋白。细胞内钙经由此类途径导致cGMP-门控离子通道的开放，从而增加了循环电流，并允许从细胞外介质中的Ca^{2+}通过。钙离子的流入往往会抵消最初的Ca^{2+}浓度的降低，从而完成负反馈调节通路。

这些负反馈回路中涉及钙的分子机制有助于增加细胞对光强度承受范围，防止电流饱和。因此，三种机制的每种方式都有助减少光感受器饱和，因此与机制缺乏时相比，灵敏度增加而非减少。这三个分子机制的每一个只对特定范围内的钙离子水平最有效，因此对一定范围的光照强度最为有效。三个分子机制中最灵敏的（至少在视杆细胞）是能激活鸟苷酸环化酶的GCAP。

由于钙负反馈回路中的各部分能迅速激活，它们不仅有助于确定背景照明存在下光感受器的灵敏度，而且还可确定对增量闪光背景所呈现的响应动力学。在增量闪光的反应动力学中Ca^{2+}浓度变化的重要性可通过将钙缓冲液混合到外节来证明（如BAPTA）。图20.8A表明，虽然闪光响应开始上升，但在控制条件下它不迅速复原，而是上升到较大较迟的峰值，最终缓慢地恢复。下面说明这三类钙敏感分子途径。

鸟苷酸环化酶激活

当钙离子浓度下降时，钙离子将从GCAP蛋白质（GCAP1和GCAP2）解离，从而快速激活鸟苷酸环化酶和刺激产生cGMP，导致cGMP门控通道开放。

当Ca^{2+}浓度下降时，环化酶的活性增加大致4倍，此外（考虑到下面的另两条途径）开放通道的增加数量大约是cGMP浓度的立方。由于这两者之间的级联依赖关系如此大，任何一个小的局部Ca^{2+}浓度变化都将刺激一个大的且相反的通道开放的变化，即通道打开中的部分变化可导致高达12倍的原始钙离子浓度向相反方向变化。因此，这种分子机制是三种机制中最强的一种，以使视杆细胞产生适应。它在强光背景、低钙离子浓度中占主导地位，因而对拓展视杆细胞对强光的适应非常重要。

钙离子反馈环路中GCAP/鸟苷酰基环化酶在增量闪光反应的波形中的作用如图20.8B所示，显示了WT和GCAPs基因敲除小鼠的视杆细胞的平均反应。与两栖动物的混入钙缓冲液BAPTA的视杆细胞反应

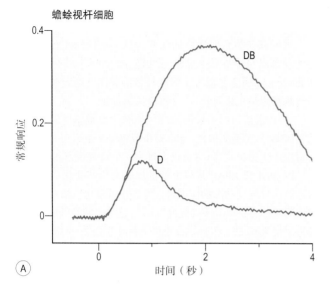

蟾蜍视杆细胞

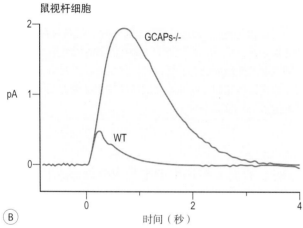

鼠视杆细胞

图 20.8　比较钙离子缓冲液和 GCAPs 基因敲除时视杆细胞对暗闪光的响应。两组均记录单个视杆细胞。（A）蜥蜴视杆细胞在黑暗对闪光的响应（D），以及在混合钙缓冲液 BAPTA 后对相同闪光的响应（DB）（转载许可自 [27]）（B）野生型（WT）和 GCAPs 基因敲除（GCAPs-/-）鼠视杆细胞的单光子反应。（A：From Torre V，Matthews HR，Lamb TD. Role of calcium in regulating the cyclic GMP cascade of phototransduction in retinal rods. Proc Natl Acad Sci USA. 83：7109-7113.[27] B：From Burns ME，Mendez A，Chen J，Baylor DA. Dynamics of cyclic GMP synthesis in retinal rods. Neuron 36（1）：81-91.[28]）

相似，GCAP 基因敲除组最初的上升与对照组（WT）完全一样，但它并不立即恢复，所以反应持续升高并达到大而延迟的峰值。

缩短的 R* 时间

　　激活的视紫红质（R*）由视紫红质激酶（GRK1）及其结合的抑制蛋白介导的多个磷酸化步骤失活（有关详细信息，请参阅第 18 章）。普遍认为 R* 时间的下降遵循指数动力学，因此可以用 τR 描述其特征时间，但值得注意的是没有直接证据证明这个假设。Kawamura[6] 认为 R* 的 GRK1 的磷酸化是钙离子依赖性的，其效应由钙结合视觉恢复蛋白介导（称为青蛙的 S-modulin）。这种依赖性的分子机制目前尚不完全清楚，但有证据表明与钙结合形成的视觉恢复蛋白与 GRK1 相关联，避免对 R* 的影响。在任何情况下，Ca^{2+} 浓度的减少均可导致 R* 的时间 τR 的缩短。

　　光传导速度最慢的时间级联常数（所谓的主时间常数，τ_{dom}）可由视杆细胞光照饱和的持续时间和光照强度的陡度之间的关系估算（见 [7]）。在过去几年中关于时间常数是由 R* 的时间 τ_R，还是由转导的磷酸二酯酶（PDE）复合物（效应器）τ_E 主导的争论持续了很久。在视杆细胞杆和视锥细胞之间情况可能不同，并且可能有物种依赖性。但 Bunrs 和他的同事现在已经明确，鼠视杆细胞暗静息状态下占主导地位的时间常数是转导的磷酸二酯酶复合物，$\tau_E \approx 200$ ms，而 R* 时间更短，$\tau_R \leq 80$ ms（表 20.1）。在这种情况下，其中 R* 的时间较转导的磷酸二酯酶复合物的时间更短，光诱导 τ_R 的进一步缩短可能对反应动力学的影响很小，但它会导致灵敏度降低，因为在 R* 期间较少的分子转导被激活。

　　虽然在完整的光感受器与功能性钙反馈回路中的机制仍不确切，但视杆细胞中视觉恢复蛋白介导的 R* 时间减少发挥了调节作用，特别是在相对较低的背景光照强度下。

通道复活

　　当钙离子浓度下降时，钙离子从钙调素（视杆细胞）解除绑定，导致 cGMP 与通道的解离常数（$K_{1/2}$）降低。这种低的 $K_{1/2}$ 则导致 cGMP 门控通道打开，导致更多的电流和钙离子的流入。然而，在视杆细胞中这种现象机率较低，这种机制对视杆细胞的适应只起微弱的作用。相反视锥细胞的通道有更强大的调节机制，由不同的钙敏感蛋白介导[9]（见第 19 章）。

视锥细胞光照后快速恢复的分子基础

　　人类视锥细胞在高强度的照明下恢复非常迅速（第 4 部分）。图 20.7 显示不同中止反应的时间常数，并已在近期的一些完整制备的灵长类视锥细胞研究中评估。在猴类的视锥细胞，参数主要通过从视网膜 - 视网膜色素上皮细胞 - 脉络膜的横向细胞的细胞内记录的结果理论建模。在人类视锥细胞，参数提取是通过 ERG 的结果理论建模，其中包括图 20.6 中所示。已发现中止反应非常迅速，已报道的参数总结于表 20.1 中。

表 20.1 所收集的数据提示，所有四个中止时间常数在人类视锥细胞中均极短，有三个时间常数约 5 ms 或更少，一个约为 10 ~ 15 ms。因此，中止时间常数包括激活视觉色素（R^*）和活化 G- 蛋白 /PDE（E^*），τ_R 和 τ_E，人类视锥细胞要比鼠视杆细胞短约 20 倍，在人类视锥细胞中已有约 70 ms 和约 200 ms 的报道。最近发现参与中止光传导的分子步骤可能会导致视锥细胞明适应减缓（框 20.1）。

最近的实验中得到的 4 个中止时间常数 T_R，T_E，T_{ca}，T_{cG} 的估算值。通常 T_R 和 T_E 不可分辨，在小鼠视杆细胞结果中，用了其他实验方法来确定。需要注意的是，循环 GMP 的周转时间，T_{cG}，代表了高光照强度下的值。在暗适应条件下，PDE 光照刺激很弱，时间常数变得更长。

视锥细胞避免饱和

理论[10]上，哺乳动物视锥细胞避免饱和可以用缩短 20 倍的时间常数及视锥细胞色素漂白解释。有一种理[10]论分析显示：时间常数缩短 20 倍及视锥细胞的色素漂白可以解释哺乳动物视锥细胞的避免饱和现象。

人类体内视杆细胞光感受器的循环电流在约 70 托兰值的暗光环境或 600 R^*s^{-1} 时为一半[11]，当约 1000 托兰值（~ $10^4 R^*s^{-1}$）时完全饱和（见图

框 20.1 当光转导中止被破坏时明适应的变化

视网膜疾病致明适应的改变少见——任何光转导级联的扰动都有可能导致主要信号的破坏，而非轻微的病变。例如 Oguchi 病变，损害了级联转换的关闭（通过视紫红质激酶基因突变或阻断），导致夜盲综合症。

最近发现，明适应的改变可能源于光敏感性磷酸二酯酶（PDE6）失活的损伤。RGS9-1 或 R9AP 基因突变表明对明适应产生影响[29,30]，尽管这表现为一个反常规方式[31]。

RGS9-1 或 R9AP 基因突变的患者对突然变化的光照很难适应，且观察动态物体困难，尤其在低对比度情况下。这种情况被称为 bradyopsia（低视力）[2930]。这种迟钝是可预测的，因为干扰 PDE 的关闭会导致光感受器对光的反应时间延长。

矛盾的是，缺乏 RGS9-1 的视锥细胞在低光照水平下比正常的视锥细胞反应快[31]。若考虑到 PDE 的第二个作用时，就可能精确预测这个结果。PDE 通过水解循环 GMP 不仅涉及明适应的关闭，同样还涉及到明适应以及循环 GMP 关闭时间的缩短加速[5]。因此 RGS9-1 缺乏时，更多的 PDE 在低的光照水平下激活，所以循环 GMP 关闭时间缩短，因此比正常情况更能适应状态。所以，虽然患者在强光水平较正常人反应慢，但它们在暗光水平的适应较正常视力者（例如明显的明适应）反而变快。

20.1B）。假设人类视锥细胞与视杆细胞在传导时有相同的活性，视锥细胞两个非常短的时间常数会使高视锥细胞的饱和或半饱强度提高约 400 倍，达到约 240 000 约 $4 \times 10^6 R^*S^{-1}$。另外一个因素是哺乳动物的视锥细胞的 cGMP 门控离子通道增加了 cGMP 结合亲和力，当 Ca^{2+} 的降低时，进一步增加了饱和所需 R^* 速率。

同在稳定光照下视锥细胞膜视色素最大漂白速率比较，如何评估视色素的异构化率？在稳定状态

表 20.1 对灵长类视锥细胞及小鼠视杆细胞中止时间常数的估算

	τ_R ms	τ_E ms	τ_C ams	$\tau_{CG} = 1/\beta$ (Intense) ms	实验	参考值
视锥细胞		18			人类 ERG	[20]
	5	13		4	人类 ERG	[21]
	3	9	3	4	猴视网膜	[22]
	3	10	3	6	人类 EHG	[23]
视杆细胞	70				200 鼠	[8]

最近的实验中得到的 4 个中止时间常数 TR，TE，Tca，TcG 的估算值。通常 TR 和 TE 不可分辨，在小鼠视杆细胞结果中，用了其他实验方法来确定。注意的是，循环 GMP 的周转时间，TcG，代表了高光照强度下的值。在暗适应条件下，PDE 光照刺激很弱，时间常数变得更长。

11- 顺式视黄醛传递到视蛋白，光致异构化率等于色素再生的速度。人 L / M 视锥细胞再生最大速率为 $45\% \ min^{-1}$ 以上，或 $0.75\% S^{-1}$。如果外段包含 40 万色素分子，在强光稳定状态最大的光致异构化率约为 $300 \ 000 \ R^* S^{-1}$。此速率在稳态下根本不能被超过，因为更高的异构化初始速率将耗尽可用的色素，从而降低速率。

因此，从前面的数字看出，光致异构化率使人视锥细胞饱和电流超过视锥细胞色素分子最高的异构化率。因此，不论多亮，人视锥细胞感受器在稳定光照下都难以饱和。这并不意味着视锥细胞永远不会饱和，如果在暗光条件下接受一束强光照射（当视锥细胞一开始就具备足够的视色素），它会瞬间饱和，直到漂白将视色素降低到一个合适的低水平。

人类视锥细胞明适应模型

已有将上述各种因素代入的人类视锥细胞明适应的复杂计算模型[12]。这个模型如图 20.7 所述，包括色素漂白，并用一系列不同公式表示。它们简单的遵守人类视锥细胞不会在任何稳定的光照下饱和的规律，并且在较宽范围的背景光照强度下，其灵敏度遵守韦伯定律。

5. 视杆细胞缓慢变化：明适应或暗适应？

视杆细胞光感受器明适应发生非常迅速（在亚秒内），除了这个一般特性，其他的变化发生在曝光后的数分钟内，以响应曝光导致的细胞饱和反应。这些变化所造成的影响非常缓慢，并且曝光熄灭时只能在黑暗中观察到适应现象，此类现象是否应该被认为是明适应或者暗适应是一个语义上的问题，还有待于进一步讨论。

光诱导主要时间常数的变化

鼠视杆细胞暴露在每秒 1000 个光异构化单位的适度饱和光强度下，1 分钟或更长，会导致背景消失后的一个持续加速明亮的闪光反应[13]。这种变化不涉及任何转导活性的减少，而是涉及到响应恢复的主导时间常数减少，通常情况下，饱和光消失后主导时间常数 T_{dom} 从暗适应下的 200 ms 左右不断下降到 100 ms 左右。这种适应效应的发展相对缓慢，在 60 秒左右，并且它需要视紫红质漂白到全效水平的 2% 左右。效果相对持久，下降时间常数大约 80 秒。

适应效应增强的分子机制尚不清楚，但有证据表明，它与激活转导的磷酸二酯酶（PDE）复合物的时间减少相一致，这是它区别于暗适应的一个现象。

光诱导蛋白质易位

光诱导光感受器中的转导蛋白、恢复蛋白、抑制蛋白的易位，在第 18 章中已有描述，在这里简要提及。只有在高强度的光照下（主要在饱和范围）若干分钟内发生蛋白活动。鼠的视杆细胞在高于每秒 3000 个光异构化单位的强度照射 30 分钟（漂白的主要部分的视紫红质）触发转导蛋白从外段移向内段，而略低于或高于每秒 1000 个光异构化强度触发抑制蛋白向相反方向运动，在明亮的光线中恢复蛋白也会离开外段。

虽然尚未最后确定，但这些蛋白质的运动可能影响视杆细胞的适应状态。因为蛋白运动仅在饱和光照强度条件下触发，循环电流被完全抑制，电效应在照明期间不易被观察。一种可能是这些改变能帮助视杆细胞恢复到低的强度水平，如同在黄昏一样。有趣的是，在尝试检测曝光条件下人类视杆细胞（使用 ERG）放大常数改变的研究中，引出了鼠视杆细胞转导蛋白的易位，但却没有检测到放大常数的变化[14]。

6. 视杆细胞的暗适应：非常缓慢的漂白复苏

我们的眼睛暴露在非常强烈的光照下时，视觉阈值大大提高，完全恢复可能需要几十分钟的时间[15]。类似影响也可以在视杆双极细胞[16]或视杆细胞光感受器[11]中监测到。敏感性缓慢恢复被称为"暗适应"或"漂白适应"，但"适应"这个词具有误导性。适应通常是指有益的调整，但强烈的光照消失后的变化显然是不利的。因此，视觉暴露于强烈的光线后没有益处。

图 20.9 绘制了一个人的视阈的恢复，随着九类光照的停止，视紫红质的漂白从 0.5% ~ 98% 变化[17,18]。视紫红质漂白 20% 后，视觉阈值开始提高到 3.5 个 log 单位。这表示阈值的提高程度与剩余的未漂白色素的比例并不相符，因为即使 80% 的视紫红质保持功能，视觉阈值也只能提高 3000 倍。现在有大量证据表明这个现象起源于外段的非再生的视蛋白的存在（即视色素的蛋白存在，早于其与再生的 11- 顺式视

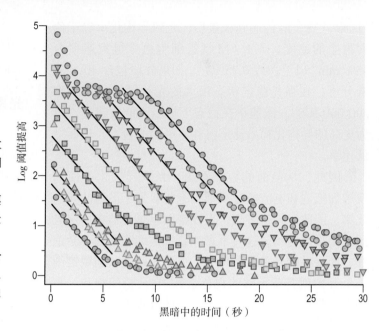

图 20.9 人类心理物理学暗适应。记录在黑暗环境中大范围漂白曝光时（从 0.5% 到 98%），正常人类的 log 阈值提高恢复的时间函数。平行的黑线代表 S_2 组成部分，斜率为 -0.24/min（见正文）。线之间的横向偏移与视网膜色素上皮传递到视蛋白中的外段 11- 顺式视黄醛速率受限一致。（From Lamb TD & Pugh EN. Phototransduction, dark adaptation, and rhodopsin regeneration. The Proctor Lecture. Invest Ophthalmol Vis Sci 47（12）：5138-5152. Reproduced from Association for Research in Vision and Ophthalmology.[18]）

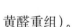黄醛重组）。

值得注意的是，暗适应（视杆细胞介导的）阈值的恢复在所有漂白水平有一共同斜率区域，在图 20.9 中用平行的黑线表示。此区域被称为恢复组件 S_2，斜率是 $\Psi S_2 = -0.24$ log min^{-1}，代表正常人眼睛的暗适应特性。特征性的恢复曲线向右移动代表漂白水平增加 - 这是速率受限（零级）的恢复过程，不同于指数形式的（一级）恢复过程。

结合类视黄醇循环的知识进行详细分析，Lamb 和 Pugh[19] 研究出的细胞模型，可以解释人类的暗适应行为。他们推测：（1）现存的视蛋白（无生色团）通过激活的 G- 蛋白的转导级联产生一个非常类似于光的现象；（2）从视网膜色素上皮细胞池中扩散来的 11 - 顺式视黄醛供应受限，再转换为视紫红质的动力学速率受限，导致视蛋白消除。

这个细胞模型可精确应用于：（1）通过视网膜密度测定人类和其他哺乳动物的视色素再生；（2）正常的暗适应行为（图 20.9）；（3）色素缓慢再生及缓慢暗适应——这是某些影响感光细胞和 / 或 RPE 的疾病的特征性表现。（框 20.2 和框 20.3）[19]。

框 20.2　疾病减慢暗适应

多种疾病会引起暗适应减缓，其中绝大多数是通过影响维甲酸周期反应，从而降低视网膜色素上皮细胞中 11 - 顺式视黄醛的有效浓度[18]。

轻症病例全身性维生素 A 缺乏（VAD）导致暗适应的 S2 减缓，但最终完全暗适应时视觉的阈值并没有任何改变[32]，这是因为所有的漂白视蛋白能够（最终）与维甲酸重组 - 只是这种重组比较缓慢。在这些轻症病例，补充维生素 A 可以快速、完全恢复暗适应，没有其他病理现象。随着更明显或更大的缺陷，视觉阈值会升高，最终光感受器可能变性。

白底状眼底通常是由于 11- 顺式视黄醇脱氢酶 RDH5 基因突变产生。视杆细胞 S2 部分大大减缓，但（和维生素 A 缺乏一样）视觉阈值最终是完全正常的[33]。

Sorsby 眼底营养不良症是 TIMP3 突变引起的，TIMP3 是 bruch 膜基质中的一种金属蛋白酶。这种疾病的特点与眼 VAD 造成的暗适应减慢是一致的[32]。

Bothnia 营养不良是一组罕见的疾病，涉及 11- 顺式视黄醛的伴侣蛋白 - CRALBP 的突变。在这些患者中，CRALBP 的缺失导致暗适应大大减缓[34]。

框 20.3　年龄相关性黄斑病变（ARM）的早期信号：暗适应的减缓

因为年龄相关性黄斑病变（ARM）的暗适应速度减缓[35-37]，所以 S2 的斜率在早期 ARM 患者较正常同龄人有一个显著的降低。ARM 患者病变的标志包括 Bruch 膜的增厚及中性脂质的沉积。因此，同样可以解释 ARM 暗适应减缓是因为从脉络膜循环转运的维生素 A 被阻滞，导致 RPE/ 视网膜内维生素 A 缺乏，亦即发生眼 VAD。

总之，暗适应减缓的测量是一个有效且无创的生物学监测方法，可作为预测黄斑变性发生可能性的诊断工具，并可作为评估疾病治疗有效性的一项指标。

参考文献

1. Stiles WS. Color vision: the approach through increment-threshold sensitivity. Proc Natl Acad Sci USA 1959; 45(1):100–114.

2. Aguilar M, Stiles WS. Saturation of the rod mechanism of the retina at high levels of stimulation. Optica Acta 1954; 1:59–65.

3. Tamura T, Nakatani K, Yau K-W. Calcium feedback and sensitivity regulation in primate rods. J Gen Physiol 1991; 98(1):95–130.

4. Burkhardt DA. Light adaptation and photopigment bleaching in cone photoreceptors in situ in the retina of the turtle. J Neurosci 1994; 14(3):1091–1105.

5. Nikonov S, Lamb TD, Pugh EN. The role of steady phosphodiesterase activity in the kinetics and sensitivity of the light-adapted salamander rod photoresponse. J Gen Physiol 2000; 116(6):795–824.

6. Kawamura S. Rhodopsin phosphorylation as a mechanism of cyclic GMP phosphodiesterase regulation by S-modulin. Nature 1993; 362(6423):855–857.

7. Pepperberg DR, Cornwall MC, Kahlert M et al. Light-dependent delay in the falling phase of the retinal rod photoresponse. Visual Neurosci 1992; 8(1):9–18.

8. Krispel CM, Chen D, Melling N et al. RGS expression rate-limits recovery of rod photoresponses. Neuron 2006; 51(4):409–416.

9. Rebrik TI, Korenbrot JI. In intact mammalian photoreceptors, Ca^{2+}-dependent modulation of cGMP-gated ion channels is detectable in cones but not in rods. J Gen Physiol 2004; 123(1):63–75.

10. Lamb TD, Pugh EN. Avoidance of saturation in human cones is explained by very rapid inactivation reactions and pigment bleaching. Invest Ophth Vis Sci 2006; 47:E-Abstract 3714.

11. Thomas MM, Lamb TD. Light adaptation and dark adaptation of human rod photoreceptors measured from the a-wave of the electroretinogram. J Physiol Lond 1999; 518(2):479–496.

12. van Hateren JH, Snippe HP. Simulating human cones from mid-mesopic up to high-photopic luminances. J Vision 2007; 7(4):1.

13. Krispel CM, Chen CK, Simon MI, Burns ME. Prolonged photoresponses and defective adaptation in rods of G beta 5(-/-) mice. J Neurosci 2003; 23(18):6965–6971.

14. Lamb TD, Mahroo OAR, Pugh EN. Absence of a change in amplification constant of transduction in human rod photoreceptors following bright illumination. J Physiol Lond 2002; 543:110P.

15. Stiles WS, Crawford BH. Equivalent adaptational levels in localized retinal areas. Report of a Joint Discussion on Vision. London: Cambridge University Press 1932:194–211. (Reprinted in Stiles WS. Mechanisms of colour vision. London: Academic Press, 1978.)

16. Cameron AM, Mahroo OAR, Lamb TD. Dark adaptation of human rod bipolar cells measured from the b-wave of the scotopic electroretinogram. J Physiol Lond 2006; 575(2):507–526.

17. Pugh EN. Rushton's paradox: rod dark adaptation after flash photolysis. J Physiol Lond 1975; 248(2):413–431.

18. Lamb TD, Pugh EN. Phototransduction, dark adaptation, and rhodopsin regeneration. The Proctor Lecture. Invest Ophth Vis Sci 2006; 47(12):5138–5152.

19. Lamb TD, Pugh EN. Dark adaptation and the retinoid cycle of vision. Prog Retin Eye Res 2004; 23(3):307–380.

20. Friedburg C, Allen CP, Mason PJ, Lamb TD. Contribution of cone photoreceptors and post-receptoral mechanisms to the human photopic electroretinogram. J Physiol Lond 2004; 556(3):819–834.

21. Kenkre JS, Moran NA, Lamb TD, Mahroo OAR. Extremely rapid recovery of human cone circulating current at the extinction of bleaching exposures. J Physiol Lond 2005; 567(1):95–112.

22. van Hateren H. A cellular and molecular model of response kinetics and adaptation in primate cones and horizontal cells. J Vision 2005; 5(4):331–347.

23. van Hateren JH, Lamb TD. The photocurrent response of human cones is fast and monophasic. BMC Neurosci 2006; 7:34.

24. Fain GL, Lamb TD, Matthews HR, Murphy RLW. Cytoplasmic calcium as the messenger for light adaptation in salamander rods. J Physiol Lond 1989;416:215–243.

25. Matthews HR, Fain GL, Murphy RLW, Lamb TD. Light adaptation in cone photoreceptors of the salamander: a role for cytoplasmic calcium. J Physiol Lond 1990; 420:447–469.

26. Pugh EN, Nikonov S, Lamb TD. Molecular mechanisms of vertebrate photoreceptor light adaptation. Curr Opin Neurobiol 1999; 9(4):410–418.

27. Torre V, Matthews HR, Lamb TD. Role of calcium in regulating the cyclic GMP cascade of phototransduction in retinal rods. Proc Natl Acad Sci USA 1986; 83(18):7109–7113.

28. Burns ME, Mendez A, Chen J, Baylor DA. Dynamics of cyclic GMP synthesis in retinal rods. Neuron 2002; 36(1):81–91.

29. Nishiguchi KM, Sandberg MA, Kooijman AC et al. Defects in RGS9 or its anchor protein R9AP in patients with slow photoreceptor deactivation. Nature 2004; 427(6969):75–78.

30. Hartong DT, Pott JWR, Kooijman AC. Six patients with bradyopsia (slow vision) – clinical features and course of the disease. Ophthalmology 2007; 114(12):2323–2331.

31. Stockman A, Smithson HE, Webster AR et al. The loss of the PDE6 deactivating enzyme, RGS9, results in precocious light adaptation at low light levels. J Vision 2008;8(1).

32. Cideciyan AV, Pugh EN, Lamb TD, Huang YJ, Jacobson SG. Plateaux during dark adaptation in Sorsby's fundus dystrophy and vitamin A deficiency. Invest Ophth Vis Sci 1997; 38(9):1786–1794.

33. Cideciyan AV, Haeseleer F, Fariss RN et al. Rod and cone visual cycle consequences of a null mutation in the 11-cis-retinol dehydrogenase gene in man. Visual Neurosci 2000; 17(5):667–678.

34. Burstedt MSI, Sandgren O, Golovleva I, Wachtmeister L. Retinal function in Bothnia dystrophy. An electrophysiological study. Vision Res 2003; 43(24):2559–2571.

35. Steinmetz RL, Haimovici R, Jubb C, Fitzke FW, Bird AC. Symptomatic abnormalities of dark adaptation in patients with age-related Bruch's membrane change. Br J Ophthalmol 1993; 77(9):549–554.

36. Owsley C, Jackson GR, White M, Feist R, Edwards D. Delays in rod-mediated dark adaptation in early age-related maculopathy. Ophthalmology 2001; 108(7):1196–1202.

37. Owsley C, McGwin G, Jackson GR, Kallies K, Clark M. Cone- and rod-mediated dark adaptation impairment in age-related maculopathy. Ophthalmology 2007; 114(9):1728–1735.

第 7 部分
视网膜的视觉加工

第21章

视网膜的突触结构

Robert E. Marc

余 婷译 叶 芬校

关于脊椎动物视网膜信号肽的基本组成、信号流以及神经化学性质的研究现已较为明确。信号肽由感光细胞、双极细胞（BC_S）和神经节细胞（GC_S）三种谷氨酸能神经元组成[1]，其排列顺序依次为：感光细胞→双极细胞→神经节细胞[2]。但是，具体的信号传递机制尚不明确，目前尚不能完整描述视网膜突触之间的相互作用以及信号产生机制[3]。例如，神经节细胞可以表达许多不同类型的离子型谷氨酸受体（iGluRs），由于构成受体的亚基具有不同的功能，因此受体的功能具有多样性[1]。视网膜神经网络的组成结构非常复杂，远远超过了目前生理学和药理学研究得到的结果[4]。每个神经节细胞可以与不同的无长突细胞（ACs）接触，目前尚不能完整描述任何一个神经节细胞的输入途径[5]。生理学只能研究每一个细胞的空间结构参数。药理学是一个新兴领域，尚有诸多的缺陷。对于神经递质受体亚基多样性组合、信号之间的协调机制的研究尚不能对任何一种细胞类型的下游效应作出较为透彻的解释。可以通过分子遗传学方法研究分子信号通路，但是对视网膜分子调控机制的研究尚处于蒙眬阶段。免疫学家和生理学家认为对视网膜组织形态的观察是研究其功能的核心。

透射电子显微镜是目前研究视网膜网络最强大的工具。Kolb 和 Famiglietti 通过电子显微镜观察并描述了哺乳动物夜视力（暗适应）的传导途径[6]，并通过生理学对视网膜网络的功能进行了分析[7,8]，但是对视网膜网络骨架的精确组成仍不清楚。解剖学研究进一步描述了视网膜网络的复杂结构[9-11]，并在变性的视网膜中发现了神经的再生（框21.1）[12]。随着电子显微镜设备的发展，可以对视网膜网络的构成进行高分辨率成像。目前我们即将迈入成像技术的新时代，在这个时代，对视网膜网络的研究将迈入一个新的阶段[14]。最后，虽然本章不讨论视网膜的发育以及神经可塑性[13,14]，但是正如脑神经通路具有可塑性一样，长期以来被认为处于固定形态的视网膜连接也同样具有可塑性。

对视网膜基本信号系统中的细胞结构的研究已较成熟（图21.1）。视网膜 ON 和 OFF 双极细胞在外丛状层被激发，映射到内网状层中的大量独立区域。

框 21.1　视网膜变性中的视网膜重塑

- 原始光感受器或视网膜色素上皮变性后与"内部"视网膜神经分离
- 视网膜神经重构阶段，神经细胞结构和基因表达先发生微妙变化，然后进行大规模重组
- 第 1 阶段，表达激活光感受器和神经胶质压力的信号
- 第 2 阶段，通过完全丢失光感受器或者保留部分视锥细胞，丢失视杆细胞触发下游的神经元，从而去除视网膜感觉层
- 光感受器的全部丢失触发大量的双极细胞进行重塑
- 保留视锥细胞的变性触发双极细胞重新编程，下调 mGluR6 表达，上调 iGluR 表达
- 丢失的视锥细胞触发第 3 阶段：一个漫长的全面重塑过程，包括：
  - 神经细胞死亡
  - 神经元和神经胶质细胞迁移
  - 建立新的神经元突起和突触
  - 视网膜电路重新形成
  - 神经胶质细胞肥大和神经胶质纤维化
- 疾病进展过程中，神经胶质细胞和神经元可能从视网膜进入和迁移
- 视网膜重塑提示可塑性机制的病理学启用
- 重塑可能废除或者减弱细胞，进行仿生物学复苏
- 然而稳定的、健康的、活跃的细胞依然可以存活
- 可能会影响细胞对环境突变的应答和迁移的习惯

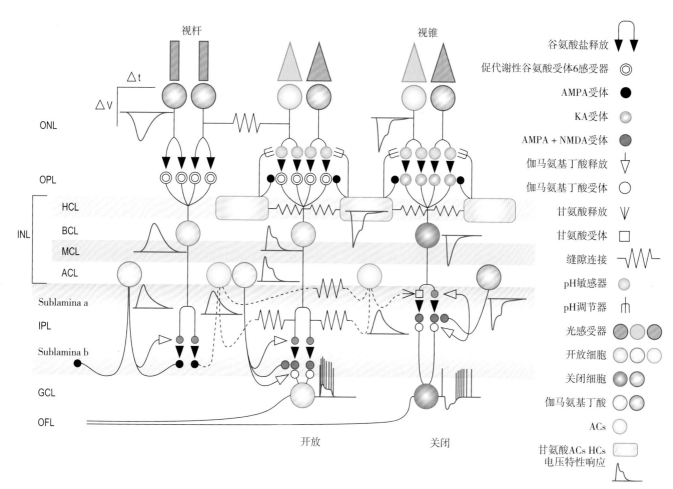

图 21.1 哺乳动物的主要视网膜细胞和突触连接的概述。光感受器包括视杆细胞（蓝绿色）和视锥细胞（绿色，蓝色）对光线刺激引起超极化反应。所有的光感受器都是谷氨酸能，激发水平细胞上的 AMPA 受体，ON 双极细胞的 mGluR6 受体，OFF 双极细胞的 KA 或者 AMPA 受体。所有的 BCs 都是谷氨酸能，可以激发视杆细胞通路中间神经元的 AMPA 受体，或者激发视锥细胞通路中 ACs 和 GCs 上的 AMPA 受体和 NMDA 受体。同种细胞（HCs 或者 ACs）之间形成缝隙，不同类型的细胞之间（视杆细胞和绿色 LWS 视锥细胞；甘氨酸能锥状无长突细胞和 ON 锥状双极细胞；一些 ACs 确定的 GCs）存在两个典型的反馈途径。有一个假定的 HC → 通过 pH 敏感性介导的视锥细胞反馈路径。AC → BC 的反馈主要 GABA 能，AC → GC 前反馈路径。与其他脊椎动物不同，哺乳动物的视杆细胞通路是唯一的。杆状 BC 的信号由甘氨酸能杆状 AC 细胞收集，然后形成分叉，一路通过缝隙连接进入锥状 ON BC 通道，另一路通过甘氨酸能突触结构进入锥状 OFF BC 通路。光线增加时，视网膜的信息主要通过 ON GC 通道流出，光线减少时主要通过 OFF GC 通道流出。可将外界膜到内界膜之间的视网膜精确的分为外核层（ONL），外丛状层（OPL），内核层（INL），内丛状层（IPL），神经节细胞层（GCL）和神经纤维层（OFL）。INL 被细分为水平细胞层（HCL），双极细胞层（BCL），Müller 细胞层（MCL）和无长突细胞层（ACL）。IPL 被细分为 a 端接收 OFF 双极细胞的输出信息，b 端接收 ON 双极细胞的输出信息。

OFF 神经节细胞通过远端板 a 接受 OFF 双极细胞输入的信号，通过近端板 b 接收 ON 双极细胞的信号输入。ON 和 OFF 神经节细胞接受两侧信号输入。

神经元种类

视网膜是一层较薄的，多层次的组织。它包含三个来自不同发育层、相互连接的细胞群形成信号处理网络：

- 1 类：光感光器（SNE）：感光细胞和双极细胞
- 2 类：多极神经元：神经节细胞（GCs），无长突细胞（ACs）和轴突细胞（AxCs）
- 3 级：神经元：水平细胞（HCs）

哺乳动物视网膜中[2,3,15-17]，构成以上 3 个神经单元的细胞类型超过了 60 ～ 70 种，而大多数非哺乳动物的视网膜中在 100 ～ 120 种以上[18]。

　　光感受器包括感光细胞和双极细胞。这些细胞顶端的树突发生极化，基底神经轴突进行胞吐作用[19]。它们形成谷氨酸感光细胞→双极细胞→神经节细胞→CNS 垂直链的第一阶段。它们收集信号，将其传递给双极细胞后，信号被放大。双极细胞基底部形成内丛状层。哺乳动物中双极细胞的类型超过了 12 种[16,20]，双极细胞将内丛状层划分为不同的功能区域，其精确度为 1 μm。感光细胞和双极细胞通过释放突触小泡进行信号传递，突触小泡中含有数百至数千个囊泡。只有视网膜中的光感受器呈链状排列。

　　如图 21.2 所示，大多数哺乳动物具有三种类型的感光细胞：视杆细胞表达 RH1 视色素，蓝色视锥细胞表达 SWS1 视色素，绿色视锥细胞表达长波长的绿色（LWSG）视色素[21]。而脊椎动物（硬骨鱼类，鸟类，爬行动物），其视觉更加先进、更加多样化，具有七种类型的感光细胞（RH1 视杆细胞，SWS1 的 UV / 视紫锥细胞，SWS2 蓝色视锥细胞，LWSR 和 RH2 绿色双视锥细胞，LWSR 和 RH2 绿色单体视锥细胞）[22]。

　　与此相似的是，哺乳动物中双极细胞的多样性（10 ～ 13）少于非哺乳动物（> 20）。这是由于哺乳动物为了提高夜间视觉质量，废弃了超过半数的视觉色素基因、近半数的神经元以及几乎 2/3 类型的感光细胞，从而导致哺乳动物中双极细胞的多样性较低。另外，哺乳动物视网膜中锥状双极细胞和杆状双极细胞混合丢失后，只补充杆状双极细胞，从而导致视杆细胞不成比例的增殖。形成这种情况的原因尚不明确，但是不能简单地将其归因于视杆细胞对杆状双极细胞的绝对选择性，因为在视网膜变性视杆细胞缺失时，杆状双极细胞可以迅速地与视锥细胞接触。因此，哺乳动物的视网膜可以在增生中杆状双极细胞不成比例的增加，从而增强暗视力。双极细胞和感光细胞之间的关系尚不清楚，但是解剖学和分子研究提示双极细胞是最初的光感受器。例如，许多非哺乳动物具有 Landolt 基团，这一基团形成双极细胞的初级纤毛，向外延伸后通过视网膜的外丛状层进入外核层，含有与视细胞外节段相类似的膜样组织。尚不能确定这一基团是否与感光性有关。此外，SWS1 蓝色视锥细胞和锥状双极细胞均有 SWS1 顺式调控序列[23]。

图 21.2　脊椎动物光感受器的排列和连接。非哺乳动物中含有多个色素和视锥细胞类型。淡水龟中含有 5 种类型的色素和 7 种类型的光感受器，包括表达 RH1 视紫质的视杆细胞（占光感受器总量的 10%），3 种 LWS 视锥细胞（短的成对视锥细胞，橙色油滴的长的成对视锥细胞，单个杆状油滴视锥细胞），单个视锥细胞表达 RH2 绿色视锥色素和黄色油滴，单个视锥细胞表达 SWS2 蓝色视锥色素和 UV- 不透的澄清油滴，和单个视锥细胞表达 SWS1 UV 视锥色素和一个 UV- 可透的澄清油滴。非哺乳动物的连接模式为锥状和杆状双极细胞混合连接，以及锥状双极细胞单独连接，以上两种连接方式形成了锥 - 杆 GCs 混合区域和纯锥状 GCs 区域。哺乳动物有 3 种类型色素（一种视杆细胞和两种视锥细胞），非灵长类动物含有两种颜色的视锥细胞，而灵长类动物中含有 3 种，包括 RH1 视杆细胞，SWS1 视锥细胞，LWS 视锥细胞。在大多数哺乳动物中，LWS 视锥细胞形成绿色，而在灵长类动物中形成红色（LWSR）和绿色（LWSG）。哺乳动物中单纯的锥状双极细胞和杆状双极细胞之间进行连接，因此只有锥状双极细胞激活 GCs，杆状无长突细胞（蓝绿色）为新进入细胞提供交叉和连接。

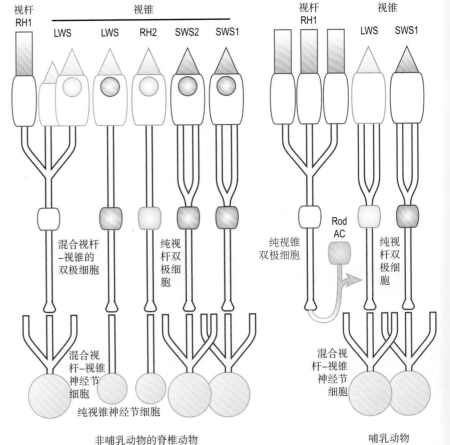

多级神经元类型

多极神经元[2]主要包括无长突细胞（ACs），轴突细胞（AxCs），和神经节细胞（GCs）。可以进一步将多极神经元划分为轴突-轴样细胞（GCs，AxCs）和无长突细胞（ACs）。哺乳动物中无长突细胞约有 30 种[15]，经典投射的神经节细胞约有 15 ～ 20 种[3,17]。神经节细胞在中枢神经系统的映射中，其树突发生突触后交联，而轴突末端发生突触前交联。目前研究认为所有的神经介质均为谷氨酸。ACs 的局部神经环路与嗅球的球旁细胞相似。ACs 没有经典的轴突结构，其树突上往往存在突触前连接和突触后连接两种方式。大多数无长突细胞是 γ- 氨基丁胺能（GABA），其余为甘氨酸能[24]。有几种类型的无长突细胞具有双向传递通道，可以同时表达乙酰胆碱和 γ- 氨基丁酸，羟色胺和 GABA（非哺乳动物），肽和 GABA 或甘氨酸[1]。AxCs 位于中间，通过不同的轴突投射到视网膜区域[25-27]。TH1 多巴胺能 AxC 是 AxC 型细胞的一个典型例子[28]。该细胞与黑质纹状体神经元相似[30]，可能在轴突区域释放多巴胺，在其他区域释放谷氨酸盐[29]。研究发现一些 AxCs 细胞是 GABA 能细胞，尚未发现甘氨酸能 AxC。多极化神经元的特征是在视网膜平面上有众多神经突起分支，其中双极细胞收集信号最多。多极神经元位于视网膜最早期发展以及 IPL 边界和分层的快速定义之间。多极神经元多表现为数目少于 200 个，类似经典"灰色"突触结构的小簇。

神经元细胞表型

这种细胞表型包括水平细胞（HCs），其胞体位于外丛状层[31]。虽然水平细胞与多级神经元类似，可能存在轴突，但是不能产生锋电位。此外，水平细胞表现出多种胶质细胞的功能，例如它们表达中间丝，并对电压应答较慢。此外，一些物种中的水平细胞产生大量谷胱甘肽，并与毛细血管内皮细胞直接接触，这些均提示水平细胞与神经胶质细胞相似，可以起到稳定内环境的作用。即便如此，已经明确水平细胞具有强大调节视网膜网络功能，通过 AMPA 受体收集大量的光感受器输入信息，并产生一个宽域缓慢信号来拮抗垂直通道。HC 拮抗作用的机制尚不明确并存在争议。水平细胞常规在外丛状层细胞间进行突触传递，在鱼类这些突触的树突是甘氨酸视网膜网间细

胞，这是 AxC 的一种细胞类型[32]。然而，所有物种中这些细胞数量和所含的囊泡均较少，因此不能够完全拮抗 HC 产生的视网膜神经元电位。故而，水平细胞需要其他一些拮抗机制。

对水平细胞发育的研究已较为透彻[33]。哺乳动物 HCs 的树突通过突触后交会与视锥细胞接触。第一类 HCs（灵长类动物中 I 型，兔和猫中 A 型，啮齿类动物中缺失）只与视锥细胞接触。第二类 HCs（灵长类动物中 II 型，兔和猫中 B 型，啮齿类动物中已知的唯一 HC）通过几百微米长的轴突形成大量的树枝状分支与视杆细胞接触。另外一类灵长类动物 HC（II 型）的轴突末端与视锥细胞和视杆细胞接触。重要的是，HC 的轴突呈现出电惰性，因此认为 HC 的胞体和终端没有电连接，具有独立性。在发育阶段，水平细胞似乎是早期发育细胞，可以界定外丛状层的分界。在神经节细胞和水平细胞分别定义内丛状层和外丛状层后，光感受器和双极细胞成熟并相互连接。

真正的神经胶质细胞和血管

Müller 神经胶质细胞垂直嵌入视网膜神经元中，并跨越整个神经视网膜，形成 1/3 ～ 1/2 的视网膜团块物质，并在视网膜的近端和远端边界形成高电阻的密封。大多数哺乳动物的视网膜中存在 3 个毛细血管床，分别位于神经节细胞-内网状层边界，无长突细胞-内丛状层边界，以及外网状层。松鼠的视网膜中存在两个血管床（神经节细胞-内丛状层和无长突细胞-内网状层边界）。兔类与所有其他非哺乳类脊椎动物相似，视网膜中没有毛细血管床。许多物种的神经节细胞层存在典型的星形胶质细胞，但尚不清楚这些细胞的功能。脑中的星形胶质细胞通过视网膜 Müller 胶质细胞执行一些功能，包括运输 K^+ 和谷氨酸，通过血管 > 神经胶质细胞 > 神经元跨细胞转运途径供应葡萄糖。虽然脊椎动物中大部分视网膜无血管机制的原因和形成过程尚不明确，但是 Müller 胶质细胞可能作为血管系统的替代物，聚集大量的糖原储备（如肝细胞），从而部分维持葡萄糖骨架的动态平衡。视网膜星形胶质细胞从内丛状层的分离仍不清楚。

基本突触联系

随着数 10 年前神经肌肉交界处信号传导机制的

研究[34]，人们联想到经典突触连接。然而，研究发现视网膜中的每种突触都有一些微妙的不同，具有物理学、局部解剖学以及分子机制的差异，形成了不同形式的突触结构，其中大部分遵照由单个突触前"小结"→脑的单个突触后靶位点这一形式。另外，视网膜中的突触连接与嗅球等其他部位的突触连接。视网膜中突触信号的第一阶段直接是 SNE → SNE 突触（图 21.3）：光感受器→双极细胞。其他任何机体中均没有发现这种解剖学结构。视网膜中至少有 6 种突触前与突触后配对的模式。

1. 光感受器的带状突触：微量多靶点信号

以往研究认为所有的光感受器的信号递质均为谷氨酸，然而一些研究发现非哺乳动物中存在胆碱能神经的生理学行为和分子标记[1]。激活区域中任一侧靠近突触前膜的突触带中囊泡融合的比例影响光感受器释放的谷氨酸[35]。突触前间隙是一个突起或者隆起，隆起的斜面上存在囊泡融合点（图 21.4）。若释放囊泡的量足够大，即能引起感光细胞和双极细胞维持稳定的去极化，从而释放谷氨酸。而无长突细胞与此不同，多数含突触小泡非常少。

各种脊椎动物的视杆细胞和视锥细胞的突触条带，突出后靶点以及突触前末端的排列的数目存在很大的差异。例如，大部分的哺乳动物和硬骨鱼类的视杆细胞有许多小的葡萄状的突触前球体，直径约 3 μm，有一个小的入口孔可以引起附着的细胞膜发生内陷，内陷处含有薄的突触后树突（图 21.3）。

更重要的是，在胶质化过程，小球不可能从内部释放谷氨酸。那么谷氨酸的释放必须扩散到小球外，最终到达 Müller 胶质细胞。哺乳动物视杆细胞可以表达 EAAT5 谷氨酸转运体[1]，从而调节突触中的谷氨酸含量。每个小球中含有一个或两个突触带和少量的突触后靶点[36]。鱼类中，突触后靶点中含有 5 种左右的锥状和杆状双极细胞相混合[37]，同时含有一种杆状水平细胞的树突[33]。因此每个突触带中含有 6 种以上不同类型的突触后靶点。哺乳动物中，只有两个共同的靶点：杆状双极细胞的树突，以及水平细胞的轴突末端。哺乳动物中，极少量的 OFF 双极细胞可以相互接触，这一现象有物种差异性，可能是进化过程中多样性表达的残留片段，而不是一个主要信号转导通路[38-40]。总之，视锥细胞末端小球形成稀疏的突触带→体积小，少靶点的结构。

一些非哺乳动物的视锥细胞和视杆细胞末端通过不同的解构结构，与突触前末端扩展形成一个底，或者 3 ～ 5 μm 宽的蒂，形状可以成圆顶状（鱼类），其内部可以通过 12 个左右的突触带，从而容纳 50 ～ 100 个或者更多的树突[41]，或者像三角墙形（灵长类动物视锥细胞），其凹槽可以嵌有超过 50 个突触带（图 21.3）[42]。灵长类动物中视锥细胞蒂的靶点，至少有 10 种不同类型的双极细胞和至少两种以上的 HC。鼠的视锥细胞蒂较小，但是仍有 11 种双极细胞[20]和 1 种 HC 作为靶点。总之，视锥细胞的蒂形成多个突触带→体积小，多靶点的结构。

图 21.3 哺乳动物光感受器突触末端的组织结构。灵长类动物视锥细胞的末端含有许多条带，线粒体聚集在蒂的前端，周围有成百上千的突触小泡聚集（白点），其中一些在质膜附近形成组织，与视锥细胞特有的突触后连接进行拮抗，包括 H1 和 H2 型水平细胞在侧面形成折叠（灵长类 H1 细胞倾向于不与 SWS1 视锥细胞联系，而 H2 细胞与所有的视锥细胞联系）。ON 锥状双极细胞倾向于在 HC 到突触带的不同距离中，形成所谓的内陷和半内陷接触。大多数 OFF 锥状双极细胞的树突位于 HC 接触平面的外面，并表达 KA 受体。偶尔有一些 OFF 双极细胞浸入，并表达 AMPA 受体。

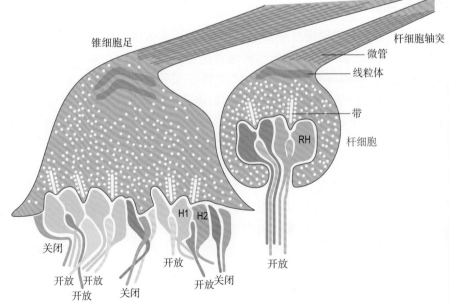

2. 双极细胞带状突触：半精确的靶向信号

与感光细胞一样，双极细胞的信号递质也是谷氨酸[1]。少量研究发现也有例外情况的存在。哺乳动物（特别是灵长类动物）和两栖类动物中，一些 BCs 中含有 GABA 代谢相关的生物标志存在[24]。与感光细胞不同，双极细胞的突触末端成球状，根据双极细胞的类型不同具有多样性，在细胞表面有几十个至几百个数量不等的突触带。双极细胞形成过程中没有内陷，因此谷氨酸囊泡融合的容积没有限制。大多数情况下，每个突触带与一对突触后靶点直接结合，通常是无长突细胞。这就是所谓的二分体，也有单体、三分体和四分体存在，但是二分体是主要方式。研究发现大的双极细胞末端，例如硬骨鱼，可以激活 200 多个不同的进程。哺乳动物双极细胞激活较少的靶点，而大多数双极细胞有精细的，带分支的末端，与 100 nm 的神经突连接。与感光细胞不同，双极细胞的靶点是局部的。神经元进程中，双极细胞末端在其突触前和突触后连接的释放位点被完全包裹，突触释放区域的双极细胞末端几乎不与 Müller 胶质细胞直接接触。这意味着，从突触间隙逃脱的谷氨酸，在被胶质细胞谷氨酸转运体清除之前可以移动一段距离。因此，双极细胞突触中谷氨酸溢出的潜力是巨大的。这对于激活 NMDA 受体有重大意义，因为有研究认为 NMDA 受体可能是由初级 AMPA 受体发生移位形成的。因此，双极细胞形成多突触带→半精确靶点架构。

3. AC 和 AxC 常规快速突触：精确的突触前→突触后信号肽

AC 细胞和 AxC 细胞是视网膜细胞中仅有的突触连接与中枢神经系统中的"灰质"类似的细胞，是非传统的带状突触交联。无长突细胞的靶向细胞包括双极细胞、神经节细胞，以及其他无长突细胞。而 AxCs 的绝大多数的靶点尚不清楚，可能是无长突细胞和神经节细胞。虽然每一个无长突细胞可以形成数以百计的突触，但是与中枢神经系统和脊髓中的经典多极神经元相似[43]，每个突触的连接是唯一的，而且突触后的靶点也是唯一的。AC 系统中占主导地位的快速转运体是 GABA 和甘氨酸，不同物种中，GABA 能神经元在无长突细胞中所占的比例为 1/2 ～ 2/3 不等[1]。其他转运体例如乙酰胆碱，肽类或者 5- 羟色胺（非哺乳动物）同样与 GABA 能

（大多数情况下）或者甘氨酸体系相关[1,44]。乙酰胆碱（ACh）是一种在哺乳动物无长突细胞中发现的一种快速兴奋性化学递质，其有传统的突触结构[1]。但是，我们知道视网膜中 γ- 氨基丁酸和乙酰胆碱能突触在解剖学上没有显著的差异。

4. AC，AxC 和缓慢转运突触：大容积信号肽

多巴胺（可能是去甲肾上腺素 / 肾上腺素）与视网膜中的肽类一样，可以通过非局限性，Ca2+ 依赖的囊泡系统释放[45]，但是没有明显的突触后连接的证据。多巴胺和其他缓慢转运体可能通过容积进行传导[46]，通过 G- 蛋白偶联受体（GPCRs）调节一系列细胞内反应。非哺乳动物中，中枢神经系统通过快速神经递质突触，特别是 GABA 靶向输出到 ACs[5]。哺乳动物中，所有的输出系统均可能释放组胺或 5- 羟色胺，可能是容量信号系统[47]。

5. HC 非典型信号肽

视网膜中的神经节细胞、BCs，以及非哺乳动物的视锥细胞光感受器上，水平细胞 HC 作用产生强有力的，宽域的缓慢环绕信号[48-50]。研究发现有前馈信号肽，通过视锥细胞→水平细胞→双极细胞路径[51]和反馈信号经由视锥细胞→水平细胞→视锥细胞→双极细胞路径[52,53]，以及现在的视杆细胞→水平细胞→视杆细胞路径[54]。反馈信号的效应以及持续的本质是没有囊泡机制可以维持它（带状突触除外）。囊泡性 HC 细胞突触非常少见。几种非典型信号肽已经提出，包括突触 pH 调节[55]，半结的介导假突触信号[56]，甚至转运体介导的信号。下文将详细探讨其中的一些信号肽，但是这些不寻常的功能进一步证明了 HCs 不是典型的传导神经元。

6. 连接类型和连接模式

缝隙连接的结点首次在水平细胞中被发现，10 年前，研究明确指出，它在视网膜细胞间连接中普遍存在，并发挥重要的作用[57,58]。存在两种简单的连接模式：同质细胞间连接，以及异种细胞间连接（分别存在于相似类型细胞之间和不同类型细胞之间）。每种情况下参与连接的蛋白可能是同聚体或异聚体（相似或不同的连接蛋白类型）[37]。连接的强度与结点的大小有关，因为它们代表平行电导的总和，并通过不同的信号转导通路进行功能的调节。激活的多巴胺 D1 受体，可以减少水平细胞[45, 59]和配对的无长

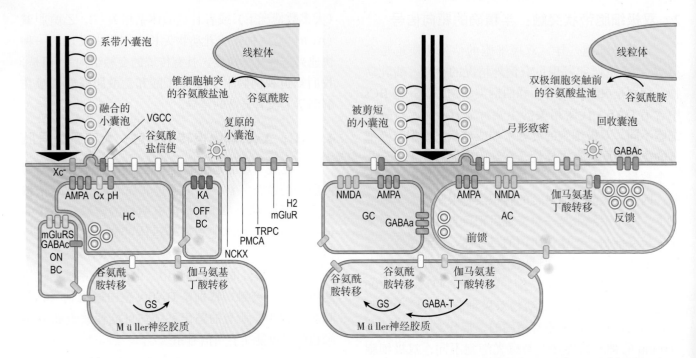

图 21.4 视锥细胞（左）和双极细胞（右）带状突触结构的详细图解。图中描绘的突触带是横截面图，实际上突触带成圆盘状或者菱形，两个宽面是囊泡的附着点，小的膜面附着一个密集结构，称为弓形致密（构成结构未知）。突触带作为"迅速释放"内含谷氨酸转运体的突触小泡的储存池，促进停靠囊泡的快速形成。去极化发生后，突触前膜的电压门控性钙离子通道（VGCCs，黑色柱状）开放，允许停靠的囊泡发生融合，并将谷氨酸释放到突触间隙。在远离突触带的位置，通过细胞膜的胞吞作用恢复形成囊泡。双极细胞的突触带往往比感光细胞的短。细胞质中的谷氨酸盐（橙色）是谷氨酰胺在线粒体中被谷氨酰胺酶激活发生磷酸活化，通过 vGlut 转运体进入囊泡后形成的。谷氨酸释放通过囊泡融合后弥散到远离释放的位置（橙色底纹），它被突触前和远距离的 Müller 神经胶质细胞的谷氨酸转运体清除（白色柱状）。Müller 神经胶质细胞通过谷氨酰胺合成酶（GS）将谷氨酸合成谷氨酰胺，通过转运蛋白（灰色柱状）将其排除。同样，神经元通过转运蛋白纳入谷氨酰胺。脊椎动物的感光细胞同样表达突触前胱氨酸 - 谷氨酸盐（Xc-）转运体（橙色柱状），但是其功能尚不明确。谷氨酸的释放是通过视锥细胞作用于 mGluR6 受体（淡蓝色柱状）激活 ON 双极细胞，通过 AMPA 受体（深蓝色圆柱体）激活水平细胞，通过 AMPA 和 KA 受体（浅蓝圆柱色）激活 OFF 双极细胞。水平细胞位于谷氨酸浓度最高的区域，而 OFF 双极细胞位于最低的区域。双极细胞通过 AMPA 受体（深蓝色圆柱体）和 NMDA 受体（金色柱状）分别激活无长突细胞和神经节细胞，从而释放谷氨酸盐。由局部连接蛋白（黄色柱状）或者感光细胞 VGCC 附近的 PH 调解器（紫红色柱状）介导的感光细胞的反馈性调解。前馈通路从水平细胞到双极细胞，一些物种中从水平细胞到双极细胞的前馈系统是 GABA 能系统，可能由 GABAC 受体介导（暗红色圆柱）。在双极细胞系统中的反馈由无长突细胞靶向作用于 GABAB 受体后，使囊泡释放 GABA（红色阴影）介导形成的。从无长突细胞到双极细胞的前馈系统，主要由 GABAA 受体（鲜红色圆柱）介导。无长突细胞和哺乳动物中的 Müller 神经胶质细胞也可以通过 GABA 转运体清除突触间隙中的递质。神经胶质细胞中 GABA 通过 γ - 氨基丁酸转氨酶（GABA-T）合成谷氨酸盐。视锥细胞的突触末端含有一些其他的蛋白质，例如 Na-Ca 交换体（NCKX），质膜 Ca 转运体（PMCA），瞬时受体电位通道（TRPC），代谢型谷氨酸受体（mGluR）以及可能存在的组胺受体（H2）。双极细胞的突出末端含有上述的部分蛋白。

突细胞[60]之间的连接，多巴胺 D2 受体可以调节视锥细胞 - 视杆细胞的连接[61]。在一些特定情况下这些连接有重要的意义，例如水平细胞在较大的空间中收集信号的能力（直径＞ 1 mm）或者视杆信号通过异形细胞视杆细胞 - 视锥细胞和杆状无长突细胞 - 锥状双极细胞连接交叉进入视锥细胞。然而，这些知识并不能向外延伸，同时，人们对其他连接的模式了解甚少——例如异型细胞 AC-GC 连接以及 HC-BC 连接。

快速局灶性神经化学，突触电流以及信号扩增

过去 20 年中最重要的研究成果之一是脊椎动物神经系统中原发性快速神经递质受体多样性的发现。同样，视网膜中主要的信号通道是从感光细胞到大脑的谷氨酸能垂直链[1]。视杆细胞、视锥细胞和双极细

胞编码它们各自的电压应答反应，从而随时间变化释放谷氨酸盐。与此相反，感光细胞和双极细胞的靶向目标是编码随时间变化的电细胞外谷氨酸盐水平，谷氨酸盐受体的含量随时间发生变化。存在两类谷氨酸盐受体：离子型谷氨酸受体和代谢型受体（iGluRs 和 mGluRs）。iGluRs 分为两个不同的家族：AMPA / KA 受体和 NMDA 受体。AMPA 和 KA 受体相关，但是两者的药理学特性和组成成分存在差异。谷氨酸受体的亚基有 4 种基本类型（GluR1、2、3、4），亚基可以形成四聚体组成 AMPA 受体。与此相似，KA 受体的 5 个亚基（GluR5、6、7 和 KA1、2）组合形成 KA 受体四聚体。除了一些特例外，这些受体组件均具有相似的化学计量。iGluRs 家族中，NMDA 受体具有一些特性。第一，它们由特殊的四聚体亚基组成；第二，它们需要谷氨酸盐和甘氨酸内源性激动剂的双重激活。大量证据表明，这种合作的配体来源于 Müller 胶质细胞释放的 D- 丝氨酸[62]。最后，mGluRs 表现出复杂的 GPCRs 集合，其机制尚不明确。

不同类型的神经元表达不同类型的受体以及不同的组合方式，而细胞中谷氨酸受体的分布决定了细胞的类型。哺乳动物双极细胞在谷氨酸解码系统中，特有地表达 mGluR6、KA 受体或者 AMPA 受体。双极细胞似乎具有完整的功能，可以通过这 3 个受体系统中的任何一个进行信号传递。但是，免疫组化以及 mRNA 表达分析表明，这些联系并不非常精确，iGluR 亚基也可以在 mGluR6 驱动细胞上表达[63]。水平细胞主要表达 AMPA 受体，但是没有发现 NMDA 受体介导的反应。最后，与中枢神经系统神经元类似，无长突细胞和神经节细胞通过 NMDA 受体数量的变化从而增强 AMPA 受体的表达。

视网膜中谷氨酸受体系统的关键是遵循阳离子渗透原则[1,64]。当受体被激活时，iGluRs 产生通道电流增强，产生 Na^+ 和 Ca^{2+} 组成内向电流。因此规范的 iGluR、AMPA、KA 和 NMDA 受体家族名义上发生保留（＞）去极化系统，可以将突触前电源电压的极性"复制"到突触后靶目标。事实上，许多输入集中到同一个突触后细胞，小的突触前电位可以调节多个囊泡的释放（SNE 细胞中），谷氨酸门控突触后电位，通过阳离子逆转电位改变了阳离子的分布，这种突触具有高增益性。从感光细胞到大脑的信号通过谷氨酸神经突触连续扩增。

在视网膜中双极细胞表达的 Ⅲ 型 mGluR6 系统是特有的（框 21.2）。中枢神经系统中没有多级神经元

将这一受体作为其主要的信号传递方式。作为一个经典的 G 蛋白偶联型受体，Goα 是其同源 G- 蛋白[65]，受体与谷氨酸结合后，触发信号级联反应，最终导致双极细胞树突上的阳离子通道关闭，从而使得双极细胞的膜电位接近 K^+ 平衡电位。因此 mGluR6 受体是名义上重要的反相（＞i）超极化系统，可以在突触后靶点的输入信号中使得极性反转。mGluR6 机制对阳离子电流的调节，尽管使其极性反转，但仍呈高增益性。

双极细胞中 iGluRs 和 mGluR6 表达的差异，形成了两个视网膜信号处理的基本渠道：OFF 和 ON 双极细胞[1]。双极细胞中调节谷氨酸受体表达的机制尚不明确。一般情况下，双极细胞表达 iGluRs，例如 KA 或者 AMPA 受体，并不表达功能性 mGluR6 受体，反之亦然。然而有证据显示，双极细胞级在 mGluR6 的同时，还低水平表达 iGluR 蛋白，但目前还没有证据表明这些 iGluR 亚基可以促进电信号的传导[63]。

视网膜中还有一些其他 mGluRs 表达，包括 I 型 mGluR1、mGluR5 以及 Ⅲ 型 mGluR4、7、8。它们均在内丛状层多样性表达[66]，其作用与突触前谷氨酸反馈有关。

眼部神经化学递质和调节

大量的替代性神经化学机制作用范围比传统突触更大。其中研究最多的是多巴胺[45]。哺乳动物视网

膜中，多巴胺能神经元主要位于 AxCs 细胞上，其树突主要位于 IPL 层的末端，可以直接接受 BCs 的输入信息，主要执行 ON 信息应答[67]。虽然这些细胞在释放多巴胺的过程中有少量突触小泡的聚集，但是确切的释放位点尚不清楚。多种物种研究的数据表明，多巴胺主要通过容积传导发挥作用[46]：例如多巴胺扩散整个视网膜，靶向作用于包括 Müller 细胞在内的，几乎所有细胞均有高亲和力 D1 和 D2 受体。D1 受体引发水平细胞的解偶联[68]，视杆细胞驱动甘氨酸能无长突细胞的解偶联[60]，并加快电位到达波峰的速度[69]（更快的波形）。所有这些与视网膜从暗视觉状态到明视觉状态的转换过程相一致。研究认为多巴胺能神经元含有一个快反应转换体，对小鼠的研究发现转换体是 GABA 能，而其他研究认为是谷氨酸能。

快速弥散性神经活性气体 NO 被认为有相似的作用。假定各种视网膜细胞中的钙调蛋白被钙离子活化后，激活神经元中的 NO 合酶途径（nNOS），从而生成 NO[70]。突触中钙离子高通透性电流（例如 NMDA 受体介导）开启 nNOS，使精氨酸的胍基中的氮原子发生氧化，生成的产物之一为 NO。NO 可以通过跨细胞途径弥散到细胞外（弥散的距离存在争议），并且可以激活可溶性鸟苷酸环化酶，从而产生 cGMP。cGMP 通过 cGMP 依赖性蛋白激酶 G，或者直接调控环核苷酸门控阳离子通道，从而发挥调控作用。其中的一个作用位点是 ON 锥形双极细胞和甘氨酸能杆状无长突细胞的异型连接部位[60]，而增加的 cGMP 可以发生脱离，重新在明适应中发挥作用。虽然许多细胞都可以产生 NO，但是目前对宽域 GABA 能无长突细胞神经元中的 NOS 研究最多[71]。

许多物种的视网膜含有大量的神经肽，例如 GABA 能的无长突细胞接受锥状双极细胞输入信号的共同传递体系。这些神经肽包括生长抑素、P 物质、神经降压素，以及非哺乳动物中较多的脑啡肽[44]。这可能是视网膜在神经化学方面研究最少的。一般情况下，认为这些神经肽可以通过特定的 GPCRs 肽受体对各种离子通道进行调控。然而，近些年对视网膜神经肽的研究非常匮乏。

运输蛋白调控

每一个信号处理过程最重要的一个部分就是终端。Müller 神经胶质细胞表达高亲和力的谷氨酸转运体，可能是其抵制谷氨酸产生兴奋的最后一道防线[1]。谷氨酸盐分子通过弥散作用离开突触间隙后，与神经胶质的谷氨酸转运体结合。然而，感光细胞和双极细胞表达谷氨酸转运体，可能在突触附近释放[1]，在决定细胞外谷氨酸含量的瞬时动力学上发挥重要作用，然而这一作用难以量化。即便如此，每一个快速转运体都有一个与之对应的突触前膜转运机制。虽然许多研究都支持转运蛋白在信号终止过程中发挥作用，但是尚不能对转运蛋白进行精确的定位。

信号处理

突触的作用是将不同级别的感受性光感受器电位转换成动作电位，使其能远距离传递到中枢神经系统，对光感受器输入信号进行空间、时间和频谱信号进行处理。然后哺乳动物视网膜神经节细胞将视网膜图像转换成 15～20 种不同类别的平行信号。信号处理的概念源于电气工程学，因此与之密切相关[49]。每一种突触类型，每一种细胞类型，以及每一个网络结构都通过多种形式通过对视觉景象的编码来产生多个"过滤器"。20 世纪 70 年代（尤其是纳卡的引入），对视网膜生理学的分析发生了巨大的变化，从脊柱刺激，抑制和电路（循环）概念转向对极性、网络工程、过滤器等工程学概念。

符号 - 保存（＞）和符号 - 转向（＞i，＞m）运输

感光细胞的行为既不是兴奋，也不是抑制。感光细胞对光线强度的变化随时间（非线性变化）和电压变化。谷氨酸能神经元在大脑中通常被认为起"兴奋"作用，但是通过其对靶向神经元所起的作用将其衍生为一个更加强大的概念。水平细胞（由 AMPA 受体激活）和 OFF 双极细胞（由 AMPA 或 KA 受体激活）仅仅是复制了突触前感光细胞的极性（图 21.1）。当光线引起光感受器超级化时，谷氨酸盐的释放速率下降（与谷氨酸转运体结合），导致突触中的谷氨酸含量减少。由于 AMPA 和 KA 受体是 iGluRs，因此突触中谷氨酸减少意味着 AMPA 受体和 KA 受体门控电流将减少，HCs 和 OFF BCs 将发生超级化。于此相反，当一个飞行物体通过视野，局部变暗将导致部分感光细胞发生去极化，随后 HCs、OFF BCs 随着去极化。因此感光细胞→HC 和 OFF BC 信号被称为保存型信号（＞）。此外，iGluRs 介导高增益应答反应（比如强烈放大），超过一定的电压范围后这种放大呈对称性并且极性不发生改变。ON BCs 的行为模式完全不同。哺乳动物中，所有的

双极细胞表达功能性 mGluR6 受体，当受体与上面的谷氨酸结合解除或者关闭时，可以激活阳离子通道。因此，当感光细胞使谷氨酸的释放减少时，可导致其与 mGluR6 受体结合的量减少，阳离子通道开放，ON BCs 发生去极化（框 21.3）。这是一个精确的，高增益的，代谢性符号 - 转向（＞ m）突触传递。

非哺乳动物在这一机制上显示出扭曲，这也许显示了哺乳动物 ON BCs 的进化历史。现代鱼类视网膜中的杆状 BC 与混合性杆状 - 锥状 BC 在遗传上有明显的同源性。这个细胞对不同的刺激产生不同的逆转电位以及电位变化。暗光线激活视杆细胞产生 ON 应答，显示正向反转电位（例如阳离子），并增加传导性（例如开放通道）。这与哺乳动物的杆状和锥状 ON BCs 细胞相似，事实上它们似乎有着相同的药理学特性：2- 氨基 -4- 膦酰丁酸酯（AP4）是 mGluR6 受体的激动剂[72]，可以在鱼类中阻断杆状 ON BCs 应答。然而，在明适应条件下，鱼类的 ON BCs 行为发生了改变。明亮光线激活视锥细胞，"ON" 反转电位下降到负值（如阴离子），细胞电位降低（如通道封闭）。事实上，鱼类中视锥细胞激活的 ON 应答由谷氨酸转运体配对的阴离子通道介导[73,74]。因此，在光线适应"暗"时，谷氨酸盐释放后激活转运体及其配体氯电流，导致 BC 发生超极化。因此，鱼类的视锥细胞→ ON BC 突触是符号 - 反转，而不是促代谢型的。其放大程度尚不清楚。

内丛状层中，双极细胞→无长突细胞和神经节细胞的信号传导由 AMPA 或者 AMPA+NMDA 受体介导[3,64,75]。因此，所有 BC 输出突触均为符号 - 保存型（图 21.1）。AC → BC、AC 或者 GC 信号的容积可以通过增加阴离子电位而增减，通过 GABA 能或甘氨酸能[76]。因此这些突触是典型的符号 - 转向（＞ i）。GABA 和甘氨酸转运的效应都较低，因为反转电位非常接近膜电位，通过一个靶向细胞的作用，导致细胞的总输入电阻减少，引起总电位的改变，降低了信号传导的效率。任何情况下都需要大量的拮抗剂来控制谷氨酸突触。一些抑制机制包括促代谢型 GABAB 受体，它是一个 G 蛋白偶联受体，可以引起钾离子电流的大幅度增加，但是也表现出矛盾的激活反应[73]。由于钾电流通常是向外的（正向电流流向细胞外），GABAB 可以在起始点附近产生一个强大的、长效的抑制电位。不同的 GABA 受体往往在不同的位点表达（ACs 和 BCs 表达离子型 GABAA，BCs 表达离子型 GABAC），但是 GABAB 受体的分布尚不清楚。

突触链和极性

我们可以通过各种途径以极性和增益来评估突触的级联反应效果。例如，尽管对 HC 作用的机制知之甚少，但是对 HC 的作用效果毫无疑问。首次在鱼类视网膜中确定，电流注入 HC 后在不同的 GCs 发生刻板动作。从水平细胞 HC 到 ON GCs 的信号通路是符合 - 保存型。从 HCs 到 OFF GCs 的信号通路是符号 - 转向型[48,49]。从信号处理的角度看，这意味着从一个给定的 HC 引发的多突触链，不知何故到达一个双极细胞，并从那里到达 ON 神经节细胞，其含有的符号 - 反相元件的数量必须为零或偶数。OFF 神经节细胞通路必须包含奇数个符号 - 反相元件。这为研究信号在何处及如何流入视网膜提供了基本参数，并可以用作视网膜网络研究模型[5]。同样，我们知道在绝大多数视网膜的内丛状层有两条或者 3 条无长突细胞链[5]。尽管目前对这一链状结构没有网络模型，其最低架构是双极细胞 BC →无长突细胞 AC →无长突细胞 AC →双极细胞 BC 或神经节细胞 GC。如果无长突细胞输出信号时符号 - 反向，则突触链的净转移

框 21.3　谷氨酸兴奋性中毒

- 一些视网膜疾病中发生谷氨酸的兴奋中毒
- 其证据呈混合性，并存在争议。在平衡：
  - 青光眼患者玻璃体中的谷氨酸含量尚不明确[111]
  - 青光眼中 GCs 的丢失与视网膜兴奋性中毒模式并不匹配
  - 视网膜中大多数无长突细胞均对谷氨酸敏感[64]
  - 灵长类动物青光眼中没有确切的 AC 细胞丢失
  - 青光眼模型中 NMDA 受体拮抗剂有神经保护作用[112]
- NMDA 的神经保护作用机制可能是间接的
  - 青光眼总视网膜神经节细胞的凋亡可能是由钙离子介导
  - NMDA 拮抗剂（例如许多药物）可以降低神经元中钙离子负载
  - 在青光眼治疗中 NMDA 受体弱拮抗剂可能没有持久性作用
- 糖尿病性视网膜病变和缺血性视网膜损失中，谷氨酸是可能的主要参与者
- 由于需要 AMPA 受体的参与，在这些疾病中神经保护作用难以实现
- 缺氧性视网膜中的兴奋性毒性可能由 BC 细胞上的谷氨酸逆向转运体激活
- 竞争性非易位性转运体配体可能可以加强眼部的神经保护作用

是＞＞i＞i＞（符号 - 保存）。更重要的是，低效 GABA 能和甘氨酸能突触可以阻碍产生兴奋[5,77]。这一网状系统遵循什么样的规律？哺乳动物中，药理学研究发现大部分 GABA 能无长突细胞同样可以接受一些形式的 GABA 能输入信号。推测在哺乳动物中存在类似的网络系统，但是最近 Hsueh 等的研究认为[78]，兔类的视网膜中唯一的突触交叉网状系统是甘氨酸→GABA。

反馈、前馈以及反馈／前馈嵌套体系

模拟视网膜设计了一个不断放大的网状模型：每一个迅速扩增步骤都需要反馈控制机制[79]。视网膜上通过符号 - 转向 GABA 能机制运行反馈和前馈控制体系。反馈是增加突触效益，提高信号／噪声比，改善突触传递最有效的工具。目前已经通过数学方法证明了这一点，在这里我们不详细讨论[76,80]。另一方面，前馈是在靶细胞中产生较强拮抗作用的有效手段。目前，对视网膜中这些体系的组成已经有详细的研究，但是对于它们的重要性还未有透彻的理解。例如，阻断 GABA 可以抑制定向选择性神经节细胞向非选择性细胞转换，但是对其他神经节细胞的中心 - 周围组织影响较小——尽管内丛状层中含有丰富的 GABA 能突触。因此，很难从解剖学上概括其功能，但是要想对其功能进一步理解，又不能没有解剖学的帮助。

注意事项

要理解视网膜中 GABA 能递质（或者其他经典抑制性递质）的作用，主要面临 3 个问题。首先是氯离子反向电位。我们对 GABA 受体门控性阴离子内流的通路了解较少。微小视网膜细胞可能通过调节细胞内氯离子水平，从而调节多种离子运输系统的功能。KCC2 系统趋于流出 CL^-，而 NKCC 系统趋于流入 CL^{-51}。如果细胞内 CL^- 增多，阴离子通道开放，引起由内向外的负电流，则导致细胞发生去极化。然而，目前对视网膜双极细胞的 GABAC 突触终端研究认为，细胞内氯离子增多将引起抑制性效应[1]。第二个问题是时间延迟。设想一个细胞对光刺激产生应答后形成正电位，然后周围细胞发生类似的反应并提供相反极性的负反馈。如果反馈延迟，极性的相位移位 180°，局部周围的"抑制性"反应与中心反应汇合。很多证据表明，简单的无长突细胞→双极细胞抑制性反馈不能解释所有的双极细胞应答反应[81]。最后一个问题是，假设 BCs 具有有效的等势线，那么

可以通过简单的集合计算进行其网络功能的建模。但是通过对哺乳动物双极细胞重构体的研究发现[4]，等电位的假设是不正确的，因为突触末端中复杂的局部信息处理并没有在 BC 胞体中被滤过。

网络

中心 - 周边构成的突触学组

任何一个双极细胞或神经节细胞感受野均具有拮抗性的中心 - 周边构成（图 21.5）。周边的具体位置在哪里呢？从双极细胞突触末端的大量无长突细胞突触的解剖结构，以及 GABAC 受体功能研究提示，无长突细胞应该有一个强大的周边效果[5]。相反，将直流电引入非哺乳动物的水平细胞，显示出一个有效的、低频、持续性、流向神经节细胞的电位。协调机制一直不明确，但是可能并不复杂。HCs 和 ACs 的功能具有时间和空间尺度的差异。HCs 是缓慢的、持续性的（超出任何一个标准神经元的能力），并且由于强耦合的缝隙连接，形成巨大的感受域。因此，GCs 周围大量的拮抗性组织可能通过 HCs 被激活。使用快速 pH 缓冲液，例如 HEPES 可以阻断这些周边效应[55]。相反，GABA 能药物对这些大量的周边效应没有作用（哺乳动物）。那么，ACs 和所有这些突触又怎么样呢？它们为什么不在 GCs 周围建立大的周边效应？首先，ACs 的感受域比 HCs 小，因此其功能区域也较小。其次，许多 ACs 可以自己形成拮抗性中心 - 周边构成，可能是通过 AC＞i AC[82,83]。另外，ACs 速度非常快，它们不仅仅形成大的、缓慢的周边拮抗，而且在 BC 末端形成稳定的反馈效应。ACs 发挥作用对时间和空间的限制要求非常高。

哺乳动物突触的视杆细胞途径 - 进化的一个新的扩增路径

正如前文所述，可以将视网膜中激活 GCs 的所有突触链分为 ON 和 OFF 通路。非哺乳动物中，视杆细胞通路和视锥细胞通路都通过这一直接链，靶向作用与中枢神经系统。因此，视杆细胞信号在被编码前经历两级放大：视杆细胞＞m ON BCs，视杆细胞＞OFF BCs 和 BCs＞GCs。哺乳动物中，存在一个新的扩增路径，锥状 BCs 为输出端，杆状 BCs 和甘氨酸能（GLY）杆状 ACs 为中间神经元。哺乳动物

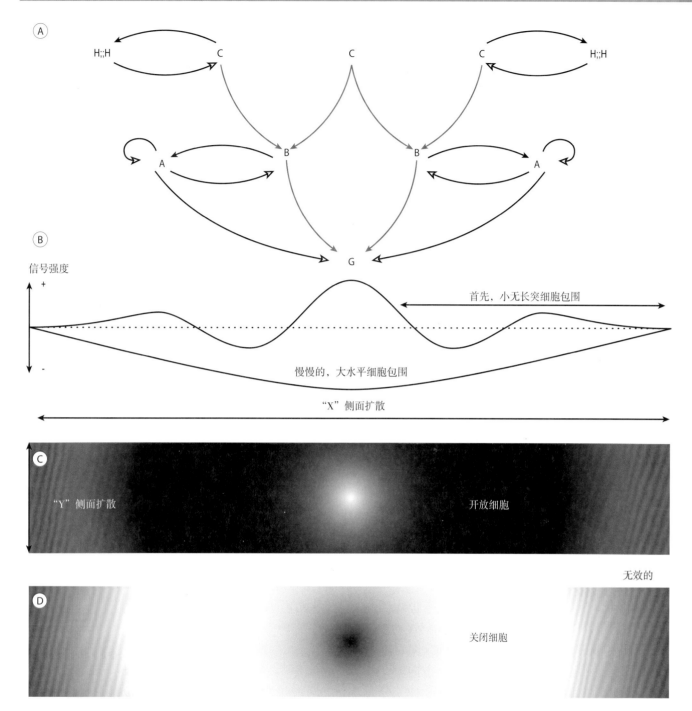

图 21.5　形成 GC 感受域的突触流。视锥细胞信号（C）汇合到 BCs（B），然后聚集到 GCs（G），形成标准感受域中心，其标志为信号强度在 GC 形成峰值。配对的 HC 层（H：H），形成大而缓慢的拮抗性周边构成，而狭窄的 ACs（A）形成快速而小的周边构成，形成小的振荡电位。HCs 主导持续性信号，于是光刺激引起的典型的感受域，需要激活以 BC+HC 为代表的细胞。亮光在激活 ON 细胞的同时，也会激活旁边的黑暗区域细胞，而暗光在激活 OFF 细胞的同时，也会激活周边的亮光区域细胞。红色区域代表可兴奋区域。

的杆状 BCs 和非哺乳动物的混合杆状和锥状 BCs 是同源的，但是失去了视锥细胞的输入和连接树突的能力。然而，哺乳动物中，有 3 条视锥细胞基本途径（图 21.6）衍生出 6 条途径，在这里通过扩增方式进行分组。

3 级放大：

（1）视杆细胞 > m ON 杆状 BCs > gly rod ACs :: ON 锥状 BCs > ON GCs

（2）视杆细胞 > m ON 杆状 BCs > gly rod ACs > i

OFF 锥状 BCs > OFF GCs.

两级放大：

（3）视杆细胞∷视锥细胞 > m ON 锥状 BCs > ON GCs

（4）视杆细胞∷视锥细胞 > OFF 锥状 BCs > OFF GCs

（5）视杆细胞 > OFF 锥状 BCs > OFF GCs（较少，种类多样）

（6）视杆细胞 > m ON 锥状 BCs84 > ON GCs（较少）。

因此，可以将视杆细胞视觉分解成不同的网络阶段：（i）甘氨酸能杆状 AC 网络以及暗视觉起始阶段三级放大中的两个阶段；（ii）视杆细胞∷视锥细胞→锥状 BC → GC 较高亮度的暗视觉中的两级放大（月光下）。一些哺乳动物还有视杆细胞 > 锥状 BC 的接触[38,39]，但是这些额外途径的产生是否来自进化过程中的错构及其功能尚不确定，而且不同哺乳动物发病率存在差异[84]。

视杆细胞电路中由于 GABA 能 ACs 参与，因此更加复杂，分为 S1 和 S2 两类[11]。这些 γ 杆状 ACs 的树突直径达 1 mm，与 1000 多个杆状 BCs 的突触进行交会形成反馈，S2 细胞的反馈突触数量为 S1 的两倍[85]。这种反馈可能进一步加速最初缓慢的视杆细胞阈值反应。

运动突触 - 由远及近的包绕 AC

虽然 ACs 在形成持续性 GCs 的中心 - 包绕区的作用并不清楚，但是已经明确了它们在编码运动过程中发挥重要作用。定向选择的（DS）GCs 向目标方位进行靶向运动，但是当运动朝向相反方向时，其保持沉默，其方位表现为"零"[86-88]。DS GCs 分为 ON-OFF 和 ON GCs 两类。这些网络中有 BCs 的参与，同时可能有几种不同的 AC 参与，例如 ON 和 OFF 亚型的 GABA 能 / 胆碱能 ACs，以及其他类型的 GABA 能 ACs[88-90]。光刺激后，OFF 锥状 BCs 激活 OFF 型 ACs 发生超极化。光刺激后，ON 锥状 BC 刺激 ON 细胞，使其发生去极化，其胞体向 GCL 移位。DS GCs 树突上的突触发生分层。DS GC 网络中其他 γ ACs 的精确分层尚不清楚，但是研究发现 GABA 能递质对其有抑制作用。至少有一个 GABA 能 AC 可以抑制大量的 ACs，其他的地址可以抑制 DS GCs。因此，由于刺激来自首要方位，兴奋性效

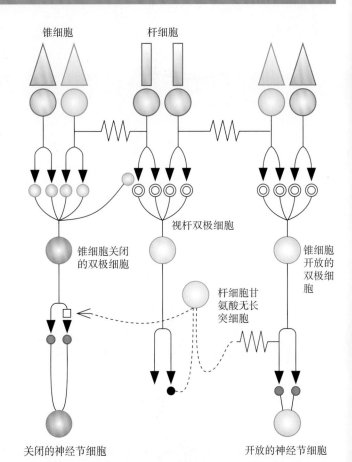

图 21.6　哺乳动物暗适应网络的突触学。视杆细胞信号主要通过 3 个途径达到 GCs。暗适应中主要的通路是：视杆细胞→杆状 BCs →甘氨酸能杆状 ACs，然后通过缝隙连接（ON BCs）或者甘氨酸能突触（OFF BCs），返回到锥状 BC 通路重新分配信号，然后到达 GCs。第二条通路是相对不敏感的视杆细胞：视锥细胞之间的缝隙连接。第三条途径在所有哺乳动物中均不存在：通过 OFF BCs 偶尔传递视杆细胞信号（符号如图 21.1）。

应被 BC >爆 AC > GC 链增强，其增强的效应强于之间经过 BC > GC 转运。零方位上，一个强大的 GABA 信号到达 DS GS，从而提前输入兴奋，并阻止其达到阈值的峰值（图 21.7）。GABAA 受体拮抗剂可以阻断这种强烈的抑制效应，将 DS GCs 转换成不定向细胞[86]。抑制效应极为的强烈（就像小脑中的禁止突触），以至于 BC >爆 AC > GC 电路无法突破抑制。事实上，这可能是由于 ACs 参与的结果：在运动的第一方向上突破任何一个残留性抑制都是强劲的，如同 GABA 能在首选上学上的抑制作用强劲效果一样。这可能是所有 AC 电路的原型，其空间属性，时间，以及多种细胞类型的聚集，选择性表达细颗粒的功能，例如边缘、纹理以及闪烁。

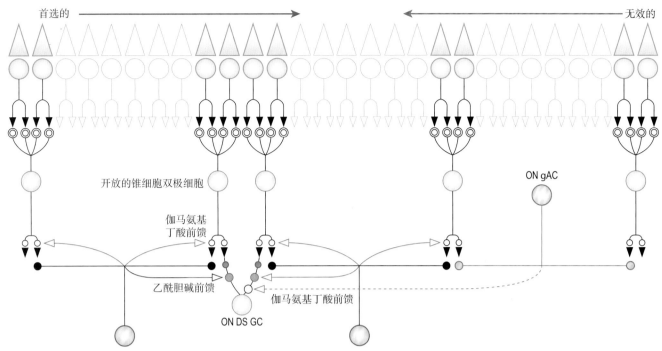

图 21.7 哺乳动物中 ON- 中心的 DS GC 网络的一种可能性突触。ON DS GCs 从 ON 锥状 BCs 细胞中收集谷氨酸能兴奋性信号，从 ON 爆 ACs 细胞收集胆碱能兴奋性信号。从而放大中心效应。ON 包 ACs 同样可以为 BCs 提供 GABA 能反馈。然而，IPL 层中的 DS 聚集了更多的 GABA 输入信号。这种细胞可以接收一侧的输入信号，并将其通过轴突(虚线)输送到远处的 DS GS 的树突。因此，刺激从左边被激发，从右边被抑制（符号如图 21.1）。

色彩的突触 - 再次 HC 包围？

人类和欧洲大陆的灵长类动物的稀疏的蓝色视锥细胞（B，SWS1）排列的周围被随机分布的红色和绿色视锥细胞环绕（R，LWSR；G，LWSG），锥阵列包围[91]。大多数哺乳动物通过 B 和 G 视锥细胞形成两色视觉。完整的三色视觉有两个相反的过程[92]：（1）蓝色 / 黄色（B/ Y）反相（其中 Y 信号是 R 和 G 视锥细胞信号的总和）[93,94]；（2）红 / 绿（R/ G）反相。两者都存在构成概率的问题。R 和 G 色素基因在 X 染色体上串联排列形成 LSW 阵列，X 染色体上的[21,92]。LSW 视锥细胞只表达 LWSR 或者 LWSG 中的其中一个，形成 R 或 G 视锥细胞[95,96]，这可能是 R 和 G 视锥细胞基因上的唯一不同点。从而提示，R 和 G 出现的概率是随机的。即便如此，R/G 反相在三色灵长类动物中表达仍然较为稳定。

R/G 反相

在黄斑中心凹中，每一个微小 BC 只与一众视锥细胞接触，每一个微小 GC 只有一个微小 BC 接触。因此中心 / 周边 R / G 色相的出现有 4 种类型（图

21.8）[97]。如果一个单一的黄斑中心凹 R 视锥细胞不被 R∷G 联合，则一个微小 BC >微小 GC 链应该表现出纯粹的 R 或 G 中心。因此，所有的微小 GCs 将表现为色觉反相（图 21.8），因为它们的周边，不论是来自 HCs 还是 ACs，其表现都将比两者共同表达时更"黄"，比 R 视锥细胞更绿，或者比 G 视锥细胞更红。HCs 对 R 或 G 视锥细胞没有光谱选择性，因此集合两者的输入信号[98]。曾经假定 GC 周边的构成细胞是同一类型的（单纯 R 或者单纯 G），通过 ACs 选择性接触 BCs 反相，但是电子显微镜观察结果不支出这一假设[99]，AC 激活微小 GC 的周边，混合编码 R 和 G 视锥细胞[99]。即便如此，一些微小 GCs 表现出几乎淡出的反相周边[100-102]，这可能是由于 R 和 G 视锥细胞成斑块状分布[103]，并且微小 GC 的周边范围比较小。因此，需要进一步研究微小 GC 网络。例如，为什么微小 BCs 与 B/Y 反相 GCs 不同，其周边为什么没有广泛的黄色敏感（Y）的 HC 围绕？

B/Y 反相

GCs 可以通过两种方式传递蓝色信号：B+/Y-GCs[93,97] 在 b 亚层中接受 B 锥状 ON BCs 突触信号，

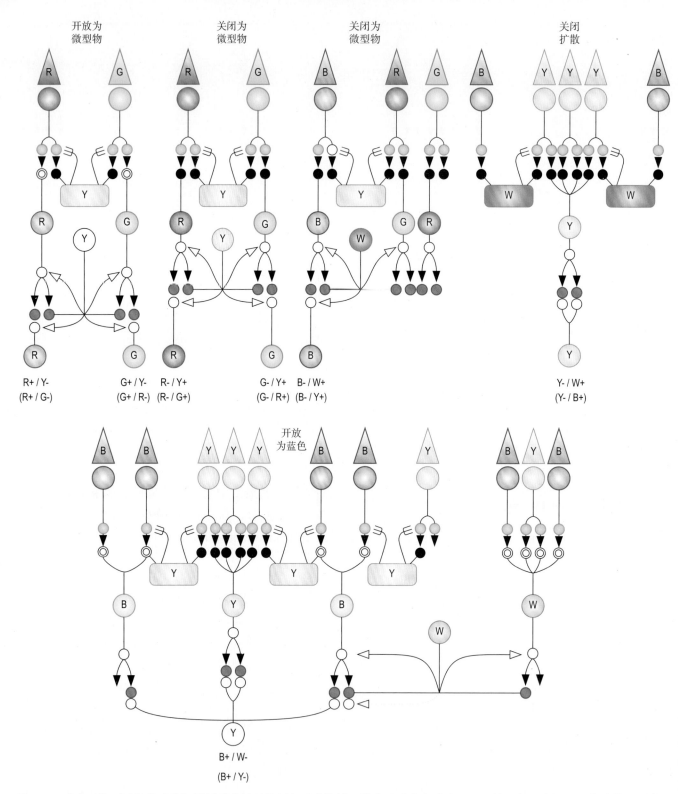

图 21.8 哺乳动物（灵长类动物）视网膜中的可能颜色通道突触。微小通路来自微小 BCs，其只与一个视锥细胞接触，而微小 GCs 只与一个 BC 接触。这在 ON 和 OFF 通道上形成了纯红色（R），或者纯绿色（G）。然而，HCs 和 ACs 接受 R 和 G 通道的信息，在周边形成"黄色"（Y）。R/Y GCs 将产生 R/G 知觉（如括号内所示），与其他 3 个可能的 R 和 G 通道产生相似的结果。OFF 微小蓝色通道可能通过"黄色"H1HCs 产生拮抗；以及通过 Y 或者"白色"（W）ACs 接受所有锥状 BCs 的信号。B/ W GCs，将产生 B / Y 知觉（括号中所示），结果类似于其他 3 个可能的 R 和 G 通道。同样的，弥散的 BCs 可能与所有的 LWS 视锥细胞（概括为 Y 视锥细胞）接触，"白色"H2 HCs 在周边围绕（通过如图所示的反馈和前馈），产生的 Y/ W+ 域形成 Y-/ B + 知觉。最后，最常见的 B 通路对 SWS1 B 视锥细胞具有选择性。GCs 收集这些信号，ON B BC 信号输入到 b 亚层，Y 选择性接收 OFF BC，将其传递到 a 层。至少有 3 种 -Y 通道：H1 HC 前反馈到 B 视锥细胞；LWS- 选择性 BCs 直接输入到 OFF BC；非选择性 ACs 输入到 W 反馈。这些细胞中，GABA 拮抗剂不能阻断 Y 反馈，从而提示 HC 网络占主要地位（符号如图 21.1。）

而 Y 在 a 亚层中接受 OFF BCs 传递的信号。虽然有人认为，B / Y 的中心与周边区域有很大区域的重叠，但是最近研究发现，在 Y 的周边来源于 HCs，通过 HC > i 视锥细胞反馈形成，因此周边区域更大[53]。最近的解剖学证据表明，猴的视网膜中存在微小 B 锥状 OFF BC 通路[104]，而兔的视网膜中存在弥散的 B 锥状 OFF BC 途径[105]。此外，黑视素 GCs 假定 B-/Y+GCs 有大的感受域[106]。这些细胞在处理蓝色信号中的作用尚不明确。缺乏 mGluR6 受体（因而缺乏 ON BC 信号）的人类，视觉敏感度仍然较好，并没有表现出颜色的缺失。

疾病中视网膜突触网络的改变

以往认为视网膜网络的发展过程是独立的感觉过程，但显然这不正确。在感受器解体和死亡过程中，神经视网膜是正常的。许多研究表明，视网膜对刺激的反应与中枢神经系统相似，如氧化应激，神经性创伤后通过突触连接进行重塑，以及神经信号的重排。例如，视网膜色素变性疾病中，光感受器丢失导致 BC 树突发生收缩，形成新的轴突样结构；视网膜神经形成大量新的进程，新形成的突触构成微小神经瘤；ON 杆状 BCs 中 mGluR6 的表达转换成 iGluR，许多神经元最终死亡[12,107,108]。这些变化对许多遗传学、分子学、细胞学和生物工程学方面的视觉重建策略提出了挑战。除此之外，它们证明了两个非常重要的概念：第一，突触的连接可能不是静止的，信号机制通过激活机制保持稳定；第二，各个神经元决定哪个谷氨酸（或其他）受体表达的规律尚不清楚。我们尚未明确哪个转换调节器决定最初选择 mGluR6 最初转录调节，更不用说 AMPA 的选择性表达以及 KA 受体在重新编程中的应答反应。

参考文献

1. Marc RE. Retinal neurotransmitters. In: Chalupa LM, Werner J, editors. The visual neurosciences. Cambridge, MA: MIT Press, 2004:315–330.
2. Marc RE. Functional neuroanatomy of the retina. In: Albert D, Miller J, eds. Albert and Jakobiec's principles and practice of ophthalmology, 3rd edn. New York: Elsevier, 2008:1565–1592.
3. Marc RE, Jones BW. Molecular phenotyping of retinal ganglion cells. J Neurosci 2002; 22:413–427.
4. Anderson JR, Jones BW, Yang J-H et al. A computational framework for ultrastructural mapping of neural circuitry. PLoS Biol 2009; 7:e1000074.
5. Marc RE, Liu W. Fundamental GABAergic amacrine cell circuitries in the retina: nested feedback, concatenated inhibition, and axosomatic synapses. J Comp Neurol 2000; 425:560–582.
6. Kolb H, Famiglietti EV. Rod and cone pathways in the inner plexiform layer of cat retina. Science 1975; 186:47–49.
7. Deans MR, Volgyi B, Goodenough DA, Bloomfield SA, Paul DL. Connexin36 is essential for transmission of rod-mediated visual signals in the mammalian retina. Neuron 2002; 36:703–712.
8. Muller F, Wassle H, Voigt T. Pharmacological modulation of the rod pathway in the cat retina. J Neurophysiol 1988; 59:1657–1672.
9. Zhang J, Li W, Trexler EB, Massey SC. Confocal analysis of reciprocal feedback at rod bipolar terminals in the rabbit retina. J Neurosci 2002; 22:10871–10882.
10. Mills SL, O'Brien JJ, Li W, O'Brien J, Massey SC. Rod pathways in the mammalian retina use connexin 36. J Comp Neurol 2001; 436:336–350.
11. Vaney DI. Morphological identification of serotonin-accumulating neurons in the living retina. Science 1986; 233:444–446.
12. Marc RE, Jones BW, Watt CB, Strettoi E. Neural remodeling in retinal degeneration. Progress in Retinal and Eye Research 2003; 22:607–655.
13. Tian N. Visual experience and maturation of retinal synaptic pathways. Vision Res 2004; 44:3307–3316.
14. Tian N, Copenhagen D. Plasticity of retinal circuitry. In: Masland RH, Albright T, editors. The senses: a comprehensive reference – vision. Amsterdam: Elsevier, 2008:473–490.
15. MacNeil MA, Heussy JK, Dacheux RF, Raviola E, Masland RH. The shapes and numbers of amacrine cells: matching of photofilled with Golgi-stained cells in the rabbit retina and comparison with other mammalian species. J Comp Neurol 1999; 413:305–326.
16. MacNeil MA et al. The population of bipolar cells in the rabbit retina. J Comp Neurol 2004; 472:73–86.
17. Rockhill RL, Daly FJ, MacNeil MA, Brown SP, Masland RH. The diversity of ganglion cells in a mammalian retina. J Neurosci 2002; 22:3831–3843.
18. Marc RE, Cameron DA. A molecular phenotype atlas of the zebrafish retina. J Neurocytol 2002; 30:593–654.
19. Morgan JL, Dhingra A, Vardi N, Wong RO. Axons and dendrites originate from neuroepithelial-like processes of retinal bipolar cells. Nat Neurosci 2006; 9:85–92.
20. Wässle H, Puller C, Muller F, Haverkamp S. Cone contacts, mosaics, and territories of bipolar cells in the mouse retina. J Neurosci 2009; 29:106–117.
21. Nathans J. The evolution and physiology of human color vision: insights from molecular genetic studies of visual pigments Neuron 1999; 24:299–312.
22. Loew ER, Govardovskii VI. Photoreceptors and visual pigments in the red-eared turtle, Trachemys scripta elegans. Vis Neurosci 2001; 18:753–757.
23. Chiu M, Nathans J. Blue cones and cone bipolar cells share transcriptional specificity as determined by expression of human blue visual pigment-derived transgenes. J Neurosci 1994; 14:3426–3436.
24. Kalloniatis M, Marc RE, Murry RF. Amino acid signatures in the primate retina. J Neurosci 1996; 16:6807–6829.
25. Famiglietti EV. Polyaxonal amacrine cells of rabbit retina: size and distribution of PA1 cells. J Comp Neurol 1991; 316:406–421.
26. Famiglietti EV. Polyaxonal amacrine cells of rabbit retina: PA2, PA3, and PA4 cells. Light and electron microscopic studies with a functional interpretation. J Comp Neurol 1992; 316:422–446.
27. Völgyi B, Xin D, Amarillo Y, Bloomfield SA. Morphology and physiology of the polyaxonal amacrine cells in the rabbit retina. J Comp Neurol 2001; 440:109–125.
28. Dacey DM. The dopaminergic amacrine cell. J Comp Neurol 1990; 301:461–489.
29. Marc RE, Jones BW, Pandit P, Anderson JR, Raleigh TM. Excitatory drive patterns of TH1 dopaminergic polyaxonal cells in rabbit retina. Invest Ophthalmol Vis Sci 2008; 49:24–32.
30. Descarries L, Bérubé-Carrière N, Riada M et al. Glutamate in dopamine neurons: Synaptic versus diffuse transmission. Brain Res Rev 2007; 58:290–302.
31. Marc RE. Functional anatomy of the retina. In: Jaeger E, ed. Duane's foundations of clinical ophthalmology, 2009.
32. Marc RE, Liu WL. Horizontal cell synapses onto glycine-accumulating interplexiform cells. Nature 1984; 312:266–269.
33. Perlman I, Kolb H, Nelson R. Anatomy, circuitry, and physiology of vertebrate horizontal cells. In: Chalupa LM, Werner J, eds. The visual neurosciences. Cambridge, MA: MIT Press, 2004:369–394.
34. Katz B, Miledi R. A study of synaptic transmission in the absence of nerve impulses. J Physiol 1967; 192:407–436.
35. Matthews G. Synaptic mechanisms of bipolar cell terminals. Vision Res 1999; 39:2469–2476.
36. Migdale K, Herr S, Klug K et al. Two ribbon synaptic units in rod photoreceptors of macaque, human, and cat. J Comp Neurol 2003; 455:100–112.
37. Ishida A, Stell W, Lightfoot D. Rod and cone inputs to bipolar cells in goldfish retina. J Comp Neurol 1980; 191:315–335.
38. Tsukamoto Y, Morigiwa K, Ishii M et al. A novel connection between rods and ON cone bipolar cells revealed by ectopic metabotropic glutamate receptor 7 (mGluR7) in mGluR6-deficient mouse retinas. J Neurosci 2007; 27:6261–6267.
39. Li W, Keung JW, Massey SC. Direct synaptic connections between rods and OFF cone bipolar cells in the rabbit retina. J Comp Neurol 2004; 474:1–12.
40. Protti DA, Flores-Herr N, Li W, Massey SC, Wässle H. Light signaling in scotopic conditions in the rabbit, mouse and rat retina: A physiological and anatomical Study. J Neurophysiol 2005; 93:3479–3488.
41. Stell WK, Lightfoot DO, Wheeler TG, Leeper HL. Goldfish retina functional polarization of cone horizontal cell dendrites and synapses. Science (Washington DC) 1975; 190:989–990.
42. Wässle H. Decomposing a cone's output (parallel processing). In: Masland RH, Albright T, eds. The senses: a comprehensive reference – vision. Amsterdam: Elsevier, 2008.
43. Dowling JE, Boycott BB. Organization of the primate retina: electron microscopy. Proc R Soc Lond B Biol Sci 1966; 166:80–111.
44. Brecha NC. Peptide and peptide receptor expression in function in the vertebrate retina. In: Chalupa LM, Werner J, eds. The visual neurosciences. Cambridge, MA: MIT Press, 2004:334–354.
45. Witkovsky P. Dopamine and retinal function. Doc Ophthalmol 2004; 108:17–39.
46. Witkovsky P, Nicholson C, Rice ME, Bohmaker K, Meller E. Extracellular dopamine concentration in the retina of the clawed frog, Xenopus laevis. Proc Natl Acad Sci USA 1993; 90:5667–5671.
47. Gastinger MJ, Tian N, Horvath T, Marshak DW. Retinopetal axons in mammals: emphasis on histamine and serotonin. Curr Eye Res 2006; 31:655–667.
48. Naka K-I, Witkovsky P. Dogfish ganglion cell discharge resulting from extrinsic polarization of the horizontal cells. J Physiol 1972; 223:449–460.
49. Naka K. Functional organization of catfish retina. J Neurophysiol 1977; 40:26–43.
50. Baylor DA, Fuortes MGF, O'Bryan PM. Receptive fields of cones in the retina of the turtle. J Physiol 1971; 214:265–294.

51. Vardi N, Zhang L-L, Payne JA, Sterling P. Evidence that different cation chloride cotransporters in retinal neurons allow opposite responses to GABA. J Neurosci 2000; 20:7657–7663.

52. McMahon MJ, Packer OS, Dacey DM. The classical receptive field surround of primate parasol ganglion cells is mediated primarily by a non-GABAergic pathway. J Neurosci 2004; 24:3736–3745.

53. Field GD, Sher A, Gauthier JL et al. Spatial properties and functional organization of small bistratified ganglion cells in primate retina. J Neurosci 2007; 27:13261–13272.

54. Thoreson WB, Babai N, Bartoletti TM. Feedback from horizontal cells to rod photoreceptors in vertebrate retina. J Neurosci 2008; 28:5691–5695.

55. Davenport CM, Detwiler PB, Dacey DM. Effects of pH buffering on horizontal and ganglion cell light responses in primate retina: Evidence for the proton hypothesis of surround formation. J Neurosci 2008; 28:456–464.

56. Kamermans M, Fahrenfort I. Ephaptic interactions within a chemical synapse: hemichannel-mediated ephaptic inhibition in the retina. Cur Opin Neurobiol 2004; 14:531–541.

57. Vaney DI, Weiler R. Gap junctions in the eye: evidence for heteromeric, heterotypic and mixed-homotypic interactions. Brain Res – Brain Res Revs 2000; 32:115–120.

58. Massey SC. Circuit functions of gap junctions in the mammalian retina. In: Masland RH, Albright T, eds. The senses: a comprehensive reference – vision. Amsterdam: Elsevier, 2008:457–471.

59. Hampson ECGM, Weiler R, Vaney DI. pH-Gated dopaminergic modulation of horizontal cell gap junctions in mammalian retina. Proc Roy Soc B: Biol Sci 1994; 255:67–72.

60. Mills SL, Massey SC. Differential properties of two gap junctional pathways made by AII amacrine cells. Nature 1995; 377:734–737.

61. Krizaj D, Gabriel R, Owen WG, Witkovsky P. Dopamine D2 receptor-mediated modulation of rod-cone coupling in the Xenopus retina. J Comp Neurol 1998; 398:529.

62. Gustafson EC, Stevens ER, Wolosker H, Miller RF. Endogenous D-serine contributes to NMDA-receptor-mediated light-evoked responses in the vertebrate retina. J Neurophysiol 2007; 98:122–130.

63. Hanna MC, Calkins DJ. Expression of genes encoding glutamate receptors and transporters in rod and cone bipolar cells of the primate retina determined by single-cell polymerase chain reaction. Mol Vis 2007; 13:2194–2208.

64. Marc RE. Mapping glutamatergic drive in the vertebrate retina with a channel-permeant organic cation. J Comp Neurol 1999; 407:47–64.

65. Dhingra A, Lyubarsky A, Jiang M et al. The light response of ON bipolar neurons requires Gao. J Neurosci 2000; 20:9053–9058.

66. Quraishi S, Gayet J, Morgans CW, Duvoisin R. Distribution of group-III metabotropic glutamate receptors in the retina. J Comp Neurol 2007; 501:931–943.

67. Zhang D-Q, Zhou T-R, McMahon DG. Functional heterogeneity of retinal dopaminergic neurons underlying their multiple roles in vision. J Neurosci 2007; 27:692–699.

68. Piccolino M, Neyton J, Gerschenfeld HM. Decrease of gap junction permeability induced by dopamine and cyclic adenosine 3′:5′ monophosphate in horizontal cells of turtle retina. J Neurosci 1984; 4:2477.

69. Vaquero CF, Pignatelli A, Partida GJ, Ishida AT. A dopamine- and protein kinase A-dependent mechanism for network adaptation in retinal ganglion cells. J Neurosci 2001; 21:8624–8635.

70. Eldred WD, Blute TA. Imaging of nitric oxide in the retina. Vision Res 2005; 45:3469–3486.

71. Vaney DI. Retinal amacrine cells. In: Chalupa LM, Werner J, eds. The visual neurosciences. Cambridge, MA: MIT Press, 2004:395–409.

72. Slaughter MM, Miller RF. 2-amino-4-phosphonobutyric acid: a new pharmacological tool for retina research. Science 1981; 211:182–185.

73. Grant GB, Dowling JE. A glutamate-activated chloride current in cone-driven ON bipolar cells of the white perch retina. J Neurosci 1995; 15:3852–3862.

74. Grant GB, Dowling JE. On bipolar cell responses in the teleost retina are generated by two distinct mechanisms. J Neurophysiol 1996; 76:3842–3849.

75. Marc RE. Kainate activation of horizontal, bipolar, amacrine, and ganglion cells in the rabbit retina. J Comp Neurol 1999; 407:65–76.

76. Slaughter MM. Inhibition in the retina. In: Chalupa LM, Werner J, eds. The visual neurosciences. Cambridge, MA: MIT Press, 2004:355–368.

77. Zhang J, Jung CS, Slaughter MM. Serial inhibitory synapses in retina. Vis Neurosci 1997; 14:553–563.

78. Hsueh HA, Molnar A, Werblin FS. Amacrine-to-amacrine cell inhibition in the rabbit retina. J Neurophysiol 2008; 100:2077–2088.

79. Marmarelis PZ, Marmarelis VZ. Analysis of physiological systems. New York: Plenum Press, 1978.

80. Marc RE. Structural organization of GABAergic circuitry in ectotherm retinas. Progr Brain Res 1992; 90:61–92.

81. Zhang A-J, Wu SM. Receptive fields of retinal bipolar cells are mediated by heterogeneous synaptic circuitry. J Neurosci 2009; 29:789–797.

82. Bloomfield SA, Xin D. Surround inhibition of mammalian AII amacrine cells is generated in the proximal retina. J Physiol Lond 2000; 15:771–783.

83. Wilson M, Vaney DI. Amacrine cells. In: Masland RH, Albright T, eds. The senses: a comprehensive reference – vision. Amsterdam: Elsevier, 2008:361–367.

84. Protti DA, Flores-Herr N, Li W, Massey SC, Wassle H. Light signaling in scotopic conditions in the rabbit, mouse and rat retina: A physiological and anatomical study. J Neurophysiol 2005; 93:3479–3488.

85. Zhang J, Li W, Trexler EB, Massey SC. Confocal analysis of reciprocal feedback at rod bipolar terminals in the rabbit retina. J Neurosci 2002; 22:10871–10882.

86. Wyatt HJ, Daw NW. Directionally sensitive ganglion cells in the rabbit retina: specificity for stimulus direction, size, and speed. J Neurophysiol 1975; 38:613–626.

87. Kittila CA, Massey SC. Pharmacology of directionally selective ganglion cells in the rabbit retina. J Neurophysiol 1997; 77:675–689.

88. Dacheux RF, Chimento MF, Amthor FR. Synaptic input to the on-off directionally selective ganglion cell in the rabbit retina. J Comp Neurol 2003; 456:267–278.

89. Famiglietti EV. Dendritic co-stratification of ON and ON-OFF directionally selective ganglion cells with starburst amacrine cells in rabbit retina. J Comp Neurol 1992; 324:322–335.

90. Grzywacz NM, Amthor FR, Merwine DK. Necessity of acetylcholine for retinal directionally selective responses to drifting gratings in rabbit. [see comments]. J Physiol 1998; 512:575–581.

91. Marc RE, Sperling HG. Chromatic organization of primate cones. Science 1977; 196:454–456.

92. Carroll J, Jacobs GH. Mammalian photopigments. In: Masland RH, Albright T, eds. The senses: a comprehensive reference – vision. Amsterdam: Elsevier, 2008:247–268.

93. Lee BB. Blue-ON Cells. In: Masland RH, Albright T, eds. The senses: a comprehensive reference – vision. Amsterdam: Elsevier, 2008:433–438.

94. Kaplan E. The P, M and K streams of the primate visual system: What do they do for vision? In: Masland RH, Albright T, eds. The senses: a comprehensive reference – vision. Amsterdam: Elsevier, 2008:369–381.

95. Wang Y, Smallwood PM, Cowan M et al. Mutually exclusive expression of human red and green visual pigment-reporter transgenes occurs at high frequency in murine cone photoreceptors. Proc Natl Acad Sci USA 1999; 96:5251–5256.

96. Smallwood PM, Wang Y, Nathans J. Role of a locus control region in the mutually exclusive expression of human red and green cone pigment genes. Proc Natl Acad Sci USA 2002; 99:1008–1011.

97. Dacey DM. Parallel pathways for spectral coding in primate retina. Annu Rev Neurosci 2000; 23:743–775.

98. Dacey DM, Lee BB, Stafford DK, Pokorny J, Smith VC. Horizontal cells of the primate retina: cone specificity without spectral opponency. Science 1996; 271:656–659.

99. Calkins DJ, Sterling P. Absence of spectrally specific lateral inputs to midget ganglion cells in primate retina. Nature 1996; 381:613–615.

100. Reid RC, Shapley RM. Spatial structure of cone inputs to receptive fields in primate lateral geniculate nucleus. Nature 1992; 356:716–718.

101. Reid RC, Shapley RM. Space and time maps of cone photoreceptor signals in macaque lateral geniculate nucleus. J Neurosci 2002; 22:6158–6175.

102. Sun H, Smithson HE, Zaidi Q, Lee BB. Specificity of cone inputs to macaque retinal ganglion cells. J Neurophysiol 2006; 95:837–849.

103. Hofer H, Carroll J, Neitz J, Neitz M, Williams DR. Organization of the human trichromatic cone mosaic. J Neurosci 2005; 25:9669–9679.

104. Klug K, Herr S, Ngo IT, Sterling P, Schein S. Macaque retina contains an S-cone OFF midget pathway. J Neurosci 2003; 23:9881–9887.

105. Liu P-C, Chiao C-C. Morphologic identification of the OFF-type blue cone bipolar cell in the rabbit retina. Invest Ophthalmol Vis Sci 2007; 48:3388–3395.

106. Dacey DM, Liao HW, Peterson BB et al. Melanopsin-expressing ganglion cells in primate retina signal colour and irradiance and project to the LGN. Nature 2005; 433:749–754.

107. Marc RE, Jones BW, Anderson JR et al. Neural reprogramming in retinal degenerations. Invest Ophthalmol Vis Sci 2007; 48:3364–3371.

108. Marc RE, Jones BW, Watt CB et al. Extreme retinal remodeling triggered by light damage: Implications for AMD. Molec Vis 2008; 14:782–806.

109. Zeitz C, Forster U, Neidhardt J et al. Night blindness-associated mutations in the ligand-binding, cysteine-rich, and intracellular domains of the metabotropic glutamate receptor 6 abolish protein trafficking. Hum Mutat 2007; 28:771–780.

110. Mauck MC, Salzwedel A, Kuchenbecker J et al. Probing neural circuitry for blue-yellow color vision using high resolution functional magnetic resonance imaging. Invest Ophthalmol Vis Sci 2008; 49:3251.

111. Dreyer EB, Zurakowski D, Schumer RA, Podos SM, Lipton SA. Elevated glutamate levels in the vitreous body of humans and monkeys with glaucoma. Arch Ophthalmol 1996; 114:299–305.

112. Seki M. Targeting excitotoxic/free radical signaling pathways for therapeutic intervention in glaucoma. Progr Brain Res 2008; 173:495–510.

第22章

视网膜外层的信号传递

Samuel M. Wu

闫 峰 译 吴 艳 黄振平 校

光诱发的视杆细胞和视锥细胞中的超极化信号，被静止的视网膜神经元通过一个复杂但高度组织的电化学突触网络进行转运与处理[14]。在视网膜的外层，光感受器之间进行电耦合[5]，视杆细胞和视锥细胞的输出信号经化学突触传导至二级视网膜细胞，即水平细胞（HCs）和双极细胞（BCs）。HCs与视锥细胞之间形成反馈连接，并传送前馈电信号给BCs[5]。BCs分为两个主要类型：中心（或去极化双极细胞，DBCs）与偏心（或超极化双极细胞，HBCs）[78]。此外，根据它们相关的视杆/视锥输入、颜色对立、轴索输出和其他参数，可以将它们进一步分类。BCs是视觉通路中的一级神经元，呈现清晰的中心周围对抗的感受野（CSARF）结构。视觉系统中空间信息处理的基本代码[25]，以及隐藏于双极细胞感受野的突触电路将在本章中讨论。

光感受器之间的电突触（耦合）

光感受器之间的电耦合是1971年由Baylor等人在龟视网膜中首先发现的[5]。扫描电镜研究表明，缝隙连接存在于许多种脊椎动物的光感受器之间。在灵长类动物的视网膜，解剖学数据显示视锥细胞之间是较大的缝隙连接，视锥细胞与视杆细胞之间是较小的缝隙连接，这表明视锥细胞与视锥细胞之间的耦合强于视锥细胞与视杆细胞之间的耦合[59,60]。在龟和地松鼠的视网膜内，耦合存在于具有相同光谱灵敏度的视锥细胞和视杆细胞之间[5,9,11,63]；而两栖类动物的视杆细胞之间具有较强的耦合，视锥细胞之间不存在耦合[3,4]。龟、虎蝾螈及哺乳动物的视杆细胞与视锥细胞之间存在耦合，但其耦合的强度较（龟的）视锥细胞之间及（虎蝾螈的）视杆细胞之间耦合弱。最近的

证据表明，光感受器之间的缝隙连接通过35/36间隙连接蛋白介导[10,53,94]（图22.1），双膜片钳记录显示光感受器之间的电突触的详细特性。例如，蝾螈视杆细胞之间的耦合电导是线性的，平均值为500 pS[95]（图22.2A）。地松鼠的绿色-绿色视锥细胞之间耦合电导的平均值为220 pS，但蓝色-绿色视锥细胞之间的耦合电导检测不到[39]（图22.2B）。在猴的视网膜中，耦合存在于红视锥细胞、绿视锥细胞及红-绿视锥细胞之间[22]（图22.2C）。

虽然虎蝾螈视网膜大多数的视杆细胞与视锥细胞之间存在弱耦合，但仍有一小部分（10%～15%）的视杆细胞与其相邻的视锥细胞之间存在强耦合。这些视杆细胞（名为rod_{CS}）对流进入到相邻视锥细胞时电流产生的电压反应约是其他视杆细胞产生的反应的3～4倍[87]。rod_{CS}的行为类似于视锥细胞和视杆细胞的混合物，它们其中的一个功能是产生切断光适应条件下较高级视网膜神经元的过度反应[82]。

光感受器的耦合通过一些越过视网膜横向距离的空间平均光感受器信号，降低了视觉系统的分辨率（视敏度）。然而，这种排列的优点是，当视网膜被均匀地照射时，能提高光感受器输出的信噪比。这对于电压噪声高时视杆细胞在暗适应条件下发现暗淡图像特别重要。然而数学上显示，如果照亮的光感受器数量少于有效耦合的光感受器数量的平方根，则光感受器的耦合降低光感受器网络的信噪比（框22.1）。

视杆、视锥细胞光感受器负责不同范围的照明，并且表现出不同的光谱敏感度。视杆和视锥细胞之间的电耦合通过混合它们的光诱发信号来扩大两种不同类型光感受器的操作范围和光谱敏感度的跨度。此外，当一种类型的光感受器信号被抑制时（例如，背景光存在下视杆细胞的反应），它的输出突触可以被

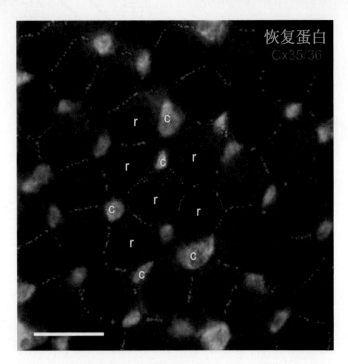

图 22.1　光感受器网络中的间隙连接蛋白 36。蝾螈视网膜水平面的共聚焦图像（焦平面在视杆细胞体的远侧区水平），抗 -Cx35/36（红）和恢复蛋白（绿）双标记。恢复蛋白差异标记视杆细胞（r:弱绿荧光）及视锥细胞内节（c:强绿荧光）。Cx35/36 强点状荧光标记膜，其相互交织显示这个区域内的视杆细胞网络呈马赛克形态。标尺 = 20 μm。

框 22.1　光感受器耦合改变光感受器网络的信噪比

如果 N 个光感受器被耦合，同时 K 个光感受器被均匀地照射，那么平均（样本）信号是 S = KS1/N（式中 S1 是在一个光感受器中光诱发的信号及 σ1 是噪声，或 S1 的均值标准偏差），平均（样本）方差：

$$\sigma^2 = \mathrm{var}(S) = \mathrm{var}((1/N)(S_1 + S_2 + \ldots)) = (1/(N^2))\mathrm{var}(S_1 + S_2 + \ldots)$$
$$= (1/(N^2))(\sigma_1^2 + \sigma_2^2 + \ldots) = ((\sigma_1^2)/N), \text{ and thus}$$
$$\sigma = ((\sigma_1)/(\sqrt{N}))$$

平均（样本）信噪比：

$$S/\sigma = (kS_1/N)/(\sigma_1/\sqrt{N}) = (k/\sqrt{N})(S_1/\sigma_1).$$

因此，当 k > √N、S/σ > S1/σ1 时，平均信噪比改善，而当 k < √N，S/σ < S1/σ1，平均信噪比恶化。

用来传送其他类型光感受器（例如视锥细胞）的信号。研究表明，虎蝾螈视网膜中视杆、视锥细胞之间的耦合被背景光增强[88]。这样，就允许了视杆细胞输出突触传输视锥细胞信号。这样的"突触共享"减少了神经网络硬件的数量并促进二级视网膜细胞中视锥细胞的输入[84]。

光感受器和二级视网膜神经元之间的谷氨酸神经突触

谷氨酸是脊椎动物光感受器的神经递质，在黑暗中，当光感受器去极化，谷氨酸不断被释放[8]。钙通过电压门控钙通道和触发谷氨酸囊泡的胞吐作用进入光感受突触终端[73]，释放多组谷氨酸。每组谷氨酸激活谷氨酸受体后启动短暂的突触后电流，称为自发兴奋性突触后电流，或 sEPSCs[41,55]。大多数 HBCs 中存在 sEPSCs，但在 DBCs 中一般观察不到类似的（转化的信号）不连续的突触后电流[57,85]。这也许反映了 DBCs 和 HBCs 中谷氨酸受体的动力学的差异[2]。HBCs 和水平细胞（HCs）的突触后反应主要通过异构的谷氨酸受体 [红藻氨酸（KA）或 α- 氨基 -3- 羟基 -5- 甲基异噁唑 -4- 丙酸（AMPA）受体] 介导[13,40,45,55]。DBCs 的反应主要由代谢性 [mGluR6 或 L-α- 氨基 -4- 膦酰（L-AP4）敏感] 受体介导[50,51,64,66]（图 22.3）。在黑暗中光感受器释放的谷氨酸结合到 HBCs 和 HCs 的 KA/AMPA 受体，并打开突触后阳离子通道，若谷氨酸结合于 DBCs 中 mGluR6 受体，则启动 G 蛋白介导的程序，关闭阳离子通道。光抑制光感受器谷氨酸的释放，关闭 AMPA/KA- 介导的阳离子通道，引起 HBCs 和 HCs 的超极化，开放代谢型谷氨酸受体介导的离子通道，引起 DBCs 的去极化。在鱼类中，已证明视锥细胞信号通过谷氨酸活化介导的氯化物电流（TBOA- 敏感的）传输到 DBCs，该电流可被光关闭，导致膜去极化[18,80]。

已证实 HBCs 中 AMPA/KA 受体在黑暗中非常不敏感，这导致突触后电流减小和反应动态范围减少[13]。蝾螈视网膜中视杆细胞主导的 HBCs，通过在多个内陷带状结点及作为突触后受体的 GluR-4 AMPA 受体中同步多量子释放，以避免突触后受体的失敏感化[55]。这种大量多量子释放有快速的衰减时间，因此避免了自身失敏感化；并使两次释放之间有较长的时间间隔，从而使相互失敏作用被最小化。因此，HBC_Rs 在黑暗中不敏感，通过谷氨酸门控性突触后电流的全程操作范围编码光信号。mGluR6 受体介导阳离子通道的确切门控机制不明确[67]。与 HBCs 中 AMPA/KA 受体相比，mGluR6 受体产生大量较慢的电导变化，因此，DBCs 中 sEPSC 现象被大量滤过。视网膜中离子型和代谢型的谷氨酸受体和谷氨酸运载体在第 21 章中详细描述。

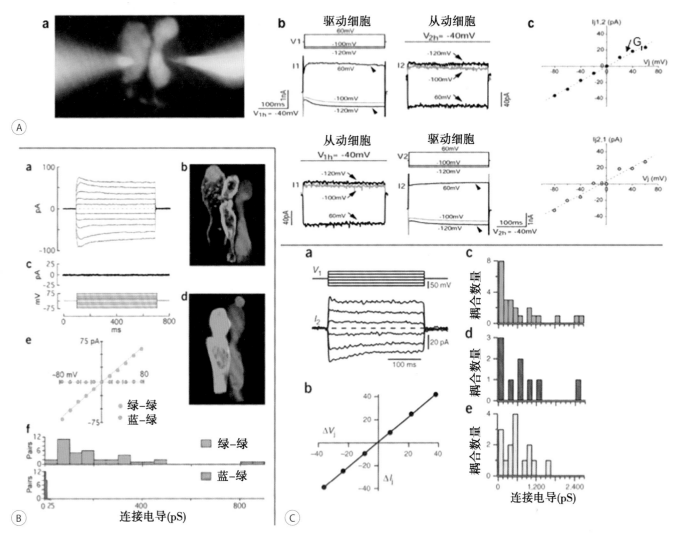

图 22.2　虎蝾螈视网膜中视杆细胞 - 视杆细胞耦合（A），黄鼠视网膜中视锥细胞 - 视锥细胞耦合（B），猴视网膜中视锥细胞 - 视锥细胞耦合（C）。（A）（a）一对视杆细胞同时使用膜片钳技术，并使两个记录移液管夹充满了荧光黄。（b）从一对相邻的视杆细胞中，获取的同时双重的整个细胞的电压钳记录。两个视杆细胞的膜电位维持在 -40 mV。上图：当一系列电压阶梯命令（V1）（I1）（从 -120 mV 到 60 mV，以 20 mV 为增值）时被施加到细胞 1（驱动细胞），细胞 1（左图）中电压激活电流反应（I1）（箭头）被记录，细胞 2（从动细胞，右图）中反极性的交界电流被记录（I2）（箭头）。下图：转换驱动细胞 / 从动细胞的位置。（c）在 b 中上图和下图显示了跨缝隙连接电流（ij）和电压（Vj）的关系。在两个方向上测得的交界电导（Gj）为 500 ps。（From Zhang & Wu 2005.[95]）（B）（a）当对一系列跨缝隙连接电压（C 中较低曲线）阶梯施加时，一对绿色视锥细胞的交界电流（c 中下曲线）。（b）（a）中绿色锥体细胞用 Alexa Fluor 568（红色）和 488（绿色）标记。一个蓝色的视锥细胞（蓝色）相邻这对绿色视锥细胞。（c）当一系列跨缝隙连接电压阶梯施加时（下曲线），一对蓝色和绿色视锥细胞的交界电流（上曲线）。（d）（c）中的蓝色视锥细胞用 Alexa Fluor 568（红色）标记，绿色的视锥体细胞用 Alexa Fluor 488（绿色）标记。（e）绿色 - 绿色对（绿色）和蓝色 - 绿色对（蓝色）的稳定的跨缝隙连接电流与电压的点状曲线图。（f）38 对绿色 - 绿色视锥和 20 对蓝色 - 绿色视锥细胞连接电导的柱形图。50 pS 为绿色 - 绿色对，5 pS 为蓝色 - 绿色对。（From Li & DeVries 2004.[39]）（C）（a）红色的视锥细胞对相邻的绿色视锥细胞的膜电位（V1）变化的反应，而引起的膜电流（I2）的变化。红视锥细胞被电压钳至 -55 mV，绿视锥细胞电压从 -55 mV 的初始值呈阶梯升高。（b）跨缝隙连接电流 ij 和电压之间的关系的倾斜率给出了一个 1086 pS 的耦合电导。（c ~ e）24 对绿色 - 绿色视锥细胞（c），9 对红色 - 红色视锥细胞（d）及 15 对红色 - 绿色视锥细胞（e）连接电导的直方图。（From Hornstein et al 2004.[22]）

水平细胞反应

Svaetichin 首先从鲷视网膜的水平细胞获得了细胞内记录[72]，因此，这些细胞的光反应被称为 S- 电位。在鱼视网膜接收的视锥信号输入的水平细胞可分为两大类：L- 型（亮度），超极化所有波长的光刺激；

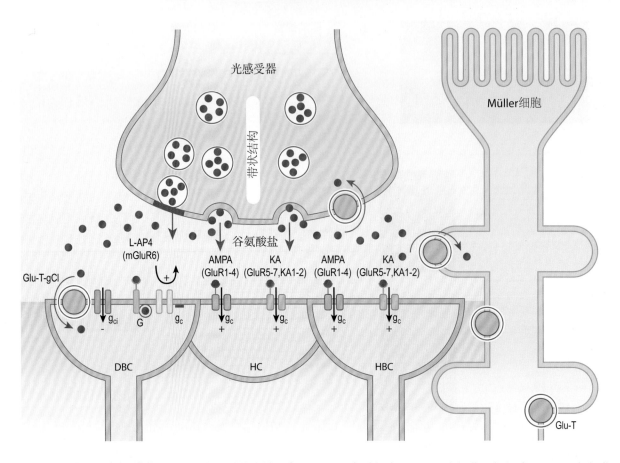

图 22.3　光感受器与二级视网膜神经元之间谷氨酸能突触示意图。HC：水平细胞；DBC：去极化双极细胞；HBC：超极化双极细胞；Glu-T：谷氨酸运载体；mGluR6：代谢型谷氨酸盐受体 6；AMPA：α- 氨基 -3- 羟基 -5- 甲基噁唑 -4- 丙酸受体；KA：红藻氨酸盐受体；L-AP4：L-α- 氨基 -4- 膦酰基丁酸盐；g_c：阳离子通道；g_{cl}：氯化物通道；G：G- 蛋白；Glu-T-g_{cl}：谷氨酸盐运载体耦合氯化物通道。

C- 型（色度或颜色），超极化一定波长范围内光刺激，但去极化其余波长范围内的光。C- 型水平细胞可被分成二相和三相细胞。研究报告显示两种二相 C- 细胞包括：对红色和绿色光去极化和对蓝色光超极化的绿色 / 蓝色细胞，以及对红光去极化和对绿色和蓝光超极化的红色 / 绿色细胞。而三相 C- 细胞指对蓝色和红色光超极化，对绿色光去极化[48]。在许多物种中存在只接收视杆细胞输入的水平细胞。这些细胞的光反应在两种方式上不同于视锥水平细胞：鲤鱼的视杆 S-电位光谱灵敏度峰值在 520 nm 附近，而 L- 型视锥 S-电位峰值约 600 nm 处。对光的敏感度，视杆 S- 电位明显高于在 L- 型 S- 电位[34]。水平细胞的感受野远远大于光感受器的感受野。Naka 与 Rushton 的研究表明，L- 型的水平细胞反应的振幅持续增加为直径为1.2 mm 的光点[49]。在两栖类动物和猫的水平细胞中获得的结果非常相似[69,93]。

脊椎动物视网膜中的任意两个水平细胞相互电耦合。在鱼的视网膜，HCs 之间的电（缝隙）连接是非常广泛的。缝隙连接存在于 HC 的核周体或突起之间，但耦合只存在于同源染色体的 HCs 之间。例如，鱼的 H1 视锥 HCs 只与其他 H1 细胞耦合，H2s 只与其他 H2 细胞耦合，HC 轴突终末只与其他 HC 轴突终末耦合[31,79]。蝾螈和大多数哺乳动物的视网膜有两种类型的 HC 胞体，一种无轴突（A 型），另一种有轴突（B 型）[6,38]。B 型轴突终末在功能上独立于 B 型细胞体，并形成自己的网状系统。HCs 的 3 种类型（A 型细胞体、B 型胞体和 B 型轴突末梢）与它们同类型细胞电耦合。A 型胞体弱耦合，因此它们有窄的感受野；而 B 型胞体和 B 型轴突终末强耦合（与自己同种类型轴突终末），因此它们有宽的感受野[93]（图 22.4）。

水平细胞输出突触

水平细胞通过反馈突触通路（HC →视锥细胞→

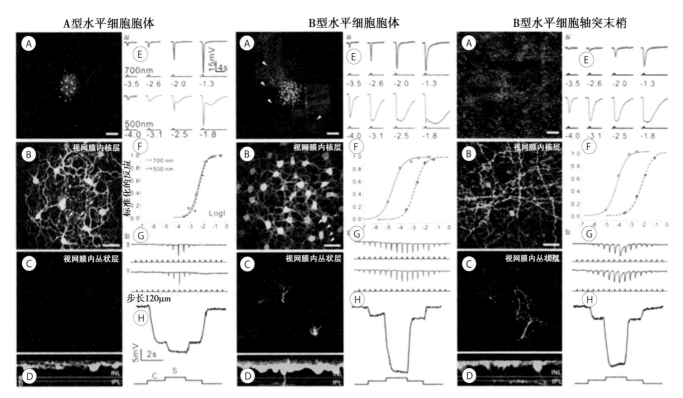

A型水平细胞胞体　　**B型水平细胞胞体**　　**B型水平细胞轴突末梢**

图 22.4　**3 种类型的水平细胞的形态学、染色耦合、光反应和感受野特性。**荧光共聚焦显微照片（A：远端 INL 低倍像，B：远端 INL 高倍像，C：在 IPL 和 D：z 轴旋转）通过注射荧光黄（红）和神经生物素（绿）染色，对 700 nm 和 500 nm 的不同强度的光的电压反应（E），反应强度的关系（F），x- 和 y- 轴显示对逐步（120 μm/ 步）移动光棒（50 μm 宽）的电压反应（G），对中心和周围光刺激的电压反应（H）A- 型水平细胞胞体（左侧），B 型水平细胞胞体（中间）和 B 型水平细胞的轴突终末（右侧）。标尺 = 200 μm（A），50 μm（B）。光谱差异，ΔS（请参阅图 22.6 中的定义），通过对 5 mV 的标准反应的两个 V-Log I 曲线分离而决定。（From Zhang et al 2006.[93]）

双极性细胞）及前馈突触（HC →双极细胞）介导双极细胞周围反应。Baylor 等人（同篇文章发现光感受器耦合）发现 HC →视锥细胞 - 信号转化反馈突触[5]，解剖学证据也揭示了 HC →双极细胞前反馈突触[15,37]。超极化电流流入水平细胞，诱发视锥细胞和 HBCs 的去极化反应（图 22.5A ～ D）以及 DBCs 的超极化反应[44,47]，这与水平细胞驱动这些细胞中周围反应的观念相一致。图 22.5E 显示了通过从水平细胞到视锥细胞的信号转化反馈突触介导视锥细胞中的去极化周围反应[65]。3 种突触机制解释了对视锥细胞的 HC 反馈作用。第一个机制，HCs 在黑暗中释放抑制性神经递质（在一些物种中是 GABA），打开视锥细胞中的氯离子通道及周围光超极化 HCs，抑制反馈递质释放，去极化视锥细胞，从而引起 HBCs 去极化和 DBCs 超极化[46,83]。

第二个机制，周围光超极化 HCs，形成通过在视锥细胞附近的 HCs 树突半通路的外向电流，使视锥细胞膜充电和调节视锥细胞的钙电流，从而增加它

们钙依赖的谷氨酸盐释放，此过程去极化 HBCs 和超极化 DBCs[28,29]。

第三个机制，周围诱导的 HC 超极化提高 HC-视锥细胞突触间隙中的 pH 值，导致视锥细胞钙流增加和谷氨酸盐释放率的提高，从而引起 HBCs 去极化和 DBCs 超极化[21,75]。不同条件下不同的物种有不同的反馈突触机制，在相同的动物中不同类型的 HC-视锥细胞突触可使用这 3 种 HC- 视锥细胞反馈机制中的一个或多个。最近的一项研究支持这一观点，蝾螈 GCs 对暗淡周围刺激的反应对 GABA 阻滞剂敏感，而对明亮周围刺激的反应对一种缝隙连接 / 半通路的阻滞剂甘珀酸敏感[27]。

前馈神经突触的特性不太好理解。蝾螈视网膜的研究结果表明，当 L-AP4（其阻断视锥细胞 → DBC 突触）用来转换 DBC 的去极化反应为持续的超极化反应时，HC → DBC 前馈神经突触可能是功能性的[20,89]。然而，CO^{2+} Ringer 中的 BC 树突上应用 GABA 不会引出任何反应，提示如果前馈神经突

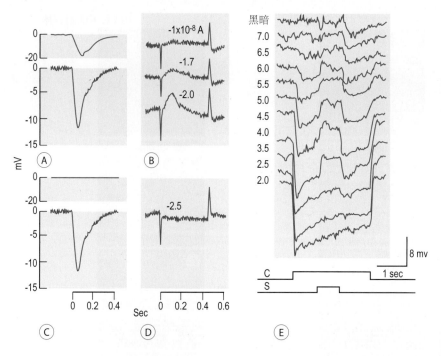

图 22.5　从水平细胞到视锥细胞的反馈突触。(A) 海龟视网膜中的水平细胞 (H) 和视锥细胞(C)对闪光(600 μm 半径)的电压反应。(B) 水平细胞中超极化电流在视锥细胞中产生分等级的去极化 ($-1 \sim -2 \times 10^8$A)。(C) 电极从水平细胞撤除后的光反应。(D) 当超极化电流通过胞外电极 (从水平细胞撤除) 时，在视锥细胞没有观察到去极化。(E) 虎蝾螈视网膜中视锥细胞对不同强度 (左边的数字表明光衰减的对数单位)的中心光点(300 μm 直径) 及环形带 (650 μm 内径, 2.5 对数单位衰减) 的电压反应。(A–D from Baylor et al 1971;[5] E from Skrzypek & Werblin 1983.[65])

触是化学性的，神经递质不是 GABA[42]。组织化学证据表明，蝾螈视网膜中只有约50% ~ 60%HCs 是 GABA 能神经递质，其余 HCs 的神经递质性质是未知的 (但不太可能是甘氨酸)[84,96]。关于兔和蝾螈视网膜最近的研究表明，HCs 和 DBC 亚群是染色耦合[74,92] (参照图 22.7 下)。据此提出了一种可能性，DBC 周围反应可以通过 HC-DBC 电耦合介导 HC-DBC 前馈信号。

视杆细胞、视锥细胞通路和双极细胞输出突触

视杆细胞负责暗淡照明条件下的视觉，此时视锥细胞无反应。视锥细胞在明亮照明下发挥作用，调节颜色视觉，并提供高空间分辨率，这些都是视杆细胞无法完成的[61]。除了可区分为 DBCs 和 HBCs，根据视杆细胞和视锥细胞的输入，BCs 分类可进一步细化。在哺乳动物中，视杆细胞和视锥细胞分别与视杆和视锥 BC 突触连接，视杆 BC 的一种类型和视锥 BCs 的 9 ~ 10 种类型已经确定[7,17]。在鱼类，小型 BCs 只与视锥细胞突触连接，大型 BCs 同时与视锥细胞和视杆细胞连接[32,70]。在两栖类动物视网膜中，BCs 同时连接视锥细胞和视杆细胞，但一些是以视锥细胞为主导，另一些以视锥细胞为主导[90]。尽管物种之间有这些差异，大多数脊椎动物视网膜的 BCs 仍

有许多共同的功能和形态特征。

在许多特性在脊椎动物中已确定，例如，DBCs 的轴突终末分支在 IPL 的近端一半 (下纹层 B)，而 HBCs 分支在 IPL 的远端一半 (下纹层 A)[1,52]。在哺乳动物视网膜中，视杆 BCs 的轴突末梢终端邻近 IPL 近缘，视锥 BCs 的轴突末梢分支多在 IPL 中央区域[7]。这与蝾螈的 BC 轴突终端分层的模式相一致：视杆细胞主导的 BCs 轴突末梢分支在 IPL 两个边缘，而那些视锥细胞主导的 BCs 分支在 IPL 中央区域[86]。此外，尽管事实上，哺乳动物的视杆和视锥 BCs 分别与视杆细胞和视锥细胞的突触连接，但与大多数低等脊椎动物中 BCs 类似，它们的光反应一定程度上与视杆细胞 / 视锥细胞信号混合，造成这种现象的原因分别是，视杆细胞与视锥细胞的电耦合 (见上文)，及可以通过 AII 无长突细胞发送视杆 BCs 信号到视锥的 BCs[54,56,71]。此外，虽然在解剖学上尚未确定哺乳动物视网膜的视杆 HBCs，最近的生理学上证据表明，少数哺乳动物的视杆细胞信号可通过 HBC- 介导的通道被传送[12,68]。

根据脊椎动物 BCs 的特性，提出大部分脊椎动物视网膜有 6 大功能类型的 BCs：视杆细胞 (或视杆细胞主导的)、视锥细胞 (或视锥细胞主导的)、混合型的 (视杆细胞 / 视锥细胞) 去极化和超极化双极细胞 (DBC_R、DBC_C、DBC_M、HBC_R、HBC_C 及 HBC_M)。每型都带有特有的一组光反应特性，并通

过轴突将它们投射给内层视网膜，终止在 IPL 的隔离区域（层）。这种逐层的光投射反应特性已通过蝾螈 BC 反应和形态学的一个大型膜片钳研究验证[57]（图 22.6）。这项研究揭示了视网膜双极细胞的功能形态学关系的几个规则：

（1）在 1～5 层（下纹层 A）具有轴突末梢的细胞为 HBCs［由光诱发外向的阳离子产生的电流（ΔIC）产生］，在 6～10 层（下纹层 B）为 DBCs（由向内 ΔIC 产生）。这与在许多脊椎动物中观察到下纹层 A/B 的规则相一致。

（2）在 1、2 和 10 层具有轴突末梢的细胞是以视杆细胞为主导的，在 4～8 层的细胞是以视锥细胞为主导的，在 3 和 9 层的细胞呈现混合视杆细胞 / 视锥细胞输入。

（3）在光起始时，以视杆细胞为主的 HBCs 与 DBCs 的 ΔIC 是持续的，以视锥细胞为主的 HBCs 表现出持续的内向电流跟随小的瞬态切断的外向电流。

（4）视杆细胞主导的双极细胞的 ΔICl（光诱发的氯电流）是持续的 ON 电流，而那些以视锥细胞为主导的双极细胞是短暂的 ON-OFF 电流。所

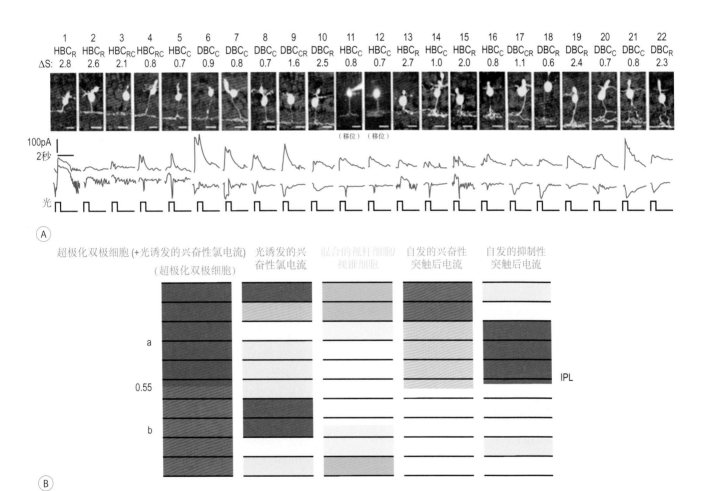

图 22.6 轴突终末分支关联模式的逐层规则和视网膜双极细胞的生理反应。（A）22 种经形态学鉴定的（经荧光黄充盈）BCs 及其光诱发的兴奋性阳离子电流（ΔIC），从暗适应下的蝾螈视网膜薄层记录的抑制性氯电流（ΔICl）。根据光谱差异（ΔS）和作为视杆细胞主导的、视锥细胞主导的、混合视杆细胞 / 视锥细胞的超极化或去极化双极细胞（HBC_R、HBC_C、$HBC_{R/C}$、DBC_R、DBC_C 或 $DBC_{R/C}$）的 ΔIC 极性，为每个细胞命名。具有向内的 ΔIC 的 BCs 是 DBCs，具有向外的 ΔIC 的 BCs 是 HBCs。谱差 ΔS 被定义为 $S_{700} - S_{500}$［$S_{700} - S_{500}$（对数单位）是 700 nm 和 500 nm 的光引发的相同幅度反应的强度］。由于蝾螈视杆细胞的 ΔS 大约是 3.4，视锥细胞约为 0.1，ΔS > 2.0 的 BCs 以视杆细胞为主导（HBC_R 或 $rDBC_R$），ΔS < 1.0 的 BCs 是以视锥细胞主导（HBC_C 或 DBC_C），1.0 < ΔS < 2.0 的 BCs 是混合视杆 / 视锥细胞（$HBC_{R/C}$ 或 $DBC_{R/C}$，也称为 HBC_M 或 DBC_M，见图 22.7 和图 22.8）。移位的 HBC_Cs：外核层中移位的具有胞体的 HBC_Cs。（Modified from Pang et al 2004;[56] and Maple et al 1994.[41]）（B）在具有生理功能的 IPL 中，BC 轴突末端分支的逐层关系。ΔIC：光诱发的兴奋性阳离子电流；＋ΔIC：外向的 ΔIC；－ΔIC：向内的 ΔIC；$ΔI_{Cl}$：光诱发的兴奋性氯电流；sEPSC：自发的兴奋性突触后电流；sIPSC：自发的抑制性突触后电流。更饱和的色彩显示更强的反应参数。

有 BCs 的 ΔIC 是向外的，因此，它们对 HBCs 的 ΔIC 具有协同作用，对 DBCs 的 ΔIC 有拮抗作用。

（5）轴突末梢分布在多层的双极细胞表现出同层中精密单层细胞的光反应特性。

（6）具有金字塔形分支或球状轴突的双极细胞表现出的光反应特性，与同层中轴突末梢分布如同金字塔形的精密单层细胞或球状细胞非常相似[56,57]。

一些脊椎动物视网膜的双极细胞之间的电耦合已被报道。电子显微镜观察揭示了视网膜内丛状层内双极细胞轴突终末之间的缝隙连接[43,81]。流入鱼双极细胞的电流在相邻的双极细胞中引导出信号保留反应[36]。虎蝾螈视网膜的双极细胞感受野中心直径，比这些细胞轴突大 10 ~ 20 倍[6,19]。这些结果表明，至少在特定的物种或视网膜的特定区域中，相同类型的双极细胞广泛地相互耦合。最近的研究表明，同种类型的双极细胞染色耦合（图 22.7）[92]，这与双极细胞的感受野中心由一个以上的双极细胞树突介导的观点相一致。双极细胞耦合的主要功能是增加这些细胞的感受野中心。此外，双极细胞耦合也提高了双极细胞输出信号的信噪比。然而，双极细胞耦合的缺点是减少了双极细胞输出的空间分辨率。

双极细胞反应和中心 - 周围对抗的感受野（CSARF）组织

中心 - 周围对抗的感受野（CSARF）是视觉系统中最基础的空间编码信息[25]。CSARF 于 1953 年由 Kuffler 首先发现并定义为，投向猫视网膜神经节细胞的感受野中央的光与投向感受野周围区域的光，引出的相反信号的反应[35]。后来的研究表明，CSARF 也存在于视网膜双极细胞的上游[78]和外侧膝状体细胞核及初级视觉皮质细胞的下游[24,26]。此外，更高级

视觉中枢中视神元的复杂感受野，可能通过上游神经元阵列介导，显示出 CSARF 组织。

Werblin 和 Dowling 首次在 1969 年[78]和 Kaneko 在 1970 年[30]报道，沿视觉通路的第一级神经元是视网膜双极细胞，表现出 ON- 中心和 OFF- 中心的 CSARFs。双极细胞的中心输入通过直接光感受器输出突触介导，作用于它们的树突（及电耦合的相邻双极细胞的树突）。周围输入由外丛状层的水平细胞和内丛状层的无长突细胞介导[76-78]。如前面所提到的，在所有的脊椎动物中都发现 2 大类的双极细胞：去极化双极细胞（DBCs）对中心照明去极化和超极化同心环绕照明（ON- 中心细胞）；超极化双极细胞（HBCs）超极化中央照明和对同心周围照明去极化（OFF- 中心细胞）。在美洲蝾螈和虎蝾螈视网膜中，环形照明不能极化双极细胞，除非它们感受野的中心被同时照明[65,78]。

CSARF 也是视觉系统传送色彩信息的一个主要载体。在一些物种中，某些双极细胞和神经节细胞的感受野表现为"双重对抗"的组织。例如，双极细胞的感受野中心被红色去极化和被绿色超极化，而感受野周围被绿色去极化和被红色超极化[33]。在其他物种中，双极细胞有其他色码构型，包括具有非对抗性感受野周围和对抗感受野中心，反之亦然[91]。色彩编码的 CSARF 组织这些类型，有助于视觉系统发现固定及移动的色彩边缘。

除了 IPL 各层的投射信号（图 22.6），具有各种光反应特性的 BCs 有不同 CSARF 组织。图 22.7 显示虎蝾螈视网膜中 6 大功能类型 BCs（HBCR、HBCM、HBCC、DBCC、DBCM 和 DBCR）的中心与周围电压反应关联的形态学、染色耦合模式、光反应、CSARF 性能和膜电阻变化[92]。BC 感受野中心直径（RFCD）随视杆细胞 / 视锥细胞的输入比例而改变：

图 22.7　虎蝾螈视网膜中 6 种类型双极细胞的形态、光反应和感受野。（A）：在外 INL/OPL 水平（ai）、IPL 水平（aii）及 z- 轴旋转下共聚焦显微镜观察，神经生物素充盈的 HBCR（栏 1）、HBCM（栏 2）、HBCC（栏 3）、DBCC（栏 4）、DBCM（栏 5）及 DBCR（栏 6）的荧光显微照片。标尺 = 100 μm。（B）（bi）：对 500 nm 及 700 nm 不同强度光的 BC 电压反应。（bii）：对 500 nm 及 700 nm 光反应的反应强度（V-Log I）曲线。6 种 BCs 的 ΔS（光谱的差异，定义为 $S_{700} - S_{500}$，S_{700} 和 S_{500} 是相同幅度的 700 nm 与 500 nm 光引出反应的强度）为 2.13、1.51、0.30、0.57、1.45 及 2.25。既然蝾螈视网膜的视杆细胞 ΔS 约为 3.4，视锥细胞的 ΔS 约为 0.1，那么 ΔS > 2.0 的 BCs 为视杆细胞主导的 BCs，ΔS < 1.0 的 BCs 为视锥细胞主导的 BCs，1.0 < ΔS < 2.0 的 BC 为混合的视杆细胞 / 视锥细胞的 BCs。（C）：对穿越感受野的 100-μm 宽度光标移动幅度（120 μm 增值步长）引起电压反应的感受野中心直径（RFCD）的测量。（D）：被中心光斑（300 μm）和周围光环（700 μm 内径，2000 μm 外径）引出的 6 种类型 BCs 的电压反应。对所有 6 种细胞，周围光环具有相同强度（700 nm，−2），而中心光斑的强度是调节的，因此，环形光能产生最大的反应。（E）：被中心光斑和周围光环引出的 6 种类型 BCs 的电压反应（同 D），及通过记录穿过桥电路的微电极的一系列传入细胞的 -0.1-nA/200-msec 电流脉冲引起出的电压反应。（From Zhang & Wu 2009.[92]）

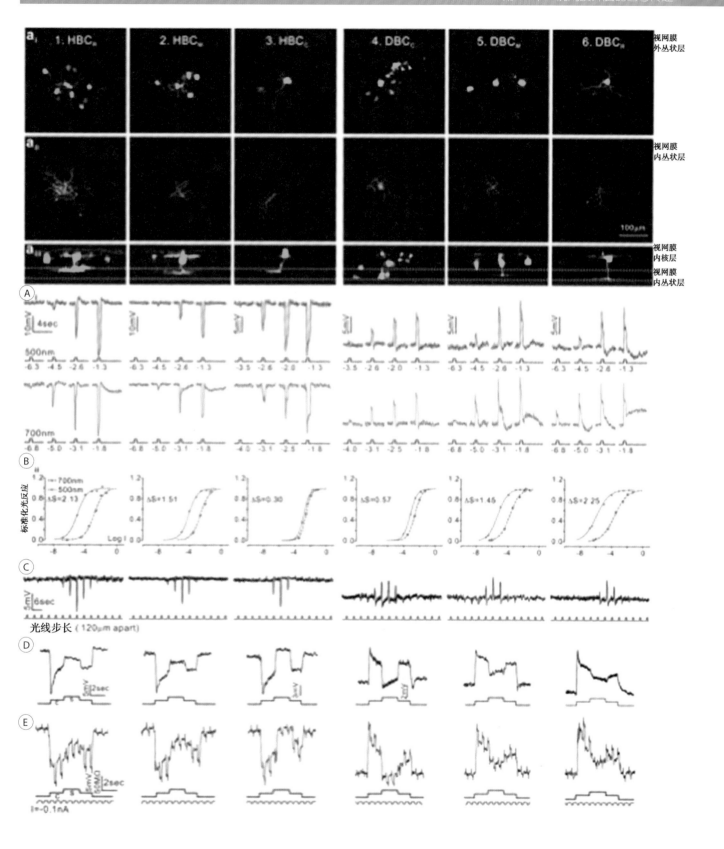

具有更强视锥细胞输入的 DBCs 中 RFCD 更大，具有更强视杆细胞输入的 HBCs 中 RFCD 更大。RFCD 也与染色耦合的程度相关——具有较大的 RFCD 的 BCs 与相邻的相同类型的细胞有更强的染色耦合，这提示 BC-BC 耦合显著地促成 BC 的感受野中心。

图 22.7E 中的膜电阻测量表明所有 HBCs 的中心反应伴随电阻增加，DBCs 的中心反应伴随电阻减少。

这与在黑暗中视杆细胞和视锥细胞释放谷氨酸盐，打开 AMPA/ 红藻氨酸受体介导的 HBCs 阳离子通道，和关闭 mGluR6 受体介导的 DBCs 阳离子通道的观点相一致。中心光刺激超极化视杆细胞和视锥细胞，抑制谷氨酸盐释放，并导致 HBCs 的电阻增加（关闭离子通道）及 DBCs 的电阻减少（开放离子通道）。

图 22.8 是存在于各种类型的 BCs 的周围输入中

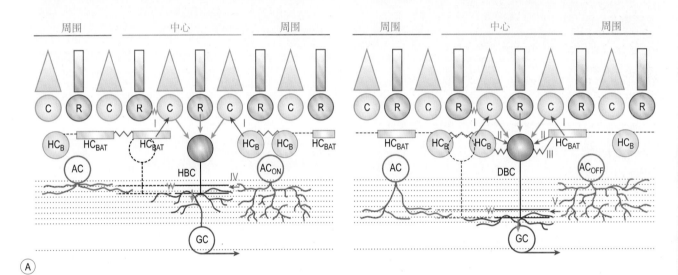

(A)

		中心突触组织			周围突触途径		
	视杆细胞/视锥细胞输入	双极细胞-双极细胞耦合	水平细胞反馈 (I) HC→Cone→BC	水平细胞反馈保护 HCÆBC (II) 化学的 (III) 电的		AC 反馈保护 (化学的)(IV)开无长突细胞→BC (V)关无长突细胞→BC	
HBC$_R$	Rod: +++ Cone: +	+++	+ (-) (+) 超极化 → 去极化 → 去极化	否	否	是 (+) 去极化 → 去极化	否
HBC$_M$	Rod: ++ Cone: +++	++	++ (-) (+) 超极化 → 去极化 → 去极化	否	否	是 (+) 去极化 → 去极化	否
HBC$_C$	Rod: + Cone: ++++	++	+++ (-) (+) 超极化 → 去极化 → 去极化	否	否	是 (+) 去极化 → 去极化	否
DBC$_C$	Rod: + Cone: +++	+ HCs	+++ (-) (-) 超极化 → 去极化 → 超极化	是 (+) 超极化→超极化	是 (+) 超极化→超极化	否	是 (+) 超极化 → 超极化
DBC$_M$	Rod: ++ Cone: ++	+	++ (-) (-) 超极化 → 去极化 → 超极化	是 (+) 超极化→超极化	否	否	是 (+) 超极化 → 超极化
DBC$_R$	Rod: +++ Cone: +	0	+ (-) (-) 超极化 → 去极化 → 超极化	是 (+) 超极化→超极化	否	否	是 (+) 超极化 → 超极化

(B)

图 22.8　双极细胞的中心 - 周围对抗的感受野组织。(A)HBCs 和 DBCs 的中心(绿)和周围(红)突触途径示意图。R：视杆细胞；C：视锥细胞；HC$_B$：B 型 HC 细胞体；HC$_{BAT}$：B 型 HC 轴突末梢；HBC：超极化双极细胞；DBC：去极化双极细胞；AC：无长突细胞；AC$_{ON}$：ON 无长突细胞；AC$_{OFF}$：OFF 无长突细胞；GC：神经节细胞；箭头：化学突触；曲折形：电突触。I ~ V：B 中列出 5 种周围突触途径。(B) 突触途径变量介导 HBC$_R$、HBC$_M$、HBC$_C$、DBC$_C$、DBC$_M$ 及 DBC$_R$s 的中心(绿)和周围(红)反应。+++：强；++：中等；+：轻；yes：可能；no：不太可能。至于可能的途径，每个视经元中反应极性(hyp：超极化，dep：去极化)和途径中每个突触的突触信号 [(+)：信号保留或（−）：信号转化] 被指出 [例如：在 HBC$_R$–HC-cone BC 途径中：通过信号转化突触 (HC 中超极化)→通过信号保留突触（视锥细胞中去极化）→（BC 中去极化）]。(From Zhang & Wu 2009.[92])

可能和不太可能的突触通路示意图，以图 22.7 中显示的周围反应极性和伴随的电阻变化为依据[92]。这些结果表明，HC- 视锥细胞 -BC 反馈突触可能促成所有 6 种类型 BCs 的周围反应。当所有 BCs 的周围反应相关联的膜电阻的变化与中心反应相关联的电阻变化相反时（图 22.6E），负的 HC- 视锥细胞反馈突触（图 22.8 通路 I）通过去极化视锥细胞，部分"关闭"中心反应。

除了共同的 HC- 视锥细胞 -BC 反馈通路，各类型的 HBCs 通过不同的 HC 和 AC 突触途径介导它们的周围反应。以下现象是不太可能发生的：例如，因为电阻变化的不匹配，HBC 周围反应直接通过来自于超极化外侧神经元的化学突触输入介导，如 HCs 与 AC_{OFF}s，这样 HBCs 可能只从 HC- 视锥细胞 -HBC 与 AC_{ON}-HBC 突触接收周围输入。另一方面，电阻分析表明 DBC 周围反应可以通过 HC- 视锥细胞 -DBC、HC-DBC 及 AC_{OFF}-DBC 化学突触，而非 AC_{ON}-DBC 突触介导。此外，染色耦合（图 22.7A）结果表明，DB_CCs 通过电突触从宽视野的 HCs 接收附加的周围输入。有意思的是，尽管存在异质性，ON/OFF 交叉抑制规则适用如下情况：OFF 反应（超极化）的细胞（HCs 和 AC_{OFF}s）介导对 ON 细胞（DBCs）周围抑制性输入；OFF 反应（去极化）的细胞（AC_{ON}s）介导对 OFF 细胞（HBCs）周围抑制性输入。在蝾螈和哺乳动物视网膜中，从无长突细胞到神经节细胞的 ON/OFF 交叉抑制已被报道[23,58]，图 22.7 中所示的数据提示，这可能是视觉系统中侧抑制的一般规则。AC-BC 促进 BC 周围反应通过氨基丁酸能或甘氨酸能突触介导，这将在下一章中详细讨论。如图 22.7 和 22.8 所示，蝾螈视网膜中不同功能类型的 BCs 的周围反应由不同组合的突触电路介导：HC → 视锥细胞 → BC（图 22.8 途径 I），HC → BC（化学 / 缝隙连接，图 22.8 中途径 II 和 III）及 AC → BC（氨基丁酸 / 甘氨酸，图 22.8 中途径 IV 和 V）。可以想象的是，在不同的条件下来自不同动物的不同 BCs/GCs 的周围反应，由周围不同组合的突触通路介导，因此它们对不同的突触阻滞剂敏感。在 BCs 的各种功能类型的周围反应中存在的多样突触电路，允许 BC/GC 感受野的机能特性调节的灵活性。因此，空间和对比度信息的不同特征，如视杆细胞 / 视锥细胞和 ON/OFF 信号，可能被不同的光线和适应条件区别地调节。

致谢

这项工作受国立卫生研究院（NIH）（EY 04446）、NIH 视觉中心、视网膜研究基金会（休斯顿）及防盲研究资金会资助。

参考文献

1. Ammermuller J, Kolb H. The organization of the turtle inner retina. I. ON- and OFF-center pathways. J Comp Neurol 1995; 358:1–34.
2. Ashmore JA, Copenhagen DR. Different postsynaptic events in two types of retinal bipolar cell. Nature 1980; 288:84–86.
3. Attwell D, Wilson M. Behaviour of the rod network in the tiger salamander retina mediated by membrane properties of individual rods. J Physiol 1980; 309:287–315.
4. Attwell D, Wilson M, Wu SM. A quantitative analysis of interactions between photoreceptors in the salamander (Ambystoma) retina. J Physiol 1984; 352:703–737.
5. Baylor DA, Fuortes MG, O'Bryan PM. Receptive fields of cones in the retina of the turtle. J Physiol 1971; 214:265–294.
6. Borges S, Wilson M. Structure of the receptive fields of bipolar cells in the salamander retina. J Neurophysiol 1987; 58:1275–1291.
7. Boycott B, Wassle H. Parallel processing in the mammalian retina: the Proctor Lecture. Invest Ophthalmol Vis Sci 1999; 40: 1313–1327.
8. Copenhagen DR, Jahr CE. Release of endogenous excitatory amino acids from turtle photoreceptors. Nature 1989; 341:536–539.
9. Copenhagen DR, Owen WG. Coupling between rod photoreceptors in a vertebrate retina. Nature 1976; 260:57–59.
10. Deans MR, Volgyi B, Goodenough DA, Bloomfield SA, Paul DL. Connexin36 is essential for transmission of rod-mediated visual signals in the mammalian retina. Neuron 2002; 36:703–712.
11. Detwiler PB, Hodgkin AL. Electrical coupling between cones in turtle retina. J Physiol 1979;291:75–100.
12. Devries SH, Baylor DA. An alternative pathway for signal flow from rod photoreceptors to ganglion cells in mammalian retina. Proc Natl Acad Sci USA 1995;92:10658–10662.
13. Devries SH, Schwartz EA. Kainate receptors mediate synaptic transmission between cones and 'Off' bipolar cells in a mammalian retina. Nature 1999; 397:157–160.
14. Dowling JE. The retina, an approachable part of the brain. Harvard: Harvard University Press, 1987.
15. Dowling JE, Werblin FS. Organization of retina of the mudpuppy, Necturus maculosus. I. Synaptic structure. J Neurophysiol 1969; 32:315–338.
16. Fisher SK, Boycott BB. Synaptic connections made by horizontal cells within the outer plexiform layer of the retina of the cat and the rabbit. Proc R Soc Lond B Biol Sci 1974; 186:317–331.
17. Ghosh KK, Bujan S, Haverkamp S, Feigenspan A, Wassle W. Types of bipolar cells in the mouse retina. J Comp Neurol 2004; 469:70–82.
18. Grant GB, Dowling JE. A glutamate-activated chloride current in cone-driven ON bipolar cells of the white perch retina. J Neurosci 1995; 15:3852–3862.
19. Hare WA, Owen WG. Spatial organization of the bipolar cell's receptive field in the retina of the tiger salamander. J Physiol 1990;421:223–245.
20. Hare WA, Owen WG. Effects of 2-amino-4-phosphonobutyric acid on cells in the distal layers of the tiger salamander's retina. J Physiol 1992;445:741–757.
21. Hirasawa H, Kaneko A. pH changes in the invaginating synaptic cleft mediate feedback from horizontal cells to cone photoreceptors by modulating Ca^{2+} channels. J Gen Physiol 2003;122:657–671.
22. Hornstein EP, Verweij J, Schnapf JL. Electrical coupling between red and green cones in primate retina. Nature Neurosci 2004; 7:745–750.
23. Hsueh HA, Molnar A, Werblin FS. Amacrine to amacrine cell inhibition in the rabbit retina. J Neurophysiol 2008; 100:2077–2088.
24. Hubel DH, Wiesel TN. Integrative action in the cat's lateral geniculate body. J Physiol 1961; 155:385–398.
25. Hubel DH, Wiesel TN. Receptive field, binocular interaction and functional architecture in the cat's visual cortex. J Physiol 1962; 160:106–154.
26. Hubel DH, Wiesel TN. Receptive fields and functional architecture of monkey striate cortex. J Physiol 1968; 195:215–243.
27. Ichinose T, Lukasiewicz PD. Inner and outer retinal pathways both contribute to surround inhibition of salamander ganglion cells. J Physiol 2005; 565:517–535.
28. Kamermans M, Fahrenfort I. Ephaptic interactions within a chemical synapse: hemichannel-mediated ephaptic inhibition in the retina. Curr Opin Neurobiol 2004; 14:531–541.
29. Kamermans M, Fahrenfort I, Schultz K, Janssen-Bienhold U, Sjoerdsma T, Weiler R. Hemichannel-mediated inhibition in outer retina. Science 2001; 292:1178–1180.
30. Kaneko A. Physiological and morphological identification of horizontal, bipolar and amacrine cells in goldfish retina. J Physiol 1970; 207:623–633.
31. Kaneko A. Electrical connexions between horizontal cells in the dogfish retina. J Physiol 1971; 213:95–105.
32. Kaneko A. Receptive field organization of bipolar and amacrine cells in the goldfish retina. J Physiol 1973; 235:133–153.
33. Kaneko A, Tachibana M. Retinal bipolar cells with double colour-opponent receptive fields. Nature 1981; 293:220–222.
34. Kaneko A, Yamada M. S-potentials in the dark-adapted retina of the carp. J Physiol 1972; 227:261–273.

35. Kuffler SW. Discharge patterns and functional organization of the mammalian retina. J Neurophysiol 1953; 16:37–68.

36. Kujiraoka T, Saito T. Electrical coupling between bipolar cells in carp retina. Proc Natl Acad Sci USA 1986; 83:4063–4066.

37. Lasansky A. Organization of outer synaptic layer in the retina of larval tiger salamander. Phil Trans R Soc Lond B Biol Sci 1973; 265:471–489.

38. Lasansky A, Vallerga S. Horizontal cell responses in the retina of the larval tiger salamander. J Physiol 1975; 251:145–165.

39. Li L, Devries SH. Separate blue and green cone network in the mammalian retina. Nature Neurosci 2004; 7:751–756.

40. Maple BR, Gao F, Wu SM. Glutamate receptors differ in rod- and cone-dominated off-center bipolar cells. Neuroreport 1999; 10:3605–3610.

41. Maple BR, Werblin FS, Wu SM, Miniature excitatory postsynaptic currents in bipolar cells of the tiger salamander retina. Vision Res 1994; 34:2357–2362.

42. Maple BR, Wu SM. Synaptic inputs mediating bipolar cell responses in the tiger salamander retina. Vision Res 1996; 36:4015–4023.

43. Marc RE, Liu WL, Muller JF. Gap junctions in the inner plexiform layer of the goldfish retina. Vision Res 1988; 28:9–24.

44. Marchiafava PL. Horizontal cells influence membrane potential of bipolar cells in the retina of the turtle. Nature 1978; 275:141–142.

45. Massey SC, Miller RF. Excitatory amino acid receptors of rod- and cone-driven horizontal cells in the rabbit retina. J Neurophysiol 1987; 57:645–659.

46. Murakami M, Shimoda Y, Nakatani K, Miyachi E, Watanabe S. GABA-mediated negative feedback from horizontal cells to cones in the carp retina. Jpn J Physiol 1982; 32:911–926.

47. Naka KI. The horizontal cells. Vision Res 1972; 12:573–588.

48. Naka KI, Rushton WA. S potentials from colour units in the retina of fish (Cyprinidae). J Physiol 1966; 185:536–555.

49. Naka KI, Rushton WA. S-potentials from luminosity units in the retina of fish (Cyprinidae). J Physiol 1966; 185:587–599.

50. Nawy S. The metabotropic receptor mGluR6 may signal through G(o), but not phosphodiesterase, in retinal bipolar cells. J Neurosci 1999; 19:2938–2944.

51. Nawy S, Jahr CE. Suppression by glutamate of cGMP-activated conductance in retinal bipolar cells. Nature 1990; 346:269–271.

52. Nelson R, Kolb H. Synaptic patterns and response properties of bipolar and ganglion cells in the cat retina. Vision Res 1983; 23:1183–1195.

53. O'Brien J, Nguyen HB, Mills SL. Cone photoreceptors in bass retina use two connexins to mediate electrical coupling. J. Neurosci 2004; 24:5632–5642.

54. Pang JJ, bd-El-Barr MM, Gao F, Bramblett DE, Paul DL, Wu SM. Relative contributions of rod and cone bipolar cell inputs to AII amacrine cell light responses in the mouse retina. J Physiol 2010; 588:397–410.

55. Pang JJ, Gao F, Barrow A, Jacoby RA, Wu SM. How do tonic glutamatergic synapses evade receptor desensitization? J Physiol 2008; 586:2889–2902.

56. Pang JJ, Gao F, Wu SM. Light-evoked current responses in rod bipolar cells, cone depolarizing bipolar cells and AII amacrine cells in dark-adapted mouse retina. J Physiol 2004; 559:123–135.

57. Pang JJ, Gao F, Wu SM. Stratum-by-stratum projection of light response attributes by retinal bipolar cells of Ambystoma. J Physiol 2004; 558:249–262.

58. Pang JJ, Gao F, Wu SM. Cross-talk between ON and OFF channels in the salamander retina: indirect bipolar cell inputs to ON-OFF ganglion cells. Vision Res 2007; 47:384–392.

59. Raviola E, Gilula NB. Gap junctions between photoreceptor cells in the vertebrate retina. Proc Natl Acad Sci USA 1973; 70:1677–1681.

60. Raviola E, Gilula NB. Intramembrane organization of specialized contacts in the outer plexiform layer of the retina. A freeze-fracture study in monkeys and rabbits. J Cell Biol 1975; 65:192–222.

61. Rodieck RW. The first steps in seeing. New York: Sinauer Associates Inc., 1998.

62. Schwartz EA. Cones excite rods in the retina of the turtle. J Physiol 1975; 246:639–651.

63. Schwartz EA. Rod-rod interaction in the retina of the turtle. J Physiol 1975; 246:617–638.

64. Shiells RA, Falk G. Potentiation of 'on' bipolar cell flash responses by dim background light and cGMP in dogfish retinal slices. J Physiol 2002; 542:211–220.

65. Skrzypek J, Werblin F. Lateral interactions in absence of feedback to cones. J Neurophysiol 1983; 49:1007–1016.

66. Slaughter MM, Miller RF 2-amino-4-phosphonobutyric acid: a new pharmacological tool for retina research. Science 1981; 211:182–185.

67. Snellman J, Kaur T, Shen Y, Nawy S. Regulation of ON bipolar cell activity. Prog Retin Eye Res 2008; 27:450–463.

68. Soucy E, Wang Y, Nirenberg S, Nathans J, Meister M. A novel signaling pathway from rod photoreceptors to ganglion cells in mammalian retina. Neuron 1998; 21:481–493.

69. Steinberg RN. Rod-cone interaction in S-potentials from the cat retina. Vision Res 1969; 9:1331–1344.

70. Stell WK. The structure relationships of horizontal cells and photoreceptor-bipolar synaptic complexes in goldfish retina. Am J Anat 1967; 121:401–424.

71. Strettoi E, Dacheux RF, Raviola E. Cone bipolar cells as interneurons in the rod pathway of the rabbit retina. J Comp Neurol 1994; 347:139–149.

72. Svaetichin G. The cone action potential. Acta Physiol Scand 1953; 29:565–572.

73. Thoreson WB, Rabi K, Townes-Anderson E, Heidelberger R. A highly Ca^{2+}-sensitive pool of vesicles contributes to linearity at the rod photoreceptor ribbon synapse. Neuron 2004; 42:595–605.

74. Trexler EB, Li W, Mills SL, Massey SC. Coupling from AII amacrine cells to ON cone bipolar cells is bidirectional. J Comp Neurol 2001; 437:408–422.

75. Vessey JP, Stratis AK, Daniels BA, et al. Proton-mediated feedback inhibition of presynaptic calcium channels at the cone photoreceptor synapse. J Neurosci 2005; 25:4108–4117.

76. Werblin FS. Lateral interactions at inner plexiform layer of vertebrate retina: antagonistic responses to change. Science 1972; 175:1008–1010.

77. Werblin FS, Copenhagen DR. Control of retinal sensitivity. 3. Lateral interactions at the inner plexiform layer. J Gen Physiol 1974; 63:88–110.

78. Werblin FS, Dowling JE. Organization of the retina of the mudpuppy, Necturus maculosus. II. Intracellular recording. J Neurophysiol 1969;32:339–355.

79. Witkovsky P, Owen WG, Woodworth W. Gap junctions among the perikarya, dendrites, and axon terminals of the luminosity-type horizontal cell of the turtle retina. J Comp Neurol 1983; 216:359–368.

80. Wong KY, Cohen ED, Dowling JE. Retinal bipolar cell input mechanisms in giant danio. II. Patch-clamp analysis of on bipolar cells. J Neurophysiol 2005; 93:94–107.

81. Wong-Riley MTT. Synaptic organization of the inner plexiform layer in the retina of the tiger salamander. J Neurocytol 1974; 3:1–33.

82. Wu SM. The off-overshoot responses of photoreceptors and horizontal cells in the light-adapted retinas of the tiger salamander. Exp Eye Res 1988; 47:261–268.

83. Wu SM. Input-output relations of the feedback synapse between horizontal cells and cones in the tiger salamander retina. J Neurophysiol 1991; 65:1197–1206.

84. Wu SM. Signal transmission and adaptation-induced modulation of photoreceptor synapses in the retina. Progr Retin Res 1991; 10:27–44.

85. Wu SM, Gao F, Maple BR. Functional architecture of synapses in the inner retina: segregation of visual signals by stratification of bipolar cell axon terminals. J Neurosci 2000; 20:4462–4470.

86. Wu SM, Gao F, Maple BR. Integration and segregation of visual signals by bipolar cells in the tiger salamander retina. Progr Brain Res 2001; 131:125–143.

87. Wu SM, Yang XL. Electrical coupling between rods and cones in the tiger salamander retina. Proc Natl Acad Sci USA 1988; 85:275–278.

88. Yang XL, Wu SM. Modulation of rod-cone coupling by light. Science 1989; 244: 352–354.

89. Yang XL, Wu SM. Feedforward lateral inhibition in retinal bipolar cells: input-output relation of the horizontal cell-depolarizing bipolar cell synapse. Proc Natl Acad Sci USA 1991; 88:3310–3313.

90. Yang XL, Wu SM. Response sensitivity and voltage gain of the rod- and cone-bipolar cell synapses in dark-adapted tiger salamander retina. J Neurophysiol 1997; 78:2662–2673.

91. Yazulla S. Cone input to bipolar cells in the turtle retina. Vision Res 1976; 16:737–744.

92. Zhang AJ, Wu SM. Receptive fields of retinal bipolar cells are mediated by heterogeneous synaptic circuitry. J Neurosci 2009; 29:789–797.

93. Zhang AJ, Zhang J, Wu SM. Electrical coupling, receptive fields, and relative rod/cone inputs of horizontal cells in the tiger salamander retina. J Comp Neurol 2006; 499:422–431.

94. Zhang J, Wu SM. Connexin35/36 gap junction proteins are expressed in photoreceptors of the tiger salamander retina. J Comp Neurol 2004; 470:1–12.

95. Zhang J, Wu SM. Physiological properties of rod photoreceptor electrical coupling in the tiger salamander retina. J Physiol 2005; 564:849–862.

96. Zhang J, Zhang AJ, Wu SM. Immunocytochemical analysis of GABA-positive and calretinin-positive horizontal cells in the tiger salamander retina. J Comp Neurol 2006; 499:432–441.

第23章

内层视网膜的信号处理

Peter D. Lukasiewicz · Erika D. Eggers

叶 芬 译 闫 峰 葛轶睿 校

内网状层（inner plexiform layer,IPL）是视网膜的第二突触层（图 23.1），是视觉信号在离开眼球的最后一个处理阶段。锥细胞感受器和杆细胞感受器传递的视觉信号首先到达外丛状层（OPL；图 23.1），外丛状层中的水平细胞将信号整合后传递至双极细胞。双极细胞将信号传递到内网状层（IPL），内网状层的无长突细胞将细胞信号传给神经节细胞。在双极细胞内的视觉信号将分解为多个独立的信号流。不同种类的双极细胞，通过构建不同的平行途径，对视觉信息的不同方面进行传递。内网状层中的双极细胞、无长突细胞和神经节细胞之间的突触，共同参与构建复杂的视觉信号处理网络。这些突触在内网状层相互作用，处理视觉场景中的空间、运动以及定向信息。内网状层将信号传递给不同的神经节细胞，到达大脑的不同区域。

双极细胞形成平行途径，将兴奋传入内网状层

多种类型的双极细胞，通过形成平行信号通路，将光感受器处理的兴奋信号分程传递到内网状层。ON 双极细胞在光照强度增加时产生去极化反应，OFF 双极细胞在光照强度减少时产生去极化反应，两种细胞将信号冲动传递至内网状层。树突状谷氨酸受体的类型，决定其对刺激产生不同的应答反应。ON 和 OFF 双极细胞能对刺激产生相反极性的应答反应。因为黑暗中，谷氨酸盐一方面激活 $mGluR_6Rs$，使 ON 双极细胞阳离子通道关闭，发生超极化；另一方面激活 AMPA/KA 受体，OFF 双极细胞阳离子通道开放，发生去极化。ON 和 OFF 双极细胞的轴突终端分布在内网状层的不同区域，分别连接 ON 和 OFF 神经节细胞和无长突细胞的树突。内网状层中，靠外侧一半编码 OFF 光信号应答反应，靠内侧一半编码 ON 光信号应答反应。进一步将 ON 和 OFF 层分成 10 种不同类型的双极细胞，其轴突末端形态各异（图 23.2），从而对视觉场景中的不同方面进行编码。

ON 和 OFF 层的另外一个主要功能是可以对不同时间的刺激形成分层处理。对于连续的视觉刺激，视网膜神经元可以产生瞬时应答和持续应答两种反应形式，它们分别编码视觉场景的空间特征和时间特征。瞬时应答可以察觉光刺激的位置是否发生偏移，而持续应答编码光刺激的持续时间。与 ON 和 OFF 应答一样，持续和瞬时应答也首先在双极细胞上观察到。ON 和 OFF 双极细胞树突中的 mGluR6 和 AMPA/KARs 两种受体，分别产生 ON 和 OFF 瞬时和持续信号。在 IPL 浅层，瞬时双极细胞的细胞末端与瞬时无长突细胞和神经节细胞连接；在 IPL 层内缘和外缘附近，持续双极细胞的细胞末端与持续无长突细胞和神经节细胞连接。

IPL 层的这些功能说明视网膜是一个组织功能协调统一的整体。不同类型的视网膜神经元形态不同，并通过影响 IPL 层中信号的输入和输出，决定了视网膜神经元的不同功能特征。由于神经元的形态与视网膜生理功能密切相关，因此许多研究试图通过形态学特性来阐明其功能。然而，在光感受器退化性疾病中，IPL 层的组织功能被打断（框 23.1）。

IPL 层中突触形成刺激性信号

随着刺激的增加或者减少，ON 和 OFF 双极细胞分别发生去极化时，它们可以释放谷氨酸盐刺激神

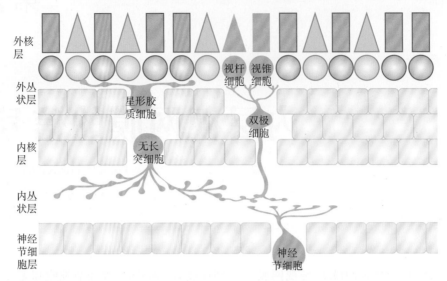

图 23.1　视网膜横断面原理示意图显示了垂直和横向信号通路：光感受器、双极细胞和神经节细胞组成了垂直信号通路。外丛状层（OPL）层中的星型胶质细胞，内丛状（IPL）层中的无长突细胞组成两条横向信号通路，并对垂直通路信号流进行调节。各种神经元的胞体主要位于三个细胞层中：其中视锥（R）和视杆细胞（C）胞体位于外核层（ONL）；星形胶质细胞（HC）、双极细胞（BC）、无长突细胞（AC）胞体位于内核层（INL）；神经节细胞胞体位于神经节细胞层（GCL）。外丛状层和内丛状层有各种突触连接。外丛状层中存在光感受器、双极细胞和星型胶质细胞之间的突触连接；内丛状层中存在双极细胞、无长突细胞和神经节细胞之间的突触连接。

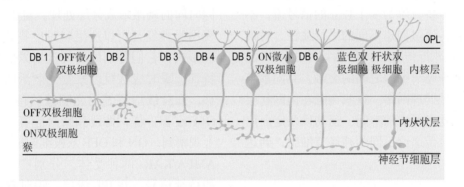

图 23.2　双极细胞形成视网膜平行信号通路：对猕猴视网膜进行高尔基染色，研究发现双极细胞有不同的形态亚型，其轴突末端分布于 IPL 的不同层次。ON 双极细胞的轴突末端终止于 IPL 内层，OFF 双极细胞的轴突末端终止于 IPL 外层。视杆细胞与杆状双极细胞（RB）之间存在突触连接，视锥细胞与锥状双极细胞（CB）之间存在突触连接。OFF（FMB）和 ON（IMB）微小双极细胞和蓝色双极细胞（BB）传递色彩信息。（Reprinted from Ghosh KK, Bujan S, Haverkamp S, Feigenspan A, Wässle H. Types of bipolar cells in the mouse retina. J Comp Neurol 2004；469：70-82；with permission from Wiley-Blackwell.）

框 23.1　光感受器退化性疾病：内丛状层的组织紊乱

　　许多视网膜疾病是由光感受器退化引起的：例如黄斑变性，视网膜色素变性。一直以来认为视网膜内层不会发生光感受器的退化，然而最近的研究质疑了这一学说[71,72]，在光感受器退化的动物模型中，发现内核层和 IPL 层出现组织异常，并形成异常的突触连接。这一发现提示，视网膜内层光感受器的缺失可以导致内层的瓦解。对视网膜结构和重组功能进行大样本研究，发现要想通过光感受器移植和假体移植进行视觉重建，必须要消除病因。

经节细胞和无长突细胞。双级细胞自身不能产生动作电位，但是可以发生缓慢去极化，持续性释放谷氨酸盐，进而使突触释放化学递质（图 23.3A）。与 CNS 中的其他类型的钙离子通道不同，双级细胞中的 L-型钙离子通道不会因为持续性去极化而发生脱敏，因此可以引起持续性钙离子内流。与光感受器和毛细胞腱相似，双极细胞具有专门释放含有谷氨酸盐的囊泡的区域，通过囊泡释放调节持续性信号传递。

　　通过前联合和后联合的共同作用，双极细胞实现刺激的输出（图 23.3B）。双极细胞通过突触前转运蛋白，清除释放的谷氨酸盐，从而将信号传递给神经节细胞终端，阻碍 IPL 中的谷氨酸盐转运蛋白，同时增强其传递至神经节细胞的信号的波幅和持续时间。这一转运蛋白的清除作用是视网膜的特有特征。在 CNS 的其他区域，一般通过化学降解或者快速播散的方式清除突触释放的化学递质。谷氨酸盐的释放可以激活突触后受体，引起信号的传递。而谷氨酸盐转运蛋白通过限制谷氨酸盐的播散，对刺激的应答反应进行调节。

谷氨酸盐转运蛋白通过以下几种途径影响 IPL 层中信号传递：首先转运蛋白加速降解神经节光反应产物，提高一些细胞层中神经节细胞的瞬时应答性质；另外转运蛋白可以避免 IPL 层中不同信号通路的互相干扰，保护不同层间信号的完整传递；转运蛋白还可以调节谷氨酸盐受体的外溢，从而控制 IPL 层的信号传递。

AMPA 感受器（AMPAR），是存在于神经节细胞树突中的一种谷氨酸盐受体亚型。AMPAR 脱敏，可以促进双极细胞释放谷氨酸盐，形成神经节细胞应答。AMPAR 的减少，可以增强神经节细胞的光刺激应答反应。这一发现提示 AMPAR 脱敏对神经节细胞应答形成发挥了作用[11,21]，另外，双极细胞中释放的谷氨酸盐和质粒，可以进一步限制谷氨酸盐的释放[22-24]。同时谷氨酸盐和质粒都被突触小泡包被，分别与突触前的亲代谢性谷氨酸盐受体和钙离子通道作用，减少双极细胞释放囊泡。

IPL 层中无长突细胞的间接抑制

IPL 层中无长突细胞也可以抑制刺激信号的输出。信号从双极细胞传递到无长突细胞进入 IPL 层，无长突细胞通过向神经节细胞树突、双极细胞轴突以及其他无长突细胞释放 GABA 或者甘氨酸，间接抑制兴奋的传递（图 23.4）。大约 50% 的无长突细胞为 γ-氨基丁酸（GABA）型，其余 50% 为甘氨酸型。由于神经节细胞的输入信号绝大部分来自无长突细胞[25]，因此无长突细胞的抑制作用对视网膜信号的形成有重要作用。突触前无长突细胞，通过抑制双极细胞的轴突末端，限制兴奋的传递。与此同时，无长突细胞也可以作用于其他无长突细胞，形成持续的突触间抑制[26-28]，在时间和空间上共同抑制信号的传递。ERG 是一种非侵袭性，记录 IPL 层突触传递过程的

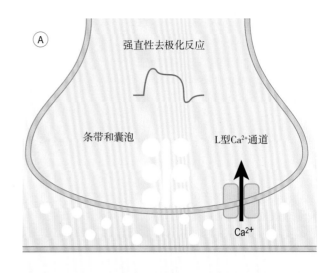

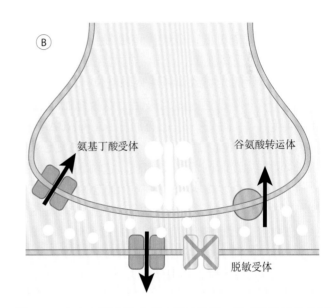

图 23.3 （A）双极细胞突触末端示意图，显示了持续性谷氨酸盐的释放过程。双极细胞持续的、分等级的去极化应答反应，L- 型钙离子通道的持续性钙离子内流，小囊泡的大量储存三者共同促进了谷氨酸盐的释放。（B）双极细胞将兴奋传递给神经节细胞机制的示意图。转运蛋白消除了突触释放的谷氨酸盐，限制了兴奋的传递。谷氨酸盐受体（X）的脱敏，使得持续性谷氨酸盐的释放减弱。激活的突触前 GABAA 和 GABAC 受体，使得谷氨酸盐的释放减弱。

方法（框 23.2）。

由 GABA 受体（GABARs）介导的突触前 GABA，可以抑制所有类型的双极细胞产生刺激[29,30]。视网膜存在 GABA_A 和 GABA_C 两种离子型受体。两者均为氯化物通道，但是其组成成分不同，因此具有不同的药理学和生物学特性。与 GABA_A 受体相比，

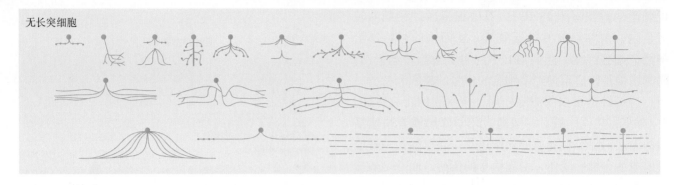

图 23.4 哺乳动物视网膜中无长突细胞的主要类型。无长突细胞中的视网膜神经元类型具有多样化。可以通过形态学鉴别兔视网膜中的无长突细胞。最上面一行显示的是狭义上的无长突细胞，下面两行显示的是广义上的无长突细胞。(Adapted from Masland RH. Neuronal diversity in the retina. Curr Opin Neurobiol 2001；11：431-436；with permission from Elsevier. Copyright Elsevier 2001.)

$GABA_C$ 受体对比 GABA 的反应更加敏感，因此反应所需的刺激阈值更低，分解作用更慢。双极细胞中 GABA 不同的受体亚型，介导不同的突触应答反应。$GABA_A R$ 介导的光刺激抑制性突触电位（L-IPSCs），电位上升和下降迅速，因此决定了双极细胞电位的时间和峰值[31]（图 23.5B）；与此相反，$GABA_C R$ 介导的 L-IPSCs ，电位上升和下降缓慢，因此决定双极细胞抑制的持续时间（图 23.5B）。这两种突触前抑制，通过不同的形式均显著抑制了细胞的信号输出。缓慢 $GABA_C Rs$ 抑制了谷氨酸盐释放范围，以及无长突细胞和神经节细胞对刺激应答的持续时间，而快速 $GABA_A Rs$ 抑制了原始谷氨酸盐的释放，以及原始突触后刺激的应答反应。详细分析见下文。

不同类型的双极细胞中，$GABA_A Rs$ 和 $GABA_C Rs$ 的作用比例决定了 L-IPSC 的时间进程。杆状双极细胞信号传递由 $GABA_C Rs$ 介导，因此 GABA 降解缓慢；而 OFF 锥形双极细胞含有大量 $GABA_A R$，因此 L-IPSCs 下降迅速（图 23.5C）。这些差异导致双极细胞的信号输出差异。消除双极细胞中 $GABA_C R$-介导的突触前抑制，可以增加 IPL 层中 ON 信号通路传导，但对 OFF 信号通路没有影响[19]，从而提示突触前抑制是非对称性的（图 23.6）。$GABA_A Rs$ 和 $GABA_C Rs$ 组成比例的不同，与视锥和视杆细胞将信号传递给不同双极细胞过程中的抑制时间进程相匹配[32]。

无长突细胞对双极细胞的突触前抑制有两种形式，分别是局部突触前抑制，以及反馈抑制。突触前抑制通过调节谷氨酸盐释放的范围和时间，从而发挥抑制作用[19]。侧向抑制由长距离的突触前抑制信号介

导，用来控制神经节细胞周围的拮抗感受域[34-36]。

GABA 反馈性抑制改变双极细胞信号的时程

位于双极细胞轴突末端的 GABA 受体，能够减少和缩短递质释放，间接性反馈抑制信号的传递[33]。通过对鼠的研究发现，不同的 GABA 受体可以对双极细胞的输出信号进行短暂的调节[28]，通过记录双极细胞中的光诱导抑制的输入，$GABA_C$ 受体应答缓慢，延长了反应时间（图 23.5B），$GABA_A$ 受体快速激活和降解应答反应（图 23.5B），决定了上升的时间和峰值[31]。由于双极细胞光诱导刺激应答是缓慢的，因此 $GABA_C$ 受体更适合介导抑制性反馈信号。与此一致，在蝾螈的双极细胞反馈性抑制中[33,37]，$GABA_C$ 受体的阻碍作用比 $GABA_A$ 受体更敏感。

双极细胞中 $GABA_C$ 受体介导的反馈性抑制，决

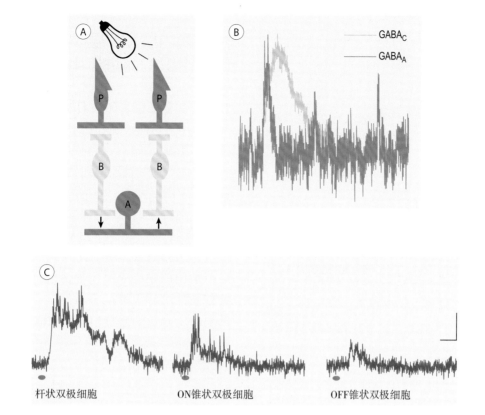

图 23.5 双极细胞轴突末端，GABA$_A$ 和 GABA$_C$ 受体形成光刺激性抑制。（A）图显示光刺激后，测量双极细胞中的 GABA 和 L-IPSCs。（B）药理学分离双极细胞中 GABA$_A$- 和 GABA$_C$- 受体介导的 L-IPSCs，诱导相同峰值后，比较两者的动力学应答反应。GABA$_A$- 受体介导的 L-IPSC 明显上升和下降速度快，而 GABA$_C$- 受体介导的 L-IPSC 的上升和下降缓慢。通过甘氨酸受体分离 GABA- 介导的 L-IPSCs。比测值为 200 ms。（Eggers ED，Lukasiewicz P，Receptor and transmitter release properties set the time course of retinal inhibition.J Neurosci 2006；26：9413-25，允许使用）（C）GABA$_C$- 受体介导的输入信号强弱的不同梯度，形成双极细胞应答反应。通过使用甘氨酸受体拮抗剂，分离并记录双极细胞中由 GABA 介导形成的 L-IPSCs，杆状双极细胞形成一个较大的缓慢 L-IPSC，与大量 GABA$_C$ 受体介导的输出信号一致。ON 锥状双极细胞形成一个快速 L-IPSC，与较少的 GABA$_C$ 受体介导的输出信号一致。OFF 锥状双极细胞形成一个快速 L-IPSC，它主要由 GABA$_A$ 受体介导的输入。比测值为 5 pA，200 ms.（Reprinted with permission from Eggers ED，McCall MA，Lukasiewicz PD. Presynaptic inhibition differentially shapes transmission in distinct circuits in the mouse retina. J Physiol 2007；582：569-82.）。

定了无长突细胞和神经节细胞活化信号的本质[19,38]。当 GABA$_C$ 受体阻断剂抑制双极细胞末端反馈时，谷氨酸盐释放增加。同时由于活化的 NMDA 受体外流，NMDA 受体介导的神经节光反应增强[19,38]。因此 GABA$_C$ 受体介导的反馈抑制，可以限制活化性 NMDA 受体的外流，从而控制活化的神经节细胞光应答反应。

ON 和 OFF 双极细胞能在轴突末端接受无长突细胞的突触前输入，从而提示 ON 和 OFF 神经节细胞的信号通过突触前抑制形成。但是，突触前抑制在 IPL 层中有不同的 ON 和 OFF 信号通路[19]，当 GABA$_C$ 受体介导的突触前抑制被消除时，ON 神经节细胞应答反应增强，OFF 神经节细胞应答无影响，

这与非对称突触前抑制相一致（图 23.6）。电生理显示，突触前抑制可以限制 ON 双极细胞中谷氨酸盐的释放，从而改变 ON 神经节细胞的应答范围。而对 OFF 双极细胞没有此作用。

GABA 能信号输入到双极细胞轴突末端，促成视网膜环绕信号

神经节细胞的周围感受域多是由外层视网膜的横向相互作用形成[39,40]，随后的研究发现，IPL 层中的抑制通路同样作用于无长突细胞和神经节细胞环绕信号[34,35,41,42]。对无长突细胞和神经节细胞的观察研究发现，双极细胞的 GABA$_A$ 受体和 GABA$_C$ 受体，

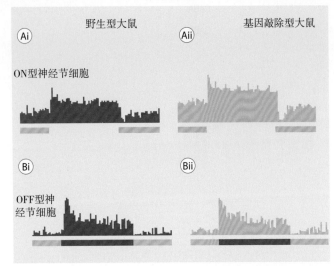

体内光反应

野生型大鼠　　　　　基因敲除型大鼠

Ⓐi　　　　　　　　　Ⓐii

ON型神经节细胞

Ⓑi　　　　　　　　　Ⓑii

OFF型神
经节细胞

图23.6　突触前抑制对 ON 和 OFF 信号通路的非对称性影响 周围刺激时间直方图（PSTHs）显示 WT-ON GCs（神经节细胞）（Ai），缺乏 GABA$_C$R（Null）的 ON GCs（Aii），WT OFF GCs（Bi），Null OFFGCs（Bii）四种细胞中的自发信号和光诱导信号。（A）和（B）中较低的部分表示刺激的持续时间，在适合的背景下，给 ON GCs 提供一束明亮的集中光斑，给 OFF GCs 提供一个暗的集中光斑。与 ON GCs 正常的 WT 小鼠相比，缺乏 GABA$_C$R 的 ON GCs 的自发电位和光诱导电位显著增加，而两种 OFF GCs 中均没有发现自发电位或者光诱导电位。（Modified from Sagdullaev BT, McCall MA, Lukasiewicz PD. Presynaptic inhibition modulates spillover, creating distinct dynamic response ranges of sensory output. Neuron 2006；50：923-35；with permission from Elsevier. Copyright Elsevier 2006.）

三级细胞树突上的 GABA$_A$ 受体，均可以调节环绕信号[35,41,43]。目前研究主要集中在调节不同双极细胞信号通路的旁抑制机制。由于每个双极细胞中 GABA$_A$ 和 GABA$_C$ 受体比例不同，导致不同的双极细胞的旁抑制信号可能会有所差异[30,32]。

与三级神经元的侧向前馈抑制作用相比，双极细胞末端的侧反馈抑制作用尚不清楚。用昏暗光线刺激蜥蜴，观察其视网膜发现，双极细胞末端的 GABA$_C$ 受体激活，而神经节细胞树突的 GABA$_A$ 受体没有被激活。只有在明亮的光线刺激时才能检测到神经节细胞上的 GABA$_A$ 受体介导的 IPSCs[36]。这些差异可能是由双极细胞和神经节细胞中不同的 GABA 受体组成引起，或者与两种细胞的抑制途径不同有关。

视网膜内层和外层对神经节细胞感受域环绕组织的促进作用

尽管有证据表明在 OPL 层和 IPL 层均存在侧向抑制，但是这两种途径在形成神经节细胞环绕中的作用尚不明确。我们可以通过阻碍 IPL 或者 OPL 信号，测量由此产生的神经节细胞环绕刺激的影响，从而研究视网膜内层和外层的功能作用[36]。昏暗的环绕光线刺激，使得神经节细胞对中心照明反应降低。昏暗周围光线刺激，减少了 GABA$_C$ 受体封闭，与 IPL 的信号作用相一致。明亮的环绕照明进一步减少了神经节细胞的中心应反应答，但是这种作用对 GABA 和甘氨酸受体阻滞剂不敏感，从而表明它不是由视网膜内层介导的。甘珀酸和 HEPES，均能减少星形胶质细胞对视锥细胞的反馈作用[44,45]，从而减少明亮光线的刺激作用[36,46,47]，这表明他们在 OPL 层中介导产生。因此，OPL 和 IPL 层中的侧向抑制通路可能通过不同的路径，影响神经节细胞对中心照明的应答反应。明亮照明刺激由外层视网膜细胞的星形胶质细胞介导，而昏暗照明刺激由视网膜内层的 GABA- 介导。

IPL 中甘氨酸抑制的不同作用

与 GABA- 抑制相比，甘氨酸能突触前抑制的作用不同。杆状和 OFF 型锥状（不是 ON 型锥状细胞）双极细胞，接受甘氨酸能无长突细胞的输出刺激[28,32]。甘氨酸信号肽在视杆信号转导通路中发挥重要作用。在哺乳动物中，视杆信号流通过一条唯一的途径进入神经节细胞，这条途径包括能对光刺激发生去极化的杆状双极细胞和 AII 无长突细胞。AII 无长突细胞存在于 IPL 层，通过电信号或者抑制性化学突触，与 ON 和 OFF 双极细胞末端接触，从而将视杆细胞的信号流分成 ON 和 OFF 两条途径。缓慢视杆信号通过 AII 无长突细胞传递给 OFF 双极细胞，反过来又与 OFF 神经节细胞接触，将视杆信号传递到大脑。光诱发的突触前抑制由甘氨酸介导，反应发生缓慢与视杆信号的时间过程匹配。与 GABA- 抑制不同的是，甘氨酸抑制的缓慢时间过程主要由递质的释放决定，而不是由受体的类型决定[48]。

GABA 和甘氨酸这两种抑制性递质作用于 IPL 层的不同信号转导通路。哺乳动物的视网膜中，

GABA- 无长突细胞具有较宽的域进程和旁信号，受相同的下游通路区域调节[49]，在处理空间信息中发挥重要作用，并对神经节细胞的环绕感受域发挥作用[34,35]。宽域的 GABA- 无长突细胞的突触，到达双极细胞的终端和神经节细胞树突突触，形成两种 IPL 环绕信息转导通路。与宽域的 GABA 无长突细胞相反，甘氨酸 - 无长突细胞为窄域进程，垂直延伸到 IPL 层，受不同的下游区域调节[5,50]。甘氨酸抑制，可以通过推拉模式增加双极细胞的刺激，提高无长突细胞，双极细胞和神经节细胞对光刺激的应答反应[51-53]。

IPL 中的神经调质

除了抑制性突触传递信号外，视网膜 IPL 层中广泛存在的神经调质也可形成视网膜内层信号。视网膜中，研究最多的神经调质是从无长突细胞中发现的多巴胺（Witkovsky 校审[54]）。尽管多巴胺能 - 无长突细胞数量很少，但它们的作用覆盖整个视网膜。这种类型的无长突细胞中，GABA 的作用相对局限。多巴胺可以作为一种旁分泌物质被释放到细胞外空间，影响局部和远处的目标。多巴胺作为一种视网膜上的光适应介质，在视网膜内层和外层均有作用，它可以通过视杆途径降低信号，通过视锥途径增强信号。在 IPL 中，多巴胺能使 AII 无长突细胞之间的突触发生解偶联，降低视杆细胞介导信号，也可通过 IPL 层中的 $GABA_A$ 和 $GABA_C$ 受体，产生快速突触信号。

免疫细胞化学研究发现，一些特定的无长突细胞中存在大量的神经活性肽[55]。整个中枢神经系统中，神经肽调节快速刺激应答反应，抑制性递质传递，以及电压门控离子通道的活动。视网膜中神经肽调节视觉信息的确切机制尚不明确。不同的无长突细胞含有不同的神经活性肽，例如神经肽 Y，促生长素抑制素，血管活性肠肽和脑啡肽。成像实验表明，神经肽 Y[56] 和生长抑素[57]，均能通过抑制谷氨酸的释放，从而抑制双极细胞末端的钙离子内流。

神经节细胞平行输出途径

视网膜对视觉信息处理的另一个关键机制，是使视觉信息分离，从而进入不同的双极细胞通路。双极细胞具有相互平行的传导通路，将视觉信息的不同方面传递到 10 ~ 15 种不同形态的神经节细胞[49,58]。神经节细胞也分为 ON 和 OFF 两种主要

的类型，两者对抗性分布[59]（图 23.7）。与双极细胞相似，可以将 ON 和 OFF 型神经节细胞进一步划分为 X- 和 Y- 细胞，它们分别对光刺激发生持续（X）或瞬时（Y）应答反应[60]，对应不同形态的 α 和 β 神经节细胞[61]。X 和 Y 神经节细胞与灵长类动物 paro（P）和 magno（M）神经节细胞类型相似[62]。M- 神经节细胞将信息的运动和空间关系信息传递到外侧膝状核[63]。视网膜疾病，如糖尿病性视网膜病变和青光眼，可以导致 IPL 中神经节细胞结构和功能异常（框 23.3 和框 23.4）。

神经节细胞编码色彩信息

小神经节细胞从小双极细胞中接受色彩信息，将其传递到大脑。大量的红色或者绿色视锥细胞信号输入中枢对红色或者绿色兴奋产生应答反应，而微弱的红色和绿色视锥细胞信息混合输入，产生红 - 绿色应答反应。另一个处理色彩的神经节细胞是双层神经节细胞，它由蓝色光激活，通过蓝色双极细胞与 IPL 内层联系，但被黄色光抑制。双侧神经节细胞通过红色和绿色信号双极细胞与 IPL 外层联系，处理蓝 - 黄色拮抗。这两种神经节细胞传导路径，是色彩信息传递到视觉皮层的主要载体[64]。

神经节细胞的定向选择性

定向选择细胞（DS）是另一种可以在首选方向上，对图像运动产生应答的神经节细胞。只有首选方向上的图像运动才能激活 DS 细胞，其他方向上的图像运动没有作用，因为 DS 对非首选方向图案的反应是抑制性降低兴奋的输入。早在 40 年前，DS 神经节细胞被首次提出[65]，然而目前对该细胞明确的突触学理论仍未形成。目前达成共识的是，星爆型无长突细胞，可以将胆碱能和 GABA- 输入给 DS 细胞，在 D-S 神经节细胞应答中发挥重要作用。基因敲除星爆型无长突细胞，则 D-S 应答也随之消失[66]。

真正的感光性神经节细胞

令人惊讶的是，1% ~ 3% 的神经节细胞可以直接感受光刺激[67]，这可能与感光色素的存在有关[68]。对传递给神经节细胞的视杆和视锥信号进行干扰，并不能完全消除神经节细胞的光反应反应，从而支持了神经节细胞具有光敏性的观点[67]。感光性神经节细胞的光应答反应与常规神经节细胞应答不同。这些反应由明亮光线引发，并且持久存在[8]。真正的感光神经

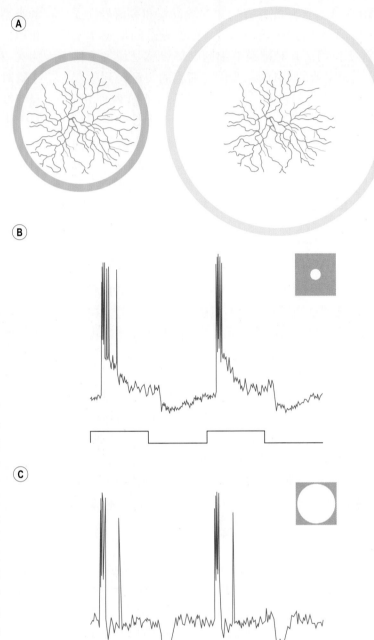

图 23.7　（A）伞型神经节细胞树突的示意图。周边为深绿色环线的刺激物，可以激活中心感受域，而周边为淡绿色环线的刺激物，可以激活环绕感受域。（Reprinted with permission from Diller L，Packer OS，Verweij J et al. L and M cone contributions to the midget and parasol ganglion cell receptive fields of macaque monkey retina. J Neurosci 2004；24：1079-88.）（B）直径为 300 微米的光斑，刺激 ON 伞型神经节细胞使其产生应答反应（下面曲线表示刺激痕迹），细胞中心感受域被激活（C）直径为 2000 微米的光斑，刺激伞型神经节细胞使其产生应答反应（下面曲线表示刺激痕迹），中心和周围感受域均被激活。由于环绕抑制存在，应答反应较小。（Reprinted with permission Davenport CM，Detwiler PB，Dacey DM. Effects of pH buffering on horizontal and ganglion cell light responses in primate retina：evidence for the proton hypothesis of surround formation. J Neurosci 2008；28：456-64.）

节细胞，同样可以接收来自高灵敏度视杆和视锥突触传递的信号，从而对较低强度的光刺激产生应答。尽管这些神经节细胞数量相对较少，但它们通过广泛的树突，覆盖整个视网膜，并且到达大脑的特定区域，控制瞳孔对光反射，诱导昼夜节律的产生。

神经节细胞形成视网膜交织网

在整个视网膜，神经元亚型形成了双极细胞和神经节细胞平行通路，并且通过细胞平铺形成视网膜交织网。细胞平铺是指每一种独立的细胞类型分布在视网膜表面，同型细胞之间很少有重叠[69]。由于每条通路传递视觉信息的不同方面，不同类型的细胞对信息重新组装，恢复整个视觉场景，并传递给下游信息通路[70]。目前对这种平铺机制的具体过程尚不明确。

结论

IPL 层是视觉处理的关键阶段。不同类型的双极细胞将平行信息传入 IPL。然后这些信息通过抑制性无长突细胞和神经节细胞的突触间相互作用，并从 IPL 层中输出。由于信息的加工处理是在 IPL 层中进行，因此可以在这一层中监测运动的方向以及颜色信息。

参考文献

1. Slaughter MM, Miller RF. 2-Amino-4-phosphonobutyric acid: a new pharmacological tool for retina research. Science 1981; 211:182–185.
2. DeVries SH. Bipolar cells use kainate and AMPA receptors to filter visual information into separate channels. Neuron 2000; 28(3):847–856.
3. Nelson R, Famiglietti JEV, Kolb H. Intracellular staining reveals different levels of stratification for on- and off-center ganglion cells in cat retina. J Neurophys 1978; 41(2):472–483.
4. Famiglietti J, Edward V., Kaneko A, Tachibana M. Neuronal architecture of on and off pathways to ganglion cells in carp retina. Science 1977; 198:1267–1269.
5. Roska B, Werblin F. Vertical interactions across ten parallel, stacked representations in the mammalian retina. Nature 2001; 410(6828):583–587.
6. Awatramani GB, Slaughter MM. Origin of transient and sustained responses in ganglion cells of the retina. J Neurosci 2000; 20:7087–7095.
7. Wu SM, Gao F, Maple BR. Functional architecture of synapses in the inner retina: segregation of visual signals by stratification of bipolar cell axon terminals. J Neurosci 2000; 20:4462–4470.
8. Ichinose T, Shields CR, Lukasiewicz PD. Sodium channels in bipolar cells enhance the light sensitivity of ganglion cells. Invest Ophthalmol Vis Sci 2003; 44:E-Abstract 1007.
9. Lagnado L, Gomis A, Job C. Continuous vesicle cycling in the synaptic terminal of retinal bipolar cells. Neuron 1996; 17:957–967.
10. von Gersdorff H, Sakaba T, Berglund K, Tachibana M. Submillisecond kinetics of glutamate release from a sensory synapse. Neuron 1998; 21:1177–1188.
11. Higgs MH, Lukasiewicz PD. Glutamate uptake limits synaptic excitation of retinal ganglion cells. J Neurosci 1999; 19:3691–3700.
12. Matsui K, Hosoi N, Tachibana M. Active role of glutamate uptake in the synaptic transmission from retinal nonspiking neurons. J Neurosci 1999;19:6755–6766.
13. Eliasof S, Werblin F. Characterization of the glutamate transporter in retinal cones of the tiger salamander. J Neurosci 1993; 13:402–411.
14. Otis TS, Wu YC, Trussell LO. Delayed clearance of transmitter and the role of glutamate transporters at synapses with multiple release sites. J Neurosci 1996; 16:1634–1644.
15. Kinney GA, Overstreet LS, Slater NT. Prolonged physiological entrapment of glutamate in the synaptic cleft of cerebellar unipolar brush cells. J Neurophys 1997; 78:1320–1333.
16. Isaacson JS. Glutamate spillover mediates excitatory transmission in the rat olfactory

bulb. Neuron 1999; 23:377–384.
17. Isaacson JS, Nicoll RA. The uptake inhibitor L-trans-PDC enhances responses to glutamate but fails to alter the kinetics of excitatory synaptic currents in the hippocampus. J Neurophysiol 1993; 70(5):2187–2191.
18. Sarantis M, Ballerini L, Miller B, Silver RA, Edwards M, Attwell D. Glutamate uptake from the synaptic cleft does not shape the decay of the non-NMDA component of the synaptic current. Neuron 1993; 11:541–549.
19. Sagdullaev BT, McCall MA, Lukasiewicz PD. Presynaptic inhibition modulates spillover, creating distinct dynamic response ranges of sensory output. Neuron 2006; 50(6):923–935.
20. Chen S, Diamond JS. Synaptically released glutamate activates extrasynaptic NMDA receptors on cells in the ganglion cell layer of the rat retina. J Neurosci 2002; 22:2165–2173.
21. Lukasiewicz PD, Lawrence JE, Valentino TL. Desensitizing glutamate receptors shape excitatory synaptic inputs to tiger salamander retinal ganglion cells. J Neurosci 1995; 15:6189–6199.
22. Higgs MH, Tran MN, Romano C, Lukasiewicz PD. Group III metabotropic glutamate receptors inhibit glutamate release from retinal bipolar cells. Invest Ophthalmol Vis Sci 2000; 41:S621.
23. Awatramani GB, Slaughter MM. Intensity-dependent, rapid activation of presynaptic metabotropic glutamate receptors at a central synapse. J Neurosci 2001; 15:741–749.
24. Palmer MJ, Hull C, Vigh J, von Gersdorff H. Synaptic cleft acidification and modulation of short-term depression by exocytosed protons in retinal bipolar cells. J Neurosci 2003; 23(36):11332–11341.
25. Masland RH. The fundamental plan of the retina. Nat Neurosci 2001; 4(9):877–886.
26. Zhang J, Chang-Sub J, Slaughter MM. Serial inhibitory synapses in retina. Vis Neurosci 1997; 14:553–563.
27. Roska B, Nemeth E, Werblin FS. Response to change Is facilitated by a three-neuron disinhibitory pathway in the tiger salamander retina. J Neurosci 1998; 18:3451–3459.
28. Eggers ED, Lukasiewicz PD. GABAA, GABAC and glycine receptor-mediated inhibition differentially affects light-evoked signaling from mouse retinal rod bipolar cells. J Physiol 2006; 572:215–225.
29. Euler T, Wassle H. Different contributions of GABAA and GABAC receptors to rod and cone bipolar cells in a rat retinal slice preparation. J Neurophys 1998; 79:1384–1395.
30. Shields CR, Tran MN, Wong RO, Lukasiewicz PD. Distinct ionotropic GABA receptors mediate presynaptic and postsynaptic inhibition in retinal bipolar cells. J Neurosci 2000; 20(7):2673–2682.
31. Eggers ED, Lukasiewicz PD. Temporal shaping of IPSCs by GABAA, GABAC and glycine receptors. Soc Neurosci Abstr 2005; 955.3.
32. Eggers ED, McCall MA, Lukasiewicz PD. Presynaptic inhibition differentially shapes transmission in distinct circuits in the mouse retina. J Physiol 2007; 582(Pt 2):569–582.
33. Dong C, Werblin FS. Temporal contrast enhancement via GABAC feedback at bipolar terminals in the tiger salamander retina. J Neurophys 1998; 79:2171–2180.
34. Cook PB, McReynolds JS. Lateral inhibition in the inner retina is important for spatial tuning of ganglion cells. Nat Neurosci 1998; 1:714–719.
35. Flores-Herr N, Protti DA, Wassle H. Synaptic currents generating the inhibitory surround of ganglion cells in the mammalian retina. J Neurosci 2001; 21:4852–4863.
36. Ichinose T, Lukasiewicz PD. Inner and outer retinal pathways both contribute to surround inhibition of salamander ganglion cells. J Physiol 2005; 565(Pt 2):517–535.
37. Freed MA, Smith RG, Sterling P. Timing of quantal release from the retinal bipolar terminal is regulated by a feedback circuit. Neuron 2003; 38(1):89–101.
38. Matsui K, Hasegawa J, Tachibana M. Modulation of excitatory synaptic transmission by GABA(C) receptor-mediated feedback in the mouse inner retina. J Neurophysiol 2001; 86(5):2285–2298.
39. Werblin FS. The control of sensitivity in the retina. Sci Am 1973; 228:70–79.
40. Mangel SC. Analysis of the horizontal cell contributions to the receptive field surround of ganglion cells in the rabbit retina. J Physiol (Lond) 1991; 442:211–234.
41. Volgyi B, Xin D, Bloomfield SA. Feedback inhibition in the inner plexiform layer underlies the surround-mediated responses of AII amacrine cells in the mammalian retina. J Physiol (Lond) 2002; 539(Pt 2):603–614.
42. Taylor WR. TTX attenuates surround inhibition in rabbit retinal ganglion cells. Vis Neurosci 1999; 16(2):285–290.
43. Bloomfield SA, Xin D. Surround inhibition of mammalian AII amacrine cells is generated in the proximal retina. J Physiol (Lond) 2000; 523(Pt 3):771–783.
44. Kamermans M. Hemichannel mediated inhibition in the outer retina. Science 2001; 292:1178–1180.
45. Verweij J, Hornstein EP, Schnapf JL. Surround antagonism in macaque cone photoreceptors. J Neurosci 2003; 23(32):10249–10257.
46. Davenport CM, Detwiler PB, Dacey DM. The mechanism of blue-yellow opponency in the primate small bistratified cell. FASEB Summer Research Conferences Abstract 2006.
47. McMahon MJ, Packer OS, Dacey DM. The classical receptive field surround of primate parasol ganglion cells is mediated primarily by a non-GABAergic pathway. J Neurosci 2004; 24(15):3736–3745.
48. Eggers ED, Lukasiewicz PD. Receptor and transmitter release properties set the time course of retinal inhibition. J Neurosci 2006; 26(37):9413–9425.
49. Wassle H. Parallel processing in the mammalian retina. Nat Rev Neurosci 2004; 5(10):747–757.
50. Werblin F, Roska B, Balya D. Parallel processing in the mammalian retina: lateral and vertical interactions across stacked representations. Prog Brain Res 2001; 131:229–238.
51. Manookin MB, Beaudoin DL, Ernst ZR, Flagel LJ, Demb JB. Disinhibition combines with excitation to extend the operating range of the OFF visual pathway in daylight. J Neurosci 2008; 28(16):4136–4150.
52. Molnar A, Werblin F. Inhibitory feedback shapes bipolar cell responses in the rabbit retina. J Neurophysiol 2007; 98(6):3423–3435.
53. Hsueh HA, Molnar A, Werblin FS. Amacrine to amacrine cell inhibition in the rabbit retina. J Neurophysiol 2008.
54. Witkovsky P. Dopamine and retinal function. Doc Ophthalmol 2004; 108(1):17–40.
55. Karten HJ, Brecha N. Localization of neuroactive substances in the vertebrate retina: evidence for lamination in the inner plexiform layer. Vision Res 1983;

23(10):1197–1205.

56. D'Angelo I, Brecha NC. Y2 receptor expression and inhibition of voltage-dependent Ca²⁺ influx into rod bipolar cell terminals. Neuroscience 2004; 125(4):1039–1049.

57. Johnson J, Caravelli ML, Brecha NC. Somatostatin inhibits calcium influx into rat rod bipolar cell axonal terminals. Vis Neurosci 2001; 18(1):101–108.

58. Rockhill RL, Daly FJ, MacNeil MA, Brown SP, Masland RH. The diversity of ganglion cells in a mammalian retina. J Neurosci 2002; 22(9):3831–3843.

59. Kuffler SW. Discharge patterns and functional organization of mammalian retina. J Neurophys 1953; 16:37–68.

60. Enroth-Cugell C, Robson JG. The contrast sensitivity of retinal ganglion cells of the cat. J Physiol (Lond) 1966; 187:517–552.

61. Boycott BB, Wassle H. The morphological types of ganglion cells of the domestic cat's retina. J Physiol (Lond) 1974; 240:397–419.

62. Callaway EM. Structure and function of parallel pathways in the primate early visual system. J Physiol 2005; 566(Pt 1):13–19.

63. Van Essen DC, Gallant JL. Neural mechanisms of form and motion processing in the primate visual system. Neuron 1994; 13(1):1–10.

64. Dacey DM. Parallel pathways for spectral coding in primate retina. Annu Rev Neurosci 2000; 23:743–775.

65. Barlow HB, Hill RM, Levick WR. Retinal ganglion cells responding selectively to direction and speed of image motion in the rabbit. J Physiol (Lond) 1964; 173:377–407.

66. Yoshida K, Watanabe D, Ishikane H, Tachibana M, Pastan I, Nakanishi S. A key role of starburst amacrine cells in originating retinal directional selectivity and optokinetic eye movement. Neuron 2001; 30(3):771–780.

67. Berson DM, Dunn FA, Takao M. Phototransduction by retinal ganglion cells that set the circadian clock. Science 2002; 295(5557):1070–1073.

68. Panda S, Provencio I, Tu DC et al. Melanopsin is required for non-image-forming photic responses in blind mice. Science 2003; 301(5632):525–527.

69. Wässle H. Parallel processing in the mammalian retina. Nat Rev Neurosci 2004; 5(10):747–757.

70. Field GD, Chichilnisky EJ. Information processing in the primate retina: circuitry and coding. Annu Rev Neurosci 2007; 30:1–30.

71. Jones BW, Watt CB, Frederick JM et al. Retinal remodeling triggered by photoreceptor degenerations. J Comp Neurol 2003; 464(1):1–16.

72. Strettoi E, Porciatti V, Falsini B, Pignatelli V, Rossi C. Morphological and functional abnormalities in the inner retina of the rd/rd mouse. J Neurosci 2002; 22(13):5492–5504.

73. Wachmeister L. Oscillatory potentials in the retina: what do they reveal. Prog Retin Eye Res 1998; 17:485–521.

74. Bui BV, Fortune B. Ganglion cell contributions to the rat full-field electroretinogram. J Physiol 2004; 555(Pt 1):153–173.

75. Barber AJ. A new view of diabetic retinopathy: a neurodegenerative disease of the eye. Prog Neuropsychopharmacol Biol Psychiatry 2003; 27(2):283–290.

76. Gastinger MJ, Kunselman AR, Conboy EE, Bronson SK, Barber AJ. Dendrite remodeling and other abnormalities in the retinal ganglion cells of Ins2 Akita diabetic mice. Invest Ophthalmol Vis Sci 2008;49(6): 2635–2642.

77. Fortune B, Bui BV, Morrison JC et al. Selective ganglion cell functional loss in rats with experimental glaucoma. Invest Ophthalmol Vis Sci 2004; 45(6):1854–1862.

78. Weber AJ, Harman CD. Structure-function relations of parasol cells in the normal and glaucomatous primate retina. Invest Ophthalmol Vis Sci 2005; 46(9):3197–3207.

79. Stevens B, Allen NJ, Vazquez LE et al. The classical complement cascade mediates CNS synapse elimination. Cell 2007; 131(6):1164–1178.

第 24 章

人、猴和小鼠的视网膜电流图

Laura J. Frishman · Minhua H. Wang

叶 芬 译 葛轶睿 校

简介

视网膜电图（electroretinogram，ERG）作为一种客观的、非侵入性的视网膜功能评估手段，被广泛应用于临床和实验研究。它反映了照明变化时，视网膜所有细胞产生应答电位的电势总和。我们可以在体内生理条件下或者接近生理条件下时，在角膜表面放置电极进行记录。如图 24.1 所示，临床上记录 ERGs 时[1]，要求患者不眨眼或者移动眼球。对于一些非常年幼的不配合患者或者记录实验动物数据时，可以通过麻醉使其对检查影响降到最低。ERG 的正向波和负向波，反映了不同阶段视网膜信息处理时正、负电位的叠加总和。刺激的条件和分析方法的选择，将决定不同类型的视网膜细胞和电路产生相应应答。ERG 所反映的视网膜功能的信息，对视网膜疾病的诊断非常有用，同时它可用于监测疾病的发展进程，评估疾病治疗的有效性。

一般利用动物模型对人类视网膜疾病的起因、病理生理学以及治疗进行基础研究。ERG 为动物模型中视网膜功能的评估提供了一个简单而客观的方法。在最近的几年中，它一直应用于小鼠（大鼠，及其他动物）的视网膜疾病模型中，并用来评估视网膜药物的毒性[2]。ERG 也一直用来观察小鼠和其他动物模型的遗传改变，以及对视网膜功能特征性变化的影响，因为这些改变将影响视网膜的视觉信号的传输和处理[3,4]。

本章还提供了视网膜起源的一些信息并对 ERG 进行解释；但重点在 ERG 的最新研究进展，该进展通过与人视网膜类似的猕猴视网膜的药理学分析研究实现。图 24.2 中可见，人类和猕猴的闪光 ERGs 波形非常相似。本章还将研究鼠 ERG 的起源，分析鼠和灵长类 ERG 的异同点。尽管本章的重点是灵长类动物和啮齿动物的视网膜研究，但是值得注意的是 ERG 是评估所有类型的脊椎动物视网膜功能的重要工具。这包括已经展开的两栖动物和鱼类的基础研究实验（Dowling[5]审核）。目前研究将继续对正常情况、基因改变[6]以及病理条件时的视网膜功能作更深入研究。

本章提供了分析 ERG 有价值的背景信息，但并没有提供临床常见视网膜疾病全面综合的 ERG 特征。我们推荐从 Fishman 等[7]、heckenlively 和 Arden[8] 和 Lam[9] 的最新著作中了解 ERG 的更多临床应用。

ERG 的形成

径向电流

ERG 是由神经信号引发的电流流经视网膜形成的一种细胞外电位。低电位 ERG 波源于胶质细胞产生的钾离子（K^+）流动。激活细胞的膜电导发生局部改变，从而产生进出细胞膜的离子电流，电流流到细胞外空间（ECS），形成了细胞外电位。尽管所有的视网膜细胞类型均可导致 ERG 的形成，但作用程度有所区别。一些特定类型的视网膜细胞贡献可能非常大，而一些可能几乎不参与。决定其贡献大小的具体因素见下文。

视网膜中细胞类型的定向性，是决定其激活后参与 ERG 波形形成程度的一个重要因素。第 21 章（图 21.1 和图 21.2）是哺乳动物视网膜的示意图，各种细胞已被标记出。当光线改变引起视网膜神经元的同步激活时，角膜径向的细胞（即光感受器和双极细胞）在 ERG 主波形成中的贡献更大，而侧向细

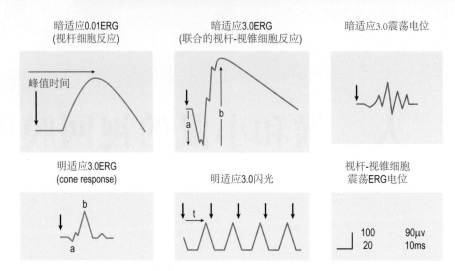

图 24.1　全域电生理的临床标准试验。 临床视觉电生理协会（ISCEV）在全球范围内，推荐了全域刺激下电生理诊断仪器使用的五个标准实验。此图引自 2008 年更新的"ISCEV 标准的全视野临床视网膜电图学"[1]，显示了推荐试验在正常人群应用后引起的 ERG 示意图，光校准为：坎德拉秒每平方米（cd.s/m²）。大箭头提示光刺激发生的时间，虚线箭头显示通过常用的方法衡量时间峰（t 代表时间），a 和 b 为波幅。还有一些其他用途，例如定量分析 ERG 的各项组成，刺激发生后固定时间内波幅的测量（图 24.12）。（From Marmor MF，Fulton AB，Holder GE，Miyake Y，Brigell M，Bach M. ISCEV Standard for full-field clinical electroretinography（2008 update）. Documenta Ophthalmologica 2009；118（1）：pp. 69-77，used with permission.）

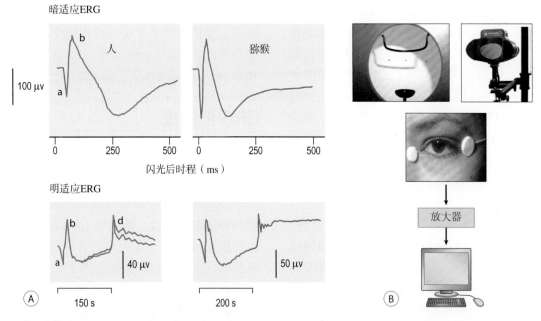

图 24.2　人类受试者和猕猴的全域闪光视网膜电图（ERGs）。 上图：正常警觉的人体受试者（左）和麻醉猕猴（右），在黑暗中以零为计时起点，记录其对 ~ 400 sc td s 的高能量短暂闪光，暗适应下 ERG 的应答反应。对猕猴，以及后面所提及的实验动物记录 ERGs 时，均为麻醉状态下（Adapted from Robson & Frishman 1998,[16] used with permission）。下图：闪光持续更长时间（150 或 200 ms），明适应下 ERGs 的应答。两个受试对象一致，在背景光为 3.3 log sc td 条件下，4.0 log td 明适应（ph）条件下的白色 Ganzfeld 闪光表现出稳定的视杆细胞饱和状态（Adapted from Sieving et al 1994,[110] used with permission.）。（B）ERG 记录设备：使用传统的 Ganzfeld 刺激器（左），或者更现代的 LED- 基础的全域刺激器进行记录。使用 DTL 纤维电极[32]，ERG 信号被放大并传送到计算机，进行叠加、显示和分析。

胞（即星形胶质细胞和无长突细胞）的贡献较小。图 24.1 和 24.2 标记了光刺激引起的主波，一个最初的负向波（主要来自感光细胞）被一个正向的 b 波截断，此 b 波主要由 ON（去极化）双极细胞引起。光刺激持续更长时间（图 24.2，下面一行），ERG 产生另一个正向波——d 波，由 OFF（超极化）双极细胞引起。电流离开视网膜细胞后进入视网膜深层（电流源），同时发送 ECS 重新进入另一个细胞（低电流），形成一个电流偶极子。这些视网膜电流也可以穿过玻璃体到达角膜，并可以通过非侵入性方法记录 ERG；同时该电流可以经过眼外的组织，巩膜，脉络膜和高电阻的视网膜色素上皮（RPE），然后返回视网膜。在动物实验中，可以通过视网膜微电极记录邻近视网膜形成的局部 ERGs，并同步记录全部 ERG 的电流路径，例如：角膜表面或者玻璃体里放置一个电极，同时在眼睛后面放置参考电极[10,11]。这些记录为研究 ERG 不同波的产生提供了有用的信息。

神经胶质电流

神经胶质细胞电流对 ERG 的波形也会产生影响。视网膜胶质细胞包括 Müller 细胞、RPE 细胞和视乳头放射状星形细胞。神经胶质一个重要的功能是调节细胞外 K^+ 聚集，形成 $[K^+]_o$ 来维持细胞膜内外的浓度化学梯度，从而保证正常的神经元功能。光线刺激后，细胞膜除极化和视网膜神经元通道开放，导致神经元 K^+ 外流，聚集到 ECS。相反，当细胞膜超极化，细胞膜离子外流减少，导致更低的 $[K^+]_o$。但是细胞膜上的 Na^+-K^+-ATP 酶可以继续转运 K^+ 至细胞内。

Müller 细胞中 K^+ 电流通过空间缓冲作用，从高

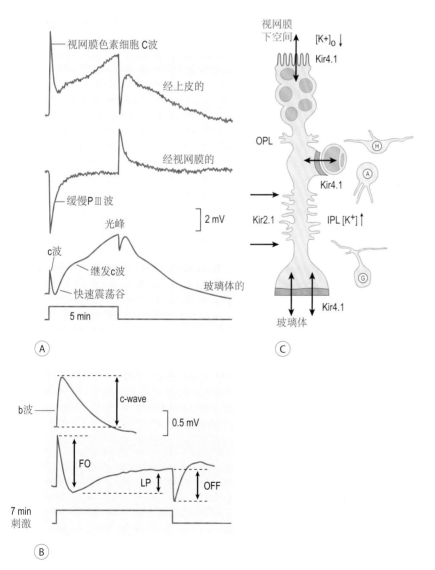

图 24.3 直流电（dc）-ERG 的远端视网膜组成，Müller 细胞中钾离子内流通道，Kir2.1 和 Kir4.1 的分布。（A）同步记录猫完整眼球中，视网膜内（局部）和玻璃体（整体）的 ERG。上图：以 5 分钟为周期的照明中，经皮（TEP）记录的反式视网膜反应。由于压缩了时间尺度，a 和 b 电波未被观察到。视网膜内的记录显示出了 c 波的两个组成部分：（1）视网膜色素上皮（RPE）c 波，它是通过 TEP，在视网膜下空间（SRS）的一个微电极和一个眼球后的参考电极之间记录到的；（2）缓慢 PⅢ，它是 Müller 细胞电流通过角膜负反式视网膜成分产生的（参见文本），在相同的微电极之间和玻璃体电极之间被记录到。玻璃体 ERG（底部），是在玻璃体电极和眼球后参考电极之间记录到的，是 RPEc 波和缓慢 PⅢ 波之合。C 波紧随在快速振荡槽（FOT）之后，然后光峰（LP），两者都是 RPE 独特的反应。（From Steinberg et al 1985,[161] used with permission.）。（B）对 C57BL/6 小鼠进行 7 分钟为周期的照明刺激，记录 dc-ERG。箭头标志了 FO，LP，和 OFF 应答的波幅。以上记录显示了扩大时间尺度（×5）时应答的早期部分。振幅校准：0.5 mV。（From Wu et al 2004,[35] used with permission.）。（C）广泛分布于 Müller 细胞膜上的 Kir2.1 通道的强烈电流。K + 在突触区域通过 Kir2.1 强电流通道进入 Müller，通过 Kir4.1 弱电流（双向）渠道退出细胞。Kir4.1 通道集中在 ILM，OLL 和血管周围 Müller 细胞。（Modified from Kofuji et al 2002,[14] used with permission.）

电势 [K^+]。的区域流向低电势 [K^+]。区域[12,13]。视网膜中的返回电流由 Na^+ 和 Cl^- 形成。Müller 细胞中内向整流 K^+ 通道（Kir）（见 24.3C）的区域分布和电性能决定了空间缓冲能力。Kofuji 和同事研究发现，Müller 细胞中强电流的 Kir2.1 通道分布于"源"区域，尤其在局部神经元活跃的突触区域[14,15]。与此相反，Kir4.1 通道（弱整流）在 Müller 细胞的突触小结、内界膜、外界膜以及血管形成过程中密度较高。K^+ 通过 Kir2.1 通道进入 Müller 细胞，导致 K^+ 外流减少；通过双向性的 Kir4.1 通道离开 Müller 细胞，进入细胞外的低 [K^+]。浓度的区域：玻璃体、视网膜下间隙（SRS）和血管[14]。

与神经元周围组织 [K^+]。改变引起的 ERG 波形相比，神经胶质细胞 K^+ 电流改变相关的 ERG 波形时间进程较低。由于神经元活化将导致 [K^+]。增加或者减少，故神经胶质 K^+ 电流与 K^+ 的整体流动率相关，即神经胶质电活动为模型中 b 波形成的主要因素（图 24.11[16]）。Müller 细胞中神经胶质 K^+ 电流改变导致的其他波形，或者具有神经胶质功能的其他视网膜细胞（例如 RPE）引起的 c 波和低 P III（图 24.3A，B），都与强闪光刺激致光感受器发生超极化导致的 SBS 上 [K^+]。减少有关[15,17-21]。负向暗视阈值反应（nSTR）和负向明适应反应（PhNR）都由内层视网膜活化产生，通过视网膜或视神经乳头的胶质 K^+ 电流介导[22-29]。

刺激条件

ERG 的形成除了与视网膜的结构和功能相关外，刺激物的条件也在很大程度上决定了特定细胞或者电路对 ERG 形成的贡献程度。信号由视杆细胞路径和视锥细胞路径产生，或者是两者都依赖于刺激物能量，波长和暂时的特征以及一定强度的照明背景。相比视杆细胞，视锥细胞通过较低的光线即可脱敏产生信号。完全的暗适应条件下，ERGs 由视杆细胞产生（即暗适应 ERGs），因此可以用来评价视杆细胞通路的功能（图 24.1 和图 24.2，上部分），明适应 ERGs 只由视椎细胞产生（即明适应 ERGs），可以用来评估视锥细胞通路的功能（图 24.1 和图 24.2，下部分）。图 24.1 右下部分显示的是 30 Hz 高频闪光下的应答反应，此时视锥细胞应答被消除，而视杆细胞环路仍然存在。高亮度的闪光引起双极细胞环路近端 b 波上的小波发生重叠，称为振荡电位（OPs）[30,31]。图 24.1 右上部分显示的是 75 ~ 300 Hz 的带通滤波器分

离出的 OPs。

刺激的空间广度是 ERG 试验中的重要因素。作为标准临床试验，如图 24.1 所示进行照明，如 Box 24.1 所示进行记录，同绝大多数的动物模型试验一样，使用全域（Ganzfeld）闪光刺激（图 24.2B）。全域闪光刺激的优势是：由于更多的视网膜细胞被激活，可以引发最广泛的应答，所形成的细胞外电流比局部刺激引发的更大；同时由于全域刺激受试对象瞳孔扩大，可以照亮视网膜的全部区域，从而得到合适的照明背景。而空间局限性刺激，对分析特定视网膜区域的功能非常有效，例如灵长类的中心凹注视 vs 外周注视。多焦点刺激可以用来评估许多同时发生反应的区域应答。

图 24.1 所示的 ERG 应答，是在世界范围内比较视杆细胞通路和视锥细胞通路数据[1]，并经国际视觉临床电生理协会（ISCEV）认定的，能引起有效获得标准的最小刺激值。框 24.1A 列出这些标准试验名称。框 24.1B 列出通过使刺激条件达到最大范围，以

框 24.1　标准 ERG 试验和更多专项 ERG 试验

A. 标准 ERG 试验

ISCEV 描述的全视野临床标准
视网膜电描记术（2008 更新）[1]
　所有的数字为刺激物
　校准：cd.s/m²

- 暗适应 0.01 ERG（"视杆细胞应答"）
- 暗适应 3.0 ERG（"最大的或标准化结合视杆 - 视锥应答"）
- 暗适应 3.0 震荡电位（"震荡电位"）
- 明适应 3.0 ERG（"一闪性视锥细胞应答"）
- 明适应 3.0 闪烁 ERG（"30 Hz 闪烁"）
- 推荐的其他应答：暗适应 10.0 ERG 或者 暗适应 30.0 ERG

B. 专项 ERG 和记录操作

- 斑点或者局部 ERG
- 斑点 ERG（见出版的指南[162]）
- 模式 ERG（见出版的标准[91]）
- 早期感受器电位（ERP）
- 暗视阈值反应（STR），负反应和正反应
- 明适应副反应（PhNR）
- 直流电（dc）ERG
- 眼动电图（见出版的标准[39]）
- 持续时间明适应 ERG（ON-OFF 应答）
- 成对闪光 ERG
- 色彩刺激 ERG（包括 S- 视锥 ERG）
- 暗 - 明适应 ERG
- 暗适应和明适应亮度应答分析
- 饱和 a 波斜率分析
- 对青少年和婴儿专门的方法[163]

更加全面、详细的评估视网膜功能，其中部分实验将在本章中描述。

ERG 的非侵入性记录

ERGs 可以通过多种类型的电极从角膜表面记录得到。通常使用的电极是一个内装有传导性金属电极的接触镜（Burian Allen 电极），有良好的信噪比，并通过开睑器来减少眨眼和眯眼造成的干扰。在电极的两端、开睑器外表面涂有可传导物质以介导电流。当使用局部麻醉时，这种电极的可容性最好。另一种被广泛应用的接触镜电极是一次性使用的喷射电极。一些临床医生和研究员使用图 24.2B 所示的 DTL 电极[32]——浸有银颗粒的聚酯薄膜纤维电极，金箔电极，以及通过钩住下睑的钢丝套圈电极（H-K 环）。对于啮齿类动物，可在角膜表面接触环内或者其他构型中放置金属物质。一些试验中使用棉线条电极，或在接触镜下放置 DTL 纤维，以及其他形式的接触镜电极[26,33]。在所有的实验中通过润滑剂保持角膜湿润。参考电极可以放置在眼睑下，或者装有接触镜电极的金属镜上，也可以放在太阳穴、额头或者另一眼的角膜上。对强刺激的应答使 ERG 信号从微伏到毫伏甚至更大，（正负）其峰间值被放大，并通过计算机进行数字化叠加和分析。通过滤过器消除视网膜对刺激应答信号频率之外的外界信号（< 1 或者 > 300 Hz），以及线性频率噪音的干扰（例如 50 Hz 或者 60 Hz）。

ERG 组成成分的标准定义

ERG 中多种波的起源引起众多临床医生和研究者的兴趣。目前对 ERG 波形细胞起源的了解来自多方面的认识：通过视网膜功能性微循环，尤其是视网膜细胞类型的生理学和细胞生物学研究，视网膜神经递质的鉴别和作用，它们的受体、转运蛋白和释放机制等。一个使用乙醚麻醉的经典研究，首次得到了 ERG 组成成分的药学分离。

Granit's[36] 经典的 ERG 药理学分离试验（图 24.4），为 ERG 波的起源以及根据不同视网膜起源进行命名提供了依据。通过以下顺序进行乙醚麻醉诱导，ERG 波的组成图像有顺序的出现和消失：P I 过程，b 波后出现主要由 RPE 产生的缓慢 c 波应答；P II 过程，由双极细胞产生 b 波；最后是 P III 过程，

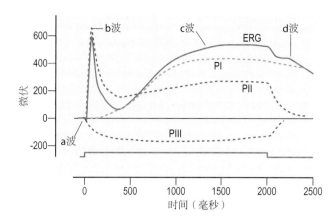

图 24.4　猫的暗适应 ERG 以及通过乙醚麻醉得到的三种组成部分。实线代表完整猫眼，黑暗中对 2 s 闪光（14 朗伯）产生的 ERG。虚线代表三个进程（P I，P II 和 P III），乙醚麻醉后三组进程从 ERG 上消失（Modified from Granit 1933,[36] used with permission.）

为最长的光感受器相关应答。ERG 组成中的 P II 和 P III 通常分别由 ON- 双极细胞和光感受器产生。

慢 P III，c 波和直流（dc）-ERG 的其他缓慢成分

ERG 中的 P III 可以被分成快速部分和缓慢部分：快速 P III 是 a 波，反映了光感受器电流（见下文）；缓慢 P III 由 Müller 细胞 SRS 上 $[K^+]_o$ 光感受器依赖性减少引起的电流引起（图 24.3C）。负向缓慢 P III 和色素上皮细胞对视网膜下 $[K^+]_o$ 减少的正向应答，共同形成了 c 波[15,17-19,34]，图 24.3 和 24.4 所示的是猫暗适应 ERG 的正向过程。对完整猫眼中的视网膜内记录提示（图 24.3A），在 ERG 形成过程中，RPE 引发的正向反应过程，比 Müller 细胞引发的负向反应过程贡献更大。小鼠中，c 波也是正向波[35]（图 24.3B）。对人与猴子，缓慢 P III 和 RPEc 的波峰更加平均，角膜 c 波更少表现为正波。RPE 产生的两个慢电位，快速振荡电位（FO）和光峰（LP），同样出现在猫和小鼠的 dc-ERG 记录中（图 24.3）。小鼠 LP 的波峰比猫的小。产生这些慢波的细胞机制，详细见前文 ERG 起源中的描述[37,38]。

在正常反应的人类受试者中，由于眼睛运动的太过频繁，不能通过获得稳定的 dc-ERG 来显示慢波。因此可以通过一种眼睛运动依赖性电压——眼动电图（EOG）来显示慢电位。EOG 主要是由 RPE 产生的一种角膜眼底电位；其波幅随着光照发生改变，

在光峰时达到最大波幅。在关于临床 EOG 的 ISCEV 标准出版物中，描述了通过 EOGs 来评价视网膜 RPE 功能的方法[39]。

全视野暗适应（Ganzfeld）闪光 ERG

图 24.5 显示了人（左），猕猴（中），C57BL/6 小鼠（右）对不同刺激强度的全域暗适应 ERG 应答反应，其中猕猴的视网膜 ERG 与人的非常相似，而小鼠的 ERG 与灵长类 ERG 相似，但是波幅更大（见

标示刻度）。如图中所示，对于高强度的刺激，小鼠 ERG 比灵长类形成更大，的振荡电位（图 24.6）。图 24.5 所示的 ERG 是除了对最强刺激的应答外，通过最敏感的原始视杆细胞环路产生的几乎所有的应答。对于以上 3 种受试对象，最强的刺激引发 a 波，然后是 b 波。施加刺激比最强刺激小 2 log 单位时，b 波仍然存在，但是 a 波消失。这部分因为许多（20 ~ 40 个）视杆细胞集中在杆状双极细胞周围对刺激产生应答，从而增加了敏感性，因此可以出现 b 波[40-42]，同时也是因为视网膜上的 ON 双极细胞具有

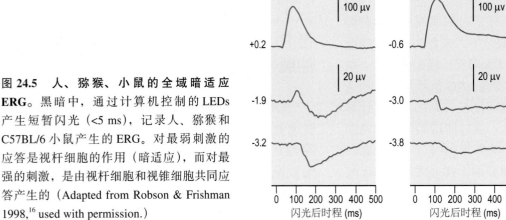

图 24.5　人、猕猴、小鼠的全域暗适应 ERG。 黑暗中，通过计算机控制的 LEDs 产生短暂闪光（<5 ms），记录人、猕猴和 C57BL/6 小鼠产生的 ERG。对最弱刺激的应答是视杆细胞的作用（暗适应），而对最强的刺激，是由视杆细胞和视锥细胞共同应答产生的（Adapted from Robson & Frishman 1998,[16] used with permission.）

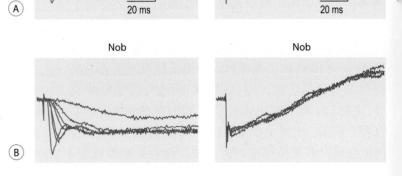

图 24.6　小鼠中负向 ERG 中 b 波消失。 对 C57BL/6 小鼠（A），Nob1 小鼠（B）分别进行短时间（左），和长时间（右）单次闪光刺激，使其发生应答反应。左边的 ERGs 是对 0.11，0.98，2.57，4.37，17.4，27.5 和 348 sc cd.s/m² 闪光的应答；右图是对 40.0，68.4，102，170 和 348 sc cd.s/m² 闪光的应答（From Kang Derwent et al 2007,[58] used with permission.）

更大的径向伸展性。第三种受试对象对最弱的刺激产生应答形成了 ERGs 中的缓慢负向波，称为（负向）暗视阈值反应（nSTR）。平均敏感度的正向波（p）STR 与无长突细胞和 / 或神经节细胞的激活有关，具体描述见下章 [22,25-27,43]。STRs 的高灵敏度与 b 波（和 a 波）有关，反映了视网膜近端原始视杆细胞环路中，出现了集中的附加的视杆细胞信号 [40,44,45]。

暗适应 a 波

普遍认为暗适应 a 波，反映视杆细胞感受器的光电流。哺乳动物视网膜内记录提示，a 波发生器位于光感受器中，试验中还包括电流源密度（CSD）（或输入 - 输出）分析 [10,11,46-48]。Penn 和 Hagins[47,48] 分离大鼠视网膜的实验，为 a 波细胞起源提供了最直接的证据。他们认为光抑制了光感受器的循环（暗）电流，这种抑制作用可以通过 ERG 中的 a 波显示。

ERGs 负向波

对两栖动物的早期研究同样证实了 a 波的受体理论起源。实验使用化合物阻碍突触的传递，如 Mg^{2+}，Co^{2+}，以及 Na^+- 天冬氨酸作用，消除神经元的受体后神经元应答 [49,50]，从而将光感受器信号从 ERG 中分离出来。经过这些处理 b 波也消失，提示 b 波是受体后起源。随着对突触药理学的进一步认识，我们广泛通过利用谷氨酸盐激动剂和拮抗剂，来阻碍信号从光感受器传递到二级神经元。例如，使用 $mGluR_6$ 受体拮抗剂 [51]，L-2- 氨基 -4- 膦酰基酸（APB 或者 AP4），阻碍 ON 双极细胞上的促代谢受体，从而使 b 波消失并产生负向 ERG[52,53]。虽然 OFF 通路的神经元也可以产生迟发负向信号，但视锥细胞光感受器产生的应答是构成剩余 ERG 波形的主要因素 [54,55]。

在基因消除 $mGluR_6$ 受体 [56] 或使其发生突变以及 ON 双极细胞信号传导所必需的其他蛋白缺失 [57] 的小鼠，APB 之后本来存在的负向 ERG 可以重现。如图 24.6 所示。Nob1 小鼠的 Nyx 基因发生突变后，其暗适应 ERG 中的经典负向 b 波消失 [58,59]。而 Nyx 基因是双极细胞树突中发现的编码夜盲蛋白的基因 [60,61]。人类伴 X 染色体遗传的先天性静止性夜盲症患者（CNSB-1）[62,63]，由于夜盲蛋白发生突变，出现负向的 ERG。负向 ERG 同样出现在其他 CSNB 类型的患者，$mGlur_6$ 受体突变的 Nob3 和 Nob4 小鼠 [57,64]，以及光感受器的谷氨酸能转换体功能失常的 Nob2 小鼠 [65]。虽然 Nob1 小鼠和其他小鼠的 ERG 中 b 波缺

失，但还是负向波，在 c 波的时间进程中形成波谷。光感受器依赖体显示，神经视网膜中受体后阻滞，并不影响 c 波和缓慢 P Ⅲ 的应答。

早期在阻塞猴的视网膜中央静脉研究中发现 [66,67]，由于视网膜内循环障碍引起视网膜缺血，同样可以引起 a 波缺失，以及受体后 ERG 组成消失。临床中视网膜中央动脉和静脉阻塞后，可以检测到一个"负向 ERG"，其 b 波减少或者缺失。以上情况同样出现在一些影响受体后视网膜的疾病中，例如黑素瘤相关性视网膜病变、伴 X 染色体遗传性视网膜劈裂症、肌营养不良或者毒性条件下 [7,9]。

模型

利用 a 波来研究正常和异常光感受器功能的方法，通过基于单细胞生理学的定量模型得到发展，现在可以预测同种或者相似物种中分离的光感受器细胞，以及 ERG 中的 a 波。Hood 和 Birch[68,69] 证实，可通过光感受器功能模型来预测人类暗适应 ERG 中的 a 波边缘 [70]，该模型衍生于体外应用的通过吸入电极对单个灵长类视杆细胞的光感受器周围电流进行记录的试验。Lamb 和 Pugh[71,72] 设计了一个关于光感受器应答边缘的简单动力学模型，考虑到脊椎动物生物化学视觉传导的级联反应，最初利用两栖动物进行体外研究（见第 21 章）。通过该模型证实，强光刺激引发了人类暗适应 a 波前缘的出现 [73]。在临床上，此模型广泛应用于视网膜疾病的研究；在动物实验中，用于分析光感受器的功能。Hood 和 Birch[74-76] 对波形的组成进行了分析（图 24.7 的说明），并通过施加视锥细胞信号对波形进行调节。图 24.7 显示了 Hood 和 Birch 对正常人体受试者和色素性视网膜炎患者（RP）暗适应 a 波进行了比较。

Hood 和 Birch[74-76] 的光感受器模型，Lamb 和 Pugh[72] 的简单动力学模型以及更多的改进研究 [55]，为 a 波的最大振幅和应答敏感度的研究提供了参数，分别为 Hood 和 Birch 方程中的 Rmax 和 S。Rmax 和 S 的改变由病理条件和刺激条件共同决定（例如：适应水平）。例如，由于眼睛中光感受器含氧量较低，当传导串联异常或者视网膜照明增加时，S 比 Rmax 更容易受影响；然而光感受器缺失时，Rmax 更容易受影响。图 24.7 显示两者都被 RP 影响，然而 R 比 S 更加敏感 [77]。

尽管 a 波前缘的模型为描述健康的光感受器提供了参数，但是更简单的方法是，使用强度大于

ISCEV 标准（图 24.1 和框 24.1）[1] 的光线进行研究更有帮助。Hood，Birch[77,78] 以及其他研究者 [79] 使用一对甚至是单个强闪光，使刺激强度接近或者恰好达到视杆细胞饱和应答状态，即可在不满足标准模型的情况下对光感受器进行分析，并粗略的估计 Rmax，测量与 S 相关的峰值时间。图 24.7 下排中显示对单个闪光刺激的测量 [77]。闪光的强度为 4.0 log sc td.s，比视杆 - 视锥细胞混合 ERG 的 ISCEV 标准闪光 [1] 高 63 倍（1.8 log 单位）（假设瞳孔直径为 8 mm）。

视杆 - 视锥混合 a 波

黑暗中从弱到中等程度的闪光刺激，使视杆细胞产生信号形成 a 波。但是强光刺激时（如图 24.5 上部分所示），引发出视杆 - 视锥混合 ERG。为了研究视杆和视锥细胞对 ERG 的贡献，有必要使两者分离。图 24.8 显示了两种不同强度的闪光引起的猕猴暗适应 ERG（红圈 red circles），将视杆细胞和视锥细胞对 ERG 波形的贡献作用分开。

图 24.8 所示的在视杆 - 视锥细胞混合应答中，减去视锥细胞应答后剩下的是视杆细胞应答（蓝圈）。通过短暂压抑（1 s）得到分离的视锥细胞应答（三角形）。分离的视杆细胞应答通过适应性闪光获得，接着通过测量最初实验刺激的应答，发现视杆细胞应答出现在视杆细胞抑制性闪光后的 300 ms。灵

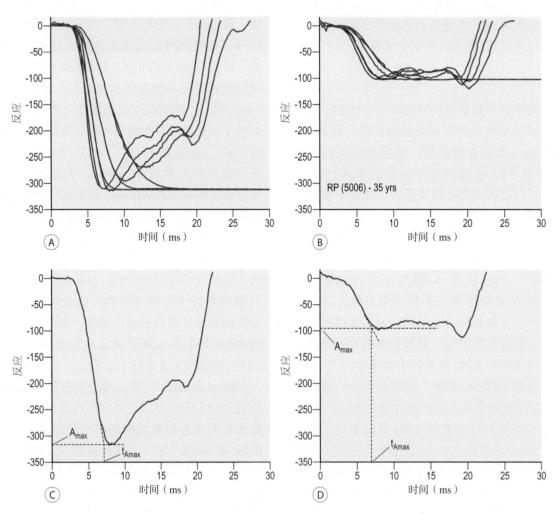

图 24.7　暗适应 a 波前缘的模型。正常人体受试者（A），色素性视网膜炎（RP）患者（B）在 a 波饱和强度附近，增加闪光的强度从而引发分离的视杆 ERG。Hood 和 Birch[75] 改进了 Lamb 和 Pugh[72] 的模型，按照下面公式表达：

$$R(I,t) = \left(1 - \exp\left[-I * S * (t - td)^2\right]\right) * R_{max} \text{ For } t > t_d$$

反应幅度 R 是闪光强度 I 和时间 t 的一个函数，在光线的短暂刺激后出现。S 表示对光线刺激的敏感性，Rmax 是最大振幅，td 是 2.4 ~ 4 ms 的时间延搁。正常人体受试者（C）和 RP 患者（D）是模型参数的指示器，用来简单估计 Amax 和 tmax，Rmax 和 S。（From Hood & Birch 2006,[77] used with permission.）

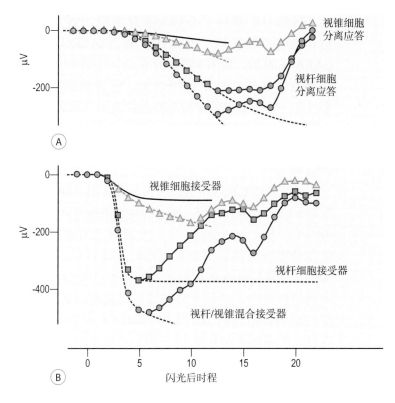

图 24.8 猕猴的视杆 - 视锥混合性暗适应，显示分离的组成部分。猕猴对 188 sc td.s 短暂蓝色 LED 闪光（57 ph td.s,）（A），以及 59 000 sc td.s 的氙白光刺激（34 000 ph td.s）的应答反应（B）。两者的最大应答反应（红圈）均是视杆 - 视锥 a 波的混合；红色虚线显示的是视杆 / 视锥混合应答模型。其次是分离的视杆应答（蓝圈），蓝色虚线显示的是视杆光感受器模型应答。再随后是分离的视锥应答（三角形所示），绿色虚线显示的是模型应答（包括受体后部分）。最小的应答反应是视锥光感受器模型应答（紫红色线），通过玻璃体内注射顺式哌啶 -α，3- 二羧酸获得（PDA，5 mM 玻璃体浓缩，假设猕猴的玻璃体容积为 2.1 ml）。A 部分的刺激为（8.5mm 瞳孔直径）1 ph cd.s/m², 比 ISCEV（3 cd.s/m²）的标准弱 3 倍。而 B 部分的刺激是比标准照明强 200 倍光亮（From Robson et al 2003,[55] used with permission.）

长类在 300 ms 时视锥应答完全恢复，而视杆应答至少在 1 s 后出现，因此使得两者的分离成为可能。图 24.8 所示，a 波前缘的视锥光感受器驱动成分占饱和应答的 20%。Lamb 和 Pugh 模型[55,72] 修改了视杆（蓝色）和视锥（紫红色）光感受器应答的模型线。视锥引发的 a 波（绿线）比模型光感受器（紫红线）引发的更大，这是因为视锥细胞可以通过受体后 OFF 通路增加负向波信号，而这一通路被离子型谷氨酸盐受体拮抗剂消除，在下一章明适应 ERG 中会对此进行描述。

视杆细胞光感受器应答的时间进程

在光感受器对短暂闪光应答产生的 ERG 中，a 波仅仅是可见的一部分。如图 24.6 所示，Nob1 小鼠基本消除了暗适应 ERG 的受体后部分，导致 c 波的出现。为了研究光感受器应答在 ERG 其他组成成分中的作用，可在体内使用成对闪光技术（Pepperberg[80] 及其同事发明）检测光感受器的应答。猕猴光感受器对三种不同刺激强度衍生的应答反应，均出现饱和的 b 波（图 24.9 上部分）。尽管体内衍生的反应到达波峰时间比体外有提前趋势，但是总体来说衍生应答的时间进程与猴分离的视杆细胞外节部分反应时间进程相似[70]。这种刺激方法应用于人、猕猴和其他动物来研究视杆和视锥的应答反应。记录显示，在弱光刺激下，衍生的光感受器应答 ERG 的峰值时间更长，此时 a 波前缘由于太小而不能被观察到。这很好的说明了 ERG 是不同视网膜应答反应过程的叠加。

暗适应 b 波（P Ⅱ）

普遍认为暗适应 b 波来自 ON 双极细胞。视网膜内记录的结果和 CSD 分析均支持 b 波来自双极细胞（或者 Müller 细胞）[10,11,66]。如上文所述，通过药理学原理阻止受体后应答，尤其是 ON 双极细胞，或者通过突变阻碍 ON 双极细胞的信号传递，均能发现 b 波消失[53]（图 24.6）[57,59]。

以上也从动态范围证实了原始视杆环路中，暗适应 b 波由双极细胞产生。当刺激非常强时，视杆细胞信号经由缝隙连接到达视锥细胞，再到达锥体双极细胞，此通路同样对暗适应闪光刺激应答有贡献[41,44,81,82]。对于暗适应，可以从暗适应 ERGs 中将 Granit's P Ⅱ 进行分离，并与记录的锥体双极细胞进行比较，其中一个途径是药理学隔断 P Ⅱ。

图 24.10A 显示了在 C57BL/6 小鼠的玻璃体内注射抑制性神经递质 γ- 氨基丁酸（GABA）抑制视网膜活性，观察注射前后的暗适应 ERG。GABA 受体

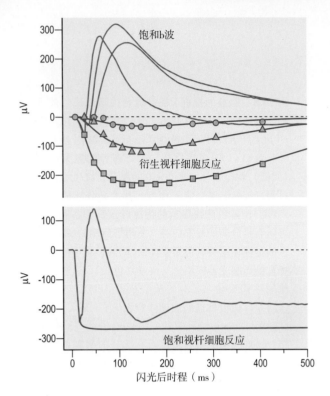

图 24.9　猕猴暗适应 ERG 的衍生视杆光感受器应答 上图：猕猴对三种试验刺激（0.28，1.24 和 6.86 sc td.s）的 ERG 应答。通过使用 Pepperberg 等[80]的成对闪光技术引发光感受器的应答。在实验闪光发动后，用探针固定探测视杆细胞的饱和度，从对探针单独应答到衍生的每个时间点的视杆感受器的应答反应（基准点），对探针的残余反应是不饱和的。下图：对刺激强度为 2.6 log sc td.s 的 ERG 应答反应，视杆光感受器应答是饱和的。此图和上图的曲线是通过 Robson 等[55]的修改方程式得到的。

存在于双极细胞末端、视网膜内的无长突细胞以及神经节细胞中。图像显示，通过 GABA 可以消除最敏感的正向波和负向波（p- 和 n-STR）[26,83]，留下单独的 P Ⅱ。STRs 的敏感性不因整个视网膜敏感度下降而丢失。a 波的波幅和动力学，反映了光感受器功能不因注射了 GABA 发生改变。（图 24.10C）。

图 24.11B 显示，给 4 只 C57BL/6 小鼠玻璃体内注射 GABA 后，予每个视杆细胞约 1 Rh* per 刺激，使 P Ⅱ 从 ERGs 中分离。图 24.11A 显示的是使用弱的适应光线抑制人体敏感的 STRs.，从而分离出 P Ⅱ[84]。分离的 P Ⅱ 是杆状双极细胞对弱刺激产生的若干电流的叠加[85]。从 ERG 中分离 P Ⅱ 时间进程与单个细胞电流时间进程非常相似，从而支持分离的 P Ⅱ 波反映了杆状双极细胞的活化这一假设。小鼠中分离 P Ⅱ 波不太可能，因为视网膜 Kir4.1 通道遗传失活的小鼠仍然能形成 b 波[15]。

图 24.11B 显示了 GABA 注射前后，固定时间（110 ms）b 波峰值（和 pSTR）附近的 ERG 波幅。GABA 注射后，随着 pSTR 的移动，应答的幅度随着刺激能量的增加成比例增加，最后到达饱和状态。这一过程通过简单的双曲函数表示（见图 24.10注释）。这些发现与单个视网膜细胞类型产生机制一致。即每种类型细胞均产生分离的 P Ⅱ 波并参与 ERG 形成[83,86]。

尽管双极细胞在 b 波形成占主要作用，Müller 细胞对 b 波形成也有作用。通过药理学原理分离猕猴的 ERG（图 24.11B）得到 P Ⅱ，发现其上升部分与其他物种中分离得到的 P Ⅱ 很相似（24.11A）。然而，猕猴（和猫）中的 P Ⅱ 回到基线更慢。图 24.11B 所示通过快速电泳的低通滤波器得到猕猴的 P Ⅱ。给猫的玻璃体内注射 Ba^{2+} 来阻碍 Müller 细胞的 K^+ 的内流，并不能消除 b 波[25,87]，但是可以移除分离 P Ⅱ 的缓慢部分，这与低通滤波器的应答时间进程非常相似[38]。尽管缓慢成分的波幅比快速成分高（对短暂闪光），但是猫和猕猴两条曲线下的区域面积是相似的。随着更长时间的持续刺激，如早期两栖动物试验中使用的一样[88]，发现神经元和神经胶质在产生 b 波过程中的贡献是一样的。

暗视阈值反应（scotopic threshold response，STR）

如图 24.5 和 24.10 所示，在绝大多数哺乳动物中，在黑暗中给予接近人的心理物理阈[27,89]的非常弱的闪光刺激，nSTR 和 pSTR 形成 ERG 的主要成分。通过对猫的视网膜分析发现，nSTR 的产生更接近于视网膜激发而不是 P Ⅱ[27]。在非侵入性记录研究中，p 和 nSTR 可以被抑制，因此可以通过使用弱适应背景和抑制神经递质 GABA（图 24.10 和图 24.11 所示）或者甘氨酸）[90]途径从 P Ⅱ 中分离得到。阻碍谷氨酸盐受体拮抗剂（图 24.11 注释），或者使用 N- 甲基天冬氨酸激动剂（NMDA），因其受体存在于内部视网膜神经元，同样可以消除 STRs[86,91]。图 24.10B 和 D 分别显示了小鼠中 GABA 对 pSTR（闪光后 110 ms 测量）以及 nSTR（200 ms 测量）的影响。两个试验中，注射 GABA 后剩下的应答反应可以作为 P Ⅱ 单独分离的模型。

图 24.10B 和 D 的曲线包括了暗适应 ERG 的线性模型，说明小鼠的暗适应 ERG 不仅有 P Ⅱ 的作用，还有 pSTR，nSTR（和 P Ⅲ）的共同作用。这些组分在闪光刺激发生后的特定时间进行叠加形成了

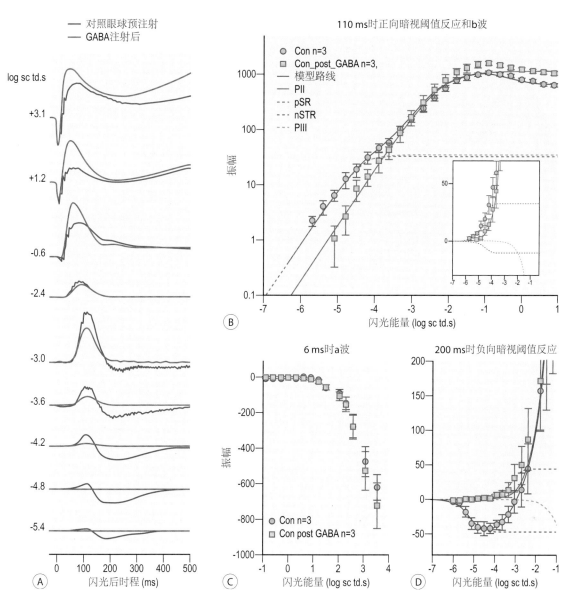

图 24.10　小鼠的玻璃体腔注射 GABA 前后的暗适应 ERG：分析 ERG 组成成分（A）C57BL/6 小鼠在玻璃体腔内注射 GABA 前后，不断增加短暂闪光的刺激强度，产生应答的 ERG（30 mM 玻璃体浓缩，假设小鼠的玻璃体腔容积为 20）。（B）小鼠在短暂闪光刺激后 110 ms（mean ± SEM），pSTR 和 b 波高峰期时的 ERG。模型中的 ERG（蓝线）包括四个部分：P Ⅱ，pSTR，nSTR 和 P Ⅲ。所有的组成成分假设在达到饱和之前，随刺激强度的增加成一定比例的增加。pSTR，nSTR 和 P Ⅲ 通过以下公式确定其饱和度：

$$V = V_{max}(1 - exp(-I/I_o))$$

Vmax 是最大饱和波幅，I_o 是波幅为 （1-1/e）Vmax 时的刺激强度，P Ⅱ 双曲线的相关系数通过下列公式得到：

$$V = V_{max}I/(I+I_o)$$

Vmax 与指数函数中的功能相同，而 I_o 为波幅为 Vmax/2.26 的刺激强度。（C）短暂闪光 6 ms 后记录的 ERGs，用来测量 a 波的前缘。（D）测量 nSTR 波幅 200 ms 后的 ERGs，模型的线为全部应答，其组成成分在 B 中描述。

ERG 应答（蓝色实线）。模型假设每一个 ERG 组分（虚线和红线）最初的升高，同刺激的强度成一定的比例，然后以特定的方式达到饱和，如同在哺乳动物单细胞[70,92]以及其他众多研究中记录 a 波和 b 波一样。在更高的刺激强度下，由于光感受器在 ERG 形成中发挥显著作用，所以必须移除 P Ⅲ（光感受器）组分才能分离 P Ⅱ（图 24.9）。图 24.10B 和 D 分别显示了更高刺激强度下 P Ⅲ 的曲线[26]。

nSTR 和 pSTR 神经元起源具有物种特异性。对于猕猴，nSTR 主要来源于神经节细胞，因此在实验

505

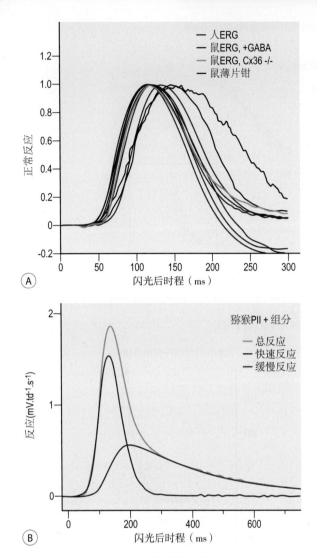

图 24.11 人、猕猴和小鼠的暗适应 ERG 中的杆状双极细胞成分和 P Ⅱ。（A）将从小鼠的视网膜薄片的杆状双极细胞电流（Field & Rieke, 2002），通过弱光线适应从人的 ERGs 中分离的 P Ⅱ，从 6 只 C57BL/6 小鼠玻璃体腔注射 GABA（32-46 mmol/L）后从 ERGs 中分离的 P Ⅱ，以及神经节细胞缺失的 Cx36（-/-）的小鼠中分离的 P Ⅱ 进行比较（From Cameron et al 2006[84], which was modified from Robson et al 2004[83]; used with permission.）（B）通过药理学阻止 [6,7- 二硝基喹噁啉 -2,3-dione（DNQX），0.1 mmol/L；N- 甲基 -D- 天冬氨酸（NMDA，3mmol/L）] 分离猕猴中的 P Ⅱ [6,7- 二硝基喹噁啉 -2,3-dione（DNQX），0.1 mmol/L；N- 甲基 -D- 天冬氨酸（NMDA，3mmol/L）]。通过快速电泳分析分离 P Ⅱ，发现 P Ⅱ 来源于突触后电位的直接反射，使用低通滤过器可以得到一个缓慢反应成分，认为其是 Müller-cell 产生的（From Robson & Frishman 1998,[16] and unpublished observations.）

性青光眼模型中，通过神经节细胞的选择性凋亡来消除 nSTR，保留 pSTR[43]。与此相反，啮齿类的 pSTR 形成需要健康有功能的神经节细胞，因此可以通过消

除小鼠和大鼠的神经节细胞（ONC）或者横断术和继发细胞变性的方式使 pSTR 被移除，也可以通过基因敲除小鼠神经节细胞方式使之移除。然而，nSTR 在小鼠中可以被完全移除，而在大鼠中只能被部分移除[22,93-95]。同样可以通过神经节细胞的丢失进行消除猫（或者人）的 nSTR[96]。已经证实猫的 nSTR 是由 Müller 细胞上的 K+ 电流引发的[24]。

缺乏缝隙连接蛋白 36（Cx36）的小鼠，为 STR 的神经元起源提供了有价值的线索。 Cx36 在 A Ⅱ 无长突细胞之间、A Ⅱ 无长突细胞和 ON 锥体双极细胞之间以及在视杆细胞和视锥细胞末端之间的电突触（缝隙连接）中表达[82,97]。Cx36 基因缺失的暗适应 ERG 中，pSTR 仍然存在，而 nSTR 被消除[44]。由于 Cx36 在神经节 ON 信号通路上的核心作用[82]，Cx36（-/-）小鼠中 pSTR 依然存在，这说明在啮齿类动物的 OFF 活化作用中，神经节细胞所起的作用比双极细胞更大。与此相反，nSTR 的发生源自 A Ⅱ 无长突细胞，以及其延伸到 ON 锥体双体细胞树突的合胞体中，Cx36 缺失的小鼠中 nSTR 不再有功能。图 24.11A 是一个从 Cx36（-/-）小鼠的暗适应 ERG 中分离出 P Ⅱ 的例子（通常缺失 nSTR），但是由于神经节细胞的缺失导致 pSTR 的消失。这种方法分离的 P Ⅱ 与通过药理学或者光线适应分离的 P Ⅱ 相似，并与视网膜切片上杆状双极细胞的记录相似。

由于 n- 和 pSTRs 起源于视网膜内层，因此在视网膜内层疾病的动物模型中，对两者的影响较大，例如青光眼。两者功能上改变的检测，为观察视网膜内层疾病的病理改变提供了非侵入性检查方式，并且可用于评价神经保护因素的作用[22,43,98]。

视锥细胞驱动的明适应性 ERGs

分离的视锥细胞应答

为了研究视锥细胞驱动（明适应）的闪光 ERG，必须抑制视杆细胞应答，或者通过刺激物的选择使视杆细胞不发生应答。典型的明适应 ERGs 记录方法是利用稳定的光亮度背景，使视杆细胞不产生应答反应（即 > 25 cd/m²）。另一种方法是使视杆细胞暂时达到饱和状态，等待视锥细胞的恢复，因为视锥细胞的恢复比视杆细胞快：灵长类动物，大约超过图 24.8[55] 所示结果的 300 ms；在鼠和大鼠中，视锥细胞的复原时间更长，大约 1 s[93,99]。

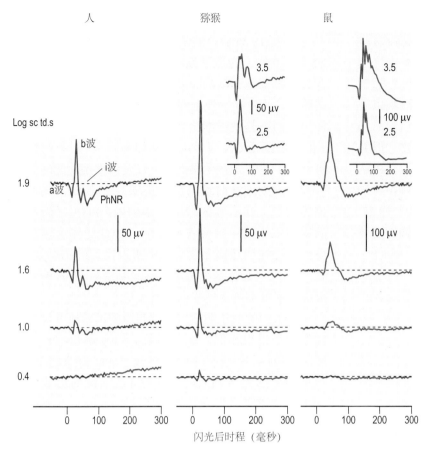

图 24.12 人、猕猴、小鼠的明适应全域 ERG。对灵长类施加短暂（< 5 ms）白色 LED 闪光，小鼠施加绿光，除了猕猴和小鼠的插图外，其他图形显示不同物种对白色氙闪光刺激应答的 ERGs。灵长类的光线背景为 100 sc cd/m²，小鼠的光线背景为 63 sc cd/m²。（观察结果尚未公开发表）

我们同样可以通过选择合适的刺激物波长，使视杆信号和视锥信号的发生分离。三原色的灵长类动物中，当红光的波长大于 630 nm 时，L- 视锥信号分离。然而小鼠和大鼠不含有 L- 视锥，它们的 M- 视锥细胞介导的波长的峰值光敏感度分别在 515 和 510 附近[99,100]，并与视杆细胞信号重叠，峰值为 500 nm 附近。因此，与啮齿类动物相比，小鼠和大鼠明适应的校准值（在人的光谱敏感度的基础上）更加准确。然而，对于任何一个物种，通过使用 ERG 闪烁光度测定法[101]，对不同类型的视锥细胞应答的光谱进行分离都是可行的。在小鼠和大鼠研究中已经通过这一方法分离出短波长 UV（S-）视锥细胞，其峰值为 358 或者 359 nm[100,102]。

也可使用基因学处理，仅使视锥细胞或者视杆细胞活化，从而得到小鼠视杆和视锥细胞信号分离。例如：Rho（−/−）小鼠（视杆蛋白基因敲除），仅有视锥细胞功能，但也有可能发生视锥细胞的退化[103]；Tra（−/−）（转导素 α 基因敲除），仅有视锥细胞功能[104]；Cnga3（−/−）（视锥循环核苷酸通道缺陷）小鼠[4] 以及 GNAT 2cpfl3（GT 蛋白）突变小鼠，仅具有视杆细胞功能[105]。灭活或者变性的视锥或视杆细胞

小鼠，即无视杆细胞小鼠或者无视锥细胞小鼠[106] 可以用于研究最新发现的光感受器色素细胞的机能，色素细胞病变，及小群体中发现的视网膜神经节细胞病变。色素细胞病变引发的应答反应在 ERGs 形成中的作用被认为是最小量的[107]。

图 24.12 显示人、猕猴和小鼠在视杆细胞应答饱和背景下能够对短暂刺激闪光引起的明适应 ERG 应答。如上图所示，人和猕猴对短暂闪光的应答是相似的。然而小鼠的 b 波到达峰值更加缓慢，不能更早地回到基线，故 Ops 波更加显著。非常强烈的刺激可以使小鼠的应答反应延长，比灵长类动物产生更大的 OPs（图 24.12 右侧插图）。对于猕猴，b 波高峰出现后的 1 s，可能是 OFF 通路应答反应出现（i 波）[108]。而在某些病例（未显示的）更多的应答出现在基线以下。

明适应 a 波

明适应性 ERG 的 a 波比暗适应 ERG 中的波幅小，这反映了视网膜视锥细胞 vs 视杆细胞密度的巨大不同。人和猕猴中约有 5% 的光感受器为视锥细胞，小鼠中仅有 3%，大鼠中更少。而且，使用谷

氨酸盐类似物显示视锥细胞引发的 a 波是由受体后起源的。图 24.13 显示的是猕猴中使用谷氨酸盐类似物[109,110] 的结果。通过离子型谷氨酸受体拮抗剂 PDA（cis-2,3-piperidine-dicarboxylic acid）和犬尿烯酸（KYN）阻碍 OFF 双极细胞和星形胶质细胞以及视网膜内层细胞中的红藻氨酸盐和 AMPA 受体后，a 波波幅降低了。与此相反，APB 消除了 b 波，但并没有减少 a 波前缘的波幅。图 24.13 同样显示了 PDA 有一个与天冬氨酸相似的功能，阻止所有的谷氨酸盐转运，阻碍钴（Co^{2+}）通道和电压门控 Ca^{2+} 通道，这一通道调控神经递质谷氨酸盐的释放，并调控受体后神经元的信号传递。

图 24.13 所示，试验中运用的刺激，初始强度为 1.5 log 单位，之后不断增加刺激的强度，引出了猕猴的视锥细胞驱动的 a 波，使波幅到达 10 ~ 15 μV。试验中发现产生 a 波前缘的是 PDA- 敏感的受体后神经元，而不是视锥细胞或 APB- 敏感的 ON 双极细胞（和更多接受 ON 信号的近基细胞）。当刺激的强度更大时，视锥光感受器仍然可以发挥作用，此时受体后细胞在对 a 波前缘的形成贡献占 25-50%。图 24.8 描述的是，在猕猴的暗适应基础上，PDA 之后产生的视锥细胞的单独应答反应中，ERG 受体后驱动和受体驱动在明适应 a 波形成中所占比例的相对大小。如图 24.8 中蓝色基线所示，闪光刺激后 5 ms 的应答反应是视锥细胞光感受器应答反应[55]。

小鼠中的关于明适应 a 波起源的试验研究结果与猕猴的结果很相似。基础刺激 1.5 log 单位的光线强度时，PDA- 敏感应答反应导致了 a 波前缘的形成，当更强烈的光线刺激时，其对 a 波前缘的形成作用至少占了 50%。当光线强度到达 8 ms 时，光感受器信号产生应答。NMDA 可以抑制视网膜内层神经元，通过 NMDA 也可以显著消除部分 a 波，这提示 OFF 通路的近端神经元也参与 a 波前缘的形成（观察结果尚未公开发表，Maeda，Kaneko 和 Frishman）.

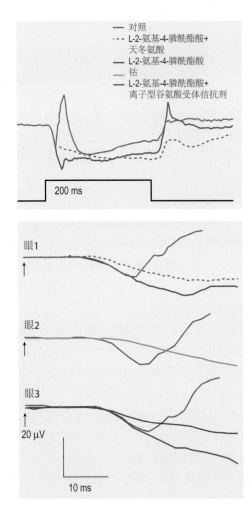

图 24.13　受体后对猕猴 ERG 中 a 波形成的贡献　比较在 2 只猕猴的三只眼睛，在玻璃体内分别注射 L-2- 氨基 -4- 膦酰酯酸（APB，1 mM）和 APB+PDA（5 mM）后，对明适应 a 波中天冬氨酸（ASP，0.05 M）和钴的影响（Co^{2+}，1 mM）；上面的图形显示的是对 #1 眼时间强度为 3.76 log td（100 cd/m²）的光线刺激 200 ms，并以 3.3 log td（35.5 cd/m²）为稳定背景。扩大时间尺度后，a 波显现出来。由于刺激的使用，a 波前缘（10 μV）可能起源与受体后。

图例（图中）：
- 对照
- L-2-氨基-4-膦酰酯酸+天冬氨酸
- L-2-氨基-4-膦酰酯酸
- 钴
- L-2-氨基-4-膦酰酯酸+离子型谷氨酸受体拮抗剂

200 ms

眼1
眼2
眼3
20 μV
10 ms

明适应 b 波

在暗适应 ERG 起源的研究中，上文提及的视网膜内记录结果，提示明适应 b 波来源于双极细胞，并与 ON 锥体双极细胞有关，与杆状双极细胞无关[46,111]。如图 24.13. 所示，同样的系列试验用于猕猴上。图 24.14A 右上图显示猕猴在玻璃体内注射 APB 前后，对持续的闪光刺激产生明适应 ERG 的应答反应（眼 1，左侧）[110]。APB 使短暂 b 波消除，支持 ON 双极细胞在应答中起作用（尽管这些研究中没有消除神经胶质可能引起的应答）。与此相反，首次注射 PDA 时（Eye 2，右侧），OFF 通路和视网膜内层的影响被消除（星形胶质细胞反馈性抑制），图形显示 b 波波幅更大，并且其波幅的最大值随刺激持续一直维持。这些发现提示灵长类动物中，视锥细胞驱动 b 波通常是短暂的，因为 ON 双极细胞的作用被 OFF 通路的反极性（PDA- 敏感）截断（推拉效应[109,110]），或者来自水平视锥细胞的反馈性抑制将其截断[110,112]。在所有的受体后活性被消除之后，虽然被快速代偿，仅有个别孤立的光感受器通过注射 PDA 再加入 APB，或者注射 APB 后再加入 PDA 的方式缓慢应答。

图 24.14A 所示的小鼠的平行试验结果证实了明适应 b 波的起源（图 24.16B 所示）。图中提示，对 C57BL/6 小鼠施加 200 ms 刺激时所产生的应答与灵长类不同。事实上，猕猴注射 PDA 后产生的 b 波与其相似。APB 消除了小鼠中的 b 波，但是没有出现 d 波，只出现了一个很小的正向波[113,114]，相似的结果在大鼠上被观察到[115]。给小鼠注射 PDA，小鼠的 b 波波幅只发生很小幅度的增加，而 OPs 和小的正向波被消除。由于消除了 a 波的前缘，APB 与 PDA 联合使用将导致负向 ERG 出现地更加缓慢。与猕猴相比，因为 ERG 中缓慢 P Ⅲ 的出现[116]，小鼠中分离的光感受器相关性应答缓慢恢复。

对小鼠和大鼠的最新研究发现，TTX 可以显著减少明适应中 b 波的波幅[93,116]。这与在大鼠的锥体双极细胞中发现 TTX- 敏感的电压门控钠离子通道一致[117]。在猕猴中却相反，使用 TTX 后，明适应 b 波的波幅增加，而不是减少。这也许是因为 TTX 移除了源于视网膜内层激发神经元产生的负向明适应负应答（PhNR）[28,108,112]。

明适应 d 波

D 波是在光线偏移中的一个正向波，是明适应 ERG 的特征之一，在全视锥细胞中 d 波较为显著。对光线刺激持续 150 或者 200 ms 时，也可在人和猕猴的混合视杆 - 视锥细胞应答的明适应 ERG 中出现（图 24.2A 和图 24.14A）。如上文所述，小鼠（和大鼠）对仅仅几百毫秒的光线刺激产生的明适应 ERG 中没有 d 波[114-116]。

对猴的视网膜分析发现，d 波代表了视锥细胞受体的快速正向消除以及 b 波的负向消除之间的综合[66,67,118]。然而，在猕猴的玻璃体内注射谷氨酸盐类似物，显示出了显著的光消除作用，因为 OFF 锥体双极细胞同样可以产生 d 波（见图 24.14）[110,119]。啮齿类动物的视锥细胞受体后应答的消除相对较慢，可能一部分是因为灵长类动物中刺激产生的 d 波被消除。灵长类动物缺少 d 波，与 ON 和 OFF 锥体双极细胞的比例差异无关，因为其比例是相似的[120]。

闪光 ERG

快速闪光 ERG（通常 30 HZ 闪光）是用来评估人的正常视锥细胞的应答反应。因为当闪光大于 20 Hz 时，视杆细胞不发生反应。这对于检测退化性疾

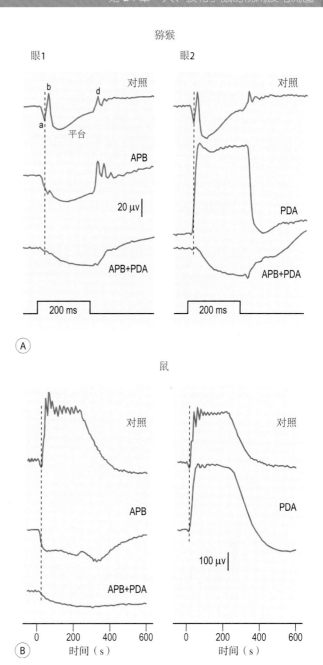

图 24.14　APB 和 PDA 对猕猴、小鼠的明适应 ERG 的影响（A）猕猴：给眼 1 玻璃体内注射 PDA，然后注射 APB；眼 2 玻璃体内注射 APB。垂直线表示控制应答中 a 波波谷出现的时间。如图 24.15 所示，给予 200 ms 的刺激和相同的药物浓度（From Bush & Sieving 1994[109] used with permission from Association for Research in Vision and Ophthalmology.）（B）小鼠：C57BL/6 小鼠的对照组 ERG，以及玻璃体内注射 APB（1 mM），PDA（0.5 mM）+APB 后应答产生的 ERG。刺激物的强度为 4.6 log sc td（3.9 log cd/m²），时间 200 ms，稳定背景为 2.6 log sc td（63 cd/m²）。（From Shirato & Frishman, unpublished.）

病中残余的视锥细胞功能非常有价值，例如色素性视网膜炎。在猕猴中使用 APB 和 PDA 的研究表明，大部分的快速闪烁反应（图 24.1）是 ON 和 OFF 通道中的受体后细胞产生的[121,122]。在玻璃体内注入 APB，阻止 b 波产生，剩下了一个延迟高峰，此时可以通过再次玻璃体腔内注射 PDA 来阻止 OFF 通路应答，使其几乎全部消除。

通过给猕猴施加广泛时间频率的闪光刺激，研究 ERG 中的 ON 和 OFF 通路的相互作用[123]。图 24.15 显示了猕猴对典型的时间频率产生的应答 ERG，与人的非常相似[124]。反应幅度在达到最大振幅（约 50 Hz）之前，下降约 10 ~ 12 Hz。通过注射 APB 和 PDA 发现，其下降是由于在不同阶段，ON 和 OFF 通道的作用被消除。其他实验证明，在基本频率刺激下，视网膜更接近于对闪光刺激产生应答，显著的 TTX- 敏感作用则形成波峰在 8 Hz 的二次谐波分量应答[122]。

小鼠的快速 ERG 与灵长类动物的不同，主要

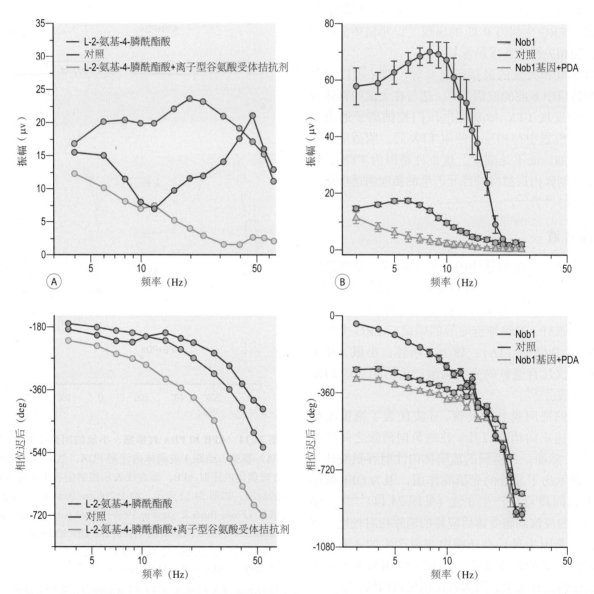

图 24.15 猕猴、小鼠的明适应 ERG 的波幅和时间频率相位（A）三只猕猴（mean ± SEM）进行药理学分离 ON 和 OFF 通路组分前后，对正弦式闪光刺激形成的 ERG。闪烁的平均亮度为 457 cd/m²；在亮度为 40 cd/m² 的白色背景下形成 80% 对照。蓝圈：对照组；红圈：APB（1mmol/L）使用后；绿圈：APB + PDA（5mmol/L）使用后。（From Kondo 2001,[123] used with permission.）（B）三只 C57BL/6 小鼠（mean ± SEM）和三只 Nob1 小鼠对正弦刺激的闪光后形成的 ERG。平均亮度为 63 cd/m²，100% 对照。篮圈：对照组的基本应答；红圈：Nob1 小鼠；三角形：Nob1 小鼠行玻璃体内注射 PDA 后（5.2-6.2 mmol/L）。（From Shirato et al 2008,[113] used with permission from Association for Research in Vision and Ophthalmology.）

体现在以下几个方面。小鼠发生最初视杆细胞应答的频率为 30 Hz，发生二次视杆通路应答的频率为 50Hz[81]。而实际上这些波峰发生了重叠。如图 24.15 所示，C57BL/6 小鼠的波峰随着视锥细胞通路应答的发生，产生重叠[81,113,124]。视杆和视锥频率应答波幅的重叠现象，说明在啮齿类动物中选择性刺激视锥驱动的响应比较困难。小鼠明适应响应频率比灵长类的低，部分是因为小鼠的视锥光感受器的恢复较慢[113]。图 24.17B 还显示了 ON 通路响应时 Nob1 小鼠发生的频率应答。Nob1 小鼠产生应答的波幅较低，表明 OFF 通路在小鼠明适应频率响应中的贡献比灵长类动物小。该图还提示，小鼠在刺激应答的中间时段时，ON 和 OFF 通路不发生相互作用。然而与猕猴相似的是，通过注射 PDA 使光感受器应答分离，发现其只产生一个小信号[113]。C57BL/6 小鼠的二次谐波应答，其峰值约 17 HZ，但是可以通过阻碍 ON 通路应答[113]或者注射 TIX 使得峰值大幅度的减低。

振荡电位

强光刺激引起的闪光 ERG 中的振荡电位（OPs），包括一系列叠加在 b 波上的高频率、低振幅的小波。OPs 在暗适应和明适应条件下产生。人的视杆 - 视锥细胞混合闪光 ERG（图 24.1 顶部）至少包括四个 OPs，可以通过滤过小于 75 Hz 的信号频率应答得到。根据刺激条件不同，小波的数量变化在 4 ~ 10；而且 OPs 的时空特征也有所变化。例如，最新的一项研究发现，人的暗适应 OPs 频率范围从 100 Hz（或者更低）到 200 多 Hz。对于中等强度的刺激，在 150Hz 左右产生峰值；但最大的刺激强度时，在接近 100Hz 时达到峰值[125]。明适应 OPs 也包括一个 150 Hz 左右的高频段峰值，以及一个 75Hz 左右的低频段峰值，并延伸到大约 50 Hz 频率。可以通过 ISCEV 推荐的方法，通过低频（小于 75 Hz）截断法来分离 OPs。

在对两栖类和哺乳类动物实验研究中达成共识，认为视网膜内层神经元产生了 OPs[30]，因此可以使用 OPs 来评价视网膜内层的功能。然而，不同 OPs 的起源及图像形成中的顺序产生机制尚不明确。通过对猕猴施加刺激，从视杆细胞和视锥细胞的整体应答形成局限性 OPs，到内层视网膜应答形成整个 OPs[31]。施加短暂闪光，发现明视应 ERG 中主要的 OPs 是 APB 敏感的，提示 ON 途径产生 OPs。但是短暂闪光后和长时程刺激光偏移之后出现的迟发 OPs，发现

其产生源于 OFF 途径[126,127]。使用 TTX 后，大鼠的迟发 OPs 波幅减小，但这一结果并没有物种一致性[127,128]。在猴子和其他动物中，可以通过抑制性神经递质甘氨酸和 GABA，来抑制 OPs，因为离子型谷氨酸受体拮抗剂可以抑制信号从双极细胞传递到无长突细胞和神经节细胞。与此相同，使用 PDA 也可以去除小鼠明适应 ERG 中的 OPs（图 24.16B）。GABA 的参与受到特定受体类型的限制：GABAC 受体基因缺失的 C57BL / 6 小鼠，其 OPs 波幅增加[129]，而封锁的 GABAA 受体使 OPs 消除（未公开发表）。

尽管上文的观察提示无长突细胞和视网膜神经节细胞参与了 OPs 的产生，但是神经节细胞的作用一直存在争议，因为神经节细胞死亡后 OPs 的消除缺乏物种一致性。因此无长突细胞更可能引发 OPs。文献报道在糖尿病视网膜病变等视网膜内层循环障碍的情况下，OPs 减少，但不具有神经节细胞选择性功能。然而，在 Ogden 关于猕猴的研究中发现，视神经截断和随后的神经节细胞变性，可以导致 OPs 消失[130]。另外，在猕猴黄斑区域的明视闪光 ERG 中（使用多灶性刺激），严重的实验性青光眼和 TTX 均能移除 OPs 的高频带（与 143 Hz 为中心），而将较低频带完整保留（77 Hz）[128,131]。与此相反，OPs 仍然存在于全域暗适应 ERGs[43]。

OPs 的产生机制可能同时涉及细胞的细胞膜内在特性，以及神经元的相互作用和反馈通路。已经观察到的振动活动最频繁的是无长突细胞（ACs）。例如，从狼鲈视网膜中分离的 GABA 宽视野 ACs（WFAC），因为外膜的去极化，产生高频率（> 100 Hz）的振动膜电位（OMPs）[132]，这些 OMPs 产生于"电压依赖性 Ca^{2+} 电流，这是与 Ca^{2+} 依赖性 K^+ 电流的复杂的相互作用的结果[132]。

GABA 和甘氨酸对 OPs 的反馈机制是一致的，两种物质均广泛参与视网膜内层的反馈循环，例如无长突细胞，双极细胞或其他无长突细胞之间（见第 23 章）。其中一个反馈模型已被提出，被用来证明高频振荡（或"节律性活动"）。在一些哺乳动物的整个视网膜的神经节细胞记录中观察到，包括通过示踪剂联合模式标记的电突触，以及无长突细胞和神经节细胞之间可以抑制性反馈电路[133]。

小鼠的 OPs 比灵长类动物和大鼠更加突出。C57BL/6J 小鼠暗适应中 OPs 的峰值时间频率与人类相似，其范围从 100 ~ 120 Hz 甚至更高，而小鼠的明适应中大约为 70 ~ 85 Hz[134]。对于大鼠来说，其

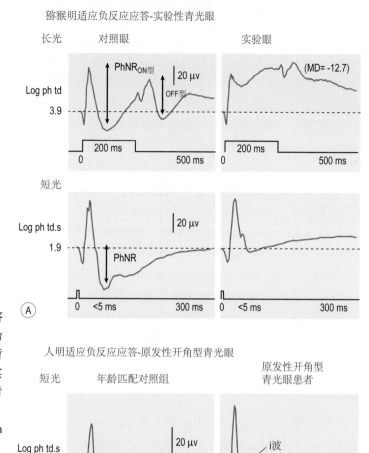

图 24.16　猕猴、人正常眼和青光眼的明适应负反应应答（PhNR）(A) 全域闪光 ERG 显示，以视锥细胞饱和蓝光为背景（3.7 log sc td），猕猴对长的 LED 红光（上）和短暂 LED 红光（中）应答产生 PhNR。左边为对照组，中间为"实验"组，实验组的另一只眼通过激光诱发青光眼，比较对照组和实验组（右边）之间的差异。箭头标示 PhNR 的波幅。(Adapted from Viswanathan et al 1999,[28] used with permission from Association for Research in Vision and Ophthalmology.) (B) 一位 63 岁健康受试者和一位年龄匹配的原发性开角型青光眼患者，相似刺激条件下（与上文提及的猴的刺激条件）的全域闪光 ERGs。(Adapted from Viswanathan et al 2001,[29] used with permission from Association for Research in Vision and Ophthalmology.)

OPs 普遍更小，据报道暗适应 ERG 中 OPs 的两个频带：一个峰在 70 Hz 左右；另一个峰与其他物种相似，约 120 ～ 130 Hz。和小鼠一样，在明适应 ERG 中只有较低的频带出现[135]。对于小鼠和大鼠，暗适应和明适应条件下出现的 OPs 在频率上普遍低于灵长类动物，即低于 50 Hz。甚至在低于 30 ～ 40 Hz 频率时，小鼠也可能出现小的 OPs[134]。

明适应负反应

明适应 ERG 的负反应应答（PhNR）是 b 波后的一个缓慢负向波，可以在明适应 ERG 中被观察到，其在灵长类动物中比小鼠和大鼠中更加显著。现在认为，人和猴子的 PhNR 反映了视网膜神经节细胞的激发活动[28,29,122]。如图 24.16 所示，猕猴的实验性青光眼（或 TTX 注射后）[28]，和人的原发性开角型青光眼（POAG）[29]，PhNR 均发生减少[28]，同时也出现

在影响视神经乳头和视网膜内层功能的其他疾病中。PhNR 的缓慢时间进程提示有神经胶质的参与，也许通过视网膜乳头的星形胶质细胞上的 K+ 电流，并通过神经节细胞增加 [K+]$_0$。当光线很强时，可通过白色背景上的白色闪光诱发 PhNRs。然而，在蓝色背景上的红色 LED 闪光，可以在更宽的刺激强度内引出 PhNRs（图 24.16）。红色闪光可以减少神经节细胞的反应，而蓝色背景抑制视锥细胞，使 L 型视锥信号的明适应应答最小化[112]，使用局部的光线刺激可以使 PhNR 扩大[136]。比较 ERG 的其他组成成分，PhNR 更容易被局限于黄斑区的低强度刺激物扩大。

对于啮齿动物，由于所含的神经节细胞比灵长类动物少，因此形成的 PhNR 较小，并且可能主要来源于无长突细胞。通过 TTX，PDA 阻断剂阻断了大鼠和小鼠的视网膜内层信息传递，或者使用 NMDA 抑制内层视网膜的活性[137]均可导致 PhNR 波幅的减

小。但不能通过小鼠或大鼠[93]的神经节细胞损失得到以上结果（图 24.17）[116]。在啮齿类动物中，神经胶质参与 PhNR 的形成是相似的。在皇家外科学院的实验大鼠中发现，退化的视网膜中存在大量的明适应 ERG 负向应答[137]，这至少部分是因为 Müller 细胞突触小结中 Kir4.1 通道密度增加所致，而这一通道在神经胶质电流的产生过程中起关键作用[14,15]。

ERG 模型

评估神经节细胞功能的一个常用方法是记录图形视网膜电图（PERG）。刺激通常为：对比 - 反向棋盘模式或者光栅模式，虽然局部的亮度随每一反转发生改变，但平均亮度保持恒定。这会导致 a 和 b 波的线性信号被消除，ERG 中只留下非线性信号。非线性信号主要由 PERG 组成，取决于视网膜神经节细胞的功能完整性。当几个哺乳动物视神经被截断或者粉碎，将导致神经节细胞轴突退化，胞体被碾碎后，PERGs 被消除，而 α- 和 b 波的闪光 ERG 仍然存在（图 24.17）。最初的研究在猫上进行[138]，然后扩展到猴[139]、啮齿动物[116,140-143]和意外神经截断的人[144]。

PERG 已广泛应用于临床研究，用来评估青光眼等影响内层视网膜功能的疾病的神经节细胞功能（见综述 Holder[145]，Bach，Hoffman）[146]。PERG 对早期青光眼（其视野缺损较小）的检测可能是一个敏感测试[146-148]。与猕猴中 PhNR 有类似的共同视网膜起源，因此也有此属性[122]。

PERG 同样可用于啮齿类动物的青光眼模型研究。遗传性青光眼的 DBA/2J 小鼠，在 2 个月龄时有正常数量的神经节细胞，当 12 ～ 14 个月龄时大量视网膜神经节细胞发生变性[149]，这提示年轻的 DBA /2J 小鼠有正常幅度的 PERG，而在年老小鼠中消失[143]。由于 PERG 是一种非侵入性的检测方式，因此可用于观察小鼠和其他啮齿动物青光眼模型的神经节细胞的损失变化，以及神经保护治疗的缓慢效果。

PERGs 可以反映机体对低反转频率（1 ～ 2 Hz），或者更高频率的稳态响应（例如 8 Hz）的瞬态应答。人的瞬态 PERG 有显著的早期正向波，随后为负向波，分别命名为 P50、N95（图 24.17），代表每个模式反转时的波峰或波谷的时间[91]。尽管 P50 包括一些非尖峰输入[150]，但是这两个波反映了神经节细胞的活性。小鼠的瞬态 PERG 由早期正向波（P1）和随后的负向波（N2）组成（图 24.17），虽然时间与人的 P50 和 N95 不完全一致，但是两者是相似的[116,143]。

多焦 ERG

多焦视网膜电图（mfERG）是一项同步记录多个小的局部视网膜区域应答的 ERG 技术，通常为 60 或者 103，超过 35° ～ 40°的视野区域。进行同样的临床研究，记录单个区域的局部 ERG[151]，当超过 2 个区域后取样相当耗时。图 24.18A 示，对一个正常人体进行刺激，并记录 mfERG。通过伪随机

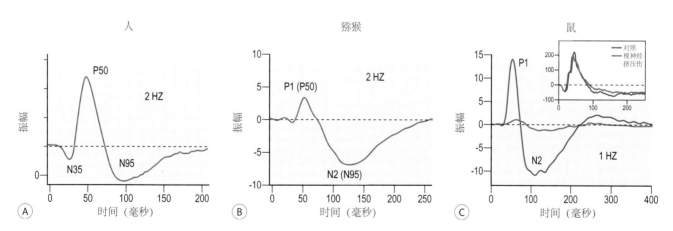

图 24.17 人，猕猴和鼠的瞬态图形视网膜电图（PERG）。（A）代表正常人的瞬态 PERG，通过对比反转方格图案引发（0.8 deg checks），平均亮度 > 80 cd/m²，调制频率为 2 Hz，100% 的对比。正常人的波幅范围为 2 ～ 8 μV，图形符合"ISCEV 标准临床图形视网膜电描记 2007 更新"（From Holder et al 2007,[91] used with permission.）（B）猕猴的瞬态 PERG，通过一个方格图案引发（0.5 deg checks），平均亮度为 55 cd/m²，调制频率为 2 Hz，84% 对比度（未出版，Luo & Frishman）。（C）C57BL/ 6 小鼠的 PERG，蓝线表示行单侧视神经挤压伤（ONC）之间的图像，（红线）表示伤后 40 天的图像，此时神经节细胞退化。该模式通过 C /0.05 度的水平光栅，平均亮度 45 sc cd/m²，对比反转为 1 Hz，90% 对比度。插图为同一只眼睛在 ONC 损伤前（蓝线）和损伤后 40 天（红线）的瞬态 ERGs：闪光亮度为 57 cd.sm² 闪光，背景亮度为 63 sc cd/m²。（From Miura et al 2009,[116] used with permission.）

（m-）序列，经由个体应答的相互关系抽取出，将每一个扇形及时的移入，则单个六角形的刺激效果被逆转[152,153]。逆转的比率由视觉刺激的帧速率决定，CRTs 为 75 Hz，LCD 为 60 Hz。每个六边形对每一帧的变化有 50% 的机会发生扭转。此试验通常在明适应条件下进行，此时的中心凹注视大，功能发生改变很容易被观察到。例如 Stargardt 病或者其他黄斑营养不良性疾病。很少尝试使用暗适应 mfERG，因为它对分散光线的应答比明适应应答更敏感[154]。啮齿

类动物中暗适应的记录需要大的聚焦区域[155]。虽然很困难，但记录啮齿类动物明适应应答还是可行的[156]。

使用谷氨酸类似物的研究表明，尽管不同模型中 mfERG 的产生和应答时间不同，但是主要正向波和负向波的起源与明适应闪光 ERG 本质上是一致的（图 24.18B）[157]。在若干步骤行缓慢交叉空白区域的刺激，形成 ERG，这是标准的快速 mfERG 的形成方式[158]。

来自视网膜神经节细胞轴突的一个小的视乳头，也可以从 mfERG 中被观察到，特别是最优化应答时[159,160]。猕猴的实验性青光眼中观察发现，视乳头成分很可能形成缓慢序列 mfERG 中的高频振荡电位[128,131]。

评论

ERG 为人和其他动物模型中评价正常和异常视网膜功能提供了一个非侵入性方法。由于我们对视网膜循环通路和每个波的产生机制有了较深入的了解，通过实验它的价值大大提高。回顾本章，在框 24.2 和框 24.3 中，我们总结了标准试验和其他专项试验记录中对 ERGs 起源的认识。

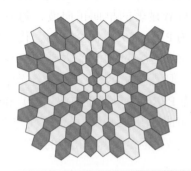

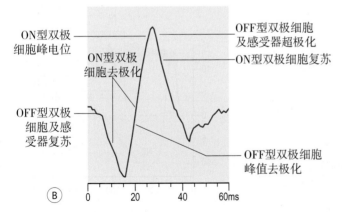

图 24.18　多焦视网膜电图（mfERG）和其主要成分。（A）使用 103 六角形比例，偏心率和覆盖率为 35 deg 视角，形成 mfERG 跟踪阵列（From Hood et al 2008,[162] used with permission.）（B）通过药理学分离猕猴的黄斑区，在此基础上制作人 mfERG 的视网膜贡献模型。（From Hood et al 2002,[157] used with permission from Association for Research in Vision and Ophthalmology.）

框 24.2	标准临床试验中视网膜细胞对快速闪光 ERG 的贡献
a 波	a 波光感受器
	暗适应 a 波：视杆细胞
	明适应：视锥细胞
	OFF 视锥双极细胞引发的迟发性受体后贡献（超极化：HCB）和 OFF 通路的其他邻近细胞
b 波	b 波双极细胞
	暗适应 b 波，杆状双极细胞（RBC）
	明适应 b 波，ON 视锥细胞（去极化：DCB），OFF 锥状双极细胞，星形胶质细胞（Hz）通过视锥反馈应答
d 波	d 波双极细胞
	主要的明适应反应：OFF 锥状双极细胞，锥体光感受器
	偏移，ON 锥状双极细胞的偏移
	d 波不在小鼠和大鼠中出现
潜在振荡电位（OPs）	无长突细胞和神经节细胞，双极细胞末端？
"30 Hz" 快速闪光	ON 和 OFF 锥体双极细胞，视锥细胞光感受器贡献较小

<table>
<tr><td colspan="2">框 24.3　专项试验 ERG 中视网膜细胞的贡献</td></tr>
<tr><td>暗适应起始应答</td><td>视网膜内层神经元</td></tr>
<tr><td>pSTR</td><td>无长突细胞（猴）
视网膜神经节细胞（啮齿类）</td></tr>
<tr><td>nSTR</td><td>视网膜神经节细胞（猴）
局部视网膜神经节细胞（大鼠，人？）
无长突细胞（AⅡ）（大鼠）
局部无长突细胞（大鼠，人）
神经胶质电流</td></tr>
<tr><td>明适应正向
应答（PhNR）</td><td>视网膜神经节细胞（人，猴）
无长突细胞（啮齿类）
神经胶质电流</td></tr>
<tr><td>模式 ERG
（PERG）</td><td>视网膜神经节细胞（人，猴，啮齿类）
神经胶质电流（短暂 PERG：N95，N2？）</td></tr>
<tr><td>多焦 ERG</td><td>最初的负向波、正向波与明适应 ERG 中
的 a 波和 b 波相似（猴，推测到人）</td></tr>
</table>

参考文献

1. Marmor MF, Fulton AB, Holder GE, Miyake Y, Brigell M, Bach M. ISCEV Standard for full-field clinical electroretinography (2008 update). Doc Ophthalmol 2009; 118(1):69–77.
2. Perlman I. Testing retinal toxicity of drugs in animal models using electrophysiological and morphological techniques. Doc Ophthalmol 2009; 118(1):3–28.
3. Peachey NS, Ball SL. Electrophysiological analysis of visual function in mutant mice. Doc Ophthalmol 2003; 107(1):13–36.
4. Tanimoto N, Muehlfriedel RL, Fischer MD, et al. Vision tests in the mouse: Functional phenotyping with electroretinography. Frontiers Biosci 2009; 14:2730–2737.
5. Dowling JE. The retina: an approachable part of the brain. Cambridge, MA: The Belknap Press, 1987.
6. Fadool JM, Dowling JE. Zebrafish: a model system for the study of eye genetics. Progr Retin Eye Res 2008; 27(1):89–110.
7. Fishman GA, Birch DG, Holder GE, Brigell MG. Electrophysiological testing in disorders of the retina, optic nerve, and visual pathways, 2nd edn. Washington: American Academy of Ophthalmology, 2001.
8. Heckenlively J, Arden GB. Principles and practice of clinical electrophysiology of vision, 2nd edn. Cambridge, MA: MIT Press, 2006.
9. Lam BL. Electrophysiology of vision; Clinical testing and applications. Boca Raton, FL: Taylor and Francis, 2005.
10. Brown KT, Wiesel TN. Localization of origins of electroretinogram components by intraretinal recording in the intact cat eye. J Physiol 1961; 158:257–280.
11. Brown KT, Wiesel TN. Analysis of the intraretinal electroretinogram in the intact cat eye. J Physiol 1961; 158:229–256.
12. Newman E, Reichenbach A. The Muller cell: a functional element of the retina. Trends Neurosci 1996; 19(8):307–312.
13. Newman EA, Frambach DA, Odette LL. Control of extracellular potassium levels by retinal glial cell K, siphoning. Science 1984; 225(4667):1174–1175.
14. Kofuji P, Biedermann B, Siddharthan V, et al. Kir potassium channel subunit expression in retinal glial cells: implications for spatial potassium buffering. Glia 2002; 39(3):292–303.
15. Kofuji P, Ceelen P, Zahs KR, Surbeck LW, Lester HA, Newman EA. Genetic inactivation of an inwardly rectifying potassium channel (Kir4.1 subunit) in mice: phenotypic impact in retina. J Neurosci 2000; 20(15):5733–5740.
16. Robson JG, Frishman LJ. Dissecting the dark-adapted electroretinogram. Doc Ophthalmol 1998; 95(3–4):187–215.
17. Steinberg RH, Linsenmeier RA, Griff ER. Three light-evoked responses of the retinal pigment epithelium. Vision Res 1983; 23(11):1315–1323.
18. Steinberg RH, Oakley B, 2nd, Niemeyer G. Light-evoked changes in [K+]0 in retina of intact cat eye. J Neurophysiol 1980; 44(5):897–921.
19. Witkovsky P, Dudek FE, Ripps H. Slow PIII component of the carp electroretinogram. J Gen Physiol 1975; 65(2):119–134.
20. Oakley B, 2nd. Potassium and the photoreceptor-dependent pigment epithelial hyperpolarization. J Gen Physiol 1977; 70(4):405–425.
21. Oakley B, 2nd, Green DG. Correlation of light-induced changes in retinal extracellular potassium concentration with c-wave of the electroretinogram. J Neurophysiol 1976; 39(5):1117–1133.
22. Bui BV, Fortune B. Ganglion cell contributions to the rat full-field electroretinogram. J Physiol 2004; 555(Pt 1):153–173.
23. Frishman LJ, Sieving PA, Steinberg RH. Contributions to the electroretinogram of currents originating in proximal retina. Vis Neurosci 1988; 1(3):307–315.
24. Frishman LJ, Steinberg RH. Light-evoked increases in [K⁺]o in proximal portion of the dark-adapted cat retina. J Neurophysiol 1989; 61(6):1233–1243.
25. Frishman LJ, Steinberg RH. Intraretinal analysis of the threshold dark-adapted ERG of cat retina. J Neurophysiol 1989; 61(6):1221–1232.
26. Saszik SM, Robson JG, Frishman LJ. The scotopic threshold response of the dark-adapted electroretinogram of the mouse. J Physiol 2002; 543(Pt 3):899–916.
27. Sieving PA, Frishman LJ, Steinberg RH. Scotopic threshold response of proximal retina in cat. J Neurophysiol 1986; 56(4):1049–1061.
28. Viswanathan S, Frishman LJ, Robson JG, Harwerth RS, Smith EL, 3rd. The photopic negative response of the macaque electroretinogram: reduction by experimental glaucoma. Invest Ophthalmol Vis Sci 1999; 40(6):1124–1136.
29. Viswanathan S, Frishman LJ, Robson JG, Walters JW. The photopic negative response of the flash electroretinogram in primary open angle glaucoma. Invest Ophthalmol Vis Sci 2001; 42(2):514–522.
30. Wachtmeister L. Oscillatory potentials in the retina: what do they reveal? Progr Retin Eye Res 1998; 17(4):485–521.
31. Heynen H, Wachtmeister L, van Norren D. Origin of the oscillatory potentials in the primate retina. Vision Res 1985; 25(10):1365–1373.
32. Dawson WW, Trick GL, Litzkow CA. Improved electrode for electroretinography. Invest Ophthalmol Vis Sci 1979; 18(9):988–991.
33. Bayer AU, Cook P, Brodie SE, Maag KP, Mittag T. Evaluation of different recording parameters to establish a standard for flash electroretinography in rodents. Vision Res 2001; 41(17):2173–2185.
34. Linsenmeier RA, Steinberg RH. Origin and sensitivity of the light peak in the intact cat eye. J Physiol 1982; 331:653–673.
35. Wu J, Peachey NS, Marmorstein AD. Light-evoked responses of the mouse retinal pigment epithelium. J Neurophysiol 2004; 91(3):1134–1142.
36. Granit R. The components of the retinal action potential in mammals and their relation to the discharge in the optic nerve. J Physiol 1933; 77(3):207–239.
37. Frishman LJ. Electrogenesis of the ERG. In: Ryan SJ, ed. Retina. St. Louis, MO: Elsevier/Mosby, 2005:103–135.
38. Frishman LJ. Origins of the ERG. In: Heckenlively J, Arden GB, eds. Principles and practice of clinical electrophysiology of vision. Cambridge, Mass: MIT Press, 2006:139–183.
39. Brown M, Marmor M, Vaegan, Zrenner E, Brigell M, Bach M. ISCEV Standard for Clinical Electro-oculography (EOG) 2006. Doc Ophthalmol 2006; 113(3):205–212.
40. Freed MA, Smith RG, Sterling P. Rod bipolar array in the cat retina: pattern of input from rods and GABA-accumulating amacrine cells. J Comp Neurol 1987; 266(3):445–455.
41. Smith RG, Freed MA, Sterling P. Microcircuitry of the dark-adapted cat retina: functional architecture of the rod-cone network. J Neurosci 1986; 6(12):3505–3517.
42. Tsukamoto Y, Morigiwa K, Ueda M, Sterling P. Microcircuits for night vision in mouse retina. J Neurosci 2001; 21(23):8616–8623.
43. Frishman LJ, Shen FF, Du L, et al. The scotopic electroretinogram of macaque after retinal ganglion cell loss from experimental glaucoma. Invest Ophthalmol Vis Sci 1996; 37(1):125–141.
44. Abd-El-Barr MM, Pennesi ME, Saszik SM, et al. Genetic dissection of rod and cone pathways in the dark-adapted mouse retina. J Neurophysiol 2009; 102:1945–1955.
45. Sterling P, Freed MA, Smith RG. Architecture of rod and cone circuits to the on-beta ganglion cell. J Neurosci 1988; 8(2):623–642.
46. Heynen H, van Norren D. Origin of the electroretinogram in the intact macaque eye – II. Current source-density analysis. Vision Res 1985; 25(5):709–715.
47. Penn RD, Hagins WA. Signal transmission along retinal rods and the origin of the electroretinographic a-wave. Nature 1969; 223(5202):201–204.
48. Penn RD, Hagins WA. Kinetics of the photocurrent of retinal rods. Biophys J 1972; 12(8):1073–1094.
49. Furukawa T, Hanawa I. Effects of some common cations on electroretinogram of the toad. Japn J Physiol 1955; 5(4):289–300.
50. Sillman AJ, Ito H, Tomita T. Studies on the mass receptor potential of the isolated frog retina. II. On the basis of the ionic mechanism. Vision Res 1969; 9(12):1443–1451.
51. Slaughter MM, Miller RF. 2-amino-4-phosphonobutyric acid: a new pharmacological tool for retina research. Science 1981; 211(4478):182–185.
52. Knapp AG, Schiller PH. The contribution of on-bipolar cells to the electroretinogram of rabbits and monkeys. A study using 2-amino-4-phosphonobutyrate (APB). Vision Res 1984; 24(12):1841–1846.
53. Stockton RA, Slaughter MM. B-wave of the electroretinogram. A reflection of ON bipolar cell activity. J Gen Physiol 1989; 93(1):101–122.
54. Robson JG, Frishman LJ. Photoreceptor and bipolar cell contributions to the cat electroretinogram: a kinetic model for the early part of the flash response. J Optical Soc Am A Optics Image Sci Vis 1996; 13(3):613–622.
55. Robson JG, Saszik SM, Ahmed J, Frishman LJ. Rod and cone contributions to the a-wave of the electroretinogram of the macaque. J Physiol 2003; 547(Pt 2):509–530.
56. Masu M, Iwakabe H, Tagawa Y, et al. Specific deficit of the ON response in visual transmission by targeted disruption of the mGluR6 gene. Cell 1995; 80(5):757–765.
57. McCall MA, Gregg RG. Comparisons of structural and functional abnormalities in mouse b-wave mutants. J Physiol 2008; 586(Pt 18):4385–4392.
58. Kang Derwent JJ, Saszik SM, Maeda H, et al. Test of the paired-flash electroretinographic method in mice lacking b-waves. Vis Neurosci 2007; 24(2):141–149.
59. Pardue MT, McCall MA, LaVail MM, Gregg RG, Peachey NS. A naturally occurring mouse model of X-linked congenital stationary night blindness. Invest Ophthalmol Vis Sci 1998; 39(12):2443–2449.
60. Gregg RG, Mukhopadhyay S, Candille SI, et al. Identification of the gene and the mutation responsible for the mouse nob phenotype. Invest Ophthalmol Vis Sci 2003; 44(1):378–384.
61. Pesch K, Zeitz C, Fries JE, et al. Isolation of the mouse nyctalopin gene nyx and expression studies in mouse and rat retina. Invest Ophthalmol Vis Sci 2003; 44(5):2260–2266.
62. Bech-Hansen NT, Naylor MJ, Maybaum TA, et al. Mutations in NYX, encoding the leucine-rich proteoglycan nyctalopin, cause X-linked complete congenital stationary night blindness. Nature Genet 2000; 26(3):319–323.
63. Boycott KM, Pearce WG, Musarella MA, et al. Evidence for genetic heterogeneity in

X-linked congenital stationary night blindness. Am J Hum Genet 1998; 62(4): 865–875.

64. Dryja TP, McGee TL, Berson EL, et al. Night blindness and abnormal cone electroretinogram ON responses in patients with mutations in the GRM6 gene encoding mGluR6. Proc Natl Acad Sci USA 2005; 102(13):4884–4889.

65. Chang B, Heckenlively JR, Bayley PR, et al. The nob2 mouse, a null mutation in Cacna1f: anatomical and functional abnormalities in the outer retina and their consequences on ganglion cell visual responses. Vis Neurosci 2006; 23(1):11–24.

66. Brown KT. The electroretinogram: its components and their origins. Vision Res 1968; 8(6):633–677.

67. Brown KT, Watanabe K, Murakami M. The early and late receptor potentials of monkey cones and rods. Cold Spring Harbor Symp Quant Biol 1965; 30:457–482.

68. Hood DC, Birch DG. A quantitative measure of the electrical activity of human rod photoreceptors using electroretinography. Vis Neurosci 1990; 5(4):379–387.

69. Hood DC, Birch DG. The A-wave of the human electroretinogram and rod receptor function. Invest Ophthalmol Vis Sci 1990; 31(10):2070–2081.

70. Baylor DA, Nunn BJ, Schnapf JL. The photocurrent, noise and spectral sensitivity of rods of the monkey Macaca fascicularis. J Physiol 1984; 357:575–607.

71. Lamb TD, Pugh EN, Jr. G-protein cascades: gain and kinetics. Trends Neurosci 1992; 15(8):291–298.

72. Lamb TD, Pugh EN, Jr. A quantitative account of the activation steps involved in phototransduction in amphibian photoreceptors. J Physiol 1992; 449:719–758.

73. Breton ME, Schueller AW, Lamb TD, Pugh EN, Jr. Analysis of ERG a-wave amplification and kinetics in terms of the G-protein cascade of phototransduction. Invest Ophthalmol Vis Sci 1994; 35(1):295–309.

74. Hood DC, Birch DG. Human cone receptor activity: the leading edge of the a-wave and models of receptor activity. Vis Neurosci 1993; 10(5):857–871.

75. Hood DC, Birch DG. Light adaptation of human rod receptors: the leading edge of the human a-wave and models of rod receptor activity. Vision Res 1993; 33(12):1605–1618.

76. Hood DC, Birch DG. Phototransduction in human cones measured using the alpha-wave of the ERG. Vision Res 1995; 35(20):2801–2810.

77. Hood DC, Birch DG. Measuring the health of the human photoreceptors with the leading edge of the a-wave. In: Heckenlively J, Arden GB, eds. Principles and practice of clinical electrophysiology of vision. Chicago: CV Mosby, 2006:487–502.

78. Hood DC, Birch DG. Assessing abnormal rod photoreceptor activity with the a-wave of the electroretinogram: applications and methods. Doc Ophthalmol 1996; 92(4):253–267.

79. Cideciyan AV, Jacobson SG. An alternative phototransduction model for human rod and cone ERG a-waves: normal parameters and variation with age. Vision Res 1996; 36(16):2609–2621.

80. Pepperberg DR, Birch DG, Hood DC. Photoresponses of human rods in vivo derived from paired-flash electroretinograms. Vis Neurosci 1997; 14(1):73–82.

81. Nusinowitz S, Ridder WH, 3rd, Ramirez J. Temporal response properties of the primary and secondary rod-signaling pathways in normal and Gnat2 mutant mice. Exp Eye Res 2007; 84(6):1104–1114.

82. Deans MR, Volgyi B, Goodenough DA, Bloomfield SA, Paul DL. Connexin36 is essential for transmission of rod-mediated visual signals in the mammalian retina. Neuron 2002; 36(4):703–712.

83. Robson JG, Maeda H, Saszik SM, Frishman LJ. In vivo studies of signaling in rod pathways of the mouse using the electroretinogram. Vision Res 2004; 44(28):3253–3268.

84. Cameron AM, Mahroo OA, Lamb TD. Dark adaptation of human rod bipolar cells measured from the b-wave of the scotopic electroretinogram. J Physiol 2006; 575(Pt 2):507–526.

85. Field GD, Rieke F. Non-linear signal transfer from mouse rods to bipolar cells and implications for visual sensitivity. Neuron 2002; 34(5):773–785.

86. Robson JG, Frishman LJ. Response linearity and kinetics of the cat retina: the bipolar cell component of the dark-adapted electroretinogram. Vis Neurosci 1995; 12(5):837–850.

87. Frishman LJ, Yamamoto F, Bogucka J, Steinberg RH. Light-evoked changes in [K+]o in proximal portion of light-adapted cat retina. J Neurophysiol 1992; 67(5): 1201–1212.

88. Miller RF, Dowling JE. Intracellular responses of the Muller (glial) cells of mudpuppy retina: their relation to b-wave of the electroretinogram. J Neurophysiol 1970; 33(3):323–341.

89. Frishman LJ, Reddy MG, Robson JG. Effects of background light on the human dark-adapted electroretinogram and psychophysical threshold. J Optical Soc Am A Optics Image Sci Vis 1996; 13(3):601–612.

90. Naarendorp F, Sieving PA. The scotopic threshold response of the cat ERG is suppressed selectively by GABA and glycine. Vision Res 1991; 31(1):1–15.

91. Holder GE, Brigell MG, Hawlina M, Meigen T, Vaegan, Bach M. ISCEV standard for clinical pattern electroretinography – 2007 update. Doc Ophthalmol 2007; 114(3):111–116.

92. Barlow HB, Levick WR, Yoon M. Responses to single quanta of light in retinal ganglion cells of the cat. Vision Res 1971; Suppl 3:87–101.

93. Mojumder DK, Sherry DM, Frishman LJ. Contribution of voltage-gated sodium channels to the b-wave of the mammalian flash electroretinogram. J Physiol 2008; 586(10):2551–2580.

94. Moshiri A, Gonzalez E, Tagawa K, et al. Near complete loss of retinal ganglion cells in the math5/brn3b double knockout elicits severe reductions of other cell types during retinal development. Dev Biol 2008; 316(2):214–227.

95. Saszik SM. The dark-adapted electroretinogram (ERG) of the mouse: inner retinal contributions and the effects of light adaptation. College of Optometry. Houston: University of Houston, 2003.

96. Sieving PA. Retinal ganglion cell loss does not abolish the scotopic threshold response (STR) of the cat and human ERG Clin Vis Sci 1991; 2:149–158.

97. Guldenagel M, Ammermuller J, Feigenspan A, et al. Visual transmission deficits in mice with targeted disruption of the gap junction gene connexin36. J Neurosci 2001; 21(16):6036–6044.

98. Bui BV, Edmunds B, Cioffi GA, Fortune B. The gradient of retinal functional changes during acute intraocular pressure elevation. Invest Ophthalmol Vis Sci 2005; 46(1):202–213.

99. Lyubarsky AL, Falsini B, Pennesi ME, Valentini P, Pugh EN, Jr. UV- and midwave-sensitive cone-driven retinal responses of the mouse: a possible phenotype for coexpression of cone photopigments. J Neurosci 1999; 19(1):442–455.

100. Jacobs GH, Fenwick JA, Williams GA. Cone-based vision of rats for ultraviolet and visible lights. J Exp Biol 2001; 204(Pt 14):2439–2446.

101. Jacobs GH, Neitz J, Krogh K. Electroretinogram flicker photometry and its applications. J Optical Soc Am A Optics Image Sci Vis 1996; 13(3):641–648.

102. Jacobs GH, Neitz J, Deegan JF, 2nd. Retinal receptors in rodents maximally sensitive to ultraviolet light. Nature 1991; 353(6345):655–656.

103. Toda K, Bush RA, Humphries P, Sieving PA. The electroretinogram of the rhodopsin knockout mouse. Vis Neurosci 1999; 16(2):391–398.

104. Calvert PD, Krasnoperova NV, Lyubarsky AL, et al. Phototransduction in transgenic mice after targeted deletion of the rod transducin alpha-subunit. Proc Natl Acad Sci USA 2000; 97(25):13913–13918.

105. Chang B, Dacey MS, Hawes NL, et al. Cone photoreceptor function loss-3, a novel mouse model of achromatopsia due to a mutation in Gnat2. Invest Ophthalmol Vis Sci 2006; 47(11):5017–5021.

106. Lucas RJ, Freedman MS, Lupi D, Munoz M, David-Gray ZK, Foster RG. Identifying the photoreceptive inputs to the mammalian circadian system using transgenic and retinally degenerate mice. Behav Brain Res 2001; 125(1–2):97–102.

107. Fu Y, Zhong H, Wang MH, et al. Intrinsically photosensitive retinal ganglion cells detect light with a vitamin A-based photopigment, melanopsin. Proc Natl Acad Sci USA 2005; 102(29):10339–10344.

108. Rangaswamy NV, Frishman LJ, Dorotheo EU, Schiffman JS, Bahrani HM, Tang RA. Photopic ERGs in patients with optic neuropathies: comparison with primate ERGs after pharmacologic blockade of inner retina. Invest Ophthalmol Vis Sci 2004; 45(10):3827–3837.

109. Bush RA, Sieving PA. A proximal retinal component in the primate photopic ERG a-wave. Invest Ophthalmol Vis Sci 1994; 35(2):635–645.

110. Sieving PA, Murayama K, Naarendorp F. Push-pull model of the primate photopic electroretinogram: a role for hyperpolarizing neurons in shaping the b-wave. Vis Neurosci 1994; 11(3):519–532.

111. Heynen H, van Norren D. Origin of the electroretinogram in the intact macaque eye – I. Principal component analysis. Vision Res 1985; 25(5):697–707.

112. Rangaswamy NV, Shirato S, Kaneko M, Digby BI, Robson JG, Frishman LJ. Effects of spectral characteristics of Ganzfeld stimuli on the photopic negative response (PhNR) of the ERG. Invest Ophthalmol Vis Sci 2007; 48(10):4818–4828.

113. Shirato S, Maeda H, Miura G, Frishman LJ. Postreceptoral contributions to the light-adapted ERG of mice lacking b-waves. Exp Eye Res 2008; 86(6):914–928.

114. Sharma S, Ball SL, Peachey NS. Pharmacological studies of the mouse cone electroretinogram. Vis Neurosci 2005; 22(5):631–636.

115. Xu L, Ball SL, Alexander KR, Peachey NS. Pharmacological analysis of the rat cone electroretinogram. Vis Neurosci 2003; 20(3):297–306.

116. Miura G, Wang MH, Ivers KM, Frishman LJ. Retinal pathway origins of the pattern ERG of the mouse. Exp Eye Res 2009; 89(1):49–62.

117. Cui J, Pan ZH. Two types of cone bipolar cells express voltage-gated Na+ channels in the rat retina. Vis Neurosci 2008; 25(5–6):635–645.

118. Whitten DN, Brown KT. The time courses of late receptor potentials from monkey cones and rods. Vision Res 1973; 13(1):107–135.

119. Ueno S, Kondo M, Ueno M, Miyata K, Terasaki H, Miyake Y. Contribution of retinal neurons to d-wave of primate photopic electroretinograms. Vision Res 2006; 46(5):658–664.

120. Strettoi E, Volpini M. Retinal organization in the bcl-2-overexpressing transgenic mouse. J Comp Neurol 2002; 446(1):1–10.

121. Bush RA, Sieving PA. Inner retinal contributions to the primate photopic fast flicker electroretinogram. J Optical Soc Am A Optics Image Sci Vis 1996; 13(3):557–565.

122. Viswanathan S, Frishman LJ, Robson JG. Inner-retinal contributions to the photopic sinusoidal flicker electroretinogram of macaques. Macaque photopic sinusoidal flicker ERG. Doc Ophthalmol 2002; 105(2):223–242.

123. Kondo M, Sieving PA. Primate photopic sine-wave flicker ERG: vector modeling analysis of component origins using glutamate analogs. Invest Ophthalmol Vis Sci 2001; 42(1):305–312.

124. Krishna VR, Alexander KR, Peachey NS. Temporal properties of the mouse cone electroretinogram. J Neurophysiol 2002; 87(1):42–48.

125. Hancock HA, Kraft TW. Human oscillatory potentials: intensity-dependence of timing and amplitude. Doc Ophthalmol 2008; 117(3):215–222.

126. Rangaswamy NV, Hood DC, Frishman LJ. Regional variations in local contributions to the primate photopic flash ERG: revealed using the slow-sequence mfERG. Invest Ophthalmol Vis Sci 2003; 44(7):3233–3247.

127. Dong CJ, Agey P, Hare WA. Origins of the electroretinogram oscillatory potentials in the rabbit retina. Vis Neurosci 2004; 21(4):533–543.

128. Zhou W, Rangaswamy N, Ktonas P, Frishman LJ. Oscillatory potentials of the slow-sequence multifocal ERG in primates extracted using the Matching Pursuit method. Vision Res 2007; 47(15):2021–2036.

129. McCall MA, Lukasiewicz PD, Gregg RG, Peachey NS. Elimination of the rho1 subunit abolishes GABA(C) receptor expression and alters visual processing in the mouse retina. J Neurosci 2002; 22(10):4163–4174.

130. Ogden TE. The oscillatory waves of the primate electroretinogram. Vision Res 1973; 13(6):1059–1074.

131. Rangaswamy NV, Zhou W, Harwerth RS, Frishman LJ. Effect of experimental glaucoma in primates on oscillatory potentials of the slow-sequence mfERG. Invest Ophthalmol Vis Sci 2006; 47(2):753–767.

132. Vigh J, Solessio E, Morgans CW, Lasater EM. Ionic mechanisms mediating oscillatory membrane potentials in wide-field retinal amacrine cells. J Neurophysiol 2003; 90(1):431–443.

133. Kenyon GT, Moore B, Jeffs J, et al. A model of high-frequency oscillatory potentials in retinal ganglion cells. Vis Neurosci 2003; 20(5):465–480.

134. Lei B, Yao G, Zhang K, Hofeldt KJ, Chang B. Study of rod- and cone-driven oscillatory potentials in mice. Invest Ophthalmol Vis Sci 2006; 47(6):2732–2738.

135. Forte JD, Bui BV, Vingrys AJ. Wavelet analysis reveals dynamics of rat oscillatory potentials. J Neurosci Methods 2008; 169(1):191–200.

136. Kondo M, Kurimoto Y, Sakai T, et al. Recording focal macular photopic negative response (PhNR) from monkeys. Invest Ophthalmol Vis Sci 2008; 49(8):3544–3550.

137. Machida S, Raz-Prag D, Fariss RN, Sieving PA, Bush RA. Photopic ERG negative response from amacrine cell signaling in RCS rat retinal degeneration. Invest Ophthalmol Vis Sci 2008; 49(1):442–452.

138. Maffei L, Fiorentini A. Electroretinographic responses to alternating gratings in the cat. Exp Brain Res 1982; 48(3):327–334.

139. Maffei L, Fiorentini A, Bisti S, Hollander H. Pattern ERG in the monkey after section of the optic nerve. Exp Brain Res 1985; 59(2):423–425.

140. Berardi N, Domenici L, Gravina A, Maffei L. Pattern ERG in rats following section of the optic nerve. Exp Brain Res 1990; 79(3):539–546.

141. Porciatti V. The mouse pattern electroretinogram. Doc Ophthalmol 2007; 115(3):145–153.

142. Porciatti V, Pizzorusso T, Cenni MC, Maffei L. The visual response of retinal ganglion cells is not altered by optic nerve transection in transgenic mice overexpressing Bcl-2. Proc Natl Acad Sci USA 1996; 93(25):14955–14959.

143. Porciatti V, Saleh M, Nagaraju M. The pattern electroretinogram as a tool to monitor progressive retinal ganglion cell dysfunction in the DBA/2J mouse model of glaucoma. Invest Ophthalmol Vis Sci 2007; 48(2):745–751.

144. Harrison JM, O'Connor PS, Young RS, Kincaid M, Bentley R. The pattern ERG in man following surgical resection of the optic nerve. Invest Ophthalmol Vis Sci 1987; 28(3):492–499.

145. Holder GE. Pattern electroretinography (PERG) and an integrated approach to visual pathway diagnosis. Progr Retin Eye Res 2001; 20(4):531–561.

146. Bach M, Hoffmann MB. Update on the pattern electroretinogram in glaucoma. Optom Vis Sci 2008; 85(6):386–395.

147. Hood DC, Xu L, Thienprasiddhi P, et al. The pattern electroretinogram in glaucoma patients with confirmed visual field deficits. Invest Ophthalmol Vis Sci 2005; 46(7):2411–2418.

148. Ventura LM, Porciatti V, Ishida K, Feuer WJ, Parrish RK, 2nd. Pattern electroretinogram abnormality and glaucoma. Ophthalmology 2005; 112(1):10–19.

149. John SW, Smith RS, Savinova OV, et al. Essential iris atrophy, pigment dispersion, and glaucoma in DBA/2J mice. Invest Ophthalmol Vis Sci 1998; 39(6):951–962.

150. Viswanathan S, Frishman LJ, Robson JG. The uniform field and pattern ERG in macaques with experimental glaucoma: removal of spiking activity. Invest Ophthalmol Vis Sci 2000; 41(9):2797–2810.

151. Miyake Y. Focal macular electroretinography. Nagoya J Med Sci 1998; 61(3–4):79–84.

152. Sutter EE. The fast m-transform : a fast computation of cross-correlations with binary m-sequences. SIAM J Computing 1991; 20(4):686–694.

153. Sutter EE, Tran D. The field topography of ERG components in man – I. The photopic luminance response. Vision Res 1992; 32(3):433–446.

154. Hood DC, Wladis EJ, Shady S, Holopigian K, Li J, Seiple W. Multifocal rod electroretinograms. Invest Ophthalmol Vis Sci 1998; 39(7):1152–1162.

155. Nusinowitz S, Ridder WH, 3rd, Heckenlively JR. Rod multifocal electroretinograms in mice. Invest Ophthalmol Vis Sci 1999; 40(12):2848–2858.

156. Paskowitz DM, Nune G, Yasumura D, et al. BDNF reduces the retinal toxicity of verteporfin photodynamic therapy. Invest Ophthalmol Vis Sci 2004; 45(11):4190–4196.

157. Hood DC, Frishman LJ, Saszik S, Viswanathan S. Retinal origins of the primate multifocal ERG: implications for the human response. Invest Ophthalmol Vis Sci 2002; 43(5):1673–1685.

158. Hood DC, Seiple W, Holopigian K, Greenstein V. A comparison of the components of the multifocal and full-field ERGs. Vis Neurosci 1997; 14(3):533–544.

159. Sutter EE, Shimada Y, Li Y, Bearse MA. Mapping inner retinal function through enhancement of adaptive components in the m-ERG. Vision Sci Appl OSA Tech Dg Ser 1999; 1:52–55.

160. Sutter EE, Bearse MA, Jr. The optic nerve head component of the human ERG. Vision Res 1999; 39(3):419–436.

161. Steinberg RH, Linsenmeier RA, Griff ER. Retinal pigment epithelial cell contributions to the electroretinogram and electrooculogram. Prog Retin Res 1985; 4:33–66.

162. Hood DC, Bach M, Brigell M, et al. ISCEV guidelines for clinical multifocal electroretinography (2007 edition). Doc Ophthalmol 2008; 116(1):1–11.

163. Fulton AB, Brecelj J, Lorenz B, Moskowitz A, Thompson D, Westall CA. Pediatric clinical visual electrophysiology: a survey of actual practice. Doc Ophthalmol 2006; 113(3):193–204.

第 8 部分
非感知视觉

第 25 章

瞳孔的光调节作用

Randy Kardon

兰 文译 尹 婕校

瞳孔看起来好像位于眼睛的中心，但是如果进行精确地测量会发现，它实际上位于角膜中央的稍下方和鼻侧。而视轴是远处的注视目标和中心凹的连线，因此，瞳孔的中心可能不能与视轴完全吻合。瞳孔的主要作用逐条显示在图 25.1 中，概述如下。

首先，瞳孔随着光强度变化而运动，这是为了最优化视网膜照度来更好地进行视觉感知。在昏暗的光照下，瞳孔的扩大能立即最大程度地增加到达视网膜的光子量，接下来再由包括视网膜光感受器和双极细胞水平的慢暗适应机制带来光子量的增益。在较明亮的光线下，瞳孔缩小可以在 0.5 秒内减少高达 1.5 个对数单位的视网膜照度。尽管视网膜照度的减少仅仅只是 12 个对数单位视网膜光敏度的一部分，但它是一种重要和迅速的光适应手段[47]。瞳孔固定的患者当面对光照度突发变化时症状明显：他们可能在光亮突然增加时感觉畏光，还可能在突然进入一个暗光环境时不能分辨物体。这些症状可以用瞳孔固定来描述，这是因为视网膜光感受器的光适应不能迅速补偿。这凸显了瞳孔在环境亮度大幅度变化时的迅速优化视觉感知的重要作用。第二，当瞳孔固定于较小直径时，瞳孔的直径同样可以（一定程度地）提高视网膜图像质量。小瞳孔减少了色差和球差[10,57]，部分原因是小瞳孔使光线进入光学系统到达中央角膜和晶体，避免了周边部分的角膜和晶体带来的更大像差（框 25.1）

第三，小瞳孔增加了眼睛光学系统的聚焦深度，就像摄影时镜头的针孔效应[9]。当观察近处物体时，不仅是眼睛的调节能力，还有瞳孔缩小的近反射都有助于更好地聚焦目标，小瞳孔有助于增加聚焦的深度。

瞳孔的生理功能除了图 25.1 所概述的以外，不同情况下的瞳孔直径及运动也是患者临床评估的重要指标。瞳孔功能的临床特性如图 25.2 和框 25.2 所示，包括：（1）瞳孔运动作为传入的客观指标；（2）瞳孔直径作为觉醒的指标；（3）瞳孔大小不能反应自主神经对支配虹膜的传出功能；（4）瞳孔直径对于眼睛光学性能的影响；（5）瞳孔的药物反应能监测药理作用。

双眼瞳孔的大小不对称，被称为瞳孔不等大，是瞳孔另一个重要的临床状态，因为它可能提示从交感神经或副交感神经系统到虹膜的自主神经支配的中断，虹膜括约肌或开大肌的直接损伤，或由于扩瞳药或缩瞳药的虹膜药理性反应。瞳孔不等大的临床作用以及原因都将在本章后面进行深入讨论。

大瞳孔将产生明显的临床表现（产生图形和颜色的像差），特别是在夜晚或在用扩瞳药瞳孔直径最大时。导致大的固定瞳孔的原因包括瘢痕、应用扩瞳药、虹膜括约肌损伤或神经支配产生极度的光线敏感，这是因为瞳孔控制视网膜照度的正常功能损伤。

瞳孔在临床上可作为外周或中枢药物作用的药理性指标。把滴眼液分别局部应用到两只眼中，可以比较两只眼的虹膜括约肌或开大肌的灵敏度，一般情况下两只眼的反应应该类似。稀释的胆碱能药物或肾上腺素能药物通常情况下仅导致较小的瞳孔反应。但是如果剥夺虹膜的神经支配仅仅几天，上述药物将产生显著的不对称的瞳孔开大（肾上腺素能，拟交感神经药物）或者瞳孔缩小（胆碱能，副交感神经药物）。对于单侧眼交感神经损伤，可通过局部应用药物如可卡因或阿可乐定来证实这一诊断。一旦眼交感神经损伤的诊断明确，可以在几天后应用羟基苯丙胺滴眼液来定位交感神经系统链的神经节前或神经节后的损伤（在本章后面将详细介绍）。瞳孔对麻醉药品（纳洛酮）局部抑制的反应可以作为成瘾患者的麻醉

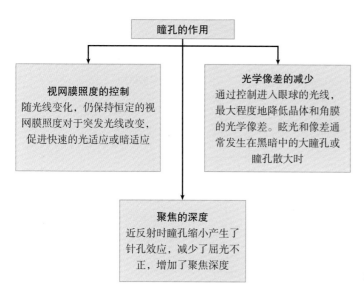

图 25.1 瞳孔的作用包括控制视网膜光量，减少光学像差，增加聚焦深度

框 25.1 光学和瞳孔

在屈光手术后，年轻的患者通常比年长的人群在暗光下瞳孔更大，常常经历令人烦恼的眩光和图像模糊的症状，尤其是在夜晚，这是光学像差的结果。

这类患者的瞳孔面积常常超过屈光手术的角膜光学区。大多数屈光手术医师尝试通过仔细测量术前暗光下的瞳孔直径来解决这个问题，并根据瞳孔直径来调整角膜屈光手术的光学区。

产生缩瞳作用的局部眼液可以缩小暗光下的瞳孔直径（不影响调节），以减轻像差的症状。

小瞳孔光学效应的优点也有一定限度，这是因为直径收缩超过一定程度，衍射增加，并使视网膜照度低于最佳水平，将导致图像模糊[11]。因此存在一个最佳瞳孔直径范围，这个大小在一定程度上可以改变，并取决于个体的光学特性。

耐受的效果研究。精神感知刺激后的瞳孔反应同样可以在实验室中运用，以助于对抑郁症和精神分裂症的诊断和治疗监测，并作为认知功能评估的客观指标。在本章中，将讨论正常瞳孔的生理以及瞳孔功能异常的例子，并运用正常瞳孔生理的知识来帮助理解不同的病理状态。对于本部分内容感兴趣并想了解更多知识的读者建议参考 Loewenfeld 的佳作[42]。

瞳孔光反射和近反射的神经传导

为理解在不同刺激下影响瞳孔直径和运动的主要因素，了解瞳孔光反射和近反射的基础神经通路非常必要，示意图见图 25.3。从整合光刺激到产生瞳孔缩小（瞳孔光反射）的神经元由 3 个部分组成：

（1）传入部分；（2）中间神经元；（3）传出部分。

传入部分包括光感受器的视网膜输入、双极神经元、神经节细胞。视网膜神经节细胞的轴突提供光输入信息，由突触传递到中脑顶盖前橄榄下核的中间神经元。接着，这些中间神经元通过交叉和不交叉连接，将瞳孔光输入信息分配给左、右 E-W 核（Edinger–Westphal nucleus）神经元。从这里，E-W 核的神经元沿着动眼神经传递到副交感神经节前轴突，分别到达两侧眼眶的睫状神经节。睫状神经节的神经元换位至副交感神经的节后轴突，从睫状短神经到达眼球的脉络膜上腔，控制虹膜括约肌。近反射的瞳孔缩小包括激活脑干延髓神经元，它也同样传递信号到光反射激活的 E-W 核。因此近反射瞳孔缩小的输出路径与光反射相同，但是传入路径与 E-W 核不同。

瞳孔光反射和瞳孔近反射的整合过程，包括相关神经元的解剖、它们的感受野特性、它们对于光刺激的不同的反应，见综述[28]。接下来，将总结神经元通路。

瞳孔光反射的传入部分

瞳孔光反射的神经整合从视网膜传入路径开始，包括光感受器，双极细胞，神经节细胞。多年来，是视杆细胞还是视锥细胞对瞳孔光反射起作用，以及它们作为光感受器对于视觉感知的作用是否一样，都存在争议。广泛的实验室和心理物理学研究显示，瞳孔光反射和视觉感知的神经通路都是由相同的光感受器参与的。最近，专家认为所有的光感受器传入共同参与清醒状态下的光线感知和瞳孔光反射。以往的研究

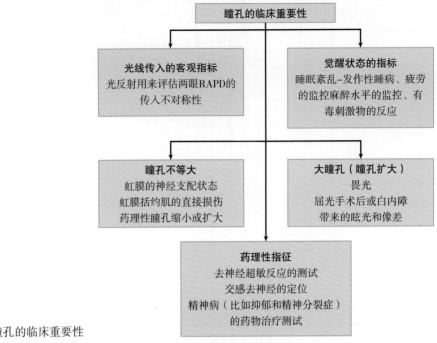

图 25.2 瞳孔的临床重要性

框 25.2 诊断和相对性传入瞳孔缺陷

光刺激导致的短暂瞳孔缩小的量或恒量光照下瞳孔的固定直径可以反映视网膜和视神经的健康状况，可以用来检出疾病。评估双眼传入不对称的最常见临床测试是交替光测试，通常指摆动手电筒试验等。当光线在左右眼之间来回变换时，临床医师观察光刺激后的瞳孔运动。

如果双眼的视网膜和视神经传入匹配，刺激后双眼的瞳孔运动应该类似。然而，当一只眼因视网膜或视神经的疾病导致传入降低，交替光试验中该眼的瞳孔光反应不明显。当交替光测试中出现传入不对称时，被称为相对性传入瞳孔缺陷（RAPD）：RAPD 将在这章接下来的部分更深入地讨论。

瞳孔直径可以用来明确中脑核上抑制的程度，这与个体觉醒状态有关。

一个兴奋、觉醒的人瞳孔直径大，是因为支配虹膜括约肌、起源于中脑的副交感神经的中枢抑制增加，开大瞳孔的交感神经张力增加。

相反，一个困乏、疲劳的人，或者在全身麻醉或毒品的影响下因为中脑水平中枢抑制会产生更小的瞳孔。瞳孔直径的仔细检测可以在临床上用来确定睡眠紊乱如发作性睡病的存在、麻醉的程度或毒品的存在。

对于感觉刺激，比如疼痛或声音，瞳孔扩大的程度可以作为一项评估感觉输入完整性的客观指标。

显示，光传入的所有改变都产生视觉感知改变和相应的瞳孔大小改变。事实上在每一个测量方法中，瞳孔的光反应都类似视觉感知的反应。比如，光线从蓝色转换为红色时，瞳孔瞬间缩小的反应曲线都类似于视觉感知的波长敏感曲线。眼睛从亮适应到暗适应环境下（Purkinje 变化）灵敏度的变化都是相同的，这一点证明瞳孔和视觉感知需要相同的光感受器。具有不同程度视锥细胞和视杆细胞异常的患者，暗适应时，比较其视觉阈值及瞳孔轻度缩小的阈值，都存在色觉缺陷和适当的敏感度改变[50]。视锥细胞和视杆细胞都对瞳孔光反射起作用，但是对光照环境的依赖程度不同。

在暗适应的环境下和低强度光照下，瞳孔光反射成为敏感的光线标尺，并主要由视杆细胞调控，产生小幅的瞳孔收缩。然而，在更亮的光刺激、更强的明适应条件下，则由视锥细胞控制主要的瞬间瞳孔光收缩。因此，视杆细胞主要对暗适应、低强度光亮下产生的瞳孔缩小起作用，它们提供了在低光量水平下瞳孔光反射的高度灵敏性，在视觉感知上亦同。在光线阈上水平，主要是在光适应条件下，视锥细胞负责在直接临床观察中较易发现的幅度较大的瞬间瞳孔缩小。Loewenfeld[37] 在这方面作了更深入的探讨，需要的读者可以参考她的著作进行更深入的探讨。专家认为双极细胞接受光感受器的传入，同时为瞳孔光反射

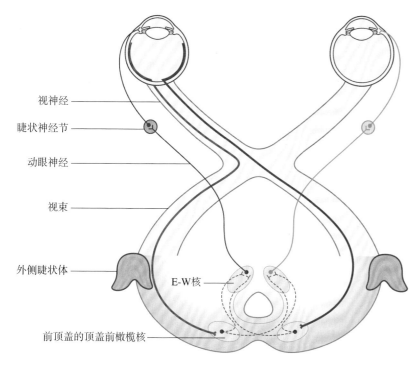

视神经

睫状神经节

动眼神经

视束

外侧膝状体

E-W核

前顶盖的顶盖前橄榄核

图 25.3　瞳孔光反射的神经路径。从鼻侧视网膜的传入信号进入对侧，存在于上丘的上臂的视束的视神经神经节细胞轴突的传入信号传入顶盖前的橄榄核突触。同侧眼的颞侧视网膜传入信号沿相同路径传递到同侧。顶盖前的橄榄下核的神经元发送交叉和非交叉神经纤维至 E-W 核后联合。从这里，副交感神经节前纤维沿动眼神经前行，接着到达睫状神经节。副交感神经节后神经元从睫状神经节通过睫状短神经到达虹膜括约肌。

和视觉感知提供传入。尽管看起来瞳孔和视觉系统分享相同的视锥细胞和视杆细胞光感受器传入，但近年来一些有趣的研究揭示了既往没有认识到的重要的瞳孔通路光线转导的新发现。

　　近些年来新的研究发现，在低等动物视网膜中，视锥细胞和视杆细胞对瞳孔光反射的传入被一类包含初级视觉视黑质的特殊视网膜神经节细胞所介导[60-71]。视黑质视网膜神经节细胞除了在视锥细胞和视杆细胞传入激活后导致的短暂瞳孔反应外，还可直接对光线敏感产生持续的稳态瞳孔收缩。这种包含视黑质的视网膜神经节细胞的固有、直接的激活路径导致了细胞的持续作用，直接与稳态的光传入成比例，与不能显示经典的光适应特性的 DC 光度计类似。在因遗传改变视锥细胞和视杆细胞完全缺失功能的小鼠中，特别强的瞳孔光反射同样存在。这个意外的发现引发了在缺乏视锥细胞和视杆细胞时，哪种视网膜因素作用于瞳孔光反射的相关研究。通过一种精巧的标记实验，研究发现了特殊的含有视黑质的神经节细胞，它自己具有光敏感性，有较大范围的光谱峰值，以 490 nm 为中心，属蓝光。这些视黑质神经节细胞既可以投射到丘脑下部的视交叉上部，也可以投射到顶盖前核（瞳孔光反射路径的中脑中间神经元的第一级突触，框 25.3）。

　　精细的电生理学记录以及对神经节细胞反应特性的研究显示，包含视黑质的视网膜神经节细胞提供

了瞳孔光反射的中脑路径，也提供了调控昼夜节律的丘脑下部的白天调控区域的光敏度信息。这些视黑质神经节细胞接受视锥细胞和视杆细胞的传入（与瞳孔光反射有关），即使没有光感受器传入，也能够直接控制光转导（在光适应条件下），提供更多的固定光传入脑部。这解释了为什么一些缺失光感受器的患者同样存在对于强蓝光的瞳孔光反射，同样具有昼夜节律，而缺失视神经（缺失视黑质神经节细胞传入）的患者却没有正常的昼夜节律。

　　与前面谈到的一样，视黑质视网膜神经节细胞能够调控瞳孔光反射的经典中脑路径。然而，研究显示神经节细胞传递光信息到枕部皮层同样可以调控在不同类型视觉刺激下的瞳孔运动。比如，由于孤立的枕部梗死出现同侧视野缺损的患者，其瞳孔对于小的（直径为 2 度）的局灶光线的光反应缺陷类似于皮质

盲造成同样视野缺损患者的瞳孔反应。这个现象在以前已经报道过，但是最近才明确了同侧瞳孔的形状特征和视野缺损的对应关系[1,3,4,12,20-23,26,30,44,46]。这种对应关系提供的强有力的证据表明，在小而聚焦的光刺激下，皮层在瞳孔光反射调控中扮演了角色。同时，在复杂的刺激下（比如空间频率、运动、对比度），瞳孔也有相应的变化，这说明高水平皮层活动有能力调控视觉刺激下的瞳孔缩小[5,6,13,49,54,58,59]。这些证据暗示了投射于中脑的经典光照相关性细胞，以及其他类型的神经节细胞，可能参与了瞳孔反射，可能也参与了视觉感知。

瞳孔光反射的中间神经元部分

神经节细胞传递光信号进入经典的瞳孔光反射路径，在外侧膝状核前的视束末梢部分分离。因为在视觉传入途径中，鼻侧视网膜（颞侧视野）瞳孔神经节细胞突触在视交叉中交叉到对侧，同时颞侧（鼻侧视野）的突触仍保留在同侧。所以来自于视野的同侧区域（对侧眼的颞侧和同侧眼的鼻侧区域）的瞳孔神经节细胞突触分布在一侧视束上。从那里，它们沿着上丘的臂和定位于橄榄顶盖前核的光反射的下位神经元的中脑突触前行。这些神经元代表中间神经元因为它们整合来自视网膜的输入信号，以及中脑的瞳孔光反射的输出信号。

清醒的灵长类动物的顶盖前神经元的感受野特性已被阐明[18,19]，这些中间神经元是会聚来自视网膜的视网膜神经节细胞的感受野神经冲动的中间站，它们数量较少，在这个部位综合神经节细胞的输入信号。每个顶盖前神经的感受野接收大面积视网膜（> 20°）的神经节细胞传入信号。一些神经元显示了"扁平化"反应，对整个感受野的输入信号均等释放。然而，另外一些神经元亚型显示了"中心凹注视"反应，当刺激在视野中心时（或神经元的感受野）发放高频信号。这可以部分解释为什么瞳孔光反射对视野中心的光线更敏感。对于中心视野部分损伤的患者，它们的损伤眼的瞳孔光反射相对于另一眼明显降低，这与顶盖前中间神经元的感受野特性有关，顶盖前区神经元发放频率与光刺激的强度的对数成线性关系。然而，不是所有的神经元都在这个范围响应；一些神经元对不同强度的光更敏感，所以，有一种中间神经的响应范围甚至可以达到 4 个对数单位的范围。顶盖前神经元发放交叉和不交叉的纤维，通过后联合到达包含成对 E-W 核的小群神经元，这需要

每侧顶盖前核的传入信号同等分配到起源于 E-W 核的瞳孔传出路径（框 25.4）。

不交叉路径似乎在双眼视觉和立体视觉的发展中已经进化。眼睛在头两侧的动物（如鸟，兔子）有近乎完整的交叉通路但没有明显不交叉的部分，这就是为什么光照这些动物的一只眼能产生完全交叉的传入信号到达前顶盖，它又发放几乎完整的交叉传出信号到达 E-W 核，结果是只有被刺激的眼瞳孔缩小。在进化过程中，猫位于鸟类和灵长类之间，它们大约有 70% 的瞳孔路径交叉。放置一只宠物猫，一只眼面对光线产生了较强的瞳孔反射，然后会出现瞳孔不等大。人类的交叉和不交叉路径基本相当，直接和间接瞳孔光反射相当，这就是为什么照射一只眼，不能导致瞳孔不等大（瞳孔大小不等）。同样，一只眼视网膜或视神经的传入损伤缺陷通常不能导致人类的瞳孔不等大。

一些个体在视网膜和中脑中交叉路径超过了不交叉路径，导致了被刺激眼产生了比对侧眼更强的瞳孔反射，瞳孔缩小幅度更大，这同猫类情况相同，但程度不同。这个间接缺陷称为瞳孔收缩不等，这个较小缺陷通常可以被瞳孔测量仪发现。

瞳孔光反射的传出路径

瞳孔光反射的传出路径总结在图 25.4，该图显示了临床实践中的常见路径损伤部位。E-W 核的神经元发放神经节前突触到达右侧和左侧动眼神经束（第 III 颅神经）加入控制眼球肌肉的运动神经元，以及起源于邻近核的神经节前调控纤维。第 III 颅神经的左右束通过蛛网膜下腔退出中脑，到达眶尖（框 25.5）。

在穿过海绵窦到达眶尖之后，神经节前瞳孔纤维和调节纤维汇聚到睫状神经（副交感神经节）。这个部位的损伤可以导致 Adie 瞳孔。从这里，神经通路的最后神经元即节后神经元，通过脉络膜上腔的

框 25.4　背部中脑损伤和瞳孔

来自上面的肿瘤（如松果体瘤）压迫背部中脑或源自脑炎（如第三期梅毒）的对后联合的损伤可能阻断从顶盖前神经元到 E-W 核的传入路径。

此情况可以导致瞳孔光反射的缺失但是不影响近反射（近反射起始于中脑延髓部，在与 E-W 核联接之前），即产生了瞳孔的光 - 近分离现象。

睫状短神经到达眼球，分布到眼前节来支配虹膜括约肌。节后调节纤维数目远超过瞳孔纤维，比例为30：1，支配了睫状体的睫状肌肉。节后瞳孔神经元支配虹膜括约肌，呈节段式分布，超过 20 个钟点数。这就是为什么睫状神经节的损伤，比如 Adie 综合征，通常可导致虹膜括约肌的一部分扇形分布区急性去神经支配，仅仅在对应的这些区域失去瞳孔收缩反应（框 25.6）。

瞳孔近反射和调节

　　当眼球的注视位置从较远物体移到近处，会发生眼球会聚，晶状体调节，双侧瞳孔缩小。眼球会聚、调节、瞳孔缩小的三联征被称为近反射。尽管文献中许多争论显示瞳孔缩小完全依赖于会聚或调节，但临床和实验室数据显示这三种功能的任何一种能被单独阻断或单独引出而并不影响另外两个。这些实验室和临床观察证实，产生调节、会聚、瞳孔缩小的冲动必须从动眼神经核的不同细胞群中产生，通过各自的纤维到达效应肌肉。调节、会聚、瞳孔缩小与运动有关，彼此间没有相互约束。它们被核上性连接控制，保持同步，但是它们之间没有因果关系。关于瞳

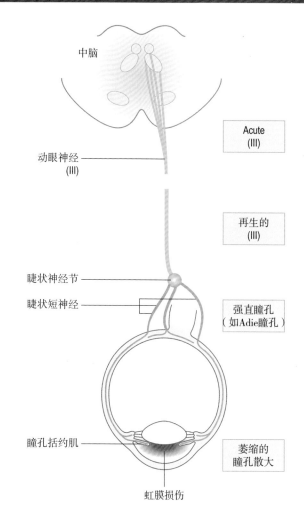

图 25.4　虹膜括约肌去神经支配，从 E-W 核经过动眼神经、睫状神经节、睫状短神经，以及其他散大瞳孔的原因

孔近反射的具体过程最近已被综述[28,34]。

　　近反射的瞳孔缩小和光反射的瞳孔缩小有一个最终相同的来自 E-W 核的传出路径到达睫状神经节的虹膜括约肌。光反射和近反射的不同主要在于产生两者的核上性路径的起源不同，尽管最后都会聚于 E-W 核。近刺激比如调节，尽管没有视网膜光照的改变，瞳孔通常会缩小。重要的是瞳孔的近反射被来自调控瞳孔光反射的 E-W 核的同一神经元的同一传出神经路径调控。它们似乎没有各自的调控瞳孔近反射的神经传出路径。

　　然而，近反射的核上性控制不同于光反射。在光反射中，核上性传入信号来自顶盖前核，这在上面的部分讨论过。在包括调节、会聚、瞳孔缩小的近反射中，核上性传入来源于视觉皮层的皮层区域和额叶眼区的皮质区域。皮质神经元提供近反射的传入信号，在走行于中脑的动眼复合体的内脏神经元腹侧之前，至少有 1 次突触连接。这是因为这个区域的

皮层损伤不能产生眼球运动核复合体（至少有一个突触被去除）的萎缩。近反射中的会聚、调节、瞳孔缩小都是同时运动的（如前所述），同时不严格依赖于彼此，认识到这一点非常重要。在另外两个损伤的情况下，3个共运动中的任何一个亦可以发生，Loewendeld证实了上述现象[37]。近反射的核上性路径通过中脑腹侧，光反射的核上性路径通过中脑背侧，路径不同，不同的疾病过程可以分别影响这两个系统（框25.4）。

来源于近反射的核上性神经元传入激活了位于E-W核内脏部分的瞳孔收缩控制神经元。同样的核上性神经元传入同样激活了大量的位于E-W核内脏部分附近的调节神经元。这些节前神经节增加了调节突触传导，与瞳孔光反射节前神经元和运动神经到达眼球睫状神经节（详见前述部分）。

总之，近刺激时，E-W核内脏运动核的调节神经元（调控睫状神经肌肉收缩）和光反射神经元（控制虹膜括约肌收缩）被核上性水平激活。调节神经和光反射节前神经通过各自的传出神经元，通过动眼神经到达睫状神经节，发放各自的节后神经支配到达睫状体和虹膜括约肌肌肉。在近反射或光反射的瞳孔收缩中，节前和节后光反射途径运用了同样的神经元来调控[26]。

瞳孔反射性扩大：中央和周边神经系统整合

通常，当瞳孔扩大时，有两个整合系统起作用，即虹膜括约肌松弛、虹膜开大肌收缩，帮助使瞳孔变大[38,39]。虹膜括约肌比开大肌更强，因此直到括约肌松弛时瞳孔开大才能发生。虹膜括约肌松弛产生于中枢神经系统水平的E-W核的核上性抑制，主要来自于脑干的网状激活系统。动物研究发现，神经元抑制路径包括中枢神经系统的交感神经元部分。这些交感神经元通过中脑导水管灰质区域，支配瞳孔E-W核神经元的传出神经元，在突触处有a2肾上腺素受体活化[35]。中枢抑制激活时，来源于E-W核的副交感神经节前神经节传出被抑制，导致了虹膜括约肌的相对松弛，瞳孔开大。但这个抑制不起作用时，比如睡眠、麻醉或使用毒品时，节前神经元发放高频信号，导致瞳孔缩小。E-W核的神经元在这个方面是独一无二的，因为没有任何传入，它们的基础发放频率很高。当这些神经元的传入信号被切断时，神经元发放高频信号，导致了持续瞳孔收缩和瞳孔缩小。这就是为什么深睡眠或者麻醉时，抑制性核上性传入到

E-W核减少，导致小瞳孔。

清醒时，核上性抑制处于活跃状态，E-W核的神经元被抑制，导致瞳孔开大。如果在这时给予光刺激，来自视网膜和顶盖前中间神经元的神经元冲动链将刺激E-W核，可暂时阻断这个抑制，导致瞳孔缩小。如果关灯或者视网膜重新进入光适应，核上性抑制重新起作用，将导致瞳孔的松弛性扩大。

几乎所有的引起瞳孔直径变化的前述情况都来自于E-W核的神经元传出信号的调控。同时，导致瞳孔反射开大的相同的因素同样可以导致调控虹膜开大肌肉的周边交感神经系统的输出信号增加，该交感神经活动可以被认为是瞳孔开大的"涡轮控制"。周边交感神经活动不是瞳孔开大的必备因素（仅副交感抑制可将瞳孔开大到一定程度），但是它可以显著增加瞳孔开大的动力，在开大速度和获得最大的瞳孔直径方面起作用。

交感神经输出到虹膜开大肌可以被认为有3条配对神经链（图25.5），在没有交叉的中央和周边神经系统的左边和右边。第一个神经元起始于丘脑下部，下行沿着脑干在各自方向进入外侧的脊髓束，终止于颈胸段C7～T2。第二个节前神经元离开脊髓束水平，通过肺的胸膜尖部，到达脊髓支直到位于右颈动脉分叉和颈部左侧水平的颈上神经节。第三个神经元为节后神经元，沿着颈内动脉进入头部和眼部。这些神经元经过海绵窦，在进入眼球前与展神经和三叉神经产生关联，通过睫状长神经作用于虹膜开大肌。

不仅神经元机制与瞳孔开大有关，体液机制对瞳孔直径也有影响。血液循环的儿茶酚胺（如：肾上腺的释放）通过血流可以直接作用于虹膜开大肌，或者间接通过泪液导致瞳孔开大。临床上，影响副交感神经抑制、交感神经激活、神经递质释放等情况可以表现为各种形式，可以特征性地影响瞳孔反射扩张的动力学，这些都具有临床诊断价值。瞳孔不等以及影响瞳孔开大的因素将在后面的章节讨论。

其他到虹膜的神经元输入

除了支配虹膜的自主神经，虹膜的感觉神经也由三叉神经的眼支分配[24,48]。然而，这些感觉神经对于调控瞳孔直径将起到额外的作用。我们知道白内障手术对于眼部的机械和化学刺激可以引起强大的非肾上腺能缩瞳反应，并且不能被自主作用药物所逆转。在兔和猫中，该反应与P物质的释放或与来自感觉

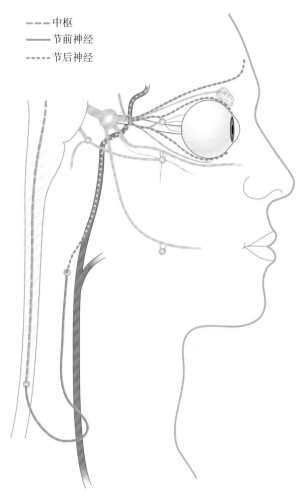

--- 中枢
—— 节前神经
···· 节后神经

图 25.5 眼部交感神经支配，显示了中枢三级神经链，节前神经节，节后神经节纤维。（Modified from Maloney WF et al: Am J Ophthalmol 1980；90：394.）

神经末梢的肽类有关，但是在猴和人中，P 物质对于瞳孔缩小没有影响或影响极微。胆囊收缩素（纳摩尔量）可引起单独的虹膜括约肌的收缩[2]。在猴类的前房内注射该药可导致瞳孔缩小，这种缩小不能被河豚毒素或吲哚美辛抑制，表明瞳孔缩小不是由神经末梢的激活或前列腺素的释放产生，而是通过括约肌受体的直接活动引起的。胆囊收缩素抗体氯戊米特对这一反应产生竞争性抑制。

虹膜的结构

虹膜的括约肌，虹膜开大肌，虹膜颜色

为了了解虹膜组织收缩或舒张时怎样调控瞳孔直径的大小，以及虹膜组织的损伤怎样影响瞳孔的运

动，我们需要了解虹膜的结构和组织学。虹膜可以分为两层：前叶和后叶（图 25.6）。虹膜后叶包含开大肌、括约肌和后色素上皮。从虹膜的前方来看，开大肌位于周边部，在虹膜周边。

虹膜叶的前表面由结缔组织间质组成，包含细胞、血管、神经支配括约肌和开大肌，但是没有灵长类动物的上皮层。前面和后面的虹膜的不同成分通过结构的改变来适应瞳孔缩小和瞳孔开大时的瞳孔直径的改变[45]。这些结构的改变遵循机械非线性影

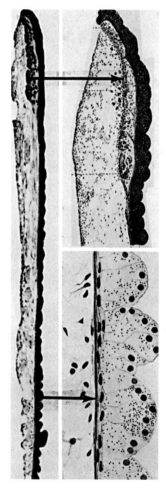

图 25.6 虹膜在交叉部分的组织学。在高倍放大图像中最上面的箭头显示虹膜括约肌；下面的箭头显示了高倍放大、经漂白处理的开大肌。（From Saltzmann M：Anatomy and histology of the human eye-ball，Chicago：University of Chicago Press，1912）开大肌位于瞳孔边缘；它的周边由近 20 个运动节段紧密连接组成，但各自由睫状神经的节后神经节分支所支配。在正常的虹膜中，这些节段几乎同时接收神经刺激，整个瞳孔环协同收缩。组织胚胎学中，开大肌和括约肌在都来自于后色素上皮的两层中的后层。

响，Loewenfeld 更深入地研究了在光线或者药理性刺激下的瞳孔扩大或缩小的程度[40]。机械非线性这一点很重要，因为它对于瞳孔直径的范围有所限制，通过瞳孔运动的范围可以用来评估在光刺激、近刺激或药理性检验下的神经反射。比如，某个体在昏暗灯光下有较小的、3 mm 直径的瞳孔，在标准光刺激下它的收缩幅度不同于具有 5 mm 直径的瞳孔，但是两者的视网膜和视神经可能都是正常的。在尝试定量局部缩瞳、散瞳药物的反应时，会出现类似情况。因此，虹膜的结构制约了在感觉刺激或药物作用下的瞳孔反射，这一点在比较不同眼睛的反应时应认真考虑。

虹膜的颜色由虹膜的中胚层和外胚层部分决定。高加索人在出生时基质没有颜色。基质吸收长波长光线，允许短波（蓝色）长光线穿过进入色素上皮层，经过反射导致虹膜显示蓝色。如果色素层不在前基质层生长，则虹膜终身保持蓝色。如果基质变密，保存了大量黑色素小体，则蓝色就变成了灰色。在 1 岁以内，色素在虹膜黑素细胞中的堆积导致虹膜注定不再是蓝色，这是由黑素细胞的交感神经支配所决定的（来自于神经嵴细胞）。此时，阻断一眼的交感神经支配常常导致异色症，使去神经支配的虹膜保持蓝色。在深色色素性虹膜中，虹膜血管被色素掩盖，虹膜表面看起来如天鹅绒般且显示为棕色。

光线的特性和它们对瞳孔运动的影响

刺激视网膜产生瞳孔反应的光的特性包括强度、持续时间、时间频率、范围、位于视野的位置、视网膜适应的状态、波长、空间频率。关于光刺激的各种特性如何影响了瞳孔反应的潜伏期和振幅有大量的研究。Loewendeld[41,42] 在她的关于瞳孔的专著中对这方面作了完整的综述，有详细的文献回顾以及显示不同光线效应的图解。总之，瞳孔运动振幅与光刺激对数强度成正比，然而瞳孔光反射的潜伏时间（时间从光刺激开始到瞳孔缩小的开始）变得越来越短（图 25.7）。随着光刺激持续时间的增加，收缩振幅变得更强烈，为时更久。在长时间的光刺激下，因为光适应（图 25.7），瞳孔可经历振荡（虹膜震颤）、缓慢的瞳孔开大或"瞳孔逃避"，表 25.1 总结了不同光的效应。

鉴于既往认为瞳孔光反射的神经通路应对光强度的变化呈阶梯式，大多数研究聚焦于对光线水平变化的瞳孔反应。随着计算机制图法和高级软件的出

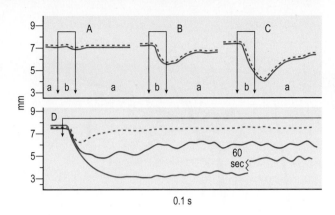

图 25.7 （A）、（B）、（C）：正常情况的暗适应。b 为光闪烁，光线增强在使右眼的瞳孔收缩增强，潜伏期缩短。应用红外瞳孔摄像术设备同时记录双眼瞳孔。右眼瞳孔运动轨迹（坚实的线条）和左眼瞳孔运动轨迹（断线）保持同步。（D）：瞳孔对延长后的不同强度光线的反应。在最暗强度下有小幅的瞳孔光缩小，在光刺激下瞳孔开大（逃避）。在强光下，缩小更明显更持久，同时显示震荡（虹膜震颤）。(From Lowenstein O, Loewenfeld IE. In：Davso H, ed. The eye, vol 3. New York：Academic Press，1962.)

现，研究者可以精确控制更复杂的刺激，包括空间频率、颜色、运动、亮度等。一些研究者利用该技术来研究，当平均亮度未改变时，瞳孔是否能够对视觉刺激在颜色或空间频率的变化上产生反应[21-25,28,31]。

这些研究的结果显示，瞳孔随着空间频率或颜色改变而缩小。从实用角度出发，这些反应使瞳孔反应可以作为视力和色觉分辨的客观指标。从理论角度出发，瞳孔对于等照度刺激的反应有助于研究视觉系统如何和在何处加工不同的信号。从这些研究发现，视觉皮层在调控瞳孔对复杂刺激的反应具有重要作用，除亮度以外，其他的视觉刺激特性也可以引发瞳孔缩小反射，这不仅仅与中脑的加工过程有关。

相对性传入瞳孔缺陷

瞳孔光反射的临床观察

瞳孔最重要的临床可用之处在于从视网膜、视神经、前段视路路径（视交叉，视路，中脑路径）评估传入信号。瞳孔光反射汇集来自光感受器、双极细胞、神经节细胞、神经节细胞轴突的整个的神经元传入。因此，视路中这些位点的任一损伤都将减少瞳孔对光刺激的反应幅度[42,43]。即使在正常人群中，瞳孔光反射也可表现出相当量的变异，这是由于核上性瞳

表 25.1　光刺激的特性对瞳孔光反射的影响

刺激特性	对瞳孔光反射的影响
光强度	至少在 3 个对数单位的刺激强度内（光适应条件下的刺激），瞳孔收缩的振幅呈线性增加。整个刺激反应功能类似"S"形曲线。潜伏时间，即从刺激开始到瞳孔开始缩小的时间（200 ~ 450 毫秒），在更暗光刺激下明显延长（每降低 1 个光强度对数单位延迟 20 ~ 40 毫秒）
光适应状态	在暗适应状态，需要产生瞳孔收缩的光强度阈值因为视杆细胞的参与变得更小。然而，暗适应状态的视杆细胞相比中间适应和光适应状态下的视锥细胞，对光强度增加时没有产生更强的瞳孔收缩
持续时间	当刺激持续时间比 70 毫秒更短时，为产生一定量的瞳孔缩小，在持续时间和强度间有负反馈关系。更长时间的刺激下瞳孔缩小更多，潜伏时间更短（一定程度），瞳孔缩小更持久；可能因为光适应而发生瞳孔逃避（相对扩大）
面积	瞳孔光反射显示了比视觉感知更大的综合特性（因为当刺激大于 1 级时，感知的视觉阈值总和最小）。对于全视野 Ganzfeld 刺激，瞳孔阈值可以等同于视觉阈值（甚至更小）；当刺激小于 1 ~ 2 级时，视觉阈值常常更加敏感（低 0.5 ~ 1.0 对数单位）
视野定位	在暗适应中，相对于周边视网膜，视杆细胞缺失可导致中心凹敏感性降低。在中间适应和光适应下，瞳孔反射在中心区域上最大；颞侧反应常常比鼻侧更大
光谱敏感度	在暗适应下，瞳孔光反射的波长敏感性倾向于蓝光，与视觉感知一样；在光适应状态，在绿光照射下达到敏感度的峰值
短频	考虑到平滑肌的缓慢收缩特性，正常瞳孔的运动不会快于 4 Hz。有条纹虹膜肌肉的动物（鸽子）可以轻易跟随 10Hz 的刺激。在 9 ~ 25Hz 频率刺激下，瞳孔直径保持稳态，显示在这个频率范围内，神经元整合光线的灵敏度下降
空间频率	当平均照度的变化保持不变，放置正弦光栅或光栅在黑暗和光亮之间变化时，瞳孔出现小幅收缩。这个机制被认为不依赖于照度反应。空间频率越大，瞳孔对刺激的缩小幅度越小，这一点与视力有关
运动	近期研究提示在等照度的情况下瞳孔可以对运动刺激产生反应

孔运动中枢的影响，而与视网膜和视神经的传入信号无关。然而，瞳孔光反射在普通个体的双眼中是对称的。鉴于这种对称性，可以让临床医生通过简单比较标准光线反应中两只眼的缩小程度，发现两只眼之间的任何非对称性改变[36]。在双眼间交替改变光线来观察瞳孔运动，是交替光试验或评估 RAPD 的摆动手电筒试验的基础（图 25.8 和图 25.9）[51,52]。RAPD，或者传入不对称，可以在两眼中应答相对更好的一眼前增加中性滤色片，记录滤色片的对数单位值。能中和或平衡双眼间瞳孔运动的滤色片的密度的对数值，即为 RAPD 的对数值。

瞳孔光反射的另外一种重要特性是，当发散光进入眼内，视野的整个范围都会引起瞳孔反射，尤其是中心 10° 更明显[42]。这些瞳孔光反射的累积特性使其运动的幅度与涉及的视野范围大约成正比。因此，视网膜周边部分的损伤和中心外围的视野缺陷可以减少瞳孔光反射的振幅。这与其他视功能如 Ganzfeld 视网膜电流图（用来测量视网膜的弥散损伤但不是局部损伤）和视觉诱发电位（这是中心部分决定的，因

此主要由中心视野缺损影响）这些客观指标相反。瞳孔光反射属于客观反射的一种，可以用来评估和定量视网膜、视神经、视交叉、视束异常的临床试验，可以检测中心或者周边视野的局部缺损。

评估 RAPD 的对数值对于明确和证实视野损伤程度（两只眼的不对称）以及其是否与视野试验的结果相一致十分重要。例如，一只眼轻度黄斑变性的患者被认为有 0.3 对数单位 PAPD。然而，若患者有 1.0 对数单位 RAPD，可以考虑产生视力损伤的其他原因，比如既往的视网膜分支动脉阻塞或者视神经病变。同时，视野损伤的面积和程度比轻度黄斑变性导致的更严重。定量 RAPD 的重要性也不能被过度强调。总之，单侧视力损伤的情况中，中心视野 5° 缺损导致了约 0.3 对数单位的 RAPD。整个视野的缺损（10°）导致了 0.6 ~ 0.9 对数单位 RAPD。黄斑外围的每个 1/4 视野值对应 0.3 对数单位 RAPD（图 25.10），但是颞侧视野缺损对瞳孔传入的损伤大于鼻侧 1/4 视野。普通临床疾病的 RAPD 的对数单位量的例子见于表 25.2。然而，相关传入缺陷与视野缺损

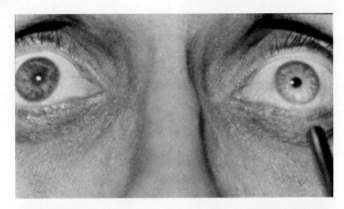

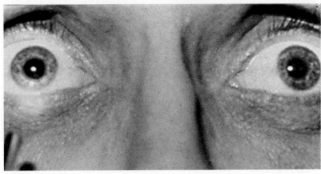

图 25.8　一位右眼有明显相对性传入瞳孔缺陷的患者。在上面的图像中，光线照在正常左眼，双眼瞳孔缩小到小直径。当光线改为刺激右眼（下图），双侧瞳孔都几乎没有缩小。

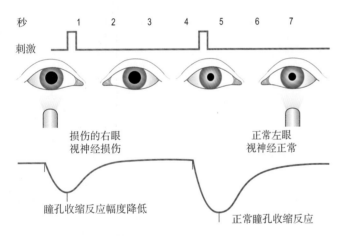

图 25.9　右眼相对性传入瞳孔缺陷的瞳孔摄像。右眼在短光刺激下的瞳孔光反射（下方的曲线描记图）幅度比左眼小。

的面积和程度的相关性只是相似的。这两者的不同点有助于明确前节视觉系统的损伤原因和损失程度（框 25.7）。

最近学者运用电脑化瞳孔照相术以更精确地定量 RAPD 的对数值，结果显示一些具有正常视野和检查结果的正常人群可以有 0.3 对数单位的 RAPD[25,33,55]。因此，偶然发现的小的 RAPD 但没有眼

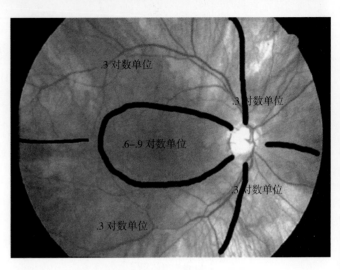

图 25.10　假设另一只眼正常的情况下，视网膜不同区域对应的相对传入瞳孔缺陷对数值的分布量。

部主诉且检查正常的患者可以忽略。

瞳孔运动传入不对称（RAPD）量的估计可以更客观，不用中性滤色片，而改用 +1、+2、+3 或者 +4 来描述瞳孔不对称反应分级。通过光线交替照射双眼，确定瞳孔扩大或者逃避的量进行客观分级[7]。然而，大多数 RAPD 客观分级有严重的缺陷，表现为由于年龄改变带来的瞳孔直径和稳定度的误差。比如，当光线在两眼之间变换时，由于小瞳孔和对在光线刺激下瞳孔收缩不明显的患者 RAPD 幅度大，当双眼瞳孔差别不大时可出现瞳孔小的假象。然而，此时使较好的眼睛达到同样程度的缩小量时，常常需要 0.9 ~ 1.2 单位的中性滤色片，这代表了真正的传入损伤。没有运用滤色片来评估的 RAPD 大小就如同没用三棱镜遮盖试验评估眼球偏差一样。与前述一样，平衡双眼的瞳孔反应所需要的中性滤色片度数可以用来精确定量 RAPD 的对数值。如果因为括约肌损伤或药理性固定导致的一侧瞳孔不能运动正常，我们仍然可以通过观察对侧的瞳孔活动，通过比较其间接光反应来评估 RAPD。

电脑化的瞳孔测定法

不同的计算机、红外线感应的瞳孔测定法已进入商用。大多数这些精密仪器可以准确记录光线下或黑暗中瞳孔运动的动力学（图 25.11）。一旦记录后，瞳孔的信息就可以通过复杂的软件分析出来（进行光线变化中的瞳孔描记，如图 25.9 显示），因此能对瞳孔光反射的信息进行定量评估。在不远的将来，这将

表 25.2　导致 RAPD 的常见疾病和缺陷大小

情况	部位	对数单位 RAPD	影响因素
眼内出血	前房或玻璃体（浓密）	0.6 ~ 1.2	出血密度
眼内出血	前房（弥散）	0.0 ~ 0.3	出血密度
眼内出血	视网膜前（中央静脉阻塞或糖尿病）	0.0	视网膜前部位没有显著减少光线
弥漫的屈光介质不透明	白内障或角膜瘢痕	0.0 ~ 0.3（对侧眼）	光线分散导致光传入的增加
单侧的功能性视野缺损	没有	0	
浆液性中心性视网膜病（CSR）或囊样黄斑水肿	视网膜（中心凹）	0.3 对数单位	涉及到的视网膜范围
中央或分支视网膜静脉阻塞	内部视网膜	0.3 ~ 0.6(没有局部缺血) 0.9（局部缺血）	视野缺损的范围和缺血的程度
中央或分支视网膜动脉阻塞	内部视网膜	0.3 ~ 3.0	累及的视网膜区域及位置
视网膜脱离	外部视网膜	0.3 ~ 2.1	脱离视网膜的范围和位置（如黄斑为 0.6 对数单位，每个象限为 0.3 对数单位）
前部缺血性视神经病变	视神经头部	0.6 ~ 2.7	视野缺损的程度和位置
视神经炎（急性）	视神经	0.6 ~ 3.0	视野缺损的程度和位置
视神经炎（恢复期）	视神经	0.0 ~ 0.6	没有视野缺损，残留 RAPD
青光眼	视神经	如果对称性双眼损伤时，经常没有	双眼视野不对称的程度与 RAPD 的对数单位有关
视神经病变的压迫	视神经	0.3 ~ 3.0	视野缺损的程度和范围
交叉压迫	视交叉	0.0 ~ 1.2	视野缺损的不对称性，累及单侧中心视野
视束损伤	视束	0.3 ~ 1.2（在颞侧视野缺损的眼）	同侧视野缺陷的不一致，半侧瞳孔运动传入不对称
内侧膝状体损伤	视放射或视觉皮层	0.0	光刺激范围（没有 RAPD 但是明确瞳孔视野缺陷）
中脑覆盖损伤	中脑瞳孔光传入区域的橄榄顶盖前区域	0.3 ~ 1.0	同视束损伤相似，但是没有视野缺损

有助于对视网膜和视神经疾病导致的瞳孔传入缺陷的自动化临床诊断[14,15,17,31-33]。当双眼被同时记录时（尤其在眼交感神经疾病中），这些仪器同样有助于评估和诊断瞳孔大小不等的原因。

瞳孔视野检查法

通过记录在不同视野范围内局部光刺激产生瞳孔缩小的敏感度，可以获得瞳孔光反射的客观信息。一部自动视野计可以用来记录局部光刺激的瞳孔反应，客观记录瞳孔的视野变化[26,30]。在瞳孔区设置一个录像机，每个光反射的振幅都被测量和存储在计算机内。这客观记录了瞳孔的全视野变化，有助于定位瞳孔路径的损伤（图 25.12）。瞳孔视野计在非器官性、功能性视力损伤的病例中同样有效，当有些患者声称看不到时，仍能客观显示，信息从不同视野区域正常传入脑部。

传出瞳孔缺陷

瞳孔不等

双侧瞳孔不等大提示虹膜括约肌或开大肌的损伤，其神经支配性被阻断或者外部药理作用影响了瞳孔的运动（图 25.13）。明确哪个肌肉的损伤有助于

框 25.7　相对性瞳孔传入缺陷和处理

RAPD 的量很大程度与双眼间视野缺损的不对称量有关，有助于证实视野试验的异常结果[8,25,31,53]。临床医师常用这一点来帮助决定患者是否有视野缺陷，反映其真实的病理状态。

视野不对称和 RAPD 之间的关联有助于明确视功能是否随着时间恶化或改善。

RAPD 是相对于另一眼的相对性测量。双侧对称性损伤不能产生 RAPD。

第一次检查有明确单眼 RAPD 的患者可以在随访时不显示 RAPD。这可能代表既往损伤眼的好转，但也可能提示以往的好眼产生了损伤，因而双眼出现对称性视野缺陷，从而导致未出现 RAPD。

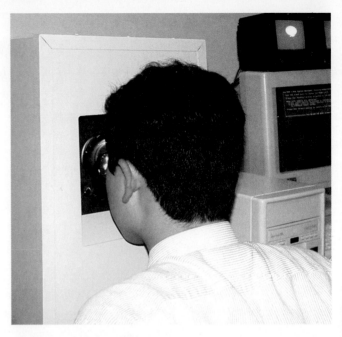

图 25.11　计算机红外线瞳孔摄像设备，可以记录双眼同步的图像。该设备可分别给予每只眼全视野光刺激，产生单色检测；也可给予局部光刺激客观记录瞳孔视野检查结果。

了解瞳孔不等大是如何被光线影响的。在虹膜肌肉麻痹的方向，瞳孔不等大的情况更明显，就像当外直肌麻痹时，内斜视变得明显。如果虹膜括约肌麻痹，光照通常导致肌肉运动缺陷明显，增加光线强度后瞳孔不等大也更明显。相反，如果虹膜开大肌麻痹，光线撤离时，由于反射性瞳孔开大的反应丧失，瞳孔不等大更明显。表 25.3 总结了在下章将讨论的瞳孔不等大的常见原因。

在暗处增加的瞳孔不等大

对暗处瞳孔不等大明显的患者，需要区别 Horner 综合征和单纯瞳孔不等大（生理性瞳孔不等大）。在这两种情况下，在昏暗光线下瞳孔不等大明显，但交感神经病变有瞳孔扩张的动力学损伤，但单纯的瞳孔不等大不存在这一损伤。单纯瞳孔不等大和 Horner 综合征也有其他方面的区别。单纯瞳孔不等大可以每天改变，甚至每小时改变，可存在于 1/4 的正常人群中。在一些人群中可能大部分时间存在，且常在同一眼中出现更大瞳孔。但对有些人，它有时出现，有时不出现，双眼可以交替出现瞳孔扩大。生理性瞳孔不等大与屈光不正无关。生理性瞳孔不等大的原因还不明确，但目前的证据倾向于短暂的、不对称的 E-W 核的核上性抑制。这可以导致抑制侧的瞳孔更大。如这个机制正确，则可以解释为什么短暂制约核上性抑制的刺激，如亮光、近刺激、睡眠或麻醉，可以减轻生理性瞳孔不等大。单纯瞳孔不等大我们认为是良性的。

用手电光从下面照射闪烁，可以发现 Horner 瞳孔开大的特征。当房间灯关掉时，可以同步观察到双眼反射性瞳孔开大，较小的瞳孔说明它比另一个瞳孔

开大更慢（框 25.8）。瞳孔开大是括约肌松弛和开大肌收缩的综合效应。这个综合效应导致了光亮瞬间降低时的即时性正常瞳孔开大。

Horner 综合征患者一侧虹膜开大肌削弱，该侧瞳孔开大速度常常比正常瞳孔慢（图 25.15）。如果交感神经损伤很彻底，患侧瞳孔仅在括约肌松弛时才能开大；此过程比交感神经完整支配开大肌时耗时更长。这种瞳孔开大的不对称，在关灯后 4～5 秒最明显。交感神经损伤的瞳孔开大过程比大多数人设想的更慢。关灯 10～20 秒后，瞳孔不等大将减弱，因为 E-W 核的副交感神经路径中心抑制导致的持续虹膜括约肌松弛，逐渐被去交感神经支配的瞳孔缩小所拮抗。这种交感神经支配缺陷造成的患眼延迟的瞳孔扩大被称为瞳孔扩大延迟（dilation lag）（图 25.15）。

在关灯后黑暗的最初几秒，听觉刺激可以增加

框 25.8　Horner 综合征

临床上，Horner 综合征有如下相关表现，比如上睑下垂，"下睑的颠倒性上睑下垂"，在急性期，结膜充血，损伤累及区域出汗减少，有时患侧的眼内压下降。

瞳孔缩小一侧的面部疼痛（下巴，耳朵，颊部疼痛），是颈动脉阻塞引起 Horner 综合征的重要的征象（图 25.14）。

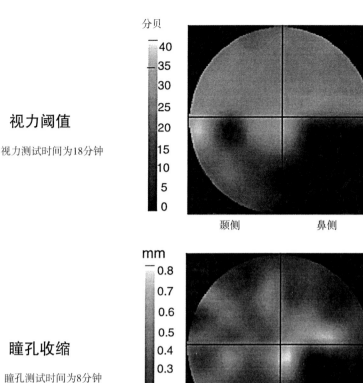

视力阈值

视力测试时间为18分钟

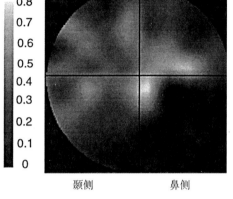

瞳孔收缩

瞳孔测试时间为8分钟

图 25.12　前部缺血性视神经病变的患者，其视野和瞳孔野改变一致。

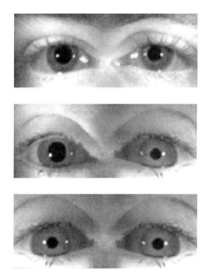

图 25.13　先给予强光来明确瞳孔不对等是否增加（中图）或减少（下图），以确定室内光下瞳孔不等大的原因（上图）。

瞳孔不等大的程度。声音噪音激发了额外的交感神经刺激，引起正常瞳孔急剧扩大，但在眼部交感神经损伤时，此操作没有作用。比较双侧瞳孔扩大的反应是一种快速、简便的区别 Horner 综合征和单纯瞳孔不

等大的方法，它不需要瞳孔药物试验。该方法在大多数时候是有效的，特别是在有活动性瞳孔的年轻人中；如果瞳孔延迟是非确定性的，可卡因眼药水可以用于明确 Horner 综合征的诊断。

应用可卡因或阿卡乐定的 Horner 综合征药理性诊断

可卡因的反应阻断了通常在神经末梢释放的去甲肾上腺素的重摄取。因为交感神经路径被阻断，如果没有释放去甲肾上腺素，可卡因就没有肾上腺能药物的作用。Horner 瞳孔对于可卡因的瞳孔开大反应比正常瞳孔小，不管损伤位于哪个部位。可卡因眼药水滴入双眼 45 分钟后，瞳孔不等大可以明显增加，因为正常瞳孔开大比 Horner 瞳孔更大。

4% 的盐酸可卡因眼药水滴入双眼（切不可超过 2 滴），能充分散瞳；这个浓度通常不会产生角膜上皮损伤。2%、4%、5% 浓度可卡因也被用作 Horner 综合征的诊断试验，并且很可行。但局部应用后溶液的 pH 常产生明显灼伤。使用局部麻醉药物进行预处理有助于抵消这个缺点。40 ~ 60 分钟后，可以在室

表 25.3　瞳孔不等大的常见原因和相关特性

情况	原因	瞳孔不等大	光反射	近反射	裂隙灯	药理性
急性 Adie 瞳孔	副交感神经节后神经节对瞳孔括约肌的去神经化（节段性）	瞳孔不等大在强光下增加	瞳孔周围的局部括约肌光反应节段性损伤	光反应消失示近反射消失	残留神经支配约肌区域随光线收缩、拉动去神经支配区域	对 0.1% 毛果芸香碱的超敏反应；在暗室 30 分钟后检查双眼瞳孔反应
慢性 Aies 瞳孔（发生后超过 8 周）	通过节后调节神经恢复去神经支配的括约肌节段	可能在室内光中没有瞳孔不等大或受影响的瞳孔变得稍小	神经部分修复后收缩表现为在黑暗中对光刺激的弱反应；	有正常近反射的患者出现近-光反射分离	类似急性期表现，神经支配恢复区域对近处目标显示弥散收缩反应	因为节段性神经支配恢复，胆碱能超敏反应消失；抗胆碱药通常产生大瞳，强直瞳孔开大
药理性瞳孔开大（抗胆碱药物）	东莨菪碱片、滴眼液、植物（曼陀罗叶）	亮光下瞳孔不等大增加	光反射丢失	近反射减弱程度同光反射；调节有	任何残留光反射都是弥散和非节段性的	相对于对侧未受影响眼，对任一浓度的匹罗卡品的敏感性低（在暗光或或黑暗中观察）
药理性瞳孔开大（肾上腺素类药物）	低浓度非处方类肾上腺素类滴眼液，可卡因，去氧肾上腺素药物	光亮下瞳孔不等大增加，但是没有抗胆碱药物引起的瞳孔开大明显	光反射消失类似光反射，但强光下仍可出现括约肌收缩	近反射消失，调节的近点，属正常	除光反射消失外，瞳孔、运动看起来正常，没有节段性	肾上腺素能抑制剂（双嘧达莫或莫西赛利）可改善鉴别；也可用毛果芸香碱对抗
虹膜括约肌的物理损伤	缺血，闭角型青光眼，带状疱疹性虹膜炎，创伤，前节手术后	亮光下瞳孔不等大增加	光反射受损，一些括约肌节段可能有反应	常与光反射一致程度；可能有程度的调节幅度	可能存在虹膜透照	在虹膜括约肌受损部分对 1% 匹罗卡品无反应
铁或铜诱导的瞳孔开大	眼内异物	亮光下瞳孔不等大对称增加	光反射正常或段性	常与光反射受影响程度一致	通常存在异色症，有虹膜变黑	可能显示对胆碱能药物的超敏反应
第Ⅲ神经麻痹	创伤，压迫，罕见缺血	亮光下瞳孔不等大对称增加	光反射受损，但是除非存在不规则再生	与光反射受影响程度一致；调节幅度减小	对光反射瞳孔圈通常看示弥漫，均衡性损伤	可能显示对胆碱能药物的超敏反应
瞳孔括约肌的物理损伤	创伤，虹膜炎	亮光下瞳孔不等大对称增加	未在裂隙灯下观察时光反射受损	光反射受损，但非节段性；调节振幅度正常	瘢痕性虹膜有小的运动；散大瞳孔后可以发现粘连	对 1% 匹罗卡品缺乏反应
生理性瞳孔不等大	E-W 核的不对称性抑制	亮光下瞳孔不等大对称增加	正常；黑暗和听觉刺激下瞳孔正常开大	正常；近反射良好时，瞳孔不等大减轻	正常	对局部药物的反应正常；可卡因可减轻瞳孔开大
眼交感神经缺陷（Horner 综合征）	交感神经麻痹，上下睑出现下垂，无汗症	亮光下瞳孔不等大增加	正常；黑暗和声刺激下瞳孔正常开大	正常；近反射良好时，瞳孔不等大减弱	正常；如麻痹发生在幼年色症很常见	可卡因可增加瞳孔不等大；对肾上腺素能药物出现超敏反应
先天性假 Horner 综合征	原因不明；在婴儿旧照片中可发现瞳孔不等大	亮光下瞳孔不等大对称增加	表现正常，但是小瞳孔不能在黑暗或声刺激下开大	正常；近反射良好时，瞳孔不等大减弱	正常	可能出现可卡因反应假阳性；使用直接反应或抗胆碱能药物时瞳孔不等能像另一眼一样开大

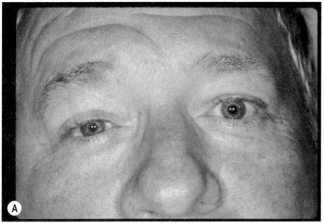

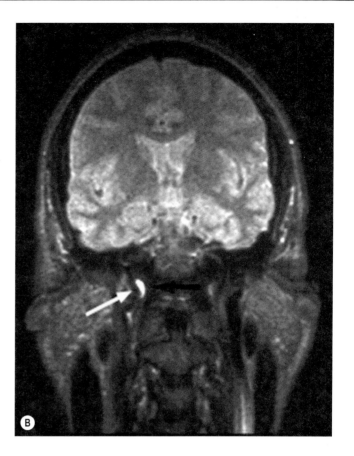

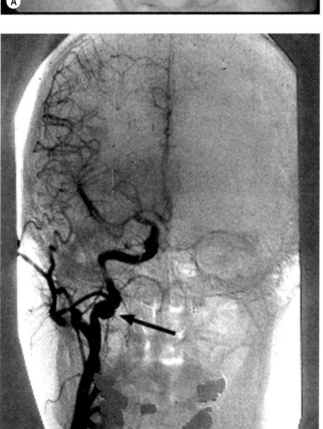

图 25.14　（A）急性右侧 Hoener 综合征患者的病例，伴面部疼痛，右眼瞳孔缩小，上睑下垂。磁共振图像显示了该患者颈内动脉解剖。（B）血液存留显示为颈动脉壁的强信号（左下方邻近颈动脉的白色弧形；箭头）。（C）颈动脉血管造影显示右颈动脉壁的局部放大的假腔夹层（箭头）。

内光线条件下测量瞳孔不等大。患者需要保持清醒以保证有充分的交感神经释放（这时睡眠将阻断可卡因产生的瞳孔开大）。可疑眼部交感神经损伤的患眼如果瞳孔开大幅度很小，在给予眼药水前黑暗中，甚至在黑暗中 30 秒后，这个瞳孔在黑暗中也不开大，则应该考虑假阳性可卡因试验。在一定情况下，如虹膜

瘢痕或者虹膜括约肌异常神经支配的情况下处于固定状态，会发生上述情况。在这种情况下，在双眼增加直接作用于拟交感神经药物（如 2.5% 去氧肾上腺素），如果确有眼交感神经损伤时，可卡因阳性试验可以轻易扩大可疑眼的虹膜，可卡因诱导的瞳孔不等大则几乎完全被消除。在某些情况下，2.5% 去氧肾

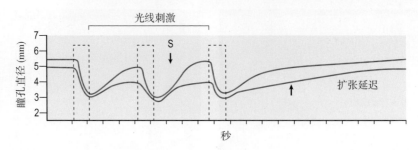

图 25.15 Horner 综合征患眼瞳孔开大延迟的瞳孔摄像图示例。较小瞳孔开大慢，早期瞳孔扩大阶段的瞳孔不等大变明显，当伴随着巨大噪音（S）时更加剧。在瞳孔运动追踪的最后部分，没有给予更多的刺激来观察瞳孔扩张的延迟。瞳孔扩张的延迟是较小瞳孔扩张的延迟；在黑暗中 5 秒以后，尽管缺乏交感神经支配瞳孔开大肌，在括约肌的抑制作用下，较小瞳孔的扩张变慢。

上腺素可以产生交感神经缺陷的眼的超敏反应，出现较大的瞳孔。拟 Horner 综合征，正如前述，直接作用交感神经的药物不能导致瞳孔充分扩大。

　　用可卡因试验诊断 Horner 综合征的确定性随着瞳孔不等大的程度成比例增加（在滴入可卡因 50 ~ 60 秒后测量）。这不像羟苯丙胺试验（用来定位是节前神经节或节后神经节神经元损伤），不需要测量应用可卡因前后的瞳孔不等大的改变。我们发现如果应用可卡因瞳孔出现至少 0.8 mm 的不等大，则 Horner 综合征的存在可能性很高 [29]。

　　最近，有学者提出运用 0.5% 浓度的阿可乐定代替可卡因的新药理试验来诊断 Horner 综合征 [74-78]。该方法的典型表现是，在局部应用阿可乐定 30 分钟以后，有交感神经缺陷的眼的小瞳孔扩大，而正常瞳孔在昏暗条件下变小，产生了瞳孔不等大的反转，或至少减弱。而在其他原因导致的瞳孔不等大的患者中，比如生理性瞳孔不等大，则没有瞳孔开大发生。阿可乐定比可卡因有优势，因为其明显扩大患眼瞳孔而非正常眼，在患眼出现阳性反应（瞳孔扩大），而可卡因在患眼呈现阴性反应，正常眼出现阳性的瞳孔扩大反应。去氧肾上腺素在不同个体间角膜渗透性改变较大，阿可乐定能迅速渗透角膜，到达虹膜，所以其扩瞳效应的关键因素在于虹膜开大肌是否存在 α1 受体超敏反应。阿可乐定优于去氧肾上腺素不仅在于角膜渗透性强，还在于它不需要稀释。未来将有更多研究明确阿可乐定对眼交感神经缺陷的诊断性作用。

Horner 综合征中去神经效应的药理性定位

　　在 Horner 综合征中，眼交感神经损伤的位置是重要的临床信息，因为许多节后交感神经缺陷是由良性的血管性头痛综合征或更严重的颈动脉层间分离导致，节前神经节损伤有时是恶性肿瘤的发展的结果。

　　羟苯丙胺眼药水可以定位 Horner 综合征中损伤的部位。临床医师想知道损伤的位置（如颈内动脉而不是肺尖），因为这有利于影像检查的进行。有时 Horner 综合征会出现特征性表现而不需额外的定位检查，比如丛集性头痛或在手术后明确眼交感神经链阻断部位的病人。

　　羟苯丙胺通过从交感神经末梢释放存储的去甲肾上腺素起作用。当节后神经节损伤时，如果是多数而不是全部神经死亡，没有储备的去甲肾上腺素可供释放。如果损伤是完全性的，瞳孔将不能在羟苯丙胺的作用下放大。然而，神经元死亡、去甲肾上腺素储备耗完可能需要几乎 1 周的时间。因此在节后神经节损伤 1 周内用羟苯丙胺试验，如其去甲肾上腺素存储还没有用完，将导致错误的节前神经节定位。在源于节前神经节或中枢损伤的 Horner 征中，节后神经元尽管没有连接，但还是有完整的去甲肾上腺素储备，瞳孔还能正常开大。事实上，当损伤在节前神经节神经元时，Horner 瞳孔常常比正常瞳孔更大，这明显是源自"去中枢化超敏反应"。

　　羟苯丙胺试验很简单：在羟苯丙胺眼药水滴入前和滴入后 40 ~ 60 分钟，测量瞳孔，在房间灯光下记录瞳孔不等大的改变。如果 Horner 患侧瞳孔（较小瞳孔）比正常瞳孔开大幅度小，瞳孔不等大增加，则证明损伤位于节后神经节神经元。如果较小瞳孔开大好，成为更大的瞳孔，损伤则发生在节前神经节，并且有去甲肾上腺素存储的节后神经元仍然完整。应用可卡因眼药之后，需要等待 2 ~ 3 天后才能用羟苯丙胺，因为可卡因阻断了去甲肾上腺素摄取进入节后神经节神经末梢，阻断了羟苯丙胺的效应。

　　为了更好地解释羟苯丙胺试验，我们比较了羟苯丙胺在已知损伤部位和未知损伤部位的患者中的扩瞳作用。节后神经节损伤（沿着颈动脉）可以依据不同的眼液造成的瞳孔不等大的变化程度，与非节后神经节损伤（在脑干，脊髓，肺尖，颈下）相区别[16]。如羟苯丙胺应用前后的瞳孔不等大增加超过 0.5mm，则高度提示节后神经节损伤。

先天性和儿童 Horner 综合征

当儿童有单侧上睑下垂和瞳孔缩小时，首要问题就是判定是否确实是 Horner 综合征。Horner 综合征的上睑下垂是中度的，不是完全性下垂，有时下睑的上抬（颠倒性上睑下垂）更具有说服力。患有先天性 Horner 综合征和头发自然卷曲的儿童，患侧的头发看起来柔软而稀疏，其头发毛囊的形态像虹膜色素一样，这依赖于完整的交感神经支配。黑色素小体在虹膜色素细胞中的累积受交感神经支配，儿童虹膜颜色的沉着出现于 9 ～ 12 个月龄时。因此，如果 Horner 综合征患儿的虹膜没有出现色素沉着，即出现异色症，则提示在早期就有眼交感神经缺陷，但异色症并不能提示病因是先天性还是获得性的。

可卡因眼液对诊断儿童 Horner 综合征有帮助。如果不能显著地开大较小的瞳孔，可以用 2.5% 去氧肾上腺素滴双眼来证实瞳孔可以在应用直接作用拟交感神经药物后开大，并排除假 Horner 综合征（见关于可卡因试验的前述章节）。患儿的其他特征对于诊断儿童 Horner 综合征也有帮助，最有说服力的特征是当婴儿受哺乳或哭闹时，通常皮肤潮红发生在有神经支配的一侧，皮肤苍白发生在眼交感神经缺陷的一侧。在有空调的办公室里，很难判定是否有出汗不对称现象。睫状肌麻痹性屈光应用阿托品后会发生脸部潮红，但在患侧脸部和额头却不会出现，这种异常有助于诊断。

在婴儿中，羟苯丙胺药物试验不能很好地定位病变位置，其原因在于发育早期，眼节前交感神经神经元阻断后，直立行走的跨突触发育不全发生在颈上神经节。尽管没有节后神经节损伤，但由于节后神经元少，儿童羟苯丙胺试验会产生微弱的瞳孔开大和模棱两可的结果[56]。因此，如果应用羟苯丙胺药物试验，需要考虑到上述可能性。如果，应用羟苯丙胺后，患眼较小的瞳孔开大得和健眼一样或者更好，则提示可能是节前神经节损伤。然而，由于上述原因，任何显示患眼瞳孔开大幅度比健眼小的结果并不能明确定位病变。确定在婴儿期发生的 Horner 综合征需要评估成神经细胞瘤（一种可治疗肿瘤）的可能，方法是联合使用影像学检查和尿中肿瘤释放的肾上腺素复合物的代谢产物测定。

在亮光下增加的瞳孔不等大

当在亮光下瞳孔不等大增加时，提示较大瞳孔是异常的，并且不能在光照下很好地缩小，原因包括：创伤、手术或因为局部缺血萎缩对瞳孔括约肌的直接损伤，既往炎症导致的虹膜瘢痕（粘连）、药理性瞳孔散大，支配虹膜括约肌的交感神经去神经化（表 25.4）。接下来的部分总结了需要用来明确瞳孔传出损伤原因的最重要的临床特点和试验（表 25.2）。

用高放大倍数裂隙灯显微镜检查虹膜

眼球的创伤导致了括约肌的撕裂或虹膜的撕裂，可在裂隙灯下显示为虹膜透照。创伤后瞳孔经常不圆，还可伴有其他眼球损伤的证据。通常，这样的瞳孔不能在光线下很好地缩小。残余反应常由虹膜括约肌的残留正常部分导致，因为创伤性撕裂常常是节段性的。既往带状疱疹虹膜炎导致的括约肌萎缩是由于葡萄膜炎时缺血性血管炎对虹膜损伤，裂隙灯下常表现为虹膜大面积的地图样的透照损伤。

然而，如果虹膜组织看起来正常，则检查的重点应该是虹膜括约肌是否对光产生收缩作用。如果发生收缩，应该明确残余收缩是 360° 的还是节段性的。如果没有虹膜的节段性运动，应该考虑阿托品散瞳的可能性[27]。然而，当括约肌由于节前神经节损失（第 III 颅神经麻痹）或节后神经节损伤（新鲜的瞳孔强直），在急性房角关闭（虹膜缺血）、眼内有铁异物（铁性瞳孔扩大）时，可以发生完全的光反射阻滞。如果散大的瞳孔仍然对光线有一些反应，散大可能是由括约肌的部分去神经化、不完全阿托品化或肾上腺素能扩瞳效应导致。当瞳孔肌肉发生痉挛时（由于肾上腺素能药物如去氧肾上腺素的扩瞳效应），光反射很微弱，瞳孔很大，结膜发白，眼睑收缩。在这个时候，调节近点是正常的，但是可能因为球差和瞳孔散大导致的前房浅而轻度减少。然而，在肾上腺素瞳孔扩大中，经常对强烈光线产生轻微的反应，因为较强的虹膜括约肌通常可克服肾上腺素对开大肌的作用。

如果有残余的光反射，下一步就是在裂隙灯下观察虹膜括约肌的节段麻痹。如果是肾上腺素能药物诱发的痉挛或者阿托品类药物阻断胆碱能受体的瞳孔扩大，则整个 360° 瞳孔括约肌对光反射都是麻痹的。这与节后神经纤维被阻断不同，Adie 瞳孔有残余（大约

90%）光反射，因其括约肌残余的正常节段有节段收缩。一些节前部分第 III 颅神经麻痹同样存在部分括约肌麻痹，但通常不能归因于相关的既往的糖尿病自主神经病或异常再生。这意味着当观察者看见瞳孔微弱光反射但没有节段麻痹，应该考虑药物诱导瞳孔散大，重新观察一下眼睑和第 III 颅神经麻痹的运动特征。

虹膜括约肌对于胆碱能药物的药理性反应

胆碱能超敏感性

如果将微量的毛果芸香碱（0.0625%，0.1% 或 0.125%）应用于双眼，患眼（开大眼）收缩比正常眼（在黑暗中瞳孔较小）更大，这时虹膜括约肌很可能失去了神经支配，产生超敏性（表 25.16）。胆碱能超敏性可以在应用 5 ~ 7 天内发生。对于胆碱能超敏性存在的结论需要假定药物的角膜渗透性在双眼是相同的（比如双眼角膜都是健康和无损的，泪液功能是正常的，眼睑能正常运动）。看似节在后神经节去神经支配（在睫状神经节或末梢损伤）后，括约肌能比节前神经节损伤（第 III 颅神经麻痹）表现出更强的超敏性，但区别不是很大。因为这些原因，胆碱能超敏性被认为是 Adie 综合征的一种确切表现。因此，Adie 综合征的超敏性试验的结果可以模棱两可，其结果因病情是否属于慢性而不同。Adie 综合征发生神经再支配时（调节性胆碱能神经生长到虹膜括约肌），神经支配括约肌节段则失去了胆碱能超敏性[59]。如果一患者显示出单眼胆碱能超敏性，没有节段麻痹，应考虑到除 Adie 瞳孔之外的其他原因。应多次观察上睑下垂或复视等细微特征以确保动眼神经没有受影响。因为肿瘤或动脉瘤对颅内第 III 颅神经产生的压迫损伤导致非卧床病人有单独的括约肌麻痹但是没有其他动眼神经麻痹的征象，这种情况很少见。

当比较患眼和对侧正常眼时，虹膜胆碱能敏感度测试很好进行。当测试双眼是否存在胆碱能超敏性时，如没有比较正常眼的反应则会有问题，因为不同个体的胆碱能反应是不同的，甚至一些正常眼可以对 0.05% 毛果芸香碱有反应。因此超敏测试最好应用于单侧病例的病因确定。

胆碱能测试时虹膜括约肌的低敏感性

应用稀释浓度的胆碱能药物后，如果正常瞳孔仅收缩一部分，开大瞳孔根本不收缩，则瞳孔开大是因为存在抗胆碱能药物（如阿托品）抑制虹膜括约肌

的受体。此时需要用高浓度的毛果芸香碱。如果双眼应用 1% 毛果芸香碱，患眼只有轻微或根本没有瞳孔收缩，而非患眼瞳孔正常收缩，则瞳孔不扩大大部分不是因为去神经支配，而是因为括约肌自己的问题。以下为不同的瞳孔开大的非神经性原因：

- 抗胆碱能瞳孔开大（如东莨菪碱，环喷托脂，阿托品）
- 创伤性虹膜麻痹（括约肌撕裂，表现为瞳孔边缘的断片；色素沉积接近晶体的角膜内皮处，房角回退）
- 闭角型青光眼（眼内压增高造成虹膜括约肌缺血）
- 既往的带状疱疹虹膜炎直接损伤虹膜括约肌
- 虹膜炎产生的粘连，造成机械性固定
- 前节手术后的固定瞳孔
- 前节眼球缺血，损伤虹膜括约肌

前节手术后虹膜肌肉功能丧失的原因还不明确，一些术后眼内压升高的原因可能是虹膜括约肌的缺血性损伤。可能有自身免疫过程参与，但是还没有得到证实。这可能与 Urrets-Zavalia 综合征类似（该综合征中，穿透性角膜移植术后的瞳孔散大、固定）。

Adie 强直瞳孔：节后副交感神经去神经支配

一些年轻人（女性多于男性）可能突然发现一侧瞳孔较大或者一只眼不能在看近物时聚焦。裂隙灯检查常显示虹膜括约肌节段性去神经支配，有一些残余正常节段能对光线起反应。第一周时，可以出现虹膜和睫状肌对胆碱能物质的超敏性。2 个月后，神经再生长很活跃，最初结合于睫状肌的纤维（它们与括约肌纤维比例为 30 : 1）开始出现（异常的）在虹膜括约肌和睫状肌。去神经节段的光反射没有回复，但是神经支配的节段显示了近刺激的收缩反应。这就产生了 Adie 综合征特征性的"光 - 近反射分离"（light-near dissociation）（图 25.16），如同一些调节幅度的回弹一样。因此光 - 近反射分离的存在是神经支配的慢性 Adie 瞳孔的征象，不是急性 Adie 瞳孔的征象。瞳孔对于近刺激的收缩常强直，当注视点转移到更远的物体时开大较慢。尽管有一些调节性幅度的回弹，患眼的聚焦过程常常较慢，不正常。患者常常抱怨当聚焦从近到远时较困难。最终，双眼中瞳孔较小的那个是患眼——特别是在昏暗灯光下——这是胆碱能调节神经为保持括约肌在收缩状态下，神经再支

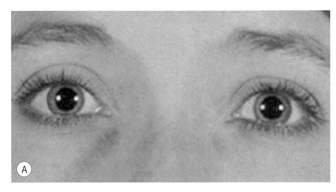

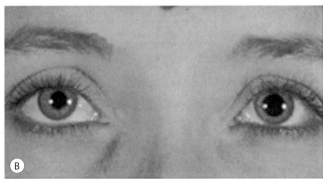

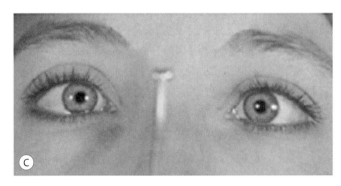

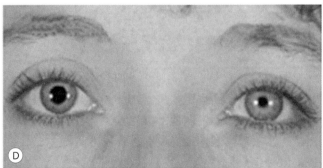

图 25.16　Adie 瞳孔的例子。(A) 黑暗中瞳孔不等大；(B) 室内光下增加的瞳孔不等大；(C) 光 - 近反射分离伴左侧瞳孔在近刺激下收缩幅度更大；(D) 显示慢性病程中来自于调节性神经元对虹膜括约肌的再支配。患者仍显示出胆碱能超敏反应的征象（左下方），患眼瞳孔在应用 > 0.1% 浓度毛果芸香碱时比对侧收缩明显。

配的结果。因此 Adie 综合征的虹膜括约肌的节段性麻痹和不同括约肌节段对光、近刺激、毛果芸香碱的反应可以在红外线虹膜透照记录中看到（图 25.17）。许多此类患者缺乏正常的运动痉挛反射，震动感也可能降低，这显示了类似脊髓神经元损伤的过程。然而，Adie 综合征与任一神经病学疾病或明显的功能障碍均无关。Adie 瞳孔的原因不能很好理解，但是有假说认为是免疫反应参与睫状神经节和脊柱神经元的损伤。较小儿童可能在水痘后获得 Adie 瞳孔。10 年后，大约 50% 的 Adie 瞳孔患者对侧眼出现同样的病变。

第 Ⅲ 颅神经麻痹有关的瞳孔受累

一项古老的经验法则显示，如果第 Ⅲ 颅神经麻痹，瞳孔光反射就很微弱，麻痹的原因可能不是由于压迫或创伤，更可能是由于小血管疾病（如糖尿病可以出现）。上述法则今天仍适用，但需要记住的是有少数未累及瞳孔的第 Ⅲ 颅神经麻痹可以由中脑梗死引起，因此应该进行神经影像学检查。由于瞳孔光反射的节前副交感神经在中脑定位于颅内第 Ⅲ 颅神经部分的内侧位置，第 Ⅲ 颅神经的压迫将导致虹膜括约肌的部分麻痹（框 25.5）。此情况的最常见原因是动脉瘤（如后交通动脉）或者脑垂体卒中（突发的脑垂体腺瘤侧向扩张压迫第 Ⅲ 颅神经的内侧部位）。瞳孔受累是不完全的，但通过观察光亮下瞳孔不等大来来观察括约肌作用的微弱很重要。在没有异常再生（来自慢性压迫）的情况下，我们还观察到与动脉瘤的第 Ⅲ 颅神经部分麻痹相关的瞳孔受累的情况。以上这些情况显示了虹膜括约肌沿整个圆周均衡受累。一些有缺血性第 Ⅲ 颅神经麻痹和糖尿病的患者显示出节段麻痹的轻微的瞳孔受累，而由于糖尿病自主神经病变，这些患者既往就存在瞳孔受累。

第 Ⅲ 颅神经异常再生

第 Ⅲ 颅神经携带神经束支配不同的眼外肌（内直肌，下直肌，下斜肌，上直肌，提上睑肌），此外，还通过节前副交感神经支配虹膜括约肌和睫状体。第 Ⅲ 颅神经损伤和神经胶质瘤（神经束穿过）会导致神经纤维的再生，并常在错误的地方终止。比如，当患者尝试往下看时，眼睛可能不正常地张开，或者瞳孔可能不正常地收缩，或产生眼球凹陷、内收、上转（图 25.18）。当眼睑受累时，睑裂可能增大，并有下转，内收或上转。动眼神经异常再生可以

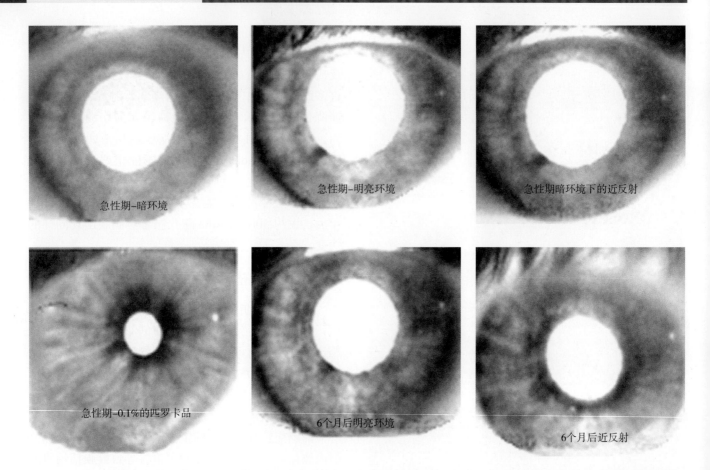

图 25.17　Adie 瞳孔的红外虹膜透照。虹膜括约肌收缩时看似一个瞳孔边缘的黑环。除 7 点子午线外，患者几乎所有的虹膜括约肌去神经支配，进行光反射或近反射时变黑（上列，中图和右图），应用低浓度毛果芸香碱后，去神经化的括约肌其余部分产生超敏反应（下列，左图）。右上侧图显示应用毛果芸香碱后每个区域都变黑，除 7 点钟的正常区域仍保持亮度（未收缩）。在 6 个月后，瞳孔开始变小，对近刺激收缩（右下图），但仍对光刺激无反应，除 7 点方向节段外（中右图）。

是原发，也可是继发的。在继发异常再生时，第 Ⅲ 颅神经麻痹在异常再生之前至少 8 周时发生。在原发异常再生时，之前没有神经麻痹，神经损伤逐渐发生，同时伴有异常再生。发现原发异常再生在临床上很重要，因为它常常由肿瘤或动脉瘤对颅内第 Ⅲ 颅神经的慢性压迫导致。

光 - 近反射分离：近反射的评估

瞳孔近反射被认为是瞳孔评估的标准部分。在瞳孔光反射减弱的任何时候，重要的一点是观察瞳孔近反射收缩是否好于光反射，如果是，我们就叫光 - 近反射分离。光 - 近反射分离的原因将在图 25.4 中

表 25.4　瞳孔光 - 近分离的原因

原因	定位	机制
双眼的光线传入严重受损	视觉通路前段(视网膜、视神经、视交叉)	视网膜或者视神经通路
光线由顶盖前核传入至 E-W 核的通路受损	中脑顶盖	感染性（阿罗瞳孔）或压迫（松果体瘤）或缺血（卒中）
Adie 综合征	瞳孔括约肌	调节神经元对瞳孔括约肌异常再支配
第 Ⅲ 颅神经的异常再支配	瞳孔括约肌	调节神经元或内直肌神经元对瞳孔括约肌异常再支配

总结，主要包括 3 大类机制：

1. 传入视觉系统（视网膜或视神经路径）的损伤导致的光传入缺失；

2. 从前顶盖到 E-W 核的光传入路径的阻断（阿罗瞳孔，背侧中脑综合征）；

3. 调节性纤维（Adie 综合征）或动眼神经支配的眼外肌神经元（内直肌纤维或第 Ⅲ 颅神经异常再生的调节纤维）在瞳孔括约肌的异常再生。

瞳孔不能开大

当一侧或双侧瞳孔甚至在黑暗中也保持缩小时，有很多原因（表 25.5）。为了更好地了解不同的可能机制，重要的是了解黑暗中瞳孔为何扩大。当光刺激结束，有两种机制引起瞳孔扩大。大多数情况下瞳孔扩大源于中脑 E-W 核的抑制。E-W 核抑制减少了 E-W 核节前副交感神经元放电，引起虹膜括约肌的舒张；在数秒内，交感神经放电增加，导致了开大肌的收缩从而扩张瞳孔。抑制虹膜括约肌的同时刺激开大肌是一种精密的神经反射整合。黑暗中瞳孔的开大障碍可能来自以下原因：

1. 瞳孔机械限制（瘢痕）；

2. 药理性瞳孔缩小；

3. 胆碱能神经元（调节性或眼外运动神经）在瞳孔括

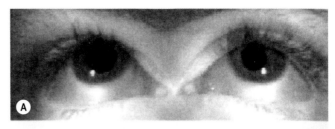
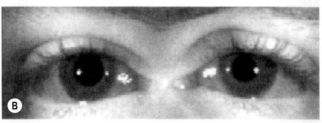
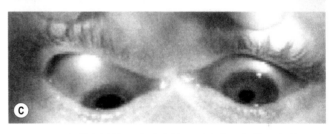

图 25.18　脑膜瘤慢性压迫动眼神经引发的左侧第 Ⅲ 颅神经异常再生。在黑暗中（上图和中图）左侧瞳孔更小是由于动眼神经的神经支配。支配下直肌的神经目前支配虹膜括约肌，导致往下看时瞳孔收缩（下图）

约肌中异常再生，使其不能在黑暗中被正常抑制；

4. 缺乏 E-W 核的传入信号抑制；

5. 缺乏开大肌的交感传入。

表 25.5　黑暗中瞳孔开大障碍的原因

原因	位置	机制
既往炎症或手术创伤	虹膜后表面或瞳孔括约肌	既往虹膜炎导致的虹膜瘢痕或粘连
急性创伤	虹膜括约肌	括约肌痉挛释放前列腺素
Adie 固定瞳孔 第 Ⅲ 颅神经异常再生	虹膜括约肌	调节性或眼外肌运动神经元在虹膜括约肌中异常再生，导致其在黑暗中不受抑制
药理性瞳孔缩小	虹膜括约肌	胆碱能影响
单侧节段性、痉挛性瞳孔缩小	节后副交感神经	节后神经元无抑制的节段性激活
先天性瞳孔缩小（双侧性）	虹膜括约肌	进化异常
疲劳，嗜睡	E-W 核	中脑网状激活系统的抑制受损
淋巴瘤，炎症，感染	导水管周围灰质	E-W 核抑制纤维的阻断
作用于中枢神经的药物	网状激活系统，中脑	毒品，全麻药物
老年（双侧瞳孔缩小）	网状激活系统，中脑	中脑网状激活系统的抑制受损
眼交感神经受损	交感神经元阻断	Horner 综合征

参考文献

1. Alexandridis E, Krastel H, Reuther R. Disturbances of the pupil reflex associated with lesions of the upper visual pathway. Albrecht von Graefes Arch Klin Exp Ophthalmol 1979; 209:199.

2. Almegrad B, Stjernschantz J, Bill A. Cholecystokinin contracts isolated human and monkey iris sphincters: a study with CCK receptor antagonists. Eur J Pharmacol 1992; 211:183.

3. Barbur JL, Forsyth PM. Can the pupil response be used as a measure of visual input associated with the geniculo-striate pathway? Clin Vis Sci 1986; 1:107.

4. Barbur JL, Harlow AJ, Sahraie A. Pupillary responses to stimulus structure, colour, and movement. Ophthal Physiol Opt 1992; 12:137.

5. Barbur JL, Keenleyside MS. Investigation of central visual processing by means of pupillometry. In Kulikowski JJ, Dickinson CM, Murray IJ, eds. Seeing colour and contour. Oxford: Pergamon Press, 1989.

6. Barbur JL, Thomson WD. Pupil response as an objective measure of visual acuity. Ophthal Physiol Opt 1987; 7:425.

7. Bell RA et al. Clinical grading of relative afferent pupillary defects. Arch Ophthalmol 1993; 111:938.

8. Brown RH et al. The afferent pupillary defect in asymmetric glaucoma. Arch Ophthalmol 1987; 105:1540.

9. Campbell FW. The depth of field of the human eye. Optica Acta 1957; 4:157.

10. Campbell FW, Green DG. Optical and retinal factors affecting visual resolution. J Physiol 1965; 181:576.

11. Charman WN, Jenning JAM, Whitefoot H. The refraction of the eye in relation to spherical aberration and pupil diameter. Vis Res 1978; 17:737.

12. Cibis G, Campos E, Aulhorn E. Pupillary hemiakinesia in suprageniculate lesions. Arch Ophthalmol 1975; 93:1252.

13. Cocker KD, Moseley MJ. Visual acuity and the pupil grating response. Clin Vis Sci 1992; 7:143.

14. Cox TA. Pupillography of a relative afferent pupillary defect. Am J Ophthalmol 1986; 101:250.

15. Cox TA. Pupillographic characteristics of simulated relative afferent pupillary defects. Invest Ophthalmol Vis Sci 1989; 30:1127.

16. Cremer SA et al. Hydroxyamphetamine mydriasis in Horner's syndrome. Am J Ophthalmol 1990; 110:71.

17. Fison PN, Garlick DJ, Smith SE. Assessment of unilateral afferent pupillary defects by pupillography. Br J Ophthalmol 1979; 63:195.

18. Gamlin PDR, Clarke RJ. The pupillary light reflex pathway of the primate. J Am Optom Assoc 1995; 66:415.

19. Gamlin PDR, Zhang H, Clarke RJ. Luminance neurons in the pretectal olivary nucleus mediate the pupillary light reflex in the rhesus monkey. Exp Brain Res 1995; 106:177.

20. Hamann K et al. Videopupillographic and VER investigations in patients with congenital and acquired lesions of the optic radiation. Ophthalmologica 1979; 178:348.

21. Harms H. Grundlagen, Methodik und Bedeutung der Pupillenperimetrie fur die Physiologie und Pathologie des Schorgans. Albrecht von Graefes Arch Klin Exp Ophthalmol 1949; 149:1.

22. Hellner KA, Jensen W, Muller A. Video processing pupillographic perimetry in hemianopsia. Klin Mbl Augenheik 1978; 172:731.

23. Hellner K, Jensen W, Muller-Jensen A. Video-processing pupillography as a method for objective perimetry in pupillary hemiakinesia. In: Greve EL, ed. The proceedings of the second international visual field symposium, Tubingen, 1976. Doc Ophthalmol Proc Series, vol 14. The Hague: Dr W Junk Publishers, 1977.

24. Huhtala A. Origin of myelinated nerves in the rat iris. Exp Eye Res 1976; 22:259.

25. Johnson LN, Hill RA, Bartholomew MJ. Correlation of afferent pupillary defect with visual field loss on automated perimetry. Ophthalmology 1988; 95:1649.

26. Kardon RH. Pupil perimetry. In Current opinion in ophthalmology, vol 3. Philadelphia: Current Science, 1992.

27. Kardon RH. Anatomy and physiology of the pupil. Section III. The autonomic nervous system: pupillary function, accommodation, and lacrimation. In: Miller NM, Newman NJ, eds. Walsh and Hoyt's clinical neuro-ophthalmology, vol 1, 5th edn. Baltimore: Williams & Wilkins, 1998.

28. Kardon RH, Corbett JJ, Thompson HS. Segmental denervation and reinnervation of the iris sphincter as shown by infrared videographic transillumination. Ophthalmology 1998; 105:313.

29. Kardon RH, Haupert C, Thompson HS. The relationship between static perimetry and the relative afferent pupillary defect. Am J Ophthalmol 1993; 115:351.

30. Kardon RH, Kirkali PA, Thompson HS. Automated pupil perimetry. Ophthalmology 1991; 98:485.

31. Kardon RH et al. Critical evaluation of the cocaine test in the diagnosis of Horner's syndrome. Arch Ophthalmol 1990; 108:384.

32. Kawasaki A, Moore P, Kardon RH. Variability of the relative afferent pupillary defect. Am J Ophthalmol 1995; 120:622.

33. Kawasaki A, Moore P, Kardon RH. Long-term fluctuation of relative afferent pupillary defect in subjects with normal visual function. Am J Ophthalmol 1996; 122:875.

34. Kerr FWL, Hollowell OW. Location of pupillomotor and accommodation fibres in the oculomotor nerve: experimental observations on paralytic mydriasis. J Neurol Neurosurg Psychiatr 1964; 27:473.

35. Koss MC. Pupillary dilation as an index of central nervous system alpha2-adrenoceptor activation. J Pharmacol Methods 1986; 15:1.

36. Levatin P. Pupillary escape in disease of the retina or optic nerve. Arch Ophthalmol 1959; 62:768.

37. Loewenfeld IE. The light reflex. In: The pupil: anatomy, physiology and clinical applications, vol 1, Ames, IO & Detroit, MI: Iowa State University Press and Wayne State University Press, 1993.

38. Loewenfeld IE. Methods of pupil testing. In: The pupil: anatomy, physiology and clinical applications, vol 1, Ames, IO & Detroit, MI: Iowa State University Press and Wayne State University Press, 1993.

39. Loewenfeld IE. Reactions to darkness. In: The pupil: anatomy, physiology and clinical applications, vol 1, Ames, IO & Detroit, MI: Iowa State University Press and Wayne State University Press, 1993.

40. Loewenfeld IE. The reaction to near vision. In: The pupil: anatomy, physiology and clinical applications, vol 1, Ames, IO & Detroit, MI: Iowa State University Press and Wayne State University Press, 1993.

41. Loewenfeld IE. Reflex dilation. In: The pupil: anatomy, physiology and clinical applications, vol 1, Ames, IO & Detroit, MI: Iowa State University Press and Wayne State University Press, 1993.

42. Loewenfeld IE, Newsome DA. Iris mechanics: I. Influence of pupil diameter on dynamics of pupillary movements. Am J Ophthalmol 1971; 71:347.

43. Lowenstein O, Kawabata H, Loewenfeld I. The pupil as indicator of retinal activity. Am J Ophthalmol 1964; 57:569.

44. Narasaki S et al. Videopupillographic perimetry and its clinical application. Jpn J Ophthalmol 1974; 18:253.

45. Newsome DA, Loewenfeld IE. Iris mechanics: II. Influence of pupil diameter on details of iris structure. Am J Ophthal 1971; 71:553.

46. Reuther R, Alexandridis E, Krastel H. Disturbances of the pupil reflex associated with cerebral infraction in the posterior cerebral artery territory. Arch Psychiatr Nervenkr 1981; 229:249.

47. Rushton WAW. Visual adaptation: the Ferrier lecture. Proc R Soc Biol Lond 1965; 162:20.

48. Saari M et al. Wallerian degeneration of the myelinated nerves of cat iris after denervation of the ophthalmic division of the trigeminal nerve: an electron microscopic study. Exp Eye Res 1973; 17:281.

49. Slooter JH, van Noren D. Visual acuity measured with pupil responses to checkerboard stimuli. Invest Ophthalmol Vis Sci 1980; 19:105.

50. ten Doesschate J, Alpern M. Response of the pupil to steady state retinal illumination: contribution by cones. Science 1965; 149:989.

51. Thompson HS, Corbett JJ. Asymmetry of pupillomotor input. Eye 1991; 5:36.

52. Thompson HS, Corbett JJ, Cox TA. How to measure the relative afferent pupillary defect. Surv Ophthalmol 1981; 26:39.

53. Thompson HS et al. The relationship between visual acuity, pupillary defect, and visual field loss. Am J Ophthalmol 1982; 93:681.

54. Ukai K. Spatial pattern as a stimulus to the pupillary system. J Opt Soc Am 1985; 1094.

55. Volpe NJ et al. Portable pupillography of the swinging flashlight test to detect afferent pupillary defects. Ophthalmology 2000; 107:1913.

56. Weinstein JM, Zweifel TJ, Thompson HS. Congenital Horner's syndrome. Arch Ophthalmol 1980; 98:1074.

57. Westheimer G. Pupil diameter and visual resolution. Vis Res 1964; 4:39.

58. Young RSL, Han B, Wu P. Transient and sustained components of the pupillary responses evoked by luminance and color. Vis Res 1993; 33:437.

59. Young RSL, Kennish J. Transient and sustained components of the pupil response evoked by achromatic spatial patterns. Vis Res 1993; 33:2239.

60. Hannibal J, Hindersson P, Knudson SM, Georg B, Fahrenkrug J. The photopigment melanopsin is exclusively present in pituitary adenylate cyclase-activating polypeptide-containing retinal ganglion cells of the retinohypothalamic tract. J Neurosci 2002; 22.

61. Hattar S, Liao HW, Takao M, Berson DM, Yau KW. Melanopsin containing retinal ganglion cells: architecture, projections, and intrinsic photosensitivity. Science 2002; 295:1065–1070.

62. Fu Y, Liao HW, Do MTH, Yau KW. Non–image-forming ocular photoreception in vertebrates. Curr Opin Neurobiol 2005; 15:415–422.

63. Berson DM. Strange vision: ganglion cells as circadian photoreceptors. Trends Neurosci 2003; 26:314–320

64. Lucas RJ, Freedman MS, Lupi D, et al. Identifying the photoreceptive inputs to the mammalian circadian system using transgenic and retinally degenerate mice. Behav Brain Res 2001; 125:97–102.

65. Gamlin PDR, McDougal DH, Pokorny J, et al. Human and macaque pupil responses driven by melanopsin-containing retinal ganglion cells. Vision Res 2007; 47:946–954.

66. Dacey DM, Liao HW, Peterson BB, et al. Melanopsin-expressing ganglion cells in primate retina signal colour and irradiance and project to the LGN. Nature 2005; 433:749–754.

67. Van Gelder RN. Non–visual ocular photoreception. Ophthalm Genet 2001; 195–205.

68. Peirson S, Foster RG. Melanopsin: another way of signaling light. Neuron 2006; 49:331–339.

69. Gooley JJ, Lu J, Fischer D, Saper CB. A broad role for melanopsin in non-visual photoreception. J Neurosci 2003; 23:7093–7106.

70. Provencio I, Rollag MD, Castrucci AM. Photoreceptive net in the mammalian retina. Nature 2002; 415:493.

71. Hattar S, Lucas RJ, Mrosovsky N, et al. Melanopsin and rod–cone photoreceptive systems account for all major accessory visual functions in mice. Nature 2003; 424:76–81.

72. Kawasaki A, Kardon RH. Intrinsically photosensitive retinal ganglion cells. J Neuro-ophthalmol 2007; 27(3):195–204.

73. Kardon R, Anderson SC, Damarjian TG, Grace EM, Stone E, Kawasaki A. Chromatic pupil responses: preferential activation of the melanopsin-mediated versus outer photoreceptor-mediated pupil light reflex. Ophthalmology 2009; 116(8):1564–1573.

74. Kardon RH. Are we ready to replace cocaine with apraclonidine in the pharmacologic diagnosis of Horner syndrome? J Neuro-ophthalmol 2005; 25:69–70.

75. Morales J, Brown S, Abdul-Rahim AS, Crosson C. Ocular effects of apraclonidine in Horner's syndrome. Arch Ophthalmol 2000; 118:951–954.

76. Brown SM, Aouchiche R, Freedman KA. The utility of 0.5 percent apraclonidine in the diagnosis of Horner syndrome. Arch Ophthalmol 2003; 121:1201–1203.

77. Chen PL, Chen JT, Lu DW, Chen YC, Hsiao CH. Comparing efficacies of 0.5 percent apraclonidine with 4 percent cocaine in the diagnosis of Horner syndrome in pediatric patients. J Ocul Pharmacol Ther 2006; 22:182–187.

78. Koc F, Kavuncu S, Kansu T, Acaroglu G, Firat E. The sensitivity and specificity of 0.5 percent apraclonidine in the diagnosis of oculosympathetic paresis. Br J Ophthalmol 2005; 89:1442–1444.

第26章

神经节细胞光感受器和非图像形成视觉

Kwoon Y. Wong · David M. Berson

陈祥菲 译　黄振平 校

概述

在过去 10 年中，已经出现了一个有说服力的证据以证明哺乳动物的视网膜上有一类新的光感受器。这些神经元是神经节细胞，能表达感光色素视黑素，同时能以持续去极化和峰频率增加的方式自主地应对强光。这些内在光敏视网膜神经节细胞（intrinsically photosensitive retinal ganglion cells，ipRGCs）在形式和功能上与传统的光感受器视杆细胞和视锥细胞有根本区别。在这一章中，我们将讨论这一发现的起源、这些细胞的生理特性以及在正常或病理状态下，这些细胞在视网膜成像和视觉行为中的作用。

历史根源

大多数当代的视网膜专家可能会对最新的发现——视网膜内的光感受器感到震惊，但实际上这个想法的根源可以追溯到视网膜科学的开端（综述 [1-3]）。从笛卡尔开始到 19 世纪的前半时期，人们都以为视网膜的光感受器位于它的内表面，最靠近入射光线 [3]。例如，首先对视网膜进行系统微观研究的 Treviranus [4] 认为，通过所有视网膜层的视神经纤维终止于玻璃体表面的感光乳头。Bidder [5] 准确地描述了视杆细胞在外层视网膜的定位，同时推测它们可能像反光色素层那样起着反射功能，同时可能作为一种光传导位点来持续地观察视网膜内部的视神经纤维。视盘上的神经纤维缺乏光敏感性，称为盲点，这一现象的发现最终打破了上述观点，这也促使 Bowman [6] 和 Helmholtz [7] 提出神经节细胞是真正的光感受器。直到 19 世纪的后半期，人们才确定光感受器位于外层视网膜。Heinrich Müller 提出了一个重要见解，他通过对视网

膜血管（"浦肯野树"）阴影视差移位的几何分析来推断光感受器在视网膜中的深度。同时，他也在视杆细胞中发现了"视紫红质"或视紫质，Franz Boll 随后证明了那是一种光敏色素。

50 年后，人们再次对内层视网膜的感光作用提起兴趣。具有推动作用的是 Clyde Keeler 的开创性工作，他确定了第一个遗传性视网膜变性的动物模型。Keeler 将这种品系小鼠命名为"rodless"，rodless 和 rd1 株是等位基因（以前的 rd）。这种小鼠不仅带有 Pde6b [rd1] 突变，表型上也类似于人类常染色体隐性的视网膜色素变性（OMIM 180072）[8,9]。Keeler 对视网膜疾病基因学的开创性贡献最终得到了广泛好评。但是他从这些小鼠身上得到的一个关键的观察结果在当时却并未引起关注。虽然他的 rodless 小鼠在进行行为和视网膜电图测试时，显示这些小鼠明显失明，但它们却意外地保留了健全的瞳孔对光反应 [10]。这使他认为"在哺乳动物中，虹膜可能在视觉上独立发挥作用"，这一作用是通过平滑肌内部的光敏性或是通过光对"内部核团或神经节细胞的直接刺激"而引起的 [10,11]。

在接下来的 70 年中，一系列关于哺乳动物视网膜退化的研究证实了瞳孔对光反应的存留，喻示功能性失明可能不像 Keeler 所认为的那么彻底。尽管缺乏外层视网膜的组织学材料或可测的视网膜电图，人们仍可以观察到各种光效应对行为或生理上的影响（综述 [12,13]）。这些包括了视觉回避，在旷场试验中的光抑制活动，在穿梭箱中避免冲击的视觉引导，色觉分辨力，昼夜节律周期，松果体褪黑素合成的抑制以及上丘自发放电的抑制 [12,14-19]。很多类似研究证明眼球摘除消除了这些残余的感光反应，同时验证了 Keeler 关于可能存在内层视网膜光感受器的猜测，包

括神经节细胞[15,17,18]。这些结论只获得了有限的传播，也许因为改进的解剖研究，人们开始对缺乏光感受器的外层视网膜的完整性产生怀疑，尤其是在周边视网膜。这些研究表明曾经被认为只含有视杆细胞光感受器的小鼠视网膜竟然也含有适量的视锥细胞，而且这些视锥细胞远比 rd1 模型中的视杆细胞退化的慢。尽管这些视锥细胞缺乏完整的外段，但大约 20% 存活超过 80 天，一小部分存活至少 1 年[20]。这给行为学研究中的解释蒙上了阴影，几乎所有进行试验的幼鼠体内都存在很多幸存的视锥细胞。然而，借助于后见之明，早期的研究中报道过的一些残余的光驱动效应至少部分是由内层视网膜光感受器介导的，这看起来似乎合情合理。即使在 6～10 周龄的 rd1 动物中，幸存的视杆细胞或视锥细胞也无法支持视觉功能：在这种动物中抑制神经节细胞的光传导（如下文所述），消除了其对昼夜节律、瞳孔、自发活动和褪黑激素合成等，这些小鼠可以表现出来的影响[21]。

在 20 世纪 90 年代，Russell Foster 和他的同事们开始对视网膜退化小鼠进行研究，他们采用了更严谨的方法为内层视网膜具有感光作用提供了有力的证据[13,22-28]。他们的创新之处包括对实验小鼠遗传背景的控制，应用大龄 rd1 动物和一些经证实几乎完全丧失视锥细胞和视杆细胞的转基因小鼠品系。他们还证实在视杆细胞和视锥细胞的变性进展过程中并没有损害昼夜光感应的灵敏度，同时发现残留的视觉诱发行为超出了昼夜调节区域并扩展至大脑的非图像形成（non-image-forming，NIF）视觉中枢。这些包括瞳孔收缩、自主活动的急性抑制以及光对褪黑素释放的急性抑制。对存在进展性外层视网膜疾病的患者进行平行观测[29-31]，并对视网膜退化动物的残留感光反应的光谱进行评估，支持了这种新型的内部光感受器的存在。Yoshimura 和 Ebihara 表示，在视网膜退化小鼠中，昼夜节律的光效应在 480 nm 最有效，这与已知的视杆和视锥细胞感光色素的最佳吸收波长有明显不同[32,33]。残存的瞳孔对光反应也得到类似的光谱数据[26]。

黑视蛋白和神经节细胞光感受器的发现

在 2000—2005 年中，人们对神秘的内层视网膜光感受器和它们的感光色素的特征进行了一系列研究。这些进展在综述中进行了彻底地探讨[28,34-37]，因此在这里只提供一个简短的摘要。一个重要的进展就是黑视蛋白的发现[38,39]。这种新的视蛋白（由 opn4 基因编码）的命名来源于青蛙的真皮黑色素细胞，这个基因在这种光敏细胞中被首次鉴定[38]。Ignacio Provencio 和同事们发现在小鼠和灵长类动物中，包括人类，这种蛋白在内层视网膜细胞中表达量极少，主要分布在神经节细胞层。他们推测，黑视蛋白可能是假定的内层视网膜光感受器的感光色素，表达黑视蛋白的神经元可能是视网膜下丘脑束起源的细胞。这些观点与之前的看法不一致，那些看法认为有关的感光色素可能不是视蛋白，而是一种隐花色素，一种吸收蓝色光的黄素蛋白（综述[35,40]）。然而，在啮齿类动物和异源表达系统的研究中表明黑视蛋白起到非常明确的关键作用。

两个关键的研究集中在大鼠视网膜神经节细胞中，通过轴突逆行追踪来刺激大丘脑的视交叉上核（suprachiasmatic nucleus，SCN），即大脑的昼夜节律起搏器来实现[41-44]。第一个研究表明这些神经节细胞表达了黑视蛋白[45-47]，然而第二个研究证明，即使这些神经节细胞与其他视网膜神经细胞进行药物性或机械性地分离，它们仍能产生强大的光反应[48,49]。这种自主光传导的能力可以将这些细胞与其他的 RGCs 相区别。这些细胞被称为内在光敏视网膜神经节细胞（ipRGCs）或神经节细胞光感受器。小鼠和灵长类动物也显示出具有 ipRGCs，这些 ipRGCs 的结构与功能特征与大鼠相似[46,50-53]（框 26.1）。

Hattar 等人首次在生理标志的 ipRGCs 中证实了黑视蛋白的存在[46,50,53]。这种视蛋白不仅存在细胞体中，也存在于它们的树突中[46,54]，这些树突就像胞体一样能直接感光[48]。在 ipRGCs 中，对视蛋白光反应的作用光谱[48,51,53] 以及黑视蛋白基因敲除的小鼠细胞的内在光敏感性消失的观察[51,55] 进一步支持了黑视蛋白在一些细胞中是感光色素的观点。黑视蛋白首次通过生物化学法被证实是一种感光色素[56]，随后，又被电生理学和异源表达系统的钙成像所证实[57-59]。这个系统中的光谱敏感性有着非常好的一致性，与异源表达或纯化的黑视蛋白的吸光率、ipRGCs 的作用光谱以及由内层视网膜感光细胞介导的行为评估结果一致。所有的这些特性与视黄醛功能相似，并有约 480 nm 的最佳波长[26,32,33,48,51,58-63]（但参考文献 56、57 有不同的看法）。

眼球摘除术或眼内容剜除术是慢性眼部疼痛和改善盲人眼睛美观的常见手术治疗方法[157,158]。这种手术通常表明眼睛缺乏有用的视觉。然而，一项关于内层视网膜光感受器的最新发现，可能会促使这一状况的重新评估。如果失明是由于外层视网膜疾病，比如视网膜炎、Leber 先天性黑蒙或慢性视网膜脱离，神经节细胞光感受器仍可能向大脑输出有用信号[29,30,31,66,159]。这些信号可能不会被患者察觉，也不能被标准的临床视觉功能检查检测到。尽管如此，这些残存的功能对失明患者的生活质量产生显著的影响，因为它们可能介导昼夜节律[30]。眼球摘除术或眼内容剜除术引起 ipRGCs 的丢失可能会导致昼夜节律的同步性消失、与之相关的正常睡眠模式的破坏、白天嗜睡以及困扰许多盲人患者的其他并发症[160]。这很可能是光的生理效应，包括对生理机能、警觉性和情绪的神经内分泌调节，这些影响可以在这些盲人中持续存在，但是在眼球摘除后消失。因此，当眼球摘除术或眼内容剜除术作为一种治疗选择时，我们迫切需要一种评价失明患者的更广泛的"有用视力"的概念以及一个更全面的光感觉能力的评估模式。虽然对昼夜节律或神经内分泌影响的测试原则上可以评估残余的内层视网膜光感受器的功能，但这种评估要求更高的专业化测试。残存的瞳孔反应的评估可能是一个新的探索途径[133,159,161]。

ipRGCs 独特的功能特性

神经节细胞光感受器具有一些生理特性，这优化了它们在 NIF 成像中的作用，同时与那些视杆细胞和视锥细胞形成鲜明对比。这些视杆细胞和视锥细胞把它们所感知的形状、颜色和运动传递给皮质电路。

黑视蛋白显色基团和色素双稳态

在脊椎动物和无脊椎动物的光合色素中，视蛋白的载脂蛋白共价结合维生素 A 的一个视黄醛分子作为吸光部分或显色基团。在黑暗环境中，视黄醛是 11- 顺式，吸收一个光子能将其转换成全反式视黄醛。视蛋白发生构象改变，这反过来又激活 G- 蛋白，启动转导级联。在感光色素接受另一次循环的光反应之前，全反式视黄醛必须重新异构化为 11- 顺式视黄醛。对视杆细胞和视锥细胞的光感受器来说，这种重新异构化需要多种酶的激活步骤。其中一些发生在视网膜色素上皮（RPE）细胞中，这对视杆细胞中的视觉周期是必不可少的，但是对视锥细胞而言不是必需的（有关更多信息，请参阅第 13 章）。无脊椎

动物光感受器的视觉循环周期似乎完全不同，部分是因为它们的感光色素是双稳态的：光激发后，全反式视黄醛仍共价结合视蛋白，同时在光致复活的过程中被随后的重吸收光异构化为 11- 顺式[64]。

在 ipRGCs 中，黑视蛋白的视觉周期还没有很好的特征化。原位黑视蛋白的发光基团仍未知，但无疑是一个视黄醇，最有可能是 11- 顺式视黄醛[56-61,65]。无脊椎动物黑视蛋白的序列同源性比脊椎动物高[38,39]，这意味着黑视蛋白可能是双稳态的，越来越多的证据证明这一观点[57,61,65-68]（但参考文献 69 有不同的看法）。如果黑视蛋白的确是双稳态的，可以预计的是，显色基团的恢复将较少依赖于 RPE 视杆细胞或视锥细胞的酶激活机制，或者完全独立于这一过程。实际上，从 RPE 分离的 ipRGC 的感光反应在体外可以持续数小时[48]。此外，药物导致视黄醇循环的急性破坏和必需的异构体水解酶基因缺失的 RPE（RPE65）并不能消除 ipRGCs 中黑视蛋白依赖的感光反应或产生昼夜节律的能力[66,70]。这个证据意味着，在很大程度上，ipRGCs 中的黑视蛋白可以装载显色基团，也可在光活化过程中恢复过来，这一过程独立于 RPE 介导的视黄醛循环。黑视蛋白可能以全反式视黄醛的形式获得它的视黄醇，然后光异化为一个顺式异构体来形成一个感光色素。这种自主性对 ipRGCs 的内在感光性很重要，因为这些细胞的位置离 RPE 很远（框 26.2）。

光谱调谐

如上所述，黑视蛋白在蓝光区域约 480 nm 处具

至少在两种临床状态下，RPE 和神经视网膜相互作用的破坏会导致视杆细胞和视锥细胞功能损伤，但可保留 ipRGCs 介导的持续的光传导反应。视网膜脱离破坏了视杆细胞和视锥细胞外节和 RPE 的紧密连接。这损害了视网膜下腔视黄醇的双向转换，由此损伤视杆细胞和视锥细胞的光敏性。leber 先天性黑蒙（LCA）是一种常染色体隐性的早发性色素性视网膜炎，在某些情况下由 rpe65 基因突变引起。这种基因突变破坏了 RPE65 的功能。在视杆细胞和视锥细胞感光色素中，视黄醇异构酶是 11- 顺式显色基团的再生所必不可少的。视网膜脱离和 LCA 明显破坏视杆细胞和视锥细胞的感光性。动物研究表明（见正文），在这些条件下，ipRGCs 的感光性应该大部分存在，因此可以提供一些有用的光信息传递到大脑。

有光敏度峰值，这与视杆细胞和视锥细胞视色素的光敏感谱不同（图 26.1）。该波长与太阳光的峰值大概一致，这可能是由于这一系统基于进化的压力从而优化对于日光的敏感性。虽然黑视蛋白经常被描述为一种蓝光敏感性色素，但是必须要认识到，黑视蛋白像其他视蛋白感光色素一样，其光谱是相当广泛的。光谱范围为 340 ~ 590 nm，灵敏度在所见的最佳波长的 2 个对数单位以内（图 26.1）。尽管有证据表明，ipRGCs 投射到外侧膝状体（LGN）从而参与大脑皮质功能[53,57]，但没有证据表明黑视蛋白的独特光谱参与颜色感知。三种视锥细胞感光色素和三基色理论可以很好地解释颜色感知现象（框 26.3）。

ipRGC 输出信号的光谱行为比从适应暗光的 ipRGCs 中测到的内在光反应的光谱行为要复杂得多，这一部分是因为黑视蛋白似乎是一个双稳态的感光色素（请参见上一节）。活化型色素和光复活作用的吸收光谱被转换为一个更长的波长，相当于在黑暗状态下黑视蛋白的波长（举例见参考文献 61、67）。在生理性照明条件下，ipRGC 的输出信号如何形成仍处于争议中[67,69,72]，但是它表明了在某些条件下产生一种光谱对立形式的可能性。复杂性和潜在性的光谱对立的第二个来源是从经典的视杆细胞和视锥细胞光感受器输入到 ipRGCs 中，这在下面会详细讨论。因为黑视蛋白激活的阈值比视杆细胞和视锥细胞的阈值高，所以推测 ipRGCs 的光谱调节具有强度依赖性。此外，有证据显示灵长类动物中的视锥细胞向 ipRGCs 输入信号的过程是双向的。激活短波长的视

锥细胞，导致 ipRGCs 的关闭效应；激活中波长和长波长的视锥细胞导致 ipRGCs 的激活效应[53]。

无脊椎动物样的光传导级联反应

在一个感光细胞中，光吸收的色素信号通过细胞内的生化途径转化为电信号。有趣的是，与视杆细胞和视锥细胞相比，ipRGCs 中的光传导级联反应更类似于无脊椎动物光感受器的光传导级联反应。我们已经注意到，与视杆细胞和视锥细胞的视蛋白相比，黑视蛋白与无脊椎动物的感光色素有更大的序列同源性[38,39]。光刺激后，黑视蛋白激活了属于 $G_{q/11}$ 家族的 G- 蛋白，这个 G- 蛋白又把信号传给它的效应物磷脂

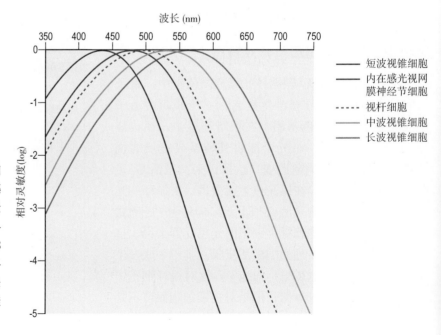

图 26.1　人类光感受器的光谱调节。 在光传导过程中，内在感光视网膜神经节细胞（ipRGCs）中的黑视蛋白依赖的光谱敏感性不同于其他 4 种类型的人类视网膜光感受器。短波视锥细胞的最佳波长是 437 nm（"S-视锥细胞"），视杆细胞的最佳波长是 498 nm，中波视锥细胞的最佳波长是 533 nm（"M-视锥细胞"），长波视锥细胞的最佳波长是 564 nm（"L-视锥细胞"），而 ipRGCs 的最佳波长是 480 nm 左右。

酶 C（PLC）[58,59,61,76,77]。PLC 然后以某种方式引起阳离子通道的开放，这个通道被认为属于瞬时受体电位（TRP）通道家族[77-79]。虽然耦合 PLC 到阳离子通道的信号中间体仍有待查明，但是它们仍有可能位于质膜内或者接近质膜，这是因为从 ipRGCs 分离出来的片状细胞膜仍可表现出光诱发的电反应[73]。因此，整个 ipRGC 与果蝇中光感受器的光传导级联反应非常相似[80]，但是与视杆细胞 / 视锥细胞的级联反应有很大不同[81]（也见第 18 章）（图 26.2）。这种无脊椎动物样的光传导级联反应引发一种猜测，即 ipRGCs 和无脊椎动物的光感受器具有共同的进化起源[82]。这种级联也赋予 ipRGCs 一些性能，使它能很好的适应 NIF 视觉。正如下文所讨论的。

感光反应动作电位的去极化

黑视蛋白光传导级联反应的终点是胞膜的离子通道的开放。这些通道为阳离子选择性通道[48,49]。ipRGC 内电位相对于细胞外基质来说是带负电荷的，因此光门控通道的开放导致了阳离子的净涌入和细胞膜的去极化。这些 ipRGCs 同样类似于无脊椎动物中视杆细胞的感受器，在受光刺激时产生去极化，而在脊椎动物中光刺激却导致视杆细胞和视锥细胞的超极化。如果光刺激引起 ipRGCs 的去极化较大，它会使膜电位超过阈值而激活电压门控钠离子通道，从而触发动作电位（图 26.3）。这与无视杆细胞 / 视锥细胞的光感受器也不同，它们没有峰电位。动作电位对 ipRGCs 和其他 RGCs 将电信号沿着视神经和视神经

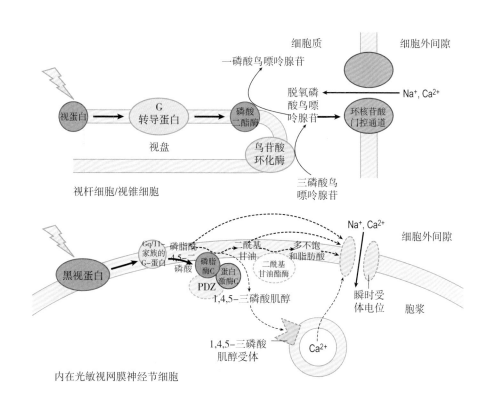

图 26.2　脊椎动物中光感受器的光传导级联反应的对比。

上图：视杆细胞和视锥细胞光感受器中的光传导级联反应。在黑暗条件下，鸟苷酸环化酶把 GTP 转换成 cGMP，在胞膜中结合并开通环核苷酸门控（CNG）通道，导致阳离子不断地涌入以维持细胞处于去极化状态。光吸收刺激了视盘内的视蛋白分子，从而激活 G 转导蛋白（Gt）。它能反过来刺激磷酸二酯酶（PDE）。PDE 能把 cGMP 转化成 GMP，关闭 CNG 通道的同时能使细胞超极化。下图：ipRGCs 中的光传导级联反应。实线表示已证实的成分和通道；虚线表示可能但却未被证实的成分和通道。当黑视蛋白被光刺激后，它通过 $G_{q/11}$- 家族的 G- 蛋白来激活磷脂酶 C（"PLC"）。这最终打开了可能属于 TRP 超级家族的阳离子通道，但是这个通道的特征和门控机制仍不清楚。这个信号转导通路与胞膜密切相关，同时也可能涉及到 PLC 底物磷脂酰 4,5- 二磷酸（PIP_2）的消耗。其代谢产物是二酰基甘油（"DAG"）或是由 DAG 脂肪酶分解 DAG 而形成的多不饱和脂肪酸（"PUFA"）。蛋白激酶 C（PKC）的一种亚型也似乎发挥了重要的作用，与果蝇的光传导过程类似，并可能通过 INAD 样的含有 PDZ 结构域的支架蛋白与 PLC 相连接。PIP_2 水解的胞浆产物及 1,4,5- 三磷酸肌醇（IP_3），与它的相关受体（IP_3R）相互作用，促使钙从胞内钙库中释放。虽然这种钙动员对光传导来说不是必要的，但是它似乎发挥了重要的调节作用。

束准确地传导到视觉中枢来说是必不可少的。相反，视杆细胞和视锥细胞的轴突非常短，外节产生的电信号的被动传播足以满足轴突末端进行适当的电压调节。

敏感性

ipRGCs 的一个显著特征是对黑视蛋白介导的光反应的相对不敏感性。ipRGC 内在光反应的阈值强度比视锥细胞高 1 ~ 2 个数量级（即 10 ~ 100 倍），比视杆细胞高 5 个对数单位[48,53,83]。显然，这种不敏感性主要是由于黑视蛋白分子在 ipRGCs 中含量低及其所导致的低光子吸收率[84]。这也与 ipRGCs 缺乏结构特异性不能增加细胞内运载色素基团这一事实有关，如视杆细胞和视锥细胞外节中的盘，或者无脊椎动物感光细胞的感杆微绒毛。ipRGCs 对黑视蛋白介导的光反应不敏感，是由于这一光反应主要由白天明亮的阳光所触发，同时这种光也是昼夜节律和瞳孔收缩最有效的刺激。这些反应的动态范围补充了视杆细胞和视锥细胞光感受器的动态范围，同时由于这 3 种细胞的信号都聚集在 ipRGCs 中（见下文），ipRGCs 和一些 NIF 视觉反应都能够对自然光刺激的整个强度范围起作用[53,55]。

动力学

黑视蛋白依赖的 ipRGC 光感受器的时间特性与视锥细胞和视杆细胞中光感受器的时间特性有很大不同，表现在起始和终止异常缓慢，以及对持续光照的强大稳定性。视杆细胞和视锥细胞感光反应在光照起始的几毫秒内发生，并在数万毫秒内达到峰值。即使

用很高的光强度（> 10^{14} 光子 /cm²/sec，在 480 nm 处）来诱发最快的 ipRGC 内在反应，其速度也较慢。第一个动作电位在光照起始后几百毫秒后出现，几秒钟后达到峰值。由于更少的光闪以及接近阈值的光刺激（约 10^{11} 光子 /cm²/sec，在 480 nm 处），导致潜伏期大幅度上升，这样只要几十秒就能达到峰值，并在几分钟之内达到顶峰流量[48]。这种缓慢起始的机制还是未知的。当黑视蛋白被异源引入到 3 个不同的细胞培养体系中，在这 3 种情况下记录的光反应起始过都非常缓慢[57-59]。这种迟缓性似乎不太像黑视蛋白的内在特征，因为据报道，ipRGCs 中的单光子反应有着相对活跃的起始过程[84]。长的潜伏期，特别是接近阈值时，看起来更像是许多低振幅、持久的、单光子事件的瞬间整合所致。

长期的闪光导致黑视蛋白驱动的反应从早期的峰值逐渐向低稳态水平衰减，这体现了光适应能阻止光传导级联反应的饱和[85]。在光适应完成后（这通常需要几分钟），只要光刺激存在，膜电位和峰值频率仍可继续上升。在 ipRGCs 中，对直接早期基因 cfos 的活性依赖性诱导的分析显示，这些光感受器的光反应至少可以持续 19 个小时[86]。因此，ipRGC 中内在光感受器比视锥细胞的反应持续时间更久（图 26.3），视锥细胞的光反应适应得更快、更完全，这使这个反应更短暂。在强光存在情况下，ipRGCs 的光反应信号可以持续数小时，这是 NIF 视觉系统的一个关键特征，它的特点是稳定的漫散光照的补充反应，在光反应过程中整合光子通量持续 1 个多小时，这在下面会进一步详细介绍。

黑视蛋白光反应的终止异常缓慢。光刺激停止

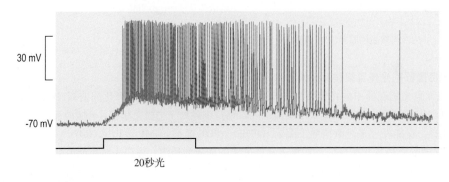

30 mV

-70 mV

20秒光

图 26.3　ipRGC 中黑视蛋白驱动的光反应。
神经节细胞光感受器可以对光作出反应，不仅可通过黑视蛋白进行光传导，也可通过视杆细胞/视锥细胞驱动的突触输入。大鼠 ipRGC 细胞内的光诱发反应可以被药物抑制剂抑制，这是由于这种药物能阻断突触输入因而阻断细胞的内在光敏性。黑色虚线标记膜电位的刺激前水平。可以看到，光诱发的动作电位在刺激开始后不久发生，它们持续了整个刺激过程，甚至在刺激后仍存在。（K. Y. Wong，unpublished）

后，视锥细胞和视杆细胞光反应分别在几百毫秒和几秒内终止。但是 ipRGCs 内在光反应的终止需要几分钟，尤其是在非常高的光强度下[48,51,53]。这种缓慢恢复的原因还未确定，但是黑视蛋白和无脊椎动物视蛋白的相似性表明，部分原因是光激活形式（变视紫质）的感光色素的热稳定性[61,68]。如果是这样，缓慢衰退的后刺激电位反应正好类似于无脊椎动物光感受器的持续的去极化后电位[64]。这一观点可通过下列现象证实：暴露于长波长光下能抑制去极化的后刺激，这种现象可能是由感光色素的光复活作用所触发[68]。然而，光不是终止反应所必需的，因为终止反应可以在完全黑暗的情况下发生。终止反应的非依赖光机制还未明确。但是，通过与其他具有特征性的信号转导级联反应进行比较，认为这一过程可能涉及到抑制蛋白结合后黑视蛋白的磷酸化。

形态学、视网膜的分布和感受野

迄今为止，在所有哺乳动物的研究中，表达黑视蛋白的视网膜神经节细胞仅占所有 RGCs 的一小部分。现在认识到这些细胞包含多个细胞类型。最好的研究模型是一个很大而且稀疏的树突，分布在最外的内丛状层（IPL），毗邻内核层（INL）[46,48,49,53,54,87]。在小鼠和灵长类动物的视网膜中，黑视蛋白神经节细胞还分布于一个较大的区域即内层的 IPL[53,54,71,87-89]（图 26.4）。在人类中，这 2 种类型的细胞数量大致相等，并且大部分外层的细胞胞体移位到 INL。双分层细胞也被描述过[49,88,89]，虽然还不清楚这一概念能否明确定义这一细胞类型。最近一些关于小鼠的研究表明，还存在一些类型细胞可以表达低水平的黑视蛋白[90]。这些类型细胞在功能特性或大脑投射中的不同特点才刚刚开始被研究[90,91]。据报道，极少数人的视网膜周边部的视锥细胞能表达黑视蛋白，但其功能上的意义还是未知[92]。

目前关于人类 ipRGCs 的形态及分布区域已有详细描述[52,53]。在人类约 120 万个 RGCs 中只有约 3000 个（约 0.2%）能表达黑视蛋白。这些细胞的胞体在灵长类动物中是相当大的，直径通常为 15 ~ 25 μm。它们的树突分布区域在所有类型神经节细胞中是最大的，从中央视网膜的 300 μm 到周边的 1200 μm（图 26.4）。周边细胞的树突广泛重叠，所以整个视网膜，除中央凹，均被黑视蛋白的处理区域所覆盖（图 26.5）。由于这些细胞的胞体和树突本质上是感光的[48,53]，每个 ipRGC 整合光子的区域与它的树突

区域大小相当。由于接受域较大、空间密度低，使 ipRGCs 不适合精确的空间辨别，但却适合空间整合，这个整合作用是 NIF 的功能特征。视杆细胞和视锥细胞的接受域较小（直径 < 10 μm），这是视网膜在皮质水平上形成高敏度空间视觉的基础。

抗病理状态

一些研究表明，ipRGCs 比其他类型神经节细胞更能耐受某些视网膜的损伤。例如，在切断轴突后，表达黑视蛋白的视网膜神经节细胞有更高的存活率[93]。此外，在 Sprague-Dawley 大鼠中，黑视蛋白视网膜神经节细胞对人工诱导的慢性高眼压并不敏感[94]，尽管其在数量上有相应减少[95]。此外，神经节细胞（可能包括 ipRGCs）表现出的 cFos 光诱导反应不易被全身摄取的谷氨酸钠所破坏[96]，表明 ipRGCs 相对耐受兴奋毒性。这些抗性的分子基础还是未知的，PI3 K/Akt 信号通路可能参与了这一过程[97]。对视网膜损伤后存活的 ipRGC 的分子基础进行进一步研究可能会产生新的预防或治疗多种视网膜疾病的方法（框 26.4）。

突触输入

不像通常的 RGCs，ipRGCs 的光反应不需要突触输入，因为它们自身具有感光能力。尽管如此，灵长类和啮齿类动物的 ipRGCs 还是从无长突神经细胞和双极细胞中接收突触输入，这对这些细胞的时序、光谱特征、光触发的放电敏感性都有影响。图 26.7 中的示意图总结了视网膜突触输入到 ipRGCs 的流程。

双极细胞信号输入

结构和生理学证据表明双极细胞与 ipRGC 树突之间存在突触接触。最早的解剖学证据来自小鼠的电子显微镜免疫组化数据，显示带状突触（双极细胞）与表达黑视蛋白的树突接触[98]，随后的结构观察也发现这一现象[87,88,89]。电生理学研究发现双极细胞的信号输入到 ipRGCs。啮齿类动物的 ipRGCs 可以被谷氨酸激活，并在双极细胞末端释放递质。在 ipRGCs 中可以检测到谷氨酸盐介导的自发兴奋性突触后电流，这些电流来源于双极细胞突触[83,100]。在适当的条件下，白光可以导致 ipRGCs 产生 2 个激活的 ON 反应成分。第一个成分具有很高的阈值，开始和结束过程较慢，对突触抑制剂不敏感——这些性能表明它们

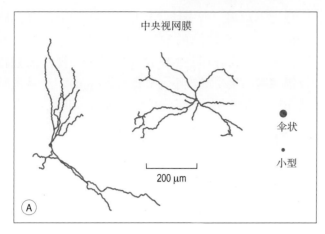

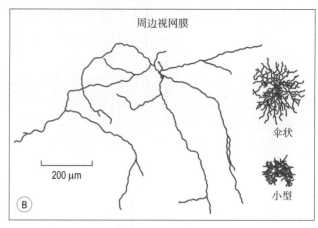

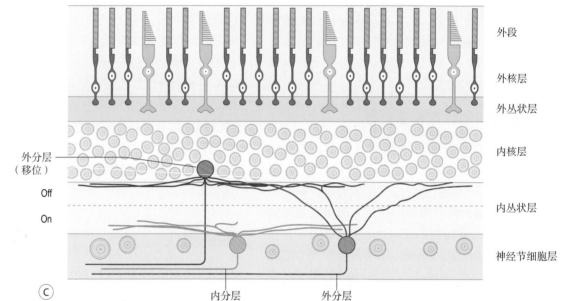

图 26.4　ipRGC 的形态学。

上图：灵长类动物整个视网膜中 ipRGCs 的形态。这些细胞的树突状结构在中央视网膜（左图）所占面积比在外周视网膜所占面积（右图）要少得多。但是奇怪的是，它们占了灵长类动物神经节细胞的大部分区域。为了进行比较，具有更小更密集分支的树突状区域的小型细胞和伞形细胞（2 种调节图像形成视觉的神经节细胞类型）也被展示出来。（Reproduced with permission from Dacey DM，Liao HW，Peterson BB，Robinson FR，Smith VC，Pokorny J，et al. Melanopsin-expressing ganglion cells in primate retina signal colour and irradiance and project to the LGN. Nature. 2005 Feb 17；433（7027）：749-54. By permission from Macmillan Publishers Ltd.[53]）下图：在视网膜横断面示意图中所见的 ipRGCs 的树突状分层。有 2 种主要类型的 ipRGCs，它们的树突状分叉水平在内丛状层（"IPL"）有不同。外层 ipRGCs 的树突终止于 IPL 的 OFF 板下，它们的胞体位于神经节细胞层（"GCL"；红色细胞）或移位到内核层（"INL"；蓝色细胞）。与此相反，内层 ipRGCs（绿色细胞）的树突只局限在 IPL 的 ON 板下，胞体位于神经节细胞层。在灵长类动物中，包括人类，内层细胞和移位的外层细胞显然占大多数。OS：外段；ONL：外核层；OPL：外丛状层。

起源于内在的黑视蛋白依赖的光传导过程。另外一个成分在光触发后很快出现，这归因于来自 ON 双极细胞的兴奋性突触输入[53,83,100]，这一成分在突触传递抑制剂作用下失活。视杆细胞和视锥细胞都在这些外在的光反应中起作用，这些反应的光敏度比黑视蛋白的光敏度高 5 个数量级[53,83]。（图 26.8）

令人诧异的是，双极细胞到 ipRGCs 的输入主要是由 ON 通道提供的。ON 双极细胞的轴突只有在 IPL 的内半层，也就是在 ON 内网层，才会与神经节细胞的树突连接[101,102]。虽然这一过程与 ON 信号输入到 ipRGCs 的内层是一致的，但是这与某些观察结果不一致，即 ON 通道控制外层的突触输入，后者大量的分叉或者为 OFF 内网层所专有的[48,53,54,87-90]。由于很多外层细胞的胞体在神经节细胞层，它们的树突必须穿过 ON 亚层才能到达 OFF 亚层，所以一些 ON 通道的信号输入可能发生在 ON 亚层的近端树突中

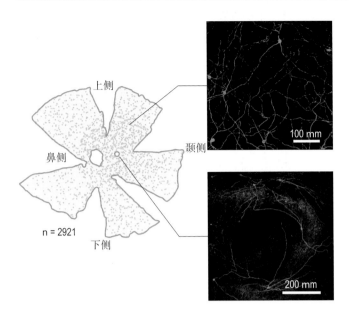

图26.5 表达黑视蛋白的神经节细胞的分布。

在这个试验中，通过抗黑视蛋白免疫荧光揭示了猕猴视网膜的ipRGCs。左图：整个视网膜的平面图，每个点代表黑视蛋白免疫阳性细胞的胞体。在这个视网膜中，共发现了2921个表达黑视蛋白的神经节细胞。S：上侧；I：下侧；N：鼻侧；T：颞侧。右图：在周边视网膜（上图）和中心凹附近（下图）的黑视蛋白免疫反应性树突的网络。请注意，在黄斑中心凹处缺乏黑视蛋白染色。（Reproduced with permission from Dacey DM，Liao HW，Peterson BB，Robinson FR，Smith VC，Pokorny J，et al. Melanopsin-expressing ganglion cells in primate retina signal colour and irradiance and project to the LGN. Nature. 2005 Feb 17；433（7027）：749-54. By permission from Macmillan Publishers Ltd.[53]）

（图26.7）。事实上，Belenky等人[98]报道，几乎所有的双极细胞与黑视蛋白树突的接触都存在于IPL的内半层，虽然他们并没有指出这些树突是来源于黑视蛋白RGCs的外层还是内层。Østergaard等人[99]也指出，视杆双极细胞（ON双极细胞的一种亚型）在神经节细胞层中直接与表达黑视蛋白的RGCs胞体相连。但是，只与胞体或者邻近的树突接触会极大地限制这些细胞的突触驱动信号接收区域的大小，实际上这个区域很大并与树突共存[53,83]。这表明在OFF亚层存在额外的ON双极细胞输入到末端树突。进一步的研究表明，ipRGCs的胞体存在于INL而树突位于OFF内网层，并通过突触来介导ON反应[53,103]。新的证据表明，异常的ON双极输入是由位于OFF内网层的异常ON双极细胞轴突末端产生的[103]（图26.7）。

药物阻断ON双极细胞和无长突细胞后，在一些外层ipRGCs中，在光反应起始阶段会出现一个很小

在培养的多种细胞类型中暂时性转染黑视蛋白基因能够充分诱导出这些细胞的感光性[57-59]（图26.6上图）。因此，将黑视蛋白基因导入内层视网膜细胞可能是很有希望的基因治疗预选方法，可以恢复患有色素性视网膜炎和其他类型的外层视网膜病变患者的视力。由于ipRGCs不依赖于RPE载色体的再生，因此提高了这种治疗方法的实用性。另一个优势在于，所有黑视蛋白介导的光传导相关的重要元素只与胞膜相联系，这就减少了对特定胞浆的需要。实际上，最近2项关于视网膜色素变性小鼠模型的研究报道指出，将黑视蛋白基因转染给传统的RGCs，能使它们中的大多数细胞获得感光性，同时能恢复一些光介导的反应[155,164]（图26.6下图）。

但是，需要注意这种方法的几个缺点。第一，在ipRGCs和各种异源表达系统中，黑视蛋白介导的光反应远比视杆细胞和视锥细胞中的缓慢。因此，即使患者的图像视觉恢复正常，但其对刺激物运动的感知以及对瞬间视觉事件的反应可能仍然是高度扭曲的。第二，既然ipRGCs对光的敏感性远不如视锥细胞，那么，患者的视觉阈会比夜盲症患者的还要高。不过，黑视蛋白的敏感性比微生物的光门控离子载体通道视紫红质-2高3～5个对数单位，这种光门控离子载体通道视紫红质-2是诱导内层视网膜感光性的最有希望的候选基因治疗产物[165,166]。前者大约需要10^{11}光子/cm²/sec，而后者需要约10^{14}～10^{16}光子/cm2/sec才能达到阈值强度。第三，如果黑视蛋白靶点锚定于RGCs，由于它比视杆细胞和视锥细胞外段有更大的树突状区域，所以空间分辨率会很低。在一项研究中，黑视蛋白转染的小鼠RGCs的平均感受域直径约100 μm[164]。为了提高空间分辨率，选择性锚定黑视蛋白转染的双极细胞可能会更好[166]，但是尚未发现这些细胞是否表达黑视蛋白光传导级联反应的重要组分。即使它们表达这些组分，与神经节细胞相比，需要更加关注这些细胞的敏感性；双极细胞的表面膜区域相对较小，可能会限制进行光子吸收的黑视蛋白分子的数量。

的ipRGC去极化反应，表明OFF双极细胞的信号输入相对较弱[83]。在一个关于绒猴视网膜的报道中发现这个变化的结构基础可能是，极少量的双极细胞在OFF内网层与黑视蛋白树突相连接[87]，也可能和异位的ON双极末端相连接。

无长突细胞输入

神经节细胞光感受器也从无长突细胞中接收突触信号输入。最早的证据来自电子显微镜研究小鼠IPL中黑视蛋白的树突以及无长突细胞突触释放位点[98]。由于几乎所有的无长突细胞都包含1个或者2个主要

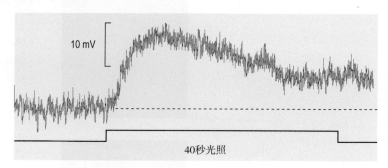

人胚胎肾细胞

rd/rd小鼠视网膜神经节细胞

图 26.6　异位黑视蛋白表达介导的光敏性。
在缺乏感光性的细胞中进行黑视蛋白基因的人工表达可以使它们恢复感光能力。上图：在小鼠黑视蛋白基因瞬时转染的人胚胎肾细胞中记录的细胞内光诱导的去极化过程（KY Wong，未发表）。下图：在病毒转染黑视蛋白基因的视网膜变性的小鼠中，其视网膜神经节细胞内记录的光反应过程。（Reproduced with permission from Lin B，Koizumi A，Tanaka N，Panda S，Masland RH. Restoration of visual function in retinal degeneration mice by ectopic expression of melanopsin. Proc Natl Acad Sci U S A. 2008 Oct 14；105（41）：16009-14.[156]）光敏性是由于基因操作产生的，因为在对照组中，这种形态学上分类的神经节细胞本身并没有感光能力。在这两种情况中，人工诱导的光反应和 ipRGCs 的固有光反应是很类似的（与图 26.3 比较）。

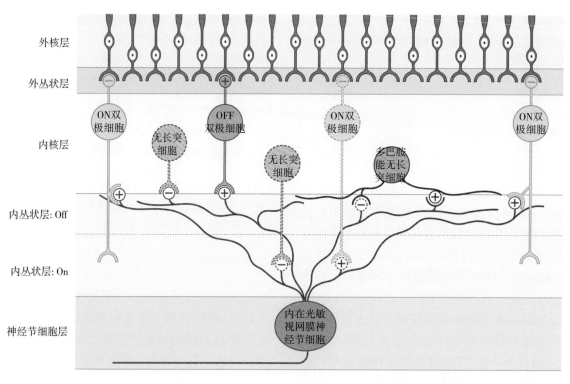

图 26.7　外层 ipRGCs 的突触回路。
在大鼠和小鼠的视网膜中，外层的神经节细胞光感受器从 ON 双极细胞（"ON BC"）、OFF 双极细胞（"OFF BC"）和无长突细胞（"AC"）获得直接的突触输入。ON 双极细胞通常支配近端、IPL 的 ON 内网层神经节细胞，但是由于外层 ipRGCs 的树突主要分布在远端、OFF 内网层，ON 双极细胞通过 OFF 内网层上的异位突触来对 ipRGCs 进行信号传导（左边和右边的 ON BCs）。但是由于这些 ipRGCs 的近端树突在 ON 内网层，可以推测一些 ON 双极细胞通过突触与这些近端树突相连（中间的 ON BC）。OFF 双极细胞信号输入的减弱可能是由其与 OFF 内网层上的突触联系介导的。无长突细胞对外层的 ipRGCs 信号输入有强烈的抑制作用，虽然现在仍不能确定这个是发生在 OFF 内网层上还是 ON 内网层上，抑或两者都有。此外，外层 ipRGCs 的突触信号输出到一些多巴胺能的无长突细胞（"DA"）中，后者在 OFF 内网层上与 ipRGC 树突相作用。多巴胺能的无长突细胞可能是通过抑制性递质 GABA 将信号传递给外层 ipRGCs。有证据表明在这些神经节细胞中，多巴胺会调节光传导作用。

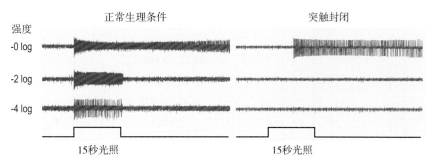

图 26.8 大鼠 ipRGC 引起的视杆 / 视锥驱动和基于黑视蛋白的光反应。

在大鼠 ipRGC 中，对 3 种不同强度的光刺激所诱发的尖峰变化进行细胞外记录（底下的最弱，顶上的最强）；图中的竖直线是动作电位。左图：在正常生理条件下，细胞具有视杆 / 视锥驱动和基于黑视蛋白的光反应的能力。在 2 种低光照强度条件下，只有视杆 / 视锥介导的光反应发生，而且其开始和终止都很快。在高光照强度条件下，黑视蛋白反应也被激活，产生了长时程的后刺激电位。右图：在阻断突触传递的药物存在下，只有内在的黑视蛋白光反应发生。这些反应起始慢且后刺激持续时间长，这和图 26.3 中细胞内的记录很类似。（K. Y. Wong，unpublished）

的信号传导抑制剂——γ 氨基丁酸（GABA）或者甘氨酸，因此这些信号输入的显性效应被抑制。然而，无长突细胞的兴奋性影响并不能被忽视，因为在无长突细胞中可以共表达很多种神经递质或者调节分子，如 GABA 或者甘氨酸，包括多巴胺、乙酰胆碱和各种神经肽，它们中的一部分可以起到刺激作用。可是迄今为止，只证明了作用于 ipRGCs 的抑制效应。有关啮齿类动物视网膜的研究显示，外源性或者内源性 GABA 或甘氨酸会触发 ipRGCs 上的抑制性氯离子电流，而这个电流是可以被光激发的，主要是出现在光照的起始阶段[83,88,100]。在灵长类动物的 ipRGCs 中，尚未进行无长突细胞输入的电生理研究。但是绒猴的解剖学证据证明它们连接外层和内层中表达黑视蛋白的树突，而且数目多于双极细胞[87]。这与大鼠 ipRGCs 的电生理证据相吻合，即抑制性突触电传导可以支配兴奋性电传导[83]。但是，在正常的生理条件下，光诱导的突触信号向 ipRGCs 输入的净效应是去极化（图 26.8）。可能是因为 ipRGCs 的静息电位与氯离子的逆转电位很相近，所以被无长突细胞突触输入所触发的氯离子电导率的增加对膜电位影响不大。

在哺乳动物视网膜中至少有二十几个无长突细胞亚型，可以根据它们的树突分层、覆盖面积以及神经化学信号对其进行区分[104-106]。在这些无长突细胞中，对哪些亚型可以激活 ipRGCs 的鉴别研究较少，但是一些亚型已经在小鼠中被鉴定出来[88]。其中一种是多巴胺能的无长突细胞[88,99,107]，它们几乎全部位于 IPL 亚层的最末端[108]，并与 ipRGCs 外层的树突位于同一层[46,48,53,54]。多巴胺是主要的视网膜调节物质，它的主要功能是帮助视网膜细胞和信号回路适应不同的光照背景条件[104,109]。所以，ipRGC 不仅可以通过自身机制（"光感受器适应"[85]），而且可以通过突触输入（"网络适应"）来适应光照条件。多巴胺可以调节大鼠黑视蛋白的翻译[110]，而且初步的研究证实多巴胺对 ipRGCs 的固有光感受器有更多的急性效应（Van Hook，Wong & Berson，未发表的观察）。有间接证据表明，含有胆囊收缩素的无长突细胞可以作为 ipRGCs 的突触前膜[111]。

突触输入的颜色编码

在灵长类动物的 ipRGCs 中，内在黑视蛋白依赖的光反应都是去极化的，但是外在的极性和突触介导的光反应依赖于波长。蓝光会导致外在的超极化反应，而更长的波长产生的是去极化反应（图 26.9）。去极化反应基本都是由 ON 双极细胞驱动的，而对短波光的超极化反应的回路仍然需要进一步研究，可能涉及无长突细胞的抑制信号。ipRGCs 的整个光谱复杂，因为它不仅和突触输入有关，同时与黑视蛋白感光色素的 2 个独特的状态有关，它们在光传导级联反应中会产生相反的光效应（见上文）。

突触输出和生理功能

神经节细胞的光感受器将轴突伸向涉及到 NIF 视觉功能的大脑各个区域，比如瞳孔对光反应、昼夜光节律以及对生理节律的屏蔽。在缺乏功能性视锥及视杆细胞的情况下，黑视蛋白的光传导使得 ipRGCs 可以进行视觉行为（见上文）。相反的，在黑视蛋白基因敲除的小鼠，ipRGCs 内在的光敏感特性消失，

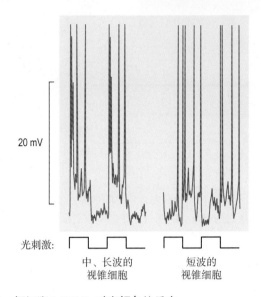

20 mV

光刺激：

中、长波的
视锥细胞　　短波的
　　　　　　视锥细胞

图 26.9 恒河猴 ipRGCs 对光颜色的反应。
将光刺激有选择的调制成不同波长，长波长和中波长影响
ipRGCs 驱动的去极化或者说对光的"ON"应答（左图），
而短波长的光引起超极化或者说对光的"OFF"应答（右
图 ）。（Reproduced with permission from Dacey DM, Liao
HW, Peterson BB, Robinson FR, Smith VC, Pokorny J,
et al. Melanopsin-expressing ganglion cells in primate retina
signal colour and irradiance and project to the LGN. Nature. 2005
Feb 17；433（7027）：749-54. By permission from Macmillan
Publishers Ltd.[53]）

大部分（不是全部）光反应行为被保留下来（见下
文），证明视锥 / 视杆细胞光感受器仍然可以行使视
觉功能[21,35,55,112,113]。然而，采用基因学或药理学机制
进行神经节细胞光感受器的选择性剔除，保留视网膜
的剩余部分包括完整的视杆细胞和视锥细胞，发现
NIF 的光反应被极大地抑制[114-116]。因此如上文所述，
ipRGCs 在视杆或视锥细胞驱动的光信号传输到不同
的 NIF 视觉中枢这一过程中是必不可少的，并可能
将双极细胞和无长突细胞的突触输入信号继续传递下
去。在视网膜内，ipRGCs 将突触信号输出到一些涉
及视觉成像的大脑区域中。这一章节讲的是这些神经
节细胞在视网膜内和视网膜外的信号输出以及它们的
功能作用。

视网膜内输出

几乎在确定神经节细胞光感受器存在的同时，
它们在视网膜内进行信号输出的线索就被发现了。
Hankins 和 Lucas[117] 报道，通过视网膜内非经典视
白驱动机制，光可以改变人视锥细胞视网膜电位图
（ERG）的潜伏期（图 26.10）。当时并未确定此视

白的种类，随后的实验确定为黑视蛋白。研究显示，
光谱调频、高阈值、ERG 调制信号的大量瞬时累积
现象与 ipRGCs 的黑视蛋白依赖性光反应十分一致。
小鼠中的相关发现证明了黑视蛋白在调节 ERG 中的
作用，虽然这个调节特性与人有一定的区别[118]。

另外一个关于 ipRGCs 可能存在视网膜内输出的
早期研究来自 Sekaran 等人[50] 的成像研究。在视网膜
退化小鼠的视网膜中，他们探测到在神经节细胞层光
激发的钙信号比黑色素蛋白免疫反应引起的（钙信
号）要多。在下述研究中也有类似的发现，即通过光
诱导立早基因 cfos 来证实在视杆 / 视锥细胞功能缺失的
小鼠中，ipRGCs 是直接还是间接激活视网膜神经元[119]。
用最近的证据来解释这些结果很复杂，因为免疫组织
化学染色未完全计数能表达黑视蛋白的神经节细胞的
数目和种类[90]。然而内核层 Fos 免疫阳性细胞的分布
面积似乎比很少移位的 ipRGCs 所占面积更广，同时
似乎证明一些无长突细胞和（或）双极细胞可能接受
来自 ipRGCs 的兴奋性信号输入。

最近的关于多巴胺能无长突（DA）细胞的研究
证明了这种输入机制。如上文所述，ipRGC 的树突
与 DA 细胞的树突分层在一起，前者从后者那里接
收突触信号输入。多巴胺能细胞的光反应研究表明
突触输入是相互的[120]。大多数 DA 细胞的光诱导 ON
应答快速、短暂。这种效应可以被双极细胞抑制剂
L-2- 氨基 -40 磷酰基丁酸（L-AP4）所抑制，表明它
们仅仅被 ON 双极细胞突触信号输入所激发。但是，
少数的 DA 细胞在 L-AP4 存在的情况下仍然能被光
激活。这些残存的反应具有表达黑视蛋白的 ipRGCs
的调控特征：它们反应迟缓，但是作用时间很长（图
26.10），同时展示出黑视蛋白依赖性光传导的光谱，
在 480 nm 附近其感光度达到峰值。进一步的研究
发现在 rd/rd 小鼠中，有 25% 的 DA 细胞可以记录
到，证实了 ipRGCs 对兴奋性的影响，因此证实了
ipRGCs 对兴奋性具有影响这一推断[120]。ipRGC 信号
向外传导过程可能调节视网膜内多巴胺的释放。事
实上，已经有两个研究表明在视网膜退化并缺乏视
锥和视杆细胞光感受器的大鼠中，光诱发了视网膜
内多巴胺的释放[122,123]（但参考文献 124 有不同的观
点）。由于视网膜多巴胺在调节光适应和昼夜节律的
视网膜生理特性中起着重要作用，ipRGCs 对 DA 细
胞的影响可能调节黑视蛋白对 ERG 的外周影响，如
同上文讨论。

这种外周影响很可能涉及突触前 ipRGCs 和突触

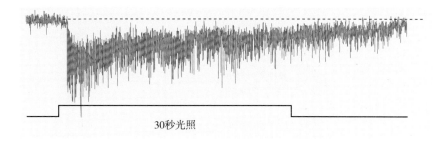

30秒光照

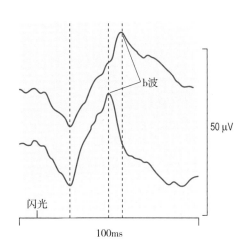

b波

50 μV

闪光

100ms

图 26.10　视网膜内突触输出和 ipRGCs 调节影响。
上图：在视杆/视锥细胞驱动的信号输入阻滞和被 ipRGCs 激活的条件下多巴胺能无长突细胞的细胞内记录。黑视蛋白光反应特征：持续的激发，迟缓的起始，刺激过后的持续。不像前文中的细胞内记录电位，这个是"电压钳位"记录，可以监视跨膜的离子流。向下偏转证明光诱导钙离子内流进入多巴胺能的无长突细胞中。黑色虚线表示刺激前的基线水平（KY Wong，未发表）。下图：ipRGC 到多巴胺能无长突细胞的信号传输可能会调节人类视觉成像系统。这些视网膜电位图的记录来自处于夜晚暗适应状态下的人。上面的记录是晚上 9 点测量的，展示了一个 b 波（由 ON 双极细胞光反应引起的）和相对较长的潜伏期。晚上 11 点的一个持续 15 分钟的强光照射促进了凌晨 3 点记录中 b 波的出现（下谱）。较为合理的解释是强光刺激了 ipRGCs，接着刺激了多巴胺能无长突细胞，这增加了多巴胺的释放，然后调节了 ON 双极细胞光反应的动力学行为。"F"意思是闪光。(From Hankins MW，Lucas RJ. The primary visual pathway in humans is regulated according to long-term light exposure through the action of a nonclassical photopigment. Curr Biol. 2002 Feb 5；12（3）：191-8. Copyright Elsevier 2002.[117])

后 DA 细胞之间的树突突触，ipRGCs 及 DA 都位于 IPL 末端子层（图 26.7）。离子异变的谷氨酸能突触很可能被涉及，因为 DA 细胞中持续存在的、L-AP4 抵抗的光反应可以通过阻断 AMPA/kainite- 型感受器而被破坏[120,125]。这是哺乳动物视网膜中神经节细胞树突作为化学突触的突触前成分的第一个实例，虽然在鲶鱼中有过先例[126]。缝隙连接构成了一个途径，通过这个途径，ipRGCs 可以影响其他视网膜神经元。Sekaran 等人[50] 同意这种观点，据他们观察，缝隙连接抑制剂生胃酮在 rd 小鼠的一些神经元中阻断了光诱发的钙信号。需要进行更多的测试来证实缝隙连接、异质示踪耦合以及 ipRGCs 与其他视网膜神经元之间的功能电突触的存在。但是缝隙连接并不是传导 ipRGC 信号到 DA 细胞的导管，因为这些通道被谷

氨酸受体拮抗剂所阻滞，如前所述[120,125]。

中央投影

在啮齿类动物中，RGCs 黑视蛋白的轴突投影特征已被详细地描述[45,46,71,90,127-130]（图 26.11），一些数据在灵长类动物中同样适用[53]。大多数可用的信息涉及到外分层多样化的投影，其他亚型的输出特征仍然是一个重要的近期目标。神经节细胞光感受器通过释放 L- 谷氨酸和垂体腺苷酸环化酶激活肽（PACAP）来影响它们的突触后目标物。

瞳孔对光反射

RGCs 黑视蛋白的 3 个主要靶点之一是橄榄顶盖前核（OPN）。这小部分的顶盖前区就位于上丘喙，

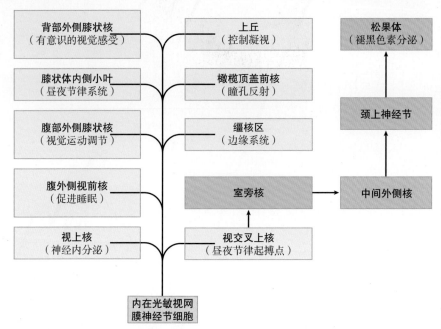

图 26.11　中央投影和 ipRGCs 的潜在功能。本图列出了主要的大脑核团，接收来自 RGCs 黑视蛋白的轴突支配。单突触投射是浅绿色，指向松果体的间接途径是深绿色。由这些核团（总结在括号内）形成的视觉行为主要是反射功能，而非图像形成的功能。

在多突触电路介导的瞳孔对光反射（pupillary light reflex，PLR）中是必不可少的。来自神经节细胞光感受器到 OPN 的直接输入被认为对 PLR 的持久性有作用，当视杆细胞和视锥细胞通过遗传变性、基因或药物处理导致功能丢失时候[10,11,26,55,133]。PLR 这种持久性的性能与 ipRGCs 的直接对光反应有着惊人的相似之处，包括很高的阈值，480 nm 附近的作用光谱峰值以及黑视蛋白基因缺失时反应的完全消失[26,31,55,133]。视杆细胞和视锥细胞也可以刺激 PLR。因此，在黑视蛋白基因敲除但含有完整的视杆细胞和视锥细胞的小鼠中，PLR 在低或中等光照强度下是正常的，这个光强度是黑视蛋白激活的阈下刺激值；只有在高光照强度（$> 10^{11}$ 光子 /cm^2/sec）下，PLR 才是完整的[55]。通过人类和猕猴的实验证明，在动力学方面，外层和内层视网膜感光细胞对 PLR 的贡献不同。PLR 的时间进程密切反映出 ipRGCs 中光反应的时间进程，包括视杆细胞 / 视锥细胞光感受器介导的快速进程和内源性光传导形成的缓慢进程[133,134]（图 26.12）。药物注入猕猴的眼睛来阻止视杆细胞 / 视锥细胞向内层视网膜传导信号，但未损伤黑视蛋白的光传导通路，结果只有 ipRGC 的缓慢光反应进程和 PLR 的缓慢进程依然存在[133]。因此，经典的光感受器调节瞳孔对暗和中等光强度的快速反应，而 ipRGCs 中黑视蛋白依赖的光传导介导瞳孔对强光的迟缓反应。正如前面提到的，ipRGCs 收到大量的来自视杆细胞和视锥细胞回路的突触输入信号，因此它可能是影响 PLR

中经典的光感受器的一个渠道。事实上，当大多数 ipRGCs 被基因修饰所灭活时，PLR 的视杆细胞区段也被灭活了[114]。有证据表明外层的 ipRGCs 介导瞳孔运动电路，但内层 ipRGCs 可能也参与这一作用[130]。更多关于 PLR 的信息在第 25 章介绍。

松果体的日节律光协同化和光调节

不同于 OPN，ipRGC 轴突投射到大脑的区域主要是下丘脑的 SCN 和膝状体内侧小叶（IGL），这是丘脑的外侧膝状体核的一部分。二者都是昼夜视觉系统的组件。在所有活的生物体中，许多生理过程（如睡眠 - 觉醒周期、体温、食物摄入）显示了生活节律来帮助机体应对可预见的环境变化。在哺乳动物中，这些节律的中心起搏点是 SCN。SCN 中生物钟细胞的神经元活动，表现出约 24 小时的内在节奏。这些节奏被称为昼夜节律（circadian rhythms，circa ＝大概，dies ＝天）。在"主观夜"，SCN 调节激素、生理以及行为适应夜间环境，并在"主观日"，它使大脑和身体适应白天的环境。由于 SCN 节律的周期并不正好是 24 小时，这些节律必须定期重置来使生物钟与外部光 - 暗周期保持一致。换句话说，主观日（或夜）需要与环境的光周期同步或"协同"（图 26.13）。这种协同化主要是由光在 SCN 中的相移效应完成的，并由视网膜的直接输入介导的。如果 SCN 的生物钟太快，主观夜开始得早，在主观夜早期，机体暴露于光环境下从而使生物钟延迟。另一方面，如

瞳孔对光反射

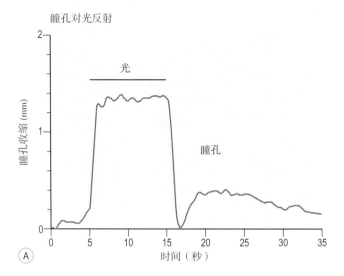

(A)

ipRGC对光反应

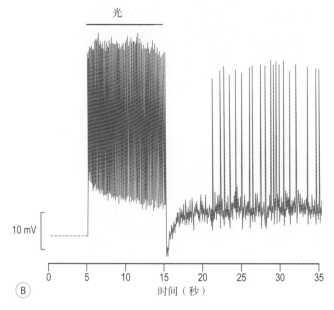

(B)

图 26.12　在猕猴中 ipRGC 光反应和瞳孔对光反射的相似点。 猕猴瞳孔对光反射的时间进程紧跟着 ipRGC 对光反应的时间进程。在这两种情况下，主要由视杆和视锥细胞介导的快速组分在光刺激下被检测到，而灯熄灭后黑视蛋白依赖的迟缓组分较为明显。（From Gamlin PD，McDougal DH，Pokorny J，Smith VC，Yau KW，Dacey DM。Human and macaque pupil responses driven by melanopsin-containing retinal ganglion cells. Vision Res. 2007 Mar；47（7）：946-54. Copyright Elsevier 2007.[133]）视杆细胞 / 视锥细胞和黑视蛋白的驱动组分的暂时分离，可使瞳孔对光反射作为揭示患者视杆细胞 / 视锥细胞与神经节细胞缺陷的一个诊断性试验（框 26.5）。

果生物钟太慢，主观夜开始和结束的太晚，SCN 能在主观夜后期获得光输入而使生物钟提前[41,43,44]。跨时区旅行的时差调节也是由这一机制介导的。虽然经典的和神经节细胞光感受器都可以介导光协同化，但所有

的光信号都是通过 ipRGCs 引导的。这些信号通过视网膜下丘脑束的单突触通道和一个包含 IGL 的间接通路到达昼夜节律起搏器[135]。昼行机体通常每天暴露于日光下 8 ~ 16 小时，但只有在昼夜交替的转换阶段才会引起失调的生物钟的相移。视网膜到 SCN 的信号能持续 8 ~ 16 小时是至关重要的，所以它在光相的末期仍然活跃。因此，黑视蛋白感光作用的持久性对于像人类一样的昼行动物而言是重要的。事实上，从 SCN 记录到的黑视蛋白驱动的光反应保持了 ipRGC 内在光反应的持续特性[136,137]。不仅在啮齿类动物，而且在包括人类在内的灵长类动物，黑视蛋白都足以进行光协同化[30,31,138]。另一方面，视杆细胞和视锥细胞介导相对短暂的光反应，因此在调节协同方面不太有效。

　　SCN 发送多个输出信号来驱动整个机体的生理节律。其中的一个主要输出信号是经过多突触通路到达松果体，导致松果体腺体释放褪黑素。在 SCN 生物钟的影响下，褪黑素的释放量在主观日最低，在主观夜最高。这种激素会引起机体的一系列生理反应来适应夜间，比如昼行动物的睡意[139]。除了协同褪黑素分泌的昼夜节律，在主观夜，光可以显著地抑制褪黑素的分泌。这可能与显著的不良健康后果有关联。例如，夜间的光照量和乳腺癌的发病率之间有很高的相关性[140-142]。一部分原因可能是光对夜间褪黑素的抑制作用，而褪黑素已被证明有抗肿瘤和解毒作用。[143] 因此，光在夜间抑制褪黑激素可能是工业

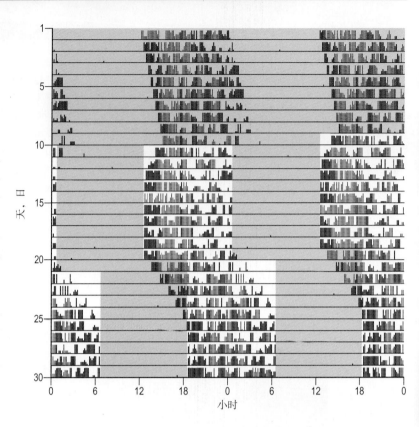

图 26.13　昼行动物的光协同化。
在这个模拟的活动度图中，昼行性动物为期 1 个月的自发活动被绘制成为垂直黑条。此图是双绘制的，每行显示 2 个连续的 24 小时，每 24 小时内绘制 2 次。在前 10 天，动物保持在恒定的黑暗条件下，允许昼行性动物"自由运行"它们的昼夜节律起搏点。由于这种动物的生物钟略超过 24 小时，其自发活动会在每一天稍晚点开始，正如图所反映的逐渐向右移位的活动期。另一方面，从第 11 天到 20 天，提供的是一个 12 小时光：12 小时黑暗的安排，动物的活跃期变得与光 - 黑暗循环同步或"协同"。在第 21 天，明暗周期突然延迟 6 小时，模仿了由东向西跨越 6 个时区飞行的结果。这需要数天时间使动物的生物钟与新的周期协同。

化国家中乳腺癌发病率高的一个危险因素。因此，在主观夜晚减少光照，尤其对于那些主观夜是白天的夜班工人是很重要的。在人类，由于蓝光接近于褪黑素光传导的最佳波长[60,144]，所以蓝光能够有效地抑制褪黑素的释放。因此，如果在主观夜不能避免光照，红灯比光谱光的危害要小（框 26.6）。

活动和睡眠的快速调节

黑视蛋白 RGCs 向腹外侧视前核（VLPO）投射，此区域是与调节睡眠相关的大脑区域[71,127]。事实上，除了通过昼夜节律系统的协同化来影响睡眠 - 觉醒周期外，黑视蛋白介导的光反应也可以快速地调节睡眠和警觉性。这种极性效应有明显的物种依赖性并与日间或夜间的生活方式有关。在人类中，ipRGC 的信号输出能提高警觉性和警惕性[31,145]，然而在夜行性的啮齿动物中它们能诱导睡眠[146,147]。

在对夜行性啮齿类动物的昼夜活动节律的研究中，发现与此相关的被称为"负屏蔽"的急性光效应[148]。在主观夜间出现的明光能迅速抑制周期运转和其他本该在这个生理周期内发生的活动（图 26.14）。经典的光感受器和神经节细胞光感受器以不同的方式促成这种光反应。在缺乏视杆细胞和视锥细胞的小鼠中（如野生型动物），稳定的强光照明能持续抑制其

框 26.6　内层视网膜的感光作用、季节性情感紊乱和盲人的睡眠障碍

季节性情感障碍（SAD）的患者在秋天和冬天出现反复发作的抑郁症、疲劳和嗜睡，此时白天较短[167]。虽然本病的病因未知，但是包括光照疗法有效性的一些观察[168,169]表明这些患者在 NIF 的感光作用和冬季夜间褪黑素释放的时间方面存在缺陷[170]。光疗的疗效可能部分归因于它能够抑制褪黑素的释放。单波长的研究表明，由于黑视蛋白的峰值灵敏度在 480 nm 左右，蓝色光比更长波长的光有效[60]。据报道，某些多色刺激更为有效是由于其激活了黑视蛋白和视杆细胞和视锥细胞的感光色素[171]。最近的一项研究发现，在 SAD 患者中，黑视蛋白基因发生特定的错变异构的概率比健康对照组要高[172]。这种变异导致黑视蛋白光化学和 ipRGCs 内在光敏性的功能性变化尚未查明。

另一种褪黑素相关的临床应用涉及到盲人睡眠障碍的治疗。一些盲人尽管全部视杆细胞和视锥细胞的功能缺失，但仍保留内层视网膜光敏性和 NIF 视觉功能[29-31]；而另外一些盲人遭受更严重的视网膜变性没有 NIF 视觉。后者的主要问题之一是它们完全缺乏光协同化，从而导致它们的睡眠 - 觉醒周期与太阳周期脱离。一个常用的有效的治疗方法是每日给予褪黑素，来模仿 SCN 的输出信号，这个信号在正常视觉个体中通常每 24 小时产生一次[160,173]。

活动至少 3 个小时。相反，在黑视蛋白基因敲除的动物中，其视杆细胞和视锥细胞是唯一的功能性光感受器，光对这些动物活动的抑制不太有效，这些抑制作

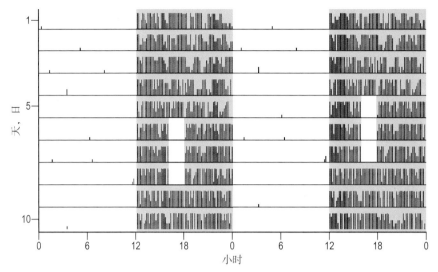

天，日

小时

图 26.14　夜行性动物的负屏蔽。
这个模拟夜行性动物的活动图展示了在夜间
2 小时的光脉冲强烈地抑制了动物的自发活
动。这个非成像视觉反应被称为"负屏蔽"。

用不断衰减并且在 1.5 小时内已经大部分消失。这表明 ipRGCs 中黑视蛋白的持续光反应对正常的负屏蔽是必要的，特别是在持久的光脉冲触发的情况下。此外，ipRGCs 对视锥细胞和视杆细胞影响负屏蔽是必不可少的，因为灭活这些神经节细胞可以消除对于昼夜节律活动的强烈光抑制[114-116]。现在仍然不清楚负屏蔽所涉及的大脑区域。视觉成像中心的损伤，比如视觉皮质、外侧膝状体核和上丘，并不会损害负屏蔽，而且 SCN 对于负屏蔽的功能也存在相互矛盾的证据[135]。有趣的是，负屏蔽似乎是由某一神经回路驱动的，这一回路与调节规律性睡眠的光敏度的神经元回路不同。

外侧膝状体核和有意识的光感

在灵长类和啮齿类动物中，黑视蛋白 RGCs 向背外侧膝状体核（dLGN）传递大量信息，丘脑在成像视觉途径中传递这些视网膜信号[53,90]。近期研究报道一个缺少功能性视杆和视锥细胞的盲人女性恢复了感光能力，其敏感峰在 480 nm 附近，推测这可能是由黑视蛋白介导的[31]。所以，由于 ipRGCs 光反应迟缓而且树突覆盖区域大，使它们不适合用来分析视网膜成像的精细结构或者变化过程，但是它们可能通过将信号传导到 dLGN，从而对周围环境产生感光能力。正如上文中提到的，灵长类中 ipRGCs 的突触输入是色觉拮抗的[53]。因此，ipRGCs 很可能以某种方式来有意识地辨别颜色，但是目前还没有证据证明这一推测。ipRGC 向上丘的投射较少[71]，中脑的某一中枢被认为参与视觉目标的重新定向。在外层视网膜退化晚期的小鼠中发现光对于丘脑活动的影响。因此，ipRGCs 可能在空间视觉上起到一定的作用。

发展

关于啮齿类动物的研究证明，ipRGCs 是在视网膜发育过程中最早具有完全功能的光感受器[51,150,151]，在人类眼睛中可能也是如此。怀孕后 9 周的胎儿体内就开始表达黑视蛋白，比视杆细胞和视锥细胞视蛋白的出现早了很多周[153,154]。虽然在黑视蛋白表达的起始阶段，外生性的视网膜轴突已经到达了它们在脑部的靶点[155]，但是令所有的环境光都能到达胎儿的眼睛并拥有足够的光强度从而驱动黑视蛋白的光传导效应却是不可能的。因此早期表达黑视蛋白的功能意义仍然未知。无论是黑视蛋白的表达缺失还是在发育早期灭活 ipRGCs 都不会引起视网膜结构的显著变化[113-115]。

参考文献

1. Polyak SL. The vertebrate visual system; its origin, structure, and function and its manifestations in disease with an analysis of its role in the life of animals and in the origin of man, preceded by a historical review of investigations of the eye, and of the visual pathways and centers of the brain. Chicago: University of Chicago Press, 1957.
2. Finger S. Origins of neuroscience: a history of explorations into brain function. New York: Oxford University Press, 2001.
3. Wade NJ. Visual neuroscience before the neuron. Perception 2004; 33(7):869–889.
4. Treviranus GR. Beiträge zur Aufklärung der Erscheinungen und Gesetze des organischen Lebens. Volume 1, issue 1. Ueber die blättige Textur der Crystalllinse des Auges als Grund des Vermögens, einerlei Gegenstand in verschiedener Entfernung deutlich zu sehen, und über den innern Bau der Retina. Bremen: Heyse, 1835.
5. Bidder F. Zur Anatomie der Retina, insbesondere zur Würdigung der stabförmigen Körper in derselben. Archiv für Anatomie, Physiologie und wissenschaftliche Medicin 1839:371–384.
6. Bowman W. Lectures on the Parts concerned in the Operations on the Eye, and on the structure of the retina, delivered at the Royal London Ophthalmic Hospital, Moorfields, June 1847. To which are added, a paper on the vitreous humor; and also a few cases of ophthalmic disease. London: Brown, Green and Longmans, 1849.
7. Helmholtz H. Beschreibung eines Augenspiegels zur Untersuchung der Netz haut im lebenden Auge. Arch Physiol Heilk 1851;11:827–830.
8. Pittler SJ, Keeler CE, Sidman RL, Baehr W. PCR analysis of DNA from 70-year-old sections of rodless retina demonstrates identity with the mouse rd defect. Proc Natl Acad Sci USA 1993; 90(20):9616–9619.
9. Chang B, Hawes NL, Hurd RE, Davisson MT, Nusinowitz S, Heckenlively JR. Retinal degeneration mutants in the mouse. Vision Res 2002; 42(4):517–525.
10. Keeler CE. Iris movements in blind mice. Am J Physiol 1927; 81:107–112.
11. Keeler CE. Blind mice. J Exp Zool 1928; 51(4):495–508.
12. Dräger UC, Hubel DH. Studies of visual function and its decay in mice with hereditary retinal degeneration. J Comp Neurol 1978;180(1):85–114.

13. Foster RG, Provencio I, Hudson D, Fiske S, De Grip W, Menaker M. Circadian photoreception in the retinally degenerate mouse (rd/rd). J Comp Physiol [A] 1991; 169(1):39-50.
14. Hopkins AE. Vision and Retinal Structure in Mice. Proc Natl Acad Sci USA 1927; 13(7):488-492.
15. Karli P. Étude de la valeur fonctionnelle d'une rétine dépourvue de cellules visuelles photo-réceptrices. Arch Sci Physiol (Paris). 1954; 8:305-327.
16. Bovet D, Bovet-Nitti F, Oliverio A. Genetic aspects of learning and memory in mice. Science 1969; 163(863):139-149.
17. Dunn J, Dryer R, Bennett M. Diurnal variation in plasma corticosterone following long term exposure to continuous illumination. Endocrinology 1972; 90(6):1660-1663.
18. Ebihara S, Tsuji K. Entrainment of the circadian activity rhythm to the light cycle: effective light intensity for a Zeitgeber in the retinal degenerate C3H mouse and the normal C57BL mouse. Physiol Behav 1980; 24(3):523-527.
19. Goto M, Ebihara S. The influence of different light intensities on pineal melatonin content in the retinal degenerate C3H mouse and the normal CBA mouse. Neurosci Lett 1990; 108(3):267-272.
20. Carter-Dawson LD, LaVail MM, Sidman RL. Differential effect of the rd mutation on rods and cones in the mouse retina. Invest Ophthalmol Vis Sci 1978; 17(6):489-498.
21. Panda S, Provencio I, Tu DC et al. Melanopsin is required for non-image-forming photic responses in blind mice. Science 2003; 301(5632):525-527.
22. Colwell CS, Foster RG. Photic regulation of Fos-like immunoreactivity in the suprachiasmatic nucleus of the mouse. J Comp Neurol 1992; 324(2):135-142.
23. Provencio I, Wong S, Lederman AB, Argamaso SM, Foster RG. Visual and circadian responses to light in aged retinally degenerate mice. Vision Res 1994; 34(14):1799-1806.
24. Freedman MS, Lucas RJ, Soni B et al. Regulation of mammalian circadian behavior by non-rod, non-cone, ocular photoreceptors. Science 1999; 284(5413):502-504.
25. Lucas RJ, Freedman MS, Munoz M, Garcia-Fernandez JM, Foster RG. Regulation of the mammalian pineal by non-rod, non-cone, ocular photoreceptors. Science 1999; 284(5413):505-507.
26. Lucas RJ, Douglas RH, Foster RG. Characterization of an ocular photopigment capable of driving pupillary constriction in mice. Nat Neurosci 2001; 4(6):621-626.
27. Mrosovsky N, Lucas RJ, Foster RG. Persistence of masking responses to light in mice lacking rods and cones. J Biol Rhythms 2001; 16(6):585-588.
28. Foster RG. Keeping an eye on the time: the Cogan Lecture. Invest Ophthalmol Vis Sci 2002; 43(5):1286-1298.
29. Czeisler CA, Shanahan TL, Klerman EB et al. Suppression of melatonin secretion in some blind patients by exposure to bright light. N Engl J Med 1995; 332(1):6-11.
30. Klerman EB, Shanahan TL, Brotman DJ et al. Photic resetting of the human circadian pacemaker in the absence of conscious vision. J Biol Rhythms 2002; 17(6):548-555.
31. Zaidi FH, Hull JT, Peirson SN et al. Short-wavelength light sensitivity of circadian, pupillary, and visual awareness in humans lacking an outer retina. Curr Biol 2007; 17(24):2122-2128.
32. Yoshimura T, Ebihara S. Spectral sensitivity of photoreceptors mediating phase-shifts of circadian rhythms in retinally degenerate CBA/J (rd/rd) and normal CBA/N (+/+)mice. J Comp Physiol [A] 1996; 178(6):797-802.
33. Hattar S, Lucas RJ, Mrosovsky N et al. Melanopsin and rod-cone photoreceptive systems account for all major accessory visual functions in mice. Nature 2003; 424(6944):76-81.
34. Berson DM. Strange vision: ganglion cells as circadian photoreceptors. Trends Neurosci 2003; 26(6):314-320.
35. Van Gelder RN. Making (a) sense of non-visual ocular photoreception. Trends Neurosci 2003; 26(9):458-461.
36. Fu Y, Liao HW, Do MT, Yau KW. Non-image-forming ocular photoreception in vertebrates. Curr Opin Neurobiol 2005; 15(4):415-422.
37. Provencio I. Melanopsin cells. In: Masland RH, Albright T, eds. The senses: a comprehensive reference - vision. Amsterdam: Elsevier, 2008.
38. Provencio I, Jiang G, De Grip WJ, Hayes WP, Rollag MD. Melanopsin: an opsin in melanophores, brain, and eye. Proc Natl Acad Sci USA 1998; 95(1):340-345.
39. Provencio I, Rodriguez IR, Jiang G, Hayes WP, Moreira EF, Rollag MD. A novel human opsin in the inner retina. J Neurosci 2000; 20(2):600-605.
40. Sancar A. Regulation of the mammalian circadian clock by cryptochrome. J Biol Chem 2004; 279(33):34079-34082.
41. Klein DC, Moore RY, Reppert SM. Suprachiasmatic nucleus: the mind's clock. New York: Oxford University Press, 1991.
42. van Esseveldt KE, Lehman MN, Boer GJ. The suprachiasmatic nucleus and the circadian time-keeping system revisited. Brain Res Brain Res Rev 2000; 33(1):34-77.
43. DeCoursey PJ. Functional organization of circadian systems in multicellular animals. In: Dunlap JC, Loros JL, DeCoursey PJ, eds. Chronobiology. Sunderland, MA: Sinauer Assoc., Inc; 2004:145-178.
44. Hastings MH, Herzog ED. Clock genes, oscillators, and cellular networks in the suprachiasmatic nuclei. J Biol Rhythms 2004; 19(5):400-413.
45. Gooley JJ, Lu J, Chou TC, Scammell TE, Saper CB. Melanopsin in cells of origin of the retinohypothalamic tract. Nat Neurosci 2001; 4(12):1165.
46. Hattar S, Liao HW, Takao M, Berson DM, Yau KW. Melanopsin-containing retinal ganglion cells: architecture, projections, and intrinsic photosensitivity. Science 2002; 295(5557):1065-1070.
47. Hannibal J, Hindersson P, Knudsen SM, Georg B, Fahrenkrug J. The photopigment melanopsin is exclusively present in pituitary adenylate cyclase-activating polypeptide-containing retinal ganglion cells of the retinohypothalamic tract. J Neurosci 2002; 22(1):RC191.
48. Berson DM, Dunn FA, Takao M. Phototransduction by retinal ganglion cells that set the circadian clock. Science 2002; 295(5557):1070-1073.
49. Warren EJ, Allen CN, Brown RL, Robinson DW. Intrinsic light responses of retinal ganglion cells projecting to the circadian system. Eur J Neurosci 2003; 17(9):1727-1735.
50. Sekaran S, Foster RG, Lucas RJ, Hankins MW. Calcium imaging reveals a network of intrinsically light-sensitive inner-retinal neurons. Curr Biol 2003; 13(15):1290-1298.
51. Tu DC, Zhang D, Demas J et al. Physiologic diversity and development of intrinsically photosensitive retinal ganglion cells. Neuron 2005; 48(6):987-999.
52. Hannibal J, Hindersson P, Ostergaard J et al. Melanopsin is expressed in PACAP-containing retinal ganglion cells of the human retinohypothalamic tract. Invest Ophthalmol Vis Sci 2004; 45(11):4202-4209.
53. Dacey DM, Liao HW, Peterson BB et al. Melanopsin-expressing ganglion cells in primate retina signal colour and irradiance and project to the LGN. Nature 2005; 433(7027):749-754.
54. Provencio I, Rollag MD, Castrucci AM. Photoreceptive net in the mammalian retina. This mesh of cells may explain how some blind mice can still tell day from night. Nature 2002; 415(6871):493.
55. Lucas RJ, Hattar S, Takao M, Berson DM, Foster RG, Yau KW. Diminished pupillary light reflex at high irradiances in melanopsin-knockout mice. Science 2003; 299(5604):245-247.
56. Newman LA, Walker MT, Brown RL, Cronin TW, Robinson PR. Melanopsin forms a functional short-wavelength photopigment. Biochemistry 2003; 42(44):12734-12738.
57. Melyan Z, Tarttelin EE, Bellingham J, Lucas RJ, Hankins MW. Addition of human melanopsin renders mammalian cells photoresponsive. Nature 2005; 433(7027):741-745.
58. Panda S, Nayak SK, Campo B, Walker JR, Hogenesch JB, Jegla T. Illumination of the melanopsin signaling pathway. Science 2005; 307(5709):600-604.
59. Qiu X, Kumbalasiri T, Carlson SM et al. Induction of photosensitivity by heterologous expression of melanopsin. Nature 2005; 433(7027):745-749.
60. Brainard GC, Hanifin JP, Greeson JM et al. Action spectrum for melatonin regulation in humans: evidence for a novel circadian photoreceptor. J Neurosci 2001; 21(16):6405-6412.
61. Koyanagi M, Kubokawa K, Tsukamoto H, Shichida Y, Terakita A. Cephalochordate melanopsin: evolutionary linkage between invertebrate visual cells and vertebrate photosensitive retinal ganglion cells. Curr Biol 2005; 15(11):1065-1069.
62. Torii M, Kojima D, Okano T et al. Two isoforms of chicken melanopsins show blue light sensitivity. FEBS Lett 2007; 581(27):5327-5331.
63. Walker MT, Brown RL, Cronin TW, Robinson PR. Photochemistry of retinal chromophore in mouse melanopsin. Proc Natl Acad Sci USA 2008; 105(26):8861-8865.
64. Hillman P, Hochstein S, Minke B. Transduction in invertebrate photoreceptors: role of pigment bistability. Physiol Rev 1983; 63(2):668-772.
65. Fu Y, Zhong H, Wang MH et al. Intrinsically photosensitive retinal ganglion cells detect light with a vitamin A-based photopigment, melanopsin. Proc Natl Acad Sci USA 2005; 102(29):10339-10344.
66. Tu DC, Owens LA, Anderson L et al. Inner retinal photoreception independent of the visual retinoid cycle. Proc Natl Acad Sci USA 2006; 103(27):10426-10431.
67. Mure LS, Rieux C, Hattar S, Cooper HM. Melanopsin-dependent nonvisual responses: evidence for photopigment bistability in vivo. J Biol Rhythms 2007; 22(5): 411-424.
68. Qiu X, Berson DM. Melanopsin bistability in ganglion-cell photoreceptors. Invest Ophthalmol Vis Sci 2007; 48:E-Abstract 612.
69. Mawad K, Van Gelder RN. Absence of long-wavelength photic potentiation of murine intrinsically photosensitive retinal ganglion cell firing in vitro. J Biol Rhythms 2008; 23(5):387-391.
70. Doyle SE, Castrucci AM, McCall M, Provencio I, Menaker M. Nonvisual light responses in the Rpe65 knockout mouse: rod loss restores sensitivity to the melanopsin system. Proc Natl Acad Sci USA 2006; 103(27):10432-10437.
71. Hattar S, Kumar M, Park A et al. Central projections of melanopsin-expressing retinal ganglion cells in the mouse. J Comp Neurol 2006; 497(3):326-349.
72. Rollag MD. Does melanopsin bistability have physiological consequences? J Biol Rhythms 2008; 23(5):396-399.
73. Graham DM, Wong KY, Shapiro P, Frederick C, Pattabiraman K, Berson DM. Melanopsin ganglion cells use a membrane-associated rhabdomeric phototransduction cascade. J Neurophysiol 2008; 99(5):2522-2532.
74. Isoldi MC, Rollag MD, Castrucci AM, Provencio I. Rhabdomeric phototransduction initiated by the vertebrate photopigment melanopsin. Proc Natl Acad Sci USA 2005; 102(4):1217-1221.
75. Contin MA, Verra DM, Guido ME. An invertebrate-like phototransduction cascade mediates light detection in the chicken retinal ganglion cells. FASEB J 2006; 20(14):2648-2650.
76. Peirson SN, Oster H, Jones SL, Leitges M, Hankins MW, Foster RG. Microarray analysis and functional genomics identify novel components of melanopsin signaling. Curr Biol 2007; 17(16):1363-1372.
77. Warren EJ, Allen CN, Brown RL, Robinson DW. The light-activated signaling pathway in SCN-projecting rat retinal ganglion cells. Eur J Neurosci 2006; 23(9):2477-2487.
78. Sekaran S, Lall GS, Ralphs KL et al. 2-Aminoethoxydiphenylborane is an acute inhibitor of directly photosensitive retinal ganglion cell activity in vitro and in vivo. J Neurosci 2007; 27(15):3981-3986.
79. Hartwick AT, Bramley JR, Yu J et al. Light-evoked calcium responses of isolated melanopsin-expressing retinal ganglion cells. J Neurosci 2007; 27(49):13468-13480.
80. Hardie RC, Raghu P. Visual transduction in Drosophila. Nature 2001; 413(6852):186-193.
81. Pepe IM. Recent advances in our understanding of rhodopsin and phototransduction. Prog Retin Eye Res 2001; 20(6):733-759.
82. Arendt D. Evolution of eyes and photoreceptor cell types. Int J Dev Biol 2003; 47(7-8):563-571.
83. Wong KY, Dunn FA, Graham DM, Berson DM. Synaptic influences on rat ganglion-cell photoreceptors. J Physiol 2007; 582(Pt 1):279-296.
84. Do MT, Kang SH, Xue T et al. Photon capture and signalling by melanopsin retinal ganglion cells. Nature 2009; 457(7227):281-287.
85. Wong KY, Dunn FA, Berson DM. Photoreceptor adaptation in intrinsically photosensitive retinal ganglion cells. Neuron 2005; 48(6):1001-1010.
86. Hannibal J, Vrang N, Card JP, Fahrenkrug J. Light-dependent induction of cFos during subjective day and night in PACAP-containing ganglion cells of the retinohypothalamic tract. J Biol Rhythms 2001; 16(5):457-470.
87. Jusuf PR, Lee SC, Hannibal J, Grunert U. Characterization and synaptic connectivity of melanopsin-containing ganglion cells in the primate retina. Eur J Neurosci. 2007; 26(10):2906-2921.

88. Viney TJ, Balint K, Hillier D et al. Local retinal circuits of melanopsin-containing ganglion cells identified by transsynaptic viral tracing. Curr Biol 2007; 17(11): 981-988.
89. Schmidt TM, Taniguchi K, Kofuji P. Intrinsic and extrinsic light responses in melanopsin-expressing ganglion cells during mouse development. J Neurophysiol 2008; 100(1):371-384.
90. Ecker JL, Dumitrescu ON, Wong KY, et al. Melanopsin-expressing retinal ganglion-cell photoreceptors: cellular diversity and role in pattern vision. Neuron 2010; 67(1): 49-60.
91. Schmidt TM, Kofuji P. Functional and morphological differences among intrinsically photosensitive retinal ganglion cells. J Neurosci 2009; 29(2):476-482.
92. Dkhissi-Benyahya O, Rieux C, Hut RA, Cooper HM. Immunohistochemical evidence of a melanopsin cone in human retina. Invest Ophthalmol Vis Sci 2006; 47(4):1636-1641.
93. Robinson GA, Madison RD. Axotomized mouse retinal ganglion cells containing melanopsin show enhanced survival, but not enhanced axon regrowth into a peripheral nerve graft. Vision Res 2004; 44(23):2667-2674.
94. Li RS, Chen BY, Tay DK, Chan HH, Pu ML, So KF. Melanopsin-expressing retinal ganglion cells are more injury-resistant in a chronic ocular hypertension model. Invest Ophthalmol Vis Sci 2006; 47(7):2951-2958.
95. Wang HZ, Lu QJ, Wang NL, Liu H, Zhang L, Zhan GL. Loss of melanopsin-containing retinal ganglion cells in a rat glaucoma model. Chin Med J (Engl) 2008; 121(11):1015-1019.
96. Chambille I. Retinal ganglion cells expressing the FOS protein after light stimulation in the Syrian hamster are relatively insensitive to neonatal treatment with monosodium glutamate. J Comp Neurol 1998; 392(4):458-467.
97. Li SY, Yau SY, Chen BY et al. Enhanced survival of melanopsin-expressing retinal ganglion cells after injury is associated with the PI3 K/Akt pathway. Cell Mol Neurobiol 2008; 28(8):1095-1107.
98. Belenky MA, Smeraski CA, Provencio I, Sollars PJ, Pickard GE. Melanopsin retinal ganglion cells receive bipolar and amacrine cell synapses. J Comp Neurol 2003; 460(3):380-393.
99. Østergaard J, Hannibal J, Fahrenkrug J. Synaptic contact between melanopsin-containing retinal ganglion cells and rod bipolar cells. Invest Ophthalmol Vis Sci 2007; 48(8):3812-3820.
100. Perez-Leon JA, Warren EJ, Allen CN, Robinson DW, Lane Brown R. Synaptic inputs to retinal ganglion cells that set the circadian clock. Eur J Neurosci 2006; 24(4): 1117-1123.
101. Famiglietti EV, Jr., Kolb H. Structural basis for ON-and OFF-center responses in retinal ganglion cells. Science 1976; 194(4261):193-195.
102. Nelson R, Famiglietti EV, Jr., Kolb H. Intracellular staining reveals different levels of stratification for on- and off-center ganglion cells in cat retina. J Neurophysiol 1978; 41(2):472-483.
103. Dumitrescu ON, Pucci FG, Wong KY, Berson DM. Ectopic retinal ON bipolar cell synapses in the OFF inner plexiform layer: contacts with dopaminergic amacrine cells and melanopsin ganglion cells. J Comp Neurol 2009; 517(2):226-244.
104. Dowling JE. The retina: an approachable part of the brain. Cambridge, MA: The Belknap Press of Harvard University Press, 1987.
105. Lin B, Masland RH. Populations of wide-field amacrine cells in the mouse retina. J Comp Neurol 2006; 499(5):797-809.
106. MacNeil MA, Masland RH. Extreme diversity among amacrine cells: implications for function. Neuron 1998; 20(5):971-982.
107. Vugler AA, Redgrave P, Semo M, Lawrence J, Greenwood J, Coffey PJ. Dopamine neurones form a discrete plexus with melanopsin cells in normal and degenerating retina. Exp Neurol 2007; 205(1):26-35.
108. Zhang DQ, Stone JF, Zhou T, Ohta H, McMahon DG. Characterization of genetically labeled catecholamine neurons in the mouse retina. Neuroreport 2004; 15(11):1761-1765.
109. Witkovsky P. Dopamine and retinal function. Doc Ophthalmol 2004; 108(1): 17-40.
110. Sakamoto K, Liu C, Kasamatsu M, Pozdeyev NV, Iuvone PM, Tosini G. Dopamine regulates melanopsin mRNA expression in intrinsically photosensitive retinal ganglion cells. Eur J Neurosci 2005; 22(12):3129-3136.
111. Shimazoe T, Morita M, Ogiwara S et al. Cholecystokinin-A receptors regulate photic input pathways to the circadian clock. Faseb J 2008; 22(5):1479-1490.
112. Ruby NF, Brennan TJ, Xie X et al. Role of melanopsin in circadian responses to light. Science 2002; 298(5601):2211-2213.
113. Panda S, Sato TK, Castrucci AM, Rollag MD, DeGrip WJ, Hogenesch JB, et al. Melanopsin (Opn4) requirement for normal light-induced circadian phase shifting. Science 2002; 298(5601):2213-2216.
114. Güler AD, Ecker JL, Lall GS et al. Melanopsin cells are the principal conduits for rod-cone input to non-image-forming vision. Nature 2008; 453(7191):102-105.
115. Hatori M, Le H, Vollmers C et al. Inducible ablation of melanopsin-expressing retinal ganglion cells reveals their central role in non-image forming visual responses. PLoS ONE 2008; 3(6):e2451.
116. Göz D, Studholme K, Lappi DA, Rollag MD, Provencio I, Morin LP. Targeted destruction of photosensitive retinal ganglion cells with a saporin conjugate alters the effects of light on mouse circadian rhythms. PLoS ONE 2008; 3(9):e3153.
117. Hankins MW, Lucas RJ. The primary visual pathway in humans is regulated according to long-term light exposure through the action of a nonclassical photopigment. Curr Biol 2002; 12(3):191-198.
118. Barnard AR, Hattar S, Hankins MW, Lucas RJ. Melanopsin regulates visual processing in the mouse retina. Curr Biol 2006; 16(4):389-395.
119. Barnard AR, Appleford JM, Sekaran S et al. Residual photosensitivity in mice lacking both rod opsin and cone photoreceptor cyclic nucleotide gated channel 3 alpha subunit. Vis Neurosci 2004; 21(5):675-683.
120. Zhang DQ, Wong KY, Sollars PJ, Berson DM, Pickard GE, McMahon DG. Intraretinal signaling by ganglion cell photoreceptors to dopaminergic amacrine neurons. Proc Natl Acad Sci USA 2008; 105(37):14181-14186.
121. Slaughter MM, Miller RF. 2-amino-4-phosphonobutyric acid: a new pharmacological tool for retina research. Science 1981; 211(4478):182-185.
122. Morgan WW, Kamp CW. Dopaminergic amacrine neurons of rat retinas with photoreceptor degeneration continue to respond to light. Life Sci 1980; 26(19):1619-1626.
123. Vugler AA, Redgrave P, Hewson-Stoate NJ, Greenwood J, Coffey PJ. Constant illumination causes spatially discrete dopamine depletion in the normal and degenerate retina. J Chem Neuroanat 2007; 33(1):9-22.
124. Boelen MK, Boelen MG, Marshak DW. Light-stimulated release of dopamine from the primate retina is blocked by 1-2-amino-4-phosphonobutyric acid (APB). Vis Neurosci 1998; 15(1):97-103.
125. Zhang DQ, Zhou TR, McMahon DG. Functional heterogeneity of retinal dopaminergic neurons underlying their multiple roles in vision. J Neurosci 2007; 27(3):692-699.
126. Sakai HM, Naka K, Dowling JE. Ganglion cell dendrites are presynaptic in catfish retina. Nature 1986; 319(6053):495-497.
127. Gooley JJ, Lu J, Fischer D, Saper CB. A broad role for melanopsin in nonvisual photoreception. J Neurosci 2003; 23(18):7093-7106.
128. Morin LP, Blanchard JH, Provencio I. Retinal ganglion cell projections to the hamster suprachiasmatic nucleus, intergeniculate leaflet, and visual midbrain: bifurcation and melanopsin immunoreactivity. J Comp Neurol 2003; 465(3):401-416.
129. Hannibal J, Fahrenkrug J. Target areas innervated by PACAP-immunoreactive retinal ganglion cells. Cell Tissue Res 2004; 316(1):99-113.
130. Baver SB, Pickard GE, Sollars PJ. Two types of melanopsin retinal ganglion cell differentially innervate the hypothalamic suprachiasmatic nucleus and the olivary pretectal nucleus. Eur J Neurosci 2008; 27(7):1763-1770.
131. Hannibal J, Moller M, Ottersen OP, Fahrenkrug J. PACAP and glutamate are co-stored in the retinohypothalamic tract. J Comp Neurol 2000; 418(2):147-155.
132. Hannibal J. Neurotransmitters of the retino-hypothalamic tract. Cell Tissue Res 2002; 309(1):73-88.
133. Gamlin PD, McDougal DH, Pokorny J, Smith VC, Yau KW, Dacey DM. Human and macaque pupil responses driven by melanopsin-containing retinal ganglion cells. Vision Res 2007; 47(7):946-954.
134. Zhu Y, Tu DC, Denner D, Shane T, Fitzgerald CM, Van Gelder RN. Melanopsin-dependent persistence and photopotentiation of murine pupillary light responses. Invest Ophthalmol Vis Sci 2007; 48(3):1268-1275.
135. Morin LP, Allen CN. The circadian visual system, 2005. Brain Res Rev 2006; 51(1):1-60.
136. Drouyer E, Rieux C, Hut RA, Cooper HM. Responses of suprachiasmatic nucleus neurons to light and dark adaptation: relative contributions of melanopsin and rod-cone inputs. J Neurosci 2007; 27(36):9623-9631.
137. Wong KY, Graham DM, Berson DM. The retina-attached SCN slice preparation: an in vitro mammalian circadian visual system. J Biol Rhythms 2007; 22(5):400-410.
138. Silva MM, Albuquerque AM, Araujo JF. Light-dark cycle synchronization of circadian rhythm in blind primates. J Circadian Rhythms 2005; 3:10.
139. Pandi-Perumal SR, Srinivasan V, Spence DW, Cardinali DP. Role of the melatonin system in the control of sleep: therapeutic implications. CNS Drugs 2007; 21(12):995-1018.
140. Jasser SA, Blask DE, Brainard GC. Light during darkness and cancer: relationships in circadian photoreception and tumor biology. Cancer Causes Control 2006; 17(4):515-523.
141. Stevens RG. Artificial lighting in the industrialized world: circadian disruption and breast cancer. Cancer Causes Control 2006; 17(4):501-507.
142. Reiter RJ, Tan DX, Korkmaz A et al. Light at night, chronodisruption, melatonin suppression, and cancer risk: a review. Crit Rev Oncol 2007; 13(4):303-328.
143. Hoang BX, Shaw DG, Pham PT, Levine SA. Neurobiological effects of melatonin as related to cancer. Eur J Cancer Prev 2007; 16(6):511-516.
144. Thapan K, Arendt J, Skene DJ. An action spectrum for melatonin suppression: evidence for a novel non-rod, non-cone photoreceptor system in humans. J Physiol 2001; 535(Pt 1):261-267.
145. Lockley SW, Evans EE, Scheer FA, Brainard GC, Czeisler CA, Aeschbach D. Short-wavelength sensitivity for the direct effects of light on alertness, vigilance, and the waking electroencephalogram in humans. Sleep 2006; 29(2):161-168.
146. Lupi D, Oster H, Thompson S, Foster RG. The acute light-induction of sleep is mediated by OPN4-based photoreception. Nat Neurosci 2008; 11(9):1068-1073.
147. Altimus CM, Guler AD, Villa KL, McNeill DS, Legates TA, Hattar S. Rods-cones and melanopsin detect light and dark to modulate sleep independent of image formation. Proc Natl Acad Sci USA 2008; 105(50):19998-20003.
148. Mrosovsky N. Masking: history, definitions, and measurement. Chronobiol Int 1999; 16(4):415-429.
149. Mrosovsky N, Hattar S. Impaired masking responses to light in melanopsin-knockout mice. Chronobiol Int 2003; 20(6):989-999.
150. Hannibal J, Fahrenkrug J. Melanopsin containing retinal ganglion cells are light responsive from birth. Neuroreport 2004; 15(15):2317-2320.
151. Sekaran S, Lupi D, Jones SL et al. Melanopsin-dependent photoreception provides earliest light detection in the mammalian retina. Curr Biol 2005; 15(12):1099-1107.
152. Tarttelin EE, Bellingham J, Bibb LC et al. Expression of opsin genes early in ocular development of humans and mice. Exp Eye Res 2003; 76(3):393-396.
153. Bibb LC, Holt JK, Tarttelin EE et al. Temporal and spatial expression patterns of the CRX transcription factor and its downstream targets. Critical differences during human and mouse eye development. Hum Mol Genet 2001; 10(15):1571-1579.
154. Hendrickson A, Bumsted-O'Brien K, Natoli R, Ramamurthy V, Possin D, Provis J. Rod photoreceptor differentiation in fetal and infant human retina. Exp Eye Res 2008; 87(5):415-426.
155. Finlay BL. The developing and evolving retina: using time to organize form. Brain Res 2008; 1192:5-16.
156. Lin B, Koizumi A, Tanaka N, Panda S, Masland RH. Restoration of visual function in retinal degeneration mice by ectopic expression of melanopsin. Proc Natl Acad Sci USA 2008; 105(41):16009-16014.
157. Shah-Desai SD, Tyers AG, Manners RM. Painful blind eye: efficacy of enucleation and evisceration in resolving ocular pain. Br J Ophthalmol 2000; 84(4):437-438.
158. Merbs SL. Management of a blind painful eye. Ophthalmol Clin North Am 2006; 19(2):287-292.
159. Wilhelm H. The pupil. Curr Opin Neurol 2008; 21(1):36-42.

160. Skene DJ, Arendt J. Circadian rhythm sleep disorders in the blind and their treatment with melatonin. Sleep Med 2007; 8(6):651–655.

161. Kawasaki A, Kardon RH. Intrinsically photosensitive retinal ganglion cells. J Neuroophthalmol 2007; 27(3):195–204.

162. Mainster MA. Violet and blue light blocking intraocular lenses: photoprotection versus photoreception. Br J Ophthalmol 2006; 90(6):784–792.

163. van de Kraats J, van Norren D. Sharp cutoff filters in intraocular lenses optimize the balance between light reception and light protection. J Cataract Refract Surg 2007; 33(5):879–887.

164. Zhang Y, Meister M, Pawlyk BS, Bulgakov OV, Li T, Sandberg MA. Responses of intrinsically-photosensitive retinal ganglion cells after melanopsin-gene transfection. Invest Ophthalmol Vis Sci 2007; 48:E-Abstract 4604.

165. Bi A, Cui J, Ma YP, Olshevskaya E et al. Ectopic expression of a microbial-type rhodopsin restores visual responses in mice with photoreceptor degeneration. Neuron 2006; 50(1):23–33.

166. Lagali PS, Balya D, Awatramani GB et al. Light-activated channels targeted to ON bipolar cells restore visual function in retinal degeneration. Nat Neurosci 2008; 11(6):667–675.

167. Rosenthal NE, Sack DA, Gillin JC et al. Seasonal affective disorder. A description of the syndrome and preliminary findings with light therapy. Arch Gen Psychiat 1984; 41(1):72–80.

168. Macchi MM, Bruce JN. Human pineal physiology and functional significance of melatonin. Front Neuroendocrinol 2004; 25(3–4):177–195.

169. Golden RN, Gaynes BN, Ekstrom RD et al. The efficacy of light therapy in the treatment of mood disorders: a review and meta-analysis of the evidence. Am J Psychiatry 2005; 162(4):656–662.

170. Wehr TA, Duncan WC Jr, Sher L et al. A circadian signal of change of season in patients with seasonal affective disorder. Arch Gen Psychiat 2001; 58(12):1108–1114.

171. Revell VL, Skene DJ. Light-induced melatonin suppression in humans with polychromatic and monochromatic light. Chronobiol Int 2007; 24(6): 1125–1137.

172. Roecklein KA, Rohan KJ, Duncan WC et al. A missense variant (P10L) of the melanopsin (OPN4) gene in seasonal affective disorder. J Affect Disord 2009; 114(1-3):279–285.

173. Sack RL, Brandes RW, Kendall AR, Lewy AJ. Entrainment of free-running circadian rhythms by melatonin in blind people. N Engl J Med 2000; 343(15):1070–1077.

第 9 部分
脑的视觉加工

第27章

中枢视觉通路概述

Joanne A. Matsubara · Jamie D. Boyd

侯培莉 译　葛轶睿 校

中枢视觉通路的作用是处理及整合由视神经传递到大脑的视觉信息。虽然眼球负责将光信号转换为神经信号，但大脑是负责视觉感知的最基本器官。视觉中枢神经系统可能是所有感知系统中研究最彻底的，部分原因是由于我们拥有大量神经解剖学及功能组织学知识。在这一章，将进行中枢视觉通路的综述，开始是关于视网膜投射及其功能的简介，最后综述视觉通路损伤导致的后果。图27.1及图27.2以示意图形式显示中枢神经核如何接受视网膜投射。根据视神经纤维的数目，最重要的中枢神经核是投射到丘脑的外侧膝状体核（lateral geniculate nucleus，LGN）。LGN将在第29章详细描述，它在视路的视觉形成方面起到重要的中继作用。视网膜与膝状体之间神经连接的精度及特异性在视觉形成中起到了重要作用。视路从LGN传递到初级视皮质——V1。在V1水平，视觉信号经历了复杂的处理过程，这一过程将在第30章详细描述。对于刺激物特征如形状、颜色、对比度、运动、质地、深度进行视觉综合处理加工，并且有超过30个皮层区对这一信号进行进一步加强，部分内容在第31章详细描述。最后，在第二部分，我们将详细讨论视觉经验及视觉剥夺在中枢视觉通路发育中所起的作用。

视网膜投射目标区域

视网膜神经节细胞轴突的主要目标区域是LGN、上丘（superior colliculus，SC）、前顶盖及丘脑枕。次要目标区是几个小的下丘脑核（包括视交叉上核、视上核和室旁核）及副视系统（accessory optic system，AOS）[包括视束核（the nucleus of the optic tract，NOT）、背核、内侧核和终核]（框27.1，图

27.2，图9.8）。

丘脑的LGN是视网膜神经节细胞的主要投射区域，在视觉通路向初级视皮质的传导中起重要作用。大约90%的视网膜神经节细胞投射到LGN，LGN是分层的视网膜定位组织。LGN每一层都接收特定眼和特定类型神经节细胞的输入信号。虽然电生理学研究表明LGN的传入和传出神经信号没有明显差异，但LGN内的处理过程可能参与调节传输至初级视皮质（V1）的信号，初级视皮质是LGN的主要投射区（见第29章）。

SC是中脑结构，与皮质额叶视区和脑干网状结构相联系，参与视觉导向的跳跃式眼球运动形成[1,2]（见第9章）。SC是具有分层结构的具有视网膜区域定位功能的组织核，与LGN内所见相同，视网膜投射保持左、右眼交替的分离状态，并在其浅层交替形成条带状图案。大约10%的视网膜神经节细胞投射到SC。终止于SC的大部分视网膜轴突为小直径、起源于小树枝状区域的神经节细胞，不投射到其他视网膜区域[3]。

具有小的中脑核群的顶盖前复合体位于SC的顶端，它接收来自一群小直径并具有大接受区域的视网膜神经节细胞的信号，并通过动眼神经复合体的缩瞳核（E-W核）核参与瞳孔对光反射（见第25章）。瞳孔对光反射表明这一交感神经反应主要是由于交叉及非交叉视神经纤维投射到各自的顶盖前复合体并按序发放冲动到双侧缩瞳核（E-W核）核导致的（见第9章）。

视网膜神经节细胞也将投射到丘脑枕核内的3、4个主要分区[4,5]。丘脑枕核是灵长类动物丘脑内最大的神经核团，接受来自视神经及SC的小直径纤维的投射。它投射到几个视皮质区包括V1、纹外皮层和

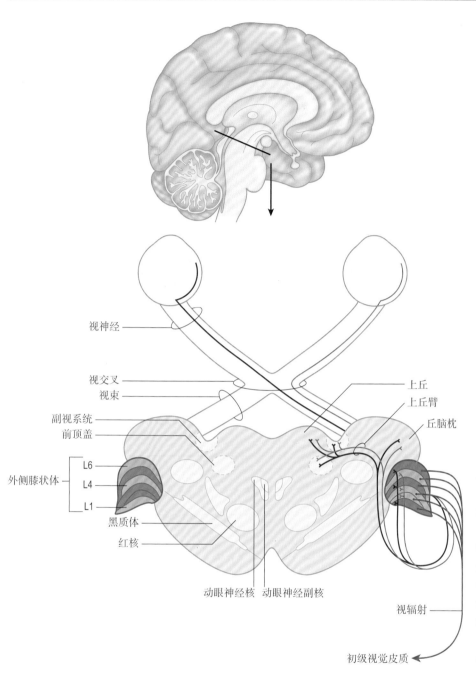

图 27.1　脑在中脑 - 间脑水平的大脑切面示意图。视网膜投射的几个靶点在这一水平面上用黑色线标出：上丘、前顶盖、副视系统（AOS）、丘脑枕核和外侧膝状体核（LGN）。来自对侧鼻侧视网膜神经节细胞的视神经纤维在视交叉处发生交叉，并与来自同侧颞侧视网膜的未交叉视神经纤维共同形成视束。LGN 的各个分层是视神经纤维的主要终止点，接受对侧眼（1，4，6 层；蓝色）或同侧眼（2、3、5 层；红色）的信号传入。通过视辐射 LGN 所有 6 层细胞的信号可以投射到初级视皮质。SC,Br，上丘臂。

顶叶。因此，丘脑枕核代表了一个绕过 LGN 并到达 V1 的旁路，可能在视觉形成中起到一定作用。近期研究表明丘脑枕核在重要视觉刺激（即视觉显著性或注意）的编码中起一定作用[6]。研究表明丘脑枕核将神经信号与眼、手及手臂的运动结合起来，并接收跳跃式眼球运动相关信号，表明它也是手眼协调形成机制的可能模式之一[7-9]。

　　几个小的下丘脑核群接收直接视网膜投射。视交叉上核接收离开视交叉背侧的少量纤维的投射，并与昼夜节律同步[10]。下丘脑室旁核及视上核也与神经

框 27.1　视神经的中枢目标
• 外侧膝状体
• 上丘
• 前顶盖
• 丘脑枕
• 下丘脑核群
• 副视系统

内分泌的昼夜节律调节有关。

　　AOS 由几个小的侧方终核（LTN）、内侧终

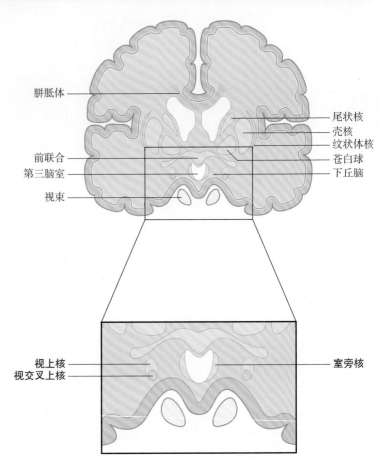

胼胝体

尾状核
壳核
纹状体核
苍白球
下丘脑

前联合
第三脑室
视束

视上核
视交叉上核

室旁核

图 27.2　通过人脑前联合平面所作解剖示意图。下丘脑区域的视网膜投射区用黑线标出（底部为放大图）。视神经的少量纤维分支形成视网膜下丘脑束并终止于下丘脑的视上核、视交叉上核及室旁核。视觉信号传入下丘脑导致神经内分泌功能的昼夜波动及其他昼夜节律。

核（MTN）、终纹背核（DTN）及中脑内的视束核（NOT）组成[11]。AOS 在视动震颤（OKN）中起着重要作用，主要表现在持久观察大范围区域时缓慢补偿的追随型 - 眼球运动与快速跳视型 - 眼球运动相交替方面（见第 9 章）。在灵长类动物，NOT 及 DTN 的损伤表现为视动性眼颤（OKN）的减缓及视动性后遗眼球震颤（OKAN）的减弱或消失[12]。

视野损伤

　　我们对于中央视核的视网膜定位的了解来源于视野缺损。视野缺损与视力形成的主要通路视网膜膝状体皮质系通路的损伤有关（框 27.2）。图 27.3 显示了几种已知的解剖上的损害，从视网膜到枕叶及对视野的损害。图 27.3A 显示发生严重退行性疾病或外伤时可以出现一侧视神经完全离断，导致患眼永久失明。局部神经纤维中断导致视野的部分损害并可发生青光眼、视盘玻璃膜疣、凹陷、梗死或视神经炎。

　　沿着视路进一步下行，中断视交叉处交叉的视神经纤维（图 27.3B）导致双眼颞侧的视力丧失称为

框 27.2　视野缺损

A．单眼盲是由于视神经或神经纤维层的损伤，根据损伤程度可以从出现各种盲点到完全失明。

B．颞侧偏盲是由于视交叉水平的损害，从而影响交叉的视神经纤维。

C．鼻侧偏盲是由于视交叉水平未交叉的视神经纤维损伤导致。鼻侧视野缺损常常伴随视神经乳头疾病，其视野缺损不一定位于垂直子午线上。

D．同侧偏盲伴对侧眼的瞳孔传入障碍是由于视束水平完全离断损伤所致。

E．正常视野伴瞳孔传入障碍是由于特定的上丘臂损伤引起，未伤及视网膜外侧膝状体神经纤维。

F．同侧偏盲也可能由于外侧膝状体水平的损伤所致，与 D 导致的瞳孔传入障碍不同。

G．存在黄斑回避现象的同侧偏盲是由于视辐射水平的损伤所致，通常见于枕叶血管疾病后。关于黄斑回避存在几种假说，包括黄斑位于枕叶的大脑中动脉及后动脉的重叠灌注区。

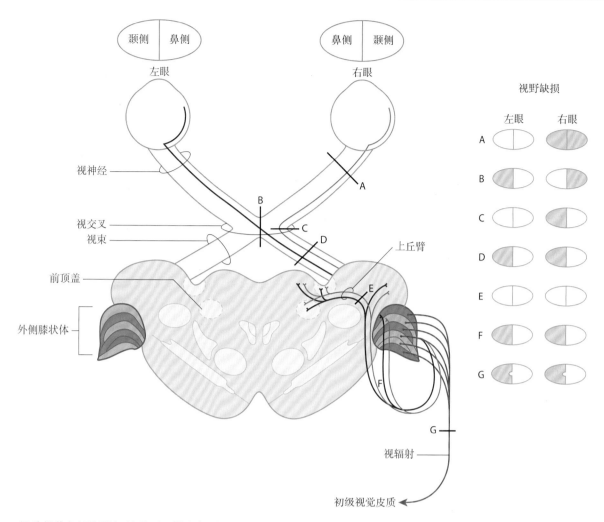

图 27.3　视路损伤与视野缺损的关系。横线条（A～G）指损伤位置并与右侧的视野缺损相关联。（阴影区代表视野缺损）A：损伤右侧视神经导致右眼失明。B：视交叉处损伤导致颞侧偏盲，双眼的颞侧视野缺损。C：视交叉处未交叉纤维的损伤导致同侧眼的鼻侧视野缺损。D：视束损伤导致同向偏盲或对侧视野的完全缺损。瞳孔传入障碍也是由于这一水平的损伤所致。E：上丘臂的损伤（SC，Br）导致瞳孔传入障碍，但是视野完整，这是因为投射到外侧膝状体的纤维仍保持完整。F：LGN 水平的损伤导致同向偏盲，其损伤类似于 D，但是具有正常的瞳孔对光反射。G：视辐射水平损伤也导致同向偏盲，但是有黄斑回避现象。

颞侧偏盲。通常由于垂体瘤的生长并从上面压迫视交叉从而导致这种损害。侧面压迫视交叉较少见（图27.3C）。损害发生于未交叉的纤维，可导致鼻侧视野缺损或鼻侧偏盲。

　　视神经交叉后发生的损伤以对侧眼颞侧及同侧眼鼻侧视野缺损为特征，这是因为部分视神经纤维在视交叉处发生交叉。在这类损伤中，视野缺损发生于损伤部位的对侧。视束水平或超过此水平的完全离断（图 27.3D）导致对侧视野缺损即同向偏盲。对于大多数同向偏盲患者来说，通常很难确定损伤是在视束或 LGN 还是在视皮质水平。假如损伤位于视束水平，可以出现同向偏盲伴对侧眼的瞳孔传入障碍。发生上述现象的原因是鼻侧视网膜的神经节细胞多于颞

侧视网膜，因此导致对侧眼支配瞳孔反射的大量纤维丢失[14]。上丘臂处的损伤（图 27.3E）可以导致对侧眼的瞳孔传入障碍但是具有正常的视野，因为在此水平视网膜外侧膝状体纤维未损伤。

　　LGN 水平的损伤（图 27.3F）通常很难与其他视束损伤区别，但常表现为视野损害伴对侧眼瞳孔对光反射正常，这是由于此水平未损伤支配瞳孔对光反射并投射到前顶盖的视网膜纤维。

　　视辐射水平损伤（图 27.3G）或视皮质损伤导致同向偏盲（框 27.3），但是黄斑区视力保存。现在已提出几种假说来解释黄斑回避现象。在许多患者，黄斑回避现象的发生率可能比实际水平高，这可能是由于人工视野测试时中心注视不佳或眼球运动导致。在

框 27.3　盲视

　　盲视是一种由于初级视皮质损伤，半侧视野缺损导致盲侧视野对视觉刺激无反应的现象。获得这些结论所使用的方法可能与明显视觉意识有关，因此盲视概念存在很大争议。然而，运用排除方法论发现，视网膜纤维投射到中枢区域而不是 LGN，特别是上丘和丘脑枕及它们所投射到的第二视皮质区，这可以解释盲视现象[15]。

其他患者，黄斑回避是非人为的，最可能的原因是视网膜中心凹具有较大范围的皮层代表区。大脑后动脉供给枕极，但是在一部分人枕极由大脑中动脉及后动脉联合供给，因此大脑后动脉梗塞仅影响部分枕极，中心凹代表区未受损，产生黄斑回避。

参考文献

1. Munoz DP et al. On your mark, get set: brainstem circuitry underlying saccadic initiation. Can J Physiol Pharmacol 2000; 78:934.
2. Schall JD. Neural basis of saccade target selection. Rev Neurosci 1995; 6:63.
3. Rodieck RW, Watanabe M. Survey of the morphology of macaque retinal ganglion cells that project to the pretectum, superior colliculus, and parvicellular laminae of the lateral geniculate nucleus. J Comp Neurol 1993; 338:289.
4. Grieve KL, Acuna C, Cudeiro J. The primate pulvinar nuclei: vision and action. Trends Neurosci 2000; 23:35.
5. O'Brien BJ, Abel PL, Olabvarria JF. The retinal input to calbindin-D28k-defined subdivisions in macaque inferior pulvinar. Neurosci Lett 2001; 312:145–148.
6. Robinson DL, Petersen SE. The pulvinar and visual salience. Trends Neurosci 1992; 15:127.
7. Acuna C, Gonzalez F, Dominguez R. Sensorimotor unit activity related to intention in the pulvinar of behaving *Cebus apella* monkeys. Exp Brain Res 1983; 52:411.
8. Cudeiro J et al. Does the pulvinar–LP complex contribute to motor programming? Brain Res 1989; 484:367.
9. Robinson DL, McClurkin JW, Kertzman C. Orbital position and eye movement influences on visual responses in the pulvinar nuclei of the behaving macaque. Exp Brain Res 1990; 82:235.
10. Moore RY. Organization of the primate circadian system. J Biol Rhythms 1993; 8:S3.
11. Fredericks CA et al. The human accessory optic system. Brain Res 1988; 454:116.
12. Schiff D, Cohen B, Buttner-Ennever J, Matsuo V. Effects of lesions of the nucleus of the optic tract on optokinetic nystagmus and after-nystagmus in the monkey. Exp Brain Res 1990; 79:225.
13. Curcio CA, Allen KA. Topography of ganglion cells in human retina. J Comp Neurol 1990; 300:5.
14. Schmid R, Wilhelm B, Wilhelm H. Naso-temporal asymmetry and contraction anisocoria in the pupillomotor system. Grafes arch Clin Exp Ophthalmol 2000; 238:123.
15. Stoerig P. Blindsight, conscious vision, and the role of primary visual cortex. In: Martinex-Conde S, Macknik S, Martinez L, Alonso J-M, Tse PU, eds. Fundamentals of awareness, multi-sensory integration and high-order perception. Visual Perception Part 2. Progress in Brain Research, vol. 155. Amsterdam: Elsevier, 2006:217–234.

第28章

视 神 经

Jeffrey L. Goldberg

潘海涛 译　葛轶睿　朱小敏 校

概述

　　视神经由视网膜神经节细胞（retinal ganglion cells，RGCs）的轴突组成，通过轴突将视觉信号从内层视网膜（第 23 章）传递到大脑（第 29 ~ 31 章）。因此，影响视神经的疾病通常会导致视力丧失。视网膜及视神经由前脑向外发育而来，和其他中枢神经系统的白质束一样，在绝大多数受损中视神经是不能自行修复的。因此，由视神经损伤或者退行性疾病导致的失明是不可恢复的。本章节主要回顾了视神经的解剖、发育和生理等方面，并在临床疾病背景下从分子和细胞水平讨论其病理变化。

视神经解剖

神经纤维层内的视网膜神经节细胞轴突

　　视网膜神经节细胞的轴突由视网膜内层神经节细胞胞体发出。尽管这一层中绝大多数神经元为视网膜神经节细胞，且该层通常也被称为神经节细胞层，但是在人类神经节细胞层中，3% 的中央部细胞以及高达 80% 的外周部细胞则是其他类型，主要为移位的无长突细胞。此外，动物研究已经证实，有少量移行的视网膜神经节细胞位于内核层[2]。正如第 23 章讨论的，视网膜神经节细胞接收双极细胞和无长突细胞的输入，在神经纤维层内轴突先转向玻璃体方向随后再次旋转约 90°，向视神经盘投射。视神经纤维层并非完全放射状地围绕视神经盘（视盘），邻近视野中心区的轴突则避开黄斑中心凹，分别从上下方进入视盘（图 28.1）。这个有趣的解剖结构能防止轴突跨越高敏感性的黄斑中心凹，否则，他们可能会散射光

线并降低视力。周边视网膜神经节的轴突走行比相对中心的神经节细胞更为表浅[3]（图 28.2）。此外，产生于上方及下方的视网膜神经节细胞都有严格的分隔。正因为如此，视野缺损相应的视网膜神经节细胞轴突损伤通常有固定的模式，即鼻上或鼻下阶梯、颞侧楔形缺损或弧形盲点。这些神经纤维束的缺陷和其他的视野缺损将在第 35 章中详细描述。在人眼中可以使用多种方式测量神经纤维层（框 28.1）。

球内段视神经

　　视神经起始于视神经盘（视盘）。包括筛板在内，从视盘起始大约有 1 mm 位于球壁巩膜内部分（图 28.3）。从视盘开始，神经节细胞轴突将背离玻璃体穿过视盘进入大脑。来源于周边视网膜神经节细胞的轴突也走行于视神经盘的周边部[4]。视盘周边包含的神经纤维，称为神经视网膜缘，而视杯不含有视网

框 28.1

　　在大多数情况下，视神经 RGC 的轴突数目可以得到很好估算，因其与视神经盘周边的视网膜神经纤维层的 RGC 轴突数目相近。视神经盘周围的神经纤维层可通过多种方式进行测量，包括基于层与层界面的光反射率差异来测量神经纤维层的厚度的光学相干断层扫描技术（OCT），以及利用轴突内微管有机束偏振光的相互作用来评估神经纤维层厚度的偏振激光扫描仪（SLP）。这些技术均存在一些局限性。OCT 评估 RGC 轴突因视网膜星形胶质细胞的存在而变得复杂，它在神经纤维层内与 RGC 轴突伴行，并参与了神经纤维层厚度。SLP 估计的轴突完整性可能会受到先于轴突丢失的 RGC 微管退化或分裂的影响。所有这些技术都因他们无法特定测量视神经轴突而受到限制，故不能替代视盘周围神经轴突的测量。

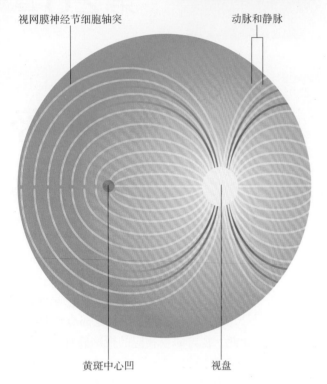

图 28.1　视网膜神经节细胞的轴突采用特殊的路径穿过视网膜，黄斑中心凹颞侧区域的神经纤维围绕黄斑区域分别从上方或下方进入视神经盘。轴突与血管在视网膜水平径线上通常不交叉。

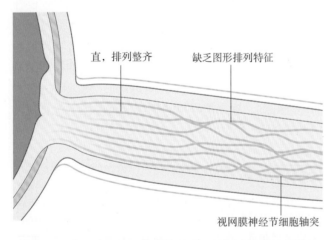

图 28.2　视网膜神经节细胞轴突以特定的视网膜图形投射特征进入视神经盘（图 28.1）。然而，随着进入距离的增加，轴突走行日益错杂，逐步失去了图形学特点。因此，在视神经盘的局灶性神经损害，会产生特定的视网膜图形投射缺陷，而球后更远的局灶性损害则产生缺乏视网膜投射特征的盲点。

膜神经节细胞轴突。杯盘比可从 0 变化到 1，这主要与视盘大小的先天变异及是否存在轴突纤维的减少有关，例如青光眼视神经病变导致的损伤（见下文）。

眶内段视神经

视神经从眼球到视神经管的长度大约为 30 mm[5]。从眼球背面到视神经管的直线距离相比眶内段视神经的长度要少得多（确切的量取决于个体的眼眶深度），视神经的相对松弛将允许眼睛运动时眼球自由转动。过度的眼球突出使视神经拉紧变得强直，导致在某些情况下的直接伤害甚至神经撕脱。视神经始于眼球后方，浸渍于脑脊液中，被数层脑脊膜包盖，沿神经走行脑脊液提供血管营养支持（见下文）。

视神经纤维层与视网膜的地形对应关系在神经轴索进入视神经后逐渐消失，尤其对于上、下视网膜神经轴突之间所产生的分隔而言（图 28.3），仅留下视神经初始段中心视网膜与之存在对应关系[6]。视网膜区域对应关系随着远离视网膜逐渐减少[7,8]，随后逐渐变为垂直排序，最终在视交叉附近出现鼻侧纤维交叉[9]。视网膜定位的缺失也不是绝对的，因为在相当长的距离里，来自黄斑鼻侧（不是颞侧）的神经纤维继续位于视神经中心内[10]。视网膜大神经节细胞的纤维没有小神经节细胞组织定位好[10]。尽管此类研究在人类死前很难做到，但在具有特定视野缺损的视神经病变患者的尸检报告中得到了类似结果，在发育中的胎儿和成人的验尸结果中，显示出从视神经盘到视神经的过渡过程中存在视网膜定位的缺失[6,11]。在眶内，视神经穿过由上直肌、外直肌、下直肌、内直肌形成的肌圆锥。肌圆锥内肿瘤是导致视神经压迫的常见原因，或压迫性视神经病变。这些肿瘤包括海绵状血管瘤、血管外皮细胞瘤、纤维组织细胞瘤、淋巴瘤、神经鞘瘤。此外，扩张肌肉本身也可以压缩视神经，尤其是 Grave 眼病导致的下直肌或内直肌肿大。

视神经管

视神经通过视神经管与颅脑相连，视神经管长 5 ~ 12 mm，位于眼眶鼻上部位并与上方的眶上裂相连[12]。视神经管内包含进入眼眶的交感神经轴突和眼动脉。后者位于视神经的下外侧，表面覆盖硬脑膜。在视神经管的远端，有一段半月形的硬脑膜悬突于视神经表面，因此管道延长了几毫米。视神经的眶内部分、视神经管及其后部近端均被脑膜组织包盖。该部位的脑膜良性肿瘤或者脑膜瘤是引起压迫性视神经病变的常见病因。要注意视神经管部位的小肿瘤，因该部位空间狭小，也可导致压迫性视神经病变，甚至常规 X 线不能显影。

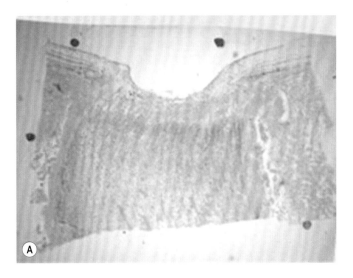

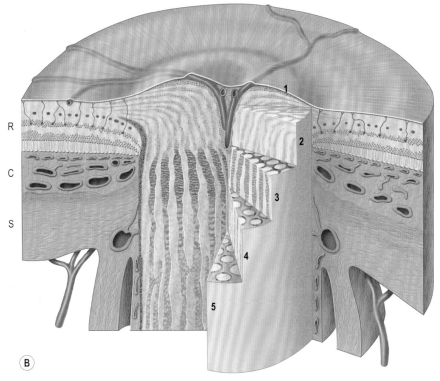

图 28.3　（A）人视神经盘的组织化学染色。（B）视神经盘上毗邻的不同区域：视网膜（R）、脉络膜（C）、巩膜（S），并随距离不同呈现不同的细胞形态。（1）表面的神经纤维层，（2）前板层区域，（3）后板层区域，（4）层流区域，（5）筛板后区域。（A from Figure 1 in：Sigal et al，Exp Eye Res 2009；90（1）：70-80；B from Scheme 1 in：Trivino et al，Vision Res 1996；36（14）：2015-28.）

颅内视神经和视交叉

视神经进入颅内后，在到达视交叉前其长度存在很大的变异（8 ～ 19 mm，平均 12 mm）[13]。视交叉本身的长度大约为 8 mm。颅内视神经和视交叉位于蝶骨平面和蝶鞍之上，下方为垂体腺。视神经与垂体之间的垂直距离大约有 10 mm，足够大的垂体瘤也会压迫视交叉导致压迫性视神经病变。

在视交叉部分，来源于颞半侧视网膜的 RGC 轴突仍然处于同侧，来源于鼻半侧视网膜的 RGC 轴突则跨过视交叉进入对侧大脑。交叉和不交叉纤维的比例在解剖上约 53：47[14]，功能上约 52：48[15]。交叉和不交叉神经纤维数量之间的微小差别通常被认为是导致视路疾病相对性瞳孔传入阻滞的原因，其中传入性瞳孔阻滞被认为是对侧束受损（参见第 25 章）。但也反映出一个事实，即一些特定负责瞳孔对光反射的视网膜神经纤维也可能从颞侧视网膜交叉至对侧视束[15]。

视束和外侧膝状体核

尽管视神经在解剖学上终止于视交叉，但是 RGC 轴突继续在视束内走行，直至外侧膝状体核、上丘脑、顶盖前核或者下丘脑（见下文）。第 25 章和 29 章中将讨论这些通路和过程。

视神经轴突计数和尺寸

在正常成人的视神经中，人工计算证实每根神经有 1 200 000 个 RGC 轴突[16]，自动化计算给出的数字是 700 000[16]到 1 400 000[17,18]个轴突。在灵长类动物中，视盘盘缘面积与轴突数量[18,19]、轴突数量与巩膜管大小之间有很强的关联[20]，尽管这种关联颇具争议[18,21]。

从遗传因素到疾病的损害，存在很多因素影响视神经的轴突数量，例如视神经病变（见下文）。此外，随着年龄增大，正常人每年大约有 5000 个 RGCs 轴突丢失[16,17,22,23]，而黄斑区的 RCGs 丢失少于周边部，具体原因不明，但这或许反映了随着年龄增长黄斑皱缩形成的原因[24]。

尽管汇入视神经的 RGC 轴突数量是相对恒定的，但视神经直径变化的范围却很大。视盘部分的神经纤维无髓鞘包裹，视盘垂直径平均为 1.9 mm（1 ~ 3 mm），水平径平均为 1.7 ~ 1.8 mm（0.9 ~ 2.6 mm）[19,25]。平均视盘面积为 2.7 mm^2（0.8 ~ 5.5 mm^2），平均盘沿面积为 2 mm^2（0.8 ~ 4.7 mm^2）。因为进入视盘的轴突组织大小比视盘本身的大小差异小得多，故视杯可以有很大变化，但这并不代表神经节细胞轴突数量不存在恒定性。因为轴突髓鞘的包裹，球后视神经的直径大约 2 倍于球内视神经。

组织学和细胞学

轴突

视神经不含其他的神经元胞体，为单纯的中枢神经系统白质束。尽管视神经本身可能包含其他小的神经，特别是支配痛觉或支配血管紧张度的微小的外周神经（三叉神经系统的分支），但视神经主要还是由大约 1 200 000 个视网膜神经节细胞轴突构成。视神经轴突聚集成束后，由软组织衍生的筛板分开，束的数量从 50 到 300 不等，最后在球后和视神经管集合成最大束[26]。平均轴突直径略小于 1 μm，向左倾斜单峰分布。随着年纪增长其平均直径会减小，这可能是由于大直径轴突的丢失[27]，或只是随年龄增长的正常萎缩。与视束相比，除了那些精细定位于颞叶中央的轴突[7,28]，在视神经内轴突较少按尺寸分隔。

从视网膜到大脑，轴突直径和髓鞘厚度均有很大变异。在对白鼬的研究中显示，随着远离视网膜，轴突的最大直径也增加[29]。单个轴突的直径受多种因素影响，与发育过程中的增长、少突胶质细胞[30]、活性[31]及与局部具体磷酸化神经丝蛋白的积累密切相关[32]。

少突胶质细胞和髓鞘

视神经冲动传导至视神经轴索主要依赖于髓鞘，髓鞘为脂肪多板层结构，起到绝缘相邻轴索并加快传导速度和效率的作用（下文讨论）。在非病理情况下，筛板后视神经完全有髓鞘包裹（图 28.4）。中央视网膜动脉血管外膜里的外周神经系统是无髓鞘轴索[33]，外周硬脑膜末梢神经轴索周围是无髓及有髓的施旺细胞[34]。每个轴突都由数层片状的髓磷脂双分子层包裹，轴突与轴突之间其层数更多[35]，但层数与轴突直径之间有严格比例。单个少突胶质细胞的加工平均需 20 ~ 30 个步骤，其中生成的每个髓鞘都占了轴突长度的 150 ~ 200 μm[36]。

在发育期及整个成年期，少突胶质细胞和轴突相互调节。少突胶质细胞的存活依赖于轴突的存在[37]，并为之提供髓鞘蛋白[38]。轴突调节少突胶质细胞的存活和增殖，并通过特定信号转导蛋白的表达[39]和轴突的电活动[40]来控制少突胶质细胞的数量，实现与其数量的相互匹配[41]。反之，少突胶质细胞通过信号调节轴突数量和直径，防止视神经轴突过分增殖或分支[30,42]。在成年期视神经损伤或变性后，少突胶质细胞和髓鞘的这种调控与轴突再生受抑制有一定关系（见下文）[43,44]。

星形胶质细胞

星形胶质细胞，因其星形外观而得名，是中枢神经系统中无处不在的神经胶质细胞，其在白质束中（如视神经）起调节离子和平衡能量的作用。星形胶质细胞可以高效输送钾，增加细胞外的钾离子水平，由此导致复极减缓。星形胶质细胞的糖原累积能力可以使其在血糖降低的情况下（如缺血）成为视神经的能量来源，这主要是通过将乳酸运送至相邻的神经轴突而实现的[45]。星形胶质细胞形成胶质界膜[46]，其主要在兰氏点形成，并与附近的毛细血管相联系。在这个位置星形胶质细胞起到如下作用：在局部循环和轴突之间输送物质；诱导内皮细胞形成血脑屏障[47]；根据局部代谢需求控制血管扩张或收缩。星形胶质细胞

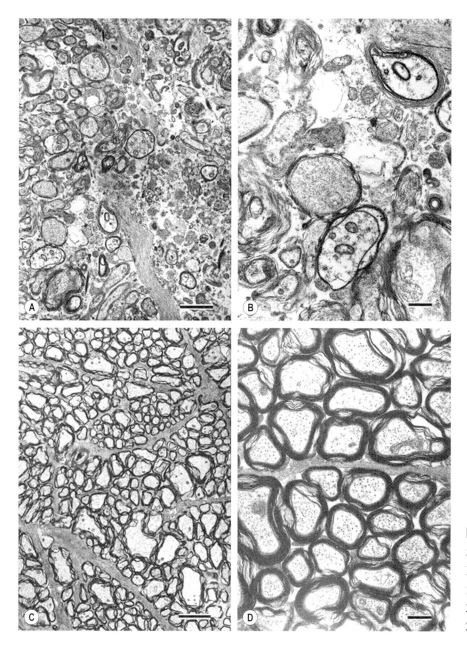

图 28.4 成年大鼠视神经的横截面，展示了有髓鞘的轴突典型剖面和分离轴突束的纤维胶质隔膜。左侧面板中的标尺为 4 mm，右侧为 500 nm。（From Figure 3 in，Gong & Amemiya，Exp Eye Res 2001；72：363-9.）

也调控视神经轴突和邻近结缔组织之间的联系，诸如软脑膜隔、视网膜中央动脉和静脉外膜及名为 Fuchs 神经胶质膜的软脑膜[33]。

有趣的是，视神经中最常见的肿瘤是星形细胞瘤，即视神经胶质瘤。这通常是一个低级别、分化良好的、毛发样的或纤维状细胞的肿瘤。纤维状星形细胞瘤通常发生于儿童期，并且预后良好，也常与神经纤维瘤病并发。在极少数情况下，恶性星形胶质细胞起源的肿瘤可发生于成年人。此外高级别的星形胶质细胞肿瘤也可以在中枢神经系统的其他部位发生，并且通常是致命的。

小神经胶质细胞

小神经胶质细胞为固有巨噬细胞的一种，是视神经的重要组成部分。人们对其来源已争论了数十年，现在实验认为：它们是外周的、骨髓起源的细胞，而不是来源于产生神经元、星形胶质细胞和少突神经胶质细胞的神经外胚层[48,49]。小神经胶质细胞和巨噬细胞有几个共同的标记：Fc 受体免疫球蛋白、C3 受体结合、加纳凝结素 B4、F4/80 抗原性和 ED1 单克隆抗体[50]。在人类的视神经中，小胶质细胞可以在受孕后 8 周、细胞相对未分化时看到。在胎儿发育过程中，小胶质细胞开始加速分化，从结节状到变形虫状再到单分支状[51]。它们与轴突束相联系，但不一定与血管相关，并可在神经实质和脑膜中发现。神经和脑膜小胶质细胞除了前液泡和内质网外有着相似的超微结构。这可能是由于其在发育过程中吞噬死亡的轴突所致[52]。小胶质细胞有着巨噬细胞免疫能力的几个共同特点。通过吞噬细胞外物质，细胞内的分隔可能发生降解，导致随后的细胞表面上的抗原呈递。通过结合某些组织相容性抗原，这些抗原呈递可激活 T 淋巴细胞，活化免疫系统（见下文）。

脑膜及脑膜细胞

视神经被 3 层脑膜覆盖：硬脑膜、蛛网膜和软脑膜。也可以分为硬脑脊膜（硬脑膜）和软脑脊膜（蛛网膜和软脑膜）。最外层的硬脑膜是一层厚的纤维血管组织，直接与巩膜、眶骨膜和颅内容物内层的硬脑膜层相毗邻。中间蛛网膜层是一个松散的、薄的纤维血管组织。最里层的软脑膜是薄的、紧密的附着层，包绕视神经形成软膜隔膜，并将神经节细胞轴突包绕成束状[26]。在视神经管中，有无数的骨小梁连接硬脑膜，并穿过蛛网膜和软脑膜，从而限制神经鞘在这一区域的活动[53]。

硬脑膜和蛛网膜之间是硬膜下腔，而蛛网膜和软脑膜之间是蛛网膜下腔。视神经周围的硬膜下腔很小，与颅内的蛛网膜下腔不连通，而蛛网膜下腔与颅内的蛛网膜下腔相通。视神经蛛网膜下腔末端在视盘前形成盲袋。这种解剖特点解释了为什么颅内压增高会导致视神经压迫。蛛网膜下腔空间内有一个可感知的压力，正常测量值为 4 ～ 14 mmHg[54]。

脑膜细胞可能具有多种功能[55]，包括创面修复与瘢痕形成、吞噬作用、产生胶原蛋白等。脑膜血管包括血管周细胞和内皮细胞，两者形成紧密连接[34]。在脑膜中还发现有巨噬细胞[56]和肥大细胞[57]。这些细胞和其他非游走细胞在脑膜炎症中的作用也仅仅是种推测。

血液供给

视神经盘

组织切片和血管铸型的研究极大地增加了我们对视神经血液供给的理解[58]（图 28.5）。眼动脉为内层视网膜和视神经提供主要的血液供给。视网膜中央动脉分支于眶内眼动脉，在球后大约 12 mm 处进

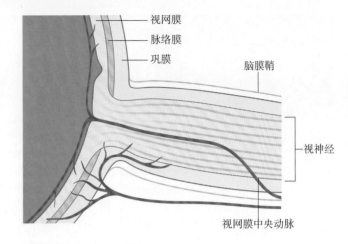

图 28.5　视神经盘的血管解剖。视神经的血供来源有视网膜中央动脉的分支、进入脑膜的小动脉、内部视网膜脉管系统的循环小动脉，并经过有孔的脉络膜血液扩散而来。

入视神经。神经节胞体和神经纤维层由起于视神经盘的视网膜中央动脉衍生出来的毛细血管分支供应。视网膜中央动脉在视盘表面分支成视网膜小动脉，通过细小的毛细血管给浅表的视盘提供部分灌注。此外，视网膜中央动脉为沿其走行的神经提供了最小的灌注[59]。

相反，起源于眼动脉内侧和外侧睫状后短动脉的血管分支，是视神经盘和脉络膜的主要血液供给者。他们的分支灌注视神经，前部视神经由小动脉通过直接分支供应，后部视神经则通过逆行性微动脉供应（见下文）。睫状后动脉分支[60,61]相互吻合形成 Zinn-Haller 环，这有助于视神经盘的有效灌注。此外，脉络膜动脉循环系统供应血液到筛板前和筛板区的视神经盘，软脑膜动脉循环系统供应血液至筛板区和筛板后视神经盘，这些都对视神经盘的有效血液灌注起到了作用。这一解剖特征的临床意义在于在荧光素血管造影术的最早期即可同时发出荧光，并维持至视网膜动脉显影消失之前。

与脉络膜血管内皮细胞的窗孔结构不同，视神经血管为无窗孔的内皮细胞紧密连接，四周环绕周细胞。因此，视神经血管有着与血 - 脑屏障相似的屏障特性。只有少数生物分子能够穿过血 - 神经屏障。例如，钆增强磁共振成像是不可见的，除非视神经内有一些病理过程能够破坏血 - 神经屏障，如炎症[62,63]。脉络膜和视神经盘血管之间的另一个主要差异是尽管血管内压或眼内压有很大变化[64-66]，但后者仍可以自动调节，保持大致恒定的血流。因此在正常个体中，

针对眼压变化有广泛的补偿灌注。视神经盘自动调节功能的失调及随后导致的缺血，可能是青光眼发生的病理生理机制（见下文）。

眶内视神经和视神经管

眶内视神经主要由软脑膜血液循环灌注营养，也可直接来自眼动脉分支或间接地通过睫状后短动脉的循环分支供应。软脑膜沿着纤维血管的软膜隔发出血管穿透进入眶内视神经，形成毛细血管网并营养神经组织（轴突和神经胶质细胞）。与此相似，管内段视神经由 3 条眼动脉分支灌注，即内侧侧支、外侧侧支和前支 [67,68]，走行于软脑膜表面，然后穿入到神经。这一解剖特点的临床意义与视神经鞘脑膜瘤相关。如果一个外科医生自视神经上剥除脑膜瘤，那么软脑膜也将同时被移除，这将导致神经缺血，可能引起梗死和失明。另一类临床相关意义是在视神经管内的有限空间被破裂血管流出的血液填充时，可能会产生威胁视力的压迫性血肿 [68]（见下文）。

颅内视神经、视交叉和视束

颅内视神经和视交叉由颈内动脉及其分支灌注，主要是大脑前动脉、前交叉和上部的垂体上动脉。视交叉后方也可由后交叉动脉分支灌注。视束主要由后交通和脉络膜前动脉的分支灌注。类似于眶内和管内视神经，主要通过穿透软脑膜供应血液。然而，视神经管后方的视神经周围并没有硬脊膜或蛛网膜，因此梗死的风险不是剥离神经肿瘤，而是在手术操作过程中微血管的不经意分离。

血管生物学

人视神经血管的内皮细胞被来源于基底膜的周细胞分离，星形胶质细胞的突触小结围绕在其周围 [69]。内皮细胞间的紧密连接形成血 - 神经屏障，并贯穿于整条正常的视神经。然而，因为局部血 - 脑屏障的影响，前部视神经与后部视神经、脉络丛以及正中隆起相比有一个显著特点。虽然前部视神经的毛细血管内皮细胞连接紧密，渗漏仍可以通过脉络膜层水平的 Elschnig 边缘组织从相邻脉络膜毛细血管层发生 [70,71]。这一位置的进一步渗漏，可能会被神经胶质细胞之间的紧密连接（即 Kuhnt 中间组织）[70,72] 阻止，使其进入视网膜下腔。但在局部炎症性疾病中，血 - 神经屏障是不健全的，诸如视神经炎 [73]。

视神经不同于其他几乎所有的中枢神经，因其

血管周围有结缔组织 [33]。在形态学上，血管由专门的胶原蛋白 [74] 和软脑膜成纤维细胞紧紧围绕，此外还有星形胶质细胞的足突 [33,69,75]。这些软膜隔并不是所有哺乳动物视神经都具有的，如大鼠即不具有软膜隔。

神经内的血管都有各自的神经支配。这些血管神经包含复杂的神经递质 [76]，包括肾上腺素类、胆碱能类，以及降钙素产生肽、神经肽 Y、p 物质和血管肠肽 [77]。人眼的睫状后动脉可分泌血管紧张素 II [78]。

视神经的发育

视神经少突胶质细胞的产生和髓鞘形成

少突神经胶质细胞由少突神经胶质前体细胞发育而来。少突神经胶质细胞前体细胞（oligodendrocyte precursor cells，OPCs）从大脑转移到视神经，可能来自于视前窝的基底部，这种迁移在成人仍可能会继续 [79]。少突神经胶质细胞前体细胞有着复杂的调节机制，体外研究和动物实验揭示了血小板衍生生长因子、碱性成纤维细胞生长因子、睫状神经营养因子和其他因子在控制祖细胞群的分化、分裂和更新中的作用 [80,81]。生物钟的内在发育控制着少突神经胶质细胞前体细胞分化成少突神经胶质细胞 [82]，分化后的细胞对血小板衍生生长因子的有丝分裂无应答 [83-87]。在正常发育过程中，一些少突神经胶质细胞前体细胞可持续到成年并可能在损伤或视神经炎等疾病后参与髓鞘的再生 [88]。

当少突神经胶质细胞前体细胞分化成少突胶质细胞后，在髓鞘形成前通常有一短暂的时间延迟，这可能是由轴突激发的 Notch 信号通路发出的抑制信号调节所致 [89]。视神经和视束髓鞘的发育调节最早为头颅侧视神经，随后向眼球侧发展，即相对于神经节细胞轴突的就近发育原则。这和中枢神经系统其他地方的髓鞘形成相反，其他地方通常由神经元细胞起始沿轴突向体外发育。脑 - 眼髓鞘形成的动物研究表明：少突神经胶质细胞前体细胞沿着视神经向外迁移和分化 [90,91]。在人类，直至妊娠 18 周仍不能发现视神经存在少突神经胶质细胞的发育 [90]。直到妊娠 32 周在视束和颅内神经轴突开始形成髓鞘，至出生时几乎完全发育成熟。邻近眼球的轴突只在出生后才开始形成髓鞘，到 7 月龄所有轴突髓鞘发育完成 [92]。然而，髓鞘的进一步发育和轴突髓鞘增厚可能延续 2 年或更长

的时间。

在大鼠视神经发育的纵向研究中[93]发现有髓鞘轴突的直径有所增加，其信号是由少突胶质细胞所激发[30,94]。尽管在视神经发育中未髓鞘化的和无髓鞘的轴突也可以传导电信号，但是在髓鞘发育过程中的传导速度会显著增加，且不依赖于轴突直径或髓鞘状态的变化，其原因目前还不清楚[95]。

有趣的是，大多数物种，视网膜内的神经节细胞轴突是无髓鞘的，实际上视网膜中也没有少突神经胶质细胞。鼠的视神经盘和前视神经的研究证实，无髓鞘轴突到有髓鞘轴突有一个异常过渡区，伴随长度和厚度的改变，通常有结节状形态改变和少量的正常少突神经胶质细胞[96]。鼠的视神经研究表明，在筛板处发现有阻止少突神经胶质细胞前体细胞迁移到视网膜的信号[97]。此屏障可能是由特定的视神经盘星形胶质细胞的存在[79]、血 - 神经屏障特定缺陷导致的血清因子[98,99]或黏附基质黏蛋白共同导致[100]。兔子没有筛板，在视网膜中可发现有髓鞘的少突神经胶质细胞和少突神经胶质细胞前体细胞存在[97]。此外，视网膜部分的神经节细胞轴突并无髓鞘化障碍，因为移植到大鼠脑中的视网膜神经节细胞轴突可以髓鞘化[99]，注入视网膜内的少突神经胶质细胞前体细胞能分化和生成有髓鞘的视网膜神经节细胞轴突[101]。经巩膜损伤视网膜也可以人为的引起髓鞘化。这一创伤将导致施万细胞的迁移和随后的视网膜内髓鞘形成[102]。在人眼，偶尔可以看到有髓神经纤维层；假设这是继发于异位少突胶质细胞——尽管有报道在猫[103]和鼠[104]的有髓视网膜轴突内可发现施万细胞。虽然中枢神经系统的其他部位有时可见少突神经胶质细胞瘤，但视神经的少突神经胶质细胞肿瘤非常罕见。

视神经星形细胞的生成

星形胶质细胞前体细胞目前研究较少。少突神经胶质细胞、星形胶质细胞数量的发育调节由视网膜神经节细胞决定[105]。星形胶质细胞前体细胞依赖睫状神经营养因子或 LIT 而分化成为星形胶质细胞[106]，后者通过正调节一种中间单纤维蛋白——神经胶质原纤维酸性蛋白的表达来实现。神经胶质原纤维酸性蛋白本身对视神经的发育非常重要，缺少神经胶质原纤维酸性蛋白的转基因鼠显示出异常的髓鞘形成和血脑屏障[107]。星形细胞液可能对视神经的发育非常重要，因为它们能够作为基底供神经节细胞轴突发育[108]。

视神经脑膜的发育

视神经脑膜的解剖和发育已经被很好的描述[34,55]。3 个脑膜层都是由成纤维细胞样细胞构成，但连接硬膜下腔和蛛网膜下腔的成纤维细胞和间皮细胞在超微结构形状上有所不同。脑膜层富含胶原和弹性蛋白。蛛网膜与软脑膜之间的连接小梁由胶原构成，其排列与连接蛛网膜下腔的间皮细胞相类似。人类脑膜细胞在发育过程中的快速增殖大多数发生于妊娠的 8 ~ 18 周，中心成纤维细胞与包含糖原的周边细胞在这个阶段增加[34,56]。到 14 周，3 层脑膜可以被区分开来。这些富含糖原的细胞继续生成大量的胶原，并在 14 ~ 15 周后沉积于硬脑膜。

轴突数

动物研究提示视网膜将超量产生大约 50% ~ 100% 的视网膜神经节细胞。在发育的早期阶段，超量产生的视网膜神经节细胞的数量将通过程序性细胞死亡——也叫凋亡（在下面的轴突损伤章节中有讨论）——而降低，因为在大多数情况下并不是所有的轴突都能正确地连接到他们在大脑中的目标区域[109,110]。如果它不释放细胞内的有毒物质到细胞外环境中，则这种程序性细胞死亡形式是适宜的，因为这不影响邻近那些已经整合生存的细胞。类似的，在人类有多达 2/3 的发育中的视网膜神经节细胞死亡，大部分是在妊娠第二期发生[111]。

轴突生长

近些年，在视神经发育方面的研究取得了相当大的进步，特别在细胞和分子调节方面。轴突生长需要特别的细胞外信号，视网膜神经节细胞发育过程中诱导轴突生长仅仅依靠抑制细胞死亡是不够的[112,113]。轴突生长的最有力信号与强烈促进视网膜神经节细胞存活信号是同样的肽营养因子，多种肽营养因子通常能够结合在一起以诱导更多的轴突生长[113-116]。研究最透彻的视网膜神经节细胞轴突生长的肽营养因子是脑源性神经营养因子、睫状神经营养因子、类胰岛素生长因子、碱性成纤维细胞生长因子、胶质细胞源性神经营养因子，但还不是很清楚在正常发育过程中这些因子对轴突生长起何种关键作用[112,117,118]。除外肽营养因子，细胞外基质分子像层粘连蛋白和硫肝蛋白糖、细胞黏附蛋白像 L1 和钙黏着糖蛋白类均在视觉通路中被表达[119,120]，并提供一个关键基底供轴突生长。例如，消除钙黏着糖蛋白类的表达将能够明显减少体内视网膜神经节细胞轴突的生长[121]。最后，其他胞外信号，如嘌呤核苷酸信号通路或许在诱导轴突生长中起到了至关重要的作用，但这一活动机制还不清楚[122]。

轴突生长不需要电活动性（下文讨论），但可能在塑造轴突组织形态中起作用。因此，当注射河豚毒素到眼球阻止动作电位后[123]，或者在突触释放的神经递质基本上被消除的实验鼠中[124]，视网膜神经节细胞和其他中枢神经系统神经元，都能在缺少电活动性情况下，顺利地将轴突生长至目标区域。视网膜神经节细胞活动能够在他们的目标区域，通过稳定生长分支来增加轴突分支率[125-127]，或许能够影响局部连接性和轴突靶向作用的特异性[128-130]。轴突生长分子机制方面的理解已经取得了巨大的进步，其他章节也已经多次回顾[131]。

轴突导向

视神经轴突生长受最早出现的轴突导向影响[132]，它们为轴突生长提供基底和方向。在发育过程中，神经元和神经胶质分子通过吸引和排斥轴突生长锥指导视网膜神经节细胞轴突生长[133,134]。例如，胚胎视网膜神经节细胞轴突被 Müller 神经胶质细胞排斥，防止进入更深层的视网膜而停留在神经纤维层[135,136]。有趣的是，黄斑区视网膜神经纤维层的轴突可能存在黄斑中心凹排斥与视盘诱导相结合的综合机制[137]。视网膜神经节细胞轴突远离硫酸软骨素蛋白多糖而集中于中心视网膜中[138]，并被 netrins 神经导向分子家族吸引到视神经盘[139,140]。一个信号素类 sema 5A 可能有助于保持发育中的视神经轴突持续存在发展[41]。同侧突出的轴突在视交叉处被 slit1 和 slit2[142]、ephrin-B[143,144] 和 CSPGs[145] 所排斥。当他们通过视交叉及继续支配外侧膝状体时，轴突的发育顺序反映了相关因子的作用时间[146,147]。

视网膜神经节细胞轴突抵达的 4 个主要目标区域为：（1）丘脑的外侧膝状体核；（2）上丘脑；（3）顶盖前核；（4）视交叉上核。大多数轴突不触及外侧膝状体核，但在大多数动物研究中[149, 148]，包括灵长类动物，已经证实有抵达其他目标区域的轴索侧支存在，这或许也存在于人类视神经。

外侧膝状体核是视觉信息处理通路上的第一个神经突触集中区域（在29章有详尽讨论）。灵长类动物外侧膝状体核有 6 层：1 层和 2 层由大细胞组成，3、4、5 和 6 层由小细胞组成。大细胞层接受来自微型视网膜神经节细胞的输入，而小细胞层则接受来自伞形视网膜神经节细胞的输入。2、3 和 5 层接受同侧视网膜信号，而 1、4 和 6 层接受对侧视网膜信号。另外，层间细胞构成尘状细胞层，这些细胞比小细胞更小，并接受从蓝 - 黄视网膜神经节细胞信号输入[150]。

随后视神经轴突投射至上丘脑，上丘脑是中脑背侧的成对结构。在低等动物，例如啮齿类动物中，大多数视神经纤维投射至上丘脑。在包括人类在内的灵长类动物中，只有少数是这样，大多数神经轴突投射至外侧膝状体核。除了中央区 10° 范围[151]，这些纤维来源于大部分的视网膜神经节细胞。上丘脑具有板层结构，其处理范围与视网膜区域相对应[152]。尽管人类的上丘脑似乎也有类似的解剖[153]，但在动物试验中已经完成了上丘脑结构的大多数研究。上丘脑的功能是协调视网膜和大脑皮质对跳跃视和固定视的控制[152]。中脑终端的纤维分支在眼球、头部或身体运动过程中稳定视网膜像[154]。上丘脑在眼球外的作用在第 9 章有描述。

中脑顶盖前核接收对于瞳孔对光反射至关重要的视网膜神经节细胞纤维[155,156]。顶盖前核是双侧的，每个顶盖前核同时接受来自同侧和对侧神经纤维，并投射至动眼神经核的 Edinger-Westphal 亚核，后者将沿动眼神经路径将副交感神经投射至眶内的睫状神经节，在该部位将建立突触反射。突触后副交感神经纤维将继续前行至瞳孔括约肌内，当瞳孔对光反射时，该收缩是明显的。顶盖前核接受来自视网膜同侧和对侧神经节细胞纤维，投射信号至动眼神经核的 Edinger-Westphal 亚核的反射路径必然导致光刺激引起的视神经冲动会造成双侧瞳孔同时平等收缩。这是用于检测瞳孔传入障碍（也称为 Marcus Gunn）的生理基础。如果每一个视网膜发射冲动的视神经轴突有数量上的差别，那么将导致功能上的差异，轴突量少的眼将比轴突量多的另一只眼产生较少（左右对称）的瞳孔收缩。通过两眼之间的交替光照将可以观察瞳孔大小的改变，此种改变依赖于每只眼的光照量，进而可以检测两眼视神经传导功能的差别。这项检查与视网膜视神节细胞的存活数目或视网膜神经节细胞轴突的差异高度相关[157]。因为脱髓鞘视神经病变和单眼失明但调节性瞳孔反射仍存在患者的存在[158]，尽管此类患者稀少，但已经有人提出通往外侧膝状体核的有髓鞘包绕的轴突与导致瞳孔反射的神经轴突之间存在差异。这些患者没有明显的信号投向外侧膝状体核，但有信号传导至负责瞳孔对光反射的顶盖前区。在第 25 章中有讨论瞳孔传入缺陷的检测。

视神经轴突的第四种投影通过视网膜下丘脑纤维束至视交叉上核和丘脑下部的室旁核来实现[159-161]。这些神经纤维负责控制生物钟、温度和其他全身功能。

逆行标记的鸽子[162]和老鼠[163]的研究表明，只有少量的视网膜神经节细胞轴突投影至顶盖和视交叉上核。最近，人类表达感光色素黑视素[165-167]的内源光敏性视网膜神经节细胞已被确定[164]，该细胞投射至丘脑底核并调节昼夜节律与瞳孔对光反射[168,169]。因此，即使所有的视杆和视锥光感受器都丢失（例如色素性视网膜炎），这些内源性光敏视网膜神经节细胞也可以继续调节昼夜节律。

视神经生理学

视网膜神经节细胞电生理学和突触传递

在视网膜中，视网膜神经节细胞接收双极细胞和无长突细胞的突触输入，最初应用谷氨酸盐作为主要的兴奋神经递质。视网膜神经节细胞同时具有 N- 甲基天冬氨酸和非 N- 甲基天冬氨酸离子型谷氨酸以及代谢型受体[170-175]。其他的调节视网膜神经节细胞活动的神经递质包括 γ- 氨基丁酸[174]、乙酰胆碱[176,177]和天冬氨酸（作用于 N- 甲基天冬氨酸受体）以及血清素和多巴胺[178]。在视网膜内部，谷氨酸盐的水平被 Müller 细胞调节，同时含有谷氨酸盐转运蛋白（包含谷氨酰合成酶），并转换谷氨酸盐为氨基酸谷氨酰胺。谷氨酰胺视网膜再摄取对保持适当视网膜神经节细胞功能是必要的[179-182]。视网膜神经节细胞的电生理是复杂的[183-188]，在第 23 章里及其他地方有详尽讨论[189]。视网膜神经节细胞本身是谷氨酸，但它们也可以使用其他的神经递质，包括 P- 物质和 5- 羟色胺[190-194]。

轴突传导

动作电位

视网膜神经节细胞轴突通过动作电位传递信息，这是有或无的尖峰电活动。与之相反，视网膜内细胞间通讯常见方式是梯度电位。尽管传入视神经的每秒钟信号冲动的数量和不同轴突冲动的分布存在差异，但因为动作电位的存在，实际的电压变化值即去极化

电压的变化是一样的。每条轴突通过相同的生物物理机制发生信号传导，这种信号传导发生在任何有髓鞘的轴突（见下面髓鞘部分）。单条轴突传导速度的差异有助于调节位于视网膜和视神经的不同距离神经节细胞的传导时间[195]。

轴突传导机制很明确。处于静止状态时，相对于轴突的外侧，轴突的内侧为负电压。这种负的静息电位主要由轴突细胞内相对细胞外较高浓度的钾导致。少量钾离子顺着浓度梯度从轴突细胞的内部到外部，这种轴突细胞的电流渗漏形成轴突内部的负电荷。钾离子继续向外流动，直到电荷分离变得过大，并且不再被轴突细胞内部和外部之间的浓度差所驱动。钾离子浓度梯度被分离电荷梯度平衡的结果导致钾离了平衡电位出现。虽然静息电位主要取决于钾离子，但钠离子浓度梯度导致的钠离子流动也起到一定的作用。就钠离子而言，细胞外空间为高浓度，轴突细胞内是低浓度。这个浓度梯度会诱发钠进入轴突细胞内，而少量钠离子的移动导致一个正电压的钠平衡电位。然而，在一个静息（非去极化）的轴突细胞，钠离子的电流远小于钾离子，因此最终的静息电位更多的依赖于钾离子的平衡电位。

在轴突传导过程中电压状态持续变化。部分轴突细胞的去极化（相邻的已经去极化的膜所导致）导致位于细胞膜表面的电压敏感钠通道开放。这允许更多的钠离子进入轴突细胞，钠离子电流导致轴突细胞电压进一步增高，即去极化。此时，膜表面的平衡电位将更多依赖于钠平衡电位。钠离子通道开放的原因在于该通道是电压敏感的，相对较小的膜去极化即可短暂将其开放。一旦该通道开放，将影响轴突的毗邻区域，导致这些区域轴突膜钠离子通道局部去极化。当通道完全开放后则会形成一个完全的去极化。这一系列过程沿着轴突逐渐发生，形成动作电位的传递。

复极化是返回到原始（负的静息电位）状态轴突膜电位，这对传送一个单一的动作电位到轴突是必要的。复极化是由电压敏感的钠通道和一个电压敏感钾通道的短暂封闭产生。一旦后者发生，则钾平衡电位引起的膜的静息电位比钠平衡电位引起的重要得多。这会导致膜电位恢复到静息状态。

动作电位的发生源于钠离子与钾离子的浓度差。如果动作电位持续发生，钠离子与钾离子的浓度差将在轴突细胞表面达到平衡，导致离子之间浓度差的消失，进而使电流通道关闭。为重新建立这种浓度差，将通过钠钾泵使离子在细胞内外实现重新分布。这是

一个高度依赖能量的过程，如果轴突代谢受到干扰该进程将不会发生。

少突胶质细胞和髓鞘的作用

髓鞘有 2 个电生理功能。首先，它减少了电容，这意味着较少的钠离子正电荷输入轴突即可达到膜去极化。第二，它增加阻力，这意味着有较少的电荷穿过膜泄露。总之，这些特点降低了膜两端电压变化需要获得的离子流数量，从而节约了 Na^+-K^+-ATP 酶的活性和传导后所需的维持离子稳态的能量。

少突胶质细胞和髓鞘在轴突细胞电传导过程中还具有其他关键性能。新生的无髓鞘轴突沿轴突径向具有低密度的钠离子通道，这可以成为一个衡量轴突传导的测度。然而，成人离子通道并非沿着有髓神经轴突均匀分布。相反，通道被分隔成数个区域，该区域为无髓鞘轴突，称为郎飞氏节[196]。有髓鞘轴突的电传导要更为快速，称为跳跃传导，即去极化过程为从一个节点到下一个节点的"跳跃"传导。钠离子通道聚集的郎飞氏节，是钠离子通道亚型的重要发育促发器，也可由少突胶质细胞诱导[197-199]。

星形细胞的作用

尽管神经元通常被认为是中枢神经系统中唯一具有电活性的细胞群，星形胶质细胞也具有离子通道。例如，多个电压敏感的钠通道已在大鼠视神经星形胶质细胞中被证实存在[196,200,201]。钠离子和钾离子通道的电生理学研究也已在体外培养的星形胶质细胞中进行[202,203]。在完整的视神经中，轴突细胞释放的非囊性谷氨酸盐可诱导神经胶质细胞激活[204]和其他可能的影响[205]。无论是离子通道或视神经胶质细胞的神经递质受体在体内的重要生理作用都尚未得到证实，但现有研究已表明，星形胶质细胞或许有更多的功能。

轴突运输

视网膜神经节细胞轴突的整体必须通过转运蛋白和其他来自细胞体、细胞核和大部分驻留的蛋白质合成器才能维持。轴突转运发生在 2 个方向，顺行（远离细胞体朝向大脑）和逆行（朝向细胞体远离大脑）。通过注射放射性荧光或酶促活性大分子示踪剂进入眼球或轴突的终末段，可以确定运输过程是顺行还是逆行。已经在哺乳动物上进行了试验研究，跨物种的调查结果基本一致[206]。作为视神经发育的功能

阶段，特定部分的传输速率可能会不同，故提出了发育调控轴突运输的观点[207]。轴突运输的不同速率可能与微管密切相关的运动蛋白的不同有关，即快速运输的驱动蛋白[208]和缓慢运输的动力蛋白[209]。

轴突的快速运输大约每天行进 90～350 mm[210,211]，传送数个亚细胞器至轴突末端[212]，如突触传递中使用的神经递质囊泡。尽管在细胞体末端的轴突将横断，这类传输会持续进行，这表明轴突内部成分对这一传输过程的发生是有用的。慢速轴突运输分为 2 类：稍慢的一类速率为 0.2～1 mm/d，并传送细胞骨架蛋白，如神经丝蛋白和组成微管的微管蛋白[213]、快速的一类速率在 2～8 mm/d，并传送蛋白质，例如激动蛋白和肌球蛋白、代谢酶和线粒体[214-216]。慢速轴突运输的细胞体远端横断后，并不像快速轴突运输一样会再继续[217]。

快速顺行运输在达到其最高速度的一半时可以发生逆行运输。在发育过程中神经营养分子的逆行运输将激活轴突细胞体到达大脑中的目标区域。轴突生长信号如何传递到远端的细胞体，在细胞体中基因的转录和翻译如何诱导支持细胞存活和轴突生长呢？神经营养因子介导激活 Trk 受体导致入胞作用的激活，配体结合受体转化至网格蛋白包被小泡。这些核内体信号将他们传送至 RAS-RAF-MAP 激酶信号传导系统；一旦进入细胞，可以继续激活这些途径[218]。神经营养因子的信号颗粒可沿微管逆行运输至细胞体，在那里他们可以激活转录调控因子和诱导新基因的表达[219-221]。囊泡定位和信号效应之间的关系在很大程度上仍未完全了解清楚，但对于维护正常的轴突生理，其作用是明确的。

视神经损伤

临床并发症

视神经较易被疾病侵犯，造成视神经疾病和视力丧失。青光眼是最常见的视神经病变，其他包括炎症性视神经病变，如多发性硬化症脱髓鞘疾病导致的视神经炎、通常影响老年人的缺血性视神经病变、常与肿瘤或动脉瘤有关的压迫性视神经病变。虽然没有得到证实，但一些研究人员认为 Leber 遗传性视神经病变和毒性视神经病变可以反映视网膜内神经节细胞体的损害。除了这些，大多数视神经病变是由于视神经直接损伤。因此，绝大多数视神经病涉及轴索损

伤。重要的是，在所有形式的轴索损伤中，成人视网膜神经节细胞轴突通常是没有再生能力的，因此几乎没有内源性修复。

视神经损伤的分型

创伤性视神经病变

创伤性视神经病变，尤其是视神经离断，尽管是一种最常见的视网膜视神经细胞轴突损伤，但迄今为止一直没有最好的动物研究模型。在人类中，震荡伤能够间接创伤视神经和损害轴突，这在车祸或其他钝器伤后可能发生。视神经直接离断尽管非常罕见，但可能发生于枪击或眶骨骨折的骨片损伤之后，或有直接撕脱引起。在动物模型中，通常情况下视神经在球后被切断或碾碎，该类实验已经开始在颅内进行研究，通过标记视网膜神经节细胞轴突来分析再生反应和确定是否有延续过去的病变部位[222]。有趣的是，尽管随着距眼距离的增加将延迟视网膜神经节细胞的死亡[223]，但是远距离损伤的再生反应也有所减少[224]。

缺血性视神经病变

由于视神经血管供应是复杂的，并沿其走行存在定量变化，所以不同位置的局部缺血或梗死可能会导致各种不同的临床综合征。动脉炎性和非动脉炎性前部缺血性视神经病变与病理组织学证实与睫状后动脉闭塞相关。视网膜中央动脉或其分支的堵塞，将导致视网膜神经节细胞轴突损失，伴随视盘苍白和视神经本身的轴突丢失。缺血也可导致低血压或严重失血，虽然产生的病理生理机制可能会有所不同[225,226]。最后，青光眼眼压升高造成的轴索损伤是缺血还是机械压迫的结果目前仍存在争议。

有髓鞘轴突缺血的病理生理是复杂的[227,228]。髓鞘的存在影响轴突的代谢。因为少量电流对去极化发生来说是必要的，动作电位的传输也需要少量的ATP。同时，有髓神经轴突对缺氧损伤更敏感。虽然新生儿的视神经不是有髓的，不容易受到缺氧造成不可逆转的损害，但成年动物髓鞘化的视神经对缺氧非常敏感。同样，具有视神经髓鞘缺陷的大鼠株 -MD大鼠，对缺氧敏感[229]。最后，有髓鞘的轴突（白质）相比神经元细胞体（灰质）对缺血相对不敏感[230]。

缺血性视神经损伤可以通过各种方法在动物模型中实现。一个有效的方法就是睫状后动脉阻塞，这在灵长类动物中已得到良好构建，其缺点在于影响了脉络膜血液循环[231,232]。在神经周围输注收缩血管的内皮素 -1可得到一个很好的亚急性慢性缺血模型，并且可以在各种物种中实现[233-239]。最近，在视盘[240,241]和球后视神经[242]中已经得到了直接的血管伤害、组织水肿和血管损伤的模型。

视神经炎症

视神经炎是年轻人和中年人最常见的急性视神经病变，也是多发性硬化病的一种常见先兆[243,244]。脱髓鞘是视神经炎最常见的病理性伴随症状，由于该原因或其他炎症[245]导致的传导阻滞，通常是视神经炎患者暂时视觉功能损失的主要原因。脱髓鞘本身并不一定会导致视网膜神经节细胞的损失，如多发性硬化症，而多发的脱髓鞘及相关炎症可能是轴索损失的原因[246-248]。临床长期认为视神经炎的轴突损失是视神经萎缩和神经纤维层丢失[249]的结果，视神经炎症的实验模型可以用来阐明轴索损伤如何发生[250-252]。这很可能是轴突细胞骨架主要的炎症效应之一，并通过微管和神经丝蛋白组织中的变化[252]及轴突运输的变化来见证[253-255]。

就获得性脱髓鞘疾病而言，如特发性视神经炎，即因为脱髓鞘导致的膜电阻和电容特性的变化引起传导异常。这可以通过髓鞘自身形态的丧失而发生，即无直接脱髓鞘[256]。低密度的视神经节间钠离子通道，可能会允许脱髓鞘病变后存在一些传导，像视神经炎[257]。然而轴突传导变得缓慢，在某些情况下可能被阻塞（传导阻滞），两者均将导致视觉功能下降。即使在一个完全脱髓鞘的轴突中，脱髓鞘视神经的低密度节间钠通道可能仍然允许传导[257]。另一个独特脱髓鞘现象是视力随着温度上升或运动而日益减退或称Uhthoff 现象。升高的温度和运动被认为在去极化过程中降低钠通道的开放时间，从而导致较少的电荷进入轴突，和一种可能性的减少：即一个相邻的脱髓鞘轴突将能够去极化到足以导致其自身电压敏感的钠离子通道开放——这将导致温度敏感性的传导阻滞。

视神经炎已在大鼠和小鼠的实验性自身免疫性脑脊髓炎中建模，其中有啮齿类动物的免疫系统对髓鞘相关蛋白的刺激反应。针对髓磷脂少突胶质细胞糖蛋白（MOG）的免疫反应诱导多发性硬化症脱髓鞘病变，如全脑的脱髓鞘病变，包括视神经[258]。但 T细胞特异性 MOG 转基因小鼠的创建或被动转移大鼠中抗 MOG 的 T 细胞造成的脱髓鞘疾病主要限于视神经及模拟视神经炎[259,260]。在这种模型中，RGC 轴突偶然切断并且不能再生，正如视神经损伤后，视网膜神经节细胞将延迟 1 ～ 2 周死亡[261]。

压缩性视神经病

视神经受压迫是大多数视神经病变的常见临床相关症状。除了明显的原因，如肿瘤和血管瘤，视神经也可以被扩大的眼外肌（如 Grave 眼病）、水肿（如间接性外伤性视神经病变，视神经管内视神经挫伤）、视盘玻璃膜疣等压迫。神经本身的压迫可能会发生在某些类型的青光眼性视神经病变中，眼压增加可能会导致筛板及筛孔内束状视神经轴突的消失和转移[262]。虽然 3 层脑膜存在于眶内和管内视神经，但是只有软脑膜继续沿着颅内视神经走行至颅内。这一临床意义表现在来源于视神经本身的脑膜肿瘤（即视神经鞘脑膜瘤）通常会继续通过视神经管，然后转移至蝶骨，而不是沿着视路中的颅内视神经或视交叉走行。这意味着视神经鞘肿瘤转移至视交叉并影响到对侧眼球是非常罕见的。视神经鞘脑膜瘤蔓延至双侧的更为常见的方式是直接沿着蝶骨脑膜转移。

眶内慢性视神经压迫实验效应已经在显微和超微结构水平被描述[263,264]：最先发生脱髓鞘，随后出现髓鞘再生，即使轴突仍被压缩，但仍具有相对小的轴索损失。脱髓鞘的轴突或压力的直接影响可能会导致传导阻滞，这将是可逆的。这可能解释了肿瘤切除后的压迫视神经病变有可观的视觉功能恢复[265]。

青光眼

最常见的视神经病变是青光眼性视神经病变，由不同形态的逐步凹陷的视神经盘和视盘缘剩余的没有显著苍白的区域来区分。在视网膜内，青光眼患者的视网膜神经节细胞逐渐减少[266-268]，这可能反映了细胞凋亡导致的死亡[269-272]。视网膜神经节细胞的数量与视野缺损相关[273]。除了视网膜神经节细胞胞体丢失，还存在其轴突的丢失，表现为神经纤维层的部分缺损[274-278]、杯盘比增加、视神经[279]和视交叉[280]变薄、在外侧膝状体的突触后细胞计数[281-284]（高等动物的RGC轴突到达的主要区域）和大脑皮层内变化[285,286]。

原发损伤的部位很可能在视盘，这一结论与各种各样病理水平的证据是一致的[268,287]，特别是在筛板[262,288-299]。视网膜细胞损失和视野缺损的重点区域与视神经轴突损伤的重点区域相联系[22,23]。因此，最典型的青光眼性视野缺损以弧形图案散布，但停止在鼻侧水平子午线。视野中这一区域对应于颞侧视网膜中的神经纤维脊。尽管神经纤维脊两侧的神经节细胞之间只有一个很小的距离，但对应这些视网膜神经节细胞的轴突在视盘处有较大的分离（图 28.1）。当在水平子午线两侧看到视野缺损时，可以在视野的上部和下部看到缺损发生，但其范围不会直接跨越子午线。因此，青光眼患者视野缺损的进展反映了继发于视网膜神经节细胞丢失的视神经盘病损进展。

什么样的机制导致青光眼神经节细胞的死亡？青光眼已在动物中被广泛建模（参见综述[300,301]）。针对青光眼患者及非人灵长类动物、其他哺乳动物的实验性青光眼研究已证实，视神经盘的改变，例如相对的筛板变形，轴突内积累的细胞器（与阻塞的轴突运输相一致，图 28.6），筛板远端的 Wallerian 变性[262,302,303]。无论是机械性轴突损伤[223,304-306]、缺血[238]、一氧化氮的产生[307,308]或其他原因，弥漫性轴索损伤导致视网膜神经节细胞的变性，最终将导致死亡。眼压增高将扰乱轴浆的快速顺行并逆行运输至筛板[309-312]。这可能会导致视网膜神经节细胞失去来自大脑的神经营养因子或其他生存信号。实验动物研究已经表明，以实验性青光眼眼内压升高为例，视神经的损害将阻断脑源性神经营养因子（BDNF）及其相关的受体 TrkB[313-315]的逆向运输。有趣的是，遗传性青光眼的一个相关基因，视神经蛋白[316]，可通过基因突变增加视网膜神经节细胞对于视神经损伤的敏感性，即通过不能充分参与神经营养因子信号传导复合物的逆行运输或者发生氧化失调实现[317-320]。

视神经盘水肿

视神经盘水肿被定义为继发于颅内压增高的视盘水肿，而不是指非特异性视盘水肿。视神经盘水肿的病理检查发现轴突内水肿及异常的轴浆运输。然而，视神经盘水肿的发病机制仍有争议。灵长类动物实验发现了明确的异常缓慢的轴浆运输[321,322]，但异常的快速轴浆运输（其中包括逆行运输）的证据仍不太清楚[322,323]，部分视神经盘水肿来自于低眼压实验模型[324,325]。目前还不清楚视力丧失是否与轴突运输干扰导致的慢性视神经盘水肿，或因视神经盘充血导致的缺血有关。

视神经损伤后视网膜神经节细胞死亡

视网膜神经节细胞死亡几乎是所有视神经疾病的最后共同通路，包括青光眼性视神经病变、前部缺血性视神经病变、视神经炎、压迫性视神经病变等。

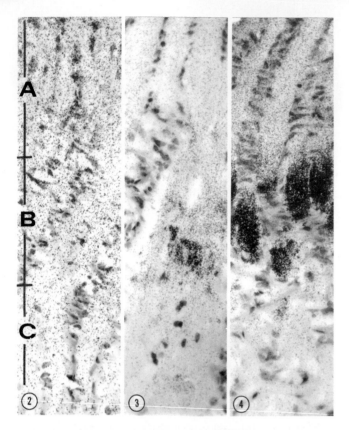

图 28.6　视神经损伤中的轴浆流故障与高眼压相关。X 光片捕捉视神经通过板前区域（A）、（B）筛板和后板层眶部视神经（C）。将氚标记的亮氨酸注射到正常猴眼睛（左）或中等损伤程度猴子的眼睛（中心）或更严重的（右）实验性眼压升高后的视神经，随着升高的眼压，筛板中放射性标记不断积累，与之相关联的输送到这点的颗粒减少。（From Figures 2-4 of Anderson & Hendrickson, Invest Ophthalmol 1974；13（10）：771. Reproduced with permission from Association of Research in Vision and Ophthalmology.）

许多疾病影响神经节细胞的轴突（如青光眼或动脉炎性缺血），其视力丧失是永久性的，这也反映了一个事实，即神经节细胞的损伤是不可逆的。在某些情况下（例如慢性压迫性视神经病变、急性视神经炎或视神经盘水肿），当轴突损伤被解除时，视力可以恢复，大多数可能是因为神经节细胞的死亡还没有发生。现在已有证据表明，即使在青光眼，在轴突细胞死亡之前也先存在神经节细胞的电生理功能障碍和视野缺失[326-328]。但是，如果病程继续，这一过程最终可导致永久性的神经节细胞死亡。

时间过程

视神经损伤后神经节细胞死亡的速率和时间取决于种族、年龄、神经节细胞大小、受伤部位与神经节细胞之间的距离。例如，金鱼、青蛙的视神经损伤后，神经节细胞不会死亡，但轴突肥大、再生将在 1 ～ 2 个月内发生[329-331]。相反，在成年啮齿动物中，视神经损伤导致的细胞死亡于伤后 5 ～ 7 天之内开始，50% ～ 90% 的细胞死亡将花费数周到几个月的时间[304-306,332-335]。与此类似，松鼠和夜猴体内的神经节细胞死亡发生在切断后约 4 ～ 6 周[336,337]。人类视交叉压迫至少 6 个月后，鼻侧视网膜出现广泛的神经节细胞丢失，而且即使在同侧视束切断后 35 天，仍然有不少的颞侧神经节细胞存在[338]。与此相反，新生儿的视网膜神经节细胞比成人对轴突切断更为敏感[304,339,340]，这或许是与新生儿视网膜神经节细胞的自然发育性死亡在同一时间发生有关。如出生后的啮齿动物，90% 的视网膜神经节细胞在视神经挤压伤后 48 小时内死亡。

神经节细胞轴突切断后细胞的死亡时间是否取决于病灶和细胞体之间的距离，现在还存在争议。一些研究已经表明：距离越短，变性更为快速[332,333]，影响更为严重[341-344]。这可能是由于残存轴突缺乏神经营养信号，或者是细胞死亡信号更快速的传导，以上各种机制可能是通过逆行轴突运输介导的[306,337,345]。也有人认为，神经节细胞变性的时间与病变部位的距离没有相关性[336,337]。如轴突切断后黄斑区神经纤维变性的时间比周边视网膜的更晚，这暗示切断部位与视网膜的距离可能并不影响神经节细胞的死亡时间[337]。神经节细胞存活时间的差异性也可能与视经横断伤的部位与视网膜血管的供应有关。如果眼动脉或视网膜中央动脉被切断，那么视网膜内层（包括神经节细胞层）将会梗死[346]，并迅速导致神经节细胞的死亡。

细胞凋亡

多种实验均表明，轴突切断后视网膜神经节细胞死亡形式表现为凋亡[223,269,347-350]。病理研究显示了如下变化：细胞核和细胞质的冷凝，胞质膜的发芽，DNA 裂解成 180 ～ 200 bp 的片段，细胞碎片形成的膜结合体和这些体的易溶形式[351,352]。细胞凋亡程序是细胞内多种酶复杂的、程序化的激活，包括依赖型半胱氨酸天冬氨酸蛋白酶（半胱天冬酶）、核酸内切酶、来自 Bcl-2 家族蛋白的线粒体膜调控。前凋亡家族成员，如 Bax、Bak 和 Bok，受控于抗凋亡家族成员，如 Bcl-xL 和 Bcl-2。第三组家族成员，包括 Bim 和 Bad，不能自行激活细胞凋亡，但可以通过干扰

Bcl-xL 或者 Bcl-2 的活性来调节 Bax 蛋白,从而促进细胞凋亡。如果抗凋亡蛋白不能平衡凋亡家族成员,或者因为它们被 BIM-like 蛋白隔离,或者是短时间内不能足够的产生,那么抗凋亡蛋白线粒体膜的通透性将增加,并促进细胞色素 c 释放进入细胞质。细胞色素 c 与 Apaf-1 衔接蛋白结合形成复合物,它可以启动一个由半胱氨酸天门冬酶前体 -9 激活开始的,包含酶促降解细胞成分的半胱氨酸天冬氨酸蛋白酶的级联反应。它也可以从线粒体释放 Smac/DIABLO 蛋白结合抗凋亡蛋白抑制因子(IAP)并抑制其活性,通常通过抑制活化的胱门蛋白酶的前体蛋白来实现。因此,至少通过 2 个机制,由 Bax 介导的线粒体通透性将使细胞凋亡发生。一旦来自线粒体的相关因素导致凋亡体形成,胱门蛋白级联反应将激活。反过来,这将激活其他的胱门蛋白酶,这些级联反应将引起细胞内其他酶的激活并导致 DNA、其他细胞内大分子、细胞的膜结合的成分崩解,然后被相邻细胞吞噬。

除了弥漫性轴索损伤的细胞死亡,其他几个模式也可以诱导细胞凋亡。例如,肿瘤坏死因子与肿瘤坏死因子受体的结合可诱导细胞凋亡,它们最初绕过线粒体介导的 caspase-9 的激活,通过细胞死亡的主要信号通路和随后发生的 caspase-8 激活。谷氨酸的兴奋毒性也可以诱导细胞凋亡[353],视网膜神经节细胞特别容易受到在细胞外空间高水平的谷氨酸的影响[175,354-356]。已经有人提出,兴奋毒性视网膜神经节细胞的死亡可解释诸如青光眼的病理原因[357]。这一证据已被支持:谷氨酸 NMDA 受体介导的兴奋毒性的拮抗剂通常被视神经损伤后死亡的神经节细胞减少所介导[358,359],并有可能由视神经损伤后眼球内谷氨酸水平的升高所致[360],这在青光眼实验模型或人体观察中均已得到证实[361]。NMDA 受体亚单位表达的变化继发于轴突损伤[362],并可能加强了兴奋毒的敏感性。但是,在动物模型中视网膜神经节细胞对于兴奋毒的敏感性的不确定性[363]和 NMDA 受体抑制预防青光眼进展的失效,显示出这一机制仍需进一步探索[364]。

轴突损伤的信号

轴索损伤是如何诱导细胞凋亡的呢?在视神经损伤后或目标区域迷失后视网膜神经节细胞死亡似乎通过如下几种机制发生,包括缺乏靶组织的神经营养因子,来自谷氨酸生理或病理水平的兴奋毒性,自由基的形成,轴突细胞末端细胞成分的泄漏,小胶质细胞活化、增殖,过量的逆行运输大分子机制的建立和

血 - 脑屏障机制的崩溃[117,332,341,343,359,365-367]。甚至对侧视网膜也可以被单侧视神经损伤影响,这表明,视交叉内信号或向视网膜走行的轴突纤维参与了此过程[368]。

视网膜神经节细胞在发育过程和成年之后的生存高度依赖于神经营养因子。上述神经营养因子依赖作用的观点得到动物实验的支持,即可以用神经营养因子抢救受伤的神经元,其中包括轴突离断后的成年动物[117,118,335,369-375]。BDNF、FGF、GDNF、CNTF 和离断坐骨神经的条件培养液能促进成年动物神经节细胞的生存[118,376-380]。纯化的新生儿视网膜神经节细胞(视神经在分离中被切断)可以在特定时期内保持活性,甚至超出正常的发育性死亡的时间,这其中包括脑源性神经营养因子(BDNF)、睫状神经营养因子(CNTF)、毛喉素和胰岛素[381]。单纯提供神经营养因子是不够的,因为神经营养因子起作用似乎也需要 cAMP 的上升[382,383]或生理水平的电活动[113]。小胶质细胞在神经节细胞死亡中可能发挥作用,在实验中使用的巨噬细胞抑制因子(MIF)抑制小胶质细胞活化后,延长了切断后神经节细胞的存活时间[384]。

关于神经营养因子缺乏如何导致神经细胞死亡的研究源于理解这些因素是如何维持神经元的存活。例如,TrkB 的作用是 BDNF 的受体;BDNF 和 TrkB 均在视网膜神经节细胞产后发育过程中表达[385]。TrkB 受自身活性或 cAMP 水平调节[383]。TrkB 被 BDNF 约束导致自身磷酸化,包括特定受体蛋白的约束,及 GTP- 约束蛋白级联反应和 Ras-Raf-MAP 激酶级联反应的活化[386]。Ras 活性也导致 PI3- 激酶的活化,它通过激活 Akt(蛋白激酶 B)转导一组单独的信号[387,388]。

如果视神经损伤,脑源性神经营养因子或其他神经营养因子进入到玻璃体或视网膜中,增加视网膜神经节细胞的存活[117,118,335,369-371]。然而,没有直接证据显示成年视网膜神经节细胞生存依赖于 BDNF 或其他神经营养因子,生存时间延长的可能原因不是神经营养因子对于神经节细胞特定的作用,而是更为广泛意义的生存效应。此外,逆行轴突运输是快速的,当然,其中亚急性弥漫性轴索损伤后视网膜神经节细胞的死亡并不能反映逆行轴突运输过程中断的时间。这或许可以解释为什么轴突损害后,不同地方的 RGC 轴突损害会有相似的死亡时间。

吞噬作用和免疫激活

视神经损伤也导致局部神经胶质细胞的激活和免疫细胞的聚集。例如,Wallerian 变性过程中,

驻留的小胶质细胞以及循环的单核细胞吞噬髓鞘碎片[72]，并有可能也有少突胶质细胞和星形胶质细胞的贡献[77,104,389-391]。或许变性视神经中的大多数巨噬细胞是来自循环系统，但不是所有的研究结果都一致[392,393]。猴球后视神经被离断后，对其视神经数个区域的检查结果[394]部分回答了关于视神经损伤后的吞噬细胞作用的矛盾结论。在这种情况下，相比较内源性细胞，也许是少突胶质细胞，甚至更远距离的Wallerian 变性之吞噬作用而言，假定是造血来源的巨噬细胞的吞噬作用被重点观察。这在 GFAP- 阴性的压碎性视神经区域发现 ED1- 阳性巨噬细胞中得到支持[395]。小胶质细胞可以被观察到入侵和破坏髓鞘的髓鞘片层，然后吞噬其中的片段[396]。小神经胶质细胞活化的不足之处可能导致髓鞘碎片清除率降低和随后的轴突再生抑制[397]，相反，增加巨噬细胞介导的碎片清除率可以增加再生[398]。

神经胶质增生

视神经星形胶质细胞在神经胶质增生病理过程中的作用是复杂的[399,400]。作为局部损伤或相邻的远距离轴突死亡，星形胶质细胞肥大和增大的过程可作为瘢痕形成的一个过程，但也有可能作为募集或调控其他细胞类型过程的一部分。损伤后星形胶质细胞活化可以部分解释神经节细胞轴突损伤后再生的失败[44]（见下文）。

轴突再生失败

在成年哺乳动物中，视神经损伤后基本上没有轴突再生反应。与此相反，例如金鱼等较低等的脊椎动物，其轴突被切断后，不仅视网膜神经节细胞能存活[401]，而且还能延长神经突，并最终建立与目标区域的正确连接[402]。早在 20 世纪的研究即表明，哺乳动物的视网膜神经节细胞，像其他中央投射神经元，对于它们的轴突再生，只有失败的尝试。即使条件允许，也只有一小部分的视网膜神经节细胞最终延伸至它们的轴突。例如，切断的啮齿动物靠近视神经盘视网膜神经节细胞轴突，随后其轴突在另一个方向出现扭转和蜿蜒[403]。对于视神经盘之后视神经离断后的近端残端分析表明，早期神经芽生称为失败再生，即不能继续生长并萎缩[404]。

因此，在大多数情况下，视神经损伤和轴突损失导致永久的视力丧失。如上所述，特别是在关于炎症、胶质细胞相关抑制信号和轴突修复的神经元本质方面，我们对成年哺乳动物轴突不能再生机制的理解有了进一步的加深，下面将对其进行讨论。

神经突生长的胶质抑制

自从 Aguayo 和他同事的早期实验以来，人们一直认为视网膜神经节细胞和其他中枢神经系统（CNS）神经元一样，轴突再生起自中枢神经系统延伸到周围神经系统（PNS）（如坐骨神经），但不能进入中枢神经系统组织[222,405]。因为视网膜神经节细胞不能在缺少特定细胞外信号的情况下（如上所述）延长轴突，这可能部分解释了损伤后成熟的中枢神经系统星形胶质细胞和少突胶质细胞不能分泌营养信号导致的再生失败。有证据支持这一假设，但事实证明，星形胶质细胞和少突胶质细胞也积极抑制轴突再生。因为对中枢神经系统（非 PNS）轴突生长底物的非自由性质有着极大的兴趣，导致了大量的候选分子。研究最多的抑制分子是由星形胶质细胞表达的少突胶质细胞髓鞘蛋白和蛋白多糖的组成成分，而这些分子和他们的信号传导机制，最近已详细回顾[406]。

小胶质细胞驻留和（或）巨噬细胞聚集到损伤的部位，还可以抑制或不支持轴突生长。虽然在损伤部位巨噬细胞 / 小胶质细胞的数量增加[395,407]，但他们可能没有被适当地激活以支持神经元轴突的延伸[398,408]，并且在基本方式上可能与其他巨噬细胞会有所不同[409]。如果激活的巨噬细胞 / 小胶质细胞不能够吞噬退化的髓鞘，那么在髓鞘发现的抑制信号可能会阻止轴突再生[397]。

神经元轴突再生的内在限制

研究兴趣还关注于这样一种可能性，即再生失败反映了成人视网膜神经节细胞一个特殊的无法延长其轴突的功能——因为当胚胎的神经轴突移植到成年组织时却能够再生。正如上面在视神经发育方面所讨论的，最近的研究已集中在确定是否轴突生长的速率和程度纯粹取决于胞外信号和底物，或者也是神经元的一种固有特点。在中枢神经系统中的其他部位，胚胎神经元轴突很容易再生，但随着年龄的增长也将失去自我再生能力[410-412]。这种再生能力随着发育而丢失已普遍归因于星形胶质细胞和少突胶质细胞的成熟和髓鞘的出现，所有这些因素都强烈抑制损伤后的轴突生长。然而，在去除抑制环境或分子阻滞的实验中，通常只有少量的轴突再生，并且功能恢复进展缓慢（在下面进一步讨论）。例如，视网膜神经节细胞需要 2 个月的时间通过周围神经移植再生[413,414]。

这些实验表明，神经元本身是再生失败的部分原因。例如，产后 2 天或更长时间的仓鼠视网膜神经轴突失去神经再生的能力，甚至是胚胎盖顶的移植能力[415]。在完全没有中枢神经系统的神经胶质细胞培养时，胚胎视网膜神经节细胞延长轴突的速度比产后或成人视网膜神经节细胞的快 10 倍[416]。有趣的是，在出生后轴突到达目标区域后，视网膜神经节细胞轴突生长能力急剧减少，但可能并不与此种变化完全相关。相反，视网膜成熟可能是诱导视网膜神经节细胞轴突生长能力的发育性降低的原因[416]，或许也可能来自视网膜无长突细胞的膜相关信号。一旦该信号被发送，将会永久丢失。无长突细胞的去除不允许视网膜神经节细胞再次加快生长。这也许至少可以部分解释视网膜神经节细胞再生失败的原因。即使在一个完美的生长环境中，视网膜神经节细胞也可能缺乏内在能力来重新迅速生长它们的轴突，而在发育期间却能够做到。

什么样的分子变化构成了发育过程中轴突快速生长能力丢失的基础？视网膜神经节细胞可能会逐渐增加限制轴突生长的基因表达或减少轴突快速生长基因的表达，或两者皆有。比如，发育中的鸡，视网膜神经节细胞失去轴突生长对层粘连蛋白的响应，或者通过下调特定的整合素（层粘连蛋白受体）[417-419]，或通过下调这种整合素的活性来实现[420]；尽管鸡的视网膜神经节细胞能够继续响应层粘连蛋白 -2（分层蛋白）[421]。在动物模型中，加强整合素信号将增强再生能力[422]。同样，营养素受体水平或对于营养素信号响应的差异可能解释这些差别。例如，去极化迅速升高中枢神经系统神经元表面上的 TrkB 受体[381,423]。

事实上，细胞内几乎所有的分子对决定轴突生长可能都是关键的[131]。首先最具吸引力的重点考虑对象是转录因子，它可激活整个轴突生长程序的表达；最近的数据也指出，转录因子家族可调节视网膜神经节细胞轴突的再生能力[424,425]。然而，转录因子不是细胞中的唯一主要的调节器。蛋白特定补充物的水平可以通过泛素化和降解来翻译后调节。泛素连接酶后期促进复合物（APC）在调节小脑颗粒神经元的轴突生长方面有显著的作用[426]。细胞质激酶和磷酸激酶，诸如 Ca^{2+} 依赖的信号激酶、钙调蛋白的激酶（CaMKs），同样可以提供轴突生长控制下行机制[427]。cAMP、cGMP 等第二信使信号在视网膜神经节细胞中可能在轴突内在的再生调控中起作用，也可能通过阳性神经

营养因子[113] 或髓鞘相关轴突生长抑制剂的反应来调节[428]。寻找修改后能真正增强再生修复功能的分子仍然是今天视神经研究中一个正在进行的主要目标。

视神经修复

任何视神经修复策略的主要目标必须是保护或再生视网膜神经节细胞轴突和大脑目标区域的连接，这些连接最终将服务于视觉。

视神经髓鞘再生

视神经炎中视网膜神经节细胞功能的主要缺陷在于少突胶质细胞脱髓鞘，因此增强髓鞘再生的治疗策略是极为重要的。目前，主要的方法包括类固醇激素治疗，这可能打乱正在进行的炎症刺激并允许更快的视神经轴突重新包裹，并恢复到基线视觉。脱髓鞘情况下，少突胶质细胞可能自我重建和重新生成髓鞘轴突[429]，尽管诱导的化学信号性质并没有很好的特点[430]。同样，免疫调节剂的缓慢治疗将降低随后的脱髓鞘事件的风险。

神经保护和视网膜神经节细胞存活

保护视神经轴突退行性过程的首要步骤是防止视网膜神经节细胞的死亡。神经保护的首次提出是在其他中枢神经系统疾病中，近几年来被认作视神经病变的一个可行性治疗[431,432]。保护策略包括：谷氨酸介导的阻滞视网膜兴奋性毒性（N- 甲基 -D 天门冬氨酸 [NMDA] 受体结合，诱导 RGC 死亡）[433]；可能会增强神经元对损伤抵抗的[434,435] 小分子受体的激活；可能会导致筛板弥漫性轴索损伤的[436] 一氧化氮合酶抑制；某些合成多肽免疫[437]。此外，在体外培养视网膜神经节细胞中可见，视网膜神经节细胞[113]cAMP 水平的提高增强了视神经损伤后的再生能力[438-440]。这些策略尚未在人类青光眼患者的随机对照临床试验中证实。然而，有大量的体外细胞培养或视神经疾病的动物模型的实验证据表明，一个或多个视神经保护的方法在临床疾病中将最终可能成功。

最有前景的方法可能是注射神经营养因子以维持视网膜神经节细胞生存[117,335,370]。事实上，有充足的证据支持在活体内神经营养因子能刺激视网膜神经节细胞的生存。体外刺激视网膜神经节细胞轴突生长的肽营养因子提高了体内轴突细胞存活的时间及再生能力。GDNF[441-443]、BDNF[444-446] 和 CNTF[447] 强烈地促

进视网膜神经节细胞生存。一般情况下，这些神经营养因子往往在任何视神经病变模型中都能发生作用。例如，在成年大鼠[118,438,448-450]、成年小鼠[451,452]和成年猫[440,453]中视神经离断后，CNTF将有效促进视网膜神经节细胞生存。病毒载体的持续给药或许更有效[452,454,455]。同样，肽营养因子已在高眼压症或青光眼的多种动物模型中被证明具有神经保护作用[447,456,457]。因此，神经营养因子为多个视神经病变提供了一个有效的视网膜神经节细胞的神经保护作用。

同样，许多细胞死亡信号通路最终融合在细胞凋亡（如上所述）这一共同路径上，这为干预治疗和神经保护治疗提供了的另一种途径。对细胞凋亡级联反应的任意节点进行干扰，可能会提供一种机制来保护视神经损伤后视网膜神经节细胞的死亡。细胞色素C、线粒体膜去极化、半胱天冬酶激活和 IAP 的信号抑制剂的作用在眼、脑或身体其他部位的神经保护中得到发展。

视网膜神经节细胞轴突再生

同样的神经营养因子在体外[113]和体内[452]均能促进视网膜神经节细胞的存活，也往往能极大促进视网膜神经节细胞轴突再生。最近的证据增加了传统神经信号分子家族的名单。例如，一个小的巨噬细胞源性的钙结合蛋白，被命名为癌调蛋白结合视网膜神经节细胞，能在体外和体内强烈地促进视网膜神经节细胞的轴突生长[458]。

此外，我们对轴突生长机制的理解对于了解再生失败起了很大的作用。例如，通过抑制分子机制对调节排斥和生长锥崩溃的理解，其依赖于相同的细胞内信号转导通路，表明操纵这些常见的调节器可以提高再生。因此，阻断生长锥崩溃的小 GTP 酶 5-（和 -6）-羧基四甲基罗丹明的活性，可以增加体内视神经抑制环境中的视网膜神经节细胞再生[459]。这样的方法或许可以通过联合 cAMP 水平提升和营养因子传递来进一步提高再生甚至达到更理想的效果[460]。

视网膜神经节细胞内在轴突生长能力的丢失[416]能在成年期视神经损伤后恢复吗？正如上面提到的，内在的轴突生长能力的损失可以解释在许多视神经损伤的动物模型中得到的结论，即使在胶质细胞抑制条件被去除时再生能力也显著减慢。例如，大多数的视网膜神经节细胞需要 2～3 个月通过外周神经移植到上丘脑[413,414]。如果以轴突在胚胎期生长速度为 10 mm/d 计算，这将远远慢于胚胎期所需花费的 10 天时间。目前尚不清楚这发育开关是否是可逆的，无论是视神经胶质细胞或外周神经胶质细胞，或者是视网膜或上丘脑细胞的可溶性信号都无法扭转体外视网膜神经节细胞轴突快速生长能力的丢失，这表明发育的开关通常是永久性关闭的[416]。然而，仍然存在的可能性是其他信号或这一过渡中基因的发现和操纵，可能会恢复出生后神经元的胚胎期轴突生长能力，并且这对增加中枢神经系统中的再生可能是比较关键的。因此，联合途径的选择，即内在的神经元生长状态和外在环境，或许能够达到损伤后的成功再生的目标。

视网膜神经节细胞功能中的"神经促进作用"

在视网膜神经节细胞死亡之前，甚至在视神经中的轴突细胞被完全损坏之前，将需要一个细胞再生的前期治疗，因为视神经的视网膜神经节细胞可能只是被抑制了部分功能。例如，青光眼引起的视网膜神经节细胞的功能障碍和死亡，在两者之间有一个窗口期，人类窗口期的时间目前还不明确。人类眼压升高和降低的急性研究和在动物模型中眼压升高和降低的慢性研究，都表明功能障碍和死亡之间的窗口期存在于这种退化性疾病之中[326-328]。因此，提高视网膜神经节细胞的健康因素，最根本是提高视网膜神经节细胞生存预期的因素，这可以在死亡前被应用，并有潜在的扭转功能障碍的可能，该方法被称为"神经促进作用"。这仍然是生物医学界针对青光眼患者要达到的主要目标。

无论是在一般性的轴突再生改善中被参考，或更具体的，在退化性脑疾病认知功能的改善中被引用[461-463]，神经促进作用的观点已在文献中被广泛认同。与多年前研究相比，青光眼试验或许被采用以证明视神经的保护作用（例如，一个理想的演示是视野损失进展会减慢或暂停），它可能是测量急性期视网膜神经节细胞结构或功能的增强。神经促进作用的一个潜在治疗目标是不正常的和（或）萎缩的视网膜神经节细胞；从长期来看，所需神经营养因子与神经保护作用所需相同，这种不正常的视网膜神经节细胞比正常细胞肥大，或许能重新恢复正常的电反应能力或视觉信息的视神经传输，或两者兼而有之。有可能是相同的神经营养因子，如胶质细胞源性神经营养因子[441-443]、脑源性神经营养因子[444-446]或睫状神经营养因子[447]，既能刺激视网膜神经节细胞的存活，也将刺激这些细胞可预测的神经促进作用。

结论

视神经是从眼睛到大脑的重要导管。在过去10年中，我们对视神经的生理和病理生理学的了解有了大幅度的增加，特别是在细胞和分子水平；但仍有许多导致视力下降和失明的视神经病变机理未明确。未来10年将有可能是更令人兴奋的10年，再生医学的进步已使其从实验室走向临床一线。

致谢

由美国国立卫生研究院 EY020297、EY017971 和 NS061348；青光眼基金会；防盲研究所及科研基金的不受限制资金的赞助。我要感谢伦纳德·莱文因以他的上一版著作为本章的基础；同时非常感谢 Raul Corredor 分享初步的作品。本章的部分内容参考书目：

（1）Goldberg JL. Signals regulating growth and regeneration of retinal ganglion cells. In：Chalupa L ed. Eye，retina and visual system of the mouse. Boston：MIT Press；and

（2）Levin LA. Optic nerve. In：Kaufman PL，Alm A，eds. Adler's Physiology of the eye. St Louis：CV Mosby，2002.

参考文献

1. Curcio CA, Allen KA. Topography of ganglion cells in human retina. J Comp Neurol 1990; 300(1):5–25.
2. Linden R. Displaced ganglion cells in the retina of the rat. J Comp Neurol 1987; 258(1):138–143.
3. Ogden TE. Nerve fiber layer of the macaque retina: retinotopic organization. Invest Ophthalmol Vis Sci 1983; 24(1):85–98.
4. Minckler DS. The organization of nerve fiber bundles in the primate optic nerve head. Arch Ophthalmol 1980; 98(9):1630–1636.
5. Wolff E. The anatomy of the eye and orbit. Philadelphia: Blakiston, 1948:263.
6. Fitzgibbon T, Taylor SF. Retinotopy of the human retinal nerve fibre layer and optic nerve head. J Comp Neurol 1996; 375(2):238–251.
7. Reese BE, Ho KY. Axon diameter distributions across the monkey's optic nerve. Neuroscience 1988; 27:205.
8. Jeffery G. Distribution and trajectory of uncrossed axons in the optic nerves of pigmented and albino rats. J Comp Neurol 1989; 289:462.
9. Chan SO, Guillery RW. Changes in fiber order in the optic nerve and tract of rat embryos. J Comp Neurol 1994; 344(1):20–32.
10. Naito J. Retinogeniculate projection fibers in the monkey optic nerve: a demonstration of the fiber pathways by retrograde axonal transport of WGA-HRP. J Comp Neurol 1989; 284(2):174–186.
11. FitzGibbon T. The human fetal retinal nerve fiber layer and optic nerve head: a DiI and DiA tracing study. Vis Neurosci 1997; 14(3):433–447.
12. Maniscalco JE, Habal HB. Microanatomy of the optic canal. J Neurosurg 1978; 48(3):402–406.
13. Renn WH, Rhoton AL Jr. Microsurgical anatomy of the sellar region. J Neurosurg 1975; 43(3):288–298.
14. Kupfer C, Chumbley L, Downer JC. Quantitative histology of optic nerve, optic tract and lateral geniculate nucleus of man. J Anat 1967; 101(3):393–401.
15. Schmid R, Wilhelm B, Wilhelm H. Naso-temporal asymmetry and contraction anisocoria in the pupillomotor system. Graefes Arch Clin Exp Ophthalmol 2000; 238(2):123–129.
16. Balazsi AG et al. The effect of age on the nerve fiber population of the human optic nerve. Am J Ophthalmol 1984; 97:760.
17. Mikelberg FS et al. The normal human optic nerve: axon count and axon diameter distribution. Ophthalmology 1989; 96:1325.
18. Mikelberg FS et al. Relation between optic nerve axon number and axon diameter to scleral canal area. Ophthalmology 1991; 98(1):60–63.
19. Quigley HA et al. The size and shape of the optic disc in normal human eyes. Arch Ophthalmol 1990; 108(1):51–57.
20. Quigley HA, Coleman AL, Dorman-Pease ME. Larger optic nerve heads have more nerve fibers in normal monkey eyes. Arch Ophthalmol 1991; 109(10):1441–1443.
21. Falck FY, Klein TB, Higginbotham EJ. Larger optic nerve heads have more nerve fibers in normal monkey eyes. Arch Ophthalmol 1992; 110(8):1042–1043.
22. Harwerth RS, Quigley HA. Visual field defects and retinal ganglion cell losses in patients with glaucoma. Arch Ophthalmol 2006; 124(6):853–859.
23. Kerrigan-Baumrind LA et al. Number of ganglion cells in glaucoma eyes compared with threshold visual field tests in the same persons. Invest Ophthalmol Vis Sci 2000; 41(3):741–748.
24. Harman A et al. Neuronal density in the human retinal ganglion cell layer from 16–77 years. Anat Rec 2000; 260(2):124–131.
25. Jonas JB, Gusek GC, Naumann GO. Optic disc, cup and neuroretinal rim size, configuration and correlations in normal eyes. Invest Ophthalmol Vis Sci 1988; 29(7):1151–1158.
26. Jeffery G et al. The human optic nerve: fascicular organisation and connective tissue types along the extra-fascicular matrix. Anat Embryol 1995; 191(6):491–502.
27. Repka MX, Quigley HA. The effect of age on normal human optic nerve fiber number and diameter. Ophthalmology 1989; 96:26.
28. Sanchez RM, Dunkelberger GR, Quigley HA. The number and diameter distribution of axons in the monkey optic nerve. Invest Ophthalmol Vis Sci 1986; 27:1342.
29. Baker GE, Stryker MP. Retinofugal fibres change conduction velocity and diameter between the optic nerve and tract in ferrets. Nature 1990; 344:342.
30. Colello RJ, Pott U, Schwab ME. The role of oligodendrocytes and myelin on axon maturation in the developing rat retinofugal pathway. J Neurosci 1994; 14(5 Pt1):2594–2605.
31. Fernandez E et al. Visual experience during postnatal development determines the size of optic nerve axons. Neuroreport 1993; 5(3):365–367.
32. Nixon RA et al. Phosphorylation on carboxyl terminus domains of neurofilament proteins in retinal ganglion cell neurons in vivo: influences on regional neurofilament accumulation, interneurofilament spacing, and axon caliber. J Cell Biol 1994; 126(4):1031–1046.
33. Anderson DR, Hoyt WF. Ultrastructure of intraorbital portion of human and monkey optic nerve. Arch Ophthalmol 1969; 82:506.
34. Sturrock RR. Development of the meninges of the human embryonic optic nerve. J Hirnforsch 1987; 28:603.
35. Friedrich VL, Mugnaini E. Myelin sheath thickness in the CNS is regulated near the axon. Brain Res 1983; 274:329.
36. McLoon SC et al. Transient expression of laminin in the optic nerve of the developing rat. J Neurosci 1988; 8:1981.
37. Ludwin SK. Oligodendrocyte survival in Wallerian degeneration. Acta Neuropathol (Berl) 1990; 80:184.
38. Kidd GJ, Hauer PE, Trapp BD. Axons modulate myelin protein messenger RNA levels during central nervous system myelination in vivo. J Neurosci Res 1990; 26:409.
39. Barres BA et al. Does oligodendrocyte survival depend on axons? Curr Biol 1993; 3(8):489–497.
40. Barres BA, Raff MC. Proliferation of oligodendrocyte precursor cells depends on electrical activity in axons. Nature 1993; 361(6409):258–260.
41. Burne JF, Staple JK, Raff MC. Glial cells are increased proportionally in transgenic optic nerves with increased numbers of axons. J Neurosci 1996; 16(6):2064–2073.
42. Colello RJ, Schwab ME. A role for oligodendrocytes in the stabilization of optic axon numbers. J Neurosci 1994; 14(11 Pt 1):6446–6452.
43. Savio T, Schwab ME. Rat CNS white matter, but not gray matter, is non-permissive for neuronal cell adhesion and fiber outgrowth. J Neurosci 1989; 9:1126.
44. Schwab ME. Myelin-associated inhibitors of neurite growth. Exp Neurol 1990; 109:2.
45. Wender R et al. Astrocytic glycogen influences axon function and survival during glucose deprivation in central white matter. J Neurosci 2000; 20(18):6804–6810.
46. Ffrench-Constant C, Raff MC. The oligodendrocyte-type-2 astrocyte cell lineage is specialized for myelination. Nature 1986; 323:335.
47. Janzer RC, Raff MC. Astrocytes induce blood-brain barrier properties in endothelial cells. Nature 1987; 325:253.
48. Chan WY, Kohsaka S, Rezaie P. The origin and cell lineage of microglia: new concepts. Brain Res Rev 2007; 53(2):344–354.
49. Hickey WF, Kimura H. Perivascular microglial cells of the CNS are bone marrow-derived and present antigen in vivo. Science 1988; 239:290.
50. Stoll G, Trapp BD, Griffin JW. Macrophage function during Wallerian degeneration of rat optic nerve: Clearance of degenerating myelin and Ia expression. J Neurosci 1989; 9:2327.
51. Sturrock RR. Microglia in the human embryonic optic nerve. J Anat 1984; 139:81.
52. Sturrock RR. An electron microscopic study of macrophages in the meninges of the human embryonic optic nerve. J Anat 1988; 157:145.
53. Hayreh SS The sheath of the optic nerve. Ophthalmologica 1984; 189:54.
54. Liu D, Michon J. Measurement of the subarachnoid pressure of the optic nerve in human subjects. Am J Ophthalmol 1995; 119(1):81–85.
55. Anderson DR. Ultrastructure of meningeal sheaths: Normal human and monkey optic nerves. Arch Ophthalmol 1969; 82:659.
56. Sturrock RR. A quantitative histological study of cell division and changes in cell number in the meningeal sheath of the embryonic human optic nerve. J Anat 1987; 155:133.
57. Levin LA, Albert DM, Johnson D. Mast cells in human optic nerve. Invest Ophthalmol Vis Sci 1993; 34(11):3147–3153.
58. Anderson DR, Braverman S. Reevaluation of the optic disk vasculature. Am J Ophthalmol 1976; 82(2):165–174.
59. Lieberman MF, Maumenee AE, Green WR. Histologic studies of the vasculature of the anterior optic nerve. Am J Ophthalmol 1976; 82(3):405–423.
60. Olver JM, Spalton DJ, McCartney AC. Microvascular study of the retrolaminar optic nerve in man: the possible significance in anterior ischaemic optic neuropathy. Eye 1990; 4(Pt 1):7–24.

61. Olver JM. Functional anatomy of the choroidal circulation: methyl methacrylate casting of human choroid. Eye 1990; 4(Pt 2):262–272.
62. Guy J et al. Disruption of the blood-brain barrier in experimental optic neuritis: immunocytochemical co-localization of H2O2 and extravasated serum albumin. Invest Ophthalmol Vis Sci 1994; 35(3):1114–1123.
63. Guy J et al. Intraorbital optic nerve and experimental optic neuritis. Correlation of fat suppression magnetic resonance imaging and electron microscopy. Ophthalmology 1992; 99(5):720–725.
64. Geijer C, Bill A. Effects of raised intraocular pressure on retinal, prelaminar, laminar, and retrolaminar optic nerve blood flow in monkeys. Invest Ophthalmol Vis Sci 1979; 18(10):1030–1042.
65. Weinstein JM et al. Regional optic nerve blood flow and its autoregulation. Invest Ophthalmol Vis Sci 1983; 24(12):1559–1565.
66. Riva CE, Grunwald JE, Petrig BL. Autoregulation of human retinal blood flow. An investigation with laser Doppler velocimetry. Invest Ophthalmol Vis Sci 1986; 27(12):1706–1712.
67. Francois J, Fryczkowski A. The blood supply of the optic nerve. Adv Ophthalmol 1978; 36:164–173.
68. Chou PI, Sadun AA, Lee H. Vasculature and morphometry of the optic canal and intracanalicular optic nerve. J Neuroophthalmol 1995; 15(3):186–190.
69. Sturrock RR. Vascularization of the human embryonic optic nerve. J Hirnforsch 1987; 28:615.
70. Rao K, Lund RD. Degeneration of optic axons induces the expression of major histocompatibility antigens. Brain Res 1989; 488:332.
71. Flage T. Permeability properties of the tissues in the optic nerve head region in the rabbit and the monkey: An ultrastructural study. Acta Ophthalmol 1977; 55:652.
72. Tsukahara I, Yamashita H. An electron microscopic study on the blood-optic nerve and fluid-optic nerve barrier. Graefes Arch Clin Exp Ophthalmol 1975; 196:239.
73. Guy J, Rao NA. Acute and chronic experimental optic neuritis: Alteration in the blood-optic nerve barrier. Arch Ophthalmol 1984; 102:450.
74. Sawaguchi S et al. The collagen fibrillar network in the human pial septa. Curr Eye Res 1994; 13(11):819–824.
75. Cohen AI. Ultrastructural aspects of the human optic nerve. Invest Ophthalmol 1967; 6:294.
76. Lincoln J et al. Innervation of normal human sural and optic nerves by noradrenaline- and peptide-containing nervi vasorum and nervorum: effect of diabetes and alcoholism. Brain Res 1993; 632(1–2):48–56.
77. Ye XD, Laties AM, Stone RA. Peptidergic innervation of the retinal vasculature and optic nerve head. Invest Ophthalmol Vis Sci 1990; 31:1731.
78. Nyborg NC, Nielsen PJ. Angiotensin-II contracts isolated human posterior ciliary arteries. Invest Ophthalmol Vis Sci 1990; 31:2471.
79. Ling TL, Mitrofanis J, Stone J. Origin of retinal astrocytes in the rat: evidence of migration from the optic nerve. J Comp Neurol 1989; 286:345.
80. David S. Neurite outgrowth from mammalian CNS neurons on astrocytes in vitro may not be mediated primarily by laminin. J Neurocytol 1988; 17:131.
81. Dreyer EB et al. An astrocytic binding site for neuronal Thy-1 and its effect on neurite outgrowth. Proc Natl Acad Sci USA 1995; 92(24):11195–11199.
82. Tang DG, Tokumoto YM, Raff MC. Long-term culture of purified postnatal oligodendrocyte precursor cells. Evidence for an intrinsic maturation program that plays out over months. J Cell Biol 2000; 148(5):971–984.
83. Leifer D et al. Monoclonal antibody to Thy-1 enhances regeneration of processes by rat retinal ganglion cells in culture. Science 1984; 224:303–306.
84. Bartsch U, Kirchhoff F, Schachner M. Immunohistological localization of the adhesion molecules L1. N-CAM, and MAG in the developing and adult optic nerve of mice. J Comp Neurol 1989; 284:451.
85. Skoff RP. The fine structure of pulse labeled (3H-thymidine cells) in degenerating rat optic nerve. J Comp Neurol 1975; 161:595.
86. Bogler O, Noble M. Measurement of time in oligodendrocyte-type-2 astrocyte (O-2A) progenitors is a cellular process distinct from differentiation or division. Dev Biol 1994; 162(2):525–538.
87. Gao FB, Durand B, Raff M. Oligodendrocyte precursor cells count time but not cell divisions before differentiation. Curr Biol 1997; 7(2):152–155.
88. Shi J, Marinovich A, Barres BA. Purification and characterization of adult oligodendrocyte precursor cells from the rat optic nerve. J Neurosci 1998; 18(12):4627–4636.
89. Givogri MI et al. Central nervous system myelination in mice with deficient expression of Notch1 receptor. J Neurosci Res 2002; 67(3):309–320.
90. Politis MJ. Exogenous laminin induces regenerative changes in traumatized sciatic and optic nerve. Plast Reconstr Surg 1989; 83:228.
91. Colello RJ et al. The chronology of oligodendrocyte differentiation in the rat optic nerve: evidence for a signaling step initiating myelination in the CNS. J Neurosci 1995; 15(11):7665–7672.
92. Magoon EH, Robb RM. Development of myelin in human optic nerve and tract: A light and electron microscopic study. Arch Ophthalmol 1981; 99:655.
93. Lev-Ram V, Grinvald A. Ca^{2+}- and K^{+}-dependent communication between central nervous system myelinated axons and oligodendrocytes revealed by voltage-sensitive dyes. Proc Natl Acad Sci USA 1986; 83:6651.
94. Sanchez I et al. Oligodendroglia regulate the regional expansion of axon caliber and local accumulation of neurofilaments during development independently of myelin formation. J Neuroscience 1996; 16(16):5095–5105.
95. Foster RE, Connors BW, Waxman SG. Rat optic nerve: electrophysiological, pharmacological and anatomical studies during development. Brain Res 1982; 255:371.
96. Hildebrand C, Remahl S, Waxman SG. Axo-glial relations in the retina-optic nerve junction of the adult rat: electron-microscopic observations. J Neurocytol 1985; 14:597.
97. Ffrench-Constant C et al. Evidence that migratory oligodendrocyte-type-2 astrocyte (O-2A) progenitor cells are kept out of the rat retina by a barrier at the eye-end of the optic nerve. J Neurocytol 1988; 17:13.
98. Tso MO, Shih CV, McLean IW. Is there a blood brain barrier at the optic nerve head? Arch Ophthalmol 1975; 93:815.
99. Perry VH, Lund RD. Evidence that the lamina cribrosa prevents intraretinal myelination of retinal ganglion cell axons. J Neurocytol 1990; 19:265.
100. Bartsch U et al. Tenascin demarcates the boundary between the myelinated and non-myelinated part of retinal ganglion cell axons in the developing and adult mouse. J Neurosci 1994; 14(8):4756–4768.
101. Laeng P et al. Transplantation of oligodendrocyte progenitor cells into the rat retina: extensive myelination of retinal ganglion cell axons. Glia 1996; 18(3):200–210.
102. Perry VH, Hayes L. Lesion-induced myelin formation in the retina. J Neurocytol 1985; 14:297.
103. Bussow H. Schwann cell myelin ensheathing CNS axons in the nerve fibre layer of the cat retina. J Neurocytol 1978; 7:207.
104. Jung HJ, Raine CS, Suzuki K. Schwann cells and peripheral nervous system myelin in the rat retina. Acta Neuropathol (Berl) 1978; 44:245.
105. Burne JF, Raff MC. Retinal ganglion cell axons drive the proliferation of astrocytes in the developing rodent optic nerve. Neuron 1997; 18(2):223–230.
106. Mi H, Barres BA. Purification and characterization of astrocyte precursor cells in the developing rat optic nerve. J Neurosci 1999; 19(3):1049–1061.
107. Liedtke W et al. GFAP is necessary for the integrity of CNS white matter architecture and long-term maintenance of myelination. Neuron 1996; 17(4):607–615.
108. Lucius R et al. Growth stimulation and chemotropic attraction of rat retinal ganglion cell axons in vitro by co-cultured optic nerves, astrocytes and astrocyte conditioned medium. Int J Develop Neurosci 1996; 14(4):387–398.
109. Penfold PL, Provis JM. Cell death in the development of the human retina: phagocytosis of pyknotic and apoptotic bodies by retinal cells. Graefes Arch Clin Exp Ophthalmol 1986; 224(6):549–553.
110. Ilschner SU, Waring W. Fragmentation of DNA in the retina of chicken embryos coincides with retinal ganglion cell death. Biochem Biophys Res Comm 1992; 183(3):1056–1061.
111. Provis JM et al. Human fetal optic nerve: overproduction and elimination of retinal axons during development. J Comp Neurol 1985; 238:92.
112. Goldberg JL, Barres BA. The relationship between neuronal survival and regeneration. Annu Rev Neurosci 2000; 23:579–612.
113. Goldberg JL et al. Retinal ganglion cells do not extend axons by default: promotion by neurotrophic signaling and electrical activity. Neuron 2002; 33(5):689–702.
114. Jo SA, Wang E, Benowitz LI. Ciliary neurotrophic factor is and axogenesis factor for retinal ganglion cells. Neuroscience 1999; 89(2):579–591.
115. Logan A et al. Neurotrophic factor synergy is required for neuronal survival and disinhibited axon regeneration after CNS injury. Brain 2006; 129(Pt 2):490–502.
116. Loh NK et al. The regrowth of axons within tissue defects in the CNS is promoted by implanted hydrogel matrices that contain BDNF and CNTF producing fibroblasts. Exp Neurol 2001; 170(1):72–84.
117. Mansour-Robaey S et al. Effects of ocular injury and administration of brain-derived neurotrophic factor on survival and regrowth of axotomized retinal ganglion cells. Proc Natl Acad Sci USA 1994; 91(5):1632–1636.
118. Mey J, Thanos S. Intravitreal injections of neurotrophic factors support the survival of axotomized retinal ganglion cells in adult rats in vivo. Brain Res 1993; 602(2): 304–317.
119. Lafont F et al. In vitro control of neuronal polarity by glycosaminoglycans. Development 1992; 114(1):17–29.
120. Reichardt LF, Tomaselli KJ. Extracellular matrix molecules and their receptors: functions in neural development. Annu Rev Neurosci 1991; 14:531–570.
121. Riehl R et al. Cadherin function is required for axon outgrowth in retinal ganglion cells in vivo. Neuron 1996; 17(5):837–848.
122. Benowitz LI et al. Axon outgrowth is regulated by an intracellular purine-sensitive mechanism in retinal ganglion cells. J Biol Chem 1998; 273(45):29626–29634.
123. Shatz CJ, Stryker MP. Prenatal tetrodotoxin infusion blocks segregation of retinogeniculate afferents. Science 1988; 242(4875):87–89.
124. Verhage M et al. Synaptic assembly of the brain in the absence of neurotransmitter secretion. Science 2000; 287(5454):864–869.
125. Cantallops I, Haas K, Cline HT. Postsynaptic CPG15 promotes synaptic maturation and presynaptic axon arbor elaboration in vivo. Nat Neurosci 2000; 3(10):1004–1011.
126. Cohen-Cory S. BDNF modulates, but does not mediate, activity-dependent branching and remodeling of optic axon arbors in vivo. J Neurosci 1999; 19(22):9996–10003.
127. Rashid NA, Cambray-Deakin MA. N-methyl-D-aspartate effects on the growth, morphology and cytoskeleton of individual neurons in vitro. Brain Res Dev Brain Res 1992; 67(2):301–308.
128. Catalano SM, Shatz CJ. Activity-dependent cortical target selection by thalamic axons. Science 1998; 281(5376):559–562.
129. Kalil RE et al. Elimination of action potentials blocks the structural development of retinogeniculate synapses. Nature 1986; 323(6084):156–158.
130. Katz LC, Shatz CJ. Synaptic activity and the construction of cortical circuits. Science 1996; 274(5290):1133–1138.
131. Goldberg JL. How does an axon grow? Genes Dev 2003; 17(8):941–958.
132. Sretavan DW et al. Disruption of retinal axon ingrowth by ablation of embryonic mouse optic chiasm neurons. Science 1995; 269(5220):98–101.
133. Goodman CS. Mechanisms and molecules that control growth cone guidance. Annu Rev Neurosci 1996; 19:341–377.
134. Haupt C, Huber AB. How axons see their way – axonal guidance in the visual system. Front Biosci 2008; 13:3136–3149.
135. Bauch H, Stier H, Schlosshauer B. Axonal versus dendritic outgrowth is differentially affected by radial glia in discrete layers of the retina. J Neurosci 1998; 18(5):1774–1785.
136. Stier H, Schlosshauer B. Axonal guidance in the chicken retina. Development 1995; 121(5):1443–1454.
137. Airaksinen PJ, Doro S, Veijola J. Conformal geometry of the retinal nerve fiber layer. Proc Natl Acad Sci USA 2008; 105(50):19690–19695.
138. Brittis PA, Silver J. Multiple factors govern intraretinal axon guidance: a time-lapse study. Mol Cell Neurosci 1995; 6(5):413–432.
139. de la Torre JR et al. Turning of retinal growth cones in a netrin-1 gradient mediated by the netrin receptor DCC. Neuron 1997; 19(6):1211–1224.
140. Deiner MS et al. Netrin-1 and DCC mediate axon guidance locally at the optic disc: loss of function leads to optic nerve hypoplasia. Neuron 1997; 19(3):575–589.

141. Oster SF et al. Invariant Sema5A inhibition serves an ensheathing function during optic nerve development. Development 2003; 130(4):775–784.

142. Plump AS et al. Slit1 and Slit2 cooperate to prevent premature midline crossing of retinal axons in the mouse visual system. Neuron 2002; 33(2):219–232.

143. Nakagawa S et al. Ephrin-B regulates the ipsilateral routing of retinal axons at the optic chiasm. Neuron 2000; 25(3):599–610.

144. Williams SE et al. Ephrin-B2 and EphB1 mediate retinal axon divergence at the optic chiasm. Neuron 2003; 39(6):919–935.

145. Chung KY et al. Axon routing at the optic chiasm after enzymatic removal of chondroitin sulfate in mouse embryos. Development 2000; 127(12):2673–2683.

146. Reese BE. The chronotopic reordering of optic axons. Perspect Dev Biol 1996; 3(3):233–242.

147. Chalupa LM, Meissirel C, Lia B. Specificity of retinal ganglion cell projections in the embryonic rhesus monkey. Perspect Dev Biol 1996; 3(3):223–231.

148. Bowling DB, Michael CR. Projection patterns of single physiologically characterized optic tract fibres in cat. Nature 1980; 286(5776):899–902.

149. Kondo Y et al. Single retinal ganglion cells sending axon collaterals to the bilateral superior colliculi: a fluorescent retrograde double-labeling study in the Japanese monkey (Macaca fuscata). Brain Res 1992; 597(1):155–161.

150. Hendry SH, Reid RC. The koniocellular pathway in primate vision. Annu Rev Neurosci 2000; 23:127–153.

151. Bunt AH et al. Monkey retinal ganglion cells: morphometric analysis and tracing of axonal projections, with a consideration of the peroxidase technique. J Comp Neurol 1975; 164(3):265–285.

152. Wurtz RH. Vision for the control of movement. The Friedenwald Lecture. Invest Ophthalmol Vis Sci 1996; 37(11):2130–2145.

153. Hilbig H et al. Neuronal and glial structures of the superficial layers of the human superior colliculus. Anat Embryol (Berl) 1999; 200(1):103–115.

154. Fredericks CA et al. The human accessory optic system. Brain Res 1988; 454:116.

155. Itoh K et al. A pretectofacial projection in the cat: a possible link in the visually-triggered blink reflex pathways. Brain Res 1983; 275:332.

156. Baleydier C, Magnin M, Cooper HM. Macaque accessory optic system: II: Connections with the pretectum. J Comp Neurol 1990; 302:405.

157. Lagreze WA, Kardon RH. Correlation of relative afferent pupillary defect and estimated retinal ganglion cell loss. Graefes Arch Clin Exp Ophthalmol 1998; 236(6):401–404.

158. Lhermitte F, Guillaumat L, Lyon CO. Monocular blindness with preserved direct and consensual pupillary reflex in multiple sclerosis. Arch Neurol 1984; 41:993.

159. Sadun AA, Schaechter JD, Smith LE. A retinohypothalamic pathway in man: light mediation of circadian rhythms. Brain Res 1984; 302:371.

160. Schaecter JD, Sadun AA. A second hypothalamic nucleus receiving retinal input in man: the paraventricular nucleus. Brain Res 1985; 340:243.

161. Johnson RF, Morin LP, Moore RY. Retinohypothalamic projections in the hamster and rat demonstrated using cholera toxin. Brain Res 1988; 462:301.

162. Gamlin PD et al. The neural substrate for the pupillary light reflex in the pigeon (Columba livia). J Comp Neurol 1984; 226(4):523–543.

163. Young MJ, Lund RD. The retinal ganglion cells that drive the pupilloconstrictor response in rats. Brain Res 1998; 787(2):191–202.

164. Berson DM, Dunn FA, Takao M. Phototransduction by retinal ganglion cells that set the circadian clock. Science 2002; 295(5557):1070–1073.

165. Gooley JJ et al. Melanopsin in cells of origin of the retinohypothalamic tract. Nat Neurosci 2001; 4(12):1165.

166. Provencio I et al. A novel human opsin in the inner retina. J Neurosci 2000; 20(2):600–605.

167. Provencio I, Rollag MD, Castrucci AM. Photoreceptive net in the mammalian retina. This mesh of cells may explain how some blind mice can still tell day from night. Nature 2002; 415(6871):493.

168. Hattar S et al. Central projections of melanopsin-expressing retinal ganglion cells in the mouse. J Comp Neurol 2006; 497(3):326–349.

169. Morin LP, Blanchard JH, Provencio I. Retinal ganglion cell projections to the hamster suprachiasmatic nucleus, intergeniculate leaflet, and visual midbrain: bifurcation and melanopsin immunoreactivity. J Comp Neurol 2003; 465(3):401–416.

170. Ohishi H et al. Distribution of the messenger RNA for a metabotropic glutamate receptor, mGluR2, in the central nervous system of the rat. Neuroscience 1993; 53(4):1009–1018.

171. Rothe T, Bigl V, Grantyn R. Potentiating and depressant effects of metabotropic glutamate receptor agonists on high-voltage-activated calcium currents in cultured retinal ganglion neurons from postnatal mice. Pflugers Arch 1994; 426(1–2):161–170.

172. Li X et al. Studies on the identity of the rat optic nerve transmitter. Brain Res 1996; 706(1):89–96.

173. Matsui K, Hosoi N, Tachibana M. Excitatory synaptic transmission in the inner retina: paired recordings of bipolar cells and neurons of the ganglion cell layer. J Neurosci 1998; 18(12):4500–4510.

174. Rorig B, Grantyn R. Rat retinal ganglion cells express Ca²⁺-permeable non-NMDA glutamate receptors during the period of histogenetic cell death. Neurosci Lett 1993; 153(1):32–36.

175. Siliprandi R et al. N-methyl-D-aspartate-induced neurotoxicity in the adult rat retina. Vis Neurosci 1992; 8(6):567–573.

176. Feller MB et al. Requirement for cholinergic synaptic transmission in the propagation of spontaneous retinal waves. Science 1996; 272(5265):1182–1187.

177. Keyser KT et al. Amacrine, ganglion, and displaced amacrine cells in the rabbit retina express nicotinic acetylcholine receptors. Vis Neurosci 2000; 17(5):743–752.

178. Kubrusly RC, de Mello MC, de Mello FG. Aspartate as a selective NMDA receptor agonist in cultured cells from the avian retina. Neurochem Int 1998; 32(1):47–52.

179. Matsui K, Hosoi N, Tachibana M. Active role of glutamate uptake in the synaptic transmission from retinal non-spiking neurons. J Neurosci 1999; 19(16):6755–6766.

180. Higgs MH, Lukasiewicz PD. Glutamate uptake limits synaptic excitation of retinal ganglion cells. J Neurosci 1999; 19(10):3691–3700.

181. Pow DV, Barnett NL, Penfold P. Are neuronal transporters relevant in retinal glutamate homeostasis? Neurochem Int 2000; 37(2–3):191–198.

182. Barnett NL, Pow DV. Antisense knockdown of GLAST, a glial glutamate transporter, compromises retinal function. Invest Ophthalmol Vis Sci 2000; 41(2):585–591.

183. Taschenberger H, Grantyn R. Several types of Ca²⁺ channels mediate glutamatergic synaptic responses to activation of single Thy-1-immunolabeled rat retinal ganglion neurons. J Neurosci 1995; 15(3 Pt 2):2240–2254.

184. Schmid S, Guenther E. Developmental regulation of voltage-activated Na⁺ and Ca²⁺ currents in rat retinal ganglion cells. Neuroreport 1996; 7(2):677–681.

185. Schmid S, Guenther E. Alterations in channel density and kinetic properties of the sodium current in retinal ganglion cells of the rat during in vivo differentiation. Neuroscience 1998; 85(1):249–258.

186. Guenther E et al. Maturation of intrinsic membrane properties in rat retinal ganglion cells. Vision Res 1999; 39(15):2477–2484.

187. Schmid S, Guenther E. Voltage-activated calcium currents in rat retinal ganglion cells in situ: changes during prenatal and postnatal development. J Neurosci 1999; 19(9):3486–3494.

188. Taschenberger H, Juttner R, Grantyn R. Ca²⁺-permeable P2X receptor channels in cultured rat retinal ganglion cells. J Neurosci 1999; 19(9):3353–3366.

189. Velte TJ, Masland RH. Action potentials in the dendrites of retinal ganglion cells. J Neurophysiol 1999; 81(3):1412–1417.

190. Caruso DM, Owczarzak MT, Pourcho RG. Colocalization of substance P and GABA in retinal ganglion cells: a computer-assisted visualization. Vis Neurosci 1990; 5(4):389–394.

191. Caruso DM et al. GABA-immunoreactivity in ganglion cells of the rat retina. Brain Res 1989; 476(1):129–134.

192. Ehrlich D et al. Differential effects of axotomy on substance P-containing and nicotinic acetylcholine receptor-containing retinal ganglion cells: time course of degeneration and effects of nerve growth factor. Neuroscience 1990; 36(3):699–723.

193. Ehrlich D, Keyser KT, Karten HJ. Distribution of substance P-like immunoreactive retinal ganglion cells and their pattern of termination in the optic tectum of chick (Gallus gallus). J Comp Neurol 1987; 266(2):220–233.

194. Pickard GE, Rea MA. Serotonergic innervation of the hypothalamic suprachiasmatic nucleus and photic regulation of circadian rhythms. Biol Cell 1997; 89(8):513–523.

195. Stanford LR. Conduction velocity variations minimize conduction time differences among retinal ganglion cell axons. Science 1987; 238(4825):358–360.

196. Black JA et al. Immuno-ultrastructural localization of sodium channels at nodes of Ranvier and perinodal astrocytes in rat optic nerve. Proc R Soc Lond Biol 1989; 238:39.

197. Kaplan MR et al. Differential control of clustering of the sodium channels Na(v)1.2 and Na(v)1.6 at developing CNS nodes of Ranvier. Neuron 2001; 30(1):105–119.

198. Kaplan MR et al. Induction of sodium channel clustering by oligodendrocytes. Nature 1997; 386(6626):724–728.

199. Van Wart, A, Matthews G. Impaired firing and cell-specific compensation in neurons lacking nav1.6 sodium channels. J Neurosci 2006; 26(27):7172–7180.

200. Black JA et al. Sodium channels in astrocytes of rat optic nerve in situ: immuno-electron microscopic studies. Glia 1989; 2:353.

201. Oh Y, Black J, Waxman SG. The expression of rat brain voltage-sensitive Na⁺ channel mRNAs in astrocytes. Molec Brain Res 1994; 23(1–2):57–65.

202. Bevan S et al. Voltage gated ionic channels in rat cultured astrocytes, reactive astrocytes and an astrocyte-oligodendrocyte progenitor cell. J Physiol (Paris) 1987; 82:327.

203. Barres BA, Chun LLY, Corey DP. Ion channels in vertebrate glia. Annu Rev Neurosci 1990; 13:441.

204. Kriegler S, Chiu SY. Calcium signaling of glial cells along mammalian axons. J Neurosci 1993; 13(10):4229–4245.

205. Jeffery G et al. Cellular localisation of metabotropic glutamate receptors in the mammalian optic nerve: a mechanism for axon-glia communication. Brain Res 1996; 741(1–2):75–81.

206. Levine J, Willard M. The composition and organization of axonally transported proteins in the retinal ganglion cells of the guinea pig. Brain Res 1980; 194:137.

207. Willard M, Simon C. Modulations of neurofilament axonal transport during the development of rabbit retinal ganglion cells. Cell 1983; 35:551.

208. Amaratunga A et al. Inhibition of kinesin synthesis and rapid anterograde axonal transport in vivo by an antisense oligonucleotide. J Biol Chem 1993; 268(23):17427–17430.

209. Dillman JFI, Dabney LP, Pfister KK. Cytoplasmic dynein is associated with slow axonal transport. Proc Natl Acad Sci USA 1996; 93(1):141–144.

210. Aschner M, Rodier PM, Finkelstein JN. Increased axonal transport in the rat optic system after systemic exposure to methylmercury: differential effects in local vs systemic exposure conditions. Brain Res 1987; 401(1):132–141.

211. Crossland WJ. Fast axonal transport in the visual pathway of the chick and rat. Brain Res 1985; 340:373.

212. Morin PJ et al. Isolation and characterization of rapid transport vesicle subtypes from rabbit optic nerve. J Neurochem 1991; 56:415.

213. Mercken M et al. Three distinct axonal transport rates for tau, tubulin, and other microtubule-associated proteins: evidence for dynamic interactions of tau with microtubules in vivo. J Neuroscience 1995; 15(12):8259–8267.

214. Black MM, Lasek RJ. Axonal transport of actin: Slow component b is the principal source of actin for the axon. Brain Res 1979; 171:401.

215. Willard M et al. Axonal transport of actin in rabbit retinal ganglion cells. J Cell Biol 1979; 81:581.

216. Giorgi PP, DuBois H. Labelling by axonal transport of myelin-associated proteins in the rabbit visual pathway. Biochem J 1981; 196:537.

217. Frizell M, McLean WG, Sjostrand J. Slow axonal transport of proteins: blockade by interruption of contact between cell body and axon. Brain Res 1975; 86:67.

218. Howe CL et al. NGF signaling from clathrin-coated vesicles: evidence that signaling endosomes serve as a platform for the Ras-MAPK pathway. Neuron 2001; 32(5):801–814.

219. MacInnis BL, Campenot RB. Retrograde support of neuronal survival without retrograde transport of nerve growth factor. Science 2002; 295(5559):1536–1539.

220. Riccio A et al. An NGF-TrkA-mediated retrograde signal to transcription factor CREB in sympathetic neurons. Science 1997; 277(5329):1097–1100.

221. Watson FL et al. Rapid nuclear responses to target-derived neurotrophins require retrograde transport of ligand-receptor complex. J Neurosci 1999; 19(18):7889–7900.

222. So KF, Aguayo AJ. Lengthy regrowth of cut axons from ganglion cells after peripheral nerve transplantation into the retina of adult rats. Brain Res 1985; 328(2):349-354.

223. Berkelaar M et al. Axotomy results in delayed death and apoptosis of retinal ganglion cells in adult rats. J Neurosci 1994; 14(7):4368-4374.

224. You SW, So KF, Yip HK. Axonal regeneration of retinal ganglion cells depending on the distance of axotomy in adult hamsters. Invest Ophthalmol Vis Sci 2000; 41(10):3165-3170.

225. Johnson MW, Kincaid MC, Trobe JD. Bilateral retrobulbar optic nerve infarctions after blood loss and hypotension. A clinicopathologic case study. Ophthalmology 1987; 94(12):1577-1584.

226. Connolly SE, Gordon KB, Horton JC. Salvage of vision after hypotension-induced ischemic optic neuropathy. Am J Ophthalmol 1994; 117(2):235-242.

227. Stys PK. Anoxic and ischemic injury of myelinated axons in CNS white matter: from mechanistic concepts to therapeutics. J Cereb Blood Flow Metab 1998; 18(1):2-25.

228. Petty MA, Wettstein JG. White matter ischaemia. Brain Res Brain Res Rev 1999; 31(1):58-64.

229. Waxman SG et al. Anoxic injury of mammalian central white matter: decreased susceptibility in myelin-deficient optic nerve. Ann Neurol 1990; 28:335.

230. Marcoux FW et al. Differential regional vulnerability in transient focal cerebral ischemia. Stroke 1982; 13(3):339-346.

231. Hayreh SS, Baines JA. Occlusion of the posterior ciliary artery. 3. Effects on the optic nerve head. Br J Ophthalmol 1972; 56(10):754-764.

232. Hayreh SS, Baines JA. Occlusion of the posterior ciliary artery. 1. Effects on choroidal circulation. Br J Ophthalmol 1972; 56(10):719-735.

233. Cioffi GA, Van Buskirk EM. Microvasculature of the anterior optic nerve. Surv Ophthalmol 1994; 38(Suppl):S107-S116.

234. Cioffi GA et al. An in vivo model of chronic optic nerve ischemia: the dose-dependent effects of endothelin-1 on the optic nerve microvasculature. Curr Eye Res 1995; 14(12):1147-1153.

235. Orgul S et al. An endothelin-1-induced model of chronic optic nerve ischemia in rhesus monkeys. J Glaucoma 1996; 5(2):135-138.

236. Nishimura K et al. Effects of endothelin-1 on optic nerve head blood flow in cats. J Ocul Pharmacol Ther 1996; 12(1):75-83.

237. Orgul S et al. An endothelin-1 induced model of optic nerve ischemia in the rabbit. Invest Ophthalmol Vis Sci 1996; 37(9):1860-1869.

238. Cioffi GA, Sullivan P. The effect of chronic ischemia on the primate optic nerve. Eur J Ophthalmol 1999; 9(Suppl 1):S34-S36.

239. Oku H et al. Experimental optic cup enlargement caused by endothelin-1-induced chronic optic nerve head ischemia. Surv Ophthalmol 1999; 44(Suppl 1):S74-S84.

240. Bernstein SL et al. Functional and cellular responses in a novel rodent model of anterior ischemic optic neuropathy. Invest Ophthalmol Vis Sci 2003; 44(10):4153-4162.

241. Chen CS et al. A primate model of non-arteritic anterior ischemic optic neuropathy. Invest Ophthalmol Vis Sci 2008; 49(7):2985-2992.

242. Duan Y et al. Retinal ganglion cell survival and optic nerve glial response after rat optic nerve ischemic injury. In: American Heart Association Investigators' Meeting. New York: AHA, 2008.

243. Rizzo JFD, Lessell S. Risk of developing multiple sclerosis after uncomplicated optic neuritis: a long-term prospective study. Neurology 1988; 38(2):185-190.

244. Optic Neuritis Study Group. The 5-year risk of MS after optic neuritis. Experience of the optic neuritis treatment trial. Neurology 1997; 49(5):1404-1413.

245. Yarom Y et al. Immunospecific inhibition of nerve conduction by T lymphocytes reactive to basic protein of myelin. Nature 1983; 303(5914):246-247.

246. Trapp BD et al. Axonal transection in the lesions of multiple sclerosis. N Engl J Med 1998; 338(5):278-285.

247. Perry VH, Anthony DC. Axon damage and repair in multiple sclerosis. Phil Trans R Soc Lond B Biol Sci 1999; 354(1390):1641-1647.

248. Evangelou N et al. Quantitative pathological evidence for axonal loss in normal appearing white matter in multiple sclerosis. Ann Neurol 2000; 47(3):391-395.

249. MacFadyen DJ et al. The retinal nerve fiber layer, neuroretinal rim area, and visual evoked potentials in MS. Neurology 1988; 38(9):1353-1358.

250. Hayreh SS et al. Experimental allergic encephalomyelitis. I. Optic nerve and central nervous system manifestations. Invest Ophthalmol Vis Sci 1981; 21(2):256-269.

251. Sergott RC et al. Antigalactocerebroside serum demyelinates optic nerve in vivo. J Neurol Sci 1984; 64(3):297-303.

252. Zhu B et al. Axonal cytoskeleton changes in experimental optic neuritis. Brain Res 1999; 824(2):204-217.

253. Guy J et al. Axonal transport reductions in acute experimental allergic encephalomyelitis: qualitative analysis of the optic nerve. Curr Eye Res 1989; 8(3):261-269.

254. Guy J et al. Quantitative analysis of labelled inner retinal proteins in experimental optic neuritis. Curr Eye Res 1989; 8(3):253-260.

255. Rao NA, Guy J, Sheffield PS. Effects of chronic demyelination on axonal transport in experimental allergic optic neuritis. Invest Ophthalmol Vis Sci 1981; 21(4):606-611.

256. Gutierrez R et al. Decompaction of CNS myelin leads to a reduction of the conduction velocity of action potentials in optic nerve. Neurosci Lett 1995; 195(2):93-96.

257. Waxman SG et al. Low density of sodium channels supports action potential conduction in axons of neonatal rat optic nerve. Proc Natl Acad Sci USA 1989; 86:1406.

258. Storch MK et al. Autoimmunity to myelin oligodendrocyte glycoprotein in rats mimics the spectrum of multiple sclerosis pathology. Brain Pathol 1998; 8(4):681-694.

259. Bettelli E et al. Myelin oligodendrocyte glycoprotein-specific T cell receptor transgenic mice develop spontaneous autoimmune optic neuritis. J Exp Med 2003; 197(9):1073-1081.

260. Shao H et al. Myelin/oligodendrocyte glycoprotein-specific T-cells induce severe optic neuritis in the C57BL/6 mouse. Invest Ophthalmol Vis Sci 2004; 45(11):4060-4065.

261. Guan Y et al. Retinal ganglion cell damage induced by spontaneous autoimmune optic neuritis in MOG-specific TCR transgenic mice. J Neuroimmunol 2006; 178(1-2):40-48.

262. Fontana L et al. In vivo morphometry of the lamina cribrosa and its relation to visual field loss in glaucoma. Curr Eye Res 1998; 17(4):363-369.

263. Clifford-Jones RE, McDonald WI, Landon DN. Chronic optic nerve compression. An experimental study. Brain 1985; 108(Pt 1):241-262.

264. Clifford-Jones RE, Landon DN, McDonald WI. Remyelination during optic nerve compression. J Neurol Sci 1980; 46(2):239-243.

265. Guyer DR et al. Visual function following optic canal decompression via craniotomy. J Neurosurg 1985; 62(5):631-638.

266. Giles CL, Soble AR. Intracranial hypertension and tetracycline therapy. Am J Ophthalmol 1971; 72(5):981-982.

267. Minckler DS. Histology of optic nerve damage in ocular hypertension and early glaucoma. Surv Ophthalmol 1989; 33(Suppl):401-411.

268. Quigley HA. Ganglion cell death in glaucoma: pathology recapitulates ontogeny. Aust N Z J Ophthalmol 1995; 23(2):85-91.

269. Quigley HA et al. Retinal ganglion cell death in experimental glaucoma and after axotomy occurs by apoptosis. Invest Ophthalmol Vis Sci 1995; 36(5):774-786.

270. Kerrigan LA et al. TUNEL-positive ganglion cells in human primary open-angle glaucoma. Arch Ophthalmol 1997; 115(8):1031-1035.

271. Okisaka S et al. Apoptosis in retinal ganglion cell decrease in human glaucomatous eyes. Jpn J Ophthalmol 1997; 41(2):84-88.

272. Dkhissi O et al. Retinal TUNEL-positive cells and high glutamate levels in vitreous humor of mutant quail with a glaucoma-like disorder. Invest Ophthalmol Vis Sci 1999; 40(5):990-995.

273. Quigley HA, Dunkelberger GR, Green WR. Retinal ganglion cell atrophy correlated with automated perimetry in human eyes with glaucoma. Am J Ophthalmol 1989; 107(5):453-464.

274. Hoyt WF, Frisen L, Newman NM. Fundoscopy of nerve fiber layer defects in glaucoma. Invest Ophthalmol 1973; 12(11):814-829.

275. Quigley HA, Miller NR, George T. Clinical evaluation of nerve fiber layer atrophy as an indicator of glaucomatous optic nerve damage. Arch Ophthalmol 1980; 98(9):1564-1571.

276. Airaksinen PJ et al. Diffuse and localized nerve fiber loss in glaucoma. Am J Ophthalmol 1984; 98(5):566-571.

277. Iwata K, Kurosawa A, Sawaguchi S. Wedge-shaped retinal nerve fiber layer defects in experimental glaucoma preliminary report. Graefes Arch Clin Exp Ophthalmol 1985; 223(4):184-189.

278. Drance SM. The early structural and functional disturbances of chronic open-angle glaucoma. Robert N. Shaffer lecture. Ophthalmology 1985; 92(7):853-857.

279. Stroman GA et al. Magnetic resonance imaging in patients with low-tension glaucoma. Arch Ophthalmol 1995; 113(2):168-172.

280. Iwata F et al. Association of visual field, cup-disc ratio, and magnetic resonance imaging of optic chiasm. Arch Ophthalmol 1997; 115(6):729-732.

281. Weber AJ et al. Experimental glaucoma and cell size, density, and number in the primate lateral geniculate nucleus. Invest Ophthalmol Vis Sci 2000; 41(6): 1370-1379.

282. Yücel YH et al. Loss of neurons in magnocellular and parvocellular layers of the lateral geniculate nucleus in glaucoma. Arch Ophthalmol 2000; 118(3):378-384.

283. Vickers JC et al. Magnocellular and parvocellular visual pathways are both affected in a macaque monkey model of glaucoma. Aust NZ J Ophthalmol 1997; 25(3):239-243.

284. Chaturvedi N, Hedley-Whyte ET, Dreyer EB. Lateral geniculate nucleus in glaucoma. Am J Ophthalmol 1993; 116(2):182-188.

285. Crawford ML et al. Experimental glaucoma in primates: changes in cytochrome oxidase blobs in V1 cortex. Invest Ophthalmol Vis Sci 2001; 42(2):358-364.

286. Crawford ML et al. Glaucoma in primates: cytochrome oxidase reactivity in parvo- and magnocellular pathways. Invest Ophthalmol Vis Sci 2000; 41(7):1791-1802.

287. Hernandez MR, Pena JD. The optic nerve head in glaucomatous optic neuropathy. Arch Ophthalmol 1997; 115(3):389-395.

288. Pena JD et al. Elastosis of the lamina cribrosa in glaucomatous optic neuropathy. Exp Eye Res 1998; 67(5):517-524.

289. Thale A, Tillmann B, Rochels R. SEM studies of the collagen architecture of the human lamina cribrosa: normal and pathological findings. Ophthalmologica 1996; 210(3): 142-147.

290. Hollander H et al. Evidence of constriction of optic nerve axons at the lamina cribrosa in the normotensive eye in humans and other mammals. Ophthalmic Res 1995; 27(5):296-309.

291. Quigley H, Pease ME, Thibault D. Change in the appearance of elastin in the lamina cribrosa of glaucomatous optic nerve heads. Graefes Arch Clin Exp Ophthalmol 1994; 232(5):257-261.

292. Fukuchi T et al. Sulfated proteoglycans in the lamina cribrosa of normal monkey eyes and monkey eyes with laser-induced glaucoma. Exp Eye Res 1994; 58(2):231-243.

293. Hernandez MR. Ultrastructural immunocytochemical analysis of elastin in the human lamina cribrosa. Changes in elastic fibers in primary open-angle glaucoma. Invest Ophthalmol Vis Sci 1992; 33(10):2891-2903.

294. Fukuchi T et al. Extracellular matrix changes of the optic nerve lamina cribrosa in monkey eyes with experimentally chronic glaucoma. Graefes Arch Clin Exp Ophthalmol 1992; 230(5):421-427.

295. Spileers W, Goethals M. Structural changes of the lamina cribrosa and of the trabeculum in primary open angle glaucoma (POAG). Bull Soc Belge Ophtalmol 1992; 244:27-35.

296. Quigley HA et al. Morphologic changes in the lamina cribrosa correlated with neural loss in open-angle glaucoma. Am J Ophthalmol 1983; 95(5):673-691.

297. Susanna R Jr. The lamina cribrosa and visual field defects in open-angle glaucoma. Can J Ophthalmol 1983; 18(3):124-126.

298. Quigley HA, Addicks EM. Regional differences in the structure of the lamina cribrosa and their relation to glaucomatous optic nerve damage. Arch Ophthalmol 1981; 99(1): 137-143.

299. Emery JM et al. The lamina cribrosa in normal and glaucomatous human eyes. Trans Am Acad Ophthalmol Otolaryngol 1974; 78(2):OP290-7.

300. Morrison JC et al. Understanding mechanisms of pressure-induced optic nerve damage. Prog Retin Eye Res 2005; 24(2):217-240.

301. Whitmore AV, Libby RT, John SW. Glaucoma: thinking in new ways-a role for autonomous axonal self-destruction and other compartmentalised processes? Prog Retin Eye Res 2005; 24(6):639-662.

302. Quigley HA, Addicks EM. Chronic experimental glaucoma in primates. II. Effect of extended intraocular pressure elevation on optic nerve head and axonal transport. Invest Ophthalmol Vis Sci 1980; 19(2):137-152.

303. Quigley HA et al. Optic nerve damage in human glaucoma. II. The site of injury and susceptibility to damage. Arch Ophthalmol 1981; 99(4):635–649.

304. Allcutt D, Berry M, Sievers J. A qualitative comparison of the reactions of retinal ganglion cell axons to optic nerve crush in neonatal and adult mice. Brain Res 1984; 318(2):231–240.

305. Allcutt D, Berry M, Sievers J. A quantitative comparison of the reactions of retinal ganglion cells to optic nerve crush in neonatal and adult mice. Brain Res 1984; 318(2):219–230.

306. Barron KD et al. Qualitative and quantitative ultrastructural observations on retinal ganglion cell layer of rat after intraorbital optic nerve crush. J Neurocytol 1986; 15(3):345–362.

307. Neufeld AH, Hernandez MR, Gonzalez M. Nitric oxide synthase in the human glaucomatous optic nerve head. Arch Ophthalmol 1997; 115(4):497–503.

308. Neufeld AH. Nitric oxide: a potential mediator of retinal ganglion cell damage in glaucoma. Surv Ophthalmol 1999; 43(Suppl 1):S129-S135.

309. Anderson DR, Hendrickson A. Effect of intraocular pressure on rapid axoplasmic transport in monkey optic nerve. Invest Ophthalmol 1974; 13:771.

310. Quigley HA, Guy J, Anderson DR. Blockade of rapid axonal transport. Effect of intraocular pressure elevation in primate optic nerve. Arch Ophthalmol 1979; 97(3):525–531.

311. Radius RL. Pressure-induced fast axonal transport abnormalities and the anatomy at the lamina cribrosa in primate eyes. Invest Ophthalmol Vis Sci 1983; 24:343.

312. Minckler DS, Bunt AH, Johanson GW. Orthograde and retrograde axoplasmic transport during acute ocular hypertension in the monkey. Invest Ophthalmol Vis Sci 1977; 16(5):426–441.

313. Johnson EC et al. Chronology of optic nerve head and retinal responses to elevated intraocular pressure. Invest Ophthalmol Vis Sci 2000; 41(2):431–442.

314. Pease ME et al. Obstructed axonal transport of BDNF and its receptor TrkB in experimental glaucoma. Invest Ophthalmol Vis Sci 2000; 41:764–774.

315. Quigley HA et al. Retrograde axonal transport of BDNF in retinal ganglion cells is blocked by acute IOP elevation in rats. Invest Ophthalmol Vis Sci 2000; 41(11):3460–3466.

316. Rezaie T et al. Adult-onset primary open-angle glaucoma caused by mutations in optineurin. Science 2002; 295(5557):1077–1079.

317. Anborgh PH et al. Inhibition of metabotropic glutamate receptor signaling by the huntingtin-binding protein optineurin. J Biol Chem 2005; 280(41):34840–34848.

318. Chalasani ML et al. A glaucoma-associated mutant of optineurin selectively induces death of retinal ganglion cells which is inhibited by antioxidants. Invest Ophthalmol Vis Sci 2007; 48(4):1607–1614.

319. De Marco N et al. Optineurin increases cell survival and translocates to the nucleus in a Rab8-dependent manner upon an apoptotic stimulus. J Biol Chem 2006; 281(23):16147–16156.

320. Park BC et al. Studies of optineurin, a glaucoma gene: Golgi fragmentation and cell death from overexpression of wild-type and mutant optineurin in two ocular cell types. Am J Pathol 2006; 169(6):1976–1989.

321. Tso MO, Hayreh SS. Optic disc edema in raised intracranial pressure. IV. Axoplasmic transport in experimental papilledema. Arch Ophthalmol 1977; 95(8):1458–1462.

322. Anderson DR, Hendrickson AE. Failure of increased intracranial pressure to affect rapid axonal transport at the optic nerve head. Invest Ophthalmol Vis Sci 1977; 16(5):423–426.

323. Radius RL, Anderson DR. Fast axonal transport in early experimental disc edema. Invest Ophthalmol Vis Sci 1980; 19(2):158–168.

324. Minckler DS, Tso MO, Zimmerman LE. A light microscopic, autoradiographic study of axoplasmic transport in the optic nerve head during ocular hypotony, increased intraocular pressure, and papilledema. Am J Ophthalmol 1976; 82(5):741–757.

325. Minckler DS, Bunt AH. Axoplasmic transport in ocular hypotony and papilledema in the monkey. Arch Ophthalmol 1977; 95(8):1430–1436.

326. Ventura LM, Porciatti V. Restoration of retinal ganglion cell function in early glaucoma after intraocular pressure reduction: a pilot study. Ophthalmology 2005; 112(1):20–27.

327. Ventura LM et al. The relationship between retinal ganglion cell function and retinal nerve fiber thickness in early glaucoma. Invest Ophthalmol Vis Sci 2006; 47(9):3904–3911.

328. Ventura LM, Venzara FX 3rd, Porciatti V. Reversible dysfunction of retinal ganglion cells in non-secreting pituitary tumors. Doc Ophthalmol 2009; 118:155–162.

329. Murray M, Grafstein B. Changes in the morphology and amino acid incorporation of regenerating goldfish optic neurons. Exp Neurol 1969; 23:544–560.

330. Humphrey MF, Beazley LD. Retinal ganglion cell death during optic nerve regeneration in the frog Hyla moorei. J Comp Neurol 1985; 263:382–402.

331. Humphrey MF. A morphometric study of the retinal ganglion cell response to optic nerve severance in the frog Rana pipiens. J Neurocytol 1988; 17:293–304.

332. Grafstein B, Ingoglia NA. Intracranial transection of the optic nerve in adult mice: Preliminary observations. Exp Neurol 1982; 76:318–330.

333. Misantone LJ, Gershenbaum M, Murray M. Viability of retinal ganglion cells after optic nerve crush in adult rats. J Neurocytol 1984; 13(3):449–465.

334. Villegas-Perez MP et al. Rapid and protracted phases of retinal ganglion cell loss follow axotomy in the optic nerve of adult rats. J Neurobiol 1993; 24(1):23–36.

335. Peinado-Ramon P et al. Effects of axotomy and intraocular administration of NT-4, NT-3, and brain-derived neurotrophic factor on the survival of adult rat retinal ganglion cells. A quantitative in vivo study. Invest Ophthalmol Vis Sci 1996; 37(4):489–500.

336. Radius RL, Anderson DR. Retinal ganglion cell degeneration in experimental optic atrophy. Am J Ophthalmol 1978; 86(5):673–679.

337. Quigley HA, Anderson DR. Descending optic nerve degeneration in primates. Invest Ophthalmol Vis Sci 1977; 16:841–849.

338. Kupfer C. Retinal ganglion cell degeneration following chiasmal lesions in man. Arch Ophthalmol 1963; 70:256–260.

339. Goldberg S, Frank B. Do young axons regenerate better than old axons? Exp Neurol 1981; 74:245–259.

340. Stone J. The naso-temporal division of the cat's retina. J Comp Neurol 1966; 126:585–600.

341. Thanos S et al. Specific transcellular staining of microglia in the adult rat after traumatic degeneration of carbocyanine-filled retinal ganglion cells. Exp Eye Res 1992; 55(1):101–117.

342. Leinfelder PJ. Retrograde degeneration in the optic nerves and tracts. Am J Ophthalmol 1940; 23:796–802.

343. Watson WE. Cellular responses to axotomy and to related procedures. Br Med Bull 1974; 30:112–115.

344. Lieberman AR. A review of the principal features of perikaryal responses to axon injury. Int Rev Neurobiol 1971; 14:49–124.

345. Anderson DR. Ascending and descending optic atrophy produced experimentally in squirrel monkeys. Am J Ophthalmol 1973; 76:693–711.

346. Madison R, Moore MR, Sidman RL. Retinal ganglion cells and axons survive optic nerve transection. Int J Neurosci 1984; 23(1):15–32.

347. Garcia-Valenzuela E et al. Apoptosis in adult retinal ganglion cells after axotomy. J Neurobiol 1994; 25(4):431–438.

348. Rehen SK, Linden R. Apoptosis in the developing retina: paradoxical effects of protein synthesis inhibition. Braz J Med Biol Res 1994; 27(7):1647–1651.

349. Levin LA, Louhab A. Apoptosis of retinal ganglion cells in anterior ischemic optic neuropathy. Arch Ophthalmol 1996; 114(4):488–491.

350. Cellerino A, Galli-Resta L, Colombaioni L. The dynamics of neuronal death: a time-lapse study in the retina. J Neurosci 2000; 20(16):RC92.

351. Kerr JF, Wyllie AH, Currie AR. Apoptosis: a basic biological phenomenon with wide-ranging implications in tissue kinetics. Br J Cancer 1972; 26(4):239–257.

352. Gavrieli Y, Sherman Y, Ben-Sasson SA. Identification of programmed cell death in situ via specific labeling of nuclear DNA fragmentation. J Cell Biol 1992; 119(3):493–501.

353. Ankarcrona M et al. Glutamate-induced neuronal death: a succession of necrosis or apoptosis depending on mitochondrial function. Neuron 1995; 15(4):961–973.

354. Lucas M, Solano F, Sanz A. Induction of programmed cell death (apoptosis) in mature lymphocytes. FEBS Lett 1991; 279(1):19–20.

355. Olney JW. The toxic effects of glutamate and related compounds in the retina and the brain. Retina 1982; 2(4):341–359.

356. Sisk DR, Kuwabara T. Histologic changes in the inner retina of albino rats following intravitreal injection of monosodium L-glutamate. Graefes Arch Clin Exp Ophthalmol 1985; 223(5):250–258.

357. Schumer RA, Podos SM. The nerve of glaucoma! Arch Ophthalmol 1994; 112(1):37–44.

358. Russelakis-Carneiro M, Silveira LC, Perry VH. Factors affecting the survival of cat retinal ganglion cells after optic nerve injury. J Neurocytol 1996; 25(6):393–402.

359. Yoles E, Muller S, Schwartz M. NMDA-receptor antagonist protects neurons from secondary degeneration after partial optic nerve crush. J Neurotrauma 1997; 14:665–675.

360. Yoles E, Schwartz M. Elevation of intraocular glutamate levels in rats with partial lesion of the optic nerve. Arch Ophthalmol 1998; 116(7):906–910.

361. Dreyer EB et al. Elevated glutamate levels in the vitreous body of humans and monkeys with glaucoma. Arch Ophthalmol 1996; 114(3):299–305.

362. Kreutz MR et al. Axonal injury alters alternative splicing of the retinal NR1 receptor: the preferential expression of the NR1b isoforms is crucial for retinal ganglion cell survival. J Neurosci 1998; 18(20):8278–8291.

363. Ullian EM et al. Invulnerability of retinal ganglion cells to NMDA excitotoxicity. Mol Cell Neurosci 2004; 26(4):544–557.

364. Levin LA, Peeples P. History of neuroprotection and rationale as a therapy for glaucoma. Am J Manag Care 2008; 14(Suppl 1):S11-S14.

365. Cragg BG. What is the signal for chromatolysis? Brain Res 1970; 23:1–21.

366. Schnitzer J, Scherer J. Microglial cell responses in the rabbit retina following transection of the optic nerve. J Comp Neurol 1990; 302:779–791.

367. Cui Q, Harvey AR. At least two mechanisms are involved in the death of retinal ganglion cells following target ablation in neonatal rats. J Neurosci 1995; 15:8143–8155.

368. Bodeutsch N et al. Unilateral injury to the adult rat optic nerve causes multiple cellular responses in the contralateral site. J Neurobiol 1999; 38(1):116–128.

369. Maffei L et al. Schwann cells promote the survival of rat retinal ganglion cells after optic nerve section. Proc Natl Acad Sci USA 1990; 87(5):1855–1859.

370. Castillo BJ et al. Retinal ganglion cell survival is promoted by genetically modified astrocytes designed to secrete brain-derived neurotrophic factor (BDNF). Brain Res 1994; 647(1):30–36.

371. Weibel D, Kreutzberg GW, Schwab ME. Brain-derived neurotrophic factor (BDNF) prevents lesion-induced axonal die-back in young rat optic nerve. Brain Res 1995; 679(2):249–254.

372. Klocker N et al. Brain-derived neurotrophic factor-mediated neuroprotection of adult rat retinal ganglion cells in vivo does not exclusively depend on phosphatidyl-inositol-3'-kinase/protein kinase B signaling. J Neurosci 2000; 20(18):6962–6967.

373. Klocker N et al. Both the neuronal and inducible isoforms contribute to upregulation of retinal nitric oxide synthase activity by brain-derived neurotrophic factor. J Neurosci 1999; 19(19):8517–8527.

374. Klocker N, Cellerino A, Bahr M. Free radical scavenging and inhibition of nitric oxide synthase potentiates the neurotrophic effects of brain-derived neurotrophic factor on axotomized retinal ganglion cells in vivo. J Neurosci 1998; 18(3):1038–1046.

375. Klocker N et al. In vivo neurotrophic effects of GDNF on axotomized retinal ganglion cells. Neuroreport 1997; 8(16):3439–3442.

376. Carmignoto G et al. Effect of NGF on the survival of rat retinal ganglion cells following optic nerve section. J Neurosci 1989; 9(4):1263–1272.

377. Thanos S et al. Survival and axonal elongation of adult rat retinal ganglion cells: in vitro effects of lesioned sciatic nerve and brain derived neurotrophic factor. Eur J Neurosci 1989; 1:19–26.

378. Sievers J et al. Fibroblast growth factors promote the survival of adult rat retinal ganglion cells after transection of the optic nerve. Neurosci Lett 1987; 76:157–162.

379. Bahr M, Vanselow J, Thanos S. Ability of adult rat ganglion cells to regrow axons in vitro can be confluenced by fibroblast growth factor and gangliosides. Neurosci Lett 1989; 96:197–201.

380. Clarke DB et al. Effect of neurotrophin-4 administration on the survival of axotomized retinal ganglion cells in adult rats. Soc Neurosci Abstr 1993; 19:1104.

381. Meyer-Franke A et al. Characterization of the signaling interactions that promote the survival and growth of developing retinal ganglion cells in culture. Neuron 1995; 15:805–819.

382. Shen S et al. Retinal ganglion cells lose trophic responsiveness after axotomy. Neuron 1999; 23(2):285–295.

383. Meyer-Franke A et al. Depolarization and cAMP elevation rapidly recruit TrkB to the plasma membrane of CNS neurons. Neuron 1998; 21(4):681–693.

384. Thanos S, Mey J, Wild M. Treatment of the adult retina with microglia-suppressing factors retards axotomy-induced neuronal degradation and enhances axonal regeneration in vivo and in vitro. J Neurosci 1993; 13:455–466.

385. Perez MT, Caminos E. Expression of brain-derived neurotrophic factor and of its functional receptor in neonatal and adult rat retina. Neurosci Lett 1995; 183(1–2):96–99.

386. Segal RA, Greenberg ME. Intracellular signaling pathways activated by neurotrophic factors. Ann Rev Neurosci 1996; 19:463–489.

387. Dudek H et al. Regulation of neuronal survival by the serine-threonine protein kinase Akt. Science 1997; 275(5300):661–665.

388. Hemmings BA. Akt signaling: linking membrane events to life and death decisions. Science 1997; 275(5300):628–630.

389. Cook RD, Wisniewski HM. The role of oligodendroglia and astroglia in Wallerian degeneration of the optic nerve. Brain Res 1973; 61:191.

390. Ludwin SK. Phagocytosis in the rat optic nerve following Wallerian degeneration. Acta Neuropathol (Berl) 1990; 80:266.

391. Stoll G, Mueller HW. Lesion-induced changes of astrocyte morphology and protein expression in rat optic nerve. Ann NY Acad Sci 1988; 540:461.

392. Ling EA. Electron microscopic studies of macrophages in Wallerian degeneration of rat optic nerve after intravenous injection of colloidal carbon. J Anat 1978; 126:111.

393. Stevens A, Bahr M. Origin of macrophages in central nervous tissue. A study using intraperitoneal transplants contained in Millipore diffusion chambers. J Neurol Sci 1993; 118(2):117–122.

394. Cook RD, Wisniewski HM. The spatio-temporal pattern of Wallerian degeneration in the rhesus monkey optic nerve. Acta Neuropathol (Berl) 1987; 72:261.

395. Podhajsky RJ et al. A quantitative immunohistochemical study of the cellular response to crush injury in optic nerve. Exp Neurol 1997; 143(1):153–161.

396. Liu KM, Shen CL. Ultrastructural sequence of myelin breakdown during Wallerian degeneration in the rat optic nerve. Cell Tissue Res 1985; 242:245.

397. Reichert F, Rotshenker S. Deficient activation of microglia during optic nerve degeneration. J Neuroimmunol 1996; 70(2):153–161.

398. Lazarov-Spiegler O et al. Transplantation of activated macrophages overcomes central nervous system regrowth failure. FASEB J 1996; 10(11):1296–1302.

399. Butt AM, Colquhoun K. Glial cells in transected optic nerves of immature rats. I. An analysis of individual cells by intracellular dye-injection. J Neurocytol 1996; 25(6):365–380.

400. Butt AM, Kirvell S. Glial cells in transected optic nerves of immature rats. II. An immunohistochemical study. J Neurocytol 1996; 25(6):381–392.

401. Wanner M et al. Re-evaluation of the growth-permissive substrate properties of goldfish optic nerve myelin and myelin proteins. J Neurosci 1995; 15(11):7500–7508.

402. Matsumoto N, Kometani M, Nagano K. Regenerating retinal fibers of the goldfish make temporary and unspecific but functional synapses before forming the final retinotopic projection. Neuroscience 1987; 22(3):1103–1110.

403. Sawai H et al. Brain-derived neurotrophic factor and neurotrophin-4/5 stimulate growth of axonal branches from regenerating retinal ganglion cells. J Neurosci 1996; 16(12):3887–3894.

404. Zeng BY et al. Regenerative and other responses to injury in the retinal stump of the optic nerve in adult albino rats: transection of the intraorbital optic nerve. J Anat 1994; 185(Pt 3):643–661.

405. Aguayo AJ, David S, Bray GM. Influences of the glial environment on the elongation of axons after injury: transplantation studies in adult rodents. J Exp Biol 1981; 95:231–240.

406. Yiu G, He Z. Glial inhibition of CNS axon regeneration. Nat Rev Neurosci 2006; 7(8):617–627.

407. Frank M, Wolburg H. Cellular reactions at the lesion site after crushing of the rat optic nerve. Glia 1996; 16(3):227–240.

408. Zeev-Brann AB et al. Differential effects of central and peripheral nerves on macrophages and microglia. Glia 1998; 23(3):181–190.

409. Castano A, Bell MD, Perry VH. Unusual aspects of inflammation in the nervous system: Wallerian degeneration. Neurobiol Aging 1996; 17(5):745–751.

410. Kalil K, Reh T. A light and electron microscopic study of regrowing pyramidal tract fibers. J Comp Neurol 1982; 211(3):265–275.

411. Reh T, Kalil K. Functional role of regrowing pyramidal tract fibers. J Comp Neurol 1982; 211(3):276–283.

412. Saunders NR et al. Growth of axons through a lesion in the intact CNS of fetal rat maintained in long-term culture. Proc R Soc Lond B Biol Sci 1992; 250(1329):171–180.

413. Aguayo AJ et al. Growth and connectivity of axotomized retinal neurons in adult rats with optic nerves substituted by PNS grafts linking the eye and the midbrain. Ann N Y Acad Sci 1987; 495:1–9.

414. Bray GM et al. The use of peripheral nerve grafts to enhance neuronal survival, promote growth and permit terminal reconnections in the central nervous system of adult rats. J Exp Biol 1987; 132:5–19.

415. Chen DF, Jhaveri S, Schneider GE. Intrinsic changes in developing retinal neurons result in regenerative failure of their axons. Proc Natl Acad Sci USA 1995; 92(16):7287–7291.

416. Goldberg JL et al. Amacrine-signaled loss of intrinsic axon growth ability by retinal ganglion cells. Science 2002; 296(5574):1860–1864.

417. Cohen J et al. Developmental loss of functional laminin receptors on retinal ganglion cells is regulated by their target tissue, the optic tectum. Development 1989; 107(2):381–387.

418. de Curtis I et al. Laminin receptors in the retina: sequence analysis of the chick integrin alpha 6 subunit. Evidence for transcriptional and posttranslational regulation. J Cell Biol 1991; 113(2):405–416.

419. de Curtis I, Reichardt LF. Function and spatial distribution in developing chick retina of the laminin receptor alpha 6 beta 1 and its isoforms. Development 1993; 118(2):377–388.

420. Ivins JK, Yurchenco PD, Lander AD. Regulation of neurite outgrowth by integrin activation. J Neurosci 2000; 20(17):6551–6560.

421. Cohen J, Johnson AR. Differential effects of laminin and merosin on neurite outgrowth by developing retinal ganglion cells. J Cell Sci Suppl 1991; 15:1–7.

422. Condic ML. Adult neuronal regeneration induced by transgenic integrin expression. J Neurosci 2001; 21(13):4782–4788.

423. Du J et al. Activity- and Ca^{2+}-dependent modulation of surface expression of brain-derived neurotrophic factor receptors in hippocampal neurons. J Cell Biol 2000; 150(6):1423–1434.

424. Blackmore MG et al. A developmentally regulated family of transcription factors controls axon growth in CNS neurons. Washington: Society for Neuroscience, 2008:725.23.

425. Moore DL, Blackmore MG, Goldberg JL. Transcriptional control of intrinsic axon growth ability in retinal ganglion cells. Washington: Society for Neuroscience, 2008:725.24.

426. Konishi Y et al. Cdh1-APC controls axonal growth and patterning in the mammalian brain. Science 2004; 303(5660):1026–1030.

427. Wayman GA et al. Regulation of axonal extension and growth cone motility by calmodulin-dependent protein kinase I. J Neurosci 2004; 24(15):3786–3794.

428. Cai D et al. Neuronal cyclic AMP controls the developmental loss in ability of axons to regenerate. J Neurosci 2001; 21(13):4731–4739.

429. Carroll WM, Jennings AR, Mastaglia FL. The origin of remyelinating oligodendrocytes in antiserum-mediated demyelinative optic neuropathy. Brain 1990; 113:953.

430. Stanhope GB, Billings-Gagliardi S, Wolf MK. Myelination requirements of central nervous system glia in vitro: statistical validation of differences between glia from adult and immature mice. Glia 1990; 3:125.

431. Schwartz M et al. Potential treatment modalities for glaucomatous neuropathy: neuroprotection and neuroregeneration. J Glaucoma 1996; 5(6):427–432.

432. Weinreb RN, Levin LA. Is neuroprotection a viable therapy for glaucoma? Arch Ophthalmol 1999; 117(11):1540–1544.

433. Dreyer EB. A proposed role for excitotoxicity in glaucoma. J Glaucoma 1998; 7(1):62–67.

434. Yoles E, Wheeler LA, Schwartz M. Alpha2-adrenoreceptor agonists are neuroprotective in a rat model of optic nerve degeneration. Invest Ophthalmol Vis Sci 1999; 40(1):65–73.

435. Wen R et al. Alpha 2-adrenergic agonists induce basic fibroblast growth factor expression in photoreceptors in vivo and ameliorate light damage. J Neurosci 1996; 16(19):5986–5992.

436. Neufeld AH, Sawada A, Becker B. Inhibition of nitric-oxide synthase 2 by aminoguanidine provides neuroprotection of retinal ganglion cells in a rat model of chronic glaucoma. Proc Natl Acad Sci USA 1999; 96(17):9944–9948.

437. Schori H et al. Vaccination for protection of retinal ganglion cells against death from glutamate cytotoxicity and ocular hypertension: Implications for glaucoma. Proc Natl Acad Sci USA 2001; 98(6):3398–3403.

438. Cui Q et al. Intraocular elevation of cyclic AMP potentiates ciliary neurotrophic factor-induced regeneration of adult rat retinal ganglion cell axons. Mol Cell Neurosci 2003; 22(1):49–61.

439. Monsul NT et al. Intraocular injection of dibutyryl cyclic AMP promotes axon regeneration in rat optic nerve. Exp Neurol 2004; 186(2):124–133.

440. Watanabe M et al. Intravitreal injections of neurotrophic factors and forskolin enhance survival and axonal regeneration of axotomized beta ganglion cells in cat retina. Neuroscience 2003; 116(3):733–742.

441. Jiang C et al. Intravitreal injections of GDNF-loaded biodegradable microspheres are neuroprotective in a rat model of glaucoma. Mol Vis 2007; 13:1783–1792.

442. Thanos C, Emerich D. Delivery of neurotrophic factors and therapeutic proteins for retinal diseases. Expert Opin Biol Ther 2005; 5(11):1443–1452.

443. Ward MS et al. Neuroprotection of retinal ganglion cells in DBA/2J mice with GDNF-loaded biodegradable microspheres. J Pharm Sci 2007; 96(3):558–568.

444. Ko ML et al. The combined effect of brain-derived neurotrophic factor and a free radical scavenger in experimental glaucoma. Invest Ophthalmol Vis Sci 2000; 41(10):2967–2971.

445. Ko ML et al. Patterns of retinal ganglion cell survival after brain-derived neurotrophic factor administration in hypertensive eyes of rats. Neurosci Lett 2001; 305(2):139–142.

446. Martin KR et al. Gene therapy with brain-derived neurotrophic factor as a protection: retinal ganglion cells in a rat glaucoma model. Invest Ophthalmol Vis Sci 2003; 44(10):4357–4365.

447. Pease ME et al. CNTF over-expression leads to increased retinal ganglion cell survival in experimental glaucoma. Invest Ophthalmol Vis Sci, 2008.

448. Hu Y, Cui Q, Harvey AR. Interactive effects of C3, cyclic AMP and ciliary neurotrophic factor on adult retinal ganglion cell survival and axonal regeneration. Mol Cell Neurosci 2007; 34(1):88–98.

449. Lingor P et al. ROCK inhibition and CNTF interact on intrinsic signalling pathways and differentially regulate survival and regeneration in retinal ganglion cells. Brain 2008; 131(Pt 1):250–263.

450. Thoenen H et al. Neurotrophic factors and neuronal death. Ciba Found Symp 1987; 126:82–95.

451. Cui Q, Harvey AR. CNTF promotes the regrowth of retinal ganglion cell axons into murine peripheral nerve grafts. Neuroreport 2000; 11(18):3999–4002.

452. Leaver SG et al. AAV-mediated expression of CNTF promotes long-term survival and regeneration of adult rat retinal ganglion cells. Gene Ther 2006; 13(18):1328–1341.

453. Watanabe M, Fukuda Y. Survival and axonal regeneration of retinal ganglion cells in adult cats. Prog Retin Eye Res 2002; 21(6):529–553.

454. van Adel BA et al. Delivery of ciliary neurotrophic factor via lentiviral-mediated transfer protects axotomized retinal ganglion cells for an extended period of time. Hum Gene Ther 2003; 14(2):103–115.

455. Weise J et al. Adenovirus-mediated expression of ciliary neurotrophic factor (CNTF) rescues axotomized rat retinal ganglion cells but does not support axonal regeneration in vivo. Neurobiol Dis 2000; 7(3):212–223.

456. Ji JZ et al. CNTF promotes survival of retinal ganglion cells after induction of ocular hypertension in rats: the possible involvement of STAT3 pathway. Eur J Neurosci 2004; 19(2):265–272.

457. Unoki K, LaVail MM. Protection of the rat retina from ischemic injury by brain-derived neurotrophic factor, ciliary neurotrophic factor, and basic fibroblast growth factor. Invest Ophthalmol Vis Sci 1994; 35(3):907–915.

458. Yin Y et al. Oncomodulin is a macrophage-derived signal for axon regeneration in retinal ganglion cells. Nat Neurosci 2006; 9(6):843–852.

459. Lehmann M et al. Inactivation of Rho signaling pathway promotes CNS axon regeneration. J Neurosci 1999; 19(17):7537–7547.

460. Hu Y, Cui Q, Harvey AR. Interactive effects of C3, cyclic AMP and ciliary neurotrophic factor on adult retinal ganglion cell survival and axonal regeneration. Mol Cell Neurosci 2007; 34(1):88–98.

461. Brenner MJ et al. Delayed nerve repair is associated with diminished neuroenhancement by FK506. Laryngoscope 2004; 114(3):570–576.

462. Normann C, Berger M. Neuroenhancement: status quo and perspectives. Eur Arch Psychiatry Clin Neurosci 2008; 258(Suppl 5):110–114.

463. Schloesser RJ, Chen G, Manji HK. Neurogenesis and neuroenhancement in the pathophysiology and treatment of bipolar disorder. Int Rev Neurobiol 2007; 77: 143–178.

第29章

外侧膝状体的信息处理

Vivien Casagrande · Jennifer Ichida

曹　谦　译　孟　虎　田　农　校

外侧膝状体：有意识的视觉感知的入口

在灵长类动物，有意识的感知需要通过背外侧膝状体核（lateral geniculate nucleus，LGN）传递视觉信号。尽管视网膜从轴突将信号传递到不同皮质下核，但只有视网膜经 LGN 到皮质的通路才是视觉感知的关键。

LGN 是一个独特的层状结构，位于丘脑后外侧缘（图 29.1）。虽然普遍认为 LGN 提供了到达皮质的关键视觉入口，但是对于 LGN 的功能却少有共识[1,2]。其主要原因是 LGN 细胞感受野的性质与视网膜神经节细胞输入是非常相似的。视觉信号能够在其他视觉区域转换，而令人费解的是，类似的转换在 LGN 却不能识别。最合理的解释是 LGN 的主要作用是调节视觉信号发送到 V1 的流量和强度。有证据表明，这种调节更加复杂，不是简单地打开和关闭单一通道。LGN 和视皮质共同作用，形成一个动态系统，快速有效加工最有用的视觉信号。视觉信号的并行处理、精密的通路，还有大量视皮质对 LGN 的反馈，以上所有都表明视觉信号在 LGN 内被特殊而又广泛的通路所调控。

本章的目的是通过回顾 LGN 解剖学、生理学并包括当前关于信号处理的一些争论，来阐明其结构和功能。说明的范围已经从静态地描述 LGN 细胞感受野的性质，转移到了动态的描述，涵盖眼球运动、运动模式、唤醒水平、注意力以及更复杂的关于视觉记忆的信号。在下面的 2 节中，我们描述 LGN 的基本架构、连接和神经化学。在接下来的 4 个小节中，将在功能状态背景下分析 LGN。首先开始于第 4 部分的信号处理的基本知识，然后再考虑注意力、运动模式和双眼竞争的潜在的功能影响，最后部分总结本章重点。

外侧膝状体解剖概述

层和地图

LGN 是一个细长的层状结构，每一层代表相反视觉的半侧视野（图 29.2），就像上、下的视野各自位于朝向该层的外侧和内侧的区域，中央（朝向中心凹）和周边视野分别位于每层的上下区域。每一层接收单眼视网膜的输入，只有那些接收对侧眼（鼻侧视网膜）输入的层代表了整个对侧眼的半侧视野，因为 LGN 层接收的同侧眼（颞侧视网膜）的输入不能代表单眼的半侧视野。这意味着，在各个纬度上，同侧层相对于对侧相应层都要短一些（图 29.2）。在每一层中的图形与视网膜区域定位相应地对齐，使得视觉空间中的每个点呈线状垂直于层表现出来。图层的线性排列非常得精确以至代表视盘的无细胞间隙存在于对侧的神经支配的所有层（图 29.1B 和图 29.2 中的箭头），以维持视网膜与同侧神经支配的层间对应。这是因为视盘不包含感受器并且位于视网膜鼻侧。

LGN 有 3 种类型的细胞层：体积较大的细胞层（大细胞层或 M 层），具有体积中等的细胞层（小细胞层或 P 层）和体积非常小的细胞层（尘埃细胞层或 K 层）。所有灵长类动物至少有 2 个 P 层和 2 个 M 层，还有位于每个 M 层和 P 层之下的 K 层。在人类和其他一些灵长类动物中，LGN 的每个 P 层可以分成 2 个或更多的层表示中央视觉（2° ~ 17°）。正常人体的 LGN 可以包含 2 个或多达 6 个 P 层[3]。

在灵长类动物中，对猕猴 LGN 的层状组织和

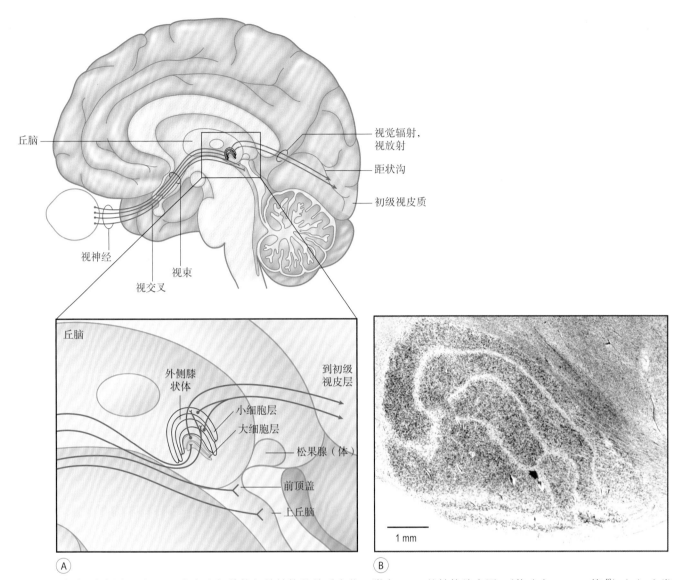

图 29.1 （A）示意图显示 LGN 在大脑与其他相关结构的关系定位，附有 LGN 的结构放大图。（修改自 Kandel 等[48]）（B）人类 LGN 的尼氏体（细胞）冠状面切片染色，显示层状结构。（B）中的箭头表示视盘代表区在对侧神经支配层 P4 层的无细胞间隙。（Reproduced with permission from Hickey & Guillery[3]）

构型研究得最详细。Malpeli 等[4,5] 仔细重建了整个 LGN 相对应的视网膜组织定位，并计算了 M 和 P 细胞的数量（K 细胞不计算在内）。这些研究表明，猕猴的 LGN 中，中央视野代表区被放大（图 29.2，图 29.5）。这个结果很容易理解，因为每个 LGN 细胞接收来自 1 ~ 3 个视网膜神经节细胞的信号输入，并且视网膜中央区的神经节细胞的密度更高。只有在表现出 2° ~ 17° 偏心度的神经核内部，才能将 2 个 P 层区域分为 4 个或更多的 P 层区域，这样的排列反映了这部分视觉空间的视网膜神经节细胞密度的增加。前文已提及，经典教科书里关于 LGN 区域的章节，通常是说明这一区域的 4 个 P 层和 2 个 M 层。而我们现在知道，正如图 29.3 对于猕猴的描绘，K 层位

于每个 P 和 M 层的下方。

细胞分级分类

LGN 细胞分为两种主要的细胞，轴突发送到视皮质的传递细胞和轴突留在 LGN 的中间神经元。LGN 传递细胞的递质是谷氨酸（谷氨酸盐），而中间神经元是 γ- 氨基丁酸（GABA）。传递细胞和中间神经元细胞在整个 LGN 的比例大约为 4：1，并表现出明显的树突状形态。LGN 包含多种中间神经元[6]，它们的基本作用是通过传递细胞调节最终传递到皮质的视网膜细胞信号。前面提到的 M、P 和 K 细胞都是不同类别的传递细胞，除了大小，它们都可以从树突状形态、钙结合蛋白质含量、生理特性和到皮质的

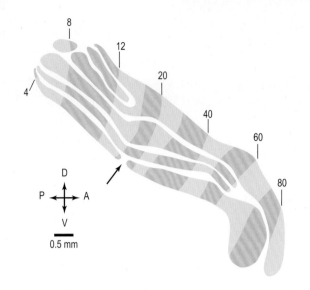

图 29.2　重建猕猴的 LGN 旁矢状面。亮条带与暗条带代表已经被映射 LGN 层的半偏心区域。数字指的是在 2 个相邻半偏心区域之间边界的偏心度。巨细胞层 1（M1）中的间隙表示视盘（箭头所示）。交叉的箭头指示解剖定位（D：背侧；V：腹侧；P：后侧；A：前侧）。（Reproduced with permission from Malpeli et al.[5]）

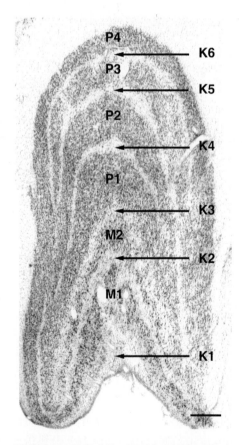

图 29.3　猕猴 LGN 的尼氏体（细胞）冠状切面染色，显示小细胞（P）层、大细胞（M）层和尘埃细胞层（K）。在此横截面水平的细胞核中，有 4 个 P 层、2 个 M 层和 6 个 K 层。比例尺 =500 μm。

轴突投射形式几个方面进行区分。[1,7-9] LGN 的 P 细胞和 M 细胞在建立 V1 细胞的特性方面发挥了重要作用，但 P 细胞和 M 细胞是否属于两个分类依然存在争议。从视网膜信号输入，轴突投射模式和生理学方面得到的证据表明，P 细胞和 M 细胞有不同的亚型，在 V1 中分别执行不同的功能[10]（见下文）。K 细胞很可能不是一个单一 LGN 细胞类型，因为其与皮质之间的连接存在多样性[8]（见下文）。

信号输入：视网膜

以前就证明：视网膜到 LGN 有 P 细胞和 M 细胞两种信号通路，其余所有的视网膜神经节细胞投射到其他的皮质下核[11]。近期研究证据表明，基于形态学的分类，有 10 个或更多的不同类型的视网膜神经节细胞发出轴突到达 LGN[12]（图 29.4）。这个发现使我们迷惑，上文所述的 LGN 的 K，M 和 P 细胞，究竟是从一类神经节细胞获得单独的信号输入，还是一类以上神经节细胞得到信号输入？从 V1 的 LGN 轴突的连接模式可以得到证据，V1 的 LGN 神经轴突已证实至少存在 10 个轴突类型，这正好支持每个视网膜神经节细胞都经由 LGN 通过一个唯一的通道到达皮质的观点（图 29.6）[8]。

信号输入：视网膜外来源和皮质反馈

除了接收来自于视网膜的信号输入，LGN 细胞还接收来自各种视觉和非视觉视网膜外来源的信号输入。这些视网膜外的信号通过大量突触传递给 LGN，其数量超过视网膜的信号输入（见综述[2]）。这些视网膜外的输入信号还通过存在于 LGN 神经元的大量递质和受体调节信号的流量[13]。（图 29.5）视网膜外的信号输入有精确区域定位的特点，说明，表达视觉空间同一点的区域是相连接的。现已在灵长类动物的以下区域记录到了视网膜外到 LGN 的信号输入（括号内为递质类型）：初级视皮质（谷氨酸钠），某些视觉相关区域（很可能是谷氨酸钠），上丘（谷氨酸），前顶盖（GABA），二叠体核（乙酰胆碱或者 Ach）和丘脑网状核的视觉扇区（GABA）。视网膜外信号以突触的形式，来自于丘脑网状核与初级视觉皮质这两个主要来源。丘脑网状核研究已经非常的详尽，其与初级视觉皮质一起，对 LGN 到皮质的信号进行调控。大量高度特异性的皮质反馈通路存在于 V1 第 5 层（Ⅵ）的不同亚区域，突触投射至 LGN 的 P 或者 M 细胞，但不会两者同时投射。这个反馈

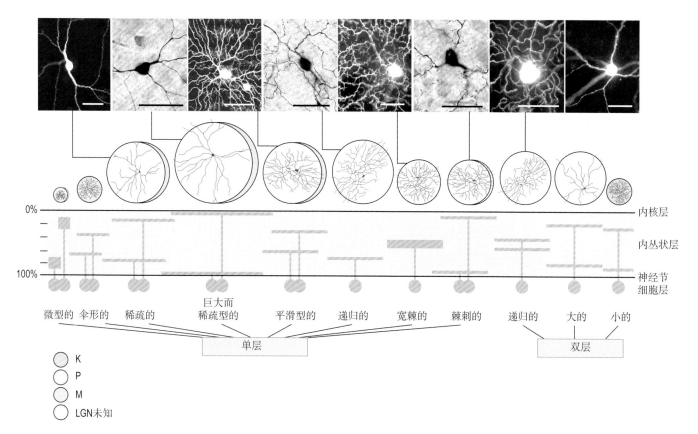

图 29.4　许多不同类型的视网膜神经节细胞投射到 LGN。显微照片显示了细胞形态的细节（比例尺 = 50 μm）和细胞绘图，并且圆盘显示了相对树突野的大小。最小的细胞（红色圆圈）和阳伞形细胞（灰色）已知投射到 P 和 M 层，小双层细胞（蓝色）是已知投射到 K 细胞层。一些其他类型的视网膜神经节细胞（黄色）也投射向 LGN，但目前还不清楚投射的细胞层特异性。其余的细胞不投射到 LGN。（Modified from Dacey[12]. 2004 Massachusetts Institute of Technology，by permission of the MIT Press.）

也靶向 LGN 的 K 细胞层和丘脑脑网状核，至少枭猴仅通过突触侧支连接 LGN 的 P 或 M 层[14]。

　　视网膜外到 LGN 的信号还有一些非视觉的来源。最深入的研究是关于来源于脑桥的胆碱能的传递，其神经支配 LGN 所有的层，另外在猫中也发现一些一氧化氮的传递。[15] 其他传入来源包括背缝神经核的血清素的信号输入和下丘脑的组胺的信号输入[16-19]。

输出：对 V1 及高级区域的投射

　　灵长类动物 LGN 传出轴突的主体终止于初级视觉皮质和丘脑网状核（TRN）的视觉扇区。虽然在灵长类动物中未获证明，但是在对猫的研究中发现，对相当于 TRN 视觉扇区部位的投射来自于 LGN 的传递细胞轴突的侧副支，而不是单独投射到丘脑核。也有报道称一个来自于 LGN 更小的传出投射，其终止于一些纹状体视觉区。最有证据支持的是这些投射

可到达中颞区（MT）。根据双标记逆行示踪和免疫组化钙结合蛋白试验，这个投射似乎源于 LGN 的 K 细胞，且没有传递侧突投射至 V1[20]。尽管这一预测包括只有约 1% 的 LGN 细胞，但是它涉及失去初级视皮质患者的残余视力，即"盲视"[21]（框 29.1）。

　　有研究表明在灵长类动物中，P 细胞发出轴突主要到达 V1 的ⅣC 层的中、低层（使用 Brodmann 命名法[22]）。此外，一些猕猴的 P 细胞发出轴突到ⅣA。到ⅣA 层的投射似乎是只有某些灵长类动物所特有的，因为它不存在于黑猩猩，人类可能也是这样。M 细胞将其轴突传出到初级视觉皮质的ⅣC 层的中、上层。最后，K 细胞发出的轴突到大脑皮质层ⅣA（猕猴）和ⅢB / ⅢA，在此，它们终止于称为"CO 斑"的细胞，这种细胞线粒体中含有大量的细胞色素氧化酶（CO），并到最终到达Ⅰ层（见综述[23]）。一些 M 和 P 细胞也有少量的投射在 V1 的Ⅵ层。图 29.6 总结了到达 V1 的通路。

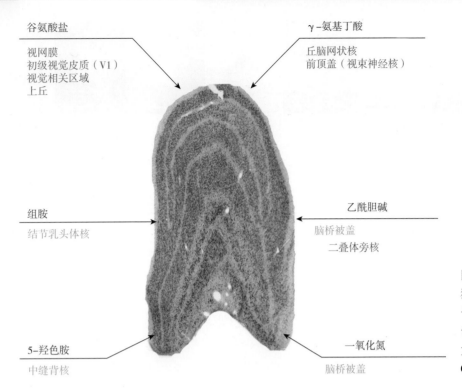

谷氨酸盐

视网膜
初级视觉皮质（V1）
视觉相关区域
上丘

γ-氨基丁酸

丘脑网状核
前顶盖（视束神经核）

组胺

结节乳头体核

乙酰胆碱

脑桥被盖
二叠体旁核

5-羟色胺

中缝背核

一氧化氮

脑桥被盖

图 29.5　示意图显示：大脑区域直接连接猕猴的 LGN 和它们的化学信号。视觉信号输入以红色表示，非视觉信号输入以蓝色表示。粗体字表示通过突触提供给 LGN 大量信号输入的区域。（Modified from Casagrande et al.[38]）

框 29.1　"盲视"的争论

（A：Julie Mavity-Hudson）切除猫两边的初级视觉皮质仅显示轻微的视力损失[49]。然而树鼩（B：Robert Strawn）（灵长类动物最近的亲缘种）被切除初级视觉皮质后没有类似的视力损失[50]。有一种观点一直存在争议：即在这两个物种中，视力可以通过不同选择性的皮质下路线传递到纹状体皮质。不过人类被损坏 V1 之后几乎完全失明。然而，一些学者一直认为患者损害或者完全丧失 V1 后仍有一些残余视力存在于"失明"的区域（所谓的"盲视"），但是这样的视觉是否只是反映了 V1 残余的功能或一个独立通往纹状体外皮质的途径，正如猫和树鼩试验所证明的那样。即使他们认为在人类和其他灵长类动物存在绕过 V1 的功能性视网膜通路，但是这个线路是否借由尘埃（K）细胞穿过 LGN，到达外纹状体，或者是否包括一条类似已在树鼩被证明的从视网膜到上丘脑并到达纹状体皮质的通路仍存在争议[51]。

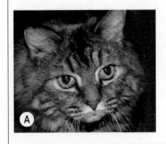
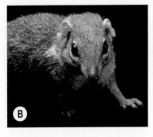

LGN 环路：视觉信号如何调节？

反馈和前反馈途径

　　LGN 的视觉信号被两组抑制性神经调节环路所调节，包括局部抑制性神经元和 TRN 抑制性神经元。前反馈和反馈环路中这些抑制性神经元连接于 LGN 的传递细胞，包括：视网膜输入的局部抑制细胞和传递细胞输入的 TRN 神经元，如图 29.7A。前反馈通路又包括一个独特的三联的突触排列，其由一个视网膜的终末突触、一个传递细胞的树突和一个抑制性中间神经元的树突组成（图 29.7B）。抑制性中间神经元依次与一个相同的传递细胞树突形成了一个树突-树突的突触联系。反过来，在反馈抑制中，传递细胞与 TRN 神经元树突相连，同时发送了一个抑制性连接并终止于同一个传递细胞（图 29.7A）。鉴于前反馈和反馈环路可以影响视网膜输入信号调节，进一步研究灵长类 LGN 的不同层次的超微结构，对于建立准确的生理模型有关键作用。

环路的神经化学

　　尽管到达 LGN 传递细胞的反馈和前馈环路形成了控制视觉信号的基本体系结构，但是传递到视觉皮质最后的信号依赖于非常复杂的通路，在这些通路

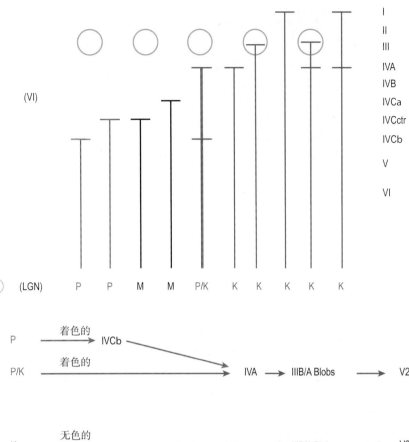

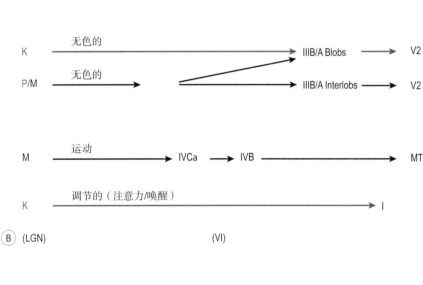

图 29.6 （A）LGN 细胞的传出投射简化示意图。小细胞（P，红色），巨细胞（M，黑色），尘埃细胞（K，蓝色）。LGN 细胞到初级视觉皮质（V1）有不同的投射。P 细胞主要终止于 Ⅳ C 的下方和中间层，有一些到 Ⅳ A。M 细胞有大量的终端到达 Ⅳ C 的上、中层。细胞色素氧化酶斑中的 K 细胞位于 Ⅲ 层、Ⅳ A 层和 Ⅰ 层。K 细胞投射到 Ⅰ 层，而 Ⅲ 层的斑迹通常来自于位于不同 LGN 层的 K 细胞。（Modified from Casagrande & Xu.[23]）（B）V1 内的连接和 8 个并行途径的可能功能。在此图中，V1 从腹侧到背侧由左到右的顺序排列。V1 直接投射到第二视觉区域（V2）和颞中的视觉区域（MT）不同的区域。图中未显示：V1 也将轴突延伸到背内侧视觉区（DM），这个也称为 V3a 区域，其从细胞色素氧化酶斑伸出，到达第三区域（V3），并且有非常少的部分到达第四视觉区域（V4）。详细信号请参阅文本。

中，所有传入的信号在这些环路中相互交织碰撞，并且大量的递质受体也被这些信号激活。由于篇幅的限制，我们只能在这里举几个例子。尽管许多连接中的递质受体不同，但是许多相同的输入信号不仅连接 LGN 的传递细胞，同时也在 TRN 和 LGN 中连接抑制性中间神经元。已知视觉皮质传递最庞大的视网膜外信号给 LGN。来自皮质层 Ⅵ 层细胞的谷氨酸，同时激活离子型和一种特殊类型的亲代谢型谷氨酸受体（第 1 组），两者都可以直接去极化传递细胞，尽管（重要地）可能对于 LGN 传递细胞的放电模式具有不同的路线和潜在的不同影响 [24]（见综述 [2]）。由于皮质轴突与抑制神经元、TRN 神经元相连，后两者本身有两种类型的受体，因此传递细胞的输出信号网络难以被轻易地预测，即使是一个涉及视觉皮质反馈的简单环路。

LGN 的第二个主要输入信号来自于脑桥的胆碱能神经元（在猫的脑桥臂旁区）。这些胆碱能纤维支配 LGN 的传递细胞和中间神经元，而且 TRN 有能力释放第二递质 NO。此输入信号对于传递至皮质的视觉信号的影响非常复杂，事实上，乙酰胆碱可以激活快速离子型尼古丁受体和慢代谢型 M1 受体，两者都能导致传递细胞去极化。这些包含相同乙酰胆碱的

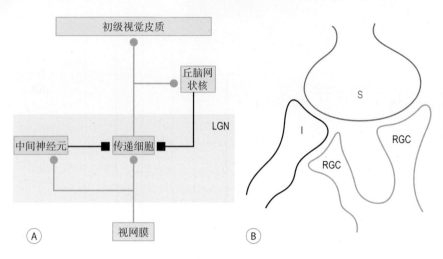

图 29.7 视觉丘脑环路简图。（A）影响 LGN 传递细胞的前馈和反馈抑制途径。兴奋性输入以绿色表示。阻抑输入以黑色表示。TRN：丘脑网状核；LGN：外侧膝状体；I：LGN：中间神经元。(Modified from Casagrande & Xu[23] with permission of publisher.))（B）示意图显示 LGN 的三联环路。在一个三联环路中，视网膜传入神经 (RGC) 突触到达的一个传递细胞树突棘 (S) 和一个中间神经元树突（I），反过来，突触又连接到同一个传递细胞树突。

脑桥轴突可以激活中间神经元和 TRN 细胞的 M2 受体，导致这些细胞的超极化。乙酰胆碱输入的信号对 LGN 传递细胞的影响通常是兴奋性的，因为传递细胞直接去极化，阻断了反馈和前反馈的抑制。在这种情况下，可以预测皮质视网膜信号的传输比将增加。相反，活化的抑制环路将降低传输比，在某些情况下，可以改变来自于视网膜信号的瞬间结构。仅在两只猫的 LGN 完成了皮质和脑桥的信号输入及它们在 LGN 上的受体的描述。传递到 LGN 的轴突数量和依赖于受体激活后产生的各种影响都证明：LGN 门控不等同于简单地打开或关闭从视网膜到皮质之间的连接。

LGN 的信号处理

感受野的性质和并行处理

除了一些特殊情况，从其他来源的突触输入信号多于来自于 LGN 的轴突输入信号，LGN 细胞的感受野特性都源于视网膜神经节细胞。因此有人认为，视网膜神经轴突是 LGN 的"驱动"，而其他的输入是"调节"，此观点是建立在每个来源的影响都是受到 LGN 传递细胞输出信号的调节。视网膜神经轴突的影响反映在解剖学上，因为这些轴突终止位置比其他兴奋性信号传递更接近传递细胞的轴丘，并且具有更大的终末端，信号通过快速离子型谷氨酸通道，该通道位于 LGN 传递细胞树突的突触位点[25]。

大多数的灵长类动物的 LGN 细胞和视网膜一样都存在感受野，被定义为开或关 - 中心（ON- or OFF-)（并相互环绕）。然而，一些 K 型的 LGN 传递细胞没有标准的视觉感受野，并很难去定义描述。这一类细胞包括了大范围弥散的细胞、没有明确环绕的细胞和具有更复杂的特性的细胞，比如方向选择性。有一些非标准的细胞也在灵长类视网膜中被发现，这些不寻常的 LGN 细胞也可能反映了视网膜的信号输入（见综述 [12,26]）。

在 LGN 传递细胞内以突触或者 S- 电位形式测量信号传入，将这些 s- 电位与相同细胞动作电位的输出进行对比，引起动作电位的 S- 电位比率（传输比）小于 1.0，而在麻醉情况下为 $0.3 \sim 0.5$[27]。表面看来这似乎是一个严重的视觉信号损失浪费。然而，Kaplan 等 [27] 认为，在视网膜和 LGN 之间的信号传输比的减小是非线性的，当较大的刺激对照时，其达到最大值。他们认为，这种从视网膜到 LGN 的非线性信号传输，部分来说，在高刺激对比的条件下，可以保护皮质避免响应饱和，从而保持皮质细胞的动态范围。也有人认为，重要的视觉信号，如刺激对比度有关的信号，也可以增强 LGN 的水平。例如，Huble 和 Wiesel[28] 对猫的研究记录表明，LGN 细胞表现出相对于它们的信号输入更强的环绕机制，从这些数据中得出结论，LGN 的作用是锐化对比度差异，并降低对弥散光线照明的反应（见综述 [29]）。尽管存在对 Huble 和 Wiesel 原始数据的其他解释，但很明显，LGN 可对视网膜传入信号进行空间和时间的滤过。下面我们将讨论更多的滤过机制，但为了解释 LGN 是怎么滤过或者门控视网膜信号的，首先必须对 LGN 的基本信号性质给予更多的解释。

M、P、K 细胞的生理学

目前对于不同的灵长类动物 LGN 的 P 和 M 细

胞已进行了大量详细的生理学研究（见综述[1,2]）。通常情况下，对 M、P 或 K 细胞的研究，是假设信号通过一段时间内动作电位的生产速率与刺激之间的关系而编码。也有证据表明，信号包括在动作电位的形式内。例如，睡眠中的猫，LGN 的细胞可以表现出爆发式的动作电位。这种电位已经在清醒的猴中观察到，但它是否在动物清醒时有传递信号的能力一直存在争议[30]。Sherman 等认为，爆发样的模式是视觉信号的一种非线性的放大，它牺牲了信号的特异性，清醒的动物可以敏感地检测出信号（见综述[2]）。根据这一假说，爆发的模式对于将动物惊醒有着更高的效率，而紧张性电位在传递信号的刺激特性方面更有效率。但到目前为止，这个假设尚未被证实[30]。

在一般情况下，使用爆发率作为标准，LGN 的 P 细胞可以从其他细胞类区分出来作为一组，使用高对比度光栅刺激其感受野中心，它们表现出对较高的空间频率及较低的时间频率的对比敏感。感受野中心的 M 细胞群体，在其首选的时间与空间频率对比测定中，有最高的时间频率灵敏度和最低的阈值。M 细胞擅长时间分辨率，这是因为它们的感受野有对信号刺激允许进入或撤销的特点，而 P 细胞会对刺激存在持续的反应。许多 K 细胞存在于另外两个细胞类型之间，联合了空间和时间分辨率，这暗示了整个系统的视觉分辨率是一个所有类型细胞的综合作用。研究表明，对于波长的选择性方面，P 和 K 细胞对一些白天活动的灵长类动物起着重要作用。另有研究表明，人类和猕猴等三色视觉的灵长类动物中，许多的 P 细胞以与它们的神经节细胞输入一样的方式，传递红色和绿色的信号。同样地，一些 LGN 的 K 细胞基于视网膜信号输入为基础，传递蓝色 / 黄色的信号。然而，由于大多数的灵长类动物实际上是二原色视（这意味着它们只有两种视锥细胞），P 途径在大多数灵长类动物中是不辨别颜色的。这是因为只有两种形式视锥细胞的灵长类动物中始终有一个 S- 视锥细胞和另外一种长波长视锥细胞来进行颜色的比较。如果就像大多数观察者认为的那样，S- 视锥细胞信号传输完全通过 K 细胞，而不是 P 的细胞，那么这个条件使得 P 细胞不能分辨颜色，这是因为 P 细胞只从一种单一的视锥细胞中获得信号[31]。虽然现在普遍将复杂的行为与 LGN 细胞的生理学特性相联系，如 P = 形式，M = 运动，K = 颜色，但是，不太可能将单个细胞行为与整个组织行为直接相联系（框 29.2）。

"超经典"环绕的影响

虽然大多数灵长类 LGN 细胞感受野被经典的描绘为：同一中心的 ON 中心 / OFF 环绕区域（或者反过来），但是远远超出了 LGN 细胞的经典感受野的刺激是可以影响细胞行为的。[32,33] 目前普遍认为，LGN 细胞可以回应"超经典"感受野范围的直接刺激，也可以回应与经典感受野重叠并超越了感受野范围的刺激。这种抑制性环绕通常与非线性环绕相关，或者就像任何一个刺激（ON 或 OFF）一样，抑制性环绕降低了神经元的反应性[34,35]。这种形式的抑制在调节 LGN 对视觉刺激反应中可能起着重要作用。一些研究者发现，这个潜在的环绕可能对高度刺激时"视觉突出"现象有着重要作用：比如当一个红色圆形区域与一个蓝色圆形区域相对抗时，背景中突出显示红球。检测 LGN 细胞超经典环绕的研究还表明，M 细胞比 P 细胞表现出更大的超经典环绕抑制，这种抑制可能起源于视网膜上，更早的关于周边效应研究也有同样的提示[36]。

反馈的影响

上文提到，V1 到 LGN 的皮质反馈形成影响 LGN 细胞反应的最大的调节途径。V1 的反馈通过 TRN 直接或者间接的影响了 LGN 的环路。V1 的 Ⅵ 层细胞发出轴突到 TRN 和 LGN（如上所述）并延伸它们的轴突到 LGN 的更大区域，因此 V1 的感受野观察到更大的视觉空间。此外，V1 的细胞本身得到从更高层级的视觉皮质区域来的反馈，如 MT 区。由于大脑皮质的反馈途径是相当迅速的，这意味着从 LGN 而来的较慢的信号将会持续的与反馈信号交错。这种动态的相互作用意味着来自视网膜的每一个信号都可以依据来自高阶视觉区域的信号在 LGN 进行修正。这样的系统是非常高效的，因为相较于慢的信号，关键信号可以得到一个更高的数据传输率。例如，Sillito 等发现[34]，灵长类动物的 MT 区域激活的调控可以显著的改变 LGN 的活动。通过注入少量的 GABA 拮抗剂，sillito 等提高 MT 中的局部区域的活动度。同时，他们从 LGN 细胞的记录中发现 MT 区域活动度的增加，能够增加或减少 LGN 细胞反应。这个例子表明，通过 LGN 的信号流可被高层次的皮质反馈调控。

框 29.2　从生理联系到行为：M 和 P 层的病变。

将在特定的视觉通路的细胞性质的复杂行为相联系一直是非常普遍的研究方式。例如，普遍认为 P 细胞和红 / 绿颜色的辨别有关，K 细胞与蓝 / 黄色的颜色的辨别有关，M 细胞用于识别运动。然而我们知道，对有着恰当的时间和空间频率的高对比度的移动光栅，LGN 大部分种类细胞是能够做出响应的。所以，它们当然可以"看到"运动和形状。我们也可以区分种类繁多的颜色。显然，如果视网膜神经节细胞已处理一个特定的复杂的视觉行为，那么大脑不会浪费突触时间，首先把发送信号给 LGN，然后是 V1，等等。

直接测试 P 和 M 细胞对视觉行为所作出的贡献的方法：通过在猕猴 LGN 的 P 层或 M 层造成损伤，检查视力损伤情况。猴被训练单眼注视一个固定点（另一只眼睛被覆盖）。要被鉴别的刺激放置在不同的地点，包括 M 或 P 层损坏的部分相对应的视野部分。每个病变扩展到相邻的层，因此包

括一些 K 层。行为测试表明，在任一通路，假设刺激有足够高的对比度，猴是可以区分形式和运动的，且在一定的空间和时间的频率范围内，其余通路也可以。因此，关于 P 细胞描述形状，而 M 细胞是用于运动描述的说法是不正确的。相反，行为测试显示，在 P 层病变（包括相关的 k 层 4-6）猴无法区分空间频率（B，下方），也无法区分每个频率和颜色，而 M 层和相关的 K 层损害后，猴丧失区分高时间频率的能力（和任何非常快的动作）（C）。猴在失去 P 细胞后，也遭受了对比敏感度不可预测的重大损失（B）。这些结果表明，两者合作，对于视网膜和外膝体细胞类型特性的区分，提供了对比度、尺寸、波长和速度的基本信号，而更高层次的分析，如必要的复杂形状和这些形状的空间运动的辨别，是在皮质中进行的。

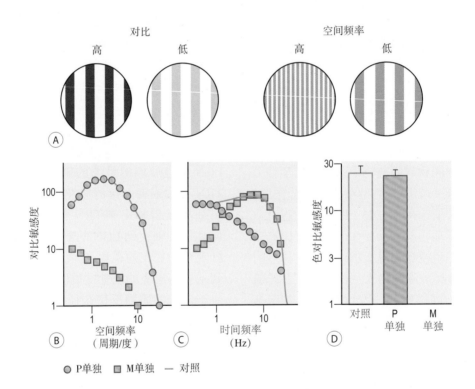

狝猴的 LGN 中进行 M，P，和相关联的 k 层选择性切除后，出现视觉损失。当 M 和 K 层 1 至 3 层保持不变，仅仅损毁 P 层和 K 层的 4 至 6 层后，所有的空间频率的对比敏感度降低。（B）和（C）中的绿色实线提示：正常的猴的灵敏度；

圆圈提示了 P 通路（M 损伤后），方框提示了 M 通路（P 损伤后）。（C）只有 P 细胞存在时，在更低的时间频率时，低空间频率的光栅对比敏感度降低。（D）当只有 M 细胞时，色彩对比敏感度丢失。（转载自 Kandel et al.[48]）

LGN 和觉醒、注意力和有意识的视觉

鉴于来自于非视网膜的 LGN 连接具有多样性，并且大脑其他部分输入信号也具有多样性，所以 LGN 细胞必须被许多不同的感觉、行为和认知信号所调节。LGN 环路类型的近期研究提示：离开神经核的信号主要被四种类型的信号所影响。LGN 非视网膜来源的最被认可的影响主要涉及动物的状态变化。早在 50 年以前，大量的研究表明，LGN 细胞依据动物是清醒或是睡眠状态改变它的爆发模式。在睡眠期，LGN 表现出爆发模式，这样可以切断丘脑和皮质之间的连接。[37] 在清醒的状态，LGN 被紧张电位主导，这样可以调节与视觉刺激的关系。在清醒的状态下，LGN 细胞存在的少量爆发模式是否传达特殊的视觉意义（也许是提醒动物一些不同寻常的情况）仍然存在争议[2]（见上文或者[30]）。无论如何，LGN 是根据觉醒水平来改变传递给皮质的信号这是毫无疑问的。

第二个可能造成对 LGN 影响的信号来源是视觉注意力，然而这点仍然存在争议，原因为：（1）有一个历史性的偏见就是感觉丘脑中继核有更多稳定的途径以前反馈的方式传递信号给皮质；（2）关注注意力对于单个 LGN 细胞的影响已经证明是困难的（见综述[38]）。

研究 LGN 注意力的影响所面临的困难，主要是因为灵长类动物单个 LGN 细胞的经典感受野相当小。此外，从一只清醒的猴身上记录单一的 LGN 细胞是很困难的，因为猴不能保持它们的眼完全固视。这意味着，刺激必须超过面积大于单个 LGN 细胞的感受野中心，以避免在实验过程中感受野接收到边缘的非正常刺激。其结果是 LGN 细胞的反应非常小，这是因为感受野周围抑制与兴奋性的中心被同时刺激到。纹状体皮质（见第 31 章）的感受野是相当大的，因此，它更容易被记录下单个细胞视觉注意力受到影响的反应变化，因为刺激可以控制在个体感受野内。另一个问题是，由于许多 LGN 细胞联系到一个 V1 细胞，所以虽然注意力影响任何一个单独的 LGN 细胞都是微不足道的，但加起来产生的影响是很大的。因此，对人类受试者第一次使用功能磁共振成像（fMRI）技术，论证关于视觉注意对 LGN 的影响，当受试者被要求针对不同的定位转移空间注意力的时候，可以比较每个 LGN 的活动模式，这并不奇怪。

在关注使用 FMRI 测量群体水平的神经活动方面，O'Connor 等[39] 使用了强度高低对比的方格闪烁刺激方法，显示出 LGN 的反应在注意刺激时加强，非注意刺激时减弱。即使没有视网膜输入，在 LGN 的基线左右之间激活的变化仍然可以发现预期的刺激。令人意外的是，O'Connor 等的[39] 研究同样表明，在 LGN 的注意力活动相关变化比初级视皮质的（V1）更强大。这个结果令人吃惊，因为也许有人预测 LGN 的注意力变化是 V1 的反馈的结果。另一方面，它可能是通过直接或间接的途径，将觉醒和空间注意的影响传递给 LGN，该途径包括了来自脑桥的大量的胆碱能通路（脑桥被盖核，PPT）或来自于丘脑网状核（TRN）的 GABA 能通路。后一种途径最初曾被 Crick[40] 论述为 TRN 表现出的一种特殊的"注意力探灯"的功能。McAlonan 等[41] 的研究支持了以上的观点，猴视觉注意力的增加降低了个体视觉 TRN 神经元的反应（其主要输出信号给 LGN）。在 McAlonan 等[41] 和 Royal 等关于 LGN[42] 研究中，在猴单一 P 细胞和 MLGN 神经元获得的记录显示，其在信号到达皮质之前，注意力能够在潜伏期内快速地调节反应（图 29.8）。

LGN 和运动计划

第三种调节 LGN 反应的输入来自眼球运动。从视网膜来的视觉信号只在运动的背景下进行有效的处理。换句话说，人类使用视觉与世界互动，因此我们的视觉世界是在不断运动的。要保持稳定，我们需要知道我们的头、眼睛、四肢的位置，这与我们与周围物体的位置相关。众所周知，在中脑上丘视觉和听觉的图像被优先转化为普通活动图。这样以头为中心的听觉空间和以眼为中心的视觉空间，二者一致叠加在这种结构的运动输出神经元[43]。现在的问题是，LGN 的调节活性与运动相联系吗？由于技术问题，难以测试这个想法。普遍支持 LGN 细胞调节与活动相关的论据来自于扫视抑制的相关研究。大脑抑制眼球运动相关的信号大概是为了消除潜在的视网膜模糊，允许高效率的处理固定的信号。

现在有充分的证据表明这种抑制发生在 LGN 层次（见综述[38,44]）。Royal 等[44] 从清醒活动的猴上记录了单一的 LGN 细胞的信号，可以显示所有 LGN 细胞类型（K，M，P）调节与眼球的扫视运动有关的活力。后继的研究中特别有趣的是，发现 LGN 细胞在完全

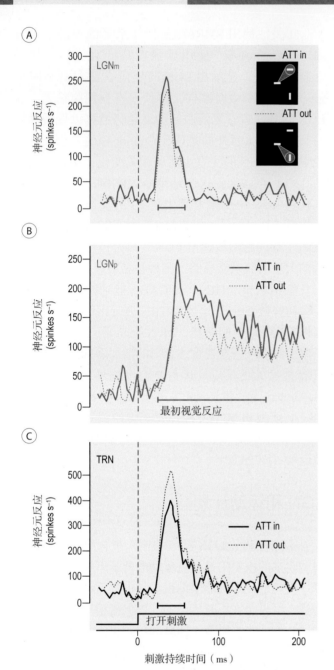

图 29.8 LGN 细胞的注意力调节。一个细胞对于一个注意刺激（ATTin，实线）和一个无注意刺激（ATTout，虚线痕迹）的波峰曲线图。该图说明注意"聚光灯"时，感受野环路的直接反应。反应与刺激是整齐相对的（垂直虚线）。（A）LGN 的大细胞（LGNm）的反应实例。（B）LGN 的小细胞（LGNp）的反应实例。（C）TRN 细胞的反应实例。（Reproduced with permission from McAlonan et al.[41] Reproduced by kind permission of Springer Science + Business Media.）

黑暗的环境下可以预计即将发生的眼球运动，并调节它们的活动性。早于移动眼球到一个新位置的"运动计划"，LGN 细胞的活力首先被抑制长达 100 ms。一旦眼睛位于新的位置，活力显著增加（图 29.9）。

LGN 这种形式的活力变化，可以解释眼球扫视抑制的知觉现象，有助于眼球固定时相关信号高效率的传输。值得注意的是，许多研究者认为，注意力和眼球扫视运动是密切相关的。也许胆碱能神经的 PPT-LGN 通路能传递注意力变化和预期的眼球扫视运动的信号，而眼球扫视运动伴随这些注意力变化[38]。

LGN 和双眼竞争和视觉意识

第四个可以调节 LGN 活动的信号是来自两眼。虽然 LGN 细胞被激活仅通过一只眼，但是在 20 世纪 70 年代 Sanderson 等[33] 发现，猫 LGN 细胞的反应，能够被另一只眼的刺激而抑制。这些结果随后在灵长类动物 LGN 被证实。许多研究者认为，在 LGN 的双眼相互作用可以解释双眼竞争。当两个眼睛接受的刺激，不能被融合成一个图片（比如一只眼呈现一张脸，而另一只眼呈现的是房子），竞争即被诱导，就像一个人首先看到脸，然后是房子，依此类推，交替进行。这意味着，我们在某一时间内只是"知道"或意识到只有一个图像。LGN 是被这种意识的变化所调节吗？当前，至少有两个团队使用功能磁共振成像功能得到了肯定的结果。[45,46] 当受试者接收到竞争性的刺激信号时，LGN 和 V1 中的信号会出现清晰的波动。这些结果认为，LGN 是一种感觉上的"知道"或意识。这些信号从何而来呢？解剖学证明，无论是直接或间接通过 TRN，它们都可以存在于 LGN 本身的环路，或者来自 V1 的反馈连接。由于 fMRI 信号较差的时间清晰度，因此更需要使用单电极研究来更详细地剖析这些途径。

结论

灵长类动物的 LGN 连接所有必需的视网膜信号，提供给皮质有意识的视觉感知。每个 LGN 细胞接受来自单眼的少数特定种类的神经节细胞的信号输入。虽然 LGN 接收来自多达 10 种不同的解剖学形态的神经节细胞信号，但是它在每个解剖层面上存在多种传递细胞。K 细胞在解剖学和生理学分类上是最多样化的传递细胞。一些 K 细胞为黄色 / 蓝色信号传输，但大多数的 LGN 的 K 细胞的功能尚不清楚。M 细胞有可能传输低分辨率和重要的运动信号，而 P 细胞传递的是细节，还有一些 P 细胞发送红 / 绿色的色觉信号。LGN 也包含了几类的中间神经元，它

图 **29.9**　眼球扫视时 LGN 细胞的活性。LGN ON- 中心和 OFF- 中心细胞的活力在自发扫视的过程中，表现出明显的邻近扫视调节过程。（A）波峰曲线显示的为 25 个 LGN 细胞（10 个 ON- 中和 15 个 OFF- 中心；5 个 M，19 个 P，1 个 K），在自发扫视时，表现出显著的扫视抑制和扫视后的易化。试验与扫视启动时间对齐（0 mss）。（B）显示的相同的 25 LGN 细胞的波峰试验，与扫视结束时间（0 ms）对齐，显示了扫视后易化的时间过程，在这两个曲线中，波峰曲线相对于观察到的最高峰值进行了标准化。（Reproduced with permission from Royal et al.[44] "Reproduced by kind permission of Springer Science + Business Media"）

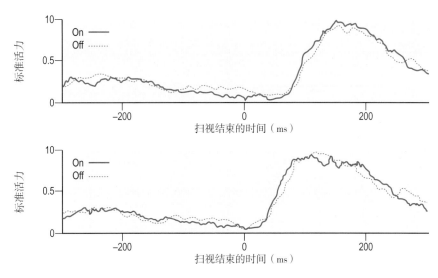

们通过前反馈和反馈的抑制环路调解视网膜输入的信号。除了视网膜，LGN 还接收各种其他来源的信号输入，包括从 V1 来源的一个主要的反馈投射。根据活动计划、眼球运动和注意力，这些输入信号动态地调节 LGN 从视网膜接收的信号。因此，来自视网膜的视觉信号，立即成为 LGN 的动态环路的一部分，旨在最高效率的处理这些信号。

参考文献

1. Casagrande VA, Norton TT. Lateral geniculate nucleus: a review of its physiology and function. In: Leventhal AG, ed. The neural basis of visual function. London: Macmillan Press, 1991:41–84.
2. Sherman SM, Guillery RW. Exploring the thalamus and its role in cortical function, 2nd edn. Cambridge, MA: MIT Press, 2005.
3. Hickey TL, Guillery RW. Variability of laminar patterns in the human lateral geniculate nucleus. J Comp Neurol 1979; 183(2):221–246.
4. Malpeli JG, Baker FH. The representation of the visual field in the lateral geniculate nucleus of Macaca mulatta. J Comp Neurol 1975; 161(4):569–594.
5. Malpeli JG, Lee D, Baker FH. Laminar and retinotopic organization of the macaque lateral geniculate nucleus: magnocellular and parvocellular magnification functions. J Comp Neurol 1996; 375(3):363–377.
6. Bickford ME, Carden WB, Patel NC. Two types of interneurons in the cat visual thalamus are distinguished by morphology, synaptic connections, and nitric oxide synthase content. J Comp Neurol 1999; 413(1):83–100.
7. Casagrande VA. A third parallel visual pathway to primate area V1. Trends Neurosci 1994; 17(7):305–310.
8. Casagrande VA, Yazar F, Jones KD, Ding Y. The morphology of the koniocellular axon pathway in the macaque monkey. Cereb Cortex 2007; 17(10):2334–2345.
9. Hendry SH, Reid RC. The koniocellular pathway in primate vision. Annu Rev Neurosci 2000; 23:127–153.
10. Boyd JD, Mavity-Hudson JA, Casagrande VA. The connections of layer 4 subdivisions in the primary visual cortex (V1) of the owl monkey. Cereb Cortex 2000; 10(7):644–662.
11. Perry VH, Cowey A. Retinal ganglion cells that project to the superior colliculus and pretectum in the macaque monkey. Neuroscience 1984; 12(4):1125–1137.
12. Dacey DM. Origins of perception: Retinal ganglion cell diversity and the creation of parallel visual pathways. In: Gazzaniga MS, ed. The cognitive neurosciences III. Cambridge, MA: MIT Press, 2004:281–301.
13. Casagrande VA, Royal DW, Sary G. Extraretinal inputs and feedback mechanisms to the lateral geniculate nucleus (LGN). In: Bowers D, Kremers J, House A, eds. The primate visual system: a comparative approach. Chichester, UK: John Wiley and Sons, 2005:191–211.
14. Ichida JM, Casagrande VA. Organization of the feedback pathway from striate cortex (V1) to the lateral geniculate nucleus (LGN) in the owl monkey (Aotus trivirgatus). J Comp Neurol 2002; 454(3):272–283.
15. Bickford ME, Gunluk AE, Guido W, Sherman SM. Evidence that cholinergic axons from the parabrachial region of the brainstem are the exclusive source of nitric oxide in the lateral geniculate nucleus of the cat. J Comp Neurol 1993; 334(3):410–430.
16. De Lima AD, Singer W. The brainstem projection to the lateral geniculate nucleus in the cat: identification of cholinergic and monoaminergic elements. J Comp Neurol 1987; 259(1):92–121.
17. Morrison JH, Foote SL. Noradrenergic and serotoninergic innervation of cortical, thalamic

18. Kayama Y, Shimada S, Hishikawa Y, Ogawa T. Effects of stimulating the dorsal raphe nucleus of the rat on neuronal activity in the dorsal lateral geniculate nucleus. Brain Res 1989; 489(1):1–11.
19. Uhlrich DJ, Manning KA, Pienkowski TP. The histaminergic innervation of the lateral geniculate complex in the cat. Vis Neurosci 1993; 10(2):225–235.
20. Nassi JJ, Callaway EM. Multiple circuits relaying primate parallel visual pathways to the middle temporal area. J Neurosci 2006; 26(49):12789–12798.
21. Vakalopoulos C. A hand in the blindsight paradox: a subcortical pathway? Neuropsychologia 2008; 46(14):3239–3240.
22. Brodmann K. Vergleichende Lokalisationslehre der Grosshirnrinde in ihren Prinzipien dargestellt auf Grund des Zellenbaues. Leipzig: J. A. Barth, 1909.
23. Casagrande VA, Xu X. Parallel visual pathways: a comparative perspective. In: Chalupa L, Werner JS, eds. The visual neurosciences. Cambridge, MA: MIT Press, 2004:494–506.
24. Godwin DW, Vaughan JW, Sherman SM. Metabotropic glutamate receptors switch visual response mode of lateral geniculate nucleus cells from burst to tonic. J Neurophysiol 1996; 76(3):1800–1816.
25. Sherman SM. The thalamus is more than just a relay. Curr Opin Neurobiol 2007; 17(4):417–422.
26. Xu X, Ichida JM, Allison JD, Boyd JD, Bonds AB, Casagrande VA. A comparison of koniocellular, magnocellular and parvocellular receptive field properties in the lateral geniculate nucleus of the owl monkey (Aotus trivirgatus). J Physiol 2001; 531(Pt 1):203–218.
27. Kaplan E, Purpura K, Shapley RM. Contrast affects the transmission of visual information through the mammalian lateral geniculate nucleus. J Physiol 1987; 391:267–288.
28. Hubel DH, Wiesel TN. Integrative action in the cat's lateral geniculate body. J Physiol 1961; 155:385–398.
29. Wiesel TN, Hubel DH. Spatial and chromatic interactions in the lateral geniculate body of the rhesus monkey. J Neurophysiol 1966; 29(6):1115–1156.
30. Ruiz O, Royal D, Sary G, Chen X, Schall JD, Casagrande VA. Low-threshold Ca²⁺-associated bursts are rare events in the LGN of the awake behaving monkey. J Neurophysiol 2006; 95(6):3401–3413.
31. Casagrande VA, Khaytin I, Boyd JD. Evolution of the visual system: mammals – color vision and the function of parallel visual pathways in primates. In: Butler A, ed. Encyclopedia of neuroscience. Berlin & Heidelberg: Springer, 2008:1472–1475.
32. McIlwain JT. Some evidence concerning the physiological basis of the periphery effect in the cat's retina. Exp Brain Res 1966; 1(3):265–271.
33. Sanderson KJ, Bishop PO, Darian-Smith I. The properties of the binocular receptive fields of lateral geniculate neurons. Exp Brain Res 1971; 13(2):178–207.
34. Sillito AM, Jones HE. Corticothalamic interactions in the transfer of visual information. Phil Trans R Soc Lond B Biol Sci 2002; 357(1428):1739–1752.
35. Solomon SG, White AJ, Martin PR. Extraclassical receptive field properties of parvocellular, magnocellular, and koniocellular cells in the primate lateral geniculate nucleus. J Neurosci 2002; 22(1):338–349.
36. Alitto HJ, Usrey WM. Origin and dynamics of extraclassical suppression in the lateral geniculate nucleus of the macaque monkey. Neuron 2008; 57(1):135–146.
37. Steriade M. Arousal: revisiting the reticular activating system. Science 1996; 272(5259):225–226.
38. Casagrande VA, Sary G, Royal D, Ruiz O. On the impact of attention and motor planning on the lateral geniculate nucleus. Prog Brain Res 2005; 149:11–29.
39. O'Connor DH, Fukui MM, Pinsk MA, Kastner S. Attention modulates responses in the human lateral geniculate nucleus. Nat Neurosci 2002; 5(11):1203–1209.
40. Crick F. Function of the thalamic reticular complex: the searchlight hypothesis. Proc Natl Acad Sci USA 1984; 81(14):4586–4590.
41. McAlonan K, Cavanaugh J, Wurtz RH. Guarding the gateway to cortex with attention in visual thalamus. Nature 2008; 456(7220):391–394.
42. Royal D, Sary G, Schall JD, Casagrande VA. Does the lateral geniculate nucleus (LGN) pay attention? J Vision 2004; 4(8):622a.
43. Sparks DL. Conceptual issues related to the role of the superior colliculus in the control of gaze. Curr Opin Neurobiol 1999; 9(6):698–707.

44. Royal DW, Sary G, Schall JD, Casagrande VA. Correlates of motor planning and postsaccadic fixation in the macaque monkey lateral geniculate nucleus. Exp Brain Res 2006; 168(1–2):62–75.

45. Haynes JD, Deichmann R, Rees G. Eye-specific effects of binocular rivalry in the human lateral geniculate nucleus. Nature 2005; 438(7067):496–499.

46. Wunderlich K, Schneider KA, Kastner S. Neural correlates of binocular rivalry in the human lateral geniculate nucleus. Nat Neurosci 2005; 8(11):1595–1602.

47. Bickford ME, Wei H, Eisenback MA, Chomsung RD, Slusarczyk AS, Dankowsi AB. Synaptic organization of thalamocortical axon collaterals in the perigeniculate nucleus and dorsal lateral geniculate nucleus. J Comp Neurol 2008; 508(2):264–285.

48. Kandel ER, Schwartz JH, Jessell TM. Principles of neural science. Principles of neural science. New York: McGraw Hill, 2000.

49. Berkley MA, Sprague JM. Striate cortex and visual acuity functions in the cat. J Comp Neurol 1979; 187(4):679–702.

50. Ware CB, Casagrande VA, Diamond IT. Does the acuity of the tree shrew suffer from removal of striate cortex? A commentary on the paper by ward and Masterton. Brain Behav Evol 1972; 5(1):18–29.

51. Brown LE, Goodale MA. Koniocellular projections and hand-assisted blindsight. Neuropsychologia 2008; 46(14):3241–3242.

第30章

初级视皮质的信息处理

Vivien Casagrande · Roan Marion

曹　谦译　陈月芹校

概述：初级视皮质形成局部图像特点

生命体通过视觉系统可以获取物体的位置和特征信息，这对其生存非常有意义。随着我们视线的改变和物体本身的移动，这些信息也在不断变化。为了更好地发挥作用，视觉系统并不提供完全符合客观现实的信息，它可以根据背景和记忆筛选出重要的信息，或者对物体的运动和形态的变化提供有效的预测信息。随着视觉系统不断发展和进化，其内部结构具有了选择和优化有用视觉信息的能力。从视网膜开始，视觉系统就已经在为了提供完整的能够描述物体的信息，而进行着有效信息的筛选。视网膜通过在一个可控的时间窗口内，消除光强度的绝对信息、突出物体轮廓特征、将视觉信号压缩成可控大小，并传输到外侧膝状体核（LGN）来实现该选择过程（见第29章），LGN通过调整视觉信号量的大小来进行选择。初级视觉皮质（c1）（我们接下来将要学习的）通过编码局部图像特征来进行选择，这些特征包括大小、方位、运动方向和双眼差异。这些刺激特征所有细节的描述，对全面地确认出对象（"什么"）和空间关系（"在哪里"）是至关重要的。

传统的观点认为，来自于每个单独的LGN通道的信息，在V1这个区域通过不同的方式相结合，并被进一步发送到外侧纹状体的视觉区域进行进一步的加工处理。为了完成这项工作，V1首先必须解决反映所有刺激特性的几个问题，这些刺激特性对于接下来在组织内的分析是必需的，从而可以映射外部世界，也就是对视野的不同部位作出反应。V1为了达到目标，将工作在每个层级之间和每个层内部不同的迭代模块之间进行分工。在传统观点中，V1被认为

是发生在视觉区域正反馈层次的一些连续过程的最开始阶段；是特异性执行各种高度有序任务的区域。然而，目前人们愈发地认识到V1具有更多的功能。V1不是静态地描述刺激特性。通过密集复杂的横向和反馈的途径，V1与更高级的视觉和非视觉区域，以及丘脑动态地相互作用，并根据注意力、记忆、背景和反馈来改变其活动和信息。因此，为了追求效率，V1细胞更重视时间关联性的信息。在本章中，开头部分为读者提供了一个V1的组织路线图，从解剖结构上展示V1如何对视觉信号处理进行限制，并突出强调层间结构、连接和细胞类型。接下来，我们回顾V1感受野如何整合在一起的传统观点，以及来自LGN的平行输入信息与V1输出通道的特殊路径功能相连的假说（见第31章）。最后一节，简要地回顾一下关于V1功能的一些有争议的观点，包括V1是否有意识，是否参加了记忆，是否被回馈信息和注意力所修饰。本章最后部分将总结关键点。

皮质结构的概述：总的路线图

人类V1的大小从1400～3400 mm^2 不等，厚约2 mm，位于枕叶，从后极部沿着半球的内侧壁扩展[1]（图30.1）。V1像其余的大脑皮质一样，主要包含6层。V1通常被称为纹状皮质，最初在200多年前由意大利医学专业的学生Francesco Gennari命名。Gennari发现当他切开一个未固定的人类大脑的后极部，能在切片的皮质层观察到一个清晰可见的白色条纹，这就是今天已知的Gennari纹。Gennari纹实际上是位于V1灰质的中间的一个有髓层。V1还有其他几个名字，最常见的，包括Brodmann的17区[2]或初级视觉皮质。为方便起见，我们将在本章中使用

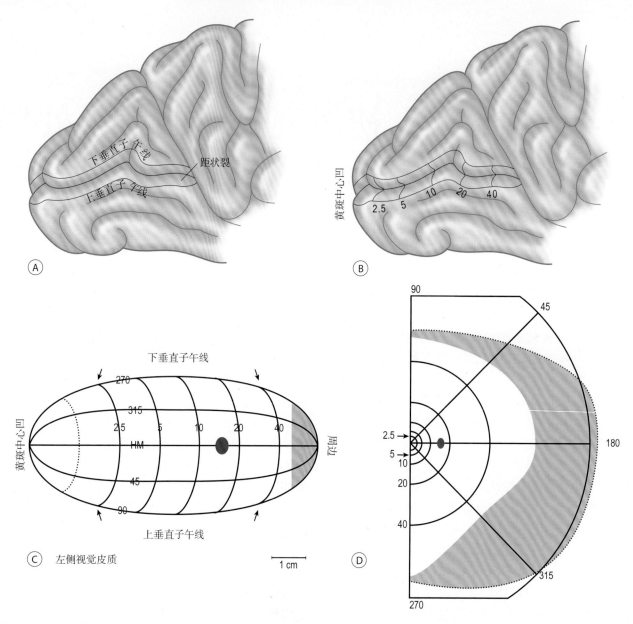

图 30.1　（A）左枕叶显示距状裂内 V1 的位置。（B）V1 距状裂。线条表示相对应的视野图。水平线大致沿距状裂的基线走行，垂直线条标记从 2.5° ~ 40° 的异偏心轮廓。V1 环绕枕极并延长 1 cm 左右到达对侧凸面，该处代表中心凹。（C）图示右侧视半球投射到左侧皮质区，通过（B）转移到平坦的表面。那些排列的点大略地表示 V1 环绕在枕顶部的褶皱。蓝色椭圆形标志着该 V1 区域对应的对侧眼的盲点。重要的是要注意，在 V1 的精密测量和定位方面，不同个体之间大不相同。HM：水平子午线。（D）使用 Goldmann 视野计绘制的右侧半视野。紫色区域对应的是单眼的颞新月，它映射在 V1 最前部的 8% ~ 10%。（Reproduced from Horton & Hoyt[6] with permission of the publisher）

术语 V1。

　　损坏 V1 会导致一个半侧视野中产生一个洞（暗点）或盲点。可以根据对侧半侧视野的地形图预测 V1 损伤的位置，现在我们知道所有哺乳动物的 V1 区域都有这种损伤定位的特点。在对人类的研究中，已经通过各种来源的证据证实了视野映射到 V1 的方式，这些证据包括损伤的临床评估、电刺激的结果、经颅的磁刺激（TMS）。后者是一种非侵入性的

方法，通过迅速改变磁场来产生微弱的电流[3]。2 种直接侵入的电刺激和非侵入性的 TMS 可能会引起实验对象局部的光幻视（闪光）。除此之外，研究 V1 功能图谱的方法还有正电子发射断层扫描（PET）以及最常见的功能性磁共振成像（fMRI）技术[4-6]。在 fMRI 中，实验对象接受空间上不同位置的限制性刺激，并记录 V1 血流量的变化来衡量 V1 相对的激活程度。人类视网膜组织在 V1 的定位，不仅关系到损

害的临床评估，而且关系到为设计开发视觉皮质电刺激相关的假体设备所作出的努力，这些设备用于帮助那些有无法治愈的视网膜疾病或失去眼睛的患者（框 30.1）。用来了解 V1 区视野图所采用的所有方法得到了大家的认同，如图 30.1 所示，黄斑中心凹位于枕极，周边部分位于距状裂的前缘，上方、下方视野分别被映射到下部（舌回）和上部（楔叶回）[6]。和在 LGN 一样，视野在人脑皮质中已变形，因此，中心视力占据比周边视力更大的区域。黄斑中心凹在 V1 的表现的区域是否扩大，是否简单地分配给每个视网膜神经节细胞或 LGN 细胞相同数量的皮质组织，该问题还存在很大的争议。对该争议的一个解释是：每个个体中，产生中央视力的皮质比例存在明显的个体差异性，至少在猕猴中是这样[7]。这个发现表明：相对于某些个体而不是全部个体的视网膜而言，产生中心凹视力的组织的相对数量可以在皮质被放大。

V1 区域的层次、连接和细胞：信息的输入、输出和总的构架

如图 30.2 所示，就像其他的皮质区一样，根据细胞染色差别显示 V1 可以分为 6 层。这些层中主要含有 2 种类型的细胞：锥体和星形细胞，数量比约

框 30.1　人工装置的发展

人工耳蜗植入聋人获得的成功，使得人们期待人工眼睛可以快速发展。虽然已经取得了长足的进步，但迄今为止，并没有达到最佳效果。在这里，我们列出了正在使用 V1 作为位点的视觉假体的发展。几十年前科学家们已经知道了对视觉皮质的电刺激会使失明的患者看到幻视或小的光点。根据电刺激的水平，这些斑点将会呈现或亮或暗，或闪烁或彩色。为了使电刺激 V1 能作为视觉假体装置，还有很多的问题需要克服。包括：确定植入体在 V1 的电极的密度和定位、减少组织对电极的反应和输入设备如何将视觉信号翻译成适当的电刺激的模式，当然也不仅仅限于这些问题。理想的系统是通过一个适合于可移动患者的高质量高性能的摄像头 / 电脑系统，用无线的方式来激活高密度的电极。

到目前为止，一些研究团队用这种方法已经取得了一些成功。最显著的成就由已故的 William Dobelle 博士和 Dobelle 研究所（葡萄牙）获得，该研究所为一些患者在 V1 中植入了一系列电极。虽然这些患者没有形成通常意义上的视力，但是他们能够用产生在 V1 的闪光去识别视觉对象的轮廓，甚至有一例（Jens）可以在停车场周围缓慢地开车。

80：20。根据研究者的阐述，V1 区的各层和各亚层以不同方式命名。最常见的层次结构是 Brodmann 采用的结构[2]。虽然 Brodmann 对灵长类动物 V1 层次的阐述犯了一个错误[8]，但其理论还是被广泛接受了，所以我们在这里也如此使用（图 30.2）。像新皮质的其他区域一样，来自丘脑的输入信息主要终止于中间层（V1 的 Ⅳ C），表层（Ⅳ C 以上）将信息发送到其他皮质区，Ⅳ C 下面的层次将信息发送到皮质下目标（图 30.2）。

LGN 的信息输入

在麻醉的猴子上进行的研究表明，由于 LGN 失活时，V1 视觉诱发电位被阻断，所以 V1 神经元的激活完全依赖于来自 LGN 的信息输入[9]。LGN 的轴突分别携带来自左右眼和 K、M、P 层的信号，并在 V1 区域的第一突触的位置保持分离，其他灵长类动物都有这样的表现，想必人类也有这样的特点（图 30.3）。来自 LGN 的 M 层和 P 层并终止于 V1 区的 Ⅳ C 层的轴突，使左右眼信息相分离，这些轴突被称为眼优势柱。这些"柱"已被证明存在于人类中，并将左眼和右眼到 V1 的信息输入模式进行了完全的重建，如图 30.4[10]。在生前就长期失去一只眼的尸体中发现：LGN 单眼分离的斑马条纹样的模式存在于 V1 的 Ⅳ C 层切面。如图 30.4 所示，该图由线粒体酶、细胞色素氧化酶（CO）组织化学染色显示，丢失眼 LGN 轴突支配的 Ⅳ C 层中，细胞色素氧化酶是下调的。如图 30.3 显示，猕猴的 LGN 的 K、M 和 P 神经轴突也终止在不同的 V1 层或亚层。M 和 P 轴突突触在 Ⅳ C 的亚层，同样的 K 细胞在 Ⅳ A、Ⅲ 和 Ⅰ 层。K 细胞的神经轴突可能由几种分类的细胞组成，因为在猕猴中，这些来自于 LGN 的细胞连接于不同的 V1 层[11]。值得注意的是，类人猿和人类 LGN 不投射到 Ⅳ A 层[12]。这提醒我们，将其他灵长类动物的数据直接用于人类时必须谨慎。

事实上，从左右眼输入的信息在到达 V1 区域的第 1 突触时，仍是被分隔开的，这就引发了关于视网膜地图的一个有趣的问题。回想一下，在 LGN 的每一层都含有相反的半视野的连续的地图。这意味着皮质的每一个层次，至少在来自 LGN 的第一个突触上必须有 2 个视觉地形图对应每只眼睛。通过对猕猴的 Ⅳ 层详尽的电生理记录，已经发现了这个情况[13]。Ⅳ C 层的切面记录已经显示，一只眼的眼优势柱的视野图，也会在相邻的视觉柱中被反映，而相邻的视

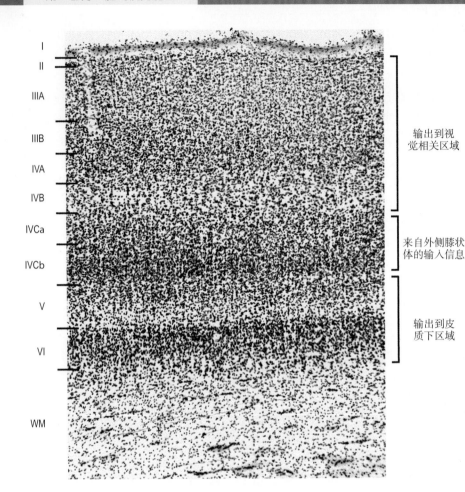

输出到视
觉相关区域

来自外侧膝状
体的输入信息

输出到皮
质下区域

图 30.2　猕猴 V1 的尼氏染色切片。如括
号所示，ⅣC 层主要接收来自外侧膝状
体的输入信息。ⅣC 以上的层投射到其
他皮质区域，ⅣC 下面的层投射到皮质
下区域（详情见正文）。罗马数字和字母
指的皮质层。WM：白质。

觉柱接收来自另一只眼的信息。正如我们将在下面
看到的那样，来自两只眼的信息和来自 K、M、P 细
胞的信息在 V1 的其他层内以不同的方式相结合，因
此，V1 中的大多数细胞收到了许多外在和内在组合
信息的输入。

其他抵达 V1 的信息输入

除了 LGN，V1 还接收来自皮质下和皮质区的调
节性信息输入。这些信息输入包括来自脑干和基底前
脑核的 5- 羟色胺能、去甲肾上腺素能和胆碱能的信
息 [14]。后者的信息输入在 V1 层有着密度差异，但比
LGN 输入的神经支配的特异模式要少得多。其他输入
源，包括丘脑和丘脑枕的板层内核，两者发送了最大
量的投射到 V1 的 Ⅰ 和 Ⅱ 层。另外，有更多特异视网膜
定位的输入信号到达 V1，包括来自屏状核和视觉区域
（V）的 2、3、4 和 5 区 [V4 和 V5 也被分别称为背外侧
（DL）和中间颞（MT）的视觉区域] [8,15]。一般情况下，
任何区域收到 V1 的信息也将反馈到 V1。然而，一
些中颞叶和顶叶的高阶视觉区域并没有收到来自 V1
的直接信息，但仍发送轴突到 V1 区域 [16]。除了屏状

核轴突与 M 和 P 重叠位于 ⅣC 层，所有传递给 V1
区域的视觉相关信息输入都是终止于 ⅣC 层之外。

那么，如果主要的驱动来自于 LGN，为什么有
这么多其他的信号输入到达 V1？因为正如之前对
LGN 所述的，许多输入到 V1 区域的非膝状体信息
会调节发送到高阶视觉区域的信息。举一个已经被
证明的例子，可以使用 fMRI 成像技术记录那些非
LGN 到 V1 的连接。在使用 fMRI 测试人类时，通过
要求正常的受试者想象（闭眼）在特殊视觉区域的视
觉物体，这些连接会被轻易地激活（即没有任何直接
刺激到视网膜上）[17]。此外，有证据表明，先天失明
的受试者，可以发生较大的连接重排，以便自体感觉
信号可以激活 V1 区域 [18]，或者视网膜感受器分布的
改变也可以导致 V1 的连接重排 [18]（框 30.2）。这些
发现证明了非膝状体的信号输入对于 V1 的活动有着
重要的影响，并且在发育的过程中 V1 区域有着高度
的可塑性。

V1 区细胞的分类和连接

在 V1 区，含有谷氨酸的细胞存在最为广泛（大

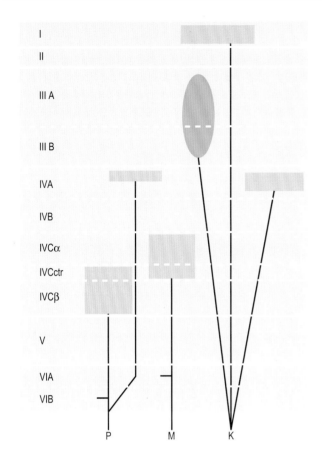

图 30.3　猕猴 LGN 投射到视觉皮质主要模式示意图。LGN 的 M、P 细胞分别投射到ⅣCα 和ⅣCβ 层，而 K 细胞主要投射到ⅣA 层，它是Ⅰ和Ⅲ层的 CO 团迹。注意，在类人猿和人类中，没有 LGN 投射到ⅣA 的途径存在。罗马数字指 V1 层；P：小细胞；M：大细胞；K：尘状细胞。(Reproduced from Casagrande & Kass[8] by kind permission of Springer Science + Business Media.)

右侧纹状皮质

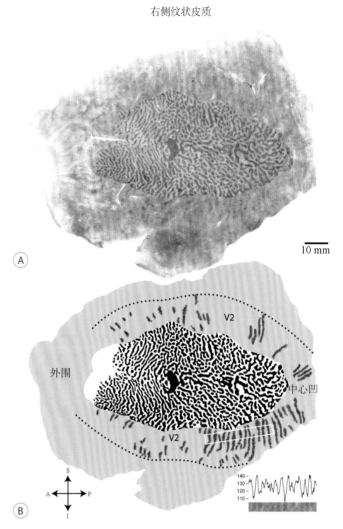

图 30.4　人大脑中眼优势柱的完整模型。(A) 大脑右半球平面的表面积是 9413 mm^2。V3/V3 边界可以被识别，这是基于 CO 活动模式发生了微妙的变化。V3 的某些部分可见深色和浅色交替条纹。它们的密度（见图 B）以平均为 2.3 mm 的周期波动。(B) 阈值柱，条纹明显地绘制在 V3，白色框显示 (A) 中 CO 浓度取样测量 V3 条纹的区域，该测量结果通过周期性计算峰的数量获得。虚线表示 V3/V3 边界。S：上部；A：前部；I：下部；P：后部。纹状皮质 = V1。(Reproduced from Adams et al[10] with permission of the publisher.)

约 80%），其他细胞含有 GABA[19]。这 2 个主要的细胞种类在形态学上有所不同。有 2 种类型的谷氨酸细胞：主要出现在Ⅳ层的多刺星状细胞和所有层的锥体细胞。这些谷氨酸神经元具有高密度的树突棘。相反，抑制型 GABA 能的锥体细胞树突上很少有树突棘。后者是多极的神经元，其树突有各种形状。GABA 中间神经元的许多亚型也是根据生理学和所包含的不同蛋白被鉴别区分，如：不同的钙结合蛋白和不同的肽类。虽然已提出很多模型来解释 V1 不同类型的抑制性神经元所发挥的作用，但是对于任何一类，在其功能方面还没有达到普遍一致。

兴奋性和抑制性的神经元可以在层与层之间建立连接（见综述[20,21]）。大量的连接和细胞类型的多样性已经阻碍了我们对 V1 整体流程信息的追查。使用药理学的方法发现ⅣC 层最先被激活，接着是上方的层次，再接着是下方的层次[22]。通过对猴子视觉皮质切面的细胞反应研究（其中，光反应谷氨酸已被用来刺激小的神经元群体）发现，虽然这些连接是相当精确的，但是同一层面内有着共同信号输入的细胞，其反应仍存在巨大的差异性[23]。如果人们试图跟踪ⅣC 层输入信号之外的解剖途径，那么想解释 V1 区信号输出路径是如何相互独立很可能会面临巨大的困难，这是因为 V1 区内各输出途径有很多机会发生混合；尽管如此，V1 确实似乎会引起来自某些不同

框 30.2 遗传性视网膜异常可导致视觉皮质较大的重组

视锥细胞在昏暗的光线条件下保持沉默。由于正常人的黄斑中心凹仅由视锥细胞组成，因此在代表黄斑中心凹的区域处在昏暗的灯光下时，人类是盲的，这时只有视杆细胞发挥作用。借助功能性磁共振成像（fMRI），Baseler 和他的同事（2002 年）证实，在昏暗的光线条件下，正常人代表黄斑中心凹的 V1 相关区域是无反应的。正如下面的示意图所示：好几个层次的皮质显示了黄斑中心凹（几个平方厘米）。换句话说，当你在黑暗的影院里寻找座位或在浪漫的月光中散步时，大部分的 V1 区域大概是空闲的。

有趣的是，同样是这些研究人员，使用 fMRI 能够证明视杆细胞单色觉者发生了一个大规模的发育重组。视杆细胞单色觉者是先天性色盲，几乎完全缺乏视网膜视锥细胞。对于视杆细胞单色觉者，中央凹在 V1 的投射发生了重组，这样在视杆细胞视觉的环境下，它就可以对视觉刺激产生强烈的反应。这些发现补充了之前对动物和人类进行的研究，就是当输入信号在发育过程中出现了异常，那么 V1 区域就表现出可塑性以及大规模重组的能力。

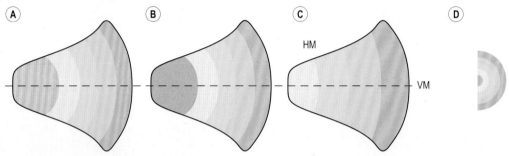

示意图显示了普通人（A 和 B）或视杆细胞单色觉者（C）的 V1 区域在暗适应（B 和 C）和明适应（A）环境下的活动度。（D）表示文章中所描述的一个半视野区域的中心 16 度区域。通过右侧视野图（D）的颜色和左侧展开并铺平的 V1（A、B 和 C）示意图的颜色对应视觉空间和皮质空间的映射（D）。正常光照条件下，正常视觉者的视觉皮质被全部激活（A）。

在暗光条件下，正常人的黄斑中心凹没有被激活，由灰色表示（B）。视杆细胞单色觉者没有中央凹的存在，皮质层通过重组来显示其他的视觉空间。在（A）、（B）和（C）中，垂直子午线（VM）是沿着该图的上部和下部边缘走行的，而水平子午线（HM）由水平虚线表示。

的输入细胞群产生独立输出路径（图 30.5）。

无论是在一个层内，还是约 350～500 μm 宽的皮质垂直柱内，大多数 V1 的细胞之间的连接是局限性的。但是在猕猴身上有达到了 3 mm 的连接，其典型地存在于有着相似性质的细胞之间（例如相同的定位方向性或相同视觉偏好的选择性）。这些长的切向连接通常发生在 I 、III 和 V 层[24]，经典感受野以外区域受到刺激时，这些长的横向连接反映了 V1 细胞反应的变化。下面我们将详细讨论这个问题（框 30.3）。

来自 V1 的输出途径

V1 各层次（除了 IV C 层）的细胞均发送轴突到达大脑的其他部位（见综述[8,25]）。较低层 V 和 VI 发送轴突到丘脑、中脑、脑桥。VI 层是独特的，因为该层中的细胞给 LGN 提供直接反馈，并通过丘脑网状核的轴突给 LGN 提供间接反馈（见第 29 章）。这种反馈信号是准确的，就像 LGN 的 M 和 P 细胞接受来自从 VI 层独特细胞群的轴突[26]。V 层的细胞为猴的丘脑后结节核细胞提供了重要的信息输入，反过来，丘脑

也提供了反馈信息给 V1 区。此外，V 层的细胞发出主要的投射到达上丘的表层以及其他中脑区域，比如涉及眼球运动的前顶盖和脑桥的核团。因此，V1 可以影响这些结构的活力。

V1 皮质层的表层区域向视觉相关的皮质提供了信息输出的连接。这些连接来自该层内不同的层次以及模块，这表明它们携带不同的信息。目前，关于离开 V1 可以分为多少途径以及从生理学方面如何区分 V1 的话题一直有争论（图 30.6）。尽管如此，多数研究者认为，在猕猴身上，最大输出连接到达了视觉区域 2（V3）。到达 V3 的连接源于 3、4 个细胞群。富含 CO 的 III A 和 III B 层细胞输出主要的信号到薄而富含 CO 的 V3 区域（有关详细信息，请参阅第 31 章）。CO 团迹区之间的细胞和 IV B 层的细胞发出信号到 V3 的灰白色 CO 厚条带区域的不同部位。除了这些连接，还存在从 V1 层 III B 和 IV B 到视觉区域 V3、V3A、V4 和 V5 的直接连接[8,25]。随着技术的进步，从 V1 到 V3 到底有多少路径仍要继续研究修正[25,27,28]。

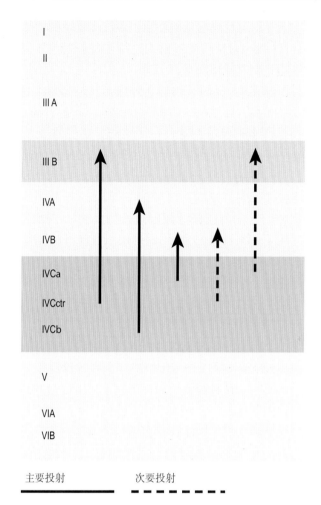

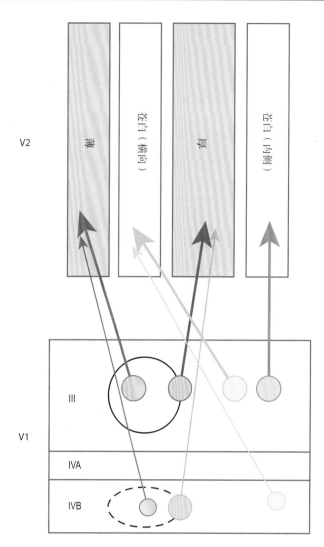

图 30.5 示意图显示枭猴从第 4 层到第 3 层的主要投射。Ⅳ Cα 主要投射到Ⅳ B。Ⅳ Cβ 主要投射到Ⅳ A。Ⅳ Cctr 接收来自 LGN 的 M 和 P 轴突的重叠输入，而投射到Ⅲ B，LGN 的 K 细胞的轴突也终止于Ⅲ B。Ⅲ A 主要对 V3 视觉区输出信息，而且仅仅间接地通过Ⅲ 和 V 皮质层的其他通道接收Ⅳ C 层的信息。(Modified from Boyd et al[50] with permission of the publisher.)

图 30.6 最新数据表明，根据解剖学从 V1 到 V3 可能有 4 条输出通路。每个通路是由箭头表示。第一个通路（红色）是由Ⅲ层的 CO 团迹（用圆圈表示）投射到 V3 区Ⅲ层的 CO 细黑色条纹，显示为蓝色。V1 区Ⅳ B 层的少量细胞（橘黄色）也投射到 V3 的 CO 细条纹。第二个通路（深绿色）从Ⅲ层的团间的细胞发出，并投射到 V3 区域的 CO 白色中等条纹。第三个途径（浅绿色）是投射到 V1 区域白色侧边条纹上，该区域除了接收Ⅳ B 层的投射，也另外接收Ⅲ层团迹之间的输入信号（黄绿色）。第四个途径（蓝色）源于Ⅲ层和Ⅳ B 层的团迹边缘细胞，Ⅳ B 层细胞与Ⅲ层的团迹细胞保持一致。[This description of the pathways from V1 to V3 is taken from the work of Federer et al[27] and Angellucci (personal communication 2009) with permission of the authors.]

感受野特性：V1 如何区别于 LGN？

通过检测 V1 神经元感受野的特性发现：来自于视网膜和 LGN 的视觉信号被转化。换句话说，有新的属性出现在 V1，比如双眼视觉、方向刺激的敏感性及移动方向的敏感性。同时，V1 细胞保留了 LGN 细胞输入的视网膜定位的选择性，虽然感受野要稍大一些。

Hubel 和 Wiesel[29,30] 在 20 世纪 50 年代和 60 年代开始在猫和猴的身上使用各种方法来研究 V1 感受野的性质，包括使用屏幕上光线的线性部分和光点。在这些开创性的研究中，他们发现，根据对这些模式的反应，V1 细胞可以进一步划分。Hubel 和 Wiesel[31]

认为，V1 区的细胞按着一系列错综复杂的顺序排列，有些细胞直接接收来自 LGN 细胞的信号输入，这些细胞称之为简单细胞。如图 30.7，他们最初认为 LGN 细胞感受野的排列可以很好地解释简单细胞的反应性[32]。简单细胞不同于 LGN 和视网膜神经节细胞，简单细胞大多数有着或多或少的环形感受野。简单细胞延长感受野并与兴奋性和抑制性的地区相毗邻。Hubel 和 Wiesel 称它们为简单细胞，是因为这些细胞可以通过把对每个光斑反应线性的求和，来预测它们复杂的反应形态。就像图 30.7 中的实验所表示的那样，简单细胞可以根据抑制和兴奋区域的立体空间排列提供不同的反应。例如，虽然图 30.7 中所有的细胞反应朝同一个方向，在 C 图中有较长感受野的细胞，相对于 A 图中那些较短感受野的细胞表现出更窄的方向范围。该图也显示：简单细胞的感受野要求 LGN 的 ON 和 OFF 中心细胞是对齐的，因为是这些细胞的中心反应主宰了 V1 区内简单细胞下一级区域的反应。

Hubel 和 Wiesel 也根据更复杂的反应特性将其他细胞进行分类。这些细胞一般被称为复杂细胞，它们与简单细胞不同，因为它们对刺激的反应不能根据感受野不同区域光点反应的线性叠加来预测；复杂细胞没有兴奋和抑制的分离区域。然而，复杂细胞和简单细胞一样有方向的优先选择，但是复杂细胞对在感受野任何地方的优先刺激都有同样的反应。V1 有一种特殊类型的细胞，被称为线条端点细胞（end-stopped cell），只有在正确的方向并有适当持续时间的刺激，该细胞才会产生反应。线条端点细胞延伸超出感受野进入抑制区域可以降低细胞反应，这表明这些细胞可能有更复杂形态的信号。Hubel 和 Wiesel 最初认为，每一个细胞类型（LGN、简单、复杂、线条端点细胞）的感受野根据它们前驱物质的属性，按一定的顺序排列。我们现在知道，这样一个简单的模

型不能解释所有观察到的性质，即许多复杂的细胞可以直接接收 LGN 的信号输入，并且线条端点细胞也可以是简单或复杂细胞。

出现在 V1 区的其他感受野具有方向选择性并且是双眼同视。虽然在一些哺乳类动物，如兔，方向选择性是许多神经节细胞的一个特点，但是在灵长类动物中几乎没有视网膜神经节细胞和 LGN 出现此属性[33]。V1 有许多细胞能够对一个方向上刺激的运动做出最佳反应。

对产生方向选择性原因进行的解释，一般来说也证明了，来自于 LGN 不同的层级或者具有相同方位选择性皮质细胞信息输入存在时间延迟，这个时间延迟使得一个细胞可以增强或抑制其他细胞的反应。

除了方位和方向选择性，猫和猴的许多皮质神经元是双眼同视的（即从两只眼睛接收信号）。V1 是第一个将两只眼睛反馈的视觉信息融合的地方。在双眼 V1 神经元中，许多细胞对一只眼的反应多于另外一只眼睛。这种视觉偏倚性产生于从 I 层延伸到 VI 层的柱内视觉偏好，从而反映了该柱内 IV 层细胞的偏好。这是因为皮质细胞在垂直的柱内被优先连接。带有稍有变化的单眼视野的双眼性细胞（一种含有左、右眼的感受野之间差异的细胞）已被认为可能是立体视觉的最初基础，虽然许多研究人员认为：3D 视觉实际上是 V1 以外视觉区域的功能。

柱和模块：描绘 V1 区的功能结构

正如我们所看到的，V1 区域与 LGN 相似，都是

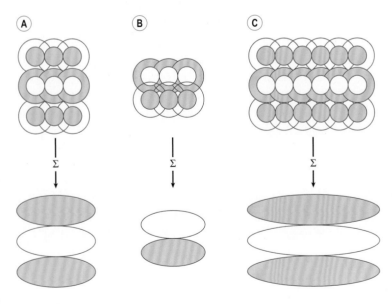

图 30.7 通过累积无方向性、圆形对称感受野的神经元反应来形成方向选择性感受野。3 个假设神经元的感受野如图所示。每一个假设的感受野有相邻的兴奋性和抑制性区域。（A）和（C）的对比表明方向选择性的程度可以根据沿着主轴的神经元结合数目而改变。（from Wandell[32] with permission of the publisher.）

不同类型细胞层的排列组合。与 LGN 不同的是，V1 区域出现了新的感受野性质，比如对刺激方位的选择性、运动方向的选择性和双眼视觉。此外，由 LGN 细胞发出的空间频率、时间频率、亮度和颜色对比度的信息必须被保留或融合于 V1 细胞内进行编码。假设 V1 主视图是精确的，这意味着关键刺激的属性必须以一个迭代的方式编码去覆盖每一个视觉空间位置，以提供形式和运动相关的信息，从而不会在视野上出现缺损或缝隙。

Hubel 和 Wiesel[31] 认识到一个问题：局部的刺激特征可能将在 V1 图上每个区域反复出现。他们早期的研究发现，当电极在猫和猴 V1 切面层中移动，其方向偏好出现了有规律的变化（图 30.8）。通常前进 1 ~ 2 mm，就会导致方向偏好出现两次 180° 的循环变化。这个距离足够包括至少一个左眼和一个右眼的眼优势柱。从这些信息中，Hubel 和 Wiese 构建了一个模型，他们提出皮质组织由一系列重复的模块组成，这些模块称为超级柱（hypercolumn）。他们认为，每一个超级柱应该包含必要的结构以分析一个视觉空间部分。随后，Livingstone 和 Hubel[28] 认为，CO 团迹应该添加到这个模块化的组织中，作为一个独特的组件传递颜色信号到下一个皮质水平。虽然 CO 团迹是否专门进行颜色处理仍存在争议[8]，然而有一个事实是 LGN 的 K 细胞信号输出目标是这些模块，这就表明：CO 团迹在某些方面确实起到重要的作用，也许是颜色对比或者是亮度对比。此外，似乎有足够的 CO 团迹，使得无论什么在这些模块中被处理，都可以无间隙的表现在整个 V1 地形图上。由于 CO 团迹处于猕猴眼优势柱的中心，因此它们被认为是 V1 超级柱中另一个重要组成部分（图 30.8）。

对皮质而言，当仅仅 3 个刺激属性（即方位、眼优势和颜色）必须存在时，几何问题也不是那么难以解决，但是当有更多的属性时，如空间频率、时间频率、方向选择性、质地和双眼差异性（包括其他），任务变得更加具有挑战性。目前，许多研究者正在努力模拟出 V1 区不同特征的图像表现[34,35]。

V1 信号的光学成像已被用于阐述不同性质刺激在单类动物中所产生的图像之间的关系。内在信号视觉成像技术利用了皮质反射光细微的变化，这是基于氧化及脱氧血红蛋白的动态变化的原理，得到的结果反映了细胞活动情况的变化。在非人类灵长类动物身上使用这种侵入性技术可以发现，方位选择性的变化主要表现为风车样的形态，在方位图的一些地区也

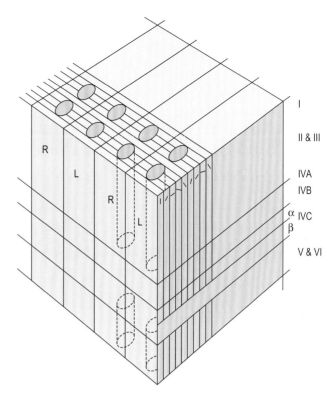

图 30.8 示意图表示了 V1 的模块化组织。每个模块（或超级柱，详细情况见本文）的组成包括：2 个眼优势柱（表示右眼和左眼），一系列的方向柱（表示 180° 的旋转）和细胞色素氧化酶的团迹（代表颜色信息）。(Reproduced from Livingstone & Hubel[28] with permission of the publisher.)

呈现出渐进的线性化或突然的转折。方向图的结构在不同的灵长类动物和在其他物种上都显示出了很大的相似性，表明方向选择性细胞在人类可能有相同的组织方式。不同刺激特性的图像也表明，虽然 Hubel 和 Wiesel 最初关于超级柱的模式没有准确的组织结构，但是这种方式的刺激特点是迭代的，在整个空间的图像中并没有裂孔。图 30.9 显示了枭猴 V1、V3 和 V3 方向偏好的光学成像图[36]。V3 的功能室也表现在这个表面图像中。

如何将并行输入与并行输出联系？

现一般认为 V1 的输入和输出通路之间有直接连接。相当多的人支持这样的观点：外纹状体存在着 2 个层次的视觉区域，一个专门感受视觉对象，或者说是识别是什么东西，另一个支持空间的视觉感受和复杂的任务，或者说是目标在空间中相对我们的位置[28,37]。"是什么"和"在哪里"这 2 个途径，也被称为腹侧和背侧流，包括 2 个层次的视觉区域，接

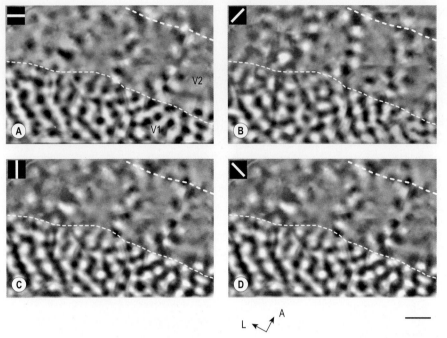

图 30.9 枭猴 V1、V3 的方位差异图来自于皮质表面的光学成像。4 个方位差异图如下：（A）0/90°，（B）45/135°，（C）90/0°，（D）135/45°。这些数据通过将枭猴置于全视野矩形光栅下来获得（占空比，0.2；空间频率，0. 次 / 度；时间频率，2 Hz）。粗细的虚线划定 V1/V3 和 V3/V3 边界。请注意，贯穿整个 V1 区，方位优先性持续不断的显示，而不是在 V3 和 V3 内，显示的一系列选择性的高和低的可变频带。高选择性的刺激由黑色或白色表示，而低选择性由灰色表示。A：前部；L：后部。标尺 = 1 mm。（Reproduced from Xu et al[36] with permission of the publishers.）

受来自如前所述的 V1 不同细胞群的输入信息。腹侧流则接受从 V3 起，穿过 V4 到颞叶皮质的信息，背侧流接受从 V3 起，穿过 MT 到顶叶皮质的信息[25]（见综述[38]）。但是，背侧和腹侧纹状体的通路是否直接与到达 V1 的 K、M 和 P LGN 的输入通路相连接还不太清楚。对于这个直接连接最好的证明就是：通过少量注射 γ- 氨基丁酸可以阻断猕猴 LGN 的来自 M、P 通道及其相关的 K 细胞信息[39]。这项研究表明，大多数到达 MT 区域的输入信号来自 M LGN 细胞或 M 和相邻的 K 细胞，因为在实验中这两者不能被分别灭活。尽管有这些发现，一些 MT 细胞仍可以被剩余的 P 和（或）K LGN 细胞所驱动。

就像第 29 章所描述的，我们现在知道一些 K 细胞直接发送轴突至 MT 区，所以这一点也不奇怪。从 M LGN 细胞到 MT 区域的直接通路也从解剖学上得到证实，假设ⅣCα 层（LGN M 细胞的目标层）的细胞直接发出轴突到ⅣB 层的细胞，反过来，这些细胞也可以发送信号到 MT 区域。虽然如此，投射到 MT 区域的ⅣB 层细胞，并不能反映 M 细胞感受野的性质，取而代之的是，具有复杂方向选择性的细胞穿过构造复杂的皮质环路，并推测这些细胞构成了 M 细胞的感受野[40]。更多通路之间整合的机会似乎出现在信号输入的腹侧流（"是什么"的途径）之前。阻断 P 层和周围的 K 层并不能使ⅢA 层和ⅢB 层传出信号的细胞沉默，当 M 和 P 其中之一被阻断时，这 2 层输出信号的细胞仍有很好的反应活动[41]。

此外，在解剖学上，大量通向腹侧流的输出信号来自于ⅢA 层，而ⅢA 层并没有从ⅣC 层得到直接的信号输入，而是在信号已经传递到其他层的时候，才接收到信号。因此，无论是线路，还是生理联系都表明，相当多的信号在传送到腹侧流，并在开始进一步的目标性质分析之前，是在 V1 进行信号整合的。最后，就像在第 29 章中所讨论，LGN（连同相关的 K 层）的 M 或 P 层的病变不能完全消除形式或运动对视觉的强化，这一事实更加证实了该观点：将复杂的视觉行为等同于视网膜和 LGN 细胞的阈值特性是不恰当的。

V1 是否做得更多？

在 V1 的经典观点中，视野可以通过对分离模块和 V1 层间中小面积感受野的测量来进行分析。根据定位、方向、空间频率等方面的属性，这些感受野被描绘为具有静态的、孤立的、稳定的特点。这个经典模型强调的是一个信息的连续处理发送，信息在这些小而局限的感受野进行组合，通过前馈连接以不同的方式发送到更高的视觉区域，直到复杂的对象或行为被与行为功能有关的大脑区域所指挥。在这个模型中，最高水平皮质执行更多与复杂的感知有关的任务时，将 V1 作为这些任务的临时准备区域。然而，这种古典的观点，并没有考虑到 V1 细胞的反应可能会被时间、视觉方面的刺激和以前的经验所影响。然而，上面解剖学的描述提醒我们，相对于其他途径的信息转入，更多信息可以从更高的视觉区域返回到 V1，V1 本地区域内也可以大量互连，同时通过垂直和水平轴突进行信息传递，而且其他很多从脑干和丘脑到 V1 的信息传递也是存在的。回到我们的开场白，我们提醒读者，视觉系统区不是反映所有的物理内容，而是反映什么是重要的存在。在本节中，我们给的例子表明 V1 可以做比传统模型所预测的更多的事情。

时间的重要性

由于视觉系统呈高度动态性，单独从线性描述进行理解是很困难的。这是因为在我们发生移动或者物体朝我们移动时，视觉系统必须保持稳定。因此，V1 神经元的感受野只是在很短的时间窗内提供有用的快照。当研究人员测量感受野的属性时，它们通常在平均很长的时间周期（1.5 至几秒钟）内产生响应。我们可以区分对象的最小时间为 250 ms，所以问题是：当你在不同的时间窗取样时，细胞的偏重是否还是相同的方向或是空间频率？答案是否定的。使用峰值发放频率作为衡量偏重的方法进行研究，结果表明：细胞随着时间明显改变方向和空间频率的偏重。Ringach 和同事[42,43] 已经证明，随着时间的推移许多 V1 细胞很明显地改变方向和空间频率，其中一些细胞明确能够在至少持续 20 ms 的相同刺激条件下，从兴奋变为抑制。随着从清醒的猴子身上获取神经元的技术变得更加先进，从这些例子中可以清楚地看出，我们对于 V1 细胞对视觉的作用的研究，必须从对单个细胞感受野固定的描述转变为反映整个细胞网络活动的曲线图。

背景的重要性

如前所述，V1 的连接是复杂的，包括了穿过视野区域进行信号集成的水平连接，还有大量的快速传导的反馈连接[44,45]。虽然这些反馈连接有着准确的视网膜定位[44]，但是它们来自于更高级视觉区域的神经元，该区域神经元有非常大的、复杂的感受野。因此，该反馈将单个高级视觉细胞与大量 V1 细胞相连接。当使用 V1 的小感受野来分析视野的时候，我们忘记了这些局限的视觉空间需要与其余领域相结合，包括空间和时间。显然，水平和反馈连接可以提供这些信息的底物。然而，决定这些连接所扮演角色的困难在于，对它们的影响测量仅仅通过 V1 细胞所表现的基线水平或者驱动活性，而这种连接不能对一个细胞提供主要的驱动力。

在过去的几年里，一些研究者已经成功地发现：V1 细胞的活动性可以被附近的细胞调节，即使这些细胞位于传统定义的 V1 细胞感受野之外。用来阐释刺激附近细胞的影响的方法如图 30.10 所示，该图表

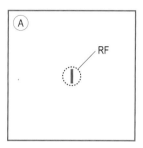
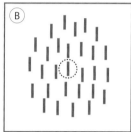
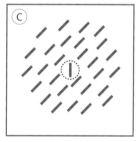
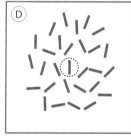

图 30.10 线段的背景改变了局部细胞的放电频率和其感知特点。（A）一个单独的线段在感知上最为显著，偏爱这个方位的细胞也会产生很高的放电频率。（B）相同的线段，现在嵌入在其他类似的群体中，则变得不太显眼，与在"A"的相同的刺激，将显示明显较低的放电频率。（C）当线段方位与周边的线段方位不相同时，这个线段可能会明显突出，在一定程度上恢复其感知，线段将再次显示出高的放电频率。（D）全方位的刺激都被考虑在内，由于当周围的所有线段均具有不同的方向时，类似的局部取向的差异不会产生明显的突出。因此，当一个 V1 神经元被这些显示的调节信号刺激时，它的放电频率仅仅只包括相同的中心线段，上述的调节引起了位于中心的线段的感知突出。（Modified from Lamme[46] with permission of the publisher.）

明了一个例子：一个 V1 细胞倾向于垂直杆（刺激它经典感受野），如图（A）所示。然而，当相似方向的杆同时出现在相邻细胞感受野时，V1 细胞的反应就会明显下降。需要注意的是：该研究中，刺激相邻细胞感受野但未同时刺激 V1 细胞的感受野没有对该感受野产生任何影响。有趣的是，如（C）所示：如果以不同方向刺激相邻细胞，V1 细胞的反应增强。最后，如（D）所示：如果以混合相配对和不相配对的方向刺激相邻细胞，V1 细胞的反应不受到影响。换句话说背景是有影响的。在单独 V1 细胞水平上的影响与人感知的影响是惊人的相似。众所周知：线段背景改变其感知突出性。一个线段本身是相当明显的，但是当它被置于与其类似的相邻物质中时就变得不太明显。当相邻物质不同时，该线段的显著性又显示出来，因为目标"不同"的方向会从背景中"突出"出来。如果背景和目标是相似的，目标就会显得

不太明显。这样的例子还有很多[46]。

其他形式背景也会与 V1 细胞相关。尽管目前关于 V1 同步的影响还存在着争议，但许多实验室研究表明：对一个目标视觉的立体注意可以调节 V1 活性，注视焦点的 V1 区域活性增强，同时没有注视焦点的 V1 区活性减弱[47]。如在第 29 章中讨论的一样，在 LGN 单细胞水平上，已经有了注视影响的报道。

更令人惊讶的是回馈和记忆可以影响 V1 细胞的反应。Shuler 和 Bear[48] 日前报道：当成年大鼠将经历的视觉刺激与随后回馈相结合时，V1 区一些重要部位的细胞逐渐开始预测回馈的时间。除了揭示 V1 区可塑性的反应细胞类型，这些发现也表明：回馈 - 定时活动（被认为是较高级的大脑活动）实际上很早就出现在感觉通路上。该发现和其他的结果共同表明了记忆是怎么影响人类 V1 的活动的[49]（框30.3），它们挑战了我们关于 V1 神经元在意识视觉感受中所

框30.3　V1 区有记忆么？

如果高级视觉区域并没有表现出像 V1 那样的早期感觉区的选择性，我们如何记住视觉世界的细节？在没有视觉刺激的情况下，人类受试者的 V1 区域是否表现出持续的记忆活动[49]，这个问题最近通过一个借助 fMRI 巧妙设计的实验而解决。如图（A）受试者显示了 2 个不同的方位（1 和 2），然后在空白工作记忆时期，被给予了一个需要他们记住的提示方向的数字。在这次工作记忆时期结束时，给他们展示出了测试模块，并被要求来判断：相对于记忆模块，测试模块是顺时针还是逆时针旋转。虽然任务有难度，但是受试者可以有 75% 的准确率。图像结果清楚地表明，工作记忆中的方位可以由 V1 区域活动模块的相关变化来解码。这种令人惊奇的结果实际上支持这样的结论：V1 中的细胞可以在没有刺激的情况下至少在几秒钟内记住视觉模式。

来自 V1 ~ V4 区域的定位解码。（B）工作记忆实验中记住的格子（绿色圆圈）、低对比度格子的自动显示（红色三角形）以及在这 2 个实验的普遍表现（蓝色方框），这三者定位解码的精确性。误差显示 s.e.m（标准误差）。该解码应用于 V1、V3、V3 和 V3A ~ V4 中 120 个最高视觉反应体素（V1 ~ V4 的 480 体素），这是由局部刺激引起的反应所决定的（1 ~ 4 U 的偏差）。个别地区 V3A 和 V4 表现出类似的解码性能，但有较少的可用体素，因此，这些地区是合并的。（Figure reprinted from Harrison & Tong49 with permission from the publisher.）

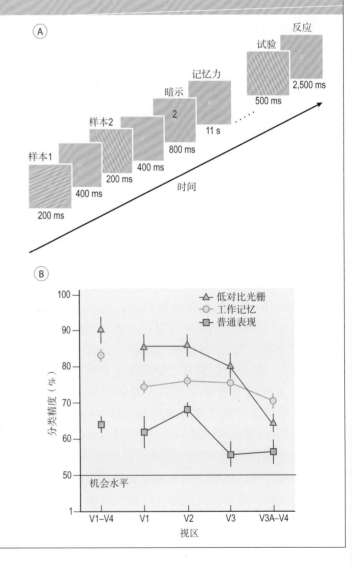

扮演角色的传统观点。

结论

灵长类动物的大脑中，V1 是被研究最彻底的区域。事实表明，灵长类 V1 区域有意识的视觉感知是非常必要的，研究人员已经对这个区域的放电模式、投射和内部解剖进行了大量的研究工作。在这些著作中，最永恒的主题就是 V1 细胞对于局部特征进行的放电编码（尤其是方位），和这些细胞在视网膜定位图中的定位。但是需要注意的是，关于 V1 的大量知识，才刚刚开始可以解释 V1 的功能。我们现在才开始认识到 V1 作为一个动态网络的一部分，将信息传送给更高的视觉领域，而同时被来自这些区域的反馈信息所改变。这些研究，认为 V1 不是一个单纯从视网膜传递信息到高级大脑区域的管道，它能根据背景内容，动态的改变它的信息，只将必要的信息传递出去进行高效的处理。

参考文献

1. Andrews TJ, Halpern SD, Purves D. Correlated size variations in human visual cortex, lateral geniculate nucleus, and optic tract. J Neurosci 1997; 17(8):2859–2868.

2. Brodmann K. Vergleichende lokalisationlehre der grosshirnrinde in ihren prinzipien dargestelt auf des zellenbaues. Leipzig: J. A. Barth, 1909.

3. Meyer BU, Diehl R, Steinmetz H, Britton TC, Benecke R. Magnetic stimuli applied over motor and visual cortex: influence of coil position and field polarity on motor responses, phosphenes, and eye movements. Electroencephalogr Clin Neurophysiol Suppl 1991; 43:121–134.

4. Engel SA, Rumelhart DE, Wandell BA et al. fMRI of human visual cortex. Nature 1994; 369(6481):525.

5. Fox PT, Miezin FM, Allman JM, Van Essen DC, Raichle ME. Retinotopic organization of human visual cortex mapped with positron-emission tomography. J Neurosci 1987; 7(3):913–922.

6. Horton JC, Hoyt WF. Quadrantic visual field defects. A hallmark of lesions in extrastriate (V2/V3) cortex. Brain 1991; 114(Pt 4):1703–1718.

7. Van Essen DC, Newsome WT, Maunsell JH. The visual field representation in striate cortex of the macaque monkey: asymmetries, anisotropies, and individual variability. Vision Res 1984; 24(5):429–448.

8. Casagrande VA, Kaas JH. The afferent, intrinsic, and efferent connections of primary visual cortex in primates. Primary visual cortex of primates. New York: Plenum, 1994:201–259.

9. Malpeli JG, Schiller PH, Colby CL. Response properties of single cells in monkey striate cortex during reversible inactivation of individual lateral geniculate laminae. J Neurophysiol 1981; 46(5):1102–1119.

10. Adams DL, Sincich LC, Horton JC. Complete pattern of ocular dominance columns in human primary visual cortex. J Neurosci 2007; 27(39):10391–10403.

11. Casagrande VA, Yazar F, Jones KD, Ding Y. The morphology of the koniocellular axon pathway in the macaque monkey. Cereb Cortex 2007; 17(10):2334–2345.

12. Casagrande VA, Khaytin I, Boyd JD. Evolution of the visual system: mammals – color vision and the function of parallel visual pathways in primates. In: Butler A, ed. Encyclopedia of neuroscience. Berlin & Heidelberg: Springer, 2008:1472–1475.

13. Hubel DH, Wiesel TN. Laminar and columnar distribution of geniculo-cortical fibers in the macaque monkey. J Comp Neurol 1972; 146(4):421–450.

14. Jones EG. The thalamus of primates. In: Björklund A, Hökfelt T, eds. Handbook of chemical neuroanatomy. New York: Elsevier, 1998.

15. Lyon DC, Kaas JH. Connectional and architectonic evidence for dorsal and ventral V3, and dorsomedial area in marmoset monkeys. J Neurosci 2001; 21(1):249–261.

16. Rockland KS, Ojima H. Multisensory convergence in calcarine visual areas in macaque monkey. Int J Psychophysiol 2003; 50(1–2):19–26.

17. Chen W, Kato T, Zhu XH, Ogawa S, Tank DW, Ugurbil K. Human primary visual cortex and lateral geniculate nucleus activation during visual imagery. Neuroreport 1998; 9(16):3669–3674.

18. Burton H, Snyder AZ, Conturo TE, Akbudak E, Ollinger JM, Raichle ME. Adaptive changes in early and late blind: a fMRI study of Braille reading. J Neurophysiol 2002; 87(1):589–607.

19. Fitzpatrick D, Lund JS, Schmechel DE, Towles AC. Distribution of GABAergic neurons and axon terminals in the macaque striate cortex. J Comp Neurol 1987; 264(1):73–91.

20. Callaway EM. Local circuits in primary visual cortex of the macaque monkey. Annu Rev Neurosci 1998; 21:47–74.

21. Xu X, Callaway EM. Laminar specificity of functional input to distinct types of inhibitory cortical neurons. J Neurosci 2009; 29(1):70–85.

22. Bolz J, Gilbert CD, Wiesel TN. Pharmacological analysis of cortical circuitry. Trends Neurosci 1989; 12(8):292–296.

23. Callaway EM, Katz LC. Photostimulation using caged glutamate reveals functional circuitry in living brain slices. Proc Natl Acad Sci USA 1993; 90(16):7661–7665.

24. Rockland KS, Lund JS. Widespread periodic intrinsic connections in the tree shrew visual cortex. Science 1982; 215(4539):1532–1534.

25. Sincich LC, Horton JC. The circuitry of V1 and V2: integration of color, form, and motion. Annu Rev Neurosci 2005; 28:303–326.

26. Ichida JM, Casagrande VA. Organization of the feedback pathway from striate cortex (V1) to the lateral geniculate nucleus (LGN) in the owl monkey (Aotus trivirgatus). J Comp Neurol 2002; 454(3):272–283.

27. Federer FC, Ichida JM, Jeffs J, Angelucci A, Angelucci A. Three streams of anatomical projections from primary visual cortex to the cytochrome oxidase stripes of marmoset area V2. New York: Society for Neuroscience, 2007.

28. Livingstone MS, Hubel DH. Anatomy and physiology of a color system in the primate visual cortex. J Neurosci 1984; 4(1):309–356.

29. Hubel DH, Wiesel TN. Receptive fields, binocular interaction and functional architecture in the cat's visual cortex. J Physiol 1962; 160:106–154.

30. Hubel DH, Wiesel TN. Receptive fields and functional architecture of monkey striate cortex. J Physiol 1968; 195(1):215–243.

31. Hubel DH, Wiesel TN. Ferrier lecture. Functional architecture of macaque monkey visual cortex. Proc R Soc Lond B Biol Sci 1977; 198(1130):1–59.

32. Wandell BA. Foundations of vision. Sunderland, Mass: Sinauer Associates, Inc., 1995.

33. Amthor FR, Grzywacz NM. Directional selectivity in vertebrate retinal ganglion cells. Rev Oculomot Res 1993; 5:79–100.

34. Khaytin I, Chen X, Royal DW et al. Functional organization of temporal frequency selectivity in primate visual cortex. Cereb Cortex 2008; 18(8):1828–1842.

35. Swindale NV. How different feature spaces may be represented in cortical maps. Network 2004; 15(4):217–242.

36. Xu X, Bosking W, Sary G, Stefansic J, Shima D, Casagrande V. Functional organization of visual cortex in the owl monkey. J Neurosci 2004; 24(28):6237–6247.

37. Milner AD, Goodale MA. The visual brain in action. Oxford: Oxford University Press, 1995.

38. Merigan WH, Maunsell JH. How parallel are the primate visual pathways? Annu Rev Neurosci 1993; 16:369–402.

39. Nealey TA, Maunsell JH. Magnocellular and parvocellular contributions to the responses of neurons in macaque striate cortex. J Neurosci 1994; 14(4):2069–2079.

40. Recanzone GH, Wurtz RH, Schwarz U. Responses of MT and MST neurons to one and two moving objects in the receptive field. J Neurophysiol 1997; 78(6):2904–2915.

41. Allison JD, Melzer P, Ding Y, Bonds AB, Casagrande VA. Differential contributions of magnocellular and parvocellular pathways to the contrast response of neurons in bush baby primary visual cortex (V1). Vis Neurosci 2000; 17(1):71–76.

42. Bredfeldt CE, Ringach DL. Dynamics of spatial frequency tuning in macaque V1. J Neurosci 2002; 22(5):1976–1984.

43. Ringach DL, Hawken MJ, Shapley R. Dynamics of orientation tuning in macaque V1: the role of global and tuned suppression. J Neurophysiol 2003; 90(1):342–352.

44. Angelucci A, Bullier J. Reaching beyond the classical receptive field of V1 neurons: horizontal or feedback axons? J Physiol Paris 2003; 97(2–3):141–154.

45. Salin PA, Bullier J. Corticocortical connections in the visual system: structure and function. Physiol Rev 1995; 75(1):107–154.

46. Lamme VAF. Beyond the classical receptive field: contextual modulation of V1 responses. In: Chalupa L, Werner JS, eds. The visual neurosciences. Cambridge, MA: MIT Press, 2004:720–732.

47. Tong F. Primary visual cortex and visual awareness. Nat Rev Neurosci 2003; 4(3):219–229.

48. Shuler MG, Bear MF. Reward timing in the primary visual cortex. Science 2006; 311(5767):1606–1609.

49. Harrison SA, Tong F. Decoding reveals the contents of visual working memory in early visual areas. Nature 2009; 458(Issue 7238):632–635.

50. Boyd JD, Mavity-Hudson JA, Casagrande VA. The connections of layer 4 subdivisions in the primary visual cortex (V1) of the owl monkey. Cereb Cortex 2000; 10(7):644–662.

第 31 章

纹状体外视觉皮质

Jamie D. Boyd · Joanne A. Matsubara

曹 谦 译 田 农 校

什么是纹外视觉皮质?

"纹外区"是指除了初级视觉皮质（纹状体）以外具有视觉响应的皮质，它不能从外侧膝状体核（LGN）接受有效的直接投射（见第 30 章）。对于纹外区的研究建立在假设其由离散的皮质区域组成，并且这些区域可以通过组织学、视网膜 - 脑图、与其他区域的相连模式，以及对视觉处理做出的独特贡献等方面对其进行定义。与其他接受信号输入的较高等级视觉相关区域相比，纹外区直接接受初级视觉皮质信号，因此在视觉处理的等级层次中位于较低层次[54]。纹外区与初级视觉皮质之间的联系越多，在视觉处理层次所处的位置就越高，其视觉处理过程就越复杂。在同一层次的视觉区域中，路径相互融合叠加形成平行路径，相互连接的效果强于单一路径。在视觉处理中的一些常见内容中均有平行路径的参与，例如目标的识别（腹侧通路）或者目标的定位（背侧通路）[45]。研究发现，猴至少有 25 个皮质区域在视觉处理过程中占优势地位[54]。目前发现人类的视觉区域的数量接近这个数值，但仍在增加，推测其数量可能会超过这一数值[133,160]（图 31.1、框 31.1 和框 31.6）。

猴和人类中识别纹外区的方法

对于皮质区以及它们边界的辨识，并不简单，至今尚未完全解决，区域外皮质的不同图式是根据组织学、视网膜对应区域、连接性和生理的标准进行加权的。现在已形成重要的共识，即较低的层次结构接近 V1，而更高一级层次区域则在颞叶和顶叶[71,118,133,160,177]。

组织学

皮质区被认为有一个均匀而独特的组织学解剖边界，可以通过层状组织、密度、神经元大小变化、有髓纤维、酶的活性、神经递质和受体的水平来辨别。然而，并非所有的边界都能通过染色进行确认。虽然基于传统组织学技术的早期区域划分方案存在许多错误，但是仍然在广泛使用[162]。Brodmann[23] 通过尼氏染色法对人类和猴的神经元细胞体（细胞结构）进行染色，将大多数的纹外皮质分为 18 区和 19 区。并根据视网膜对应区域以及其相通性等其他依据，进一步将以上两个区域划分为多个小区域。其他组织学染色法，如细胞色素氧化酶组织化学法（CO：作为神经元长期活动标志物的一种代谢酶），在 Brodmann 划分的 18 区和 19 区中，显示了多个视觉区域的边界[76,91,159,161]。虽然改进了染色技术，但任何一种组织学方法均可能忽略一些区域的边界。

视网膜映射

每个视觉区域包含一个单独的感受区域定位图，如第 30 章展示了 V1 几乎完整的视觉空间图。通过电生理学记录得到猴的感受区域定位图，而人类的定位图来自功能磁共振成像（fMRI）或正电子发射断层扫描（PET）以及电生理记录。然而，纹外区图形没有纹状体图的（V1）规律。纹外区有更大的感受野，每个感受野存在更多的散射，从而导致图形较为"粗糙"。通常位于纹外区之间的是一个平稳过渡的感受野。连续的视觉区域可以表现为"镜像"，即 2 个相邻的边界区域所表示的视觉感受野图形相反。当一个镜像区域（例如 V1 区域）与一个非镜像区域（V2）相交界，用垂直经线表示这两个区域的边界，

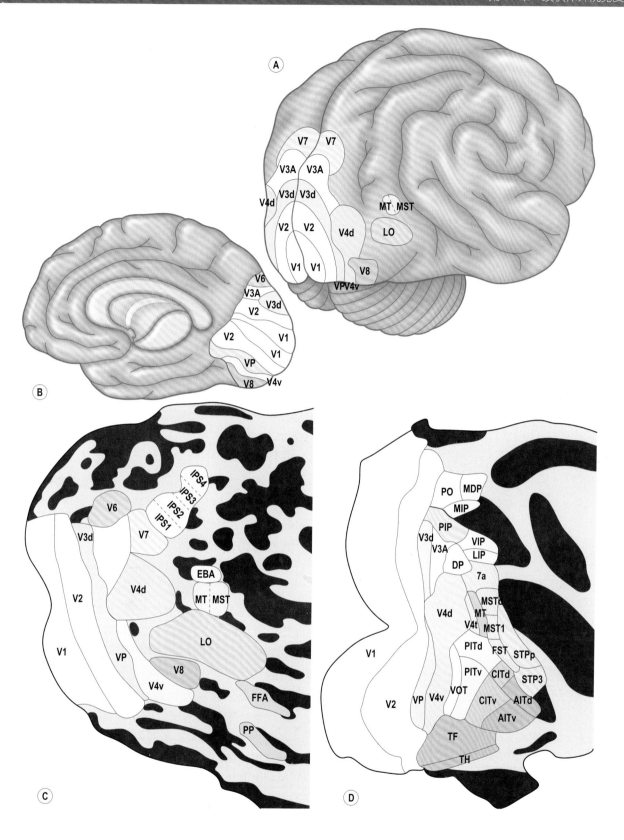

图 31.1 人类（A、B、C）和猴的视觉皮质区（D）。如图所示，视觉皮质区是人类大脑从后面（A）到正中矢状面（B）的区域。许多区域不能从大脑表面识别，因此无法显示人类大脑皮质的平面图（C）。涉及的视觉区域被染色和标记。黑色表示脑沟的深度，白色表示脑回，通过透视法对脑进行定位。（D）猕猴的视觉区域平面图。图中用相同的颜色和名称表示与人类视觉皮质的同源区域。需要注意的是，目前对猴脑视觉区域的研究多于人类。人类大脑皮质枕叶分为第二视觉区（V2）、第三视觉区（V3）、第四视觉区（V4）、第六、第七和第八视觉区（V6、V7 和 V8）。其中 V3 分成背侧（V3d）、后半区域（VP）和 V3 前叶区域（V3A）；V4 分为腹侧（V4v）和背侧（V4d）。顶叶的视觉反应区域包括：颞中区（MT）、内侧颞区（MST）、枕侧区（LO）和纹状体区（EBA）。最近研究并命名了内沟的一些视觉区域（IPS1，IPS2，IPS3，IPS4）。在颞枕区发现了梭形面孔区（FFA）和海马旁回区域（PPA）。（D）图显示了猴的纹状体区，颞叶分为后颞下区、中央颞区、前颞下区、上颞区、颞上沟底部区（FST）、F 颞侧区（TF）和 H 颞侧区（TH）。后颞下区域细分为背侧（PITd）和腹侧（PITv）；中央颞区被细化为背侧（CITd）和腹侧（CITv）；前颞下区分为背侧（AITd）和腹侧（AITv）；上颞侧的感觉功能区被细化为前部（STPa）和后部（STPp）。顶叶分为：内侧和前侧的颞区，其被细化分为背侧（MSTD）和横向（MSTL）区域；顶枕区（PO）；后顶内沟区（PIP）；外侧顶内沟区（LIP）；腹侧的内沟区（VIP）；内侧的内沟区（MIP），背内侧顶叶区（MDP），背侧延伸区（DP）和 Bromann 区 7a（7a）。（Adapted from Swisher et al 2007,[149] Larsson & Heeger 2006,[88] Sereno & Tootell 2005[133] and Tootell et al 2003.[160]）（通过纹外区与脑沟和脑回的相对位置的顺序，以及与其密切联系的传统组织学区域，对纹外区进行命名。一个单独的区域可以有 3 种命名方式，分别为颞中区（MT）、V5 区以及 Brodmman 区 37，相互类似的命名可能来源不同，例如 V7 的命名来源于其被发现的顺序，而 7a 的命名来源于所处的位置，其位于 Brodmman 区的 7 区。）

框 31.1 纹外皮质的组织结构

"较低级"纹外皮质主要接收初级视觉皮质的信号。

"较高级"纹外皮质很少接收初级视觉皮质的信息，而是更多地接受较高或者较低的纹外区域信息，并且其视觉处理过程更加复杂。

较低级区域
- V2
- V3
- MT
- PO

较高级的腹侧通路区域（对象的识别）
- V4
- PIT
- CIT
- AIT
- TH
- TF

较高级的背侧通路区域（对象的运动和定位）
- MST
- LIP
- 7a
- VIP
- AIP

并允许连续性的感受野穿过交界处。可以通过感受野位置的局部梯度来估算视野的信号（镜像或者非镜像），并推测纹外区的边界[132]。纹外区图形也倾向于表示视网膜区域定位沿水平子午线的断裂。（分割表示）（图 31.2）。这些断裂点往往形成视觉区域的边界，并允许感受野从一个区域到下一个区域的平滑转化，但感受野却需要在单独区域内被拆分。一个单独

区域的断点图和不同区域边界感受野位置的连续性，使得在单独感受野图形中区分各个区域的边界变得非常困难。

连接模式

每个视觉区域通过其他视觉区的亚型和皮质下的视觉结构相互联系，形成特有的连接模式。猴的神经解剖学示踪法是在一个区域注入示踪剂，追踪标记其投射区域的细胞或者细胞轴突。在人类视皮质示踪研究中发现皮质损害区域的突触发生退化[30]。最近研究开发了 2 项新技术用于研究人类纹外区的连接性。通过 MRI 技术追踪皮质区域之间的联系，可以分析水在轴突中扩散的各向异性（离散张量分析，即 DTI）[58,104]。用 DTI 表示视觉区域之间连接的敏感度较低[47,83]，但它可以用来描述病理学的变化[135,155]。经颅的非侵入性磁力刺激（TCMS）激活投射皮质区域后，通过靶向区域成像中活性面积的增加来推断其连接性[14,56,122]。TCMS 是通过一个巨大而快速波动的体外磁场，诱导皮质层神经元产生一个短暂的电流，从而激活或者灭活皮质区[35,102,154]。重要的是，由于视网膜视野相应区域之间的相互联系，可以通过连接信息来推断感受野的图像。大脑半球间的连接，尤其是较低级处理层次结构的区域，都集中在垂直经线位置。

功能的特异性

每个纹外区的神经元功能具有特异性。一定范围内的视觉刺激，例如，运动的形式和颜色这些信

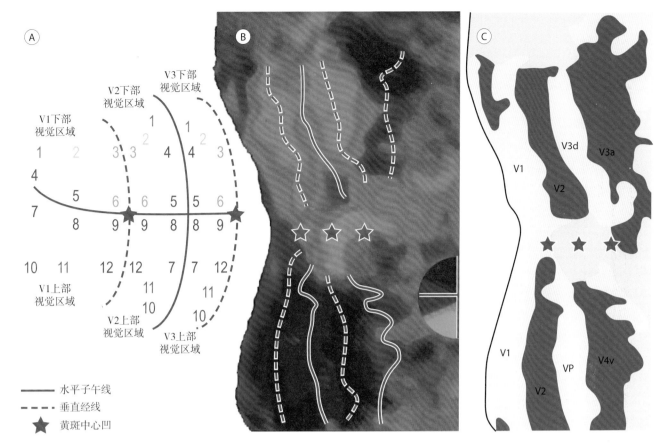

图31.2 人类视觉区域图，通过视觉刺激视网膜定位所产生的功能性成像。（A）：V1、V2 和 V3 区（包括上部和下部视觉区域）对应的视网膜区域。垂直经线（虚线）、水平子午线（实线）和中心凹反应（星型）如图所示。数字代表这 3 个区域的视觉孔径中对应的视网膜位置。（B）和（C）是右半球的平面图，将皮质已从脑干上移开，并将其扁平化。每个图中的顶部表示背侧，底部表示腹侧。在重建过程中，沿水平子午线的切面（B 和 C 的左侧）表示 V1，从而降低皮质覆盖的曲率，并减少失真度。（B）表示环形刺激作用后，皮质反应的极化角度图（见本文）。虚线和实线分别表示形成几个皮质区的边界的垂直线和水平线。星号标记的位置表示黄斑中心凹。（C）局部视野信号图，黄色表示镜像，例如 V1；蓝色表示非镜像，例如 V2。可以通过这种方式确定 V1、V2、V3d/VP、V3A 和 V4v 的位置和范围。（From Tootell et al 1997.[156]）

息，可以选择性地激活特定的皮质区域。与上文所述的视网膜视觉对应区域的研究相似，可以通过功能性成像技术（fMRI、PET）对人类进行研究，通过电生理技术对猴进行研究。通过成像技术研究发现，卒中可导致皮质发生病变，从而引起功能损伤，并且可以定位损害发生的位置。重复的 TCMS 可以可逆性灭活人的纹外皮质区，从而发现功能的损伤与灭活的皮质区域相关联[6,35]。

猴和人类视觉区域的比较

鉴别同一物种不同视觉区域需要区分不同物种中的同源视觉区域。对猴的皮质区组织功能的研究较为深入，但是需要一种新的无创方法来对人皮质区功能进行对比研究。大多数研究数据来自旧大陆猴（猕猴），虽然该物种比其他灵长类动物（例如，新

大陆猴和狐猴）更接近猿类（包括人类），但是由于人类和猕猴的进化至少在 2500 万年前就发生分离，因此人类的视觉区域添加了许多新的区域[81]。目前所有灵长类动物，包括人类在内其低层次视觉区域（V1、V2、V3d/VP、MT）是共有的，但是高层次的视觉区域的皮质组织存在物种差异[118,133,160]。除了相似的组织学、视网膜视觉对应区域、连接性和生理学方面，可以通过皮质表层的相应位置和相对的脑沟脑回的共同分界，来比较人与猴类的视觉皮质。然而困难的是人类皮质区的边界相对于脑沟的位置存在个体差异性，与猴相比较的差异就更大[79]。此外，目前尚不明确人类是否存在猕猴月状沟样的组织，这一区域含有 V2、V3、V4[5]。人类和猴的纹外皮质存在许多不同，即人类 V1 区并不像猴子那样延伸到半球的外部，并且与猴相比，其所处的位置向后推移。研究人

与猴纹外区之间对应位置的最好途径是研究各个区域与其他区域之间的相对位置[118]。

纹外皮质的信息处理

由于几乎所有来自 LGN 的投射都终止于纹状皮质，所以纹外区直接或间接地通过 17 区接收视觉信息输入。（有些纹外区从外侧膝状体和丘脑枕接受少量的丘脑信号输入[144,182]，这可能导致盲视[37]。）纹状体 V1 主要的投射来自于 V2、V3、V4 和 MT 区。正如前面提及（见第 30 章），来自 V1 区域不同神经元亚型的投射，呈现出不同的层状和柱状分布，可能有不同的功能特点。Zeki[186] 首次指出，纹状皮质将 3 个视网膜膝状体皮质通道，即大细胞、小细胞和尘埃细胞的信号输入进行初步分离，然后再重新组合。例如，不同的视觉信息被分配到不同的纹外皮质区域，从而对输入信息进行进一步的分析。如第 30 章及图 31.3 所示，来自 V1 的投射在纹外皮质区产生 2 个主要的处理通路，一个是背侧通路，处理空间位置（"在哪里"通路），另一个是腹侧通路，处理对象的信息（"是什么"通路）[45]。由于 V1 中不同数据流的输入和输出，因此从皮质表面观察时形成镶嵌图案。其中柱状和切向组织之间的连接通常通过组织化学，特别是 CO 染色标记的差异进行区分。

V2

在几乎所有的哺乳动物中第二视觉区（V2）与

V1 的侧面和背面相接，而在几乎所有的灵长类动物中，V2 延伸到 V1 区域[127]。V2 镜像的视野图，垂直经线构成了其 V1 的边界，水平子午线裂隙形成了与 V3d 背部和 VP 腹侧的边界[136]。V2 的功能与 V1 接近，都可以组织信息输出到 V4 和 MT 等更高的视觉区域[143]（框 31.2）。

与 V1 相似，V2 也发生输入、输出和生理特性的分离。通过一种特殊的 CO 染色发现 2 个区域相互联系。猴 V2 切片的 CO 染色显示一系列垂直于 V1/V2 边界，黑色与白色相交替的平行条纹[77,158]。V2 的条纹大于 V1，其宽度跨越了整个区域，通过使用 CO 染色对其边界进行组织学的划分[115]。V2 染色的条纹显示不同的厚度，薄和厚条纹交替，从而定义了

框 31.2　V2 区

- "是什么"和"在哪里"通路
- 厚、薄和苍白 CO 条纹结构组成
- 薄条纹接收来自 V1 的 CO 斑信息，并投射到 V4；无方向性和颜色选择性的感受野占主导地位
- 厚条纹接收来自 V1 的斑内结构信息，并投射到 MT，方向性和视网膜视差敏感的感受野占主导地位
- 苍白条纹接收来自 V1 的斑内结构信息，并投射到 V4 区；方向 - 选择性感受野占主导地位
- V2 能将所有 CO 条纹结构连接
- 在人类中，V2 被分割为 4 个象限，上部和下部的视野表现在 2 个大脑半球中
- V2 中的病变可以导致选择性视觉损失，这是因为 CO 条纹结构受累

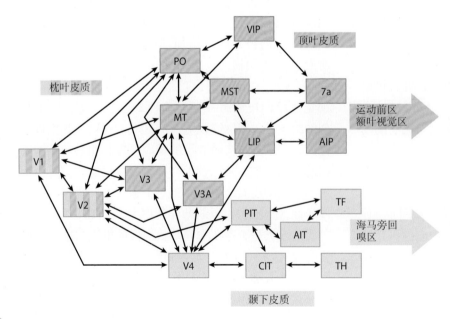

图 31.3　描绘了猴视觉的层次结构，腹侧和背侧处理通道之间的连接，以及通路之间主要的内在联系。所有的连接都是双向箭头，所示的反馈突出强调了每一个投影与一个更高水平的视觉区域相匹配。用红色和绿色分别描述 V1 和 V2 区域对信息处理所起的贡献，此外，纹外皮质存在更多的独立处理信息的通路。红色表示背部通道区域，处理信息对象的位置（"在哪里"通道），投射到顶叶皮质区，终止于运动前区和额叶视觉区。绿色表示腹侧通道区，处理物体的形状、颜色、外形（"是什么"通路），投射到颞下皮质区、海马旁回以及嗅区。

3 个组成结构（厚、薄和苍白条纹）。对人的 V2 切片进行细胞色素氧化酶或者其他组织学染色也可以发现条纹组织[25,31,78,179]。但是人类的条纹结构不像猴那样有规律，并且分化成厚和薄的不清晰的细条纹。通过组织学染色发现了一种更为清晰的条纹[76,159]，它与猴的厚和薄条纹不同，其完整的周期为 0.7～1 cm，比猴的条纹大好几倍。同猴一样，其条纹的范围表示 V2 的范围[21,59]。人类 V2 区条纹的存在表明，其功能和组织连接可能与其他灵长度动物一样复杂。

每一个 CO 条纹都有不同的连接（图 31.4）。细条纹接收 V1 区 CO 团迹信息的输入，而粗条纹和苍白团迹接受团迹间信息的传入[141]。每种情况下，投射均来自以大细胞为主的 4B 层（Hassler 的 3C 层，见 30 章 Hassler 和 Brodmann 的划分区域）、大细胞和小细胞通道混合存在的 3B 层（加上 CO 斑的输入）以及几乎不直接接收 LGN 信号输入的 3A 层。V2 投射细胞的皮质区域和皮质下区域同样可以被 CO 间隔。细条纹和条纹内投射到 V4[44,137,187]，通过腹侧通道进行信息对象形式的处理；而粗条纹投射到 MT 区域[44,138]，通过背侧通道进行信息对象运动的处理。投射到皮质亚层的上丘细胞也优先集中在粗条纹区域[1]。然而，并非所有的连接都被分隔成条状。与 V2 相互连接的所有较高级视觉区域的反馈连接均

不呈条纹状[89,98]。因此，即使在视觉处理早期，不同的底物结合对视觉刺激引起整体知觉的贡献是不同的。

与 CO 条纹相联系的 V2 细胞中，存在不同的感受野性质[44,94,123,139]，但在 CO 功能室中或者其间的感受野分离的绝对程度还存在争议。通过研究分离的单细胞的感受野属性发现[66,144]，细条纹中所含的方向性细胞较少，颜色编码细胞较多，而粗条纹内含有的方向性细胞较多，颜色编码细胞较少。粗条纹细胞中方向性和视网膜视差敏感性的细胞集中，对于深度知觉产生非常重要。因此，集群内条纹类型的属性与其投射区域的生理学特性相符合。

成像实验研究支持猴的 V2 区域组成在方向、颜色和差异敏感性方面存在分离[28,82,95,126,164,178]。一个人类成像实验报告，通过使用高分辨率的技术显示，被瞬间改变亮度所激活的 V2 区域，慢慢改变刺激的颜色，条纹区域的激活变得更加强烈，其周期与人类 V2 条纹的周期几乎一致[92]。在一个单独的 CO 功能室组织内，有一个柱状结构，其与方位优先性[95,163]（苍白薄条纹）、差异性[28]（粗条纹）、亮度（细条纹）[178] 或者色彩（细条纹）[95,180] 相关，这与 V1 的方位偏好地图比较类似（见第 30 章）。

在 V2 的视觉地形图中，CO 条纹的取向与 V2

图 31.4　描述了信息从 V1 传递到 V2 区域的 CO 条纹结构，再传递到 MT 和 V4 区域。MT 区域接收来自 V1 的 4B 层的直接投影，通过背侧通路，处理对象的运动信息。V1 区的 3A、3B 和 4B 层的团迹间区域投射到 V2 粗条纹区域，并从那里进入 MT。V1 的 3A、3B 和 4B 层的团迹间区域也投射到 V2 的浅条纹区，然后延伸到 V4，通过腹侧通路处理对象的颜色和形状信息。除了来自于 V1 团迹和团迹间区域的直接投射，V4 也接收经过 V2 细条纹的 V1 团迹的信息。通过 V2 的斑块和斑内通路终止于 V4 内的不同柱状结构，图中未显示。（Adapted from Sincich & Horton，2005.[143]）

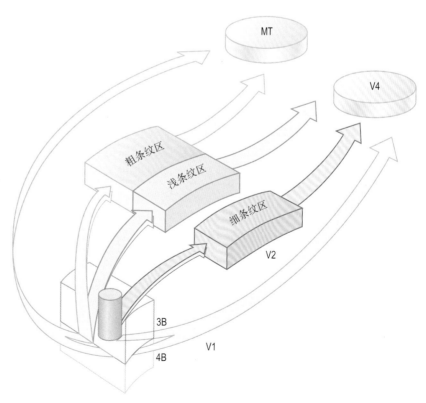

的等极线垂直，但与离心线平行。如果 V2 有一个精细而连续的视野图，那么与每个条纹类型相关联的视觉功能的亚形态都会受到限制，部分视野不能映射到这个条纹上。事实上，V2 的视觉地形图由 3 个不同的、相互交错的图形组成[125,140]。每个区域的视觉空间表现 3 次，一次表现一个条纹的类型。对感受野规律进程的研究发现，当信息穿过一个单独条纹时，因为感受野边界的跃迁而发生中断，从而确保 V2 所有类型的条纹都能表达完整的视觉空间。

背侧通道区域

视觉处理过程的背侧通路能处理一些一般问题，如目标在视觉空间的位置以及如何处理它们。背侧通道解决 2 个主要问题：处理运动并解码位置信息以及从二维的视网膜图像获得 3D 特征信息。背侧通路从 V1 和 V2 中获得信息，通过 MT 和 V3 到达顶叶皮质的区域。

MT/V5 区域以及相关区域

猕猴的颞上沟（STS）存在一组视觉区域，包括人类在内的其他灵长类动物可能也有类似的同源区域。研究发现这些区域相互联系，它们的很多神经元对运动刺激的方向性敏感[118]。这些区域中最大的一个为 V5，也被称为 MT（颞中区），它可能是 V1 以外，最容易被确认的视觉区域。除了方向选择性，MT 还具有以下特征：大量的髓精形成、可被 CO 染色、它具有一个完整的对侧视野、可以直接接受 V_1 的信息输入（框 31.3）。人类 MT 对应的是枕颞交界处附近区域。在其他灵长类动物中发现，颞上沟背侧部呈现密集的髓鞘化，CO 染色呈斑片状[31,159]。通过比较移动刺激和固定刺激激活的成像以及诱发电位，证实人类 MT/V5 具有运动选择性。同时发现人类 MT 的对比敏感度高于周围皮质[8,93,159,188]。

MT 接收来自方向选择性细胞传递的投射，这些细胞位于 V1 的 4B 区（Hassler 3C）和 6 区的团迹柱或者团迹柱之间的区域[103,142]，以及 V2 的厚条纹区[53,138]。如前面所述（第 30 章），4B 区域与大细胞通路相关联，而 V2 厚条纹区接收大细胞和小细胞的一系列输入信息。然而，阻断 LGN 的大细胞层可以极大地影响 MT 的应答反应，而阻断小细胞层对 MT 反应影响较小，由此可见 MT 中大细胞通路占优势地位[100]。因此，MT 是向其他区域传递大细胞信息的重

框 31.3　V5/MT 区

- 纹外区的背侧通路（"在哪里"）
- 显示目标的运动、方向和差异灵敏度
- 有效的直接输入来自 V1 的 4B 和 6 层的信息
- CO 染色呈斑块状和密集髓鞘化
- 在人类中，位于颞下沟附近的枕颞交界处'
- 在外侧颞枕皮质发生双侧病变后，临床上发展成运动盲（运动知觉缺失），单侧病变导致对侧运动知觉的损害，可能会被患者忽视。

要场所，其对于 STS、顶叶、额叶视野中的运动处理非常重要。研究还发现，猴的 MT 病变导致运动处理过程发生缺陷。遮蔽信息中的运动成分，可以提高 MT 病变猴的知觉检测阈值[112]。MT 病变对视觉刺激对比度的检测阈值没有影响，从而提示 MT 的损伤效应对运动知觉的影响具有选择性。MT 发生病变可以影响眼球随目标移动进行相应的运动（框 31.4），但是眼球对目标的固视没有受到影响，从而提示：与静止刺激相比，MT 病变的猴对移动刺激反应更加迟钝[113]。存在运动感知障碍，包括 MT 损伤的患者，临床上称之为运动盲[185]。一位 MT 损伤的患者说她无法通过马路，虽然她能轻易地识别马路上的汽车，但是无法判断车辆的速度。这形象地体现了运动缺陷的特异性[147,193]。MT 与 TCMS 暂时性失活也会导致患者出现类似的运动盲[13]。

MT 中存在几种柱状组织类型，其负责方向、视差调整，以及宽视野与局部运动的对比选择[4,15,40]。MT 中具有方向选择性的切片组织与 V1 组织相似（见第 30 章）；原本渐进性改变的区域在运动轴 180° 处突然中断。运动轴 180° 表现在皮质层 400～500 μm，这与 V1 中的位置相似。可以根据神经元组织的这种方向选择性，对清醒的猴的皮质施加微小刺激，研究神经元如何对刺激信息进行选择，从而形成视觉[129]。位于 MT 的微电极，放置于一簇具有共同运动首选方向的神经元的中央，当猴进行运动 - 辨别实验时，微电极可以刺激这些神经元。实验中要求猴区分神经元产生的首选方向运动或者相反方向运动，此外，实验阈值附近加入噪音，可以增加实验的难度。微电极刺激时，神经元产生的首选方向的运动增加。因此，方向选择性神经元的激活和运动方向的感性判断之间存在功能联系[32]。

除了运动选择性，MT 对立体深度知觉也非常重要。在 MT 内，差异选择性神经元团块与无差异选择

V5 与附近的 3 个运动选择区域紧密相连，这些区域位于颞上沟，内侧颞区的外侧和背侧（MSTl 和 MSTd）以及颞上沟的底部 FST 区域[17,43,99]。与 MT 或 MST 细胞相比，FST 所含方向选择性细胞的比例较低，而 MST 细胞的感受野比 MT 更大。MST 可以分为倾向较小刺激的外侧部分和响应"光流"刺激的背侧部分，即当目标穿过周围环境时，目标将会发生旋转和扩展。在人类中，通过其庞大的感受野和对光流刺激反应，在这个区域只确认了一个单独的视觉区域，并暂时认为与 MST 相类似[12,50,176]。现在认为人类 MT 背侧区域专门处理人体图像，可能也参与生物运动的分析。

V3

V3 与 V2 区域相毗邻，由皮质的一个狭窄带构成，与 V2 的水平子午线形成 V3 的边界，垂直经线形成其外边界[189]。V3 的背侧显示低视野，腹侧显示高视野。由于 V3 区的背侧和腹侧在跨越水平子午线方向被 V4 中断，表现出不连续性，同时一些研究认为这 2 个部分的功能和连接方式存在差异，因此腹侧最初被称为腹后区（VP），以便与背侧 V3 区（V3d）或 V3 区完全区分[26,52]。

V3 对刺激的基本参数具有神经元选择性，包括定位、颜色、方向和双目视差。在背侧和腹侧区域，细胞倾向与相似方位者集合成簇在一个柱内[3,175]。就像在 MT 中，具有相似视差的细胞排列在一起[3]。大约一半的细胞对运动方位有很强的选择性，强于 MT 外的其他皮质区[3,67]。现已报道 VP（腹侧 V3）其中的颜色选择性细胞较多，而方向选择性细胞较少[52]。

V3 接收来自 V1 和 V2 的投射。虽然 V3 和 V4 之间存在联系，但是 V3 与背侧通路 MT（周围区域）和顶叶区（PIP 和 VIP）联系更加密切[52]。最初的研究认为只有背侧 V3 接收来自 V1 的投射[51]，但是后来的研究证实 V1 和 VP 之间存在连接[96]。V1 的投射大多数来源于以大细胞为主的 4B 层；来自 V2 的连接并不连续，提示它们源自 V2 中 CO 染色间隔的一个亚区域，其具体位置尚不清楚[52]。CO 染色发现 V3 本身并不表现出模块化组织结构，也不清楚其如何将来自 V1 和 V2 的不同类别的输入信息分隔开。

虽然人类 V3 的宽度与猴存在差异，但可以根据其与 V2 的相对位置以及相似的视野范围，在人类功能成像研究中确定 V3 的位置[136,156]。功能成像研究发现人类 V3 与猴的 V3 有相似特征。人类 V3 对方向

框 31.4　平稳视跟踪和眼扫视运动的皮质控制

- 平稳视跟踪涉及背侧传输区、MT 和 MST 区域的运动处理过程
- 其他皮质区域，如额叶眼区（FEF）和辅助眼区（SEF）有助于控制平稳视跟踪
- 平稳视跟踪功能的不对称性提示外侧枕颞叶（MT/MST）或背内侧额叶（FEF 和 SEF）区（病变局限于 V1，不损害平稳视跟踪）的局灶病变

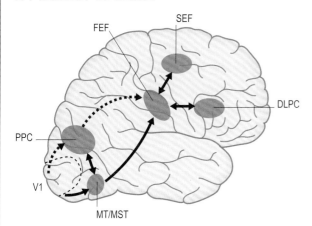

- 眼扫视运动涉及后顶叶（PPC）、额叶眼区（FEF）、背外侧前额叶皮质（DLPC）
- 眼扫视运动还包括从 FEF 和 SEF 到尾状核、中脑和脑干结构的并行向下通路
- 穿过整个额叶和顶叶的单侧性、局灶性脑部损伤可能导致眼扫视的潜伏期和精确性异常
- 双侧额部或额顶叶病变可能导致眼扫视运动消失，快速阶段的前庭眼反射（VOR）不足，从而导致获得性眼球运动失用症
- 人的双侧后顶叶皮质和 FEF 发生梗死后，将完全丧失所有的扫视功能，包括反射性扫视、快速阶段以及平稳视跟踪，被称为获得性核上性眼球运动障碍[110]

性神经元交替出现。在一个差异选择性神经元团块内，差异优先进程贯穿了整个皮质表面，并且在同一柱内神经元的差异调整是相同的[40]。MT 中，差异性调整神经元的存在并不奇怪，因为 V2 粗条纹中，以及粗条纹和 MT 的连接中都存在差异调整。在 MT 中，差异调整的微刺激实验与先前所描述的关于方位的实验类似，即差异选择性 MT 神经元集群的电刺激，在某种程度上偏向于对深度的感知判断，这一结论可以从刺激部位神经元的差异偏向推测到[39]。对人的 MT 进行 fMRI 检查时发现了立体深度的选择性[21]。MT 在深度和运动的感知方面至关重要。此外，两者之间相互联系是形成深度知觉的一个重要方面[105]。

运动和立体深度很敏感，但是敏感性低于 V3a、MT 和顶区 [21,145,146,168]。由于背侧和腹侧 2 部分之间存在差异，因此人类 V3d 和 VP 之间具有较小的差别。有趣的是，与 V3 背侧相比，VP 在颜色和亮度的辨别过程中更容易被激活 [29]，这与对猴 V3 的早期研究结果一致。然而，V2 和 V1 的上部和下部视野也存在类似的差异性活化。因此，普遍认为人类 V3d 和 VP 是一个区域的 2 个部分。对猴 V3d 和 VP 的研究发现两者之间的区别较小，不能将其看作 2 个部分；也可能由于猕猴中的 VP 非常窄，在分析其功能时，错误地包括了相邻区域，从而没有发现 V3d 和 VP 之间较明显的区别 [96,118,160]。

V3A

V3A 位于背侧 V3 的前面，具有一个完整的视野表达 [19,59]。最初的研究认为 V3A 是 V3 的"附件" [192]，但是随后的研究发现 V3A 执行功能时对 V3 的依赖性并不十分强烈。猴的 V3A 区的神经元与相邻的背侧 V3 区神经元之间存在差异，V3A 区神经元对刺激运动的速度和方位的选择性较少 [64,174]。然而，人类中的 V3A 比 V3 区的运动敏感性更强 [156]。对 V3A 进行重复的 TCMS 刺激将破坏其对速度的判断，这一点与 TCMS 对于 MT 的影响一致 [101]。在人类和猴中，将 V3A 放置在视觉处理过程的背侧通路中，它能被差异性视觉刺激所激活 [168]，同时与颜色刺激相比，V3A 对于消除色差的刺激有更好的应答反应 [34,93]。V3A 接收来自 V1、V2 和 V3 的上行投射，再将其投射到包括 MT、MST [17] 和顶叶区 LIP 在内的背侧通路区域，这一区域对于协同手部抓握动作时的立体视觉非常重要 [108]。除此之外，V3A 在颞叶区域也有少量投射 [46]。

PO/V6

在猕猴中先后发现了 PO 和 V6，并随后证明两者之间具有相关性，至少在顶枕沟具有相同的面积 [62]。V6 包含一个完整的视野，水平子午线构成其后缘，垂直子午线构成其前缘 [61]。相对于其他区域，V6 区的外周视觉有所增强。V6 接收来自 V1 的广泛投射 [63]，这些投影大多来自 4B 层及 3B 层中的一个组件。作为 V1 的一个背侧投射区域，V6 与内侧区（M）和（或）背内侧区（DM）相似 [81]（见第 30 章）。V6 与其他背侧通路区域相互联系，同时能将信息输入到顶叶皮质，尤其是靠近 V6 前方的皮质

组织，例如各种 V6A 或 MIP [63]。在人类顶枕沟的后部和前部发现了一个与 V6 区相对应的区域，其位于 V3 和 V3A 的内侧缘 [124]。与猕猴 V6 区相似，这个区域也需要大片的视野刺激来产生应答反应，这是由于其形成的映射图强调了视野的周边区域。

顶叶区

顶叶的其他区域，尤其是顶间沟，也存在一些视觉处理过程的背侧通路，这些背侧通路在感知视觉刺激和计划发动控制手臂与眼球的空间运动中形成连接 [68]。在猕猴的这些通路中，最重要的是外侧的内沟区（LIP）、外周区域以及 7a 区。LIP 接收来自 MT 和 MST 视觉输入，将其投射到 7a 区 [90]。7a 区发送上行投射到额叶皮质，包括额叶眼区 [在控制眼球运动中非常重要（框 31.4）]、扣带回和海马旁皮质 [27]。7a 区也与眼和前庭眼功能相关性皮质下结构相互联系 [51]。

顶内沟区的感受野横跨 60°，常常越过中线，范围较大。不同类别的内沟神经元的区别依据是，处理对象信息时，各种神经元对其相对于固定平面的深度、线性动作的深度、旋转深度以及 3D 定位敏感度的差异 [128]。7a 区的神经元还接收视网膜外动眼神经的输入信息，并可能通过眼睛的水平和垂直位置对输出信息进行调节 [7]。7a 区中将眼睛位置信号和视觉信号合并，可以确定对象的空间位置。因此，7a 区域的病变可导致在三维空间不能通过视觉引导拿到物体 [87]。

和猴一样，人类的顶内沟对于完成视觉动作非常重要，包括手臂和眼睛的运动、对象操作以及空间视觉注视目标的选择。在人类中至少发现了 4 个顶内沟视觉区域 [134,149]，虽然尚不明确每个区域与猕猴的单个区域是否具有同源性，但是这些发现可能反映了真正的物种差异 [68,117]。人类顶叶视觉区域病变会导致失用症、忽视和 Balint 综合征。同样，人的后顶叶皮质的 TCMS 会降低对记忆位置的扫视精度 [119,18]，破坏视觉引导行为 [171]，并降低对侧刺激的检测和分析 [106,114,170]。

腹侧通路区域

视觉的腹侧通路处理对象识别的一般性问题。来自 V1 和 V2 腹侧通路的信息通过 V4 区输出到达颞叶区。

V4

在猕猴实验中，首次描述了 V4 是月状沟中 V2 和 V3 投射信息的目标靶点（框 31.5）[191]。V4 被夹在腹侧 V3 和 MT 之间，下方的视觉象限表示背侧，上方的视觉象限表示腹侧[65]。目前尚不清楚 V4 的边界，但是研究发现它的上方视觉象限明显延伸到颞叶区域。视网膜映射功能成像研究发现，V4v 实际上是一个不同于 V4d 的独立区域[59]。由于 V4 向颞叶延伸，其边界的结构与相邻组织间并非截然不同[91]。作为一个过渡区域，与 V4 相比，V4t 与 MT 的关系更加密切，并且将 V4 与 MT 区完全分离[43]。和猴一样，人类的 V4 边界同样难以确定。有人提出，猴存在背侧 V4d 和腹侧 V4v[75]。也有人认为 V4d 由 2 个完整的视野图组成，分别命名为 LO1 和 LO2，两者占据了 V3 和 MT 之间的空间，因此 V4v 是一个完全独立的区域[88,149]。据报道，猴子的 V4d 是由头部和尾部的亚区域组成，这些亚区域与人类不同。

V4 接收来自 V1、V2、V3 的上行投射[169]。V1 投射的初始神经元主要集中在 V1 的黄斑中心凹区域，而这些投射起源于 3A 和 3B 层神经元，既来自于 CO 团迹，也来自于团迹之间[109,183]。灭活实验研究发现，V4 依赖于小细胞和大细胞的 LGN 通道[57]。来自 V2 的投射由细条纹内和条纹间的细胞产生，所以由 V2 投射到 V4 的神经元与投射到 MT 的神经元相互交错[137,187]。虽然目前没有在 V4 的 CO 染色中发现嵌合体组织，但是来自细条纹和条纹间的投射可能在 V4 中被分离，从而提示 V4 中团迹／团迹间相关信息的分离可能会继续存在，虽然在组织学中还没有看到[55,181]。尽管 V4 中的这些柱状组织比 V2 中的大，但是其大小和排列没有良好的特征性。

在颞叶中，V4 的信息主要输出到 PIT 和 CIT 区，包括对象视觉的详细形状分析。这些颞叶中的投射也证实了 CO 相关通路发生了分离，例如 V4 中细条纹

框 31.5 V4 区

- 纹外区的腹侧（"是什么"）通路
- 显示方向和颜色敏感性，以及双目视差
- 有效输入来自 V1 区团迹和团迹之间、以及 V2 和 V3 的细条纹信息
- 颞下区朝向 PIT 和 CIT 的投射
- 位于人类的语言和梭形脑回
- 双侧病变导致全脑色盲（缺陷色觉），即患者通过不同的灰度阴影进行感知，单侧病变的患者可能会被忽视

部位比条纹间部位接受颞侧皮质更加严格的反馈[181]。与顶叶相连（LIP、PIP、VIP）的是 V4 的周边视野，而不是其中央区域，这种连接可能参与形成空间视觉和空间注视环路[169]。

V4 参与处理视觉的许多方面，包括形状、颜色、视觉注意力和立体感[120]。V4 的细胞对刺激的色调、方位、大小和双眼视差等方面具有选择性[41,42,131,190]。V4 中只有一小部分细胞显示方向选择性。颜色选择性细胞位于腹侧 V4 区[190]。研究认为这一区域与 V4d 是分开的。腹侧 V4 区的细胞，而非 V1 或 V2 区的细胞，可以随照明的变化情况改变其优选色调。这一色彩稳定现象对于在不同光谱光照情况下，识别同一颜色的对象是必需的[86]。通过将对象的光谱信息，减去周围大面积的光谱信息，可以计算色彩稳定性，这可能是通过 V4 广泛的、光谱敏感的、抑制性周围区域完成[131]。

许多 V4 神经元可以对角度和曲线的方位和敏锐度进行强大的系统调整[121]。与 V2 区神经元对复杂形状产生应答反应不同[80]，V4 的系统调整作用不能通过其对一个角度的方位选择性来解释，它是由图形内特定边界位置的曲率决定的。V4 中曲率选择性的计算更多的来自 V1 区和 V2 区的基本方位和空间频率的选择性输入信息，它是颞皮质中对复杂形状选择的中间步骤[116]。

颞下皮质

在识别可视化物体时，颞下皮质区域形成了腹侧视觉通路的最后阶段[60]。颞下皮质接收来自 V2 和 V4 区的投射，同时与多个多模态脑区联系，包括海马结构、额叶前皮质、杏仁核和纹状体。虽然目前的研究明确颞下皮质含有几个不同的视觉区域，但是这些区域的边界尚不清楚，区域的命名也存在几种不同的方案[172]。尽管如此，目前普遍认为颞下皮质（IT 皮质）可以分成多个后区，其接受 V4 和 V2 区的信息输入（PIT 的细分区域；大致对应于经典的细胞结构的颞枕区，TEO），其前侧和腹侧区域（CIT 和 AIT；细胞结构的颞区，TE）与 PIT/TEO 紧密互联，与 V4 微弱互联，与 V2 没有联系[17,46,107,169]。

PIT/TEO

在 PIT 内，视网膜皮质映射图显示了腹侧一个完整的半侧视野（PITv）和背侧（PITd）分支[16,20,59,173]。PIT/TEO 中的神经元感受野比 V4 中的更大，形状选

择性更加复杂，需要对多种形状轮廓的片段进行特殊的排列[22]。而 PIT 神经元与 TE 的神经元一样，对复杂对象是没有选择性的。

PIT 接收的大部分信息来自 V4，少部分来自 V2 的神经输入；V2 的信息输入来自薄条纹和相间条纹，这与 V4 投射的组成相同[107]。PIT 中的独立柱接收 V4 中的多个独立团块的投射信息。PIT 中的相邻柱接收 V4 中一系列单独的、交错团块的信息输入，从而提示从 V2 开始，穿越 V4 以及到达 PIT 的途中发生了连接（可能是功能）的分离[55]。PIT 投射到 TE 的视觉区域。

PIT 区包含一系列色彩选择性细胞，因此可以接受来自颜色敏感细胞区域的信息[34,85,150]。在他们的协调特性方面，PIL 中的颜色选择性细胞与 V1、V4 的细胞相似，可以在一个相似的狭窄范围内对色调和饱和度进行选择，但是 PIL 的视野接受范围比 V1 和 V4 更大[74]。这些细胞对 V4 区发散性的反馈投射，可在 V4 神经元周围创造出较大的色彩选择性。色彩选择性细胞位于整个颞枕区，分布在几毫米宽的分离团块中，包括腹部的 V4、PIT/TEO 和 CIT/TE 的后部，因此我们可以将这个区域看作是一个含有大规模模式化组织的单一皮质区[33,157]。内侧颞枕区发生病变（包括 PIT 和周围皮质）的猴，表现出色彩识别缺陷[24,36]。

研究发现人类的色彩选择性区域（V8、V0、HV4）位于舌状和梭形脑回区，与腹侧的 V4 相邻[10,19,73]。虽然尚不清楚人类感受野的组织结构以及与猴的同源性[133,177]，但是这些区域似乎与临床皮质性色盲的损坏区域相对应[153,184]。

TE

当腹侧通路延伸到 TE 细胞结构区域，视网膜的视觉区域组织结构不再显而易见。TE 神经元具有较大的感受野，几乎包括所有的黄斑中心凹、大部分的对侧视野。许多感受野向两侧延伸[72]。TE 神经元对复杂物体或形状的刺激具有选择性（例如手和面部的刺激），并表现出平移恒定性（即无论神经元位于感受野的何处，其对优选刺激的应答反应相似）。TE 神经元对刺激大小和旋转也具有恒定性[151]。

为了研究最小的临界激活功能，可以将刺激 TE 神经元的复杂对象图像系统地简化[151]。例如，对水壶这一图像产生应答的细胞，也会对一个具有向下投影的椭圆形的简单刺激做出应答，但是对单独的椭圆形刺激不产生应答。颞叶皮质的柱状组织对这些重要

特点做出选择性应答，这样，同一皮质柱细胞可以对一些类似的刺激产生应答。此外，相邻的皮质柱细胞具有局部重叠功能选择性，例如，脸部的侧面和前面[152]。颞下皮质的功能选择性应答部分取决于经验，经过训练的猴能够区分特殊的形状，这是由于 TE 中对这种形状发生应答的细胞数目增加[84]。

与猴相似，在人类 V4 的腹侧和前部存在非视网膜定位的对象选择性视觉区域[69,71]。然而，由于人类大脑的扩展，这些视觉区域位于外侧枕叶皮质（LO），而没有扩展到颞叶。视觉区域没有一个有序的视野图，因此根据它们的功能定义区域，与非物体控制成像相比，这些区域对物体刺激可以产生一个更加强大的 fMRI 应答反应[69]。适应，是指神经元对重复的相似视觉刺激的 fMRI 应答反应减弱的现象。LO 区的神经元对目标对象的大小、形状和视角方面发生应答反应时具有适应现象[70,130]，就是说 LO 与猴的颞皮质具有稳定相似性。

面部选择性应答反应首次在猴的颞下皮质的单个神经元中被发现[72]。通过 fMRI 和单个单元的记录，研究发现团块中集中聚集了面部选择性细胞[165-167]。在一个团块中 97% 的细胞具有面部选择性。面部选择性细胞对面部刺激产生的应答强度较非面部刺激高 20 倍以上。在人类，至少有 2 个纹外区对面部刺激应答反应较强，一个位于中间梭状回（FFA），另一个位于更后方的下枕叶皮质 OFA 纹外区。需要注意的是，这些区域与猴的面部选择性区域没有同源性[71]。人类中，这些区域发生病变表现出面部识别困难，包括面容失认症，即不能识别特定个体的面部特征[13,38,111]。

TE 中的视皮质区域投射到颞叶的腹侧和延髓部位，可以整合多种模式的感觉输入，同时对记忆的形成（包括视觉记忆）起到至关重要的作用[60]。人类功能成像技术研究发现，图像的位置最先激活海马旁回的一个区域（海马旁回区，PPA），如建筑物和风景，其可能参与编码记忆中的地点信息（框 31.6）[97]。

框 31.6 重点总结

- 纹外皮质含有丰富的相互关联区域，包括大部分的枕叶、顶叶和颞叶，有助于处理多样化的视觉信息任务
- 纹外皮质可以通过一系列的特征进行鉴别：感受野图像、组织学、与其他脑区的连接模式，以及功能特性
- 在猴和人类中，处理目标定位的背侧视觉通路穿过 V2、V3、MT、PO/V6，进入顶叶皮质
- 在猴和人类中，识别目标的腹部通路穿过 V2、V4，进入颞叶皮质

参考文献

1. Abel PA, O'Brien BJ, Lia B, Olavarria JF. Distribution of neurons projecting to the superior colliculus correlates with thick cytochrome oxidase stripes in macaque visual area 2. J Comp Neurol 1997; 377:313–323.
2. Adams DL, Sincich LC, Horton JC. Complete pattern of ocular dominance columns in human primary visual cortex. J Neurosci 2007; 27:10391–10403.
3. Adams DL, Zeki S. Functional organization of macaque v3 for stereoscopic depth. J Neurophysiol 2001; 86:2195–2203.
4. Albright TA, Desimone R, Gross CG. Columnar organization of directionally selective cells in visual area mt of the macaque. J Neurophysiol 1984; 51:16–31.
5. Allen JS, Bruss J, Damasio H. Looking for the lunate sulcus: A magnetic resonance imaging study in modern humans. Anat Rec A Discov Mol Cell Evol Biol 2006; 288:867–876.
6. Amassian VE, Cracco RQ, Maccabee PJ, Cracco JB, Rudell AP, Eberle L. Transcranial magnetic stimulation in study of the visual pathway. J Clin Neurophysiol 1998; 15:288–304.
7. Andersen RA, Essick GK, Siegel RM. Neurons of area 7 activated by both visual stimuli and oculomotor behavior. Exp Brain Res 1987; 67:316–322.
8. Anderson SJ, Holliday IE, Singh KD, Harding GF. Localization and functional analysis of human cortical area v5 using magneto-encephalography. Proc Biol Sci 1996; 263:423–431.
9. Astafiev SV, Stanley CM, Shulman GL, Corbetta M. Extrastriate body area in human occipital cortex responds to the performance of motor actions. Nat Neurosci 2004; 7:542–548.
10. Bartels A, Zeki S. The architecture of the colour centre in the human visual brain: New results and a review. Eur J Neurosci 2000; 12:172–193.
11. Barton JJ. Disorders of face perception and recognition. Neurol Clin 2003; 21:521–548.
12. Beauchamp MS, Yasar NE, Kishan N, Ro T. Human mst but not mt responds to tactile stimulation. J Neurosci 2007; 27:8261–8267.
13. Beckers G, Homberg V. Cerebral visual motion blindness: Transitory akinetopsia induced by transcranial magnetic stimulation of human area v5. Proc Biol Sci 1992; 249:173–178.
14. Bestmann S, Baudewig J, Siebner HR, Rothwell JC, Frahm J. Bold MRI responses to repetitive TMS over human dorsal premotor cortex. Neuroimage 2005; 28:22–29.
15. Born RT, Bradley DC. Structure and function of visual area mt. Annu Rev Neurosci 2005; 28:157–189.
16. Boussaoud D, Desimone R, Ungerleider LG. Visual topography of area teo in the macaque. J Comp Neurol 1991; 306:554–575.
17. Boussaoud D, Ungerleider LG, Desimone R. Pathways for motion analysis: Cortical connections of the medial superior temporal and fundus of the superior temporal visual areas in the macaque. J Comp Neurol 1990; 296:462–495.
18. Brandt SA, Ploner CJ, Meyer BU, Leistner S, Villringer A. Effects of repetitive transcranial magnetic stimulation over dorsolateral prefrontal and posterior parietal cortex on memory-guided saccades. Exp Brain Res 1998; 118:197–204.
19. Brewer AA, Liu J, Wade AR, Wandell BA. Visual field maps and stimulus selectivity in human ventral occipital cortex. Nat Neurosci 2005; 8:1102–1109.
20. Brewer AA, Press WA, Logothetis NK, Wandell BA. Visual areas in macaque cortex measured using functional magnetic resonance imaging. J Neurosci 2002; 22:10416–10426.
21. Bridge H, Parker AJ. Topographical representation of binocular depth in the human visual cortex using fMRI. J Vis 2007; 7:1511–1514.
22. Brincat SL, Connor CE. Underlying principles of visual shape selectivity in posterior inferotemporal cortex. Nat Neurosci 2004; 7:880–886.
23. Brodmann K. Localisation in the cerebral cortex: the principles of comparative localisation in the cerebral cortex based on cytoarchitectonics. New York: Springer, 2006.
24. Buckley MJ, Gaffan D, Murray EA. Functional double dissociation between two inferior temporal cortical areas: Perirhinal cortex versus middle temporal gyrus. J Neurophysiol 1997; 77:587–598.
25. Burkhalter A, Bernardo KL. Organization of corticocortical connections in human visual cortex. Proc Natl Acad Sci USA 1989; 86:1071–1075.
26. Burkhalter A, Felleman DJ, Newsome WT, Van Essen DC. Anatomical and physiological asymmetries related to visual areas v3 and vp in macaque extrastriate cortex. Vision Res 1986; 26:63–80.
27. Cavada C. The visual parietal areas in the macaque monkey: Current structural knowledge and ignorance. Neuroimage 2001; 14:S21–S26.
28. Chen G, Lu HD, Roe AW. A map for horizontal disparity in monkey V2. Neuron 2008; 58:442–450.
29. Claeys KG, Dupont P, Cornette L et al. Color discrimination involves ventral and dorsal stream visual areas. Cereb Cortex 2004; 14:803–822.
30. Clarke S. Association and intrinsic connections of human extrastriate visual cortex. Proc R Soc Lond B 1994; 257:87–92.
31. Clarke S. Modular organization of human extrastriate visual cortex: evidence from cytochrome oxidase pattern in normal and macular degeneration cases. Eur J Neurosci 1994; 6:725–736.
32. Cohen MR, Newsome WT. What electrical microstimulation has revealed about the neural basis of cognition. Curr Opin Neurobiol 2004; 14:169–177.
33. Conway BR, Moeller S, Tsao DY. Specialized color modules in macaque extrastriate cortex. Neuron 2007; 56:560–573.
34. Conway BR, Tsao DY. Color architecture in alert macaque cortex revealed by fMRI. Cereb Cortex 2006; 16:1604–1613.
35. Cowey A. The ferrier lecture 2004 what can transcranial magnetic stimulation tell us about how the brain works? Phil Trans R Soc Lond B Biol Sci 2005; 360:1185–1205.
36. Cowey A, Heywood CA, Irving-Bell L. The regional cortical basis of achromatopsia: A study on macaque monkeys and an achromatopsic patient. Eur J Neurosci 2001; 14:1555–1566.
37. Cowey A, Stoerig P. The neurobiology of blindsight. Trends NeuroSci 1991; 14:140–145.
38. Damasio AR, Damasio H, Van Hoesen GW. Prosopagnosia: anatomic basis and behavioral mechanisms. Neurology 1982; 32:331–341.
39. DeAngelis GC, Cumming BG, Newsome WT. Cortical area mt and the perception of stereoscopic depth. Nature 1998; 394:77–680.
40. DeAngelis GC, Newsome WT. Organization of disparity-selective neurons in macaque area mt. J Neurosci 1999; 19:1398–1415.
41. Desimone R, Schein SJ. Visual properties of neurons in area v4 of the macaque: sensitivity to stimulus form. J Neurophysiol 1987; 57:835–868.
42. Desimone R, Schein SJ, Moran J, Ungerleider LG. Contour, color and shape analysis beyond the striate cortex. Vision Res 1985; 25:441–452.
43. Desimone R, Ungerleider LG. Multiple visual areas in the caudal superior temporal sulcus of the macaque. J Comp Neurol 1986; 248:164–189.
44. DeYoe EA, Van Essen DC. Segregation of efferent connections and receptive field properties in visual area V2 of the macaque. Nature 1985; 317:5861.
45. DeYoe EA, Van Essen DC. Concurrent processing streams in monkey visual cortex. Trends Neurosci 1988; 11:219–226.
46. Distler C, Boussaoud D, Desimone R, Ungerleider LG. Cortical connections of inferior temporal area teo in macaque monkeys. J Comp Neurol 1993; 334:125–150.
47. Dougherty RF, Ben-Shachar M, Bammer R, Brewer AA, Wandell BA. Functional organization of human occipital-callosal fiber tracts. Proc Natl Acad Sci USA 2005; 102:7350–7355.
48. Dougherty RF, Koch VM, Brewer AA, Fischer B, Modersitzki J, Wandell BA. Visual field representations and locations of visual areas V1/2/3 in human visual cortex. J Vis 2003; 3:586–598.
49. Downing PE, Jiang Y, Shuman M, Kanwisher N. A cortical area selective for visual processing of the human body. Science 2001; 293:2470–2473.
50. Dukelow SP, DeSouza JF, Culham JC, van den Berg AV, Menon RS, Vilis T. Distinguishing subregions of the human mt+ complex using visual fields and pursuit eye movements. J Neurophysiol 2001;86:1991–2000.
51. Faugier-Grimaud S, Ventre J. Anatomic connections of inferior parietal cortex (area 7) with subcortical structures related to vestibulo-ocular function in a monkey (Macaca fascicularis). J Comp Neurol 1989; 280:1–14.
52. Felleman DJ, Burkhalter A, Van Essen DC. Cortical connections of areas v3 and vp of macaque monkey extrastriate visual cortex. J Comp Neurol 1997; 379:21–47.
53. Felleman DJ, Kaas JH. Receptive-field properties of neurons in middle temporal visual area (MT) of owl monkeys. J Neurophysiol 1984; 52:488–513.
54. Felleman DJ, Van Essen DC. Distributed hierarchical processing in the primate cerebral cortex. Cerebr Cortex 1991; 1:1–47.
55. Felleman DJ, Xiao Y, McClendon E. Modular organization of occipito-temporal pathways: Cortical connections between visual area 4 and visual area 2 and posterior inferotemporal ventral area in macaque monkeys. J Neurosci 1997; 17:3185–3200.
56. Ferrarelli F, Haraldsson HM, Barnhart TE et al. A [17f]-fluoromethane pet/tms study of effective connectivity. Brain Res Bull 2004; 64:103–113.
57. Ferrera VP, Nealey TA, Maunsell JH. Responses in macaque visual area v4 following inactivation of the parvocellular and magnocellular lgn pathways. J Neurosci 1994; 14:2080–2088.
58. Ffytche DH, Catani M. Beyond localization: from hodology to function. Phil Trans R Soc Lond B Biol Sci 2005; 360:767–779.
59. Fize D, Vanduffel W, Nelissen K et al. The retinotopic organization of primate dorsal v4 and surrounding areas: A functional magnetic resonance imaging study in awake monkeys. J Neurosci 2003; 23:7395–7406.
60. Fujita I. The inferior temporal cortex: Architecture, computation, and representation. J Neurocytol 2002; 31:359–371.
61. Galletti C, Fattori P, Gamberini M, Kutz DF. The cortical visual area v6: Brain location and visual topography. Eur J Neurosci 1999; 11:3922–3936.
62. Galletti C, Gamberini M, Kutz DF, Baldinotti I, Fattori P. The relationship between v6 and po in macaque extrastriate cortex. Eur J Neurosci 2005; 21:959–970.
63. Galletti C, Gamberini M, Kutz DF, Fattori P, Luppino G, Matelli M. The cortical connections of area v6: An occipito-parietal network processing visual information. Eur J Neurosci 2001; 13:1572–1588.
64. Gaska JP, Jacobson LD, Pollen DA. Spatial and temporal frequency selectivity of neurons in visual cortical area v3a of the macaque monkey. Vision Res 1988; 28:1179–1191.
65. Gattass R, Sousa AP, Gross CG. Visuotopic organization and extent of v3 and v4 of the macaque. J Neurosci 1988; 8:1831–1845.
66. Gegenfurtner KR. Cortical mechanisms of colour vision. Nat Rev Neurosci 2003; 4:563–572.
67. Gegenfurtner KR, Kiper DC, Levitt JB. Functional properties of neurons in macaque area v3. J Neurophysiol 1997; 77:1906–1923.
68. Grefkes C, Fink GR. The functional organization of the intraparietal sulcus in humans and monkeys. J Anat 2005; 207:3–17.
69. Grill-Spector K, Kourtzi Z, Kanwisher N. The lateral occipital complex and its role in object recognition. Vision Res 2001; 41:1409–1422.
70. Grill-Spector K, Kushnir T, Edelman S, Avidan G, Itzchak Y, Malach R. Differential processing of objects under various viewing conditions in the human lateral occipital complex. Neuron 1999; 24:187–203.
71. Grill-Spector K, Malach R. The human visual cortex. Annu Rev Neurosci 2004; 27:649–677.
72. Gross CG. Single neuron studies of inferior temporal cortex. Neuropsychologia 2008; 46:841–852.
73. Hadjikhani N, Liu AK, Dale AM, Cavanagh P, Tootell RB. Retinotopy and color sensitivity in human visual cortical area v8. Nat Neurosci 1998; 1:235–241.
74. Hanazawa A, Komatsu H, Murakami I. Neural selectivity for hue and saturation of colour in the primary visual cortex of the monkey. Eur J Neurosci 2000; 12:1753–1763.
75. Hansen KA, Kay KN, Gallant JL. Topographic organization in and near human visual area v4. J Neurosci 2007; 27:11896–11911.
76. Hockfield S, Tootell RB, Zaremba S. Molecular differences among neurons reveal an organization of human visual cortex. Proc Natl Acad Sci USA 1990; 87:3027–3031.
77. Horton JC. Cytochrome oxidase patches: A new cytoarchitectonic feature of monkey visual cortex. Phil Trans R Soc Lond B 1984; 304:199–253.
78. Horton JC, Hedley-White ET. Mapping of cytochrome oxidase patches and ocular dominance columns in human visual cortex. Phil Trans R Soc Lond B 1984; 304:255–272.
79. Iaria G, Petrides M. Occipital sulci of the human brain: variability and probability maps. J Comp Neurol 2007; 501:243–259.

80. Ito M, Komatsu H. Representation of angles embedded within contour stimuli in area V2 of macaque monkeys. J Neurosci 2004; 24:3313–3324.

81. Kaas JH. The evolution of the visual system in primates. In: Chalupa L, Werner JS, eds. The visual neurosciences. Cambridge, MA: HUP, 2004.

82. Kaskan PM, Lu HD, Dillenburger BC, Kaas JH, Roe AW. The organization of orientation-selective, luminance-change and binocular-preference domains in the second (V2) and third (v3) visual areas of new world owl monkeys as revealed by intrinsic signal optical imaging. Cereb Cortex 2009; 19:1394–1407.

83. Kim M, Ducros M, Carlson T et al. Anatomical correlates of the functional organization in the human occipitotemporal cortex. Magn Reson Imaging 2006; 24:583–590.

84. Kobatake E, Wang G, Tanaka K. Effects of shape-discrimination training on the selectivity of inferotemporal cells in adult monkeys. J Neurophysiol 1998; 80:324–330.

85. Komatsu H, Ideura Y, Kaji S, Yamane S. Color selectivity of neurons in the inferior temporal cortex of the awake macaque monkey. J Neurosci 1992; 12:408–424.

86. Kusunoki M, Moutoussis K, Zeki S. Effect of background colors on the tuning of color-selective cells in monkey area v4. J Neurophysiol 2006; 95:3047–3059.

87. Lamotte RH, Acuna C. Defects in accuracy of reaching after removal of posterior parietal cortex in monkeys. Brain Res 1978; 139:309–326.

88. Larsson J, Heeger DJ. Two retinotopic visual areas in human lateral occipital cortex. J Neurosci 2006; 26:13128–13142.

89. Levitt JB, Yoshioka T, Lund JS. Intrinsic cortical connections in macaque visual area V2: Evidence for interaction between different functional streams. J Comp Neurol 1994; 342:551–570.

90. Lewis JW, Van Essen DC. Corticocortical connections of visual, sensorimotor, and multimodal processing areas in the parietal lobe of the macaque monkey. J Comp Neurol 2000; 428:112–137.

91. Lewis JW, Van Essen DC. Mapping of architectonic subdivisions in the macaque monkey, with emphasis on parieto-occipital cortex. J Comp Neurol 2000; 428:79–111.

92. Liu J. Neural circuits for chromatic and temporal signals in human visual cortex, Thesis, Applied Physics, Stanford University, 2006; p.152.

93. Liu J, Wandell BA. Specializations for chromatic and temporal signals in human visual cortex. J Neurosci 2005; 25:3459–3468.

94. Livingstone M, Hubel D. Segregation of form, colour, movement, and depth: Anatomy, physiology, and perception. Science 1988; 240:740–749.

95. Lu HD, Roe AW. Functional organization of color domains in V1 and V2 of macaque monkey revealed by optical imaging. Cereb Cortex 2008; 18:516–533.

96. Lyon DC, Kaas JH. Evidence for a modified v3 with dorsal and ventral halves in macaque monkeys. Neuron 2002; 33:453–461.

97. Maguire EA, Frith CD, Cipolotti L. Distinct neural systems for the encoding and recognition of topography and faces. Neuroimage 2001; 13:743–750.

98. Malach R, Tootell RBH, Malonek D. Relationship between orientation domains, cytochrome oxidase stripes, and intrinsic horizontal connections in squirrel monkey V2. Cereb Cortex 1994; 4:151–165.

99. Maunsell JH, van Essen DC. The connections of the middle temporal visual area (mt) and their relationship to a cortical hierarchy in the macaque monkey. J Neurosci 1983; 3:2563–2586.

100. Maunsell JHR, Neally TA, DePriest DD. Magnocellular and parvocellular contributions to responses in the middle temporal visual area (mt) of the macaque monkey. J Neurosci 1990; 10:3323–3334.

101. McKeefry DJ, Burton MP, Vakrou C, Barrett BT, Morland AB. Induced deficits in speed perception by transcranial magnetic stimulation of human cortical areas v5/mt+ and v3a. J Neurosci 2008; 28:6848–6857.

102. Merabet LB, Theoret H, Pascual-Leone A. Transcranial magnetic stimulation as an investigative tool in the study of visual function. Optom Vis Sci 2003; 80:356–368.

103. Movshon JA, Newsome WT. Visual response properties of striate cortical neurons projecting to area mt in macaque monkeys. J Neurosci 1996; 16:7733–7741.

104. Mukherjee P, Berman JI, Chung SW, Hess CP, Henry RG. Diffusion tensor mr imaging and fiber tractography: theoretic underpinnings. AJNR Am J Neuroradiol 2008; 29:632–641.

105. Nadler JW, Angelaki DE, DeAngelis GC. A neural representation of depth from motion parallax in macaque visual cortex. Nature 2008; 452:642–645.

106. Nager W, Wolters C, Munte TF, Johannes S. Transcranial magnetic stimulation to the parietal lobes reduces detection of contralateral somatosensory stimuli. Acta Neurol Scand 2004; 109:146–150.

107. Nakamura H, Gattass R, Desimone R, Ungerleider LG. The modular organization of projections from areas V1 and V2 to areas v4 and teo in macaques. J Neurosci 1993; 13:3681–3691.

108. Nakamura H, Kuroda T, Wakita M et al. From three-dimensional space vision to prehensile hand movements: the lateral intraparietal area links the area v3a and the anterior intraparietal area in macaques. J Neurosci 2001; 21:8174–8187.

109. Nakamura K, Colby CL. Visual, saccade-related, and cognitive activation of single neurons in monkey extrastriate area v3a. J Neurophysiol 2000; 84:677–692.

110. Newman NJ, Galetta S, Biousse V, Barton JJS, Fletcher WA, Jacobson DM. Disorders of ocular motility. AAN Continuum: Lifelong Learning in Neurology 2003; 9:79–148.

111. Newman NJ, Galetta S, Biousse V, Barton JJS, Fletcher WA, Jacobson DM. Disorders of vision. AAN Continuum: Lifelong Learning in Neurology 2003;9:11–78.

112. Newsome WT, Pare EB. A selective impairment of motion perception following lesions of the middle temporal visual area (mt). J Neurosci 1988; 8:2201–2211.

113. Newsome WT, Wurtz RH, Dursteler MR, Mikami A. Deficits in visual motion processing following ibotenic acid lesions of the middle temporal visual area of the macaque monkey. J Neurosci 1985; 5:825–840.

114. Nyffeler T, Cazzoli D, Wurtz P et al. Neglect-like visual exploration behaviour after theta burst transcranial magnetic stimulation of the right posterior parietal cortex. Eur J Neurosci 2008; 27:1809–1813.

115. Olavarria JF, Van Essen DC. The global pattern of cytochrome oxidase stripes in visual area V2 of the macaque monkey. Cereb Cortex 1997; 7:395–404.

116. Orban GA. Higher order visual processing in macaque extrastriate cortex. Physiol Rev 2008; 88:59–89.

117. Orban GA, Claeys K, Nelissen K et al. Mapping the parietal cortex of human and non-human primates. Neuropsychologia 2006; 44:2647–2667.

118. Orban GA, Van Essen D, Vanduffel W. Comparative mapping of higher visual areas in monkeys and humans. Trends Cogn Sci 2004; 8:315–324.

119. Oyachi H, Ohtsuka K. Transcranial magnetic stimulation of the posterior parietal cortex degrades accuracy of memory-guided saccades in humans. Invest Ophthalmol Vis Sci 1995; 36:1441–1449.

120. Pasupathy A. Neural basis of shape representation in the primate brain. Prog Brain Res 2006; 154:293–313.

121. Pasupathy A, Connor CE. Shape representation in area v4: Position-specific tuning for boundary conformation. J Neurophysiol 2001; 86:2505–2519.

122. Paus T, Jech R, Thompson CJ, Comeau R, Peters T, Evans AC. Transcranial magnetic stimulation during positron emission tomography: A new method for studying connectivity of the human cerebral cortex. J Neurosci 1997; 17:3178–3184.

123. Peterhans E, von der Heydt R. Functional organization of area V2 in the alert macaque. Eur J Neurosci 1993; 5:509–524.

124. Pitzalis S, Galletti C, Huang RS et al. Wide-field retinotopy defines human cortical visual area v6. J Neurosci 2006; 26:7962–7973.

125. Roe AW, Ts'o DY. Visual topography in primate V2: multiple representation across functional stripes. J Neurosci 1995; 15:3689–3715.

126. Roe AW, Ts'o DY. Specificity of color connectivity between primate V1 and V2. J Neurophysiol 1999; 82:2719–2730.

127. Rosa MG, Krubitzer LA. The evolution of visual cortex: Where is V2? Trends Neurosci 1999; 22:242–248.

128. Sakata H, Taira M, Kusunoki M, Murata A, Tanaka Y. The tins lecture. The parietal association cortex in depth perception and visual control of hand action. Trends Neurosci 1997; 20:350–357.

129. Salzman CD, Britten KH, Newsome WT. Cortical microstimulation influences perceptual judgements of motion direction. Nature 1990; 346:174–177.

130. Sawamura H, Georgieva S, Vogels R, Vanduffel W, Orban GA. Using functional magnetic resonance imaging to assess adaptation and size invariance of shape processing by humans and monkeys. J Neurosci 2005; 25:4294–4306.

131. Schein SJ, Desimone R. Spectral properties of v4 neurons in the macaque. J Neurosci 1990; 10:3369–3389.

132. Sereno MI, McDonald CT, Allman JM. Analysis of retinotopic maps in extrastriate cortex. Cereb Cortex 1994; 4:601–620.

133. Sereno MI, Tootell RB. From monkeys to humans: what do we now know about brain homologies? Curr Opin Neurobiol 2005; 15:135–144.

134. Shikata E, McNamara A, Sprenger A et al. Localization of human intraparietal areas aip, cip, and lip using surface orientation and saccadic eye movement tasks. Hum Brain Mapp 2008; 29:411–421.

135. Shimony JS, Burton H, Epstein AA, McLaren DG, Sun SW, Snyder AZ. Diffusion tensor imaging reveals white matter reorganization in early blind humans. Cereb Cortex 2006; 16:1653–1661.

136. Shipp S, Watson JD, Frackowiak RS, Zeki S. Retinotopic maps in human prestriate visual cortex: The demarcation of areas V2 and v3. Neuroimage 1995; 2:125–132.

137. Shipp S, Zeki S. Segregation of pathways leading from area V2 to areas v4 and v5 of macaque monkey visual cortex. Nature 1985; 315:322–325.

138. Shipp S, Zeki S. The organization of connections between areas v5 and V2 in macaque monkey visual cortex, Eur J Neurosci 1:333–353.

139. Shipp S, Zeki S. The functional organization of area V2, i: Specialization across stripes and layers. Vis Neurosci 2002; 19:187–210.

140. Shipp S, Zeki S. The functional organization of area V2, ii: The impact of stripes on visual topography. Vis Neurosci 2002; 19:211–231.

141. Sincich LC, Horton JC. Divided by cytochrome oxidase: A map of the projections from V1 to V2 in macaques. Science 2002; 295:1734–1737.

142. Sincich LC, Horton JC. Independent projection streams from macaque striate cortex to the second visual area and middle temporal area. J Neurosci 2003; 23:5684–5692.

143. Sincich LC, Horton JC. The circuitry of V1 and V2: Integration of color, form, and motion. Annu Rev Neurosci 2005; 28:303–326.

144. Sincich LC, Park KF, Wohlgemuth MJ, Horton JC. Bypassing V1: A direct geniculate input to area mt. Nat Neurosci 2004; 7:1123–1128.

145. Singh KD, Smith AT, Greenlee MW. Spatiotemporal frequency and direction sensitivities of human visual areas measured using fMRI. Neuroimage 2000; 12:550–564.

146. Smith AT, Greenlee MW, Singh KD, Kraemer FM, Hennig J. The processing of first- and second-order motion in human visual cortex assessed by functional magnetic resonance imaging (fmri). J Neurosci 1998; 18:3816–3830.

147. Stasheff SF, Barton JJS. Deficits in cortical visual function. Ophthalmol Clin North Am 2001; 14:217–242.

148. Stepniewska I, Collins CE, Kaas JH. Reappraisal of dl/v4 boundaries based on connectivity patterns of dorsolateral visual cortex in macaques. Cereb Cortex 2005; 15:809–822.

149. Swisher JD, Halko MA, Merabet LB, McMains SA, Somers DC. Visual topography of human intraparietal sulcus. J Neurosci 2007; 27:5326–5337.

150. Takechi H, Onoe H, Shizuno H et al. Mapping of cortical areas involved in color vision in non-human primates. Neurosci Lett 1997; 230:17–20.

151. Tanaka K. Mechanisms of visual object recognition studied in monkeys. Spat Vis 2000; 13:147–163.

152. Tanaka K. Columns for complex visual object features in the inferotemporal cortex: Clustering of cells with similar but slightly different stimulus selectivities. Cereb Cortex 2003; 13:90–99.

153. Tanaka Y, Kitahara K, Nakadomari S, Kumegawa K, Umahara T. Trans: Analysis with magnetic resonance imaging of lesions in cerebral achromatopsia. Nippon Ganka Gakkai Zasshi 2002; 106:154–161.

154. Terao Y, Ugawa Y. Studying higher cerebral functions by transcranial magnetic stimulation. Clin Neurophysiol 2006; 59(suppl):9–17.

155. Thomas C, Moya L, Avidan G et al. Reduction in white matter connectivity, revealed by diffusion tensor imaging, may account for age-related changes in face perception. J Cogn Neurosci 2008; 20:268–284.

156. Tootell RB, Mendola JD, Hadjikhani NK et al. Functional analysis of v3a and related areas in human visual cortex. J Neurosci 1997; 17:7060–7078.

157. Tootell RB, Nelissen K, Vanduffel W, Orban GA. Search for color 'center(s)' in macaque visual cortex. Cereb Cortex 14:353–363.

158. Tootell RB, Silverman MS, De Valois RL, Jacobs GH. Functional organization of the second cortical visual areas in primates. Science 1983; 220:737–739.

159. Tootell RB, Taylor JB. Anatomical evidence for mt and additional cortical visual areas in humans. Cereb Cortex 1995; 5:39–55.

160. Tootell RB, Tsao D, Vanduffel W. Neuroimaging weighs in: humans meet macaques in "primate" visual cortex. J Neurosci 2003; 23:3981–3989.

161. Tootell RBH, Hamilton SL, Silverman MS. Topography of cytochrome oxidase activity in owl monkey cortex. J Neurosci 1985; 5:2786–2800.

162. Triarhou LC. A proposed number system for the 107 cortical areas of economo and koskinas, and brodmann area correlations. Stereotact Funct Neurosurg 2007; 85:204–215.

163. Ts'o DY, Frostig RD, Lieke EE, Grinvald A. Functional organization of primate visual cortex revealed by high resolution optical imaging. Science 1990; 249:417–420.

164. Ts'o DY, Roe AW, Gilbert CD. A hierarchy of the functional organization for color, form and disparity in primate visual area V2. Vision Res 2001; 41:1333–1349.

165. Tsao DY, Freiwald WA, Knutsen TA, Mandeville JB, Tootell RB. Faces and objects in macaque cerebral cortex. Nat Neurosci 2003; 6:989–995.

166. Tsao DY, Freiwald WA, Tootell RB, Livingstone MS. A cortical region consisting entirely of face-selective cells. Science 2006; 311:670–674.

167. Tsao DY, Livingstone MS. Mechanisms of face perception. Annu Rev Neurosci 2008; 31:411–437.

168. Tsao DY, Vanduffel W, Sasaki Y et al. Stereopsis activates v3a and caudal intraparietal areas in macaques and humans. Neuron 2003; 39:555–568.

169. Ungerleider LG, Galkin TW, Desimone R, Gattass R. Cortical connections of area v4 in the macaque. Cereb Cortex 2008; 18:477–499.

170. Valero-Cabre A, Rushmore RJ, Payne BR. Low frequency transcranial magnetic stimulation on the posterior parietal cortex induces visuotopically specific neglect-like syndrome. Exp Brain Res 2006; 172:14–21.

171. Van Donkelaar P, Lee JH, Drew AS. Transcranial magnetic stimulation disrupts eye-hand interactions in the posterior parietal cortex. J Neurophysiol 2000; 84:1677–1680.

172. Van Essen DC. Organization of visual areas in macaque and human cerebral cortex. In: Chalupa L, Werner JS, eds. The visual neurosciences. Cambridge, MA: HUP, 2004.

173. Van Essen DC, Felleman DJ, DeYoe EA, Olavarria J, Knierim J. Modular and hierarchical organization of extrastriate visual cortex in the macaque monkey. Cold Spring Harbor Symp Quant Biol 1990; 55:679–696.

174. Vanduffel W, Fize D, Mandeville JB et al. Visual motion processing investigated using contrast agent-enhanced fmri in awake behaving monkeys. Neuron 2001; 32:565–577.

175. Vanduffel W, Tootell RB, Schoups AA, Orban GA. The organization of orientation

176. Wall MB, Lingnau A, Ashida H, Smith AT. Selective visual responses to expansion and rotation in the human mt complex revealed by functional magnetic resonance imaging adaptation. Eur J Neurosci 2008; 27:2747–2757.

177. Wandell BA, Dumoulin SO, Brewer AA. Visual field maps in human cortex. Neuron 2007; 56:366–383.

178. Wang Y, Xiao Y, Felleman DJ. V2 thin stripes contain spatially organized representations of achromatic luminance change. Cereb Cortex 2007; 17:116–129.

179. Wong-Riley MT, Hevner RF, Cutlan R et al. Cytochrome oxidase in the human visual cortex: Distribution in the developing and the adult brain. Vis Neurosci 1993; 10:41–58.

180. Xiao Y, Wang Y, Felleman DJ. A spatially organized representation of colour in macaque cortical area V2. Nature 2003; 421:535–539.

181. Xiao Y, Zych A, Felleman DJ. Segregation and convergence of functionally defined V2 thin stripe and interstripe compartment projections to area v4 of macaques. Cereb Cortex 1999; 9:792–804.

182. Yoshida K, Benevento LA. The projection from the dorsal lateral geniculate nucleus of the thalamus to extrastriate visual association cortex in the macaque monkey. Neurosci Lett 1981; 22:103–108.

183. Yukie M, Eiichi I. Laminar origin of direct projection from area V1 to v4 in the rhesus monkey. Brain Res 1985; 346:383–386.

184. Zeki S. A century of cerebral achromatopsia. Brain 1990; 113:1721–1777.

185. Zeki S. Cerebral akinetopsia (visual motion blindness). A review. Brain 1991; 114:811–824.

186. Zeki S, Shipp S. The functional logic of cortical connections. Nature 1988; 335:311–317.

187. Zeki S, Shipp S. Modular connections between areas V2 and v4 of macaque monkey visual cortex. Eur J Neurosci 1989; 1:494–506.

188. Zeki S, Watson JD, Lueck CJ, Friston KJ, Kennard C, Frackowiak RS. A direct demonstration of functional specialization in human visual cortex. J Neurosci 1991; 11:641–649.

189. Zeki SM. The secondary visual areas of the monkey. Brain Res 1969; 13:197–226.

190. Zeki SM. Colour coding in rhesus monkey prestriate cortex. Brain Res 1973; 53:422–427.

191. Zeki SM. The cortical projections of foveal striate cortex in the rhesus monkey. J Physiol 1978; 277:227–244.

192. Zeki SM. The third visual complex of rhesus monkey prestriate cortex. J Physiol 1978; 277:245–272.

193. Zihl J, von Cramon D, Mai N. Selective disturbance of movement vision after bilateral brain damage. Brain 1983; 106:31–340.

第 10 部分
视觉感知

第32章

空间形态的早期加工

Robert F. Hess

尹 婕 译 黄振平 校

概述

视觉是人体最发达的感觉，因此大脑加工处理的相当数量的信息必然与视觉有关，甚至有超过一半的大脑参与了视觉的形成过程[1]。理解该过程的第一步是认识到人类视觉的优势和特殊性。认识到人类整体视觉的优缺点，将为理解视觉通路不同阶段的神经生理学和神经解剖学提供一个框架。

立体视觉的早期加工首先需要面对的事实是眼部感受器所接受到的信息必须传导至大脑特定位点。必须要有一定的带宽（有效频率范围）来确保视神经/视觉传输通路保持在一定的可处理规模，这意味着视网膜图像包含的信息中仅一部分能有效传导和处理，尽管这种选择具有一定难度。这就引入了感知过滤和信息压缩的概念。单个细胞的信号处理能力有限，因此必须进行分布式的平行加工。过滤、压缩、平行加工的概念，对所有的感觉加工特别是视觉分析至关重要。

中心凹注视的能见度窗

仅仅是最近，由于认识到了对比度和目标大小（或空间频率）的重要性，才应用定量分析法对视觉定量化。对比度对能见度的重要性很久前就得到认识。Bouguer[2]利用特定距离的烛光形成的一个小杆状阴影，制作了第一台对比敏感度测量仪。物体大小（更准确的说是它们的视网膜成像大小）对能见度的重要性已被广泛认知，成为上世纪视觉测量的基础。由于对光传递函数的大量研究，以及这一研究由于二战中对摄像定量监视的需求迅速发展，人们对两

个变量间的联系的认识为更完善地描述人类视觉提供了帮助[3]。经过长期争论，尤其是当时视觉物理学家间的争论，Campbell及其团队应用这一方法为人类视觉系统能力提供定量分析，反过来，这一方法又为考量人类视觉的光学质量及其神经局限性提供了研究起点。这种功能，被称为空间对比敏感度，首次为"能见度窗口"提供了定量描述，有助于视觉系统加工信息的明晰化。

图32.1展现了Fergus Campbell和John Robson在剑桥首先提出的正弦光栅刺激。横坐标表示空间频率，即每度视角所包含的条栅数目（左侧低频，右侧高频），纵坐标表示对比敏感度（上方低对比度，下方高对比度）。读者可以看见的条纹区域呈一个倒U形，这显示了能见度窗。

图32.2显示了正常人对比敏感度的实验室测试结果，它的整个形状类似图32.1。对比敏感度是对比度阈值的倒数，空间频率为每度视角所包含的条栅数目，不同频率的对比敏感度值连接起来构成对比敏感度曲线。我们的能见度窗为倒U形，显示我们观察物体最佳位置为1/3视角（大约为大臂至指尖的一半距离）。我们观察小物体的敏感度（高空间频率）和对于超过1°视角的大物体的敏感度（低空间频率）都逐渐减退。对于极低敏感度区域的信息，尤其在极高和极低区的空间频率，不能被视觉系统处理。人类视觉擅长于中等空间频率，在该范围内我们的空间敏感度为单眼1/500（0.2%）。其他动物的视觉能力适应其特殊需求：猫获取低频信息的能力优于人眼；猎鹰在高频区较人眼敏感。但这也带来了相应的缺陷。猫在高频区很差，猎鹰在低频区很差，换句话说，能见度窗的大小在不同动物间大致相同，但沿横坐标（空间频率轴）变化，以适应各自的需求。对

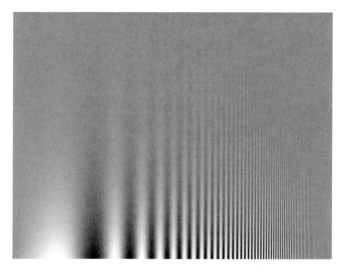

图 32.1 显示能见度窗。如图显示，正弦光栅从左到右沿横坐标随空间频率增加，对比敏感度从底到顶沿纵坐标降低。图中的条纹区域呈倒 U 形，显示了可见区域。（developed by Campbell & Robson）

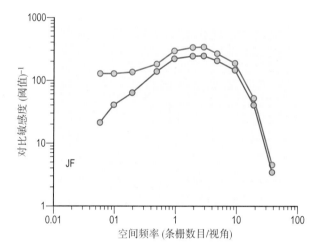

图 32.2 对比敏感度函数：正弦曲线用蓝圈表示，矩形波用红圈表示。垂直轴为对比敏感度（对比度阈值的倒数），水平轴为空间频率。在每个空间频率，有 5 对条栅，长度超过阈长度[66]。在 30 和 40 c/d 时，用了 120 对光栅。比较曲线下分布区的总和（长度和高度的积）时，对比敏感度函数在 3c/d 达到较宽的峰值，在 0.5 c/d 时空间频率下降。（data from Hess & Howell[10]）

猫来说，捕获时的距离感要求低频分辨力；对猎鹰来说，在高空探测到地面猎物的能力要求高频分辨力。

什么限制了我们的对比敏感度？

为什么我们难以观测到极高和极低空间频率的物体？以前的观点认为，视网膜图像的形成可能不能

包括一些在一级区域丢失的视觉信息（如角膜、晶状体）。Campbell & Green[4] 利用激光干涉技术检测视觉通路，提示高频区对比敏感度的降低仅有 1/3 与屈光间质相关，2/3 的敏感度损失是神经源性的舍弃，这是由于视网膜 / 大脑的局限性（框 32.1）。最新进展认为光的量子波动本身可能引起高频损失。虽然仍未完全明确，但结合下面关于亮度效应章节中的讨论，显示神经源性舍弃的可能性更大。低频的敏感度损失仅发生于正弦刺激（相对于矩形波刺激来说），如图 32.1 所示。因此相应地提出了很多种解释，包括相对图像稳定[7]、条栅的减少[8]、侧向抑制[9]。上述理论没有一项足够严谨；提供相应时间的刺激及相同数量的条栅，却不能消除低频区的敏感度的衰减[10]。侧向抑制理论在细胞层面上的研究无法证实（在下述章节中提及），使该理论仍难以确定。

对比敏感度功能与单个皮层细胞反应之间的关系

视觉通路上不同水平的神经元在空间上表现为兴奋性和抑制性感受野重叠特性[11]，从而赋予其大小和空间频率依赖性，如图 32.5 所示。由于周围拮抗强度的增强，这种大小选择性在视网膜到皮质的传输过程中更为重要。这些神经元也表现出对比度阈值、准线性对比反应区和对比饱和响应[13]。对猴的具有良好对比敏感度神经元的最佳空间频率的研究为人类行为对比敏感度功能提供了类似的范本[14]。图 32.3 展示了猴 V1 区相当于人类行为区的细胞对比敏感度分布的矩形示意图。对比敏感度功能囊括了所有在阈值

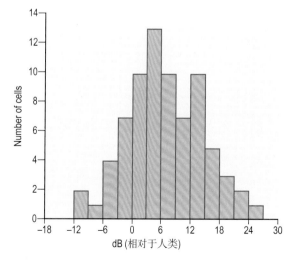

图 32.3 单细胞和行为的对比。猴在给予相当于人类心理物理学阈值的刺激时，测量其 75 个皮质 V1 细胞的矩形分布图。（from Hawken & Parker[14]）

范围内的最敏感的对比响应细胞的功能。

视皮质神经元有充分的区域包绕其经典感受野，使其能在局限的空间频率范围内保持选择性[15-17]。图32.4 提供了一个范例。不同区域的皮质细胞群在不同空间频率呈现各自的对比敏感度曲线。整个对比敏感度曲线囊括了大部分敏感皮质细胞的敏感度范围，见图 32.5。

对特定空间频率的适应或者长时间观看，导致对类似空间频率的刺激产生麻痹效应，这一点支持神经生理学的理论。这也因此提示了总曲线由多个离散

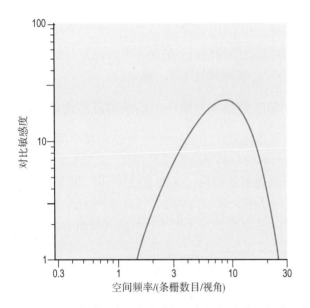

图 32.4 V1 区皮质细胞反应的典型空间调整功能。细胞反应以峰值 / 秒的形式表达，横坐标为最佳朝向光栅刺激的空间频率。(data from Hawken & Parker[67])

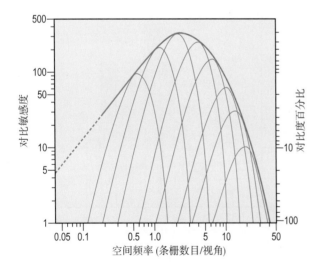

图 32.5 从神经物理学角度显示单个皮质细胞空间频率的选择性与全视觉系统整体对比敏感度函数的关系。

的通路组成[8,18]。有一段时期认为低空间频率敏感度的降低反映了最大范围或者最低空间频率调谐的侧向抑制（峰值为 1 c/deg）。但有很多证据提出了反对意见。个别空间频率选择机制可低到 0.2 c/deg[10,19,20]。因此单个皮质反应超出了整个能见度空间频率范围。低空间频率敏感度降低的原因未知，一种可能是单纯由视网膜引起。在光适应条件下更大范围的感受野不可避免地需要包含更多无活性视杆细胞（传递噪声而无信号）。

对比敏感度的 M 和 P 通路的分布

视网膜上有很多形态学和功能学上不同的神经节细胞[21]，其中 parasol（大细胞，10%）和 midget（侏儒细胞，80%）视网膜神经节细胞将传入的信息沿视网膜 - 膝状神经节通路传导。这些投射保持分离，分别终止于膝状神经节的大、侏儒细胞层（所谓的 M 细胞和 P 细胞）。这两种膝状神经节细胞的传入信号投射至视皮质的 4C 区域的不同层面（如 4C-α 和 4C-β），最终各自形成特别的（但不是唯一的）腹侧和背侧条带。

上述两条并联系统是否携带同样的对比敏感度信息？

单细胞信息录入和损失的研究[23-25] 提示这两个系统导入不同但重叠的视觉信息入视觉皮质内。M 细胞信息偏向于低空间频率和中时间频率，P 细胞信息偏向于中高频和低时间频率。M 细胞系统中一种亚类，Y 类 M 细胞，对感知功能有特别的作用[26]。图32.6 显示了 Merigan 团队对损失研究的结果，表明猴LGN 中的 P 细胞区和 M 细胞区的损失如何影响空间和时间对比敏感度。P 细胞的损失对静止刺激引起的所有频段的空间对比敏感度都有巨大影响。M 细胞的损失降低了中间频段低空间频率刺激的时间对比敏感度。由于红绿色觉通过该系统传递，P 细胞损失也引起了色觉丧失。

不同皮质区域对比敏感度的分布

视皮质的不同区域组成视网膜拓扑图，因此形成各具特色的视觉区域[27]。V1 区接收大部分膝状体传入信息，哺乳动物的 V2 和 MT 区也接收少部分信息，尽管其作用可能属于调整性的[28-30]。虽然 V1 区细胞包含的不同偏心度的感受野细胞大小不一，当偏心度增加时，感受野小的细胞逐渐减少，导致随着

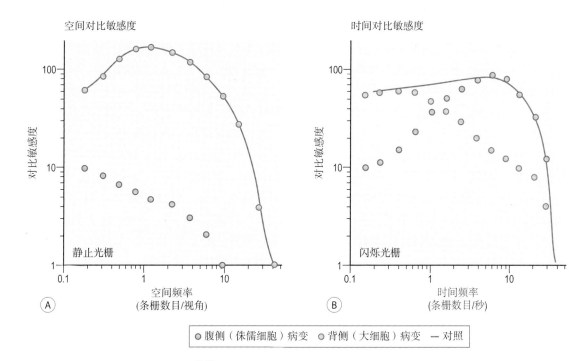

图 32.6　Merigan 团队关于 LGN 损失的研究 [23-25]，显示 M 和 P 系统在空间和时间对比敏感度的改变。

偏心度增加，平均感受野范围增大 [31]。其他视区的细胞感受野更大，因此不在视网膜脑图占据一席之地。V2 区细胞比 V1 区更适应低空间频率 [32]。但是损失研究没有证据证实 V1 区外的其他细胞对空间对比敏感度有更大作用 [33]。

对比敏感度异常的疾病

用量化的方法检测视觉质量也为评估视觉表失提供了更精确的方法。鉴于对比敏感度不是单一功能，而是代表一定范围进行调整的综合功能（例如不同皮质神经元区域对不同空间频率范围的敏感度整合），掌握不同皮质神经元群的敏感性可能有助于更好地理解影响视觉的视网膜和皮质疾病。虽然对比敏感度功能的研究比以前提供了更多信息，但是它也有先天的限制。不了解这些限制，仅仅从对比敏感度的角度解释疾病是危险的。这些方法的优缺点能通过一或两个例子表示出来。一个是发育性的疾病——弱视，另一个是后天性的疾病——视神经炎。读者可以想象，如果情况不同，例如青光眼和年龄相关性黄斑病变，则类似的对比敏感度异常不能解释不同病情。

第一个被进行对比敏感度方法研究的疾病是弱视，它是幼年时期常见的一种单眼发育性疾病。图 32.7 显示高空间频率被选择性影响 [34]。虽然一些斜视性弱视额外还出现了低空间频率的缺失，本图和 30

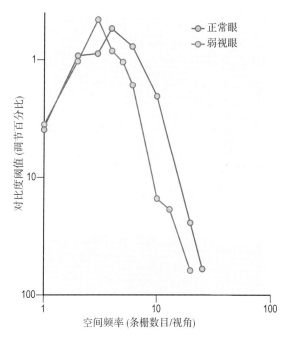

图 32.7　针对弱视的首次对比敏感度测定。对比阈值的倒数随空间频率刺激变化而变化。与对比眼（蓝色标志）相比，空间频率越高，弱视的敏感度损失越大（红色标志）。（data from Gastalder & Green [34]）

框 32.1

高空间频率区域的对比敏感度损失实质上可能是光学性或神经源性的。

年前最初由 Gstalder & Green[34] 所绘制的图像实质上无区别。使用这种方法研究弱视确实突出了这种方法的潜在缺陷。首先它受阈值限制。弱视需要在高频空间做更多的对比检测。但是在阈值内或升高阈值时，弱视眼表现的对比度正常。图 32.8 表现了两种最常见弱视——斜视（A，眼斜）和非斜视眼（B，屈光参差但无眼斜）的双眼对比度匹配性结果。阈值提高（空心标志）后，当对比度提高至阈上水平时，对比度正常（实心对角线提示正常双眼良好匹配时的情况）。升高的阈值和正常的阈上对比度的区别在斜视性弱视中明显（图 32.8A），但在屈光参差性非斜视性弱视中差距较小（图 32.8B）。换句话说，阈值上的对比度无代表性。对比敏感度的改变非线性。

视神经炎可能是多发性硬化症的一部分，出现的高空间频率损失不局限于阈值内。结合图 32.8 关于斜视性弱视及非斜视性弱视的结果，视神经炎患者的同等对比-匹配功能低于正常人水平但走向平行。弱视和视神经炎表现出类似的阈值丢失，但其阈上对比度损失有很大不同。

另一种缺陷是对比敏感度可能正常，但立体视觉严重受损。有些弱视伴随严重立体视觉丧失，而对比敏感度阈值可能正常[38]。最终大规模重复试验评估

发现，针对不同刺激后的这种功能异常与相应的视野改变无规律可循。例如，斜视性和屈光参差性弱视经历相对大的、中心固定的刺激后，对比敏感度下降非常相似，而视野改变明显不同。斜视的中央视野被选择性影响，屈光参差的全视野均受影响[39,40]。

最初对视神经炎的报道认为对比敏感度的损失局限于小范围内，仅仅引起某些空间频率内的损失[41]。最近报道认为对比敏感度可以有多种形式的下降：高频区域的下降，低频区域的下降，所有空间频率的均一下降或某特定频率的下降（较少见）。更重要的是，视神经炎不同形式的对比敏感度损失都可用各种类型的视野损失来模拟，提示视野损失是对比敏感度损失的主要决定因素[42]。解读视觉损害的区域改变特性需要使用更多的定位性刺激（如 Gabor 视标）和不同视野位点的测量。

周边能见度

视觉系统带宽保持在一定范围内的一个重要原因是人类依赖视网膜的成像来加工信息。视网膜神经节细胞密度在中心凹处最高，更多的皮质区域用于处理来源于中心凹而非周边视网膜的视觉信息[43]。结

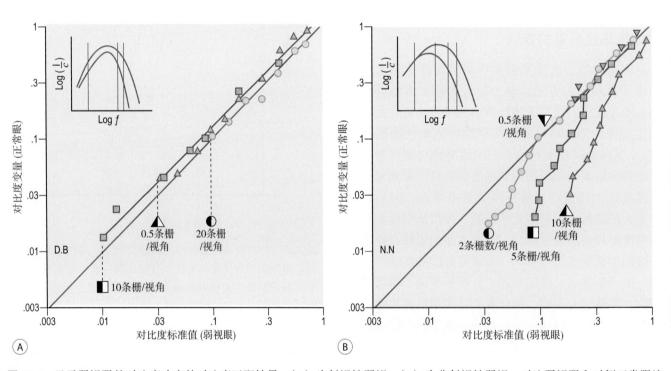

图 32.8　显示弱视眼的对比度改变的对比度匹配结果。（A）为斜视性弱视，（B）为非斜视性弱视。对比弱视眼和对侧正常眼注视固定对比度和改变对比度时结果。黑/白标志代表阈值，实心对角线表达了正常观测者在双眼注视时的情况。（from Hess & Bradley[36]）

果，中心凹固视时能获得最佳立体视觉，中心凹的能见度最高，离开中心凹，能见度逐渐降低。这也是为什么我们的目光离开本书时就不能看到上面的文字的原因。多个学者致力于视觉空间能力随偏心度改变的研究，其中 Robson & Graham 的工作尤其深入[44]。他们测量了对比敏感度随偏心度下降的速率，提示空间频率越高，对比敏感度随偏心度的下降越快。结合相对偏心度的度量（偏心度不用绝对的度数来表达，而用特定空间频率的条栅数目来表达），所有高于峰值（如大于 1 c/d）的空间频率遵循同一规律，即敏感度以 60 P/D 的速度丢失。后来，Pointer & Hess[45] 的实验

将研究扩展到低空间频率（例如 0.8～0.2 c/d），显示了不同的规律，即结合相对偏心度的概念（相同空间条栅数），敏感度以更缓慢的速度下降（30 P/D）。我们仍不知道为何出现两种不同的规律，一个适应中高空间频率，另一个适应低空间频率。一种可能的解释是两种空间频率的通路在不同的皮质区域加工，因此针对偏心度有不同的改变。例如 V1 可能加工中高空间频率信息，而 V2 加工低空间频率信息[32]。

　　无论理由如何，考虑偏心度的结果，我们的能见度随着偏心度的逐渐增加，改变却趋于缓和。视觉系统在高空间频率区选择性丧失敏感度，在低空间频率区则保持相对恒定（图 32.9）。不能简单地认为中心凹擅长于高空间频率，周边视网膜擅长于低空间频率。人类在整个视野范围内都能较好地感知低空间频率，但黄斑更擅长于感知高空间频率。

　　必须强调对比敏感度测量由于其阈值的限制，不能给出完整的图像。例如，周边视网膜感知高空间频率的可测目标的对比度是黄斑区域同样目标的 10 倍（图 32.9）。然而，当周边视网膜感知高空间频率目标后，并不需要像黄斑那样降低对比度。事实上，如果当周边视网膜感知目标的对比度从阈值开始缓慢提高时，在某一时刻，它被感知的阈值很高，与在黄斑区被感知的阈值一样高。图 32.10 显示了中心凹和周边区域空间目标的对比度的匹配结果。周边物体的对比度阈值与中心凹所感知的同一目标的阈值相匹

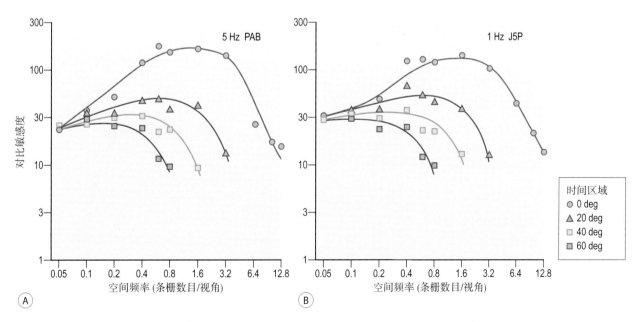

图 32.9　在高空间频率，敏感度随偏心率增加而出现特征性的丢失（data from Pointer & Hess[45]）。请注意，低空间频率随偏心率增加而下降较少或者没有下降。

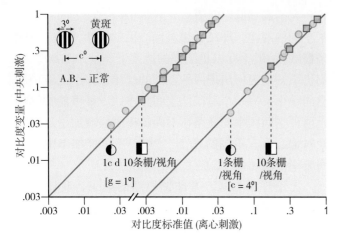

图 32.10　周边和中央目标的对比度匹配。周边给予一个固定对比度的刺激，测定中心感知的目标的对比度范围。半空心标志为对比阈值，实心对角线代表周边感知对比度的预测。（data from Hess & Bradley[36]）

框 32.5

　　对大型的无图案模式刺激的时间能见度的降低提示周边视网膜功能的丧失。

配。如果中心凹和周边区域感知物体的对比度相同，连线所呈现的结果是图上的实心对角线。事实上，除了最早周边物体被感知比在中心凹需要更高对比度外，似乎有某种转换机制可以缩短加工周边刺激的所需要的对比度范围。

外周视网膜感知的专长是什么？

　　周边视网膜区而非黄斑能感知没有图像的快速闪烁刺激（＞60 Hz），这明确提示周边区域擅长于感知某些单纯的时间刺激。图 32.11 表现了以低空间频率刺激（0.25 c/d）时，中心凹和周边区域的时间

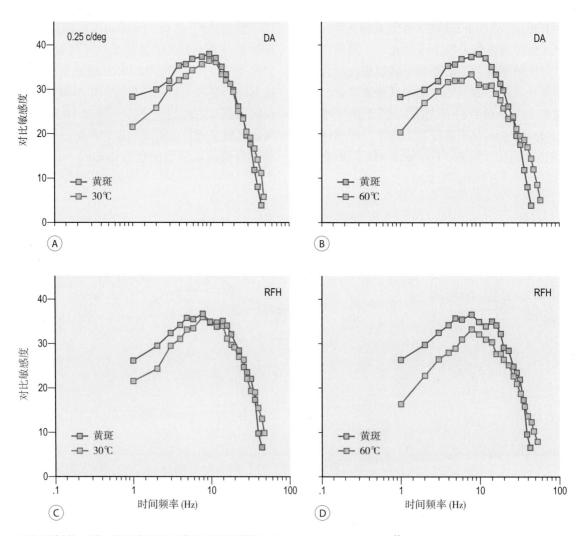

图 32.11　对相同刺激，周边视野表现出更高的时间敏感度。（data from Allen & Hess[46]）

对比敏感度比较。结果发现在高时间频率区域周边表现出更好的时间对比敏感度。然而对于大于 1 c/d 的模式刺激，周边视网膜的时间对比敏感度明显低于中心凹[45]。

为什么高空间频率的对比敏感度随偏心度下降？

首先，如前所述，视觉系统分配了较少的神经资源给周边视区。周边的视网膜神经节细胞密度减少，相应分配的皮质区也减少。同时视网膜感受野范围随偏心度增加而增加[47]。皮质的感受野随偏心度增加而逐渐减少[31]。这必然意味着由于偏心度，我们所感知的空间范围受限，从而解释了中心凹注视的产生。中心凹能接受大量空间范围内的大量信息，从而能更好地发挥黄斑综合不同空间范围信息的最佳效能。这包括所谓的"空间超锐度"[48]。以前错误地将其称为视锐度，但从对比敏感度的角度能更好理解，后者通常包括多个层面的分析[49,50]。

亮度

视觉加工中最令人印象深刻的事实之一是在广泛的亮度范围内，视觉加工仍能保持如此高的敏感度。人类的亮度感知范围为 15 个对数单位，从温柔的月光到直接太阳光照射都能感知。人类存在两种光感受系统，一个是视锥细胞系统，主要负责日间视觉，另一个是视杆细胞系统，主要负责夜间视觉。但是，这也就意味着每个感受系统有 7 个对数范围以保持最佳的视觉敏感度。为达到这一目标，视网膜细胞有光适应功能。它们根据当前的亮度来改变其相应反应。这使单个细胞在差别巨大的不同亮度水平及时进行调整，以保持高度的敏感性。这种感受器并联式和感受器后亮度依赖活动性改变的联合效应，使我们的视觉处理过程不依赖于当前亮度情况。视网膜能进行良好的光适应[51]。但是，当周围光线减弱时，皮质也对我们的视觉稳定性有重要作用。在初级视皮质，视网膜图像所获得的信息分解为空间元件，具有不同大小感受野的细胞加工不同亮度下的这些空间信息元件。这些细胞即使在亮度减弱的条件下仍能保持稳定的空间加工能力（不像它们的视网膜对照物）[12]，只有这些细胞的空间调和能力改变时，敏感性才改变[52]。图 32.12 显示了猫的皮质单个细胞和复合细胞在不同亮度水平的空间调和。

将描述听觉阈值的方法应用于对比敏感度，记录细胞反应随空间频率改变的曲线。我们注意到光线

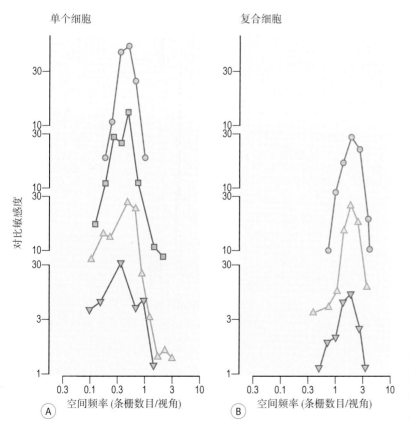

图 32.12　猫皮质的单个（A）和复合细胞（B），在不同亮度照射条件下（条栅 300 cd/m²；矩形波 30 cd/m²；三角波 3 cd/m²；倒置三角波 0.03 cd/m²）的频率调谐曲线。敏感度峰值保持不变，仅当平均亮度下降时敏感度下降。（data from Hess[52]）

水平减少 4 对数单位（300 cd/m² 到 0.03 cd/m²）时，细胞的反应仍维持不变。当亮度减弱时，时间频率刺激调谐曲线的改变也类似[52]。空间调谐的峰值越低，昏暗环境下越不易改变。这意味着当环境光减弱，我们失去了感受高空间频率以传递精细信息的细胞，但我们保持了感受低空间频率以传递较为粗糙信息的细胞。这是在亮度减低时，牺牲空间细节以获得较为稳定视力的结果。当亮度减弱时，对比敏感度对空间范围的依赖在对比敏感度的生理物理学测试中得到了最好体现。Nes & Bouman[53] 首先提出这一点，他们的研究结果可以用图 32.13 表示。

在一定亮度条件下，改变空间范围，标绘对比敏感度曲线，在不同空间频率曲线形式类似（图

32.13C）。对比敏感度随亮度减弱而减弱（随亮度的平方根改变而改变的坡度区称之为 Rose-de Vries 区。在平均亮度范围内，敏感度保持不变的平坦区称之为 Weber 区。亮度对对比敏感度的影响也依赖于刺激的空间频率。空间频率越低，影响敏感度所需要亮度越低。这种现象也见于单个皮质细胞对不同空间频率刺激的反应[52]。考虑到细胞的最低空间分辨率，人类视觉的空间频率阈值最大为 0.2 c/d。

色彩敏感度

在哺乳动物中，灵长类独一无二地具有最完善的色觉，色觉信息的加工首先开始于共存于视网膜的不

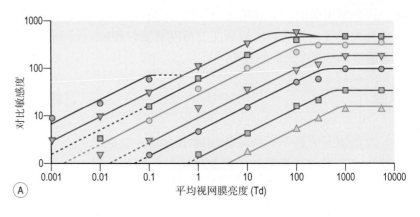

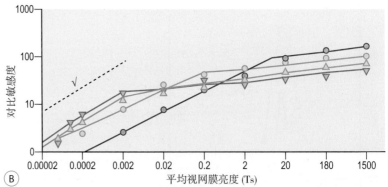

图 32.13　平均亮度下对比敏感度的结果。（A）在中高空间频率的对比敏感度结果源自 van Nes & Bouman[53]。（B）低空间频率源自 Hess & Howell[10] 的结果。（C）不同空间频率下标准化敏感度，显示对比敏感度对平均亮度的依赖。（data from Hess & Howell[10]）

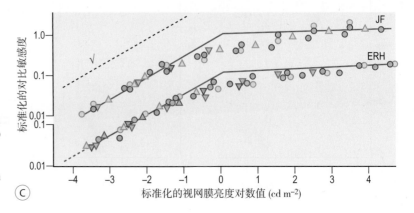

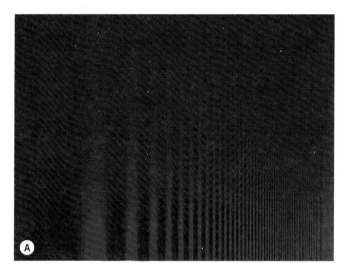
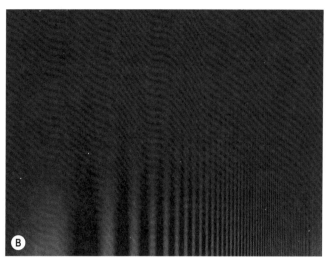

图 32.14 人类视觉系统的色觉（源自 Mark E McCourt，NDSU）。左侧图用正弦光栅显示为红 / 绿色对比度。右侧显示蓝 / 黄色对比度，横坐标为空间频率，纵坐标为色觉对比度。曲线表现为倒 L 形（低通路发展功能）。(Reproduced with the permission of Mark McCourt.)

同神经节细胞亚群对信息的处理[47]。神经节细胞中大部分（80%）是小细胞（parvo），这些细胞负责中长波长的色觉信号输入。另一条视网膜信息回路由短波视锥细胞联合小复合神经节细胞组成，传递短 / 长 + 中波长的色觉信息[54]。大细胞（magno）占 10%，携带包括三种光感受器感受的非色觉信息。这三种不同的信号在外侧膝状体的 parvo 层（长 / 中波区域）、konio 层（短 / 长联合中波对应区域）和 magno 层（无色区域）保持独立性[56]。感知蓝 / 黄色觉的短 / 长联合中波对应区域有一个相对稀疏的分布，即仅 7% 的锥体细胞对短波长敏感[56]。因此，膝状体的 konio 细胞层薄弱。但是，人类的神经影像[57]和动物的单细胞生理学[58]的证据显示，在膝状体到皮质的传输过程中这些信号得到放大，皮质有两套相对独立的表达系统[59]。

我们的色觉敏感度是通过长 / 中波波幅（红绿色条带）或短 / 长联合中波波幅（蓝黄色带）的周期性刺激形成的依赖亮度的正弦光栅比较来获得的，如图 32.14。图 32.15 首次详尽地描述了色觉敏感度的检查，图 32.1 显示了敏感度在一定亮度下随空间频率改变而改变。区别在于色觉刺激仅由色觉系统感知，在非色觉系统不可感知。两种色觉系统的敏感度相对类似。这些色觉对比敏感度功能（红 / 绿或蓝 / 黄）和非彩色部分（黑绿或黑黄）的差异显著，即色觉功能在总体形态上属于低滤过性，在高空间频率，敏感度出现下降。我们的色觉敏感度擅长于低空间频率范围，其敏感度高于非色觉系统。因此，色觉不提供详细的细节信息，但能帮助察觉含有轻微不同色觉信息

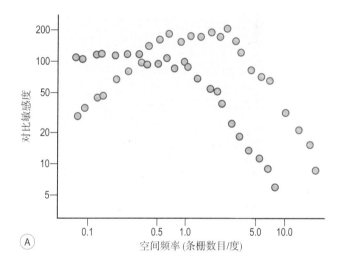
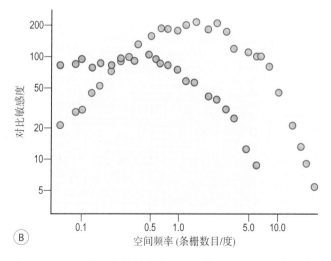

图 32.15 无色觉和色觉刺激的对比敏感度函数比较。色觉（左侧为红绿，右侧为蓝黄）和非色觉（左侧为黑绿，后侧为黄黑）的对比敏感度相比。(from Mullen[60])

的大块区域的边界。

　　全对比敏感度函数代表了各种选择性调和机制的集合，正如非色觉对比敏感度函数所表达的一样[61,62]。它们的带通频率宽度包含产生色觉的皮质神经元对于不同空间频率范围的反应，这类似于非色觉神经细胞。比较整个视野的色觉敏感度的改变，就会重视周边色觉敏感度的改变[63]。"蓝／黄"敏感度表现为随偏心度增加逐渐降低，这和非色觉刺激不同。但是，"红／绿"刺激敏感度随偏心度改变下降更快。因此，

中心凹对红／绿色觉敏感度更高。图 32.16 可见，右侧图显示红绿色觉刺激和非色觉刺激随偏心度的下降情况（Mullen et al[63]），左侧图显示不同偏心度对知觉的影响。中心凹比周边视网膜对红绿色觉刺激更敏感。非色觉刺激和蓝／黄色觉）在周边视网膜的敏感度仅稍下降。

阈上对比敏感度

　　用对比敏感度来定义人类视觉系统的能见度是解释人类视觉质量的重要一步，但并不能涵盖所有的视觉质量。视觉系统是高度非线性的，在不同阈值和对比度控制下进行信息加工[22]。这意味着敏感度阈值和阈上值可能非常不同。例如，Georgeson 和

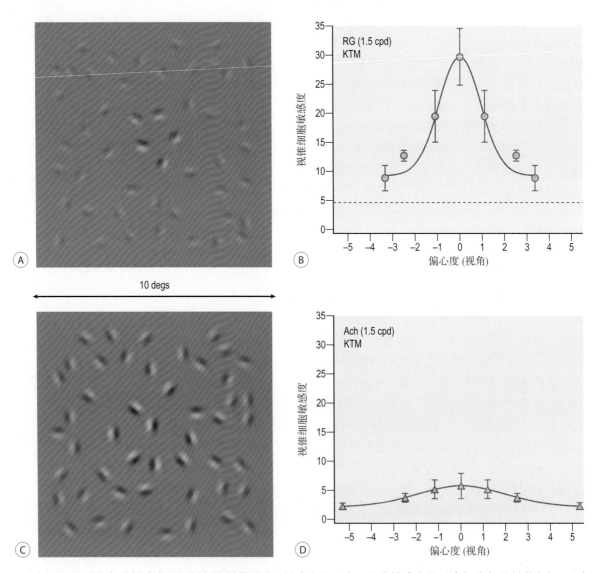

图 32.16　右侧图显示了非色觉敏感度和红绿色觉刺激下对比敏感度的下降。蓝黄敏感度的下降与非色觉刺激类似。左侧图显示了，模拟视觉效应表现为空间窄带刺激的知觉。注意红绿色觉刺激的中心凹注视。（data from Mullen et al[63]）

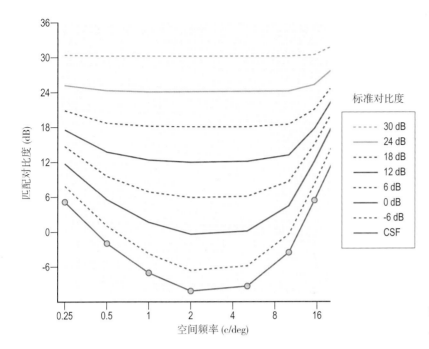

图 32.17　对比敏感度函数阈值曲线（红色实心圆连接线），与相应的阈值上曲线对比（彩色曲线）。Georgeson & Sullivan[64] 首次绘制该曲线，采用对比度增益模式（Hess et al[65]）。

Sullivan[64] 通过阈值描图，显示了对比敏感度的典型倒 U 形，但阈上刺激的表现完全不同。换句话说，如果不用阈上的刺激，感知高空间频率的阈值的刺激需要更多对比度。阈上刺激与阈值相比，对比敏感度的改变相对平稳很多。图 32.17 显示了随着刺激的空间频率改变，阈上值对比敏感度的改变[38]。感知周边视网膜刺激也需要更高的对比度（图 32.10）。

有很多方法研究这种情况。首先，可以假设视觉阈值是受噪声限制的，当信号减低到一定水平时，任何内在噪声都开始起重要作用。对比敏感度功能的形状反映了噪声的空间频率依赖性，当信号（对比度）提高时，噪声的影响减低。另一方面，在阈上水平的对比度缺乏对空间频率的依赖，这可能是对比度增益控制的副效应[65]，也是调整单个细胞对比度反应性的整体协调结果。我们最终可以认为，阈值反映了最佳敏感度细胞的特性，而阈上值反映了其他高对比度区域为获得最佳对比编码效果的细胞特性。两种不同细胞的空间频率依赖性不同。虽然目前我们还不知道确切的机制，但从实践角度上，我们认为对视觉的加工过程需要阈值和阈上值信息。

结论

信息由视网膜沿视神经传递至皮质不仅受带宽限制，也受感觉细胞局限的动态范围的影响。视网膜信息中仅有一部分能传递至皮质，并保持相对高的敏感度，这需要在大量的携带一定信息的细胞中分选出这些细胞。这种分选过程是视觉处理的重要基础部分。我们研究了有色觉和非色觉条件下，在明亮或暗适应下，在中央和周边，阈值和阈上值等不同条件的能见度。中心凹专长于较大空间目标和红绿色觉处理。周边视网膜擅长感知低空间频率的快速时间改变的刺激。如果不需要保持视野的相对空间和时间敏感度，在整个视觉加工过程中需要保存相当数量的带宽储存。深入理解空间形式的早期视觉加工，需要认识视觉信息加工过程中的多个平行层面的神经作用机制。

致谢

感谢 NSERC 和 CIHR 所提供的基金支持。

参考文献

1. Van Essen DC, Anderson CH, Felleman DJ. Information processing in the primate visual system: an integrated systems perspective. Science 1992; 255(5043):419–423.
2. Bouguer P. Traite d'optique sur la gradation de la lumiere. Paris; 1760.
3. Selwyn EWH. The photographic and visual resolving power of lenses. Photographic J 1948; 88(B):6–12 and 46–57.
4. Campbell FW, Green DG. Optical and retinal factors affecting visual resolution. J Physiol Lond 1965; 181:576–593.
5. Campbell FW, Gubisch RW. Optical quality of the human eye. J Physiol 1966; 186(3):558–578.
6. Banks MS, Geisler WS, Bennett PJ. The physical limits of grating visibility. Vision Res 1987; 27(11):1915–1924.
7. Arend LE, Jr. Temporal determinants of the form of the spatial contrast threshold MTF. Vision Res 1976; 16(10):1035–1042.
8. Blakemore C, Campbell FW. On the existence of neurones in the human visual system selectively sensitive to the orientation and size of retinal images. J Physiol Lond 1969; 203:237–260.
9. Campbell FW, Johnstone JR, Ross J. An explanation for the visibility of low frequency gratings. Vision Res 1981; 21(5):723–730.
10. Hess RF, Howell ER. Detection of low spatial frequencies: A single filter or multiple filters? Ophthal Physiol Opt 1988; 8:378–385.
11. Rodieck RW. The vertebrate retina. San Francisco: WH Freeman and company; 1973.
12. Enroth-Cugell C, Robson JG. The contrast sensitivity of retinal ganglion cells of the cat. J Physiol Lond 1966; 187:517–552.

13. Tolhurst DJ. The amount of information transmitted about contrast by neurones in the cat's visual cortex. Vis Neurosc 1989; 2:409–416.

14. Hawken MJ, Parker AJ. Detection and discrimination mechanisms in the striate cortex of the old-world monkey. In: Blakemore C, ed. Vision: coding and efficiency. Cambridge: Cambridge University Press, 1990:103–116.

15. Campbell FW, Cooper GF, Enroth-Cugell C. The spatial selectivity of the visual cells of the cat. J Physiol 1969; 203(1):223–235.

16. Maffei L, Fiorentini A. The Visual Cortex as a spatial frequency analyser. Vision Res 1973; 13:1255–1267.

17. De Valois RL, Albrecht DG, Thorell LG. Spatial frequency selectivity of cells in macaque visual cortex. Vision Res 1982; 22:545–559.

18. Pantle A, Sekular R. Size detecting mechanisms in human vision. Science 1968; 62:1146–1148.

19. Kranda K, Kulikowski JJ. Adaptation of coarse grating under scotopic and photopic conditions. J Physiol Lond 1976; 257:35P.

20. Stromeyer CF, Klein S, Dawson BM, Spillmann L. Spatial frequency masking in vision; critical bands and spread of masking. J Opt Soc Am 1982; 62:1221–1232.

21. Levick WR. Sampling of information space by retinal ganglion cells. In: Pettigrew JD, Sawrl KJ, eds. Visual neuroscience. Cambridge: Cambridge University Press, 1986:33–43.

22. Kaplan E, Shapley RM. The primate retina contains two types of ganglion cells, with high and low contrast sensitivity. Proc Natl Acad Sci USA 1986; 83(8):2755–2757.

23. Merigan WH. Chromatic and achromatic vision of macaques: role of the P pathway. J Neurosci 1989; 9(3):776–783.

24. Merigan WH, Byrne CE, Maunsell JH. Does primate motion perception depend on the magnocellular pathway? J Neurosci 1991; 11(11):3422–3429.

25. Merigan WH, Katz LM, Maunsell JH. The effects of parvocellular lateral geniculate lesions on the acuity and contrast sensitivity of macaque monkeys. J Neurosci 1991; 11(4):994–1001.

26. Rosenberg A, Husson RT, Mallik A, Issa NP. Frequency-doubling in early visual system underlies sensitivity to second-order stimuli. J Vision 2008; 8(6):281a.

27. Zeki S. Functional specialization in the visual cortex of the rhesus monkey. Nature 1978; 274:423–428.

28. Girard P, Bullier J. Visual activity in area V2 during reversible inactivation of area 17 in the macaque monkey. J Neurophysiol 1989; 62:1287–1302.

29. Sincich LC, Park KF, Wohlgemuth MJ, Horton JC. Bypassing V1: a direct geniculate input to area MT. Nat Neurosci 2004; 7(10):1123–1128.

30. Sherman SM, Guillery RW. Exploring the thalamus and its role in cortical function. Cambridge, MA: The MIT Press, 2006.

31. Hubel DH, Wiesel TN. Functional architecture of the macaque monkey visual cortex. Ferrier Lecture. Proc R Soc Lond Biol 1977; 198:1–59.

32. Foster KH, Gaska JP, Nagler M, Pollen DA. Spatial and temporal frequency selectivity of neurones in visual cortical areas V1 and V2 of the macaque monkey. J Physiol 1985; 365:331–363.

33. Merigan WH, Nealey TA, Maunsell JH. Visual effects of lesions of cortical area V2 in macaques. J Neurosci 1993; 13(7):3180–3191.

34. Gstalder RJ, Green DG. Laser interferometric acuity in amblyopia. J Pediatr Ophthalmol 1971; 8:251–256.

35. Hess RF, Howell ER. The threshold contrast sensitivity function in strabismic amblyopia: Evidence for a two type classification. Vision Res 1977; 17(9):1049–1055.

36. Hess RF, Bradley A. Contrast coding in amblyopia is only minimally impaired above threshold. Nature. 1980; 287:463–464.

37. Hess RF. Contrast vision and optic neuritis: neural blurring. J Neurol, Neurosurg Psychiatr 1983; 46:1023–1030.

38. Hess RF, Campbell FW, Greenhalgh T. On the nature of the neural abnormality in human amblyopia; neural aberrations and neural sensitivity loss. Pflugers Archiv – Eur J Physiol 1978; 377(3):201–207.

39. Hess RF, Campbell FW, Zimmern R. Differences in the neural basis of human amblyopias: effect of mean luminance. Vision Res 1980; 20:295–305.

40. Hess RF, Pointer JS. Differences in the neural basis of human amblyopias: the distribution of the anomaly across the visual field. Vision Res 1985; 25:1577–1594.

41. Regan D, Silver R, Murray TJ. Visual acuity and contrast sensitivity in multiple sclerosis – hidden visual loss: an auxiliary diagnostic test. Brain 1977; 100(3):563–579.

42. Hess RF, Plant GT. Recent advances in optic neuritis. Cambridge: Cambridge University Press, 1986.

43. Daniel PM, Whitteridge D. The representation of the visual field on the cerebral cortex in monkeys. J Physiol 1961; 159:203–221.

44. Robson JG, Graham N. Probability summation and regional variation in contrast sensitivity across the visual field. Vision Res 1981; 21:409–418.

45. Pointer JS, Hess RF. The contrast sensitivity gradient across the human visual field: emphasis on the low spatial frequency range. Vision Res 1989; 29:1133–1151.

46. Allen D, Hess RF. Is the visual field temporally homogeneous? Vision Res 1992; 32(6):1075–1084.

47. Peichl L, Wassle H. Size, scatter and coverage of ganglion cell receptive field centres in the cat retina. J Physiol 1979; 291:117–141.

48. Westheimer G. The spatial grain of the perifoveal visual field. Vision Res 1982; 22:157–162.

49. Carney T, Klein SA. Optimum spatial localization is limited by contrast sensitivity. Vision Res 1999; 39(3):503–511.

50. Hess RF, Watt RJ. Regional distribution of the mechanisms that underlie spatial localization. Vision Res 1990; 30:1021–1031.

51. Dowling JE. The Retina. Cambridge: The Belknap Press of Harvard University Press, 1987.

52. Hess RF. Vision at low light levels: role of spatial, temporal and contrast filters. Ophthal Physiol Opt 1990; 10:351–359.

53. Van Nes FL, Bouman MA. Spatial modulation transfer in the human eye. J Opththalmol Soc Am 1967; 57:401–406.

54. Dacey DM. Parallel pathways for spectral coding in primate retina. Annu Rev Neurosci 2000; 23:743–775.

55. Martin PR, White AJ, Goodchild AK, Wilder HD, Sefton AE. Evidence that blue-on cells are part of the third geniculocortical pathway in primates. Eur J Neurosci 1997; 9(7):1536–1541.

56. Curcio CA, Allen KA, Sloan KR et al. Distribution and morphology of human cone photoreceptors stained with anti-blue opsin. J Comp Neurol 1991; 22; 312(4):610–624.

57. Mullen KT, Dumoulin SO, Hess RF. Color responses of the human lateral geniculate nucleus: Selective amplification of S-cone signals between the lateral geniculate nucleus and primary visual cortex measured with high-field fMRI. Eur J Neurosci 2008; 28:1911–1923.

58. Cottaris NP, De Valois RL. Temporal dynamics of chromatic tuning in macaque primary visual cortex. Nature 1998; 395(6705):896–900.

59. Mullen KT, Dumoulin SO, McMahon KL, Bryant M, de Zubicaray GI, Hess RF. A comparison of the BOLD fMRI response to achromatic, L/M opponent and S-cone opponent cardinal stimuli in human visual cortex. I perceptually-matched vs contrast-matched stimuli. Eur J Neurosci 2007; 25:491–502.

60. Mullen KT. The contrast sensitivity of human colour vision to red-green and blue-yellow chromatic gratings. J Physiol Lond 1985; 359:381–400.

61. Losada MA, Mullen KT. The spatial tuning of chromatic mechanisms identified by simultaneous masking. Vision Res 1994; 34(3):331–341.

62. Losada MA, Mullen KT. Color and luminance spatial tuning estimated by noise masking in the absence of off-frequency looking. J Ophthalmol Soc Am A 1995;12:250–260.

63. Mullen KT, Sakurai M, Chu W. Does L/M cone opponency disappear in human periphery? Perception 2005; 34(8):951–959.

64. Georgeson MA, Sullivan GD. Contrast constancy: deblurring in human vision by spatial frequency channels. J Physiol 1975; 252(3):627–656.

65. Hess RF, Baker DH, May KA, Wang J. On the decline of 1st and 2nd order sensitivity with eccentricity. J Vis 2008; 8(1):19, 1–2.

66. Howell ER, Hess RF. The functional area for summation to threshold for sinusoidal gratings. Vision Res 1978; 18:369–374.

67. Hawken MJ, Parker AJ. Spatial properties of neurons in the monkey striate cortex. Proc R Soc Lond B Biol Sci 1987; 231(1263):251–288.

视 敏 度

Dennis M. Levi

吴 艳 译 尹 婕 校

视敏度是对视力敏锐度的测量。5000 年前埃及人曾用辨别双星的能力来测量视敏度[1]。因为视敏度反映了人们视觉能力的基本阈值，数百年来人们对视敏度的研究、测量和分析得到了长足发展。目前，视敏度已成为军队服役和各种职业、驾驶、获取社会保障福利的评定标准。

视敏度主要受视光学、视觉系统的解剖和生理学限制。因此，视敏度可能是评判眼球和视觉通路光学完整性和生理状态的关键指标（框 33.1）。

视敏度的定义和细化

我们如何定义视力的敏锐度？例如，视敏度被用作空间尺度的阈值来定义空间范围[2]。在过去的几个世纪，关于如何来定义、测量和详述视敏度有多种理论，目前被广泛接受的有 4 条准则：

- 最小视敏度——感知单个物体特征的能力
- 最小可分辨视敏度——分辨两个物体的能力
- 最小可识别视敏度——识别一个物体的能力
- 最小可鉴别视敏度——鉴别物体特性的改变（如大小、方向、朝向改变）

这些不同的评判标准实际代表了不同的极限，可能分别由不同的视觉通路来决定（表 33.1）。

最小视敏度

- 最小视敏度反映了人类能察觉到的最小物体。

早在 17 世纪，de Valdez 测量了能对一排芥菜籽计数的最小距离。Robert Hooke 等早期的天文学家致力于研究能探测的星体的大小，以及它们与视网膜解剖的关系[1]。本章中，最小视敏度指能察觉到的最小物体。在理想状态下，人类探测到大的亮的背景（如晴朗的蓝天）下的长的黑色电线（像金门大桥的电缆），它们形成的视角仅约 0.5 角秒（约 0.000 14°）。目前普遍认为，最小视敏度之所以小，是因为眼睛的光学系统延展了细线的图像，在视网膜上放大，模糊的视网膜信息形成阴影，减少了在视锥细胞上的亮度，甚至低于两侧视锥细胞的亮度，因而不能被感知。换句话说，虽然我们将最小视敏度定义为目标在视网膜的角距大小，它实际上取决于我们在一定背景上辨别目标的能力。

增加相对亮度在一定程度上的效果相当于增加目标大小。Hecht 和 Mintz[3] 测量了大范围明亮背景中对黑线的分辨视敏度。他们发现最小视敏度从最低背景水平的 10 角分最高提高到 0.5 角秒。制约最小视敏度的因素是观察者对刺激强度的微小变化的敏感程度，用 $\triangle I/I$ 表示，即对比敏感度（见下文）。事

框 33.1　视敏度

视敏度用于衡量视觉的敏锐度。视敏度主要受眼光学系统和视觉系统解剖生理学限制。视敏度可能是临床测量眼、视觉通路光学和生理状态完整性的关键指标。

表 33.1　不同形式视敏度（视力）及其阈值的总结

视敏度类型	特性	视敏度（视角度数）
最小视敏度	感知单个物体特征的能力	0.000 14
最小可分辨视敏度	分辨两个物体的能力	0.017
最小可识别视敏度	识别一个物体的能力	0.017
最小可鉴别视敏度	鉴别物体特性的改变	0.000 24

实上，Hecht 和 Mintz[3] 描述 0.5 角秒连线上的视网膜图像为"跨越数个视锥细胞范围的细小绒毛样的影像"。他们计算出了在所能测得的最高强度下，占据影像中心位置的中心凹视锥细胞相对于邻近视锥细胞，亮度下降约 1%，这是能识别的最小阈值。

虽然最小视敏度代表了空间视觉的一个阈值，它实际上是辨别对比度微小改变的阈值，而不是空间范围的阈值，最小视敏度尚未在临床应用。

最小可分辨视敏度

● 最小可分辨视敏度指能分辨邻近物体的最小角度。

5000 年前埃及人将分辨双星的能力定义为视敏度[1]。但当前在如何定义和测量分辨视敏度方面仍有很大争议。今天通过分辨黑白条纹的最佳能力来评估最小可分辨视敏度。在理想状态（如高对比度和高亮度）下，具有良好视力的人能很好地分辨近似 1 角分（0.017°）的黑白条纹。最小可分辨视敏度代表了空间视觉的基本极限：即能分辨高对比细节的最佳能力。在中心凹处这种极限由视网膜光感受器间距决定。视觉系统，通过视网膜后部紧密排列的感受器分别采样条纹信息（图 33.1）。如果感受器的间距正好是光栅的最黑和最白部分分别对应不同的视锥细胞（图 33.1B），我们就能分辨光栅。但如果整个黑白光栅投影到一个视锥细胞内（图 33.1C），我们就只能看到一个灰色区域（即我们体验到一种混淆现象，不能识别条纹的宽度和朝向）。中心凹的视锥细胞呈向心性分布，大约 0.5 角分（0.008°），恰好与敏感度阈值 1 角分吻合（0.017°—我们为了准确感知黑白光栅，需要两个视锥细胞），每个中心凹视锥细胞有一个独立的线路连接至神经元细胞。周边视网膜的视杆细胞和视锥细胞，并不紧密相连，许多感受器汇聚到同一神经元细胞。结果，周边视敏度较中心凹弱

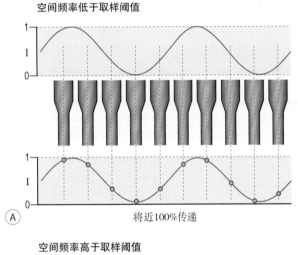

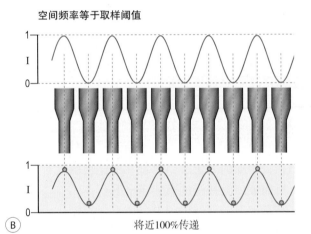

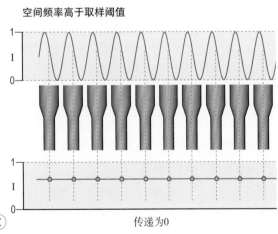

图 33.1　正弦曲线的空间采样的空间频率（A）低于视锥细胞间距决定的取样阈值；（B）等于视锥细胞间距决定的取样阈值；（C）大于视锥细胞间距决定的取样阈值。

（后面有更详细的讨论）。

最小可识别视敏度

- 最小可识别视敏度指能识别和鉴别物体的最小特征的角度。

虽然这种方法自 17 世纪起即已使用，但目前眼科医生们使用的方式依然是 1 个多世纪前 Herman Snellen 团队所引入的方法。Snellen 构建了一套大写字母，字母整体大小是组成字母的笔画的 5 倍（图 33.2）。方法是不断增加字母与患者的距离，直至患者不再能正确读出字母。后来对 Snellen 试验进行了调整，受试者位于固定距离（一般是 20 ft，6 m），改变字母的大小。视敏度被定义为：患者能识别字母的距离与拥有正常视力者能识别同样字母的距离的比值。

因此，正常视觉定义为 20/20（6/6，米制单位）。将这一数值转换为视角，20/20 的字母大约为 5 角分（0.083°），每个笔画的角度为 0.017°（就是我们以前熟悉的 1 角分）。因此，如果我们能读 20/20 字母，则我们能分辨 1 角分。如果我们在 20 ft 处读到正常 40 ft 读到的字母，则我们的视力为 20/40（低于

正常）。虽然 20/20 经常被认为是金标准，但大多数正常年轻人有 20/15 的视觉水平。文盲使用的 E 表和兰德勒（Landolt）C 表的原理与 Snellen 表相同。虽然用 Snellen 符号测量视敏度十分常见，但也有其他测量方法（如表 33.2 所示）。例如，最小视觉分辨度（MAR）是用角分表示的视力表字母最小笔画的角度大小，用 Snellen 的分母（如 40）除以 Snellen 的分子（如 20）的比值来表示。因此，例如，Snellen 视力表的 20/20 相当于 MAR 的 1′，20/40 相当于 MAR 的 2′，20/100 相当于 MAR 的 5′。另一种测量方法是 Snellen 分数（Snellen 分子与分母的比值或者 MAR 的倒数）。视敏度有时用 LogMAR（最小视觉分辨度 MAR 的对数值）或 Snellen 分数的对数表示。Snell 和 Sterling[4] 发明了一种方法定量测定视觉丧失。Snell-Sterling 标尺设置 20/20（MAR = 1′）作为 100% 效能，效能以固定比例（约 84%）降低。

有许多刺激和目标的变量能影响最小视觉识别度（在下文讨论）。

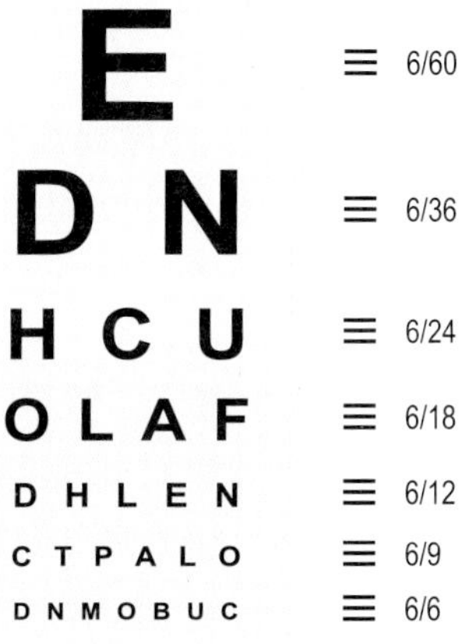

最小可鉴别视敏度

- 最小可鉴别视敏度是能辨别物体最小改变的角度（如大小、位置、方向的改变）。

也许最小可鉴别视敏度的最典型范例是我们辨别两个物体相对位置的能力。我们的视觉系统非常善于辨别物体的位置。假如两个相邻的水平线，一条较另一条稍高（图 33.3A），即使间隔很远，也可以轻易辨别。Gerald Westheimer 曾定义了一种称为"超敏度"[5] 的视觉任务，它们的共性是能判断物体的相对位置。Westheimer 定义了超敏度的概念是因为在理想状态下，人类准确判断的精度能超过中心凹视锥细胞大小和空间所决定的精度。

我们能准确辨别的最小移位称为游标敏锐度——以法国人 Pierre Vernie 命名，产生于 17 世纪，广泛用于船上的领航系统。人类擅长判断邻近线条的排列，这是广泛应用游标刻度的基础。因此，游标刻

图 33.2　Snellen 视力表。

表 33.2　不同形式视力表示法

Snellen（英制）	表示法（米）	最小视觉分辨度（MAR）	对数最小视觉分辨度 logMAR	小数	空间频率（c/deg）
20/200	6/60	10	1	0.1	3
20/20	6/6	1	0.0	1.00	30
20/10	6/3	0.5	-0.3	2	60

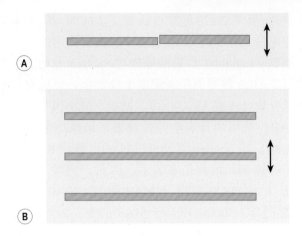

图33.3 两个"超锐度"构型：游标敏锐度（A）和对分敏锐度（B）。受试者的任务是判定物体的相对位置。

度至今仍广泛用于精密仪器，甚至是现代锅炉的转盘刻度开关。理想状态下，游标敏锐度可达到3角秒（约0.0008°）！更重要的是，我们必须认识到这一角度比最小的中心凹视锥细胞小10倍。值得注意的是，眼部光学系统扩展了细线条的图像，使其跨越多个视网膜视锥细胞，而且由于眼睛处于持续活动状态，能达到这种精度更令人震惊。

游标敏锐度并非超锐度最特殊的形式。2005年吉尼斯世界纪录这样描述最强超锐度：1984年4月，Dr. Dennis M. Levi"在0.8角秒（0.000 24°）内能反复鉴别鲜绿色的细线条。这相当于在1英里（1.6 km）外移动0.25英寸（6 mm）的物体"。这一惊人的位置敏锐度通过对切任务完成（图33.3B），这可以通过人类空间视力的直接模型理解[6]。

其他令人注目的超锐度（有时称为位置敏锐度）并不违反物理学定律。Geisler[7]计算了如果我们将一个仪器放置在视网膜上，该仪器能精确测定当条纹排列整齐或者未对齐排列状态下视网膜光感受器吸收的光量子图像，仪器的表现甚至能超过人类的最佳功能。光感受器吸收的光量子的排列模式转化为游标偏移量的信息，但是，人类必须能在眼球不断运动的情况下对信息进行解读。因此，超锐度最终受制于视皮质神经元精确解析位置信息的能力。

大量证据显示有不同的机制制约紧密排列（或相邻）目标以及远距离目标的位置判断。对邻近目标，对比度和对比极性很重要。例如，两条线状的游标目标，一条亮一条黑的比两条同是亮或黑的，游标敏锐度更好。对于目标分隔较远的这种远程位置判断，对比度、对比极性、局部刺激都不起重要作用，

此时视觉系统对每个特征予以定位，在不同的皮质通路比较其位置标签。皮质感受野除了标记其他刺激变量外，还具有位置标签，这点与大脑具有相应视觉空间的拓扑地形图一致（即空间的每一点与视皮质相对应）。1个多世纪前，Hermann Lotze[8]写到："只要外界印象的空间信息需要传递到大脑，从大脑的角度上来说，每种信号就必须通过其特有的通道，有条不紊地到达大脑的相应位置"。

我们现在较1880年更为了解视觉系统的解剖学和物理学知识，但当时Lotze竟然清楚意识到视觉神经系统必然存在相应的拓扑地形图，每条纤维必然携带标识位置信息的标签，这很令人惊叹。因此，位置标签被称为"Lotze局部标记"。Lotze总结认为局部标记对指令眼球随周边视野区刺激的运动很重要。局部标记的信息有多准确？人类能定位单个周边视野的物体，偏离目标的范围在1%~2%内；精确性比对外周视野目标进行扫视性眼球运动时高一点[9]。

视敏度的限制因素

本章节我们探讨了制约视敏度的光学、解剖学、生理学因素。在中心凹，光学、解剖学和神经学机制共同制约视敏度。

眼的光学质量

眼的光学系统扩展了视网膜成像。当星星在视网膜成像时，由于星星很远，所以形成"点源"。如果它们聚焦完美，且眼的光学系统也足够完美，它们将形成眼部成像的最小角度。如果我们研究眼的光学成像质量，"点源"就很重要。但是，眼的光学系统远不够完美；事实上你的照相机都可能比它完美，眼部光学系统扩展了成像，结果点源在视网膜上形成了一个区域（图33.4A）。这个区域，称为点扩张函数（如果是线源，称为线扩展函数）。图33.4B~D显示了相邻星星的视网膜亮度分布。当这些星星逐渐靠近聚拢时，它们的图像越来越重叠，靠近到一定程度时，它们的分布区域将完全一样。当它们的成像在视网膜的间距小于每个成像的一半时，它们看起来像同一星星，即Rayleigh阈值（图33.4D）。Rayleigh阈值主要受光的波长和瞳孔大小制约。就像前面提及的那样，5000年前埃及人使用的辨别双星的能力，是最早的测量视敏度的方式[1]。

另一种衡量光学系统质量的方法是调制传递函

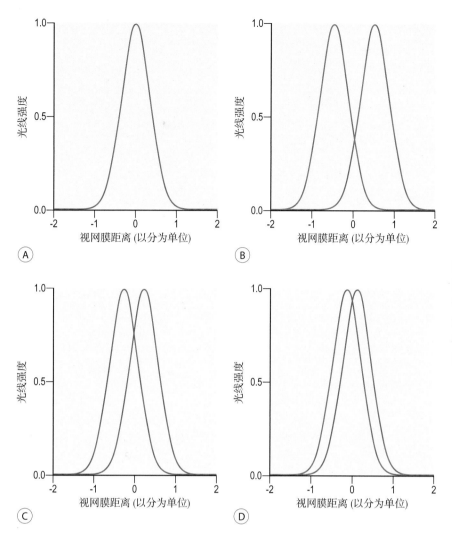

(A)

(B)

(C)

(D)

图 33.4 （A）单点的视网膜图像。虽然点很小，它的图像在视网膜扩展。（B ~ D）邻近多点的视网膜图像，分隔距离分别等于 2 个图像宽度（B）、1 个图像宽度（C）和半个图像宽度（D），后者被称为 Rayleigh 阈值。

数。通过光学系统测试已知对比度的正弦光栅（图 33.5），并将这种对比度用图形来表示。正弦波具有特征性的空间频率（如特定距离的条纹数，通常用圈数 / 度表示）、对比度（如亮度峰谷间的差值除以亮度峰谷间的总和）和它们的相位（峰位）。光学系统即使出现退化，正弦波仍能保持它的特定形状，只是出现幅度的减小或者相位的改变。影像对比度与物体对比度的比率是影像质量的一种评定标准。通过测量一系列物体空间频率的这一比率，我们能测量任何光学系统的调制传递函数。图 33.6A 的红线代表大量受试者 3 mm 瞳孔下的平均调制传递函数。在光线充足的房间内通常的瞳孔大小约 3 mm。当物体的空间频率增加，调制传递函数降低，当空间频率达到 80 圈 / 度时，函数接近 0，此时的空间频率称之为截断空间频率。在该空间频率下，光学系统不传递物体亮度变化的正弦波改变。理论上截断空间频率（用 cycles/degree 表示，简写为 c/deg，指眼球每转动一

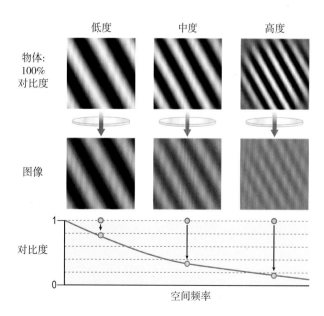

图 33.5 调制传递函数。

度扫过的黑白条纹周期圈数）和 Rayleigh 阈值一样，由光的波长（λ）和瞳孔直径（d）决定：截断空间频率等于 p 除以 180 后与 λ/d 的乘积，d 和 λ 的单位为毫米（mm）。红光（630 nm）和 3 mm 瞳孔的预期截断空间频率为 83 c/deg。

什么限制了人眼的图像形成？

如上所述，人眼的光学系统是不完善的。为什么眼的光学系统不如相机？其中一个缺陷是由于眼睛的瞳孔（类似相机镜头的光圈）产生了衍射。例如，当光线穿过该孔，不是保持在一条直线上，光线分散到不同的方向，这称为衍射，其后果是扩展或离焦图像，并降低了高空间频率的调制传递功能。在图 33.6 的蓝线显示了衍射极限（即无像差的光学系统的调制传递）。如上所述，在调制传递函数的空间截断频率取决于瞳孔直径。图 33.6B 中的红线显示了大量受试人群眼睛瞳孔较大（7 mm）时的调制传递函数。请注意，在大瞳孔时，调制传递函数比衍射的预测理论阈值低得多。

图 33.6 的两幅图中，眼睛的光学系统总是低于理论阈值，特别是当大瞳孔时。其中一个重要的原因是，眼睛出现像差。像差的其中一种形式是球面像差，即通过眼睛的光学系统的不同部分的光线被聚焦在图像平面中的略微不同的点上。较大的瞳孔由于更多的外围光线进入眼内，将导致更多的像差和色像差。如果光源（如星光）由不同波长的光混合，那么并不是所有的波长都能在任何给定的时间聚焦在视网膜上，所以眼睛会将不同波长的点扩展。

屈光不正和离焦导致了图像质量的明显下降

眼睛的屈光不正由屈光间质的屈光力（即角膜和晶状体的屈光力）和眼球的长度决定。为了使远处的点源聚焦到视网膜上，屈光间质的屈光力必须与眼球的长度完美匹配。这种完美的匹配的眼被称为正视眼。如果存在未矫正的屈光误差或离焦，远处的物体在视网膜上的图像将被离散（即点扩散函数扩大）和调制传递函数将降低（图 33.6A 的绿线）。

相对于近视眼的眼轴长度，屈光间质的曲率过强，导致光线过强汇聚，聚焦在视网膜前。近视不能通过调节补救，因为调节将加剧光线的会聚。图像播散的量取决于离焦的量和瞳孔的大小。减少瞳孔的大小增加了焦点深度，使离焦的影响减小。作为一个经验法则，1 个屈光度的单纯性近视会导致在 Snellen

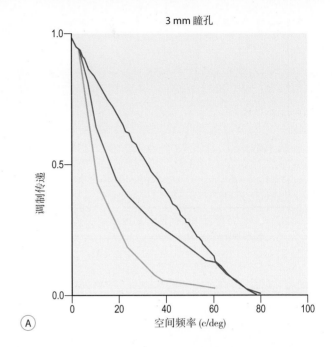

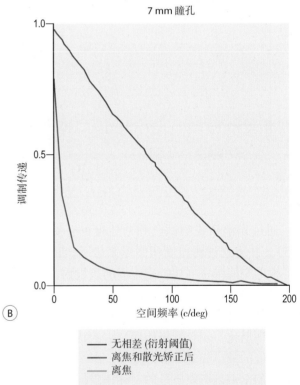

图 33.6 人眼的调制传递函数。（A）红线代表 12 只眼，瞳孔直径 3 mm，矫正屈光不正后的平均 MTF。蓝线是无相差眼（衍射受限）的 MTF。绿线代表未矫正屈光不正时的大致效果（Adapted from Liang J. & Williams, D.R.[10]）。（B）红线代表 14 只眼，瞳孔直径 7.3 mm，矫正屈光不正后的平均 MTF 值，蓝线代表无相差眼（衍射受限）的 MTF。（Adapted from Campbell, F. W., and Green, D. G. (1965). Optical and retinal factors affecting visual resolution. J Physiol 181: 576-593.[55]）

视力平均下降约 20/60。

近视可以使用负的镜片校正其中发散的光线。另一方面，远视时，相对于眼球的长度，屈光间质的曲率太弱，导致光线不能汇集在视网膜上（未调节的远视眼的聚焦图像平面在视网膜后）。如果不是很严重的远视，年轻的远视者可以由调节进行代偿，从而提高了眼的屈光力。

最强大的折射表面出现在角膜，这相当于全眼折射力的三分之二。当角膜不是完美的球面时，即出现散光。由于散光，点光源不会呈一个单点聚焦在视网膜上（即点扩散函数将是不对称的），不同朝向的线将集中在不同的平面上。散光虽然也有其他原因，但它通常是由角膜的前表面不对称造成的。具有两个焦点的柱面透镜可以纠正散光（例如，它们的水平和垂直方向具有不同的曲率）。

光感受器的尺寸和间距，孔径大小；奈奎斯特阈值；混淆现象

在为黄斑中心凹的视觉分辨敏锐度设定阈值时，视网膜解剖起着非常重要的作用。黄斑中心凹视锥细胞规则排列（有时也被称为三角形排列）并紧密分布（如图 33.7 所示）。这种紧密分布对高分辨率是至关重要的。原因很简单，光线的连续变化构成了视觉世界。然而，我们的视觉系统是分别"采样"的，即通过许多小的个别光感受器感知光强度分布。光感受器越紧密地分布，视觉神经系统越能更好地表达光强度分布。图 33.1 中显示了一个采样的阈值。为了正确地显示正弦波波峰和波谷的强度，每个周期光栅必须有至少两个视锥细胞。这就是所谓的奈奎斯特阈值（如图 33.1B 所示）。更正式地说，正弦波的空间周期（即峰值到峰值距离）是两倍的视锥细胞间距时，发生奈奎斯特限制。当空间周期小于两倍的视锥细胞间距时（即正弦波空间频率高于奈奎斯特频率），"混淆现象"可能会出现，视锥细胞不能完美地复制

正弦波信号投射到视网膜上，信号出现失真，它的正弦波空间频率低于原始值（图 33.8）。由于中心凹视锥细胞的中心至中心间距约 0.5 角分，视锥细胞的采样阈值（或奈奎斯特阈值）是 1 分的光栅空间周期（即 60 c/deg 的光栅空间频率。请注意因为视锥细胞呈三角形排列，其几何外观决定了奈奎斯特频率实际上高出约 15%，约 69 c/deg）。这是黄斑中心凹视锥细胞的间距决定的阈值，而且这并未远远偏离眼睛的光学限值。因此，中央凹的视锥细胞间距良好地匹配眼睛的光学系统。正如我们在这一章稍后将看到的，在周边视野，视锥细胞间距变化显著，而光学系统改变不明显。

既然视觉系统存在能准确表达的"最高"空间频率（奈奎斯特频率），随之引发了人类视觉是否实际上发生混淆的有趣问题。幸运的是，我们的光学系统通过减少高空间频率的对比，"保护"我们的黄斑中心凹远离混淆的影响。有趣的是，可以使用激光来创建干涉图样，绕过眼睛的屈光间质在视网膜上创建一个非常高空间频率的图形。在这种情况下，精细排列的细光栅的外观变得粗糙（且常常改变自己的方向），这就是混淆现象。图 33.8 说明了通过太粗的光栅网格，产生波浪状粗糙外观的原因，即混淆现象。

视锥细胞到神经节细胞的汇聚

如果有大量视锥细胞投射到同一个神经节细胞，紧密排列的视锥细胞的优势会丧失。但是回想一下，在黄斑中心凹，每个视锥细胞实际上有一个"专用线路"：通过小双极细胞和神经节细胞到大脑。因此，小神经节细胞的感受野中心实际上是一个视锥细胞的宽度。在周边视野，分辨率受到间隔较大的视网膜神经节细胞的制约（稀疏采样），来源于视锥细胞的信息较少。

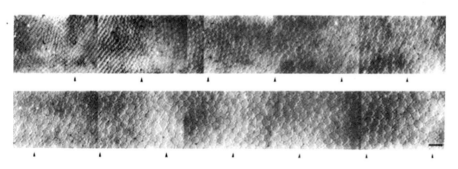

图 33.7 视锥细胞内节从中心凹中心（左上箭头）沿水平子午线延伸，紧密排列成条状。大细胞为视锥细胞，小细胞为视杆细胞。标尺 = 10 μm。（From Hirsch，J，Curcio，C. The spatial resolution capacity of human foveal retina. Vision Research，29，1095-1101；1989.[94]）

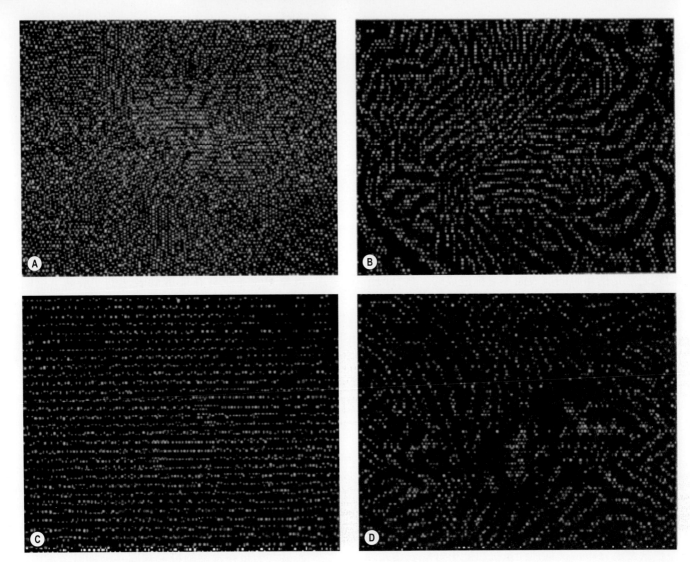

图 33.8 （A）中心凹视锥细胞的紧密排列由采样点(亮点)表示。其他图为分别插入 40 cpd(C)、80 cpd(B) 和 110 cpd(D)的光栅。(From Williams DR. Topography of the foveal cone mosaic in the living human eye. Vision Research，28，433-54；1988. Copyright Elsevier 1988.[95])

偏心度

与黄斑中心凹视锥细胞紧密地堆积相反，视锥细胞密度随视网膜偏心度增加而显著降低，大量的视锥细胞汇集到神经节细胞（见第 32 章）。与视锥细胞（400 万 ~ 500 万）的数目相比，人类有更多的视杆细胞（约 9 千万），其在视网膜（图 33.9）上的分布也不同。视锥细胞大多数集中于黄斑中心凹，其密度随偏心度增加而急剧下降。视杆细胞在中央凹阙如，在 20° 左右达到密度峰值，然后又再次下降。图 33.7 中可以看出，中央凹视锥细胞比周边视网膜更密集排列，并且中心凹没有视杆细胞。这种"无视杆细胞"区域（约 300 μm 的视网膜）的视角范围大约为 1°。此外，与中心凹不同，在周边视网膜，有大

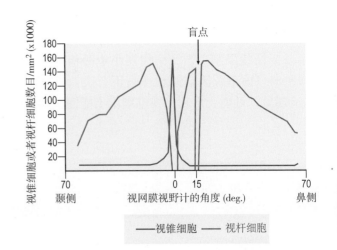

图 33.9 视锥细胞（蓝）和视杆细胞（红）在视网膜的分布。(Adapted from Osterberg，G.（1935）. Topography of the layer of rods and cones in the human retina. Acta. Ophthal.，Suppl. 6, 1-103.[96])

量的视锥细胞投射到同一神经节细胞。

近 140 年前，Aubert 和 Forster[11] 阐明视敏度随着偏心度的增加以一种有序的方式降低。这个重要的发现多年来已被多次证实并延伸应用到其他视觉研究中。大约 100 年后，Weymouth[12] 证实，许多视觉功能的降低与偏心度的改变成近似线性关系，我们可以通过视觉功能下降的斜率来描述（如同解剖结构限制了视觉功能一样），并用一个单一的数字 E_2 表示。E_2 等于双倍黄斑中心凹阈值时的偏心度[13,14]。

Daniel 和 Whitteridge[15] 命名了名词"皮质的放大倍数"或称 CMF，以描述一度视野对应的皮质距离（通常单位为毫米）。虽然黄斑中心凹的确切 CMF 仍存在不确定性，人类的最佳估值（基于功能成像）约 20 mm/ 度（即黄斑区 1 度的视野对应约 20 mm 的皮质代表区）。相反，在偏心度为 10 度的区域，1 度的视野对应皮质代表区仅约 1.5 mm 的距离。

CMF 通常用毫米 / 度表示。CMF 的倒数（即度数 / 毫米）随偏心度的改变近似线性（图 33.10A），这样更为方便、简单。因此，在中心凹，约 0.05° 的视野（3'）对应 1 mm 的纹状皮质，而在偏心度为 10 度的区域，约 0.67° 的视野对应 1 mm 的皮质区域。图 33.10B 中的红线显示了斜率（即放大率倒数对应偏心度改变的比率），标绘了从周边到中心凹随每个偏心度变化的对应放大率倒数的比率。从本质上讲，这规范了不同偏心度相对于黄斑中心凹的放大率倒数。利用斜率的一个优点是，从结构和功能上比较不同偏心度区域的解剖和性能变得比较简单。

皮质的放大率倒数曲线（图 33.10B 的红线）的梯度很陡，E_2 约等于 0.77°[14]。而小视网膜神经元细胞的梯度（图 33.10B 的蓝线，源自 Peterson & Dacey[16]）较平缓，E_2 约 3.7°。斜率为研究不同层面视觉通路起制约功能的结构提供了重要的依据。Polyak[17] 认为其视网膜的经典研究能更好地解释视网膜中心和周边视敏度出现显著性差异的原因。不同生理物理学研究有不同的斜率梯度结果。例如 Vernier 视敏度的斜率梯度较陡，而对比敏感度的斜率坡度较缓（详见下文）。

图 33.11 显示了一张视力表，其字母大小均标尺化，因此每个字母大约对应相同的皮质距离。而且有趣的是，字母被看见的概率大致相等。

为什么皮质的中心凹信息如此高表达？视觉系统必须做出权衡。高分辨率（如黄斑）需要大量资源：光感受器密集排列，光感受器到视网膜神经元细

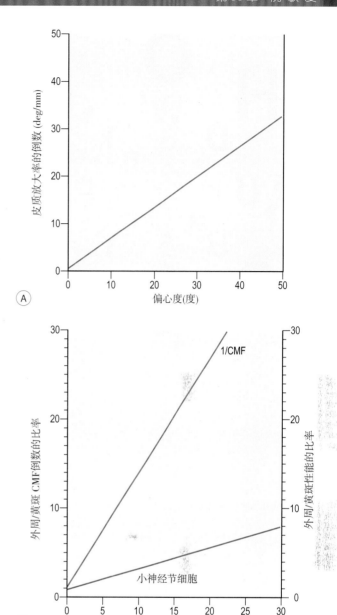

图 33.10 （A）皮质放大率的倒数随偏心度的变化。（B）红线描绘了不同偏心度从周边到中心凹放大率倒数的比率，显示放大率的倒数随偏心度改变的斜率（变化率）。皮质放大倒数的斜率梯度陡。相反，小视网膜神经节细胞的斜率梯度缓（蓝线）。

胞的一对一传递，占用皮质的大块记忆单元。如果我们的整个视野均保持这么高的分辨率，我们的眼和大脑将大到头颅无法容纳。因此，我们的神经系统在视野中心分辨率高，周边分辨率低。很大程度上，皮质对中心凹信息的高放大率也与视网膜局部解剖相对应[18]（图 33.7）；但是，似乎除皮质对中心凹表达的放大机制外，还有其他机制[19]，纹状皮质包含的细

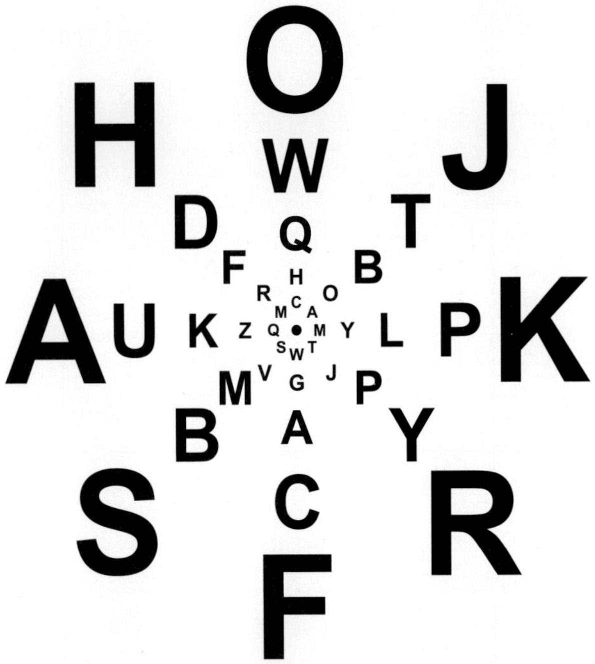

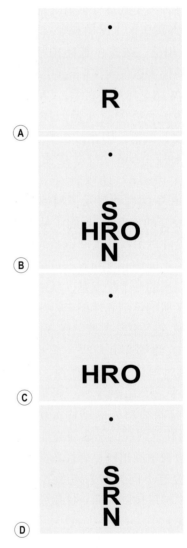

图 33.11　根据皮质放大因子将字母成比例放大后制成的视力表。(From Anstis SM. A chart demonstrating variations in acuity with retinal position. Vision Research，14，589-92；1974. Copyright Elsevier 1974.[97])

胞比外侧膝状体（LGN）多 100 倍以上。

周边视觉的拥挤现象

在周边，字母的识别明显地被邻近字母干扰（框 33.2）。这种"拥挤现象"[20] 已被系统化研究了 60 年，但最近才有所进展[21,22]。读者可根据图 33.12 体验这种现象。当注视固视点时，由于字母 R 是单独排列的，所以在板上清晰易读，但在下面的小图中，当与其他字母相邻时，则很难被识别。

图 33.12 的检查显示拥挤现象不会导致对比度下降，拥挤的字母呈高对比度，反而模糊或混淆在一起。Tyler 及 Likova[23] 也描述了他们强烈的主观印象："在两个外围字母间的区域是灰色的，模糊成一团的，包括内在的那些字母"。

框 33.2　拥挤现象

斜视性弱视的周边和中央区域对字母的识别，虽然在单个时较容易，但有邻近字母时，严重受影响。这种"拥挤现象"已被研究 60 年，但近来才被人们理解。拥挤现象反映了对物体认知和阅读的瓶颈。

在周边视野，拥挤现象的空间范围取决于偏心度，约为目标偏心度的 0.5 倍。近期研究提示：改变目标大小和偏心度，周边拥挤现象的范围与目标大小无关[24-27]。

周边拥挤现象的程度和范围比掩蔽的程度和范围大[24,28]。以至于在周边视野，邻近侧翼的抑制性空间交互作用不仅仅是对比度掩蔽的结果。

利用不同的刺激和任务的大量研究，可靠地证实了不论目标和相邻的干扰物体是否放置于同一眼前[14,29-31]，都存在拥挤现象。当目标和邻近的干扰物

图 33.12　拥挤现象。读者能通过注视固定点，识别单个字母，体验拥挤现象。(A) 单个字母；(B) 侧面 4 个字母随机环绕；(C) 侧面有 2 个水平排列的字母随机环绕；(D) 有 2 个垂直排列的字母随机环绕。(From Levi DM. Crowding—An essential bottleneck for object recognition：A mini-review. Vision Res.，48，635-54；2008. Copyright Elsevier 2008.[21])

恰好放置在两眼的交互位置甚至在双眼信息的交汇区域以外，都可发生拥挤现象。盲点区域应该完全缺乏视网膜向皮质区的信息传导。值得注意也令人惊讶的是，当邻近的干扰物恰好放置于一眼的盲点的周围，目标物体位于对侧眼的盲点区域时，仍能发生双眼分视的交互作用[32]。

直接固视图 33.12 的字母时，没有证据表明拥挤现象存在。除去分辨率的限制[33]，在正常中心凹区域，拥挤现象的程度与刺激物的大小成比例，与普通掩蔽效应不易鉴别[34,35]。最大限度内，中心凹拥挤现象延伸至 4 ～ 5 角分[33,36-38]。

我们将转而讨论弱视的拥挤现象。

亮度

视敏度通常在中度光适应亮度条件下测量（80 ～ 320 cd/m²），亮度在该范围内（从满月的光亮度到明亮的阳光都属于该区域），视敏度保持恒定[2,38,40]。在很低的亮度水平，视敏度显著降低。在低亮度（暗适应）中，视杆细胞发挥作用，视杆细胞敏感度在 20/100 ～ 20/200。图 33.13 显示随亮度的 log 值改变的视敏度线，红线表示正常黄斑，绿线表示因 Bruch 膜疾病造成的视网膜病变，蓝线表示黄斑弓形虫病。视网膜病变降低了随亮度增加的视敏度的上扬趋势和斜率。

同样的，相邻细线的游标视力在低亮度水平显著降低[42]。通过降低亮度，能改变刺激的可见度。例如当亮度降低时，探测到一根细线所需的对比度（△I/I）增加。线检测阈和（相邻）游标阈随视网膜

亮度的平方根下降，提示光子数目的减少可能是信息损失的主要原因[7,41,42]。有趣的是，当考虑到亮度对目标可见度的影响时（在各亮度水平，保持目标对比度与检测阈值间的倍数不变），游标视力与目标亮度无关[42]。

对比度

视敏度通常用高对比度（约 100%）字型的视力表测定，减少对比度导致视敏度降低[43-46]。图 33.14[47] 显示 Sloan 字母的视敏度的对数随对比度的对数改变，呈线性变化，斜率接近 -0.5。换句话说，视敏度的改善与目标对比度的平方根改变成正比。同样，其他类型的视敏度（如邻近游标视力）也很大程度地依赖于目标对比度。有趣的是，远距离目标的相对位置判定不依赖于对比度、亮度和极性，而受局部信号机制制约（见上文）。

时间

当刺激短暂时，许多视觉任务包括视敏度和邻近游标敏锐度的表现退化[48,49]。在刺激能量或可见度的基础上可以理解这种效应的发生，如将持续时间减少至临界以下，就降低了量子数和刺激的可见度。增

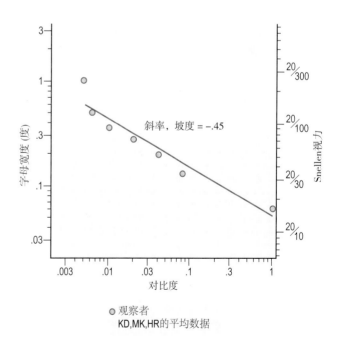

图 33.14 对比度对 Snellen 视敏度的影响。（From Legge GE，Rubin GS，Luebker A，et al. Psychophysics of reading—V. The role of contrast in normal vision. Vision Res.，27，1165-77；1987. Copyright Elsevier 1987.[47]）

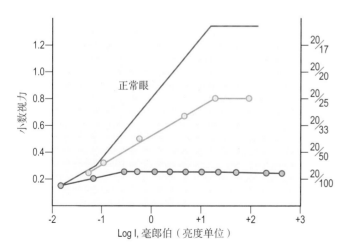

图 33.13 视敏度与亮度的对数函数：正常中心凹（红），Bruch 膜疾病造成的视网膜病变（绿），黄斑弓形虫病（蓝）。（Modified from Doc Ophthalmol.[40]）

加亮度或刺激的对比度以保持可见度常数，可以抵消这种效应[2,45,50]。

运动

即使有意固定眼球，眼球本身仍持续存在微小而重要的运动。这些不自主的眼球转动和小的跳动保持视网膜图像"新鲜"，如果眼肌暂时麻痹（如箭毒麻痹[51]），整个视觉效果将逐渐衰减。应用视网膜图像稳定作用，Keesey[52] 研究显示这些眼球的小的不自主运动对视敏度影响较小。事实上，Landolt C 视敏度和游标视敏度不受高达 2.5 deg/sec 的视网膜图像运动影响[53]。针对紧密排列的点、线目标的游标视敏度，在快速运动时明显衰退。对较大的模糊刺激（低空间频率正弦曲线），游标视敏度即使在高速运动下也变化不大[54]。

各向异性

视敏度具有各向异性。例如，对于高频刺激，中心凹的视敏度和对比敏感度在水平和垂直方向优于其他斜位上（图 33.15）。图 33.15 的 W 形状函数称为斜向效应[55]。干涉条纹不通过眼部的屈光介质，直接成像于视网膜，因此这并不是一个光学效应[56]。在周边部位，斜向效应让步于放射状结构。当光栅连接中心凹和周边部分方向时（放射状排列），视敏度较好，但在垂直方向较差。在拥挤现象时各向异性最复杂。周边视觉的拥挤现象在放射状排列时较无序排列更明显[27,38]（图 33.16）。图 33.12 显示了这一效应，在 D 图，侧面干扰物呈放射状排列，C 图为无序排列。

视敏度和阅读

当今社会，快速准确的阅读能力很重要，阅读困难也是就医的最常见原因之一。如果视敏度明显降低，阅读能力将受损。但是，目前的研究发现，是字

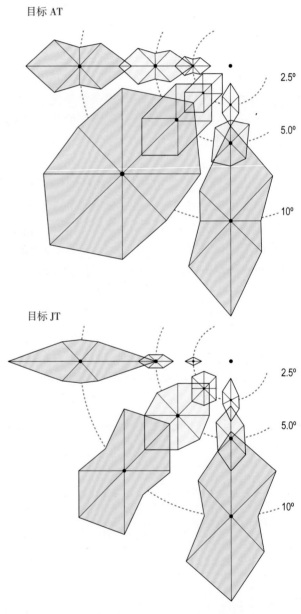

图 33.16　中心凹（中心的小点）和周边视力（2.5.5 和 10度）拥挤现象的二维形状。（From Toet A，Levi DM. The two-dimensional shape of spatial interaction zones in the parafovea. Vision Research，32，1349-57；1992. Copyright Elsevier 1992.[38]）

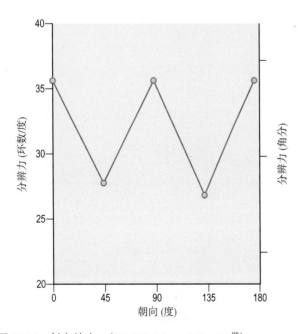

图 33.15　斜向效应。（Modified from J Physiol.[98]）

体的间距而不是大小决定了阅读速度。如果字体间距小于临界间距，阅读减慢。阅读的临界间距与拥挤现象的临界间距相同[22,27,57]（图33.17）。通常人们认为阅读速度与字母大小而不是空间相关，拥挤现象限制阅读的概念令人惊奇，可能还存在争议。如果改变阅读的距离，就同时改变了字体大小和间距；但是，测试正常和双倍字母间距下阅读情况的试验显示间距更重要[57]。因此拥挤现象反映了正常人和弱视患者中心视觉的缺陷[57]。Legge团队关于"视觉跨度"的结论与此一致，不移动眼睛所能识别的一行的字母个数代表达了阅读的感官阈值[58-60]。周边也存在拥挤和阅读的临界距离（拥挤现象反映了周边快速阅读的受限）。随偏心度的增加，拥挤现象成比例地受限，但仍出现阅读速度的减慢，其原因不明。

低频空间视觉

直到目前为止，我们都在讨论我们能分辨的最小的高对比度细节物体。但是，现实中，我们常观察超过分辨率极限，并有较低的对比度的物体。对于大于分辨率极限的物体，我们是如何测量和定量化的呢？回忆一下本章的前节，光学系统是如何发挥作用的？已知对比度和大小（空间频率）的正弦光栅（图33.5），通过光学系统，图像对比度与物体对比度的比率被定义为光学系统的调制传递函数。正弦光栅在测试光学系统有重要优势，能有效定义人类视觉模式。测量光学系统的图像对比度相对容易，但对人类视觉来说，因为图像在视网膜上，就不是那么容易了。更重要的是，正弦光栅的成像质量取决于眼的屈光间质和视觉通路的神经传递。因此，我们真正想知道的是到达大脑并形成知觉的图像质量。Schade[61]首次绘制了正弦光栅并调整光栅对比度直至刚好能被观测到。通过对一系列不同空间频率（条纹宽度）的重复测量，Schade能够描述"对比敏感度功能"：不同空间频率的光栅的对比敏感度。10年后，Campbell及Green[56]公布了相对简单的测定对比敏感度功能的经典论文，并证实了光学及神经加工过程都能影响视觉功能。

对比敏感度功能反映了视窗

图33.18中的红线表示对比敏感度曲线（CSF）。垂直轴表示观察者的对比敏感度，它随正弦光栅的空间频率改变而改变（左侧表示低空间频率或宽条纹，右侧表示高空间频率或细条纹）。令人惊讶的是，该函数的形状呈倒U形。眼睛（或任何其他光学系统）的调制传递函数在高空间频率，都出现对比度降低，

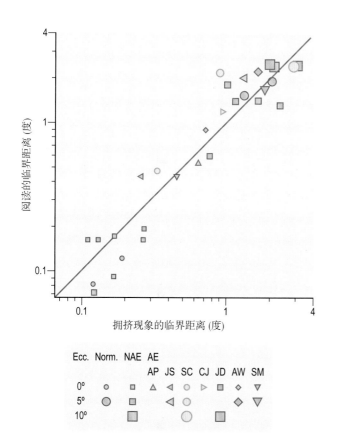

图33.17 阅读的临界距离等同于正常中心凹、周边和弱视眼拥挤现象的临界距离。（Reproduced with permission from Association for Research in Vision and Ophthalmology[57]）

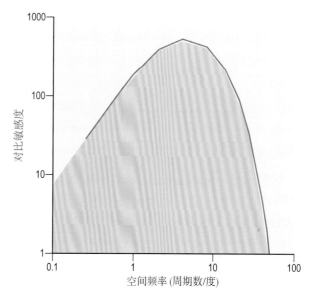

图33.18 对比敏感度函数：视窗。

所以在高空间频率的敏感度的降低是由眼睛的光学系统决定的。然而，在低空间频率的敏感度的降低令人意外。光学系统的质量降低不会减少低空间频率的敏感度，所以这种低空间频率的下降可能是由于神经因素（我们将在后面讨论这些）。

　　通过测量到目标所需对比度的最小量，得到对比度的阈值，敏感度被定义为对比度阈值的倒数。如果在对比度阈值是 0.01 时，对比敏感度将是 100，对比度阈值为 0.1 时，对比敏感度为 10。因此，图 33.18 的红线对应可见的最低对比度，曲线下粉红色的区域代表视窗。在粉红色区域内，任何空间频率和对比度的组合将是可见的，而在曲线以上的区域中空间频率和对比度的任何组合将是不可见的。例如，1 c/deg 的空间频率时，如果其对比度小于 0.01 将不可见，当对比度大于 0.01 将是可见的。对于这一空间频率，对比敏感度是 100。需要注意的是对比敏感度为 1 时，相当于对比度为 100%。CSF 曲线最右边的点（约 50 c/deg），对应于观察者的分辨率极限，这是观察者在 100% 对比度时，分辨率最佳的光栅频率。

　　图 33.19 有助于你想象自己的 CSF。如图显示的正弦光栅的对比度从图顶部到底部持续增加，其空间频率从左侧到右侧不断增加。如果你距离图约 50 cm，你会注意到倒 U 形的光栅能见度逐渐降低至不可见。这是你自己的 CSF—它告诉我们，你的对比敏感度如何随目标的大小而发生变化，它比视力更有意义。图 33.18 展示了在高亮度下，黄斑注视固定目标的典型 CSF（即视锥细胞视觉）。CSF 在低亮度下，形状改变（图 33.20）。例如，在非常低（暗）亮度水平，敏感度在所有的空间频率明显下降，但在低空间频率下降不太明显。在中等亮度（中间视力）水平，主要是高空间频率的 CSF 降低。当光栅移动和不停闪烁，或以其他方式调节时，CSF 的形状也发生改变（图 33.21）。这些变化的 CSF 形状反映了神经的变化。

周边视觉的 CSF

　　视觉分辨率随偏心度增加而下降。CSF 与偏心度如何变化在很大程度上取决于它是如何测量的。在早期的研究中，周边 CSF 由一片固定尺寸（比如 1 度）的光栅测定，在图 33.22A，注视周边部位一个固定大小的斑片，对比敏感度在所有空间频率显著降低——在高空间频率最明显。基于这些测量，通常认为周边用于感知光强度和移动，但是不能够对模式或

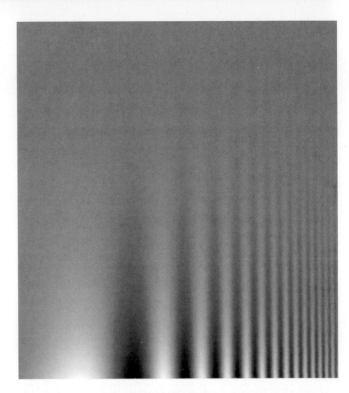

图 33.19　对比度和 SF 调制光栅(Robson & Campbell)。(From Robson，J.，and Campbell，F.（1997）. A quick demonstration of your own contrast sensitivity function. In D. G. Pelli and A. M. Torres，Thresholds：Limits of Perception. New York：NY Arts Magazine.[99])

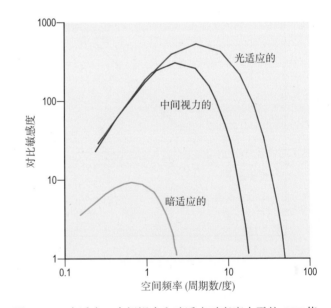

图 33.20　光适应、中间视力和暗适应时亮度水平的 CSF 值。

形状做出有用的判断。

　　然而，Rovamo 等[62]证实如果刺激规模放大到可以弥补视觉神经系统在周边部输入的减少，周边视觉的对比敏感度峰值几乎可以（但不完全）与中心凹同

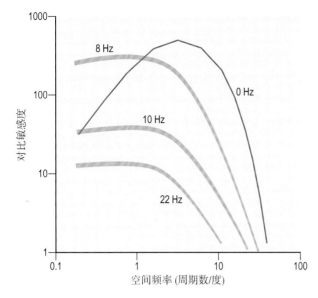

图 33.21 在3个时间频率下的CSF。注意其在高时间频率下的形状改变。

样高。这个基本的想法，现在被称为放大理论，已被应用于各式各样的视觉刺激和任务。Rovamo 等[62] 实际上基于不同偏心度视网膜神经节细胞密度改变的比例，放大刺激规模。所以从本质上讲，他们使每个偏心度上，光栅刺激神经节细胞的数量相等（即通过增加刺激物的角度达到"缩放"，即使随偏心度增加，仍能在连续变近的距离查看相同的光栅）。结果是，在每个偏心度峰对比敏感度是几乎相同的（图33.22B）。但是请注意，即使有较大的视野范围，随偏心度增加，CSF峰值和截断空间频率转向低空间频率。当刺激斑片大小增加时，周边对比敏感度是如何在低空间频率显著提高的呢？ Robson 及 Graham[63] 证明这种改进可能通过概率总和的机制。他们测量不同光栅周期下对比敏感度的大小，发现增加周期时对比敏感度的改善遵循幂函数的方式（例如双方的指数改变呈线性）。在中央凹，当周期大约为8时函数饱和，以至于添加更多的周期没有提高对比敏感度（图33.23—蓝色线）。然而，在周边，敏感度可以提高至64周期（即他们测试的最大数目；见图33.23—红线）。回想一下，Rovamo 等在周边测试时，成比例地增加面积大小。因此，周边比中央凹增加的光栅周期更多，Robson 及 Graham 认为，呈现的周期越多，拥有越多的机会检测图形，敏感度因此提高。他们认为：空间的概率总和指如果感受野对目标敏感，并标志目标的存在，光栅即被感知。他们进一步假定每一个感受野是相对独立的。基于这些简单的假设，

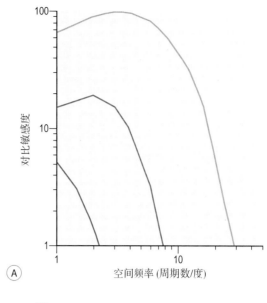

(A)

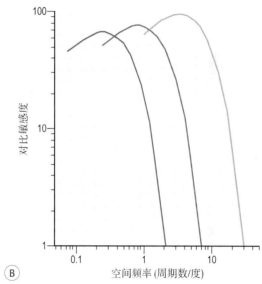

(B)

图 33.22 在3个偏心度下的对比敏感度函数：中心凹（绿），7.5°（红）和30°（蓝）。（A）固定视野（2° 半圈）；（B）不同偏心度下神经节细胞密度与视野范围成比例。（Modified from Rovamo，J.，Virsu，V. & Näsänen，R.（1978）. Cortical magnification factor predicts the photopic contrast sensitivity of peripheral vision. Nature，271，54-6. By permission from Macmillan Publishers Ltd.[62]）

他们能够通过简单地汇集对目标敏感的独立机制，预测周期数的影响。

视敏度的临床测试

视敏度测试表的设计

最早的 Snellen 视力表有7个字母，只有1个（20/200）字母在顶部，2个（20/100）字母在下一

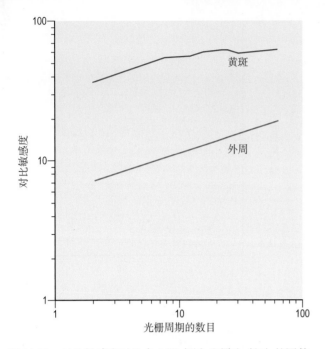

图 33.23　对比敏感度对比中心凹（蓝）和周边（红）的圈数。(Modified from Robson JG, Graham N. Probability summation and regional variation in contrast sensitivity across the visual field. Vision Res., 21, 409-18；1981. Copyright Elsevier 1981.[63])

行中，字符数（字母和数字）随行数增加而增加，从行间可以看到字母间的间距不同（图 33.2）。此外，字母大小的变化在 20/200 和 20/100 这两行之间非常粗略（50%），在 20/50 ～ 20/40 间的改变更精细（20%），因此在不同的视敏度水平，测试精度不一致。大多数当代的视力表部分或全部遵循由 Bailey 及 Lovie[64] 提出的设计原则（框 33.3），在每一行有相同数量的字母；从一个字母的大小到下一个，维持常数比（即每行字母按固定比例缩小）；字母间和行间距大小与字母大小成正比，几乎有相等的易读性（或对不同大小的字母平均易读性几乎相等）。一个符合这些原则的特色图表呈 v 型排列，因为每一行成比例的小于上一行。图 33.24 显示了两个这样的图表：Bailey-Lovie 图表和早期治疗糖尿病性视网膜病变研究（ETDRS）图表。这个常数比（对数）大小比例的确立是基于心理物理学原则，具有明显的差异和符合对数性变化[65]。应用均匀间距的原因是字母间距应与字母大小保持一致，使轮廓交互影响在不同视敏度水平保持恒定[36]。但是，在斜弱视的周边和中央区域，拥挤现象[66] 在一定的空间距离出现，与目标大小的倍数无关。临床上，敏感度可以用各种视力表

字型和图表测量。这些包括文盲使用的 E 表、兰德勒（Landolt）C 表和字母表。使用字母最大的优点之一是测量敏感度时随机猜测出正确的字母的可能性低（约 4%，如果所有的字母都使用时是 1/26）。有些图表的字母种类减少，这样猜测的正确率会稍高。例如，ETDRS 图表使用 Sloan 字母集（C、D、H、K、N、O、R、S、V、Z），而 Bailey-Lovie 图表使用英国字母集（D、E、F、H、N、P、R、U、V、Z）。对于这两种，猜测的正确率为 10%（1/10）。实际应用中，视力图表有几种格式：印刷、投影和计算机生成的。

有一些特殊方法来测试婴儿、幼儿和其他能力受限者的标准视敏度，包括客观的测试如视觉诱发电位（VEP）、视动性眼球震颤（OKN）和优先注视（PL）。符号和图片经常用于婴儿，我们将在第 38 章中讨论。

临床检测 CSF

对比敏感度并不经常用于临床测量；然而，现在有一些方法可以测量 CSF，包括功能性敏度对比试验（FACT CS 测试，Stereo-Optical 公司），取代了原来的 Vistech 图表[67]。这个图表有 5 个不同的正弦光栅频率，每个有 9 个对比度水平，支持全 CSF 测定。一个更通用的方法是 Pelli-Robson CS 图表[68]（图 33.25），由 16 组"三个一组"字母组成。每组字母间有相同的对比，两组间对比度下降 0.15 log 单位。因为患者的任务仅仅是尽量阅读更多的字母，它和其他视力测量方法在本质上是相同的。区别是，字母大小是恒定的（3m 为 0.5° 或 20/120）而对比度不同。还有一些传统的图表（不同大小的字母），在高或低对比度都可适用（例如 Bailey-Lovie 表和 Regan 低对比度表）。应该指出的是，不同的临床对比敏感度测试针对视觉的不同方面。例如，Pelli-Robson 试验（固定的大字母）测试 CSF 峰值的敏感性，而低对比度变量字母检查（比如 Bailey-Lovie 和 Regan 表）测试 CSF 高频区的灵敏度（即固定的低对比下所需的最小的字母大小）。尽管对比敏感度测试为临床试验评估治疗结果提供了有用的信息，但目前还不清楚它在临床实践中应用的广泛程度。例如，只有不到 20% 的眼科专科医生参与了一项关于白内障术前患者对比敏感度变化的调查[69]。

眩光

眩光——过亮或刺眼的光源可以使人不舒服，

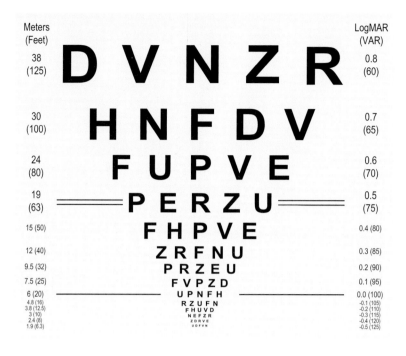

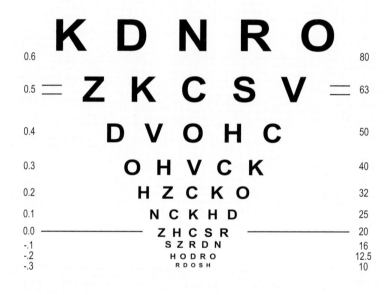

图 33.24 Bailey-Lovie 表（A）和糖尿病视网膜病变早期治疗的研究（ETDRS）表（B）。（Courtesy of Dr. Ian Bailey.）

而且会导致视觉功能的丧失（称为失能眩光）。失能眩光是由于过度的光散射降低了视网膜图像的对比度。临床上，可以通过测量由外围眩光造成的视力或对比敏感度下降来评估失能眩光，有几个临床测试可用（如 Miller-Nadler 眩光试验仪，亮度敏度测试；Optec 3000 和 Vistech MCT8000）。临床试验（如文献 70）和衰老研究（后面讨论）证明失能眩光试验有用，但眩光测试在日常实践的应用尚不清楚。

框 33.3　视力表设计

绝大多数现代的视力表遵循了以下部分或全部原则：每行字母数目相同；两个字母大小间保持一定比例（如每行字母按固定比例缩小）；字母间距和行间距与字母大小对应；字母表字型清晰度相同（或在同样大小字母有同一清晰度）。临床上的视敏度可由一系列视力表字型和图表测量。包括文盲使用的 E 表、兰德勒（Landolt）C 表和字母型表。视力表有几种形式：印刷型、投影型和电脑产生型。

空间视觉的发育

我们曾经认为婴儿的视力是"嘈杂的、混沌的、混乱的"[71]。然而，过去 20 年的研究表明视觉系统在出生时比我们以前认为的更发达（见 38 章）。

视敏度和 CSF 的发育

研究表明随年龄增长对比敏感度（CSF）峰值上升，且 CSF 峰值在高空间频率出现。低空间频率较高空间频率敏感性发育更快。因此，对比敏感度峰值可能在 9 周左右达到成人水平，而高空间频率区域的敏感度需要不断发育，成人和 8 个月大婴儿的对比敏感度差距有 20 倍[72]。视敏度在出生后 3 ~ 5 年达到成人水平[73]。

超锐度的发育

游标视敏度的早期发育似乎和分辨力相比是延迟的。Shimojo 团队[74,75]认为游标视敏度最初较光栅视敏度差，在 2 ~ 8 个月时快速提高（达到类似光栅敏感度的程度）。在 8 个月时，游标视敏度是光栅视敏度的 2 倍。婴儿的游标视敏度存在争议。但是，重要的是游标视敏度和光栅视敏度在不同的年纪达到成人水平。与分辨率相比，超锐度达到成人水平（超过光栅敏感度 6 ~ 10 倍）是延迟的。

有趣的是为什么游标视敏度发育迟缓，到达成人水平比分辨率要晚呢？如果我们认为游标视敏度受限于大脑确定每个传入的位置的精密度，那么对内在位置的不确定性要在视网膜发育完全后才能达到成人水平，就不是那么令人惊奇的事情了。出生后视网膜的最初改变是黄斑区的分化[73]，出生后，中心凹感受器密度和视锥细胞外节均增加，中心凹视锥细胞变薄伸长。中心凹区域神经节细胞和内核层广泛迁移，出生后 4 个月出现中心凹凹陷，4 岁后发育至成人水平[76]。从出生到 4 岁，由于感受器的迁移和其分布范围的缩小，中心区域的视锥细胞密度增加，使视锥细胞能更好地取样（减少了邻近视锥细胞的间距）。在发育早期视锥细胞间距和视锥细胞的光收集特性对于视敏度和对比敏感度提高有重要作用。视网膜细胞的大量迁移、视网膜和眼球大小的改变（瞳孔间距的改变）可能需要早期皮质连接具有适应可塑性。有理由推测直至视网膜发育完全，大脑才能精确地了解中心视锥细胞的位置。有趣的是，周边视网膜似乎比中心发育更快[76]。

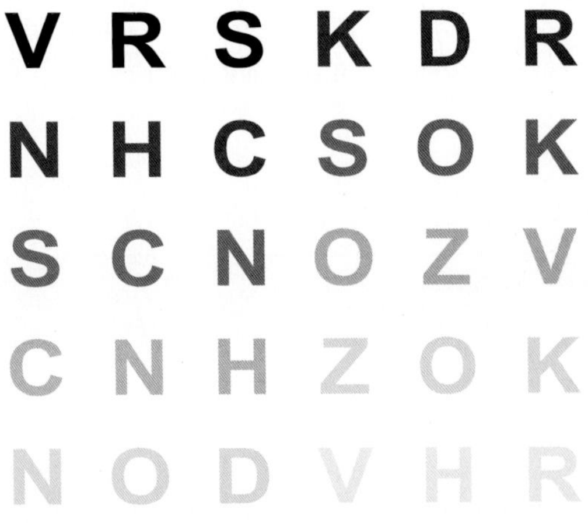

视敏度随年龄的变化

视敏度在 3 ~ 5 岁达到成人水平，直至 55 ~ 60 岁保持相对稳定性，之后开始出现下降[77]。考虑到美国人口的老年化，这种下降具有重要意义。根据 US Census 2000 调查，美国有 3500 万人在 65 岁以上（占人口总数的 12.4%）。85 岁以上的增长率是总人口的 3 倍—超过 100 岁的美国人有 50 000 人。

有大量原因解释了视功能为什么随年龄下降。包括：

- 暗光下瞳孔缩小。
- 晶体透光率下降，尤其是短波光。
- 眼内光衍射增加。

这些可导致视网膜图像对比度（尤其对小物体）和视网膜亮度下降。因此，低对比度和低光状态下视

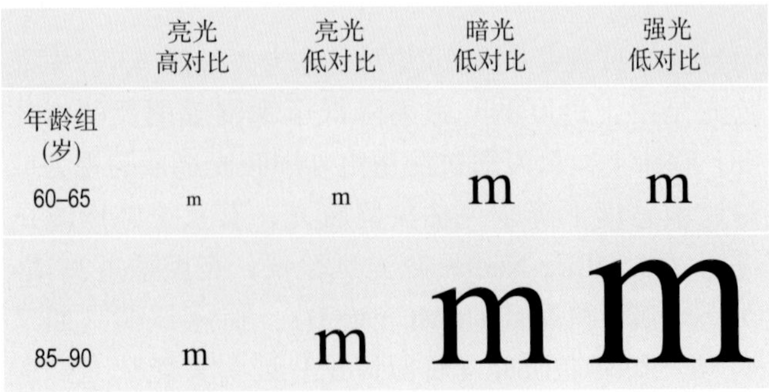

图 33.25 Pelli-Robson 表，用于测量对比敏感度。(From Pelli, D. G., Robson, J. G., & Wilkins, A. J. (1988) The design of a new letter chart for measuring contrast sensitivity. Clinical Vision Sciences 2, 187-199. Copyright Elsevier 1988.[68])

图 33.26 与 60 ~ 65 岁、85 ~ 90 岁老人 4 m 视敏度中位数成比例的字母 m 的大小[78]。

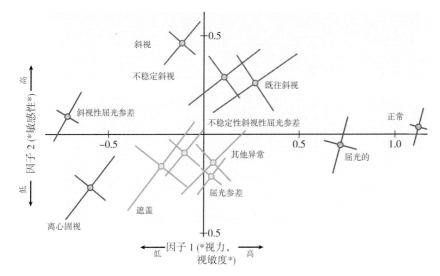

图 33.27　11 个临床明确分类的疾病在双因素空间的平均定位。对角线标尺为沿主轴分布的椭圆形分布区的 1 个标准误，仅用作离散的描述性指标。(Reproduced with permission from Association for Research in Vision and Ophthalmology[85])

觉可能出现损失，而高亮度和高对比度可能保持正常。

仅仅 10 年前，我们才开始关注老人的高对比度视敏度。然而，SKI 研究加拿大 Marin 郡的 900 位高龄老人为时 7 年，研究显示高龄人的高对比视敏度损失被低估[78]。图 33.26 显示了选用大小匹配中度视敏度的字母 m，对 60 ～ 65 岁和 85 ～ 90 岁受检者进行测量的结果。对于高对比度、高亮度目标，老年组的视敏度降低幅度为 1.8 倍（即 "m" 以 1.8 倍增大）。年轻组的伴眩光的低对比视敏度以 3 倍的比率下降，而在老年组以 7 倍的比率下降。虽然 SKI 研究人群（主要为白人，受过高等教育，经济基础较好）可能不能代表大规模人群，但它对理解老人的视觉问题有重要意义。尤其它提示随年龄增长出现的高对比度的视敏度下降被明显地忽视了，那些伴有较好视力的老人，当对比度降低、光亮度降低、光线亮度变换或眩光引起的对比度降低时，可能存在视功能障碍。

弱视

弱视是空间视觉的发育异常，通常伴有斜视、屈光参差或幼年形觉剥夺[79]（框 33.4）。弱视之所以具有临床重要性是因为除了屈光不正，它是最常见的婴幼儿视力缺陷的原因[80]。它反映了正常视觉发育受干扰后的神经元损伤。弱视表现为表观正常的眼的视敏度丧失，且无法通过光学矫正提高。但是，大量证据提示弱视造成了广泛的神经性、感知性和临床异常[81-84]。目前对弱视没有阳性的诊断性测试，相反，是通过排除性诊断确定的：患者多伴有斜视、屈光参差，且排除了未矫正的屈光不正和潜在的眼部疾

框 33.4　弱视

弱视是空间视觉的发育异常，通常与斜视、屈光参差、幼年形觉剥夺有关[79]。相对正常眼的视敏度减退并无法矫正是弱视的必要条件。但是，有大量证据提示弱视导致了一系列神经、知觉和临床异常。

患。

人群中弱视的发生率为 2% ～ 4%[79]，弱视几乎都和早期视觉异常有关：双眼眼位不正（斜视）、成像模糊（高度屈光不正和散光、屈光参差）或形觉剥夺（先天性白内障、上睑下垂）。弱视的严重性取决于双眼的平衡失调程度（如严重单眼白内障造成严重视力丧失）以及弱视发生的时间。这些因素如何影响视力并不清楚，但很明显早期不同的视觉体验导致弱视视敏度和对比敏感度的不同程度的功能丧失[85]（图 33.27）。影响弱视功能的一个重要的因素是有无双眼视功能的破坏。缺乏双眼视的弱视者（通常为斜视性弱视）的 Vernier 和 Snellen 视敏度较光栅分辨率损失更大[86,87]。

拥挤现象和弱视

斜视性弱视的中心视野有明显的拥挤现象。Irvine 首先报告[88]：单个字母如一个 E 可以被斜视眼识别，但如果同行列有其他字母，就产生干扰。眼科专家 Hermann Burian 认为验光师记录的弱视患者的视力优于眼科医生。验光师用单独的字母测试视敏度，而医师用一行字母来测试[89]。斜视性弱视的拥挤

现象多次被文献证实[20,35,36,66,86,87,90-93]。弱视患者中心视野的拥挤现象的程度与弱视者无拥挤现象的视敏度相称。当考虑到分辨率缺损时，它与正常观察者相类似[36]，这看起来相当复杂。最近的研究发现斜视性弱视和非斜视性弱视的拥挤现象本质不同[88,89]。对于屈光参差性弱视，拥挤的视敏度与非拥挤性视敏度相称，类似于正常眼视力模糊，而斜视性弱视更差，类似于正常的周边视力。

参考文献

1. Wade NJ. Image, eye and retina (invited review). J Opt Soc Am 2007; 24:1229–1249.
2. Westheimer, G. Visual acuity. In: Kaufman PL, Alm A, Adler FH, eds. Adler's physiology of the eye: clinical application. St Louis, MO: CV Mosby, 2003:453–469.
3. Hecht S, Mintz EU. The visibility of single lines at various illuminations and the retinal basis of visual resolution. J Gen Physiol 1939: 22:593–612.
4. Snell AC, Sterling S. The percentage evaluation of macular vision. Trans Am Ophthalmol Soc 1925: 23:204–227.
5. Westheimer G. Visual hyperacuity. Progress in Sensory Physiology, vol. 1. New York: Springer, 1981:1–30.
6. Klein SA, Levi DM. Hyperacuity thresholds of 1 second: theoretical predictions and empirical validation. J Opt Soc Am A 1985; 2:1170–1190.
7. Geisler WS. Physical limits of acuity and hyperacuity. J Opt Soc Am A 1984; 1:775–782.
8. Lotze H. Microcosmus: an essay concerning man and his relation to the world. Edinburgh, Scotland: TT Clark, 1885.
9. Levi DM, Tripathy SP. Localization of a peripheral patch: the role of blur and spatial frequency. Vision Res 1996; 36:3785–3803.
10. Liang J, Williams DR. Aberrations and retinal image quality of the normal human eye. J Opt Soc Am A Opt Image Sci Vis 1997; 14:2873–2883.
11. Aubert H, Foerster K. Beitraege zur Kenntnisse der indirecten Sehens. Graefes Archiv fur Ophthalmologie 1857; 3:1–37.
12. Weymouth FW. Visual sensory units and the minimal angle of resolution. Am J Ophthalmol 1958; 46:102.
13. Levi DM, Klein SA, Aitsebaomo P. Detection and discrimination of the direction of motion in central and peripheral vision of normal and amblyopic observers. Vision Res 1984; 24:789–800.
14. Levi DM, Klein SA, Aitsebaomo AP. Vernier acuity, crowding and cortical magnification. Vision Res 1985; 25:963–977.
15. Daniel PM, Whitteridge D. The representation of the visual field on the cerebral cortex in monkeys. J Physiol 1961; 159:203–221.
16. Peterson BB, Dacey DM. Morphology of human retinal ganglion cells with intraretinal axon collaterals. Vis Neurosci 1998; 15:377–387.
17. Polyak S. The vertebrate visual system. Chicago: University of Chicago Press, 1957.
18. Wässle H, Grünert U, Röhrenbeck J, Boycott BB. Cortical magnification factor and the ganglion cell density of the primate retina. Nature 1989; 341:643–646.
19. Azzopardi P, Cowey A. The overrepresentation of the fovea and adjacent retina in the striate cortex and dorsal lateral geniculate nucleus of the macaque monkey. Neuroscience 1996; 72:627–639.
20. Stuart JA, Burian HM. A study of separation difficulty. Its relationship to visual acuity in normal and amblyopic eyes. Am J Ophthalmol 1962; 53:471–477.
21. Levi DM. Crowding – an essential bottleneck for object recognition: a mini-review. Vision Res 2008; 48:635–654.
22. Pelli DG, Tillman KA. The uncrowded window of object recognition. Nat Neurosci 2008; 11:1129–1135.
23. Tyler CW, Likova LT. Crowding: a neuroanalytic approach. J Vision 2007; 7:1–9.
24. Levi DM, Hariharan S, Klein SA. Suppressive and facilitatory spatial interactions in peripheral vision: peripheral crowding is neither size invariant nor simple contrast masking. J Vision 2002; 2:167–177.
25. Tripathy SP, Cavanagh P. The extent of crowding in peripheral vision does not scale with target size. Vision Res 2002; 42:2357–2369.
26. Pelli DG, Palomares M, Majaj NJ. Crowding is unlike ordinary masking: distinguishing feature integration from detection. J Vision 2004; 4:1136–1169.
27. Pelli DG, Tillman KA, Freeman J, Su M, Berger T, Majaj NJ. Crowding and eccentricity determine reading rate. J Vision 2007; 7(2):1–36.
28. Andriessen JJ, Bouma H. Eccentric vision: Adverse interactions between line segments. Vision Res 1976; 16:71–78.
29. Flom MC, Heath GG, Takahashi E. Contour interaction and visual resolution: contralateral effect. Science 1963; 142:979–980.
30. Westheimer G, Hauske G. Temporal and spatial interference with Vernier acuity. Vision Res 1975; 15:1137–1141.
31. Kooi FL, Toet A, Tripathy SP, Levi DM. The effect of similarity and duration on spatial interaction in peripheral vision. Spatial Vision 1994; 8:255–279.
32. Tripathy SP, Levi DM. Long-range dichoptic interactions in the human visual cortex in the region corresponding to the blind spot. Vision Res 1994; 34:1127–1138.
33. Danilova MV, Bondarko VM. Foveal contour interactions and crowding effects at the resolution limit of the visual system. J Vision 2007; 7(2):25:1–18.
34. Levi DM, Klein SA, Hariharan S. Suppressive and facilitatory spatial interactions in foveal vision: foveal crowding is simple contrast masking. J Vision 2002; 2:140–166.
35. Hariharan S, Levi DM, Klein SA. "Crowding" in normal and amblyopic vision assessed with Gaussian and Gabor C's. Vision Res 2005; 45:617–633.
36. Flom MC, Weymouth FW, Kahneman D. Visual resolution and contour interaction. J Opt Soc Am 1963; 53:1026–1032.
37. Bouma H. Interaction effects in parafoveal letter recognition. Nature 1970; 226:177–178.
38. Toet A, Levi DM. The two-dimensional shape of spatial interaction zones in the parafovea. Vision Res 1992; 32:1349–1357.
39. Shlaer S. The relation between visual acuity and illumination. J Gen Physiol 1937; 21:165–188.
40. Sloan LL. Variation of acuity with luminance in ocular diseases and anomalies. Doc Ophthalmol 1969; 26:384–393.
41. Geisler WS, Davila KD. Ideal discriminators in spatial vision: two-point stimuli. J Opt Soc of Am A 1985; 2:1483–1497.
42. Waugh SJ, Levi DM. Visibility, luminance and Vernier acuity. Vision Res 1993; 33:527–538.
43. Ludvigh EJ. Effect of reduced contrast on visual acuity as measured with Snellen test letters. Arch Ophthalmol 1941; 25:469–474.
44. Herse PR, Bedell HE. Contrast sensitivity for letter and grating targets under various stimulus conditions. Optom Vis Sci 1989; 66:774–781.
45. Rabin J, Wicks J. Measuring resolution in the contrast domain: the small letter contrast test. Optom Vis Sci 1996; 73:398–403.
46. Johnson CA, Casson EJ. Effects of luminance, contrast, and blur on visual acuity. Optom Vis Sci 1995; 72:864–869.
47. Legge GE, Rubin GS, Luebker A. Psychophysics of reading – V. The role of contrast in normal vision. Vision Res 1987; 27:1165–1177.
48. Baron WS, Westheimer, G. Visual acuity as a function of exposure duration. J Opt Soc Am 1973; 63:212–219.
49. Waugh SJ, Levi DM. Visibility, timing and Vernier acuity. Vision Res 1993; 33:505–526.
50. Hadani I, Meiri AZ, Guri M. The effects of exposure duration and luminance on the 3-dot hyperacuity task. Vision Res 1984; 24:871–874.
51. Matin L, Picoult E, Stevens JK, Edwards MW Jr, Young D, MacArthur R. Oculoparalytic illusion: visual-field dependent spatial mislocalizations by humans partially paralyzed with curare. Science 1982; 216:198–201.
52. Keesey UT. Effects of involuntary eye movements on visual acuity. J Opt Soc Am 1960; 50:769–774.
53. Westheimer G, McKee SP. Visual acuity in the presence of retinal-image motion. J Opt Soc Am 1975; 65:847–850.
54. Levi DM. Pattern perception at high velocities. Current Biol 1996; 6:1020–1024.
55. Campbell FW, Green DG. Optical and retinal factors affecting visual resolution. J Physiol 1965; 181:576–593.
56. Mitchell DE, Freeman RD, Westheimer G. Effect of orientation on the modulation sensitivity for interference fringes on the retina. J Opt Soc Am 1967; 57:246–249.
57. Levi DM, Song S, Pelli DG. Amblyopic reading is crowded. J Vision 2007; 7(2): 1–17.
58. Legge, GE, Mansfield JS, Chung STL. Psychophysics of reading. XX Linking letter recognition to reading speed in central and peripheral vision. Vision Res 2001; 41(6):725–743.
59. Yu D, Cheung S-H, Legge GE, Chung STL. Effect of letter spacing on visual span and reading speed. J Vision 2007; 7(2):1–10.
60. Legge GE, Cheung S-H, Yu D, Chung STL, Lee H-W, Owens DP. The case for the visual span as a sensory bottleneck in reading. J Vision 2007; 7(2):1–15.
61. Schade OH Sr. Optical and photoelectric analog of the eye. J Opt Soc Am 1956; 46:721–739.
62. Rovamo J, Virsu V, Näsänen R. Cortical magnification factor predicts the photopic contrast sensitivity of peripheral vision. Nature 1978; 271:54–56.
63. Robson JG, Graham N. Probability summation and regional variation in contrast sensitivity across the visual field. Vision Res 1981; 21:409–418.
64. Bailey IL, Lovie JE. New design principles for visual acuity letter charts. Am J Optom Physiol Opt 1976; 53:740–745.
65. Westheimer G. Scaling of visual acuity measurements. Arch Ophthalmol 1979; 97:327–330.
66. Levi DM, Hariharan S, Klein SA. Suppressive and facilitatory interactions in amblyopic vision. Vision Res 2002; 42:1379–1394.
67. Ginsburg AP. A new contrast sensitivity vision test chart. Am J Optom Physiol Opt 1984; 61:403–407.
68. Pelli DG, Robson JG, Wilkins AJ. The design of a new letter chart for measuring contrast sensitivity. Clin Vis Sci 1988; 2:187–199.
69. Bass EB, Steinberg EP, Luthra R et al. Variation in ophthalmic testing prior to cataract surgery. Results of a national survey of optometrists. Cataract Patient Outcome Research Team. Arch Ophthalmol 1995; 113:27–31.
70. Chylack LT Jr, Wolfe JK, Friend J et al. Validation of methods for the assessment of cataract progression in the Roche European-American Anticataract Trial (REACT). Ophthalmic Epidemiol 1995; 2:59–75.
71. James W. Principles of Psychology. Cambridge, MA: Harvard University Press, 1981 (originally published in 1890).
72. Norcia AM, Tyler CW, Hamer RD. Development of contrast sensitivity in the human infant. Vision Res 1990; 30:1475–1486.
73. Boothe RG, Dobson V, Teller DY. Postnatal development of vision in human and non-human primates. Ann Rev Neurosci 1985; 8:495–545.
74. Shimojo S, Birch EE, Gwiazda J, Held R. Development of Vernier acuity in infants. Vision Res 1984; 24:721–728.
75. Shimojo S, Held R. Vernier acuity is less than grating acuity in 2- and 3-month-olds. Vision Res 1987; 27:77–86.
76. Yuodelis C, Hendrickson A. A qualitative and quantitative analysis of the human fovea during development. Vision Res 1986; 26:847–855.
77. Hirsch MJ, Wick RE, eds. Vision of the aging patient; an optometric symposium. Philadelphia: Chilton Co., 1960.
78. Haegerstrom-Portnoy G. The Glenn A Fry Award Lecture 2003: Vision in elders – summary of findings of the SKI study. Optom Vis Sci 2005; 82:87–93.

79. Ciuffreda KJ, Levi DM, Selenow A. Amblyopia: basic and clinical aspects. Boston: Butterworth-Heinemann, 1991.

80. Sachsenweger R. Problems of organic lesions in functional amblyopia. In: Arruga H, ed. International strabismus symposium. Basel: Karger, 1968.

81. Kiorpes L. Visual processing in amblyopia: animal studies. Strabismus 2006; 14:3–10.

82. Levi DM. Visual processing in amblyopia: human studies. Strabismus 2006; 14: 11–19.

83. Barrett BT, Bradley A, McGraw PV. Understanding the neural basis of amblyopia. Neuroscientist 2004; 10:106–117.

84. Hess RF. Amblyopia: site unseen. Clin Exp Optom 2001; 84:21–36.

85. Mckee SP, Levi DM, Movshon JA. The pattern of visual deficits in amblyopia. J Vis 2003; 3:380–405.

86. Levi, DM, Klein, SA. Hyperacuity and amblyopia. Nature 1982; 298:268–270.

87. Levi DM, Klein SA. Vernier acuity, crowding and amblyopia. Vision Res 1985; 25: 975–991.

88. Irvine RS. Amblyopia Ex Anopsia. Observations on retinal inhibition, scotoma, projection, light difference discrimination and visual acuity. Trans Am Ophthalmol Soc 1945; 66:527–575.

89. Burian HM, von Noorden GK. Binocular vision and ocular motility. Theory and management of strabismus. St Louis, Missouri: CV Mosby, 1974.

90. Bonneh YS, Sagi D, Polat U. Local and non-local deficits in amblyopia: acuity and spatial interactions. Vision Res 2004; 44:3099–3110.

91. Song S, Pelli DG, Levi DM. Three limits on letter identification by normal and amblyopic observers. In preparation.

92. Hess RF, Jacobs RJ. A preliminary report of acuity and contour interactions across the amblyope's visual field. Vision Res 1979; 19:1403–1408.

93. Hess RF, Dakin SC, Tewfik M, Brown B. Contour interaction in amblyopia: scale selection. Vision Res 2001; 41:2285–2296.

94. Hirsch J, Curcio CA. The spatial resolution capacity of human foveal retina. Vision Res 1989; 29:1095–1101.

95. Williams DR. Topography of the foveal cone mosaic in the living human eye. Vision Res 1988; 28:434–454.

96. Osterberg G. Topography of the layer of rods and cones in the human retina. Acta Ophthalmol 1935; 6(suppl):1–103.

97. Anstis SM. Letter: a chart demonstrating variations in acuity with retinal position. Vision Res 1974; 14:589–592.

98. Campbell FW, Kulikowski JJ, Levinson J. The effect of orientation on the visual resolution of gratings. J Physiol 1966; 187:427–436.

99. Robson J, Campbell F. A quick demonstration of your own contrast sensitivity function. In: Pelli DG, Torres AM, eds. Thresholds: Limits of Perception. New York: NY Arts Magazine, 1997.

第34章

色　　觉

Jay Neitz・Katherine Mancuso・James A. Kuchenbecker・Maureen Neitz

尹　婕 译　黄振平 校

对颜色的感知是一种极其重要的感官能力，对这一主题的实验研究已经持续了 200 年。在现代生物技术发展之前，对色觉的研究已经在感知体验方面获得了重大突破。从颜色的混合和匹配实验中已得出结论，在正常的色觉形成过程中，眼内需要 3 种不同的受体，每一种受体在可见光谱的不同区域有最大敏感值。因此，早在 19 世纪开始的第一个 10 年，在 3 种类型的视锥感光色素的发现和分离之前，就出现了 Young 和 Helmholtz 的三成分理论，以及 Hering 的 3 对互相拮抗的颜色加工机制的假说。目前已广泛认为正常色觉，或三色觉，是由 3 种类型的视锥光感受器介导的，分别定义为短（S）、中（M）以及长（L）波长敏感。这些光感受器与后面的拮抗组织结合后被激活，从而提供色彩感知。20 世纪 60 年代，通过显微分光光度技术，首次直接测量了灵长类动物视锥光感受器的吸收性能。从那时起，结合视网膜电图和分子遗传学等技术，人们绘制出了 S、M、L 色素的分光敏感度曲线（光谱灵敏度曲线，图 34.1）。

大多数人的视觉为三色性，这一事实解释了为什么电脑和电视机的显示器混合红、绿、蓝三基色可以产生现实世界中的几乎所有颜色。同样，如果人类是四色视觉，有 4 种视锥光感受器，那么电视就需要四原色。3 种类型视锥光感受器的存在也解释了色盲的病因。也就是说，每一种视锥类型的丢失都与相应的遗传学色觉缺陷相关：红色盲基因缺陷导致 L 视锥功能缺陷，绿色盲基因缺陷则导致 M 视锥功能缺陷，蓝色盲基因缺陷则与 S 视锥功能损失有关（框 34.1）。某种颜色的视觉缺陷，是由于编码 L、M 或 S 感光色素的相应基因发生重排、缺失或突变。通过色盲检测试验，可以证实视锥细胞的丢失。然而，有一些问题不能通过 3 种类型的视锥细胞光感受器来解释，例如颜色的表现力。色觉神经电路从 3 种类型的视锥细胞提取信号，通过成对排列产生了 6 种色调的感知：蓝 - 黄、红 - 绿、黑 - 白。下面将详细讨论色觉缺陷的分子遗传学、色觉测试以及色觉感知的神经电路。

色觉和色觉障碍的分子遗传学研究

虽然很早人们就发现色觉缺陷有家族遗传倾向，在男性更加普遍，但直到 1986 年，Jeremy Nathans 和他的同事在关于色觉的生物学基础及其缺陷的研究中才获得了突破性进展。他们将 S、M、L 视锥视蛋白的基因进行克隆和排序，从而证实 L 和 M 视蛋白的基因位于 X 染色体的相邻的位置上[1-3]。随后的突破性发现显示，参与光谱调谐的氨基酸造成了 L 和 M 色素灵敏度峰值存在约 30 nm 的差异[4,5]，因此导致了人群中三色觉异常者色觉质量的差异。

大多数遗传性红 - 绿视觉缺陷是由于女性卵子减数分裂重排时，X 染色体上的 L 和 M 视蛋白发生重排和缺失造成的。二色色觉的表型导致继承 X 染色体的男性一个视蛋白基因被删除。红色色盲以 L 视蛋白基因缺陷为特征，绿色色盲以 M 视蛋白基因缺陷为特征（框 34.2）。尽管人类 X 染色体上通常存在 2 种以上的视蛋白基因，但是只有 2 种显性表达，表达的视蛋白决定了视觉的表型。当视蛋白重组形成一个新的组合，如果前两个基因编码的颜色具有相同的光谱特性，继承了这一基因的男性将拥有二色色觉，即红色盲或者绿色盲。然而，如果两个基因编码的是同一类型（M 或 L）的视蛋白，但在光谱灵敏度上略有不同，则这个男性表现为异常的三色色觉。如果基因编码两个 M 视蛋白，则表现为红色色弱；如果基

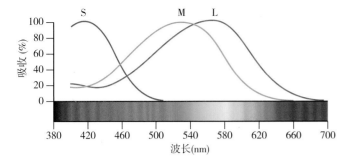

图 34.1 3 种类型的视锥感光色素的吸收光谱,分别对短(S)、中(M)以及长(L)波长敏感。S 感光色素在 415 nm 波长附近最敏感,M 感光色素在 530 nm 附近最敏感,L 感光色素在 560 nm 附近最敏感。3 种类型的视锥细胞的不同的量子吸收率形成了 4 种独特的色觉(蓝色、黄色、红色和绿色)以及可见光谱中数以百计的中间色。

框 34.1　遗传性色觉缺陷的命名

红色觉缺陷(protan defects)是红 - 绿色觉缺陷中最少见的类型,在美国影响约 2% 的男性。红色觉缺陷分为二色性(红色盲)和异常三色性(红色色弱)两种类型,各影响约 1% 的美国男性。红色觉缺陷的严重程度变化范围相对狭窄。"protan"一词来自"the first"的希腊词根。红色觉由 S 和 M 视锥细胞介导。

绿色觉缺陷(deutan defects)是红 - 绿色觉缺陷中最常见的形式,影响约 6% 的美国男性。分为二色(绿色色盲)和异常三色(绿色色弱)两种类型。绿色色弱和绿色色盲分别影响约 5% 和 1% 的美国男性。绿色觉缺陷的严重程度变化范围比较宽泛,从接近正常到接近二色。"deutan"一词来自"the second"的希腊词根。绿色觉由 S 和 L 视锥细胞介导。

蓝色觉缺陷(tritan defects)相对少见,以蓝 - 黄色觉受损为特点。只有二色性(蓝色色盲)一种类型。蓝色色觉缺陷表现为不完全显性,也就是说色觉受损的程度与潜在的基因缺陷之间有差异,即使在同一个家庭内的个体之间也存在差异。"tritan"一词来自"the third"的希腊词根。蓝色觉由 M 和 L 视锥细胞介导。

框 34.2　视色素、视锥视蛋白和相应的基因

视色素,也称为感光色素,由载体蛋白和 11- 顺式视黄醛载色体组成。OPN1LW、OPN1MW 和 OPN1SW 基因分别编码一种载体蛋白(称为视蛋白)。载色体是一种吸收紫外线的维生素 A 衍生物;当其与视蛋白以共价键结合时,载色体的吸收光谱移动到更长的波长。视蛋白中氨基酸的差异决定了 3 种类型视锥细胞吸收光谱的差异(图 34.1)。氨基酸序列的变体或多态性会引起 L 和 M 感光色素的吸收光谱发生相对较小的移位。

- OPN1MW:对中等波长敏感的视锥视蛋白,在 M 视锥细胞中表达,通常被称为"绿色"视锥。OPN1MW 位于 X 染色体 Xq28 位置。OPN1MW 基因(s)的缺陷或丢失最常见的表现是绿色觉缺陷。

- OPN1LW:对长波敏感的视锥视蛋白,在 L 视锥细胞中表达,通常被称为"红色"视锥。OPN1LW 位于 X 染色体上 Xq28 位置。OPN1LW 基因(s)的缺陷或丢失最常见的表现是红色觉缺陷。

- OPN1SW:对短波敏感的视锥视蛋白,在 S 视锥细胞中表达,通常被称为"蓝色"视锥。OPN1SW 位于 7 号染色体的 7q32.1 位置。OPN1SW 基因复制体的错义突变导致蓝色觉缺陷。错义突变是指在编码蛋白中,氨基酸编码序列中一个基因的改变导致其转录成另一种氨基酸。

因编码两个 L 视蛋白,则表现为绿色色弱。异常三色色觉中视觉损失的程度取决于两种色素在光谱中的相似度 [6-8]。

假设在进化过程中,L 和 M 色素在 30 nm 处的光谱分离达到最优化,则此时可以获得 L 和 M 视锥细胞的最佳比例。然而,最近研究表明,当光谱分离更小、产生的 L 和 M 视锥细胞比例不均衡时,仍然能获得稳定的红 - 绿色觉。例如,研究发现红 - 绿色

灵敏度与相近的感光色素呈非线性关系。在 L/M 的分离减少到 12 nm 甚至更小之前,观察者对色彩的辨别力没有减少,只是轻度超出了正常范围 [9]。随着视光学的发展,出现了另一个令人惊讶的发现,即随着在体光学技术的发展可以在活体中分辨视锥光感受器。通过选择性漂白来识别不同类型的视锥细胞,发现正常色觉个体中 S 视锥细胞的数量和排列基本相似,但是 L 和 M 视锥细胞的比值有很大的差异 [10-11]。令人惊奇的是,目前广泛接受的看法是红绿色觉的质量受最终视锥细胞的比例影响,而且事实证明,视觉系统已经进化到能检测很小的差别。

遗传性蓝 - 黄或者蓝色色觉缺陷比红 - 绿色觉缺陷更加少见。蓝 - 黄或者蓝色色觉缺陷是由 S 视蛋白的基因突变导致的 [12-15],通过常染色体显性方式遗传,也就是说,S 视蛋白基因突变的杂合子经常呈现这种表现型。最近对蓝色色觉缺陷的在体光学成像的研究表明,S 视锥细胞营养不良,类似于色素性视网膜炎患者由于视杆细胞视紫红质的杂合突变引起的视杆细胞营养不良 [15]。蓝色色觉缺陷被认为是不完全显性,这意味着不是每个 S 视蛋白基因缺陷的个体都有相应的表现,也许这是由于 S 视锥细胞是逐渐丧

失的，只有到达一定的临界值才会有相应的表现。

色觉测试

如上所述，基因改变引起视锥细胞感光色素的改变或者丢失，导致色觉的缺陷。因为视觉是基于不同类型的视锥光感受器的神经比较、加工而产生的。一种类型感光色素的丢失，以及感光色素敏感度峰值的改变将会引起两种视锥细胞的不同反应，从而导致对颜色的分辨能力下降。假同色板测试也许是诊断视觉缺陷最常用的工具。最典型的例子包括 Ishihara 色觉测试，Hardy，Rand 和 Rittler（HRR）假同色表。色板是由不同颜色和灰度的点组成的纸，每张都含有彩色符号，正常人可以看见这些符号，但有一定色觉缺陷者则看不见这些符号。要求受试者识别这些符号，通过一系列测试板上的特定错误图案，可以诊断可能存在的视觉缺陷。在一些测试中，可以提示缺陷的类型和严重程度。

另一种完全不同的测试是排列测试，要求受试者将一系列彩色盘子按照颜色进行排序，使每个盘子放置在与其外观颜色最相似的盘子附近，通过其排列顺序来判断是否存在视觉缺陷。最典型的例子是 Farnsworth-Munsell 100 色相测试，以及其删减版本 FarnsworthMunsell Dichotomous D15 测试。Rayleigh 色彩匹配测试通常被称为是色觉测试的"金标准"。该测试需要一个色盲检查镜，这种仪器含有一个光学系统，可以产生 2 种并列光，一个呈琥珀色的单色光是"测试光"，另一个是红光和绿光的混合光。受试者通过调整混合光中红光和绿光的比例，使其与琥珀色光完全匹配。与正常色觉的个体相比，由 L 或者 M 色素光谱峰值改变而引起的遗传性色觉异常患者，其调节出来的红-绿光比例偏高或者偏低。此试验敏感度很高，可以检测感光色素的光谱敏感度的遗传性改变，甚至一些对患者区分颜色没有影响或者影响很小的感光色素改变，也能被检测出来。这一测试，由于对异常感光色素检测的高灵敏度，使其成为被广泛采用的"金标准"。然而，必须强调的是，轻度感光色素异常的患者，在颜色辨别能力上没有损失，或者只有很小的损失；即使色素发生改变，仍然可以保持相对不错的色觉质量。将遗传分析与 Rayleigh 匹配测试结合，可以对色觉质量提供更准确的评估。

每一种广泛使用的色觉测试都有其独特的优势，适用于不同场合。因此，经过一系列的测试，将其结果进行综合可以为鉴别诊断提供最完整的信息，从而对色觉缺陷作出总体诊断。理想情况下，诊断色觉缺陷需要获得缺陷"类型"方面的信息。是红-绿缺陷，蓝-黄缺陷，还是混合性缺陷？如果是红-绿缺陷，那么是"红色盲基因缺陷"还是"绿色盲基因缺陷"？是遗传性疾病还是获得性疾病导致的？测试还应当提供严重程度方面的信息。患者的色觉障碍是严重的二色色觉，还是轻微异常？如果是异常型，是非常弱、弱、中度还是严重？在某些情况下，进行一系列的试验是不切实际的。最近 Cole 等人[16]推荐将最新版 Richmond HRR 假同色试验作为"临床医生希望通过单一测试进行色觉诊断的选择"。这一测试通过测试板来检测红色觉、绿色觉以及蓝色觉的缺失，并根据其严重程度分为轻度、中度和重度。若要从异常三色视觉中完全区分出二色视觉者，除了假同色板测试外，还需要使用色盲镜或 D15，或者两者结合使用。

基因检测是区分获得性色觉缺陷和遗传性色觉缺陷的最可靠手段。目前，基因测试尚不能用于商业推广，但是，这一技术的存在就是为了进行这样的测试，如前一节所描述，遗传性色觉缺陷的分子遗传学已被充分掌握。

颜色的表现

色觉的神经电路接受 3 种视锥细胞的输入信号（图 34.2），但会引起 6 种色调：蓝-黄、红-绿、黑-白。普遍认为蓝-黄色觉由 S 视锥细胞产生信号，与 M 和 L 视锥细胞发生的信号拮抗结合，简称为 S-（M+L）；红-绿觉由 L 视锥细胞产生信号，与 M 视锥细胞产生的信号拮抗结合（简称为 L-M）。然而，人类色觉测试证实，色觉感知的光谱标记其实包括 3 种视锥细胞的共同作用，其作用方式如下：蓝色=（S+M）-L，黄色=L-（S+M），红色=（S+L）-M，绿色=M-（S+L）。因此，虽然已经确定色觉应答系统中的识别神经元，但是与人类感知相匹配的光谱特征尚不明确。分子生物学的发展为研究灵长类动物色觉的进化提供了可能性，对基本神经电路的研究提供了很大帮助。这种进化神经参数，以及最近对视网膜神经电路缺陷患者的观察，使得对色觉电路有了一个更新的认识。

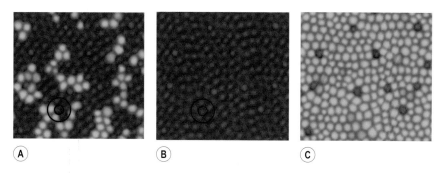

图 34.2 （A）三色色觉者的 3 种视锥细胞排列图。S 视锥细胞（蓝色）较少，占总数的 5%，大致均匀分布在整个视网膜。L 视锥细胞（红色）和 M 视锥细胞（绿色）的排列与正常三色视觉的随机排列相似。侏儒型神经节细胞中心环绕的感受域起源于单个视锥细胞（例如，两个同心圆的内圈）。6 个相邻的视锥细胞在环绕中是最重要的因素（与外圈黏附）。（B）绿色色盲患者的视锥细胞排列中只有 L 和 S 两种类型的视锥细胞。在二色视觉患者中，通常周围的所有视锥细胞类型与中心向侏儒型神经节细胞输出的细胞类型一致。（C）红色色盲患者的视锥细胞排列，只有 M 和 S 两种视锥细胞。

蓝 - 黄电路

为了理解视锥细胞信号向视觉转换的神经传导过程，首先需考虑简化色觉系统，研究更少的视锥细胞类型和更少的基本感觉。短波长的视锥细胞，是一个进化发展的光感受器类型，蓝 - 黄色觉似乎是其他所有颜色的祖先。二色色觉灵长类动物祖先的视锥细胞分为短波长敏感和长波长敏感两种类型。据推测，除了蓝 - 黄色觉电路外，他们与现代人有着相类似的视觉电路，包括由侏儒型神经节系统介导的高敏感性空间视觉电路（详见第 21 章）。

专门携带蓝 - 黄色觉的神经节细胞亚型目前并不完全清楚。在灵长类动物中，目前为止只能描述出两条 S 视锥细胞输出通路（图 34.3 左图）。一条通路是直通式输出至 S 视锥特殊的 ON 双极细胞的感受野中心，反过来输出到小双极（bistratified）神经节细胞，从而提供 "Blue-ON" 信号[17]。第二条通路是 S 视锥细胞通过 H2 水平细胞，与相邻的 L/M 视锥细胞末端连接[18]，然后通过 L/M 特殊的双极细胞，输出到侏儒型神经节细胞。然而，这种解剖连接的生理作用仍不清楚。从历史上看，小双极神经节细胞已被视为蓝 - 黄视觉神经底物的主要候选者。但是，他们均对蓝色应答，抑制黄色，这种对黄色部分拮抗的生理基础我们并不明确。此外，最近对基因突变的受试者研究发现，ON 双极细胞通路的失活使我们对小双极细胞是否参与蓝色觉感知产生了疑问。具体来说，ON 双极细胞上的促代谢型谷氨酸受体发生突变，临床上，这些患者表现为先天性静止性夜盲[19]（框 34.3）。如果小双极细胞是蓝色觉感知的生理性底物，没有从

S- 视锥 ON 双极细胞输入信号，则先天性静止性夜盲（CSNB）患者会出现蓝色视觉缺陷。然而，标准测试表明，这些患者有正常的三色视觉。虽然 ON 旁路缺陷相关的视觉机制需要进一步研究，但是这些结果提示，蓝色视觉可能是由单一通路介导，因此我们现在要考虑 S 视锥细胞第二种解剖输出的可能性作用，即通过 H2 水平细胞介导的小神经细胞通路。

在灵长类动物视觉最敏感区域视网膜——黄斑中，聚集了超过 90% 的神经节细胞，这些神经节细胞称为 "侏儒型"，是因为他们的树突较小，在中心 7°～10°，单个视锥细胞与 "侏儒型" 双极细胞连接。侏儒型神经节细胞有 ON 和 OFF 中心两种类型，通过一对相应的 ON 和 OFF 侏儒型双极细胞接受输入信号，两者对视锥细胞释放的谷氨酸盐神经递质出现相反的响应（详见第 22、23 章）。侏儒型神经节细胞并不直接接受 S 视锥细胞传出的信号，

框 34.3　蓝色视觉的一条线索：先天性静止性夜盲（CSNB）

人眼中视锥细胞和视杆细胞两种类型的光感受器有不同的功能。视杆细胞只在非常暗的光照水平时提供视觉，例如在光线微弱的夜间。与此相反，视锥细胞在光线水平相对较高时提供视觉，例如在日光和标准室内照明条件下。

L/M 视锥细胞与 ON 和 OFF 双极细胞均有接触连接，而 S 视锥细胞和视杆细胞只与 ON 双极细胞接触。ON 双极细胞的树突表达 mGluR6 促代谢型谷氨酸受体，这一受体的突变将导致 ON 通路的缺陷。奇怪的是，当 CSNB 患者的由视杆细胞介导的视力受到损害导致夜间视力表失时，S 视锥细胞介导的（蓝）色觉似乎不受影响。

只接受 M/L 视锥细胞的直接信号。因此，在只有 S、L 视锥细胞的人类二色视觉祖先中，侏儒型神经节细胞系统的主要功能是比较 S 与 L 视锥细胞对颜色提供的亮度信号（图 34.2b），可能通过 ON 通路感知白色，通过 OFF 通路感知黑色视觉（图 34.3，右上图）。由于 S 视锥细胞分布相对稀疏，在整个视网膜

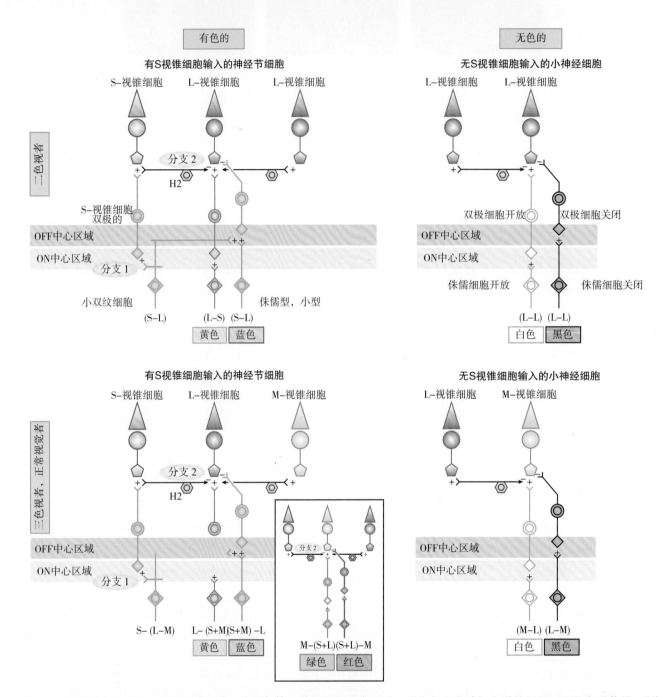

图 34.3　已知解剖连接基础上的视网膜电路，在添加第三种视锥细胞类型后，引发与人类感知光谱特征相匹配的色觉信号。"分支 1"提示直接通过 S 视锥细胞输出到小双层神经节细胞通路。"分支 2"为研究发现的第二个解剖连接，将 S 视锥细胞信号通过 H2 水平细胞输出到侏儒型神经节细胞（见正文）。在二色视觉中添加 M 视锥细胞，只改变小双层神经节细胞的"周围"感受域，它们仍有相似的光谱应答性质，使其不能作为红色、绿色、蓝色和黄色的视觉作用底物。与此相反，"中心"和"周围"的侏儒型神经节细胞感受域均可以通过添加 M 视锥细胞而发生改变，将预先存在的蓝 - 黄通路分成两种对光谱应答有不同特性的组织，一个是蓝 - 黄，另一个是红 - 绿色（插图）。即使在正常色觉者，侏儒型神经节细胞既可以感知弥散红光或者绿光，也可以响应暗光边缘，但是最终两种知觉必须在更高水平的视觉处理进程中分离。研究证实只有单纯的 L/M 对比电路的"黑 - 白"信号可以传导到皮质（右下）。

中大体平均分布，相邻视锥细胞的信号强度随着距离的扩大，呈指数减弱。只有在感受域周围较少数量的侏儒型神经节细胞可以接受 S 视锥细胞的大量输入信号，在蓝 - 黄视觉拮抗中为 L 和 S 视锥细胞的信号比较提供了一种可能的作用底物（图 34.3，左上图）。

红 - 绿色觉电路

侏儒型神经节细胞接受 S 视锥细胞在其周围感受野中输入，作为感知蓝 - 黄色觉的底物，结合进化中加入第三种类型的视锥细胞产生的效应后，这一观点被证实是合理的。分子遗传学研究结果表明，M 视锥细胞的基因复制衍生了相对近期的三色视觉的出现。为了使低发生率的遗传事件能够传递，最终使旧大陆灵长类生物包括人类能获得三色视觉，必须使已经适应先前视觉通路的灵长类动物在新扩展的红 - 绿色觉中获得直接的优势。灵长类动物的祖先只有 S 和 L 视锥细胞，小双极神经节细胞电路在添加 M 视锥细胞后，光谱应答特性几乎没有影响（图 34.3，左下）；也就是说，由于 S 视锥通过与小双极细胞之间的特定连接，使得中心保持不变，周围可能从 "L" 转变成 "L + M"。因此，简单的添加第三种类型的视锥细胞，并不能将神经节细胞 "分" 成蓝 - 黄和红 - 绿两种光谱类型。这时进化限制所要求的直接优势产生了。与此相反，当 M 视锥细胞随机添加到预先存在的小系统中，拮抗小神经细胞亚型自主地分成两种不同的类型。感受域的中心将变成 "L" 或者 "M"，因此，周围感受野将被转换为 "M + S" 或者 "L + S"，自动生成对光谱应答有 2 种不同反应的小细胞（分别对应红 - 绿色觉和蓝 - 黄色觉，图 34.3）。总的来说，侏儒型神经节细胞在感受域周围接受 S 视锥细胞的输入信号，为皮质的色觉电路提供了生理底物。形成感受域中心的视锥细胞可以是 L 视锥细胞或 M 视锥细胞，神经节细胞可以是 ON 或 OFF 的中心。得到的 4 种可能组合，与已知的 4 种光谱中的主要色相相对应。也就是说，ON 中心神经节细胞在中心接受 M 视锥细胞输入，周围接受 S 和 L 视锥细胞输入，将提供 M-（S+L），产生绿色；同样的感受域通过 OFF 中心的神经节细胞产生（S + L）-M，产生红色。L 视锥细胞为中心，M 和 S 视锥细胞在周围，将导致 L-（S + M），产生黄色；同样的感受域通过 OFF 中心的神经节细胞产生（S + M）-L，产生蓝色。

黑 - 白色觉电路

有待进一步研究证实的是，添加对长波到中波敏感的视锥细胞后，视网膜上几乎所有的侏儒型神经节细胞以及投射到外侧膝状体核（LGN）的细胞，除了能对明暗边缘应答外，还可以对红光或绿光产生应答。因而，早期的色觉模型，约 95% 的视锥细胞是产生红 - 绿系统中的 L 和 M 视锥细胞，余下 5% 是由 S 视锥细胞输出的蓝 - 黄视觉系统。由于两种色觉系统在相似的视觉敏感度的基础上有着难以置信的不平衡性，因此提出 L/M 视锥细胞的优势在于亮度（明暗）检测，即只有一小部分的 L/M 视锥细胞拮抗信息有助于色觉形成。虽然这种想法一开始认为不可思议，但是考虑到初级视觉皮质（VI）接受 LGN 色觉拮抗神经元直接的输入信号记录，这一想法的可信性已经增加。

VI 神经元的感受域性质与 LGN 存在很大不同，少数的皮质神经元对空间均一刺激产生应答，绝大多数对边缘的方向有选择性。此外，大多数 VI 神经元对无色彩的信息应答良好，但对有色彩信息应答不佳，而这种有色信息对绝大多数 LGN 细胞是一个强大的刺激。总之，只有 5% ～ 10% 的 VI 神经元对纯粹的色彩信息能做出应答，对无色信息应答微弱[20]。

即使 LGN 细胞接受 L/M 拮抗感受域对空间上均匀色彩和黑 - 白边缘的应答输入，大部分的彩色信号也被过滤和丢弃，也许是在皮质水平上进行第二个回合的侧向拮抗。这种二次皮质拮抗是通过给灵长类祖先增加第三视锥细胞类型后，偶然发现仍然保持原有无色觉亮度回路，而非原来设想的这条通路是用于感知明暗边缘的（图 34.3，右下图）。因此，只有侏儒型神经节细胞的小部分亚型接受 3 种视锥细胞的输入，才能将颜色信号传到更高的皮质水平（图 34.3，左下图），这就导致了红绿系统和蓝黄系统在输入信号上的显著不平衡。

未来发展方向

目前，我们已经对负责亮度和颜色的视网膜神经类型和它们的相互联系有了一定的研究，对更高级视觉中枢的研究则日益发展。然而，这些环节如何最终提供视觉仍是一个令人着迷的难题。目前很多线索都来自视觉系统的进化和有关的解剖学、生理学信息，快速涌现的新兴技术无疑将有助于不断取得进展。例如，通过发展病毒载体介导的基因治疗来治疗人类的视觉障碍。应用包含有视锥细胞特异性启动子元件的腺病毒重组体，有可能转基因表达灵长类哺乳动物的视锥细胞亚型 [21,22,23]。建立向色觉简化的动物中加入新的视锥细胞感光色素的模型，可将其作为一种实验手段来标记色觉的神经电路图，以理解色觉进化过程中扩展红-绿色觉的需求。

目前我们并不能完全治愈红-绿色觉缺陷。在大多数情况下，视锥光感受器是健康、有功能的。病毒载体介导的基因治疗是一种可行性选择，即向光感受器提供丢失的视锥细胞视蛋白基因，从而弥补视觉缺陷。如果所有利用第三种类型的视锥细胞的神经电路图出现在二色色觉的个体中，正如既往可能在二色色觉的灵长类动物祖先中所出现的，则基因治疗有望为红-绿色盲患者提供完全的三色视觉。

参考文献

1. Nathans J, Piantanida TP, Eddy RL, Shows TB, Hogness DS. Molecular genetics of inherited variation in human color vision. Science 1986; 232:203–210.
2. Nathans J, Thomas D, Hogness DS. Molecular genetics of human color vision: the genes encoding blue, green, and red pigments. Science 1986; 232:193–202.
3. Vollrath D, Nathans J, Davis RW. Tandem array of human visual pigment genes at Xq28. Science 1988; 240:1669–1672.
4. Neitz M, Neitz J, Jacobs GH. Spectral tuning of pigments underlying red-green color vision. Science 1991; 252:971–974.
5. Asenjo AB, Rim J, Oprian DD. Molecular determinants of human red/green color discrimination. Neuron 1994; 12:1131–1138.
6. Regan BC, Reffin JP, Mollon JD. Luminance noise and the rapid determination of discrimination ellipses in colour deficiency. Vision Res 1994; 34:1279–1299.
7. Neitz J, Neitz M, Kainz PM. Visual pigment gene structure and the severity of human color vision defects. Science 1996; 274:801–804.
8. Sharpe LT, Stockman A, Jägle H, et al. Red, green, and red-green hybrid pigments in the human retina: correlations between deduced protein sequences and psychophysically measured spectral sensitivities. J Neurosci 1998; 18:10053–10069.
9. Barbur JL, Rodriguez-Carmona M, Harlow JA, Mancuso K, Neitz J, Neitz M. A study of unusual Rayleigh matches in deutan deficiency. Vis Neurosci 2008; 25:507–516.
10. Roorda A, Williams DR. The arrangement of the three cone classes in the living human eye. Nature 1999; 397:520–522.
11. Roorda A, Neitz J. Chromatic topography of the retina. J Opt Soc Am A 2000; 17(3): 495–496.
12. Weitz CJ, Miyake Y, Shinzato K, et al. Human tritanopia associated with two amino acid substitutions in the blue sensitive opsin. Am J Hum Genet 1992; 50:498–507.
13. Weitz CJ, Went LN, Nathans J. Human tritanopia associated with a third amino acid substitution in the blue sensitive visual pigment. Am J Hum Genet 1992; 51: 444–446.
14. Gunther KL, Neitz J, Neitz M. A novel mutation in the short-wavelength sensitive cone pigment gene associated with a tritan color vision defect. Vis Neurosci 2006; 23: 403–409.
15. Baraas RC, Carroll J, Gunther KL, et al. Adaptive optics retinal imaging reveals S-cone dystrophy in tritan color vision deficiency. J Opt Soc Am A 2007; 24: 1438–1447.
16. Cole BL, Lian KY, Lakkis C. The new Richmond HRR pseuodisochromatic test of colour vision is better than the Ishihara test. Clin Exp Optom 2006; 89:73–80.
17. Dacey DM, Lee BB. The blue-ON opponent pathway in primate retina originates from a distinct bistratified ganglion cell type. Nature 1994; 367:731–735.
18. Dacey DM, Lee BB, Stafford DK, Pokorny J, Smith VC. Horizontal cells of the primate retina: cone specificity without spectral opponency. Science 1996; 271: 656–659.
19. Dryja TP, McGee TL, Berson EL, et al. Night blindness and abnormal cone electroretinogram ON responses in patients with mutations in the GRM6 gene encoding mGluR6. Proc Natl Acad Sci USA 2005; 102(13):4884–4889.
20. Solomon SG, Lennie P. The machinery of colour vision. Nature Rev Neurosci 2007; 8(4):276–286.
21. Li Q, Timmers AM, Guy J, Pang J, Hauswirth WW. Cone-specific expression using a human red opsin promoter in recombinant AAV. Vision Res 2007;48.
22. Mauck MC, Mauncuso K, Kuchenbecher J, et al. Longitudinal evaluation of expression of virally delivered transgenes in gerbil cone photoreceptors. Vis Neurosci 2008; 25: 273–282.
23. Mancuso K, Hendrickson AE, Connor TB, Jr, et al. Recombinant adeno-associated virus targets passenger gene expression to cones in primate retina. J Opt Soc Am A 2007; 24: 1411–1416.

第35章

视 野

Chris A. Johnson · Michael Wall

吴 勇 译 尹 婕 校

概述

近 200 年来，视野检查已被用作评价视觉功能的诊断程序，这项技术的回顾性综述可见于多种出版物[1-5]。近来，各种新技术不断被开发，但检测叠加在统一的背景上的小白色目标在不同的周边视野的分布，这一标准的临床过程，仍然是很多眼科专科医生最常用的方法。临床上，视野检查用于检测视路病理造成的视功能的损害、鉴别诊断以定位视野缺损的部位、监测急慢性疾病的进程以及评估疾病的治疗效果。尽管当前的测试程序跟早期技术很相似，但是在陈述、分析、解释视野结果方面有了重大的进展。这促进了程序的自动化、方法的标准化，测试结果能直接快速统计评估和测试的有效性增强。在本章中，我们将概述视野检查的心理生理基础，讨论周边视野测试的策略，视野测试数据陈述形式，影响视野结果分析的重要因素，识别视野损害的类型，检查视野改变的策略以及临床设备中视野信息评估的准则。此外，我们将简要地描述一些新的视野测试程序，它们为评价视觉系统的功能状况提供重要信息，也被一些研究者证实对临床有益。

视野测量的心理生理学基础

传统的视野测量需要患者分辨叠加在均一亮度背景上小白色目标在不同视野方位的分布。检测任务是测定亮度阈值的增加量或者改变量，它取决于能从背景亮度（L）分辨出的最小亮度增加量（ΔL），这被称为韦伯定律或 $\Delta L/L = C$[6]。为了能够让韦伯定律能更有依据地应用，视野仪的周边背景适用亮度必须在适光范围内（通常为 31.5 阿熙提或每平方米 10 个

烛照亮度），瞳孔必须要足够大（大于 2 mm），光学媒介必须要清晰，其他的测试条件（刺激大小、持续时间）也要在适当的范围内。在正常的眼和视觉系统的适光条件下，黄斑小凹是视野中敏感度最高的地方。随着偏离黄斑中心凹的程度增加，在 3 D 有明显的敏感性降低，在 30 D 范围内均有渐进的敏感度降低，在 30 D 以外，降低的速度更显著。颞侧的视野（远离鼻侧）范围大于鼻侧视野，下方的视野范围大于上方视野。视野敏感度的三维图形被称为"视野山"或者是"盲区的视岛"（图 35.1）。岛上的"洞"代表生理盲点，生理盲点是视神经通过的部位，没有感光细胞或者其他视网膜神经成分存在。生理盲点代表的区域是不能感知的椭圆形暗区，位于偏离视觉中心大概 15 D 的区域，在水平子午线延伸 1/3 ~ 2/3。从临床角度看，视野测量和视野测试的一个主要目的在于寻找偏正常敏感度的区域和确定缺损的位置和形状。

与所有的心理生理评估一样，在重复测量时，敏感度及光增量都有测量误差。几个实验室的研究证实，在临床测试的条件下，具有正常敏感度的测试者，对于重复测量的偏离标准接近 3dB[7-15]。在受损的视野区域敏感度下降，变化量可以达到 300% ~ 400%，超过了 95% 可信区间的变化[15]。一种定量评估这种变异的方法是获得一个 FOS 的频率曲线，标注了随刺激亮度改变的刺激百分比刺激。FOS 曲线在正常灵敏度的地区是非常陡峭的，在明显异常和受损的视野中又会变得平坦。从临床的角度来看，重要的是最大限度地减少响应的变化，使病理状态引起的微妙变化能快速地检测出来。这可以通过使用更大的刺激，改变所使用的刺激类型，调整响应估计算法等其他措施来解决[7-15]。

视野测量的生理基础

要想合理地解释视野，需要了解视觉通路的解剖学排列。如图 35.2 所示，在视网膜上形成的视野全景图是通过眼的视觉系统（包括角膜、晶状体、瞳孔）形成的。视觉转换成电冲动先通过 1 亿个光感受细胞，再通过其他视网膜神经成分，最终到达大约 100 万个视网膜神经节细胞。视网膜神经节细胞轴突进入视神经盘，最终到达视皮质。视神经纤维离开眼球向大脑延伸，在垂直子午线上视神经纤维发生分离。这种分离发生在视交叉，由此一个眼睛鼻侧视

野和另一只眼睛的颞侧视野结合，于是视野的左半边由大脑的右半球控制；而视野右半边由大脑的左半球控制。在视觉通路这一点上，在双眼间没有一个点对点的视网膜拓扑定位图。神经纤维继续向丘脑（外侧膝状体核）走行，其神经纤维突触传递信息到被称为17 区或 V1 的大脑视皮质。在初级视皮质，有点对点的双眼视网膜定位图（在正常发育前提下），这是神经纤维经过视交叉重构的结果。在远离初级视皮质的区域，大脑的其他区域有更复杂的联系，这个不在本章的讨论范围内。

视野测量的类型

现在临床上有 3 种不同形式的视野测量方法：动态视野检查、静态视野检查和超阈值的静态检查。每种测量方法都有自己的优缺点，每一种有自己独特的临床诊断目的。如此看来，应该指出的是这些技术应被视为是互补的，在临床应用中只有轻度的重叠。

动态视野测计

正如它的命名一样，动态视野测量是一个光标在一个 1 ~ 2 m 黑暗的正切屏幕或者照亮的半球视野计表面的运动（Goldmann or Goldmann-like 视野计）。一个有经验的运动视野检查师通常需要足够的实习时

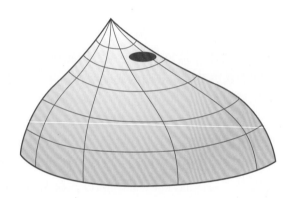

图 35.1　整个视野范围内眼睛对光的敏感度的三维示意图。图中所示的是右眼（OD）。

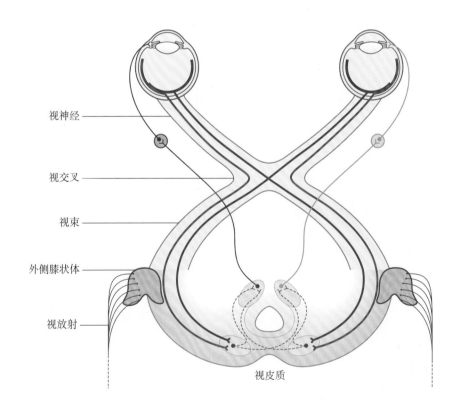

视神经

视交叉

视束

外侧膝状体

视放射

视皮质

图 35.2　视路全景图。

间（6 ～ 12 个月）从而能熟练运用这种技术。本章没有对动态视野的检查技术进行全面的描述，精准的对动态视野检查描述见于 Anderson 的论著[4]。

动态视野计通过固定大小及亮度的目标在 15 D 范围内，沿连续的子午线，从周边向固定的点移动，描述视野山（可视区和不可视区的界限）。平滑的运动速度保持在每秒 4 ～ 5 D 的偏心度移动，在接近固视的地方保持在每秒 1 ～ 2 D 移动。对于一个特定的目标，边界的位置是由一条具有相等灵敏度的等视线连接的。改变目标的大小或亮度可以产生多个等视线。在周边视野，通常变化视标的大小；而在比较中心的区域，通常改变亮度。正常的等视线是蛋形的，蛋的长轴延伸到颞侧视野，短轴延伸到鼻侧视野。同样，下方视野也比上方视野范围大。如果等视线是这种形状的话那么就没必要进行更进一步的评估。然而如果等视线上出现局部压陷，应从垂直的方向上的外周的 2 个点之间画出的假想线，移动目标进行重复测定。如果重新描绘等视线的轮廓，需要重复这个过程。通常情况下，在 3 和 6 之间的等视线能够提供视野的详细特征。

在视野的 30 ～ 40 D 半径范围内，一系列的弓形的"测试点"通常出现在等视线间和一个或多个等视线的锯齿处。静态阈值点是通过动态等视线刺激物，在等视线范围内，应用简短的闪烁目标进行检测。某个检验点的缺失应该再做一次检查以确定不能够被检测。等视线在有缺失点区域出现局部压陷或者回退，在假定的缺陷中心开始向外移动在 8 个径向方向（水平、垂直和倾斜），绘制暗点映射图。还可以进行额外的中间扫描，以更好地描述缺损的形状，应用多个目标以显示缺损深度和其边界的斜率。最后的结果是绘制一个视野山，提供一个二维的视野来表示三维结构。

动态视野的优点包括能够描述整个中心和外周视野，加强检查者和受试者之间的灵活性和互动，能够准确地显示视野缺损的形状，更有效地评估周边视野。缺点包括比其他形式的视野测试具有更高的变异性，检查医师的个人操作差异较大，缺乏标准化的程序，缺乏人群特征的规范，难以显示不同年龄组的弥漫性或广泛性视野缺损。

尽管缺乏特别的量化指标描述动态视野，图 35.3 给出了一个正常视野例子。除了一些自动视野计已经包含的动态测试程序，大多数的动态视野计是人工的[16-20]。

静态视野计

目前静态视野计是临床常用的视野测量方法，特别是自动视野计。静态视野计是检测被叠加均一白色背景上的小静止目标。每一个被检测的位置，都有一个可以和背景区分开来的最小光增量（光差阈）。在固视中心与偏心位置间的各放射状经线，或根据包含水平及垂直经线的笛卡尔线的位置来确定视野的定位。很多种测试策略被应用于静态视野计，包括阈值的上升[2]、托架或者阶梯程序[21-23]、预测阈值估计程序[24-29]和其他有效的或者适应性的测试策略[30-33]。大多数的眼科专科医生目前采用很多形式的适应性预测程序比如瑞典的交互阈值算法（SITA）、连续的阈值快速估计（ZEST）或者趋势导向视野计或类似的程序[24-33]。此外评估测试的性能（假阳性反应、假阴性反应、盲点固视检查）和校对（眼位和头位）的追踪评估方法也被用于静态视野计[34-39]。

自动化视野的测试结果通常用灵敏度数值来表示，与特定年龄组的正常平均值的总体和模式偏离，灰度灵敏度表示视野的敏感性、偏离正常均值的概率点图和在某些情况下三维的灵敏度密度图。此外，Humphrey 视野分析计，被称为视野指标的概要统计，也提供总体或广泛的灵敏度损失（平均偏差 [MD]）的指示、局部的灵敏度损失（模式标准差 [PSD]）、由不对称的上位和下位的青光眼视野损害产生的局部敏感度损失（青光眼半视野测试

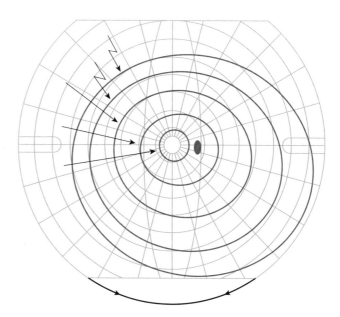

图 35.3 用动态视野计测量的正常人的视野图。

[GHT] ）和视野的进展（青光眼进展分析 [GPA] ）和进展率（青光眼进展指数 [GPI] ）。相似类型的分析也可用于其他自动化视野计。

　　自动静态视野计的优点包括使用了标准化的测试程序，不同地点交换信息的能力，建立年龄校正的规范性数据库，直接把个体结果和正常人群特征进行比较，监测响应的可靠性、关注度和互动性，同轴度和可重复性。自动静态视野检查的缺点包括时间的消耗和评估整个周边视野的方法较有限，测试程序不灵活，对患者的注意力和操作要求较高，对灵敏度小于 20 dB 的 Ⅲ 级目标测试变异性增大。图 35.4 的例子显示静态视野检查法的灰度图：（a）正常的视野，（b）弥漫性或广泛的视野缺损及（c）局部的视野缺损。

阈上静态视野计

　　阈上静态视野检查通常被用作检测视野缺失的快速筛选程序。应用标准自动视野计进行阈上静态视野检查有很多不足之处：（1）除少数例外 [40-46]，绝大多数在这一领域的基础研究是针对阈值的估算，而非阈上筛选程序；（2）评估这些程序性能特征的临床研究有限；（3）阈值估算策略的效率提高，实际上比一些阈上的筛选程序耗时更短；（4）对采用何种阈上筛选程序作为筛查还没有达成共识。

　　目前有各种各样的形式的阈上静态视野计在使用。刺激呈现模式的范围从小于 30 到近 200 个。一些模式中所有目标采用固定的刺激亮度。其他的根据不同的偏心度水平，使用多种亮度。有一些对缺陷区域使用多重亮度刺激以评估敏感度丢失程度，有些则重复测试证实灵敏度的损失程度，有些对可疑区域采用更高分辨力的测试点以提供更高的空间分辨率。只有少数的研究对不同的程序结果进行比较或评估筛选试验的结果与视野阈值测定的不同 [40-46]。这为今后确定适合于临床以及以人群为基础的筛查创造了一个机会。

　　阈上静态视野的优势在于为患者和检查者提供简单、高效率的视野筛查技术，测试整个周边视野的规范化程序和能力。其缺点包括信息量有限，与阈值技术相比，灵敏度和特异度降低，缺乏已被验证的适当的决策规则和评分系统，不能监测病情的进展。

检测周边灵敏度损失和对结果的分析

　　为了更好地解释视野结果，最好的方法是对出现在出版物上的发现进行系统综述。图 35.6 提供了应用 Ⅱ 型 Humphrey 视野分析仪采用 24-2SITA 标准模式测定青光眼患者左眼下方弓形视野损害的单一视野分析结果。

　　图 35.6 所示的视野图的上部（从左至右，从上到下）分别显示患者的名字，被测试的眼别，患者的 ID 码和出生日期。这下面的信息是有关测试使用的条件（背景亮度、刺激的大小、固视目标、固视的监测方法）、测试策略（SITA、全阈值、超阈值筛选）、性能特点（假阳性率、假阴性率、固视点的丢失）、患者的年龄和眼的状况（折射距离、瞳孔大小、视力）。33% 的假阴性率的错误超出正常范围，虽然这经常发生在视野缺损的眼睛 [47]。过多的假阳性

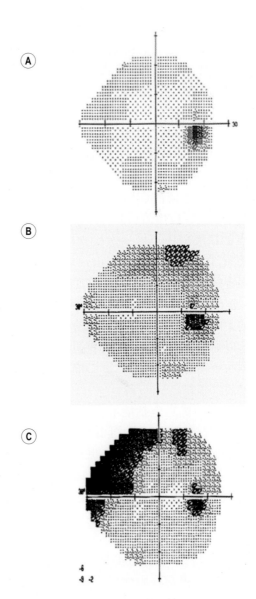

图 35.4　静态视野检查测试结果得到的灰度图（A）正常视野，（B）弥漫性或广泛视野缺损，（C）局部视野缺损。

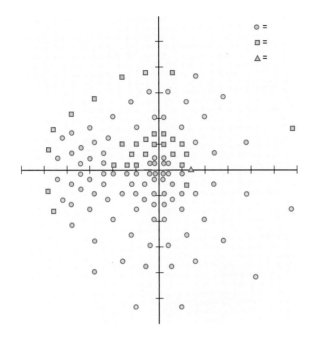

图 35.5 用 Humphrey 视野分析仪测定原发性开角型青光眼患者的右眼上方弓形缺损，采用双带，120 点阈值相关测试。

率是罕见的，而且通常伴有过多的注视丢失，这类患者有"触发器快乐"。对全阈值程序，使用 33% 的标准，但对于 SITA 这种新的模式，超过 15% 被认为假阳性率过高。固视点的丢失一般不超过 33%[34,35]，但可以采用减少过度固视丢失的方法，头位倾斜度可以错误地提升这一比例[50]。

下面的信息包括患者的黄斑中心凹阈值（如果可以被测试），XY 图形表示灵敏度值，灰度表示的视觉灵敏度。灵敏度值以分贝（dB）表示，这在标准自动视野计被定义为对比度（增量阈值或韦伯分数，$\Delta L/L$），以检测叠加在均一背景上的刺激，以指数形式反映视野灵敏度。0 dB 的值表示需要仪器产生最亮的叠加于背景上刺激。每 1 dB 的增量代表刺激亮度增加了 0.1log 单位。因此，10 dB 的灵敏度表示检测目标的能力 10 倍弱于最大刺激亮度，20 dB 的刺激表示检测目标的能力 100 倍弱于最大刺激亮度，以此类推。视野的灵敏度的灰度图能即时显示视野山的灵敏度特性，并能以变暗的形式传达灵敏度降低的图形，这提供了一种非常快速的方法描述视野降低部位的位置、大小、形状和深度。

灰度图的正下方的数值是平均偏差（MD）、模式标准偏差（PSD）和青光眼半球的测试（GHT）积累。MD 表示患者视野与同龄人平均正常结果的偏差。PSD 是从中心凹外 30 度的半径（III 级目标每度

降低 0.6 dB 大小）的平均灵敏度下降值的偏差（均方根 [RMS] 偏差）。在某些方面，PSD 视为视野扰动（偏心区域的视野表面出现不规则）一个量化的指标，特别是因为盲点的边缘是不同于敏感度光滑表面的特异转变。青光眼半球测试（GHT）比较了上下方镜像视野的群集点，如图 35.7 所示。上下视野的 5 个部位被设计成代表青光眼最经常发生的弧形的神经束的视野损失（鼻侧阶梯，旁中心区的丢失，部分弓形，弓形缺损）。在正常的眼睛，在视野半球的上下方区域之间的灵敏度只有细微差别。然而，在青光眼和其他视神经病变，视网膜损害的位置通常不完全对应视野半球的上、下极损害，导致视野半球的上下方之间有很大的灵敏度差异。

在视野指数的左边是总体偏差和模式偏离图。左上总体偏差的曲线图，表示患者的灵敏度阈值与同龄的正常观察者平均数的偏差（正值表示高于平均正常灵敏度，负值反映低于平均正常灵敏度）。右侧图形的偏差值，根据第 85 百分位数（24-2 刺激呈现模式的第七敏感点）来调整患者的视野而得到，用来标示广泛或弥漫的灵敏度差异（即患者的较高灵敏度值下调，较低灵敏度值上调）。一旦完成这些，就可以得出同龄人平均正常灵敏度的偏差。在总体和模式偏差计算的数值下面为概率图。对于每个视野的位置，这些图显示单点的值是在正常的 95% 可信区间，变黑和密度增加的波动区域分别显示了低于平均年龄矫正值的 5%、2%、1% 和 0.5% 概率水平的敏感度位置。总体和模式偏差概率图的比较对于解释视野是非常有用的。

图 35.8 显示了用总体和模式偏差概率图表示视野结果的 4 个例子。图 35.8A 显示正常的总体偏差图，以及有许多不正常结果的模式偏差图。这表明，患者眼睛灵敏度的值高于正常年龄矫正值的 95%，这通常见于有"触发快乐"，不恰当地响应目标的患者，而在正常人中不易出现。在这些患者中，固视缺损率以及假阳性率也会经常超出正常范围。

图 35.8B 显示总体偏差概率图出现的异常，但不显示模式偏差概率图中的异常。这是广泛或弥漫性视野缺损的指标。图 35.8C 显示的总体和模式偏差概率图看起来是几乎相同的，这表示局部视野灵敏度的缺失。最后，图 35.8D 显示总体和模式偏差概率图的视野异常的位置，有些区域在这 2 个图中表现为异常图形，而有些区域在总体偏差图中表现出异常，在模式偏差图中却没有表现出来。这是一个常见的现象，表

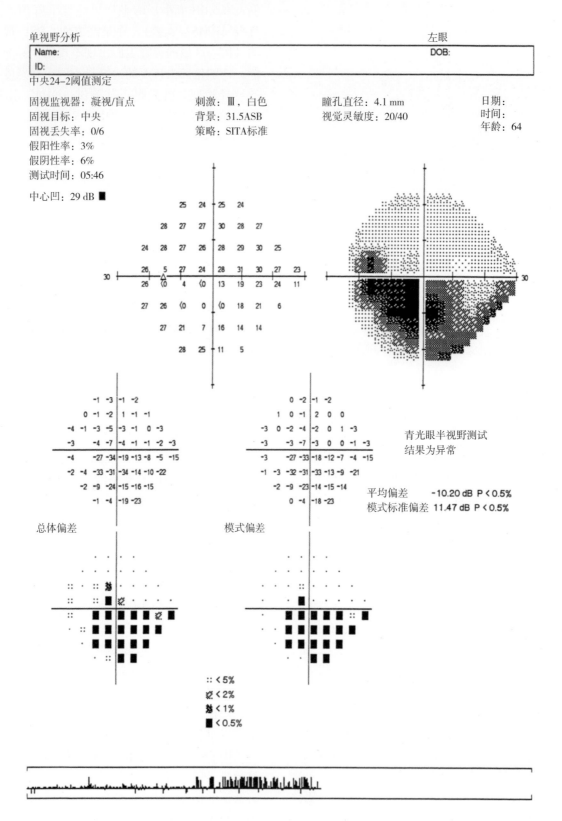

单视野分析   左眼

Name: DOB:
ID:

中央24-2阈值测定

固视监视器：凝视/盲点   刺激：Ⅲ，白色   瞳孔直径：4.1 mm   日期：
固视目标：中央   背景：31.5ASB   视觉灵敏度：20/40   时间：
固视丢失率：0/6   策略：SITA标准   年龄：64
假阳性率：3%
假阴性率：6%
测试时间：05:46

中心凹：29 dB ■

青光眼半视野测试
结果为异常

平均偏差   -10.20 dB P < 0.5%
模式标准偏差   11.47 dB P < 0.5%

总体偏差   模式偏差

:: < 5%
⊠ < 2%
▨ < 1%
■ < 0.5%

图 35.6　图中所示使用 Humphrey 视野仪，执行 SITA 标准 24-2 测试程序，对一个原发性开角型青光眼患者的左眼测试得到的标准自动视野计（SAP）的测试结果，表现为下方的弧形视野缺损。需要注意的是眼位需要准确定位，也就是视点跟踪，是影响测试结果的因素。

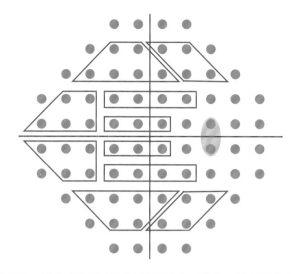

图 35.7 作为青光眼半侧视野测试的一部分，用来评估上方和下方半侧视野位置不对称性的视野位点群。集群区的选择通常与神经纤维束进入视盘的模式相对应。

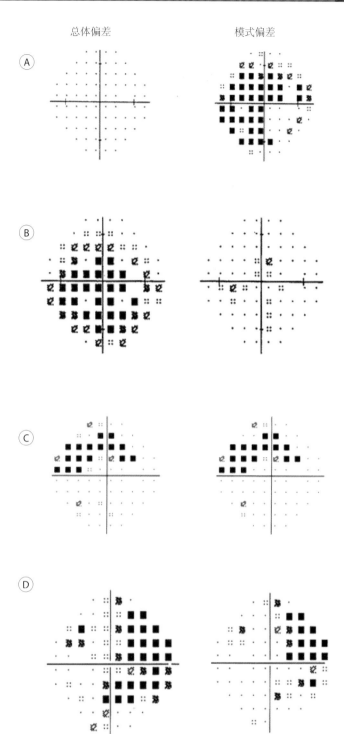

图 35.8 总体和模式偏差概率图的结果。（A）"触发快乐"的患者具有异常高灵敏度，与过多地按下响应按钮有关。（B）弥漫或广泛的视野缺损。（C）局部的视野缺损。（D）局部和广泛混合的视野缺损。需要注意的是，这些数据提供了非常有用的临床信息。

明同时发生局限性以及广泛或弥漫性视野灵敏度的损失。

　　图下方的右下角是眼科门诊的名称和地址，由左到右是固视跟踪的打印输出。固视跟踪是视野输出的一个有价值部分。在测试过程中，一台摄像机可以检测第一个浦肯野图像（角膜反射）相对于瞳孔边缘（视网膜红色反射）的位置，（摄像机）采用的是红外光源，这样能不干扰测试程序。然后，在视野测试过程中，此方法可用来监测眼位和头位，以及眨眼和眼睑下垂。视野输出有一个从左到右的时间线，显示出了眨眼和上睑下垂（一系列连续的向下偏转），以及在整个测试过程中眼位和头位的校准（上刻度线偏离）。如图 35.9 所示，此信息可显示在测试过程中对患者的很多关注和互动。图 35.9A 的结果显示在整个测试中拥有良好的定位和眨眼行为。图 35.9B 的结果显示患者过度眨眼和泪膜破裂可能，与被测眼暴露在红外光下引起的干眼有关（休息一下可以帮助减少这个问题）。图 35.9C ～ E 分别显示了在整个试验中困倦（上睑下垂）患者、随测试的进展而变得疲乏的患者以及在测试过程中的有头位和眼位较准问题的患者。

　　重要的是要记住，此打印输出上提供的信息是至关重要的，对视野的合理解释需要考虑所有的这些结果。通常情况下，经常会注意打印输出的部分，而忽略或省略其他信息。然而，这并不是一个良好的习惯，它可能会导致对视野结果的误读，出现特定测试

环境下信息丢失的人为结果。同样重要的是要记住，视野检查只是视力检查的一部分，最终评估还要包含患者的测试信息、眼及全身病史、家族病史，以及其

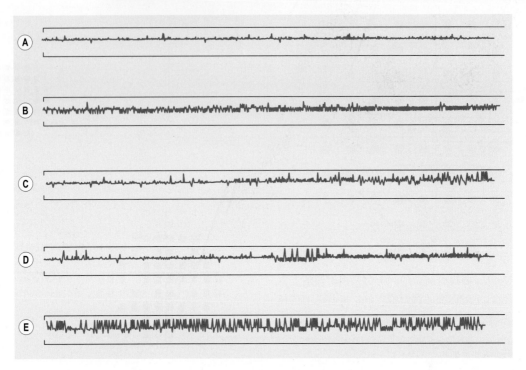

图 35.9 视野检查分析仪的视点追踪结果。向上偏转表示校准困难（眼睛和头部运动），向下偏转表示眨眼或者眼睑下垂：（A）好的视点追踪；（B）眨眼过多；（C）眼睑下垂；（D）眼疲劳；（E）校准问题。

他因素。

不同病理条件下视野损失的模式

对视野缺损模式的正确评估可能是视野解释的最重要方面。重要的是要记住视野性能的三维空间特性，X（宽度）、Y（高度）和 Z（深度）坐标都要考虑在内。视野缺损的形状和程度，是否有较陡或倾斜的界限，以及是否突然终止于某解剖界限都是需要考虑的重要特征。图 35.10 显示了在视觉通路上不同水平的一些神经纤维示意图以及在这些区域损伤后相应视野缺损模式。

在本节中，我们将概述视野缺损的一些重要特征和模式，这将有助于理解视野。

- 弥漫性或广泛的视野敏感度缺损。多种情况可以产生这种变化，从屈光介质变化到视路各部分的病理变化，再到注意和认知因子的变化。因此，这是一个相对非特异性的诊断标志。
- 环形暗点。这些缺陷（周围区域的视野正常，但视野的中周部出现完全或部分的环状敏感度缺失）是视网膜色素变性或其他视网膜变性的典型代表。
- 中心暗点。这些类型的缺陷一般与视网膜黄斑区

的疾病有关，但视神经病变也可以产生中心暗点。

- 累及鼻侧水平子午线的缺陷。一般来说，这些类型的缺陷与视网膜神经节细胞的神经纤维束有关，并提示青光眼或其他一些类型的视神经病变。然而，视网膜血管病变（如分支动脉阻塞），也可以产生这种类型的缺陷。
- 弓形暗点。这些类型的缺陷通常会与弓形神经纤维束（青光眼或其他视神经病变）或视网膜血管病变有关。
- 鼻侧阶梯。这些缺陷主要与青光眼或其他视神经病变有关。
- 旁中心暗点的扩大。这些缺陷代表乳头黄斑神经纤维束的病理变化，这些神经纤维束对应盲点和固视点之间。通常情况下，这些缺陷是由视神经病变导致，但是也可以由视网膜疾病，特别是那些涉及水肿的病变（如中心性浆液性视网膜病变）导致。
- 视野狭窄。这个缺陷可以由视网膜疾病到视神经病变的各种原因引起。
- "累及"垂直子午线的缺陷。由于沿固视区垂直边界的神经纤维的分离，与视交叉或视交叉后的视觉通路受损有关。

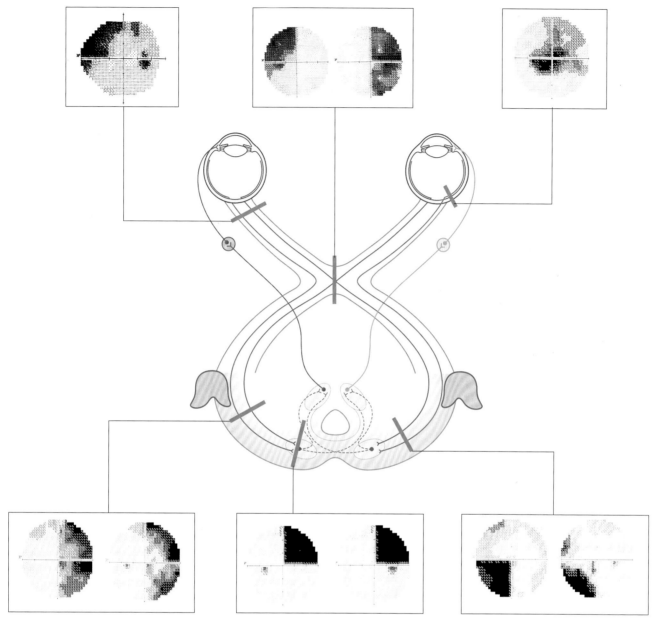

图 35.10 从视网膜到初级视觉皮层的各个位点的视通路损伤造成的视野缺损的例子。

- 双颞侧缺陷。在几乎所有的情况下，涉及到垂直子午线的双颞侧视野缺损均提示视交叉的视觉通路损害。

- 水平舌形的缺陷。这是一个很少见的不寻常的视野缺陷。这个缺陷可以是"舌形"或者是仅存视野范围可见的舌形区域。它是由外侧膝状体水平上的视觉通路纤维的损害导致。

- 同侧的视野缺损。双眼同侧（右侧或左侧）视野缺损源自单侧的视觉通路损伤，通常这种损害发生在视交叉后方，也可发生在视放射的任何位置。

- 一致和不一致的缺陷。在一般情况下，两眼之间同侧缺陷的不协调的量越大，损害位点越接近视交叉。初级视皮质（枕叶）的缺陷是高度一致的，顶叶和颞叶的缺陷是部分一致的。

- 上象限视野缺陷。同侧视野缺损，双眼上方视野出现类似的一块缺损，这通常与颞叶病变有关。

- 下象限视野缺陷。同侧视野缺损，双眼下方视野出现类似的一块缺损，这往往是顶叶病变的结果。

- 切削机造成的病变。视野缺损，看起来好像用打孔机或曲奇切削机造成的双眼视野缺损，这高度提示枕叶（初级视皮质）病变。

我们希望这些指导原则将帮助你理解视野信息。

视野损害进展的确定

能够准确地随时间推移来确定视野损害的进展和进展速率是跟踪患者功能性视觉状态的重要组成部分。然而，目前对跟踪视野进展的最佳方法还没有达成一致意见或共识。每个多中心临床实验分别采用了不同的方法来确定视野进展，并把视野作为一种主要的衡量结果[14,51-55]。使用不同方法来确定视野进展的综述已见于多种资料[14,51-55]。视野进展的评估技术基本上可分为临床判断方法、分类系统、事件分析和趋势分析这几种[51]。每个程序都有其优点和缺点。还应当注意的是，大多数确定视野进展的程序都针对青光眼。

临床判断包括一个医生用他/她的知识和经验做出视野是否随时间推移发生了整体变化的判断。此过程的主要优点是，它是一种简单、有效的评估视野进展的方法。主要的缺点是，眼病专科医生在解释视野进展中有大量的差异性。先前的研究表明，即使是经验丰富的、有能力的眼科专科医生也有一种"高估"视野进展的倾向。

分类系统包括将大量视野损害分成一系列的类别。青光眼的视野分期和分类系统的回顾性综述已出版[56]。在一般情况下，多数的系统分类使用的是视野损害中 5 和 7 之间的不同水平来描述损失的程度。例外的情况包括来自先进的青光眼干预研究（AGIS）和协同初始治疗青光眼的研究（CIGTS）的系统，它使用了 20 个梯度[57,58]。分类系统的优点包括可以为多中心临床试验使用和定量评定视野损害。而该系统的缺点包括结果是离散型，不是一个连续函数，以及缺乏一个基础衡量尺度（线性的、非线性的等）。

事件分析是最常用于比较相对于初次访视基准水平的近期视野进展的方法。对于这种类型的分析，目的是确定相对于基线水平的视野变化（恶化或改善）在预期之内还是之外。这种技术已经被几个多中心临床试验采用。商品化的自动周边视野计也有这项功能[57-60]。此程序的优点是，它是能够监测随着时间推移视野的变化，也适用更严格的统计程序来分析结果。缺点包括没有评估当前和基准结果之间的中期改变，以及非真实结果的巨大影响（单次访视的有意义

的较高或较低的敏感度值）。

趋势分析也被用于许多多中心临床试验中，最常用的是线性最小二乘法回归[61-65]。这个程序分析所有随时间推移而获得的视野，并确定最佳拟合方程（通常是一个线性函数）来描述数据。然后，可以通过直线的斜率来评估视野变化。此程序的优点是可以在长期的标准的统计模型的基础上，利用所有视野数据来评估视野的变化。其局限性是，要求斜率在统计学上不等于零，且最少需要有 6 ~ 8 次视野检查，以获得高度的临床相关性。最近，引进了几个增强措施以提高趋势分析的效能，但它仍然需要至少 5 ~ 6 次视野检查才可以得到令人满意的表现（即高灵敏度和特异性）[66-68]。需要注意的是，至少有 5 ~ 6 次视野检查的要求适用于目前所有分析视野的程序，这意味着，用现有的技术做出正式决定之前，一个准确、精确、可靠的视野状态的评估可能需要数年的随访工作。显然，从临床的角度来看，人们迫切需要一个崭新的、创新的方法来解决这个复杂问题。

如何使用各种方法来比较视野的进展？几个实验室已经比较了使用不同方法分析相同的视野数据集的结果。这些研究表明，为确定视野进展变化，不同方法在时间上及所需的视野检查结果上，以及变异度（短期及长期波动）的影响方面具有显著差异[14,52-55]。此外，可以认为各种方法之间只有约 50% ~ 60% 的时间是一致的。

鉴于以上这些困难，目前哪些可以帮助眼科专科医生确定视野的进展呢？下面是一些有用的提示：

- 检查患者完整的视野病史，不仅是目前的，还包括先前结果。否则容易发生假阳性（不恰当的评价出现变化）和假阴性（不恰当的评价视野稳定）。
- 运用所有可用的方法来评估视野的长期状态（例如概述分析、变化分析、青光眼变化概率、青光眼进展分析、青光眼进展的指数等）[63-65,68-71]
- 综合比较视野结果与其他的临床检查结果，患者眼部和一般病史，以及其他相关信息（视野本身并不能提供所有必要的信息）。
- 当有疑问时，执行额外的视野检查，即通过另一种类型的视野检查，来评估视网膜的结构，视神经乳头或神经（成像）的特性，以确认发现的疑似的视野损害[72]。
- 与同事磋商，对结果进行分析和解释。

在未来，哪些可以提高我们的能力，以确定视野随时间的变化呢？我们认为，以下4个因素可以帮助我们：

（1）视野领域的技术发展为病理学提供了更大的改变。后面章节中提及，已经开发了一些技术可以比标准自动视野计更早地监测到病变。

（2）不论是在单个阶段，还是从一个阶段到另一个阶段，需要开发程序以减少视野测量中的变异性。已经有一些方法可以在这方面提供帮助[28,29,66-68]。

（3）发展更好、更先进的统计分析技术。同样，最近在统计方法、神经网络和相关分析方法上也取得一些进步[73-76]。然而，临床上仍希望开发更可靠、更准确、更精确和有效的方法，来评估患者视野随着时间推移的改变。

（4）开发分析"噪音"的方法，寻求更有意义的病理信号。传统认为，视野的变异量是需要剔除的，因此很少有针对这类信息进行系统分析、寻找病理标志物的研究。许多医学和眼科领域的学者，已经在寻找这样的标志物。很有可能特定类型的噪音或者变异量提示了视觉系统机能障碍。

总之，上述对未来研究的每一条建议，其目的均是通过视野测试，在视觉系统功能失调和视觉状态变化时，能更好地提取有意义的信号和标记。

最后，眼科专科医生在管理患者时，必须考虑的一个关键问题是视野进展的速率。这是确定患者的管理和治疗方案，并评估其视觉障碍是否会影响他们的生活质量和日常生活活动的关键因素。在这方面，进展系数和青光眼进度指数为预测患者未来视野特性提供了一个手段[63,64,71]。然而，需要牢记，这些程序是建立在线性回归模型基础上，而且目前尚不清楚，在预测患者未来视野中，目前方法和非线性方法哪一种最合适。这一主题只是最近才受到研究界的关注，还需要更深入的工作来探索。

视野信息的解释指南

重要的是通过一个系统化的方法来解释视野信息（框35.1）。我们建议使用相对简单的分析序列，但需要强调，关键是要保持适当的顺序，从而尽量减少错误的解释（假阳性率、假阴性率、缺陷的不正确定位以及其他困难）。

框 35.1　视野解释准则

- 检测—每只眼睛的视野是在正常范围内还是存在异常？
- 识别—视野缺损的模式是什么？一只眼睛还是两只眼睛的视野损失？可以解释这一缺损的视觉通路的缺陷是一个还是多个（鉴别诊断）？
  - 每只眼睛的视野是正常还是异常的？
  - 如果出现异常，是在一只眼睛还是两只眼睛？
  - 缺陷的大致位置是哪里（上、下、鼻侧、颞侧）？
  - 视野缺失对应的解剖学病变的形状和位置在哪里？
  - 视野缺损的分期—视野缺损的严重程度如何？突然或逐渐的损失吗？
- 人为的视力丧失—缺陷与佩戴镜片边缘相似，还是由眼睑下垂，或其他一些非病理或生理现象导致的结果？
- 功能性视力丧失—视野缺损的模式和严重程度，是否超过了其他临床检查的严重程度？
- 视野损失的长期随访—视野缺损是保持稳定，还是有所改善，还是随着时间的推移越来越严重？如果视野损失随时间而改变，变化的速率是什么？
- 实用的视野问题—视野缺损是如何影响患者的生活质量和日常生活活动的？视野损失是否影响患者的驾驶能力、对环境的操控性，从而影响患者的就业范围？

（1）确定视野信息是否可靠，以及是否存在人为的结果。

（2）在你面前放置视野，左眼在左边，右眼在右边。每只眼睛单独检测，确定视野是在正常范围之内，还是超过正常范围。通过自动视野检查，将出现的结果与同龄人的平均结果进行比较。如果2个视野均在正常范围内，则分析就结束了。

（3）确定是一只眼睛发生视野缺损（超出正常范围），还是2只眼睛均有。如果单眼视野缺损，则病变在视交叉前。若是双眼视野缺损，则可能是视交叉和视觉通路的损失，也可能是由于双眼视网膜或视神经疾病的影响。

（4）对于每一只眼睛，需要确定视野缺陷的大致位置（上、下、鼻侧或颞侧）。如果视野损失范围较大，则需要评估视野缺陷的主要位置。双眼的颞视野缺陷（双颞侧）往往是由视交叉的损失导致；双眼鼻侧视野缺损通常是视网膜或视神经病变；一只眼睛鼻侧视野损伤，另一只眼睛颞侧视野损伤，通常是视交叉后的相关位置发生的损害。根据上述规则，有助于定位视觉通路特定区域的损害。

（5）确定视野缺陷的形状和特定位置。视野缺损的详细解释是最困难的，但也是最重要的部分。有很多生理和病理因素，可以导致普遍性或广泛性视野敏感度损失（小瞳孔、注意力缺乏、疲劳、角膜混浊、晶状体混浊、眼和神经系统疾病等），上述是一个相当常见的，导致视野灵敏度损失的原因。

一些视网膜疾病可以产生特定的视野缺损：（a）外周视野的等视力线出现锯齿样改变；（b）色素性视网膜炎患者，在视野中周部出现环形或者局部环形的盲点；（c）分支动脉闭塞产生弓形的视野缺损；（d）黄斑性疾病患者出现中心暗点；（e）糖尿病性视网膜病变或其他视网膜变性疾病的进程中，出现散射点样的多灶性视野缺损；（f）与视路其他解剖学标志不相符合的不规则视野缺损。

视神经疾病可以导致：（a）对应黄斑和生理盲点之间区域的聚集视网膜神经节细胞的视神经乳头黄斑束损坏，将出现旁中心暗点；（b）进入视神经乳头的上方和下方的弧形神经纤维束的损伤，将导致弓形盲点缺损（往往这些缺陷将"对应"[终止于]鼻侧水平子午线）；（c）中心暗点；（d）视野缩小；（e）生理盲点扩大；（f）从外周进入鼻侧视神经乳头（对应颞侧视野）的神经纤维，产生颞侧楔形视野缺陷。

视交叉损伤最常导致双眼颞侧视野缺陷，视野缺陷终止于双眼的垂直子午线。有时，位于视交叉前部的损伤，将在一只眼睛出现中心暗点（损害视神经），另一只眼睛出现颞上部视野缺失。也可以发生终止于垂直中线的双眼鼻侧视野缺陷，但是非常罕见，因为它们压迫视交叉的左右两侧。除了视交叉外，视野缺陷发生在同侧（双眼视野的左侧或者右侧）。如果双眼的视野损伤不对称（一只眼睛的视野损失更大，另一只眼只在重叠区域有轻度损伤），那么损伤发生在初级视皮质之前（17 区或 V1 区）。双眼视野缺损的对称性越大，则说明损伤越远离视交叉，越靠近初级视皮质。

（6）如果通过多次的检查发现多重视野缺陷，则决定了视力损伤是改善、稳定还是继续发展。重要的是要回顾所有的视野检查结果，而不是仅仅依靠目前的结果与最近一次访视所获得结果进行比较。此外，将视野检查结果的判读与其他多种测试结果进行比较也是必不可少的。

（7）最后，如果对视野缺损有不确定或疑问，同事的建议和评价是有益的。不同的医生，可以从不同的方式对观察结果进行分析，判读结果轻重程度不完全一致。

新的视野计测试程序

特别是在过去的 20 年（框 35.2）中，已经开发了许多新的视野检查程序。其中一些技术已经取得了成功，另一些由于没有足够的临床或基础研究价值而被丢弃。我们对于一些已被证明有非常重要的临床诊断用途的方法进行简要的概述，这些方法也有助于理解病变内在的生理和病理学机制。

短波长自动视野计（SWAP）

Stiles 报道了从心理上分离和测定个体视觉的两色增量阈值技术[77]。Kitahara[78]、Kranda 和 King-Smith[79] 将这一技术用于临床，但这一个过程如果在常规临床应用，过程会过于烦琐并消耗时间。随后，Sample[80-89]、Johnson[90-99] 等报道了一种短波自动视野计（SWAP），是现有自动视野计（Humphrey 视野仪）升级版，是用于评价短波敏感（蓝）色觉的方法，与标

框 35.2 视野测试程序

对比敏感度和增量光检测
- 标准自动视野（SAP）—在整个视野的不同位置，检测眼部灵敏度的一种程序。

空间视野测试
- 高分辨率视野检查（HPRP）—通过低对比度刺激检测刺激最小值的一种程序。
- Rarebit 视野检查法—通过检测微小的光点来进行视野精确定位的一种程序。

颞侧视野测试
- 闪烁视野检查——种用于确定可以感知闪烁的最高速率的视野程序（临界闪烁融合或 CFF 视野检查），闪烁的最小振幅（对比度）（时间调制视野检查），或者在均一背景下可以感知照明目标的最小光增量（亮度闪烁视野计）。
- 运动视野检查—用于确定整个视野运动灵敏度的一种程序，检测到运动发生（位移阈值视野）所需的最小位移量，能检测运动的方向改变（运动连贯性视野检查）所需的随机点的集合量或所需的视野面积的大小。

时空视野测试
- 倍频技术（FDT）视野检查和矩阵视野检查—高时间频率、低空间频率的正弦光栅闪烁，以确定检测所需的对比度。

色觉视野检查
- 短波自动视野（SWAP）—分离并检测短波敏感度的一种视野技术。

电生理学视野检查
- 多焦视网膜电图（mfERG）—检测局部视野区域视网膜电信号的一种方法。
- 多焦视觉诱发电位（mfVEP）—交替刺激视野的局部小区域，检测初级视皮质中电活动的一种方法。

准自动视野计（SAP）相比具有时帧特点。通过在最佳试验条件下对 SWAP 做协同式测试，能得到目前商品化视野计中 SWAP 的基础值[84]。

目前的调查表明，SWAP 在检测青光眼视野缺陷方面，比传统 SAP 平均早 3 ～ 5 年。在某些情况下，可能比 SAP 视野计提前 10 年以上[80-100]。SWAP 有时可以表现出青光眼模式的视野缺损，并预测疾病的发生位置和未来 SAP 缺陷。其视野缺损的进展似乎比 SAP 缺陷更加迅速。在青光眼缺陷的整个过程中始终发生短波分离，包括进展性视野缺失的区域。此外，已经证明 SWAP 在其他影响视觉通路的其他视力和神经系统的疾病中，也可检测视野缺损[101]。现已经将 Bayesian 预测程序开发用于更有效的测试和动态范围的扩展中[102-105]。图 35.11 显示了下方视野丢

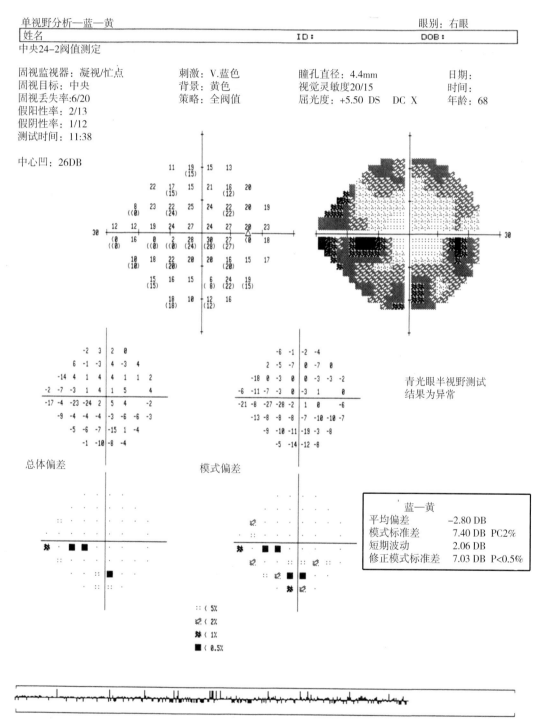

图 35.11 原发性开角型青光眼患者右眼（OD）的短波自动视野检查法（SWAP）检查提示，视野下方出现弓形的视野缺损。

失的青光眼患者的 SWAP 视野缺损的一个例子。

倍频视野检查技术（FDT）

低空间频率的正弦光栅（小于 2 周 / 度）在大于 15 Hz 时发生快相闪烁（方波），产生比实际存在的明暗光栅多 2 倍的知觉刺激，因此称为"倍频"[106-108]。将这种现象应用于临床诊断的测试程序称为倍频视野检查技术（FDT），其测试的设备目前已经更新了两代[109-110]。然而，观察员的任务不仅仅是评估测试对象的倍频知觉性质，还要确定可检测到刺激中的最小对比度。第一代 FDT 视野计在大的目标中（10 度的正方形）呈现 17 或 19 个视野目标，而第二代设备（Humphrey Matrix）可以在更小的目标中（5 度或 2 度正方形）提供更大的数目的目标，以产生 30-2、24-2、10-2 和黄斑模式。关于这些程序和方法的详细信息在其他出版物中有介绍[111-128]。

研究证实 FDT 视野检查可以在临床上有效地检测青光眼等眼部疾病和影响视觉通路的神经系统疾病导致的视野丢失[111-128]。此外，一些报道指出，FDT 视野检查可以检查出比 SAP 视野缺损更早的视野缺失，而且可以预测未来的视野变化[129,130]。最近出现的 Humphrey Matrix 模型在实现这一过程时还可以提供一些额外的功能。也有报道指出，它在监测视觉丢失程度从中度进一步进展时，在整个应答响应范围中存在一致的变异，有独特的优势。图 35.12 显示的是上方视野缺损的青光眼患者的左眼 FDT 结果。图 35.13 显示了同一眼睛，在使用 FDT 测试后 1 年，使用 Humphrey Matrix 24-2 进行测试的结果。

闪烁的和时间调节性视野检查

最近几年，已经开发了 4 种形式的闪烁视野检查：（1）确定最高的时间闪烁频率，从而可以区别于稳定光线（临界闪烁融合视野检查 [CFF]）；（2）评估闪烁的时间交替时所需的最小振幅（时间调制视野

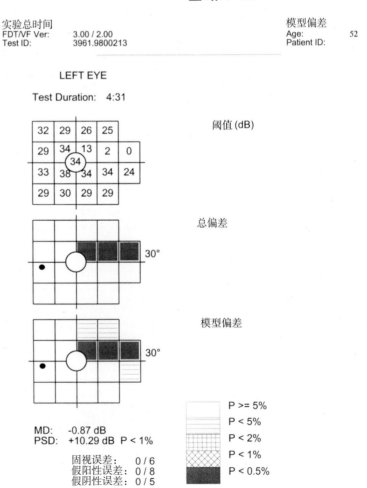

图 35.12 倍频技术显示的原发性开角型青光眼患者左眼（OS）的鼻上方阶梯。

检查［TMP］）；（3）检测一系列相对于其他点呈反相位快速交替的点的数字和形状（闪烁定义式视野检查［FDF］）；（4）检测在亮度增加时，从稳定光线中检测出闪烁时所需的叠加最小值（亮度基架闪烁［LPF］视野检查）[131-144]。

这些程序中的每一个都具有一定的优势和劣势，但迄今没有研究将正常对照组和眼疾患者的4个测试结果进行比较，从而确定4种方法各自的临床优点和缺陷。不过，对正常对照组和青光眼患者进行CFF和TMP测试，比较结果表明在区分正常对照和青光眼患者方面，TMP的敏感性更高[131]。目前没有FDF或LPF视野检查在眼和神经系统疾病的系统研究结论。

早期的调查报告发现检测高时间频率的损害是发现青光眼视野缺失最优化选择[133]。但随后的研究表明，年长的正常人也表现出高时间频率敏感度损害，而中等时间频率（约8 Hz）中的动态范围最大，可变性最低，最适合检测早期的视野损害[136]。闪烁视野受模糊影像和其他测试变量改变的影响较小，但是有时受到瞳孔大小和其他刺激变量，以及生理和病理条件影响较大[134-139]。一些研究认为，闪烁视野检查能够比SAP更早地检测到青光眼的视野缺陷，并预测后续出现的视野缺陷[134-144]。图35.14所示的是左眼出现上方视野缺损的青光眼患者进行时间调制闪烁视野检查法的测试结果。

动态视野检查

与闪烁视野检查相比，动态视野检查按照以下几种不同的方法进行：（1）检测不同视野区域出现单一刺激时的快速运动（位移阈视野）；（2）检测在一群固定或者随机运动的点中，在同一方向运动的点的最低比例（运动相干性视野检测法）；（3）在一群固定点中，一组点的运动[145-158]。在这些情况下，测量变量分别是最小位移值、相对移动点的最小比例以及群体移动点的最小尺寸。

与闪烁视野计相似，运动检测视野是一种强大的测量方法，受模糊图像、对比度变化以及背景亮度改变的影响小。我们认为，运动检测法具有一个非常

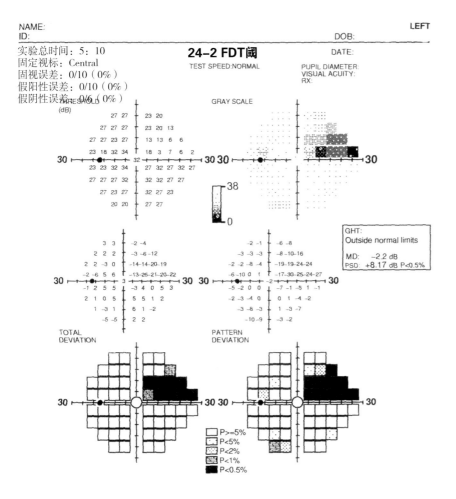

图35.13 图35.12显示的是原发性开角型青光眼患者左眼（OS）的Humphrey Matrix倍频技术的结果，表现为鼻上部阶梯。本图是图35.12显示的同一患者的1年后的表现。

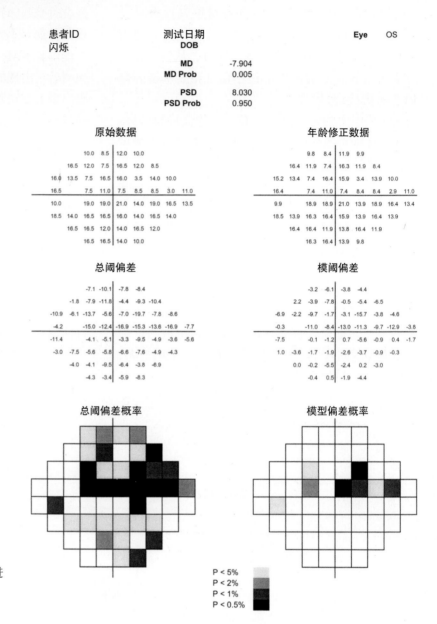

图 35.14 对原发性开角型青光眼患者左眼进行闪烁视野检查，上方有一个弓形视野缺损，下方有局部视野缺损。

显著的特点，它可以通过周边视野很容易地被感知。此外，运动视野检查在其整个动态响应范围内具有均一的变化，研究显示，它在检测各种影响视觉通路疾病的早期视野丧失方面非常有效[145-158]。图 35.15 显示的是左眼下方视野缺损的青光眼患者的检查结果。

高分辨率视野检查

高分辨率视野法（high pass resolution perimetry, HPRP）是在不同的视野位置上，呈现中央为白色环形，外围黑色圈环绕的一系列刺激[159-169]，当观察者觉察到环形刺激时给出提示，通过变化环的大小来确定测量阈值。HPRP 刺激设定在 85% 的对比度，以便于在相同条件下检测（在均一背景中区分目标）以及分辨（区分目标）。该测试需要一个计算机控制的视频监视器，是一种适应性、交互式的程序。

对于青光眼等眼部疾病，以及神经系统疾病的研究表明，HPRP 在检测和鉴定视野缺损方面，是一个非常有用的诊断测试程序[159-169]，具有良好的可重复性[165]，在检测青光眼性视野缺损中，比 SAP 平均早约 18 个月。虽然 HPRP 作为临床诊断测试程序有很多优点，但是目前其商业化程度还很低。图 35.16 左侧显示的是上方视野缺损的青光眼患者的检

动态视野检查

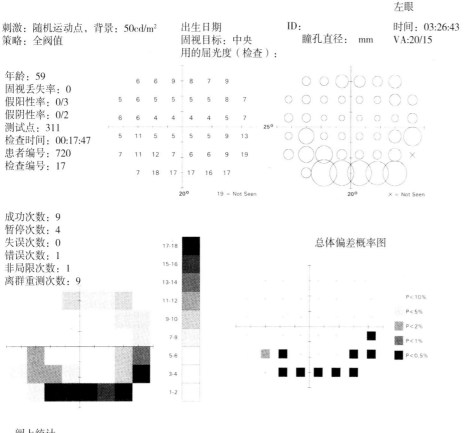

左眼

刺激：随机运动点，背景：50cd/m²　　出生日期　　　　ID：　　　　　　时间：03:26:43
策略：全阈值　　　　　　　　　　　固视目标：中央　　　　瞳孔直径：　mm　VA:20/15
　　　　　　　　　　　　　　　　　用的屈光度（检查）：

年龄：59
固视丢失率：0
假阳性率：0/3
假阴性率：0/2
测试点：311
检查时间：00:17:47
患者编号：720
检查编号：17

成功次数：9
暂停次数：4
失误次数：0
错误次数：1
非局限次数：1
离群重测次数：9

总体偏差概率图

阈上统计
平均目标大小：　　　　36.77 ± 38.67
平均反应时间：　　　　427.79 ± 70.27
平均局限错误：　　　　18.91 ± 13.34
平均相对局限错误：　-14.05 ± 14.95

阈值统计
平均目标大小　　　　26.95 ± 38.56
平均反应时间　　　　453.88 ± 73.66
平均局限错误　　　　19.77 ± 14.55
平均相对局限错误　　-14.44 ± 16.99
平均偏差　　　　　　-1.89

图 35.15　动态视野检查法对右眼（OD）下方弓形视野缺损的原发性开角型青光眼患者的检查结果。

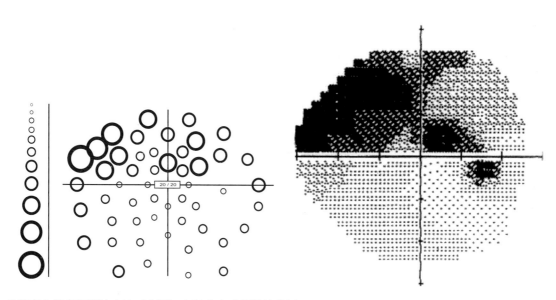

图 35.16　比较高分辨率视野检查法（左图）和标准自动视野计使用 Humphrey Field 分析程序（右图）对右眼原发性开角型青光眼患者的检查结果。（Reproduced with permission from Birt CM et al. J Glaucoma 1998；7：111.）

查结果，右侧显示的是同一眼使用 Humphrey Field Analyzer 的检查结果。

Rarebit 视野检查法

　　Rarebit 视野检查法是一个相对较新的测试程序。在计算机驱动屏上的均一背景中，出现 1 个或者 2 个小白点（像素）[170-174]。在每次刺激出现时，要求受试者回答他们是否看到 1 个或 2 个小目标。通过使用高密度的像素图，Rarebit 视野检查法评估应答是否正确，从而描绘对刺激应答的正常和异常区域，进而定位整个视野的缺口或者不连续区域。通过这种方式，Rarebit 视野检查法可以鉴别一些被 SAP 所忽视的、青光眼以及其他眼部和神经系统疾病早期导致的视野小片区域的灵敏度的下降。

　　迄今为止，虽然初步研究结果表明 Rarebit 视野检查法相当有效，但是其临床评估应用仍然受到一定的限制[170-174]。虽然 Rarebit 视野检查法的许多功能相当吸引人，但是临床研究的经验结果将最终确定其应

用于临床的实用程度。Rarebit 视野检查法的敏感性、特异性、重复性以及对视野缺失进展的监控需要仔细的评估。图 35.17 显示的是右眼上方和下方视野缺失的青光眼患者的 Rarebit 视野检查的测试结果。

多焦视觉诱发电位（mfVEP）

　　直到最近，对眼部和神经系统疾病导致的视野缺陷的电生理评估的研究仍然相当有限，其在临床诊断中的应用仍然很局限。最近出现的通过多焦点技术来衡量视网膜电图（mfERG）和视觉诱发电位（mfVEP）将有可能扩大电生理的应用[175-186]。目前这些技术依照改良的二元 M- 序列，棋盘图案在整个视野的不同位置快速地交替，而每一个位置上棋盘的起始和结束图案是相同的，但在不同的视野位置上由于序列的启动而发生延迟。然后通过一个自相关函数从复杂的波形信号中提取信息，从而获得多个视野位置上的单个电生理记录[175-186]。

　　虽然 mfERG 可以评价许多视网膜疾病[175-179]，

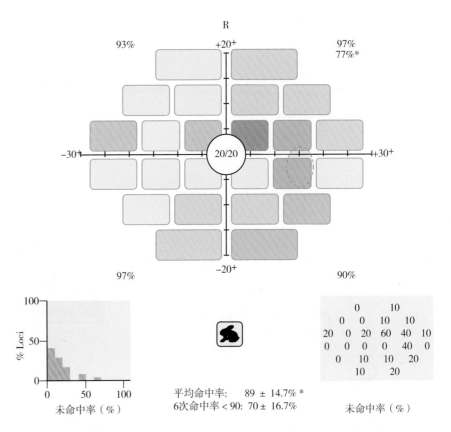

图 35.17　原发性开角型青光眼患者右眼进行 Rarebit 视野检查显示右眼上方和下方视野缺损。

Rarebit视野检查测试记录数 62
出生日期 DOB 9/13/1953 Age 54
Dx nl tension glauc c pigment disp synd
*
右眼视力　Acuity: 2–/20　修正:

测试日期: 7/22/2008
Performance: + Tests: 130/5 误差: 0
Test time: 4:30　MRT: 0.49　Examiner: JMV
Resolution 1280 * 960　Rarebit evrsion 4

平均命中率:　89 ± 14.7% *
6次命中率 < 90: 70 ± 16.7%

但它在评估青光眼中并没有显著的优势，与传统的 SAP 视野调查结果一致性有所欠缺。另一方面，mfVEP 的检查结果与 SAP 结果有较高的一致性，报道显示其可以在整个动态范围内保持相对恒定的信噪比，并且利用双眼的不对称性，发现青光眼患者视野的轻微损失[180-186]。虽然这个方法在最近几年发生了巨大的改进，但仍然存在一些缺点：

（1）响应范围相当有限，因而不能评价中度和进展期青光眼患者的视野损害；

（2）与 SAP 相比，其测试时间和安装时间较长；

（3）结果的分析繁琐并且耗时；

（4）检测过程中需要仔细，从而最大限度地减少混杂变量的影响（注意力丢失、昏然入睡、α 波的存在等）。

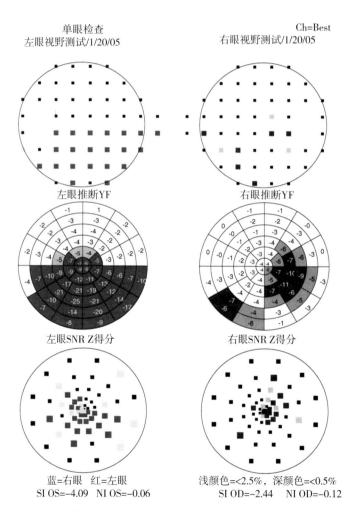

单眼检查
左眼视野测试/1/20/05

Ch=Best
右眼视野测试/1/20/05

左眼推断 YF

右眼推断 YF

左眼 SNR Z 得分

右眼 SNR Z 得分

蓝=右眼　红=左眼
SI OS=-4.09　NI OS=-0.06

浅颜色=<2.5%，深颜色=<0.5%
SI OD=-2.44　NI OD=-0.12

图 35.18　使用多焦视觉诱发电位（mfVEP）对原发性开角型青光眼患者的左眼和右眼进行检查，显示左眼（OS）下方弧形视野缺损，右眼（OD）下方部分弧形视野缺损。

图 35.18 显示的是双眼下方视野缺损的青光眼患者的多焦 VEP 检查结果。

结论

视野检查法和视野测试可以就患者的视觉功能状态、对周边事物的觉察能力以及是否能有效地驾驭周围环境，提供丰富有用的临床资料，是一种重要的诊断程序。除此之外，对视野的评估，有利于对视觉通路损伤进行定位，并确定产生视野缺陷疾病的性质。灵敏度的损失模式以及两眼之间视野缺损的关系，可以有益于视觉通路的病变定位。从这点来说，将视野的诊断结果与其他临床诊断程序比较，是非常有用的。测量视敏度无疑是评估视觉功能最常见的方法。然而，任何一种使从角膜到初级视皮质的视觉通路发生异常的因素，均会导致视敏度的减退（如20/100）。从这个意义上说，视敏度可能在阅读、目标识别以及其他相关的任务中是一个敏感指标，但是在视觉通路发生异常时，视敏度并没有特异性。另一方面，视野试验可以通过评估视敏度丢失的形状、位置以及程度，从而为病理学的定位提供特定的信息。在神经成像程序（CT、MRI、fMRI、PET 等）发展之前，视野是定位眼部或神经病理学改变的一个主要指标。

应该注意的是，包括视野检查在内，没有一种单一的测试程序可以为临床医师提供患者视觉功能状态的完整信息（虽然如果这一想法可行，临床检查将更加迅速）。因此要记住，视野检查结果，需要和其他眼部检查、患者的病史（家族史）、患者主诉以及其他相关信息相结合进行临床解释和诊断。

本章的目的是为解释视野信息提供一些指导方针，我们希望能继续提供这项服务，并在以后成为一项资源。然而，在大多数临床眼科操作中，获得第一手的临床经验与视野检查是不可替代的。我们希望本章将为您在分析和解释视野检查方面提供合适的工具，使您能获得该方面高水平的专业知识。

参考文献

1. Duke-Elder S, Scott GI. System of ophthalmology. Vol VII – The foundations of ophthalmology, visual fields. London: Henry Plimpton, 1971:393–425.

2. Aulhorn E, Harms H. Visual perimetry. In: Jameson D, Hurvich L, eds. Visual psychophysics: handbook of sensory physiology, Vol VII/4. New York: Springer-Verlag, 1972.

3. Harrington DO, Drake MV. The visual fields: text and atlas of clinical perimetry. St Louis: CV Mosby, 1990.
4. Anderson DR. Perimetry with and without automation. St Louis: CV Mosby, 1987.
5. Greve EL. Single and multiple stimulus static perimetry: The two phases of perimetry. The Hague: Dr W Junk Publishers, 1973.
6. Weber EH. In: Boring EG, ed. A history of experimental psychology. New York: Appleton-Century-Crofts, 1950.
7. Weber J, Rau S. The properties of perimetric thresholds in normal and glaucomatous eyes. Ger J Ophthalmol 1992; 1:79–85.
8. Chauhan BC, Tompkins JD, LeBlanc RP, McCormick TA. Characteristics of frequency-of-seeing curves in normal subjects, patients with suspected glaucoma and patients with glaucoma. Invest Ophthalmol Vis Sci 1993; 34:3534–3540.
9. Spenceley SE, Henson DB. Visual field test simulation and error in threshold estimation. Br J Ophthalmol 1996; 80:304–308.
10. Wall M, Maw RJ, Stanek KE, Chauhan BC. The psychometric function and reaction times of automated perimetry in normal and abnormal areas of the visual field in patients with glaucoma. Invest Ophthalmol Vis Sci 1996; 37:878–885.
11. Wall M, Kutzko KE, Chauhan BC. Variability in patients with glaucomatous visual field damage is reduced using size V stimuli. Invest Ophthalmol Vis Sci 1997; 38: 426–435.
12. Henson DB, Chaudry S, Artes PH, Faragher EB, Ansons A. Response variability in the visual field: comparison of optic neuritis, glaucoma, ocular hypertension, and normal eyes. Invest Ophthalmol Vis Sci 2000; 41:417–421.
13. Spry PGD, Johnson CA, McKendrick AM, Turpin A. Variability components of standard automated perimetry and frequency doubling technology perimetry. Invest Ophthalmol Vis Sci 2001; 42:1404–1410.
14. Chauhan BC, Garway-Heath DF, Goñi FJ, et al. Practical recommendations for measuring rates of visual field change in glaucoma. Br J Ophthalmol 2008; 92:569–573.
15. Chauhan BC, Johnson CA. Test-retest variability characteristics of Frequency Doubling Perimetry and conventional perimetry in glaucoma patients and normal controls. Invest Ophthalmol Vis Sci 1999; 40:648–656.
16. Johnson CA, Keltner JL, Jacob MP: New test procedures for the SQUID automated perimeter. Doc Ophthalmol Proc Series 1985; 42:91–94.
17. Johnson CA, Keltner JL: Optimal rates of movement for kinetic perimetry. Arch Ophthalmol 1987; 105:73–75.
18. Miller KN, Shields MB, Ollie AR. Automated kinetic perimetry with two peripheral isopters in glaucoma. Arch Ophthalmol 1989; 107:1316–1320.
19. Dolderer J, Vonthein R, Johnson CA, Schiefer U, Hart W. Scotoma mapping by semi-automated kinetic perimetry: the effects of stimulus properties and the speed of subjects' responses. Acta Ophthalmol Scand 2006; 84:338–344.
20. Nevalainen J, Paetzold J, Krapp E, Vonthein R, Johnson CA, Schiefer U. The use of semi-automated kinetic perimetry (SKP) to monitor advanced glaucomatous visual field loss. Graefes Arch Clin Exp Ophthalmol 2008; 246:1331–1339.
21. Bebie H, Fankhauser F, Spahr J. Static perimetry: strategies. Acta Ophthalmol 1976; 54:325–338.
22. Koch P, Roulier A, Fankhauser F. Perimetry – the information theoretical basis for its automation. Vision Res 1972; 12:1619–1630.
23. Johnson CA, Chauhan BC, Shapiro LR. Properties of staircase procedures for estimating thresholds in automated perimetry. Invest Ophthalmol Vis Sci 1992; 33:2966–2974.
24. Bengtsson B, Olsson J, Heijl A, Rootzen H. A new generation of algorithms for computerized threshold perimetry, SITA. Acta Ophthalmol Scand 1997;75(4): 368–375.
25. Bengtsson B, Heijl A, Olsson J. Evaluation of a new threshold visual field strategy, SITA, in normal subjects. Swedish Interactive Thresholding Algorithm. Acta Ophthalmol Scand 1998; 76(2):165–169.
26. Bengtsson B, Heijl A. Comparing significance and magnitude of glaucomatous visual field defects using the SITA and Full Threshold strategies. Acta Ophthalmol Scand 1999; 77(2):143–146.
27. Vingrys AJ, Pianta MJ. A new look at threshold estimation algorithms for automated static perimetry. Optom Vis Sci 1999; 76:588–595.
28. Turpin A, McKendrick AM, Johnson CA, Vingrys AJ. Properties of perimetric threshold estimates from full threshold, ZEST, and SITA-like strategies, as determined by computer simulation. Invest Ophthalmol Vis Sci 2003; 44:4787–4795.
29. Anderson AJ, Johnson CA. Comparison of the ASA, MOBS, and ZEST threshold methods. Vision Res 2006; 46:2403–2411.
30. Weber J, Klimaschka T. Test time and efficiency of the dynamic strategy in glaucoma perimetry. Ger J Ophthalmol 1995; 4:25–31.
31. Morales J, Weitzman ML, González de la Rosa M. Comparison between Tendency-Oriented Perimetry (TOP) and octopus threshold perimetry. Ophthalmology 2000; 107:134–142.
32. Anderson AJ. Spatial resolution of the tendency-oriented perimetry algorithm. Invest Ophthalmol Vis Sci 2003; 44:1962–1968.
33. Capris P, Autuori S, Capris E, Papadia M. Evaluation of threshold estimation and learning effect of two perimetric strategies, SITA Fast and CLIP, in damaged visual fields. Eur J Ophthalmol 2008; 18:182–190.
34. Nelson-Quigg JM, Twelker JD, Johnson CA. Response properties of normal observers and patients during automated perimetry. Arch Ophthalmol 1989; 107:1612–1615.
35. Bickler-Bluth M, Trick GL, Kolker AE, Cooper DG. Assessing the utility of reliability indices for automated visual fields. Testing ocular hypertensives. Ophthalmology 1989; 96:616–619.
36. Johnson CA, Nelson-Quigg JM. A prospective three year study of response properties of normals and patients during automated perimetry. Ophthalmology 1993; 100:269–274.
37. Bengtsson B. Reliability of computerized perimetric threshold tests as assessed by reliability indices and threshold reproducibility in patients with suspect and manifest glaucoma. Acta Ophthalmol Scand 2000; 78:519–522.
38. Keltner JL, Johnson CA, Cello KE, et al. Ocular Hypertension Treatment Study Group. Visual field quality control in the Ocular Hypertension Treatment Study (OHTS). J Glaucoma 2007; 16:665–669.
39. Hong S, Yeom HY, Kim CY, Seong GJ. Comparison between indices of Humphrey matrix and Humphrey perimetry in early glaucoma patients and normal subjects. Ann Ophthalmol 2007; 39:318–320.
40. Johnson CA, Keltner JL, Balestrery FG. Suprathreshold static perimetry in glaucoma and other optic nerve disease. Ophthalmology 1979; 86:1278–1286.
41. Johnson CA, Keltner JL. Automated suprathreshold static perimetry. Am J Ophthalmol 1980; 89:731–741.
42. Henson DB. Visual field screening and the development of a new screening program. J Am Optom Assoc 1989; 60:893–898.
43. Langerhorst CT, Bakker D, Raakman MA. Usefulness of the Henson Central Field Screener for the detection of visual field defects, especially in glaucoma. Doc Ophthalmol 1989; 72:279–285.
44. Siatkowski RM, Lam BL, Anderson DR, Feuer WJ, Halikman AM. Automated suprathreshold static perimetry screening for detecting neuro-ophthalmologic disease. Ophthalmology 1996; 103:907–917.
45. Artes PH, Henson DB, Harper R, McLeod D. Multisampling suprathreshold perimetry: a comparison with conventional suprathreshold and full-threshold strategies by computer simulation. Invest Ophthalmol Vis Sci 2003; 44:2582–2587.
46. Artes PH, McLeod D, Henson DB. Response time as a discriminator between true- and false-positive responses in suprathreshold perimetry. Invest Ophthalmol Vis Sci 2002; 43:129–132.
47. Bengtsson B, Heijl A. False-negative responses in glaucoma perimetry: indicators of patient performance or test reliability? Invest Ophthalmol Vis Sci 2000; 41:2201–2204.
48. Reynolds M, Stewart WC, Sutherland S. Factors that influence the prevalence of positive catch trials in glaucoma patients. Graefes Arch Clin Exp Ophthalmol 1990; 228: 338–341.
49. Olsson J, Bengtsson B, Heijl A, Rootzén H. An improved method to estimate frequency of false positive answers in computerized perimetry. Acta Ophthalmol Scand 1997; 75:181–183.
50. Sanabria O, Feuer WJ, Anderson DR. Pseudo-loss of fixation in automated perimetry. Ophthalmology 1991; 98:76–78.
51. Spry PGD, Johnson CA. Identification of progressive glaucomatous visual field loss. Surv Ophthalmol 2002; 47:158–173.
52. Vesti E, Johnson CA, Chauhan BC. Comparison of different methods for detecting glaucomatous visual field progression. Invest Ophthalmol Vis Sci 2003; 44:3873–3879.
53. Smith SD, Katz J, Quigley HA. Analysis of progressive change in automated visual fields in glaucoma. Invest Ophthalmol Vis Sci 1996; 37:1419–1428
54. Nouri-Mahdavi K, Hoffman D, Ralli M, Caprioli J. Comparison of methods to predict visual field progression in glaucoma. Arch Ophthalmol 2007; 125:1176–1181.
55. Heijl A, Bengtsson B, Chauhan BC, et al. A comparison of visual field progression criteria of 3 major glaucoma trials in early manifest glaucoma trial patients. Ophthalmology 2008; 115:1557–1565.
56. Brusini P, Johnson CA: Staging functional damage in glaucoma: review of different classification methods. Sur Ophthalmol 2007; 52:156–179.
57. Advanced Glaucoma Intervention Study. 2. Visual field test scoring and reliability. Ophthalmology 1994; 101:1445–1455.
58. Musch DC, Lichter PR, Guire KE, Standardi CL. The Collaborative Initial Glaucoma Treatment Study: study design, methods, and baseline characteristics of enrolled patients. Ophthalmology 1999; 106:653–662.
59. Leske MC, Heijl A, Hyman L, Bengtsson B. Early Manifest Glaucoma Trial: design and baseline data. Ophthalmology 1999; 106:2144–2153.
60. Heijl A, Leske MC, Bengtsson B, Bengtsson B, Hussein M. Early Manifest Glaucoma Trial Group. Measuring visual field progression in the Early Manifest Glaucoma Trial. Acta Ophthalmol Scand 2003; 81:286–293.
61. Hitchings RA, Migdal CS, Wormald R, Poinooswamy D, Fitzke F. The primary treatment trial: changes in the visual field analysis by computer-assisted perimetry. Eye 1994; 8: 117–120.
62. Wild JM, Hussey MK, Flanagan JG, Trope GE. Pointwise topographical and longitudinal modeling of the visual field in glaucoma. Invest Ophthalmol Vis Sci 1993; 34:1907–1916.
63. Fitzke FW, Hitchings RA, Poinoosawmy D, McNaught AI, Crabb DP. Analysis of visual field progression in glaucoma. Br J Ophthalmol 1996; 80:40–48.
64. McNaught AI, Crabb DP, Fitzke FW, Hitchings RA. Visual field progression: comparison of Humphrey Statpac2 and pointwise linear regression analysis. Graefes Arch Clin Exp Ophthalmol 1996; 234:411–418.
65. Wilkins MR, Fitzke FW, Khaw PT. Pointwise linear progression criteria and the detection of visual field change in a glaucoma trial. Eye 2006; 20:98–106.
66. Crabb DP, Fitzke FW, McNaught AI, Edgar DF, Hitchings RA. Improving the prediction of visual field progression in glaucoma using spatial processing. Ophthalmology 1997; 104:517–524.
67. Strouthidis NG, Scott A, Viswanathan AC, Crabb DP, Garway-Heath DF. Monitoring glaucomatous visual field progression: the effect of a novel spatial filter. Invest Ophthalmol Vis Sci 2007; 48:251–257.
68. Gardiner SK, Crabb DP. Examination of different pointwise linear regression methods for determining visual field progression. Invest Ophthalmol Vis Sci 2002; 43:1400–1407.
69. Anderson DR, Patella VM. Automated static perimetry. St Louis: CV Mosby, 1990.
70. Viswanathan AC, Fitzke FW, Hitchings RA. Early detection of visual field progression in glaucoma: a comparison of PROGRESSOR and STATPAC 2. Br J Ophthalmol 1997; 81:1037–1042.
71. Bengtsson B, Heijl A. A visual field index for calculation of glaucoma rate of progression. Am J Ophthalmol 2008; 145:343–353.
72. Johnson CA, Cioffi GA, Liebmann JR, Sample PA, Zangwill L, Weinreb RN. The relationship between structural and functional alterations in glaucoma: a review. Semin Ophthalmol 2000; 15:221–233.
73. Racette L, Medeiros FA, Bowd C, Zangwill LM, Weinreb RN, Sample PA. The impact of the perimetric measurement scale, sample composition, and statistical method on the structure-function relationship in glaucoma. J Glaucoma 2007; 16:676–684.
74. Boden C, Chan K, Sample PA, et al. Assessing visual field clustering schemes using machine learning classifiers in standard perimetry. Invest Ophthalmol Vis Sci 2007; 48:5582–5590.
75. American Academy of Ophthalmology. Automated perimetry. Ophthalmology 1996; 103:1144–1151.
76. Zeyen T. Interpretation of automated perimetry. Bull Soc Belge Ophtalmol 1997, 267:191–197.

77. Stiles WS. Increment thresholds and the mechanisms of colour vision. Doc Ophthalmol 1949; 3:138–165.
78. Kitahara K, Tamaki R, Noji J, Kandatsu A, Matsuzaki H. Extrafoveal Stiles pi mechanisms. Doc Ophthalmol 1982; 35:397–404.
79. Kranda K, King-Smith, PE. What can color thresholds tell us about the nature of underlying detection mechanisms? Ophthalmic Physiol Opt 1984; 4:83–87.
80. Sample PA, Weinreb RN, Boynton RM. Isolating color vision loss of primary open angle glaucoma. Am J Ophthalmol 1988; 106:686–691.
81. Sample PA, Weinreb RN. Color perimetry for assessment of primary open angle glaucoma. Invest Ophthalmol Vis Sci 1990; 31:1869–1875.
82. Sample RA, Weinreb RN. Progressive color visual field loss in glaucoma. Invest Ophthalmol Vis Sci 1992; 33:2068–2071.
83. Sample PA, Martinezz GA, Weinreb RN. Short-wavelength automated perimetry without lens density testing. Am J Ophthalmol 1994; 118:632–641.
84. Sample PA, Johnson CA, Haegerstrom-Portnoy G, Adams AJ. Optimum parameters for short-wavelength automated perimetry. J Glaucoma 1996; 5:375–383.
85. Sample PA, Martinez GA, Weinreb RN. Color visual fields: A 5 year prospective study in eyes with primary open angle glaucoma. In: Mills RP, ed. Perimetry Update 1992/93. New York: Kugler Publications 1993:473–476.
86. Sample PA, Taylor JD, Martinez GA, Lusky M, Weinreb RN. Short wavelength color visual fields in glaucoma suspects at risk. Am J Ophthalmol 1993; 115:225–233.
87. Sample PA, Medieros FA, Racette L, et al. Identifying glaucomatous vision loss with visual-function-specific perimetry in the diagnostic innovations in glaucoma study. Invest Ophthalmol Vis Sci 2006; 47:3381–3389.
88. Racette L, Sample PA. Short-wavelength automated perimetry. Ophthalmol Clinics North Am 2003; 16:227–236.
89. Sample PA. Short-wavelength automated perimetry: its role in the clinic and for understanding ganglion cell function. Prog Ret Eye Res 2000; 19:369–383.
90. Johnson CA, Adams AJ, Casson EJ, Brandt JD. Blue-on-Yellow perimetry can predict the development of glaucomatous visual field loss. Arch Ophthalmol 1993; 111:645–650.
91. Johnson, CA, Adams AJ, Casson EJ, Brandt JD. Progression of early glaucomatous visual field loss for Blue-on-Yellow and standard White-on-White automated perimetry. Arch Ophthalmol 1993; 111:651–656.
92. Johnson CA, Brandt JD, Khong AM, Adams AJ. Short wavelength automated perimetry (SWAP) in low, medium and high risk ocular hypertensives: Initial baseline findings. Arch Ophthalmol 1995; 113:70–76.
93. Johnson CA, Adams AJ, Casson EJ. Blue-on-yellow perimetry: A five year overview. In: Mills RP, ed. Perimetry Update 1992/93. New York: Kugler Publications 1993: 459–466.
94. Johnson CA. Selective vs non-selective losses in glaucoma. J Glaucoma 1994; 3:S32–S44 (Feature Issue – Journal Supplement).
95. Demirel S, Johnson CA. Incidence and prevalence of Short Wavelength Automated Perimetry (SWAP) deficits in ocular hypertensive patients. Am J Ophthalmol 2001; 131:709–715.
96. Demirel S, Johnson CA. Isolation of short wavelength sensitive mechanisms in normal and glaucomatous visual field regions. J Glaucoma 2000; 9:63–73.
97. Demirel S, Johnson CA. Short Wavelength Automated Perimetry (SWAP) in ophthalmic practice. J Am Optom Assn 1996; 67:451–456.
98. Casson EJ, Johnson CA, Shapiro LR. A longitudinal comparison of Temporal Modulation Perimetry to White-on-White and Blue-on-Yellow Perimetry in ocular hypertension and early glaucoma. J Opt Soc Am 1993; 10:1792–1806.
99. Lewis RA, Johnson CA, Adams AJ. Automated static visual field testing and perimetry of short-wavelength-sensitive (SWS) mechanisms in patients with asymmetric intraocular pressures. Graefe's Arch Clin Exp Ophthalmology 1993; 231:274–278.
100. Sit AJ, Medieros FA, Weinreb RN. Short-wavelength automated perimetry can predict glaucomatous visual field loss by ten years. Semin Ophthalmol 2004; 19:122–124.
101. Keltner JL, Johnson CA. Short Wavelength Automated Perimetry (SWAP) in neuro-ophthalmologic disorders. Arch Ophthalmol 1995; 113:475–481.
102. Turpin A, Johnson CA, Spry PGD. Development of a maximum likelihood procedure for Short Wavelength Automated Perimetry (SWAP). In: Wall M, Mills RP, eds. Perimetry update 2000/2001. The Hague: Kugler Publications, 2001:139–147.
103. Bengtsson B. A new rapid threshold algorithm for short-wavelength automated perimetry. Invest Ophthalmol Vis Sci 2003; 44:1388–1394.
104. Bengtsson B, Heijl A. Normal intersubject threshold variability and normal limits of the SITA SWAP and full threshold SWAP perimetric programs. Invest Ophthalmol Vis Sci 2003; 44:5029–5034.
105. Bengtsson B, Heijl A. Diagnostic sensitivity of fast blue-yellow and standard automated perimetry in early glaucoma: a comparison between different test programs. Ophthalmology 2006; 113:1092–1097.
106. Kelly DH. Frequency doubling in visual responses. J Opt Soc Am A 1966: 56:1628–1633.
107. Kelly DH. Non-linear visual responses to flickering sinusoidal gratings. J Opt Soc Am 1981; 71:1051–1055.
108. Maddess T, Henry H. Performance of non-linear visual units in ocular hypertension and glaucoma. Clin Vis Science 1992; 7:371–383.
109. Johnson CA, Wall M, Fingeret M, Lalle P. A primer for frequency doubling technology perimetry. Skaneateles, New York: Welch Allyn, 1998.
110. Spry PGD, Johnson CA, Anderson AJ, et al. A primer for frequency doubling technology (FDT) perimetry using the Humphrey matrix. Skaneateles, New York: Welch Allyn, 2008.
111. Johnson CA, Samuels SJ. Screening for glaucomatous visual field loss using the frequency-doubling contrast test. Invest Ophthalmol Vis Sci 1997; 38:413–425.
112. Fujimoto N, Adachi-Usami E. Frequency doubling perimetry in resolved optic neuritis. Invest Ophthalmol Vis Sci 2000; 41:2558–2560.
113. Wall M, Neahring RK, Woodward KR. Sensitivity and specificity of frequency doubling perimetry in neuro-ophthalmic disorders: a comparison with conventional automated perimetry. Invest Ophthalmol Vis Sci 2002; 43:1277–1283.
114. Girkin CA, McGwin G, DeLeon-Ortega J. Frequency doubling technology perimetry in non-arteritic ischaemic optic neuropathy with altitudinal defects. Br J Ophthalmol 2004; 88:1274–1279.
115. Sheu SJ, Chen YY, Lin HC, Chen HL, Lee IY, Wu TT. Frequency doubling technology perimetry in retinal disease – preliminary report. Kaohsiung J Med Sci 2001; 17:25–28.
116. Parikh R, Naik M, Mathai A, Kuriakose T, Muliyil J, Thomas R. Role of frequency doubling technology perimetry in screening of diabetic retinopathy. Indian J Ophthalmol 2006; 54:17–22.
117. White AJ, Sun H, Swanson WH, Lee BB. An examination of physiological mechanisms underlying the frequency-doubling illusion. Invest Ophthalmol Vis Sci 2002; 43:3590–3599.
118. Zeppieri M, Demirel S, Kent K, Johnson CA. Perceived spatial frequency of sinusoidal gratings. Optom Vis Sci 2008; 85:318–329.
119. Anderson AJ, Johnson CA. Frequency doubling technology perimetry. Ophthalmol Clin North Am 2003; 16:213–225.
120. Anderson AJ, Johnson CA, Fingeret M, et al. Characteristics of the normative database for the Humphrey Matrix perimeter. Invest Ophthalmol Vis Sci 2005; 46:1540–1548.
121. Clement CI, Goldberg I, Graham S, Healey PR. Humphrey matrix frequency doubling perimetry for detection of visual field defects in open-angle glaucoma. Br J Ophthalmol 2009; 93:582–588.
122. Brusini P, Salvatet ML, Zeppieri M, Parisi L. Frequency doubling technology perimetry with the Humphrey Matrix 30–2 test. J Glaucoma 2006; 15:77–83.
123. Spry PG, Hussin HM, Sparrow JM. Clinical evaluation of frequency doubling perimetry using the Humphrey Matrix 24–2 threshold strategy. Br J Ophthalmol 2005; 89:1031–1035.
124. Taravati P, Woodward KR, Keltner JL, et al. Sensitivity and specificity of the Humphrey Matrix to detect homonymous hemianopias. Invest Ophthalmol Vis Sci 2008; 49:924.
125. Huang CQ, Carolan J, Redline D, et al. Humphrey Matrix perimetry in optic nerve and chiasmal disorders: comparison with Humphrey SITA standard 24-2. Invest Ophthalmol Vis Sci 2008; 49:927.
126. Artes PH, Hutchison DM, Nicolela MT, LeBlanc RP, Chauhan BC. Threshold and variability properties of matrix frequency-doubling technology and standard automated perimetry in glaucoma. Invest Ophthalmol Vis Sci 2005; 46:2451–2457.
127. Johnson CA, Cioffi GA, Van Buskirk EM. Evaluation of two screening tests for frequency doubling technology perimetry. Perimetry Update 1998/1999. Amsterdam: Kugler Publications, 1999:103–109.
128. Spry PG, Hussin HM, Sparrow JM. Performance of the 24–2-5 frequency doubling technology screening test: a prospective case study. Br J Ophthalmol 2007; 91: 1345–1349.
129. Medeiros FA, Sample PA, Weinreb RN. Frequency doubling technology perimetry abnormalities as predictors of glaucomatous visual field loss. Am J Ophthalmol 2004; 137:863–871.
130. Bayer AU, Erb C. Short wavelength automated perimetry, frequency doubling technology perimetry, and pattern electroretinography for prediction of progressive glaucomatous standard visual field defects. Ophthalmology 2002; 109:1009–1017.
131. Yoshiyama KK, Johnson CA. Which method of flicker perimetry is most effective for detection of glaucomatous visual field loss? Invest Ophthalmol Vis Sci 1997; 38:2270–2277.
132. McKendrick AM, Johnson CA. Temporal properties of vision. In: Alm A, Kaufmann P, eds. Adler's Physiology of the Eye, 10th edn. St. Louis: CV Mosby, 2002:511–530.
133. Tyler CW. Specific deficits of flicker sensitivity in glaucoma and ocular hypertension. Invest Ophthalmol Vis Sci 1981; 100:135–146.
134. Lachenmayr BJ, Drance SM, Douglas GR, Mikelberg FS. Light-sense, flicker and resolution perimetry in glaucoma: a comparative study. Graefes Arch Clin Exp Ophthalmol 1991; 229:246–251.
135. Lachenmayr BJ, Drance SM, Chauhan BC, House PH, Lalani S. Diffuse and localized glaucomatous field loss in light-sense, flicker and resolution perimetry. Graefes Arch Clin Exp Ophthalmol 1991; 229:267–273.
136. Casson EJ, Johnson CA, Shapiro LR. A longitudinal comparison of Temporal Modulation Perimetry to White-on-White and Blue-on-Yellow Perimetry in ocular hypertension and early glaucoma. J Opt Soc Am 1993; 10:1792–1806
137. Casson EJ, Johnson CA. Temporal modulation perimetry in glaucoma and ocular hypertension. In: Mills RP, ed. Perimetry update 1992/93. New York: Kugler Publications, 1993:443–450.
138. Matsumoto C, Takada S, Okuyama S, Arimura E, Hashimoto S, Shimomura Y. Automated flicker perimetry in glaucoma using Octopus 311: a comparative study with the Humphrey Matrix. Acta Ophthalmol Scand 2006; 84:866–872.
139. Swanson WH, Ueno T, Smith VC, Pokorny J. Temporal modulation sensitivity and pulse-detection thresholds for chromatic and luminance perturbations. J Opt Soc Am A 1987; 4:1992–2005.
140. Anderson AJ, Vingrys AJ. Interactions between flicker thresholds and luminance pedestals. Vision Res 2000; 40:2579–2588.
141. Anderson AJ, Vingrys AJ. Effect of eccentricity on luminance pedestal flicker thresholds. Vision Res 2002; 42:1149–1156.
142. Anderson AJ, Vingrys AJ. Multiple processes mediate flicker sensitivity. Vision Res 2001, 41:2449–2455.
143. Quaid PT, Flanagan JG. Defining the limits of flicker defined form: effect of stimulus size, eccentricity and number of random dots. Vision Res 2005; 45:1075–1084.
144. Goren D, Flanagan JG. Is flicker-defined form (FDF) dependent on the contour? J Vis 2008; 22(8):15.1–15.11.
145. Ruben S, Fitzke F. Correlation of peripheral displacement thresholds and optic disc parameters in ocular hypertension. Br J Ophthalmol 1994; 78:291–294.
146. Johnson CA, Marshall D, Eng K. Displacement threshold perimetry in glaucoma using a Macintosh computer system and a 21 inch monitor. In: Mills RP, Wall M, eds. Perimetry update 1994/95. Amsterdam: Kugler Publications, 1995:103–110.
147. Westcott MC, Fitzke FW, Hitchings RA. Abnormal motion displacement thresholds are associated with fine scale luminance sensitivity loss in glaucoma. Vision Res 1998; 38:3171–3180.
148. Wall M, Ketoff KM. Random dot motion perimetry in patients with glaucoma and in normal subjects. Am J Ophthalmol 1995; 120:587–596.
149. Wall M, Jennisch CS, Munden PM. Motion perimetry identifies nerve fiber bundle like defects in ocular hypertension. Arch Ophthalmol 1997; 115:26–33.
150. Wall M, Jennisch CS. Random dot motion stimuli are more sensitive than light stimuli for detection of visual field loss in ocular hypertension patients. Optom Vis Sci 1999;

76:550–557.

151. Joffe KM, Raymond JE, Chrichton A. Motion coherence perimetry in glaucoma and suspected glaucoma. Vision Res 1997; 37:955–964.

152. Bosworth CF, Sample PA, Weinreb RN. Perimetric motion thresholds are elevated in glaucoma suspects and glaucoma patients. Vision Res 1997; 37:1989–1997.

153. Bosworth CF, Sample PA, Gupta N, Bathija R, Weinreb RN. Motion automated perimetry identifies early glaucomatous field defects. Arch Ophthalmol 1998; 116:1153–1158.

154. Silverman SE, Trick GL, Hart WM. Motion perception is abnormal in primary open angle glaucoma and ocular hypertension. Invest Ophthalmol Vis Sci 1990; 31:722–729.

155. Bullimore MA, Wood JA, Swenson K. Motion perception in glaucoma. Invest Ophthalmol Vis Sci 1993; 34:3526–3533.

156. Bosworth CF, Sample PA, Williams JM, Zangwill L, Kee B, Weinreb RN. Spatial relationships of motion automated perimetry and optic disc topography in patients with glaucomatous optic neuropathy. J Glaucoma 1999; 8:281–289.

157. Sample PA, Bosworth CF, Blumenthal EZ, Girkin C, Weinreb RN. Visual function-specific perimetry for indirect comparison of different ganglion cell populations in glaucoma. Invest Ophthalmol Vis Sci 2000; 41:1783–1790.

158. Shabana N, Cornilleau PV, Carkeet A, Chew PT. Motion perception in glaucoma patients: a review. Surv Ophthalmol 2003; 48:92–106.

159. Frisen L. Acuity perimetry: estimation of neural channels. Int Ophthalmol 1988; 12:169–174.

160. Wall M, Lefante J, Conway M. Variability of high-pass resolution perimetry in normals and patients with idiopathic intracranial hypertension. Invest Ophthalmol Vis Sci 1991; 32:3091–3095.

161. Wall M, Conway MD, House PH, Allely R. Evaluation of sensitivity and specificity of spatial resolution and Humphrey automated perimetry in pseudotumor cerebri patients and normal subjects. Invest Ophthalmol Vis Sci 1991; 32:3306–3312.

162. Sample PA, Ahn DS, Lee PC, Weinreb RN. High-resolution perimetry in eyes with ocular hypertension and primary open-angle glaucoma. Am J Ophthalmol 1992; 113:309–316.

163. Frisen L. High-pass resolution perimetry: A clinical review. Doc Ophthalmol 1993; 83:1–25.

164. Chauhan BC, LeBlanc RP, McCormick TA, Mohandas RN, Wijsman K. Correlation between the optic disc and results obtained with conventional, high-pass resolution and pattern discrimination perimetry in glaucoma. Can J Ophthalmol 1993; 28:312–316.

165. Chauhan BC, House PH. Intratest variability in conventional and high-pass resolution perimetry. Ophthalmology 1991; 98:79–83.

166. Chauhan BC, House PH, McCormick TA, LeBlanc RP. Comparison of conventional and high-pass resolution perimetry in a prospective study of patients with glaucoma and healthy controls. Arch Ophthalmol 1999; 117:24–33.

167. Chauhan BC. The value of high-pass resolution perimetry in glaucoma. Curr Opin Ophthalmol 2000; 11:85–89.

168. Ennis FA, Johnson CA. Are high-pass resolution perimetry thresholds sampling limited or optically limited? Optom Vis Sci 2002; 79:506–511.

169. Wall M, Chauhan B, Frisen L, House PH, Brito C. Visual field of high-pass resolution perimetry in normal subjects. J Glaucoma 2004; 13:15–21.

170. Frisen L. New, sensitive window on abnormal spatial vision: rarebit probing. Vision Res 2002; 42:1931–1939.

171. Martin L, Wanger P. New perimetric techniques: a comparison between rarebit and frequency doubling technology perimetry in normal subjects and glaucoma patients. J Glaucoma 2004; 13:268–272.

172. Brusini P, Salvatet ML, Parisi L, Zeppieri M. Probing glaucoma visual damage by rarebit perimetry. Br J Ophthalmol 2005; 89:180–184.

173. Salvatet ML, Zeppieri M, Parisi L, Brusini P. Rarebit perimetry in normal subjects: test-retest variability, learning effect, normative range, influence of optical defocus, and cataract extraction. Invest Ophthalmol Vis Sci 2007; 48:5320–5331.

174. Yavas GF, Kusbeci T, Eser O, Ermis SS, Cosar M, Ozturk F. A new visual field test in empty sella syndrome: rarebit perimetry. Eur J Ophthalmol 2008; 18:628–632.

175. Bearse MA Jr, Sutter EE. Imaging localized retinal dysfunction with the multifocal electroretinogram. J Opt Soc Am A 1996; 13:634–640.

176. Chan HL, Brown B. Multifocal ERG changes in glaucoma. Ophthalmic Physiol Opt 1999; 19:306–316.

177. Hood DC, Zhang X. Multifocal ERG and VEP responses and visual fields: comparing disease-related changes. Doc Ophthalmol 2000; 100:115–137.

178. Fortune B, Bearse MA, Cioffi GA, Johnson CA. Selective loss of an oscillatory component from temporal retinal multifocal ERG responses in glaucoma. Invest Ophthalmol Vis Sci 2002; 43:2638–2647.

179. Chan HH. Detection of glaucomatous damage using multifocal ERG. Clin Exp Optom 2005; 88:410–414.

180. Graham SL, Klistorner AI, Grigg JR, Billson FA. Objective VEP perimetry in glaucoma: asymmetry analysis to identify early deficits. J Glaucoma 2000; 9:10–19.

181. Klistorner A, Graham SL. Objective perimetry in glaucoma. Ophthalmology 2000; 107:2283–2299.

182. Hood DC, Greenstein VC. Multifocal VEP and ganglion cell damage: applications and limitations for the study of glaucoma. Prog Retin Eye Res 2003; 22:201–251.

183. Graham SL, Klistorner AI, Goldberg. Clinical application of objective perimetry using multifocal visual evoked potentials in glaucoma practice. Arch Ophthalmol 2005; 123:729–739.

184. Grippo TM, Hood DC, Kandani FN, Greenstein VC, Liebmann JM, Ritch R. A comparison between multifocal and conventional VEP latency changes secondary to glaucomatous damage. Invest Ophthalmol Vis Sci 2006; 47:5331–5336.

185. Fortune B, Demirel S, Zhang X, et al. Comparing multifocal VEP and standard automated perimetry in high-risk ocular hypertensives and early glaucoma. Invest Ophthalmol Vis Sci 2007; 48:1173–1180.

186. Klistorner A, Graham SL, Martins A, et al. Multifocal blue-on-yellow visual evoked potentials in early glaucoma. Ophthalmology 2007; 114:1613–1621.

第36章

双眼视觉

Ronald S. Harwerth · Clifton M. Schor

蒋　峰　译　尹　婕　校

概述

　　人类以及其它双眼位于前方的动物可以通过一系列知觉及运动过程同时感知双侧视网膜物像，从而获得双眼单视及立体视。敏锐的立体视觉是双眼视觉的最高级功能，它的建立基础是所有的潜在视功能必须正常：包括具有正常视力的双眼稳定的中心注视，精确的眼球运动控制以获得双眼黄斑的固视，正常视网膜响应，产生单眼视的知觉机制，选择性提取远于或者近于注视平面的物体深度觉信号的神经机制。因而，正常的双眼视觉代表了知觉与运动过程的高度协调性，任何环节的功能异常，都会导致双眼视功能不同程度的损害。临床上我们往往强调异常双眼视觉的原因及表现，期望能减轻对清晰、舒适的双眼视觉的干扰。然而欲掌握解决双眼视觉问题的临床处理方法，必须从学习正常双眼视觉开始。本章将介绍正常及异常双眼视觉的基本理论，为临床应用打下基础。

双眼优于单眼

　　很明显生物体拥有双眼要比单眼具备更多的优势。双眼视觉就是一个重要的例证，初级视皮质75% ～ 80% 的神经元的信息来自于双眼[6,84]。下面还将列出一些双眼在正前方的优点。

1. 双眼较单眼而言拥有更大的视野[65]。正常的单眼视野大约为上方 60°，鼻侧 60°，下方 75°，颞侧 100°。双眼视野在水平方向扩展到 160° 至 200°，中间 120° 为双眼的单眼视野重叠部分。

2. 一只眼由于光学或病理性缺陷导致图像畸变后，仍可以通过另外一只眼获得正常的图像。我们还可以通过未受损害或损害较轻眼的表现来预测单眼或双眼疾病的功能损害的程度[33,110,111,108]。

3. 从实用角度上，拥有双眼使我们在一眼因意外伤害或疾病导致视力丧失后还能依赖备用眼维持功能性视力。

4. 通过双眼叠加作用和立体视觉，正常的双眼视觉改善了功能性视力。双眼叠加作用是指双眼注视的视觉敏感度优于单眼注视[26]，阈值响应测定显示敏感度只有小幅提升[17,72]，但是当用阈上刺激时，对视觉功能有很大影响[74]。双眼视时，立体视觉在深度觉上有质和量的提升。从最基本的层面上来说，捕食者选择攻击时间以及被捕食者识别捕食者的伪装，均受益于敏锐的立体视觉。

视觉方向

　　通常，人们没有意识到他们是在使用两只眼睛，而是感觉在两眼中间仿佛还有一只眼睛在注视（头位中心或独眼）。视觉空间的基本概念包括物体的物理空间定位与知觉（主观）空间定位的关系[113]。图36.1 说明了这些概念，区域 A 代表物理空间，区域 B 代表主观空间。物体的知觉方向建立在一些因素的基础之上，包括视网膜像定位。每个视网膜像定位与一个特定的视觉方向关联，称为位标或眼位中心方向[83,113]。位于主视线上的眼位中心方向称作主视觉方向，成像位于黄斑中心（图36.1）。次级视觉方向是主视觉方向以外的眼位中心方向。图36.1 显示了非注视物体（圆形和方形）的知觉视觉方向与注视物体（菱形）的视觉方向的相对关系。在这个例子中，中央凹左侧的影像被感知为注视物体的右侧，即方形的

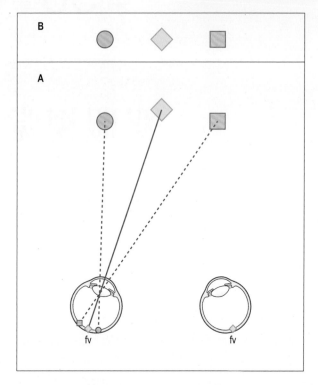

图 36.1 视网膜图像定位中的视觉方向感知。（A）各个物体的物理空间与视网膜像的关系。方形为注视物体（主视觉方向），非注视物体（圆形及方形）为次级视觉方向。（B）视网膜像定位与视觉方向（眼位中心方向）的关系。非注视物体的视觉方向感知（圆形及方形的次级视线方向）是相对于注视菱形的主视觉方向的。

视觉方向。游标定位阈值的研究证明正常情况下，区分眼位中心方向差异的能力非常精确，在中央凹可达 5 角秒 [98,175]。

在现实的动态世界中，物体的定位是相对于头位及体位的，而非相当于视线。因此，视网膜像信息并不足以说明真实物体的物理与知觉定位的确切关系。空间物体相对于躯体的被感知的方向，即头位中心方向，是一种综合结果，这种综合来源于头部的关于眼睛朝向的眼位信息及相对于躯体中线的头位信息。头位中心定位涉及到双眼间的头位中心位置，还需要区分视网膜像运动究竟是由眼球运动还是由物体自身运动引起的。

头位中心方向对于理解临床上斜视患者由于眼位异常引起的主觉视觉空间改变是很重要的。图 36.2 显示了头位中心方向的一般原则。在第一个例子中（图 36.2A 和 B），在正常的双眼视觉下，相对于观察者的头位中心来说，位于（A 区）或靠近（B 区，圆形）注视平面的物体的两个视网膜像对应形成的视网膜眼位中心方向可以结合为单一的方向（即单视）。

相比之下，对于超出单视范围以外的物体，无论近于或远于注视平面，单个物体都有两个单独的头位中心方向，每个视网膜像分别对应不同的眼位中心方向，不能形成统一的头位中心方向，即复视，如图

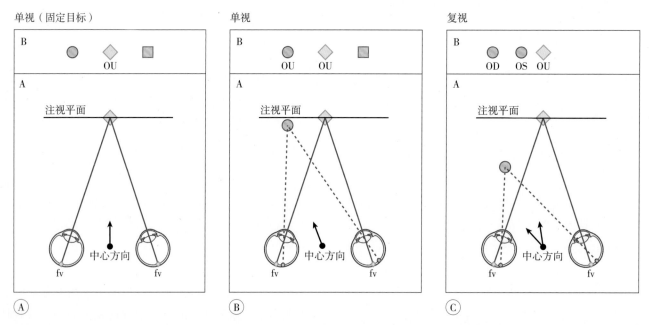

图 36.2 单视及复视的头位中心方向。（A）注视物体的眼位中心方向组合为单一头位中心方向。（B）注视平面附近的非注视物体的视网膜像也可以组合为单一头位中心方向。（C）当视网膜像的差别超过正常融合范围时（Panum 融合区），眼位中心方向将不能结合，物体形成了两个头位中心方向（生理性复视）。

36.2C 所示。

双眼眼球运动包括眼球的同向和辐辏运动（见第 9 章）。同向运动是双眼视轴的连接或共轭运动，即双眼向同一方向运动。辐辏运动是双眼分别向相反的方向转动。头位中心方向可以通过双眼的平均位置被感知，故只有双眼同向运动才会影响头位中心方向。辐辏运动不会影响头位中心方向，因为双眼辐辏运动具有相反的信号，左右眼的平均位置相互抵消。因此，当双眼向中线左侧或右侧注视物体出现不对称集合时，只有同向或共轭运动有助于感知方向。

除了平均眼位，非固视物体的头位中心方向的主观感知需要统合双眼眼位中心方向的差异。例如，离注视平面前后距离不大的物体是通过与视轴的不同角度和距离进行视网膜定位成像的，因此在两只眼拥有不同的眼位中心方向。当视网膜像差较小时，目标仍呈现为单一影像，双眼头位中心方向的确定是建立于双眼平均眼位中心方向的基础上。换句话说，双眼知觉方向的不一致超过 1/2 角差距时，双眼头位中心方向偏离（图 36.2）。当双眼视网膜像对比度不等时，平均方向偏向于影像对比度高的方向。

当物体距离注视平面较远时，视网膜像差相应增加，则产生复视，即一个物体有两个独立的头位中心方向。复视像的头位中心方向被感知为每个单眼成分在对侧眼的视网膜对应点上产生两个影像（图 36.2C）。每个复视像的头位中心方向之间的关系取决于物体近于或远于注视平面。举例来说（图 36.2C），若物体近于注视平面，右眼视网膜像的头位中心方向在左眼视网膜像的头位中心方向的左侧。这种由近处物体产生的复视称为交叉性复视。相应的，远于注视平面的物体将产生非交叉性复视，右眼看见的物体在右侧，左眼看见的物体在左侧。

正常双眼视状态下的非固视物体产生的复视称为生理性复视，是眼位在正前方时，侧向分离以及视觉方向经过视网膜重新组织成形的自然结果。相比之下，斜视患者感受到的是病理性复视，位于注视平面的物体被感知为两个影像。在病理性复视中，双眼注视时，由于偏斜眼视轴偏离，对固视物体产生的视网膜像定位具有不同的头位中心方向。然而，在单眼条件下每只眼都会真实地感知到物体的方向。在双眼注视条件下，病理性复视的两个视觉方向中只有一个在任何给定时刻都可以是真实的。除复视之外，视觉混淆也会影响斜视患者的空间知觉。一个在偏斜眼中央凹成像的物体，与另一个在注视眼中央凹成像的物体，具有同样的头位中心方向，虽然他们的物理定位并不一致。复视与混淆产生的无法忍受的视觉环境可以因偏斜眼受到抑制而减轻。另一个解决复视的办法是异常视网膜对应，它改变了眼位中心视觉方向的成像地形学。

正常视网膜对应

双眼视物时，受刺激的视网膜对应或非对应区域产生的眼位中心视觉方向是形成单视或复视的基础。当一眼或另一眼或双眼同时注视时感知同一视觉方向的视网膜成像定位方式称为双眼视网膜对应[113]。视觉方向的形成主要依赖视网膜成像定位及其眼位中心方向，而非眼位与头位中心方向。这一基本原理可由 Hering 著名的窗户实验（window experiment）证实[113,172]。该实验说明了视网膜像定位与视觉方向感知的联系，成像于中心凹的物体拥有相同的感知视觉方向，与它们相对于观察者的实际位置无关。同样的，产生于各眼中央凹的后像总是重叠的，无论双眼是同向运动或是辐辏运动[10]。后像的相同视觉方向说明在眼位信息被用来感知头位中心方向之前，正常的视网膜对应点已被生理性统合。

图 36.3 说明了双眼视觉方向的相互联系。注视物体（菱形 -A 区）的两个中央凹影像共享同一个视觉方向，并在主觉空间（B 区）融合形成单一物体。这种特殊的成对的被感知为具有相同视觉方向的双眼视网膜像定位称为对应点或对应区[83,113,114]。中央凹代表了一对重要的视网膜对应点，另外仍有许多与次级视线及视觉方向相关的对应点。如图 36.3 所示，方形代表一个右侧视野的物体，其在双眼配对视网膜区拥有相同的视觉方向，这是另一种形式的视网膜对应区。同样的，圆形代表了左侧视野的物体在视网膜对应点上成像。如果注视平面位于无穷远处，将会有大量潜在的物体在视网膜对应点上成像。这些成像于视网膜对应点的物体在空间投射的位置可以被想象成一个类似于具有无限曲率半径的圆柱形。这些具有双眼相同视觉方向的点形成的平面称为单视圆（双眼单视界）[113,114,154]。在有限的注视距离上，当双眼对称集合注视时，这个面被削减成了经过视线交叉点的一条水平线和一条垂直线。

三级方位的点（高于或位于视线侧面）更接近其中一只眼，在较近眼形成更大的视角。因此，所有的有限注视距离内的三级方位的点的成像具有垂直视

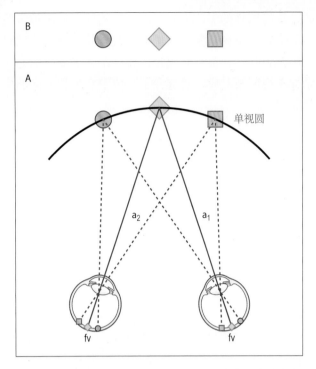

图 36.3 视网膜对应点。双眼具有相同眼位中心方向的视网膜区（B 区）称为视网膜对应点。沿水平子午线的成像于对应点的物体的空间投射（A 区）称为纵向单视圆。单视圆上的物体的物理定位通过纵向视角（α_1 & α_2）来量化。

差，准确地说，它们并未在视网膜对应点上成像。在这些有限的注视距离，只有在正中矢状平面沿水平视网膜子午线或沿垂直视网膜子午线成像的点，可以称为对应点，没有垂直视差。成像于经过中心凹水平子午线对应点的物点投射[85,115,154]，定义为纵向单视圆。在图 36.3 中表现为弧线穿过注视物体及刺激视网膜对应点的两个周边物体。垂直单视圆定义为成像于沿垂直子午线对应点正中矢状平面上的物点投射[149,151,169]。

纵向单视圆上物体与成像空间的关系可以用纵向视角来量化，即各眼主视线及次级视线形成的水平视角。如图 36.3 所示，右侧视野物体的纵向视角为 α_1 及 α_2。左侧视野的纵向视角依此类推。眼位的侧向分离导致各眼对单视圆外的物体存在不同的感知，这些知觉上的差异在二维视网膜成像的基础上重建了三维空间。近于或远于单视圆的物体刺激视网膜非对应点，产生了双眼视差，又称为视网膜视差，或者简称为视差[177]。只有双眼视差的水平成分可产生立体视深度觉，可通过纵向视角的差异来计算，又称为水平视差角。单视圆上的物象为零视差。其他深度信息的缺失提示，单视圆的曲率及倾斜会影响深度觉感知形状及表面定位。光学设备如眼镜放大或其中一眼的

视网膜成像变形，将会改变单视圆，并相应引起空间知觉误差[114]。

如图 36.3 所示，经验纵向单视圆是与注视点对称的平滑面，但是经验单视圆的实际形状与曲率取决于影响视网膜像及其皮层表现的物理及光学因素。如果视网膜对应区的定位仅取决于主视线的相等角距离，则单视圆应为经过注视点与双眼入瞳中心的圆[14,113]（几何单视圆，理论单视圆，或 Vieth-Muller 圆）（图 36.4）。我们引入"盖点"来形容由视网膜距离决定的视网膜对应位置[113]。如果仔细平移一眼视网膜，使之对准覆盖另一眼视网膜，那么插入视网膜的针就会穿透盖点或视网膜对应区。通过简单的几何学，盖点可以成为对应点，因为圆周上两点与任意其他两点连线形成的夹角是相等的。因而，如图 36.4 所示，纵向视角应是相等的（$\alpha_1 = \alpha_2$），理论单视圆应是圆的一部分，定义为 Vieth-Muller 圆（VMO）。

除了极少数情况下，经验单视圆与 VMO 实际上并不吻合，但理论上纵向单视圆是零视差的一个重要参照。事实上，立体视的临床试验使用 VMO 作为零视差参照。另一个物理空间的重要参照是客观额平行平面（OFPP），即位于一定注视距离的，与穿过双眼入瞳中心的线平行的平面（图 36.4）。虽然 VMO 及 OFPP 都可作为经验单视圆的参照平面，但是它们建

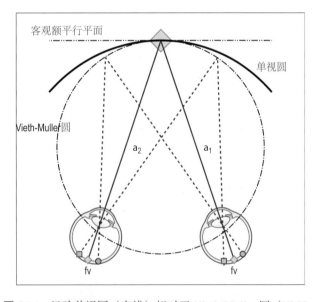

图 36.4 经验单视圆（实线）相对于 Vieth-Muller 圆（VMO；点划线），定义为具有相等的纵向视角（α_1 及 α_2）的物体空间定位，客观额平行平面（OFPP；点点划线）定义为位于一定注视距离的平面，该平面与穿过双眼入瞳中心的线平行。

立于不同的感知相关基础上。VMO 基于一个物理几何假设，相同的视觉方向与距离各自中央凹等距的视网膜点相关。经验纵向单视圆主要基于相同的视觉方向，是视网膜对应点唯一纯粹的衡量标准[154]。另一方面，OFPP 被用来衡量知觉表面形状及方位，取决于联合眼位中心方向及绝对距离和方向信息的头位中心方向。OFPP 可作为调整不同视网膜偏心度物体的深度的参照框架，从而使物体好像位于一个平行于面部的平面（表观额平行平面，AFPP）。AFPP 的定位、形状及倾斜基于视差、方位角信息及绝对距离信息[3]。AFPP 被用来评价如何由绝对距离衡量视差，以及倾斜角如何受到方位角估计的影响，以便观察者能够评估表面形状、深度及方位。经验纵向单视圆及 AFPP 都被用来评价光学畸变的影响，如知觉空间放大率，因为它们通常产生类似的结果。

基于视觉方向及立体视觉深度的不同特性[113]，经验纵向单视圆及 AFPP 可通过多种方法测量。经验纵向单视圆可由以下方面所决定：双眼相同的视觉方向，注视点外不同偏心度的最高立体视敏度，感觉融合中心（Panum 融合区）（图 36.7），目标定位偏离注视点的，不引发聚散度差异。聚散度准则假定水平共轭运动引导视轴沿经验单视圆交叉，即使这个表面随深度而弯曲。AFPP 单视圆可测量偏心物体的定位，以使它们似乎都在同一平面，也可以通过定位偏心物体以使它们看起来与观察者距离相等（即头位中心等距）。

异常视网膜对应

正常双眼视觉的视网膜对应区提供了稳定的双眼感知信息，与初级视皮质的神经功能属性相一致[123,157,27]。但是双眼视觉的正常功能属性可能由于婴儿斜视引起的异常视网膜对应及视觉抑制而发生改变[172]。临床上，了解感觉适应的类型和程度对于重建斜视患者的功能性双眼视觉很重要[87,122,166,172]。

斜视的感觉适应可以消除恒定性复视（所有物体产生两个头位中心）及注视物体与非注视物体的共同视觉方向（视觉混淆）[172]（图 36.5A）。大多数斜视患者不会经历复视和视觉混淆，但是他们的单眼视觉是视觉抑制及异常视网膜对应的结果[2,4,18,25]。视觉抑制通过在双眼同时注视时消除偏斜眼对物体的正常知觉而达到单眼视觉[173]。抑制在一些外斜视中可能引

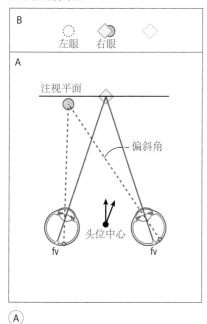
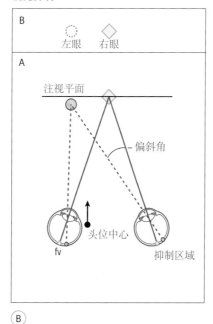
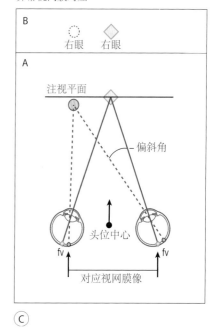

图 36.5 斜视中的视网膜对应及视觉抑制。（A）具有正常视网膜对应及没有视觉抑制的斜视患者将会产生复视，单个物体具备两个头位中心方向（B 区中显示实线及虚线的影像）及视觉混淆，两个独立的物体具备同一个视觉方向（显示为注视的菱形的影像与成像于偏斜眼中央凹的圆形的影像重叠，B 区）。（B）通过抑制偏斜眼的视网膜像来消除复视及视觉混淆。（C）通过异常视网膜对应来消除复视及视觉混淆，偏斜眼的视觉方向适应。

起全部半侧视野抑制[58]，在内斜视中则仅限于特定区域（有时称为"抑制盲点"），以偏斜眼的中央凹及非偏斜眼注视时视网膜受刺激的区域为界[86]（复视点；图 36.5B）。

异常视网膜对应（图 36.5C）是偏斜眼视觉方向相对于注视眼的正常视觉方向的适应性改变。这种结果导致双眼注视时偏斜眼的周边视网膜区域与注视眼中央凹具有相同的视觉方向[4,25,138,172]。这种视网膜对应关系的变化造成双眼中央凹成像的视觉方向的差异，临床上可以通过检测异常视网膜对应的 Hering-Bielschowsky 实验证实[172]。在该实验中，双眼的后像均形成于中央凹。即使在斜视患者中，正常视网膜对应患者将感知到共同视觉方向的后像，但是视网膜对应明显异常的患者将感知到不同视觉方向的后像。单眼后像的自觉分离被称为异常角，代表了双眼中央凹相对于正常对应关系的感觉变化程度。当异常角与眼位偏斜程度相等（相称性异常视网膜对应）时，空间物体即可被感知为单个物体。换句话说，若异常角与斜视角不等（不相称性异常视网膜对应），则在抑制形成之前，残留的视差将会导致复视。复视像的分离角度被称为自觉角，在不相称异常视网膜对应中，自觉角一般小于斜视角（他觉角）。

如框 36.1 列出的婴儿型内斜视患者的资料所示，斜视患者的感觉适应试验结果具有可变性[68,87,121,166,170]。通常对于获得性斜视患者诊断为异常视网膜对应必须依赖这些试验[48]。异常视网膜对应试验要么定位偏斜眼中央凹外一点与注视眼的中央凹具有相同的视觉方向，要么定量测定双眼中央凹视觉方向的分离角[172]。前一类型的试验，如 Bagolini 条纹镜或 Worth 四点灯测试，诊断异常视网膜对应阳性的概率要高于后一类型试验，如 Hering-Bielschowsky 后像试验[48]。临床上测定患者视网膜对应试验的结果可能取决于视网膜异常角的变化[42,138]或是一些其他的异常视网膜对应机制[91,138,166,184]。如框 36.1 所示，Bagolini 线状镜证实了婴儿期内斜视患者的相称性异常视网膜对应，弱视镜及后像试验证实了正常视网膜对应。

关于异常视网膜对应有 3 种理论被提出来。第一种理论认为，异常视网膜对应中双眼独立感知空间，仿佛双手探索空间。各眼通过各自的对眼位的感觉及眼位中心视网膜像定位来计算头位中心视觉方向。结果，两者之间缺乏对应关系[25,168]。中央凹后像的分离随斜视角程度的变化而变化的现象支持这一理论。异常角与他觉角的共同变化导致了稳固的空间感

框 36.1　婴儿型内斜视的异常视网膜对应

- 大学生，26 岁
- 婴儿型内斜视
- 前期治疗
  2 岁手术
  修补年龄 2 ～ 4 年
  8 岁手术
- 遮盖试验：恒定性、单侧性、右眼内斜视
  远：20ΔET
  近：18ΔET
- 屈光不正及 BVAs
  OD：+2.00-2.00×180 20/20
  OS：+1.00-0.50×180 20/20
- 水平隐斜：OD 恒定性抑制
- Bagolini 线状镜：注视点线条交叉 - 相称性异常视网膜对应
- 弱视镜：他觉角等于自觉角 - 正常视网膜对应
- Hering-Bielschowsky 后像试验：注视点影像交叉 - 正常视网膜对应
- 双笔立体视试验：较好的双眼注视敏锐度

　　总结：患者具有恒定性单侧内斜视，没有弱视。评价中央凹与中央凹外对应关系的 Bagolini 试验证实相称性异常视网膜对应，更加分离的试验（弱视镜）或评价中央凹与中央凹对应关系的试验（后像试验）证实正常视网膜对应。

知，即使斜视程度随时间一直在变化[66]。第二种理论认为视网膜对应在变化[18,34,172]，以至于正常不相干的视网膜点转变成在纹状皮质的异常对应[91,184]，如注视眼的中央凹与偏斜眼的周边区异常对应。测定斜视患者的共同视觉方向单视圆证实了主要是周边区域对应关系的转变，中央凹附近、投射到对侧脑半球皮层的视轴之间的异常角在减小[20,47,68]。第三种理论认为没有视觉抑制发生的斜视患者由于 Panum 融合区扩大而感知空间[2,5,77]。以上 3 种理论并非互相排斥，它们可以用来解释同一斜视患者或不同类型斜视存在的不同机制，如原发及继发微小斜视。

双眼（视网膜）视差

经验纵向单视圆代表物理空间内特定位置的物体具有零视差。单视圆外的物体将会产生一定程度的侧向双眼（视网膜）视差。具有水平视网膜视差的物体成像于侧向分离的视网膜非对应区。作为经验单视圆，纵向视角是不等的。只有水平视网膜视差能够通

过刺激双眼，从而产生立体深度觉、水平视差眼球辐辏运动及生理或病理性复视。每种知觉或运动的反应是物体的视差影像及单视圆之间关联的结果。

下面列出的涉及双眼视差的表述对理解双眼视觉很重要。

1. 双眼视差根据不同物体与单视圆的关系分为非交叉（远端）或交叉（近端）视差[83,177]，如图 36.6 所示。在图中，右侧视野的方形代表物体远于注视点（菱形），方形的次级视线相交点位于单视圆后。方形产生的双眼视差为非交叉视差，通过纵向视角 α_1 及 α_2 的差异来量化。非交叉视差增强了相对"远"的立体深度觉，当视差足够大时形成非交叉性复视（右眼成像的复视像位于左眼成像的左侧）。非交叉性视差作为眼球运动刺激，可诱发眼球分离运动。类似地，交叉性视差（图 36.6，左侧的圆形）增强了"近"立体视觉深度的感知，或形成交叉性复视，诱发眼球辐辏运动。

2. 双眼视差分为相对视差和绝对视差。绝对视差是

注视目标在双眼入瞳中心所成的夹角与集合角的差异。相对视差是两个绝对视差的差异值。立体深度觉一般由可识别的相对视差引起，并根据一个物体相对于另一个物体的深度觉来判断相对位置（如图 36.6 所示，方形相对菱形的相对深度）。临床试验表明，相对视差引起的立体视明显优于单独由绝对视差引起的深度觉[172]。与此相反，绝对视差是运动性融合的最佳刺激，如棱镜诱发的辐辏运动或注视距离的变化，运动融合可以在一定程度上改变注视野内所有物体的视差[89]。

3. 对于正常双眼视来说，在有限范围内形成的双眼视差提供了相对深度觉的正常融合（单视），较大的视差则形成复视[109,113]。单眼视觉的视差范围被称为 Panum 融合区（PFA），如图 36.7 所示。A 区图示了 Panum 区的测量方法。一个测试物体沿着左眼主视线移动，同时双眼共同注视空间中的一点。交叉视差融合界限是测试物体朝向观察者运动而不产生复视的最大距离。类似的，非交叉视差融合界限是测试物体远离观察者运动而不产生复视的最大距离。主觉空间（B 区）的 Panum 融合区（用虚椭圆形线表示）决定了双眼视觉融合的视差范围。位于融合范围以外的物体则会产生复视，除非一眼的影像被抑制。当目标与左眼主视线相交时，右眼所见的近处目标的影像被投射到左侧视野，即交叉性复视，远处目标的影像则被投射到右侧视野，即非交叉性复视。另外，还有一个与双眼感觉性融合相一致的垂直视差范围，一般小于水平视差范围。虽然 PFAs 的大小与形状取决于视网膜偏心度及时空刺激性质[146,165]，但是经典的中央凹视觉 PFA 是一个水平与垂直尺度近似于 15×6 角分的椭圆形[113]。

4. 大部分拥有正常双眼视觉的人存在小的辐辏误差，被称为注视视差[76,116,137]。由于视网膜像落在 Panum 融合区内才能得到双眼单视，双眼视轴间小的不重合（辐辏误差）将引起注视物体的视网膜视差，也就是注视视差，而不会产生复视。注视物体的注视视差以及主视线的交叉使注视物体的纵向单视圆发生位移。图 36.8 显示了注视物体（菱形）的小辐辏误差（内注视视差）。辐辏误差引起单视圆的内向偏移（正常对应点的定位），也就是在正常的双眼视觉下，相同的主视觉方向由双眼中央凹刺激产生，所以单视圆始终穿过视轴的交点。因此，当注视物体落在单视圆之外

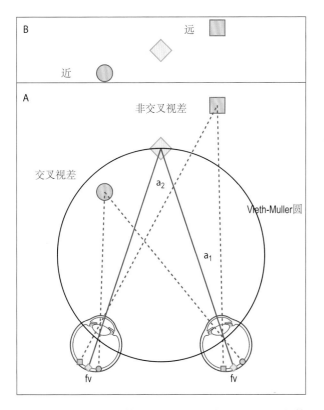

图 36.6 双眼视差及立体深度觉。纵向单视圆以外的物体具有双眼视差，交叉视差（A 区圆形）被感知为近于注视物体（相对于 B 区菱形的圆形的相对深度），非交叉视差（A 区方形）被感知为远于注视物体（B 区）。

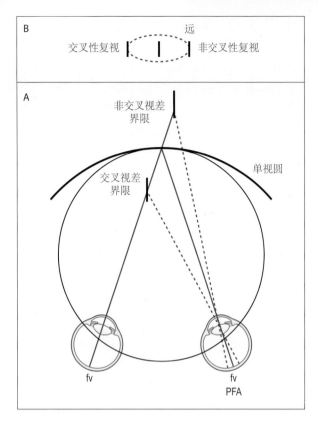

图 36.7 双眼视差范围（Panum 融合区）。恒定注视的物体沿左眼主视线移动，直到双眼视差超过融合界限，即产生复视。首先产生交叉视差，然后产生非交叉视差（A）。Panum 融合区（PFA）的大小如 B 区所示。

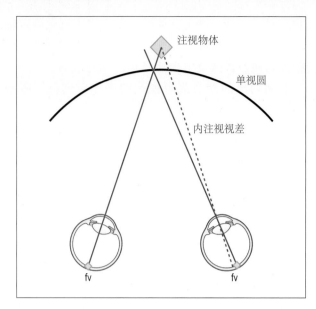

图 36.8 内注视视差引起单视圆位移。聚散度误差引起注视点单视圆的位移及注视物体的视网膜视差。聚散度误差如在 Panum 融合区范围以内，则能保持双眼单视（注视视差）。

时，显然应具有非交叉视网膜视差，临床描述为内注视视差。相反，外注视视差则会引起注视距离之外单视圆的位移及注视物体的交叉视差。无论如何，如果想维持双眼单视，注视距离不能超过 Panum 融合区的范围。

5. 临床上，注视视差被视作融合性转向机制的触发信号[116,117,120]。临床试验的基础是主视线及具备正常视网膜对应的主视觉方向相一致（图 36.8），因此，具备正常视觉方向的离眼主体的角间距是测量给定注视距离上的辐辏误差（注视视差）。Ogle 关于注视视差的应力聚散函数的广泛研究是眼球运动应力引发显著注视视差这一假说的基础。该研究揭示了注视视差的方向及大小的系统变化与视差性聚散刺激的大小变化的关系（第 9 章）[116,117]。图 36.9 显示了注视视差的 3 个例子 - 应力聚散函数。这些数据由离眼游标线的主觉校准获得，也就是 2 个刺激的校准，每个刺激分别被对应眼所见，确定观察者看见双眼融合刺激时

的视网膜对应区。这些独立的功能代表了临床正常双眼视觉患者（图 36.9A）、内隐斜视患者（图 36.9B）及间歇性外斜视患者（图 36.9C）的数据。这些函数表明当需要一个大的融合性辐辏成分来矫正聚散误差时，如隐斜视时，将出现注视视差。消除辐辏所需的棱镜底向外的度数，即为注视视差为零时的棱镜光学度。这种情况发生于当应力聚散函数穿过横坐标时（也就是相联性隐斜）[116,120]。框 36.2 列出了这些概念应用于临床的一个例证，视疲劳及内隐斜患者，视近时有底向外相联性隐斜。注视视差可作为隐斜视的一个有益误差，为克服隐斜视提供了恒稳态刺激，有利于维持融合眼位[137]。当克服隐斜视需要大的聚散反应时，可能会发生视疲劳[120]。

总之，双眼视差的宽广范围体现于正常视觉的所有情形下，视觉感知及运动系统对视差信息的利用是正常双眼视觉的最基本过程。临床评价患者的双眼视觉包括视网膜视差几个方面的试验，如相对视差、绝对视差及注视视差[137,123]。

立体视觉

立体视觉是对物体间相对距离或深度间隔的感知，是单眼视网膜像因双眼水平视差进行的神经加工

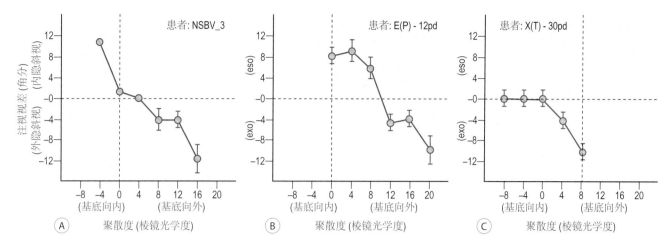

图 36.9　注视视差棱镜诱发聚散度后的注视视差的改变。注视视差（如图 36.8 所定义）随聚散度刺激的大小发生系统性变化。消除注视视差的棱镜光学度，也就是函数穿过横坐标的地方，定义为相联性隐斜。这些函数代表了正常双眼视觉患者（A）、内隐斜视患者（B）及外隐斜视患者（C）的数据。

过程。之所以有双眼视差，是因为在头部双眼位置的侧向分离，造成同一个物体在两眼形成了略有不同的影像。因此，根据 Wheatstone[180] 与 Julesz[90] 的研究，这些水平（侧向）视网膜像视差形成了立体深度觉。垂直视差本身不能形成深度觉，但是可以被用来评估方位及绝对距离，并以立体视深度的大小来衡量水平视差[3,53,57,99,132,178]。

　　最小可察觉立体深度觉（立体视敏度）的临床测量以立体视角（η）来量化，即纵向视觉角（α_1 及 α_2）或视差（集合）角（δ_1 及 δ_2）之差，如图 36.10 所示。在一个传统的立体图（图 36.14）中，η 可以直接由普通物体位置在两个半视野立体图的角差异推断出来。正常视觉下视网膜视差与物体的物理深度相关，可被定义为公式：

$$\eta = [(a*\Delta b)/d^2]*c$$

　　其中 a 为瞳距，Δb 为深度间距，等于不同物体与注视距离之间的距离，d 为注视距离，c 为获得立体角的常数，以角分（c = 3438）或角秒（c = 206 264）来衡量。该函数表明在任何给定的注视距离，深度间距与视网膜视差的关系都是线性的，但是与注视距离呈平方关系。例如，如果瞳距为 60 mm 的观察者可以感知视网膜视差为 10 角秒的立体深度觉，则在 40 cm 注视距离上最多可以分辨的深度差异为 0.12 mm。无论如何，同样的立体视角在 6 m 注视距离要求至少 3 cm 的深度差异，在 1000 m 注视距离要求至少 800 m 的深度差异。对于更大的、超阈值视差的双眼视差，线性深度及观察距离的关系如图 36.11

框 36.2　未矫正的散光与眼球运动失衡引起的视疲劳

- 大学生，19 岁
- 视觉主诉：与阅读及其他需要近用眼的工作相关的眼疲劳（灼烧及牵拉感）。近视，戴镜 5 年，矫正视力正常。
- 目前眼镜度数及 Vas
  OD：-2.00 -0.50×075 20/25
  OS：-2.00 -0.25×090 20/30
- 屈光不正及 VAs
  OD：-2.25 -0.75×070 20/15
  OS：-2.25 -0.75×105 20/15
- 隐斜视测量法：
  远隐斜视：1ΔE（P）
  近隐斜视：4ΔE（P）
- 近转：底向内 5Δ/12Δ/4Δ，底向外 8Δ/14Δ/7Δ
  近相联性隐斜：底向外 2Δ

评价：患者的视疲劳可能是散光或内隐斜视引起的注视内视差导致的眼球运动失衡的结果。

所示。为了维持深度觉与视差之间有效的知觉常性，立体视角与注视距离之间的关系要求观察者通过注视距离衡量水平视差。注视距离的知觉信息可能来自于第三方向注视的自然发生的垂直视差梯度，如一个邻近目标在一眼上的垂直视角大于另一眼[53,57,99,132,149,178]。如果这个目标升高至视平面以上，它将具备一个垂直视差，与水平偏心度成正比，而与注视距离成反比。其他关于注视距离的知觉信息来源包括集合角[24,49]、视网膜提示（如倾斜视差[178]）及非立体视镜或知觉提示[60]。

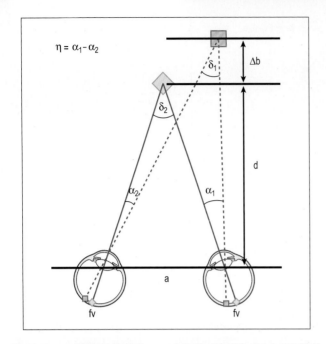

图 36.10 双眼视差的量化。一个物体（方形）相对于注视物体（菱形）的双眼视差（η）等于纵向视角（α_1 及 α_2）或视差角（δ_1 及 δ_2）之差。双眼视差的大小取决于注视距离（d），深度间距（Δb）及瞳距（a），详见正文。

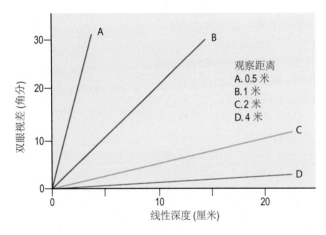

图 36.11 双眼视差与线性深度在 4 个不同注视距离上的关系。视差-深度关系在任何恒定注视距离上都是线性的，但是与注视距离为非线性关系。

定量及定性立体视觉

恒定注视距离下的立体深度觉在一个相当大的范围内随视差增加而增加[28,80,112,143,148,165]。图 36.12 显示了位于立体视视觉下限（D_{min}）至上限（D_{max}）区间内，深度觉与视差的关系。如果视差低于立体视下限（D_{min}），则相对深度不能被察觉到，但是当视差高于下限时，深度与视差的关系（定量立体视觉）为

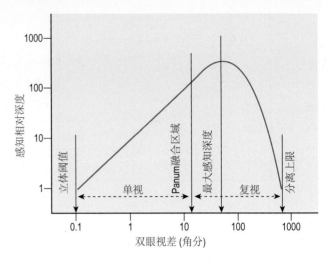

图 36.12 立体深度觉感知在视差上下限区间内与双眼视差的关系。（modified from Tyler 1983[165]）

成比例增长[28,165]。即使超过了融合极限（Panum 融合极限），视差仍然随深度增长而增长。直至出现明显的复视时，方达到最大可感知立体深度觉。此后，当双眼视差（定性立体视觉）的增大时，深度觉开始减小，直至立体视觉的上限，此时复视物体的相对深度将不再能够被分辨。定性深度具有方向性或者标志，但是范围模糊。

深度视差的特定参数取决于刺激的空间及时间属性[28]以及其他非立体因素。立体视阈值以上的双眼视差提供了鲜明的深度定量感觉及强烈而稳定的三维结构。但是深度觉的视差阈值会随刺激参数的变化而变化，如对比度[67,96,142]、空间频率[73,80,96,147,148]及注视时间[71,118,150]。例如，当立体图的深度在一闪而过的光线下就能被感知时[118]，立体视深度的知觉下限随线条[118,150]及随机光点图[69,71]的暴露时间递减。定量立体视觉对融合的刺激有响应，深度觉的大小随视差大小递增至约 1 度[28]，深度觉感知随暴露时间增加直至立体视阈值不再依赖于时间[50,69]。定性立体视觉在更大的视差依然能够被感知，但是其范围很难明确，定性立体视觉的视差范围可以达到 10°[50,112]。除了视差范围以外，定性与定量立体视觉在另外两个重要方面也有不同。定量深度觉随暴露时间递增[118]，而定性深度觉则在短暂的刺激后达到最佳化，并且在暴露超过 0.5 秒后开始衰减[95]。因此，这两种立体视觉也可以被归类为持续定量与短暂定性。另外，立体视觉的两种形式可以通过刺激的空间方面来区别[39,140]，定量立体视觉要求双眼刺激的相似性，而定性立体视觉不需要[124]。定性立体视觉可因短暂刺激而起，即使

双眼刺激的大小、形状及对比度大不相同[39,79,124,140]。短暂定性立体视觉能有效感知突然出现的物体的大体位置，同时无论这种刺激能否引起大或者小的视网膜视差短暂变化，都能引起眼球聚散移动[39]。定量立体视觉可精确判断位于注视平面附近的持续注视的目标的形状、深度及方向。基于定量或定性深度的立体视觉不仅仅是相对视网膜视差的一个函数。在计算视网膜像视差（η）的公式中，线性深度间距（Δb）取决于视差和注视距离（d）。公式说明视网膜像视差以绝对距离来衡量，以产生线性单位的立体视深度大小。相对深度的大小及表面曲率的度数（深度排序）取决于注视距离及零视差表面是否具有许多不同的形状。由于经验纵向单视圆不如理论 Vieth-Muller 圆弯曲，其曲率随注视距离的增加而递减[113]（图 36.3）。甚至一个单视圆也同样像 Vieth-Muller 圆一样随注视距离改变曲率，在无限注视距离处成为一个平面。然而一个平面在任何注视距离都是平面，因此如果没有注视距离信息，视野内视网膜像视差的模式并不足以感知深度方向（表面曲率）或深度大小[53]。同样的，一个水平视差的给定模式可以对应不同水平注视偏心度（即方位角）上的垂直轴的不同倾斜[113]。辐辏距离及注视方向可用来说明与倾斜表面相关的视差域的倾斜度的重要信息[3]。定量及定性立体视觉的临床异常表现都已经明确。斜视及双眼视功能异常患者即使经过光学校准或手术治疗，定量立体视觉阈值仍然出现抬高[12,13,121,166]。尽管如此，只要存在任何残余的立体视觉，当视差超过抬高的阈值，仍然会刺激产生深度觉直至定量立体视觉的正常视差上限[139,174]，即对应最大的视差的正常定性立体视觉[37]。有趣的是，知觉融合或 Panum 融合区的范围正常可以伴随立体视觉的全部丧失[146]，但是对于丧失双眼知觉融合的斜视患者来说，立体视觉总是丧失的[172]。对于这些个体，双眼的影像将会交替出现，不存在双眼同时知觉。眼球的辐辏运动是不稳定的，注视视差也在不停变化。

非斜视个体可能存在亚临床立体视觉异常，如在感觉来自较大的（＞1 度）交叉及非交叉视差的短暂定性深度能力的方向偏差。存在这些亚临床异常的个体通常对于辨别近处闪光物体的深度方向要好于远处闪光物体。在存在严重立体视觉异常的个体中，短暂定性立体视深度觉的一个或者两个信号都可能缺失[128,129]。立体视异常的非斜视个体可能存在正常的定量立体视觉[28,88]。一个方向的短暂视差的选择性缺失提示视差探测神经元分成不同的广泛的交叉和非交叉视差的组别，一个方向视差的感知减少或缺失不影响到其他视差。我们在立体视异常患者身上发现一个短暂聚散相关运动异常，对大的、短暂存在的视差无论是辐辏还是分开反应都表现为显著减少或缺失[39,88]。

立体视敏度

立体视敏度是双眼视觉的一个定性指标，在临床视觉试验中被用来评价双眼视功能。立体视敏度是能够产生可察觉深度所需要的最小双眼视差刺激（图 36.13）。可察觉深度的双眼视差角正常要小于视敏度的分辨角，即使对于没有接受过训练的临床患者，一般也小于 30 角秒。在实践中，视敏度的专业术语是立体视觉。患者的立体视功能被指定为立体视敏度（视差敏感度），而不是立体视阈值。立体视敏度的真实定义是立体视阈值的倒数，通常用阈值的视差角秒数表示。在临床应用中，立体视阈值与立体视敏度在临床中是可以互换的。

正常立体视觉是经验依赖性的，需要在幼儿期获得正常的双眼视觉经验（第 38 章）。尽管如此，即使在幼儿期之后，立体视觉的临床试验对于发现儿童或成人的双眼视觉异常也是重要的。大多数临床试验都被设计为筛选工具，以区分正常或异常的双眼视觉（如立体视盲、微小斜视或单眼注视）。一个正常观察者的立体视阈值通常低于大多数临床试验测得的最小视差[177]。这些临床试验使用了有限数量的刺激，视差增量较大。提高临床立体视觉试验的精确性需要更多数量的刺激，视差增量需要减小，并且不一定需要提高双眼视觉异常的检测率。然而，对任何给定的患者来说，这都是一个重要的概念，立体视深度觉与双眼视差的关系异常的概率比在其他视差指标高，这从立体视深度觉的心理测量函数（图 36.13）可以看出来。

想象一下这样一个立体视觉试验，视差方向和大小变化位于零视差参考刺激以下[75]。针对观察者的试验刺激重复出现多次，并不断改变方向与视差大小。对于每次试验，观察者需要判断试验刺激相对于参考刺激的相对深度方向。当试验终止时，近响应百分率被标绘为随视差大小及信号（方向）改变的函数（图 36.13）。在概率性能的范围研究中，相对于零视差参考刺激的近立体视深度觉的辨别能力系统性地改

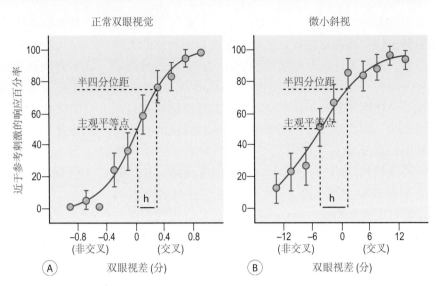

图 36.13 深度识别心理测量函数：（A）正常双眼视觉 （B）微小斜视伴立体视觉缺陷。试验刺激近于参考刺激的响应百分率被标绘为信号（非交叉视差为负值，交叉视差为正值）及视差大小的函数。立体视敏度（η）被定义为主观平等点(PSE)与半四分位距(SIQR)的视差间距。（adapted from Harwerth et al 2003[69]）

善了，表现为视差信号更适宜看近（交叉）及双眼视差的幅度增加。试验及"近"参考刺激的视差等于50%，即标注了试验及参考刺激的深度的主观相等点（PSE）。在指定的视网膜偏心度试验中，观察者的PSE代表了视差偏移或恒定误差。当该视差（PSE）被感知为与参考刺激之间存在零深度差异时，PSE即被认为是纵向单视圆上的一点。心理测量函数的斜率代表了立体视深度觉感知与相应的立体视阈值的变化。在一个给定的精确度水平上（通常为75%）获得深度鉴别所必需的双眼视差被定义为观察者的立体视阈值。立体视阈值（η）以心理测量函数的半四分位距（SIRQ）来量化，例如，PSE与75%"近"响应率视差的视差间距。图 36.13 通过比较正常双眼视觉与原发微小斜视患者的心理测量函数，解释了立体视敏度正常与降低的基本差异[68]。正常双眼视觉（图 36.13A）拥有几近完美（100%）的深度辨别能力，无论交叉或非交叉视差，可达 0.6 角分。零视差提示单视圆位于注视点（PSE），由 SIQR 定义的立体视阈值（η）为 12 角秒。微小斜视患者的临床数据如框 36.3 及图 36.13B 所示，心理测量函数在显示辨别力与视差的系统性联系方面是相似的，虽然双眼视差间距需求增大了 15 倍。微小斜视患者的 PSE 为非交叉视差 4.5 角秒，立体视阈值超过 320 角秒。这个例子说明异常双眼视觉患者立体视敏度的精确测量，如微小斜视患者（框 36.3）需要应用不同范围及比正常双眼立体视敏度更大的双眼视差增量，否则心理物理学数据是相似的。大多数临床试验覆盖了评价正常与异常个体的足够范围的视差，但对于精确测量正常

立体视阈值来说视差增量太大了，因此，个体的临床表现被用来与正常双眼视觉患者的阈值上表现水平作比较。出于筛选异常双眼视觉的初始目的，判定一个患者的立体视敏度在一个预期水平足以证明他们的感觉及运动过程与正常双眼视觉是相配的。

立体视觉一般不通过真实深度刺激来评估，大多数立体视觉的临床试验利用等高线定义或视差定义模式的立体图（图 36.14）。无论集合过度（交叉注视）或集合不足（直线注视），大多数正常双眼视觉人群利用"自由融合"可以观察到立体图的相对深度，但是应该注意的是，这两个注视策略产生了

框 36.3 原发微小斜视相关的立体视敏度下降

- 大学生，确诊年龄 22 岁
- 无手术或光学治疗
- 遮盖试验：恒定，内斜视，交替注视，视远：8△ET，视近：6△ET
- 屈光不正及 VAs
  OD：无显著屈光不正 20/20
  OS：无显著屈光不正 20/20
- Maddox 杆试距外隐斜检查：正常视网膜对应。
- Bagolini 线状镜试验：近处，线条在注视点处交叉 - 相称性异常视网膜对应。
- 立体光学圆试验显示无立体视觉。
- 心理物理学试验（图 36.13B）提示立体视敏度低下（304 弧秒）。

  评价：患者为原发微小斜视伴中心相称性异常视网膜对应及立体视敏度低下，但是存在周边视网膜正常对应及视差聚散眼球运动响应。（详见 Harwerth 等，200368）

相对深度的相反方向。这两种立体图通常被用来检测局部及整体立体视觉[165]，均具有令人满意的临床评估价值。例如，测试局部的高对比度测试图能清晰地区分所有正常双眼视觉人群，甚至一些微小斜视或单眼注视患者的相对视差[13,29,121,172]。因此，等高线定义立体图为区别正常及异常双眼视觉提供了有价值的信息。尽管如此，这种模式的立体图不可避免地包含了大视差目标的可辨认的单眼信息。这些单眼信息可以区别非立体视觉信息的视差刺激。图 36.14A 中的立体图显示了非立体视觉信息。在合适的融合下，该立体图中的等高线通过交叉及非交叉双眼视差提供清晰的立体视觉深度，但是如果没有融合及立体视觉，这些相对差异则是近似的。随机点立体图可用来测试整体立体视觉或独眼知觉[90]，它消除了几乎所有的非立体视觉信息。图 36.14B 是一个随机点立体图，与图 36.14A 中的等高线立体图具有相同的刺激模式。虽然随机点立体图与等高线立体图的定位、方向及刺激产生的视差大小都是相同的，但随机点立体图更加难以辨认[21]。由于在随机点立体图中一个半侧注视成分

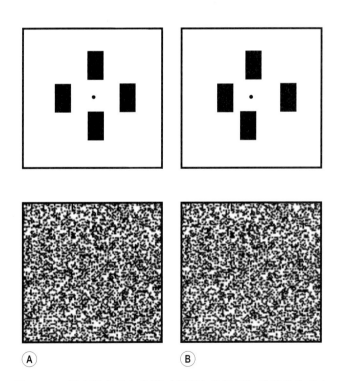

图 36.14　等高线定义立体图（局部立体视觉）及视差定义立体图（整体立体视觉或独眼知觉）。等高线及随机点立体图的视差模式在大小上是相同的。大多数正常双眼视觉个体可以"自由融合"立体图，无论集合过度或集合不足，并能够观察到立体视深度觉。但是应该注意的是，这两个注视策略产生的相对深度的方向相反。

的固有歧义是另一个给定的半侧注视成分的正确"匹配"，因此，整体立体视觉相比较局部立体视觉而言，是一个更复杂的二阶过程[90,104]。正确识别嵌入随机点立体图的视差定义模式证明，患者的立体视敏度要高于视差模式，因此，临床测试可能更偏向于随机点立体图。这种特性对于儿童特别有用，因为对熟悉模式的识别比分辨相对深度在认知上要简单。尽管如此，整体立体视觉的临床测试需要相对长的持续注视时间以确定立体视觉模式[21,71,133]，而且与视差定义模式相比，察觉随机点立体图的立体视深度的相对方向所需的视差更小[70]。而且，在正常视网膜对应点上的随机点图的精确记录对于模式识别是必需的。因此，它们对于评价双眼视觉低下患者的双眼视功能可能并不理想，比如微小斜视或单眼注视综合征[12,172]，尽管原发微小斜视患者可以感知一些模式的随机点立体图的深度。

屈光离焦的立体视觉

具有正常眼位及视力的患者偶尔也会出现立体视低下或立体视盲[51]。更为常见的是，立体视敏度的下降可能缘于影响单眼或双眼视网膜成像质量的一些因素。例如，视网膜像的光学离焦，如未矫正的屈光不正，与离焦幅度成比例降低的立体视敏度[101,134,176]。模糊视网膜像对立体视敏度的影响要大于其他分辨功能，如视敏度或瞬时位移阈值。

单侧光学离焦相对于对称的双侧离焦会产生更大的立体视敏度降低[54]，这与双眼间刺激参数差异引起的立体视敏度的其他反常效果一致[32,67,96,142]。例如，提高单眼的聚焦会反常性地引起立体视觉下降，不如双眼对称的离焦。对于单眼离焦，立体视敏度随离焦程度增大而下降，直到双眼差异超过 2 度，立体视敏度的下降才会暂缓[54,119]。发生在离焦影像的高空间频率的过滤不能完全解释立体视敏度的下降[179]，而且中央凹抑制也可能是其中一个因素[163]。由于光学离焦对立体视敏度的影响，通常临床医生的主要目的是为每只眼均提供精确的屈光矫正，以优化双眼视觉及立体视觉。尽管如此，对于老视患者，往往采取非平衡的屈光矫正，以利于一只眼看远，一只眼看近[42]。这种一只眼看远一只眼看近的屈光矫正方法，以及用接触镜改善单眼视觉[40,41,42,144]、屈光手术[22,85]或眼内人工晶状体植入[59,61,62]，都称为单眼视觉[41,145,161]。单眼视觉方法被成功地应用于很多双眼视觉正常的患者，通常将主导眼作为视远眼，以减少屈光参差知觉适应过程中的不适感[40,107]。知觉适应之后，大多数患

者不再感到视疲劳，也不会在视远或视近时感到模糊[145]。虽然双眼视野及运动融合范围是正常的，但许多单眼视觉患者可能出现夜间或暗环境下复视（瞳孔扩大），或者在注视高对比度明亮目标的情况下出现复视[145]。由于一些视功能不会适应单侧光学离焦，结果导致高空间频率的双眼叠加作用的丢失，双眼视敏度下降及中心凹抑制后的立体视敏度下降[38,40,45,107]。

空间频率及对比度对立体视觉的影响

立体视敏度同时受到空间频率及对比度的影响。立体视觉研究利用仔细调谐的空间滤过刺激，证明了视网膜视差由独立的通道处理，并调整为空间频率及不同类型的视差[46,67,80,93,96,142,147,148,185]。视差可以通过两个视网膜像（以角度单位测量）的位置补偿或位相补偿来描述。位相将视差描述为亮度空间周期与视差检测器调整的比例[73,147]。神经机制调谐至高空间频率时（> 2.5 C/deg），对位置视差敏感，此时的敏感性高于低空间频率的神经机制，后者对位相视差敏感[147,148,174]。

早期使用小的宽频刺激的试验结果表明，立体视敏度相对不受低对比度及亮度的影响，除非对比度及亮度的下降引起立体视觉刺激引发的单眼能见度的下降[115]。尽管如此，更多近期的研究使用窄频刺激，这种刺激对于双眼视觉路径早期空间滤过特异性更强。研究发现，立体视敏度随双眼对比度下降而下降，且对于高空间频率来说下降更为显著[67,96,147]。双眼间差异对对比度及光学离焦的影响是相似的，相对于双眼或对称的对比度下降，立体视敏度在单侧或双侧对比度非对称下降时降低更为明显[67,96,147]。此外，低空间频率的对比度不对称的相对影响比高空间频率更明显[32]。立体视敏度随双侧对比度增加而出现的提升可以由刺激强度的增强来解释，这种增强同时也强化了视差选择性神经元的信号，并且募集了更多视差选择性神经元的信号。尽管如此，立体视敏度随单侧对比度增强而出现矛盾性的下降，这与信号强度增强后的解释并不一致，这种现象可能是在抑制或掩蔽、交互作用下形成的[163]。

对于立体视阈值以上的视差，双眼位相视差接近90度，深度觉的对比敏感度的函数有一个单峰[73,155,156]。在应用小或窄频 Gabor 带或具有低或中度空间频率的 Gaussian 差异刺激时，对比敏感度随视差增加而下降，上升至立体视觉视差上限（D_{max}），但是立体视觉深度觉的下限仍然取决于刺激频宽[174,181]。

不等像引起的空间扭曲

为获得正常的双眼视觉，双眼视网膜成像的大小及形状必须相似。但是视觉系统可以在不破坏双眼融合的情况下耐受两眼之间小量的差异。两眼之间光学、视网膜受体的排列方式或皮层放大率的差异均会引起视网膜像大小及形状的不等[113]。不等像最常见的诱因是屈光参差[1,14]，在折射性屈光参差中，适宜的屈光力不同。球面光学偏差引起两眼视网膜像的相对总体大小差异，柱面光学偏差则引起相对子午线大小差异。虽然目前不等像更经常与眼内人工晶状体植入手术（框 36.4）、屈光手术或穿透性角膜移植手术相关[11,55,59,81]，但是由屈光不正自然发展而成的屈光参差仍是物像不等的常见原因。

不等像的症状及可耐受程度的个体差异很大。一般认为双眼的影像大小差别超过 4% 即会出现临床意义的不等像，但是许多患者在只有 2% 差异时即出现空间扭曲、双眼视觉异常、头痛及视疲劳[19,113]。视疲劳的症状没有特征性[19]，若对具有融合及立体视觉的患者诊断为不等像，必须建立在测量视网膜像大小差异[94,102,162]或评价不等像空间扭曲的基础上[19,113]。视

框 36.4　不等像引起的空间扭曲

- 电子设备技师，58 岁
- 左眼白内障摘除联合人工晶状体植入手术后
- 术前屈光状态

　OD：+3.25−1.25×010

　OS：+2.25−0.50×180

- 术后屈光状态

　OD：+3.25−1.25×010

　OS：+0.50−2.75×005

- 人工晶状体植入术后症状：单眼视力均正常，但是当双眼同时阅读报纸时，纸张的左侧看起来较远，呈现为不规则四边形。患者还抱怨深度觉方面的问题，如在按电梯按钮或焊接电路板时。

评价：按照屈光参差 1D 产生 1% 放大率的经验，患者右眼成像相比左眼的总体放大率为 2.75%，另外还要加上右眼垂直子午线上的 1.5% 放大率。因此，白内障手术后的屈光参差分为总体及子午线两部分，其中子午线部分更容易引起空间扭曲。患者的主诉与不等像的诱导效应一致，虽然不是所有患者都会因为 1.5% 的成像大小差异出现症状，但是这位电子设备技师却被知觉状态的改变深深困扰。

网膜像的大小差异可引起立体视觉及眼位控制的紊乱。通过眼镜矫正屈光参差而引起的视网膜像大小差异可产生随眼球位置变化的视差，从而导致非共同性隐斜视（垂直隐斜）[141,145]。眼球运动系统可以通过强直性汇聚来代偿垂直隐斜。尽管如此，当患者不能适应屈光矫正时，视疲劳的症状将会在试图调整眼位以改变注视方向时出现。这些运动相关的症状可能与不等像引起的知觉混乱相混淆[52]。通过接触镜矫正屈光参差不会产生垂直向隐斜，因为接触镜的光学中心与瞳孔中心在眼球运动时始终保持一致。这种由于一侧视网膜像相对放大率而感知到的空间扭曲，可以通过与不等像相关的额平行平面方向的知觉改变来理解[113]。视网膜像大小不等引起近似额平行平面围绕经过注视点的轴发生一定数量及方向的倾斜，这种偏斜取决于不等像的3种成分：几何效应、诱导效应及倾斜效应。图36.15立体图被用来阐明双眼交叉自由融合，说明了不等像知觉扭曲的3种成分。当通过立体视镜或双眼直视自由融合时，产生的效应与文中所述相反。几何效应发生于当水平轴上存在视网膜像大小差异时，这是横向放大率引起的水平视差的结果，如图36.15B所示。额平行平面随着更大的水平放大率朝注视眼倾斜。图36.16显示了几何效应中近似倾斜的生理基础。为了模拟这一效应，观察者被要求通过一个×090等像镜片或无焦放大镜注视一个客观平面（平面PFQ）。等像镜片是一个小的没有屈光度的伽利略望远镜，用以观察无限远处的物体。在这个例子中，等像镜片在右眼的水平轴产生了放大率（×090）。当通过等像镜片注视时，平面看起来不再与观察者的面部平行，而是围绕注视点旋转至平面P'FQ'，也就是点P感知为更近，而点Q感知为更远。知觉旋转的量与等像镜片产生的两眼视网膜像的放大率差异成比例。旋转的方向及大小取决于单眼水平放大率产生的水平视差梯度的改变。这种梯度视差在两眼视野中呈现为相反的方向。在这个例子中，梯度在左侧视野的物体产生了交叉视差，在右侧视野的物体产生了非交叉视差。如图36.15B所示，倾斜平面的感知需要统合知觉平面的旋转及大小的改变。左侧视野的物体看起来比右侧小。这种失真的程度及大小与距离之间的关系相一致，也就是如果一个物体看起来比另一个远，但是视网膜像大小没有差异，信息矛盾将造成错觉：远的物体看起来更大。

不等像的第二个成分是诱导效应，这由双眼垂直轴上的相对放大率差异所致，并可以由×180或垂直轴放大率刺激产生。诱导效应很有趣，就如立体图观察到的一样（图36.15C），垂直双眼视差不会引起立体视觉深度的知觉，但是真实世界视觉环境中的垂直轴不等像可引起额平行平面的知觉旋转。在有关垂直轴的额平行平面知觉旋转方面，诱导效应与几何效应相似，但是诱导效应是在相反的方向。OFPP看起来远离了通过垂直放大镜注视的眼。由于这种现象在形式上与几何效应类似，但是在方向上是相反的，所以被称为诱导效应，以说明这种扭曲就像是被对侧眼的水平轴放大镜诱导出的一样。诱导效应取决于垂直视差的放大率。由于注视目标的感知差异，垂直视差出现在近距离注视时。自然发生的垂直视差随注视目标的偏心度增加而增加，随注视距离减少而增加[167]。如果注视距离由辐辏运动感知，则目标方位可由偏心度相关垂直视差的增加速率来推断（即来自于垂直视差梯度）。垂直视差梯度被用来测量视差，以量化深度及描述斜率[3,56]。单独的水平视差是倾斜知觉的一个模糊刺激。相同的水平视差图可在对称或不对称辐辏所看见的表面中对应不同的倾斜模式。例如，当零视差图代表Vieth-Muller圆时，这个恒定的视差图也描述了随水平注视偏心度增加的表面倾斜。为了正确说明水平视差的倾斜，需要具备目标距离与注视偏心度的知识。垂直视差梯度与辐辏的结合提供了这方面信息[83]。

当垂直放大镜扭曲垂直视差梯度时，斜率表面发生变化以迎合扭曲的垂直视差梯度。当注视目标在无限远处时，由于遥远的视网膜像缺乏足以产生垂直视差梯度的知觉差异，这种诱导效应非常弱，甚至会消失。对于大多数观察而言，诱导及几何效应具备相等的程度及相反的方向[113]，因此总体放大率差异与子午线放大率相反，对空间知觉影响很小（见额平行平面刺激D，图36.15）。

不等像的第三个成分是倾斜效应（将水平轴感知为斜向），倾斜效应发生于视网膜像切变，或斜向子午线的放大率（见立体图E，图36.15）。斜向放大镜的旋转方向（倾斜或者偏斜）通过放大的视网膜像的垂直与水平视差成分的结合被感知。例如，立体图被设计为模仿右眼×045放大率及左眼×135放大率的交叉注视，交叉注视在低视野与高视野对比中产生了相对交叉视差（图36.15E）。最终的感知是一个底部更近的倾斜表面。如果水平与垂直成分不等，斜向放大率也可以引起垂直轴的水平倾斜。放大镜在×45与×135度具有相等的水平及垂直放大率成分，

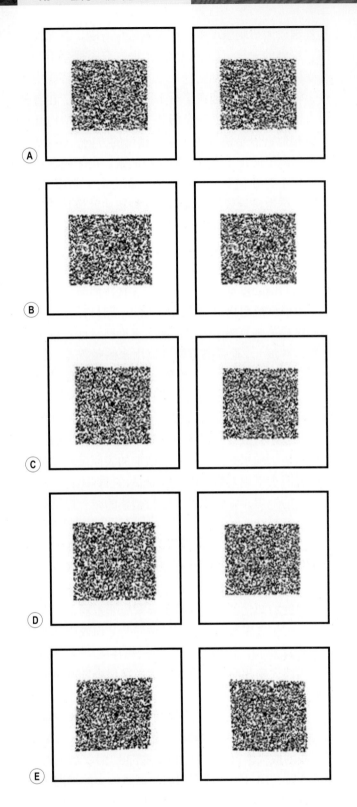

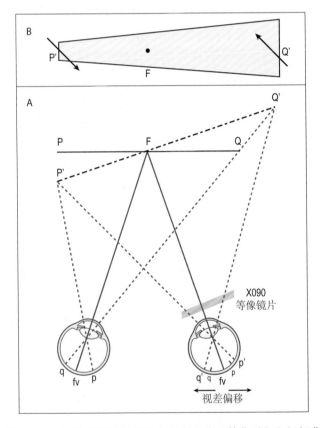

图 36.15　一系列立体图被用来证明不等像的相对放大率的成分，并说明主观空间失真。随机点图代表额平行平面立体图。额平行平面立体图被用来阐明在双眼交叉注视时模拟不等像的不同成分（其他注视策略将会产生与之相反的知觉效果）。（A）双眼影像大小相等，正常空间知觉。对于没有不等像的观察者，感知的额平行平面不会扭曲。（B）在水平子午线上相对放大率为 10% 的立体图，以证明几何（×090）效应。观察者应该感知到倾斜的垂直轴额平行平面，右侧边缘看的比左侧边缘更远。（C）在垂直子午线上放大率为 10% 的立体图模拟诱导（×180）效应的放大率。对于大多数观察者，立体图的垂直视差不会产生在自然视觉环境中可见的额平行平面的显著扭曲。（D）合并水平及垂直放大率以产生 10% 总体放大率。（E）斜轴子午线相对放大率（右眼：×045，左眼：×135，交叉融合）以模拟倾斜效应。融合知觉应该是一个倾斜的表面，上缘看起来比下缘更远。

图 36.16　右眼水平子午线放大率产生的不等像引起空间扭曲的生理基础。子午线放大率产生的双眼视差引起额平面 PFQ 旋转至平面 P'F'Q'。详见正文。（adapted from Ogle 1964[113]）

所以最终的几何及诱导效应趋向于互相抵消。然而沿其他子午线的斜向放大率提供了不等量的几何及诱导失真，两者之中更强的部分通常主导了水平倾斜知觉。

　　总体分析看来，不等像引起的知觉失真是几何效应、诱导效应及倾斜效应这 3 种成分的结合，并与个体对相对立体视觉深度异常的耐受程度及适应能力有关。这些原则如框 36.4 描述的病例所示，相对小量诱导效应引起的一位电子设备技师的空间感知紊乱。

深度运动

相对于动态刺激条件而言，我们已经通过研究在恒定注视距离下的静态刺激，深入学习了视觉方向及立体视深度觉的特性。然而，对运动物体的轨迹和距离做出有效的判断以捕捉或躲避运动物体，是双眼视觉的一个至关重要的功能。感知运动物体的距离及方向的机制不太容易理解，但是至少有两个与深度运动相关的机制[36,126]。第一，运动物体的双眼视差随时间在变化，因此运动轨迹及方向可以通过静态视差敏感的机制不断弥补。第二种感知深度运动的机制是对不同速度视网膜像的敏感性。做深度运动的物体将会形成两个视网膜像，分别具有不同的速度及方向。

如图 36.7 所示，在自然场景中双眼视差的变化及双眼速度的差异是相关的。在这个例子中，一个物体沿左眼视轴运动，直到右眼视网膜像在 Panum 融合区对应视网膜区范围外被取代。如果测量物体从非交叉视差界限被移至交叉视差界限，则该物体看起来是朝着观察者左眼的深度轨迹在运动。这个近似轨迹是视网膜像的相对方向及速度的一个特性[125]。如果在另一种情况下，一个物体的两个视网膜像以相同的方向及速度运动，则该物体不会看起来朝向观察者头部运动，并且将被感知为在额平行平面内运动。如果视网膜像沿相反方向运动（即瞬间朝向），该物体将被感知为朝向观察者头部运动。在每一个例子中，物体的深度运动可能被对双眼视差信号及大小敏感的机制察觉，并且随时间变化。换句话说，对于任何给定的时间，每个视网膜像运动的方向及速度都是不同的，这样物体的深度运动才能根据速度信息的变化确定。

一些立体运动的研究为速度依赖机制提供了精神物理学及生理学证据[8,9,127]，同时也有其他研究提出：即使缺乏连贯速度信息，也能感知深度运动[36,126]。阈值及适应试验证实，存在对深度运动方向敏感的神经通道，不同的通道选择性地对前趋及后退运动敏感。立体运动也可以在动态随机点立体图中被察觉。动态随机点立体图不依赖同步双眼速度的差异信号，也能显示随时间改变的视差变化。撇开这个机制，立体运动的正常敏感性需要的视差大小大于静态刺激立体视力测量的 5 ~ 10 倍[36,177]。运动深度可能作为立体视觉的残余形式，存在于早期斜视或弱视等立体视低下患者[103]。但是许多具有正常视力及立体视觉的个

体也可能存在对深度运动不敏感甚至盲的双眼视觉区域。目前尚未开发出测试立体运动的临床试验。

正常双眼视觉的抑制

在复杂的三维场景中，必须结合多种双眼信息以产生一个深度及距离的整合知觉。首先，部分视觉信息是一致且清晰的，如 Panum 融合区内形成的视网膜像，以及促成正常融合及立体视深度觉的同步信息。当然，也有一些类型的双眼信息不会刺激双眼融合。如只有一眼清晰可见的区域（即部分遮盖另一眼），这种不完整的双眼信息也可以产生深度及距离的感知。另外，不匹配的双眼像信息，无论是因为图像模糊或与其他信息不符合，都会影响深度及距离感知。注视平面以外的物体产生的各自独立的复视像被叠加，这种视觉混淆是不同步的双眼视网膜像被整合在一起，以感知深度及距离的例子。双眼视觉系统尽力从所有的这 3 种来源获得尽可能多的深度信息，以明确目标空间，并避免形成模糊及混淆的空间知觉。然而，有时双眼的冲突会非常显著，以至于必须通过抑制或暂时抑制其中一眼视网膜像的知觉来解决冲突的信息。

以下 4 种级别的刺激被认为可能会引发正常双眼视觉下的抑制机制。

1. 模糊抑制发生在当各眼视网膜像在离焦及对比度上存在显著差异时[152]。自然环境的多样化为两眼视网膜像提供了不等的对比度，包括自然发生的屈光参差、调节幅度的不等及距离两眼不等的目标引起的非对称性集合。离焦引起的相对差异可以通过两眼差别性调节[105]及对于模糊像的眼间抑制[145]来达到部分消除。后一种机制对于老视的单眼矫正是必需的。单眼抑制提供了清晰的双眼知觉，保留了立体视，虽然立体视阈值提高了大约 2 倍[38,145]。

2. 暂时抑制是一种在生理性复视时消除一眼知觉的机制。位于单视圆以外的目标会被看成是两个[30]，这种现象称为生理性复视。双眼眼位优化了单视圆附近的双眼视差的深度信息，但是同时会对距离注视平面较远的物体产生较大的视差。然而即使是明显位于 Panum 融合区以外的双眼视差，在正常随意注视的情形下也很少出现复视知觉，这正是由于一侧视网膜像的暂时抑制。生理性复视的抑制被称为暂时抑制，因为这种形式的抑制不会在两个像之间轮换。相反，只有一个像被持续抑制，有助于目标成像于鼻

侧半视网膜[35,43,92]。暂时抑制不是必需的，唤醒对不相干目标的注意可以诱发生理性复视。在斜视相关的病理性复视中，暂时抑制可能参与到恒定性抑制[44,63,135,136]。

3．双眼（视网膜）拮抗抑制是当各眼视网膜像大小或者形状差异过大妨碍融合时出现的一种间歇交替地感知一眼视网膜图像的机制[15]。双眼拮抗的经典示范如图 36.17A 所示，显示了位于或靠近视网膜对应点形成的非融合视网膜像，表现为正交格栅。在这个例子中，拮抗抑制可以表现为排他性优势或镶嵌性优势的形式。在排他性或批量性优势中，各个像在优势与抑制间交替：先是看见一组线条，数秒后另一组线条取代了前一组线条。在镶嵌性优势中，两个单眼像变成了碎片，有如互相编织的视网膜补丁，并相对独立于另一眼出现交替。这种情况下，零碎的抑制是区域性的，位于轮廓交叉点附近。

两眼视网膜像的拮抗补丁大约每 4 秒钟交替一次，但是振荡的速度及工作周期随两眼像与刺激强度之间的差异而变化。当注视目标间的方向差异超过 22° 时，拮抗的速度也出现增加[43,135]。这说明拮抗并没有出现在皮质方向柱的调谐范围内。Levelt[97] 提出了一系列准则以描述双眼拮抗的优势及抑制期随刺激强度的变化而变化，如亮度、对比度及运动。他认为一眼视网膜像抑制期的持续时间在刺激强度相对于对侧增加时出现下降。如果双眼的刺激强度都在增加，则双眼的抑制期都出现下降，拮抗的振荡速度出现上升。降低双眼的刺激对比度也会减少震荡速度，直到一个非常低水平的对比度，拮抗被非融合目标的双眼叠加所取代[100]。

拮抗知觉具有一个约为 200 ms 的潜伏期，所以短暂出现的非融合图看起来是重叠的[78]。然而，拮抗发生在交替频率在 7 Hz 或更快时，提示整合时间至少为 150 ms[183]。当拮抗及融合刺激同时出现时，融合优先于拮抗，一个融合目标的开始可以终止抑制，虽然融合机制需要一定时间（150～200 ms）才能起效[64,184]。抑制及立体融合似乎是双眼拮抗刺激在一个给定的视网膜区的互相排斥的结果[16,164]，但是当融合轮廓在拮抗背景中重叠时，立体视深度觉及拮抗可以同时出现。

由于双眼拮抗抑制及斜视性抑制均可导致双眼注视时一眼视觉信息的功能丧失，双眼拮抗抑制及斜视性抑制被假设为相关的现象[172]。然而，正常个体与内斜视个体的抑制模式是不同的[159]，斜视个体不

能证明正常双眼拮抗，而且斜视性抑制与正常双眼拮抗抑制通过不同的神经机制调节[158,160]。

另一个双眼拮抗的形式出现在非融合表面亮度（如黑和白）或表面色彩（如红和绿）叠加时。这种形式被称为双眼光泽或亮度或色彩拮抗[83,114]。图 36.17B 即为诱发双眼光泽的立体图，通常被描述为一个闪烁的、不稳定的表面知觉，仿佛透过一个表面观察另一个表面。光泽知觉需要一定水平的双眼视觉，但是不需要融合能力。因此，双眼光泽试验可用以评估斜视患者的双眼视觉及异常视网膜对应。

4．永久闭塞性抑制是抑制的一种更稳定的形式，出现在一眼注视一个轮廓刺激，另一眼注视一个均质空间区域时[106]。在这种情况下，注视轮廓领域的视网膜像占优势，注视均质领域眼的视网膜像则几乎一直被抑制。由于这些注视条件下的优势／抑制知觉相对稳定，所以被称为"永久性抑制"，以与双眼拮抗抑制相鉴别。

在许多场合下，由于近视野的局部遮蔽可导致双眼看见不同的形态。自然局部遮蔽发生于当一眼注视远处目标时被近处目标部分遮挡，如自己的鼻子，或者通过一个窄孔注视远处目标。在这些条件下，遮挡的物体通常被抑制，以维持一个恒定的注视背景。这个现象可以通过一个实验来证明，在观察者的右眼前放置一个柱形管，左手掌放在左眼前，靠近管的远端。双眼同时注视的稳定知觉是在左手掌中间有一个

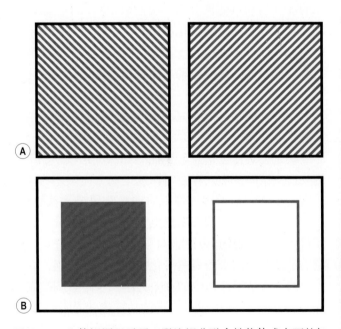

图 36.17 立体视图显示了双眼注视非融合性物体或表面的知觉效果。（A）双眼拮抗。（B）双眼光泽。

洞，手掌被看作围绕孔的背景。这一生态学的遮挡抑制的例子有效地强调了通过窄孔观察时背景的重要性。稳定的永久性抑制的机制与拮抗性抑制不同，因为两种现象提供了不同的增量－阈值光谱敏感性功能的变化 [131]。

总结

　　双眼视觉是生物学与心理学的复杂结合，提供了单眼视及对于环境中每一个物体的深度及距离的主观判断。本章阐述了一些有关正常及临床异常知觉过程的基本原理，但是这只是视觉系统的一部分。同样重要的是眼球运动部分（第 9 章），眼球运动在正常双眼视觉中与知觉机制互相影响，以将影像放在合适的视网膜区域，从而形成融合及立体视觉。或者通过异常的眼球运动控制，如在斜视中，以支持抑制及异常视网膜对应的知觉机制。而且，个体具备正常还是异常的双眼视觉是婴儿期受到环境影响的结果（第 38 及 40 章）。在早期敏感期内，正常视觉经验对于全面发展视觉系统是必需的，否则，异常视觉经验将会产生异常单眼及双眼视觉。双眼视觉学的临床应用涉及所有这些部分，以减轻对于清晰双眼视觉的干扰。

参考文献

1. Achiron LR, Witkin NS, Ervin AM, Broocker G. The effect of relative spectacle magnification on aniseikonia, J Am Optom Assoc 1998; 69:591–599.
2. Awaya S, von Noorden GK, Romano PE. Sensory adaptations in strabismus. Anomalous retinal correspondence in different positions of gaze. Am Orthopt J 1970; 20:28–35.
3. Backus BT, Banks MS, van Ee R, Crowell JA. Horizontal and vertical disparity, eye position, and stereoscopic slant perception. Vision Res 1999; 39:1143–1170.
4. Bagolini B. Anomalous correspondence: definition and diagnostic methods. Doc Ophthalmol 1967; 23:346–398.
5. Bagolini B, Capobianco NM. Subjective space in comitant squint. Am J Ophthalmol 1965; 59:430–442.
6. Baker FH, Grigg P, von Noorden GK. Effects of visual deprivation and strabismus on the response of neurons in the visual cortex of the monkey, including studies on the striate and prestriate cortex in the normal animal. Brain Res 1974; 66:165–208.
7. Banks MS, van Ee R, Backus, BT. The computation of binocular visual direction. A re-examination of Manfield and Legge (1996). Vision Res 1997; 37:1605–1613.
8. Beverly KI, Regan D. Selective adaptation in stereoscopic depth perception, J Physiol Lond 1973; 232:40–41P.
9. Beverly KI, Regan D. Evidence for the existence of neural mechanisms selectively sensitive to the direction of movement in space. J Physiol Lond 1973; 235:17–29.
10. Bielschowsky A. Application of the afterimage test in the investigation of squint. Am J Ophthalmol 1937; 20:408–412.
11. Binder PS. The effect of suture removal on keratoplasty astigmatism. Am J Ophthalmol 1988; 105:637–645.
12. Birch EE, Stager DR. Random dot stereoacuity following surgical correction of infantile esotropia. J Ped Ophthalmol Strab 1995; 32:231–235.
13. Birch EE, Stager DR, Berry P, Everett ME. Prospective assessment of acuity and stereopsis in amblyopic esotropes following early surgery. Invest Ophthalmol Vis Sci 1990; 31:758–765.
14. Bishop PO. Binocular vision. In: Moses RA, Hart WM, eds. Adler's Physiology of the Eye, 8th edn. St Louis: CV Mosby, 1987:619–689.
15. Blake R, Logothetis NK. Visual competition. Nat Rev Neurosci 2002; 3:13–21.
16. Blake R, O'Shea RP. "Abnormal fusion" of stereopsis and binocular rivalry. Psychol Rev 1988; 95:151–154.
17. Blake R, Sloane M, Fox R. Further developments in binocular summation. Percept Psychophys 1981; 30:266–276.
18. Boeder P. The response shift. Doc Ophthalmol 1967; 23:88–100.
19. Borish IM. Anisometropia and aniseikonia. In: Clinical refraction, 3rd edn. Chicago, Professional Press, 1975:257–306.
20. Boucher JA. Common visual direction horopters in exotropes with anomalous correspondence. Am J Optom Arch Am Acad Optom 1967; 44:547–572.
21. Bradshaw MF, Rogers BJ, De Bruyn B. Perceptual latency and complex random-dot stereograms. Perception 1995; 24:749–759.
22. Braun EHP, Lee J, Steinert RF. Monovision in LASIK. Ophthalmology 2008; 115:1196–1202.
23. Brock FW. Projection habits in alternate squints. Am J Optom 1940; 17:193–207.
24. Brown JP, Ogle KN, Reiher L. Stereoscopic acuity and observation distance. Invest Ophthalmol 1965; 4:894–900.
25. Burian HM. Anomalous retinal correspondence: its essence and its significance in diagnosis and treatment. Am J Ophthalmol 1951; 34:237–253.
26. Campbell FW, Green DG. Monocular versus binocular visual acuity. Nature 1965; 208:191–192.
27. Chino YM, Smith EL, Hatta, S, Cheng H. Postnatal development of binocular disparity sensitivity in neurons of the primate visual cortex. J Neurosci 1997;17:296–307.
28. Cisarik PM, Harwerth RS. Stereoscopic depth magnitude estimation. Effects of stimulus spatial frequency and eccentricity. Behav Brain Res 2005;160:88–98.
29. Clarke WN, Noel LP. Stereoacuity testing in the monofixation syndrome. J Ped Ophthalmol Strab 1990; 27:161–163.
30. Cline D, Hofstetter HW, Griffin JR. Dictionary of Visual Science, 4th edn. Radnor PA: Chilton Trade Book Publishing, 1989.
31. Collewijn H, Steinman RM, Erkelens CF, Regan D. Binocular fusion, stereopsis and stereoacuity with a moving head. In: Regan D, ed. Vision and Visual Dysfunction, vol 9. Boca Raton: CRC Press, 1991:121–136.
32. Cormack LK, Stevenson SB, Landers DD. Interactions of spatial frequency and unequal monocular contrasts in stereopsis. Perception 1997; 26:1121–1136.
33. Crabb DP, Viswanathan AC. Integrated visual fields: a new approach to measuring the binocular field of view and visual disability. Graefes Arch Clin Exp Ophthalmol 2005; 243:210–216.
34. Crone RA. Diplopia. Amsterdam: Excerpta Medica, 1973.
35. Crovitz HF, Lipscomb DB. Dominance of the temporal visual fields at a short duration of stimulation. Am J Psychol 1963; 76:631–637.
36. Cumming BG, Parker AJ. Binocular mechanisms for detecting motion-in-depth. Vision Res 1994; 34:483–495.
37. Demanins R, Wang YZ, Hess RF. The neural deficit in strabismic amblyopia: sampling considerations. Vision Res 1999; 39:3575–3585.
38. Du Toit R, Ferreira JT, Nel ZJ. Visual and non-visual variables implicated in monovision wear. Optom Vis Sci 1998; 75:119–125.
39. Edwards M, Pope DR, Schor CM. Luminance contrast and spatial-frequency tuning of the transient-vergence system. Vision Res 1998; 38:705–717.
40. Erickson P, McGill EC. Role of visual acuity, stereoacuity, and ocular dominance in monovision patient success. Optom Vis Sci 1992;69:761–764.
41. Erickson P, Schor CM. Visual function with presbyopic contact lens correction. Optom Vis Sci 1990; 67:22–28.
42. Evans BJW. Monovision: a review. Ophthal Physiol Opt 2007; 27:417–439.
43. Fahle M. Binocular rivalry. Suppression depends on orientation and spatial frequency. Vision Res 1982; 22:787–800.
44. Fahle M. Naso-temporal asymmetry of binocular inhibition. Invest Ophthalmol Vis Sci 1987; 28:1016–1017.
45. Fawcett SL, Herman WK, Alferi CD, Castleberry KA, Parks MM, Birch EE. Stereoacuity and foveal fusion in adults with long-standing surgical monovision. J Pediatr Ophthalmol Strabismus 2001;5:342–347.
46. Felton TB, Richards W, Smith RA. Disparity processing of spatial frequencies in man. J Physiol Lond 1972; 225:349–362.
47. Flom MC. Corresponding and disparate retinal points in normal and anomalous correspondence. Am J Optom Physiol Opt 1980; 57:656–665.
48. Flom MC, Kerr KE. Determination of retinal correspondence. Multiple-testing results and the depth of anomaly concept. Arch Ophthalmol 1967; 77:200–213.
49. Foley JM. Binocular distance perception. Psychol Rev 1980; 87:411–434
50. Foley JM, Applebaum TH, Richards WA. Stereopsis with large disparities. Discrimination and depth magnitude. Vision Res 1975; 15:417–421.
51. Fredenburg P, Harwerth RS. The relative sensitivities of sensory and motor fusion to small displacements. Vision Res 2001;41:1969–1979.
52. Friedenwald JS. Diagnosis and treatment of anisophoria. Arch Ophthalmol 1936; 15:283–307.
53. Garding J, Porrill J, Mayhew J E W, Frisby J P. Stereopsis, vertical disparity and relief transformations. Vision Res 1995; 35:703–722.
54. Geib T, Baumann C. Effect of luminance and contrast on stereoscopic acuity. Graefe's Arch Clin Exp Ophthalmol 1990; 228:310–315.
55. Genvert GI, Cohen EJ, Arentsen JJ, Laibson PR. Fitting gas-permeable contact lenses after penetrating keratoplasty. Am J Ophthalmol 1985; 99:511–514.
56. Gillam BJ, Blackburn SG. Surface separation decreases stereoscopic slant but a monocular aperture increases it. Perception 1998; 27:1267–1286.
57. Gillam B, Lawergren B. The induced effect, vertical disparity, and stereoscopic theory. Percept Psychol 1983; 34:121–130.
58. Gobin MH. The limitation of suppression to one half of the visual field in the pathogenesis of strabismus. Br Orthop J 1968; 25:42–49.
59. Gobin L, Rozema JJ, Tassignon MJ. Predicting refractive aniseikonia after cataract surgery in anisometropia. J Cataract Refract Surg 2008;34:1353–1361.
60. Graham CH. Visual space perception. In Graham CH, ed. Vision and Visual Perception. New York: Wiley, 1965:504–547.
61. Greenbaum S. Monovision pseudophakia. J Cataract Refract Surg 2002; 28: 1439–1443.
62. Handa T, Mukuno K, Uozato N, et al. Ocular dominance and patient satisfaction after monovision by intraocular lens implantation. J Cataract Refract Surg 2004; 30:769–774.
63. Harrad R. Psychophysics of suppression. Eye 1996; 10:270–273.
64. Harrad RA, McKee SP, Blake R, Yang Y. Binocular rivalry disrupts stereopsis. Perception

1994; 23:15–28.

65. Harrington DO. The visual fields. St Louis: CV Mosby, 1964:114–119.

66. Hallden U. Fusional phenomena in anomalous correspondence. Acta Ophthalmol 1952; 37:1–93.

67. Halpern DL, Blake R. How contrast affects stereoacuity. Perception 1988; 17:3–13.

68. Harwerth RS, Fredenberg PM. Binocular vision with primary microstrabismus. Invest Ophthalmol Vis Sci 2003; 44:4293–4306.

69. Harwerth RS, Fredenberg PM, Smith EL. Temporal integration for stereopsis. Vision Res 2003; 43:505–517.

70. Harwerth RS, Rawlings SC. Pattern and depth discrimination from random dot stereograms. Am J Optom Physiol Optics 1975; 52:248–257.

71. Harwerth RS, Rawlings SC. Viewing time and stereoscopic threshold with random-dot stereograms. Am J Optom Physiol Optics 1977; 54:452–457.

72. Harwerth RS, Smith EL. Binocular summation in man and monkey. Am J Optom Physiol Optics 1985; 62:439–446.

73. Harwerth RS, Smith EL, Crawford MLJ. Motor and sensory fusion in monkeys: psychophysical measurements. Eye 1996; 10:209–216.

74. Harwerth RS, Smith EL, Levi DM. Suprathreshold binocular interactions for grating patterns. Percept Psychophys 1980; 27:43–50.

75. Harwerth RS, Smith EL, Siderov J. Behavioral studies of local stereopsis and disparity vergence in monkeys. Vision Res 1995; 35:1755–1770.

76. Hebbard FW. Comparison of subjective and objective measurements of fixation disparity. J Opt Soc Am 1962; 52:706–712.

77. Helveston EM, von Noorden GK, Williams F. Sensory adaptations in strabismus. Retinal correspondence in the "A" or "V" pattern. Am Orthopt J 1970; 20:22–27.

78. Hering E. Beitrage zur Physiologie, Vol 5. Leipzig: Engelmann, 1861.

79. Hess RF, Baker CL, Wilcox LM. Comparison of motion and stereopsis: linear and non-linear performance. J Opt Soc Am A Opt Image Sci Vis 1999; 16:987–994.

80. Hess RF, Wilcox LM. Linear and non-linear filtering in stereopsis. Vision Res 1994; 34:2431–2438.

81. Holladay JT, Prager TC, Ruiz RS, Lewis JW, Rosenthal H. Improving the predictability of intraocular lens power calculations. Arch Ophthalmol 1986; 104:539–541.

82. Howard IP. Human Visual Orientation. Chichester, Wiley, 1982.

83. Howard IP, Rogers BJ. Seeing in Depth. Depth Perception, vol 2. Ontario, Canada: Porteuous Thornhill, 2002.

84. Hubel DH, Wiesel TN. Ferrier lecture. Functional architecture of macaque monkey visual cortex. Proc R Soc Lond B Biol Sci 1977; 198:1–59.

85. Jain S, Ou R, Azar DT. Monovision outcomes in presbyopic individuals after refractive surgery. Ophthalmology 2001; 108:1430–1433.

86. Jampolsky A. Characteristics of suppression in strabismus. Arch Ophthalmol 1955; 54:683–696.

87. Jampolsky A. Esotropia and convergent fixation disparity of small degree: differential diagnosis and management. Am J Ophthalmol 1956; 41:825–833.

88. Jones R. Anomalies of disparity detection in the human visual system. J Physiol Lond 1977; 264:621–640.

89. Jones R. Horizontal disparity vergence. In Schor CM, Ciuffreda KJ, eds. Vergence Eye Movements. Basic and Clinical Aspects. Boston: Butterworths, 1983:297–316.

90. Julesz B. Foundations of Cyclopean Perception. Chicago: University of Chicago Press, 1971.

91. Kerr KE. Anomalous correspondence – the cause or consequence of strabismus? Optom Vis Sci 1998; 75:17–22.

92. Kollner H. Das funktionelle Uberwiegen der nasalen Netzhauthalften im gemeinschaftlichen Schfeld. Archiv Augenheilkunde 1914; 76:153–164.

93. Kontesevich LL, Tyler CW. Analysis of stereothresholds for stimuli below 2.5 c/deg. Vision Res 1994; 34:2317–2329.

94. Kramer P, Shippman S, Bennett G, Meininger D, Lubkin V. A study of aniseikonia and Knapp's law using a projection space eikenometer. Binocul Vis Strabismus Q 1999; 14:197–201.

95. Landers D, Cormack LK. Stereoscopic depth fading is disparity and spatial frequency dependent. Invest Opthalmol Vis Sci 1999; 40s:416.

96. Legge GE, Gu Y. Stereopsis and contrast. Vision Res 1989; 29:989–1004.

97. Levelt W. Psychological Studies On Binocular Rivalry. The Hague: Mouton, 1968.

98. Levi DM, Klein SA, Aitsebaomo P. Vernier acuity, crowding and cortical magnification. Vision Res 1985; 25:963–977.

99. Liu L, Stevenson SB, Schor CM. A polar coordinate system for describing binocular disparity. Vision Res 1994; 34:1205–1222.

100. Liu L, Tyler CW, Schor CM. Failure of rivalry at low contrast: evidence of a suprathreshold binocular summation process. Vision Res 1992; 32:1471–1479.

101. Lovasik J, Szymkiw M. Effects of aniseikonia, retinal illuminance and pupil size on stereopsis. Invest Ophthalmol Vis Sci 1985; 26:741–750.

102. Lubkin LV, Shippman S, Bennett G, Meininger D, Kramer P, Poppinga P. Aniseikonia quantification: error rate of rule of thumb estimation. Binocul Vis Strabismus Q 1999; 14:191–196.

103. Maeda M, Sato M, Ohmura T, Miyazaki Y, Wang AH, Awaya S. Binocular depth-from-motion in infantile and late-onset esotropia patients with poor stereopsis. Invest Ophthalmol Vis Sci 1999; 40:3031–3036.

104. Marr D, Poggio T. A computational theory of human stereo vision. Proc Roy Soc Lond 1979; 204:301–328.

105. Marran L, Schor CM. Lens induced aniso-accommodation Vision Res 1997; 38:3601–3619.

106. Mauk D, Francis EL, Fox R. The selectivity of permanent suppression. Invest Ophthalmol Vis Sci 1984; 25s:294.

107. McGill EC, Erickson P. Sighting dominance and monovision distance binocular fusional ranges. J Am Optom Assoc 1991; 62:738–742.

108. Mills RP. Correlation of quality of life with clinical symptoms and signs at the time of diagnosis. Trans Am Ophthalmol Soc 1998; 96:753–812.

109. Mitchell DE. A review of the concept of "Panum's fusional areas." Am J Optom Physiol Optics 1966; 43:387–401.

110. Musch DC, Farjo AA, Meyer RF, Waldo MN, Janz NK. Assessment of health-related quality of life after corneal transplantation. Am J Ophthalmol 1997; 124:1–8.

111. Nelson-Quigg JM, Cello K, Johnson CA. Predicting binocular field sensitivity from monocular visual field results. Invest Ophthalmol Vis Sci 2000; 41:2212–2221.

112. Ogle KN. Disparity limits of stereopsis. Arch Ophthalmol 1952; 48:50–60.

113. Ogle KN. Researches in Binocular Vision. New York: Hafner Publishing Co, 1964.

114. Ogle KN. The optical space sense. In: Davson H, ed. The Eye, vol 4. New York: Academic Press, 1962.

115. Ogle KN, Groch J. Stereopsis and unequal luminosities of the images in the two eyes. Arch Ophthalmol 1956; 56:878–895.

116. Ogle KN, Martens TG, Dyer JA. Oculomotor imbalance in binocular vision and fixation disparity. Philadelphia: Lea & Febiger, 1967.

117. Ogle KN, Mussey F, Prangen AD. Fixation disparity and fusional processes in binocular single vision. Am J Ophthalmol 1949; 32:1069–1087.

118. Ogle KN, Weil MP. Stereoscopic vision and the duration of the stimulus. Arch Ophthalmol 1958; 59:4–17.

119. Ong J, Burley WS. Effect of induced anisometropia on depth perception. Am J Optom Arch Am Acad Optom 1972; 49:333–335.

120. Otto JMN, Kromeier M, Bach M, Kommerell G. Do dissociated or associated phorias predict the comfortable prism? Graefes Arch Clin Exp Ophthalmol 2008; 246:631–639.

121. Parks MM. Monofixation syndrome. Trans Am Ophthalmol Soc 1969; 67:609–657.

122. Parks MM. Sensorial adaptations in strabismus. In Duane TD, ed. Clinical Ophthalmology Vol 1. Philadelphia: Harper & Row; 1987:1–14.

123. Poggio GF, Gonzalez F, Krause F. Stereoscopic mechanisms in monkey visual cortex: binocular correlation and disparity selectivity. J Neurosci 1988; 8:4531–4550.

124. Pope DR, Edwards M, Schor CM. Extraction of depth from opposite-contrast stimuli. Transient system can, sustained system can't. Vision Res 1999; 39:4010–4017.

125. Regan D. Depth from motion and motion-in-depth. In Regan D, ed. Vision and Visual Dysfunction, vol 9. Boca Raton: CRC Press, 1991:137–169.

126. Regan D. Binocular correlates of the direction of motion in depth. Vision Res 1993; 33:2359–2360.

127. Regan D, Beverly KI. Electrophysiological evidence for the existence of neurons sensitive to the direction of depth movement. Nature 1973; 246:504–506.

128. Richards W. Stereopsis and stereoblindness. Exp Brain Res 1970; 10:380–388.

129. Richards W. Anomalous stereoscopic depth perception. J Opt Soc Am 1971; 61:410–414.

130. Richards W, Regan D. A stereo field map with implications for disparity processing. Invest Ophthalmol 1973; 12:904–909.

131. Ridder WH, Smith EL, Manny RE, Harwerth RS, Kato K. Effects of interocular suppression on spectral sensitivity. Optom Vis Sci 1992; 69:171–256.

132. Rogers BJ, Bradshaw MF. Vertical disparities, differential perspective and binocular stereopsis. Nature 1993; 361:253–255.

133. Saye A, Frisby JP. The role of monocularly conspicuous features in facilitating stereopsis from random-dot stereograms. Perception 1975; 4:159–171.

134. Schmidt PP. Sensitivity of random-dot stereoacuity and Snellen acuity to optical blur. Optom Vis Sci 1994; 71:466–471.

135. Schor CM. Visual stimuli for strabismic suppression. Perception 1977; 6:583–593.

136. Schor CM. Zero retinal image disparity: a stimulus for suppression in small angle strabismus. Doc Ophthalmol 1978; 46:149–160.

137. Schor CM. Fixation disparity and vergence adaptation. In: Schor CM, Ciuffreda KJ, eds. Vergence Eye Movements. Basic and Clinical Aspects. Boston: Butterworths, 1983:465–516.

138. Schor CM. Binocular sensory disorders. In: Regan D, ed. Vision and Visual Dysfunction, vol 9. Boca Raton: CRC Press, 1991:179–223.

139. Schor CM, Bridgeman B, Tyler CW. Spatial characteristics of static and dynamic stereoacuity in strabismus. Invest Ophthalmol Vis Sci 1983; 24:1572–1579.

140. Schor CM, Edwards M, Pope D. Spatial-frequency tuning of the transient-stereopsis system. Vision Res 1998; 38:3057–3068.

141. Schor CM, Gleason G, Lunn R. Interactions between short-term vertical phoria adaptation and non-conjugate adaptation of vertical pursuits. Vision Res 1993; 33:55–63.

142. Schor CM, Heckman T. Interocular differences in contrast and spatial frequency. Effects on stereopsis and fusion. Vision Res 1989; 29:837–847.

143. Schor CM, Heckman T, Tyler C W. Binocular fusion limits are independent of contrast, luminance gradient and component phases. Vision Res 1989; 29:821–835.

144. Schor CM, Landsman L, Erickson, P. Ocular dominance and interocular suppression of blur in monovision. Am J Optom Physiol Optics 1987; 64:723–730.

145. Schor CM, McCandless JW. An adaptable association between vertical and horizontal vergence. Vision Res 1995; 35:3519–3527.

146. Schor CM, Tyler CW. Spatio-temporal properties of Panum's fusional area. Vision Res 1981; 21:683–692.

147. Schor CM, Wood I. Disparity range for local stereopsis as a function of luminance spatial frequency. Vision Res 1983; 23:1649–1654.

148. Schor CM, Wood I C, Ogawa J. Spatial tuning of static and dynamic local stereopsis. Vision Res 1984; 24:573–578.

149. Schreiber KM, Hillis JM, Filippini HR, Schor CM, Banks MS. The surface of the empirical horopter. J Vis 2008; 8(3)7:1–20.

150. Sheedy JE, Fry GA. The perceived direction of the binocular image. Vision Res 1979; 19:201–211.

151. Shipley T, Rawlings SC. The nonius horopter – I. History and theory. Vision Res 1970; 10:1255–1262.

152. Shortess GK, Krauskopf, J. Role of involuntary eye movements in stereoscopic acuity. J Opt Soc Am, 1961; 51:555–559.

153. Siderov J, Harwerth RS, Bedell HE Stereopsis, cyclovergence and the backwards tilt of the vertical horopter. Vision Res 1999; 39:1347–1357.

154. Simmons DR, Kingdom FAA. Contrast thresholds for stereoscopic depth identification with isoluminant and isochromatic stimuli. Vision Res 1994; 34:2971–2982.

155. Simpson TL, Barbeito R, Bedell HE. The effect of optical blur on visual acuity for targets of different luminances. Ophthalmic Physiol Opt 1986; 6:279–281.

156. Smallman HS, MacLeod DIA. Size-disparity correlation in stereopsis at contrast threshold. J Opt Soc Am A 1994; 11:2169–2183.

157. Smith EL, Chino YM, Ni J, Ridder WH, Crawford MLJ. Binocular spatial phase tuning

characteristics of neurons in the macaque striate cortex. Neurophysiol 1997; 78:351–365.

158. Smith EL, Fern K, Manny RE, Harwerth RS Interocular suppression produced by rivalry stimuli. A comparison of normal and abnormal binocular vision. Optom Vis Sci 1994; 71:479–491.

159. Smith EL, Levi DM, Harwerth RS, White JM. Color vision is altered during binocular rivalry. Science 1982; 218:802–804.

160. Smith EL, Levi DM, Manny RE, Harwerth RS, White JM. The relationship between binocular rivalry and strabismic suppression. Invest Ophthalmol Vis Sci 1985; 26:80–87.

161. Snyder C. Monovision: a clinical review. Spectrum 1989; 4:30–36.

162. Stephens GL, Polasky M. New options for aniseikonia correction: the use of high index materials. Optom Vis Sci 1991; 68:899–906.

163. Stevenson SB, Cormack LK. A contrast paradox in stereopsis, motion detection, and vernier acuity. Vision Res 2000; 40:2881–2884.

164. Timney B, Wilcox LM, St John R. On the evidence for a 'prue' binocular process in human vision. Spatial Vis 1989; 4:1–15.

165. Tyler CW. Sensory processing of binocular disparity. In Schor CM, Ciuffreda KJ, eds. Vergence Eye Movements. Basic and Clinical Aspects. Boston: Butterworths, 1983:199–295.

166. Tychsen L. Causing and curing infantile esotropia in primates: the role of decorrelated binocular input. Trans Am Ophthalmol Soc 2007; 105:564–593.

167. van Ee R, Schor CM. Unconstrained stereoscopic matching of lines. Vision Res 2000; 40:151–162.

168. Verhoeff FH. Anomalous projection and other visual phenomena associated with strabismus. Arch Ophthalmol 1938; 19:663–699.

169. von Helmholtz H. Treatise on physiological optics, vol III (Translated from the 3rd German edition and edited by JPC Southhall). New York: Dover, 1962.

170. von Noorden GK. Infantile esotropia. A continuing riddle. Am Orthop J 1984; 34:52–62.

171. von Noorden GK. Amblyopia: a multidisciplinary approach. Proctor lecture. Invest Ophthalmol Vis Sci 1985; 26:1704–1716.

172. von Noorden GK. Binocular Vision and Ocular Motility. St Louis: CV Mosby, 1990.

173. Wensveen JM, Harwerth RS, Smith EL. Clinical suppression in monkeys reared with abnormal visual experience. Vision Res 2001; 41:1593–1609.

174. Wensveen JM, Harwerth RS, Smith EL. Binocular vision deficits associated with early anisometropia: behavioral observations. J Neurophysiol 2003; 90:3001–3011.

175. Westheimer G. Visual hyperacuity. Prog Sensory Physiol 1981; 1:1–30.

176. Westheimer G. The spatial sense of the eye. Invest Ophthalmol Vis Sci 1979; 18:893–912.

177. Westheimer G. The Ferrier Lecture, 1992. Seeing depth with two eyes: stereopsis. Proc R Soc Lond B Biol Sci 1994; 257:205–214.

178. Westheimer G, McKee SP. Stereoscopic acuity with defocused and spatially filtered images. J Opt Soc Am 1980; 70:772–778.

179. Westheimer G, Pettet M W. Detection and processing of vertical disparity by the human observer. Proc R Soc Lond B Biol Sci 1992; 250:243–247.

180. Wheatstone C. Contributions to the physiology of vision. I. On some remarkable, and hitherto unobserved, phenomena of binocular vision. Phil Trans R Soc Lond 1938; 128:371–394.

181. Wilcox LM, Hess RF. Dmax for stereopsis depends on size, not spatial frequency content. Vision Res 1995; 35:1061–1069.

182. Wolfe JM. Afterimages, binocular rivalry, and the temporal properties of dominance and suppression. Perception 1983; 12:439–445.

183. Wolfe JM. Stereopsis and binocular rivalry. Psychol Rev 1986; 93:269–282.

184. Wong AM, Lueder GT, Burkhalter A, Tychsen L. Anomalous retinal correspondence: neuroanatomic mechanism in strabismic monkeys and clinical findings in strabismic children. J AAPOS 2000; 4:168–174.

185. Yang Y, Blake R. Spatial frequency tuning of human stereopsis. Vision Res 1991; 31:1177–1189.

第 37 章

视觉的时间特性

Allison M. McKendrick · Chris A. Johnson

赵长霖 译　尹　婕 校

我们的视觉感知来自于对光信息的解读，随着空间、波长和时间的变化而不同，本章探讨的是这些属性中的时间特性。从主观上来讲，尽管视觉场景持续变化，但外观世界看起来是稳定的。当光线随时间而变化时，视觉系统是如何响应并解读的呢？

光照的持续时间不但影响我们是否能轻而易举地看到事物，还影响我们对物体的具体感知形象。本章强调的第一个问题是，我们对光的时序变化有多敏感以及哪些因素影响我们的感受性。光的感受性不能被孤立地研究，因为刺激的其他属性，如空间特性、色度、背景和环绕特征等，都会影响我们感知时序变化的能力。在自然界中，大部分时序变化通过影像运动来实现。这种运动可能来自观察者、眼睛或目标自身。运动的这种时序变化特性是：时间变化通常伴随着空间位置的变更。

本章总结了一些基本现象来描述视觉系统对时序信息的敏感性，并讨论了这些现象在视觉加工异常情况下，如疾病临床研究中的应用。

时间总和和临界持续时间

要感知视觉世界里存在的东西，它必须存在一段有限的时间。虽然单个光量子可能足以引起神经反应，但是在光被确实看到之前的短期内，通常需要多个量子的作用，即所谓的时间总和的特性。在人的视觉系统中，时间总和持续的时间为 40 ～ 100 ms，取决于目标的空间、时间属性和它的背景、适应水平和刺激的偏心度[1-5]。时间总和可能发生的最大持续时间是临界持续时间。

比方说，我们要确定在深色背景上光线需要多长时间才能可见。总体而言，感知强烈的光和较弱的

光，对光线所持续时间的要求并不一样。在一个有限的范围内，光线达到可见所需的亮度和其持续时间之间的关系呈线性。假如所提供的光脉冲比临界持续时间短，它的持续时间和其强度等于一个常数才能达到阈值。描述这一时间 - 强度交互性的公式是 Bloch 定律[6]：

$$Bt = K$$

其中，B = 光亮度，t = 持续时间，K = A 常数。

Bloch 定律如图 37.1A。刺激的强度和持续时间绘制成对数坐标如图 37.1A 所示，Bloch 定律描述了线的斜率为 -1。达到临界持续时间时，阈值强度和持续时间的比值可以用一条水平线描述，即达到阈值需要恒定的强度。Bloch 定律已被证明对于宽范围的刺激和背景条件普遍有效，包括黄斑中心凹及周边视野。一旦刺激的持续时间超过了临界持续时间，达到能见度所需的亮度通常被认为是常数。

前面的讨论设想一旦达到观察者的阈值时，他或她将准确地响应刺激。这预示两条曲线之间突然和理想的过渡，如图 37.1A 所绘。但在现实中，无论是视觉刺激还是生理机制，我们的感知服从响应的随机变动。我们可以认为刺激表现的长度被分为若干离散的时间间隔，当反应超过阈值至少一个时间间隔时信号被检测到，每个时间间隔的被感知率被认为是独立的，这种描述视觉感知的概率被称为时间概率总和[7]。概率总和的概念包含在许多时间视觉加工模型中，至少在某些实验条件下，时间总和和亮度常数的关系曲线在转换为水平直线前的阶段与概率总和有关[3]。其中一种实验状态是对比度阈值通过正弦光栅刺激来表达，如图 37.1B[3]。在图 37.1B，上面的曲线显示了阈值为 0.8 光栅周期 / 度的数据，下方曲线显示阈值为

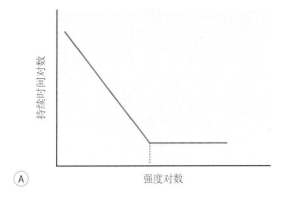

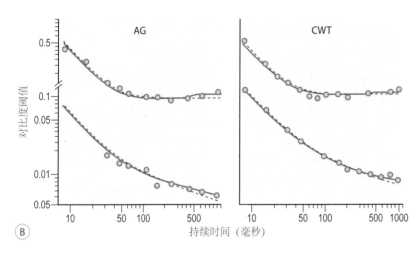

图 37.1 （A）光强度阈值和达到能见度持续时间之间理想化关系的示意图。对于持续时间小于临界持续时间，阈值强度与持续时间呈线性相关，如 Bloch 定律所描述。（B）光强度阈值和闪烁光栅刺激持续时间之间的关系，由 Gorea 和 Tyler 测量。（Reproduced with permission from Gorea & Tyler 1986.[3]）上方的曲线代表 0.8 光栅周期 / 度的数据，下方曲线显示的是 8 光栅周期 / 度的数据。请注意，对于较高的空间频率（下方曲线），与（A）示意图中的两段曲线相比，曲线的过渡更为缓和。

8 光栅周期 / 度的数据。上方的曲线坡度与示意图很类似，如图 37.1A 所示。对于下方曲线描绘 8 光栅周期 / 度的结果，曲线的改变较为缓和。在后一种情况下，实际临界持续时间（即图 37.1A 中曲线中两段不同斜率的转折点）有些难以定义。图 37.1B 所示的那些类似的数据可以被解释为，随着空间频率增加，临界持续时间也增加[1,4]。Gorea 和 Tyler[3] 使用另一种形式的分析，包括概率求和的作用；他们得出这样的结论：临界持续时间受空间频率影响很小。

影响持续时间的因素

由临界持续时间定义的时间间隔取决于刺激和背景的属性。临界持续时间已经显示出随光适应水平变化，即具有明亮的背景中，临界持续时间降低[8-12]。相反，在暗适应下，临界持续时间增加[13,14]。除了暗适应，刺激的大小也影响临界持续时间，刺激越大，临界持续时间下降[9,12,15]。在执行视觉任务时，视网膜的偏心度也影响临界持续时间。时间总和也受光刺激的光谱组成（波长或彩色）影响，单独的色彩刺激比无色（亮度）刺激需要较长的时间整合[18-20]。对于彩色光，临界持续时间随背景的色饱和度的增加

（类似于随着无色刺激亮度的增加）而减少[21]。图 37.2 演示了色度和视网膜偏心度如何显著改变了对时间脉冲和临界持续时间的敏感性[20]。

周期性刺激的时间敏感性

上一节中已考虑人类视觉系统如何响应非周期性的刺激（例如，一个单一的光脉冲）。现在，我们将考虑视觉系统如何响应周期性刺激（反复闪烁刺激）。大多数这方面的研究已趋向探讨以下问题：（1）人类视觉系统所能检测到最快的闪烁速率（临界闪光融合频率）；（2）当闪烁频率低于这一临界频率时，影响敏感度的因素。

临界闪烁融合频率

当快速连续地反复打开和关闭光线，间隔超过一定的时间间隔时，光线表现为闪烁光。但如果闪烁速度足够快，我们感受的是一个单一的融合光，而不是一系列的闪烁光。简单来说，当出现融合感知，即已经达到了视觉系统时间分辨能力的极限。超过一定时间频率的范围，将发生从闪烁光到融合光的感知转

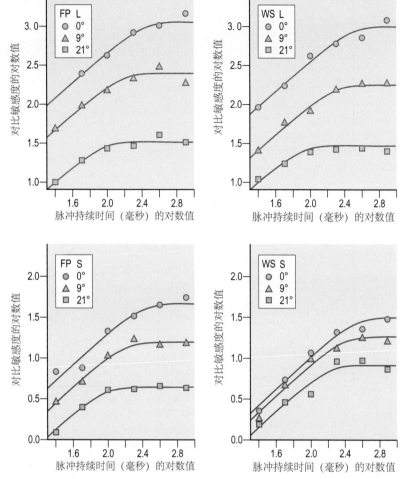

图 37.2 相同亮度色觉刺激时，对比敏感度对数与脉冲持续时间对数的比值。数据显示为两个观察者（左侧和右侧）。上排显示为"红-绿"调制（长波长敏感 [L] 和中等波长敏感 [M] 视锥细胞调制）的性能，而下排显示短的波长调制的数据。(Reproduced with permission from Swanson et al 2008.[20])

变；两者之间的界限被称为临界闪烁融合（CFF）频率。CFF 值的变化，很大程度地取决于刺激和观察者的特性。下面的章节中将讨论 CFF 的重要影响因素（框 37.1）。

刺激亮度对 CFF 的影响

一般来说，闪烁刺激的亮度增加时 CFF 增加。这种关系被称为 Ferry-Porter 定律，其中规定，CFF 随亮度的增加呈对数线性增加[22,23]。Ferry-Porter 定律在宽范围的刺激条件下是有效的，如图 37.3[24] 所示。下方的曲线（实线和符号）显示的是中心凹收集的数据，上方的曲线显示的是偏心度为 35° 区域收集的数据。对于这两个位置，上方曲线是对较小的目标（0.05° 中心凹注视和 0.5° 偏心度），下方曲线是对较大的目标（0.5° 中心凹注视和 5.7° 偏心度）。图 37.3 演示了几种 CFF 和亮度之间关系的有趣结果。首先，Ferry-Porter 定律不管刺激大小的变化始终是上扬的。其次，亮度的对数值和 CFF 之间的线性关系既存在

于中央也存在于外周视野，在外周视野，曲线的斜率增加，这意味着响应更快[24]。Ferry-Porter 定律不仅适用点目标，也适用光栅刺激[24]。暗适应状态下，由视杆细胞感知刺激，CFF 大幅减少至约 20 Hz，且不再遵守 Ferry-Porter 定律[23,25,26]。

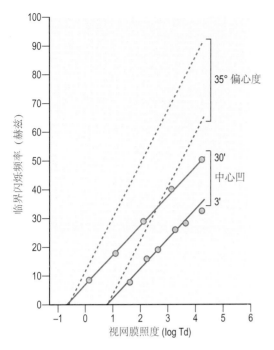

图 37.3 分别测定不同位置光适应的临界闪烁融合（CFF）频率与光线强度的比值。黄斑中心凹用实心符号和线条表示，偏心度35度用点和虚线表示，源自泰勒和哈默（Reproduced with permission from Tyler & Hamer 1990.[24]）。测试刺激为660 nm 的等照度白色环绕。黄斑中心凹的测试刺激（大实心圆）分别为0.5°和0.05°（小实心圆）。偏心刺激分别为5.7°（阴影线）和0.5°（虚线）。注意对所有的偏心测试都要遵守 Ferry-Porter 定律。ECC：偏心度。

色度刺激对 CFF 的影响

CFF 和亮度对数之间的线性关系，如 Ferry-Porter 定律所描述，也适用于纯颜色刺激[27-30]。然而，关系的斜率随刺激波长而变化[28]。这种关系如图37.4所示，来自于4个独立的研究显示 CFF 与照度的函数[27-30]。在这4个研究中，黄斑中心凹的 CFF 亮度函数均非常符合 Ferry-Porter 定律，且在所有情况下，绿（中间波长）灯的函数均较红（长波长）灯陡峭。绿色刺激斜率高，这与信息在 CFF 附近传输时，绿色视锥途径固有速度比红色视锥途径快相符合[28]。短波长途径对应的蓝色刺激的 CFF 最低[31,32]。

偏心对 CFF 的影响

视野中 CFF 作为偏心度的函数而变化。如果刺激的大小和亮度保持恒定，超过中心50°左右的视野，CFF 随着偏心度的增加而增加，然后随着偏心度的进一步增加而下降[33,34]。如图37.5，图中绘出了 CFF 对应颞侧视野偏心度的函数。

刺激大小对 CFF 的影响：Granit-Harper 定律

如图37.3所示，CFF 随着刺激的增强而增加。在一个很宽的亮度范围内，CFF 随着刺激范围的对数呈线性增加，这种关系以首次报道它的研究者命名[35]，被称为 Granit-Harper 定律。Granit-Harper 定律适

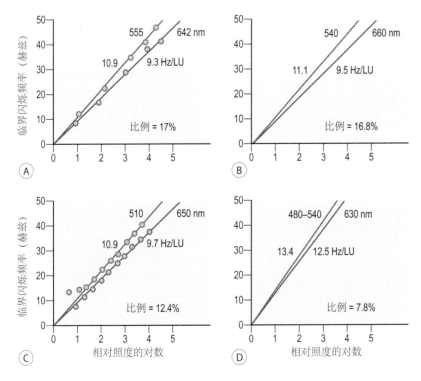

图 37.4 Hamer 和 Tyler 检测的临界闪烁融合频率（CFF）与红色和绿色闪烁光亮度函数（Reproduced with permission from Hamer & Tyler 1992.[28]）。请注意，所有数据都非常符合 Ferry-Porter 定律，绿光较红光有一个更陡峭的斜坡。（A）Hamer 和 Tyler 的一个受试者的数据[28]。绿光的函数曲线斜率为17%。（B）Ives[29]的 CFF 数据，中心凹注视看到的红色（650 nm）和绿色（510 nm）闪光刺激。绿光的函数斜率为12.4%。（C）Pokorny 和 Smith 测试，红色（660 nm）和绿色（540 nm）闪烁光刺激的 CFF 数据[30]。绿光函数斜率为16.8%。（D）绿光（平均480和540 nm 间的数据）和红光（630 nm）高斯闪烁的 CFF 数据[27]。绿光较红光的斜率增加7.8%。

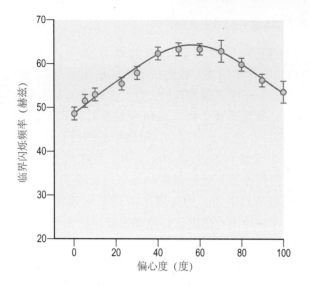

图 37.5 临界闪烁频率（平均值 ± 标准差）对应观察者右眼颞侧视野偏心度的函数（Reproduced with permission from Rovamo & Raninen 1984.[34]）。刺激范围为 $88.4°^2$，瞳孔直径为 8 mm，视网膜照度为 2510 明视托兰。

用的亮度范围很宽，视网膜偏心度可以超过 10°，刺激强度可以达到 50°。然而，随后的研究者发现不是所有区域的刺激都至关重要，而是具有最佳时间分辨率的局部视网膜区域最为重要。Roehrig 证明了上述观点 [36,37]，他测量了全部 49.6° 视野的 CFF 值，并与相同直径中间 66% 无照明的环形区域相比较。由于视网膜赤道部的时间分辨率比视网膜中心好，偏心环可以产生与 49.6° 刺激相同的 CFF。Granit-Harper 定律不适用于视杆细胞发挥功能的暗光条件。对于中心凹以外，需要修订 Granit-Harper 定律以适应 CFF 随着刺激区域的变化而发生的改变。Rovamo 和 Raninen[38] 证明，在用刺激的节细胞数量替代视网膜的刺激区域时，Granit-Harper 定律可以适用于整个视野。在这种更普遍的情况下，CFF 随受刺激的神经节细胞数量的对数呈线性增加。这在图 37.6 中示出。图 37.6A 绘出了 CFF 在 3 种不同刺激区域对应偏心度的变化。CFF 随偏心度的增加而减小，且与刺激区域无关。图 37.6B 绘出了 CFF 对应在不同偏心度条件下受刺激的视网膜神经节细胞数目的函数图，这两个参数之间呈线性关系。

时间对比敏感度

CFF 被定义为时间灵敏度的上限（框 37.2），超出它我们无法感知灯的闪烁。那么在 CFF 阈值以下，我们对闪烁光的敏感性如何呢？视觉系统如何应对比

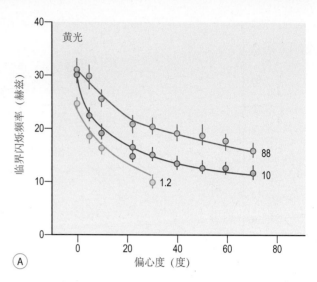

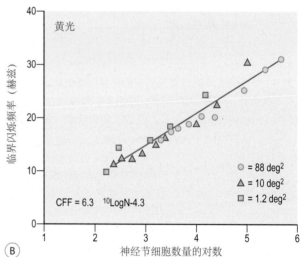

图 37.6 （A）观察离心目标时的临界闪烁频率（平均值 ± 标准差），由 Rovamo 和 Raninen 报道（Reproduced with permission from Rovamo & Raninen 1988.[38]）。各偏心度使用相似大小的目标，但视网膜照度为 F，与明视的 Ricco 区域成反比减少平均刺激照度 [144]。曲线右侧的数字指刺激区域度数 ^{2}。当偏心度从 0° 上升到 70°，刺激照度名义上从 50 降至 0.80 明视 cd/m^2。请注意，临界闪烁频率（CFF）随偏心度的增加而减少，与刺激区域无关。（B）源自（A）中 CFF 数据绘制成被刺激视网膜神经节细胞数量的函数。

框 37.2 时间对比敏感度

有几个版本的临床视野检查，测量不同的时间对比敏感度。包括：
- 基线时间调制闪烁视野检查，如 Medmont 视野计；
- 平均调制的对比敏感度视野检查；
- 上述两种的小光点目标的对比度变化，要么基于视野计背景的平均亮度，要么在基线上下水平变动；
- 倍频技术视野检查检测的时空对比敏感度。

单一闪光或系列闪光更复杂的时间变化呢？20 世纪 50 年代 De Lange 做了人时间对比敏感度的经典工作 [39-41]。De Lange 用数学分析时间波形和线性滤波器原理评估时间对闪烁光的灵敏度。

图 37.7 显示了 Kelly 所做的闪烁光敏感性试验结果 [42]。垂直轴显示闪烁光灵敏度与阈值调制比的关系。闪烁光灵敏度是闪烁光阈值的倒数。阈值调制比是正弦调制的光偏离其平均直流（DC）成分的程度，它根据 DC 值计算——因为振幅不能大于 DC（负值的亮度在物理上是不可能的）。调制比表示振幅偏离刺激平均值的百分比。

图 37.7 的左半部分绘制了调制比对应闪烁光频率的函数。图中的一系列曲线，每条均是在不同的平均视网膜照度或适应水平得出的。曲线定义了特定适应水平的闪烁光感知阈值。对于给定的适应水平，任何曲线下频率和调节幅度的组合均被看成是闪烁的，而任何曲线上的组合均被感知为是一个稳定的光。曲线相交于横轴（x 轴）的点与 CFF 对应。请注意，在低适应水平，曲线的形状是低通，这意味着不同低时间频率时，调制灵敏度相似。然后随时间频率升高，普遍地递减。在高适应水平，曲线的形状是带通，这意味着调制灵敏度在中间时间频率带是最大

的，并在较低和较高的时间频率出现普遍的递减。

随着视网膜照度的增长，更多的情况下被视为闪烁光，这符合简单的 Ferry-Porter 定律。在低频率，曲线是相似的，表明在明视适应所有水平的调制比为相似值，低频闪烁时达到阈值。高频率下的情况与此不同，其阈值由适应水平和频率决定。在更高亮度水平，闪烁光感知的灵敏度峰值在 15 ～ 20 Hz 的频率，这类似于 Brücke 亮度增强效应，将在后面讨论。

图 37.7 的右侧部分重新绘制了图 37.7A 的资料，显示了随高频闪烁光振幅绝对值变化的函数的改变。这样做的效果反转了曲线，使得振幅灵敏度在最低适应水平是最大的。可以看出，图 37.7B 的曲线在高频率下接近一个共同的渐近线。在许多不同亮度水平，该曲线的趋同现象意味着，在高时间频率，灵敏度由信号的绝对振幅决定，不受适应水平影响。此特性在低时间频率范围不明显。

色觉的时间的敏感性

正弦光栅刺激的色觉时间对比敏感度也随着视网膜照度的变化而变化 [43]，但与无色刺激相比，这有两个关键的区别点。首先，色觉函数通常是低通，即灵敏度在低时间频率范围是相似的，在高时间频率递

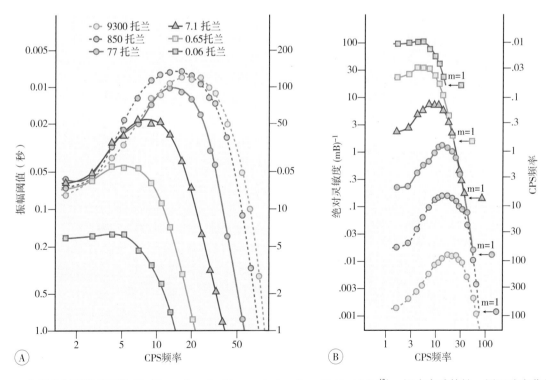

图 37.7 Kelly 收集的时间敏感度数据（Reproduced with permission from Kelly 1961.[42]）。视力衰减特性，用正弦变化衡量不同视网膜照度水平，如图所示。（A）阈值调制比，可检测到的闪烁光对应时间频率的函数。（B）可检测到的闪烁光的视网膜照度变化的振幅绝对值对应时间频率的函数。绝对灵敏度是每个频率阈值绝对振幅的倒数。

减。其次，对于给定的视网膜照度，与无色刺激比较，彩色刺激的CFF较低[43]。

时间敏感性的空间影响

De Lange[40]和Kelly[42]的工作描述了我们的时间对比敏感度的特点，那就是，刺激对比中，我们对时间正弦变化有多敏感。这并未考虑光源的空间特性对灵敏度的影响。人的对比敏感度依赖于刺激的空间和时间特性[44,45]。图37.8显示了人类时空对比敏感度函数的表面图，由Kelly从大量的心理物理学检测推演出来[44,46,47]。图中的一个轴显示刺激的时间频率；另一个显示了空间频率。高度代表观察者在特定空间和时间条件下的对比敏感度[44,47,48]。通过曲线的路径平行于时间频率轴，表示时间对比敏感度函数，那些平行于空间频率轴的路径代表空间对比敏感度函数。时间对比敏感度函数在低空间频率是带通，在高空间频率成为低通。

时间敏感性的机制

研究者将人类空间对比敏感度函数的形状用一个多通路模型来解释，在该模型中，总曲线反映了通路数目，每个调谐到一个不同的峰值空间频率[49-51]。

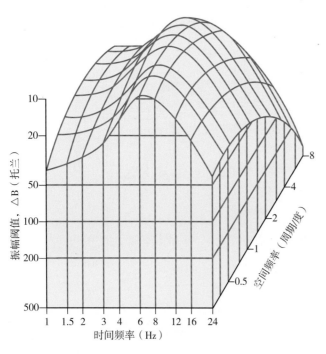

图37.8 人类的时空振幅阈值表面，双眼自然瞳孔观察16°圆形光栅获得的数据。(Reproduced with permission from Kelly 1972.[46])

与空间处理相似，有证据表明，时间处理有特定数目的通路，每个调谐到不同的峰值时间频率[52-55]。似乎单独的时间频率滤光器比传输空间频率信息的滤光器要少。时间机制的数量与刺激的空间频率和视网膜定位有关。

我们怎样才能确定是否有不同的模式管理效能？一种方法是：不同的模式导致对刺激的不同主观陈述，即当不同的模式感知，刺激看起来是不一样的。Kelly[44]和Kulikowski[56]报告，阈值闪烁光栅产生3个知觉中的一个，取决于光栅的时空参数：缓慢闪烁、明显运动或倍频（即感知空间频率是实际空间频率的两倍）。这符合3个时间处理模式。Watson和Robson[54]测量时间的差别，即感知闪烁刺激不同速率的能力。对于每度0.25周期的光栅中，有3个时间频率是唯一可辨的，其中Watson和Robson[54]解释为3个独特滤波器介导时间处理的证据。Mandler和Makous[53]建立时间差异表现的模型，也发现了3个时间处理模式的证据。

用于识别视觉加工模式的一种替代方法是选择性适应。如果刺激激活一个模式的程度比另一个模式更大，当刺激观察时间延长时，激活模式的灵敏度将被选择性地抑制。这就允许其他较不敏感的模式来感知刺激，以开发它们的特性。选择性适应已被广泛应用于区分彩色视觉加工过程中的模式[57]。Hess和Snowden[52]使用选择性的适应刺激，揭示时间模式，其数据举例显示在图37.9。这些实验（图中未示出）的第一阶段包括在范围广泛的空间和时间条件下测量中心凹的对比度的检测阈值。这些措施用来设定探测刺激的对比度，将其设定为刚好可被检测到（阈值上4 dB）的程度。然后在相同空间频率但不同时间频率的掩蔽刺激存在下，检测此刺激的可探测性。掩蔽刺激的对比度是变化的，直到刚刚可检测出探测刺激。

图37.9A呈现的数据是3个探测刺激中心凹注视的表现，无空间内容（每度0个周期）但以1、8、32 Hz的频率闪烁。该图显示了掩蔽标绘对掩蔽时间频率的对比敏感度。揭示了3种模式：一个低通（红圈）和两个带通（蓝圈、绿三角）。图37.9B显示的是探头每度3个周期的数据，只揭示了两个模式。带通模式，位于图37.9A较高时间频率的中心，当刺激的空间频率增加时消失。使用类似的方法，Snowden和Hess[58]发现，偏心度为10°的视网膜区域，只有两种模式，偏心度超过30°则减少到一个单一的模式。

最近的证据表明，这些通路不像最初以为的那

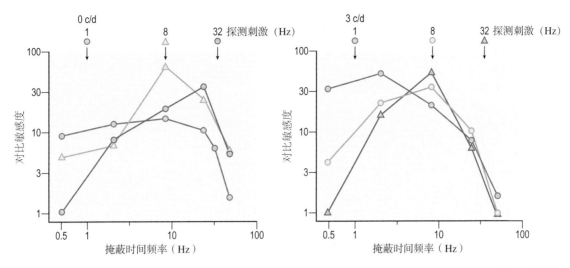

图 37.9 用选择性适应方法确定时间模式的特性（Reproduced with permission from Hess & Snowden 1992.[52]）。绘制掩蔽对比敏感度对应掩蔽时间频率，只检测阈上探测。数据所示的探测频率为 1、8、32 Hz。左侧部分显示每度 0 周期的数据，揭示 3 种模式：一个低通和两个带通。右侧部分显示的数据为每度 3 个周期的探头，只揭示了两个模式。

样独立。使用掩蔽，Cass 和 Alais[59] 证明了人类时间视觉的两个通路。高频掩蔽能够抑制低频目标，提示时间通路之间的相互作用。高频通路定向不变，这意味着一个前皮质起源（视觉神经元选择性的定向明显不来自 V1 区）。与此相反，低频的滤波器表现出方向依赖性，提示了皮质的起源。

那么，什么是检测时间通路的心理物理学的神经基础呢？视网膜的视觉信息由几个主要的神经通路（大细胞性、小细胞性和粒状细胞）通过外侧膝状体传至视觉皮质。这些途径已被证明能传递大量独立的、但有时会重叠的视觉信息。大细胞神经元可以加工无色快速闪烁刺激[60,61]。小细胞是众所周知的识别红绿的视网膜神经节细胞的生理基础[61]。然而，特别要注意，视网膜神经节细胞的反应与人类心理物理学 CFF 相比，持续在相当高的时间频率[62]。特别是色觉感知的情况下，人类心理物理学功能极限大约为 10 ~ 15 Hz，但小细胞的视网膜神经节细胞感知范围可达到 30 ~ 40 Hz。这些差异可通过将多个视网膜单细胞的反应会聚在视觉皮质的皮质感知模式来解释发生这种汇聚的具体方式，以及会聚部位位于视皮质何处是当前研究的一个活跃领域[20,63,64]。

环绕对时间敏感性的影响

我们对时间变化的灵敏度不仅取决于闪烁光的属性，也取决于那些周围光的背景。在暗处（暗适应条件下），检测光的增量由视杆细胞介导，在明

亮处（明适应条件），检测由视锥细胞介导。研究证明，当亮闪烁光存在于暗背景下，视杆和视锥之间的相互作用（杆 - 锥相互作用）将降低闪烁光敏感度[65-70]。杆 - 锥相互作用对闪烁光敏感度的影响在高时间频率（图 37.10）和视网膜周边最显著。视锥细胞对闪烁阈值的抑制效应（如长波长敏感的视锥细胞和中波长敏感的视锥细胞）也得到了证实[71,72]。

明视范围内，闪烁目标和其环绕亮度之间的差异对确定低时间频率检测时间对比敏感度尤为重要[73-76]。图 37.11 对此进行了举例说明。十字架代表环绕等于闪烁光平均亮度（25 cd/m²）的时间对比敏感度，并且低时间频率的灵敏度恒定在此条件下。对于任何一个黑暗环绕（0 cd/m²，正方形）或明亮环绕（50 cd/m²，圆圈），在低时间频率，灵敏度均减少。

闪烁目标亮度中不同环绕的存在，在目标边缘产生一个对比度边界。Spehar 和 Zaidi 已经证明[76]，这种边界的存在，降低了时间对比敏感度。背景是否更亮或更暗并不重要，而时间对比敏感度的下降取决于边界对比度的大小，在低时间频率，较大边界导致时间对比敏感度较大的跌幅。总之，当背景亮度与闪烁目标的均值相匹配时，我们对时间的变化最敏感。一个环绕效果变得很重要的实验范例，是一个亮度基座闪烁的例子，将在下面的部分中讨论。

平均调制和亮度基座闪烁之间的差异

历史上，研究时间灵敏度曾使用两种方法之一

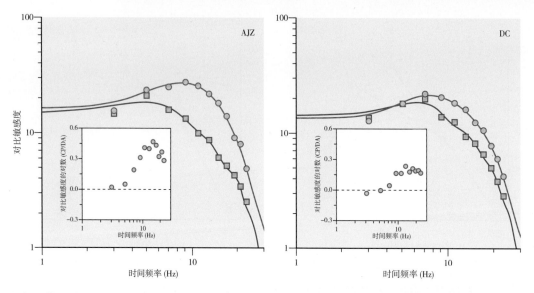

图 37.10 杆‑锥相互作用对时间对比敏感度的影响。80 明视托兰正弦刺激下检查时间对比敏感度：(1) 30 min 暗适应 (实心方块)，视杆细胞完全敏感；(2) 持续 2 min 的 10 000 托兰宽光带的曝光，在最初的 5 min 后，部分视杆细胞褪色。暗适应后，时间对比敏感度衰减，时间频率在 6~8 Hz 以上。插图显示每个受试者两种条件下的对比敏感度对数差异。(Reproduced with permission from Zele et al 2008.[65])

生成闪烁光，如图 37.12[77]。图 37.12 的上半部分显示出平均调制闪烁，其中闪烁已调至平均亮度。这种方式产生的闪烁导致时间平均亮度没有变化 (研究的例子使用包括 De Lange[40] 和 Roufs[75] 所使用的平均调制闪烁)。图 37.12 下半部分显示亮度基座闪烁，其中调制亮度随着时间的推移增长而产生闪烁。这导致闪烁成分和背景水平之上的时间平均亮度的增长 (研究使用亮度基座闪烁的例子包括 Alexander 和 Fishman[69]，Eisner[78]，Eisner、Shapiro 和 Middleton[79]，Anderson 和 Vingrys[77])。这两种方法均已被用于评估时间灵敏度，因此重要的是要明白他们是否得到相同或不同的结果。

只有当亮度基座对阈值无影响时，亮度基座闪烁对平均调制闪烁产生同等的结果，但这似乎不太可能。前面的章节中，我们讨论了闪烁敏感性如何随光适应而变化 (图 37.10)；因此，可以预计，亮度基座产生的亮度局部增加，可能会增加阈值。Anderson 和 Vingrys[77] 曾报道过这种案例。

此外，基座的存在使环绕和闪烁目标之间产生差异。环绕影响时间灵敏度 (图 37.11)，所以亮度基座闪烁刺激产生的非亮度匹配的环绕，将相互作用，改变我们对这种类型的目标的敏感性[76]。研究已证明这两个局部适应模式和环绕的相互作用，可以解释平均调制和亮度基座闪烁的阈值之间的差异[80,81]。

闪烁对知觉的影响

闪烁光既可以改变外观颜色，也可以改变光的亮度[82-88]。光线闪烁时，其表观亮度取决于闪烁的频率，最大表观亮度发生在 5 ~ 20 Hz，这种现象被称为 Brücke 亮度增强效应[89]。这样的亮度增强可以通过以非闪烁光标准匹配闪烁光的亮度的实验证明[85]。当光闪烁速率快于亮度增强时，闪烁光的表观亮度减小。最终，表观亮度平稳，当超过 CFF 阈值时，表观亮度和稳定光的亮度一样，等于闪烁光时间平均亮度。这个规律由 Talbot[90] 和 Plateau[91] 观察到，并被称为 Talbot‑Plateau 定律。灯光只有超过 CFF 阈值时，才表现为闪烁，对相同色度及平均时间亮度的稳定光源，这一点似乎是相同的。在适应的大多数情况下，Talbot‑Plateau 定律适用。唯一的例外是蓝色目标出现在亮黄色背景，在这种情况下，即使闪烁是看不到的，目标也会显得比稳定光更黄[88]。

时间相位分割

视觉系统的一项重要任务是要从背景中区分目标，即图像分割 (第 32 章)。图像分割过程中的重要信息，包括亮度不同及图像和其背景颜色之间的差异。时间相位的差异也足以引起图像分割[92-95]。例如，如果一个字段的相同点元素从黑到白的阶段

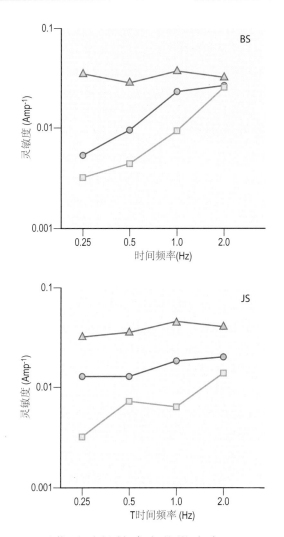

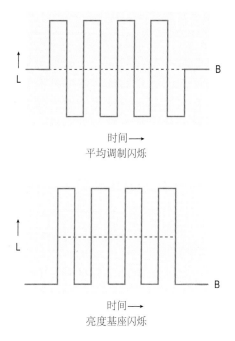

图 37.12　Anderson 和 Vingrys 的平均调制（上图）和亮度基座（下图）闪烁示意图（Reproduced with permissions from Anderson & Vingrys 2000.[77]）。闪烁呈现过程中的时间平均亮度由虚线表示，B 表示背景亮度。请注意，对于亮度基座闪烁，时间平均的亮度大于背景，由亮度基座的总和构成。

图 37.11　环绕对时间敏感度的影响（Reproduced with permission from Spehar & Zaidi 1977.[76]）。振幅灵敏度被绘制成不同环绕条件下时间频率的函数：正方形，0 cd/m² （暗环绕）；三角形，25 cd/m²（等照度环绕）；圆圈，50 cd/m²（明环绕）。

时间灵敏度测量的临床应用

时间加工的测定已被广泛地用于临床试验。CFF 和时间对比敏感度已经被用来检测疾病的视觉功能损害。通常情况下，这些检查利用视野计通过视野检查进行（参见第 35 章）。有许多不同的视野计技术可通过视野检测时间灵敏度，如：CFF 视野检查（用小光斑目标在视野的不同位置测量 CFF）、时间调制视野检查（用小光斑目标测量时间对比敏感度，以大约平均亮度或亮度基座显示）和倍频视野。倍频视野检查低空间分辨率和高时间频率的正弦光栅斑的对比敏感度，感受到的条纹参数是实际空间频率的两倍。

视野计用于测量时间敏感度的方法不断发展，并已广泛应用于青光眼的发现或监测青光眼视野缺损的研究[96-103]。使用视野计和其他方法测定的时间加工异常也可见于其他疾病，包括：帕金森病、诵读困难、年龄相关性黄斑变性、多发性硬化症、视神经炎、高风险的玻璃膜疣、中心性浆液性脉络膜视网膜病变及偏头痛[104-115]。

时间分割刺激，在临床上也被用于评估大细胞系统的功能。用快速闪烁的小点构成字母，然后由受试者来确定字母，字母内的点与字母外部的点闪烁相位相反。时间分割刺激已被用来鉴别诵读困难和青光眼时间敏感度的异常[116-119]。一种新的商品化的视野计（海德堡电子视野计）应用了时间分割技术。

（即所有点同时表现为白色，同时接着又是黑色）快速闪烁，该字段将显示为均匀闪烁。然而，如果元素分区域闪烁（即亚区内的点是白色的，外面是黑色），则可以观察到分区和其周围轮廓。在高时间频率（大于约 10 Hz），各个元素相位不同不能被检测到；但是，假如区域之间的间隙小于约 0.4°，则区域轮廓很容易看到[93,95]。对于色彩刺激时间，图像分割可能只能在低时间频率[95]。

运动处理

运动检测是一个时间加工的功能扩展，形成了一个深远的单独的研究领域。运动是随时间变化的空间位置变化。事实上，世界上引人注意的视觉目标都是运动的，如果不是目标本身在运动，就是观察者的头部或眼睛在运动，从而引起视网膜上的影像在移动。正如我们已经讨论过的，视觉系统在亮度上感知时间变化的能力很敏锐。视觉系统对空间位置的变化也非常敏感。它需要比较不同时间的目标定位数据，再提取运动信息。然而，特殊的视觉模式被专门用于处理构成运动的时空结合信息。本节简要介绍一些人体运动感知的知觉和心理物理学知识。下文还包括对运动知觉的神经生理学底物的相关简要说明，这将为理解在视觉功能丧失类疾病的研究引入运动类程序打下基础。其他地方有一些运动加工的详细综述（例如 Derrington 等[120]，Vaina 和 Soloviev[121]）。

独特的运动加工的心理物理学和感知证据

许多感知现象证实了存在专门处理运动信息的模式。其中之一被称为运动后效，它在延长观看移动刺激后发生（也被称为运动适应）[122-125]。长时间盯着移动的刺激后，静止的目标似乎在往相反的方向移动，并且移动物体的表观速度被扭曲。重要的是，静止物体的表观位置没有改变，表明运动和位置被单独编码。

另一个例子表明，运动的感知，不单单是一个简单的物理运动表现形式，而是一种拟似运动。当空间分离的光依次闪现时，尽管每个灯光是静止的，但仍给人拟似运动的感知。这种现象有时在店面展示时使用——灯光的顺序闪烁引起的动感可以吸引人的注意力。连续的一对灯光闪动即能诱发拟似运动。这种运动也被称为 phi，由 Wertheimer 首次详细描述[126]。

运动的神经编码

有特定神经元体系能够支持运动信息的编码，这一证据证实，运动是一个基本的感官功能。Hubel 和 Wiesel[127] 观察到，皮质 V1 区的一些神经元定向选择感受野。具有这一属性的细胞在刺激在一个方向上移动时反应良好，但当刺激在往相反方向移动时不反应或反应受限。方向选择性神经元并非均匀地分布在整个 V1 区域，它们主要位于 4A、4B、4Cα 和 6 层[128]。4Cα 层主要接收从大细胞通路输入的信息[129]，这提示大细胞通路是用于传输运动信息的专职功能的一部分。正如前面所介绍的，大细胞神经元优先参与闪烁光的视觉处理[60,130-132]。大细胞通路的信号从 4Cα 层传递到 4B 层，其神经元连接投射到皮质区 MT（内侧颞区，否则被称为 V5 区）[133-136]。MT 区存在高比例的方向选择性细胞（约 80%）[137,138]。应该指出的是，不是所有的大细胞神经元都投射至 V5/MT；一部分神经元与小细胞神经元在 V1 区汇聚[139,140]。

选择性损伤灵长类动物 V5/MT 区域后，对其习性的研究已经证明 V5/MT 区对运动感知是重要的。一个 V5/MT 病变可引起运动任务的能力缺陷，但视力或色觉没有相应的损失[141,142]。通过使用一个动态的随机点运动任务，Newsome 和 Paré[141] 调查了 MT 病变的恒河猴运动知觉。这个任务要求观察者在随机移动的小圆点中辨别主要的运动方向（图 37.13）。

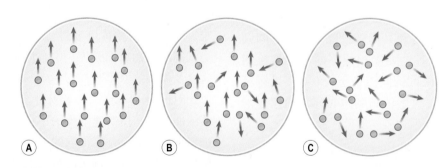

图 37.13 全局点运动刺激的表现（Reproduced with permission from Edwards & Badcock 1994.[144]）。受试者需要确定运动点的整体方向（上 / 下）。信号强度通过改变朝该方向连续运动的信号点的数量来改变。其余点即噪声点，在随机方向运动。组成信号的点在每一帧开始时选定。（A）100% 的信号强度条件。（B）50% 的信号强度条件。（C）零信号强度条件；即不存在点的全局运动，只有随机的局部运动。

点在一个共同的方向移动的比例（一致性比）是变化的，这决定了方向识别阈值。此任务的关键是，移动的小圆点被随机选择演示，因此不能通过跟踪一个单个点的位置确定运动方向。相反，局部运动信号必须结合大面积视野的信息，才能感知全局的运动。Newsome 和 Paré[141] 发现选择性损害 MT 区，该运动阈值显著提高。Newsome 等[143] 进一步证明，单个 MT 细胞的活性与猴子运动辨别任务实验中的表现直接相关。他们还证明，微刺激 MT 细微区域，可以从刺激电极相邻细胞的响应特性上预测猴子运动知觉的改变。

Zihl[145]、Hess[146] 和 Baker[147] 等通过调查双颞上皮质区损失的人类患者的运动知觉提供了一系列的报告。这名患者被发现有一个特别的运动处理缺陷，而其他视觉加工的检测正常或相对完整。患者在类似 Newsome 和 Paré[141] 所采用的随机点运动任务中表现尤为不佳。这种模式的缺陷与灵长类动物中发现的 V5/MT 区病变是一致的，为确定人类运动加工的专有区域提供了证据。

总之，运动感知（框 37.3）主要是由视觉通路完成，由外侧膝状体核大细胞层通过 V1 区投射到 MT 区。这种途径并不是人类运动信息的唯一载体。然而，MT 区也接收由上丘经过丘脑后结节的输入信息[148]。另外，Nawrot 和 Rizzo[149] 还证明，小脑在人体运动处理中也发挥重要作用。在他们的研究中发现，在一组急性中线小脑病变患者中出现了运动方向辨别缺陷。这些患者在全局运动任务中无法辨别运动方向，类似于灵长类 MT 区病变后的缺陷[141,142]。V3 区在人体运动感知中表现也很重要，特别是对空间的判断。脑成像研究证明了 V5/MT 区和 V3 区对人体运动视觉感知的重要性[150,151]。

虽然大细胞通路具有时间分辨率，有益于运动感知，但有明确证据证明有额外的定向输入信息加工运动知觉。1999 年 Geisler[152] 提出了一个新的运动感

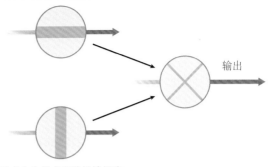

图 37.14 Geisler 关于运动觉加工的运动条纹模型示意图。方向选择性神经元的输出与单个神经细胞或神经元群的输出结合，后者有定向感受野，但在瞬时整合过程中对运动条纹没有定向选择性。此输出组合显著提高了运动检测单元的选择性。

知模型，综合了与检测器定向呈正交方向运动和那些沿着原定向方向运动的联合反应（图 37.14）。这种模型的前提是视觉系统随着时间推移不断整合信息，因此移动目标沿着运动方向将"运动条纹"丢弃。这些条纹可能提供了由初级视觉皮质定向选择性神经元获取的运动方向的信息。视觉运动感知的心理物理学证据[152-154] 被运动条纹以及初级视觉皮质运动条纹信号反应性的神经生理学的证据[155] 影响。因此，显而易见，运动觉和形觉加工过程远比以前认为的更加相互关联。研究运动感知临床缺陷将有助于深入理解这种相互关联。

运动处理的临床应用

因为运动是一个独特的感官功能，由相对容易理解的神经通路处理，运动知觉已在临床范围内广泛研究。正如上一节中讨论，在运动通路（视网膜至 V1）的早期，察觉运动刺激发生；辨别运动方向的能力首次出现在 V1 皮质神经元内，提取总体运动信息的能力发生在纹状体的视觉领域（MT 或更高层）。运动处理的临床研究经常使用在运动觉加工这一连续过程中的局部定位缺陷的方法。例如，如果检测运动刺激的能力和辨别方向是完整的，但整体运动知觉受损，这表明损害在纹外区。

感知运动和辨别方向的能力随着年龄而降低[156,157]。帕金森病已被证明存在运动处理异常[158,159]。全局运动处理，如使用随机点全局运动刺激（类似于图 37.12 所示）检测，显示偏头痛[160] 和阿尔茨海默病[161]

框 37.3 运动感知

- 正常的运动感知是许多日常生活的基础功能，如驾驶、避开障碍物及通过环境导航。
- 运动感知被广泛用于临床和行为科学测试。
- 鉴别运动方向能力的缺陷被认为是皮质的，因为视觉处理层次能够辨别运动方向的最早层次是 V1 区。
- 将局部运动信号整合成协调一致的整体知觉的能力缺陷意味着纹状体功能障碍。

患者已受到影响。

已在青光眼患者中广泛研究运动觉加工。因为与青光眼有关的视觉机能障碍更容易在周边视野中检测到，所以已经开发出了视野测试运动觉感知的能力（见第 35 章）。例如，随机点运动视野检查评估整个视野离散位置的全局运动知觉。大量的研究已经发现了青光眼中随机点的运动视野缺陷 [162-169]。青光眼中运动缺陷的强度已被证明与评估大细胞的加工功能研究得出的对比度损失程度相关，青光眼的这种损害与皮质加工前运动知觉损失的来源一致 [165]。外围运动位移阈值（线形或随机点阵图出现横向位移移动的最小距离）在青光眼患者中也有所增加 [167,170-172]。

视觉的时间属性对于检测和感知视觉刺激是至关重要的。运动、闪烁和其他的时间特征的视觉处理，对我们有效地互动和操纵周围环境至关重要。由于这些视觉功能对视觉通路的病理生理损害是高度敏感的，所以测试运动灵敏度、闪烁灵敏度和其他时间视觉功能被广泛用作临床诊断的敏感测试。

参考文献

1. Breitmeyer BG, Ganz L. Temporal studies with flashed gratings: inferences about human transient and sustained channels. Vision Res 1977; 17:861–865.
2. Burr DC. Temporal summation of moving images by the human visual system. Proc R Soc Lond B Biol Sci 1981; 211(1184):321–339.
3. Gorea A, Tyler CW. New look at Bloch's law for contrast. J Opt Soc Am A 1986; 3(1):52–61.
4. Legge GE. Sustained and transient mechanisms in human vision: temporal and spatial properties. Vision Res 1978; 18:69–81.
5. Snowden RJ, Braddick OJ. The temporal integration and resolution of velocity signals. Vision Res 1991; 31(5):907–914.
6. Bloch A. Experience sur la vision. Comptes Rendus de la Societe de Biologie (Paris) 1885; 37:493–495.
7. Watson AB. Probability summation over time. Vision Res 1979; 19:515–522.
8. Sperling HG, Jolliffe CL. Intensity-time relationship at threshold for spectral stimuli in human vision. J Opt Soc Am 1965; 55:191–199.
9. Saunders RM. The critical duration of temporal summation in the human central fovea. Vision Res 1975; 15:699–703.
10. Mitsuboshi M, Kawabata Y, Aiba TS. Color-opponent characteristics revealed in temporal integration time. Vision Res 1987; 27:1197–1206.
11. Krauskopf J, Mollon JD. The independence of the temporal integration properties of the individual chromatic mechanisms. J Physiol Lond 1971; 219:611–623.
12. Barlow HB. Temporal and spatial summation in human vision at different background intensities. J Physiol Lond 1958; 141:337–350.
13. Stewart BR. Temporal summation during dark adaptation. J Opt Soc Am 1972; 62:449–457.
14. Montellese S, Sharpe LT, Brown JL. Changes in critical duration during dark-adaptation. Vision Res 1979; 19:1147–1153.
15. Graham CH, Margaria R. Area and intensity-time relation in the peripheral retina. Am J Physiol 1935; 113:299–305.
16. Baumgardt E, Hillman B. Duration and size as determinants of peripheral retinal response. J Opt Soc Am 1961; 51:340–344.
17. Connors MM. Luminance requirements for hue perception and identification, for a range of exposure durations. J Opt Soc Am 1970; 60:958–965.
18. Dain SJ, King-Smith PE. Visual thresholds in dichromats and normals: the importance of post-receptoral processes. Vision Res 1981; 21:573–580.
19. Smith VC, Bowen RW, Pokorny J. Threshold temporal integration of chromatic stimuli. Vision Res 1984; 24(7):653–660.
20. Swanson WH, Pan F, Lee BB. Chromatic temporal integration and retinal eccentricity: psychophysics, neurometric analysis and cortical pooling. Vision Res 2008; 48:2657–2662.
21. Kawabata Y. Temporal integration at equiluminance and chromatic adaptation. Vision Res 1994; 34(8):1007–1018.
22. Ferry E. Persistence of vision. Am J Sci 1892; 44:192–207.
23. Porter T. Contributions to the study of flicker. Proc R Soc A 1902; 62:313–329.
24. Tyler CW, Hamer RD. Analysis of visual modulation sensitivity. IV. Validity of the Ferry-Porter law. J Opt Soc Am A 1990; 7:743–758.
25. Hecht S, Verrijp C. Intermittent stimulation by light. III. The relation between intensity and critical flicker fusion frequency for different retinal locations. J Gen Physiol 1933; 17:251–265.
26. Ives HE. A theory of intermittent vision. J Opt Soc Am Rev Sci Instrum 1922; 6:343–361.
27. Giorgi A. Effect of wavelength on the relationship between critical flicker frequency and intensity in foveal vision. J Opt Soc Am 1963; 53:480–486.
28. Hamer RD, Tyler CW. Analysis of visual modulation sensitivity. V. Faster visual response for G- than R-cone pathway. J Opt Soc Am A 1992; 9(11):1889–1904.
29. Ives HE. Studies in the photometry of lights of different colours. II. Spectral luminosity curves by the method of critical frequency. Philos Mag 1912; 24:352–370.
30. Pokorny J, Smith VC. Luminosity and CFF in deuteranopes and protanopes. J Opt Soc Am 1972; 62:111–117.
31. Brindley GS, Du Croz JJ, Rushton WAH. The flicker fusion frequency of the blue-sensitive mechanism of colour vision. J Physiol (Lond) 1966; 183:497–500.
32. Hess RF, Mullen KT, Zrenner E. Human photopic vision with only short wavelength cones: post-receptoral properties. J Physiol 1989; 417:151–172.
33. Hartmann E, Lachenmayr B, Brettel H. The peripheral critical flicker frequency. Vision Res 1979; 19:1019–1023.
34. Rovamo J, Raninen A. Critical flicker frequency and M-scaling of stimulus size and retinal illuminance. Vision Res 1984; 24:1127–1131.
35. Granit R, Harper P. Comparative studies on the peripheral and central retina. II Synaptic reactions in the eye. Am J Physiol 1930; 95:211–227.
36. Roehrig W. The influence of area on the critical flicker fusion threshold. J Psychol 1959; 47:317–330.
37. Roehrig W. The influence of the portion of the retina stimulated on the critical flicker-fusion threshold. J Psychol 1959; 48:57–63.
38. Rovamo J, Raninen A. Critical flicker frequency as a function of stimulus area and luminance at various eccentricities in human cone vision: a revision of Granit–Harper and Ferry–Porter laws. Vision Res 1988; 28(7):785–790.
39. De Lange H. Relationship between critical flicker frequency and a set of low-frequency characteristics of the eye. J Opt Soc Am 1954; 44:380.
40. De Lange H. Research into the dynamic nature of the human fovea-cortex systems with intermittent and modulated light. I. Attenuation characteristics with white and colored light. J Opt Soc Am 1958; 48:777.
41. De Lange H. Research into the dynamic nature of the human fovea-cortex systems with intermittent and modulated light. II. Phase shift in brightness and delay in color perception. J Opt Soc Am 1958; 48:784.
42. Kelly D. Visual responses to time-dependent stimuli, 1. Amplitude sensitivity measurements. J Opt Soc Am 1961; 51:422.
43. Swanson WH et al. Temporal modulation sensitivity and pulse-detection thresholds for chromatic and luminance perturbations. J Opt Soc Am A 1987; 4(10):1992–2005.
44. Kelly DH. Frequency doubling in visual responses. J Opt Soc Am 1966; 56:1628–1633.
45. Robson JG. Spatial and temporal contrast-sensitivity functions of the visual system. J Opt Soc Am 1966; 56:1141–1142.
46. Kelly D. Adaptation effects on spatio-temporal sine-wave thresholds. Vision Res 1972; 12:89–101.
47. Kelly DH. Motion and vision. II. Stabilized spatio-temporal threshold surface. J Opt Soc Am 1979; 69(10):1340–1349.
48. Kelly DH. Motion and vision. I. Stabilized images of stationary gratings. J Opt Soc Am 1979; 69:1266–1274.
49. Blakemore C, Campbell FW. On the existence of neurones in the human visual system selectively sensitive to the orientation and size of retinal images. J Physiol 1969; 203:237–261.
50. Campbell FW, Robson JG. Applications of Fourier Analysis to the visibility of gratings. J Physiol 1968; 197:551–566.
51. Graham N, Nachmias J. Detection of grating patterns containing two spatial frequencies: a comparison of single channel and multiple-channels models. Vision Res 1971; 11(3):251–259.
52. Hess RF, Snowden RJ. Temporal properties of human visual filters: number, shapes and spatial covariation. Vision Res 1992; 32:47–59.
53. Mandler MB, Makous W. A three channel model of temporal frequency perception. Vision Res 1984; 24:1881–1887.
54. Watson AB, Robson JA. Discrimination at thresholds: labelled detectors in human vision. Vision Res 1981; 21:1115–1122.
55. Yo C, Wilson HR. Peripheral temporal frequency channels code frequency and speed inaccurately but allow accurate discrimination. Vision Res 1993; 33:33–45.
56. Kulikowski JJ. Effect of eye movements on the contrast sensitivity of spatio-temporal patterns. Vision Res 1971; 11:261–273.
57. Stiles WS. Separation of the "blue" and "green" mechanisms of foveal vision by measurements of increment thresholds. In: Mechanisms of colour vision. London: Academic Press, 1978:418–434.
58. Snowden RJ, Hess RF. Temporal frequency filters in the human peripheral visual field. Vision Res 1992; 32(1):61–72.
59. Cass J, Alais D. Evidence for two interacting temporal channels in human visual processing. Vision Res 2006; 46:2859–2868.
60. Kaplan E, Shapley R. The primate retina contains two types of ganglion cells, with high and low contrast sensitivity. Proc Natl Acad Sci USA 1986; 83:2755–2757.
61. Lee BB. Receptive field structure in the primate retina. Vision Res 1996; 36:631–644.
62. Lee BB et al. Luminance and chromatic modulation sensitivity of macaque ganglion cells and human observers. J Opt Soc Am A 1990; 7:2223–2236.
63. Lee BB, Sun H, Zucchini W. The temporal properties of the response of macaque ganglion cells and central mechanisms of flicker detection. J Vision 2007; 7(14):1–6.
64. Smith VC. et al. Sequential processing in vision: The interaction of sensitivity regulation and temporal dynamics. Vision Res 2008; 48:2649–2656.
65. Zele AJ, Cao D, Pokorny J. Rod-cone interactions and the temporal impulse response of the cone pathway. Vision Res 2008; 48:2593–2598.
66. Lange G, Denny N, Frumkes TE. Suppressive rod-cone interactions: evidence for separate retinal (temporal) and extraretinal (spatial) mechanisms in achromatic vision. J Opt Soc Am A 1997; 14:2487–2498.

67. Goldberg SH, Frumkes TE, Nygaard RW. Inhibitory influence of unstimulated rods in the human retina: evidence provided by examining cone flicker. Science 1983; 221:180–182.

68. Coletta NJ, Adams AJ. Rod-cone interaction in flicker detection. Vision Res 1984; 24:1333–1340.

69. Alexander KR, Fishman GA. Rod-cone interaction in flicker perimetry. Br J Ophthalmol 1984; 68:303–309.

70. Arden GB, Hogg CR. Rod-cone interactions and analysis of retinal disease. Br J Ophthalmol 1985; 69:404–415.

71. Coletta NJ, Adams AJ. Spatial extent of rod-cone and cone-cone interaction for flicker detection. Vision Res 1986; 26:917–925.

72. Eisner A. Non-monotonic effect of test illuminance on flicker detection: a study of foveal light adaptation with annular surrounds. J Opt Soc Am A 1994; 11:33–47.

73. Harvey LO. Flicker sensitivity and apparent brightness as a function of surround luminance. J Opt Soc Am 1970; 60:860–864.

74. Keesey UT. Variables determining flicker sensitivity in small fields. J Opt Soc Am 1970; 60:390–398.

75. Roufs JAJ. Dynamic properties of vision. I. Experimental relationships between flicker and flash thresholds. Vision Res 1972; 12:261–278.

76. Spehar B, Zaidi Q. Surround effects on the shape of the temporal contrast-sensitivity function. J Opt Soc Am A 1997; 14(9):2517–2525.

77. Anderson AJ, Vingrys AJ. Interactions between flicker thresholds and luminance pedestals. Vision Res 2000; 40:2579–2588.

78. Eisner A. Suppression of flicker response with increasing test illuminance: roles of temporal waveform, modulation depth and frequency. J Opt Soc Am A 1995; 12:214–224.

79. Eisner A, Shapiro AG, Middleton J. Equivalence between temporal frequency and modulation depth for flicker response suppression: analysis of a three-process model of visual adaptation. J Opt Soc Am A 1998; 15:1987–2002.

80. Zele AJ, Vingrys AJ. Defining the detection mechanisms for symmetric and rectified flicker stimuli. Vision Res 2007; 47(21):2700–2713.

81. Anderson AJ, Vingrys AJ. Multiple processes mediate flicker sensitivity. Vision Res 2001; 41:2449.

82. Ball RJ. An investigation of chromatic brightness enhancement tendencies. Am J Optom Physiol Opt 1964; 41:333–361.

83. Ball RJ, Bartley SH. Changes in brightness index, saturation, and hue produced by luminance-wavelength-temporal interactions. J Opt Soc Am 1966; 66:695–699.

84. Bartley SH. Some effects of intermittent photic stimulation. J Exp Psychol 1939; 25:462–480.

85. Bartley SH. Brightness comparisons when one eye is stimulated intermittently and the other steadily. J Psychol 1951; 34:165–167.

86. Bartley SH. Brightness enhancement in relation to target intensity. J Psychol 1951; 32:57–62.

87. Bartley SH, Nelson TM. Certain chromatic and brightness changes associated with rate of intermittency of photic stimulation. J Psychol 1960; 50:323–332.

88. Stockman A, Plummer DJ. Color from invisible flicker: a failure of the Talbot–Plateau law caused by an early 'hard' saturating non-linearity used to partition the human short-wave cone pathway. Vision Res 1998; 38:3703–3728.

89. Brucke E. Uber die Nutzeffect intermitterender Netzhautreizungen. Sitzungsberichte der Mathematisch-Naturwissenschaftlichen. Classe der Kaiserlichen Akademie der Wissenschaften 1848; 49:128–153.

90. Talbot HF. Experiments on light. Philos Mag Ser 3, 1834; 5:321–334.

91. Plateau J. Sur un principle de photometrie. Bulletins de L'Academie Royale des Sciences et Belles-lettres de Bruxelles 1835; 2:52–59.

92. Fahle M. Figure-ground discrimination from temporal information. Proc R Soc Lond B Biol Sci 1993; 254:199–203.

93. Forte J, Hogben JH, Ross J. Spatial limitations of temporal segmentation. Vision Res 1999; 39:4052–4061.

94. Leonards U, Singer W, Fahle M. The influence of temporal phase differences on texture segmentation. Vision Res 1996; 36:2689–2697.

95. Rogers-Ramachandran DC, Ramachandran VS. Psychophysical evidence for boundary and surface systems in human vision. Vision Res 1998; 38:71–77.

96. Lachenmayr BJ, Drance SM, Douglas GR. Light-sense, flicker and resolution perimetry in glaucoma: a comparative study. Graefe's Arch Clin Exp Ophthalmol 1991; 229:246–251.

97. Cello KE, Nelson-Quigg JM, Johnson CA. Frequency doubling technology perimetry for detection of glaucomatous visual field loss. Am J Ophthalmol 2000; 129:314–322.

98. Johnson CA, Samuels SJ. Screening for glaucomatous visual field loss with frequency-doubling perimetry. Invest Ophthalmol Vis Sci 1997; 38:413.

99. Maddess T, Henry GH. Performance of non-linear visual units in ocular hypertension and glaucoma. Clin Vis Sci 1992; 7(5):371–383.

100. Yoshiyama KK, Johnson CA. Which method of flicker perimetry is most effective for detection of glaucomatous visual field loss? Invest Ophthalmol Vis Sci 1997; 38:2270–2277.

101. Casson EJ, Johnson CA, Shapiro LR. A longitudinal comparison of Temporal Modulation perimetry to White-on-White and Blue-on-Yellow perimetry in ocular hypertension and early glaucoma. J Opt Soc Am 1993; 10:1792–1806.

102. Casson EJ, Johnson CA. Temporal modulation perimetry in glaucoma and ocular hypertension. In: Perimetry Update 1992/3. New York: Kugler Publications, 1993.

103. Casson EJ, Johnson CA, Nelson-Quigg JM. Temporal modulation perimetry: the effects of aging and eccentricity on sensitivity in normals. Invest Ophthalmol Vis Sci 1993; 34:3096–3102.

104. Bodis-Wollner I. Visual deficits related to dopamine deficiency in experimental animals and Parkinson's disease patients. Trends Neurosci 1990; 13(7):296–302.

105. Coleston DM et al. Precortical dysfunction of spatial and temporal visual processing in migraine. J Neurol Neurosurg Psychiat 1994; 57:1208–1211.

106. Coleston DM, Kennard C. Responses to temporal visual stimuli in migraine, the critical flicker fusion test. Cephalalgia 1995; 15:396–398.

107. Evans BJ, Drasdo N, Richards IL. An investigation of some sensory and refractive visual factors in dyslexia. Vision Res 1994; 34(14):1913–1926.

108. Fujimoto N, Adachi-Usami E. Frequency doubling perimetry in resolved optic neuritis. Invest Ophthalmol Vis Sci 2000; 41:2558–2560.

109. Grigsby SS et al. Correlation of chromatic, spatial, and temporal sensitivity in optic nerve disease. Invest Ophthalmol Vis Sci 1991; 32:3252–3262.

110. Mason RJ et al. Abnormalities of chromatic and luminance critical flicker frequency in multiple sclerosis. Invest Ophthalmol Vis Sci 1982; 23:246–252.

111. Mayer MJ et al. Foveal flicker sensitivity discriminates ARM-risk from healthy eyes. Invest Ophthalmol Vis Sci 1992; 33(11):3143–3149.

112. McKendrick AM et al. Visual field losses in subjects with migraine headaches. Invest Ophthalmol Vis Sci 2000; 41(5):1239–1247.

113. McKendrick AM et al. Visual dysfunction between migraine events. Invest Ophthalmol Vis Sci 2001; 42:626.

114. Phipps JA, Guymer RH, Vingrys AJ. Temporal sensitivity deficits in patients with high-risk drusen. Aust NZ J Ophthalmol 1999; 27:265–267.

115. Vingrys AJ, Pesudovs K. Localised scotomata detected with temporal modulation perimetry in central serous chorioretinopathy. Aust NZ J Ophthalmol 1999; 27(2):109–116.

116. Barnard N, Crewther SG, Crewther DP. Development of a magnocellular function in good and poor primary school-age readers. Optom Vis Sci 1998; 75(1):62–68.

117. Flanagan JG et al. The phantom contour illusion letter test: a new psychophysical test for glaucoma? In: Mills RP, Wall M, eds. Perimetry Update 1994/1995. Amsterdam/New York: Kugler Publications, 1995.

118. Quaid PT, Flanagan JG. Defining the limits of flicker defined form: effect of stimulus size, eccentricity and number of random dots. Vision Res 2005; 45:1075–1084.

119. Goren D, Flanagan JG. Is flicker-defined form (FDF) dependent on the contour? J Vis 2008; Apr 22:8(4)(15):1–11.

120. Derrington AM, Allen HA, Delicato LS. Visual mechanisms of motion analysis and motion perception. Ann Rev Psychol 2004; 55:181–205.

121. Vaina LM, Soloviev S. First order and second-order motion: neurological evidence for neuroanatomically distinct systems. Prog Brain Res 2004; 144: 197–212.

122. Hiris E, Blake R. A new perspective on the visual motion aftereffect. Proc Natl Acad Sci USA 1992; 89:9025–9028.

123. Nishida S, Sato T. Positive motion after-effect induced by bandpass-filtered random-dot kinematograms. Vision Res 1992; 32(9):1635–1646.

124. Sekuler RW, Ganz L. Aftereffect of seen motion with a stabilized retinal image. Science 1963; 139:419–420.

125. Mather G et al. The motion aftereffect reloaded. Trends Cogn Sci 2008; 12:481–487.

126. Wertheimer M. Experimentelle Studien uber das Sehen von Bewegung. Zietschrift fur Psychologie 1912; 61:161–265.

127. Hubel D, Weisel T. Receptive fields and functional architecture of monkey striate cortex. J Physiol 1968; 195:215–243.

128. Hawken MJ, Parker AJ, Lund JS. Laminar organisation and contrast sensitivity of direction-selective cells in the striate cortex of the Old World monkey. J Neurosci 1988; 10:3541–3548.

129. Hendrickson AE, Wilson JR, Ogren MP. The neuroanatomical organisation of pathways between the dorsal lateral geniculate nucleus and visual cortex in Old World and New World primates. J Comp Neurol 1978; 182:123–136.

130. Merigan W, Maunsell J. Macaque vision after magnocellular lateral geniculate lesions. Vis Neurosci 1990; 5:347–352.

131. Schiller P, Malpeli J. Functional specificity of lateral geniculate nucleus laminae of the rhesus monkey. J Neurophysiol 1978; 41:788–797.

132. Callaway EM. Structure and function of parallel pathways in the primate early visual system. J Physiol 2005; 566:13–19.

133. DeYoe EA, Van Essen DC. Segregation of efferent connections and receptive field properties in visual area V2 of the macaque. Nature 1985; 317:58–61.

134. Livingstone MS, Hubel DH. Connections between layer 4B of area 17 and the thick cytochrome oxidase stripes of area 18 in the squirrel monkey. J Neurosci 1987; 7:3371–3377.

135. Shipp S, Zeki S. The organisation of connections between areas V5 and V1 in macaque monkey visual cortex. Eur J Neurosci 1989; 1:309–332.

136. Shipp S, Zeki S. The organisation of connections between areas V5 and V2 in macaque monkey visual cortex. Eur J Neurosci 1989; 1:333–354.

137. Albright TD. Direction and orientation selectivity of neurons in visual area MT of the macaque. J Neurophysiol 1984; 52(6):1106–1130.

138. Maunsell JH, Van Essen DC. Functional properties of neurons in middle temporal visual area of the macaque monkey. I. Selectivity for stimulus direction, speed, and orientation. J Neurophysiol 1983; 49:1127–1147.

139. Malpeli JG, Schiller PH, Colby CL. Response properties of single cells in monkey striate cortex during reversible inactivation of individual lateral geniculate laminae. J Neurophysiol 1981; 46:1102–1119.

140. Nealey TA, Maunsell JHR. Magnocellular and parvocellular contributions to the responses of neurons in macaque striate cortex. J Neurosci 1994; 14:2069–2079.

141. Newsome WT, Paré EB. A selective impairment of motion perception following lesions of the middle temporal visual area (MT). J Neurosci 1988; 8:2201–2211.

142. Schiller PH. The effects of V4 and middle temporal (MT) area lesions on visual performance in the rhesus monkey. J Neurosci 1993; 10:717–746.

143. Newsome WT, Britten KH, Movshon JA. Neuronal correlates of a perceptual decision. Nature 1989; 341:52–54.

144. Edwards M, Badcock DR. Global Motion Perception: Interaction of on and off pathways. Vision Res 1994; 34:2849–2858.

145. Zihl J, von Cramon D, Mai N. Selective disturbance of movement vision after bilateral brain damage. Brain 1983; 106 (Pt 2):313–340.

146. Hess RH, Baker CL, Zihl J. The "motion-blind" patient: Low-level spatial and temporal filters. J Neurosci 1989; 9:1628–1640.

147. Baker CL, Hess RF, Zihl J. Residual motion perception in a "motion-blind" patient, assessed with limited-lifetime random dot stimuli. J Neurosci 1991; 11:454–461.

148. Berman RA, Wurtz RH. Exploring the pulvinar path to visual cortex. Prog Brain Res 2008; 171:467–473.

149. Nawrot M, Rizzo M. Motion perception deficits from midline cerebellar lesions in human. Vision Res 1995; 35(5):723–731.

150. Greenlee MW. Human cortical areas underlying the perception of optic flow: brain imaging studies. Int Rev Neurobiol 2000; 44:269–292.

151. Bartels A, Logothetis NK, Moutoussis K. fMRI and its interpretations: an illustration on direction selectivity in area V5/MT. Trends Neurosci 2008; 31(9):444–453.

152. Geisler WS. Motion streaks provide a spatial code for motion direction. Nature 1999; 400(6739):65–69.

153. Ross J, Badcock DR. Coherent global motion in the absence of coherent velocity signals. Curr Biol 2000; 10(11):679–682.

154. Burr DC, Ross J. Direct evidence that "speedlines" influence motion mechanisms. J Neurosci 2002; 22(19):8661–8664.

155. Geisler WS et al. Motion direction signals in the primary visual cortex of cat and monkey. Vis Neurosci 2001; 18(4):501–516.

156. Bennett PJ, Sekuler R, Sekuler AB. The effects of aging on motion detection and direction identification. Vision Res 2007; 47(6):799–809.

157. Willis A, Anderson SJ. Effects of glaucoma and aging on photopic and scotopic motion perception. Invest Ophthalmol Vis Sci 2000; 41(1):325–335.

158. Castelo-Branco M et al. Motion integration deficits are independent of magnocellular impairment in Parkinson's disease. Neuropsychologia 2009; 47:314–320.

159. Trick GL, Kaskie B, Steinman SB. Visual impairment in Parkinson's disease: deficits in orientation and motion discrimination. Optom Vis Sci 1994; 71(4):242–245.

160. McKendrick AM, Badcock DR, Motion processing deficits in migraine. Cephalalgia 2004; 24(5):363–372.

161. Rizzo M, Nawrot M. Perception of movement and shape in Alzheimer's disease. Brain 1998; 121:2259–2270.

162. Bosworth CF et al. Motion automated perimetry identifies early glaucomatous field defects. Arch Ophthalmol 1998; 116(9):1153–1158.

163. Joffe KM, Raymond JE, Chrichton A. Motion coherence perimetry in glaucoma and suspected glaucoma. Vision Res 1997; 37(7):955–964.

164. Wall M, Ketoff KM. Random dot motion perimetry in patients with glaucoma and in normal subjects. Am J Ophthalmol 1995; 120(5):587–596.

165. McKendrick AM, Badcock DR, Morgan WH. The detection of both global motion and global form is disrupted in glaucoma. Invest Ophthalmol Vis Sci 2005; 46(10):3693–3701.

166. Wall M, Jennisch CS, Munden PM. Motion perimetry identifies nerve fiber bundle-like defects in ocular hypertension. Arch Ophthalmol 1997; 115:26–33.

167. Bosworth CF, Sample PA, Weinreb RN. Perimetric motion thresholds are elevated in glaucoma suspects and glaucoma patients. Vision Res 1997; 37:1989–1997.

168. Karwatsky P et al. Defining the nature of motion perception deficits in glaucoma using simple and complex motion stimuli. Optom Vis Sci 2006; 83:466–472.

169. Wall M et al. Repeatability of automated perimetry: a comparison between standard automated perimetry with stimulus size II and V, Matrix and motion perimetry. Invest Ophthalmol Vis Sci 2009; 50:974–979.

170. Bullimore MA, Wood JM, Swenson K. Motion perception in glaucoma. Invest Ophthalmol Vis Sci 1993; 34:3526–3533.

171. Verdon-Roe GM et al. Exploration of the psychophysics of a motion displacement hyperacuity stimulus. Invest Ophthalmol Vis Sci 2006; 47:4847–4855.

172. Westcott MC, Fitzke FW, Hitchings RA. Abnormal motion displacement thresholds are associated with fine scale luminance sensitivity loss in glaucoma. Vision Res 1998; 38:3171–3180.

173. Carmel D, Lavie N, Rees G. Conscious awareness of flicker in humans involves frontal and parietal cortex. Curr Biol 2006: 16:907–911.

第 11 部分
视觉的发育和剥夺

第38章

婴儿期视力的发展

Anthony M. Norcia

侯培莉　段娴艺　译　石　尧　校

由于婴儿的行为反应有限，其对于试验项目的指示无法执行，这使得对人类视觉发展感兴趣的视觉专家提出，有必要改变用于研究婴儿和学语前儿童的心理物理学和电生理学的古典方法。我们首先要考虑一点，即视觉处理分层模型背景下方法的适用性以及与其相关的解释。在这样的框架下，我们还应讨论用于复审材料的选材标准。

婴儿视力的评估方法及相关解释

优先注视法

与其他刺激相比，某种特定的刺激物更容易引起婴儿的自发性注视[1,2]。与某一大片光亮均匀的区域相比，婴儿更喜欢图案的刺激。这种自发行为以刺激物明视度的量化测定为基础，被称为强迫性优先注视法（forced-choice preferential looking，FPL）[3]。在FPL试验中，婴儿面对的是一系列随机变化的、有着不同明视度的图案，这些图案会随机出现在测试屏幕的左边或者右边。研究人员以多次试验为基础，来判断婴儿的注视点是偏向左边还是右边。如果研究人员的判断与刺激的实际位置系统地相符（或不相符），则可以说明婴儿的行为受控于刺激物。对于一系列刺激值判断的分布被用于绘制与p值密切相关的心理测量函数，而这个p值将精确到给婴儿的刺激值。这个阈值是通过拟合曲线来估计的，并通过百分比来改变其标准值。

视觉诱发电位

视觉诱发电位（visual evoked potentials，VEPs）是大脑的电生理反应，这种反应是通过视觉刺激而诱发的。VEPs不同于自发的脑电图（EEG），这种不同取决于刺激发生后它所表现出来的固定时间（时间锁定）。比如说，对于成年人，一个棋盘样的对比度逆转图案会在其头皮表面持续产生一个潜伏期大约为100 ms的正电位[4]。突然产生的时间锁定反应被称为瞬时视觉诱发电位。另外一个记录VEPs的方法是稳态法，就是使用瞬时周期性刺激。对常用的图案逆转刺激，重复的频率通常用图像的每秒逆转速率来说明。这个速率是基本刺激频率的2倍（单位Hz），它可用来描述图形刺激物出现-消失的时间频率。随着刺激重复率的增加，对于这些连续性刺激的反应也开始叠加。在高频刺激下，其结果是由确切刺激频率的整数倍组成的。稳态反应在不同种频率构成下的活动度是以其自身的振幅和相位为特征的，在此，相位代表刺激和它所诱发的反应之间的时间延迟。

从头皮表层记录到的VEP反映大脑皮质视觉中枢的活动，这得益于只有在高度专业化的记录条件下才能得以显现的皮质下生成器[5-7]。适用于婴儿的成人VEP记录技术的基本改变，主要包括了对注视的控制——如使用能引起注视的玩具，或完全受控的视频图像以及实验中的排斥反应。

眼睛的跟随运动

婴儿和成人都可以跟随移动的目标而产生反射性的眼部运动。视动性眼球震颤（optokinetic nystagmus，OKN）以重复的锯齿形波形为特征。目标大范围的快速位移也可以引出短暂的潜在的眼睛的跟随运动[8]。眼睛的跟随运动也可以采取减速、跟随样的方式[9]。反射性的眼球运动受控于皮质与皮质下联合机制[10]。对于婴儿和学语前儿童，优势性的眼运动方位（direction of eye motion，DEM）的试验方法主要是红外线跟踪法、眼动电流图描记法和肉眼观察法 [9,11]。

视觉处理的层次结构

图 38.1 介绍了视觉处理原理的框架图，用于集中讨论关于婴幼儿视觉功能的经验研究。视觉处理层次结构分为三个时期：初期，中期，后期。从初期到后期的视觉处理的过程大致与从视网膜上升到皮层以及大脑皮层相应功能区与每个层次所获取的复杂信息相关联。从这个角度出发，初期的视力开始于视网膜，经过背外侧膝状体核，到达初级视皮层。在初级视觉皮层，从视网膜上所成的图像获得了刺激物的特性，如定位、运动方向和不一致性 [12-14]。中期视觉，

对图像特征进行即时感知处理，如对线性方向进行的空间整合，它的开始晚于初级视皮层，而且，毫无疑问，它会通过第一和第二皮层视觉进行延伸。中期视觉主要的表现包含了关于图形延伸的轮廓、图形/背景关系、事物的对称性、表层深度等信息，而不是物体在具体场景中的特性（目标识别）。对事物的辨别（视觉认知）不仅包括视觉感知，也包括记忆力。因为它出现在高级视觉及视觉相关区域中，这一区域在功能上与"后期视力"有关。

每种评估学语前儿童视觉功能的方法都与视觉处理层次有着不同的关联。FPL 技术取决于早期视觉系统的完整性以及另外负责自发性图形偏好的处理机制（图 38.1 优先视觉形成）。是否调用中期或后期的视觉作用机制取决于婴儿被激发出的辨别力。定向行为可由多层次的皮质或皮质下结构控制。在任何情况下，优先视觉的形成必须产生固定可靠的行为，并能被 FPL 研究人员准确探测到。关于刺激位置的信息可能会在初期视力水平丢失，或是丢失于优先视觉形成水平，也可能是被观察婴儿行为的研究人员所遗漏。在初期视觉后潜在信息可能会丢失，因此 FPL 对于初期视觉传导通路的功能评估显得比较保守。

像 FPL 一样，VEP 依靠于视网膜的完整性以及无以计数的皮质处理作用。刺激必须落在视网膜中央，因此必须进行注视，但是对于刺激物的优先自发性注视来说则不需要。视觉通路的电活动会被与 EEG 有关的非刺激性电活动、肌肉的活动以及电极的运动伪影所掩盖。通过时间锁定均值法或频谱分析，被掩蔽的实验干扰能进一步降低。基于这一点，关于纹状体皮质区对 VEP 的作用所知甚少。因此，VEP 很可能反映的是初期的视功能，但对后期处理完整性的推测一定要谨慎，尤其是在使用单纯的刺激时。

眼睛的跟随运动基于视网膜结构的完整性，但由于皮层下机制在控制眼球运动方面的重要作用 [10]，在图 38.1 中，很难将眼球运动相关的数据与皮质的分层作用机制明确地联系起来。

这一论述强调将发展性研究应用于 VEP。基于此选择的理由是多方面的。首先，现在有足够的证据表明，婴儿 VEP 的产生与婴儿视力的方位选择性 [15,16]、方向选择性 [17-19]、尺度偏移检测 [20] 和双眼相关性检测联系不大 [21,22]。所有这些特征都被认为是初期视觉的输出。现在已经发现，在成人中 VEP 反映了竞争和抑制 [23-27] 以及中期视觉的几个方面，包括基于纹理或运动的图案背景的分割 [28]。其次，VEP 不需要优先

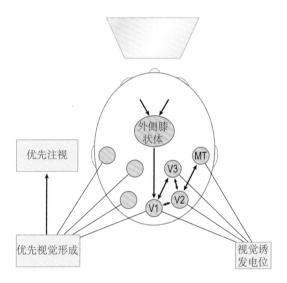

视觉层次

	早期	中期	晚期
属性	对比、颜色、差异、方向、速度、定位	共线性、对称性数字/范围、贴图质地、深度、形状	目标类别识别
地点	视网膜、外侧膝状体及 V1	V1~Vn	颞叶
时间	100 ms 感知	100~200 ms 知觉	200 ms 之后、认知

图 38.1　视觉处理层次。最上层：早期视觉通路的示意图。VEP 方法直接记录几个早期视觉区域的活动。基于优先的行为测试需要一个额外的过程，在这一过程中产生优先、自发的固视行为及行为观察阶段。

注视或传递信息，后者通过自发行为的观察而形成，因此低估初期视觉能力的可能性较小。第三，VEP为视觉应答的动力学提供了丰富的信息资源。最后，已经有了强调用 FPL 和 OKN 的方法测定视功能发展的精彩论述 [9,29-31]。在任何情况下，为了决定哪些研究可以包括在内，选择的重点是那些经过多个研究小组重复试验的研究结果。当由其他方法得来的数据可以帮助填补空缺，或者是当它们可以明确阐明这些鲜明对比时，我们都可以对这些数据进行选择性的讨论。

时空视觉

视网膜图像包含一个精确的时空视觉场景，该场景能映射成一个二维的视觉场景。在最基本的处理水平，视觉系统必须获取视网膜所成图像在时间和空间上的对比。视觉灵敏度受空间和时间因素的限制。婴儿相关的发展性研究集中于某个时间点的单向灵敏度，要么用空间频率来表达固定时间频率，要么用时间频率来表达固定的空间频率，从而测量对比敏感度。视觉灵敏度高度依赖于这两个参数。然而 FPL 技术可用于时空频率的任何组合，眼球运动和视觉诱发电位测量都需要短暂的、经过调整的刺激。基于对比敏感度在随后的视觉处理中所起的重要作用，包括对比敏感度及其相关功能、光栅锐度在内的一些视觉功能都已通过上述方法做过广泛研究。

图 38.2 描绘了年龄相关的对比敏感度峰值，它由稳态 VEP[32]、方向性眼球运动 [33-35] 和 FPL[34,36] 方法来测定。以上每种方法测得的峰值敏感性都是在一个中等范围的时间频率（5 ～ 10 Hz）内测量获得。每种技术下对比敏感度均有提高，但是 VEP 下的绝对对比敏感度要更高。使用相同的设备测量，10 周大婴儿对比敏感度的峰值在 0.25 ～ 1 cpd 的水平上，相当于成人水平的 1/4 ～ 1/2[32,37]。Skoczenski & Norcia[38] 发现对比敏感度为 1.0 cpd 时，婴儿与成人的差别在 4 倍左右。Shannon 和他的同事 [39] 发现敏感度在 1.2 cpd 时，2 个月龄婴儿的水平约为成人的 1/11，3 个月龄时差异缩小到成人的 1/4 水平。用稳态逆转 VEP 测量对比敏感度的方法，其发展要随着空间频率的增加而逐渐延长间隔 [32]（图 38.3）。

与 VEP 相比，在这个年龄段的许多关于对比敏感度的行为测量值远远低于成人水平。据 Rasengane 和他的同事 [36] 报道，2 个月龄婴儿对空间频率的闪烁灵敏度比成人低 45 倍，用 FPL 方法测得的 3 ～ 4 个月大婴儿的对比敏感性要比成人低 20 倍。Brown 和

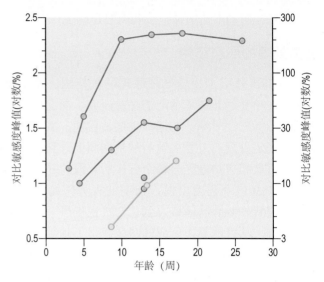

图 38.2　使用稳态（VEP）、方向性眼球运动（DEM）和 FPL 的方法来测量对比敏感度峰值。VEP 的研究[32]（红色圆形符号）使用光栅模式，在 6 Hz 时出现反向（平均亮度 220 cd/m[2]）。对比敏感度峰值来自于 0.25 ～ 1 cpd 的记录。DEM 的研究（蓝色圆形符号 [33]，蓝色半填充符号 [34]）使用 0.07 ～ 2.4 cpd 光栅以 7 度 / 秒的速度匀速移动或者 0.25 cpd 光栅在 6 Hz 时移动。Dobkins & Teller[34] 使用 FPL 方法研究，参数为 0.25 cpd/6 Hz（紫色圆形符号）。Rasengane 等人 [36] 使用 10 deg 光度范围从 1 ～ 25 Hz 测量对比敏感（绿色圆形符号）。任一时刻的敏感度峰值被标记下来。在每种方法中，对比敏感度迅速改变。

同事们 [35] 使用方向眼动测量（0.31 cpd /15.5 度 / 秒移动）方法发现在相同的测量方式下 3 ～ 4 个月婴儿比成人迟钝 100 倍。Dobkins 和 Teller[34] 同时测量了 3 月龄婴儿的 FPL 及方向性眼球运动的阈值。他们发现，在测量方向性眼球运动时，婴儿的灵敏度比成人低约 30 倍，其 FPL 与成人的被迫性选择阈值相比，敏感度则要低 60 倍。在婴儿时期，FPL 与方向性眼球运动阈值都在各自的 20% 之内。在成人中，DEM 的阈值高于心理物理阈值的 2 ～ 3 倍，这取决于这一试验的目的是检测运动的方向性还是简单的对比观察。

Hainline 和 Abramov[33] 使用红外眼动仪记录方向性眼球运动从而测量对比灵敏度。研究人员使用红外仪做出强迫性选择判断（噪声水平 0.5 度），而不是靠肉眼观察。使用这种方法测量后发现，5 月龄婴儿的对比敏感度发展到成人水平（图 38.2）。使用上述方法测得的绝对阈值与用 VEP 测定的阈值相比低 1/4。与 Dobkins 和 Teller[34] 或 Brown 和他的同事们 [35] 用肉眼在高亮度状态下观察到的灵敏度相比，Hainline 和 Abramov 观察到的对比灵敏度值较高。使用肉眼和仪器观察眼球运动所得灵敏度的差异表

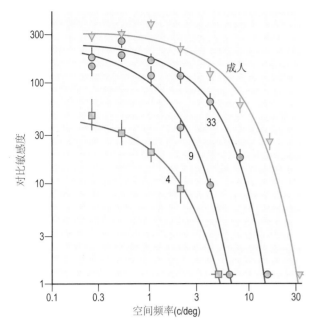

图 38.3 Norcia 等人[32]用 VEP 方法重新标记了不同空间频率和年龄的对比敏感度，在 6 Hz 时出现逆转。在高空间频率下对比敏感度的增长速度减慢。

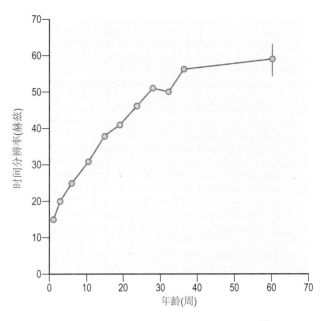

图 38.4 采用稳态 VEP 方法来测量闪光分辨频率[152]。40 周龄内婴儿的分辨频率呈线性增加。成人的测量值与 60 周龄婴儿值相同。20～30 周龄婴儿的视觉分辨敏锐度水平接近成人。

明，在以前的行为研究中部分灵敏度较低的原因是由于判断婴儿行为输出时的信息遗漏。

时间分辨率

强刺激的时间分辨率是最高的。视觉系统对高时间频率作出的反应与视觉系统对低时间频率的空间分辨率做出的反应相比，其发展进程稍有不同。图 38.4 展示了时间分辨率的发展，运用亮度闪烁（一个低空间频率目标）测量 130 名婴儿和 6 名成人的时间分辨率。时间分辨率是由能产生量化反馈的一系列闪烁频率中的最高闪烁频率决定的。20～30 周婴儿的时间分辨力与成人水平接近，但是在这一年龄段，光栅敏锐度仍然明显低于成人（图 38.3 和图 38.5）。对 4～7 岁儿童的心理物理学研究发现时间分辨率在 4 周岁时已经成人化，但是光栅敏锐度的提高一直要持续到 6 周岁。

光栅敏锐度

由于高空间频率极限的限制，对比灵敏度的作用依靠研究者观察到的光栅敏锐度。光栅敏锐度受眼睛的光学性能、光感受器的间距、神经节细胞的空间合并性能以及随后的感受机制所限制[41-44]。光栅敏锐度同时也受时间因子的限制，在低时间频率时达到最大。

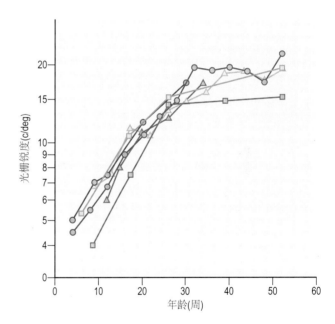

图 38.5 光栅敏锐度是年龄相关的功能，在 5～10 Hz 时出现逆转。每一研究都使用空间频率扫描技术。研究发现在 1 个月龄婴儿中 4～6 cpd 时光栅敏锐度急剧增长，8 个月龄婴儿 15～20 cpd 时光栅敏锐度也急剧增长。数据标记如下：蓝色圆形符号[153]、紫色圆形符号[32]、棕褐色三角形符号[154]、蓝色三角形符号[155]、红色方形符号[156]、绿色方形符号[89]。

我们常使用稳态、反转图案的方法在 5～10 Hz（每秒 10～20 对比度逆转）的频率范围内测定 VEP 的光栅敏锐度。敏锐度的测定是由波幅的高频部分与波幅空间频率作用的对比而推断出来的，如图 38.5 所示。该方法最初由 Regan[45] 开发，空间频率的时间调制模式在一个大范围的空间频率内发生系统性改变（扫描），超过了观察者预期的视敏限度。图 38.5 描绘了在这种逆转刺激下的年龄相关性的光栅敏锐度。每项研究都运用了空间频率扫描技术。通过研究发现，视力敏锐度的增长趋势是类似的，视力敏锐度由在 1 个月大时的 4 ~ 6 cpd 增长到 8 个月的 15 ~ 20 cpd。

VEP 的瞬时以及稳态敏锐度也可用图案的开关刺激测量模式进行测量。关于瞬时开 - 关敏锐度的功能增长的两项研究发现，敏锐度从 1 个月大时的约 2 cpd 增长到 5 个月大时的 30 cpd[46,47]。第三项研究使用了核对法而非光栅法，发现在第 8 周时，敏锐度为 2.3 cpd（为傅立叶基本空间频率的核对修正），在第 24 周增加至 8 cpd。使用瞬时起止刺激和 6 Hz 的对比反转刺激分别在同一个婴儿身上测量敏锐度，我们会发现两个不同的增长率：瞬时起止敏锐度每月增长了 0.63 个幅度，而 6 Hz 的对比反转刺激模式中敏锐度每月增长了 0.28 个幅度[46]。这些研究结果表明敏锐度的增加率取决于测量部位的反应，这也就是说具有不同受体的视觉机制会有不同的变化率。

游标敏锐度

游标敏锐度指的是一系列的空间定位任务，这些任务需要对参照物的非线性相关性进行判断。成人的游标阈值显著高于基于眼睛的光学或者解剖学特性的预测值。因此，游标敏锐度被认为是一种高敏视力[49-51]。由于皮质处理过程被认为是限制高敏视力的一个关键因素[52-54]，因此在一段时间内，医学研究者们怀着极大的兴趣研究着游标敏锐度。

大多数研究表明游标敏锐度在出生后的 1 年内已经比较典型了，可以对移动的刺激物产生行为应答[55-58]。然而，有两项研究采用了静止的刺激物[59,60]。对出生后 6 个月的婴儿进行行为研究，并把这些行为研究的结果汇总记录在图 38.6 中。通常，在出生后的 6 个月，游标敏锐度会提高 6 ~ 8 倍，最佳阈值记录大约是 200 s，比成人低 1.3 ~ 1.8 个对数点。

一项研究指出孩子在 5 岁时其游标敏锐度已接近成人水平[58]，然而其他的报道却显示 5 岁时游标敏锐度尚未发育完全[61-63]。根据收集到的学龄前儿童的数据显示，5.6 岁的孩子的游标敏锐度阈值是成人的 2 倍（可信区间是 3.5 ~ 6.5 岁）[62]。因此认为在学龄

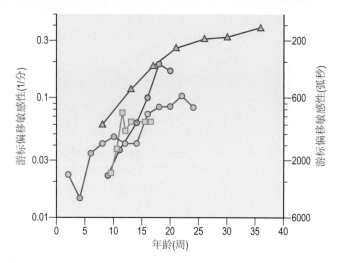

图 38.6　行为决定游标敏感性：三角形符号[55]、蓝色圆形符号[57]、红色圆形符号[59]、方形符号[60]。

早期，游标敏锐度没有发育完全。然而在 18 ~ 20 岁之前，游标敏锐度是否已经发育完全现在还并不清楚[64-69]。典型的成人阈值在 3 ~ 8 弧秒[69-71]。

如上所述，大多数研究游标敏锐度的方法中都包含了移动性。Skoczenski 和 Aslin[72] 已经证明瞬时的调节性刺激可以改善 3 个月婴儿的游标阈值，并且提出由移动刺激所获得的游标阈值可能是被局部运动机制而不是位置敏感机制所支配。因此，我们对游标敏锐度发育的时间进程以及它和其他视觉功能发育的关系的理解可能会与一些刺激因素相混淆，这些刺激因素在行为实验中用来引起婴儿的注意和兴趣。

视觉诱发电位（VEP）为这个问题提供了唯一的解决方案。Norcia 和他的同事[73] 提出，通过分析稳态视觉诱发电位的独立的傅里叶分量，游标敏锐度的反应组成可能从刺激运动结果中分离出来。VEP 对于游标敏锐度偏移（校准 / 未校准）传入的反应，不同于校准信息（未校准 / 校准）传出的反应。对传入信息以及游标敏锐度偏移消除反应的非对称性反应体现在刺激调节所产生的奇数谐波中。视诱发电位偶次谐波的产生是对刺激调节的空间对称性反应（例如局部运动的偏移光栅），可用于检查运动敏锐度。使用扫描 VEP 技术获得的结果如图 38.7 所示[74]。在最初的 4 个月内，游标敏锐度有一个快速的提升。在 6 月龄的时候，游标敏锐度提升了 7 倍，阈值接近 70 s，从心理物理学方面来说，这与一个普通的成人只相差大约 1 个对数单位。6 个月到 7 岁半之间，游标敏锐度会以较低的增长率提升到大约 40 s，在 7 年内增长1.75 倍。在 7 岁半之后游标敏锐度会以更快的速度

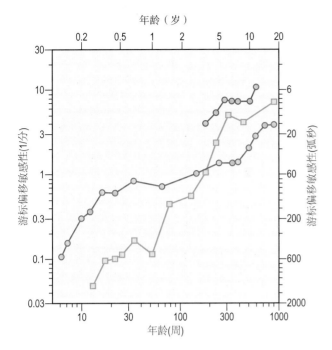

图 38.7　游标敏锐度由视觉诱发电位获得（红色圆形符号）[74]。将来自 Carkeet 及其合作者（蓝色圆形）[62] 和 Zanker 及同事（方形）[58] 试验研究的行为数据进行对比。

增长。虽然通过心理物理学的方法，Carkeet 和他的同事们使用静态刺激获得的阈值相对较高，但是他们也发现学龄早期的阈值并未发生显著改变。

游标敏锐度的发展过程至少经历 3 个阶段。在最初的 4 ～ 6 个月内游标敏锐度快速发展，然后在 7 ～ 10 岁缓慢增长，随后较快增长并在 18 ～ 20 岁之前达到成人水平。框 38.1 描述了敏锐度测量的临床应用及其解释。

视标敏锐度

由标准视力表测出的视标识别敏锐度也出现一

个类似的长期发育过程。据报道，视标识别敏锐度的提升过程会持续到 25[75] ～ 29 岁[76]，达到 0.56 MAR（最小分辨率用弧分表示[75]）至 0.67 ～ 0.69 MAR[76-78]。在 3 ～ 5 岁的时候，视标敏锐度是 1.25 MAR[79,80]，与成人视标敏锐度的最保守估计值相比，要低 1.8 倍。在 6.8 岁时，视标敏锐度会改善到 1.09 MAR[80]，比正常成人识别敏锐度的最保守估计值低 1.6 倍。

运动

运动的检测包括速度和方向的测定。早期发育阶段的方向选择机制已经通过三种主要的方法得到了证明，这三种方法分别是：FPL、VEP 和 OKN。眼球的适当方向性运动在检测甚至是检测之前就可以观察到[9,95]。这些早期眼球跟随运动是否受皮层或皮层下通路控制仍不确定。通过应用 FPL 和注视时间习惯法来观测 6 ～ 8 周大的婴儿，发现其在视物时具有方向选择性行为[96,97]。与方向改变相关的 VEP 的变化在 10 周大婴儿即可记录到[17,19]。

运动方向不对称性

在任何测试中，成人视觉系统所有方向运动的敏感性大致相同[98]，但是对于发育中的婴儿来说，他们在单眼的眼球运动和视觉诱发电位反应中表现出较大的系统性偏差。如图 38.8 所示，3 ～ 6 个月内的婴儿[99-101]，单眼的视动性眼球震颤（OKN）产生较强的鼻向运动，而颞向运动较弱。获得对称性单眼 OKN 反应的时间可能依赖于刺激速率[101]，随着时间的进展可以获取更高的图像速率。

婴幼儿也会出现单眼 VEPs 不对称性反应，这表明皮质反应具有鼻向 / 颞向运动的偏向性[18,19,102-105]。这些不对称反应主要表现在单眼稳态 VEP 上，单眼稳态 VEP 是对迅速振荡的光栅做出的反应。在成人中，振荡光栅产生的反应大概是刺激频率（可引起刺激方向变化的刺激频率，F2）的 2 倍。而在婴幼儿，在刺激频率下则出现额外反应（第一频率响应，F1；图 38.9）。第一次谐波在两眼之间有 180° 的相位差。这种应答模式与双眼反向运动的应答偏向一致：在双眼反向运动时有一个明显的第一谐波。这种绝对的方向偏向性如鼻向或颞向运动，不能从稳态反应中直接判定。现在尚不清楚皮质反应的不对称性是否由 VEP 的不对称性导致，从而引起眼球的不对称运动，还是这两种现象在各自独立的不成熟的机制中产生相

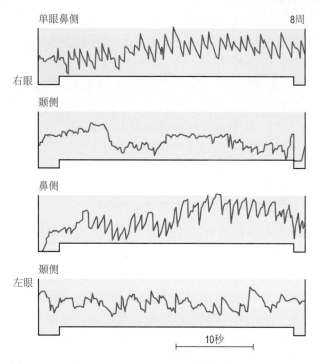

图 38.8　来自 Naegele & Held 的单眼视动性眼球震颤(OKN)的单向不对称图[99]。单眼的 OKN 对于刺激产生的鼻向运动(在右眼向左运动，在左眼向右运动)较强，而颞向运动较弱。在最初的数月内，这种不对称运动减弱。

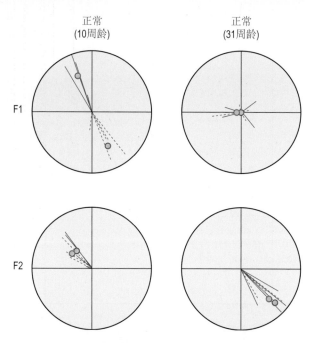

图 38.9　VEP 的不对称性反应，改编自 Norcia 等[18]。在婴幼儿 (F1) 单眼振荡运动的稳态 VEPs 中包含显著的奇次谐波。在 8 周大的婴儿，双眼间谐波发生 180° 旋转（左上图，自零点的辐射线表示实验个体）。奇次谐波的存在表明，向左和向右运动的反应是不对称的，双眼的主导运动方向相反。31 周龄的婴儿，其奇次谐波振幅下降程度超过第 5 ~ 6 个月的婴儿（右图）。在这两个年龄阶段均存在二次谐波反应 (F2)。

似的进化结果。

　　6 个月内的婴儿的对称性皮质运动反应以 6 Hz 的低空间频率光栅做振荡运动（图 38.10）。图 38.10 描述了第一次谐波振幅的比率以及第一次和第二次谐波振幅的总和。这一指数从完全不对称的 1.0 变为完全对称反应的 0。5 个月的婴儿在 6 Hz 的低空间频率水平的振荡可以达到成人水平。

　　早在婴儿 2 个月的时候，VEP 的不对称运动就可以被记录到[19]，这表明此时大脑皮层的方向选择性已经出现。有意思的是，在 6 Hz、1 c/deg 的水平，对小于 8 周的婴儿进行检测却未测到不对称性运动。在新生儿时期，VEPs 特定形式运动的发展在不同的刺激范围中可以观察到[17]。Wattam-Bell[17] 还发现第一次观测到特定方向反应的年龄要比低刺激速率的出现时间早。框 38.2 描述了斜视患者的 VEP 运动。

双眼视觉

　　这部分探索双眼视觉在感官方面、感觉融合（来自每只眼睛的图像进行神经生理学上的融合形成单一的像）和立体视觉（每只眼的视网膜成像在水平

框 38.2　斜视患者的不对称运动

　　单眼 VEP 的不对称运动发生于早发性内斜视患者[18,19,104,106-108]，但是不存在于迟发性内斜视患者[109,110]。通过交替遮盖治疗[103] 或早期成功的手术矫正[102,104,111,112]，VEP 不对称运动水平可以降低。运动处理机制的发展取决于视觉发育早期正常双眼交互作用的存在，并可被仅次于斜视的异常的双眼交互作用所破坏。早期及精确的矫正斜视可能会在一定程度上恢复双眼交互作用，这对于促进更多正常运动处理机制的发展有利。

方向上的深度知觉）方面的发展。如同所有的视觉过程，刺激物的参数及测量方法可能限制了婴儿的行为表现以及我们对视觉系统发育的认识。需要测定双眼刺激反应并消除混淆的单眼线索，这对于研究感觉融合、立体视觉的发展是一个独特的挑战，对研究论述的选择也有指引作用。

视觉融合

　　要判断婴儿感觉融合开始的最直接方法是在两

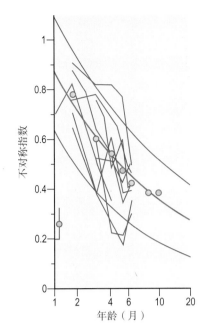

图 38.10　视觉诱发电位对称运动的发展序列[19]。不对称运动反应的程度可以通过计算总反应（第一加第二谐波）中的一次谐波部分来量化。单眼 VEP 的振荡运动是由婴儿早期的第一谐波控制的（不对称指数大于 0.5），但是在 6 个月内不对称指数很快下降到 6 Hz，势差为 1cpd。红色圆圈表示 1.5～10 个月婴儿的平均反应。纵向记录用细线表示。平滑曲线表明平均生长功能 ±1 标准离差。蓝色圆圈表明 5 个 0.5～1 个月的婴儿的平均不对称指数。

种不同的刺激物中任选其一，用来记录"巨型"视觉诱发电位。第一种方法被 Baitch 和 Levi 所推广[113]，并被 France & Ver Hoeve 应用于婴儿[114]，该方法显示每只眼的均强场是由于两个不同时间频率协调的结果（例如右眼 8 Hz，左眼 6 Hz）。总频率（14 Hz）或者差频（2 Hz，也称为拍频）下记录的皮质反应表明双眼神经元的存在，该类神经元可以对来自双眼的输入信号进行整合并作出反应。通过这一方法，France 和 Ver Hoeve[114] 发现大多数正常的 2 个月婴儿存在双眼反应。这种双频率的方法也被 Brown 等人用于研究感觉融合及感觉竞争的发展[115]。在此种研究方法中，差频反应只有在刺激物在两眼具有相同定位时才能被记录下来。

　　第二种鉴别双眼信息融合的方法是使用随机动态点相关图。相关图由分开的随机点区域组成，以双眼方式展现。相关图在相关与反相关这两个不同阶段中交替变化。在相关阶段，双眼的光点图相同。在反相关阶段，一只眼出现视图暗点而另外一只眼出现视图亮点。关于这两个阶段交替的皮层反应被记录下

来。这些相关及反相关刺激物引起的巨大 VEP 可以被解释为非立体的视觉融合，因为刺激物不引起水平视差[116-118]。使用这种方法记录到感知融合起始于 3～5 个月的婴儿[21,22,119]。

立体视觉及差异敏感性

　　成年的观察者可以将图像的差异、交叉或者是不交叉性与一个立体目标是近或是远的认知联合起来，而不是这个物体的固定性认知。这些感知觉"图像"是感知觉立体视觉存在的确切证据。遗憾的是，这种感知觉图像不能从学语前儿童获得，因此必须使用其他不太明确的标准来判定立体视觉本身是否可能出现。大多数关于学语前阶段的立体视觉发展的研究，都将水平视差的敏感度与成人的立体视觉等同起来。然而，近来对恒河猴的研究，在更高级别的视觉区域而不是在 V1 区，发现了能够维持深度知觉的细胞。V1 和 MT 中的细胞对刺激物产生差异性调节反应（两眼图像颠倒并相反），这不能形成深度知觉[120,121]。自身不协调性对于立体视觉的产生是必须的，但对于感知深度的差异（立体视觉）来说是不充分的。高级皮质区域可以区分这两种刺激并将其调整为相对差异（视野不同区域的不一致性 / 距离的差异），然而 V1 或 MT 中的细胞却不是如此[122-124]。相对差异敏感性是形状知觉的基础，而绝对差异处理过程则是控制眼球聚散运动的基础（见 Neri[125] 及 Parker[122] 关于不同皮层区域的差异处理过程的论述）。复杂敏感性差异的附加标准可以应用于人类的非侵入性研究中，这对于全面了解人类立体视觉发育顺序十分重要。与此同时，关于立体视觉发展的现行研究认为，立体视觉的发展可以体现差异敏感性的发育过程，但是，高年龄阶段可能出现更为复杂的差异处理机制的发展过程。

出现差异敏感性的年龄

　　由于使用 VEP 方法研究视觉系统发育过程中出现的差异敏感性的报道较少，所以本段将重点关注应用优先注视法和眼球跟随运动法进行的研究。关于差异敏感性起源的研究使用了实时深度测试、局部或线性立体图法以及全局或随机点立体图法。然而，实时深度测试目标和全局立体图测试包含了一个能产生正反馈并影响实验结果准确性的单眼线索。早期的许多研究，其差异敏感性起始时间的实验结果依赖于实时深度测试的多个深度线索，所以这里不再做回顾

（见 Daw[31] 的论述）。使用随机点立体图的研究将会受到重点关注，这些研究是基于对双眼成像的水平位移的分辨，而不是单眼线索。这里也总结了大量从线性立体图中获得的研究结果。

使用随机点立体图对无单眼线索的差异敏感性的起源进行研究，在不同实验室和不同技术下得到的结果大致相同。不论是使用 VEP[22,119,127,128] 还是行为方法[119,127,129-131] 进行研究，差异敏感性都会在 3 ~ 5 个月大时出现。

同一实验室进行的数项研究表明差异敏感性为 58 ~ 32 弧分，局部或线性立体图研究也发现差异敏感性出现在 3 ~ 5 个月大时[132-135]。75% 以上的婴儿出现视觉融合或视觉差异敏感性的年龄总结在图 38.11 中。图中给出了刺激物的详细说明以及每个研究使用的测量方法。

差异敏感性的发展

报道指出，在 3 ~ 5 个月龄出现可测量的差异敏感性后，1 岁内线性立体视觉的发展非常迅速。关于婴儿的一个小样本纵向研究（n=16）表明，交叉视差敏感性从 14.8 周时的 58 分钟发展为 20 周时 1 弧

分[132]。非交叉视差敏感性具有类似的时间进程，在 16.8 周时出现，并从 58 弧分发展为 23.2 周时的 1 分钟。使用相同的仪器对 5 个成人进行测验，1 分钟交叉视差刺激物的正确率为 97.6%，0.5 分钟交叉视差刺激物的正确率为 80.2%，而 0.5 分钟非交叉视差目标物的正确率为 62.6%，研究者认为 5 ~ 6 个月的婴儿此种能力即与成人相似[132]。

然而，必须注意的是，立体视敏度属于视觉定位系统，即视觉超分辨力。与光学或解剖学定位相比，视觉超分辨力的定位更准确。成人立体视觉阈值包括实际深度刺激，使用 Howard Dolman 仪器测量结果较准确，范围为 2 ~ 5 s[70,136,137]。非立体视觉试验[138-140] 及其他实际深度立体视觉试验研究得出的立体视觉阈值为 5 s。使用随机点立体图对成人的立体视觉阈值进行研究，发现立体视觉阈值范围从 5.37 s[137] 增加到大约 30 s[141]，而 Simons[142] 所报道的为 15.1 s。因此，需要密切关注立体视敏度发展的时间进程。多个实验室进行了大量的各个年龄阶段的行为研究，就此我们对总体立体视觉的发展过程进行了综合论述。如前所述，总体立体视觉在感知双眼成像的水平位移方面具有优势，其原因在于刺激物无单眼线索。

图 38.12 显示了 18 个月内婴儿的差异敏感性的发展。红色符号表示通过对随机点立体图的应答行为研究所得到的平均立体视敏度[127]。蓝色符号来自 Birch 等人[132] 的研究，表示 50% 或更多的婴儿所能

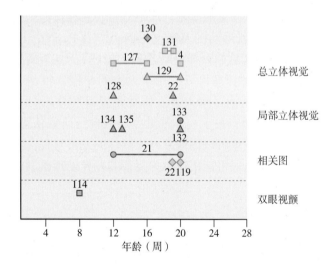

图 38.11 至少 75% 表现出视觉融合或立体视觉的年龄段。实心符号代表使用视觉诱发电位（VEP）进行研究，空心符号代表使用行为模拟（FPL）进行研究，灰色符号代表使用 FPL 及 VEP 进行研究。1.[114] 单眼表现为 6 ~ 8 Hz 2.[119] 相关图，20 分钟视差（FPL），30 分钟视差（VEP），3.[22] 相关图，40 分钟视差，4.[21] 相关图，5.[134] 45 分钟交叉视差，6.[135] 32 分钟交叉视差，7.[132] 58 分钟交叉及非交叉视差，8.[133] 58 分钟视差，9.[128] 100 分钟交叉视差与 100 分钟非交叉视差交替，10.[127] < 1735 视差，11.[129] 30 分钟交叉视差，12.[130] 60 分钟视差，13 随机点立体图[131]。

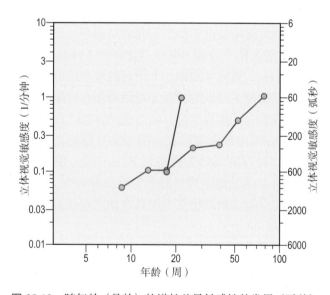

图 38.12 随年龄（月龄）的增长差异敏感性的发展（弧秒）。通过随机点立体图方法测得的总差异敏感性（红色圆形符号[127]）。50% 或更多婴儿所能达到的最小线性差异（蓝色圆形符号[132]）。

达到的最小线性差异。在一岁内，总立体视敏度增加8倍，大约为120弧秒，但是仍未达到成人水平。据报道，这一发展水平速度比同年龄阶段的空间分辨率的发展速度要快4或5倍。

图38.13显示在学龄前期总差异敏感性的持续发展。这些曲线均显示这一趋势。两项试验条件相似的研究报道了正常成人的阈值。Ciner等人[143]（蓝绿色三角形符号）的研究显示5岁儿童的差异敏感性依然低于成人的1/3。Simons[142]（棕色圆形符号）同样也发现6岁儿童的差异敏感性低于成人的1/3。

图38.13显示了4个试验，这些试验均使用可行性较高的TNO测试对学龄儿童进行差异敏感性的测量。Walraven和Janzen[144]（红色圆形符号）报道在4～12岁时，通过随机点立体图测试所得的分辨视差的能力提高2倍，最早的研究数据表明在18岁以内仍有部分增长。Sloper及Collins[141]（紫色正方形符号）在6～10岁的儿童进行小样本（n=4）试验研究，与具有正常视力的12个成人相比，这些儿童的差异敏感性比成人低2倍。Heron及其同事[145]（红色圆形符号）报道TNO测得的差异敏感性在5岁时即与成人相当。这些研究者发现在立体视觉试验的四种评估方法中，TNO测试所得的阈值最低、可变

性最大。通过使用实际深度测试——Frisby Stereo测验，研究者发现7岁儿童的差异敏感性尚未达到成人水平。Fox等人[136]应用Howard-Dolman实际深度测验，研究显示3～5岁儿童的差异敏感性比成人低2.5倍。（前者12.6弧秒，后者4.9弧秒）。Howard-Dolman测验包括立体视觉的深度判断，表明双眼阈值高于单眼阈值。

总之，已经证实视觉融合最早在2个月龄时出现，差异敏感性的出现时间不晚于3～5月龄。虽然在1岁内，总差异敏感性提高约8倍，但是直到5岁以后差异敏感性才逐渐达到成人水平。在5、6岁时，儿童的差异敏感性仍然比成人低3倍。框38.3讨论多重发展过程的临床意义。

总结

人类视功能的发育发生于不同的时间段，取决于已被测定的特定方面的功能。特定的视功能在出生后的不同时期以不同速率发展。上述的几种视功能，

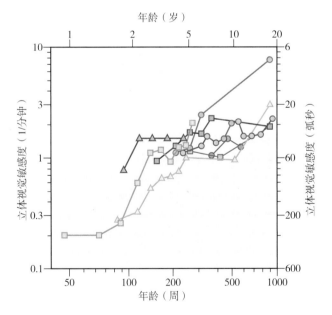

图38.13　随年龄（岁）的增长总立体视觉（弧秒）的发展。所有的研究都基于学龄前儿童对于随机点立体图的行为反应。蓝绿色三角形符号[143]、绿色正方形符号[157]、棕色圆形符号[142]、蓝色三角形符号[158]、紫色正方形符号[145]、灰色正方形符号[141]、橄榄色圆形符号[159]、红色圆形符号[144]。

框38.3　视觉发展的敏感期及关键期

许多感觉系统的快速成熟期与其对环境输入信号的性质及结构的高度敏感有关[146]。对视觉体验的发展影响较强的时期称为"敏感期"。如果在敏感期，其视觉体验对于性能的发展及永久性改变是必需的，此期则称为"关键期"[147]。敏感期与关键期的程度不同，后者的视觉体验具有永久性。如果在关键期正常的视觉体验未能出现，重新恢复正常的视觉输入并不能重建正常的视觉功能。而出现在关键期之前或之后的异常视觉体验并不会破坏视觉的发展。

人类双眼视觉发展的敏感期及关键期的存在及时间可以通过以下明确的双眼功能研究推断得到：例如斜视矫正后瞳距的改变[148]或在出生后不同时期出现斜视的患者的立体视敏度[149]以及持续不同时间的斜视患者的立体视敏度。Banks及其合作者[148]曾建立了一个简单的数学模型，他们据此推断双眼视觉发展过程中最敏感的破坏性因素为斜视。倾斜后的眼间迁移成为测量双眼视觉发展的终点，他们发现，1.7岁时的异常视觉体验对于婴幼儿型内斜视患者的最终视觉发展的破坏最大，而对迟发性内斜视的患者为1岁。这一模型也用于定位立体视觉发展的敏感期[149]。婴幼儿型内斜视患者异常视觉体验的最敏感峰值为0.36岁左右，而调节性内斜视为1.7岁左右。事实上，不同的测量结果推测出的敏感时期不同，如不同种类的斜视表明在视觉系统内存在多种双眼子系统，每一种都有各自的发展过程。不同的视功能存在不同的敏感期，人[151]及动物[150]模型均已建成。

早期为快速发展时期，随后出现一个持续时间较长、发展速度较慢时期，并可持续到幼儿期或青春期。低空间频率对比敏感度可能是已知发育最早的视功能。用低空间频率目标测定的闪光敏感性发展的速度也较快，在 6 月龄可以达到成人水平。应用中频对比逆转测定光栅敏锐度，发现前 8 月龄为其初始快速发展时期，而游标敏锐度在这一时期以不同的速度发展，但远远未达成人水平。

　　图 38.1 显示视功能发展过程的变化，这种变化可能反映出作用于不同视觉层次的局限性。对比敏感度、光栅锐度及时间分辨率发展的关键性限制因素为视网膜有关的早期视路及早期皮质视区的发展。与成人相比，婴儿的游标敏锐度及立体敏锐度更灵敏，因此与对比敏感度的降低相比，这些功能的未成熟居于其次。然而，其他因素也可能限制婴儿游标视敏度和立体视敏度的发展，这是因为其发展过程比对比敏感度及光栅锐度的发展过程要长。

参考文献

1. Fantz R. A method for studying early visual development. Percept Motor Skills 1956; 6:13.
2. Fantz R. Pattern vision in young infants. Psychol Rec 1958; 8:43–47.
3. Teller DY. The forced-choice preferential looking procedure: a psychophysical technique for use with human infants. Infant Behav Dev 1979; 2:135–153.
4. Regan D. Human brain electrophysiology: evoked potentials and evoked magnetic fields in science and medicine. New York: Elsevier, 1989.
5. Ducati A, Fava E, Motti ED. Neuronal generators of the visual evoked potentials: intracerebral recording in awake humans. Electroenceph Clin Neurophysiol 1988; 71(2):89–99.
6. Noachtar S, Hashimoto T, Luders H. Pattern visual evoked potentials recorded from human occipital cortex with chronic subdural electrodes. Electroenceph Clin Neurophysiol 1993; 88(6):435–446.
7. Arroyo S, Lesser RP, Poon WT, Webber WR, Gordon B. Neuronal generators of visual evoked potentials in humans: visual processing in the human cortex. Epilepsia 1997; 38(5):600–610.
8. Miles FA. Short-latency visual stabilization mechanisms that help to compensate for translational disturbances of gaze. Ann NY Acad Sci 1999; 871:260–271.
9. Hainline L. Conjugate eye movements of infants. In: Early visual development, Normal and abnormal. New York: Oxford University Press, 1993:47–79.
10. Leigh R, Zee D. The neurology of eye movements, 3rd edn. Oxford: Oxford University Press, 1999.
11. Shupert C, Fuchs AF. Development of conjugate human eye movements. Vision Res 1988; 28(5):585–596.
12. Hubel DH, Wiesel TN. Receptive fields, binocular interaction and functional architecture in the cat's visual cortex. J Physiol 1962; 160:106–154.
13. Barlow HB, Blakemore C, Pettigrew JD. The neural mechanism of binocular depth discrimination. J Physiol 1967; 193(2):327–342.
14. Schiller PH, Finlay BL, Volman SF. Quantitative studies of single-cell properties in monkey striate cortex. II. Orientation specificity and ocular dominance. J Neurophysiol 1976; 39(6):1320–1333.
15. Braddick OJ, Wattam-Bell J, Atkinson J. Orientation-specific cortical responses develop in early infancy. Nature 1986; 320(6063):617–619.
16. Manny RE. Orientation selectivity of 3-month-old infants. Vision Res 1992; 32(10):1817–1828.
17. Wattam-Bell J. Development of motion-specific cortical responses in infancy. Vision Res 1991; 31(2):287–297.
18. Norcia AM, Garcia H, Humphry R, Holmes A, Hamer RD, Orel-Bixler D. Anomalous motion VEPs in infants and in infantile esotropia. Invest Ophthalmol Vis Sci 1991; 32(2):436–439.
19. Birch EE, Fawcett S, Stager D. Co-development of VEP motion response and binocular vision in normal infants and infantile esotropes. Invest Ophthalmol Vis Sci 2000; 41(7):1719–1723.
20. Skoczenski AM, Norcia AM. Development of VEP Vernier acuity and grating acuity in human infants. Invest Ophthalmol Vis Sci 1999; 40(10):2411–2417.
21. Braddick O, Atkinson J, Julesz B, Kropfl W, Bodis-Wollner I, Raab E. Cortical binocularity in infants. Nature 1980; 288(5789):363–365.
22. Petrig B, Julesz B, Kropfl W, Baumgartner G, Anliker M. Development of stereopsis and cortical binocularity in human infants: electrophysiological evidence. Science (New York) 1981; 213(4514):1402–1405.

23. Cobb W, Morton H, Ettlinger G. Cerebral potentials evoked by pattern reversal and their suppression by visual rivalry. Nature 1967; 216(5120):1123.
24. Lansing RW. Electroencephalographic correlates of binocular rivalry in man. Science (New York) 1964; 146:1325–1327.
25. Brown RJ, Norcia AM. A method for investigating binocular rivalry in real-time with the steady-state VEP. Vision Res 1997; 37(17):2401–2408.
26. Wright KW, Fox BE, Eriksen KJ. PVEP evidence of true suppression in adult onset strabismus. J Pediatr Ophthalmol Strabismus 1990; 27(4):196–201.
27. Norcia AM, Harrad RA, Brown RJ. Changes in cortical activity during suppression in stereoblindness. Neuroreport 2000; 11(5):1007–1012.
28. Bach M, Meigen T. Similar electrophysiological correlates of texture segregation induced by luminance, orientation, motion and stereo. Vision Res 1997; 37(11):1409–1414.
29. Dobson V. The behavioral assessment of visual acuity in human infants. In: Berkeley MA, Stebbins WC, eds. Comparative perception. Pittsburgh: Wiley, 1990:487–521.
30. Hamer R, Mayer L. The development of spatial vision. In: Albert DM, Jakobiec FA, eds. Principles and practice of ophthalmology: basic sciences. Philadelphia: WB Saunders Co, 1994:578–608.
31. Daw N. Visual development, 2nd edn. Berlin: Springer, 1995.
32. Norcia AM, Tyler CW, Hamer RD. Development of contrast sensitivity in the human infant. Vision Res 1990; 30(10):1475–1486.
33. Hainline L, Abramov I. Eye movement-based measures of development of spatial contrast sensitivity in infants. Optom Vis Sci 1997; 74(10):790–799.
34. Dobkins KR, Teller DY. Infant contrast detectors are selective for direction of motion. Vision Res 1996; 36(2):281–294.
35. Brown AM, Lindsey DT, McSweeney EM, Walters MM. Infant luminance and chromatic contrast sensitivity: optokinetic nystagmus data on 3-month-olds. Vision Res 1995; 35(22):3145–3160.
36. Rasengane TA, Allen D, Manny RE. Development of temporal contrast sensitivity in human infants. Vision Res 1997; 37(13):1747–1754.
37. Kelly JP, Borchert K, Teller DY. The development of chromatic and achromatic contrast sensitivity in infancy as tested with the sweep VEP. Vision Res 1997; 37(15):2057–2072.
38. Skoczenski AM, Norcia AM. Neural noise limitations on infant visual sensitivity. Nature 1998; 391(6668):697–700.
39. Shannon E, Skoczenski AM, Banks MS. Retinal illuminance and contrast sensitivity in human infants. Vision Res 1996; 36(1):67–76.
40. Ellemberg D, Lewis TL, Liu CH, Maurer D. Development of spatial and temporal vision during childhood. Vision Res 1999; 39(14):2325–2333.
41. Banks MS, Bennett PJ. Optical and photoreceptor immaturities limit the spatial and chromatic vision of human neonates. J Opt Soc Am A 1988; 5(12):2059–2079.
42. Wilson HR. Development of spatiotemporal mechanisms in infant vision. Vision Res 1988; 28(5):611–628.
43. Banks MS, Crowell JA. Front-end limitations to infant spatial vision: examination of two analyses. In: Simons K, ed. Early visual development: normal and abnormal. New York: Oxford University Press, 1993.
44. Wilson HR. Theories of infant visual development. In: Simons K, ed. Early visual development: normal and abnormal. New York: Oxford University Press, 1993.
45. Regan D. Speedy assessment of visual acuity in amblyopia by the evoked potential method. Ophthalmologica 1977; 175(3):159–164.
46. Orel-Bixler D, Norcia AM. Differential growth of acuity for steady-state pattern reversal and transient pattern VEPs. Clin Vis Sci 1987; 2:1–9.
47. Marg E, Freeman DN, Peltzman P, Goldstein PJ. Visual acuity development in infants: Evoked potential measurements. Invest Ophthalmol 1976; 15:150–153.
48. DeVries-Khoe LH, Spekreijse H. Maturation of luminance and pattern EPs in man. Doc Ophthalmol Proc Ser 1982; 31:461–475.
49. Westheimer G. Editorial: Visual acuity and hyperacuity. Invest Ophthalmol 1975; 14(8):570–572.
50. Westheimer G. The spatial sense of the eye. Proctor lecture. Invest Ophthalmol Vis Sci 1979; 18(9):893–912.
51. Morgan M. Hyperacuity. In: Regan D, ed. Spatial vision, vol 10: Vision and visual dysfunction. Boca Raton, FL: CRC Press, 1991.
52. Barlow HB. Reconstructing the visual image in space and time. Nature 1979; 279(5710):189–190.
53. Westheimer G. The spatial grain of the perifoveal visual field. Vision Res 1982; 22(1):157–162.
54. Stanley OH. Cortical development and visual function. Eye (London) 1991; 5(Pt1):27–30.
55. Shimojo S, Birch EE, Gwiazda J, Held R. Development of Vernier acuity in infants. Vision Res 1984; 24(7):721–728.
56. Manny RE, Klein SA. A three alternative tracking paradigm to measure Vernier acuity of older infants. Vision Res 1985; 25(9):1245–1252.
57. Shimojo S, Held R. Vernier acuity is less than grating acuity in 2- and 3-month-olds. Vision Res 1987; 27(1):77–86.
58. Zanker J, Mohn G, Weber U, Zeitler-Driess K, Fahle M. The development of Vernier acuity in human infants. Vision Res 1992; 32(8):1557–1564.
59. Manny RE, Klein SA. The development of Vernier acuity in infants. Curr Eye Res 1984; 3(3):453–462.
60. Brown AM. Vernier acuity in human infants: rapid emergence shown in a longitudinal study. Optom Vis Sci 1997; 74(9):732–740.
61. Gonzalez EG, Steinbach MJ, Ono H, Rush-Smith N. Vernier acuity in monocular and binocular children. Clin Vis Sci 1992; 7:257–261.
62. Carkeet A, Levi DM, Manny RE. Development of Vernier acuity in childhood. Optom Vis Sci 1997; 74(9):741–750.
63. Kim E, Enoch JM, Fang MS et al. Performance on the three-point Vernier alignment or acuity test as a function of age: measurement extended to ages 5 to 9 years. Optom Vis Sci 2000; 77(9):492–495.
64. Whitaker D, Elliot D, MacVeigh D. Variations in hyperacuity performance with age. Ophthalmic Physiol Opt 1992; 12:29–32.
65. Reich L, Lahshminarayanan V, Enoch JM. Analysis of the method of adjustment of testing potential acuity with the hyperacuity gap test: a preliminary report. Clin Vis Sci

1991; 6:451–456.

66. Odom JV, Vasquez RJ, Schwartz TL, Linberg JV. Adult Vernier thresholds do not increase with age; Vernier bias does. Invest Ophthalmol Vis Sci 1989; 30(5):1004–1008.

67. Lakshminarayanan V, Aziz S, Enoch JM. Variation of the hyperacuity gap function with age. Optom Vis Sci 1992; 69(6):423–426.

68. Vilar E, Giraldez-Fernandez MJ, Enoch JM, Lakshminarayanan V, Knowles R, Srinivasan R. Performance on three-point Vernier acuity targets as a function of age. J Opt Soc Am 1995; 12(10):2293–2304.

69. Li RW, Edwards MH, Brown B. Variation in Vernier acuity with age. Vision Res 2000; 40(27):3775–3781.

70. Berry RN. Quantitative relations among Vernier, real depth, and stereoscopic depth acuities. J Exp Psych 1948; 38:708–721.

71. Westheimer G, McKee SP. Spatial configurations for visual hyperacuity. Vision Res 1977; 17(8):941–947.

72. Skoczenski AM, Aslin RN. Spatiotemporal factors in infant position sensitivity: single bar stimuli. Vision Res 1992; 32(9):1761–1769.

73. Norcia AM, Wesemann W, Manny RE. Electrophysiological correlates of Vernier and relative motion mechanisms in human visual cortex. Vis Neurosci 1999; 16(6):1123–1131.

74. Skoczenski AM, Norcia AM. Late maturation of visual hyperacuity. Psychol Sci 2002; 13(6):537–541.

75. Frisen L, Frisen M. How good is normal visual acuity? A study of letter acuity thresholds as a function of age. Albrecht von Graefes Archiv fur klinische und experimentelle Ophthalmologie 1981; 215(3):149–157.

76. Elliott DB, Yang KC, Whitaker D. Visual acuity changes throughout adulthood in normal, healthy eyes: seeing beyond 6/6. Optom Vis Sci 1995; 72(3):186–191.

77. Brown B, Lovie-Kitchin J. Repeated visual acuity measurement: establishing the patient's own criterion for change. Optom Vis Sci 1993; 70(1):45–53.

78. Owsley C, Sekuler R, Siemsen D. Contrast sensitivity throughout adulthood. Vision Res 1983; 23(7):689–699.

79. Sprague JB, Stock LA, Connett J, Bromberg J. Study of chart designs and optotypes for preschool vision screening – I. Comparability of chart designs. J Pediatr Ophthalmol Strabismus 1989; 26(4):189–197.

80. Bowman RJ, Williamson TH, Andrews RG, Aitchison TC, Dutton GN. An inner city preschool visual screening programme: long-term visual results. Br J Ophthalmol 1998; 82(5):543–548.

81. Ridder WH, 3rd, Rouse MW. Predicting potential acuities in amblyopes: predicting post-therapy acuity in amblyopes. Doc Ophthalmol 2007; 114(3):135–145.

82. Simon JW, Siegfried JB, Mills MD, Calhoun JH, Gurland JE. A new visual evoked potential system for vision screening in infants and young children. J AAPOS 2004; 8(6):549–554.

83. Lim M, Soul JS, Hansen RM, Mayer DL, Moskowitz A, Fulton AB. Development of visual acuity in children with cerebral visual impairment. Arch Ophthalmol 2005; 123(9):1215–1220.

84. Skoczenski AM, Good WV. Vernier acuity is selectively affected in infants and children with cortical visual impairment. Dev Med Child Neurol 2004; 46(8):526–532.

85. John FM, Bromham NR, Woodhouse JM, Candy TR. Spatial vision deficits in infants and children with Down syndrome. Invest Ophthalmol Vis Sci 2004; 45(5):1566–1572.

86. da Costa MF, Salomao SR, Berezovsky A, de Haro FM, Ventura DF. Relationship between vision and motor impairment in children with spastic cerebral palsy: new evidence from electrophysiology. Behav Brain Res 2004; 149(2):145–150.

87. Bradfield YS, France TD, Verhoeve J, Gangnon RE. Sweep visual evoked potential testing as a predictor of recognition acuity in albinism. Arch Ophthalmol 2007; 125(5):628–633.

88. Till C, Westall CA, Koren G, Nulman I, Rovet JF. Vision abnormalities in young children exposed prenatally to organic solvents. Neurotoxicology 2005; 26(4):599–613.

89. Birch EE, Hoffman DR, Uauy R, Birch DG, Prestidge C. Visual acuity and the essentiality of docosahexaenoic acid and arachidonic acid in the diet of term infants. Pediatric Res 1998; 44(2):201–209.

90. McKee SP, Levi DM, Movshon JA. The pattern of visual deficits in amblyopia. J Vis Electronic Resource 2003; 3(5):380–405.

91. Birch EE, Swanson WH. Hyperacuity deficits in anisometropic and strabismic amblyopes with known ages of onset. Vision Res 2000; 40(9):1035–1040.

92. Bradley A, Freeman RD. Is reduced Vernier acuity in amblyopia due to position, contrast or fixation deficits? Vision Res 1985; 25(1):55–66.

93. Levi DM, Klein S. Hyperacuity and amblyopia. Nature 1982; 298(5871):268–270.

94. Hou C, Good WV, Norcia AM. Validation study of VEP Vernier acuity in normal-vision and amblyopic adults. Invest Ophthalmol Vis Sci. 2007; 48(9):4070–4078.

95. Dubowitz LM, Dubowitz V, Morante A, Verghote M. Visual function in the preterm and fullterm newborn infant. Dev Med Child Neurol 1980; 22(4):465–475.

96. Wattam-Bell J. Visual motion processing in one-month-old infants: habituation experiments. Vision Res 1996; 36(11):1679–1685.

97. Wattam-Bell J. Visual motion processing in one-month-old infants: preferential looking experiments. Vision Res 1996; 36(11):1671–1677.

98. Gros BL, Blake R, Hiris E. Anisotropies in visual motion perception: a fresh look. J Opt Soc Am 1998; 15(8):2003–2011.

99. Naegele JR, Held R. The postnatal development of monocular optokinetic nystagmus in infants. Vision Res 1982; 22(3):341–346.

100. Lewis TL, Maurer D, Chung JY, Holmes-Shannon R, Van Schaik CS. The development of symmetrical OKN in infants: quantification based on OKN acuity for nasalward versus temporalward motion. Vision Res 2000; 40(4):445–453.

101. Roy N, Lachapelle P, Lepore F. Maturation of the optokinetic nystagmus as a function of the speed of stimulation in fullterm and preterm infants. Clin Visual Science 1989; 4:357–366.

102. Norcia AM, Hamer RD, Jampolsky A, Orel-Bixler D. Plasticity of human motion processing mechanisms following surgery for infantile esotropia. Vision Res 1995; 35(23–24):3279–3296.

103. Jampolsky A, Norcia AM, Hamer RD. Preoperative alternate occlusion decreases motion processing abnormalities in infantile esotropia. J Pediatr Ophthalmol Strabismus 1994;

31(1):6–17.

104. Bosworth RG, Birch EE. Direction-of-motion detection and motion VEP asymmetries in normal children and children with infantile esotropia. Invest Ophthalmol Vis Sci 2007; 48(12):5523–5531.

105. Mason AJ, Braddick OJ, Wattam-Bell J, Atkinson J. Directional motion asymmetry in infant VEPs – which direction? Vision Res 2001; 41(2):201–211.

106. Shea SJ, Chandna A, Norcia AM. Oscillatory motion but not pattern reversal elicits monocular motion VEP biases in infantile esotropia. Vision Res 1999; 39(10):1803–1811.

107. Kommerell G, Ullrich D, Gilles U, Bach M. Asymmetry of motion VEP in infantile strabismus and in central vestibular nystagmus. Doc Ophthalmol 1995; 89(4):373–381.

108. Anteby I, Zhai HF, Tychsen L. Asymmetric motion visually evoked potentials in infantile strabismus are not an artifact of latent nystagmus. J AAPOS 1998; 2(3):153–158.

109. Hamer RD, Norcia AM, Orel-Bixler D, Hoyt CS. Motion VEPs in late-onset esotropia. Clin Vis Sci 1993; 8(1):55–62.

110. Brosnahan D, Norcia AM, Schor CM, Taylor DG. OKN, perceptual and VEP direction biases in strabismus. Vision Res 1998; 38(18):2833–2840.

111. Gerth C, Mirabella G, Li X et al. Timing of surgery for infantile esotropia in humans: effects on cortical motion visual evoked responses. Invest Ophthalmol Vis Sci 2008; 49(8):3432–3437.

112. Tychsen L, Wong AM, Foeller P, Bradley D. Early versus delayed repair of infantile strabismus in macaque monkeys: II. Effects on motion visually evoked responses. Invest Ophthalmol Vis Sci 2004; 45(3):821–827.

113. Baitch LW, Levi DM. Evidence for nonlinear binocular interactions in human visual cortex. Vision Res 1988; 28(10):1139–1143.

114. France TD, Ver Hoeve JN. VECP evidence for binocular function in infantile esotropia. J Pediatr Ophthalmol Strabismus 1994; 31(4):225–231.

115. Brown RJ, Candy TR, Norcia AM. Development of rivalry and dichoptic masking in human infants. Invest Ophthalmol Vis Sci 1999; 40(13):3324–3333.

116. Eizenman M, Westall CA, Geer I et al. Electrophysiological evidence of cortical fusion in children with early-onset esotropia. Invest Ophthalmol Vis Sci 1999; 40(2):354–362.

117. Livingstone MS. Differences between stereopsis, interocular correlation and binocularity. Vision Res 1996; 36(8):1127–1140.

118. Poggio GF, Gonzalez F, Krause F. Stereoscopic mechanisms in monkey visual cortex: binocular correlation and disparity selectivity. J Neurosci 1988; 8(12):4531–4550.

119. Birch E, Petrig B. FPL and VEP measures of fusion, stereopsis and stereoacuity in normal infants. Vision Res 1996; 36(9):1321–1327.

120. Cumming BG, Parker AJ. Responses of primary visual cortical neurons to binocular disparity without depth perception. Nature 1997; 389(6648):280–283.

121. Krug K, Cumming BG, Parker AJ. Comparing perceptual signals of single V5/MT neurons in two binocular depth tasks. J Neurophysiol 2004; 92(3):1586–1596.

122. Parker AJ. Binocular depth perception and the cerebral cortex. Nature reviews. 2007; 8(5):379–391.

123. Uka T, Tanabe S, Watanabe M, Fujita I. Neural correlates of fine depth discrimination in monkey inferior temporal cortex. J Neurosci. 2005; 25(46):10796–10802.

124. Umeda K, Tanabe S, Fujita I. Representation of stereoscopic depth based on relative disparity in macaque area V4. J Neurophysiol. 2007; 98(1):241–252.

125. Neri P. A stereoscopic look at visual cortex. J Neurophysiol 2005; 93:1823–1826.

126. Julesz B. Binocular depth perception without familiarity cues. Science (New York) 1964; 145:356–362.

127. Birch EE, Salomao S. Infant random dot stereoacuity cards. J Pediatr Ophthalmol Strabismus 1998; 35(2):86–90.

128. Skarf B, Eizenman M, Katz LM, Bachynski B, Klein R. A new VEP system for studying binocular single vision in human infants. J Pediatr Ophthalmol Strabismus 1993; 30(4):237–242.

129. Archer SM, Helveston EM, Miller KK, Ellis FD. Stereopsis in normal infants and infants with congenital esotropia. Am J Ophthalmol 1986; 101(5):591–596.

130. Shea SL, Fox R, Aslin RN, Dumais ST. Assessment of stereopsis in human infants. Invest Ophthalmol Vis Sci 1980; 19(11):1400–1404.

131. Fox R. Stereopsis in animals and human infants: a review of behavioral investigations. In: Aslin RN, Alberts J, Petersen M, eds. Development of perception: The visual system. New York: Academic Press, 1981.

132. Birch EE, Gwiazda J, Held R. Stereoacuity development for crossed and uncrossed disparities in human infants. Vision Res 1982; 22(5):507–513.

133. Birch EE, Gwiazda J, Held R. The development of vergence does not account for the onset of stereopsis. Perception 1983; 12(3):331–336.

134. Birch EE, Shimojo S, Held R. Preferential-looking assessment of fusion and stereopsis in infants aged 1–6 months. Invest Ophthalmol Vis Sci 1985; 26(3):366–370.

135. Gwiazda J, Bauer J, Held R. Binocular function in human infants: correlation of stereoptic and fusion-rivalry discriminations. J Pediatr Ophthalmol Strabismus 1989; 26(3):128–132.

136. Fox R, Patterson R, Francis EL. Stereoacuity in young children. Invest Ophthalmol Vis Sci 1986; 27(4):598–600.

137. Reading RW, Tanlami T. Finely graded binocular disparities from random-dot stereograms. Ophthalmic Physiol Opt 1982; 2:47–56.

138. Hofstetter H, Bertsch J. Does stereopsis change with age? Am J Optom Physiol Optics 1976; 53:664–667.

139. Hofstetter H. Absolute threshold measurements with the diastereo test. Arch Soc Am Ophthalmol Optom 1968; 6:327.

140. Woo GC, Sillanpaa V. Absolute stereoscopic thresholds as measured by crossed and uncrossed disparities. Am J Optom Physiol Optics 1979; 56(6):350–355.

141. Sloper JJ, Collins AD. Reduction in binocular enhancement of the visual-evoked potential during development accompanies increasing stereoacuity. J Pediatr Ophthalmol Strabismus 1998; 35(3):154–158.

142. Simons K. Stereoacuity norms in young children. Arch Ophthalmol 1981; 99(3):439–445.

143. Ciner EB, Schanel-Klitsch E, Scheiman M. Stereoacuity development in young children. Optom Vis Sci 1991; 68(7):533–536.

144. Walraven J, Janzen P. TNO stereopsis test as an aid to the prevention of amblyopia. Ophthalmic Physiol Opt 1993; 13(4):350–356.

145. Heron G, Dholakia S, Collins DE, McLaughlan H. Stereoscopic threshold in children

and adults. Am J Optom Physiol Optics 1985; 62(8):505–515.

146. Berardi N, Pizzorusso T, Maffei L. Critical periods during sensory development. Curr Opin Neurobiol 2000 Feb; 10(1):138–145.

147. Knudsen EI. Sensitive periods in the development of the brain and behavior. J Cog Neurosci 2004; 16(8):1412–1425.

148. Banks MS, Aslin RN, Letson RD. Sensitive period for the development of human binocular vision. Science (New York) 1975; 190(4215):675–677.

149. Fawcett SL, Wang YZ, Birch EE. The critical period for susceptibility of human stereopsis. Invest Ophthalmol Vis Sci 2005; 46(2):521–525.

150. Harwerth RS, Smith EL, 3rd, Duncan GC, Crawford ML, von Noorden GK. Multiple sensitive periods in the development of the primate visual system. Science (New York) 1986; 232(4747):235–238.

151. Lewis TL, Maurer D. Multiple sensitive periods in human visual development: evidence from visually deprived children. Dev Psychobiol 2005; 46(3):163–183.

152. Apkarian P. Temporal frequency responsivity shows multiple maturational phases: state-dependent visual evoked potential luminance flicker fusion from birth to 9 months. Vis Neurosci 1993; 10(6):1007–1018.

153. Norcia AM, Tyler CW. Spatial frequency sweep VEP: visual acuity during the first year of life. Vision Res 1985; 25(10):1399–1408.

154. Allen D, Norcia AM, Tyler CW. Comparative study of electrophysiological and psychophysical measurement of the contrast sensitivity function in humans. Am J Optom Physiol Optics 1986; 63(6):442–449.

155. Sokol S, Moskowitz A, McCormack G. Infant VEP and preferential looking acuity measured with phase alternating gratings. Invest Ophthalmol Vis Sci 1992; 33(11):3156–3161.

156. Auestad N, Montalto MB, Hall RT et al. Visual acuity, erythrocyte fatty acid composition, and growth in term infants fed formulas with long chain polyunsaturated fatty acids for one year. Ross Pediatric Lipid Study. Pediatr Res 1997; 41(1):1–10.

157. Ciner EB, Schanel-Klitsch E, Herzberg C. Stereoacuity development: 6 months to 5 years. A new tool for testing and screening. Optom Vis Sci 1996; 73(1):43–48.

158. Birch EE, Hale LA. Operant assessment of stereoacuity. Clin Vis Sci 1989; 4:295–300.

159. Williams S, Simpson A, Silva PA. Stereoacuity levels and vision problems in children from 7 to 11 years. Ophthalmic Physiol Opt 1988; 8(4):386–389.

第39章

视网膜外侧膝状体投射的发育

S.M.Koch・E.M.Ullian

闫　峰　译　陈祥菲　黄振平　校

丘脑的背外侧膝状体（dorsal lateral geniculate nucleus，dLGN）是视觉信息从视网膜传输到视皮质的门户；因此，视觉依赖于 dLGN 神经元真实地传递视网膜所编码的视觉世界特征的能力。由此看来，视网膜神经节细胞（retinal gan -glion cells，RGCs）和 dLGN 神经元之间的连接是高度精密和有组织的[1,2]。例如，视网膜中相邻细胞神经支配 dLGN 中的相邻细胞，形成 RGC 投射，从而在丘脑中产生视网膜脑图，使得丘脑具有维持视觉景象空间特征的能力[3]。此外，视网膜地形图的分辨能力由 dLGN 维持，因为成体中几乎没有 RGCs 汇集到 dLGN 的神经元；因此，dLGN 感受野和 RGCs 感受野的大小和结构相似[4]。视网膜膝状体组织的另一个主要特征是，产生于每只眼睛的轴突在 dLGN 内被分离，这对于双眼视觉非常重要[1]。因而，成熟的 dLGN 神经元是单眼驱动[1,2]。最后，一些细胞类型特异的组织也存在于 dLGN，这是由于不同类型的 dLGN 神经元存在于不同的层中，并接收来自不同亚型、不同功能的 RGCs 的输入[2,5-8]。

在发育过程中如何建立精确的视网膜膝状体电路？许多实验表明，视网膜膝状体连接最初在许多方面是不精确的，未成熟回路必须逐渐进行精细化改良，以达到精细协调的成熟形式[9-16]。多数的精细化改良发生在视觉形成之前[10,11]，而且现在已经明确，这种早期的精细化要求整个发育过程存在自发的视网膜活性和分子诱导[11,17-19]。

视网膜膝状体投射在发育过程中被精细化

解剖学研究已经表明，来自双眼的轴突最初进入 dLGN 时，它们的分支是广泛重叠的[13,20]，功能方面的研究也已经证实，这些重叠投射产生受双眼神经支配的 dLGN 神经元[14,21]。这种初始的连接建立之后，会出现一个特殊的发育时期，此时来自每只眼睛的轴突分离进入非重叠的区域[15,16]。这种"眼特异性分离"会产生一种同侧和对侧投射的图像，其大小和位置在 dLGN 内是高度固定的。眼特异性的传入通路也会功能性分离。由于 RGC 的轴突局限在 dLGN 的相应区域，因此在不适当区域中，它们的功能性突触连接都将丢失，从而产生单眼驱动的 dLGN 神经元[14,21]。小鼠的电生理记录表明，dLGN 神经元最初由 12～30 个 RGCs 进行弱的神经支配，在分离过程后，每只眼的输入信号被精细化至 4～6 个，最终从单眼中只获得 1～3 个强输入信号[14,21,22]。虽然 RGC 输入到单个 dLGN 神经元的会聚在减少，但是 RGCs 中最近的相邻关系仍被维持，因此，视网膜脑图变得敏锐[23]。

除了眼特异性的分离，RGC 的轴突进一步限定它们的分支到功能不同的亚层。例如，每个主要类别的神经节细胞包括两种亚型：光诱发时的去极化细胞（ON 神经节细胞）和超极化细胞（OFF 神经节细胞）[24]。在成熟期，dLGN 中的这些平行的 ON 和 OFF 通路在单个神经元水平上被分离；在光中单个 dLGN 神经元响应为递增或递减，但不能同时发生。有些物种如鼬，接收 ON 输入和 OFF 输入的 dLGN 神经元位于每只眼睛特定层内的两个不同的亚层[25]，这些亚层的发育发生在眼特异性的分离之后[26]。视觉形成之前 ON 和 OFF 亚层的出现，排除了 dLGN 神经元是否同时接收 ON 和 OFF 突触输入会聚的生理评估。然而，这可能是因为这些 ON 和 OFF 亚层形成 RGC 之前，它们的轴突已经在每只眼特定层的内和外半部形成分支[26]。

投射到 dLGN 的 RGCs 类别主要包括 Y 细胞（处理运行），X 细胞（负责图像清晰度），及异源群体 W 细胞[2,10,27]。目前仍不清楚，单个 dLGN 神经元最初是否接收来自这些多种类别的神经节细胞的突触输入[10]。然而，在灵长类动物幼年期，随着它们的轴突神经开始支配目标，大细胞性的和小细胞性的途径就投射到 dLGN 不同的区域[28,29]。这表明，灵长类动物的发育过程中，单个 LGN 神经元只可以接收一类 RGC 的输入。这种特异性至少部分是由于不同类别的视网膜神经节细胞在发育过程中的不同时期的发生[30]，以及小细胞性的轴突比大细胞性的轴突先到达 dLGN 的事实[28]。此外，来自灵长类动物双眼的轴突，最初以一定的眼特异性方式神经支配 dLGN，因此，相比其他的哺乳类动物，灵长类动物的视网膜膝状体之间的连接可能需要更少的精细化[31]。

有趣的是，研究还表明，成熟的解剖学和功能上的连接结构一旦建立，它们一定会被积极地维持[32-35]。综合考量后，这些数据表明成熟视网膜膝状体连接必须从最初的过度连接中提取出来，并且其程度因物种而异。这些数据还表明，视网膜膝状体的发育经历几个不同的阶段，开始为眼部特异输入的分离，然后是更精细的改良细化阶段以提高视网膜脑图的敏锐度，最后是维护阶段，此时这种连接依然是可塑的[36]。

视网膜膝状体投射活性依赖的精细化

既然确定了多数视网膜膝状体最初的发育和精细化发生在视觉形成之前，一个很自然的问题，在精细化过程中，突触传递和 / 或神经活性是否必需？河豚毒素（TTX）阻断胚胎期猫大脑钠离子通道的研究首次证实眼特异性分离需要动作电位。这种阻断能防止眼特异性区域的形成[37,38]。进一步的研究发现，在眼特异性分离期间，在视网膜中会产生自发性活性，当视网膜自发性活性被破坏时，眼特异层就不能形成[39]。此外，阻止轴突精细化的活性中断，也会导致感受野比正常更大[40-42]。

眼特异性分离后，神经活性也有助于 dLGN 中 ON 和 OFF 输入的精细化。在鼬的视觉系统中，阻断视网膜活性或突触后 N- 甲基 -D- 天冬氨酸（NMDA）受体活性，都会破坏 ON 和 OFF 亚层的形成[43,44]。这表明，从视网膜到 dLGN 的突触传递，至少在视网膜膝状体精细化方面是必要的——虽然突触传递和可塑性在视网膜膝状体精细化的各个方面中扮演的具体

角色仍需深入研究。

在发育过程中，dLGN 内的视网膜输入被分离后，维持已建立的精度仍需要神经元活性。例如，鼬的眼特异层形成后，阻断视网膜活性会导致投射被沉默，而丢失它们以前占有的区域[32]。类似的，用 TTX 阻断小鼠体内的后期活性会破坏突触的精细化，阻止弱输入的消除和其余输入的加强[35]。此外，对在眼特异性分离之后形成过度的视网膜活性的突变小鼠分析，发现这种增强的活性能够阻止视网膜输入的分离。这种被称为 nob1（没有 b 波）的突变小鼠缺乏一种光感受器到双极细胞突触传递的必需蛋白，当正常的个体接着发生视觉通过感光器时，它形成异常高频率的视网膜自发活性来替代。因为在正常个体眼特异性分化开始的时候，这些小鼠中自发视网膜活性是不变的，它们的轴突开始正常地分离[33,45]。然而，异常高频率活性的影响下，眼特异性输入分离被阻止，导致轴突重叠增加。另外，除了正常的自发活性的后期要求，视觉输入似乎也在维持视网膜膝状体精细化方面发挥了重要的作用。在眼内精细化近乎完成的后期阶段，如果剥夺了动物的视觉输入，则 dLGN 神经元将再次被多重神经支配，基本上恢复到更不成熟的神经支配状态[34,35]。

所有的这些实验表明，自发活性是驱动双眼特异性和 On-Off 分离所必需的，而自发和视觉诱发的视网膜活性都是维持分离所必需的。

哪些活性参数驱动精细化？

视网膜的活性在视网膜膝状体发育的每个阶段都是必需的，但需要哪些方面的活性？理论研究提出，优先关联强化邻近细胞而不是远处细胞的活性模式似乎是最根本的。在视觉系统中，模式化的视网膜活性在产生视觉之前就会出现[46,47]，视网膜内产生活性模式的发育机制与这些分离的理论准则相吻合。例如，多电极阵列记录和钙离子成像实验揭示了活性脉冲在相邻的 RGCs 之间相互关联，这些脉冲以波浪状的方式在视网膜中传播[8,48-50]。目前，已在许多脊椎动物中发现这种"视网膜波"，这表明当前的活性模式可能是一种保守机制，调控着脊椎动物视觉系统的发育（图 39.1）。

我们已经描述了视网膜发育中的模式化波活性的三个阶段。有趣的是，在每个阶段中，这些活性被不同的机制所介导，并显示了其独特的性能，如活动的频率、相互关联的活性中所涉及的视网膜面积以及

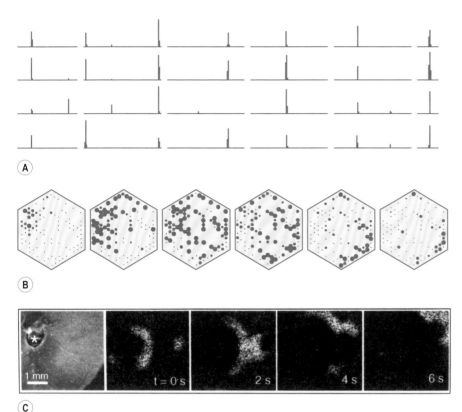

图 39.1　未成熟视网膜在视觉形成之前产生同步脉冲活性的模式。（A）许多独立的细胞脉冲活性的多电极记录，但鼬未受损的视网膜显示单个细胞中存在有节奏的脉冲（每行）。四个相邻细胞的脉冲适时相互关联（如直方图所示）。（B）在活性脉冲期间，随着波在记录电极之间传播，视网膜神经节细胞被依次激活。这里显示的是经过六角多电极阵列的波传播的例子。从左到右：每 0.5 秒连续"快照"的活性记录。每个点是一个细胞，与点的大小和波峰比率成比例。（C）通过钙离子成像很容易观察到视网膜波。使用低光相机检测到随着时间推移而引起的荧光强度的变化，显示为在新生鼠视网膜中相冲突的两个波。第一幅表示 fura-2 的荧光标记，随后图像中的白色区域表示细胞内钙离子的升高。* = 视乳头

波传播的速度[51-53]。这些研究表明，这些阶段的特性可能有助于发生在每个阶段中某些特定方面的精细化。视网膜活动的第一阶段，阶段 I，包括模式化活性的罕见脉冲，它们出现在最初期阶段，并主要通过间隙连接的通路介导[54]。大多数的视网膜膝状精细化发生在第 II 阶段波时期。第二阶段波通过由星状无长突细胞释放的乙酰胆碱介导[48,55]，这种波发生在睁眼出生的哺乳动物的胚胎期以及闭眼出生的哺乳动物出生后[54,56]。模式化自发活性的最后阶段，阶段 III，由双极细胞释放的谷氨酸的传输所介导，能跨越睁眼期，并继续传播，这被认为是，或者至少部分是由于谷氨酸的释放[18,33,54,56-59]。有趣的是，在第 III 阶段波期间，ON 和 OFF RGCs 以不同的速率激活并相互反关联[60-62]，如同其他亚型的 RGCs，如 X，Y 和 W，能在这些不同类型的输入分离中发挥作用[63]。

视网膜波是通过什么样的机制驱动视网膜膝状体连接的变化的呢？一个共同的机制是，突触间隙中的活性依赖性竞争，这似乎是整个神经系统连接特异性发育的基础[64,65]。这种竞争由神经系统的活性驱动，但是如何驱动呢？关于单眼中活性阻止或增强会导致同侧和对侧投射模式改变的研究证明，眼特异性分离涉及 RGC 输入之间的竞争。在这些研究中，当

仅仅在单眼中使用地棘蛙素来阻断胆碱能传递时，被阻断眼的投射会失去在 dLGN 中的区域，而活性眼的投射会扩大它们的覆盖范围[39]。反之亦然；也就是说，当通过眼内给药提高单眼的活性时，药物包括福司柯林，或 cAMP 类似物，CPT-cAMP（它们能增加波的大小，频率及速度），活性眼的投射会以损失非增强眼的投射为代价来获得 dLGN 中的更多的区域。

实验和理论研究表明，除了整体活性水平，模式化的自发活性的特异方面可以通过 Hebbian 机制驱动分离，即随着时间的推移加强和消除突触输入[68]。这种突触竞争的 Hebbian 模型预测，神经节细胞"共同激活，共同连接"[69]。为了通过 Hebbian 机制来驱动分离，相邻的 RGCs 必须以相互关联的方式激活，而较远距离的 RGCs 或不同眼的 RGCs 必须显示较低的相关性，从而加强暂时相互关联的相邻细胞的输入，减弱不相关的输入。事实上，波的传播满足了这些要求。例如，在一个波中，相邻 RGCs 波会共同激活，导致它们比非相邻的 RGCs 有更高的同步性。此外，波起始的随机性质和波之间的相对长的不应期，会降低更远距离的神经节细胞或不同眼的神经节细胞同时激活的概率。这有利于分离来自不同眼的输入，并能同时重塑双眼的连接以及精细化每个眼的视网膜

脑图 [70,71]。

小鼠的解剖学研究表明，第二阶段波对于眼特异性分离特别重要，因为这种分离发生在第二阶段波期间，在此期间，通过双眼注射地棘蛙素来干扰第二阶段波会阻止眼特异性分离 [39]（图 39.2）。这些数据表明，第二阶段波对于眼特异性分离是必需的——但它们是否允许或指导分离？关于这个问题的数据在一定程度上说是相互矛盾的。缺乏烟碱型乙酰胆碱受体 β2 亚基的小鼠的研究表明，视网膜波结构对于驱动分离是至关重要的，因为在这些小鼠中虽然保持了视网膜活性，但已经严重地改变了波结构 [54,72,73]，眼特异性精细化并不会出现在第二阶段 [54,73,74]。另一方面，在消除视网膜波而不破坏视网膜活性的整体水平的第一项研究中，没有发现眼特异性分离的任何缺陷 [75]。另外，在其他破坏波的老鼠中的研究表明，虽然这些动物表现出眼特异性分离的缺陷 [74]，但当波的某个方面被修复时并没有引起眼特异性分离的修复 [76]。

为了明确眼特异性分离可能必需的波的具体参数，Feller 实验室分析了一些具有不同的视网膜波干扰和不同程度的眼特异性分离的突变小鼠 [77]。基于这些比较，他们认为视网膜波的几个方面对于驱动眼特异性分离是至关重要的，如一些发生在频率大于 10 Hz 脉冲内的相关激活。此外，他们还发现在相邻 RGCs 和远距离的 RGCs 关联强度之间的相对差异是至关重要的，这种相对差异远比 RGCs 的全部活性或 RGC 激活的精确时间窗口重要。这项研究表明，视网膜波编码信息指导视网膜膝状体精细化，但这个观点仍存在争议。正如前面提到的，nob1 小鼠改变后期波的发生会引起眼特异性输入的分离。有趣的是，nob1 小鼠中改变的波显示相邻的 RGCs 之间的连接比远距离的 RGCs 之间的连接更牢固，这与 Feller 及其同事

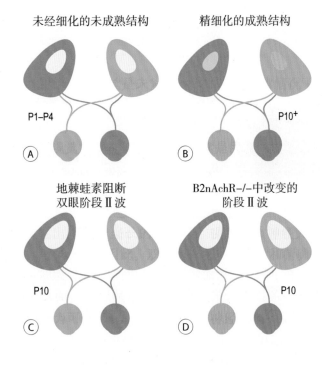

未经细化的未成熟结构　　精细化的成熟结构

地棘蛙素阻断
双眼阶段Ⅱ波　　B2nAchR−/−中改变的
阶段Ⅱ波

单眼中使用地棘蛙素（绿）　　单眼中使用cAMP或
福司柯林（绿）

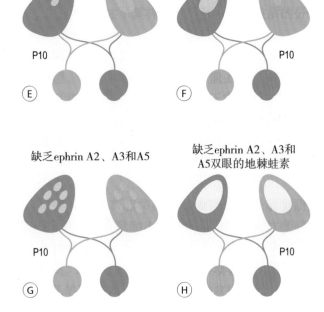

缺乏ephrin A2、A3和A5　　缺乏ephrin A2、A3和
A5双眼的地棘蛙素

图 39.2　视网膜自发性活性和 ephrin 信号都是 dLGN 中眼特异性输入正常分离所需要的。图表显示啮齿类动物的 dLGN 投射模式。（**A**）最初双眼的投射在 dLGN 中重叠。在啮齿类动物中，这种模式存在于 P1 ~ P4。（**B**）在阶段Ⅱ的视网膜波期间，每只眼的输入分离进入非重叠区域，并以其成熟模式出现在 P10 周围。（**C**）阶段Ⅱ波的药理消融阻止在此期间的分离。（**D**）在 β2nAchR 基因敲除小鼠中，改变相关结构和频率的波也能阻止阶段Ⅱ期间的分离。（**E**），（**F**）眼特异性分离包括活性依赖的竞争。（**E**）当在一只眼中用地棘蛙素阻断阶段Ⅱ的波时，被阻断的眼的投射失去在 dLGN 中的区域，而正常眼的投射区域扩大。（**F**）当一只眼中阶段Ⅱ波的大小和频率增加时，增强眼的投射会获得 dLGN 中的区域，而以损失另一只眼的投射为代价。（**G**）Ephrin As 是眼特异层的正常大小、位置、和结构所必需的。缺乏 ephrin A2、A3 和 A5 的小鼠能发生眼特异性分离，但不能形成正常的眼特异层。（**H**）当阻断 ephrin A2、A3 和 A5 基因敲除的小鼠的双眼活性时，眼特异性分离将不会发生，同时同侧和对侧的投射会在大部分 dLGN 中重叠。

发现促进眼特异性分离的相关性结构相似。这表明，至少对于阶段 III 波来说，活性水平也影响视网膜膝状体的发育。在 nob1 小鼠中，很可能是极高频率的波引起了不同眼中 RGCs 共同激活的增加，从而导致新输入的再生长和 / 或原有输入的加强[33,36]。

突触输入在分离时改变强度

电生理记录表明，在整个发育过程中，功能性的突触输入聚到个别的 dLGN 神经元显著降低[14,21,22,78]。如上所述，有证据表明，通过驱动视网膜外侧膝状体突触方面的 Hebbian 学习规则，视网膜波结构的特异性可能在视网膜外侧膝状体精细化方面发挥着指导性的作用。据推测，相邻 RGCs 相互关联的激活会导致突触强度的增强，这种过程反过来也会稳定包含增强的突触在内的轴突。相反的，互不关联的激活会导致突触强度下降，最终将引起弱突触和它们所在的轴突侧支的消失。那么，何种突触学习规则能在视网膜外侧膝状体突触方面发挥作用，以及何种分子机制能将突触强度中的变化转化为形态的改变？这些问题的答案很大程度上仍然是未知的，但目前已经获得一些见解并在下文中讨论。

首次研究表明，视网膜外侧膝状体突触可能经历突触可塑性，通过在具有高频序列的视网膜外侧膝状体薄层标本中刺激 RGC 传入神经，同时表明这能以 NMDA 受体依赖的方式来增强视网膜外侧膝状体突触。然而，需要注意的是，这种高频序列比那些在视网膜波期间观察到的典型序列要快[79]。Mooney 等使用膜片箝记录的包含完整视网膜到 dLGN 输入的标本，证明了分离期，视网膜输入能够驱动突触后 dLGN 激活，同时它也是基于 Hebbian 学习的先决条件[80]。最近，Butts 和他的同事，使用了更能准确地反映内源性的活性模式的刺激，来描述一个脉冲 - 时间 - 依赖的可塑性的记录，这种可塑性能加强或削弱视网膜外侧膝状突触，依赖于突触前和突触后脉冲（10 ~ 20Hz）是否同步[81]。除了这种同源性突触的学习规则，突触减弱也可以通过异源型突触的抑制来发生。单眼的突触刺激序列能够引起对侧眼输入的抑制证实了这个观点[82]。毫无疑问，未来的研究将进一步阐明影响这种连接发育的可塑性机制的类型。特别是，因为视网膜活性不同阶段的波参数不同，发现突触可塑性的规则是否影响这些阶段中 dLGN 的变化将是有趣的。比如，貂的研究报道指出，NMDAR 的激活不是眼特异性分离所必需的，但是为 On-Off 分

离所必需的。有趣的是，在阶段 III 波的后期，自发性活性和视觉形成都能优先驱动谷氨酸受体亚基 1 进入到视网膜外侧膝状体突触[83]。

正如前面所提到的，虽然支配单个 dLGN 神经元的 RGCs 的数目随着发育而显著下降[21,22,78]，但是作用于单个 dLGN 神经元的突触总数似乎保持相对恒定[22]。这一发现类似于神经肌接点处运动神经元输入的精细化，在神经肌接点处单个运动神经元接管多个运动神经元的突触区域[65]。控制全部突触数量的机制还不清楚。此外，一些突变小鼠会保留多余的视网膜输入直到成年，但这些多余的输入没有引起异常大的突触电流[35,84]。这些研究表明，dLGN 神经元接收全部突触驱动是受内稳态调节的。

活性依赖的轴突分离的分子机制

一个主要的研究领域是阐明将突触驱动中的变化转化为突触和轴突形态改变的分子机制。转基因小鼠品系的使用让我们在理解这些分子机制上取得了巨大的进步。突变动物的筛选检查显示非常正常的视网膜波仍然能严重干扰眼特异性分离，这表明几种类型的免疫相关分子可能参与这个过程。第一个这样的例子是 I 类主要组织相容性复合物（major immunohistocampatibility complex, MHC）。在眼特异性分离期间，这种蛋白被 dLGN 的活性上调，MHCI 敲除的小鼠表现为重叠的眼输入[85-87]。神经正五聚蛋白（NPs）是活性调节基因的另一个例子，它参与眼特异性分离，有趣的是，NPs 也是免疫相关分子，与短正五聚蛋白、C- 反应蛋白和血清淀粉样蛋白 P 有某些相似的序列。类似于 MHC，NPs 也在视网膜外侧膝状体精细化期间高表达，缺乏两个 NPs（NP1 和 NP2）的动物，在正常的分离期间能显示重叠的眼输入[88]。MHC 和 NPs 可能会直接影响突触功能[85,89,90]。另一个分子机制的例子来自于补体途径的研究，认为这种分子机制可能耦合 dLGN 中功能和结构的变化。缺失经典的补体途径中蛋白质的几种品系的小鼠，在 dLGN 中有重叠的眼特异性输入。众所周知，补体途径介导对死亡或感染细胞的吞噬作用。由于补体与突触亚型共同定位于 dLGN，补体途径一个可能的作用是，它可以标记弱输入，这种弱输入将在眼特异性分离期间被删除[84]。

指导眼特异性轴突区域形成的分子机制

除了上面讨论的分子机制，非活性依赖性的分

子机制在塑造成熟视网膜外侧膝状体连接模式上也发挥了作用。因为dLGN中眼特异性区域的大小和位置，在不同动物之间高度一致并且在双侧丘脑中对称，所以长期以来一直推测，分子信号决定每个输入最终结合的位置[11]。那么何种信号可能引导来自双眼的输入进入它们不同的区域呢？有趣的是，具有非交叉眼投射的纯种牧羊犬，来自正常交叉的鼻侧和非交叉的颞侧视网膜的输入仍在dLGN中分离[91]，这更加证明分子信号通过标记颞侧和鼻侧视网膜指导眼特异性分离。视网膜映射图的研究已表明，鼻侧和颞侧视网膜可以通过EphAs的不同表达加以区分[92]，此外，EphAs及其配体，ephrin-AS，在dLGN内的眼特异性分离中都发挥重要作用。缺乏三种ephrin（A2、A3和A5）的小鼠，虽然仍然显示活性依赖性的眼特异性输入的分离，但眼特异性区域是破碎的，不能在dLGN中形成不同的层[93]。如果这三种基因敲除小鼠在眼特异性分离期间被阻断视网膜活性，它们的视网膜的输入会形成一个永久混合输入的模式。此外，EphA3或EphA5的过表达可以误导视网膜输入到不正确的眼特异层，尽管有正常的视网膜模式活性[94]。这些数据仍表明，EphA-EphrinA的相互作用形成了眼特异性输入的最后模式。同时还表明，视网膜活性和ephrin信号共同作用，它们是视网膜外侧膝状体输入的正常组织所必需的。此外，活性处理似乎不影响ephrin的表达，丢失或过度表达也不影响ephrin相关活性水平，进一步表明这些途径很大程度上是相互独立的[19,94]。

总结

成熟的视网膜外侧膝状体途径在结构和功能上是高度有组织的，同时我们更清楚地认识到这些精细的组织是如何不断地发育完善的。目前已明确，活性依赖和非活性依赖的机制形成这种最终的组织。自发的视网膜活性的特性是至关重要的，这表明这种活性可能以指导性的方式来发挥作用。未来研究的一项重要任务是进一步阐明在这种途径中，把视网膜活性转变为结构变化的突触和分子的机制。转基因动物、额外基因和分子的筛查的应用，将使研究这个过程中活性依赖和非活性依赖方面的分子机制更深入。精细化的每个阶段，双眼之间，单眼之内，ON与OFF，可能采用一些相似的和独特的机制来介导精细化。总之，视网膜外侧膝状体投射已被证明是中枢神经系统发育的

一个好例子，对这个系统中的进一步研究，将继续推动我们对引起整个神经系统发育精细化进程的理解。

致谢

感谢 Dr. Andrew D. Huberman 对本章的批评意见。这项工作是由 March of Dimes，Basil O'Connor 奖资助。

参考文献

1. Kaas JH, Guillery RW, Allman JM. Some principles of organization in the dorsal lateral geniculate nucleus. Brain Behav Evol 1972; 6(1):253–299.
2. Rodieck RW. Visual pathways. Annu Rev Neurosci 1979; 2:193–225.
3. Roskies A, Friedman GC, O'Leary DD. Mechanisms and molecules controlling the development of retinal maps. Perspect Dev Neurobiol 1995; 3(1):63–75.
4. Bullier J, Norton TT. Comparison of receptive–field properties of X and Y ganglion cells with X and Y lateral geniculate cells in the cat. J Neurophysiol 1979; 42(1, Pt 1):274–291.
5. Leventhal AG, Rodieck RW, Dreher B. Central projections of cat retinal ganglion cells. J Comp Neurol 1985; 237(2):216–226.
6. Leventhal AG, Rodieck RW, Dreher B. Retinal ganglion cell classes in the Old World monkey: morphology and central projections. Science 1981; 213(4512):1139–1142.
7. Huberman AD et al. Architecture and activity-mediated refinement of axonal projections from a mosaic of genetically identified retinal ganglion cells. Neuron 2008; 59(3):425–438.
8. Huberman AD et al. Genetic identification of an On-Off direction-selective retinal ganglion cell subtype reveals a layer-specific subcortical map of posterior motion. Neuron 2009; 62(3):327–334.
9. Constantine-Paton M, Cline HT, Debski E. Patterned activity, synaptic convergence, and the NMDA receptor in developing visual pathways. Annu Rev Neurosci 1990; 13:129–154.
10. Garraghty PE, Sur M. Competitive interactions influencing the development of retinal axonal arbors in cat lateral geniculate nucleus. Physiol Rev 1993; 73(3):529–545.
11. Goodman CS, Shatz CJ. Developmental mechanisms that generate precise patterns of neuronal connectivity. Cell 1993; 72(Suppl):77–98.
12. Shatz CJ, Sretavan DW. Interactions between retinal ganglion cells during the development of the mammalian visual system. Annu Rev Neurosci 1986; 9:171–207.
13. Sretavan DW, Shatz CJ. Prenatal development of retinal ganglion cell axons: segregation into eye-specific layers within the cat's lateral geniculate nucleus. J Neurosci 1986; 6(1):234–251.
14. Shatz CJ, Kirkwood PA. Prenatal development of functional connections in the cat's retinogeniculate pathway. J Neurosci 1984; 4(5):1378–1397.
15. Sretavan DW, Shatz CJ. Prenatal development of cat retinogeniculate axon arbors in the absence of binocular interactions. J Neurosci 1986; 6(4):990–1003.
16. Sretavan DW, Shatz CJ. Axon trajectories and pattern of terminal arborization during the prenatal development of the cat's retinogeniculate pathway. J Comp Neurol 1987; 255(3):386–400.
17. Penn AA, Shatz CJ. Brain waves and brain wiring: the role of endogenous and sensory-driven neural activity in development. Pediatr Res 1999; 45(4 Pt 1):447–458.
18. Wong RO, Meister M, Shatz CJ. Transient period of correlated bursting activity during development of the mammalian retina. Neuron 1993; 11(5):923–938.
19. Pfeiffenberger C et al. Ephrin-As and neural activity are required for eye-specific patterning during retinogeniculate mapping. Nat Neurosci 2005; 8(8):1022–1027.
20. Sretavan D, Shatz CJ. Prenatal development of individual retinogeniculate axons during the period of segregation. Nature 1984; 308(5962):845–848.
21. Ziburkus J, Guido W. Loss of binocular responses and reduced retinal convergence during the period of retinogeniculate axon segregation. J Neurophysiol 2006; 96(5):2775–2784.
22. Chen C, Regehr WG. Developmental remodeling of the retinogeniculate synapse. Neuron 2000; 28(3):955–966.
23. Tavazoie SF, Reid RC. Diverse receptive fields in the lateral geniculate nucleus during thalamocortical development. Nat Neurosci 2000; 3(6):608–616.
24. Nelson R, Famiglietti E Jr, Kolb H. Intracellular staining reveals different levels of stratification for on- and off-center ganglion cells in cat retina. J Neurophysiol 1978; 41(2):472–483.
25. Stryker MP, Zahs KR. On and off sublaminae in the lateral geniculate nucleus of the ferret. J Neurosci 1983; 3(10):1943–1951.
26. Cucchiaro J, Guillery RW. The development of the retinogeniculate pathways in normal and albino ferrets. Proc R Soc Lond B Biol Sci 1984; 223(1231):141–164.
27. Wingate RJ, Fitzgibbon T, Thompson ID. Lucifer yellow, retrograde tracers, and fractal analysis characterise adult ferret retinal ganglion cells. J Comp Neurol 1992; 323(4):449–474.
28. Meissirel C et al. Early divergence of magnocellular and parvocellular functional subsystems in the embryonic primate visual system. Proc Natl Acad Sci USA 1997; 94(11):5900–5905.
29. Snider CJ et al. Prenatal development of retinogeniculate axons in the macaque monkey during segregation of binocular inputs. J Neurosci 1999; 19(1):220–228.
30. Rapaport DH et al. Genesis of neurons in the retinal ganglion cell layer of the monkey. J Comp Neurol 1992; 322(4):577–588.

31. Huberman AD et al. Early and rapid targeting of eye-specific axonal projections to the dorsal lateral geniculate nucleus in the fetal macaque. J Neurosci 2005; 25(16):4014–4023.

32. Chapman B. Necessity for afferent activity to maintain eye-specific segregation in ferret lateral geniculate nucleus. Science 2000; 287(5462):2479–2482.

33. Demas J et al. Failure to maintain eye-specific segregation in nob, a mutant with abnormally patterned retinal activity. Neuron 2006; 50(2):247–259.

34. Hooks BM, Chen C. Vision triggers an experience-dependent sensitive period at the retinogeniculate synapse. J Neurosci 2008; 28(18):4807–4817.

35. Hooks BM, Chen C. Distinct roles for spontaneous and visual activity in remodeling of the retinogeniculate synapse. Neuron 2006; 52(2):281–291.

36. Huberman AD. Mechanisms of eye-specific visual circuit development. Curr Opin Neurobiol 2007; 17(1):73–80.

37. Sretavan DW, Shatz CJ, Stryker MP. Modification of retinal ganglion cell axon morphology by prenatal infusion of tetrodotoxin. Nature 1988; 336(6198):468–471.

38. Shatz CJ, Stryker MP. Prenatal tetrodotoxin infusion blocks segregation of retinogeniculate afferents. Science 1988; 242(4875):87–89.

39. Penn AA et al. Competition in retinogeniculate patterning driven by spontaneous activity. Science 1998; 279(5359):2108–2112.

40. Grubb MS et al. Abnormal functional organization in the dorsal lateral geniculate nucleus of mice lacking the beta 2 subunit of the nicotinic acetylcholine receptor. Neuron 2003; 40(6):1161–1172.

41. Chandrasekaran AR et al. Evidence for an instructive role of retinal activity in retinotopic map refinement in the superior colliculus of the mouse. J Neurosci 2005; 25(29):6929–6938.

42. Mrsic-Flogel TD et al. Altered map of visual space in the superior colliculus of mice lacking early retinal waves. J Neurosci 2005; 25(29):6921–6928.

43. Cramer KS, Sur M. Blockade of afferent impulse activity disrupts on/off sublamination in the ferret lateral geniculate nucleus. Brain Res Dev Brain Res 1997; 98(2):287–290.

44. Dubin MW, Stark LA, Archer SM. A role for action-potential activity in the development of neuronal connections in the kitten retinogeniculate pathway. J Neurosci 1986; 6(4):1021–1036.

45. Gregg RG et al. Identification of the gene and the mutation responsible for the mouse nob phenotype. Invest Ophthalmol Vis Sci 2003; 44(1):378–384.

46. Galli L, Maffei L. Spontaneous impulse activity of rat retinal ganglion cells in prenatal life. Science 1988; 242(4875):90–91.

47. Maffei L, Galli-Resta L. Correlation in the discharges of neighboring rat retinal ganglion cells during prenatal life. Proc Natl Acad Sci USA 1990; 87(7):2861–2864.

48. Feller MB et al. Requirement for cholinergic synaptic transmission in the propagation of spontaneous retinal waves. Science 1996; 272(5265):1182–1187.

49. Meister M et al. Synchronous bursts of action potentials in ganglion cells of the developing mammalian retina. Science 1991; 252(5008):939–943.

50. Wong RO et al. Early functional neural networks in the developing retina. Nature 1995; 374(6524):716–718.

51. Wong RO. Retinal waves and visual system development. Annu Rev Neurosci 1999; 22:29–47.

52. Sernagor E, Mehta V. The role of early neural activity in the maturation of turtle retinal function. J Anat 2001; 199(Pt 4):375–383.

53. Firth SI, Wang CT, Feller MB. Retinal waves: mechanisms and function in visual system development. Cell Calcium 2005; 37(5):425–432.

54. Bansal A et al. Mice lacking specific nicotinic acetylcholine receptor subunits exhibit dramatically altered spontaneous activity patterns and reveal a limited role for retinal waves in forming ON and OFF circuits in the inner retina. J Neurosci 2000; 20(20):7672–7681.

55. Zheng JJ, Lee S, Zhou ZJ. A developmental switch in the excitability and function of the starburst network in the mammalian retina. Neuron 2004; 44(5):851–864.

56. Syed MM et al. Stage-dependent dynamics and modulation of spontaneous waves in the developing rabbit retina. J Physiol 2004; 560(Pt 2):533–549.

57. Wong WT et al. Developmental changes in the neurotransmitter regulation of correlated spontaneous retinal activity. J Neurosci 2000; 20(1):351–360.

58. Zhou ZJ, Zhao D. Coordinated transitions in neurotransmitter systems for the initiation and propagation of spontaneous retinal waves. J Neurosci 2000; 20(17):6570–6577.

59. Blankenship AG et al. Synaptic and extrasynaptic factors governing glutamatergic retinal waves. Neuron 2009; 62(2):230–241.

60. Wong RO, Oakley DM. Changing patterns of spontaneous bursting activity of on and off retinal ganglion cells during development. Neuron 1996; 16(6):1087–1095.

61. Myhr KL, Lukasiewicz PD, Wong RO. Mechanisms underlying developmental changes in the firing patterns of ON and OFF retinal ganglion cells during refinement of their central projections. J Neurosci 2001; 21(21):8664–8671.

62. Kerschensteiner D, Wong RO. A precisely timed asynchronous pattern of ON and OFF retinal ganglion cell activity during propagation of retinal waves. Neuron 2008; 58(6):851–858.

63. Liets LC et al. Spontaneous activity of morphologically identified ganglion cells in the developing ferret retina. J Neurosci 2003; 23(19):7343–7350.

64. Lichtman JW, Colman H. Synapse elimination and indelible memory. Neuron 2000; 25(2):269–278.

65. Sanes JR, Lichtman JW. Development of the vertebrate neuromuscular junction. Annu Rev Neurosci 1999; 22:389–442.

66. Stellwagen D, Shatz CJ. An instructive role for retinal waves in the development of retinogeniculate connectivity. Neuron 2002; 33(3):357–367.

67. Stellwagen D, Shatz CJ, Feller MB. Dynamics of retinal waves are controlled by cyclic AMP. Neuron 1999; 24(3):673–685.

68. Shatz CJ. Emergence of order in visual system development. Proc Natl Acad Sci USA 1996; 93(2):602–608.

69. Hebb DO. The organization of behavior. New York: Wiley, 1949.

70. Eglen SJ The role of retinal waves and synaptic normalization in retinogeniculate development. Phil Trans R Soc Lond B Biol Sci 1999; 354(1382):497–506.

71. Miller KD. Synaptic economics: competition and cooperation in synaptic plasticity. Neuron 1996; 17(3):371–374.

72. Sun C et al. Retinal waves in mice lacking the beta2 subunit of the nicotinic acetylcholine receptor. Proc Natl Acad Sci USA 2008; 105(36):13638–13643.

73. Muir-Robinson G, Hwang BJ, Feller MB. Retinogeniculate axons undergo eye-specific segregation in the absence of eye-specific layers. J Neurosci 2002; 22(13): 5259–5264.

74. Rossi FM et al. Requirement of the nicotinic acetylcholine receptor beta 2 subunit for the anatomical and functional development of the visual system. Proc Natl Acad Sci USA 2001; 98(11):6453–6458.

75. Huberman AD et al. Eye-specific retinogeniculate segregation independent of normal neuronal activity. Science 2003; 300(5621):994–998.

76. Torborg C et al. L-type calcium channel agonist induces correlated depolarizations in mice lacking the beta2 subunit nAChRs. Vision Res 2004; 44(28):3347–3355.

77. Torborg CL, Hansen KA, Feller MB. High frequency, synchronized bursting drives eye-specific segregation of retinogeniculate projections. Nat Neurosci 2005; 8(1):72–78.

78. Jaubert-Miazza L et al. Structural and functional composition of the developing retinogeniculate pathway in the mouse. Vis Neurosci 2005; 22(5):661–676.

79. Mooney R, Madison DV, Shatz CJ. Enhancement of transmission at the developing retinogeniculate synapse. Neuron 1993; 10(5):815–825.

80. Mooney R et al. Thalamic relay of spontaneous retinal activity prior to vision. Neuron 1996; 17(5):863–874.

81. Butts DA, Kanold PO, Shatz CJ. A burst-based "Hebbian" learning rule at retinogeniculate synapses links retinal waves to activity-dependent refinement. PLoS Biol 2007; 5(3):e61.

82. Guido W. Refinement of the retinogeniculate pathway. J Physiol 2008; 586(Pt 18):4357–4362.

83. Kielland A et al. Activity patterns govern synapse-specific AMPA receptor trafficking between deliverable and synaptic pools. Neuron 2009; 62(1):84–101.

84. Stevens B et al. The classical complement cascade mediates CNS synapse elimination. Cell 2007; 131(6):1164–1178.

85. Goddard CA, Butts DA, Shatz CJ. Regulation of CNS synapses by neuronal MHC class I. Proc Natl Acad Sci USA 2007; 104(16):6828–6833.

86. Huh GS et al. Functional requirement for class I MHC in CNS development and plasticity. Science 2000; 290(5499):2155–2159.

87. Corriveau RA, Huh GS, Shatz CJ. Regulation of class I MHC gene expression in the developing and mature CNS by neural activity. Neuron 1998; 21(3):505–520.

88. Bjartmar L et al. Neuronal pentraxins mediate synaptic refinement in the developing visual system. J Neurosci 2006; 26(23):6269–6281.

89. Xu D et al. Narp and NP1 form heterocomplexes that function in developmental and activity-dependent synaptic plasticity. Neuron 2003; 39(3):513–528.

90. O'Brien RJ et al. Synaptic clustering of AMPA receptors by the extracellular immediate-early gene product Narp. Neuron 1999; 23(2):309–323.

91. Williams RW, Hogan D, Garraghty PE. Target recognition and visual maps in the thalamus of achiasmatic dogs. Nature 1994; 367(6464):637–639.

92. McLaughlin T, O'Leary DD. Molecular gradients and development of retinotopic maps. Annu Rev Neurosci 2005; 28:327–355.

93. Pfeiffenberger C, Yamada J, Feldheim DA. Ephrin-As and patterned retinal activity act together in the development of topographic maps in the primary visual system. J Neurosci 2006; 26(50):12873–12884.

94. Huberman AD et al. Ephrin-As mediate targeting of eye-specific projections to the lateral geniculate nucleus. Nat Neurosci 2005; 8(8):1013–1021.

第 40 章

发育期的视觉剥夺

Yuzo M. Chino

余 婷 译 陆成伟 校

新生儿的视觉是未发育成熟的。在正常情况下，新生儿的视觉功能会随着年龄的增加而迅速提高。明确某一特定视觉功能的产生时间及其发展因素，并探寻限制视觉发育过程中的关键因素是目前视觉生理研究的热点。众所周知，生理光学及眼球运动是影响婴幼儿出生后视觉的两个因素，但是视网膜及视皮质的不成熟在很大程度上限制了正常的感光发展[1,2]。

在出生后相当长的时间内，视觉皮质神经元的连接是可塑的。因此，双眼正常的视觉刺激和精确的图像融合是出生后的视觉皮质发展的重要因素。出生后双眼视觉的不协调是影响双眼视觉发育的主要因素。因为可塑性的视觉皮质层的神经元同时接收双眼的视觉信号，如两者不能匹配，造成双眼视觉不平衡，将导致单眼早期视觉剥夺、单眼离焦和视觉错位。如果不及时治疗，在婴儿早期，双眼不平衡可引发双眼视力障碍，进而发展成弱视。

本章讨论的主题涵盖了我们目前所知道的早期视觉异常，并阐述了其神经基础和可塑性皮质的分子机制。

猕猴是探索导致人类视觉异常神经机制理想的动物模型。在组织解剖和生理功能上，猕猴和人类的视觉系统是相似的。研究显示正常的成年猴单眼和双眼视觉功能与人类有惊人的相似之处[3,4]。其视觉发育时间及过程与人类也是极为相似[5-8]。与低等生物相比，灵长类动物的视觉皮质在出生时结构[9]和功能[10,11]更为完善。

许多视觉发育相关的重要发现都源于动物研究（如猫、雪貂、老鼠和小鼠）[12-16]。然而，在这些较低等的动物中，与早期视觉发育相关的模型经常不能建立。因此，本章将主要回顾灵长类动物的研究，并结合婴幼儿的研究，讨论灵长类动物皮质可塑性的神经

和分子基础。

早期单眼形觉剥夺的影响

单眼形觉剥夺

单眼视觉剥夺可导致患眼不能识别图像，或患眼识别图像的功能严重退化。先天性白内障和上睑下垂是婴儿单眼视觉剥夺的常见原因。要建立灵长类动物单眼视觉剥夺的模型，可对幼猴的眼睑进行封闭手术[17]，或在一只眼睛前面佩戴扩散器镜头[18]。

知觉障碍

由于早期单眼视觉剥夺，所以包括局部/全局立体视和双眼的对比敏感度在内的双眼视功能，都会严重受损[17-19]。被剥夺眼的视觉敏感度显著降低或几乎丧失，形成视觉剥夺性弱视（图 40.1A）[17,19,20]。更重要的是，在婴儿早期由于单眼视觉剥夺造成的对比敏感度的损伤，将直接导致视网膜成像功能的退化（图 40.1B）[18]。

单眼视觉剥夺也将导致异常的眼轴伸长，从而引起近视眼异常的屈光状态[18,21,22]。与双眼视觉的剥夺相比，早期单眼视觉剥夺对立体视觉发展的不利影响要严重得多（图 40.2）[22,23]。例如在猴的模型中，单眼视觉剥夺导致了双眼视觉剥夺受损、双眼立体视觉功能及双眼对比敏感度降低（图 40.2）。这些双眼视觉剥夺的猴，双眼对比敏感度（方形）与较好眼敏感度功能（圆形）在图形上是重叠的[23]。

神经的变化

视觉发育过程中，早期单眼视觉剥夺与 V1 神经

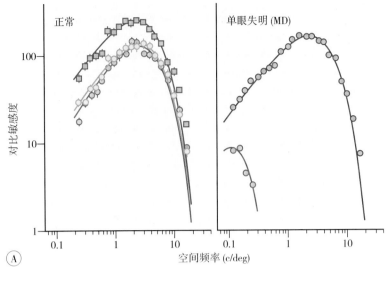

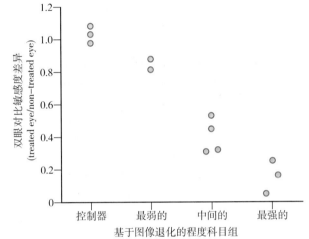

图 40.1　猕猴早期单眼视觉剥夺对比敏感度对比图。(A) 猕猴正常立体对比敏感度 (左) 和单眼视觉剥夺对比敏感度 (右)。红色圆圈表示正常猴的左眼及视觉剥夺猴的患眼。绿色圆圈表示正常猴,紫色圆圈表示视觉剥夺猴对照眼的对比敏感度。蓝色方格表示双眼对比敏感度。(Modifi ed from Harwerth et al 1981.17) (B) 对比敏感度下降对图像质量的影响。(Redrawn from Smith et al 2000.)

元 (参与眼优势可塑性) 的分布异常是密切相关的。在发育的关键时期,双眼从外侧膝状体传入的纤维竞争整合连接 V1 神经 (双眼竞争)[25,26]。这种早期的竞争与双眼活动相关,因此,剥夺了一只眼正常信号使其处于竞争劣势,导致其与 V1 神经功能连接的缺失。在视觉剥夺眼 V1 神经输入层 (IVC 层) 中,眼优势柱表明 IVC 层出现了实质性的萎缩[26-28]。在猫的视觉剥夺眼模型中,初级视觉皮层可见从外侧膝状体传入纤维的树突结构异常[29],以及树突水平的连接扩展到多个眼优势柱,并重新排列它们的连接方式[30,31]。

电生理研究报告也显示了双眼驱动细胞 (任一只眼的刺激均可激活的神经元) 的大量损失。此外,优势眼皮质神经元的分布与剥夺眼相比也发生了明显的改变。具体而言,剥夺眼可以参与激活或支配 V1 神经元的比例显著下降 (图 40.3)[26,27,32]。剥夺眼减少了部分神经支配的功能,使其在视觉 "不足" 的神经

基础上形成了剥夺性弱视[33]。

从皮质结构中可以观察到接收剥夺眼输入信号的外侧膝状体神经元细胞体发生了轻微的萎缩[25,26,34]。然而,在单眼视觉剥夺模型中,这些灵长类动物的外侧膝状体神经元感受器大部分不受影响[26,35,36]。而且相当多的证据表明早期的视觉异常可导致猫外侧膝状体功能的改变[12,37-39]。而对灵长类动物的视网膜进行研究,并没有发现因早期单眼视觉剥夺而出现显著的结构或功能异常改变。总之,在灵长类动物的早期单眼视觉剥夺模型中,发现相应的神经元变化并没有发生在外侧膝状体,而是出现在其上游的初级视觉皮质中。

间歇性单眼剥夺

在早期单眼视觉剥夺中,间歇性的去除视觉剥夺 (间歇性单眼视觉剥夺),与持续性单眼视觉剥夺相比,对视觉的危害性将降低[32,40-42]。在对早期间歇

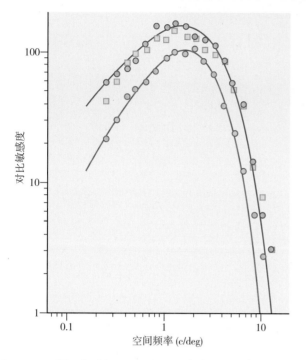

图 40.2　双眼视觉剥夺后，双眼对比敏感度。3 周龄猴视觉剥夺后，16 周右眼（红色圆圈）和左眼（蓝色圆圈）的空间对比敏感度。绿色方格表示双眼注视下的对比敏感度。(Modified from Harwerth et al 1991. 2 3 Reproduced from Association for Research in Vision and Ophthalmology.)

性剥夺影响进行的研究中，采用了不同的饲养方案，包括每天交替单眼剥夺，反向遮挡，日常不受限制的短暂的单眼视觉剥夺。

交替单眼剥夺

每日对猫双眼进行交替的视觉剥夺，发现对其双眼知觉发育的影响都非常小 [41,42]。与这个研究相一致的是空间感受特性，如方位感是正常的。然而，同样的每日交替单眼剥夺将损害双眼视觉的发展，产生立体视觉的部分丢失，并且第 17 区的双眼驱动神经元将严重减少。猴子出生时就开始每天交替单眼遮盖，这将导致眼位和眼球运动的异常，包括斜视和 / 或视野受损，即遮盖眼的可视幅度小于正常眼 [43,44]。

反向遮挡

持续的单眼视觉剥夺（包括空间对比敏感度损失和 V1 的转变）所引起的视觉障碍可以恢复——主要通过早期去除剥夺眼的遮挡，并遮挡对侧眼（图 40.4）[45,46]。反向遮挡的时间点是决定这个过程有效性的关键因素，因为去除剥夺眼的遮挡从而恢复剥夺眼

的功能，是以牺牲原非剥夺眼为代价的。例如，如果反向遮挡发生在关键时间点之前，即如果原剥夺时间较短暂，对比敏感度是可以恢复的。然而，这种早期的逆转导致新的剥夺（原非剥夺）眼（图 40.4A 中的红色圆圈）[45] 对比敏感度的降低，并将导致相应的转变如 V1 神经元的重新分布 [46]。在最佳时间段逆转单眼剥夺，可以恢复双眼接近正常的对比敏感度（图 40.4B）[13,45]。但在任何情况下，双眼视功能都将会降低 [45]。类似的反向遮挡的作用在猫眼模型中已被广泛研究，这为我们研究单眼视觉剥夺早期的功能障碍和视觉功能恢复的神经机制奠定了基础 [13,14,47]。

这些研究结果的临床意义在于动物研究可以为临床治疗弱视提供有效的理论基础。

单眼剥夺时短暂的无限制性的视力

在动物模型中，为剥夺眼提供间断的视觉刺激，是防止或减少猴产生早期视觉剥夺性弱视的重要条件（图 40.5A）[40]。持续的视觉剥夺，将使剥夺眼产生严重的弱视和优势眼的 V1 神经元抑制比例的显著上升（图 40.5B）。但是在剥夺周期中（12 小时 / 天），仅一个小时的不受限制的（正常）视力情况下，剥夺眼的对比敏感度将显著提高，从而减少视觉剥夺性弱视的严重程度。猴优势眼的异常 V1 神经元的转变也明显减少（图 40.5B）[32]。与此形成鲜明对比，同样的"预防"的措施，在 12 小时剥夺期间每日 4 小时视觉刺激，并不能阻止神经元的丢失，这说明 V1 神经元在双眼发育是非常敏感的。然而，视觉剥夺猴 1 个小时的视觉刺激，能有效地减少 V1 神经元的双眼抑制（即 V1 神经元的双眼反应比单眼反应小）（图 40.5C）[32]。

持续单眼视觉剥夺导致了眼轴变长，因此，被剥夺眼将发展成近视性屈光不正 [8,48,49]。然而，短暂的不受限制的视觉剥夺期可降低近视性屈光不正的程度 [50]。

这些研究的临床意义在于及时去除视觉剥夺（如严重的远视性屈光不正，白内障，上睑下垂），对预防弱视是非常重要的。如果无法立即解除这些因素，那么对症处理，如解除眼睑下垂或即使是每天都佩戴很短的一段时间矫正视力的眼镜，都将对视觉剥夺性弱视和近视性屈光不正的发展有预防作用 [40]。总的来说，这种对视觉上暂时变化的研究，例如交替或反向遮挡，可以为婴儿弱视治疗提供关键有效的临床策略 [40,47]。

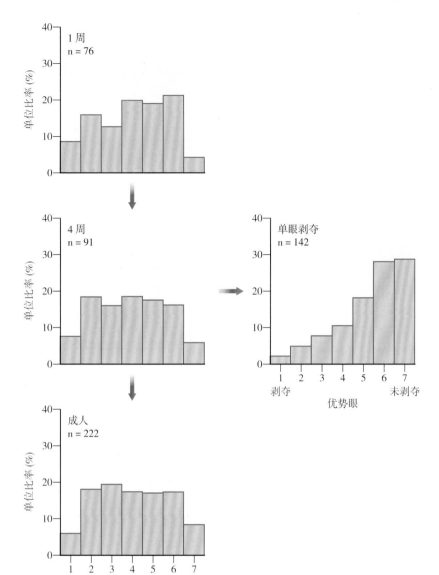

图 40.3　在正常的婴儿（1 周及 4 周）、正常成人、单眼视觉剥夺猴子中，优势眼（OD）的 V1 神经元分布。OD1 和 7 分别是驱动对侧或同侧眼。OD4 支配双眼平衡，OD2 和 3 或OD5 和 6 神经元分别支配同侧或对侧眼。（Data from Chino et al 1997，10 Sakai et al 2007[32]）

关键期

传统意义上视力发育的关键期（可塑期）定义为：出生后视觉剥夺会导致视觉系统长期或永久性的结构和 / 或功能变化的时期。关键期受不同物种、被剥夺影响的视觉功能、神经改变点和视觉剥夺的特征等多种因素影响。例如黑暗饲养、单眼视觉剥夺、单眼离焦、或眼位异常[14]。区别于非灵长类物种，灵长类动物的关键期开始在出生时或临近出生时（图40.6）[9,19,51]。早期视觉剥夺对双眼功能的干扰比单眼大。不同的关键期对应不同皮质层，例如 V1、V2、V4 或 MT 和某一特定皮质层。更高级的皮质层似乎有更大的可塑期，例如颗粒层的 V1 输入层或皮质输入层纹状体视觉层[14]。

单眼视觉剥夺的关键期

猕猴不同的视觉功能存在着多个"可塑期"（图40.6）[19,51]。光敏感度关键期在出生后较短时间内，暗光敏感度开始于出生后不久持续至 3 个月，而明光敏感度持续至 6 个月。视力下降的关键期较长，将持续时间超过 24 个月[19]。单眼视觉剥夺超过 25 个月（大约相当于人类的 8 岁）将影响双眼视力发育。然而，猴子双眼视功能"结束"的关键期尚未确定。

因为在关键期（例如开始与持续时间），视觉皮质对视觉剥夺变化的敏感度，对知觉和神经缺陷严重程度具有显著的影响。那么猴在什么年龄单眼视觉剥夺可能对其最具有危害性呢？猴子在出生后的 5 个月内，对比敏感度和视力发展是最容易受到单眼视觉剥夺影响的。在初始阶段的高度敏感期后，对视觉剥

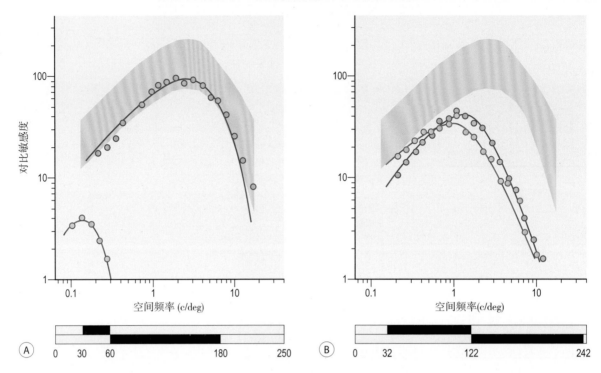

图 40.4　反向单眼遮挡空间对比敏感度功能。蓝色圆圈所示原非剥夺眼（被反向遮挡后）的功能。最初的剥夺，各组在出生 21 日开始。（A）在 4 周单眼剥夺后反向遮挡。（B）3 个月后。阴影区域表示正常猴子的对比敏感度在正常范围内。（Modified from Harwerth et al 1989. 45 Reproduced by kind permission of Springer Science + Business Media.）

夺的敏感性大幅下降，随后在很长时间内将逐渐下降（如超过 24 个月）（图 40.6）[19,51]。

对于猴优势眼可塑性的 V1 区，在出生后早期如 1 周，被视觉剥夺眼会出现最严重的萎缩[28]。随着视觉剥夺开始时间延迟，萎缩程度逐渐变小，到出生后 12 周，萎缩已经不明显。因此，与以往的研究不同[27]，猴优势眼 V1 IVC 层在出生早期对单眼剥夺最为敏感。

这些行为和解剖学研究进一步支持了这个临床观点，即在出生后尽早治疗先天性白内障，配予良好的光学品质的晶体或矫正上睑下垂，可以尽量减少单眼视觉剥夺的负面影响[52-54]。

猫优势眼可塑性的关键期开始于约出生后 3 ～ 4 周，视觉开始比较清晰，6 ～ 8 周达高峰，并在未来的 12 ～ 14 周逐渐下降[25,55,56]。老鼠和雪貂单眼剥夺关键期与猫类似[57-59]。猴子的关键期比低等动物长，这与动物的寿命有相关性[15,60]。因为对婴儿进行相关实验较困难，并且缺乏临床观察数据，所以人类视力发育的精确关键期很难确定。与动物相比较，由于视觉发育的不同，人类的关键期是有很大差别的。但基于动物研究，推断人类眼的关键期可能开始于出生后不久（6 个月内或更早），1 ～ 3 岁到达高峰，此后下降缓慢，至 8 ～ 10 岁或更迟[14]。

优势眼可塑性的分子机制

啮齿动物视觉皮质类似于高级哺乳动物，因此经验依赖优势眼可塑性的分子机制及其基因调控在啮齿类动物中已被广泛研究[61,62,14-16,47,63,64]。单眼剥夺（双眼竞争）模型突触的改变包括剥夺眼突触功能连接的初始的可逆性减少，和突触上层连接的重新建立[30,31]。这些改变的产生源于较长时间对非剥夺眼的刺激增强并最终产生了其结构重组（合并）（图 40.7A）[15,16,25,29]。剥夺和非剥夺眼之间的输入信号强度的不平衡导致了初始的这些快速变化。这种不平衡打乱了剥夺眼突触前（LGN）和突触后（V1）神经元动作电位的时程。V1 突触前神经元和突触后神经元异常的动作电位削弱了剥夺眼的突触连接。而突触前和突触后神经元适时地神经动作电位加强了非剥夺眼的突触连接（"赫布突触可塑性"）[65-68]。突触前和突触后神经元的作用时限似乎也受回路中抑制性神经元的调节[15,16,69]。非剥夺眼长时程增强（LTP）的输入信号和剥夺眼长时程抑制（LTD）的信号也参与了这些突触作用强度的变化[66,70,71]。

大脑皮质神经元谷氨酸受体与 LTP 和 LTD 的突触可塑性密切相关，特别是正 - 甲基 -D- 天冬氨

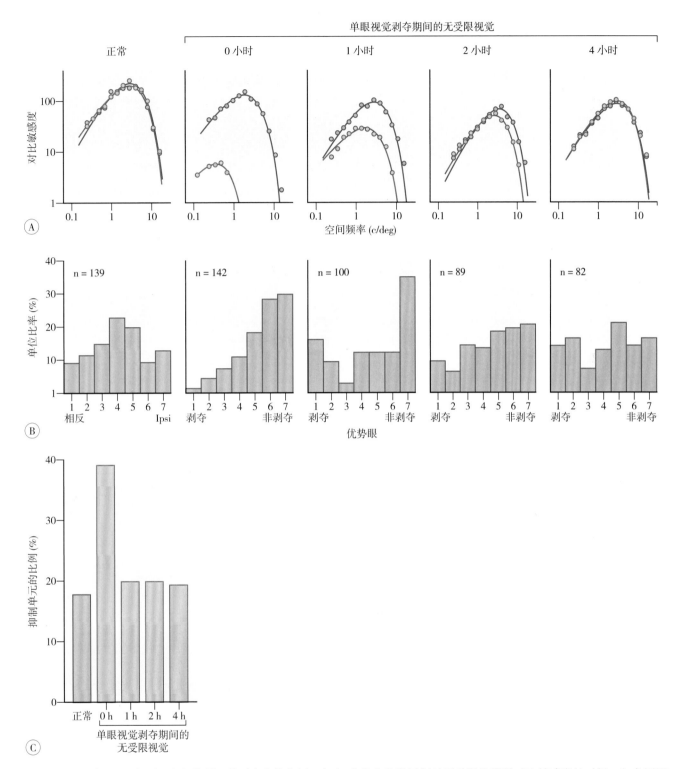

图 40.5 每日短暂的无受限视觉在单眼视觉剥夺中的作用。（A）为代表的猴子每日无受限的视觉对比敏感度的时间。红色圆圈表示实验猴剥夺眼的对比敏感度。（Data from Wensveen et al 2006）（B）优势眼 V1 神经元分布。（C）V1 神经元双眼抑制的比例。（Data from Sakai et al 2006.）

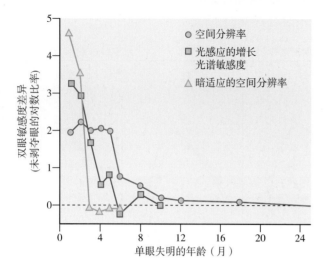

图 40.6 猕猴发育的关键时期。暗视光谱敏感度（三角形）。明视光谱敏感度（正方形）。视力（圆圈）。（Modified from Harwerth et al 1986.）

酸（NMDA），α-氨基-3-羟基-5-甲基异唑-4-羧酸（AMPA）和 γ-丁内酯氨基-丁酸（GABA）受体（图 40.7B）。NMDA 和 AMPA 是介导兴奋性的突触传递受体，而 GABA-Aα 受体介导了抑制性的突触传递。在突触兴奋与抑制以及眼优势可塑性的平衡调控过程中，每一个谷氨酸受体都具有非常重要的作用 [15,16]。

NMDA 受体由 3 种亚基组成（NR1、NR2A 和 NR2B）。在出生后，NR1、NR2A 和 NR2B 亚单位的正常表达也是经验依赖性的，例如 NR2A/NR2B 在出生时比重低，而在发育过程中其比重逐渐增加。由单眼剥夺引发的 NMDA 受体亚单位发育变化（如活性依赖调节的 NR2A/NR2B 的比例），密切参与了视觉皮层可塑性的调节。例如，NR2A 或 NR2A/2B 比率的增加

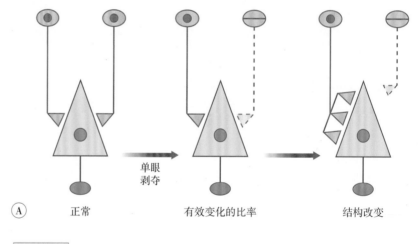

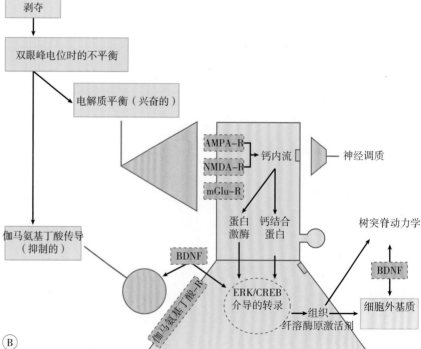

图 40.7 优势眼可塑性皮层相关机制。（A）早期单眼视觉剥夺后，在初级视觉皮层出现的"双眼竞争"模式的示意图。（B）经验依赖皮层可塑性的分子机制。（See reviews by Hensch 2005 15 and Tropia et al 2009.[16]）

将诱导 LTP 和增强神经突触修饰的敏感性[72-74]。

AMPA 受体由 GluR2 和 GluR1 或 R3 亚基组成，它也参与形成了突触的可塑性[16,5-77]。突触的强度是由 AMPA 受体密度和钙离子通透性决定的。反复激活突触将导致插入到突触后神经元细胞膜中的 AMPA 亚基数量增加，从而产生 LTP。而减少突触刺激，如单眼剥夺，AMPA 受体数量减少将产生 LTD[14,16,78]。

通过激活 NMDA 受体和 AMPA 受体产生的突触去极化将诱导钙离子内流，从而激活细胞内的信号级联。第二信使分子直接参与调控突触的强度和优势眼可塑性的过程。其中包括蛋白激酶（PKA），钙/钙调蛋白依赖的蛋白激酶 Ⅱ（CaMK Ⅱ），细胞外信号调节激酶 1,2（ERK），环磷酸腺苷反应元件结合蛋白（CREB），和蛋白质合成元件。PKA、CaMK Ⅱ 和 ERK 通过调节与突触强度相关的谷氨酸分子和 GABA 受体磷酸化，从而迅速提升眼优势的可塑性。这种蛋白激酶信号可诱导 CREB 的激活[79-81]。通过激活细胞内第二信使分子与脑源性神经营养因子（BDNF）的作用，可导致作用于组织型纤溶酶原激活剂（tPA）分子的表达增强。BDNF 和 tPA 可诱导树突棘活性[82]，棘密度[97-83]和细胞外基质发生改变[16]，最终有利于非剥夺眼皮质回路的重建。

GABA 在介导皮质兴奋和抑制的平衡上起着重要的作用，因此其在调节优势眼可塑性的时间上也非常关键[15,69,83,84]。调控脑发育过程中 GABA 能的正常转运水平，可以使可塑性的关键期延迟或提前。阻断 GABA 介导的皮质成熟或暗培养，将延迟关键期。通过加入 GABA 激动剂（如苯二氮䓬类药物[84]）或 BDNF 加强 GABA 传递，可促进 GABA 能中间神经元的增长，从而提前进入关键期[85,86]。

通过各种药物兴奋和抑制 V1 神经元平衡，可以阐明关键期潜在的机制，并为进一步的机制研究提供新的视角，这也正体现了药物试验的临床意义。因此，在成人视觉发育障碍相关的疾病中，这种药物干扰的临床试验，也为研究其视觉功能的恢复提供了可选择的方法[63,64]。

另外一类参与突触可塑性的分子包括去甲肾上腺素、羟色胺和乙酰胆碱。这些分子大量存在于皮质中。加强肾上腺素，羟色胺和胆碱能神经调节系统的调控作用有利于开启眼优势的可塑性[87-90]。通过调节第二信使通路可影响细胞内钙离子的浓度，从而诱导神经调节物质表达的变化。这种变化可影响 LTP 和 LTD 的调控水平，诱发与视皮质局部连接相应结构的重建[91]。

早期单眼散焦的影响

恒定单眼散焦

由于两眼的屈光不正（屈光参差）将导致单眼视觉质量的下降。普通的灵长类动物，在出生时，双眼是远视性屈光不正。而在婴儿早期，才调整到正常的屈光状态[92,93]。如果婴儿两只眼睛之间的屈光状态存在很大的差异，他们就无法用两只眼睛同时聚焦。为了避免发生双眼不协调的图像，婴儿会开始用一只眼注视（通常用一只屈光不正不太严重的眼），结果，非注视眼就出现了散焦的图像。屈光参差的猴模型是将幼猴佩戴单眼散焦镜头[40,92-96]或单眼阿托品化[97]后再进行饲养。

知觉障碍

早期屈光不正的感知障碍类似于单眼视觉剥夺，如双眼视力减退、对比敏感度降低和低视力（屈光参差性弱视）等异常[95-98]。然而，屈光参差的感知障碍要比单眼视觉剥夺和空间频率依赖要轻（图 40.8A），且个体之间差异很大，这具体取决于病因因素和发育过程，例如散焦的程度。

神经的变化

早期的单眼散焦可导致皮质生理的异常改变，结果类似于单眼形觉剥夺，但其比皮质障碍要轻。V1 神经元眼优势分布的特点是，双眼视力平衡细胞的丢失（眼优势为 3～5），以及其神经元分布也有一些差异，更趋向于远离被影响眼方向迁移（图 40.8B）[95,96,99]。双眼视差敏感的 V1 神经元大幅减少，复杂的细胞比简单细胞受影响更严重（图 40.8C）[95]。猴严重受屈光不正影响的眼比另一只眼 V1 神经元的空间分辨率和对比敏感度要低一些[96,99]。但空间感知区 V1 神经元的缺陷范围太小以至于不能解释其分辨率和对比敏感度的丢失[1,96]。

交替散焦

早期每天单眼交替散焦可以防止患眼发展为弱视[94,100]。如果幼猴经历交替散焦，那么它 V1 神经元的单眼反应特性（如方向选择性空间频率调谐和/

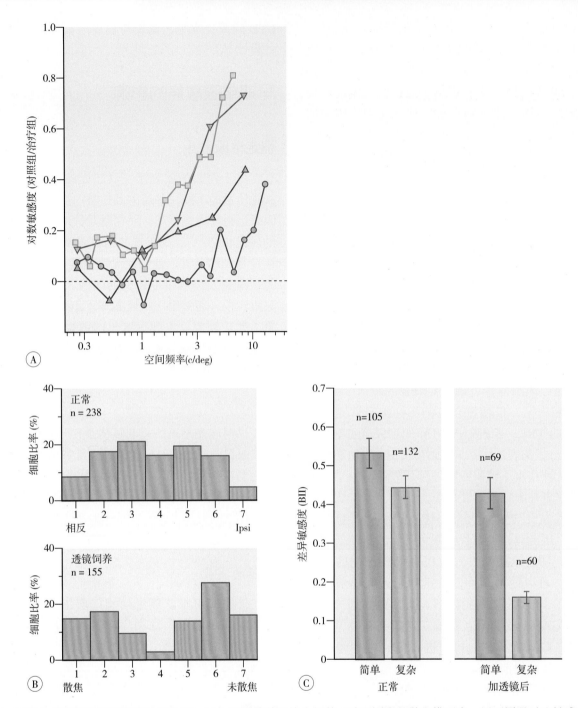

图 40.8 屈光参差性弱视的感知和神经缺陷。（A）在佩戴单眼镜头饲养 4 种不同猴的散焦模型中，用不同眼对比敏感度的差异作为刺激空间频率的函数。（B）在正常（顶部）和透镜饲养（底部）猴子中，优势眼的 V1 神经元分布。（C）屈光参差性猴子在 V1 差距敏感度的损失。需要注意的是实验组差异敏感度有较严重的缺陷。（（Modified from Smith et al 1985，[98] 1997.[95]）

或空间分辨率）两只眼并无差别，这是因为早期每只眼接收了隔日的视觉刺激[100]。然而，每日交替散焦将导致一个局部立体空间频率依赖相关的损耗（差别阈值增大）（图 40.9B）。因为来自两只眼较大的散焦信号会产生更大的冲突，所以这种局部立体视觉减少被高空间频率的刺激夸大[94]。此外，猴 V1 神经元的

视差敏感性的显著降低和局部立体视觉的减少，也是空间频率依赖性的[100]。

这些观察结果支持传统的观点——局部立体视觉是与空间频率相关的，并且双眼视差信息是由独立的通道处理，调整到不同的空间频率[101,102]。同样证实了基于它们空间频率的协调特征，V1 神经元中局

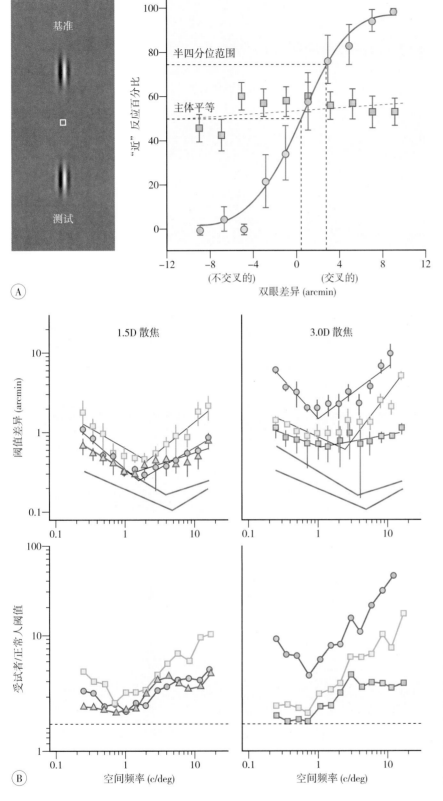

图 40.9 早期交替散焦对差异敏感度的影响。(A) 刺激用来测试局部立体视觉的猴子 (左) 和测量双眼视差歧视的心理函数 (右)。立体视觉被定义为主体平等 (PSE) 的点和半四分位范围 (SIOR) 之间的视觉差异。小方块表示单眼控制数据。(B) 1.5 屈光度交替散焦的猴子差异敏感度的损伤 (左上) 和两眼间的差异 (左下),与 3.0 屈光度交替散焦的猴子 (右) 在空间频率功能上进行比较。粗线表示阈值范围内为正常猴子。(Modified from Wensveen et al,2003.[94])

部视差可以被早期的异常视觉经验单独处理。最后,早期交替散焦在对双眼视觉发展的影响中,强调了 V1 神经元对正常差距敏感的局部立体视觉调控具有重要性。尽管 V1 神经元单独的差距敏感不足以支持精细的立体视觉,它仍需要纹状体神经元的进一步处理[103,104]。

早期斜视的影响

斜视是一种出生后不久出现的慢性的视轴的偏差[105,106]。轴线方向偏差是聚合的（内斜视），发散的（外斜视），或垂直的（斜视）。婴幼儿先天性斜视的病因目前尚不清楚，有明确的家族遗传倾向，但具体遗传因素对婴幼儿斜视有多大影响仍不完全清楚[106]。灵长类动物出生后不久高度远视，将导致内斜视（调节性内斜视）[107-110]。

知觉障碍

斜视的婴幼儿在发病后不久就会出现复视。如果不能及时调整到正常状态，双眼会出现视力异常，如立体视觉障碍（图 40.10）[95,111,112]，将导致双眼总的对比敏感度降低[95]，这很可能发展为临床视觉抑制[113]。如果在关键时期内不及时治疗斜视，可能发展为弱视[1,33,96]。目前已通过在猴出生后不久制造眼部斜视模型对这一理论已经进行了广泛的研究。

斜视的动物模型

人类斜视的模型通常是对出生后不久的猴进行手术[96,112]或是光学[95,114-120]方法模拟的。如前面提到的出生后交替单眼遮挡所导致的斜视。而这些猴模型主要用于眼球运动的研究[43]。手术方法是将一只眼睛的外直肌切开（内直肌对应外斜视，外直肌对应内斜

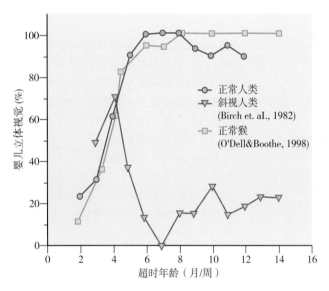

图 40.10　斜视性弱视的知觉障碍。发展立体视觉正常的人(蓝色圆圈)和患有婴儿型内斜视的猴（绿色）婴幼儿，和人类婴儿（红色三角形）。(Data from Birch 2003 105 and O'Dell & Boothe 1998.[8])

视），分别和拮抗肌（外直或内直肌）连接在一起，从而产生眼球运动错位[96,112]。外科方法创建了一个非共同性或麻痹性斜视，即角度偏差的凝视。这种类型的斜视不像人类的共同性斜视那样常见，这种斜视角度的偏差不随凝视而改变。手术的猴子眼斜视模型，手术眼处于竞争劣势，非手术眼成为"固视"眼。其结果是斜视眼很有可能发展为弱视[96,121]。

光学方法是将幼猴佩戴一副附有固定或不固定棱镜的头盔，这个方法模拟了人类的共同性斜视。由于两只眼经常固定交替注视，没有一只眼是处于劣势的，因此，这种方法饲养的猴子不太可能发展为弱视[95,114,121]。但是，早期手术或光学斜视对双眼视觉感知和神经系统的发育是具有毁灭性的。

神经的变化

在手术[96,122]或是光学斜视[95,114,123]的猴眼模型中（图 40.11A），可被刺激激活的双眼 V1 神经元的比例显著减少（传统的定义为"双眼视细胞"）。麻痹性斜视的猴，如果在斜视严重的情况下[96]，优势眼的 V1 神经元分布可能偏离斜视眼。在麻痹性斜视模型猴中发现中颞叶视区（MT），眼优势分布相似，仅有微小的变化，[124]。更重要的是，在光学性斜视的猴模型中，这些立体视觉缺陷猴子的 V1 区（图 40.11B,C）[95,115-117] 视差敏感神经元的比例显著降低了。

临床抑制是一种普遍的适应机制。未经治疗的斜视病人为了消除复视干扰的影响和视觉上的混乱，最终会发展成临床抑制[106]。光学性斜视猴模型所表现的双眼抑制，与人的斜视临床抑制相似。V1 神经元数量在斜视性猴高于双眼抑制模型（图 40.11B 和图 40.13C 下方）[95,115-117]，因此，研究表明 V1 区异常双眼信号的处理和斜视性猴双眼视觉缺陷间，存在一定的相关性。

除非长时间的单眼散焦，斜视并不会明显改变 V1 神经元的单眼空间反应区[1,2,96]。在严重弱视的猴偏离眼中，V1 神经元对比敏感度和 / 或空间分辨表现为轻度减少。V1 区的缺损太轻微以至于不能解释其可以影响敏感性[1,96]。

斜视的发病年龄和病程的影响

在婴幼儿内斜视治疗中，在什么年龄采取治疗措施是保持立体视觉并建立双眼协调性的关键问题。最近的动物研究支持这个临床观点——在已知立体视觉开始建立的年龄前，需进行手术矫正（4 ~ 6 个月

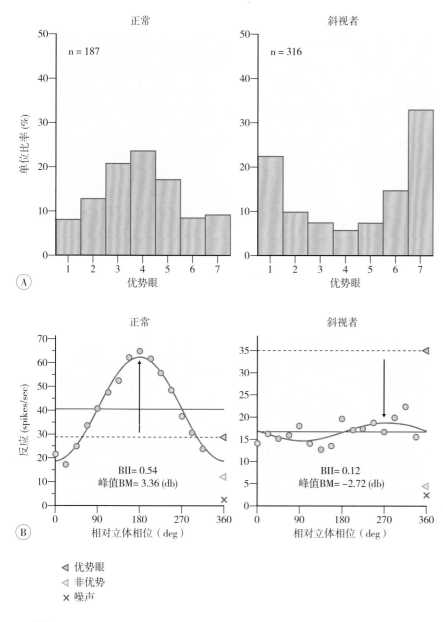

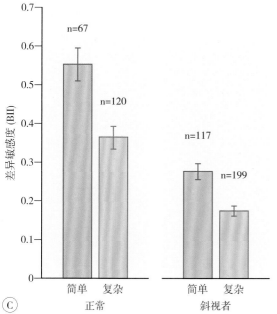

图 40.11 屈光诱导斜视猴子模型的神经缺陷。(A) V1 神经元在正常的猴眼优势分布（左）和斜视（右）眼优势分布。(B) 代表正常猴子 V1 神经元视差调节功能（左）和斜视（右）猴子 V1 神经元视差调节功能。请注意，在视差调节和强大的双眼抑制（双眼反应 < 主导单眼的反应）中，斜视猴子的神经元出现了严重的损失。(C) 正常 V1 神经元的平均差异的敏感性（BII）（左）和斜视（右）猴子 V1 神经元的 BII。(Modified from Smith et al 1997[95])

的年龄），这对维护双眼的视觉[109,125-128]和减少眼球异常运动非常有利[118,-120,129]。

发病年龄

从 4 周龄（相当于人类 4 个月）开始，对实验猴进行光学引导斜视 2 周（相当于人类 2 个月），研究表明这将大幅减少差距敏感神经元的比例，并增加猴 V1 神经元双眼抑制的发病率[115]。与 4 周前相比，这些幼猴在 4 周龄后（6 ～ 8 周）经历光学斜视（2 ～ 4 周），双眼反应缺陷更严重（图 40.12A）[115,116]。光学斜视导致两只眼的图像不匹配。因此，与单眼剥夺不同，双眼视差敏感度的最为关键时期不在出生后，因为此时空间视觉敏感度仍然是非常不成熟的，相反，它是在立体视觉开始的时期，即在 4 ～ 8 周左右（相当于人 4 ～ 8 个月的年龄）。到了这个正常发育时期，V1 神经元获得了类似成人的单眼空间调节能力和反应能力[10,11,130-132]。由于 V1 神经元使双眼分辨图像的微小差异变得更加敏感，因而，其双眼反应性更容易被干扰。

这些研究结果的临床意义是显而易见的。越早期的手术或光学矫正婴儿型双眼内斜视，越能更好的保护双眼视觉和后期双眼视轴的调整（图 40.12B）[109,125-128]。

最后，在灵长类动物身上仍需进一步证实斜视引起双眼视觉障碍和 / 或弱视的最迟发病年龄。然而，即使在 6 个月龄用手术方法诱导斜视模型（大约相当于在人类的年龄为 2 年），V1 和 V2 仍都会出现很大的知觉缺陷和异常改变。

持续期

对于人类婴儿，斜视持续时间越长，双眼视觉缺损（立体视觉）将越严重。[127]对棱镜饲养的模型猴进行研究，发现其与人类相似，可以解释 V1 差异敏感度缺陷。然而，如果屈光诱导的斜视模型持续时间不超过 2 周（图 40.13B）[116]，这几乎对 V1 神经元的差异敏感度没有影响。需要注意的是，差异灵敏度持续时间受斜视的持续时间、双眼视觉协调时间共同影响，即较长的持续时间延迟了视觉的协调，并因此在双眼视力发育的关键时期，延迟了"正常"的视觉的恢复。

改变幼猴双眼 V1 神经元反应特性所需的最短持续时间是多少？ 4 周龄幼猴棱镜饲养 7 天（相当于人类 4 周）足以干扰 V1 神经元的双眼差异敏感度（相当于 4 周的人）（图 40.13B）[115-117]。屈光诱导的斜视模型饲养 3 天（相当于人类 12 天婴儿）并不能显著改变差异敏感度。然而，经过 3 天的饲养，V1 神经

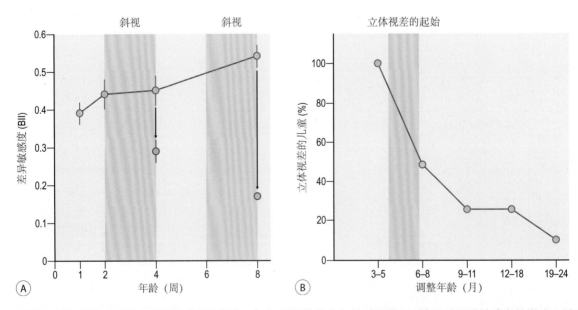

图 40.12 斜视的发病年龄和时间对差异敏感度的影响。（A）斜视的发病年龄对幼猴 V1 神经元差异敏感度的影响。屈光诱导的斜视模型诱导 2 周，而其斜视的发病年龄在 2 周或 6 周龄。这也可以解释 V1 差异敏感度的正常发展过程（红色圆圈）。请注意，迟发组差异敏感度的降低远大于早发组。（Data from Chino et al 1997[10] and Kumagami et al 2000.[115]）（B）年龄立体视觉在人类斜视儿中的影响。蓝色阴影部分表示已知正常人类婴儿的发病年龄（即年龄在 4 ～ 6 个月）。（Modified from Birch et al 2000）

元表现出异常高的双眼抑制患病率（图 40.13C）。更重要的是，棱镜饲养猴 3 天对双眼抑制 V1 神经元的抑制作用，与经历更长的持续时间所产生的效果基本一致（几个月或几年）。因此，V1 神经元首先发生的改变，随后斜视出现强大的双眼抑制[117]。

眼球运动异常

斜视的猴和病人在单眼视野刺激下，眼球运动和视觉跟踪均表现出颞侧到鼻侧偏盲[44,106,124,133]，这一情况与正常婴儿类似[133,134]。斜视病人往往出现眼球震颤[120,135]。这些眼球运动异常是由于支配眼球运动及视觉跟踪的皮质神经元的异常控制引起的[44,119,124,133,134,136]。

婴幼儿内斜视的纠正时机对于预防眼球运动异常有显著影响[118,120,129]。Tychsen 等人的最新研究中，将双眼佩戴 20 屈光度棱镜的模型猴，从出生饲养到 3 周龄（"早期修复组"），或 3～6 个月年龄（"后期修复组"）。"后期修复组"的猴在单眼刺激下、隐性眼球震颤、持久性眼错位中均表现出颞侧至鼻侧的轻微偏盲和 OKN，然而"早期修复组"的猴子并没有表现出任何运动障碍[118,120,129]。后期修复组所出现的异常运动障碍，与它们的视觉皮质生理和解剖异常相关[95,115,116,119,120,133,137]。

这些研究的临床意义在于，越早采取纠正婴幼儿内斜视的措施，越能更好地促使动眼神经功能正常成熟[109]。

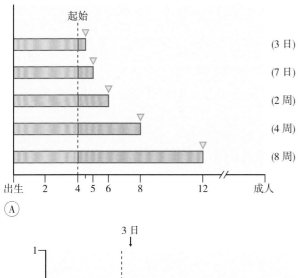

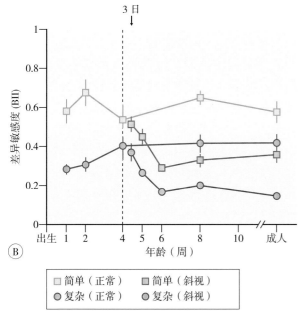

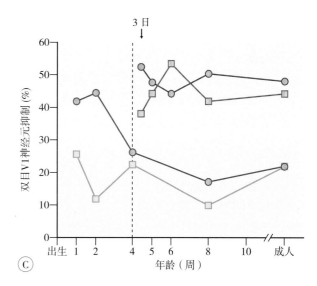

图 40.13 屈光性斜视持续时间对于双眼 V1 神经元的作用。（A）饲养方案。发病年龄在 4 周龄。棱镜饲养在 3 天到 8 周之间。绿色三角形表示记录 V1 实验的时间。（B）时间对于 V1 神经元差异敏感度的影响。正常的数据（蓝色和绿色的符号）。成年人斜视的数据来自于手术斜视猴模型。（C）斜视持续的时间对于 V1 神经元诱导双眼抑制的患病率的影响。（Data from Chino et al 1997，[10] Mori et al 2002，[116] Zhang et al 2005.[117]）

弱视

弱视是一种空间视觉的发育障碍。患有弱视的灵长类动物的对比敏感度会降低，对比敏感度会被中到高的空间频率的刺激所限制或扩大，并且弱视患者的视力会降低[96]。弱视患者视觉异常的性质和程度因发病年龄、双眼视功能状态[138]以及弱视种类的不同（比如斜视性弱视、屈光参差性弱视和视觉剥夺性弱视[33,138,139]）而有很大差别。

知觉障碍

弱视除了视力和对比敏感度降低，斜视性和屈光参差类弱视的视觉系统也会因此变得"嘈杂"，视觉也很容易受外界刺激的干扰[33,140]。同时，弱视对再次刺激的灵敏度也会降低[141]。斜视和屈光参差性弱视患者也会表现出全面的感知功能障碍，因为这种全方位的感知需要精确汇集相邻的局部特征信息，以覆盖更大范围的空间。这些感知出现障碍的形式包括异常轮廓一体化、运动整合以及/或者对象分离[142-145]。综上所述，弱视眼固视的不稳定经常能够通过单眼注视的方法检测。如果没有适当的控制程序，固视的不稳定会给弱视眼感官能力的检测以及对检测结果的分析带来更多的困难[135]。

神经的变化

众多对视觉剥夺性弱视神经基础的研究已经相对清楚的阐释了视觉剥夺眼是如何失去了它和初级视觉皮质（V1）功能性的连接，以及弱视眼的视觉灵敏度是如何完全丧失对刺激的反应，即便是对那些最基本的视觉刺激反应。对于所有患有弱视的猴子来说，V1[56]中较低的弱视眼样本量（眼优势远离偏离眼），和/或空间分辨率以及 V1 神经元对比敏感度的降低，通常被用来解释"低层次"的感知缺乏机制，即对比敏感度和视力的下降[1,2,33,139]。近期弱视人群的磁共振成像研究报告显示弱视眼刺激的 BOLD信号大幅减少[146,147]。

与单眼视觉剥夺性的猴子不同，相对斜视或屈光参差性猴的 V1 神经元很小的一部分在高空间频率和/或低空间分辨率的对比敏感性降低，并且仅出现在严重弱视的猴中[1,96]。此外，V1 神经元的眼优势分布远离弱视眼，但其比例相对较小，其在斜视性弱视中通常不存在[1,96]。很显然，V1 神经元的异常范围太小，以至于不能解释这些弱视猴知觉的严重丢失

（图 40.14A）[1,96]。

一个新的斜视或屈光参差性弱视神经基础的观点指出，与单眼视觉剥夺不同，皮质的主要改变局限在屈光参差性弱视和斜视性弱视单眼功能上，斜视性弱视很可能是在 V1 神经元以外发生（纹状体视觉地区），而单眼反应性相对轻微的变化更可能发生在严重弱视猴的 V1 区[1,2,33,139]。另一种新的观点是，两眼间的抑制在斜视或屈光参差性弱视的猴 V1和 V2 非常普遍，这种抑制对弱视起关键作用（图40.14.B）[2,33,95]。最后，弱视猴的更为复杂的异常神经基础，如神经的过度拥挤和位置的不确定性[145]，视觉空间的轮廓融合和异常地形图测绘[148,149]和高级认知障碍[150]，在猴子身上还没有通过电生理和脑成像的方法被系统的研究，这些弱视的高级知觉缺陷可能涉及在纹状体视觉皮质的异常信号处理。

在发育障碍的成年受试者中改善的视觉功能

虽然视觉剥夺对视觉发育的影响随着年龄的增长变得越来越小，但大脑中成熟的视觉并没有固定不变，而且显示出有限的可塑性[151-154]。但成年灵长类动物的大脑视觉可塑性的本质和范围仍存在争议[155,156]。另一种形式的"成年可塑性"——"感知学习"正受到越来越多的关注，该形式通过反复练习使视觉功能得到提高。此外，这些提高是纹状体视觉皮质特定功能连接出现改变的结果。这些发现显示，成年人的早期视觉剥夺导致的视觉功能降低可以通过培训和实践得以提高。对于弱视患者，反复实践显著提高了成人及儿童的视觉功能，包括视力[159]。在早期的光学性斜视产生的立体视缺陷的成年猴模型中，通过对立体视长时间的训练和测试，其视觉功能得以提高，这种改进与纹状体皮质保存的差异敏感度有关[160]。

这些观察的临床意义是：虽然视觉异常的早期干预对防止或减少婴幼儿双眼视觉功能障碍起到了关键作用，但成年人视觉异常也可能通过反复训练得到改善。[161,162]

总结

婴幼儿灵长类动物的大脑视觉具有高度可塑性，视觉功能的成熟依赖于在发育关键时期正常的视觉刺激。正常的视觉刺激需要每只眼接收清晰且不受限制的图像，以及两只眼精确的图像匹配。如果有一只眼在这一关键期被剥夺了清晰的视野，造成双眼不

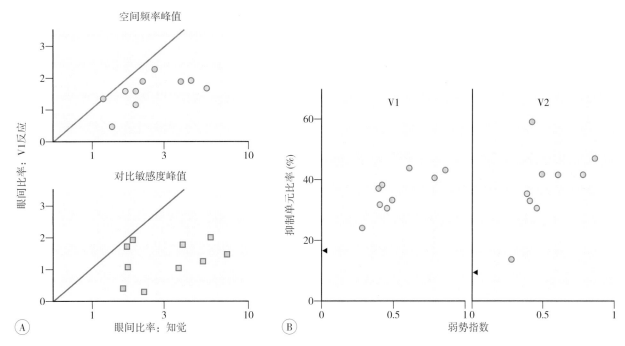

图 40.14　猴子弱视和皮质生理。（A）平均最高空间频率（顶部）和平均峰值（底部）V1 神经元的功能。对侧眼斜视性弱视和屈光参差性弱视猴子之间的认知差异对比敏感度。注意行为的缺陷远远大于皮质缺陷。（Modifi ed from Kiorpes & Movshon 2003.）（B）双眼抑制的 V1 和 V2 神经元表现出一定程度弱视的患病率之间的关系。三角形表示正常对照组的数据。

平衡，将会导致婴幼儿大脑视觉的异常。双眼不平衡通常是由于单眼视觉剥夺，单眼散焦，和 / 或视轴错位造成的。大脑中视觉的异常主要开始于初级视皮质（V1），而不是在视网膜上。异常视觉刺激导致的神经元缺失，可能在纹状体广泛的视觉区域扩散。双眼视觉功能，如立体视觉、双眼总的对比敏感度也将受到影响或完全丧失。如果视觉条件导致的双眼不平衡治疗不及时，受影响的眼很可能发展为弱视。综上所述，动物研究的目的是，揭示视觉发育异常的神经基础，并提供建立有益于治疗人类双眼视力障碍的方法。

参考文献

1. Kiorpes L, Movshon JA. Neural limitations on visual development in primates. In: Chalupa LM, Werner JS, eds. The visual neurosciences, MIT Press: Cambridge, MA, 2003:159–173.
2. Chino YM, Bi H, Zhang B. The postnatal development of the neuronal response properties in primate visual cortex. In: Kaas J, Collins C, eds. Primate vision. Boca Raton: CRC Press, 2004:81–108.
3. Harwerth RS, Smith EL 3rd. Binocular summation in man and monkey. Am J Optom Physiol Opt 1985; 62(7):439–446.
4. Harwerth RS, Smith EL 3rd. Rhesus monkey as a model for normal vision of humans. Am J Optom Physiol Opt 1985; 62(9):633–641.
5. Boothe RG, Kiorpes L, Williams RA, Teller DY. Operant measurements of contrast sensitivity in infant macaque monkeys during normal development. Vision Res 1988; 28(3):387–396.
6. Kiorpes L. Development of Vernier acuity and grating acuity in normally reared monkeys. Vis Neurosci 1992; 9(3–4):243–251.
7. Birch EE, Gwiazda J, Held R. Stereoacuity development for crossed and uncrossed disparities in human infants. Vision Res 1982; 22(5):507–513.
8. O'Dell C, Boothe RG. The development of stereoacuity in infant rhesus monkeys. Vision Res 1997; 37(19):2675–2684.
9. Horton JC, Hocking DR. An adult-like pattern of ocular dominance columns in striate cortex of newborn monkeys prior to visual experience. J Neurosci 1996; 16(5):1791–1807.
10. Chino YM, Smith EL 3rd, Hatta S, Cheng H. Postnatal development of binocular disparity sensitivity in neurons of the primate visual cortex. J Neurosci 1997; 17(1):296–307.
11. Maruko I, Zhang B, Tao X, Tong J, Smith EL 3rd, Chino YM. Postnatal development of disparity sensitivity in visual area 2 (V2) of macaque monkeys. J Neurophysiol 2008; 100(5):2486–2495.
12. Sherman SM, Spear PD. Organization of visual pathways in normal and visually deprived cats. Physiol Rev 1982; 62(2):738–855.
13. Mitchell DC. The effects of selected forms of early visual deprivation on perception. In: Chalupa LM, Werner JS, eds. The visual neurosciences, MIT Press: Cambridge, MA, 2003:189.
14. Daw NW. Visual development, 3rd edn. New York: Springer, 2006.
15. Hensch TK. Critical period plasticity in local cortical circuits. Nat Rev Neurosci 2005; 6(11):877–888.
16. Tropea D, Van Wart A, Sur M. Molecular mechanisms of experience-dependent plasticity in visual cortex. Phil Trans R Soc Lond B Biol Sci 2009; 364(1515):341–355.
17. Harwerth RS, Crawford ML, Smith EL 3rd, Boltz RL. Behavioral studies of stimulus deprivation amblyopia in monkeys. Vision Res 1981; 21(6):779–789.
18. Smith EL 3rd, Hung LF. Form deprivation myopia in monkeys is a graded phenomenon. Vision Res 2000; 40(4):371–381.
19. Harwerth RS, Smith EL 3rd, Crawford ML, von Noorden GK. Behavioral studies of the sensitive periods of development of visual functions in monkeys. Behav Brain Res 1990; 41(3):179–198.
20. Boothe RG, Dobson V, Teller DY. Postnatal development of vision in human and nonhuman primates. Annu Rev Neurosci 1985; 8:495–545.
21. Wiesel TN, Raviola E. Myopia and eye enlargement after neonatal lid fusion in monkeys. Nature 1977; 266(5597):66–68.
22. Smith EL 3rd, Harwerth RS, Crawford ML, von Noorden GK. Observations on the effects of form deprivation on the refractive status of the monkey. Invest Ophthalmol Vis Sci 1987; 28(8):1236–1245.
23. Harwerth RS, Smith EL 3rd, Paul AD, Crawford ML, von Noorden GK. Functional effects of bilateral form deprivation in monkeys. Invest Ophthalmol Vis Sci 1991; 32(8):2311–2327.
24. Crawford ML, Blake R, Cool SJ, von Noorden GK. Physiological consequences of unilateral and bilateral eye closure in macaque monkeys: some further observations. Brain Res 1975; 84(1):150–154.
25. Hubel DH, Wiesel TN. The period of susceptibility to the physiological effects of unilateral eye closure in kittens. J Physiol 1970; 206(2):419–436.
26. Hubel DH, Wiesel TN, LeVay S. Plasticity of ocular dominance columns in monkey striate cortex. Phil Trans R Soc Lond B Biol Sci 1977; 278(961):377–409.
27. LeVay S, Wiesel TN, Hubel DH. The development of ocular dominance columns in normal and visually deprived monkeys. J Comp Neurol 1980; 191(1):1–51.
28. Horton JC, Hocking DR. Timing of the critical period for plasticity of ocular dominance columns in macaque striate cortex. J Neurosci 1997; 17(10):3684–3709.
29. Antonini A, Stryker MP. Plasticity of geniculocortical afferents following brief or

prolonged monocular occlusion in the cat. J Comp Neurol 1996; 369(1):64–82.

30. Trachtenberg JT, Trepel C, Stryker MP. Rapid extragranular plasticity in the absence of thalamocortical plasticity in the developing primary visual cortex. Science 2000; 287(5460):2029–2032.

31. Trachtenberg JT, Stryker MP. Rapid anatomical plasticity of horizontal connections in the developing visual cortex. J Neurosci 2001; 21(10):3476–3482.

32. Sakai E, Bi H, Maruko I et al. Cortical effects of brief daily periods of unrestricted vision during early monocular form deprivation. J Neurophysiol 2006; 95(5):2856–2865.

33. Levi DM. Visual processing in amblyopia: human studies. Strabismus 2006; 14(1):11–19

34. Vital-Durand F, Garey LJ, Blakemore C. Monocular and binocular deprivation in the monkey: morphological effects and reversibility. Brain Res 1978; 158(1):45–64.

35. Blakemore C, Vital-Durand F. Effects of visual deprivation on the development of the monkey's lateral geniculate nucleus. J Physiol 1986; 380:493–511.

36. Levitt JB, Schumer RA, Sherman SM, Spear PD, Movshon JA. Visual response properties of neurons in the LGN of normally reared and visually deprived macaque monkeys. J Neurophysiol 2001; 85(5):2111–2129.

37. Chino YM, Cheng H, Smith EL 3rd, Garraghty PE, Roe AW, Sur M. Early discordant binocular vision disrupts signal transfer in the lateral geniculate nucleus. Proc Natl Acad Sci USA 1994; 91(15):6938–6942.

38. Cheng H, Chino YM, Smith EL 3rd, Hamamoto J, Yoshida K. Transfer characteristics of X LGN neurons in cats reared with early discordant binocular vision. J Neurophysiol 1995; 74(6):2558–2572.

39. Chino YM, Kaplan E. Abnormal orientation bias of LGN neurons in strabismic cats. Invest Ophthalmol Vis Sci 1988; 29(4):644–648.

40. Wensveen JM, Harwerth RS, Hung LF, Ramamirtham R, Kee CS, Smith EL 3rd. Brief daily periods of unrestricted vision can prevent form deprivation amblyopia. Invest Ophthalmol Vis Sci 2006; 47(6):2468–2477.

41. Blake R, Hirsch HV. Deficits in binocular depth perception in cats after alternating monocular deprivation. Science 1975; 190(4219):1114–1116.

42. Tieman DG, McCall MA, Hirsch HV. Physiological effects of unequal alternating monocular exposure. J Neurophysiol 1983; 49(3):804–818.

43. Das VE, Mustari MJ. Correlation of cross-axis eye movements and motoneuron activity in non-human primates with "A" pattern strabismus. Invest Ophthalmol Vis Sci 2007; 48(2):665–674.

44. Fu L, Tusa RJ, Mustari MJ, Das VE. Horizontal saccade disconjugacy in strabismic monkeys. Invest Ophthalmol Vis Sci 2007; 48(7):3107–3114.

45. Harwerth RS, Smith EL 3rd, Crawford ML, von Noorden GK. The effects of reverse monocular deprivation in monkeys. I. Psychophysical experiments. Exp Brain Res 1989; 74(2):327–347.

46. Crawford ML, de Faber JT, Harwerth RS, Smith EL 3rd, von Noorden GK. The effects of reverse monocular deprivation in monkeys. II. Electrophysiological and anatomical studies. Exp Brain Res 1989; 74(2):338–347.

47. Mitchell DE, Sengpiel F. Neural mechanisms of recovery following early visual deprivation. Phil Trans R Soc Lond B Biol Sci 2009; 364(1515):383–398.

48. Smith EL 3rd, Hung LF. The role of optical defocus in regulating refractive development in infant monkeys. Vision Res 1999; 39(8):1415–1435.

49. Smith EL 3rd, Hung LF, Harwerth RS. The degree of image degradation and the depth of amblyopia. Invest Ophthalmol Vis Sci 2000; 41(12):3775–3781.

50. Smith EL, Hung LF, Kee CS, Qiao Y. Effects of brief periods of unrestricted vision on the development of form deprivation myopia in monkeys. Invest Ophthalmol Vis Sci 2002; 43(2):291–299.

51. Harwerth RS, Smith EL 3rd, Duncan GC, Crawford ML, von Noorden GK. Multiple sensitive periods in the development of the primate visual system. Science 1986; 232(4747):235–238.

52. Birch EE, Stager DR. Prevalence of good visual acuity following surgery for congenital unilateral cataract. Arch Ophthalmol 1988; 106(1):40–43.

53. Drummond GT, Scott WE, Keech RV. Management of monocular congenital cataracts. Arch Ophthalmol 1989; 107(1):45–51.

54. Wright KW, Matsumoto E, Edelman PM. Binocular fusion and stereopsis associated with early surgery for monocular congenital cataracts. Arch Ophthalmol 1992; 110(11):1607–1609.

55. Olson CR, Freeman RD. Profile of the sensitive period for monocular deprivation in kittens. Exp Brain Res 1980; 39(1):17–21.

56. Wiesel TN, Hubel DH. Single-cell responses in striate cortex of kittens deprived of vision in one eye. J Neurophysiol 1963; 26:1003–1017.

57. Fagiolini M, Pizzorusso T, Berardi N, Domenici L, Maffei L. Functional postnatal development of the rat primary visual cortex and the role of visual experience: dark rearing and monocular deprivation. Vision Res 1994; 34(6):709–720.

58. Gordon JA, Stryker MP. Experience-dependent plasticity of binocular responses in the primary visual cortex of the mouse. J Neurosci 1996; 16(10):3274–3286.

59. Issa NP, Trachtenberg JT, Chapman B, Zahs KR, Stryker MP. The critical period for ocular dominance plasticity in the ferret's visual cortex. J Neurosci 1999; 19(16):6965–6978.

60. Berardi N, Pizzorusso T, Maffei L. Critical periods during sensory development. Curr Opin Neurobiol 2000; 10(1):138–145.

61. Niell CM, Stryker MP. Highly selective receptive fields in mouse visual cortex. J Neurosci 2008; 28(30):7520–7536.

62. Wang Q, Burkhalter A. Area map of mouse visual cortex. J Comp Neurol 2007; 502(3):339–357.

63. Hooks BM, Chen C. Critical periods in the visual system: changing views for a model of experience-dependent plasticity. Neuron 2007; 56(2):312–326.

64. Morishita H, Hensch TK. Critical period revisited: impact on vision. Curr Opin Neurobiol 2008; 18(1):101–107.

65. Antonini A, Stryker MP. Rapid remodeling of axonal arbors in the visual cortex. Science 1993; 260(5115):1819–1821.

66. Frenkel MY, Bear MF. How monocular deprivation shifts ocular dominance in visual cortex of young mice. Neuron 2004; 44(6):917–923.

67. Bi G, Poo M. Synaptic modification by correlated activity: Hebb's postulate revisited. Annu Rev Neurosci 2001; 24:139–166.

68. Song S, Miller KD, Abbott LF. Competitive Hebbian learning through spike-timing-dependent synaptic plasticity. Nat Neurosci 2000; 3(9):919–926.

69. Heinen K, Baker RE, Spijker S, Rosahl T, van Pelt J, Brussaard AB. Impaired dendritic spine maturation in GABAA receptor alpha1 subunit knock out mice. Neuroscience 2003; 122(3):699–705.

70. Artola A, Brocher S, Singer W. Different voltage-dependent thresholds for inducing long-term depression and long-term potentiation in slices of rat visual cortex. Nature 1990; 347(6288):69–72.

71. Heynen AJ, Yoon BJ, Liu CH, Chung HJ, Huganir RL, Bear MF. Molecular mechanism for loss of visual cortical responsiveness following brief monocular deprivation. Nat Neurosci 2003; 6(8):854–862.

72. Liu L, Wong TP, Pozza MF et al. Role of NMDA receptor subtypes in governing the direction of hippocampal synaptic plasticity. Science 2004; 304(5673):1021–1024.

73. Massey PV, Johnson BE, Moult PR et al. Differential roles of NR2A and NR2B-containing NMDA receptors in cortical long-term potentiation and long-term depression. J Neurosci 2004; 24(36):7821–7828.

74. Cho KK, Khibnik L, Philpot BD, Bear MF. The ratio of NR2A/B NMDA receptor subunits determines the qualities of ocular dominance plasticity in visual cortex. Proc Natl Acad Sci USA 2009; 106(13):5377–5382.

75. Daw NW, Reid SN, Beaver CJ. Development and function of metabotropic glutamate receptors in cat visual cortex. J Neurobiol 1999; 41(1):102–107.

76. Wang XF, Daw NW. Long term potentiation varies with layer in rat visual cortex. Brain Res 2003; 989(1):26–34.

77. Dolen G, Bear MF. Role for metabotropic glutamate receptor 5 (mGluR5) in the pathogenesis of fragile X syndrome. J Physiol 2008; 586(6):1503–1508.

78. Jiang B, Trevino M, Kirkwood A. Sequential development of long-term potentiation and depression in different layers of the mouse visual cortex. J Neurosci 2007; 27(36):9648–9652.

79. Cancedda L, Putignano E, Impey S, Maffei L, Ratto GM, Pizzorusso T. Patterned vision causes CRE-mediated gene expression in the visual cortex through PKA and ERK. J Neurosci 2003; 23(18):7012–7020.

80. Pham TA, Impey S, Storm DR, Stryker MP. CRE-mediated gene transcription in neocortical neuronal plasticity during the developmental critical period. Neuron 1999; 22(1):63–72.

81. Mower AF, Liao DS, Nestler EJ, Neve RL, Ramoa AS. cAMP/Ca²⁺ response element-binding protein function is essential for ocular dominance plasticity. J Neurosci 2002; 22(6):2237–2245.

82. Majewska A, Sur M. Motility of dendritic spines in visual cortex in vivo: changes during the critical period and effects of visual deprivation. Proc Natl Acad Sci USA 2003; 100(26):16024–16029.

83. Mataga N, Mizuguchi Y, Hensch TK. Experience-dependent pruning of dendritic spines in visual cortex by tissue plasminogen activator. Neuron 2004; 44(6):1031–1041.

84. Fagiolini M, Fritschy JM, Low K, Mohler H, Rudolph U, Hensch TK. Specific GABAA circuits for visual cortical plasticity. Science 2004; 303(5664):1681–1683.

85. Huang ZJ, Kirkwood A, Pizzorusso T et al. BDNF regulates the maturation of inhibition and the critical period of plasticity in mouse visual cortex. Cell 1999; 98(6):739–755.

86. Hanover JL, Huang ZJ, Tonegawa S, Stryker MP. Brain-derived neurotrophic factor overexpression induces precocious critical period in mouse visual cortex. J Neurosci 1999; 19(22):RC40.

87. Kasamatsu T, Pettigrew JD. Depletion of brain catecholamines: failure of ocular dominance shift after monocular occlusion in kittens. Science 1976; 194(4261):206–209.

88. Bear MF, Singer W. Modulation of visual cortical plasticity by acetylcholine and noradrenaline. Nature 1986; 320(6058):172–176.

89. Gu Q, Singer W. Involvement of serotonin in developmental plasticity of kitten visual cortex. Eur J Neurosci 1995; 7(6):1146–1153.

90. Gu Q. Contribution of acetylcholine to visual cortex plasticity. Neurobiol Learn Mem 2003; 80(3):291–301.

91. Kirkwood A, Rozas C, Kirkwood J, Perez F, Bear MF. Modulation of long-term synaptic depression in visual cortex by acetylcholine and norepinephrine. J Neurosci 1999; 19(5):1599–1609.

92. Smith EL 3rd, Hung LF, Harwerth RS. Effects of optically induced blur on the refractive status of young monkeys. Vision Res 1994; 34(3):293–301.

93. Smith EL 3rd. Spectacle lenses and emmetropization: the role of optical defocus in regulating ocular development. Optom Vis Sci 1998; 75(6):388–398.

94. Wensveen JM, Harwerth RS, Smith EL 3rd. Binocular deficits associated with early alternating monocular defocus. I. Behavioral observations. J Neurophysiol 2003; 90(5):3001–3011.

95. Smith EL 3rd, Chino YM, Ni J, Cheng H, Crawford ML, Harwerth RS. Residual binocular interactions in the striate cortex of monkeys reared with abnormal binocular vision. J Neurophysiol 1997; 78(3):1353–1362.

96. Kiorpes L, Kiper DC, O'Keefe LP, Cavanaugh JR, Movshon JA. Neuronal correlates of amblyopia in the visual cortex of macaque monkeys with experimental strabismus and anisometropia. J Neurosci 1998; 18(16):6411–6424.

97. Kiorpes L, Boothe RG, Hendrickson AE, Movshon JA, Eggers HM, Gizzi MS. Effects of early unilateral blur on the macaque's visual system. I. Behavioral observations. J Neurosci 1987; 7(5):1318–1326.

98. Smith EL 3rd, Harwerth RS, Crawford ML. Spatial contrast sensitivity deficits in monkeys produced by optically induced anisometropia. Invest Ophthalmol Vis Sci 1985; 26(3):330–342.

99. Movshon JA, Eggers HM, Gizzi MS, Hendrickson AE, Kiorpes L, Boothe RG. Effects of early unilateral blur on the macaque's visual system. III. Physiological observations. J Neurosci 1987; 7(5):1340–1351.

100. Zhang B, Matsuura K, Mori T et al. Binocular deficits associated with early alternating monocular defocus. II. Neurophysiological observations. J Neurophysiol 2003; 90(5):3012–3023.

101. Schor CM, Wood IC, Ogawa J. Spatial tuning of static and dynamic local stereopsis. Vision Res 1984; 24(6):573–578.

102. Yang Y, Blake R. Spatial frequency tuning of human stereopsis. Vision Res 1991; 31(7–8):1177–1189.

103. Cumming BG, Parker AJ. Responses of primary visual cortical neurons to binocular disparity without depth perception. Nature 1997; 389(6648):280–283.

104. Cumming BG, Parker AJ. Local disparity not perceived depth is signaled by binocular neurons in cortical area V1 of the Macaque. J Neurosci 2000; 20(12):4758–4767.

105. Birch EE. Stereopsis in infants and its developmental relation to visual acuity. In: Simons K, ed. Early development: normal and abnormal. Oxford: Oxford University Press, 1993.

106. von Noorden GK. Binocular vision and ocular motility: theory and management, 5th edn. St Louis: Mosby, 1996.

107. Fawcett SL, Birch EE. Risk factors for abnormal binocular vision after successful alignment of accommodative esotropia. J AAPOS 2003; 7(4):256–262.

108. Birch EE, Fawcett SL, Morale SE, Weakley DR Jr., Wheaton, DH. Risk factors for accommodative esotropia among hypermetropic children. Invest Ophthalmol Vis Sci 2005; 46(2):526–529.

109. Birch EE, Wang J. Stereoacuity outcomes after treatment of infantile and accommodative esotropia. Optom Vis Sci 2009; 86:647–652.

110. Quick MW, Eggers HM, Boothe RG. Natural strabismus in monkeys. Convergence errors assessed by cover test and photographic methods. Invest Ophthalmol Vis Sci 1992; 33(10):2986–3004.

111. Crawford ML, Harwerth RS, Smith EL, von Noorden GK. Loss of stereopsis in monkeys following prismatic binocular dissociation during infancy. Behav Brain Res 1996; 79(1–2):207–218.

112. Harwerth RS, Smith EL 3rd, Crawford ML, von Noorden GK. Stereopsis and disparity vergence in monkeys with subnormal binocular vision. Vision Res 1997; 37(4):483–493.

113. Wensveen JM, Harwerth RS, Smith EL 3rd. Clinical suppression in monkeys reared with abnormal binocular visual experience. Vision Res 2001; 41(12):1593–1608.

114. Crawford ML, von Noorden GK. Optically induced concomitant strabismus in monkeys. Invest Ophthalmol Vis Sci 1980; 19(9):1105–1109.

115. Kumagami T, Zhang B, Smith EL 3rd, Chino YM. Effect of onset age of strabismus on the binocular responses of neurons in the monkey visual cortex. Invest Ophthalmol Vis Sci 2000; 41(3):948–954.

116. Mori T, Matsuura K, Zhang B, Smith EL 3rd, Chino YM. Effects of the duration of early strabismus on the binocular responses of neurons in the monkey visual cortex (V1). Invest Ophthalmol Vis Sci 2002; 43(4):1262–1269.

117. Zhang B, Bi H, Sakai E et al. Rapid plasticity of binocular connections in developing monkey visual cortex (V1). Proc Natl Acad Sci USA 2005; 102(25):9026–9031.

118. Wong AM, Foeller P, Bradley D, Burkhalter A, Tychsen L. Early versus delayed repair of infantile strabismus in macaque monkeys: I. ocular motor effects. J AAPOS 2003; 7(3):200–209.

119. Tychsen L, Wong AM, Foeller P, Bradley D. Early versus delayed repair of infantile strabismus in macaque monkeys: II. Effects on motion visually evoked responses. Invest Ophthalmol Vis Sci 2004; 45(3):821–827.

120. Richards M, Wong A, Foeller P, Bradley D, Tychsen L. Duration of binocular decorrelation predicts the severity of latent (fusion maldevelopment) nystagmus in strabismic macaque monkeys. Invest Ophthalmol Vis Sci 2008; 49(5):1872–1878.

121. Harwerth RS, Smith EL 3rd, Boltz RL, Crawford ML, von Noorden GK. Behavioral studies on the effect of abnormal early visual experience in monkeys: spatial modulation sensitivity. Vision Res 1983; 23(12):1501–1510.

122. Crawford ML, von Noorden GK. The effects of short-term experimental strabismus on the visual system in Macaca mulatta. Invest Ophthalmol Vis Sci 1979; 18(5):496–505.

123. Crawford ML, von Noorden GK, Meharg LS et al. Binocular neurons and binocular function in monkeys and children. Invest Ophthalmol Vis Sci 1983; 24(4):491–495.

124. Kiorpes L, Walton PJ, O'Keefe LP, Movshon, JA, Lisberger, SG. Effects of early-onset artificial strabismus on pursuit eye movements and on neuronal responses in area MT of macaque monkeys. J Neurosci 1996; 16(20):6537–6553.

125. Wright KW. Strabismus management. Curr Opin Ophthalmol 1994; 5(5):25–29.

126. Birch EE, Stager DR, Everett ME. Random dot stereoacuity following surgical correction of infantile esotropia. J Pediatr Ophthalmol Strabismus 1995; 32(4):231–235.

127. Birch EE, Fawcett S, Stager DR. Why does early surgical alignment improve stereoacuity outcomes in infantile esotropia? J AAPOS 2000; 4(1):10–14.

128. Fawcett S, Leffler J, Birch EE. Factors influencing stereoacuity in accommodative esotropia. J AAPOS 2000; 4(1):15–20.

129. Hasany A, Wong A, Foeller P, Bradley D, Tychsen L. Duration of binocular decorrelation in infancy predicts the severity of nasotemporal pursuit asymmetries in strabismic macaque monkeys. Neuroscience 2008; 156(2):403–411.

130. Hatta S, Kumagami T, Qian J, Thornton M, Smith EL 3rd, Chino YM. Nasotemporal directional bias of V1 neurons in young infant monkeys. Invest Ophthalmol Vis Sci 1998; 39(12):2259–2267.

131. Endo M, Kaas JH, Jain N, Smith EL 3rd, Chino Y. Binocular cross-orientation suppression in the primary visual cortex (V1) of infant rhesus monkeys. Invest Ophthalmol Vis Sci 2000; 41(12):4022–4031.

132. Zhang B, Zheng J, Watanabe I et al. Delayed maturation of receptive field center/surround mechanisms in V2. Proc Natl Acad Sci USA 2005; 102(16):5862–5867.

133. Bosworth RG, Birch EE. Direction-of-motion detection and motion VEP asymmetries in normal children and children with infantile esotropia. Invest Ophthalmol Vis Sci 2007; 48(12):5523–5531.

134. Brown RJ, Wilson JR, Norcia AM, Boothe RG. Development of directional motion symmetry in the monocular visually evoked potential of infant monkeys. Vision Res 1998; 38(9):1253–1263.

135. Zhang B, Stevenson SS, Cheng H et al. Effects of fixation instability on multifocal VEP (mfVEP) responses in amblyopes. J Vis 2008; 8(3):16 1–14.

136. Watanabe I, Bi H, Zhang B et al. Directional bias of neurons in V1 and V2 of strabismic monkeys: temporal-to-nasal asymmetry? Invest Ophthalmol Vis Sci 2005; 46(10):3899–3905.

137. Tychsen L. Causing and curing infantile esotropia in primates: the role of decorrelated binocular input (an American Ophthalmological Society thesis). Trans Am Ophthalmol Soc 2005; 105:564–593.

138. McKee SP, Levi DM, Movshon JA. The pattern of visual deficits in amblyopia. J Vis 2003; 3(5):380–405.

139. Kiorpes L. Visual processing in amblyopia: animal studies. Strabismus 2006; 14(1):3–10

140. Pelli DG, Levi DM, Chung ST. Using visual noise to characterize amblyopic letter identification. J Vis 2004; 4(10):904–920.

141. Wong EH, Levi DM, McGraw PV. Is second-order spatial loss in amblyopia explained by the loss of first-order spatial input? Vision Res 2001; 41(23):2951–2960.

142. Chandna A, Pennefather PM, Kovacs I, Norcia AM. Contour integration deficits in anisometropic amblyopia. Invest Ophthalmol Vis Sci 2001; 42(3):875–878.

143. Kozma P, Kiorpes L. Contour integration in amblyopic monkeys. Vis Neurosci 2003; 20(5):577–588.

144. Mussap AJ, Levi DM. Orientation-based texture segmentation in strabismic amblyopia. Vision Res 1999; 39(3):411–418.

145. Levi DM. Crowding – an essential bottleneck for object recognition: a mini-review. Vision Res 2008; 48(5):635–654.

146. Barnes GR, Hess RF, Dumoulin SO, Achtman RL, Pike GB. The cortical deficit in humans with strabismic amblyopia. J Physiol 2001; 533(Pt 1):281–297.

147. Muckli L, Kiess S, Tonhausen N, Singer W, Goebel R, Sireteanu R. Cerebral correlates of impaired grating perception in individual, psychophysically assessed human amblyopes. Vision Res 2006; 46(4):506–526.

148. Hess RF, Field DJ. Is the spatial deficit in strabismic amblyopia due to loss of cells or an uncalibrated disarray of cells? Vision Res 1994; 34(24):3397–3406.

149. Levi DM, Klein SA, Sharma V. Position jitter and undersampling in pattern perception. Vision Res 1999; 39(3):445–465.

150. Sharma V, Levi DM, Klein SA. Undercounting features and missing features: evidence for a high-level deficit in strabismic amblyopia. Nat Neurosci 2000; 3(5):496–501.

151. Kaas JH, Krubitzer LA, Chino YM, Langston AL, Polley EH, Blair N. Reorganization of retinotopic cortical maps in adult mammals after lesions of the retina. Science 1990; 248(4952):229–231.

152. Chino YM, Smith EL 3rd, Kaas JH, Sasaki Y, Cheng H. Receptive-field properties of deafferented visual cortical neurons after topographic map reorganization in adult cats. J Neurosci 1995; 15(3 Pt 2):2417–2433.

153. Giannikopoulos DV, Eysel UT. Dynamics and specificity of cortical map reorganization after retinal lesions. Proc Natl Acad Sci USA 2006; 103(28):10805–10810.

154. Darian-Smith C, Gilbert CD. Topographic reorganization in the striate cortex of the adult cat and monkey is cortically mediated. J Neurosci 1995; 15(3 Pt 1):1631–1647.

155. Smirnakis SM, Brewer AA, Schmid MC et al. Lack of long-term cortical reorganization after macaque retinal lesions. Nature 2005; 435(7040):300–307.

156. Calford MB, Chino YM, Das A et al. Neuroscience: rewiring the adult brain. Nature 2005; 438(7065):E3; discussion E3–4.

157. Yang T, Maunsell JH. The effect of perceptual learning on neuronal responses in monkey visual area V4. J Neurosci 2004; 24(7):1617–1626.

158. Chowdhury SA, DeAngelis GC. Fine discrimination training alters the causal contribution of macaque area MT to depth perception. Neuron 2008; 60(2):367–377.

159. Levi DM, Li RW. Improving the performance of the amblyopic visual system. Phil Trans R Soc Lond B Biol Sci 2009; 364(1515):399–407.

160. Nakatsuka C, Zhang B, Watanabe I et al. Effects of perceptual learning on local stereopsis and neuronal responses of V1 and V2 in prism-reared monkeys. J Neurophysiol 2007; 97(4):2612–2626.

161. Helveston EM. Visual training: current status in ophthalmology. Am J Ophthalmol 2005; 140(5):903–910.

162. Horton JC. Vision restoration therapy: confounded by eye movements. Br J Ophthalmol 2005; 89(7):792–794.

第41章

婴儿期后视觉剥夺的影响

Lindsay B. Lewis · Ione Fine

闫 峰 译 孟 虎 黄振平 校

概述

盲人往往比有视力者更易于执行各种听觉和触觉任务，这种现象被认为是由于如下两个原因：(1) 代偿性过度生长——增强听觉与身体感觉皮质内神经元的处理；(2) 跨感觉通道的可塑性——通常情况下枕叶皮质区域只处理视觉信息，现在开始处理听觉和触觉刺激信息。虽然有大量动物实验研究早期视觉剥夺的长期影响，我们仍不能完全理解人脑跨感觉通道可塑性暗含的神经生理变化。本文将讨论目前已知的长期视觉剥夺的行为和神经生理学的影响，并讨论新成像技术用于揭示新发现的可能性。

过去 20 年中，已证实那些遭受视觉剥夺的人，特别是在生命的早期，显示出在使用触觉和听觉线索方面的超强能力，似乎伴随着枕叶皮质反应特性的显著变化。

虽然越来越多的文献提出行为差异以及枕叶皮质对听觉和触觉刺激的不同神经反应，但人失明造成的神经电生理变化仍不十分清楚。当然，在使用灵长类和非灵长类动物模型研究视觉剥夺引起的解剖和神经后果方面有大量的文献，然而关于盲对人类的影响，动物模型方面的文献可能没有提供期望的信息。一种原因是，虽然可以使用高时间分辨率技术在动物模型中研究视觉剥夺对单个细胞或小细胞群的影响，但是对于评估视觉剥夺对人类影响而言，这些手段的空间或时间的分辨率是很低的，是局限的（图41.1）。用于研究人类长期视觉剥夺影响的手段存在令人担忧的局限性，因为目前不清楚如何简单地把动物研究数据普遍用于人体研究。人类比几乎所有其他动物都更多地依赖视觉，并有大量的视觉感觉区域[1-3]。幸运的是（框41.1），目前已有新的无创技术开始用于研究人失明后的神经生理变化，这些新技术包括功能性磁共振成像，高分辨率结构成像，非侵入性经颅磁刺激，磁共振波谱和功能连接性分析等。表41.1 总结了这篇文章中大脑对广泛的听觉和触觉任务反应的表现和测量的研究讨论。

视觉剥夺的神经元影响

视觉正常发育中跨感觉通道处理

在发育过程中，虽然许多感觉皮层的结构和连接由基因控制，但进一步精炼大脑区域内部或之间的连接仍依赖"关键"时期的早期感觉输入[4-8]。这些经验依赖的效应被认为通过预先存在连接的权衡/收益的调整[9]、目标区域新投射的引导[4]、以及过多投射的消除[10]来介导。所有这些过程蕴含共同的主题是竞争，以经验为基础，介导连接；较多活性的投射以损失较少活性的投射为代价，而变得更强大[11]。

生理学上有明确的证据表明，在动物（灵长类动物[12]，幼猫[13,14]）的婴儿时期，视皮质自身之间存在过多连接；同样，也有证据表明，视皮质和其他的皮层区之间也存在过多连接（灵长类[15]，猫[16]）（图41.2）。已有文献报道，关于猫类的从听觉/颞区到视皮质[10,17-19]，从体觉和额叶-顶叶皮层到视皮质，以及从皮质下丘脑（外侧膝状体，LGN）到听觉皮质的投射[4,21]。这些发现表明，早期发育过程中的解剖连接，对于多种感觉器官输入到枕叶皮质，甚至初级感觉皮层之间是必需的[22]。各种正常视觉发育的动物模型已经证实，在发育成熟过程中，这些跨感觉通道的连接有一个大比例的"修剪"（或称重新分配）[10,15]。

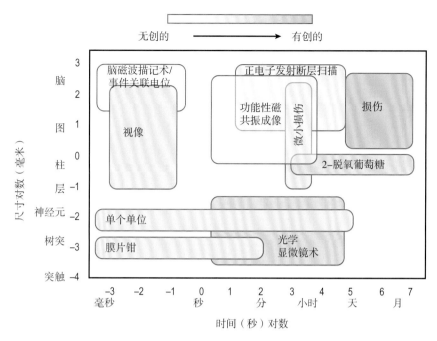

图 41.1　目前用于研究神经活性的各种实验技术的空间和时间分辨力范围概略图。纵轴为该技术的空间范围，边界线指示技术能提供有用信息的最大和最小区域范围。这样，单个单元的记录只能从小的空间区域提供信息，以一边 10 ~ 50 μm 为代表。横轴为该技术收集信息的最小和最大时间间隔（Adapted from Churchland & Sejnowski.[3]）。

类似的"修剪"，被认为发生在正常人婴儿期。因此，认为跨感觉通道的连接在婴儿期比在成年期更显著。测量婴幼儿大脑反应的一种常用方法是通过测量事件相关电位（ERP）——通过颅骨和头皮的大脑电活性。虽然听觉事件相关电位（ERP）在成年人大脑枕叶（视觉）区的反应微弱甚至不存在，但在 6 个月的婴儿枕区可发现强烈 ERP 反应[23]。这些反应随着年龄的增长而减少。

如图 41.2 所示，也将在下面更深入地描述。许多动物模型表明，在视觉输入缺失的情况下，正常的修剪过程没有发生。根据这种模型，早期盲人受试者跨感觉通道反应可能通过保留解剖连接的"婴儿"模式来介导。然而，最近使用三维像素形态测定法对早期盲人受试者白质和灰质的容积的研究，与上述研究结果相矛盾，这项研究表明皮质区之间的连接减少。

视觉正常成人的跨感觉通道的处理

在过去的 30 年中，神经影像学技术的发展使研究人类神经变得越来越容易。在 20 世纪 90 年代初之前的研究，往往依赖正电子发射断层扫描（PET）——短效的生物活性和放射性示踪同位素（如氟脱氧葡萄糖，一种葡萄糖的类似物）被注入活体，根据相关区域中最终的组织浓度推断局部神经活性。20 世纪 90 年代初以来，因为功能性磁共振成像（fMRI）的低侵袭性、少辐射、及相对广泛的实用性，开始被选择使用（图 41.3）。fMRI 测量血流动力（血氧化水平依赖，BOLD）的反应，他与相关大脑区域中的血流量以及氧化和还原血的相对浓度成比例。

然而，应该指出的是，神经元信号和 BOLD 反应之间的确切关系仍不清楚。血流量、代谢率、和神经元反应之间的关系，仍然是研究的热点，盲人受试者的枕叶皮质中这些关系甚至有可能改变。因此，不应该认为 BOLD 反应是神经元活动的代名词。

当视觉正常的成年人初级视皮质没有显示对单纯触觉或听觉刺激呈现跨感觉通道反应时，初级视皮质的 BOLD 反应可以由其他感官获取的信息调制[25]。此外，有视力的个体中许多纹状体外视觉区域表现出跨感觉通道的反应。MT+ 区显示对触觉运动刺激的 BOLD 反应[26,27]。颞侧枕叶复合体（LOC）/ 下方颞区（IT）脑回显示，在触觉执行物体识别任务时的 BOLD 反应[28-30]。纹状体外视觉区域也显示，在触觉执行凸起字母和引导识别任务时的 BOLD 反应[32]。

最近，经颅磁刺激（TMS）已被用来检测枕叶皮质内对触觉刺激的反应是否在有视力的受试者体内发挥作用。通过快速地磁场变换（电磁的诱导）在脑组织中诱导弱电流，触发神经元活动越过皮质表面的相对局限区域（图 41.4）。应用 TMS 越过枕叶皮质区域干扰有视力的受试者触觉执行定向[32]和空间距离[33]等任务的能力，揭示了在触觉处理中这些区域包含的功能。然而，应该指出，使用 fMRI 的其他研究都没有发现，有视力的受试者在执行触觉任务时视

框 41.1　用于研究盲引起神经生理变化的无创技术

弥散张量成像（diffusion tensor imaging, DTI）：一种磁共振方法，影像强度与沿磁性弥散梯度方向弥散的能力成比例。目前，DTI 主要用于白质成像，因为白质中轴突有强大的弥散梯度。为评估大脑白质中路径，更新的示踪图法（也称为纤维示踪）用于提供 DTI 数据。

脑电图（electroencephalography, EEG）：是一种电极放置于头皮，记录大脑产生的突触后电流总活性的测量方法。表层 EEG 记录的是上千神经元同步活性的总和，他们具有相似空间方向，放射状朝向头皮。EEG 不采集切线方向朝向头皮的电流，深层组织活性比颅骨附近的电流难发现。EEG 具有非常高的时间分辨力（~ 1 ms），但空间分辨力较弱。的确，理论上不可能（"逆转问题"）从 2D 电极排列计算 EER 信号的 3D 立体空间。假如空间信号的一些评估能被处理，但这些评估只有几厘米空间分辨率。最近，为获得更好的空间分辨率，EEG 与 MEG 或 fMRI 结合应用。

功能性磁共振成像（functional magnetic resonance imaging, fMRI）：处于氧合状态的血红蛋白是抗磁性的，处于还原状态的血红蛋白是顺磁性的。因此，血液的磁共振信号会随着氧合状态的不同存在轻微的差异。血液动力或血氧化水平依赖（BOLD）的反应与相关脑区域中的血流量、氧合血和还原血的相对浓度成比例。应该注意的是神视经元与 BOLD 之间的精确关系仍是活性研究的问题。拥有复杂研究模式的 fMRI 能提供 1 毫米的空间分辨率和少于 1 秒的时间分辨率，但一般是几毫米的空间分辨率和几秒的时间分辨率。从 90 年代早期起，fMRI 因为其微创性，射线照射的减少及相对广泛的实用性，成为用于脑地形图分析领域的主要技术。

脑磁波描记术（magnetoencephalography, MEG）：放置在头皮上的超导量子干涉设备（SQUIDS），用于记录同步脑电活动所产生的磁场。只有那些神经元产生的垂直（和放射状的 EEG 相比较）于皮质层表面的磁场才能被测量。像 EEG，MEG 具有很高的时间分辨率，也遭受"逆转"的问题。然而，磁场受颅骨等因素影响较小，比 EEG 有更好的空间分辨率。

磁共振波谱（magnetic resonance spectroscopy, MRS）：一种核共振方法，用于检测与发育和神经元功能相关的代谢物（如肌醇，胆碱，肌酸，N-乙酰天门冬氨酸，胆碱，乳酸，谷氨酸，谷氨酰胺，和 γ- 氨基丁酸）水平。目前，由于这些代谢物是低浓度的，MRS 在空间分辨率和时间分辨率上是有限的。

正电子发射断层扫描术（positron emission tomography, PET）：一种代谢周期短的具有生物活性和放射性的示踪同位素被注入到活体后，根据在一定区域组织内的浓度推断神经活性。以毫米为等级提供空间分辨率，以 10 秒为等级提供时间分辨率。PET 使用的局限性包括高成本和需要限制射线照射。

经颅的磁力刺激（transcranial magnetic stimulation, TMS）：通过迅速变化的磁场产生的电磁感应诱导脑组织中的弱电流。这些电流可以被用来触发相对局限的皮质表面区域内的神经细胞的活性。TMS 经常被用于证明因果关系。如果 TMS 刺激特定的大脑区域能抑制执行一个既定任务的能力，可以证明该区域具有执行此任务的性能。

皮质激活[32,34-37]，或使用枕骨 TMS 也没显示对触觉任务的干扰[33,38]。因此，有视力受试者视皮质在执行视触觉任务中起到怎样的重要作用仍不清楚。

正常视力受视者这些反应蕴含的解剖连接已明确。直到最近，人们仍认为来自视皮质以外多形态关联区域的反馈介导初级感觉区的跨感觉通道调制，如内沟和颞上沟皮质，岛叶皮质，甚至是额叶和前额叶皮层[22,39,40]，然而，最近的解剖学研究发现，在成年灵长类动物的感觉皮质之间存在直接跨感觉通道投射，直接投射从听觉到视觉皮层[41-43]，从视觉到听觉皮层[44,45]，从视觉到体感皮层[46]。

早期盲人的跨感觉通道处理

早期和晚期盲人的跨感觉通道反应的测量往往集中在"基本刺激"，如简单的触觉辨别或听觉频率任务，或集中在具有强大的功能意义的任务，如盲文阅读、听觉定位或者听觉语言。虽然跨感觉通道可塑性似乎对功能相关的任务更强，应该指出，这些任务 / 刺激也往往是更复杂的，并因此更可能唤起大脑的强烈反应。

大量证据表明，在早期盲人受试者，初级及纹状体外视觉区域为其他感官的处理进行广泛地补充。相反，在晚期盲人受试者，只有关于纹状体外视觉区域的激活的有力证据，而且在这些区域的激活也未必发挥职能作用。

触觉性能

通常认为盲人受试者触觉能力会增强。然而目前还不清楚有视力和盲人受试者之间触觉性能差异的程度与实践效应的相比，是否应取决于盲本身。

显而易见，盲人受试者往往比训练有素的有视力受试者有更多的接触盲文经验（的确，大多数盲文

表 41.1 视皮质跨感觉通道的可塑性：本章中讨论的跨感觉通道可塑性证据的总结

		研究类型	早期盲	晚期盲	视力
触觉激活	盲人语言 Sadato1996，1998	PET	P & E	–	–
	盲人语言 Cohen1999	PET	P & E	E	–
	盲人语言 Burton2002	fMRI	P & E	P & E	–
	盲人语言 Gizewski2003	fMRI	P & E	–	N
	角，宽度，性格差别 Sadato19961998	PET	P & E	–	N
	扫描（无差别）Sadato19961998	PET	N	–	N
	盲文字母 Sadato2002	fMRI	P & E	E	N
	盲文字母 Sadato2004	fMRI	–	E	N
	凸出字母 Burton2006	fMRI	P & E	P & E	E
	触觉运动 Hagen2002 Blake2004	fMRI/PET	–	–	E
	触觉目标识别 Amedi20012002 James 2002 Pietrini2004	fMRI	–	–	E
	触觉方向 Sathian2002	PET	–	–	E
	触觉空间频率 Sathian2002	PET	–	–	N
听觉激活	频率辨别 Alho1993 Kujala1995	ERP/MEG	Y	–	N
	频率辨别 Kujala1997	ERP	Y	Y	N
	频率辨别 Kujala2005	fMRI	P & E	–	N
	声源定位 Kujala1992	ERP	Y	–	N
	声源定位 Leclerc2000 Gougoux2005	PET/ERP	P & E	–	N
	声源定位 De Volder1999	PET	P & E	–	N
	声源定位 Weeks2000	PET	E-RH only	–	N
	声源定位 Voss2006	PET	–	E-RH dom	N
	听觉运动 Poirier2006	fMRI	MT+	–	Y
	听觉运动 Saenz2008	fMRI	MT+	–	N
	听觉语言 Burton2003	fMRI-PER	P & E	–	N
	听觉语言 Amedi2003	fMRI	P & E	P & E	N
	听觉语言 Burton2006	fMRI	–	P & E	N
触觉机能的作用	盲人语言 Cohen1999	TMS	Y	N	–
	盲人语言 Hamilton2000	Stroke	Y	–	–
	盲人语言 Kupers2007	TMS	Y	–	–
	盲人经验 Liu2007	fMRI-PER	Y	–	–
	盲文字母 Cohen1997	TMS	Y	–	N
	凸出字母 Cohen1997	TMS	Y	–	N
	空间距离 Merabet2004	TMS/Stroke	Y	–	Y
	糙度 Merabet2004	TMS/Stroke	N	–	N
	触觉感觉 Ptito2008	TMS	Y	–	N
	触觉方向 Zangaladze1999 Sathian2002	TMS	–	–	Y
听觉机能的作用	频率辨别 Stevens2007	fMRI-PER	Y	–	N
	听觉语言 Amedi2003	fMRI-PER	P	–	N
	声源定位 Leclerc2000 Gougoux2005	PET/ERP	P & E	–	–
	声源定位 Collignon2007	TMS	Y	–	N
	听觉语言 Amedi2004	TMS	Y-RH only	–	N
	音调 Collignon2007	TMS	N	–	N
	强度 Collignon2007	TMS	N	–	N

P = cross-modal responses found in primary visual cortex：初级视皮质中的跨感觉通道的反应；E = cross-modal responses found in extrastriate cortex：纹状体外皮质中的跨感觉通道的反应；Y = cross-modal responses found in visual cortex：视皮质中的跨感觉通道的反应；N = cross-modal responses not found in visual cortex：视皮质中的无跨感觉通道的反应；- = cross-modal responses not studied：跨感觉通道的反应未被研究；TMS = functional significance established using TMS：使用 TMS 确定功能意义；fMRI-PER =functional significance established by correlating cross-modal responses as measured using fMRI with task performance，across subjects：通过使用 fMRI 测量任务时的跨感觉通道的反应确定功能意义，跨学科；RH = right hemisphere：右半球；dom = dominance：优势；PET- 正电子发射断层扫描；fMRI = 功能性磁共振成像；MEG = 脑磁波描记术；ERP = 事件关联电位

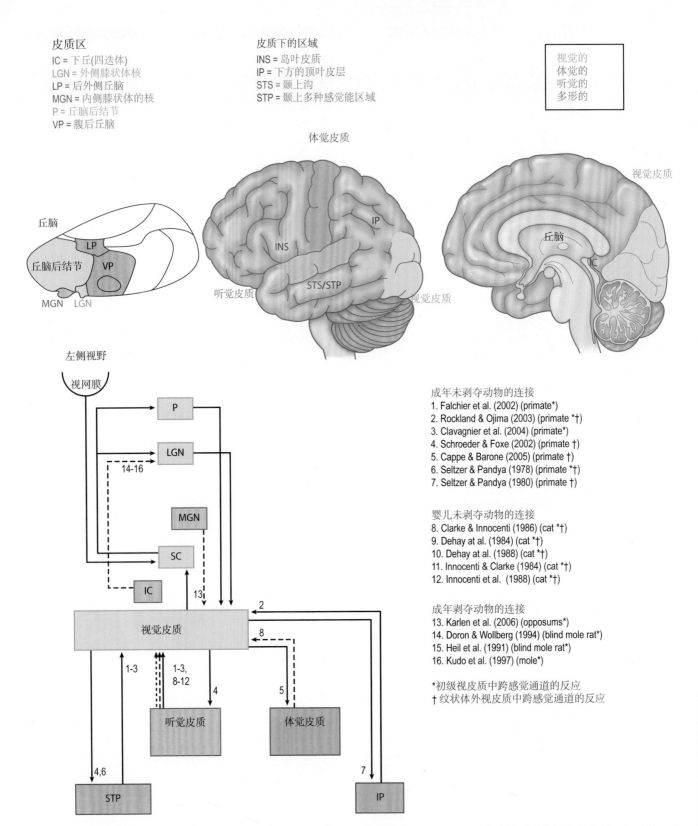

皮质区
IC = 下丘(四迭体)
LGN = 外侧膝状体核
LP = 后外侧丘脑
MGN = 内侧膝状体的核
P = 丘脑后结节
VP = 腹后丘脑

皮质下的区域
INS = 岛叶皮质
IP = 下方的顶叶皮层
STS = 颞上沟
STP = 颞上多种感觉能区域

视觉的
体觉的
听觉的
多形的

体觉皮质

视觉皮质

丘脑

LP

丘脑后结节　VP

MGN　LGN

IP

INS

STS/STP

听觉皮质　　　　　　　　　　视觉皮质

丘脑

IC

左侧视野

视网膜

P

LGN

14-16

MGN

SC

IC

13

视觉皮质

2

8

1-3

1-3,
8-12

4

5

听觉皮质

体觉皮质

4,6

STP

7

IP

成年未剥夺动物的连接
1. Falchier et al. (2002) (primate*)
2. Rockland & Ojima (2003) (primate *†)
3. Clavagnier et al. (2004) (primate*)
4. Schroeder & Foxe (2002) (primate †)
5. Cappe & Barone (2005) (primate †)
6. Seltzer & Pandya (1978) (primate *†)
7. Seltzer & Pandya (1980) (primate †)

婴儿未剥夺动物的连接
8. Clarke & Innocenti (1986) (cat *†)
9. Dehay at al. (1984) (cat *†)
10. Dehay at al. (1988) (cat *†)
11. Innocenti & Clarke (1984) (cat *†)
12. Innocenti et al. (1988) (cat *†)

成年剥夺动物的连接
13. Karlen et al. (2006) (opposums*)
14. Doron & Wollberg (1994) (blind mole rat*)
15. Heil et al. (1991) (blind mole rat*)
16. Kudo et al. (1997) (mole*)

*初级视皮质中跨感觉通道的反应
†纹状体外视皮质中跨感觉通道的反应

图 41.2　视觉和跨感觉通道与视皮质主要连接的示意图，包括婴幼儿（阴影线）和视觉剥夺动物（虚线）中存在的已知连接。来自左侧视野的对侧投射被显示。绿色代表视觉，蓝色代表的体觉，红色代表听觉和紫色代表多形区域。提供跨感觉通道到视皮质连接的参考文献。

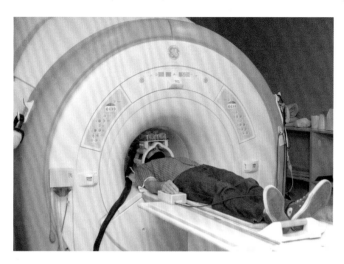

图 41.3　一位受试者将进行磁共振成像的扫描程序。患者躺着的工作台将被移动到扫描仪的孔中（Courtesy of the Van de Veer Institute.）

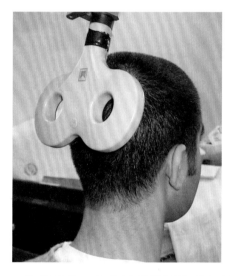

图 41.4　一位受试者正在使用蝶线圈接受经颅磁刺激（TMS）。（Courtesy of the Kastner laboratory.）

老师使用视力多于触觉）。因此，非盲文触觉任务通常被认为是测量盲对触觉能力（与经验相比）直接影响的较好方法。有趣的是，目前仍不完全清楚盲人受试者是否对非凸起盲文的触觉分辨任务表现出增强的敏感度。在一项研究中发现，早期盲人和有视力者的感觉、触摸、或两点辨别的阈值无显著差异[47]。而最近的研究表明，早期盲人受试者比有视力受试者对凸起的罗马字母[38]和光栅定位的分辨力显著提高[48,49]。这些数据表明，早期盲人受试者的视觉剥夺可能只提供一个较弱，或有选择性的（对于某些类型的任务，但不是全部）触觉处理的优势[50]。

盲人与有视力者相比，大多数的触觉辨别能力方面的优势，很可能是由于盲、增加的经验的影响以及依赖视觉信号之间的相互作用。几项研究表明，虽然在一个范围的触觉，盲人受试者比有视力受试者表现出更强的能力，但当盲人和有视力受试者经历实践时，这些差异消失[47,51]。这些实验支持这样观点，至少部分更多的触觉经验驱动盲人执行更高级触觉任务。

然而，最近的另一项研究已经表明，无论是否接受过训练，在有视力者被蒙住眼睛 5 天期间比他们在正常视物期间，表现出更好的识别盲文能力。事实上，没有受过训练蒙住眼睛的受试者比非蒙住眼睛训练 5 天的受训者，在执行所有任务中表现得更出色[52,53]。这些发现表明，视觉剥夺在盲人触觉能力增强中发挥了作用[50]。此外，事实上有视力的盲文老师是通过视力阅读盲文（从字母的阴影），而不是通过触摸，说明视觉输入的丢失对触感流畅度是非常重要的（Pascual-Leone，私人交流）。

由于视觉剥夺和触觉体验在盲人受试者的触觉性能中发挥重要的作用，了解视觉剥夺和经验如何相互作用，可能对提高有效的盲文教学计划，特别是对部分有视力者，起到重要作用。

触觉处理

许多研究探讨了视皮质中盲文阅读时的跨感觉通道反应。在早期的 ERP 研究中，早期盲受试者在盲文阅读时比有视力者阅读凸起的罗马字母时，显示出了更多的后 / 枕叶分布的反应[54]。从那时起，神经影像学研究表明，早期盲受试者的初级及纹状体外视皮质，对盲文字母比非字母（或其他适当的对照刺激），一直表现出更强的反应。相反，晚期盲受试者比有视力受试者，在纹状体外视皮质而不是在初级视皮质中，表现更强的反应[34-36,55]（见综述[50,59]，也见[57,58]）。在早期盲受试者中，初级视皮质对盲文的 BOLD 反应与个人口头记忆能力高度相关[59]，表明至少在早期视觉剥夺的受试者中，跨感觉通道反应程度与盲文识别能力相关。

几项 TMS 研究揭示了早期盲受试者的皮质在盲文阅读中的功能作用。当辨别盲文字母时（请注意，这是一个比盲文阅读简单的任务），TMS 传送到视皮质，与假刺激相比较，在早期盲受试者，而不是在晚期盲受试者中，能诱导出更多明显的错误（图 41.5）[55]。盲文阅读能力的中断表明，至少在早期盲

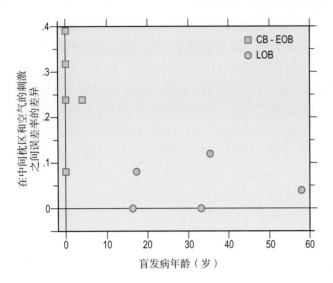

图 41.5　个体受试者辨别盲文字母的错误，在 TMS 刺激越过中间枕区（OZ）和对照组（空气）期间，作为盲发病年龄的一个功能指标。CB-EOB= 先天性盲和早发性盲，LOB= 迟发性盲。在每个头皮位置受激下，受试者鉴别了 25 个盲文字母，显示成 5 个字母的 5 个字符串（非单词）。错误识别或无法被鉴别的字母被认定为错误。（From Cohen et al.[55]）

受试者中，视皮质具有重要作用[38,55]（见综述[50,56,60]）。此外，一个有趣的对早期女性盲人的研究发现，她们因为枕部受损失去了阅读盲文的能力，但没有丢失辨别盲文字母或其他一些感官能力[61]。

　　同样地，当 TMS 传递到早期盲人受试者的视皮质时，似乎并没有干扰盲文触觉刺激的检测，但它干扰盲文阅读[50,62,63]。总的来说，这些研究都有力地证明，盲文阅读在视皮质的反应不是附带现象，事实上对于理解盲文任务是必要的。此外，在视皮质的这些反应似乎存在于盲文处理有用区域扩展网络的稍后部分。用于枕叶皮质的 TMS 干扰盲文处理，与用于体觉皮质的 TMS 的较短时间期限（20～40 毫秒）相比，只有 50～80 毫秒的延迟[62]。（见综述[58,63,64]）

　　总体而言，在早期盲人受试者中的明确证据表明，纹状体外视皮质和初级视皮质区域与补充盲文阅读，以及与视皮质中跨感觉通道反应在功能相关。在晚期盲受试者中，盲文处理过程中纹状体外视皮质（虽然不是初级视皮质）被激活，然而，晚期盲受试者在盲文阅读过程中视皮质的激活仍可能没有起到功能性作用。

非盲文触觉处理

　　早期以及晚期盲人视皮质的跨感觉通道的反应也显示了处理各种非盲文触觉分辨的任务。在早期

ERP 研究中，当受试者的手指在随机点图案移动完成一个简单被动的触觉任务时，早期盲受试者较有视力受试者表现出更多的后部 / 枕叶分布的反应[54]。此外，当进行相同 / 不同的凹或凸起字母判断时，早期盲受试者显示视皮质中激活的增加（使用 PET 测量），而有视力受试者显示为视皮质中激活的减少。在此任务中，当反应不需要时，盲人和有视力受试者的视皮质的激活都无变化，这表明对触觉刺激的关注可能是必要的。

　　似乎相当肯定的是，当进行盲文阅读时，早期盲受试者的初级和纹状体外皮质的视觉区域负责非盲文触觉辨别，但晚期盲受试者不是初级视觉区域负责非盲文触觉辨别。只有早期盲受试者显示对一个相同 / 不同的盲文字母触觉辨别任务（辨别字母，而不是读）的反应在初级视皮质，而早期和晚期盲受试者显示的反应在纹状体外视皮质。早期盲受试者的初级视皮质为非阅读触觉辨别的补充可能受限制[65]。有趣的是，最近，晚期盲受试者的纹状体外视皮质也显示对触觉鉴别的 BOLD 反应，表明触觉输入在纹状体外皮质的跨感觉通道反应可能不依赖于经验[37,56]。

　　早期盲受试者视皮质的触觉补充似乎有一个功能作用。当执行凸出字母辨别的任务时，传递给视皮质 TMS，早期盲受试者中比有视力受试者诱导出更多的错误，提示了视皮质在非盲文阅读触觉任务时的功能作用[38]。然而，视皮质可能只对特定类型的触觉处理发挥功能作用；在早期盲受试者中，传递到枕区的 TMS 干扰识别空间距离的能力，但不影响对凸起记号刺激的粗略判断[33]。

　　此外，有证据支持对复杂触觉处理在视皮层的跨感觉通道反应。在触觉成像过程中，早期盲受试者（无一人曾有视力）在纹状体外视皮质显示出 ERP 反应[66]。当编码触觉刺激及这些刺激产生心理波动时，越过枕叶皮质的 ERP 反应也显示出来[67]。此外，早期盲受试者对人为目标触觉，在视皮质的颞下（IT）和梭形区域显示出 BOLD 反应的类别相关模式[30]。

　　有视力、早期和晚期盲受试者对某种触觉刺激在视皮质中的反应的均被诱发。然而，研究触觉和听觉刺激对枕叶皮质的影响存在困难，因为在有视力和晚期盲受试者中可能由于视觉图像影响枕叶反应。有视力、早期和晚期受试者的视皮质都表现出对凸出罗马字母识别（在有视力和晚期盲受试者中，任务均可能引出视觉图像）的 BOLD 反应[31]。人们认为可能是由于视觉图像的原因，在晚期，但不是在早期盲受试

者中，触觉运动和面部感知诱发 MT+ 和梭状面孔区（FFA）区的 BOLD 反应，分别是——发现，重复[68]。

听觉处理

大多数研究几乎没有证据证明盲人受试者听觉灵敏度得到整体改善[69]。但是，盲造成了在听知觉方面的一些选择性的改进，如下所述，同时视皮质似乎至少为听觉处理的某些方面进行补充（图 41.6）。

有证据显示，早期盲受试者一般具有优秀的定位能力[70,71]，特别是在外围空间方面[72,73]。视皮质中听觉 BOLD 反应，这也可能与声音定位精度相关[74,75]。（图 41.6）

在早期的研究中，双耳同时执行听任务（同时给受试者双耳听不同的声音频率刺激）诱发 ERPs，ERPs 在早期盲受试者比在有视力受试者中表现出了更后的头皮分布。对参加或不参加耳获得的听觉输入这是真实的[76]。这一结果表明，不考虑注意力，视觉区域可能帮助进行听觉处理。然而，最近研究表明，

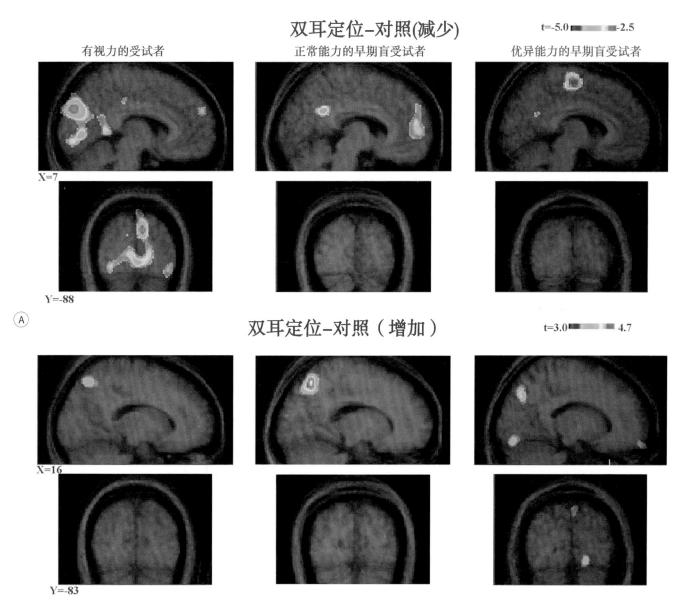

图 41.6 有视力的受试者（SIG）在执行双耳的声音定位任务时，正常能力的早期盲受试者（EPNP）单声道执行声音定位任务时，以及优异能力的早期盲受试者（EBSP）的 PET 反应。受试者躺在扫描仪内操作身旁操纵杆，听到前方位置的刺激的后左右交替指向明显的刺激源定位一对声音，完成控制任务。（A）在视觉纹状体和纹状体外皮质中，观察到减少的脑血流量（CBF）。（B）EBSP 组右腹纹状体外皮质见增加的脑血流量，但其他两组无此现象。X 和 Y 坐标指的是标准化的立体空间。显著性的标准以 3-3.5 为 t 值计算。（From Gougoux et al.[74]）

只有当注意力指向听觉刺激时，早期盲受试者和晚期盲受试者的视皮质对听觉频率辨别才显示听觉反应（MEG[77]，ERP[78] 和 fMRI[79]）（见综述[60]）。在另一个注意力的听觉 ERP 的研究中指出，早期盲受试者较有视力受试者显示出更大量和更后的 N2 分布反应，以及更快的听觉目标的检测时间[80]。

最近，在幼年时期失明（如同早期盲受试者）而视力恢复的受试者中，视觉纹状体外区域选择性对听觉的运动，但不对其他的刺激显示 MT+ 反应[81] 的现象，提示视皮质区域正常功能的专门化可以影响跨感觉通道可塑性。早期盲受试者的视皮质中功能相关的听觉处理的证据来自听觉定位和听觉语言的研究，如下文所述。受过训练的盲人受试者视皮质似乎也被补充使用听觉感官替代装置（框 41.2，图 41.7）。

听觉定位

当执行声音定位任务时，早期盲受试者的初级和纹状体外视皮质中显示听觉 ERP 反应[83]，这些反应似乎在早期盲受试者要明显一些，他们表现出卓越的声音定位精度。早期盲受试者中的活化程度与个体的声源定位精度相关。（PET[74]，图 41.6；ERP[P75]）。这表明，视皮质中对声音定位的跨感觉通道可能具有机能性的重要性。

这些视皮质内的跨感觉通道反应也可以是单侧性的；另一个 PET 研究中，早期盲受试者纹状体外

框 41.2 感官替代：听力替代视觉

盲人利用听觉和触觉的个人能力的增强，激发了发展各种感官替代装置的灵感。虽然目前普遍使用很少，但随着小型化和处理能力的提高，这种装置将很快会更加普遍。有趣的是，一些研究表明，使用这些感官替代装置，在盲人受试者体内可能会引起枕部的反应，而且这些反应可能高度依赖于训练。

在一项早期的研究中，早期盲和有视力的受试者被训练使用能将超声回波转换为听觉信号的超声波回声定位装置[1]。在没有设备执行声源定位任务期间，在早期盲受试者较有视力的遮盖眼睛的受试者的纹状体外（也可能是初级）视皮质中可发现更多的 PET 活化信号。同时，早期盲受试者在使用设备培训的情况下，在声源定位的时候导致了纹状体外（也可能是初级）视皮质的激活增加，而有视力却遮盖眼睛的受试者纹状体外视皮质没有受到影响。

在第二项研究中，早期盲和有视力遮盖眼睛受试者被训练使用视觉 - 听觉感官的替代设备（听觉修复替代视觉，PSVA）识别空间图像。使用设备训练后，再次发现早期盲受试者较有视力而遮盖眼睛的受试者的纹状体外视皮质中存在更多的 PET 的激活信号（图 41.7）。这些发现表明，早期盲和有视力受试者之间的差异可能通过预先存在早期盲受试者中的能力介导，为非视觉空间处理补充视皮质，对于感官替代装置扩展相对容易。

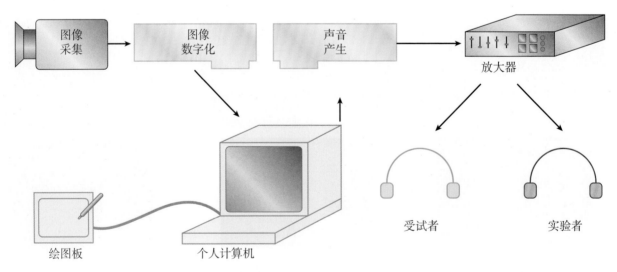

图 41.7 Arno 等使用的感官替代设备的示意图[82]。早期盲和遮眼有视力的受试者被训练使用 PSVA（听觉修复代替视觉）设备，训练经历 8 ~ 10 周，每次训练时间为 12 个小时。视觉图案通过使用连接到 PC 的绘图板产生。这些视觉图形的音频翻译（每一个像素伴随一个特定的音频通过耳机提供给受试者（和实验者）。在每个训练期，受试者学习在绘图板上移动记录笔扫描每个图案，在每次测试期间（在第一次训练前，在第 6 次和第 12 次训练后），受试者被要求通过支配框中金属棒和金属块重现每个图案。（Adapted from Arno et al.[82]）

视皮质对听觉反应的声音定位在右侧，而不是左侧视皮质[84]。此外，PET 显示声源定位在晚期盲受试者纹外视皮质，又一次显示了右半球优势[85]。此外，TMS 传递到右枕区（TMS 不传递到左侧半球）干扰听觉定位任务，但不显示干扰听觉音调或强度辨别任务[86]。这一发现表明，早期盲受试者的右侧视皮质在听觉定位中发挥功能作用，并可能是具体参与空间分析等任务的必要组成部分。

早期和晚期盲人受试者大脑右半球偏重于声音定位，与有视力受试者的听觉皮质显示的偏向一侧的现象相一致。脑磁图（MEG 在大脑电活动产生的磁场的测量方法）测量的依据表明，有视力受试者大脑右半球参与声音定位任务。类似的偏向一侧的现象也见于有视力的受试者。例如，大脑右半球损伤导致视觉空间处理的缺陷[88]（见参考文献[86]）。

听觉语言

一些研究表明，早期盲受试者初级和纹状体外视皮质被补充听觉语言，与语音处理任务或被动难以辨认的声音相比，语义任务在更大程度上的存在 BOLD 激活[89-91]（见综述[89]）。同样，晚期盲受试者的初级和纹状体外视皮质中存在对听觉语言处理的 BOLD 反应[31,89]。初级和纹状体外视觉皮质对听觉语言内容的跨感觉通道反应似乎没有严重依赖生命早期盲的发病。

当听觉对呈现的名词产生动作的时候（似乎是基本地语义）[92]，TMS 传达到早期盲受试者的视皮质（尤其是左侧大脑半球），导致动作产生错误，与左侧大脑半球对语言处理相一致（图 41.8）。应该注意，TMS 脉冲的晚期（字码描绘开始后 660 毫秒），受试者报告也指示清晰听觉的刺激，与言语内容处理相比，TMS 不太可能影响刺激本身的听觉处理。早期盲受试者视皮质似乎参与了高层次的语言处理。

早期盲人枕叶皮质内的跨感觉通道连接

最近，随着多种技术手段包括功能性磁共振成像技术（fMRI），经颅磁刺激（TMS），高分辨率 MRI，和扩散张量成像（DTI）等技术的使用，人们

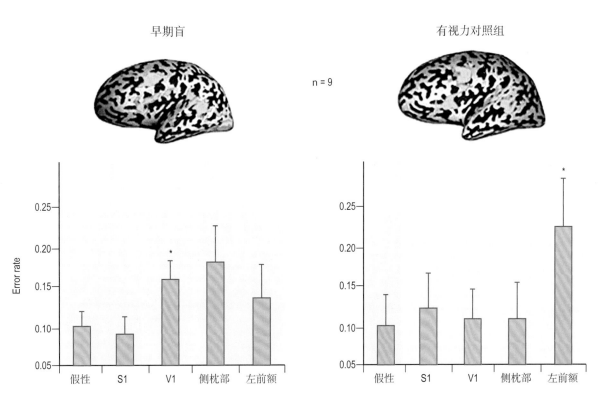

图 41.8　盲人和有视力组动作产生错误率作为重复 TMS（rTMS 的）位置的机能参数。盲人受试组，越过 V1 左侧的 rTMS 相对于假性和右侧 S1 刺激增加错误率；左前额（PF）和侧枕（LO）刺激观察到了类似的趋势。有视力组只有左侧 PF 刺激相对于假性和 S1 刺激增加错误率。每组的插图显示，动作产生及休息期间左半球 fMRI 激活的组平均图像[59]。注意 V1 仅显示在盲人组显著激活，结果符合 rTMS 在这个区域产生较大的错误率。统计参数图阈值 $P < 0.05$，使用随机效应一般线性模型进行多重比较。（From Amedi et al.[92]）

逐渐明确了盲所导致的人体内连接的变化。然而，人们对跨感觉通道可塑性中蕴含的连接的研究兴趣在增长，但听觉和触觉到达纹状体皮质和纹状体外视皮质的信息通道仍不十分清楚。一种可能性是，早期的视觉剥夺导致修剪过度增生的皮质 - 皮质和 / 或丘脑 - 皮质跨感觉通道连接的失败；另外一种可能是，早期的剥夺可能形成了从多通道区域延伸至初级和二级视觉区的顶点 - 低点的连接。

跨感觉通道可塑性来源的功能性方面证据存在矛盾。一些功能性的证据表明，视皮质中触觉跨感觉通道的可塑性的主要来源是皮质 - 皮质的，而不是丘脑 - 皮质的。早期盲受试者初级体觉皮质的刺激由 TMS 产生，导致了初级视皮质中的活性[93]。盲人受试者单手的触觉刺激导致双侧视皮质的激活[34,35,65]。因为只有身体对侧刺激表现在丘脑水平，这些视觉反应的双侧性触觉信息必须被丘脑之外的皮层机制传递

到视皮质。然而，静息态机能的连接（当受试者处于安眠状态时，整个大脑 BOLD 活性的连接）的测量表明，早期盲受试者与有视力受试者相比，在枕叶视皮质内，枕叶视皮质与顶叶体感，及额部传感器和颞多感官皮层之间，显示减少了机能的连接。有趣的是，盲人受试者使用盲文越多，这些大脑区域之间的功能连接越强，提示增强的功能性连接不依赖于视觉剥夺本身，而由于盲的原因，更多地依赖听觉和触觉的方式[94]。

解剖的数据似乎一直显示早期盲受试者皮质 - 皮质连接的减退，尽管这方面研究数量仍相对较少。最近在高分辨率 MR 成像的基础上，使用三维像素的形态测量技术研究发现[24]，早期盲受试者外侧膝状体纹状体系统明显萎缩（图 41.9）。背外侧膝状体核、初级和纹状体外视质的灰质丢失。视神经、视辐射、视束以及枕颞的投射和胼胝体后部（连接两半球的视

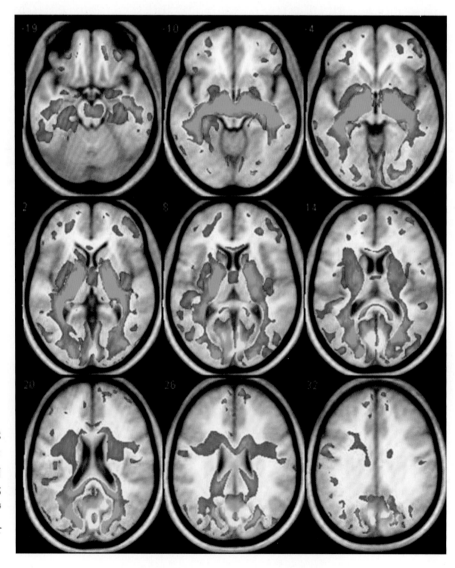

图 41.9 带色区域显示，先天性盲（CB）与有视力受试者（NS）相比，灰质（红色）和白质（蓝色）的减少。NS 与 CB 相比，灰质和白质无减少区域（区域显示 NS < CB）。容量差别表现在水平切面，图中的左侧指的是大脑左侧。统计学方法采用 SPM2 软件 FDR 法多重比较校正，P<0.05 认为有统计学差异。(From Ptito et al.[95] Reproduced by kind permission of Springer Science + Business Media.）

觉区域）的白质减少，这表明传入到早期盲受试者的视皮质的投射大规模萎缩。没有任何区域的白质增加的证据，如果早期盲受试者保留了"婴儿期"的连接模式，这种情况是可以预期的。

DTI 是一种磁共振成像的技术，测量组织在水中的受阻扩散，从而使白质束成像。近年来列入 DTI 分析纤维跟踪算法已被用来评估示踪图像，通路由脑白质连接形成[96]。目前，只有少数关于盲导致示踪图像的变化的研究。迄今为止，在晚期盲和有视力受试者之间示踪图像无差异，这表明了晚期盲受试者的视觉通路的完整性[97]。然而 DTI，如同高分辨率 MRI，发现了早期盲受试者视通路萎缩的一些证据[98,99]。

相反，大量的动物模型表明，视觉剥夺导致皮质下丘脑核和视皮质之间，及其他感觉皮质区域到视皮质的跨感觉通道之间的连接增加。在成年负鼠，早期将其双侧眼球剔除，导致异常的丘脑 - 皮质和皮质 - 皮质的投射。人们已经注意到了从听觉（内侧膝状体核，MGN）和体觉（腹后核，VP 丘脑）到视皮质投射的异常连接[7,100]，发现这些的作者还指出了从听觉和体觉皮质到视皮质的异常皮质 - 皮质投射[7,100]。同样地，在早期双侧剥夺视觉的猫类，发现纯粹由视觉输入驱动的前外生侧裂的部分区域，几乎完全由听觉和体觉输入接管[101,102]，在早期双侧剥夺视觉的猴子中，发现一些初级和纹状体外皮质被触觉输入补充[103,104]。

因此，虽然功能和动物的数据支持增加的皮质 - 皮质连接驱动枕叶皮质反应的观点，但目前仍没有证据表明，早期盲人有任何这样增加的连接。一种可能性是，早期盲比有视力受试者有更类似的（或更弱）的丘脑 - 皮质或皮质 - 皮质的解剖连接，但这些连接在盲人调节机能反应中发挥更重要的作用。

早期盲人的枕叶皮质内神经元结构

在早期盲人受试者中，初级和纹状体外视皮质区一般都显示出大于正常的糖代谢和局部脑血流[105,106]。这些发现支持早期盲人的视皮质，作为跨感觉通道可塑性结果而保持"活性"的观点。

然而，在动物视觉剥夺模型中，视觉剥夺的影响似乎包括各种神经元的变化，如神经胶质细胞发育的迟缓[107]、抑制性的 GABA 通路的中断[108,109]、突触发生和修剪的破坏[110-112]、以及机能协调的丢失[113-116]。还应当注意到，在许多动物模型中观察到，使用目前被用来研究人类神经退化的技术（宏观解剖的磁共振

成像，葡萄糖代谢或血流量的 PET 测量），不一定会产生明显效果。一个有趣有潜力的工具是磁共振波谱（MRS），一种测量与发育和神经元机能相关的代谢物（如肌红蛋白、胆碱、肌酸、N- 乙酰、胆碱、乳酸、谷氨酸、谷氨酰胺和 GABA）变化的无创技术。

外周和中心凹之间跨感觉通道处理的差异

周边和中心凹的空间表现的跨感觉通道的连接似乎有差异。在灵长类动物模型中，已被证明成年动物（非视觉剥夺的）听觉和颞侧多通道区域和初级视皮质之间的连接较黄斑中心凹优先呈现周边视网膜刺激[41,42]。与此相一致，视力正常人的跨感觉通道的相互连接强于外围呈现的刺激。[117,118]

类似地，跨感觉通道反应在视皮质区域内似乎很强，这在有视力的受试者中，有益于周边视野。盲文和盲文字母在初级视皮质内的反应在初级视皮质周边区域，而不在黄斑中心凹[58]。此外，盲人对周围空间来源的声音的声源定位的跨感觉通道反应较强[72]。

外周的较强的跨感觉通道反应一个可能的解释是，正常呈现周边表现的皮质区有更强的可塑性潜能。在视觉加工的许多方面，周边处理在本质上有别于黄斑中心凹，甚至在视敏度定标之后。例如，有视力受试者视觉知觉学习对周边的影响大于对黄斑中心凹的影响[119]。

遮眼研究

最近研究表明，对盲文和听觉刺激的跨感觉通道反应，在相对短期的遮眼后的有视力受试者的皮质内被引出来。在这些实验的一个组中[53,120]（亦见综述[50,63]），遮眼有视力受试者通过为期 5 天的遮眼而被视觉剥夺，当他们执行听觉和触觉的任务时，视觉皮质中 BOLD 反应被测量。在听觉任务中，受试者聆听一系列音调，并与前一个音调相比，执行相同 / 不同的任务。在触觉的任务中，对每对盲文符号执行相同 / 不同的任务。在遮眼的第 1 天，无论对听觉或触觉的任务视觉皮质没有任何反应。然而，在遮眼的第 5 天，听觉和触觉的任务在可能包括初级视皮质的解剖区域均被观察到激活现象（图 41.10）。

与早期盲受试者中 TMS 对盲文字母辨别能力的影响的发现相一致[38,55]，受试第 5 天，用于遮眼有视力受试者枕叶皮质（但不是有视力的对照组受试者）的 TMS，显著干扰盲文识别任务[53]，提示在执行任务期间视皮质中 BOLD 反应机能上相关。此外，在

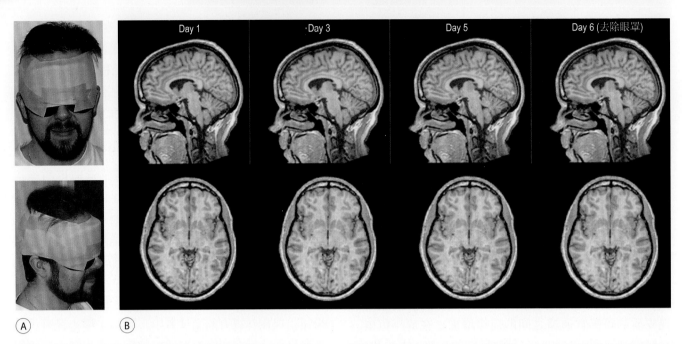

图 41.10　正常视力的受试者被随机分配到遮眼或非遮眼组。2 组被执行密集的触觉刺激包括超过 5 天的正式盲文指令。每个 fMRI 研究显示遮眼和非遮眼组触觉激活图的组间差异（覆盖单个代表性受试者的解剖）。激活地图在一个设计好的程序中，通过联合三维像素方法显著性 / 群大小阈值进行多重比较校正（$P < 0.05$；使用 Brain Voyager 通过蒙特卡洛模拟法评估），允许弱的发现而不是空间广泛的激活作用。（From Merabet et al.[53]）

第 6 天，去除眼罩仅仅 24 小时后（在扫描过程中使用眼罩），视皮质对触觉或听觉的刺激的激活不再明显，用于枕叶皮质的 TMS 不再受触觉盲文任务干扰。近期的这些发现表明，单日暴露视觉是不足以消除遮眼期间视皮质的激活的。

关于短期视觉剥夺对视皮质中跨感觉通道的反应的另外证据通过第二个研究组提供。在这项研究中，受试者被遮眼 2 小时，然后当他们执行一些的触觉分辨任务时，fMRI 评估皮质的激活作用。遮眼受试者与对照组比较显示，特殊任务增加触觉半球形成任务时外侧枕叶复合体（LOC）中的活性（但无间隙检测任务）；执行双侧触觉任务期间，视觉区域意外降低的活性[121]。

这些数据意味着，当其他感官处理时，视皮质的激活不一定是盲的独有特征；一些可以介导跨感觉通道可塑性的机制甚至存在正常大脑中[50]。这些变化快速的特性表明，在不同的感觉区之间的一些连接可能是预先存在的，一直处于隐匿状态，直到特殊经验如临时视觉剥夺，才被"暴露[64,120]。换句话说，当感官皮质被剥夺其正常输入，存在的跨感觉通道连接允许这个区域对其他方式输入作出反应。

然而，应该指出的是，由遮眼模式发现的机制并不一定与介导盲人受试者跨感觉通道可塑性的机制相同。遮眼有视力受视者视皮质对其他方式输入的反应可能是"暴露"或抑制释放的结果（一个快速和简单逆转的效果），而在早期盲人受试者，相同的发现可能是不同类型连接建立的结果（不一定涉及白质增加）——一个缓慢的效应，实际上不可能在遮眼受试者中研究[64]。这可能还无法为晚期盲人受试者跨感觉通道激活功能的意义提供强大的证据。的确奇怪的是，用盲文的刺激 TMS 研究显示，在遮眼受试者跨感觉通道激活作用具有意义，但在晚期盲人受试者不具有。

在视力减退早期阶段的一种可能性是，预先存在连接的加强（类似于短期内在早期遮眼受试者中能证明什么），长期可导致视皮质和其他感觉区通路的永久性结构修饰[63]。早期盲受试者和晚期盲受试者的长期连接模式可能有根本上的差异——也许能解释晚期盲受试者中发现普遍较弱的和较少的广泛的跨感觉通道，特别在初级枕叶皮质。

视力的恢复

视皮质跨感觉通道中可塑性的存在，提出了一些关于跨感觉通道可塑性对视觉功能恢复影响的一些有趣的问题。一种可能性是，跨感觉通道对视皮质内其他感官输入形式的反应，可能有益于维持神经元的功能和防止其萎缩；另一方面，如果视皮质对其他感官的支配是不可逆的，跨感觉通道的处理可以降低视皮质神经元处理补充视觉输入的能力。

TMS 已被用于检查盲人受试者诱导的光幻视和视皮质神经元功能之间的关系[122]。引出幻视的可能性与残余视力量相关，严重盲的受试者（没有光感，NLP）只能很少感觉到幻视。

我们从对那些从小失明的受试者进行恢复视力检查的相关研究中获取了少量相关数据。这些研究揭示了，视力的严重损失和难以解释的视觉世界。视觉处理缺乏的程度似乎取决于失明的年龄和严重性，以及视力恢复的年龄等多方因素，这可以通过比较两个最近研究的病例进行解释。

例如，视力恢复的受试者 MM 先天具有正常视力，但在 3 岁时因化学事故失去视力（弱光感）。在 43 岁时，他接受了单眼的角膜和角膜缘干细胞移植。术后在初级视皮质中 fMRI 的反应提示，MM 的视力大量受损（由于神经损失）。当神经视力损失被补偿时，在 2D 形式，颜色和运动任务的表现非常得出色，如图 41.11 所示，对移动刺激表现出强的 MT+ 的反应。然而 3D 的形式，深度，物体，和面部识别都非常差，且他对面或物体的图像无外纹状体反应[123]。

SRD 因先天性白内障导致先天性盲，在 12 岁时做了白内障摘除手术[124]。在 34 岁时接受测试，也表现出视力丢失，以及对简单形式处理的缺陷。然而，与 MM 相比，在较高水平的视觉任务如 3D 形式，深度和面容的辨别上，表现出较强的能力。同样 MM，运动处理相对健全。

这些受试者视觉运动处理的记忆是惊人的（虽然 SRD 运动处理正式的测试没有报告，缺陷没有被注意），特别是最新关于早期盲 MT+ 选择性地处理听觉运动信息的证据[81]。

一种可能性是，MM 在 3 岁失明之前已建立运动处理。虽然 SRD 的白内障是先天性的，她的术前视力未检测（LP 或以上），当盲对基本动作处理有益时，她可能保留了足够的视力。一种可能性是，在一定程度的运动处理可能是"硬连线"，并要求相对少的视觉经验；另一种可能性是（如下文所讨论），在大脑区域内因为听觉运动选择性反应的存在，动作处理的能力被维护[81]。

这两个受试者在执行 3D 形式任务时的差异有几个可能的解释。一种可能是，SRD 收到的残余视觉输入，为纹状体外皮质提供足够的刺激，当 12 岁白内障被摘除后，保留了恢复复杂视觉功能的潜能。另外一种解释是，SRD 更好的表现可能是由于在相对年轻的年龄就恢复视力的结果。最后一种解释是，即使到成年，纹状体外皮质仍可能保持相对可塑性，可能是由于随着视力的恢复，她执行这些任务的能力逐步提高。

最近，关于 MM 和另一个早期盲受试者在成年恢复了一些视力的研究，证明 MT+ 对听觉和视觉刺激在区域内有强大的激活作用[81]。在这些受试者中，

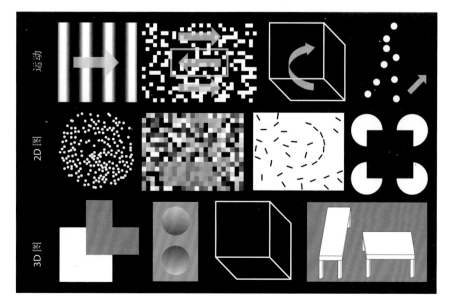

图41.11 用于测试 MM 的形式，深度和运动处理的刺激。利用根据 MM's 视敏度丢失设计的低通滤波器视力，显示正常对照组显示的刺激总是模糊的。（Adapted from Fine et al.[123]）

MT+ 对听觉运动反应，而在视觉正常人 MT+ 不表现类似的听觉反应。与其他复杂的听觉刺激相比，MT+ 的听觉反应是有选择性的，表明跨感觉通道可塑性可以受皮质区域正常功能特别化的影响。这些结果进一步证明，视皮质内的视力恢复，跨感觉通道反应可以与恢复的视觉反应共存（图 41.12）。作为视觉剥夺的结果，MT+ 内处理听觉输入的能力似乎并没有篡夺 MT+ 处理视觉输入的能力，视觉反应的恢复似乎并没有阻止 MT+ 内听觉运动的反应。因此，这些数据表明，作为视皮质内跨感觉通道可塑性发生的结果，神经元功能的变化对恢复视觉的功能无害。事实上，机能上适当的跨感觉通道反应，甚至可以帮助一个区域保持处理视觉信息的能力。

结束语

在过去 10 年中大量的研究都已表明，失明导致人类枕叶皮质反应性能的显著改变，并进一步表明这些反应性能的变化是盲人和有视力受试者各种技能差异的基础。

然而，在目前的这个阶段，仍需要去了解人的跨感觉通道可塑性的神经生理学基础。枕叶皮质跨感觉通道反应可能的来源包括丘脑的输入、初级听觉或体觉区域的直接输入及多种感觉能的纹状体外皮质的反馈连接。这些连接通过已存在的解剖途径、发育的"修剪"偏差和完全新的解剖途径介导。当然，连接模式可能会因为早期盲和晚期盲之间、黄斑中心凹和周边皮质之间以及作为个体经验的机能，如学习盲文的年龄而存在差异。幸运的是，在未来的 10 年，有

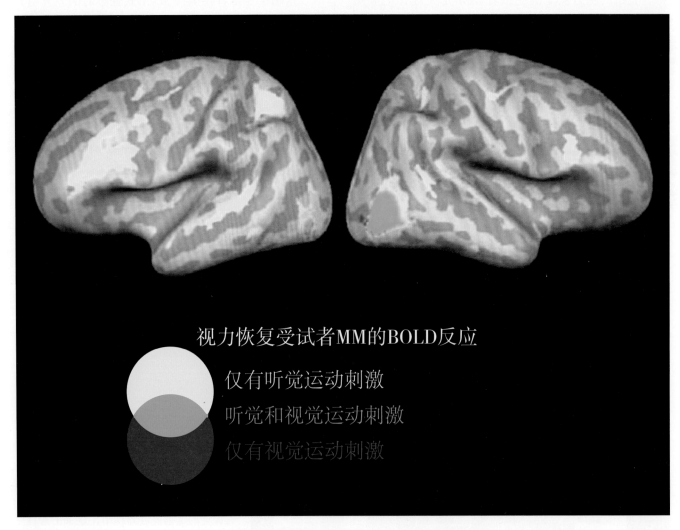

视力恢复受试者MM的BOLD反应

仅有听觉运动刺激

听觉和视觉运动刺激

仅有视觉运动刺激

图 41.12　视力恢复受试者 MM 对听觉运动刺激和视觉运动刺激的反应。注意视觉和听觉的反应之间近乎完全重叠，表明听觉和视觉运动反应的共定位。（Adapted from Saenz et al.[81]）

效的无创性的检查方法越来越多地被使用，如 MRS，DTI 和 TMS 检查盲的影响，这可能为人类大脑的可塑性的生物学基础提供更深入的洞察手段。

当然，有些因素也可能影响跨感觉通道可塑性的相互作用。早期盲受试者较晚期盲受试者似乎能更加熟练地使用诸如盲文、拐杖或手语等技能。一个原因可能是，在年轻时皮质更具有可塑性，枕叶皮质显示更大的跨感觉通道可塑性，这些技能更容易学习。然而，早期被剥夺更多的技能也可能部分是因为行为和文化的因素——早期盲受试者往往在学校学习盲文，并因此比那些在晚期被剥夺的受试者更多地依靠盲文。最有可能的是这两个因素互为补充：早期盲受试者比晚期被剥夺视力的受试者，更容易学习感官替代技术，这使他们更多地依靠这些技能，从事实践，从而进一步提高使用这些技能，并且增加发生跨感觉通道的可塑性的量。在那些晚期被剥夺视力的受试者，这种"能力循环"可能更难以建立。

更深入地了解失明和跨感觉通道可塑性之间可能的相互作用导致神经如何退化，也将证明新的视力恢复方法（如视网膜植入物、上皮干细胞的替代疗法、基因治疗、及视网膜移植）愈来愈重要。作为发生感觉剥夺的结果，跨感觉通道可塑性对盲人个体有益，使他们能够更好地利用他/她保留的感官，使其发挥重要作用。因此，重要的是意识到干扰跨感觉通道的能力可能产生意想不到的恢复视力的结果。如前所述，特别值得关注的是，早期失明导致神经退化似乎严重地限制了个体恢复视力的能力。

举个关于视力恢复经典描述的例子：视力恢复后SB 仍无能力过马路[125]：

"他发现交通很可怕，甚至也不会试图越过比较小的街道。根据他妻子描述，这与他以前的行为形成鲜明对照，以前他会自己穿过小镇的任何街道。后来在他的家乡伦敦，他会表现出明显的恐惧，这种恐惧甚至在他被信任的同伴引导时出现，在他愿意独自冒险之前，这种恐惧持续了数月。"

显然，新的视觉信息干扰的 SB 能力，这种能力是手术前 SB 曾依赖使用的跨感觉通道技能。进行植入假体或修复手术的决定时，需要考虑的不仅是任何残余视觉或听觉可能的损失，还要考虑装置干扰跨感觉通道处理的形成（见于儿童案例）和使用的潜在风险。因为利用已恢复感觉的能力往往会受到限制，所以任何患者驾驭手杖或阅读盲文的能力存在潜在退化的问题时，都必须谨慎考虑对待。

致谢

非常感谢 Geoffrey Boynton，Vivian Ciaramitaro，Karen Dobkins，和 Melissa Saenz 对此篇文章的评议。

参考文献

1. De Volder AG, Catalan-Ahumada M, Robert A et al. Changes in occipital cortex activity in early blind humans using a sensory substitution device. Brain Res 1999; 826(1):128–134.
2. van Essen DC. Corticocortical and thalamocortical information flow in the primate visual system. Prog Brain Res 2005; 149:173–185.
3. Churchland PS, Sejnowski TJ. Perspectives on cognitive neuroscience. Science 1988; 242(4879):741–745.
4. Catalano SM, Shatz CJ. Activity-dependent cortical target selection by thalamic axons. Science 1998; 281(5376):559–562.
5. Crair MC, Gillespie DC, Stryker MP. The role of visual experience in the development of columns in cat visual cortex. Science 1998; 279(5350):566–570.
6. Crowley JC, Katz LC. Early development of ocular dominance columns. Science 2000; 290(5495):1321–1324.
7. Kahn DM, Krubitzer L. Massive cross-modal cortical plasticity and the emergence of a new cortical area in developmentally blind mammals. Proc Natl Acad Sci USA 2002; 99(17):11429–11434.
8. Sur M, Angelucci A, Sharma J. Rewiring cortex: the role of patterned activity in development and plasticity of neocortical circuits. J Neurobiol 1999; 41(1):33–43.
9. Ruthazer ES. You're perfect, now change – redefining the role of developmental plasticity. Neuron 2005; 45(6):825–828.
10. Innocenti GM, Clarke S. Bilateral transitory projection to visual areas from auditory cortex in kittens. Brain Res 1984; 316(1):143–148.
11. Maurer D, Lewis TL, Mondloch CJ. Missing sights: consequences for visual cognitive development. Trends Cogn Sci 2005; 9(3):144–151.
12. Callaway EM. Prenatal development of layer-specific local circuits in primary visual cortex of the macaque monkey. J Neurosci 1998; 18(4):1505–1527.
13. Price DJ, Blakemore C. Regressive events in the postnatal development of association projections in the visual cortex. Nature 1985; 316:721–724.
14. Price DJ, Blakemore C. The postnatal development of the association projection from visual cortical area 17 to area 18 in the cat. J Neurosci 1985; 5(9):2443–2452.
15. Rodman HR, Consuelos MJ. Cortical projections to anterior inferior temporal cortex in infant macaque monkeys. Vis Neurosci 1994; 11(1):119–133.
16. Innocenti GM. Exuberant development of connections, and its possible permissive role in cortical evolution. Trends Neurosci 1995; 18(9):397–402.
17. Dehay C, Bullier J, Kennedy H. Transient projections from the fronto-parietal and temporal cortex to areas 17, 18 and 19 in the kitten. Exp Brain Res 1984; 57(1):208–212.
18. Dehay C, Kennedy H, Bullier J. Characterization of transient cortical projections from auditory, somatosensory, and motor cortices to visual areas 17, 18, and 19 in the kitten. Behav Brain Res 1988; 29(3):237–244.
19. Innocenti GM, Berbel P, Clarke S. Development of projections from auditory to visual areas in the cat. J Comp Neurol 1988; 272(2):242–259.
20. Clarke S, Innocenti GM. Organization of immature intrahemispheric connections. J Comp Neurol 1986; 251(1):1–22.
21. Ghosh A, Shatz CJ. Pathfinding and target selection by developing geniculocortical axons. J Neurosci 1992; 12(1):39–55.
22. Ghazanfar AA, Schroeder CE. Is neocortex essentially multisensory? Trends Cogn Sci 2006; 10(6):278–285.
23. Neville HJ. Developmental specificity in neurocognitive development in humans. In: Gazzaniga M, ed. The cognitive neurosciences. Cambridge, MA: MIT Press, 1995:219–231.
24. Ptito M, Schneider FC, Paulson OB, Kupers R. Alterations of the visual pathways in congenital blindness. Exp Brain Res 2008; 187(1):41–49.
25. Watkins S, Shams L, Tanaka S, Haynes JD, Rees G. Sound alters activity in human V1 in association with illusory visual perception. Neuroimage 2006; 31(3):1247–1256.
26. Blake R, Sobel KV, James TW. Neural synergy between kinetic vision and touch. Psychol Sci 2004; 15(6):397–402.
27. Hagen MC, Franzen O, McGlone F, Essick G, Dancer C, Pardo JV. Tactile motion activates the human middle temporal/V5 (MT/V5) complex. Eur J Neurosci 2002; 16(5):957–964.
28. Amedi A, Malach R, Hendler T, Peled S, Zohary E. Visuo-haptic object-related activation in the ventral visual pathway. Nat Neurosci 2001; 4(3):324–330.
29. James TW, Humphrey GK, Gati JS, Servos P, Menon RS, Goodale MA. Haptic study of three-dimensional objects activates extrastriate visual areas. Neuropsychologia 2002; 40(10):1706–1714.
30. Pietrini P, Furey ML, Ricciardi E et al. Beyond sensory images: Object-based representation in the human ventral pathway. Proc Natl Acad Sci USA 2004; 101(15):5658–5663.
31. Burton H, McLaren DG, Sinclair RJ. Reading embossed capital letters: an fMRI study in blind and sighted individuals. Hum Brain Mapping 2006; 27(4):325–339.
32. Sathian K, Zangaladze A. Feeling with the mind's eye: contribution of visual cortex to tactile perception. Behav Brain Res 2002; 135(1–2):127–132.
33. Merabet L, Thut G, Murray B, Andrews J, Hsiao S, Pascual-Leone A. Feeling by sight or seeing by touch? Neuron 2004; 42(1):173–179.
34. Sadato N, Pascual-Leone A, Grafman J et al. Activation of the primary visual cortex by Braille reading in blind subjects. Nature 1996; 380(6574):526–528.

35. Sadato N, Pascual-Leone A, Grafman J, Deiber MP, Ibanez V, Hallett M. Neural networks for Braille reading by the blind. Brain 1998; 121(Pt 7):1213–1229.
36. Gizewski ER, Gasser T, de Greiff A, Boehm A, Forsting M. Cross-modal plasticity for sensory and motor activation patterns in blind subjects. Neuroimage 2003; 19(3):968–975.
37. Sadato N, Okada T, Kubota K, Yonekura Y. Tactile discrimination activates the visual cortex of the recently blind naive to Braille: a functional magnetic resonance imaging study in humans. Neurosci Lett 2004; 359(1–2):49–52.
38. Cohen LG, Celnik P, Pascual-Leone A et al. Functional relevance of crossmodal plasticity in blind humans. Nature 1997; 389:180–183.
39. Lewis JW, Beauchamp MS, DeYoe EA. A comparison of visual and auditory motion processing in human cerebral cortex. Cereb Cortex 2000; 10(9):873–888.
40. Calvert GA. Crossmodal processing in the human brain: insights from functional neuroimaging studies. Cereb Cortex 2001; 11(12):1110–1123.
41. Falchier A, Clavagnier S, Barone P, Kennedy H. Anatomical evidence of multimodal integration in primate striate cortex. J Neurosci 2002; 22(13):5749–5759.
42. Rockland KS, Ojima H. Multisensory convergence in calcarine visual areas in macaque monkey. Int J Psychophysiol 2003; 50(1–2):19–26.
43. Clavagnier S, Falchier A, Kennedy H. Long-distance feedback projections to area V1: implications for multisensory integration, spatial awareness, and visual consciousness. Cogn Affect Behav Neurosci 2004; 4(2):117–126.
44. Schroeder CE, Foxe JJ. The timing and laminar profile of converging inputs to multisensory areas of the macaque neocortex. Brain Res Cogn Brain Res 2002; 14(1):187–198.
45. Schroeder CE, Smiley J, Fu KG, McGinnis T, O'Connell MN, Hackett TA. Anatomical mechanisms and functional implications of multisensory convergence in early cortical processing. Int J Psychophysiol 2003; 50(1–2):5–17.
46. Cappe C, Barone P. Heteromodal connections supporting multisensory integration at low levels of cortical processing in the monkey. Eur J Neurosci 2005; 22(11):2886–2902.
47. Pascual-Leone A, Torres F. Plasticity of the sensorimotor cortex representation of the reading finger in Braille readers. Brain 1993; 116(Pt 1):39–52.
48. Goldreich D, Kanics IM. Tactile acuity is enhanced in blindness. J Neurosci 2003; 23(8):3439–3445.
49. Van Boven RW, Hamilton RH, Kauffman T, Keenan JP, Pascual-Leone A. Tactile spatial resolution in blind Braille readers. Neurology 2000; 54:2230–2236.
50. Theoret H, Merabet L, Pascual-Leone A. Behavioral and neuroplastic changes in the blind: evidence for functionally relevant cross-modal interactions. J Physiol Paris 2004; 98(1–3):221–233.
51. Grant AC, Thiagarajah MC, Sathian K. Tactile perception in blind Braille readers: a psychophysical study of acuity and hyperacuity using gratings and dot patterns. Percept Psychophys 2000; 62(2):301–312.
52. Kauffman T, Theoret H, Pascual-Leone A. Braille character discrimination in blindfolded human subjects. Neuroreport 2002; 13(5):571–574.
53. Merabet LB, Hamilton R, Schlaug G et al. Rapid and reversible recruitment of early visual cortex for touch. PLoS ONE 2008; 3(8):e3046.
54. Uhl F, Franzen P, Lindinger G, Lang W, Deecke L. On the functionality of the visually deprived occipital cortex in early blind persons. Neurosci Lett 1991; 124(2):256–259.
55. Cohen LG, Weeks RA, Sadato N, Celnik P, Ishii K, Hallett M. Period of susceptibility for cross-modal plasticity in the blind. Ann Neurol 1999; 45(4):451–460.
56. Sadato N. How the blind "see" Braille: lessons from functional magnetic resonance imaging. Neuroscientist 2005; 11(6):577–582.
57. Burton H, Snyder AZ, Conturo TE, Akbudak E, Ollinger JM, Raichle ME. Adaptive changes in early and late blind: a fMRI study of Braille reading. J Neurophysiol 2002; 87(1):589–607.
58. Burton H. Visual cortex activity in early and late blind people. J Neurosci 2003; 23(10):4005–4011.
59. Amedi A, Raz N, Pianka P, Malach R, Zohary E. Early "visual" cortex activation correlates with superior verbal memory performance in the blind. Nat Neurosci 2003; 6(7):758–766.
60. Kujala T, Alho K, Naatanen R. Cross-modal reorganization of human cortical functions. Trends Neurosci 2000; 23(3):115–120.
61. Hamilton R, Keenan JP, Catala M, Pascual-Leone A. Alexia for Braille following bilateral occipital stroke in an early blind woman. Neuroreport 2000; 11:237–240.
62. Hamilton RH, Pascual-Leone A. Cortical plasticity associated with Braille learning. Trends Cogn Sci 1998; 2(5):168–174.
63. Pascual-Leone A, Amedi A, Fregni F, Merabet LB. The plastic human brain cortex. Annu Rev Neurosci 2005; 28:377–401.
64. Amedi A, Merabet LB, Bermpohl F, Pascual-Leone A. The occipital cortex in the blind: Lessons about plasticity and vision. Curr Directions Psychol Sci 2005; 16:306–311.
65. Sadato N, Okada T, Honda M, Yonekura Y. Critical period for cross-modal plasticity in blind humans: a functional MRI study. Neuroimage 2002; 16(2):389–400.
66. Uhl F, Kretschmer T, Lindinger G et al. Tactile mental imagery in sighted persons and in patients suffering from peripheral blindness early in life. Electroencephalogr Clin Neurophysiol 1994; 91(4):249–255.
67. Rosler F, Roder B, Heil M, Hennighausen E. Topographic differences of slow event-related brain potentials in blind and sighted adult human subjects during haptic mental rotation. Brain Res Cogn Brain Res 1993; 1(3):145–159.
68. Goyal MS, Hansen PJ, Blakemore CB. Tactile perception recruits functionally related visual areas in the late-blind. Neuroreport 2006; 17(13):1381–1384.
69. Starlinger I, Niemeyer W. Do the blind hear better? Investigations on auditory processing in congenital or early acquired blindness. I. Peripheral functions. Audiology 1981; 20(6):503–509.
70. Lessard N, Pare M, Lepore F, Lassonde M. Early-blind human subjects localize sound sources better than sighted subjects. Nature 1998; 395(6699):278–280.
71. Muchnik C, Efrati M, Nemeth E, Malin M, Hildesheimer M. Central auditory skills in blind and sighted subjects. Scandinavian audiology 1991; 20(1):19–23.
72. Roder B. Improved auditory spatial tuning in blind humans. Nature 1999; 400:162–166.
73. Zwiers MP, Van Opstal AJ, Cruysberg JR. A spatial hearing deficit in early-blind humans. J Neurosci 2001; 21(9):RC142: 1–5.
74. Gougoux F, Zatorre RJ, Lassonde M, Voss P, Lepore F. A functional neuroimaging study of sound localization: visual cortex activity predicts performance in early-blind individuals. PLoS Biol 2005; 3(2):e27.
75. Leclerc C, Saint-Amour D, Lavoie ME, Lassonde M, Lepore F. Brain functional reorganization in early blind humans revealed by auditory event-related potentials. Neuroreport 2000; 11(3):545–550.
76. Alho K, Kujala T, Paavilainen P, Summala H, Naatanen R. Auditory processing in visual brain areas of the early blind: evidence from event-related potentials. Electroencephalogr Clin Neurophysiol 1993; 86(6):418–427.
77. Kujala T, Huotilainen M, Sinkkonen J et al. Visual cortex activation in blind humans during sound discrimination. Neurosci Lett 1995; 183(1–2):143–146.
78. Kujala T, Alho K, Huotilainen M et al. Electrophysiological evidence for cross-modal plasticity in humans with early- and late-onset blindness. Psychophysiology 1997; 34(2):213–216.
79. Kujala T, Palva MJ, Salonen O et al. The role of blind humans' visual cortex in auditory change detection. Neurosci Lett 2005; 379(2):127–131.
80. Roder B, Rosler F, Neville HJ. Effects of interstimulus interval on auditory event-related potentials in congenitally blind and normally sighted humans. Neurosci Lett 1999; 264(1–3):53–56.
81. Saenz M, Lewis LB, Huth AG, Fine I, Koch C. Visual Motion Area MT+/V5 Responds to Auditory Motion in Human Sight-Recovery Subjects. J Neurosci 2008; 28(20):5141–5148.
82. Arno P, De Volder AG, Vanlierde A et al. Occipital activation by pattern recognition in the early blind using auditory substitution for vision. Neuroimage 2001; 13(4):632–645.
83. Kujala T, Alho K, Paavilainen P, Summala H, Naatanen R. Neural plasticity in processing of sound location by the early blind: an event-related potential study. Electroencephalogr Clin Neurophysiol 1992; 84(5):469–472.
84. Weeks R, Horwitz B, Aziz-Sultan A et al. A positron emission tomographic study of auditory localization in the congenitally blind. J Neurosci 2000; 20(7):2664–2672.
85. Voss P, Gougoux F, Lassonde M, Zatorre RJ, Lepore F. A positron emission tomography study during auditory localization by late-onset blind individuals. Neuroreport 2006; 17(4):383–388.
86. Collignon O, Lassonde M, Lepore F, Bastien D, Veraart C. Functional cerebral reorganization for auditory spatial processing and auditory substitution of vision in early blind subjects. Cereb Cortex 2007; 17(2):457–465.
87. Kaiser J, Lutzenberger W, Preissl H, Ackermann H, Birbaumer N. Right-hemisphere dominance for the processing of sound-source lateralization. J Neurosci 2000; 20(17):6631–6639.
88. Heilman KM, Bowers D, Valenstein E, Watson RT. The right hemisphere: neuropsychological functions. J Neurosurg 1986; 64(5):693–704.
89. Burton H, Diamond JB, McDermott KB. Dissociating cortical regions activated by semantic and phonological tasks: a FMRI study in blind and sighted people. J Neurophysiol 2003; 90(3):1965–1982.
90. Burton H, Snyder AZ, Diamond JB, Raichle ME. Adaptive changes in early and late blind: a FMRI study of verb generation to heard nouns. J Neurophysiol 2002; 88(6):3359–3371.
91. Roder B, Stock O, Roesler F, Bien S, Neville H. Plasticity of language functions in blind humans: an fMRI study. Cognitive Neuroscience Society Abstracts 2001.
92. Amedi A, Floel A, Knecht S, Zohary E, Cohen LG. Transcranial magnetic stimulation of the occipital pole interferes with verbal processing in blind subjects. Nat Neurosci 2004; 7(11):1266–1270.
93. Wittenberg GF, Werhahn KJ, Wassermann EM, Herscovitch P, Cohen LG. Functional connectivity between somatosensory and visual cortex in early blind humans. Eur J Neurosci 2004; 20(7):1923–1927.
94. Liu Y, Yu C, Liang M et al. Whole brain functional connectivity in the early blind. Brain 2007; 130(Pt 8):2085–2096.
95. Ptito M, Fumal A, de Noordhout AM, Schoenen J, Gjedde A, Kupers R. TMS of the occipital cortex induces tactile sensations in the fingers of blind Braille readers. Exp Brain Res 2008; 184(2):193–200.
96. Minati L, Aquino D. Probing neural connectivity through Diffusion Tensor Imaging (DTI). In: R Trappl, ed. Cybernetics and systems, Vienna: ASCS 2006:263–268.
97. Schoth F, Burgel U, Dorsch R, Reinges MH, Krings T. Diffusion tensor imaging in acquired blind humans. Neurosci Lett 2006; 398(3):178–182.
98. Park HJ, Jeong SO, Kim EY et al. Reorganization of neural circuits in the blind on diffusion direction analysis. Neuroreport 2007; 18(17):1757–1760.
99. Shimony JS, Burton H, Epstein AA, McLaren DG, Sun SW, Snyder AZ. Diffusion tensor imaging reveals white matter reorganization in early blind humans. Cereb Cortex 2006; 16(11):1653–1661.
100. Karlen SJ, Kahn DM, Krubitzer L. Early blindness results in abnormal corticocortical and thalamocortical connections. Neuroscience 2006; 142(3):843–858.
101. Rauschecker JP. Compensatory plasticity and sensory substitution in the cerebral cortex. Trends Neurosci 1995; 18:36–43.
102. Rauschecker JP, Korte M. Auditory compensation for early blindness in cat cerebral cortex. J Neurosci 1993; 13(10):4538–4548.
103. Hyvarinen J, Carlson S, Hyvarinen L. Early visual deprivation alters modality of neuronal responses in area 19 of monkey cortex. Neurosci Lett 1981; 26(3):239–243.
104. Toldi J, Rojik I, Feher O. Neonatal monocular enucleation-induced cross-modal effects observed in the cortex of adult rat. Neuroscience 1994; 62(1):105–114.
105. Wanet-Defalque MC, Veraart C, De Volder A et al. High metabolic activity in the visual cortex of early blind human subjects. Brain Res 1988; 446(2):369–373.
106. De Volder AG, Bol A, Blin J et al. Brain energy metabolism in early blind subjects: neural activity in the visual cortex. Brain Res 1997; 750:235–244.
107. Muller CM. Dark-rearing retards the maturation of astrocytes in restricted layers of cat visual cortex. Glia 1990; 3(6):487–494.
108. Chen L, Yang C, Mower GD. Developmental changes in the expression of GABA(A) receptor subunits (alpha(1), alpha(2), alpha(3)) in the cat visual cortex and the effects of dark rearing. Brain Res Mol Brain Res 2001; 88(1–2):135–143.
109. Morales B, Choi SY, Kirkwood A. Dark rearing alters the development of GABAergic transmission in visual cortex. J Neurosci 2002; 22(18):8084–8090.
110. Winfield DA. The postnatal development of synapses in the different laminae of the visual cortex in the normal kitten and in kittens with eyelid suture. Brain Res 1983; 285(2):155–169.

111. O'Kusky JR. Synapse elimination in the developing visual cortex: a morphometric analysis in normal and dark-reared cats. Brain Res 1985; 354(1):81–91.

112. Huttenlocher PR, de Courten C. The development of synapses in striate cortex of man. Hum Neurobiol 1987; 6(1):1–9.

113. Wiesel TN, Hubel DH. Effects of visual deprivation on morphology and physiology of cells in the cat's lateral geniculate body. J Neurophysiol 1963; 26:978–993.

114. Wiesel TN, Hubel DH. Single cell responses in striate cortex of kittens deprived of vision in one eye. J Neurophysiol 1963; 26:1003–1017.

115. Wiesel TN, Hubel DH. Comparison of the effects of unilateral and bilateral eye closure on cortical unit responses in kittens. J Neurophysiol 1965; 28(6):1029–1040.

116. Wiesel TN, Hubel DH. Extent of recovery from the effects of visual deprivation in kittens. J Neurophysiol 1965; 28(6):1060–1072.

117. Shams L, Kamitani Y, Thompson S, Shimojo S. Sound alters visual evoked potentials in humans. Neuroreport 2001; 12(17):3849–3852.

118. Zhang N, Chen W. A dynamic fMRI study of illusory double-flash effect on human visual cortex. Exp Brain Res 2006; 172(1):57–66.

119. Fine I, Jacobs RA. Comparing perceptual learning across tasks: A review. J Vision 2002; 2(5):190–203.

120. Pascual-Leone A, Hamilton R. The metamodal organization of the brain. In: Casanova C, Ptito M, eds. Progress in Brain Research; 2001.

121. Weisser V, Stilla R, Peltier S, Hu X, Sathian K. Short-term visual deprivation alters neural processing of tactile form. Exp Brain Res 2005; 166(3–4):572–582.

122. Gothe J, Brandt SA, Irlbacher K, Roricht S, Sabel BA, Meyer BU. Changes in visual cortex excitability in blind subjects as demonstrated by transcranial magnetic stimulation. Brain 2002; 125(Pt 3):479–490.

123. Fine I, Wade A, Boynton GMB et al. The neural and functional effects of long-term visual deprivation on human cortex. Nature Neurosci 2003; 6(9).

124. Ostrovsky Y, Andalman A, Sinha P. Vision following extended congenital blindness. Psychol Sci 2006; 17(12):1009–1014.

125. Gregory RL, Wallace JG. Recovery from early blindness: a case study. Exp Psychological Soc Monograph 2. Cambridge: Heffer and Sons, 1963.